"十三五"国家重点图书出版规划项目

Dermatovenereology
of Chinese and Western Medicine

中西医皮肤性病学

·上册·

主　审（按姓氏笔画排序）：
　　王玉玺　王宝玺　艾儒棣　朱文元　段逸群　秦万章　徐宜厚　高天文　禤国维

主　编　杨志波　李元文　谢红付　王　刚　李　斌

副主编（按姓氏笔画排序）：
　　刁庆春　刘　巧　刘红霞　闫小宁　李铁男　李领娥　杨素清　张理涛　陈达灿
　　范瑞强　周小勇　周冬梅　祝柏芳　曾宪玉

总秘书　肖月园

秘书组（按姓氏笔画排序）：
　　安月鹏　李　欣　张予晋　赵一丁　龚　娟　蔡玲玲

湖南科学技术出版社

图书在版编目（ＣＩＰ）数据

中西医皮肤性病学 : 上、下册 / 杨志波等主编. —
长沙 ：湖南科学技术出版社，2020.12
　　ISBN 978-7-5710-0873-4

　　Ⅰ．①中… Ⅱ．①杨… Ⅲ．①皮肤病－中西医结合疗
法②性病－中西医结合疗法 Ⅳ．①R750.5

中国版本图书馆 CIP 数据核字(2020)第 243976 号

ZHONGXIYI PIFUXINGBINGXUE SHANGCE

中西医皮肤性病学　上册

主　　编：杨志波　李元文　谢红付　王　刚　李　斌
责任编辑：邹海心
文字编辑：唐艳辉
出版发行：湖南科学技术出版社
社　　址：长沙市湘雅路 276 号
网　　址：http://www.hnstp.com
湖南科学技术出版社天猫旗舰店网址：
　　　　　http://hnkjcbs.tmall.com
邮购联系：本社销售部 0731-84375808
印　　刷：长沙超峰印刷有限公司
厂　　址：宁乡市金洲新区泉洲北路100号
邮　　编：410600
版　　次：2020 年 12 月第 1 版
印　　次：2020 年 12 月第 1 次印刷
开　　本：890mm×1240mm　1/16
印　　张：44.75
字　　数：1316 千字
书　　号：ISBN 978-7-5710-0873-4
定　　价：500.00 元(上、下册)

中西医皮肤性病学编委名单

陈利远（贵阳市第二人民医院）
陈明岭（成都中医药大学附属医院）
陈明亮（中南大学湘雅医院）
陈信生（广州中医药大学第二附属医院）
陈晋广（台州市中心医院）
陈晴燕（沈阳市中西医结合医院）
范瑞娟（运城市中医医院）
范瑞强（广州中医药大学第二附属医院）
欧阳晓勇（云南中医药大学第一附属医院）
罗文辉（株洲市中心医院）
周 萌（广西壮族自治区皮肤病医院）
周 斌（湖南省儿童医院）
周小勇（武汉市中西医结合医院）
周冬梅（首都医科大学附属北京中医医院）
赵一丁（陕西省中医医院）
赵党生（深圳市宝安纯中医治疗医院）
赵湛君（河北省内丘市中医院）
胡伟才（益阳市中心医院）
俞 晨（第四军医大西京皮肤医院）
祝柏芳【TCM Skin Clinic (UK）】
贾 敏（贵州中医药大学第一附属医院）
钱 方（深圳市中医院）
徐 丽（北京中医药大学枣庄医院）
徐晓芃（湖南省人民医院）
高 琳（第四军医大西京皮肤医院）
高贵云（湖南航天医院）

高继鑫（第四军医大西京皮肤医院）
席建元（湖南中医药大学第一附属医院）
唐 挺（贵州中医药大学第一附属医院）
唐志铭（徐州市中医院）
唐海燕（重庆市中医院）
唐雪勇（重庆市中医院）
陶茂灿（浙江中医药大学附属第一医院）
黄 宁（福建中医药大学附属第二人民医院）
黄咏梅（西宁市第一人民医院）
曹 毅（浙江中医药大学附属第一医院）
龚 娟（重庆市中医院）
龚丽萍（江西中医药大学附属医院）
戚东卫（重庆市中医院）
梁 育（江西中医药大学附属医院）
蒋谷芬（湖南中医药大学第二附属医院）
鲁建云（中南大学湘雅三医院）
曾宪玉（武汉市中西医结合医院）
曾碧君（湖南中医药大学第二附属医院）
谢红付（中南大学湘雅医院）
廉治军（大连市皮肤病医院）
蔡玲玲（北京中医药大学东方医院）
谭 城（南京中医药大学附属医院）
谭 强（第四军医大西京皮肤医院）
谭丽娜（中南大学湘雅三医院）
翟晓翔（上海市第七人民医院）
魏跃钢（南京中医药大学第一临床医学院）

参编人员名单（按姓氏笔画排序）：

于 旺（天津市中医药研究院附属医院）
马 欣（上海市皮肤病医院）
王大光（南京医科大学第一附属医院）
王延婷（西安国际医学中心）
王建锋（安徽中医药大学第一附属医院）
孔宇虹（北京中医药大学东方医院）
田阳子（第四军医大西京皮肤医院）
付思祺（中南大学湘雅二医院）
刘明明（第四军医大西京皮肤医院）
李 冰（第四军医大西京皮肤医院）
李 硕（河南中医药大学第一附属医院）
李园园（浙江中医药大学附属第一医院）
杨镓宁（四川省人民医院）
陈 慧（第四军医大西京皮肤医院）
陈凤鸣（第四军医大西京皮肤医院）

罗鸯鸯（湖南省儿童医院）
赵 涛（第四军医大西京皮肤医院）
赵建红（第四军医大西京皮肤医院）
郝军峰（第四军医大西京皮肤医院）
胡文韬（贵州中医药大学第一附属医院）
钱琳翰（北京市联合丽格第一医疗美容医院）
徐 薇（第四军医大西京皮肤医院）
高美艳（第四军医大西京皮肤医院）
郭艳阳（第四军医大西京皮肤医院）
黄 慧（广州暨南大学附属华侨医院）
黄启腾（山东中医药大学附属医院）
龚 坚（江西中医药大学第二附属医院）
谭宣丰（西安交通大学第二附属医院）
薛小文（安徽省亳州宝璋医院）

禤　序

中医药学是中华传统文化的瑰宝，中西医应当互补，互相不能取代，经历充分的碰撞、沟通、融合后，会构建出崭新的人类医学体系，这是历史发展的必然规律。中医、西医、中西医结合从业人员是中国医学事业的三支力量。在临床上，我国的医务人员通常依据病人病情的需要，采取相应的中西医治疗方法，以合理的医疗费用取得最佳的疗效，形成了我国特有的医疗体系。

医学是科学与人文融合的学科。医学不是纯科学，医学离不开哲学，也离不开经验，医学总是吸取了其他学科的精华而不断发展进步。中医思维、西医思维、中西医结合思维是在不同的历史时期和文化背景下形成的医学思维。医学思维能力的发展则要求拥有尽可能全面的知识结构。时代呼唤学贯中西的通才，既能够传承中华传统医学的精华，又能够在中国医学原创思维的指导下有所创新。

回顾医学史，我们不难发现，每个历史时期均有困扰人类的不同皮肤病、性病，诸如梅毒、麻风等都曾经何等肆虐，给人类健康造成了很大危害。随着历史的进步，医学的发展，许多病种已经有了很好的治疗方法或在很大程度上得到了控制。但是这并不意味着疾病谱的缩小和人类探索疾病规律脚步的停止。

随着我国经济的不断发展和人民生活水平的显著提高，人们对自身容貌的关注，使得皮肤美容学方兴未艾，对医疗技术手段提出了更高的要求；由于生活、工作节奏加快，环境污染诸多因素的影响，很多与自身免疫、内分泌等相关的疾病，例如结缔组织疾病、湿疹、荨麻疹、脱发等的发病率居高不下。一些常见多发病，如特应性皮炎、银屑病、白癜风等迄今都未找到十分理想的治疗方法。这些都给我们皮肤性病学科界同仁提出了一个个难题，亟待我们去解决。

　　医学学科建设是卫生事业的基石。中医皮肤病学术体系，萌芽于秦汉，发端于晋唐，发展于宋元，兴盛于明清，近现代在理论与实践两方面不断充实，取得了长足的进步。中医在皮肤病的治疗领域中很有优势，特别在许多慢性及疑难性皮肤病的治疗中，中医药治疗更有其独到的手段和优势。近年来，一方面，越来越多的临床试验证实了中医药有着较好的疗效；另一方面，利用现代的实验、检验方法，中医药在皮肤性病领域取得了很多成果，揭示了中医药对某些疾病的作用机制，显示了中医药对皮肤性病治疗的美好前景。

　　《中西医皮肤性病学》是一本大型参考书。该书组织全国中西医皮肤科界 100 余名专家共同编写，历时 2 年，稿凡数易，终成著作。本专著超过 180 万字，其中含病种近 600 种，涵盖了皮肤科临床常见疾病、部分少见病、少数罕见疾病。本专著有几个突出优势：①内容丰富，有传承、有创新，亦有突破。②图文并茂，便于读者一目了然认识疾病。③中西并重，促进中西医互相学习。本书的出版，为提高中医、西医、中西医结合三支医疗力量的临床思维能力和实践水平，提高我国皮肤性病学科的学术发展水平和国际医疗核心竞争力做出了重要贡献。故乐为之序。

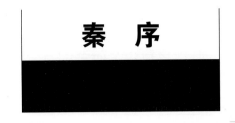

秦 序

中医皮肤病病名的相关记述最早出现于公元前 14 世纪；16 世纪，欧洲医学著作中开始出现"皮肤"等文字记载；直到 19 世纪西方医学传入我国，中西医结合治疗皮肤病开始萌芽。时至今日，中西医结合的方法已广泛运用于临床皮肤病的防治中，中西医结合皮肤性病学科也在全国各个学会的推动下蓬勃发展。

《中西医皮肤性病学》是在"十三五"国家重点出版物出版规划项目的背景下，由中华中医药学会皮肤科分会主委杨志波联合国内百余位中西医皮肤科界专家共同编撰而成。该专著在传承经典的同时推陈出新，囊括近年来中西医结合治疗皮肤性病的最新研究成果，是一部具有实用价值的工具型学术专著。

本书深入浅出、内容详实。从皮肤的正常生理功能到病理变化，从皮肤外科到皮肤美容，从皮肤科临床常见病到少见病……涵盖了学科几大重要板块。总论部分专设中西医结合皮肤性病学诊疗思路章节，从中医之"辨证"谈到西医之"辨病"，以"病证结合"的诊疗思路，将中医与西医融汇贯通，为皮肤科医师提供临床实践新方向。各论部分层层细分、图文并茂。除却概述、病因及发病机制、诊断、治疗等经典板块外，书中新增临床研究进展、医家经验与争鸣等板块，既突出现代医学的优势，又呈现中医的各家争鸣，两种思维方式的交互将碰撞出全新的火花。

在中医药现代化趋势下，《中西医皮肤性病学》将中医和西医两架马车并驾齐驱，中医个体化治疗的特色与西医病理诊断的优势相结合，再借鉴国内外最新研究进展和诊疗经验，形成一部集经典、创新、前沿为一体的专业型著作。无论是对皮肤科临床医师还是科研工作者来说，都具有重要的指导意义和参考价值。

上海市名中医、复旦大学附属中山医院终身教授

中国中西医结合学会皮肤性病专业委员会名誉主任委员

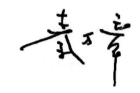

于 2020 年 12 月

前　言

近两世纪前，西学东渐，中国医学界经历了中西之争。中医的生存曾一度受到威胁，经中医先辈们不懈努力，其不但没有被取缔，反而经过办学、办报等方式得以规范、发展。中医的教育模式从单一的师承转变为学院为主、师承为辅的方式，且新中国成立后在国家政策引导下，全国的西医学习中医，国家建立中西医结合学会，学校开设中西医结合专业课程。中西医以其各自的临床疗效、不同领域的优势，为百姓的医疗保健做着应有的贡献。2003 年的"非典"、今年的"新冠"，无不是两种医学模式通力配合下，为国民的健康保驾护航，在国际疫情防控严峻的形势下，我国的疫情得到了非常高效且良好的控制，使国家经济复苏，百姓安居乐业。在中国，中西医两种医学模式并存为主，多种民族医学为辅，乃百姓之福。

2019 年中国中医药大会上，习近平强调，要遵循中医药发展规律，传承精华，守正创新，加快推进中医药现代化、产业化，坚持中西医并重，推动中医药和西医药相互补充、协调发展，推动中医药事业和产业高质量发展，推动中医药走向世界，充分发挥中医药防病治病的独特优势和作用，为建设健康中国、实现中华民族伟大复兴的中国梦贡献力量。在"十三五"国家重点出版物出版规划项目实施中，《中西医皮肤性病学》专著及网络出版物作为医学学科皮肤亚专业仅有的两个项目之一，其编写及面世不仅扩大"十三五"出版规划的社会影响力，也充分发挥国家规划的示范、引领作用。步入全面建设小康社会的决胜阶段，在人民生活富足、民主意识增强、文明思想进步、健康观念树立、爱国情操浓烈、逐梦精神高涨的大好形势下，皮肤病作为临床常见疾病的大病种，越来越受到民众的重视，有关皮肤病的诊疗规范以及网络科普、出版物的推广势在必行。

　　皮肤病的诊疗，中西医各有独到之处。西医的病因病机分析、诊断病理手段、疾病分类分型以及抗菌、抗炎等方面的优势，与中医对于慢性复发性皮肤病的辨证论治、人病同治、同病异治、异病同治、三因制宜、治病求本等思想以及中药疗效范围广、作用靶点多、简便廉验、应用灵活的优势很好地结合，将是国际皮肤医学界值得效仿的诊疗模式。因此，编撰中西医皮肤性病学专著能为皮肤科领域医师提供更多、更好的诊疗思路参考。中西医皮肤科各取所长，提升皮肤疾病诊疗水平，为皮肤科事业发展篇章书写浓重的一笔。

杨志波

2020 年 12 月

编写说明

《中西医皮肤性病学》专著系"'十三五'国家重点出版规划"项目，由中华中医药学会皮肤科分会主委杨志波与湖南科学技术出版社联合申请，组织全国中西医皮肤科界 100 余名专家共同编写。

本专著设总论 11 章，各论 26 章，附录 5 篇。其中含病种近 600 种，涵盖了皮肤科临床常见疾病、部分少见病、少数罕见疾病。总论包括除皮肤科简史及基础知识外，皮肤病理、外科及美容的内容单独设章编写，与时俱进，以体现皮肤科这三个重要的临床组成部分，并增设中西医皮肤性病学诊疗思路一章，专论中西医皮肤科各自的优势特点以及中西医结合在皮肤性病的诊疗思路，与各论呼应，以彰显本专著特色。各论按传统皮肤性病分类设计章节，分类较细，如职业性皮肤病、非感染性肉芽肿、组织细胞及肥大细胞增生性疾病、不同人群及系统疾病的皮肤病表现等，单独设立章节进行编写，使这些内容更加条理清晰，便于临床熟悉掌握。各论体例按照无题概述、病因及发病机制、临床表现、组织病理、诊断与鉴别诊断、治疗、预防与调摄、临床研究进展、医家经验与争鸣的顺序编写。主要参考国内外皮肤科名著、文献，以及中医各家思想、专著，结合自身经验心得编写，其中部分疾病自古无明确记载的未编写相应中医内容。附录包括皮肤病性病常用方剂及中药、西医外用药处方、相关指南及专家共识、中英文名词对照及索引以及参考书目五部分，便于读者检索及参考。

本专著较以往的中医皮肤病学、中西医结合皮肤性病学专著有几个突出优势：①内容丰富，病种多，大部分内容都是国内的知名专家编写，有传承、有创新，亦有突破。②图文并茂，近 800 幅临床图片插入文内，更便于读者一目了然认识疾病。③中西并重，避免了中医从业者读中医专业书籍不了解、不认识临床少见病，而西医从业者读本书又能够了解中医是如何认识疾病及诊治疾病的。因此，其适用于中西医医师临床参考。

　　本专著单纯字数超过 180 万字，工作量巨大，诚挚的感谢各位编者的支持和参与。在编写过程中，图片的收集方面，特别感谢上海市皮肤病医院刘业强教授、天津中医药研究院张理涛教授、武汉第一医院段逸群教授、重庆市第一医院刁庆春教授、沈阳市中西医结合医院李铁男教授、第四军医大学西京皮肤医院、陕西省中医医院闫小宁教授、中南大学湘雅二医院张桂英教授、浙江省中医院陶茂灿教授为本专著的图片补充工作做出的贡献。历时 2 年，百余位专家共同编写，虽经反复校对，纰漏在所难免，图片亦未完备，望广大医务工作者及读者多提宝贵意见，以利修改提高。

《中西医皮肤性病学》编委会

2020 年 12 月

目　录

总　论

各　论

总　论

第一章　中西医皮肤性病学导论

第一节　中医皮肤性病学发展简史

中医学有着几千年的悠久历史，是人类文明的一个伟大宝库。中医皮肤性病学是中医临床医学中专门研究中医皮肤性病的病因病机、发生发展规律、症状、诊断及防治的学科。中医皮肤性病学作为中医学临床学科中的一个分支，长期以来归属于中医外科学的范畴，是中华人民共和国成立以后才从中医外科学中逐渐分离出来的一门既新兴又古老的学科，其发展大致经历了以下几个阶段。

一、战国前至秦汉时期

中医皮肤性病学起源于远古原始社会人类与虫兽、自然灾害及疾病作斗争的生产实践过程中。用泥土、灰烬和新鲜的青草树叶捣烂来外敷、涂搽处理皮肤上的外伤创口和治疗皮肤疾患，可以看作是中医皮肤病外治法的最早医疗实践活动。随着社会生产力的发展，人类逐渐认识和开始应用醋、酒、盐、饴、姜等以及植物、动物等材料外用内服来治疗皮肤疾患。

据有关史料记载，最早出现中医皮肤疾病病名记述的是公元前14世纪殷商时期的甲骨文、金文和青铜铭文等，当时就有"疥""疕""癣""疣"等皮肤病名的描述。疥是指多种具有瘙痒性的皮肤病，疕是指顽固难去的一类皮肤病，癣是指皮肤粗糙脱屑一类的皮肤病，疣是指赘生于皮肤表面的一类皮肤病。随着社会分工的出现，古代将从事医疗活动的人员，视其各自的擅长进行了医学的分科。《周礼》记载：医分四科，即疾医、疡医、食医、兽医。"疡医"即外科医生，包括了现在的皮肤科医生，主治肿疡、溃疡、金创和皮肤病。

至春秋战国时期，不但有关皮肤病病名的记载逐渐增多，而且有了皮肤病病因病机和方药治疗的描述。如中国长沙马王堆三号墓出土的帛书《五十二病方》中就有冻疮、疣、诸虫咬伤等皮肤病名，有用葱熨治疗冻疮，以灸治疣的记载。该书外用治疗皮肤疮疡的外用制剂有40种之多，并叙述了砭法、灸法、熨法、熏法、按摩等疗法。外用药的剂型，已有散剂、膏剂、水剂、醋剂、水银剂等。成书时间后于《五十二病方》的《黄帝内经》，被认为是我国现存最早的一部比较完整的医学论著，是中医学发展的奠基石，其中有关皮肤病的论述颇多，仅皮肤病病名的记载就有痱（痱子）、痒疥、秃疮（头部脱发性疾病）、皮痹（类似硬皮病）、尤赘（疣）、痤（痤疮）、大风、疠风（麻风病）、查皮（酒渣鼻）等数十种之多。如《黄帝内经·五脏生成篇》曰："风、寒、湿三气杂至，合而为痹也。……以秋遇此者为皮痹。"这里的皮痹相当于现代医学所称的硬皮病。另《黄帝内经》曰："风邪客于脉而不去，名曰疠风。疠者，其气不清，故使其鼻柱坏死色败，皮肤溃疡，肌肉不仁。"这里的疠风描述相当于现代医学的麻风病。《黄帝内经》还记载了毛发生长和内脏的关系，曰："女子七岁，肾气盛，齿更发长；……四七，筋骨坚，发长极，身体盛壮；五七阳明脉衰，面始焦，发始堕；六七三阳脉衰于上，面皆焦，发始白；……丈夫八岁，肾气实，发长齿更；……八八则齿发去。"

汉代出现了我国历史上最著名的外科学家华佗和内伤杂病家张仲景。华佗医术全面，尤其擅长外科。据《后汉书》记载其不仅最早开展麻醉术和外科手术，而且在中医药物外治方面也有独到之处，如运用贴敷、熏法、涂搽、穴位给药等外治疗法治疗疮疡及皮肤疾患。张仲景所著的《伤寒杂病论》是论述外感热病和内科杂病的名著，里面也有许多有关皮肤病性病的论述。如《金匮要略》论述了浸淫疮（相当于湿疹）的症状，并提出"浸淫疮，黄连粉主之"的治疗方法；此外还论述了瘾疹（相当于荨麻疹）、狐惑病（类似白塞病）、淋证（相当于淋病和非淋菌性尿道炎等小便不利疾病）等多种皮肤病性病的症状和治疗。

从《五十二病方》《黄帝内经》到汉代的《伤寒杂病论》开始有了较多皮肤病的病名、病因和治疗的论述，这是中医皮肤性病学的萌芽阶段。

二、晋、隋、唐、宋、元朝时期

这一时期，随着整个中医学体系的发展，有关中医皮肤病、皮肤美容和性病的论述也不断增多，使中医皮肤性病学开始进入了一个发展时期。

［晋］葛洪《肘后备急方》之卷五和卷六是专门介绍疥癣、瘾疹、漆疮、浸淫疮、诸痒和面部损容性皮肤病治疗方药的篇章，提到的皮肤病有40余种，其中描述的"沙虱毒"是世界上最早关于恙虫病的记载。治疗的方法包括内服、外洗、外搽等，并介绍了多种外治皮肤病和美容的简单方法，如疬疡风（麻风病溃疡）用乌贼骨敷之，白驳风（白癜风）取鳗鱼脂敷之，白秃（头癣）用藜芦、猪油搽之，漆疮（漆接触性皮炎）用汉椒汤洗之，用鸡蛋清、白蜜敷脸增白，等等。［晋］刘涓子撰、［南齐］龚庆宣编的《刘涓子鬼遗方》被认为是我国现存最早的中医外科专著，基本上反映了两晋南北朝时期中医外科的主要成就。其中有相当多的内容是论述皮肤病的，比较详细地介绍了用中药内服外用治疗多种皮肤病的方法，为中医皮肤病的发展做出了较大贡献。如该书首次记载了用水银膏治疗皮肤病，这比其他国家要早600多年。所记载的皮肤病包括疥、癣、疮、疖、鼠乳、瘾疹、白癜、秃疮、痱、热疮、皮疱等几十种，每一病种均有相应的治疗方药，如用紫草膏方治疗小儿头疮，用白蔹膏方治皮肤热痱，用五黄膏方治久病疥癣，用麝香膏方治面黚，用白芷膏方治头秃，等等。

［隋］巢元方的《诸病源候论》所记载的皮肤病有一百多种，包括了许多当今常见的皮肤病。如该书对漆疮（漆接触性皮炎）病因病机和症状的描述就十分详细，曰："漆有毒，人有禀性畏漆，但见漆便中其毒，喜面痒，然后胸臂胫皆悉瘙痒，面为起肿。"认为瘾疹（荨麻疹）的发病原因主要是由于"人皮肤虚，为风邪所折"。明确指出疥疮的发病是"皆有虫，人往往以针头挑得"，而西欧有关疥虫的报道最早见于18世纪，迟于我国一千多年。又认为酒渣鼻是"由饮酒热势冲面而遇风冷之气相搏所生"。

［唐］孙思邈的《备急千金方》对皮肤病的治疗方药做出了较大贡献，弥补了《诸病源候论》中有症无药的不足。据不完全统计，该书用来治疗各种皮肤疮疡病的中草药有197种之多，收录有关面部皮肤病治疗及美容方药120多首，包括"熏香方""令身香方"等。另外，［唐］王焘的《外台秘要》，［宋］赵佶的《圣济总录》和［宋］陈无择的《三因极一病证方论》、［宋］窦汉卿的《疮疡经验全书》都对皮肤病的病因、症状和治疗有较多论述。如《圣济总录》认为丹毒是由于"热毒之气，暴发于皮肤间，不得外泄"所致。《疮疡经验全书》形象地描述寒疮（寒冷型多形红斑）的皮疹表现"似猫眼有光彩无脓血"。

元代出现了齐德之的《外科精义》，张从正的《儒门事亲》和朱震亨的《丹溪心法》，这些书都对皮肤病有论述。如《外科精义》用于皮肤疮疡的药方多达145个。

这一时期中医对性传播疾病也有了一些论述。如巢元方的《诸病源候论》把淋证分为石淋、气淋、膏淋、劳淋、热淋、血淋、寒淋，其中膏淋、热淋、气淋、血淋的症状描述与当今的淋病、非淋菌性尿道炎很近似。除此之外，这一时期的中医古籍还有痔疮（下疳、糜疳）、妒精疮、阴疮、阴蚀等病名之记载，如孙思邈的《备急千金方》曰："夫妒精疮者，男子在阴头节下，妇人在玉门内，并似痔疮，作臼齐食之大病，痔即不痛也。"这些发生在男女外生殖器部位的病证与当今的硬下疳、软下疳和其他皮肤溃疡性性病有很多相似之处。

三、明清时期

明、清两代是中医学发展的鼎盛时期。这一时期名医辈出，医著林立，中医学得到了很大的发展。

与此同时，中医皮肤性病的理论和临床也在这一时期得到了进一步充实、发展和提高，中医皮肤性病学进入鼎盛时期。这一时期随着西方医学进入中国，开始有了中西医结合治疗皮肤病的萌芽。

明代对皮肤病论述较多的医著主要有戴元礼著《证治要诀》，薛己著《外科发挥》《外科枢要》，汪机著《外科理例》，申斗垣著《外科启玄》，王肯堂著《证治准绳》，陈实功著《外科正宗》，陈司成著《霉疮秘录》，张景岳著《景岳全书》等，其中以《外科理例》《外科正宗》和《霉疮秘录》三书对中医皮肤病性病的发展贡献和影响最大。《外科理例》比较全面叙述了皮肤疮疡病的证治方法，尤其强调外病内治，曰："外治必本乎内，知乎内以求乎外。"另外，该书还附有较多医案，其中治疗杨梅疮的医案就有5个。《外科正宗》全书4卷，论述的病种100多个，其中将近一半是属于皮肤病范畴。该书的特点是论述每一个病种的理、法、方、药齐全，如该书对大麻风（麻风病）的论述，首讲大麻风的病因是感受外邪所致，次讲大麻风的临床表现，描述十分详细，最后讲述大麻风的治疗方药。《霉疮秘录》是我国第一部有关梅毒性病学的专著，该书系统总结了我国16~17世纪治疗梅毒的经验，例如该书曰："霉疮一症，细考经书，古未言及，究其根源，始于午会之末，起于岭南之地，致使蔓延全国，流祸甚广。"明确指出梅毒始见于我国广东，以后逐渐蔓延至全国，所以古时霉疮又有"广疮"之称。据医史学家考证我国的梅毒确实是在16世纪初期由西方经广东传入中国的。在梅毒传染方式上，该书明确认为是因不洁性交而传染，妓院是主要的传染场所。如该书云："一狎有毒之妓，初不知觉，或传妻妾，或于姣童。"在梅毒临床表现上，该书已认识到了由硬下疳到二、三期梅毒的发病过程。如该书曰：霉疮"始生下疳，继而骨痛，疮标耳内、阴囊、头顶、背脊，形如烂柿，名曰杨霉疮，甚则毒伤阴阳二窍。传于心，发大疮，上下左右相对，掣痛连心；移于肝，眉发脱落，眼昏多泪，或贡爪甲。"在梅毒的治疗方面，该书对各期霉疮的治疗均有详细论述，其中最突出的是首次介绍了用中药砒制剂治疗梅毒，这比国外欧洲开始用砒剂治疗梅毒要早300多年。在预防方面，该书告诫人们洁身自爱，有了性病不要与亲人居住，等等。如该书云："或问其疮传染不已何也？余曰昔人染此症，亲戚不同居，饮食不同器，置身静室以俟念，故传染亦少。"

清代有关皮肤病的主要医著包括祁坤著《外科大全》，王洪绪著《外科证治全生集》，吴谦著《医宗金鉴》，赵学敏著《串雅外编》，顾世澄著《疡医大全》，许克昌著《外科证治全书》，邹岳著《外科真铨》，张正著《外科医镜》，高秉钧著《疡科心得集》，张山雷著《疡科纲要》，吴师机著《理瀹骈文》等10多部，它们之中要数《医宗金鉴·外科心法》和《疡科心得集》对皮肤病的论述最多和最为详细。例如《医宗金鉴》提出梅毒感染有"气化"和"精化"的不同，气化是间接传染，精化是直接传染，"气化者，或遇生此疮之人，或误食不洁之物，或受梅毒不洁之气。精化者，由交媾不洁，精泄时，毒气乘肝肾之虚而入于里。"

据中国医史文献记载，西方医学约在明万历年间（1573—1619）传入我国。1840年鸦片战争后，随着西方传教士医生在我国的增多，加快了西医学进入中国，从此我国开始有了中西医两个医学体系。中西医结合皮肤性病学也在这个时期开始萌生，例如美国传教医生嘉约翰（John Glasgow Kerr，1824—1901）编著的《花柳指迷》《皮肤新编》记载用部分中药治疗皮肤病和性病，以补充西药之不足，使用的中药品种包括熟石灰、硫黄、硼砂、蜂蜡、猪脂、杏仁油、三仙丹、密陀僧、鸡蛋黄等。其后至民国时期出现了中西医汇通学派，代表人物为唐宗海、张锡纯、张山雷、丁福保、恽铁樵等，他们的部分论著中也有中西医结合治疗皮肤性病的记载。

综上所述，中医皮肤性病学是在生产实践中产生和发展，是先有实践后有理论。用泥土、灰烬和新鲜的青草树叶捣烂外敷、涂搽皮肤上的外伤创口，可以看作是中医皮肤病学最早的医疗实践活动。其理论基础源于战国秦汉时期的《黄帝内经》《伤寒论》和《金匮要略》，其病因病机、证候、方药发展于晋、隋、唐、宋时期，代表作是《刘涓子鬼遗方》《诸病源候论》和《备急千金方》；充实于明清时期，代表作是《外科正宗》《霉疮秘录》《外科理例》《医宗金鉴》和《疡科心得集》。清代以前多达260余种的中医外科专著中几乎都包含有皮肤病的内容，它们之中或专卷，或专篇，或专段对皮肤病予以论述，理、法、方、药一并俱全，这都是形成当今中医皮肤性病学的基础。

在性病方面，中华人民共和国成立以前历代众多的医籍和性病专著中记载了"疳""下疳疮""鱼口""便毒""横痃""霉疮""杨梅疮""结毒""遗毒""阴痒""带下病""阴蚀""疥""淋证""妒精疮"等10多种与性行为和性接触传染有关的病症。究其病因，中医多责之于感受疫毒、湿热、淫秽浊气或虫邪，并认识到这些疾病的传染性和严重危害性。在治疗上也积累了丰富的经验，为中医性病学的发展奠定了基础。

四、新中国成立早期

自1949年新中国成立以来，在政府的重视下，中医学获得了新生，发展迅速。中医皮肤性病学也因此而得到较快的发展并逐渐从中医外科学中分化出来，成为一门独立学科。

1955年，国家在北京成立了中医研究院（即现在的中国中医科学院），一代名老中医赵炳南、朱仁康等从中医外科学转为专门从事中医皮肤性病的临床和科研工作，使我国开始有了独立的中医皮肤性病科这一临床学科。与此同时，1955年底国家试办了西医离职学习中医研究班，一批有西医基础和临床经验的西医医生专职学习中医，我国开始有了高层次的中医、中西医结合临床和实验研究工作。

1956年，国家在北京、上海、广州、成都开办了第一批中医学院，我国开始有了现代中医的高等教育。在这以后每年都有一批同时具有中医和西医知识的中医高等院校毕业生进入中医皮肤科，使中医和中西医结合皮肤学科得到了较快发展和提高。1975年，赵炳南等出版《赵炳南临床经验集》，总结介绍赵炳南治疗皮肤病的经验。赵炳南教授、朱仁康等老一辈皮肤科教授是我国当代中医皮肤性病学事业的奠基人和先驱，他们为我国中医皮肤性病学的发展做出了杰出贡献。

五、改革开放后

1978年至今，尤其是近10多年，我国中医皮肤性病学得到了进一步快速发展，标志性的成就有：①出版了许多具有代表性的中医皮肤性病学专著，包括1979年中医研究院广安门医院编《朱仁康临床经验集》、广东省中医院皮肤科梁剑辉著《常见皮肤病中医治疗简编》，1981年南京中医药大学管汾著《实用中医皮肤病学》，1983年赵炳南、张志礼主编《简明中医皮肤病学》，这些中医皮肤科专著奠定了当代中医皮肤性病学的理论和临床基础。其后又出版了一批具有代表性和有影响的中医皮肤性病学临床专著和教材，完善和丰富了当代中医皮肤性病学的理论基础和临床实践。②全国省市一级的中医院基本上都设立了中医皮肤科。③成立了全国性和省级的中医皮肤性病学术组织。目前全国性的学术组织有中华中医药学会皮肤科分会、世界中医药学会联合会皮肤科专业委员会、中国中医药研究促进会皮肤性病学分会、中国民族医药学会皮肤科分会、中国中药协会皮肤病药物研究专业委员会等，这些学术组织有力推动了中医皮肤性病学的发展。④有了中医皮肤性病研究方向的高层次研究生教育，培养了一批中医皮肤科的硕士、博士和博士后，承担了国家级和省部级以上中医和中西医结合皮肤性病学研究课题并取得了成果。⑤有了一批全国的中医皮肤科重点学科和重点专科。2003年全国有3个单位的中医皮肤科成为国家中医药管理局第一批重点学科建设点，即北京中医医院皮肤科、广东省中医院皮肤科、湖南中医药大学第二附属医院皮肤科，之后又有多批次几十个单位中医或中西医结合皮肤科成为国家中医药管理局重点学科和重点专科。⑥中医皮肤科的学术继承工作落到实处。中华中医药学会皮肤科分会组织撰写《当代中医皮肤科临床家丛书》《皮肤病中医特色适宜技术操作规范丛书》，使得以禤国维、王玉玺、徐宜厚、艾儒棣、秦万章、欧阳恒、管汾等为主的中医皮肤科界老专家以及皮肤病的特色外治技术的宝贵经验得以继承和发扬。2014年广东省中医院皮肤科禤国维教授成为我国第一个、也是目前中医皮肤科唯一一位国医大师。这些都标志着我国中医皮肤性病学事业进入了一个新的历史发展时期。

（范瑞强）

第二节　西医皮肤性病学发展简史

一、世界皮肤性病学发展历程

皮肤性病学（dermatovenereology）包括皮肤病学（dermatology）和性病学（venereology）两个部分，是关于皮肤疾病和性传播疾病（简称"性病"）的科学，其起源与发展经历了一个漫长和逐渐演变的过程。早在 16 世纪，在欧洲的医学著作中就已经有了"皮肤""表皮"等方面的记载。到了 18 世纪，陆续出现了一些皮肤疾病的描述，但尚没有专职的皮肤科医生，皮肤病都由外科医生或内科医生诊治。19 世纪人们开始了对病原微生物的认识，梅毒螺旋体、天花病毒、结核分枝杆菌等微生物的发现及其致病作用成为医学领域的重大进展，感染后出现的皮疹表现也成为认识这些疾病的窗口。那个时期传染性疾病是临床内科学中的主要疾病，也是人类健康和生命的最主要的威胁，而传染性疾病最常见、最直观的症状多为皮肤表现，这就迫使内外科医生学习、认识皮肤的症状和体征，皮肤病学开始成为内科学的一个分支。尤其是进入 20 世纪，免疫学技术特别是单克隆抗体技术的发展使病原学诊断越来越准确，皮肤病学逐渐演变成为一门独立的学科。

性传播疾病由于其初期表现或主要受累器官是皮肤，因此也被纳入皮肤病学的范畴，统称为皮肤性病学。对性传播疾病的研究和诊疗，与其他学科如妇产科学、泌尿外科学、感染科学等有一定的交叉。

20 世纪中叶之前，皮肤性病学的主要特点是对皮肤病和性病的临床表现与组织病理学改变进行描述，对疾病的属性进行总结、命名、分类，不断认识和发现新的病种、推出新的治疗方法。在诊断方面，除了临床表现之外，组织病理学、微生物学及相应的感染免疫技术是主要的方法手段；治疗方面，外用薄荷、樟脑、煤焦油、水杨酸、乙醇等是缓解皮肤症状的主要方法，而浅层 X 线照射、紫外线光疗也在这个时期问世。20 世纪中叶之后，随着免疫学的进一步发展和分子生物学的问世，皮肤性病学进入了一个相对快速发展的时期。感染性疾病大多得到了有效的控制，对自身免疫性疾病有了比较深入的认识，对慢性炎症等复杂皮肤病的发病机制有了显著提高和更新。以银屑病为例，以往认为其发病主要是表皮细胞增生和代谢紊乱，到 20 世纪 90 年代，随着免疫学的进步和免疫抑制药的临床应用，人们发现 T 细胞异常活化所介导的免疫紊乱才是银屑病发病机制的核心环节；在治疗方面，糖皮质激素、维 A 酸类药、抗组胺药先后于 20 世纪 50 年代、60 年代和 70 年代应用于临床，使自身免疫、角化异常、过敏等多种难治或危重皮肤病有了切实有效的救治方法，成为皮肤科治疗学史上的重要里程碑。

20 世纪 80 年代以来，随着人们对美追求的提高和技术方法的进步，美容皮肤科学（cosmetic dermatology）应运而生并得到快速发展。美容皮肤科学发展中最具有标志性的事件是选择性光热作用理论的问世，基于该理论研发的不同激光设备首先在各种色素性皮肤病的治疗中取得了巨大的成功。目前，利用各种激光、射频、手术、填充、剥脱等技术对皮肤外观上的某些缺陷或瑕疵进行纠正，已经成为现代皮肤性病学的重要组成部分。

进入 21 世纪，遗传学、组学、表观遗传学等先进科学技术的进步将皮肤性病学的发展推向了高潮，许多领域成为医学研究的热点或前沿，主要体现在以下几个方面：①一些原本病因不明的单基因遗传病，其致病基因和发病机制陆续被发现。如临床表现复杂的遗传性大疱性表皮松解症，其不同表型的致病基因已基本阐明，目前已经形成了以遗传缺陷分子为主线的新的命名和分类体系。②多基因遗传病开始被人们认识，越来越多的疾病易感基因及其与环境因素的相互作用机制逐渐被发现。如临床常见的银屑病，已经发现的易感基因有数十种，涵盖抗原提呈、细胞活化、信号转导、能量代谢、凋亡、自噬和表皮屏障等多个方面，使人们更加清晰地认识到该疾病是涉及内外因素、关联多重机制、累及多个器官的系统性疾病。③许多皮肤肿瘤和罕见皮肤病的性质被明确或纠正。如肿瘤标志物的日臻丰富使皮肤淋巴瘤的属性越来越明确，分类越来越细，肿瘤起源的细胞类型逐渐清晰并产生了新的分类体系。④自身免疫和慢性炎症性疾病的属性日益清晰，对其发病机制的认识逐渐深入，研究中发现的关键细胞与分子事件成为了解这些疾病的重大突破，有些已经成为靶向治疗的靶标。⑤皮肤性病的治疗进入靶向和精准治疗阶段。靶向肿瘤坏死因子 α（TNF-α）、白介素 12/23（IL-12/IL-23）和白介素 17（IL-17）治疗银屑病，靶向 IgE、白介素 4/13（IL-4/IL-13）治疗顽固性荨麻疹和特应性皮炎，靶向 CD20 或 CD19 分子治疗 B 细胞肿瘤或自身免疫病，靶向 PD-1/PD-L1 治疗晚期黑素瘤等恶性肿瘤，给许许多多的重症或顽固性疾病患者带来了福音，堪称皮肤科治疗学史上新的里程碑。通过药物遗传学和组学研究，寻找患者对特定药物在疗效和副作用方面的个体差异和分子标志，已经使皮肤科治疗学开始进入更加高效和安全的精准医疗时代。

二、中国皮肤性病学发展历程与特点

西医皮肤性病学是在 19 世纪中叶进入中国并逐渐发展的。起初由西方教会在广州、上海、福州、北京等地创办全科诊所，包含皮肤病诊疗。到 19 世纪后期陆续有独立的皮肤科建立，并开始编著出版皮肤性病（花柳病）专著，培养专门的皮肤科医生。清末民国时期皮肤性病学在我国形成了雏形。20 世纪初期开始陆续有大型医院建立皮肤花柳病科或成立皮肤性病（花柳病）医院，一批教会医院培养或海外留学归国的医生成为现代皮肤性病学在中国的奠基人。1926 年中国麻风救济会（中国麻风防治协会前身）成立；1937 年，首个综合性皮肤性病学术团体"中华皮肤花柳科学会"在上海成立，是现今中华医学会皮肤性病学分会的前身。

与国际上的情况类似，中国皮肤性病初期的诊疗重点也是各种感染性疾病，包括麻风病、性病等，另外还有一些因经济落后、营养缺乏造成的疾病。麻风病在中国有超过三千年的历史，曾是严重危害我国人民健康的重要传染病，最严重时估计麻风病病例超过 100 万。20 世纪初期各地开始建有麻风病院，对麻风病患者进行隔离治疗。梅毒、淋病等性传播疾病曾是中国近代发病率最高的传染病，在部分大城市患病率高达 4.5%～10.1%。

中国皮肤性病学建立伊始就开始从事一些发病机制等方面的基础研究，并取得了骄人的成绩。1930 年，傅瑞思与胡传揆合作发现的"维生素甲缺乏性皮肤病的表现"被编入美国经典教科书 *Andrews' Diseases of the Skin*，并且连续数版采用；1934—1935 年，胡传揆的研究成果在 *Science* 杂志连续发表，内容涉及"正常兔子血细胞遗传变异""兔妊娠期间的遗传变异""伴有内分泌异常的致死性侏儒变异"等。1949 年新中国成立后，随着皮肤性病学学科建设的系统化和正规化，皮肤科基础研究也不断取得新的成果。中国医科大学的"朗格汉斯细胞与移植物抗宿主病研究"、北京大学第一医院的"副肿瘤天疱疮"和"原发性红斑肢痛症"、北京大学人民医院的"特应性皮炎样移植物抗宿主病"和"非典型分枝杆菌病"、第四军医大学西京皮肤医院的"抗角蛋白自身抗体研究"、中国医学科学院皮肤病研究所和第二军医大学长征医院的"致病性真菌"等研究，均已成为我国皮肤科学研究历史上的标志性成果。

新中国成立后政府把防治性病作为一项重要任务，采取建立专门防治机构、封闭妓院、免费诊疗等措施，到 1964 年取得了在全国基本消灭性病的成绩，在一个阶段暂时结束了性病在中国的流行。麻风病的防治也是新中国皮肤科的重点工作，通过在全国各地建立麻风病院和麻风村等防治机构、培训专门防治人员、全国普查登记治疗等措施，使现患人数和新发病情况均显著降低，于 1981 年以国家水平达到了世界卫生组织（WHO）提出的把患病率控制在 1/ 万以下的目标。此外，头癣作为一种危害人们健康的感染性皮肤病，在 20 世纪 70 年代之前曾在我国边疆和农村地区广泛流行。我国皮肤科工作者采取"国家行为，领导重视；专家指导，群防群治；先行试点，推广全国"的方针，在实践中摸索出了"搽、服、理、洗、消"五字诀，通过综合疗法治愈了大批的头癣患者，从根本上解决了这一临床问题。

我国西医皮肤性病学在 20 世纪 80 年代改革开放之后进入了一个有序稳定发展的时期，学科建设、人才队伍、诊疗水平和学术研究都不断取得进步，尤其是进入 21 世纪，更是迎来了突飞猛进的发展，与国际先进水平的距离逐渐拉近，在一些领域甚至实现超越、达到引领国际发展的水平。当前，我国皮肤性病学无论在基础研究还是临床诊疗方面都呈现日新月异的发展趋势，有以下几个方面的主要成绩和特点：

1. 皮肤遗传学研究硕果累累　多个课题组先后在国际上首次报道了多发性家族性毛发上皮瘤、原发性红斑肢痛症、Marie Unna 型遗传性少毛症、反向性痤疮、PLACK 综合征等单基因遗传病的致病基因；发现了银屑病、系统性红斑狼疮、白癜风、特应性皮炎、痤疮、天疱疮等多种复杂皮肤疾病的一百多个易感基因 / 位点，部分地揭示了其发病机制；张学军团队利用全基因组关联分析（GWAS）研究复杂皮肤疾病的易感基因、利用全基因组外显子测序技术发现汗孔角化症等疾病的致病基因，陆前进团队将红斑狼疮表观遗传学研究应用于诊断并指导治疗等成果，均入选过全国性的重大医学进展或获得国家科技奖励。

2. 皮肤免疫学研究特色鲜明　皮肤免疫目前既是皮肤科学领域的研究重点，也是免疫学研究领域的一个热点，我国皮肤科学者在皮肤免疫及相关疾病的研究中也屡有突破。陈洪铎院士团队系统阐释了朗格汉斯细胞的来源、分布、转换和功能，并在其相关疾病的临床研究中做出了创造性的贡献；朱学骏团队揭示了副肿瘤天疱疮致病性自身抗体的来源和产生机制，成功提升了临床救治水平，降低了死亡率；郑捷团队发现皮肤 γδT 细胞是银屑病关键细胞因子 IL-17 的主要来源，为深入认识其发病机制提供了新的思路；王刚团队在银屑病免疫学研究中发现了"角蛋白 17 环路"的存在及其作用，有望产生特异性更高的靶向治疗新策略。

3. 感染性皮肤病研究优势明显　廖万清院士团队发现了 9 种新的致病性真菌及其临床亚型，其中胶囊青霉引起的疾病以"廖氏"命名；张福仁团队揭示了中国汉族人麻风病的易感基因，为其防治奠定了重要基础；张建中团队系统阐述了非典型分枝杆菌肉芽肿的临床、病理和病原学特点，成为指导其治疗的重要依据。

4. 皮肤性病治疗学研究有新突破　我国皮肤科已经进入生物 / 靶向治疗阶段，一批原研或仿制药物已经或正在走进临床。新药创制方面也有良好的进展，如自行研制的 I 类新药"海姆泊芬"成功用于鲜红斑痣等疾病的治疗，在光动力治疗领域占有重要地位。张福仁团队发现"氨苯砜综合征"的风险基因，使这一致死性药物不良反应有了可靠的预防办法。

5. 发现并报道一批新的病种　我国皮肤科医生通过仔细的临床观察和认真研究，先后在国际上报道了多个新的病种，包括：孙建方报道的"儿童特发性真皮弹力纤维溶解症""弥漫性色素沉着伴点状色素减退""对称性肢端角化病"；张建中报道的"妊娠股臀红斑""特应性皮炎样移植物抗宿主病"；高天文报道的"外伤后细菌性致死性肉芽肿"；王刚报道的"肢端含铁血黄素性淋巴管畸形"以及杨勇报道的"PLACK 综合征"等。

6. 皮肤科规范化诊疗日趋完善　由于历史文化等原因，过去一些年我国皮肤性病的诊疗中存在一些不规范甚至滥治的现象，给人民健康造成一定危害。中华医学会皮肤性病学分会、中国皮肤科医师协会等组织自成立以来通过多种方式，积极引导皮肤病和性病的规范诊疗。组织开展全国性大规模循证医学研究，编写、修订了主要皮肤性病的治疗指南或专家共识，利用"高级讲师团巡讲""基层大讲堂"等形式普及诊疗知识，使全国皮肤科的规范化诊疗水平得到显著提高。

【参考文献】

[1] ODOM R B, JAMES W D, BERGER T G. Andrews' Diseases of the Skin-Clinical Dermatology[M]. 9th Edition. Harcourt Publishers Limited, 2000.

[2] WILLIAM D JAMES, TIMOTHY G BERGER, DIRK M ELSTION. 安德鲁斯临床皮肤病学 [M]. 11 版. 徐世正, 译. 北京：科学出版社, 2015.

[3] 马振友, 张建中, 郑怀林. 中国皮肤科学史 [M]. 北京：北京科学技术出版社, 2015.

[4] 张建中. 皮肤科的那些人那些事 [M]. 天津：天津科学技术出版社, 2015.

[5] 张学军,郑捷. 皮肤性病学 [M]. 9 版. 北京：人民卫生出版社, 2018.
[6] 张建中,高兴华. 皮肤性病学 [M]. 北京：人民卫生出版社, 2015.
[7] 赵辨. 中国临床皮肤病学 [M]. 2 版. 南京：江苏凤凰科学技术出版社, 2017.
[8] 朱学骏,顾有守,王京. 实用皮肤病性病治疗学 [M]. 4 版. 北京：北京大学医学出版社, 2017.

（王　刚）

第三节　中西医结合皮肤性病学溯源与现状

一、"中西医结合"之滥觞

早在明清时期，西方医学就逐渐开始传入我国。明代末年，西方来华的传教士带来一些西方医药知识，如龙华民（Nicolaus Longobardi，1559—1654 年，意大利人，天主教传教士）1609 年到北京，曾与罗雅谷（Giacomo Rho，1593—1638 年，意大利人，天主教传教士）、邓玉函（Joannes Terrenz，1576—1630 年，德国人，天主教传教士）共译《人身图说》；邓玉函在杭州译《泰西人身说概》等。由于我国传统医学在古代一直位居世界各国医学的前列，而且古代其他各国医学也多是经验医学，故而其经验虽有为中医所吸收，但对中医的影响较微，冲击不大。然而从 19 世纪开始，随着西方列强的入侵，作为一种文化侵略的手段，西方医学开始大量在我国传播，对我国传统医学产生了无法抵御的冲击。面对这一冲击，我国近代医学界出现了各种极端思潮：一种思想是闭关自守政策的反映，认为中国固有的传统医学已经尽善尽美，无须再学习别人的任何东西，对西方医学采取拒之门外的保守思想；另一种则是全盘接受、否定我国固有传统医学的民族虚无主义思想。这两种极端思想都是不符合历史发展潮流的。除此之外，还有一部分医家则认为西方医学和我国传统医学各有长短，必须吸收西医所长，为我所用，沟通中、西医学。他们或以西医的解剖学、生理学等知识印证中医的古典医理；或以中医的有关论述印证西医的有关知识，这一思潮则被称为中西医汇通思想，其代表人物如王学权、王士雄、唐宗海、朱沛文、恽铁樵、张锡纯和杨则民等人，史称"汇通派"。至近代，名医任应秋将上述中西医汇通的先驱又分为三类：以汪昂、赵学敏、王学权、王清任、陈定泰为"开始接受西说诸家"之代表；以朱沛文、唐宗海、张锡纯为"持汇通说诸家"之代表；以恽铁樵、陆渊雷为"改进说与科学化的倡导者"之代表，此即中西医结合学术之滥觞。

中华人民共和国成立以后，在党和政府的倡导和领导之下，开展了有方针政策保障、有组织计划的中西医结合研究，并取得了举世瞩目的成就，在中国医学界形成了西医、中医、中西医结合三支医疗技术力量，为我国的医疗卫生事业做出了突出的贡献。而"中西医结合"这一概念，最初是 1956 年毛泽东主席关于"把中医中药的知识和西医西药的知识结合起来，创造中国统一的新医学、新药学"的讲话后，逐步在我国医学界出现的。在此之前，中共中央曾于 1954 年 11 月 23 日批转中央文委党组《关于改进中医工作问题的报告》中指出"要大力号召和组织西医学习中医"。至 20 世纪 50 年代中期，卫生部举办了全国性的西医离职学习中医班。1958 年 10 月 11 日，毛泽东在《对今后举办西医离职学习中医的学习班的批语》中指出："中国医药学是一个伟大的宝库，应当努力发掘，加以提高！"之后，全国各省都办起了"西学中班"，学员大都是西医专业本科或本科以上学历的高级人才。随着"西学中"以及中西医结合研究的开展，包括皮肤科在内的各医学分支学科都得到了飞速的发展。1981 年经卫生部批准成立了中国中西医结合研究会，1990 年更名为中国中西医结合学会，建立了包括皮肤性病学在内的 40 多个专业委员会，从而标志着我国中西医结合学术研究发展到了一个新的阶段。

二、中西医结合皮肤性病学科的肇始

近代西医传入中国之初，中西两种医学就相互学习、借鉴、融合，并不断发展，如美国传教医生嘉约翰在其著作《花柳指迷》《皮肤新编》和《花柳解毒神效方》中，就使用了中医病名和中药，例如使用熟石灰、硫黄、硼砂、白（蜂）蜡、猪脂、杏仁油、三仙丹、密陀僧、鸡蛋黄等，以补充西药之不足；外用制剂中使用的白（蜂）蜡、猪脂、杏仁油做软膏基质，亦取自中医中药之技术技法。孙中山、梁培基等 150 名医学人才均受教于这些早期的中西医结合教材。另一美国传教医生聂会东（James Boyd Neal，1855—1925 年）1897 年著译的《皮肤证治》中，使用了"证治"的中医名词，将表皮称为"齞"、真皮称为"膝"，并按中国传统文化规范了皮肤性病学名词，自此开启了中国中西医结合皮肤学科之先河。与此同时，我国的中医师也在学习西医，进行中西医汇通，如张山雷（1873—1934 年）在其著作中载锌氧油膏、樟丹油膏、水杨油膏，既用西药锌粉、水杨酸及凡士林等，亦用中药东丹、梅冰之属；碘酊、石炭酸等西药均收载入书，将西药性质按中医理论进行归类，西药中医化，用于临床屡有效验。顾鸣盛 1918 年纂就《中西合纂外科大全》，汪洋 1920—1926 年主编《中西医学讲义》，其中有《中西外科学讲义》《中西花柳病学讲义》《中西皮肤病学讲义》，内容包括从基础理论到临床应用中西两种理论，以及疗法、器械、药物认识和治疗皮肤病。

三、中西医结合皮肤病研究概况

1956 年，毛泽东主席发表"把中医中药的知识和西医西药的知识结合起来，创造中国统一的新医学、新药学"的讲话以后，我国皮肤性病学科的中西医结合之路正式展开了新的篇章。

早期的研究模式主要为研究或验证中西药物联合应用治疗某种疾病的临床疗效。如在防治传染性皮肤病方面，根据中医学扶正祛邪的理论，采用中药扶正培本配合砜类药物治疗麻风病，大大减轻了西药的毒副反应，使麻风病患者能够遵从医嘱，足程、足量服用抗麻风病药，从而加速了防治工作的进度；在防治头癣中除了外用雄黄和铜绿等中药外，内服中药茵陈亦显著提高了灰黄霉素的抗真菌效用且可减少其用量，降低了毒副反应的发生率。其他如在湿疹、白癜风、脱发、带状疱疹、慢性荨麻疹等病的治疗方面，中西药结合运用也取得了很好的临床疗效。

随着中西医结合学术研究的进一步深入发展，中西医结合皮肤性病学科的研究逐渐发展，形成了将中医学辨证和西医学辨病相结合的模式。在明确现代医学诊断的基础上按照中医学理论体系进行辨证，进而做出分型或分期诊断。辨病与辨证相结合，吸取中西医学之长，既重视局部的病理损害，又重视疾病过程中的整体反应与动态变化，对原有的西医学与中医学诊断都有补充与发展。这样的结合方式有几类：其一，西医学辨病诊断、中医学辨证治疗，即先以西医学辨病诊断为主，再结合中医学辨证，将某种皮肤性病分为若干型，每型按一个主方论治；其二，中医学辨证为基础，结合西医学辨病加以论治，即以中医学的"证"为主，结合西医学诊断不同加以不同针对性的药物，如银屑病的发病与呼吸道感染有关者，则加用具有抗感染作用的中药，如金银花、山豆根、板蓝根等以提高疗效；其三，舍"病"从"证"或舍"证"从"病"的中西医结合，即病情在某阶段表现以"证"为主时，应该舍"病"从"证"，反之亦然。如治疗天疱疮早期急性发作阶段以"病"为主，早期足量的糖皮质激素是抢救本病的关键，待皮损控制、病情稳定后，用药注意点可以转向"证"，分别采用清热、利湿、滋阴的中药，综合调整机体。根据这种中西医结合研究、发展模式，到了 20 世纪 80 年代，不单在治疗常见病、多发病方面总结出了一些中西医结合的诊治规律，而且对一些疑难病、危重病如天疱疮、系统性红斑狼疮、剥脱性皮炎、皮肌炎等也逐渐探索出了一些中西医结合的诊治规律，在不同病期阶段采用有侧重的中西药物有机结合治疗取得了良好疗效。特别是在减少糖皮质激素的用量和减轻其副作用及合并症等方面找到了一些中医学辨治规律，从而提高了这些疾病的抢救成功率，且对稳定病情和延长疾病缓解时间、改善患者生活质量方面发挥了积极作用。

至 20 世纪 80 年代后期，皮肤性病学科的中西医结合研究逐渐转入了以临床为导向的基础研究方面，广泛采用现代科学的诊断技术、检测手段与中医学的"证"（包括病因、病机、标本等）相结合，进行同病异治、异病同治规律的研究。1986 年，中西医结合专家沈自尹首先提出了"微观辨证"的概念，随后此概念也被用于皮肤性病学科的中西医结合研究中。皮肤性病学专家们试图在临床收集辨证素材的过程中引进现代医学的先进技术，微观地认识机体的结构、代谢和功能的特点，探寻各种"证"的微观检测指标，以期更完整、更准确、更本质性地阐明"证"的物质基础，并用微观指标认识和辨别"证"。而传统中医学发展的实践也证明，要研究中医学诊治规律就要深入开展辨证论治的研究。由于受历史条件的限制，传统中医学的"四诊"只能限于感官直觉的观察。而现代医学诊断皮肤性病，不仅依靠皮疹、体征和病史资料，还要结合许多物理、化学、组织病理、免疫学检查和细胞因子测定等现代新技术手段的帮助。因而要在当代新形势情况下提高辨证论治的水平，必须将辨证引向微观化，这是中西医结合发展的新方向。如系统性红斑狼疮，根据患者宏观症状、体征，并结合其临床检验指标（包括血常规、尿常规、抗核抗体、抗 ds-DNA 抗体、补体、免疫球蛋白等）进行辨证，将其分成若干型，如毒热燔盛或气血两燔型，患者除了有高热、周身肌肉疼痛及口干舌燥、面赤便干、脉数、舌红等宏观症状外，还可见抗核抗体及抗 ds-DNA 抗体的滴度明显增高；脾肾不足或气阴两虚的证型，除了神疲乏力、腰酸骨楚、咽干舌燥、舌红少津、脉细无力等症状外，其总补体和补体 C_3 都有明显降低。再如银屑病，李斌等研究发现，银屑病中辨证属血热证者，血清中 IL-2、IFN-γ 水平高于血瘀证者，而辨证属血瘀证者血清中 IL-6 水平高于血热证者。经过相应清热凉血和活血化瘀的治疗后则都有相应的降低。上述研究结果都表明，随着中西医结合研究的深入，以及引进现代医学先进技术对中医学"证"本质的研究，越来越明确显示病与证的结合必须在"微观"层次上找到结合点。从微观辨证到辨证的微观化是中西医结合研究向纵深发展的新趋向。

除了辨病、辨证规律研究外，中药现代化研究和中药药效学研究也是皮肤性病学科中西医结合研究发展的一个重要方向。20 世纪 70 年代中期，以秦万章教授为代表的我国皮肤科界率先开展了运用中草药雷公藤治疗系统性红斑狼疮及银屑病等皮肤病的探索。经过全国皮肤科界学者和医生的共同努力，40 余年来雷公藤的治疗疾病谱被大大地拓展，现已被广泛应用于皮肌炎、硬皮病、干燥综合征等自身免疫性疾病和各类血管炎、脂膜炎、湿疹等有关变态反应性疾病和炎症性疾病。另一方面，实验研究也表明其有抗炎、抑制体液和细胞免疫、扩张血管、改善微循环和类激素样作用，并能使狼疮细胞及抗核抗体转阴、红细胞沉降率和免疫球蛋白下降、尿蛋白清除、贫血改善等，这是一个很大的突破。目前市售的有雷公藤片、雷公藤合剂、雷公藤巴布剂、雷公藤软膏、雷公藤多苷片等剂型，并已提取 200 余种单体，经药理证实具有抗炎、调节免疫、抗艾滋病毒、抗肿瘤等较好的功效，引起国内外广泛重视。又如马齿苋，中医传统上只是用于胃肠湿热而引起的湿热痢，皮肤科临床将其引入用于治疗由湿热而引起的皮肤病亦取得了良效，而实验研究也证实了其可降低毛细血管通透性、拮抗组胺，为将马齿苋广泛应用于治疗各种急性过敏性皮肤病提供了可靠的依据。

四、中西医结合皮肤性病学科临床、研究机构建设和院校教育

在学科建设方面，1955 年，中央皮肤性病研究所聘请赵炳南筹建了中医室，1958 年改成中医科，下设熏药室和针灸室，与西医胡传揆等进行中西医结合研究，1987 年正式成立了中西医结合科，进行中西医结合皮肤性病学研究。1963 年，边天羽和吴咸中等人在南开医院创建了第一个中西医结合研究基地，边天羽任皮肤科主任。1984 年，天津市卫生局决定以边天羽在南开医院创建的中西医结合皮肤科为基础，将天津市长征医院建设成以皮肤科为重点的中西医结合医院，边天羽任院长。20 世纪 70 年代以后，大部分医院陆续开始建立独立的皮肤科；进入 20 世纪 80 年代，国家开始建立中西医结合医院并下设皮肤科。这一时期，天津长征医院、武汉市第一医院、杭州市第三医院、沈阳市第七医院相继建立中西医结合皮肤科，这四家规模较大的并以中西医结合诊治皮肤性病为临床特色的医院，在临床、科研、制剂、信息、管理等方面组建特色优势互补的跨区域"全国皮肤科四强联合体"，根据各自优势，开展科研合作、专家互访和学术交流，尤其是在中西医结合特色诊疗技术方面的交流，加快了

各医院中西医结合皮肤科的建设，为中国中西医结合皮肤科发展树立了榜样。目前全国各省区市、地级市、县市各级中西医结合医院和中医院基本都设有中西医结合皮肤科或在皮肤科中开展中西医结合皮肤科工作。20世纪80年代以来，国家医疗卫生管理部门在政策、编制、资金、设备上也给予中西医结合皮肤科大力支持、投入，一些机构、单位先后被批准确定为国家中医药管理局中西医结合皮肤性病重点学科、重点专科（专病）单位，对全国的中西医结合皮肤科建设起到了示范作用。

与此同时，中西医结合皮肤科界也是名家辈出。1952年，卫生部在北京医学院组织开办了中医学习西医的中医药专门研究人员班，其中大部分学员在我国中西医结合的道路上做出了杰出贡献，成为我国中医、中西医结合领域中的一代名家，其中夏涵、张作舟、郭仲轲3人从事中西医结合皮肤科专业。1955年起，卫生部在北京、上海、广州、武汉、成都等多地举办西医离职学习中医班，朱仁康、哈玉民作为中医外科（包括皮肤性病）专家给全国第一个西医学习中医研究班讲授皮肤病学课程，可视为中西医结合皮肤性病学教育之发轫。这一"西学中"班先后培养了2000余名中西医结合高级医师，其中秦万章、边天羽、张志礼、吴绍熙、管汾、袁兆庄、庄国康、邹西铭、张曼华、卞宗沛、俞锡纯、丁素先、刘世明、毛舒和、王玉玺、张秉正等毕业后都从事了中西医结合皮肤科工作，成为我国著名的中西医结合皮肤科专家。

中西医结合专业的学历教育是从研究生开始的。1978年中国恢复研究生培养制度之后，各中医院校或西医院校开始陆续招收中西医结合皮肤科硕士和博士研究生。1992年，泸州医学院在五年制中医学专业中开设了中西医结合方向，标志着中西医结合高等本科教育的开始。2001年，湖南中医学院编纂出版了我国第一套自编中西医结合七年制临床系列教材。2004年，国家中医药管理局委托中国中西医结合学会和全国中医药高等教育学会规划、组织编写高等医药院校中西医结合专业第一版本科教材，即"新世纪全国高等医药院校中西医结合专业规划教材"，其中《中西医结合皮肤性病学》由泸州医学院陈德宇主编，于2005年由中国中医药出版社出版并于2012年再版；2017年更新至第三版，由上海中医药大学李斌、广州中医药大学陈达灿主编。

五、中西医结合皮肤性病学学术团体的建设与发展

1981年，经卫生部批准成立了"中国中西医结合研究会"，1990年更名为"中国中西医结合学会"。中西医结合皮肤性病学事业在这一时期也得到了蓬勃的发展。经广大中西医结合皮肤科专家的积极倡导，在中国中西医结合学会的热情支持和帮助下，1984年10月，"第一届全国中西医结合防治皮肤病学术讨论会"在重庆召开，会议期间成立了中国中西医结合研究会皮肤病学组，张志礼任组长，秦万章、庄国康、边天羽为副组长。1987年，第二届全国中西医结合皮肤性病学术交流暨换届改选会议在青岛召开，这次会议上，在皮肤病学组的基础上成立了中国中西医结合研究会皮肤性病专业委员会。此后，全国各省、市、自治区也先后建立了地方性的中西医结合皮肤性病学分会，有力地推动了中西医结合皮肤性病学科在全国范围内的发展，为我国皮肤性病防治事业做出了重要贡献。

【参考文献】

[1] 李经纬，程之范. 中国医学百科全书：医学史 [M]. 上海：上海科学技术出版社，1987.

[2] 张志礼. 皮肤科中西医结合五十年 [C]. 第四届全国中西医结合皮肤性病学术会议论文集，2000.

[3] 秦万章. 从宏观调控到微观研究是皮肤科中西医结合的必由之路 [J]. 中国中西医结合皮肤性病学杂志，2002, 1(1): 2-4.

[4] 马振友，张建中，郑怀林. 中国皮肤科学史 [M]. 北京：北京科学技术出版社，2015.

[5] 李斌，陈达灿. 中西医结合皮肤性病学 [M]. 新世纪第三版. 北京：中国中医药出版社，2017.

（李　斌）

第二章　皮肤的组织结构

第一节　中医对皮肤组织结构的认识

中医学认为皮肤的结构包括皮肤、腠理、汗孔、毛发、爪甲等部分。

一、皮肤与腠理

皮肤覆于一身之表，为人体最外层的主要器官。中医学认为皮是人体"五体"（皮、肉、筋、骨、脉）的一部分，直接与外界相接触。皮肤作为人体最大的组织器官，在结构和功能上有其相对的独立性。

皮肤由肺所主，得卫气之温养，又贯行十二经脉之气，具有护卫机体、抵御外邪、调节津液代谢及体温，并辅助呼吸等功能，与躯体浅感觉（痛觉、温觉、触觉）相关。皮肤通过经络与内在脏腑相联系，在生理、病理上互为影响。《杂病源流犀烛》曰："皮也者，所以包涵肌肉，防卫筋骨者也。"可见，在中医学中对皮肤的结构和功能早已有大体的认识。腠理是指皮下肌肉之间的空隙和皮肤的纹理。腠指皮下肌肉之间的空隙，又称肌腠。理则指皮肤的纹理。腠理相当于西医学所指皮、肌肉、脏腑的纹理及皮肤、肌肉间隙交接处的结缔组织。因而可以认为，肌肉和皮肤的间隙相互沟通，共称为腠理。

［唐］王冰在注释《素问·皮部论》时指出："腠，为津液渗泄之所；理，谓文理逢会之中。腠理，皆谓皮空即纹理也。"皮肤与肌肉通过腠理以沟通、联系。同时腠理也是气血、津液的中转站，使皮肤得以濡养，并保持人体内外气液的不断交流。《金匮要略·脏腑经络先后病脉证》说："腠者是三焦通会元真之处，为血气所注。"腠理，作为渗泄体液、流通气血的门户，有抗御外邪内侵的功能。换个角度说，腠理也是外邪入侵人体的门户。《素问·疟论》说："故风无常府，卫气之所发，必开其腠理，邪气之所合，则其府也。"

二、汗孔

皮肤表面上有许多汗液排泄的细微孔道，即汗孔，又称玄府、元府，以其细微幽玄不可见，或汗液色玄，从孔而出，故名。王冰注："汗液色玄，从空而出，以汗聚于里，故谓之玄府。"张介宾《类经》注："汗属水，水色玄，汗之所居，故曰玄府。从孔而出，故曰汗空。然汗由气化，出乎玄微，是亦玄府之义。空，孔同。"张志聪《素问集注》曰："玄府者，乃汗所出之毛孔，又名鬼门。盖幽玄而不可见者也。"

汗孔的开阖与腠理的疏密关系密切，腠理密则汗孔闭，体表无汗；腠理疏则汗孔开，汗外泄。而在正常情况下，卫气充斥于腠理之中，并控制和调节腠理的开阖，如《灵枢·本脏》云："卫气者，所以温分肉，充皮肤，肥腠理，司开阖者也。"在病理状态下，汗孔亦是外邪入侵的通道之一。

三、毛发与爪甲

毛发是皮肤的重要附属器官，毛发包括头发、毫毛等，外布于体表。《杂病源流犀烛》说："毛发也者，所以为一身之仪表也。"爪，手足甲也，是指手指或脚趾前端的角质硬壳。《素问·痿论》提出"肺主身之皮毛"，是指皮毛的散气与汗孔的开阖与肺之宣发功能密切相关，皮毛有赖于肺的精气滋养和温煦。

　　人体毛发密集的位置主要是头部、眼眉、胡须、阴部和腋窝。这些部位多为足厥阴肝经所到之处，足厥阴肝经或直接循行，或通过支脉到达。如腋毛丛生是肝经之气通过支脉注入肺经之腋部而成。

　　《素问·上古天真论篇》曰："女子七岁，肾气盛，齿更发长……四七，筋骨坚，发长极，身体盛壮……丈夫八岁，肾气实，发长齿更……五八，肾气衰，发堕齿槁……"明确指出人体不同阶段头发的荣枯演变，与肾气的盛衰有着直接的关系。另一方面，中医有精血同源、肝肾同源的说法。肾藏精，肝藏血，精血可以互相资生。发为肾之外华，发之盛衰不仅可以反映肾精的盛衰，也反映肝血的盈虚。

　　《素问·六节脏象论》说："肝者……其华在爪，其充在筋，以生血气。"明代李时珍说"爪甲者，筋之余"，认为甲附于筋，故有"筋退"之称。中医学认为爪甲的荣养来源于筋，而筋为肝之血气而生，肝与筋之虚实情况，可从爪甲的变化反映出来。

　　毛发、爪甲是机体功能的重要外征。《素问·五脏生成篇》云："肺之合皮也，其荣毛也，其主心也。肝之合筋也，其荣爪也，其主肺也。脾之合肉也，其荣唇也，其主肝也。肾之合骨也，其荣发也，其主脾也。"无论是毛发还是爪甲，均与气血的盛衰、脏腑的强弱有密切的关系。

（杨　柳）

第二节　西医对皮肤组织结构的认识

　　皮肤（skin）被覆于体表，不但与人体所接触的外环境直接接触，而且与口、鼻、肛门、尿道、阴道等腔口体表的黏膜移行连接，对维持人体内环境稳定极为重要。皮肤是人体最大的器官，约占人体体重的16%，成人皮肤总面积为 1.5～2 m²，新生儿约为 0.21 m²。皮肤由表皮、真皮、皮下组织、皮肤附属器（包括毛囊、皮脂腺、大小汗腺及甲）、血管、淋巴管、肌肉及神经构成（总图 2-2-1）。表皮、皮肤附属器及神经起源于外胚层；真皮、皮下组织、血管、淋巴管、肌肉起源于中胚层。

　　皮肤的厚度存在个体、年龄和部位的差异，不包括皮下组织，通常厚度为 0.5～4 mm，眼睑、外阴、乳房皮肤最薄，厚度约为 0.5 mm，掌跖部位皮肤最厚，可达 3～4 mm。皮肤的颜色因种族、年龄、性别、营养状况及部位的不同而有所差异，即使在同一个人体的皮肤也存在部位颜色的差异，通常皱褶部位的皮肤颜色较深。皮肤表面有隆起的皮嵴和凹陷的皮沟，皮沟是由于皮肤受真皮纤维束牵拉引起的致密的多走向的沟纹，皮沟将皮肤再划分为菱形或多角形的隆起，称为皮嵴，汗孔开口于皮嵴。掌跖及指趾屈侧的皮沟皮嵴呈现特殊的涡纹状结构，由遗传因素决定，称为指趾纹。

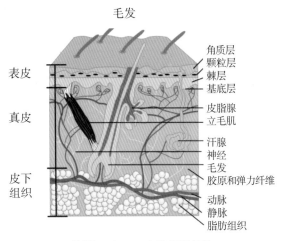

总图 2-2-1　皮肤组织结构

一、表皮

　　表皮（epidermis）在组织学上属于复层鳞状上皮，位于人体的最外层，主要由四大类细胞组成（总图 2-2-2），即角质形成细胞、朗格汉斯细胞、黑素细胞和梅克尔细胞，后 3 种细胞属于树突状细胞。角质形成细胞苏木精-伊红染色（HE 染色）可清楚显色，树突状细胞需特殊染色、组化染色或电镜下方能被识别。

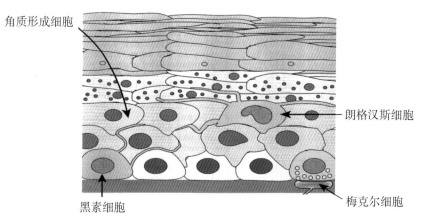

角质形成细胞

朗格汉斯细胞

黑素细胞

梅克尔细胞

总图 2-2-2　表皮主要构成细胞

（一）角质形成细胞

角质形成细胞（keratinocyte）是构成表皮的主要细胞，占表皮细胞的 80% 以上，其特点是在分化过程中产生角蛋白。表皮通常由内至外分为四层：基底层、棘层、颗粒层和角质层（总图 2-2-3）。掌跖部位表皮有五层，颗粒层和角质层之间可见透明层。表皮相邻的角质形成细胞之间通过细胞间桥即桥粒相连，基底细胞与其下方的基底膜通过半桥粒相连。表皮的平均厚度约为 50 μm，掌跖部最厚约 1.5 mm，眼睑部位最薄小于

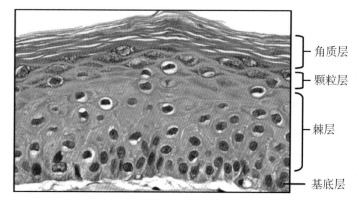

角质层

颗粒层

棘层

基底层

总图 2-2-3　表皮组织结构

0.1 mm。表皮向下伸入真皮的表皮脚与向表皮方向指状突起的真皮结缔组织相互交织排列，呈犬牙交错的波浪状外观。表皮与真皮之间存在基底膜带。

1. 基底层（stratum basale）　位于表皮最底层，由一层长立方形或圆柱状细胞构成，其长轴与真 - 表皮界面线垂直，细胞质呈嗜碱性，胞核卵圆形，核仁明显，核分裂象较常见，胞核上方常见呈帽状结构聚集的黑素颗粒，因此基底层细胞是含色素的细胞，而且其色素含量与皮肤颜色相一致。基底层细胞在底部由胞质内呈束状排列的张力细丝（角蛋白中间丝）通过半桥粒附着于基底膜带。相邻的基底层细胞之间以及基底层细胞与上方的棘细胞之间则通过桥粒相连。正常情况下约 10% 的基底层细胞处于核分裂期，不断产生新的角质形成细胞，因此又称表皮生发细胞，是表皮的干细胞。正常情况下，由基底层细胞分化为棘层细胞，再上移颗粒层约需 14 天，从颗粒层再移行至角质层表面，形成无核的角质形成细胞并脱落又需 14 天，共约 28 天，称为表皮通过时间或更替时间。基底层细胞表达角蛋白 K5 和 K14。

2. 棘层（stratum spinosum）　位于基底层上方，由 4~8 层多角形细胞构成，由于细胞质有多个棘状突起故称为棘细胞。棘层细胞由下向上细胞形状逐渐由多角形趋向扁平形，其上部胞质内有角质小体（又称 Odland 小体）。电镜下可见细胞质内有许多张力细丝聚集成束，附着于桥粒上。棘层细胞表达角蛋白 K1 和 K10。

3. 颗粒层（stratum granulosum）　位于棘层上方，由 1~3 层梭形或扁平细胞构成，而掌跖等部位颗粒层细胞可厚达 10 层，细胞长轴与皮面平行。细胞质内充满粗大的、嗜碱性的角质透明颗粒，透明颗粒的主要成分是丝聚蛋白的前体丝聚蛋白原、角蛋白和兜甲蛋白。电镜下颗粒层内有 Odland 小体。颗粒层细胞之间通过紧密连接相互连接，最后通过程序凋亡分化为无生命无细胞结构的角质细胞。

4. 角质层（stratum corneum）　位于表皮最上层，细胞质中充满角蛋白，无桥粒相连，常由5～20层已经死亡的无核的扁平或多角形细胞和将其包绕的细胞间脂质构成。细胞间脂质主要成分为神经酰胺，其次为胆固醇、游离脂肪酸和胆固醇硫酸盐等，在防止皮肤水分丢失中起重要作用。在掌跖部位可厚达40～50层。在HE染色切片中呈嗜酸性，而且排列致密，因此在体表起着重要的屏障保护作用。

5. 透明层（stratum lucidum）　仅见于掌跖等表皮较厚的部位，位于颗粒层与角质层之间，由2～3层较扁平细胞构成，细胞界限不清，易被伊红染色，光镜下细胞质呈均质状并有强折光性。

（二）朗格汉斯细胞

朗格汉斯细胞（Langerhans cell）是起源于骨髓单核 - 巨噬细胞系统的一种树突状细胞，位于表皮基底层上及棘层中部，占棘层细胞数量的3%～5%，细胞质透明，在HE染色切片中由于细胞质透亮，不易被辨认，多巴染色阴性，ATP酶染色阳性，在氯化金染色的切片中呈树枝状。朗格汉斯细胞密度因部位、年龄和性别而异，一般面颈部较多而掌跖部较少。电镜检查细胞核有切迹，细胞质内有特征性的网球拍样外观的Birbeck颗粒，不含张力丝和桥粒。朗格汉斯细胞有多种表面标记，包括IgG和IgE的FcR、C3b受体、MHC Ⅱ类抗原（HLA-DR、DP、DQ）及CD4、CD45、S-100、CD1a等抗原，可以行免疫组化染色的方法将其显示。朗格汉斯细胞是表皮内唯一CD1a阳性的免疫活性细胞（总图2-2-4），具有摄取、加工抗原并呈递抗原给T淋巴细胞的作用，因此在正常皮肤的自稳以及皮肤肿瘤的监视中起重要的免疫保护作用。

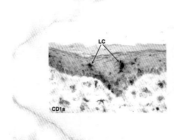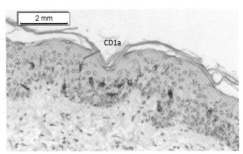

总图 2-2-4　表皮朗格汉斯细胞

（三）黑素细胞

黑素细胞（melanocyte）是起源于外胚层神经嵴的一种树突状细胞，HE染色切片中黑素细胞位于基底层，细胞质透明，细胞核较小，银染色及多巴染色显示较多树枝状突起（总图2-2-5）。数量约占基底层细胞总数的10%。每个黑素细胞通过其树枝状突起与周围表皮内10～36个角质形成细胞接触并提供黑素，称为1个表皮黑素单元。电镜下可见黑素细胞胞质内含有特征性黑素小体，是合成黑素的场所。黑素细胞数量与部位、年龄有关，与肤色、人种、性别等无关。几乎所有组织内均有黑素细胞，但以表皮、毛囊、黏膜、视网膜色素上皮等处为多。黑素能遮挡和反射紫外线，借以保护真皮及深部组织。

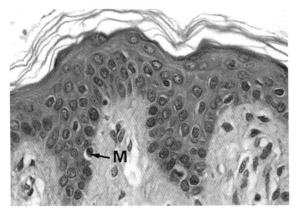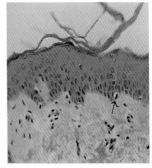

HE 染色切片中黑素细胞细胞核小，胞浆透明

黑素细胞 Melanocyte HE 染色位于基底细胞间，胞质透明，核小而深染（1）
（中国医学科学院皮肤病研究所　孙建方　供图）

总图 2-2-5　黑素细胞

（四）梅克尔细胞

梅克尔细胞（Merkel cell）位于基底细胞层，胞核呈圆形，常有深凹陷或呈分叶状，细胞有短指状突起，借桥粒与角质形成细胞相连。在 HE 染色切片中无法辨认，其细胞质内神经内分泌颗粒中包含多种神经内分泌肽。梅克尔细胞可能具有非神经末梢介导的感觉作用，因此目前认为是一种触觉感觉细胞，在感觉敏锐部位（如指尖、鼻尖、口腔黏膜及毛囊的外毛根鞘）密度较大。

（五）桥粒与半桥粒

桥粒（desmosome）是表皮角质形成细胞连接的主要结构，相邻的基底层细胞之间、棘层细胞之间以及基底层细胞与其上的棘层细胞之间均通过桥粒相连。光镜下的桥粒呈盘状，电镜下可见中央透明间隙层和附着斑，附着斑位于相邻细胞的膜内侧，其上有襻状折叠的张力微丝附着，其游离端面向胞质内，张力微丝是角蛋白的前身，它对保持细胞的形态起重要作用，也是形成角蛋白的重要成分。桥粒主要由桥粒芯和桥粒斑两类蛋白组成，桥粒芯属于跨膜蛋白，主要有桥粒芯糖蛋白（desmoglein，Dsg）和桥粒芯胶蛋白（desmocollin，Dsc）；桥粒斑蛋白属于胞质内蛋白，是附着斑的主要成分，主要成分是桥粒斑蛋白和桥粒斑珠蛋白。新生的角质形成细胞自基底层向上移行，故有人认为桥粒可以分开并重新形成。桥粒的作用是维持细胞间的连接，一旦桥粒受到破坏，则会引起角质形成细胞的松解而出现表皮内疱，如天疱疮。桥粒结构见总图 2-2-6。

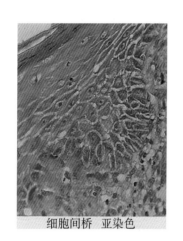

细胞间桥　亚染色

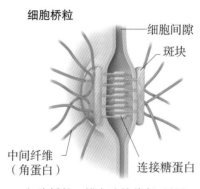

细胞桥粒

细胞间隙
斑块

中间纤维
（角蛋白）
连接糖蛋白

细胞桥粒：锚定连接将邻近的细胞结合在一起，并帮助形成内部张力降低的纤维网络

桥粒三维视图

相邻细胞的质膜
每个细胞中的锚定蛋白
连接细胞的膜蛋白
中间丝

总图 2-2-6　桥粒结构

半桥粒（hemidesmosome）是基底细胞与基底膜带之间的主要连接结构，位于基底细胞膜的内侧面，与基底膜相连接，仅有完整桥粒的一半附着板，相当于半个桥粒，故称为半桥粒。半桥粒含有大疱性类天疱疮抗原 1（BPAG1，230 KD）、大疱性类天疱疮抗原 2（BPAG2，180 KD）、整合素 α6β4 以及其他分子。半桥粒结构见总图 2-2-7。

（六）基膜带

基膜带（basement membrane zone，BMZ）位于表皮与真皮之间，连接真表皮的重要结构，主要富含糖蛋白。正常组织 HE 染色切片看不到，但 PAS 染色显示为一条 0.5～1.0 μm 宽的均匀一致的紫红色带，银浸染法可染成黑色。电镜下基膜带从表皮到真皮方向分为四层：基底细胞膜层、透明板、致密板和致密板下层。基膜带的四层结构通过各种机制有机结合在一起，除使真皮与表皮紧密连接外，还具有渗透和屏障等作用。表皮无血管分布，血液中营养物质就是通过基膜带才得以进入表皮，而表皮代谢产物也是通过基膜带方可进入真皮微循环。一般情况下，基膜带限制分子量大于 40 000 KD 的大分子通过，但当其发生损伤时，炎症细胞、肿瘤细胞及其他大分子物质也可通过基膜带进入表皮。基膜带结构的异常可导致真皮与表皮分离、形成表皮下水疱或大疱，如类天疱疮。基膜带结构图见总图 2-2-8。

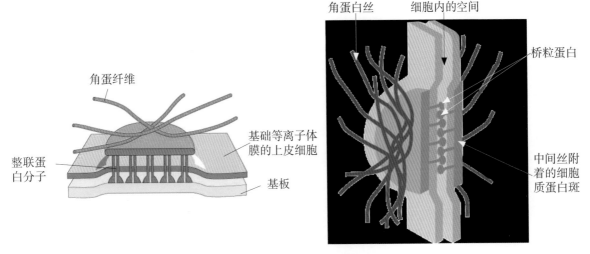

总图 2-2-7　半桥粒结构

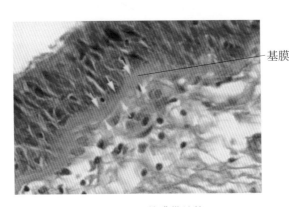

总图 2-2-8　基膜带结构

二、真皮

真皮（dermis）由中胚层分化而来，主要由结缔组织构成，另外尚含有皮肤附属器、血管、神经、神经末梢、肌肉。真皮由浅至深可分为乳头层（papillary layer）和网状层（relicular layer），网状层又分为真皮中部及真皮下部，各层之间并无明确界限。乳头层内纤维母细胞和基质多，在 HE 染色切片中染色较淡，胶原纤维较为纤细，排列杂乱，与伸向真皮的表皮脚犬牙交错。乳头层还含有游离神经末梢和囊状神经小体以及由丰富的微动脉、毛细血管、微静脉组成的微循环网。网状层较厚，位于乳头层下方，有较大的血管、淋巴管和神经穿行，且胶原粗大，大多与表皮平行排列。真皮的结缔组织由胶原纤维、弹性纤维、少量基质和少量细胞成分组成，纤维以胶原纤维成分为主。真皮内主要有 3 种细胞：产生胶原纤维的成纤维细胞，吞噬异物或废物具有清道夫作用的组织细胞以及释放组胺等炎性介质的肥大细胞。真皮结构图见总图 2-2-9。

（一）胶原纤维

真皮内胶原纤维（collagen fiber）成分最为丰富，但是真皮乳头层、皮肤附属器及血管周围胶原纤维纤细，数量少，且排列无一定方向。真皮内胶原纤维均聚集成束，走向大致与皮面平行，相互交织成网，在不同水平面上各自延伸；组织切片中可以同时看到胶原的纵切面和横切面。各部位胶原束粗细不等，真皮上部尤其是乳头层的胶原纤维束细小，下部的胶原束最粗。胶原纤维直径大小不一，为 2~15 μm，主要成分为 I 型胶原，少数为Ⅲ型胶原。胶原纤维韧性大，抗拉力强，但缺乏弹性。HE 染色呈浅红色。

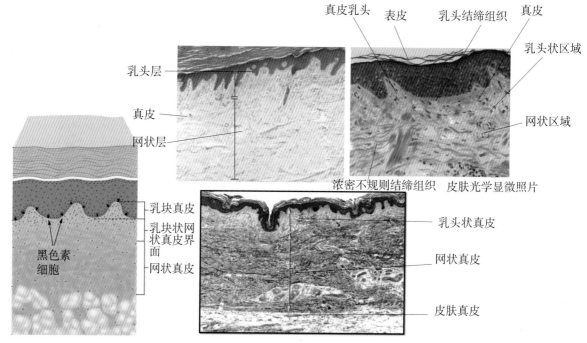

真皮乳头 表皮 乳头结缔组织 真皮

乳头状区域

乳头层

真皮

网状层

网状区域

黑色素细胞

乳块真皮

乳块状网状真皮界面

网状真皮

浓密不规则结缔组织 皮肤光学显微照片

乳头状真皮

网状真皮

皮肤真皮

总图 2-2-9　真皮结构

（二）网状纤维

网状纤维（reticular fiber）是纤细的未成熟胶原纤维，直径 0.2～1.0 μm，主要分布在乳头层、皮肤附属器、血管和神经周围。此种纤维 HE 染色难以辨认，但因其具有嗜银性，用硝酸银溶液浸染可以染成黑色，故又称嗜银纤维。主要成分为 Ⅲ 型胶原。

（三）弹性纤维

弹性纤维（elastic fiber）具有较强的弹性，由弹力蛋白（elasticin）和微原纤维（microfibril）构成。弹力纤维较胶原纤维细，直径 1～3 nm，呈波浪状，缠绕在胶原纤维束之间，相互交织成网。HE 染色不易辨认，醛品红染色呈紫色。各部位弹力纤维粗细不等，真皮乳头层较细，与表皮垂直排列，而真皮下部的弹力纤维最粗，排列方向与胶原束一致，跟表皮平行。

（四）基质

基质（stroma）属于无定型物质，填充于胶原纤维和胶原束之间以及血管、神经及皮肤附属器周围。基质主要由纤维母细胞产生，主要成分为非硫酸盐酸性黏多糖，如玻尿酸。正常皮肤中基质含量较少，HE 染色切片中除了生长期毛乳头内外，其余部位一般看不到基质的存在。

（五）细胞

真皮中细胞成分较少，通常散在分布，主要有成纤维细胞、肥大细胞、巨噬细胞以及真皮树突细胞，其中成纤维细胞和肥大细胞是真皮结缔组织中主要的常驻细胞。正常的黏膜皮肤交界处可见浆细胞，正常皮肤中浆细胞不常见。皮肤炎症时真皮内会出现从血管内迁移来的淋巴细胞和白细胞等，有时候根据真皮内浸润细胞的组分可以判定疾病的性质。

三、皮下组织

皮下组织（subcutaneous tissue）位于真皮下方，其下与肌膜等组织相连，又称皮下脂肪层，由小叶纤维间隔及脂肪小叶组成，脂肪小叶中充满紧密相连的脂肪细胞，细胞质丰富、淡染、富含脂肪、细胞核位居边缘；小叶纤维间隔自真皮下部延续而来，但较为疏松，富含有血管、淋巴管、神经等。皮下组织的厚度随部位、性别及营养状况的不同而有所差异。

四、皮肤附属器

皮肤附属器（cutaneous appendages）由外胚层分化而来，包括毛发、毛囊、皮脂腺、汗腺和指（趾）甲。

（一）毛发与毛囊

毛发（hair）性状与遗传、健康状况、激素水平、药物和气候等因素有关。毛发由同心圆状排列的角化的无核的角质形成细胞构成，从内向外分髓质、皮质和毛小皮，髓质是毛发的中心，通常由 2～3 层立方细胞构成，皮质是毛发的主要成分，由几层梭形细胞构成，毛小皮为一层薄而透明的角化细胞，彼此重叠连接如屋瓦状。毛发露出皮面以上的部分称毛干，位于皮肤毛囊内的部分称毛根。皮肤分为有毛皮肤和无毛皮肤。掌跖、指趾屈面及其末节伸面、唇红、乳头、龟头、包皮内侧、小阴唇、大阴唇内侧、阴蒂等部位属于无毛皮肤。其他部位皮肤均有长短不一的毛，称为有毛皮肤。毛发有长毛、短毛及毫毛 3 种，头发、胡须、阴毛及腋毛为长毛；眉毛、鼻毛、睫毛、外耳道毛为短毛；成人面、颈、躯干及四肢的毛发以及胎儿体表的毛发短而细软、色淡为毫毛。毛发的生长有一定周期性，分为生长期、退行期和休止期，生长期一般 3～4 年，退行期 2～6 周，休止期 3～4 个月。正常人头发大约 84%、2%、14% 分别处于生长期、退化期及休止期。正常人头发总量 6 万～10 万根，每天可脱落 50～100 根头发，同时也伴随大致相等量的头发再生，随着年龄增长，再生的头发数量会逐渐减少。头发生长速度为每天 0.27～0.4 mm。

毛囊（hair follicle）位于真皮和皮下组织中，毛囊的不同部位有不同的名称，皮脂腺开口以上的部位称为毛囊漏斗部，皮脂腺开口至立毛肌附着部位称为毛囊峡部，从立毛肌的附着处至毛囊底部称为毛囊下部，毛囊末端膨大部位称为毛球，毛球底部向内突入部分称为毛乳头，毛乳头内富含血管及神经，为毛发生长提供营养。毛母质是毛球内的未分化的表皮细胞团块，类似于基底样细胞，其内可见黑素细胞。毛囊从内到外由内毛根鞘（inner root sheath）、外毛根鞘（outer root sheath）和结缔组织鞘（connective tissue sheath）组成。内毛根鞘由内向外分为 3 层，即内根鞘小皮、赫胥黎层、亨勒层；外毛根鞘起源于表皮，此层相当于表皮基底层及棘层，由表皮延续而来，有一至数层细胞，最外层为长方形柱状细胞；结缔组织鞘分为 3 层，内层为透明的玻璃样薄膜，中层为致密的波浪状排列的结缔组织，外层为疏松的胶原纤维和弹性纤维。毛发与毛囊结构图见总图 2-2-10。

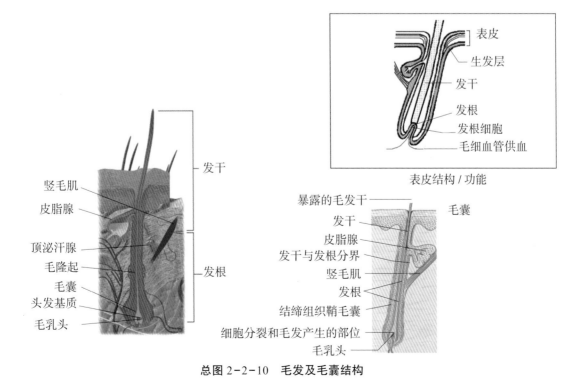

总图 2-2-10　毛发及毛囊结构

（二）皮脂腺

皮脂腺（sebaceous glands）是一种全浆分泌腺，主要受雄激素水平控制，由皮脂腺导管及一个或数个皮脂腺小叶组成，皮脂腺小叶无腺腔，呈腺泡状，中央是多层细胞质淡染的富含脂质的立方形细胞，外层为扁平或立方形细胞，周围有基底膜带和结缔组织包裹，往往数个小叶共一个皮脂腺导管，皮脂腺导管在毛囊立毛肌的上方开口于毛囊，腺体细胞破裂后脂滴释出并经导管排出，立毛肌收缩可促进皮脂排泄。皮脂腺导管由复层扁平上皮构成，与毛囊的外毛根鞘相连。皮脂腺分布广泛，头面及胸背上部等处皮脂腺较多，称为皮脂溢出部位。掌跖和指趾屈侧无皮脂腺。颊黏膜、唇红部、妇

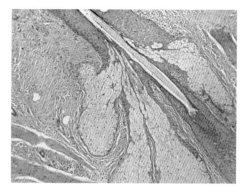

总图 2-2-11　皮脂腺结构

女乳晕、大小阴唇、眼睑、包皮内侧等区域，皮脂腺不与毛囊相连，腺导管直接开口于皮肤表面。皮脂腺结构图见总图 2-2-11。

（三）外泌汗腺

外泌汗腺（eccrine sweat gland）又称小汗腺，受交感神经系统支配，遍布全身，掌跖、腋窝、额部最为丰富，唇红、鼓膜、甲床、乳头、包皮内侧、龟头、小阴唇及阴蒂无外泌汗腺。外泌汗腺由分泌部和导管部构成（外泌汗腺结构图见总图 2-2-12）。分泌部位于真皮深部和皮下组织，由单层分泌细胞（暗细胞和明细胞两种）、肌上皮细胞及基膜带组成，中央为腺腔，分泌部往往是多个腺腔呈簇集分布。导管部由两层嗜碱性小立方形细胞组成，管径较细，无周围基膜带，外泌汗腺导管分为真皮部与表皮部，真皮内与腺体相连接的一段导管很弯曲，其后的一段较直并上行于真皮，最后一段呈螺旋状穿过表皮并开口于汗孔。

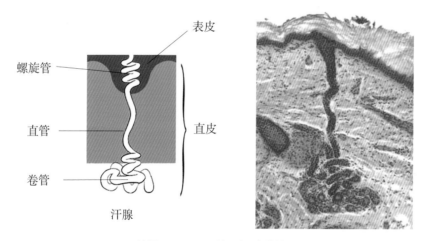

总图 2-2-12　外泌汗腺结构

（四）顶泌汗腺

顶泌汗腺（apocrine sweat gland）又称大汗腺，主要分布在脐周、肛周、包皮、阴阜、小阴唇、腋窝、乳晕等部位。顶泌汗腺由分泌部和导管组成，分泌部位于皮下脂肪层，腺体为一层扁平、立方或柱状分泌细胞，腺细胞形态随其分泌活动而改变，分泌旺盛时呈柱状，顶泌汗腺的分泌方式主要是断头分泌，即分泌时腺细胞的顶端一起排入到腺腔内。腺细胞外有一层肌上皮细胞和基膜带；导管的结构与小汗腺相似，大多开口于皮脂腺导管上方的毛囊，但其直径约为外泌汗腺的 10 倍。外耳道耵聍腺、眼睑的睫腺以及乳晕的乳轮腺也属于顶泌汗腺。顶泌汗腺的分泌主要受性激素影响，青春期分泌旺盛。顶泌汗腺结构图见总图 2-2-13。

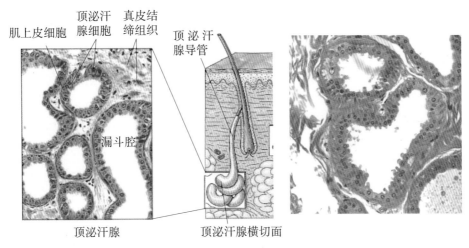

肌上皮细胞　顶泌汗腺细胞　真皮结缔组织　顶泌汗腺导管

漏斗腔

顶泌汗腺　　　顶泌汗腺横切面

总图 2-2-13　顶泌汗腺结构

（五）甲

甲（nail）位于指（趾）末端伸面坚硬的、由多层紧密的角化细胞构成的长方形的板状结构物，外露部分称为甲板，厚度为 0.5~0.75 mm，近甲根处的半月状淡色区称为甲半月，嵌入近端皮肤中的部分称为甲根，甲板周围的皮肤称为甲郭，甲板与甲郭之间的裂隙称为甲沟，甲板下的皮肤称为甲床，其中位于甲根下者称为甲母质，是甲的生长区，甲下真皮富含血管。甲的生长呈持续性，指甲生长速度约每天 0.1 mm，趾甲生长速度为指甲的 1/3~1/2。疾病、营养状况、环境和生活习惯的改变可影响甲的性状和生长速度。甲结构图见总图 2-2-14。

五、皮肤的血管、淋巴管和神经

（一）血管

皮肤有丰富的血管网，主要来源于穿过骨骼肌和皮下脂肪层的血管，在真皮内形成深层血管丛和浅层血管丛，均与皮肤表面平行，浅深层血管丛之间有垂直走向的交通支血管相连，形成丰富的吻合支（总图 2-2-15）。浅层血管丛位于真皮乳头层与真皮网状层之间，浅层血管丛向上发出丰富的毛细血管襻至真皮乳头，供应表皮生长所需要的营养物质，每个毛细血管襻都由一个上升的微动脉臂和下降的微静脉臂组成。真皮乳头层的血管由终末细动脉、动脉、静脉毛细血管和毛细血管后静脉组成，后者数量占多数。深部血管丛由小的肌性动脉组成，然后分支形成浅层血管丛的细动脉。组织学上浅、深层血管丛的结构相似，只是管径大小不一，深层血管丛与皮下的纤维间隔中的血管分支相连，血管壁具有 3 层结构，即内膜、中膜和外膜。深层毛细血管由单层内皮细胞构成，其外层可见周细胞，二者之间紧密连接。皮肤血管的上述结构特点有助于其营养代谢和调节体温等作用的发挥。

（二）淋巴管

皮肤有丰富的淋巴管网，且与皮肤中主要的血管丛平行走行，在组织切片中难以识别，分为毛细淋巴管、后毛细淋巴管和深部淋巴管。皮肤毛细淋巴管壁薄，仅由一层内皮细胞和极薄的结缔组织组成，与毛细血管相比，不但缺乏周皮细胞及连续的基底膜，而且内皮细胞间有较大的间隙，毛细淋巴管渐汇合为管壁较厚的具有瓣膜的稍大的后毛细淋巴管，形成乳头下浅淋巴管网和真皮深淋巴管网，再通连到皮肤深层和皮下组织的深部淋巴管。皮肤淋巴系统除在转运机体日常代谢产物，包括皮肤中的组织液、细胞和大分子物质过程中发挥着重要作用外，还具有清理体内微生物、参与皮肤肿瘤转移及协助表皮朗格汉斯细胞进行抗原提呈迁移至区域淋巴结提供通路的作用。

（三）神经

皮肤中有丰富的神经分布，多分布在真皮和皮下组织中，可分为有髓神经（感觉神经）和无髓神经（运动神经）两大类。皮肤的神经支配呈节段性，但相邻节段间有部分重叠。正常皮肤在常规 HE 染

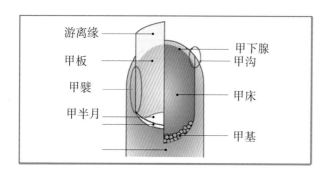

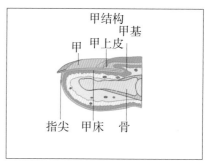

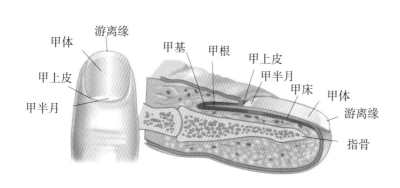

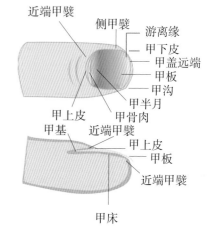

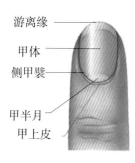

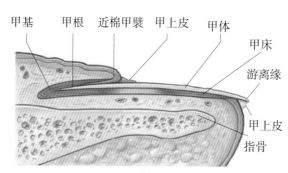

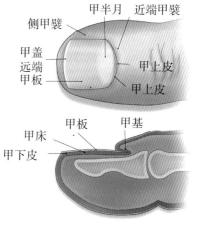

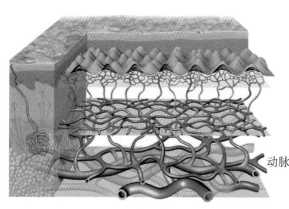

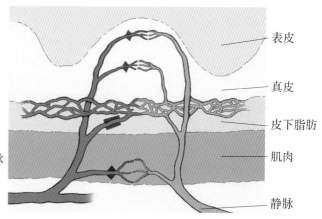

总图 2-2-14　甲结构

总图 2-2-15　皮肤中的血管分布

色切片中不容易看到神经，需用 S-100 染色方能显示。皮肤上的痛觉、触觉、温觉、冷觉、麻木觉、压觉及痒觉等均通过分布在皮肤内的感觉小体及神经末梢被感知。感觉神经可分为游离神经末梢和一些特殊结构的感觉小体，如 Pacinian 小体（环层小体）、Meissner 小体（触觉小体）、Ruffini's 小体（鲁菲尼小体）及 Krause 小体等。皮肤内所有感觉神经末梢均呈细小树枝状分支，主要分布在表皮下和毛囊周围，以真皮乳头最为丰富。Meissner 小体（迈斯纳小体）即触觉小体，呈椭圆形，位于真皮乳头内，主要感受触觉传导，小儿指尖皮肤、掌跖末端、包皮、唇及面部等部位较为常见。Pacinian 小体，结构呈同心圆形的环层结构，故称环层小体，位于真皮深部和皮下组织中，主要感受压觉和振动觉。Ruffini's 小体位于肢端皮肤的皮下，其为卵圆形或梭形，介导温度觉。Krause 小体主要分布在无毛皮肤（如手指）。目前发现一些仅有游离神经末梢而无神经小体的部位也能区分这些不同刺激，提示皮肤的感觉神经极为复杂。运动神经属于无髓神经，每一根神经纤维的轴心部位均有轴索，轴索外围有一层施万细胞形成的神经膜包绕，但无髓鞘，其胆碱能神经纤维支配外泌汗腺的分泌细胞，肾上腺素能神经纤维支配立毛肌、血管、血管球、顶泌汗腺和外泌汗腺的肌上皮细胞。

（四）肌肉

皮肤中有平滑肌和横纹肌。立毛肌、阴囊肌膜、乳晕平滑肌以及皮肤内血管平滑肌属于平滑肌，其中立毛肌是皮肤内最常见的平滑肌，其特征性的细胞核呈"雪茄样"，位于肌细胞中央，平滑肌有纤细的平滑肌纤维束构成，一端起始于真皮乳头层，另一端斜插于毛囊中部的结缔组织鞘内，遇到寒冷及精神紧张，立毛肌收缩，引起毛囊上提，毛发直立，表现为临床上所见的"鸡皮疙瘩"。颈部的颈阔肌及面部表情肌属于横纹肌。

（陈明亮　张桂英）

第三章 皮肤的功能

第一节 中医学对皮肤功能的认识

中医学认为，人体形质由"五体"即皮、肉、筋、骨、脉所构成，其中"皮"即皮肤，它被覆在体表，通过经络与内在脏腑相联系，并同脏腑在生理、病理上密切联系。皮肤的生理功能及状态与气血、津液直接相关。皮肤需要气血、津液的营养、温煦和濡润，从而进行正常的生理活动并发挥其相应的生理功能，而气血津液的旺盛和正常地运行输布，离不开脏腑、经络和其他组织器官的调和。因此，皮肤的生理功能和气血津液，脏腑经络的关系十分密切。

一、皮肤的生理功能

皮肤是覆盖在人体表面，直接与外界环境相接触的部分。皮肤为一身之表，具有护卫机体、抵御外邪、调节津液代谢、调节体温，以及辅助呼吸、感觉等功能。

（一）卫外固表

皮肤是人体最外层的器官，也是外邪入侵人体的第一道屏障，外来致病因素首先侵犯皮肤。皮肤、腠理覆于表，卫气行于皮毛。《灵枢·本脏》说："卫气和则分肉解利，皮肤调柔，腠理致密矣。"卫气温养肌肤腠理，司汗孔之开合，使皮肤柔润，腠理致密，构成一道抵御外邪入侵的屏障，使外邪不能侵入机体。明代孙一奎在《医旨绪余》中亦说："卫气者，为言护卫周身……不使外邪侵犯也。"

卫气强则腠理密、肌肤紧，外邪不得而入；卫气弱则腠理疏、毛孔开，邪气乘虚而入，导致疾病的发生。故《灵枢·百病始生》曰："是故虚邪之中人也，始于皮肤，皮肤缓则腠理开，开则邪从毛发入，入则抵深。"

《黄帝内经》认为卫气昼行于阳，夜行于阴，实际上是指人醒时卫气主要分布于体表，人入睡后卫气主要分布于五脏。由于人入睡后体表之卫气稀少，抵御外邪之力差，不耐风寒，故不可当风而卧；且应覆之以被，以防外邪入侵。

（二）司开阖

人的正常生理功能是阴阳平衡协调的结果，机体的阴阳平衡是通过五脏六腑、五体协调来进行调节，皮肤、腠理、毛孔亦起着重要作用。

1. 调节津液代谢　汗为津液所化，汗是津液代谢的产物。汗主要通过皮肤的汗孔而排泄，以维持体内津液代谢的平衡。卫气功能之强弱，皮肤腠理的疏密，汗孔之开阖，可影响汗液的排泄，从而影响机体的津液代谢。皮肤腠理疏缓，汗孔开，则汗出多；反之，则汗出少。如汗出过多必损伤津液，轻则伤津，甚则伤阴、脱津。所谓"津脱者，腠理开，汗大泄"（《灵枢·决气》）。

2. 调节体温　在正常状态下，人体体温相对恒定，是维持机体正常生命活动的重要条件之一。人体体温的维持，有赖于卫气的温煦。故《读医随笔·气血精神论》曰："卫气者，热气也，肌肉之所以能温，水谷之所以能化者，卫气之功用也。"

另外，卫气司汗孔之开合，通过调节汗液的排泄，亦有助于维持体温的相对恒定。正常的出汗有调和营卫，滋润皮肤的作用。皮肤通过排泄汗液，以调节体温并使之保持相对恒定。脏腑经络的阴阳平衡，气血和调，汗出无太过不及，则体温无高低之害，更无寒热之苦。当内热或外热郁于肌腠则腠理疏、汗孔开，同时热郁肌肤，灼津为汗，热随汗出，即《黄帝内经》所说的"体若燔炭，汗出而散"；相反，寒袭肌表，则腠理密、汗孔闭，以减少阳气之丢失，从而保证机体阴阳得以平衡。

3. 调节体内外气体交换，辅助肺的呼吸功能　肺合皮毛，主气司呼吸，所以汗孔（毛孔）的开阖亦有助于肺气的升降和宣泄。《素问·生气通天论》称汗孔为"气门"，是营卫之气出入身体的通道，即汗孔不仅排泄由津液所化之汗液，实际上也是随着肺的宣发和肃降进行着体内外气体的交换，所以，唐容川在《医经精义》中指出，皮毛亦有"宣肺气"的作用。周学海在《读医随笔·论喘》曰："凡人之气，由口鼻呼吸出入者，其大孔也；其实周身八万四千毛孔，亦莫不从而嘘噏"，"鼻息一呼，而周身八万四千毛孔皆为之一张；一吸，而周身八万四千毛孔皆为之一翕。"形象而生动地论述了皮毛的呼吸功能。《存存斋医话稿》也说"遍身毛窍，俱暗随呼吸之气以为鼓伏"。

（三）感觉功能

感觉是人体对外界事物和自身体内刺激的反应。《灵枢·本神》曰"肺藏气，气舍魄"，说明气藏于肺，而魄是依附于气的。张景岳在《类经·脏象类》说："魄之为用……痛痒由之而觉也。"说明痛痒等感觉与肺、与魄密切相关。肺主皮毛，肺气调和，魄的功能正常，皮肤才能感觉痛痒等症状。

二、皮肤与气血津液、脏腑、经络的关系

（一）皮肤与气血津液的关系

气血是维持皮肤生理功能的基础。气是指体内流动着的、富有营养的精微物质，是构成人体和维持人体生命活动的基本物质，也是脏腑功能活动的动力，包括元气、宗气、营气、卫气四种，其生理功能是固表、充身、泽毛。血是脉管内流动着的红色液体，源于先天之精和后天水谷之精华，有润肤、濡毛、泽甲之功能。人体气血的盛衰与皮肤病的发生、预后有密切的关系。气血盛者，即使外感六淫、内伤七情也不一定发病，反之则易发病；气血盛者，皮肤病较易愈；气血衰者则病程迁延，不易治愈。

津液是机体一切正常水液的总称，布散于肌表的津液，具有滋润、濡养皮毛肌肤的作用。

（二）皮肤与脏腑的关系

在中医学中，人体是一个完整的整体，皮肤的生理和病理变化与五脏、六腑紧密联系，正如《洞天奥旨》中说："有诸中必见于外……况疮疡之毒，皆诸生脏腑"，又说"世人皆谓疮疡生于肌肤，何必问其脏腑。谁知外生疮疡，皆脏腑内毒蕴结于中而发越于外也"。

1. 皮肤与肺　皮肤与肺的关系十分密切，《素问·阴阳应象大论》曰："肺主皮毛。"肺气宣发，输精于皮肤。肺主气，肺气宣发，使卫气和气血津液输布到全身，以温养皮肤。

皮肤与肺的关系，主要表现在以下方面：

（1）肺输布津气，营养肌肤：皮肤的营养，虽然与脾胃的运化有关，但必须赖肺气的宣发，才能使精微津液达于体表，使皮肤滋润，毫毛光泽。《素问·经脉别论》指出："食气入胃，浊气归心，淫精于脉，脉气流经，经气归于肺，肺朝百脉，输精于皮毛。"正是由于肺的输布、精的濡养，毛发肌肤才得以润泽。若肺气亏虚，则皮毛憔悴，故《灵枢·经脉》曰："手太阴气绝，则皮毛焦。"

（2）宣发卫气，卫外固表：卫气运行，赖于肺的宣发。卫气充于皮肤，主要有三种作用，一是温养皮肤，二是抵御外邪，三是调节毛孔的开阖。若肺虚卫气不充，则患者肤冷畏寒，汗出较多，且抵抗力差，容易感受外邪而致病。若外邪犯肺，肺失宣发，则皮内之卫气亦不得外达，使汗孔闭塞而无汗。

（3）皮肤感邪，常传于肺：皮毛汗孔的开阖与肺司呼吸相关。肺司呼吸，而皮肤上汗孔的开阖，有散气或闭气以调节体温，配合呼吸运动的作用。汗孔不仅排泄由津液所化之汗液，实际上也随着肺的宣发和肃降进行着体内外气体的交换。所以，皮毛有"宣肺气"的作用。肺卫气虚，肌表不固，则常自汗出而呼吸微弱；外邪袭表，毛窍闭塞，又可见无汗而呼吸气喘的症状。因此，皮肤感邪，常传于肺。《素问·痹论》也记载："皮痹不已，复感于邪，内舍于肺。"

2. 皮肤与心　心主血脉，其华在面。血液在心气的推动下，通过脉管运行于周身的皮肤，皮肤得到血液的濡养，才能保持其润泽柔韧的特性。心气亏虚、心血不足则肌肤失养，心气旺盛则面色光泽红

润，心气不足则面色㿠白，心血瘀阻则面色晦黯。

心在液为汗。《素问·阴阳别论》曰"阳加于阴谓之汗"。《温病条辨》亦说："汗也者，合阳气阴精蒸化而出者也。"汗液，是人体津液经过阳气的蒸化，从汗孔排出之液体。同时汗液的排泄，还有赖于卫气对腠理的开阖作用。腠理开，则皮肤汗出；腠理闭，则皮肤无汗。中医学认为，汗为津液所化生，血与津液又同出一源，均为水谷精气所化生，因此又有"血汗同源"说，而心主血，故又有"汗为心之液"的说法。如心气虚损，则可见皮肤自汗；心之阳气暴脱，即可见皮肤大汗淋漓等。反之，皮肤汗出过多，必耗伤心血、心气，甚则也可损伤心阳。

3. 皮肤与脾　脾主运化，主肌肉，为后天之本，气血生化之源。脾气健运，气血充足则肤韧肌坚。脾主运化水湿，脾气健，则水湿化为津液，输布正常，肌肤润泽。脾统血，脾气充盛统摄有权，血不溢出脉外。脾开窍于口，其华在唇，故口唇的颜色与光泽等与脾的功能密切相关。脾气健运，则口唇红润；脾失健运，则口唇颜色淡白、口唇干裂等。

4. 皮肤与肝　肝藏血，主筋，其华在爪。肝血充足，筋强力壮，爪甲坚韧、红润、光泽；肝血虚弱，筋弱无力，爪甲软薄、枯槁，甚至变形、脆裂。肝主疏泄，调畅气机，有助于气血调和，润养皮肤；若肝气郁结，气滞而致血瘀，皮肤可以出现色斑或白斑。另外，肝藏血，收摄血液，能使血液收摄于经脉之中，不致溢出脉外而出血。

5. 皮肤与肾　卫气"循皮肤之中，分肉之间"，卫气和津液在维持皮肤正常生理功能活动中起重要作用，而卫气和津液的化生、输布与肾息息相关。"卫出下焦"，卫气根源于肾，肾为元气之本，寓真阳存命门火，为人体阳气之根，对各脏腑组织包括皮肤起着温煦化生作用，故卫气温煦功能禀受于肾。其次，卫气运行始于足少阴，肾气充盛则卫气"温分肉、充皮肤、肥腠理、司开阖"功能正常。

《灵枢·本脏》说："肾合三焦膀胱，三焦膀胱者，腠理毫毛其应。"《素问·逆调论》说："肾者水脏，主津液。"在肾中阳气的熏蒸之下，分清别浊，清者为津，润养皮肤黏膜，浊者通过皮肤和膀胱，以汗、尿的形式排出体外。肾气虚，津液化源不足，则皮肤黏膜失润而干萎。

肾主藏精，其华在发，发为血之余，为肾之外候。毛发的生长，来源于血，生机根源却在肾，毛发的生长与脱落、润泽与枯槁，均与肾的精气盛衰有关。青壮年肾的精气充沛，毛发乌黑发亮，生长旺盛；老年人肾气虚衰，毛发则苍白、脱落。

中医五行理论认为，黑为肾色，若肾水上泛或水衰火盛，肾的本色外露，导致皮肤或颜面黧黑。

（三）皮肤与经络的关系

经络是皮肤与气血津液、脏腑联系的纽带和通道，气血津液的输布，营气、卫气的滋养、温煦均有赖于经络的通畅。经络循行分布于皮肤的部位，称为皮部。《素问·皮部论》说："皮有分部"，"皮者，脉之部也"，"欲知皮部，以经脉为纪"，"凡十二经络脉者，皮之部也"。十二经脉及其所属络脉，在体表的分布范围，称十二皮部。十二皮部就是十二经脉及其所属络脉在皮表的分区，也是十二经脉之气的散布所在。皮部作为十二经脉的体表分区，与经脉、络脉和经筋的不同之处在于：经脉呈线状分布；络脉呈网状分布；皮部则呈面状划分；经筋是立体状分布。皮部的分布范围大致上属于该经络循行的部位，且比经络更为广泛。

皮部的功能主要为抗御外邪、传导病变。由于十二皮部分属于十二经脉，而十二经脉又内属于脏腑，所以脏腑、经络的病变亦能在相应的皮部分区反映出来。故在临床上通过观察不同部位皮肤色泽和形态变化，即可以诊断某些脏腑、经络的病变。若某皮部受邪，亦多进入该部之络脉，继而进入经脉，内传脏腑。

如背部膀胱经皮部的肝俞穴有结节或筋结，说明肝气不舒，肝经不利；而手厥阴心包经处出现皮肤红斑、丘疹，说明心包经有热。在皮肤的一定部位敷药，如民间广泛流传的"冬病夏治"穴位敷贴法、敷脐疗法、温灸、热熨等，可以达到调节相应脏腑、经络的功能活动，从而治疗内脏病变的作用。

人体的毛发，如胡须、眉毛、腋毛与内在经络气血也有一定关系，即胡须、眉毛、腋毛等能反映经络气血的多少。如《灵枢·阴阳二十五人》曰："血气盛则美眉……血多气少则恶眉"，"手阳明之上，血气盛则髭美，血少气多则髭恶，血气皆少则无髭"，"手阳明之下，血气盛则腋下毛美"。

此外，十二经脉气血的多少，可以判断不同部位疾病的预后，并采取相应的治则，正如《医宗金鉴·外科心法要诀》"十二经气血多少歌"云："多气多血惟阳明，少气太阳厥阴经，二少太阴常少血，血亏行气补其荣。气少破血宜补气，气血两充功易成，厥阴少阳多相火，若发痈疽最难平。"

（李广瑞）

第二节　西医对皮肤功能的认识

西医对皮肤功能的认识，如同与其他器官一样以解剖学和超微结构为基础，对其功能进行解析；在皮肤的功能领域，尤以免疫学方面的功能最为错综复杂，同时也是和全身状态联系最为广泛和复杂的方面；而且在皮肤功能的影响因素研究中，又以分子生物学研究等为前沿和热点。

一、皮肤的生理功能及代谢

（一）皮肤的生理功能

皮肤作为多细胞生物最为古老的器官之一，一方面是分隔内环境与外环境的体表屏障，另一方面又是内外环境成分交流的重要途径，对于维持内环境稳定十分重要，具有多方面重要的生理功能。

1. 屏障功能　皮肤的屏障功能，一方面包括理化性地阻挡内环境中的水分、电解质等外流，另一方面包括对外环境的机械损伤、光损伤、化学、微生物侵害的防御功能。前者主要是水流失的阻隔，主要由角质层完成，由作为半透膜的角质层的疏水性保障，正常情况下成人每天通过不显性出汗完成的经皮水丢失为240~480 mL，如果角质层全部丢失，水丢失将增加10倍以上。化学性损伤和电损伤的防护也主要是由角质层完成的。光损伤的防护，主要依赖基底层黑素细胞合成黑素输送给角质形成细胞来实现。机械损伤的防护涉及皮肤全层，其中角质层对浅表摩擦损伤起主要防护作用，真皮内由胶原纤维、弹性纤维、网状纤维形成的网状结构具有优异的抗牵拉作用和进一步的抗摩擦损伤作用；而皮下脂肪也对缓冲挤压、冲撞损伤有着重要意义。

2. 吸收功能　皮肤的吸收功能是外用药治疗的理论基础，外用药可通过角质层、毛囊、汗腺、皮脂腺等途径实现经皮吸收。吸收的效率取决于内外因素两方面。内因上，作为吸收功能的最主要途径，角质层的状态是影响吸收功能的最重要因素。角质层厚度不同的位置吸收性不同，以掌跖部位吸收最差，而外阴、面部等部分更易吸收。角质层的水合程度越高，吸收越强，因而通过封包阻止水分蒸发有利于外用药吸收。此外皮肤的微循环也影响药物吸收，血供丰富则吸收增强。影响药物吸收的另一方面则取决于药物本身的理化属性，如适当浓度的脂溶性物质较水溶性物质更易吸收，加入适量的有机溶媒可促进药物吸收，而有机溶媒浓度过高又可能因引起蛋白凝固而阻碍吸收。

3. 感觉功能　作为与外界环境接触最广泛的表层器官，皮肤的感觉需求最为多样，因而演化出了类型最为丰富的感觉神经末梢和感受器，以完成最具多样性的感觉功能。这些感觉功能可分为冷、温、触、压、痛觉等单一感觉和复合感觉两类，后者是不同类型感受器或神经末梢上传的信号，经神经中枢加工后形成的对物体干湿、软硬等性质的综合判断。不同的皮肤病可伴有不同感觉或感觉异常，例如变态反应性皮肤病常常引起瘙痒，感染性皮肤病的皮疹通常伴有痛觉及灼热感等，而可导致感觉神经损伤的麻风病等，虽然皮疹不伴有自觉主观感觉症状，但却出现感觉功能异常，初期可出现温觉、冷觉迟钝或丧失，后期甚至痛觉、触觉也出现障碍甚至消失。

瘙痒，又称痒觉，是一种引起搔抓欲望的不愉快感觉，为皮肤黏膜所特有，发生机制尚不完全明确。瘙痒是对于皮肤病领域有着突出重要意义的感觉功能，常常是皮肤病患者最突出陈述的主观不适，可作为疾病的首发症状，也可以继发于皮疹出现之后。介导瘙痒的介质种类繁多，既包括外周介质，也包括中枢神经介质；因而不同作用靶点的药物或止痒策略对于不同起因的瘙痒疗效差异很大。影响瘙痒的因素众多，除皮肤局部的病理因素之外，中枢神经系统状态也对瘙痒有着明显影响，如情绪舒缓和注意力转移可明显减轻瘙痒，而焦虑、烦躁情绪或过度关注等可加重痒感。

4. 分泌与排泄功能　皮肤可通过汗腺和皮脂腺发挥分泌与排泄功能。汗液的成分中水分占99%以上，余为无机离子、乳酸、尿素、氨、氨基酸等成分。几乎遍布体表的外泌汗腺的分泌功能对于体内电解质平衡有着重要影响，其分泌、排泄功能受体内外温度、精神因素和饮食的影响。而分布范围较为局限的大汗腺（顶泌汗腺）活跃程度受性激素水平波动的影响更为明显，也可因情绪激动和环境温度升高而分泌增加。皮脂腺分泌成分为多种脂类混合物，包括角鲨烯、蜡脂、甘油三酯及胆固醇酯等，其分泌活动主要受各种激素影响，尤其是雄激素可促进其活性，雌激素则直接或间接抑制皮脂分泌。

5. 体温调节功能　皮肤在体温调节中的作用至关重要，一方面通过温度感受器向中枢神经系统传输温度信息，另一方面也是执行体温调节功能的效应器官。在效应阶段，主要调控散热机制，通过皮肤血管的收缩舒张和汗液蒸发双向调节散热。当环境温度低于体温时通过辐射、传导、对流和汗液蒸发实现体表散热；当环境温度高于体温时，仅有汗液蒸发仍然能够实现散热功能。

6. 免疫功能（详见下文）。

（二）皮肤的代谢

皮肤的代谢特征，除了与其他器官的区别之外，由于表皮与真皮在理化性质、化学构成上的不同，导致皮肤在不同层面上的代谢分工与代谢特征有着不同的特点；而皮下脂肪的代谢特征与机体其他解剖部位的脂肪组织共性较强，在此不做赘述。

1. 脂质代谢　表皮层的脂质成分丰富，在颗粒层以下，作为细胞膜和细胞器质膜主要成分的磷脂是含量最丰富的脂质，但从基底层向角质层的分化过程中，角质形成细胞内的磷脂成分逐渐减少，至角质层几乎不含磷脂成分；而胆固醇、脂肪酸、神经酰胺含量逐渐增多。

2. 黑素代谢　色素代谢是动物界皮肤代谢的重要功能领域。在人类皮肤中，皮肤自身只合成代谢一种色素，即黑色素，其含量和分布决定肤色及毛发颜色，也是光损伤防护的关键成分。黑色素合成是由黑素细胞以酪氨酸为底物经一系列酶催化过程完成，其代谢过程受环境因素及内分泌因素等影响。如光线暴露可促进黑素合成。在内分泌方面，促黑素（MSH）是垂体分泌的调节黑素合成的主要激素，此外，雌激素和孕激素也对黑素合成有一定影响。

3. 蛋白质代谢　作为提供支撑和防护功能的重要化学成分之一，皮肤中的蛋白质以纤维性的结构蛋白为主，主要包括表皮中的角蛋白和真皮中的胶原蛋白、弹性蛋白；其次是发挥其他生理功能的核蛋白和各种酶类等。其中角蛋白代谢的复杂性和临床意义尤为重要。从真皮附属器到表皮，表达于皮肤的角蛋白多达30种，不同类型角蛋白分布范围和表达比例的变化与诸多皮肤病的发病机制密切相关。如表皮角蛋白17（K17）异常高表达就是银屑病核心发病机制之一。

4. 糖代谢　皮肤中除了糖原和葡萄糖之外，在真皮中还合成含量丰富的透明质酸和硫酸软骨素等黏多糖，与胶原和弹性蛋白及其他糖蛋白共同组成真皮及皮下组织的基质。

5. 水及电解质代谢　除通过汗腺、皮脂腺排泄机体的水和电解质之外，真皮还是皮肤储存水分的重要结构，当机体缺水时，真皮水分可回馈血液循环，因而可以通过皮肤触诊来评估脱水患者的病情；电解质的储存主要位于皮下脂肪。

二、皮肤免疫学基础

首先，皮肤最本职的物理阻隔作用即是天然免疫的最重要组成部分之一，皮肤物理屏障的完整性是皮肤免疫功能的重要基础，是其他免疫相关细胞、分子维持免疫稳态的结构和环境基础。

皮肤内的多种细胞与分子成分也广泛参与适应性免疫应答和固有免疫应答职能。由于皮肤可以完成对病原微生物的感知与识别、免疫细胞趋化与归巢以及随之发生的细胞与分子层面的对病原微生物的杀伤效应，说明皮肤能够完整诱导免疫应答，因而可被视为"皮肤相关淋巴组织（cutaneous-associated lymphoid tissue，CALT）"，其中包含丰富的免疫相关细胞和分子成分，又称"皮肤免疫系统（skin immune system，SIS）"。

（一）皮肤相关免疫细胞

生理状态下，皮肤内常驻的免疫相关细胞包括表皮内的角质形成细胞和朗格汉斯细胞，真皮内的血管内皮细胞、成纤维细胞，还有少量的淋巴细胞、肥大细胞、组织细胞等。而在病理条件下会有种类更为丰富、数量更多的炎症相关免疫细胞浸润，在此不作过多赘述，详见各论章节的病理部分。

1. 角质形成细胞　一方面可以作为抗原提呈细胞识别病原入侵，诱导适应性免疫应答，另一方面，也通过分泌多种前炎症因子调节炎症反应，同时，角质形成细胞还合成种类丰富的抗微生物肽，是固有免疫的重要组分。

2. 朗格汉斯细胞　是表皮中的专职抗原提呈细胞，执行免疫识别、免疫耐受、免疫监视及免疫调控等功能。

3. 淋巴细胞　变态反应性皮肤病和慢性复发性皮肤病皮疹消退后皮肤局部仍留有记忆性 T 细胞等淋巴细胞，多位于真皮中，是皮疹快速复发的病理基础。

4. 肥大细胞　位于真皮乳头血管周围，介导速发型超敏反应的重要细胞成分。

内皮细胞、成纤维细胞和巨噬细胞等可参与炎症反应、维持免疫稳态，并在组织损伤修复中起到关键作用。

（二）皮肤相关免疫分子

根据发挥的职能和分布位置的不同，免疫相关分子大体上可包括三类分子，即直接杀伤或作用于病原的免疫效应分子，免疫细胞之间相互沟通的游离分子，以及细胞表面甚至胞内的各种免疫相关受体、黏附分子等。三者在职能、分布范畴上甚至有一定的交叉重叠，在此简要陈述。

1. 效应分子　来自于肝脏合成的补体分子所构成的补体系统，可通过溶解靶细胞、免疫吸附、中和过敏毒素等方式参与固有免疫和适应性免疫应答。来源于 B 淋巴细胞的抗体具有十分出众的抗原识别能力，可通过识别病原、中和致病性分子、激活补体等多种方式参与适应性免疫应答；IgE 抗体是介导速发型超敏反应的关键分子，参与部分急性荨麻疹的发病机制；在病理条件下，病理性自身抗体也是多种自身免疫性的重要致病因子和血清标记物等。来自于上皮细胞尤其是角质形成细胞的抗微生物肽（如抗菌肽）是发挥抗微生物功能的重要固有免疫分子，同时也兼具趋化淋巴细胞、促进炎症因子等免疫调控功能。

2. 细胞因子　多为小分子可溶性多肽介质，种类十分丰富多样，根据职能不同可划分为六大类：白介素、干扰素、造血克隆刺激因子（集落刺激因子）、肿瘤坏死因子、生长与转化因子（转化生长因子）、趋化因子等。细胞因子可来源于上皮细胞（含角质形成细胞）、淋巴细胞、髓系细胞等不同细胞，也常常同时作用于多种细胞，可在局部发挥作用，也可通过激素样方式作用于全身，形成复杂的"细胞因子网络"，广泛参与调控各种免疫反应甚至代谢活动。

3. 细胞表面或细胞内免疫相关分子　这类分子的功能和分布同样十分丰富，其中比较重要的包括免疫受体、黏附分子、共刺激分子及转录因子等。

免疫受体既包括可以精确识别、呈递病原特征标记的人类白细胞分化抗原（HLA）、T 细胞受体（TCR）、B 细胞受体（BCR）等"精确受体"，精确参与对某一具体的病原，甚至是病原具体分子成分的免疫反应；也包括相对"模糊"地识别某些类似致病原共有特征分子的"模式识别受体"，后者以 Toll 样受体（TLR）为代表，例如 TLR4 可以识别革兰氏阴性菌脂多糖（LPS）、TLR3 特异识别病毒复制的中间产物双链 RNA（ds-RNA）等，相应的也就可以介导对一大类病原的免疫反应。

黏附分子是免疫细胞到达职能部位的过程中进出血管及靶组织的功能分子，例如地址素及其配体等。共刺激分子是不同免疫细胞之间相互接触时实现沟通、互相激活或抑制作用的细胞表面分子，例如抗原提呈细胞激活 T 细胞除了需要通过 HLA-Ⅱ类分子与 TCR 相互作用外，还必须通过 CD80 等分子与 T 细胞表面的 CD28 等协同受体分子相结合，才能完成对 T 细胞激活过程。最后，一些参与免疫相关分子基因转录的转录因子也被划入广义的免疫相关分子范畴。

三、皮肤分子生物学基础

对于临床医生而言，分子生物学概念较为抽象，但对于分子生物学原理的理解和学习，有助于我们进一步理解皮肤病的发病机制和干预手段，分子生物学技术和方法作为临床上诊断疾病和发现治疗靶点的重要手段，目前应用日益广泛。

（一）分子生物学原理

分子生物学以核酸和蛋白质等生物大分子的结构及其在遗传信息的存储表达，以及细胞信号转导中的作用为研究对象；与一般的解剖学、生理学关注问题的层面和角度有所区别。

分子生物学在皮肤病学中涉及的领域包括：揭示皮肤分子层面的结构、功能和相关机制，分析皮肤病在基因序列异常、基因表达异常、蛋白质结构异常层面上的发病机制。

其中较为通俗的、较为人们熟知的领域之一，就是主要关注 DNA 序列和结构、DNA 向 RNA 转录、RNA 翻译成蛋白质这一过程。例如研究 DNA 序列（基因序列等）有何异常或者说遗传缺陷与疾病易感性的关系，等等。如血友病患者 DNA 序列上一个碱基的突变就引起了凝血功能障碍。在皮肤病领域，寻常性鱼鳞病被认为是由于丝聚蛋白基因功能缺陷所致，而部分特定位点的基因突变则引起后果更为严重甚至致死性的特殊类型鱼鳞病。对于卡马西平引起的高致死风险的重症药疹，分子生物学研究发现大部分患者是由于相关代谢酶系缺乏而引起特定中间代谢产物堆积所致，而其中大部分患者又与 HLA-B*1502 位点基因多态性明显相关。

接下来是 DNA 有没有正确地表达，以及是否表达于正确的解剖学或组织学定位。银屑病患者角蛋白相关的 DNA 编码序列本身没有问题，但是表达的分布出现了问题，正常表皮的角蛋白表达谱应为基底层细胞表达角蛋白 K5 和 K14 为主，而棘层细胞表达角蛋白 K1 和 K10 为主，而在银屑病皮损，表皮全层表现出生理条件下应仅见于附属器部位表达的 K17 异常高表达。这些改变可能为继发性调控因素所导致，也是反映表皮分化状况的一种重要标志，常有助于原发性病因的鉴别。

（二）分子生物学应用策略

基于对上述分子生物学的原理的理解，我们就可以通过一些方法手段来诊断和干预相关的皮肤病。一是通过检测上述异常，来诊断皮肤病及发掘发病机制，弄清楚相应皮肤病是怎么来的，即分子诊断学；二是发现分子层面的治疗靶点和开发分子层面的治疗方法、干预措施等。

1. 分子诊断学　例如对于鱼鳞病患者，我们可以通过对患者家系或者孕妇产前检测相关基因突变，判断患者所患的鱼鳞病类型、预测后代发生致死风险类型鱼鳞病的概率，并给出遗传学干预策略指导。对于怀疑蕈样肉芽肿的患者，基因重排序列的检测是鉴别诊断和区分患者病情进展阶段的重要依据。检测 HLA-B*1502 位点基因多态性在很多国家、地区已经成为使用卡马西平之前重症药疹风险评估的重要手段，可有效规避使用卡马西平引起的重症药疹。

2. 遗传学干预　针对具有相关基因缺陷的患者或者携带者，通过家系遗传学筛查，可以评估后代的遗传风险而进行生育指导来规避风险；也可以通过羊水脱落细胞遗传学检测而提前预警胎儿的致病风险；更可以通过第三代助孕技术，筛选不含突变基因或者置换修正致病基因的生殖细胞而规避后代的发病风险；等等。

3. 靶向药物选择　例如对于黑色素瘤等，检测相应的基因位点异常也是发现靶向药物治疗靶点、判断靶向药物适应证的前提，例如检测到患者肿瘤组织 BRAF 位点突变，则可应用相应的靶向药物威罗菲尼（Vemurafenib）进行治疗等。

（三）分子生物学范畴的技术手段和方法

相对于抽象的分子生物学原理，归属于分子生物学范畴的临床技术手段和方法离我们并不遥远。分子生物学的技术手段可以帮助我们检测遗传物质序列及其他生物大分子结构，修饰、置换遗传信息，以及干预遗传信息的表达过程，等等。这三方面的临床应用为临床疾病的诊断和治疗提供了有力武器，但是遗传信息的修改、修饰以及表达干预手段目前仍有较为前沿、且受到医学伦理原则的严格限制，因而实际应用于临床的领域十分有限；在皮肤病相关临床领域，目前仅有遗传信息的检测方面应用已经较为广泛，换而言之，目前应用于皮肤病学临床的分子生物学技术，主要都属于分子诊断学的范畴。

广义上讲，检测疾病相关基因序列异常的各种测序手段以及检测蛋白质分子数量、分布的一些手段均可归属于分子生物学/分子诊断学手段范畴，或者说与分子生物学领域具有重叠；但目前与皮肤病领域联系较为紧密，以及应用较为广泛的仍然是核酸分子序列检测相关手段。

1. 聚合酶链式反应（PCR） PCR 技术是一种用于放大扩增特定的 DNA 片段的分子生物学技术，因而可以用于发现特定位点基因序列突变，如上文说到的蕈样肉芽肿 TCR 基因重排及黑色素瘤靶向药物基因突变靶点筛查等；还可以用于检测病原体特异性基因片段序列来鉴别感染源，如分枝杆菌培养困难，可以通过 PCR 检测其遗传物质而发现相应病原体感染等。

2. 反转录 PCR 除了可检测真核生物的 DNA 序列之外，对于以 RNA 形式存储遗传信息的原核生物，还可以通过反转录 PCR 检测 RNA 序列来进行病原体鉴定。

3. 基因测序 对于未知致病微生物，如果基因组较小，可以通过基因测序，并与现有微生物数据库进行对比，进而实现发现和鉴定新的致病微生物的目的。

4. 外显子测序 对于分子生物学层面发病相关机制不明的患者，从科研角度可以通过全基因组测序筛选可疑相关发病基因，但人类基因组庞大，全基因组测序用于临床目前仍不现实，然而全基因组外显子区域 DNA 序列的分析工作量和成本就处于临床和临床研究能够接受的范围之内了。因而外显子测序目前已经日益广泛应用于罕见疾病的致病基因筛查。

（高继鑫）

第四章　皮肤组织病理

皮肤组织病理学（Dermatopathology）是皮肤性病学中最重要的一个分支。皮肤组织病理检查是皮肤病最重要的检查手段之一，它不仅对皮肤病的诊断与鉴别诊断具有重要价值，而且对了解疾病发生、发展、转归及机体的全身状态均有重要意义，是皮肤科医生必须熟悉与掌握的一项基本技能。

第一节　皮肤组织病理检查目的及基本要求

一、检查目的

1. 确定诊断

（1）皮肤肿瘤：绝大多数体表皮肤肿瘤可通过病理确定诊断。

（2）感染性皮肤病：某些感染性皮肤病有一定的特异性改变，如疱疹病毒感染。某些真菌感染、麻风分枝杆菌感染等，在组织中可找到病原体，有些需通过特殊染色才能发现微生物。在取材时，可以同时送组织培养。

（3）某些水疱性皮肤病或病理上表现为水疱及裂隙的皮肤病：如家族性慢性良性天疱疮、毛囊角化病、寻常型天疱疮等，均具有诊断意义。

（4）病理改变独特的某些皮肤病：如传染性软疣、汗孔角化病。

（5）代谢性疾病：如皮肤淀粉样变真皮内可找到特异性的沉积物或通过特殊染色明确诊断。

2. 鉴别诊断　大疱性皮肤病、肉芽肿性皮肤病、结缔组织病、角化性皮肤病、某些红斑性皮肤病等，其病理改变具有一定的特点。可与类似疾病进行区分，达到鉴别诊断目的。

3. 指导治疗

（1）对于皮肤恶性肿瘤如黑色素瘤、皮肤淋巴瘤等需通过病理分期、分级以指导治疗。

（2）一些临床及病理均不具有特异性的皮肤病，通过病理可找到一些有意义的诊断线索，或在诊断不能明确的情况下依据病理改变制订治疗原则。

二、皮损选择的要求

1. 炎症性皮肤病　充分发展的原发皮损。

2. 水疱性皮肤病

（1）早期皮损：取小水疱、水肿性红斑，避免陈旧性水疱、继发感染的水疱。怀疑自身免疫性大疱性皮肤病时，同时取材做皮肤直接免疫荧光：取水肿性红斑或水疱旁外观"正常皮肤"。

（2）若只有大疱，取水疱边缘、保证疱顶存在。

3. 环形皮损　如环状肉芽肿、离心性环状红斑、亚急性皮肤型红斑狼疮（SCLE）、汗孔角化病等，取其环形皮损边缘。

4. 多形性皮损　病变不同阶段、多部位取材。

5. 皮肤肿瘤　肿瘤及肿瘤边缘。

（1）小的肿瘤：直接切除后做病理。

（2）大的肿瘤：肿瘤中心到边缘做楔形切口取材。

（3）恶性黑色素瘤：同一肿块多点取材（中央、边缘、色素不同皮损等），以帮助分型、测得 Breslow 厚度、确定 Clark 分级等。

6. 注意事项　除非诊断特殊需要，应尽量避免在腹股沟、腋窝、关节和面部切取标本。

三、皮损取材方法

皮损取材常见 3 种方法：刀削法、环钻法、手术切除法。

1. 刀削法　深度达真皮浅层（渗血即可）。一般很少采用。

（1）适应：良性、浅表、外生性生长的皮肤新生物，如疣、脂溢性角化、皮赘等。

（2）不适应：某些炎症性皮肤病、恶性肿瘤、淋巴网状内皮系统增生性疾病、黑色细胞肿瘤（各种痣、黑色素瘤等）。

2. 手术切除法　适用于各种要求及大小的皮肤，最为常用，应注意切缘锐利整齐，切口方向尽量与皮纹一致，足够深、足够大，尽量夹持切下组织的两端，以避免挤压组织影响观察。其深度达皮肤全层甚至肌肉、骨骼，保证组织的完整性。

适应：各种类型皮损。①尤其是恶性肿瘤、需要完整和 / 或扩大切除的肿瘤，利于结构完整性、判断侵犯深度、有无转移等。②各种水疱性皮肤病，保证水疱完整。③脂膜炎类等，保证脂肪层完整性。

3. 环钻法　只是用于较小损害。深度可到皮下脂肪浅层。

（1）适应：应用广。

（2）不适应：①各种水疱性皮肤病，导致水疱不完整。②各种脂膜炎，环钻后易引起脂肪脱离。③深部血管炎症，深度不够、血管受到人为损害。

四、活检注意事项

1. 注意切勿用力，轻轻挑取组织，尤其是环钻法取材的组织。

2. 取材最好包括正常组织，尤其是色素改变性皮肤病。

3. 组织量要足够，以免丢失重要病理信息。

4. 局部麻醉前标出取材范围，避免注射麻醉药后引起界限不清。

5. 局部麻醉注射部位在病变下方或周围，不应注射于皮损中。

五、标本处理

标本应立即放入 10% 甲醛中固定，特殊情况下可采用 95% 乙醇固定。固定液体积应达到标本体积的 10 倍以上，大的肿瘤组织应切分成多块，以保证固定液能充分渗入。

六、病理报告解读

1. 确诊"某病"　病理特征性很强，或唯一。

（1）某些良恶性肿瘤：如基底细胞癌（BCC），鳞状细胞癌（SCC），汗管瘤，各种囊肿，脂溢性角化病，纤维瘤，软纤维瘤等。

（2）唯一的病理改变：如汗孔角化病、传染性软疣等。

（3）各种病理特征全具备：银屑病、天疱疮、疣等。

2. 符合"某病"　病理上特征性较强，或有一定特征，与临床考虑一致，符合"某病"。

3. 描述性诊断，请结合临床考虑　病理上特征性不强，但具有某种病理改变模式，需结合临床才能确诊，如银屑病样皮炎、界面皮炎、海绵水肿性皮炎等。

4. 不排除"某病" 尚需进一步完善检查，并追踪观察。包括特殊染色、免疫组化、分子病理、病原学、生化、免疫 / 血液系统检查、影像学检查（胸片、CT、B 超等）。

第二节　表皮的基本组织病理改变

皮肤组织病理变化按其层次可分为表皮病变、真皮病变和皮下组织病变等。

一、角化过度

与邻近或对应的正常皮肤相比，角质层出现异常增厚的变化称为角化过度（hyperkeratosis），它是皮肤病理性改变所造成的。正常的皮肤也有厚度不等的角质层存在，如手掌、足底角质层比其他部位要厚，眼睑角质层比其他部位要薄。常见于扁平苔藓、掌跖角化病、鱼鳞病、慢性湿疹、神经性皮炎等。（总图 4-2-1）

二、表皮松解性角化过度

表皮松解性角化过度（epidermolytic hyperkeratosis）又称颗粒变性（granular degeneration），是指角化过度伴有表皮棘突松解，颗粒层内多数大而不规则的透明角质颗粒，表皮细胞核周空泡化。常见于先天性大疱性鱼鳞病样红皮病、疣状表皮痣等。（总图 4-2-2）

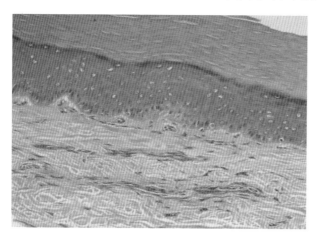

总图 4-2-1　角化过度

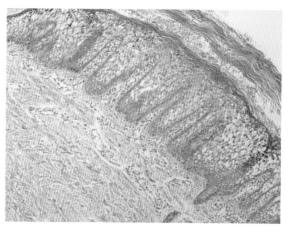

总图 4-2-2　表皮松解性角化过度

三、角化不全

由于表皮细胞生长速度过快，使细胞尚未完全角化便到达角质层，导致角质层细胞仍残留固缩的细胞核，这种现象称为角化不全（parakeratosis）。这种变化通常与棘层内水肿及真皮上部的炎症有联系，其下方的颗粒层往往消失或减少。常见于银屑病、玫瑰糠疹、汗孔角化病、皮炎湿疹等。有以下几种特殊情况：

1. 融合性角化不全　又称连续性角化不全，主要见于斑块型银屑病。（总图 4-2-3）

2. 羽毛状角化不全　又称鸡眼样板，与表皮呈 45° 斜插于凹陷处，是汗孔角化病的主要病理特点。（总图 4-2-4）

3. 交替性角化过度与角化不全　表皮水平方向与垂直方向交替性角化不全，见于玫瑰糠疹；水平方向交替性角化过度与角化不全，常见于光线性角化病。（总图 4-2-5）

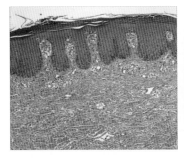

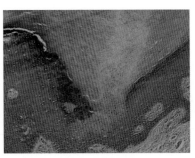

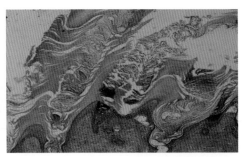

总图 4-2-3 融合性角化不全　　　　总图 4-2-4 羽毛状角化不全　　　　总图 4-2-5 交替性角化过度与角化不全

四、角化不良

角化不良（dyskeratosis）是指表皮个别细胞角化异常的现象，角质形成细胞未到达角质层即显示过早的角化，通常表现为圆形、均质的嗜伊红小体，中央残留嗜碱性的核。良性疾病中可见于棘突松解性疾病如毛囊角化病、疣状角化不良瘤、病毒感染等；恶性疾病中最常见于鳞状细胞癌，其角化不良细胞可呈同心性排列，接近中心部逐渐出现角化，称角珠（horn pearl）。（总图 4-2-6）

五、颗粒层增厚

正常颗粒层 2~3 层。颗粒层增厚是因细胞增生和 / 或肥大所致。见于慢性皮炎、寻常疣、扁平苔藓等。（总图 4-2-7）

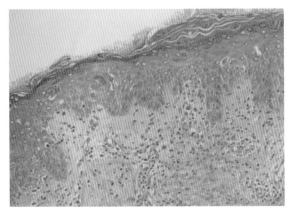

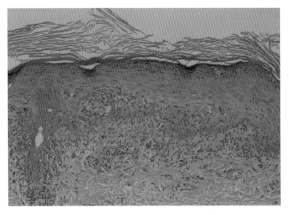

总图 4-2-6 角化不良　　　　　　　　　　　总图 4-2-7 颗粒层增厚

六、颗粒层变薄

颗粒层细胞数量减少或消失，见于银屑病、寻常性鱼鳞病等。（总图 4-2-8）

七、棘层肥厚

正常棘层细胞有 6~8 层，棘层肥厚（acanthosis）是指棘细胞层增厚，常伴有表皮突延长或增宽，一般由棘层细胞数目增多所致。见于银屑病及慢性皮炎等。银屑病时表皮突规则延长达同一水平，末端呈棒槌状，并可相互融合。皮炎是表皮突不规则延长，参差不齐，末端变尖细。（总图 4-2-9）

八、疣状增生

角化过度、颗粒层增厚、棘层肥厚和乳头瘤样增生四种病变同时存在时，称疣状增生（verrucous hyperplasia），表皮表面高低不平，宛如山峰林立。常见于疣状痣、寻常疣、尖锐湿疣、慢性单纯性苔

藓、结节性痒疹等。（总图 4-2-10）

九、乳头瘤样增生

乳头瘤样增生（papillomatosis）指真皮乳头部不规则向上增生，使表皮表面呈不规则波浪状起伏，表皮本身也有轻度不规则增生。见于寻常疣、尖锐湿疣、黑棘皮病、融合性网状乳头瘤病等。（总图 4-2-11）

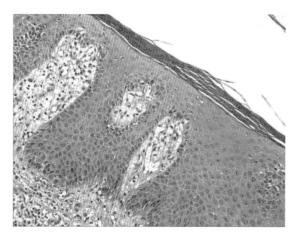

总图 4-2-8　颗粒层变薄

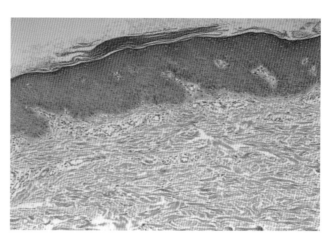

总图 4-2-9　棘层肥厚

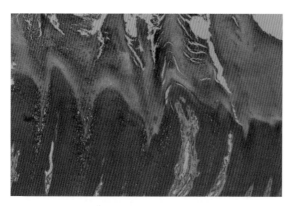

总图 4-2-10　疣状增生

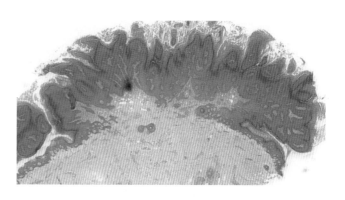

总图 4-2-11　乳头瘤样增生

十、假上皮瘤样增生

假上皮瘤样增生（pseudoepitheliomatous hyperplasia）又称假癌性增生，表现为高度棘层肥厚，表皮不规则向下延长，甚至深达真皮内汗腺区域，颇似鳞状细胞癌的增生模式，但细胞分化良好，极少或无异形。但有时难与高分化鳞状细胞癌区别。常见于慢性肉芽肿性疾病如深部真菌病、皮肤结核以及慢性溃疡的边缘等。（总图 4-2-12）

十一、空泡化细胞

角质形成细胞表现胞浆透明、核周空晕的改变，称为空泡化细胞（vacuolar cell）。病理情况下主要见于 HPV 病毒感染，此时细胞体积增大，核大而不规则，细胞质空，含有大小不等的嗜碱性颗粒，它不同于细胞水肿引起的改变，往往灶性分布于颗粒层及棘层上部。生理情况下，黏膜上皮细胞由于糖原积聚，也呈现空泡化改变，此系正常现象。（总图 4-2-13）

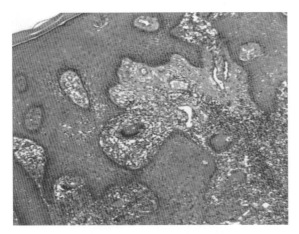

总图 4-2-12 假上皮瘤样增生

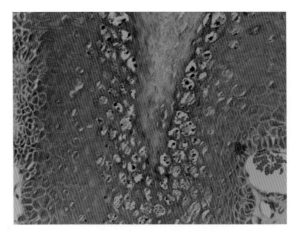

总图 4-2-13 空泡化细胞

十二、气球状变性

气球状变性（ballooning degeneration）是细胞内水肿的一种形式，表现为棘细胞内发生水肿，细胞体积增大，细胞质变淡，高度肿胀的细胞可呈气球状。常见于病毒性皮肤病。（总图 4-2-14）

十三、网状变性

若细胞内水肿，使细胞膨胀破裂，临近残留的包膜连成许多网状中隔，最后形成多房性水泡，称为网状变性（reticular degeneration）。常见于病毒性皮肤病、接触性皮炎等。（总图 4-2-15）

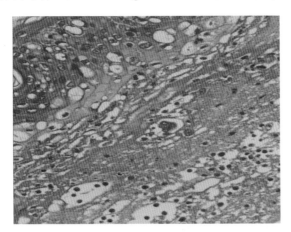

总图 4-2-14 气球状变性

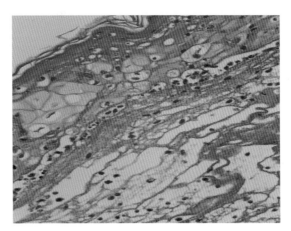

总图 4-2-15 网状变性

十四、细胞间水肿

细胞间水肿（intercellular edema）是指棘细胞间液体增加，其间隙增宽，细胞间桥拉长而清晰可见，状似海绵，故又称海绵形成（spongiosis），严重时形成表皮内水疱，见于皮炎湿疹等。（总图 4-2-16）

十五、棘层松解

棘层松解（acantholysis）是指表皮或上皮细胞间失去粘连而成松解的状态，因此形成表皮内裂隙、水疱或大疱。主要见于各型天疱疮、家族性慢性良性天疱疮、毛囊角化病、某些良恶性肿瘤等。（总图 4-2-17）

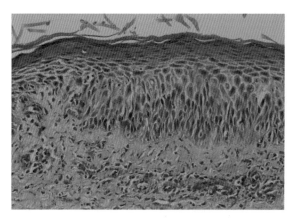

总图 4-2-16 细胞间水肿

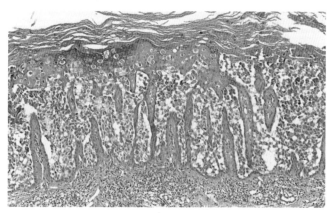

总图 4-2-17 棘层松解

十六、基底细胞液化变性

基底细胞液化变性（liquefaction of basal cells）表现为基底细胞空泡变性或破碎，使得原来基底细胞的栅栏状排列发生紊乱，严重者甚至基底层消失，使棘细胞直接与真皮接触。主要见于扁平苔藓、红斑狼疮、药疹、硬化性萎缩性苔藓等。（总图 4-2-18）

十七、色素失禁

色素失禁（incontinence of pigment）是指基底细胞液化变性后，位于基底层的黑素细胞同时受到损伤，细胞内黑素颗粒脱落到真皮内，被组织细胞吞噬，或游离于真皮上部。主要见于药疹、扁平苔藓、黑变病、红斑狼疮等。（总图 4-2-19）

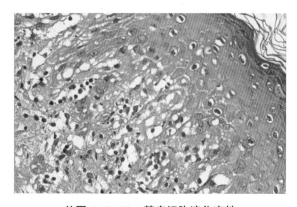

总图 4-2-18 基底细胞液化变性

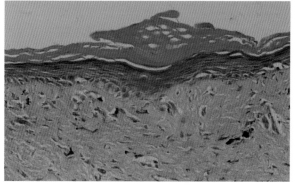

总图 4-2-19 色素失禁

十八、Munro 微脓肿

在角质层角化不全区域中性粒细胞及其核尘聚集，称为 Munro 微脓肿（Munro microabscess），也可见于颗粒层和棘层上部。属于银屑病的特征性病理改变。（总图 4-2-20）

十九、Kogoj 海绵状脓疱

Kogoj 海绵状脓疱（Kogoj spongiform pustule）是由于角质形成细胞变性破坏，残留的胞膜形成网状，中性粒细胞及其核尘聚集呈网眼状分布，形成多房性脓疱，往往发生于棘层上部及颗粒层。主要见于银屑病、湿疹等。（总图 4-2-21）

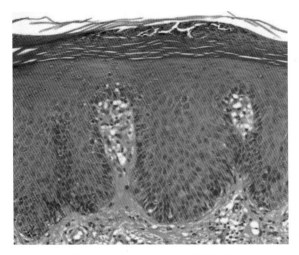

总图 4-2-20　Munro 罗微脓肿

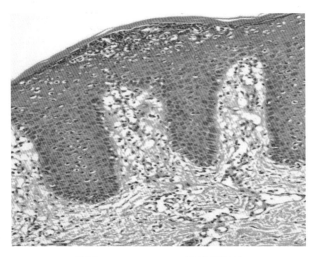

总图 4-2-21　Kogoj 海绵状脓疱

二十、Pautrier 微脓肿

Pautrier 微脓肿（Pautrier microabscess）指表皮内和毛囊上皮内淋巴样细胞聚集形成的细胞巢，不伴有表皮海绵水肿，细胞比正常淋巴细胞大而核深染，核周空晕。主要见于蕈样肉芽肿。（总图 4-2-22）

二十一、胶质小体

在表皮下部靠近基底层的部位或真皮浅层，出现单个均质、红染的、圆形或卵圆形物质，部分可有皱缩的不规则的细胞核，称为胶质小体（colloid body），是坏死的角质形成细胞脱落所致。主要见于扁平苔藓、红斑狼疮等。（总图 4-2-23）

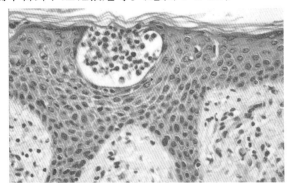

总图 4-2-22　Pautrier 微脓肿

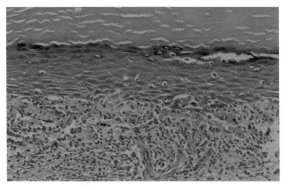

总图 4-2-23　胶质小体

二十二、毛囊角栓

毛囊漏斗部扩大，其内充满角化物质，似漩涡状，称毛囊角栓（follicular plug）。主要见于盘状红斑狼疮、硬化性萎缩性苔藓等。（总图 4-2-24）

二十三、表皮萎缩

表皮萎缩（epidermal atrophy）指表皮棘细胞数量减少，表皮突变平甚至消失。主要见于硬皮病、红斑狼疮、硬化性萎缩性苔藓、老年性皮肤病等。（总图 4-2-25）

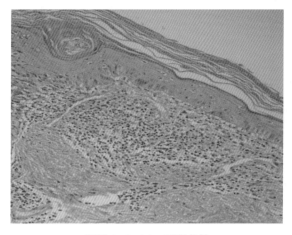

总图 4-2-24 毛囊角栓

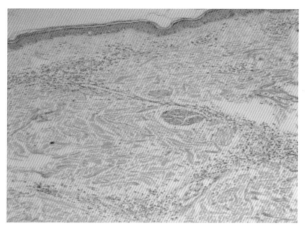

总图 4-2-25 表皮萎缩

第三节 真皮的基本组织病理改变

一、炎细胞外渗

炎细胞外渗（exocytosis）是指真皮内炎症细胞侵入表皮或附属器，常见于海绵水肿性皮炎。（总图4-3-1）

二、苔藓样浸润

真皮浅层炎症细胞呈带状浸润，与表皮平行，使真表皮界限模糊不清，称苔藓样浸润（lichenoid infiltrate）。常见于扁平苔藓。（总图4-3-2）

三、结节状浸润

结节状浸润（nodular infiltrate）是指炎症细胞较致密浸润呈结节状。常见于假性淋巴瘤、皮肤淋巴细胞浸润、各种肉芽肿等。（总图4-3-3）

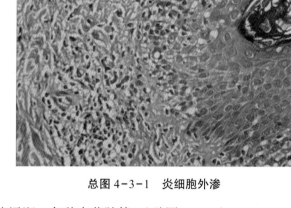

总图 4-3-1 炎细胞外渗

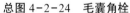

总图 4-3-2 苔藓样浸润

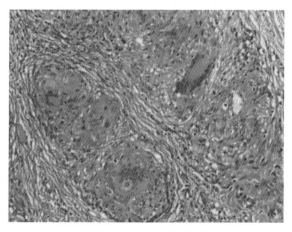

总图 4-3-3 结节状浸润

四、胶原变性

胶原变性（collagen degeneration）是指胶原纤维结构、排列、着色性改变。分为以下两种情况。

1. 嗜碱性变（basophilic degeneration） 指真皮内胶原纤维在 HE 染色时失去嗜酸性而出现无定形、颗粒状的嗜碱性变化，甚至出现排列不规则、蓝染的嗜碱性纤维。生理状态下见于老年人头面部、上肢等日光暴露部位。病理状态下常见于光线性角化病等。（总图 4-3-4）

2. 胶原纤维均质化（collagen homogenization） 指胶原纤维无定形均一化改变，明显嗜酸性红染。常见于硬斑病、硬化性萎缩性苔藓、瘢痕疙瘩等。（总图 4-3-5）

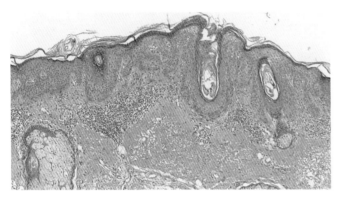

总图 4-3-4　嗜碱性变

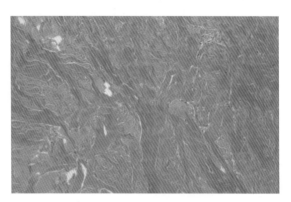

总图 4-3-5　胶原纤维均质化

五、弹性纤维变性

弹性纤维变性（elastic fibers' degeneration）是指弹性纤维断裂、破碎、聚集成团或粗细不均呈卷曲状，量减少甚至溶解消失。见于弹力纤维假黄瘤、光线性肉芽肿等。（总图 4-3-6）

六、纤维蛋白样变性

纤维蛋白样变性（fibrinoid degeneration）是指纤维蛋白渗入胶原内，病变组织呈明显嗜酸性红染、不规则或均一的改变，沉积在血管壁，也可见于血管周围及胶原束间。见于血管炎、结缔组织病等。（总图 4-3-7）

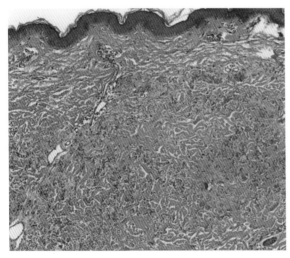

总图 4-3-6　弹性纤维变性

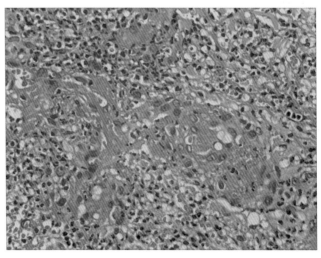

总图 4-3-7　纤维蛋白样变性

七、黏液变性

黏液变性（mucinous degeneration）是指真皮胶原纤维基质中，由于黏多糖增多或其性质改变所致。HE 染色下表现为胶原纤维束间淡蓝色、无定形物质沉积，使胶原纤维间隙增宽、断裂、排列不规则。可见于多种皮肤病，如各种黏蛋白沉积症、环状肉芽肿、红斑狼疮、皮肌炎、药疹等。（总图 4-3-8）

八、透明变性

透明变性（hyaline degeneration）又称玻璃样变，是指组织内或细胞内半透明的、无定形物质，HE 染色呈粉红色，PAS 染色阳性，耐淀粉酶，主要成分为糖蛋白。常见于卟啉病的小血管壁及其周围、类脂质蛋白沉积症的小血管壁或真皮乳头部。（总图 4-3-9）

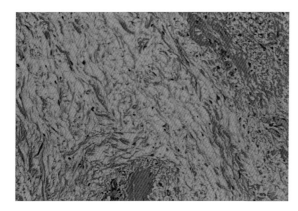

总图 4-3-8　黏液变性

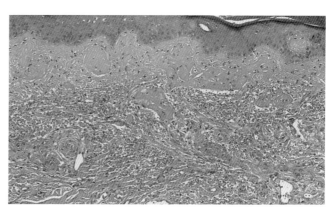

总图 4-3-9　透明变性

九、渐进性坏死

渐进性坏死（necrobiosis）是指某些肉芽肿性皮肤病中真皮胶原纤维及其血管失去正常着色能力，但仍见其轮廓，无明显炎症，边缘常可见成纤维细胞、组织细胞或上皮样细胞呈栅栏状排列。见于环状肉芽肿、类脂质渐进性坏死、类风湿结节等。（总图 4-3-10）

十、血管炎

血管炎（vasculitis）是指血管壁及血管周围炎症细胞浸润，同时必须有血管壁损伤，包括纤维素沉积、胶原变性、内皮细胞及肌细胞坏死的过程。当只有血管扩张、充血、内皮细胞增生肿胀、管壁增厚

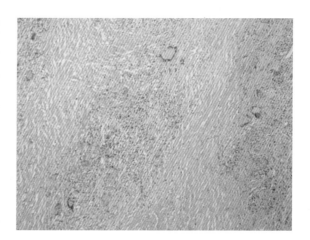

总图 4-3-10　渐进性坏死

时，不能诊断为血管炎，只能称为血管病变。血管炎大体分为以下两种：

1. 白细胞碎裂性血管炎　指发生血管炎时，血管壁、管腔内或血管周围中性粒细胞及其碎片浸润。常见于变应性血管炎等。（总图 4-3-11）

2. 淋巴细胞性血管炎　指发生血管炎时，血管壁、管腔内或血管周围淋巴细胞浸润。常见于白塞病等。（总图 4-3-12）

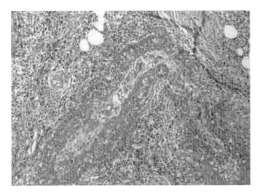

总图 4-3-11 白细胞碎裂性血管炎

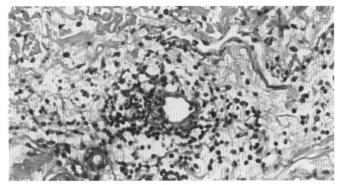

总图 4-3-12 淋巴细胞性血管炎

十一、肉芽组织

肉芽组织（granulation tissue）是指在溃疡、炎症修复时，出现结缔组织水肿、富含新生的毛细血管，多数成纤维细胞、致密的混合炎症细胞浸润。（总图 4-3-13）

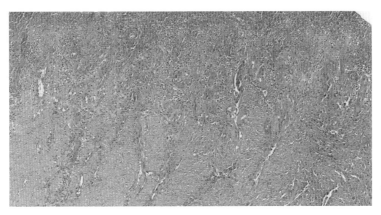

总图 4-3-13 肉芽组织

十二、肉芽肿

肉芽肿（granuloma）指组织细胞浸润为主的慢性炎症过程。组织细胞可以单核或多核，形态可以似上皮样细胞，如噬黑素细胞、噬含铁血黄素细胞、泡沫状组织细胞等。多核组织细胞包括朗汉斯巨细胞、异物巨细胞、图顿巨细胞等。常见有以下几种肉芽肿：

1. 结核性肉芽肿 组织细胞聚集成团，外围淋巴细胞浸润，中央干酪样坏死，常见朗汉斯巨细胞，细胞核规则排列呈马蹄状。主要见于皮肤结核。（总图 4-3-14）

2. 结核样肉芽肿 组织细胞聚集成团，外围淋巴细胞浸润，中央无干酪样坏死，朗汉斯巨细胞可有可无。常见于皮肤结核、非结核分枝杆菌感染、结核样型麻风、梅毒、结节病、深部真菌病等肉芽肿病变。（总图 4-3-15）

3. 栅栏状肉芽肿 肉芽肿中央黏蛋白沉积或胶原纤维变性，周围组织细胞呈环状、栅栏状浸润。常见于环状肉芽肿、类脂质渐进性坏死、痛风结节、类风湿结节等。（总图 4-3-16）

4. 异物肉芽肿 破裂的皮肤囊肿、坏死或变性的组织、角化物质、注射美容物、文身、外伤致异物侵入皮肤等，引起组织细胞浸润，常可见多核且不规则排列的异物巨细胞。（总图 4-3-17）

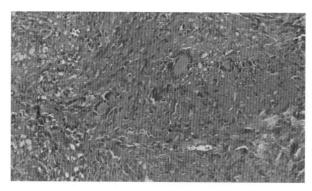

总图 4-3-14　结核性肉芽肿

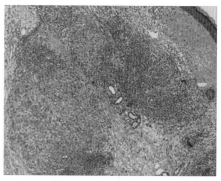

总图 4-3-15　结核样肉芽肿

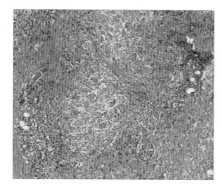

总图 4-3-16　栅栏状肉芽肿

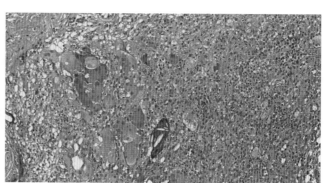

总图 4-3-17　异物肉芽肿

第四节　皮下组织的基本病理改变

　　大多数真皮内的组织病理变化也常发生于皮下脂肪层。原发于皮下脂肪层的病理改变主要表现为脂膜炎（panniculitis），它是指由于炎症反应而引起皮下脂肪组织不同程度的炎症浸润、水肿、液化和变性坏死。

　　脂膜炎按照发病原因，大致分为感染性、免疫性、创伤性、人工性、营养不良性、代谢性、遗传性等。按照病理特征分为间隔性脂膜炎、小叶性脂膜炎。

一、间隔性脂膜炎

　　间隔性脂膜炎（septal panniculitis）是指脂肪组织本身无明显原发病变，但脂肪间隔增宽，出现炎症细胞浸润，或胶原增生，或胶原变性，或血管炎，或肉芽肿等病理改变。包含的病种有：结节性红斑、硬皮病、嗜酸性筋膜炎、类脂质渐进性坏死、皮下型环状肉芽肿、类风湿结节、结节性多动脉炎、渐进性坏死性黄色肉芽肿等。（总图 4-4-1）

二、小叶性脂膜炎

　　小叶性脂膜炎（lobular panniculitis）是指炎症主要累及脂肪组织。包含的病种有：硬红斑、新生儿皮下脂肪坏死、新生儿硬化症、α-抗胰蛋白酶缺乏相关性脂膜炎、创伤性和人为性脂膜炎、寒冷性脂膜炎、皮下脂肪营养不良、幼儿腹部远心性脂肪营养不良、狼疮性脂膜炎、嗜酸性脂膜炎、钙化防御、感染性脂膜炎等。（总图 4-4-2）

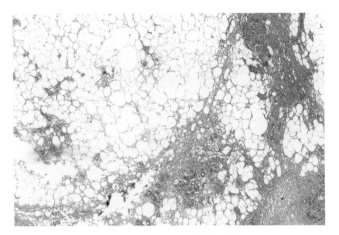

总图 4-4-1　间隔性脂膜炎

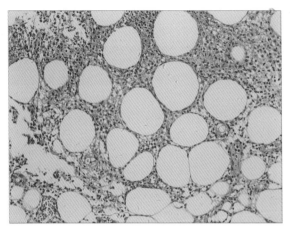

总图 4-4-2　小叶性脂膜炎

（陈明亮　张桂英）

第五章 皮肤病的病因与病机

第一节 中医对皮肤病病因病机的认识

一、病因

病因是导致机体发病的原因或诱因的总称。皮肤性病种类繁多，病因病机复杂，但常见病因主要为六淫、毒邪、虫咬、饮食、七情、体质、外伤、瘀血、痰饮等。

（一）外感六淫

六淫，即风、寒、暑、湿、燥、火六种病邪的总称。正常情况下，风、寒、暑、湿、燥、火是随自然界季节时令更替而出现的六种气候，称为六气。但如果六气发生太过，或不及，或反常，或人体正气不足，卫外不固时，六气则转变为致病病因，称为六淫。

1. 风邪　风邪为六淫之首，百病之长，为皮肤性病常见病因之一。风邪的性质和所致皮肤性病的特点可概括为：

（1）风邪趋上，其性轻扬、开泄。因此，风邪致病时多侵犯人体头面、上部，如白屑风、面游风等；并使腠理开泄，出现汗出、恶风等症状。

（2）风邪善行数变。故风邪所致皮肤性病常发无定处，游走不定，骤起骤消，如瘾疹、赤白游风等。

（3）风邪为阳邪，其性燥烈，常易损伤阴液，致肌肤失养。故风邪所致皮肤性病可表现为皮肤干燥、粗糙、皲裂，如白疕、鹅掌风等。

（4）风邪主动。故风邪所致皮肤性病常表现为瘙痒无度，搔抓不止，如风瘙痒、瘾疹等。

（5）风邪为百病之长，常合并其他邪气侵袭人体，成为复合性病因，如风寒之邪、风热之邪、风湿之邪。

2. 寒邪　寒为冬之主气，故寒邪致病多发生于冬季或冬季加重。寒邪的性质和所致皮肤性病的特点可概括为：

（1）寒邪为阴邪，易伤阳气。故寒邪所致皮肤性病，束表，卫阳不振，皮损色白，伴恶寒、无汗、脉浮紧；入里，脏腑阳气受损，皮损色白，肌肤不温，伴相应脏腑阳气受损的症状。

（2）寒邪收引，侵于腠理皮毛，致毛窍收缩，卫阳闭束。故寒邪所致皮肤性病皮损色白、青黯或发绀，如冻疮。

（3）寒邪凝滞、主痛，侵入经脉，致气血运行凝滞。故寒邪所致皮肤性病可有疼痛或麻木感，遇冷加重，得热则缓，如皮痹、手足逆冷症等。

（4）寒邪常与其他邪气兼夹致病，形成复合性病因，如风寒之邪、寒湿之邪。

3. 暑邪　暑为夏之主气，故暑邪致病有明显的季节性。暑邪的性质和所致皮肤性病的特点可概括为：

（1）暑邪为阳邪，其性炎热。暑邪蕴结于皮肤肌腠，常致暑疖等。

（2）暑邪升散，易伤津耗气。故暑邪所致皮肤性病可伴有口渴、气短等症状。

（3）暑邪多夹湿邪致病。暑湿之邪是夏季常见的复合性病因，如暑湿之邪蕴结于皮肤肌腠可致黄水疱、痱子等。

4. 湿邪　湿为长夏之主气，湿邪的性质和所致皮肤性病的特点可概括为：

（1）湿邪为阴邪，其性黏滞。由于湿邪难除，故湿邪所致皮肤性病常病程较长，缠绵难愈，如湿疮。

（2）湿邪重浊、趋下，"伤于湿者，下先受之"。故湿邪所致皮肤性病常见于下部、下肢、会阴，如脚湿气、肾囊风等。

（3）湿邪常与热邪兼杂致病，形成复合性病因，如湿热之邪所致湿疮、蛇串疮等。

5. 燥邪　燥是秋之主气。燥邪的性质和所致皮肤性病的特点可概括为：

（1）燥邪燥烈，易伤津化燥生风。故燥邪所致皮肤性病多表现为皮肤干燥，毛发失荣，瘙痒无度，如风瘙痒等。

（2）燥邪伤肺，因肺合皮毛，燥邪侵袭皮肤肌腠，易损伤肺卫。故燥邪所致皮肤性病，可伴有口鼻干燥、干咳无痰等症状。

6. 火邪　火为热之甚，热为火之渐，火热皆可化毒。火邪的性质和所致皮肤性病的特点可概括为：

（1）火邪为阳邪，其性炎上。故火邪所致皮肤性病多发生于头面、上肢，如热疮等。

（2）火邪为阳邪，其势急迫走窜。故火邪所致皮肤性病多发病急，发展快，容易扩散，如颜面疔疮、抱头火丹等。

（3）火邪为阳邪，易灼伤经脉，迫血妄行。故火邪所致皮肤性病可出现血溢脉外的出血、紫斑等。

（4）火邪为阳邪，易损伤津液。故火邪所致皮肤性病可伴有口渴喜冷饮，大便干，小便赤等症状。

外感六淫致病，六淫之间可互相影响，互相转化，如风寒不解可化火化热；暑湿久羁可化燥伤阴。内风、内寒、内湿、内燥、内热（火）称为内生五邪，为脏腑功能失常而产生的类似六淫外侵所致证候，但外感六淫为病因，内生五邪为病理结果。二者之间尽管有区别，又有密切联系。六淫伤人，由表入里，损及脏腑，则易致内生五邪；脏腑功能失调，内生五邪，则又易感六淫之邪，形成内外合邪。

（二）毒

毒又称毒邪，是一种严重危害人类健康的常见致病因素之一。毒邪一般可分为外感毒邪和内生毒邪两大类。导致皮肤性病的毒邪常为外感毒邪，包括虫毒、药毒、食毒、漆毒、六淫化毒、疠气疫毒等。

1. 药毒　古代医家早有认识，如［明］陈实功《外科正宗·中砒毒》记载："砒毒者，阳精大毒之物，服之令人脏腑干枯，皮肤紫黑，气血乖逆，败绝则死。"由药物引起的皮肤性病，中医又称为"中药毒"。现代，随着中西药物的泛用，中药毒者呈上升趋势。

2. 食毒　［隋］巢元方《诸病源候论·食鲈鱼肝中毒候》记载："此鱼肝有毒，人食之中其毒，即面皮剥落。"已认识到某些食物可引发皮肤性病的产生。但现代某些食品所导致的皮肤性病更应引起高度重视。

3. 虫毒　包括蛇毒、蜘蛛毒、蜈蚣毒、蝎子毒等。毒虫咬伤后不仅导致局部皮肤的红肿溃烂、瘙痒、疼痛、麻木，严重者可危及生命。

4. 疫气疠毒　是一类具有发病剧烈，具有传染性的致病邪气。多由天行时气、大风苛毒、疫死禽毒等感染所致，传染可由口鼻而入，也可通过皮肤接触或胎传而致，如大头瘟、麻风、梅毒等。

外感毒邪致病虽表现复杂多变，但共同特点为：①多为外感所致。②发病急骤，来势凶猛，症状剧烈。③传变迅速，易陷营血，内攻脏腑。④毒邪凝结气血，燔灼津液，胶着不化，缠绵难愈。⑤部分毒邪有传染性或流行性。

（三）虫

虫又称虫邪，是一种引起皮肤性病的常见病因。虫邪一般可分为有形之虫和无形之虫。有形之虫包括仅凭肉眼可见的有形之虫，如蚊虫、跳蚤、臭虫、虱子、蜈蚣、蝎子、黄蜂、蜘蛛、蚂蟥、桑毛虫、松毛虫、隐翅虫、蛇及蛔虫、绦虫、蛲虫等，以及需借助仪器设备才能发现的有形之虫，如真菌、滴虫、螨虫等。有形之虫咬伤引起局部皮肤腠理的损伤，化湿、化热、化毒，出现红斑、丘疹、水疱、大疱、潮红、肿胀、自觉疼痛、瘙痒，甚至溃烂、出血，严重者出现全身症状，危及生命。无形之虫是指皮肤性病患者自觉皮肤虫邪作祟，是一种相对概念，目前无法凭借肉眼和仪器设备找到虫体，但随着科学技术检测手段的发展，可能一些无形之虫将会逐渐被认知。

（四）外伤

外伤是外来伤害的简称。广义之外伤泛指物理、化学、机械、生物等一切外源性损害。狭义之外伤主要指跌仆刀刃所伤。外伤主要损伤皮肤肌腠，经络气血，致局部红肿、疼痛、皮破、血流、紫斑、瘀斑等。

（五）饮食所伤

饮食所伤是指饮食不当所导致的人体脾胃脏腑功能失调，其是皮肤性病的重要病因。饮食所伤包括饥饱失常、饮食偏嗜、饮食不洁，主要损伤脾胃，脾胃受损后，生湿、化热、动风、化毒，从而引起皮肤性病的发生。

（六）七情内伤

七情即喜、怒、忧、思、悲、恐、惊七种情志表现，泛指人的一切精神情绪活动。七情内伤则是指精神情绪受到长期、过度刺激所导致的气血、阴阳、脏腑功能失调而出现的病症。其亦是皮肤性病重要的病因。《素问·阴阳应象大论》记载"怒伤肝""喜伤心""忧伤肺""思伤脾""恐伤肾"，《素问·举痛论》记载："怒则气上，喜则气缓，悲则气消，恐则气下……思则气结。"均说明精神情绪不当可引起或加重机体损害从而导致皮肤性病的产生。按精神情绪与皮肤性病的相关程度，皮肤性病可分为直接相关，如油风、牛皮癣、红蝴蝶疮、白驳风、湿疮、白疕等；间接相关，如瘾疹、风瘙痒、蛇串疮、热疮等。

（七）体质

体质是指人体以先天禀赋为基础，在后天的生长发育和衰老过程中所形成的结构、功能和代谢上的个体体质特殊性。体质由先天遗传和后天获得所形成。一般可分为平和质、气虚质、阳虚质、阴虚质、痰湿质、湿热质、血瘀质、气郁质和特禀质9种基本体质类型。体质因素在皮肤性病发病学上有两方面的意义：一是体质的特异性决定着对致病因素或某些皮肤性病的易感性，如阴虚体质的人，干性皮肤比较多，易患风瘙痒；面色晦暗，或出现较多色素斑，易患雀斑、黧黑斑；湿热体质，易患面游风、肺风粉刺等；二是体质因素决定皮肤性病的发展过程，如特禀体质人进食蚕豆、白扁豆、牛肉、鹅肉、鲤鱼、虾、蟹、茄子、酒、辣椒、浓茶、咖啡等辛辣之品、腥膻发物后易出现湿疮、瘾疹等。

（八）瘀血、痰凝

瘀血、痰凝是皮肤性病形成过程中所产生的病理产物，又是某些皮肤性病的致病因素。

1. 瘀血　是指体内有血液停滞，包括离经之血积存体内，或血运不畅，阻滞于经脉及脏腑内的血液。多因外伤、跌仆，离经之血未及时排出或消散；或气滞血行不畅，或因寒而血脉凝滞，或因热而血液浓缩壅聚，或气虚推动无力，血行缓慢等，导致瘀血内阻，是皮肤性病形成过程中常见的病理产物。由于瘀血未除，新血不生或经脉阻隔，瘀血又成为某些皮肤性病的病因，致使局部皮损色黯、青紫、瘢痕，伴面色黧黑，唇甲青紫，肌肤甲错，皮肤干燥，毛发干枯，舌质紫暗、紫斑、紫点，舌下脉络曲张，脉涩，如皮痹。

2. 痰凝　是指痰浊内生，凝结不散。痰的生成与肺、脾二脏有关，肺主呼吸，输布津液，风热或风寒之邪犯肺，肺失输布，津液凝聚成痰；脾主运化，思虑过度、劳倦及饮食不节，损伤脾胃，脾失健运，水湿内停，凝结成痰。故有"脾是生痰之源，肺是贮痰之器"之说。痰凝也是皮肤性病形成过程中常见的病理产物，痰凝作为病因也可导致皮肤性病的产生，表现为局部结节、肿块、瘢痕等。

瘀血与痰凝之间常相互影响，或形成瘀血痰凝病理状态导致皮肤性病的产生。

二、病机

病机是疾病发生、发展、变化与转归的机制，是人体受邪后所发生的病理变化。人体五脏六腑、四肢百骸、五官九窍、筋脉皮毛肌腠被经络联为一体，形成一个有机的整体。正邪相争、阴阳失调、气血失和、脏腑功能紊乱是人体疾病发病的基本病机，但由于皮肤性病是发生在体表为主的疾病，其病位在肌腠皮肤，发病病机则主要为邪客体表、肌腠失养、经络失疏等。

（一）病位

人体表面包括皮肤、腠理、毛发、汗孔等，经络循行其中。是人体与自然界接触最密切的部位，具有防御外邪，调节体温、津液等作用。致病因素，包括外感六淫、虫邪、毒邪、疫疠之邪等首先侵犯体表；跌仆刀刃损伤体表；体内脏腑功能失调、气血逆乱、阴阳失衡等循经影响体表，导致皮肤、腠理、汗孔、毛发异常，从而导致皮肤性病的发生。因此，皮肤性病其病位在肌腠皮肤。但皮肤肌腠与五脏六腑、四肢百骸、五官九窍通过经络联为一个有机整体。所以，皮肤腠理的病变又可能会通过经络，影响到体内脏腑功能的正常发挥、阴阳的平衡、气血的盛衰，从而导致其他疾病的发生。故《灵枢·百病始生》云："虚邪之中人也，始于皮肤，皮肤缓则腠理开，开则邪从毛发入，入则抵深……"说明了皮肤性病向体内传变的可能。

（二）病机

1. 邪客体表　《素问·评热病论》记载："邪之所凑，其气必虚。"皮肤、腠理之所以发病，体表"虚"是发病的内在依据，"虚"包括腠理不密、卫气不充、营卫失调、经络失疏等；其次，"邪"是皮肤性病发病的重要依据。"邪"包括了外感六淫之邪、毒邪、虫邪、疫疠之邪，以及脏腑功能失调所产生的病理产物，如痰饮、瘀血、内生五邪等。邪客于体表，或化热化湿化火化毒，故产生潮红、肿胀、红斑、紫斑、瘀斑、丘疹、水疱、脓疱、糜烂、渗出；或化燥生风，出现皮肤干燥，瘙痒；或邪气不去，蕴结不散致反复发作，缠绵不愈；或气滞血瘀，经络阻隔，致出现皮损色黯，色紫，自觉疼痛、麻木等。

2. 肌腠失养　《素问·阴阳应象大论》曰："肺主皮毛。"肺输布精气，充养皮肤，宣发卫气，外达皮肤；脾为后天之本，气血生化之源，脾主肌肉，统血，参与津液的生成和输布；肝藏血，主疏泄，在体合筋；肾为先天之本，主骨，藏精，生髓，发为肾之余；心主神明，主血脉，其华在面。体表皮肤肌腠红润光泽，健康御邪，全靠五脏之滋养，六腑之通泄。若脏腑功能失调，或气血不足，或经络失疏，或邪羁肌腠皮肤，均能使肌腠皮肤失养，出现肌腠皮肤干燥、粗糙、鳞屑、萎缩、皮色异常、自觉瘙痒，所谓"血虚生风""燥能生风"也。

3. 经络失疏　经络系统包括十二经脉、奇经八脉、十二经别、十五络脉、十二经筋、十二皮部，起到网络周身，联通表里，运行气血，协调阴阳，传导感应，调整虚实之作用。经络在体表各有其循行及归属部位，若情志内伤、肝郁气滞、肺失肃降、脾失运化、肾之阴阳亏虚等脏腑功能失调，气血逆乱，血瘀痰凝，或外伤跌仆，或外邪侵袭均能致体表经络失疏，所属肌腠皮肤失常，从而导致皮肤性病的发生。故《素问·调经论》曰："五藏之道，皆出于经隧，以行气血，血气不和，百病乃变化而生，是故守经隧焉。"说明经络失疏是皮肤性病发病的病机之一。

（杨志波）

第二节　西医对皮肤病病因、发病机制的认识

皮肤病病因多种多样，其发病机制往往较复杂，可能受到遗传和环境的相互作用，破坏皮肤屏障，导致局部皮肤的免疫微环境、代谢紊乱，表现为各种类型的皮损表现。

一、遗传

人类大部分疾病，包括皮肤病都与遗传有或多或少的关联。基于遗传基因的影响，这些疾病常表现出程度不一的遗传倾向性。在大部分情况下，皮肤病与多种基因相关，如大疱性表皮松解症、银屑病、雄激素源性脱发等，均有一定的遗传倾向及家族聚集性。随着科学的飞速进展，针对疾病的基因检测手段也越来越多，越来越多的科研人员投入到此类皮肤疾病的基因背景的探索中，以期进一步阐明此类疾病的相关发病机制。譬如，有研究报道，基于大样本玫瑰痤疮患者的 GWAS 检测，rs763035（位于 HLA-DRA 及 BTNL2 基因间）与玫瑰痤疮发病相关。HLA-DRB1*03：01，HLA-DQB1*02：01，HLA-DQA1*05：01 等 HLA 等位基因与玫瑰痤疮发病相关。

此外，部分皮肤病由明确的单个或多个基因的缺陷或变异引起，为遗传相关性皮肤病。此类遗传性疾病可根据异常的染色体不同而分为常染色体遗传相关及性染色体遗传相关。如：可变性红斑角化病（GJB3 基因异常）、条纹状掌跖角化病（桥粒斑蛋白基因异常）、单纯型大疱性表皮松解症（EBS）和肢体 - 腰带型肌营养不良症（网格蛋白基因异常）均为单基因异常相关的遗传性皮肤疾病。单基因遗传性皮肤病在发病机制、疾病治疗等方面的探索都给我们提供了较好的途径。深入了解遗传性单基因皮肤病的发病机制及分子基础，有助于我们探索常见的获得性皮肤病的发病机制。譬如，非 Herlitz 型交界型大疱性表皮松解症可作为一个较好的单基因模型来加深我们对于获得性皮肤病，如大疱性类天疱疮的理解。此外，基于遗传性皮肤病基因突变的相关发病机制，可进行针对目标基因、病变细胞及蛋白的靶向治疗，为遗传性皮肤病及获得性皮肤病都提供了新的研究方向。

二、免疫

皮肤是人类最大的一个免疫器官，可通过皮肤真皮、表皮层的免疫细胞（如 T 细胞、DC 细胞、朗格汉斯细胞等）、细胞因子（TNF-α，IL-17）等发挥作用。大部分皮肤病都与皮肤免疫功能紊乱相关，如银屑病、特应性皮炎等炎症性皮肤病均可发现真表皮炎症细胞的浸润及细胞因子的大量分泌。

皮肤免疫系统包括先天性免疫及获得性免疫（包括细胞免疫及体液免疫），在维持皮肤微环境稳态及维持正常的皮肤屏障中发挥重要作用。先天性免疫指以非特异性的方式抵御外来入侵的病原体，可通过产生和募集细胞因子等物质诱导炎性反应，激活补体系统，达到清除局部微生物、死亡细胞的目的。而获得性免疫是通过特异性识别抗原，激活免疫细胞，使 T 细胞获得细胞毒性作用，或使得 B 细胞分泌抗体，达到清除抗原、排除异己的目的。大部分皮肤病是由于局限性或全身性皮肤免疫功能的紊乱所导致，如白癜风、斑秃、天疱疮、药疹等。而当全身免疫系统发生改变时，也可诱发局部皮肤免疫失衡导致皮损的发生，譬如：HIV 患者由于免疫能力低下继发卡波西肉瘤；长期口服糖皮质激素患者出现口腔念珠菌病或马拉色菌毛囊炎等真菌感染等。

皮肤疾病中与免疫相关的发病机制主要有以下 3 种模式：

（一）免疫失败：感染

针对外侵病原体发生的皮肤免疫失败可产生真菌、细菌、病毒、支原体等病原体的感染。譬如：局部皮肤受损导致皮肤屏障被破坏，皮肤局部免疫细胞、相关炎症因子可能流失，导致局部皮肤免疫能力的低下，病毒入侵并大量繁殖，可产生寻常疣。而长期口服糖皮质激素的患者，容易出现全身免疫功能低下，局部皮肤免疫功能紊乱，故易滋生体股癣。对于此类疾病，常为一过性皮肤免疫能力低下所致，可适当予以抗感染治疗，如无原发免疫系统疾病的则无需予以免疫调节治疗。

（二）免疫错误：自身免疫

皮肤免疫系统可通过 MHC 系统达到识别自身细胞，排除异己的功能，毛发、指甲等附属器通过免疫赦免而与身体和平共处。当表皮、真皮细胞发生病变，或由于入侵病原体表达与表皮、真皮自身细胞相似的抗原时，可能错误诱导皮肤免疫系统攻击自身细胞，产生炎症反应，诱发自身免疫性皮肤病。其中，红斑狼疮、皮肌炎等是全身免疫功能紊乱而引起的疾患，可同时累及皮肤及内脏，而特应性皮炎、大疱性皮肤病、银屑病等是由于全身皮肤免疫功能紊乱而引起的疾患，可累及全身皮肤。针对此类疾病，我们需及时、积极地予以免疫调节治疗，纠正免疫系统紊乱，才能达到治疗目的。

（三）免疫失败：癌症

对于自身异常细胞，免疫系统不能正确识别和清除，此类细胞异常生长，可能导致肿瘤或癌症。譬如：基底细胞癌是常年日光的照射，光损伤破坏了皮肤屏障，从而引起了皮肤癌变。

三、代谢

由于皮肤局部的糖类、蛋白、无机物质或其他产物的代谢紊乱可导致黏蛋白病、淀粉样变等不同表现的皮肤病，而系统性代谢紊乱也可以累及局部皮肤，出现一系列的皮损表现。其中，各种代谢紊乱所致皮肤表现包括：①糖类代谢紊乱，如黏多糖病（氨基多糖分解代谢异常）。②蛋白代谢紊乱，如淀粉样变（淀粉样蛋白沉积）、皮肤黏蛋白病、类脂蛋白沉积症（透明蛋白样物质在多器官沉积）。③无机物质代谢紊乱，如痛风（单钠尿酸形成的针样结晶物在组织中的沉积）、假性痛风（二水焦磷酸钙在关节的沉积）、皮肤钙化（无定型、不溶性钙盐的沉积）。④其他物质的代谢紊乱及异常沉积，如卟啉病（血红蛋白生成物合成途径中酶的功能障碍所致卟啉代谢异常）。⑤系统性代谢紊乱在皮肤上的表现，如糖尿病患者可出现黑棘皮病、肢端干性坏疽、肢端红斑等表现；甲状腺功能亢进症患者可出现胫前黏液性水肿、甲状腺性杵状指、色素沉着、弥漫性脱发等表现；甲状腺功能减退症可出现鱼鳞病、掌跖角化症、毛发无光泽、粗糙等表现；蛋白质－能量营养不良症患者可表现为紫癜、脱屑、水肿、表浅层坏死，出现"搪瓷涂层"外观等不同的皮损；其他如必需脂肪酸缺乏症等均可有不同的皮损表现。

由于局部皮肤代谢紊乱发生的类似机制，各类疾病可在不同部位皮肤上有相似的表现，因此，我们在皮肤疾病的诊断中，需要根据局部皮肤的改变，积极筛查其原发疾病，排除系统性疾病，以防漏诊。譬如，皮肤黏蛋白病是异常数量的黏蛋白在皮肤中广泛或局限沉积的一组疾病，如为随机分布，且皮损数量有限，我们可能考虑为皮肤局部黏蛋白增多症，但如果表现为胫前斑块结节，我们需要详细询问相关病史及完善相关检查以排除甲状腺疾病，而如表现为胸背部 V 形区、后背、上肢斑块结节，我们则需要完善狼疮相关检查，以排除皮肤狼疮黏蛋白增多症。

四、皮肤屏障

广义的皮肤屏障是指表皮、真皮、皮下组织构成了一个天然屏障，狭义的皮肤屏障是指表皮屏障即表皮角质细胞之间通过天然保湿因子、脂质体等紧密相连，同时表面覆以皮脂膜，从而形成砖墙样结构。

正常皮肤屏障能阻止皮肤表面的各种病菌如真菌、细菌、病毒进入体内，同时能保护体内水分、电解质不丢失，同时还能抵御日光对皮肤的损伤。而由于遗传的体质或皮肤病炎症等原因导致皮肤屏障损伤后，就容易诱发或加重某些皮肤病，如特应性皮炎就是遗传因素导致皮肤屏障损伤从而容易产生皮炎，玫瑰痤疮由于炎症导致皮肤屏障损伤从而更进一步加重玫瑰痤疮。

皮肤屏障功能的破坏诱发皮肤疾病有几种不同机制：①保湿功能下降，水分丢失，从而使皮肤干燥、脱屑、瘙痒等敏感症状。②抵抗病菌能力下降。皮肤表面共生菌容易入侵真皮而引起免疫性炎症反应，从而使皮炎、湿疹更容易反复发作，部分患者由此可以产生病原体的感染，如扁平疣、细菌真菌性皮肤病。③电解质紊乱，大面积突发皮肤屏障损伤，如烧伤可导致水电解质失衡。

因此，正确使用医用护肤品维持皮肤屏障功能是减少皮肤疾病的复发、减缓疾病发展的重要举措。

五、环境因素

外界环境的影响与遗传、免疫等因素共同协作，是皮肤疾病发生的重要影响因素之一。

（一）日光照射（日光性皮炎，黑素瘤）

日光中包含紫外线 A（UVA）、紫外线 B（UVB）、可见光等多种不用的光源，不同光源的照射对于皮肤可产生不同的影响，其中以 UVA 及 UVB 对皮肤的损伤最为显著。在一定时间内曝光于强紫外光下，可出现日晒伤、色素沉着等表现。而长时间的日光照射可加速皮肤老化，导致胶原纤维及弹性纤维破坏，出现雀斑、色素沉着、皱纹增多及加深、皮肤毛细血管扩张等损容性表现。此外，长时间暴露于日光下可增加罹患皮肤癌前病变及皮肤肿瘤的风险。

除日光外，紫外灯等所有可以产生 UVA、UVB 的光源，都可能加速皮肤老化，增加罹患皮肤色素性疾病及皮肤肿瘤的风险。

因此，在日常生活中，需予以适当的物理或化学防晒，避免过度暴露于紫外线光源下。

（二）湿度及温度

空气中的湿度及温度对于皮肤的屏障功能有极大影响，因此可间接引发皮肤病。譬如：在温度较高的夏季，空气中湿度较高，适宜病菌生长，因此是花斑癣、体股癣、足癣的高发季节，不及时洗浴清理会大大增高罹患皮肤感染性疾病的风险。而在冬季，温度较低，空气中湿度较低，皮肤中水分丢失增多，可导致皮肤干燥、脱屑，引起皮肤瘙痒症、乏脂性湿疹等疾病，也是鱼鳞病的好发季节。

（三）地域及动植物分布

各地域的海拔高度、动物分布、植被覆盖不同，对于皮肤的表型及皮肤疾病分布有一定的影响。在高原地区，由于缺氧，在那里长期生活的人们往往颧部有皮肤血管扩张与增长的"高原红"表现。此外，在不同国家和地区，由于动植物的分布差异，也有不同的皮肤疾病分布。譬如，在春夏季，部分富含播散性花粉、柳絮的地区常出现花粉、柳絮的播散，可诱发特应性皮炎等过敏性皮肤疾病。

（四）大气污染

空气污染物中包含多环芳烃（PAHs），挥发性有机化合物（VOCs），颗粒物（PM），氧化物等物质，与其长期接触可加速皮肤老化，引起面部的色素沉着斑，皮肤干燥等，以及毛囊口异物堆积导致易长痤疮等皮肤病。

（五）水污染

目前生活用水中，普遍使用氯或其衍生物作为消毒净化的物质，尤其是在游泳池中，往往消毒剂含量较高，而长期接触氯等消毒物质可以刺激皮肤或加速皮肤衰老。

（六）物理应激

不同程度的摩擦、压迫、震动、电击、离子辐射等物理应激作用于人体的不同部位，会产生不同的作用和效应，会导致擦伤、紫癜、瘀血、水疱、压疮、人工皮炎、放射性皮炎等不同的急性或慢性皮肤病。因此，需及时避免物理应激对皮肤造成的损伤。

（七）化学应激

化学物质包括各种极性物质及非极性物质，不同大小、不同性质、不同形态的有机物及无机物（重金属、强酸碱性物质等），其与皮肤的接触可诱发不同的反应。如，强酸碱性物质的接触可导致皮肤腐蚀，出现大疱、糜烂、溃疡等不同程度的损害。而重金属的接触可能诱发局部红斑、瘙痒、水疱等接触性皮炎的表现。

六、生活方式

随着现代经济的发展，人们的生活水平提高，物质方面的选择性增多，人们生活的差异性也有所增加，因此不同生活方式对于不同皮肤病的影响也是目前一个众人关注的热点。

（一）化妆品及护肤品

当代社会，女性对于面部美容的要求越来越高，频繁于美容机构进行补水、激光等美容护理，化妆频率也越来越高，同时，人们可以通过各种电商平台购入便宜的护肤品及化妆品。但由于目前美容机构市场的紊乱及网络市场不正规护肤品及化妆品的售卖，加上人们对于护肤认知的不足，使用不正规护肤品产品，导致了激素依赖性皮炎、接触性皮炎等皮肤疾病的发生。

（二）精神压力

人们生活压力日益增加，而精神压力的增加可出现神经性皮炎、休止期脱发等疾病，有效适应生活及工作，缓解精神压力可有效缓解此类皮肤疾病。而与精神压力相关的皮肤疾病主要有以下两方面：

1. 直接影响 神经性皮炎、结节性痒疹、皮肤瘙痒症等皮肤病部分是由于精神压力等原因致使反复搔抓而诱发。

2. 间接影响 精神压力可加重神经免疫功能紊乱，从而诱发或加重玫瑰痤疮、斑秃等疾病。如斑秃患者中，在疾病发生或加重前，常有一些重大事件的发生，精神受到刺激，或长久精神压力的累积。在此类皮肤病的治疗中，我们需特别关注平衡患者的精神状态，使患者维持一个健全的心理状态。

（三）食物

不同食物摄入的种类及不正确的摄入习惯可能导致人们罹患皮肤病。短时间内大量摄入海鲜等富含高蛋白的物质可能导致急性荨麻疹。而不节制地饮食所致肥胖者，是银屑病的高发人群。

（四）酒精

喝酒后即可引起面部血管扩张，可导致面部潮红等急性反应；而长期大量饮酒可导致肝脏负荷加重，出现皮肤暗沉等表现。

（五）睡眠

睡眠质量欠佳、睡眠障碍、睡眠时间过短等因素都可加重神经功能紊乱或神经免疫功能失调，可直接导致许多皮肤病的发生，如斑秃、神经性皮炎、皮肤瘙痒症、玫瑰痤疮等。而某些皮肤病由于皮肤瘙痒会大大影响患者的睡眠质量，进一步加重瘙痒，形成恶性循环，所以保证高质量的睡眠有助于皮肤病的康复。

【参考文献】

[1] JEAN L BOLOGNIA, JOSEPH L JORIZZO, RONALD P RAPINI. 皮肤病学 [M]. 2 版. 朱学骏，王宝玺，孙建方，等译. 北京：北京大学医学出版社，2014.

[2] 赵辨. 中国临床皮肤病学 [M]. 2 版. 南京：江苏凤凰科学技术出版社，2017.

[3] EDUARDO CALONJE, THOMAS BRENN, ALEXANDER LAZAR, 等. 麦基皮肤病理学：与临床的联系 [M]. 4 版. 孙建方，高天文，涂平，等译. 北京：北京大学医学出版社，2017.

[4] ANNE LYNN S. CHANG, INBAR RABER, JIN XU, et al. Assessment of the Genetic Basis of Rosacea by Genome-Wide Association Study[J]. Journal of Investigative Dermatology, 2015，135(6): 1548-1555.

（谢红付 李 吉）

第六章 皮肤病的诊断

第一节 皮肤病的诊断

皮肤病的诊断与其他临床学科一样，也应在系统的病史收集、全面的体格检查及必要的实验室检查的基础上进行综合分析，并与相类似的疾病进行鉴别，才能得出正确的诊断。

一、皮肤病的临床表现

皮肤病的临床表现是皮肤病在发生、发展过程中所产生的症状和体征。在皮肤科习惯上将症状和体征（主要是皮损）分为自觉症状和他觉症状。

（一）自觉症状

自觉症状又称主观症状，简称症状，是指患者自己能感受到的不适或影响生活质量的感觉。皮肤病的自觉症状主要包括瘙痒、疼痛、麻木、灼热及虫行感等。自觉症状的轻重与皮肤病的性质、严重程度及自身的感受能力有关。

1. 瘙痒　简称痒，是一种可诱发搔抓或摩擦的皮肤感觉，是皮肤病常见的自觉症状。瘙痒可轻可重，可呈阵发性、间断性或持续性，亦可局限性、泛发性或全身性。瘙痒多见于神经性皮炎、荨麻疹、湿疹、疥疮及皮肤瘙痒症等。糖尿病、慢性肾衰竭、某些恶性肿瘤（如淋巴瘤）及某些肝胆系统和造血系统疾病等亦常伴有剧烈瘙痒。

中医学对瘙痒的辨证分为风痒、热痒、湿痒、虫痒及血虚痒，临床表现各异。

（1）风痒：痒无定处，走窜不定，遍身作痒。因风性上行，故尤以头面为多，皮损呈干性。舌红或淡红，苔薄，脉浮。如瘙痒症、荨麻疹等。

（2）热痒：皮疹色红、肿胀、焮红灼热作痒，遇热加重，痒痛相间。舌红、苔黄，脉数。如毛囊炎、脓疱疮、丹毒等。

（3）湿痒：皮损多表现为水疱、糜烂、渗液浸淫成片，缠绵难愈。因湿性趋下，故以会阴、下肢多见。舌淡红或红、苔腻或黄腻，脉濡。如急性湿疹、接触性皮炎等。

（4）虫痒：痒若虫行，部位不定，奇痒难忍，夜间尤甚，如疥疮。

（5）血虚痒：皮肤干燥、脱屑，日久则皮肤肥厚，瘙痒日轻夜重。其因气血不足，肝失所养，肌肤失润，血虚生风所致。舌淡或有齿痕、苔净，脉沉细。如老年性皮肤瘙痒症。

2. 疼痛　是一种令人不快的感觉和情绪上的感受，伴有实质上的或潜在的组织损伤，为辨别伤害机体刺激强度的主观感受。疼痛常见于带状疱疹、丹毒、结节性红斑、红斑肢痛症等。疼痛的性质各异，可为灼痛、刺痛、钝痛、胀痛、跳痛、抽搐样痛、刀割样痛、电击样痛等。中医学认为，疼痛多由气血凝滞、经络不通，或气血不足，经络失养所致。疼痛固定多属血瘀；痛无定处，随情绪变化加重或减轻多属气滞；久病疼痛，痛势较缓，时痛时止，或痛而喜按者，多属气血两虚。中医学对疼痛的辨证可分为寒痛、热痛、风痛、虚痛、实痛等，表现各异。

（1）寒痛：痛而畏冷，皮温不高，得热则减，温药、热敷则痛缓，如冻疮。

（2）热痛：痛而灼热，皮色鲜红，得冷则减，凉药、冷敷则痛缓，如丹毒等细菌感染性皮肤病。

（3）风痛：痛处不定，发生突然，游走迅速。

（4）虚痛：痛势和缓，无胀闷感，喜温喜按。

（5）实痛：痛势急剧、胀闷疼痛、恶按。

3. 灼热 系患者自觉患处或全身皮温升高，可单独出现也可与瘙痒、疼痛同时出现，多见于急性皮肤病，如接触性皮炎、丹毒等。中医学认为灼热多由热邪蕴结，或火邪炽盛，灸灼肌肤所致。

4. 麻木 是指机体失去痛觉、触觉、温觉等各种知觉的表现，常见于伴有感觉神经受损的皮肤病，如麻风、带状疱疹后遗症、股外侧皮神经炎等。中医学认为麻木系因气血不运，或湿痰瘀血阻络，导致经脉失养；或气血凝滞，经脉不通所致。

5. 虫行感 即自觉皮肤内外有小虫爬行的感觉，多见于疥疮、虱病等动物性皮肤病或寄生虫妄想症等。中医学认为虫行感是由虫淫为患或气血失和所致。

6. 皮脂溢出 表现为颜面、头皮、胸背等处皮脂分泌过多，皮肤、头皮、毛发油腻甚至毛发稀疏脱落，或伴有胸背部、面部发红疹、脓疱。中医学多认为系脾胃湿热过盛；或真阴不足，相火偏旺，灼津为脂所致。

7. 出汗 出汗是人体排泄和调节体温的一种正常生理功能，但如果出汗的方式，或汗液的量、色和气味，或出汗的时间段发生改变，则可作为某些疾病的一种前兆。中医学认为，清醒时容易自行出汗者为自汗，系阳气不足，卫表不固所致；夜寐汗出湿衣者为盗汗，属阴虚之症。但头汗出，多属湿热上蒸之候；手足汗多为脾胃湿蒸，旁达四肢所致；腋汗为少阳夹热使然；汗出偏于一侧者，为气血运行不调。

此外，皮肤病尚可伴有发热、畏寒、乏力、食欲减退及全身不适等其他自觉症状。

（二）他觉症状

他觉症状又称客观症状，或称体征，是指可用视觉或触觉检查到的客观临床表现。在皮肤病的体征中，皮肤损害是最主要的表现，常简称为皮损或皮疹，是诊断和鉴别皮肤性病的主要依据。皮肤损害可分为原发损害和继发损害两大类。

1. 原发损害 是指由皮肤病病理变化直接产生的最初损害，或者是指皮肤病特有病理过程所产生的第一结果。包括斑疹、丘疹、斑块、结节、水疱与大疱、脓疱、风团、结节及囊肿等。

（1）斑疹：为局限性仅有皮肤颜色改变的与皮面相平的损害。直径大于 2 cm 者称斑片。斑疹可分为 4 种。

1）红斑：由毛细血管增多、扩张或充血引起。有炎症性红斑如丹毒；非炎症性红斑如鲜红斑痣。中医学认为红斑多由热邪所致。红斑稀疏者多为热轻，密集者多为热重；红而带紫者为热毒炽盛；压之褪色者多属血热，压之不褪色者多为血瘀。

2）出血斑：是由血液外渗至真皮组织所致，压之不褪色。皮损开始呈鲜红色，渐变为紫蓝色及黄褐色，经 1~2 周可消退。直径小于 2 mm 者称瘀点，大于 2 mm 者称瘀斑。中医学认为出血斑由血热或血瘀所致。可因血分热盛，迫血妄行，溢于脉络，积于皮下所致；或由脾不统血，溢于脉外而生；或因寒邪外袭，气滞血凝而成。

3）色素沉着斑：是由表皮或真皮内色素增多所致，呈黑色或褐色，压之均不褪色，如黄褐斑。中医学认为常由肝肾不足、气血瘀滞所致。

4）色素减退斑或色素脱失斑：是由皮肤色素减少或缺失所致，前者如白色糠疹，后者如白癜风。中医学认为白斑是由气血凝滞或血虚所致。

（2）丘疹：是指高起于皮面的局限性实质性损害，其直径一般小于 1 cm，病变常位于表皮或真皮上部。丘疹可呈圆形、类圆形或多角形，表面可扁平（如扁平疣）、圆形脐凹状（如传染性软疣）、粗糙不平呈乳头状（如寻常疣）；颜色可呈红色、紫蓝色、淡黄色或黑褐色等。丘疹可相互融合，形成斑块。斑丘疹为介于斑疹与丘疹之间的稍隆起的皮疹。丘疱疹为丘疹顶端有小疱者。丘脓疱疹为丘疹顶端有小脓疱者。中医学认为，丘疹色红细密伴瘙痒者属风热；疹色红较大者属血热；疹色暗红而压之不褪色者多见于血瘀；丘疹色暗淡为气虚、血虚或血燥。丘疱疹和丘脓疱疹多属湿热或热毒。

（3）斑块：为较大的或多数丘疹融合而成的扁平隆起性损害，直径大于 1 cm。皮疹呈圆形或不规则形，大小不一。常见于睑黄疣、肥厚性扁平苔藓、盘状红斑狼疮及银屑病。中医学认为斑块与丘疹相同，多为血热、风热或血瘀引起。

（4）水疱与大疱：为高出皮面的内含液体的局限性腔隙性损害。直径小于 1 cm 者称为小疱，大于 1 cm 者称为大疱。疱内的液体多为浆液，呈淡黄色；疱液含有血液时呈红色，称血疱。按病变位置可分为表皮内、表皮下和角层下水疱。表皮内水疱壁薄易破裂，多为松弛性水疱；表皮下水疱壁厚，多为张力性水疱。中医学认为，水疱和大疱多属湿，疱周有红晕者多为湿热，大疱伴有局部红肿者多属毒热，皮色不变的深在性水疱多属脾虚湿蕴或寒湿不化。

（5）脓疱：为含有脓液的疱。脓疱大小不等，周围常有红晕，疱液可浑浊、稀薄或黏稠。可由细菌感染（如脓疱疮）或非感染性炎症（如脓疱型银屑病）引起。中医学认为脓疱多由湿热或毒热炽盛所致。

（6）风团：为真皮浅层水肿引起的暂时性局限性隆起性损害，一般大小不一，形态不规则。风团的特点是发生突然，时隐时现，伴有明显瘙痒，皮疹消退快（一般不超过 24 小时），消退后不留痕迹，最常见于荨麻疹。中医学认为风团色红者为风热所致，色白者为风寒所致。

（7）结节：为可触及的圆形或类圆形局限性实质性损害，可隆起于皮面，亦可不隆起，病变可深达真皮或皮下组织，触之有一定硬度或浸润感。结节多由真皮或皮下组织的炎性浸润（如结节性红斑）或代谢产物沉积（如结节性黄色瘤）或肿瘤等引起。中医学认为结节多为气血凝滞或痰湿凝滞所致。

（8）囊肿：为含有液体或黏稠物质和细胞成分的囊样结构，多呈圆形或卵圆形，触之有囊性感。常见者有表皮囊肿、皮样囊肿等。中医学辨证多属痰湿。

2. 继发损害 继发损害系由原发损害演变或因治疗及机械性损伤（如搔抓、烫洗）所致的皮肤损害。

（1）鳞屑：系指脱落或即将脱落的角质层，表现为大小、厚薄及形态不一的干燥碎片。可呈糠秕状（如白色糠疹）或蛎壳状（如银屑病）或大片状（如剥脱性皮炎）等。正常情况下，由于新陈代谢的关系，表皮角质层也在不知不觉地脱落。当皮肤炎症或角化过度、角化不全时，即可产生可见的鳞屑。中医学认为，鳞屑发生于急性病之后，多属余热未清。当慢性病时，皮损基底潮红而起干燥鳞屑者为血热风燥；基底色淡而皮屑多者，为血虚风燥；鳞屑油腻多属湿热。

（2）糜烂：系指表皮或黏膜上皮的浅在性缺损，露出红色湿润面。多由水疱或脓疱破溃所致，愈后不留瘢痕。中医学认为糜烂多属湿热。

（3）浸渍：系指皮肤角质层吸收较多水分后出现的皮肤松软、发白甚至起皱的状态，常发生在指（趾）缝等皱褶部位。浸渍处受摩擦后表皮易脱落形成糜烂，容易继发感染。中医学认为浸渍多由湿邪所致。

（4）溃疡：是指皮肤或黏膜的深达真皮以下的局限性缺损，其形态、大小、深浅随病情而异，愈后有瘢痕形成，可由感染、外伤、肿瘤、血管炎等引起。溃疡面可有浆液、脓液、坏死组织或痂皮等覆盖。中医学认为溃疡若红肿疼痛为热毒所致；慢性溃疡多由寒湿或气血亏虚、气血瘀滞所致。

（5）痂：又称结痂，系指皮损表面的浆液、脓液、血液及脱落组织等干涸而成的附着物。依据凝结物不同而分脓痂、浆（滋）痂或血痂。中医学认为浆痂多为湿热，脓痂多为毒热结聚，血痂为血热或血燥。

（6）抓痕：又称表皮剥脱，为搔抓或摩擦所致的表皮或真皮浅层点线状缺损，常伴血痂，多见于瘙痒性皮肤病。中医学认为抓痕多由风盛或内热所致。

（7）皲裂：又称裂隙，系指皮肤的线条状裂口，深度可达真皮，并伴有疼痛或出血。皲裂多发生于掌跖、指（趾）关节部位及肛周、口角等处，多因局部皮肤干燥或慢性炎症等引起皮肤弹性降低，加之外力牵拉所致。中医学认为皲裂与寒、燥或血虚风燥有关。

（8）瘢痕：系指真皮或深部组织缺损或破坏后，由新生结缔组织修复而形成的皮肤损害，可分为增生性和萎缩性两种，前者呈隆起、表面光滑、无毛发的索状或形状不规则的暗红色略硬斑块，如瘢痕疙瘩；后者较正常皮肤略凹陷，表皮变薄，皮肤光滑，局部血管扩张，见于红斑狼疮等。中医学认为瘢痕多由瘀血凝结不化或痰湿凝滞所致。

（9）萎缩：系指皮肤组织的一种退行性变所致的皮肤变薄，可发生于表皮、真皮或皮下组织。

1）表皮萎缩：局部皮肤变薄呈半透明羊皮纸样，可有细皱纹，正常皮纹多消失。

2）真皮萎缩：局部皮肤凹陷或变薄，常伴有皮肤附属器的萎缩，毛发变细或消失，为真皮结缔组织减少所致。

3）皮下组织萎缩：表现为局部皮纹正常，但凹陷明显，为皮下脂肪组织减少所致。

中医学认为萎缩是由气血不运，肌肤失养所致。

（10）苔藓样变：又称苔藓化，是指皮肤局限性浸润肥厚，表面粗糙，皮沟加深，皮嵴隆起等似皮革样的表现。苔藓样变是由于经常摩擦或搔抓使角质层及棘层增厚，真皮慢性炎症浸润所致，常见于神经性皮炎、慢性湿疹等。中医学认为苔藓样变多由血虚风燥，肌肤失养或气血瘀滞所致。

二、中医四诊

望、闻、问、切是中医学诊断疾病的四种诊察方法，简称"四诊"。其对皮肤病的诊断亦不例外。

（一）望诊

望诊是医者借助视觉来观察患者神态、皮肤、毛发、爪甲和舌苔等异常变化，以测知机体功能状态和病情的诊断方法。

1. 望神态　观察患者精神状态，包括面部表情、眼神和动态，从而得出有神、无神的印象，这对病情的轻重可以有一个初步了解。一般而言，患者目光有神，精神奕奕，表情自如，意识清楚，反应敏锐，是为"有神"，表明患者正气未伤，脏腑功能未衰，虽得病，其势轻浅；若目光晦暗，精神萎靡，表情淡漠，意识不清，反应迟钝，则为"无神"，表明患者正气亏损，脏腑功能已衰，病情严重。就皮肤病而言，新病或病情轻浅者，一般神态改变不大，若病久或病传入里，伤及脏腑气血者，则可表现为无神或失神之象。如痈、疖所致的脓毒血症、严重的药物性皮炎、天疱疮及系统性红斑狼疮等。

2. 望皮损　这是诊断皮肤病的一种重要方法，就是观察皮肤损害的不同特点，包括：

（1）类型：如红斑、丘疹、风团、水疱、鳞屑、脓疱等。不同类型的皮损，常可提供辨证的不同提示内容。如红斑，一般提示营血有热，风团提示有"风邪"，脓疱一般提示有"热毒"。

（2）部位：很多皮肤病有其好发部位，这往往有助于诊断。例如扁平疣常发于颜面部、手背部；硬红斑多发于小腿屈侧等。中医学还可根据皮损的部位，联系经络脏腑进行治疗。如发于唇部者多系脾、胃经，鼻部者多属肺、大肠经，胸胁部者多为肝、胆经。

（3）颜色：不同皮肤病的损害，其色泽亦可不同，如白癜风和黄褐斑。此外，在一种皮肤病的不同发展过程中，也可表现出不同的颜色，如结节性红斑、紫癜的早、晚期皮疹。中医学根据皮损色泽的不同，也可判断出其阴阳、气血、脏腑、经络的盛衰。如红色多主热证、里证；白色多属虚证、寒证，或属气滞，肾阳不足；黄色多主湿热、脾运失健；青紫色主寒，或属气血不通，经脉阻滞；黑色则为寒证、痛证，其藏象属肾，为肾之功能衰退。

（4）形状：有点滴状、圆形、椭圆形、环形、蛎壳形、半月形、地图状等。

（5）边缘：清楚或模糊不清，整齐或不规则如锯齿状，隆起或平塌。

（6）分布：局限或播散性，单侧或对称性，散在或密集，孤立或融合性。

（7）排列：呈线状、带状、环形、水溅状等。

（8）数目：皮损可为单个、少数或多数。

（9）大小：常以实物比拟，如针头、粟粒、绿豆、花生、杏核、鸡卵、手掌等；或以厘米为单位测量直径。

（10）脓：脓液的形成多为热盛肉腐所致。脓质稠厚、色泽黄白鲜明，多属气血充盈之顺证；脓汁稀薄、色泽晦暗或夹有败絮样物，则为气血衰竭之逆证；脓色绿黑，多为热毒；脓中夹血，则为血络受损之象等。

3. 毛发、黏膜、爪甲　毛发光泽乌黑、生长茂盛，为精血充盈之象；若毛发干枯发白、生长稀疏或脱落者，则为肾脏精血不足，发失所养所致；某些久治不愈的脱发，亦可因气滞血瘀、发失所养而成。有的皮肤病往往伴发黏膜病变，如扁平苔藓、念珠菌病、白塞病等，常可帮助诊断。爪甲的枯荣，反映肝血之盛衰。一般常人爪甲红润、光亮、平滑；若血虚无以养肝，爪失所养，则爪甲多薄而软；血燥可致甲面干燥而脆裂变形，或肥厚、混浊、干枯；气血瘀滞或虫蚀可引起爪甲变色。

4. 望舌

（1）望舌体：以色而言，淡白舌主虚证、寒证；红舌主热证；绛舌主营血热证，津液耗损；紫舌多主瘀血。以形态而言，舌体纹理粗糙为"老"，多属实证、热证；纹理细腻为"嫩"，属虚证或寒证；舌胖色淡、边有齿痕者，属气虚或脾肾阳虚；舌体瘦薄、淡红而嫩者，多属心脾两虚，气血不足；舌面裂纹或光红无苔，多属热盛阴伤；舌多芒刺，则为热邪亢盛。

（2）望舌苔：白苔一般主表证、寒证；黄苔多主里证、热证；灰黑苔主实热或虚寒证。苔干表示津液耗伤；苔腻为痰湿内盛。此外，舌苔的厚薄反映病邪之深浅和病情之轻重。

（二）闻诊

1. 听声音　闻语声之高低，呼吸之粗微，咳声之轻重，呃逆之有力或无力，叹息之有无等。

2. 嗅气味　主要是嗅患者口气、汗气、痰、涕以及二便等的气味。皮肤病中如腋臭，可嗅到狐臭味，黄癣有鼠尿味，足癣者则有腐臭味。

（三）问诊

问诊是医生询问患者及其家属，了解现有症状及其病史，为辨证提供依据的一种方法。

1. 问一般情况　包括姓名、性别、年龄、婚姻、职业、籍贯、地址、单位及联系方式等，以了解一般情况，取得与疾病有关的资料。

2. 问发病情况　发病的时间、原因、症状、部位，病情的演变和发展等。

3. 问治疗情况　包括中西药物及各种方法的治疗，治疗的效果及反应等。

4. 问既往史、家族史、个人史、过敏史　了解患者过去发病情况，家族中有无同样患者，以及个人思想、工作、学习、生活、月经史、生育史、疫源疫区接触史、过敏史等情况。

5. 问刻下症状　局部症状，即皮肤损害的情况和自觉症状。全身症状，中医学传统的问诊法，有"十问歌"可作为参考：

一问寒热二问汗，三问头身四问便。

五问饮食六胸腹，七聋八渴俱当辨。

九问旧病十问因，再兼服药参机变。

妇女尤必问经期，迟速闭崩皆可见。

再添片语告儿科，天花麻疹全占验。

（四）切诊

1. 切脉　中医学脉象种类很多，与皮肤病关系较密切者大约有以下几种：

（1）浮脉：多主表证。

（2）沉脉：多主里证。

（3）迟脉：多主寒证。

（4）数脉：多主热证。

（5）虚脉：多主虚证。

（6）实脉：多主实证。

（7）滑脉：多主痰滞、湿蕴、实热。

（8）涩脉：多主精伤血少、气滞血瘀。

（9）洪脉：多主热盛。

（10）细脉：多主血虚证。

（11）濡脉：多主湿证及气虚证。

（12）弦脉：多主肝胆病、诸痛及痰饮证。

2. 触皮损

（1）触冷热：皮损温度降低、触之冰冷者，多为气血运行不畅，肾阳不足之象，如冻疮、硬皮病、肢端动脉痉挛病等；皮温升高、按之灼热者，则属热证，如丹毒、猩红热。

（2）触疼痛：疼痛的病机系经络阻塞、气血凝滞。如结节性红斑之皮下结节，触碰有自觉痛及压痛感。

（3）触麻木：一般多指麻风的检查方法，可用棉棒、针尖等来触知其皮肤痛、温、触觉消退与否。

（4）触干湿：正常皮肤光滑润泽。若皮肤干燥或肌肤甲错者，属血燥或瘀血；皮损湿润、糜烂、渗液，则为水湿泛肤；重手按之不能即起、凹陷成坑者为水肿；按之凹陷，举手即起者为气肿。

（5）触硬度及肿块：检查皮肤有无浸润、结节、肿瘤、囊肿、瘢痕等。

（6）压色泽：用玻片压迫红斑，红色可消者为毛细血管扩张，压之不褪色者为紫癜或瘀斑。

（7）触脓肿：一般多用于检查外科疮疡之证。如疮疡按之肿硬不热，根盘平塌而散漫者，多属阴证；焮肿灼热、根盘紧束者，多属阳证。按之坚硬固定者，为无脓；边硬顶软者，多为有脓。按之陷而不起为脓未熟，有波动感者为脓已成。

三、中医命名与内涵

中医学历史悠久，内容丰富，范围广泛，历代著作浩如烟海，各家著作所载皮肤科疾病的病名，由于地区不同、方言不一，不仅造成病名繁多而不统一，而且有时一个病名对应着多种性质的疾病，如天疱疮，可能对应于现代医学所指的天疱疮、大疱性类天疱疮、脓疱疮等疾病；有的同一性质的疾病，因所患部位、阶段、形态等不同情况，而有几个病名，如丹毒，发于头面的叫抱头火丹，发于腰腹部的叫内发丹毒，发于下肢的叫流火等。这就给学习带来一定的困难。现将中医学关于皮肤病的命名方法，归纳简述于下，可为阅读、学习相关中医古代文献打下基础。

皮肤科疾病虽然名目繁多，但从它的命名含义来看，还是有一定的规律可循。当我们了解这一规律、原则之后，虽有千端万绪，亦可掌握其要领。其命名一般是依据部位、穴位、病因、症状形态、颜色、疾病特性、范围大小等一种或几种特性分别加以命名的。

以部位命名，如面游风（面部脂溢性皮炎）、发际疮（颈后发际出毛囊炎）。

以穴位命名，如人中疔（包括面部的疖、痈）、委中毒（腘窝部急性淋巴结炎）。

以病因命名，如冻疮、漆疮（接触性皮炎）、日晒疮（日光性皮炎）。

以症状命名，如翻花疮（皮肤肿瘤）、麻风、黄水疮（脓疱疮、湿疹）。

以形态命名，如鼠乳（寻常疣）、蛇串疮（带状疱疹）、鸡眼、猫眼疮（多形红斑）、鹅掌风（手癣）。

以颜色命名，如丹毒、白癜风、黄褐斑。

以疾病特性命名，如瘾疹（荨麻疹）、风瘙痒（皮肤瘙痒症）、面游风（血管性水肿）。

以范围大小命名，如小的为疖，大的为痈（脓肿、急性淋巴结炎），更大的为发（蜂窝织炎）。

以上介绍的乃是各家著作中比较共同的疾病命名方法，至于其他一些个别的命名方法，因较少应用，不予赘述。

四、病史、体格检查、辅助检查

皮肤病的诊断也与其他临床学科一样，必须在系统的病史搜集、全面的体格检查及必要的实验室检查的基础上进行综合分析，才能做出正确的诊断。

（一）病史

询问病史时应仔细耐心，态度和蔼。病史包括如下内容。

1. 一般项目　包括姓名、性别、年龄、籍贯、种族、职业及婚姻等。

2. 主诉　即患者就诊的主要原因，包括发病部位、性质、自觉症状及病期。

3. 现病史

（1）可能的病因或诱因，如食物、药物、接触物或感染等。

（2）初发皮损的部位、形态、类型、大小、数目及发生的次序，进展速度和演变情况等。

（3）全身和局部的自觉症状及其程度。

（4）病情与季节、气候、饮食、环境、职业、生理变化及精神状态等有无关系。

（5）诊治经过、疗效及不良反应等。

（6）结合中医内容进行问诊。

4. 既往史　既往史是指患者曾患过何种疾病，尤其是和现有的皮肤病、性病有关的疾病；有无各系统疾病以及其治疗、疗效及不良反应等情况。

5. 过敏史　过敏史是指有无食物、药物、化学物品及对动植物等过敏史。

6. 个人史　个人史包括出生地与长期居住地、生活及饮食习惯、烟酒嗜好、职业、婚姻情况与月经、妊娠和生育史、不洁性交史、疫区疫源接触史及涉外婚姻史等。

7. 家族史　家族史是指家族中有无类似或相关的疾患，有无近亲结婚及传染类疾病的患者。

（二）体格检查

1. 全身检查　部分皮肤病、性病常伴有内脏或全身性疾患，抑或皮肤病只是全身性疾患的皮肤表现，故应注意有无全身症状。全身系统检查要求基本同内科检查。

2. 皮肤黏膜检查　为了准确地反映皮损，进行皮肤黏膜检查时应注意：第一，光线应充足，最好在自然光下进行，因为人工光线或强烈的日光均可影响皮损的观察效果；第二，诊室温度应适宜，过冷或过热均可影响皮损的颜色及性状。检查皮损时，除检查患者主诉部位及有关部位外，还需对全身皮肤、黏膜或指（趾）甲、毛发等皮肤附属器进行全面检查，并注意从不同角度和距离进行观察。检查皮损时常需视诊与触诊并用，必要时可借助放大镜、皮肤镜等仪器来观察皮损。

（1）视诊：

1）部位和分布：皮损的部位与分布常是诊断皮肤病的重要依据之一，在检查时要特别注意此点。皮损是全身性、泛发性还是局限性；是对称性、双侧性还是单侧性；是伸侧、屈侧或间擦部位，还是多汗、多皮脂或是皮肤黏膜交界部位；是暴露部位还是遮盖部位；是否沿神经、血管及淋巴管分布等。

2）性质：皮损是原发损害还是继发损害；是一种皮疹还是多种皮疹同时存在；并注意新旧皮损的发展过程。

3）排列：皮疹的排列是散在或群集，孤立或融合；是否呈带状、线状、环状、多环状排列等。

4）形状：皮疹呈圆形、椭圆形、环形、多角形、弧形、地图形、半球形、纺锤形、条形或不规则形等。

5）颜色：皮疹是正常肤色或呈红、黄、蓝、白、褐、紫、黑色等；还应注意其色调，如淡红、鲜红、紫红或银白、灰白及灰黑色等。

6）大小及数目：皮损大小可用直径多少厘米、多少毫米来表示，或用实物来对比描述，如针尖、粟粒、绿豆、黄豆、鸡蛋或手掌大小等。皮损为单个或多发，数目少时最好以具体数字标明，数目多时可用较多或甚多等来说明。

7）表面与基底：如表面扁平、光滑、粗糙、隆起或凹陷；或呈乳头状、菜花状、脐窝状等；基底的宽窄，是否有蒂等。

8）边缘与界限：清楚或模糊，整齐或不规则等。

9）其他：如水疱是张力性或松弛性，疱壁厚薄及是否易破，疱液是澄清、浑浊或血性等。

（2）触诊：①皮损的硬度、深浅；有无波动感或弹性感；有无浸润增厚、萎缩变薄等。②皮损与周围组织的关系，即与周围组织是否有粘连、活动或固定。③皮损有无压痛、触痛；温痛觉等感觉过度或减弱；皮损压之是否褪色。④皮损局部温度有无增高或降低。⑤皮损附近淋巴结有无肿大、触痛及粘连。

3. 其他临床检查详见本章第三节。

（李　斌）

第二节　辨　证

辨证论治是中医理论核心之一，是中医诊断和治疗疾病的主要手段。辨证论治分辨证和论治两个阶段。所谓辨证，就是将四诊（望、闻、问、切）所收集的资料、症状和体征，通过分析、综合，辨清疾病的病因、性质、部位和邪正之间的关系，概括、判断为某种证；论治，则是根据辨证的结果，确定相应的治疗方法。辨证是确定治疗方法的前提和依据。

中医的辨证方法，有六经辨证、八纲辨证、脏腑辨证、卫气营血辨证、三焦辨证、经络辨证、气血津液辨证、部位辨证等。

一、六经辨证

六经是《伤寒论》辨证论治的六个分证纲领。《伤寒论》是一部阐述多种外感疾病的专书，因此，六经辨证也是中医皮肤病、性病、外感性疾病的一种辨证论治的方法和准则。

六经辨证是根据人体抵抗力的强弱，病势的进退、缓急等，将外感疾病演变过程中出现的证候进行分析，综合为太阳、阳明、少阳、太阴、少阴、厥阴六经病证，以此来归纳证候特点、病变部位、寒热趋向与邪正盛衰，而作为诊断、治疗的依据。

六经辨证在皮肤科应用的意义有四个方面，即辨疾病的部位、性质、发展趋势与传变、治疗法则等。

（一）太阳病证

太阳统摄营卫，肤表是营卫循行之处，营行脉中，卫行脉外，其中主要是卫气，卫气在营气的支援下，起着温分肉、充皮肤、肥腠理、司开合等卫外作用。所以风寒与风热之邪中于肤表之后引起营卫失调就形成太阳病。如风寒之邪犯表，腠理闭塞，卫气与邪气相搏，出现风团、丘疹、瘙痒等症，伴恶寒、身痛、脉浮紧等。若腠理不固，风寒之邪外袭，致风寒束表，营卫失调，发生恶风、发热、汗出、脉浮缓，皮损有风团、丘疹、肤温较前者高，瘙痒较前者重。前者应用麻黄汤加减，后者应用桂枝汤加减。若中风或伤寒证难以区分，往往可用桂枝麻黄各半汤治疗。

如瘾疹临床以发风团、瘙痒为主要皮损特点。如汗出受风所致，可用桂枝汤发汗解肌，调和营卫；如大汗不止，汗出较多，取桂枝加附子汤"太阳病发汗，随漏不止，其人恶风"加以治疗；如畏风冷无汗，可用麻黄汤峻汗，亦可用桂枝麻黄各半汤"以其不得小汗出，身必痒"小发其汗加以治疗；如发风团伴有发热，可用麻杏石甘汤、大青龙汤表里双解，太阳阳明同治；如小便黄瘀热在里，可用麻黄连翘赤小豆汤解表清里以泻瘀热。

（二）阳明病证

阳明病处于阳气亢盛，热邪炽盛，正邪相争最剧烈的时期。若热邪在阳明胃经时，则出现皮肤红斑、灼热、风团、丘疹、水疱、溃烂、恶热、口渴、心烦，宜应用白虎汤加减；若尚兼有恶风之证，可应用消风散加减。热邪在阳明大肠腑时，症见发热、口干、汗出、大便秘结，皮损红斑、风团、丘疹、渗出、糜烂等，治当通腑泄热，应用承气汤类方；若合并恶风等症，可应用防风通圣散，解表通里，内外分消热毒之邪。

如风热疮、白疕、药毒、颜面再发性皮炎、激素依赖性皮炎等可见发斑皮肤表现，均可应用白虎汤合犀角地黄汤、清营汤加减治疗，如朱仁康先生所创的"皮炎汤"即为代表。

（三）少阳病证

外邪侵犯肝胆与三焦，邪正分争于表里之间；肝胆之气郁结，郁而化火，三焦通调水道及运行营卫之枢机不畅，经气不利；变生湿热邪毒。症见心烦、胸胁苦满、纳呆、发热、口苦咽干；皮损有红斑、水疱、渗出、糜烂、结痂、疼痛等。治宜疏泄肝胆，通利三焦，和解少阳。方选龙胆泻肝汤加减。

如临床中大部分中青年女性均伴有肝气不舒之证，如行经乳胀、行经小腹胀痛、口苦、脉弦等，大部分女性皮肤病如粉刺、黄褐斑、蛇串疮均可从少阳经论治。此外，对于一些在更年期发生的皮肤病，如瘾疹，伴有烘热、阵汗、夜寐欠佳者，可用柴胡加龙骨牡蛎汤加味进行治疗。

（四）太阴病证

病入太阴，脾阳受伤。在生理状态下，脾主运化，升清阳，代胃行其津液，在水谷精微的化生、转运及水液代谢等方面起关键作用。太阴病证，寒湿、湿热内盛，出现腹满而吐、纳呆、便溏等症，皮损有水疱、脓疱、渗出、糜烂、溃疡等。治当健运脾机，化湿清热。方选除湿胃苓汤或萆薢渗湿汤等。

如临床粉刺、湿疮患者，应用寒凉药物治疗后皮损反而加重，或患者伴有皮损颜色发淡、大便溏薄、舌淡，行经腹痛、白带清稀等虚寒之证，均可应用四逆辈加减以建中阳，温化寒湿来进行治疗。

（五）少阴病证

病入少阴，损及心肾，阳气衰弱，阴血不足，全身抗病能力明显下降。肾主一身之阳气，少阴证中以阳虚寒化证为主要证型。症见恶寒喜暖，脉沉细，肤温降低，手足遇冷发白青紫，皮肤萎缩、硬化，或皮损结核、肿块、皮色不变、经久不散。此为阳虚寒凝，治宜温阳散寒，方选阳和汤加减。

又如，北方常见的病种如寒冷型瘾疹、白疕、雁疮、风湿病、痹病、脱疽、雷诺病等均可应用附子为君药进行治疗。此外，系统性红蝴蝶疮等病后期见肾阳虚，寒水泛滥证，症见肢冷、水肿、尿少、腹痛下利，拟温阳化气利水法治疗，方用真武汤加减等。

（六）厥阴病证

厥阴包括肝和心包，肝和心包都藏相火，属阴中有阳，这阴中之阳，贵在敷布，生生不息。病犯厥阴，为正气衰弱，阴阳调节紊乱。当阴阳气不相贯通之时，便出现四肢厥逆症状。在厥阴病邪正交争、阴阳消长过程中，尚可见厥与热交替的厥热胜复证。有因蛔虫引起的瘾疹及其他过敏性疾病，由虫厥所致风团、红斑、瘙痒，治宜散寒清热，安蛔解毒，方选乌梅汤加减。

又如狐惑病、复发性口疮，局部溃疡、周围色红、舌尖红、大便溏泄、舌淡胖有齿痕，或伴有腰酸乏力，为上焦有热，中焦或下焦有寒，可用清上温下之乌梅丸加减化裁，亦可用陈士铎《辨证录》中之引火汤治疗。

二、八纲辨证

八纲，即阴阳、表里、寒热、虚实。八纲辨证是中医辨证最基本的方法，是其他辨证方法的基础。通过四诊所得到的资料，根据人体正气的盈亏、病邪的盛衰、疾病的深浅等情况，综合分析为八种证候，就是八纲辨证。一切疾病的辨证都离不开这八纲，皮肤性病也不例外。

（一）辨表里

表里是指病邪侵犯人体的深浅而言。一般病邪侵犯体表而病位浅者属表；病邪入于脏腑而病位深者属里。

1. 表证　除外感病初起外，由六淫从外侵袭机体引起的皮肤性病亦常具有表证特征，如起病急、病程短、病位浅等。临床上常伴有恶风、畏寒、发热、无汗或有汗、头身酸痛、舌苔薄白、脉浮等，如风寒或风热外侵所致的瘾疹等。治疗表证，宜用辛温或辛凉解表法。

2. 里证　可因表证不解，内传入里，侵犯脏腑而成；亦可因外邪直接侵犯脏腑而发病。例如疔、痈未经及时医治，热毒传入营血而引起的内陷，其全身症状可表现为壮热、口渴、神昏、谵语、尿赤、便结、舌苔黄、脉弦数等。

（二）辨寒热

一般而言，寒证是感受寒邪或机体功能衰退所表现的证候；热证是感受热邪或机体功能亢盛的证候。

1. 寒证　临床可见恶寒喜暖、口淡不渴、面色苍白、手足厥冷、小便清长、大便溏薄，舌苔淡白滑，脉迟或沉；皮损表现为皮肤色淡白或青紫，温度偏低，或有疼痛，得暖则缓，冬季多发等，如冻疮、脱疽等病。

2. 热证　多见发热喜凉、口渴引饮、面红目赤、小便短赤、大便燥结或便溏，心烦神扰，甚或神昏谵语，舌红苔黄而燥，脉数而滑；其皮损表现为皮肤色泽鲜红，灼热或有脓疱以及瘀斑等，如丹毒、葡萄疫等。

寒证和热证的临床治疗原则分别为"寒者热之"和"热者寒之"。

（三）辨虚实

虚实是指正气强弱和病邪盛衰的状况。一般来说，久病正气不足为虚证；新病邪气亢盛为实证，即"邪气盛则实，精气夺则虚"。

1. 虚证　由于有阴虚、阳虚、气虚、血虚的不同，而证候表现亦各具特点。一般常见的症状有精神萎靡、身倦无力、四肢不温或五心烦热、形体消瘦、口干咽燥、自汗盗汗以及大便溏泄、小便频数不禁，舌质淡、舌面光净无苔，脉细数或沉迟而无力等。常见于皮肤病的晚期以及系统性皮肤病，如红蝴蝶疮、皮痹等。

2. 实证　包括气滞、血瘀、痰凝、虫积等，故临床表现亦多种多样。一般常见的症状有气粗、精神烦躁、胸胁脘腹胀满、疼痛拒按、大便秘结、小便不通或淋漓涩痛，舌苔厚腻，脉实有力等，常见于丹毒、蛇串疮等。

临床上，虚实夹杂证更是常见，如红蝴蝶疮、肌痹、皮痹、久治不愈的蛇串疮后遗神经痛等，往往既有实证之皮疹发红、肿胀、疼痛、溃疡等症状，又有久治不愈、反复发作、肢体厥冷、舌胖淡、脉沉细无力等虚证症状。

治疗上，实证宜攻，虚证宜补，而虚实夹杂者，当攻补兼施。

（四）辨阴阳

阴阳是八纲辨证的总纲。阴阳用以概括其他六纲，即表、热、实证属阳，里、寒、虚为阴，故有"二纲六要"之称。《素问·阴阳应象大论》云："善诊者，察色按脉，先别阴阳。"在中医学诊断上，可根据临床证候将疾病分为阴阳两个方面，如将虚寒证称为阴证，实热证又称阳证。

1. 阴证　系指一切符合阴之属性的证候。即里证、寒证及虚证均可归属于阴证范畴。其表现为面色黯淡、形寒肢冷、精神不振、倦怠无力，语声低怯、肤色苍白或紫黯、小便清长、舌淡胖嫩、脉沉迟或细弱。

2. 阳证　凡符合阳之属性的证候，称为阳证。表证、热证、实证归属阳证范畴。多表现为面色偏红，发热神烦，躁动不安，语声粗浊，呼吸气粗，喘促痰鸣，肌肤灼热，皮疹色红，口干喜饮，大便秘结，小便短赤，舌质红，苔黄，脉浮数洪大或滑实有力。

阴阳辨证以探究疾病的属性及变化规律，是对病证进行综合概括的方法。[明]张景岳云："凡诊脉施治，必先审阴阳，乃为医道之纲领。"治之得当，阴阳平衡，疾病得以痊愈。

三、脏腑辨证

脏腑辨证是指以中医脏象学说为基础，依据脏腑表现于外的生理、病理现象进行辨证的方法。内脏与皮肤的关系极为密切，《类经》云："藏居于内，形居于外，故曰藏象。"

（一）心与小肠病辨证

1. 心火炽盛证　心火炽盛为心病之实证。症见心中烦热，躁扰不眠，夜多噩梦，面红目赤，口苦而干，口舌糜烂肿痛，小便赤热，舌质红，脉数；皮损多呈鲜红、面积广泛，局部灼热肿胀或伴有化脓性皮疹及皮肤出血等。病情发展迅速，严重时可伴高热、谵妄等，如系统性红蝴蝶疮、漆皮疮等。

2. 心阳虚弱证　心悸乏力，自汗且活动或劳累后加重，舌淡苔白，脉细或大而无力；皮损可表现为白色或指（趾）端青紫，或有肿块、条索状硬结等。

3. 心阴不足证　心悸而烦，失眠多梦，头昏健忘，面唇苍白，有时兼见低热、盗汗、五心烦热、口干颧红，舌红少津，脉细数或细弱；心阴不足导致心火偏亢，可致口腔黏膜及舌部糜烂溃疡。

4. 小肠实热证　心与小肠相表里，因心热下移于小肠，表现为口舌生疮，心烦口渴，小便赤涩，茎中刺痛，尿血等小肠里热炽盛的证候，如口疮、狐惑、猫眼疮等。

（二）肺与大肠病辨证

1. 风热犯肺证　口干咽燥，咳嗽，恶风，怕冷，发热，舌红苔黄，脉浮数；皮肤性病多见于面部，尤以鼻部为主，表现为毛细血管扩张、红斑、丘疹、脓疱及毛囊炎等，如肺风粉刺、酒渣鼻等。

2. 肺气虚弱证　气短懒言，语声低怯，全身乏力，畏寒喜暖，舌淡苔白，脉濡细；皮损一般呈浅色或正常皮色，常因受冷受风后诱发，亦可有面目及下肢浮肿、动则汗出等症。

3. 肺阴不足证　咳嗽，午后潮热，五心烦热，口干颧红，身体消瘦，尿黄便干，舌红少津，脉细数等；皮损表现为皮肤干燥、粗糙、脱屑、丘疹、汗少、毛发枯槁等。

4. 大肠湿热证　发热，腹胀痛，大便稀薄、热臭、色黄或酱色，肛门灼热，小便短赤，舌苔黄腻，脉滑数。

5. 肠热瘀阻证　腹胀，右侧小腹疼痛、拒按，喜右侧屈膝卧，大便不通或腹泻，小便黄，舌苔黄或腻，脉数。

6. 大肠闭结证　腹部胀满，疼痛拒按，呕吐不食，舌苔厚腻，脉弦有力。

（三）肝与胆病辨证

1. 肝气郁结证　胸胁胀痛，胸闷不舒，善太息，神情沉默，不欲饮食或见口苦喜呕、头晕目眩，舌苔白滑，脉弦。女性则可伴月经不调、痛经或经前乳房胀痛。皮损多呈结节或肿块、自觉疼痛或胀痛感，且皮肤病的发生、发展常与精神抑郁或性情急躁有关。

2. 肝经湿热证　胸胁满闷疼痛，口苦而腻不欲饮，胸胁作胀，不思饮食，小便短赤或黄，妇女带下色黄腥臭，舌苔黄腻，脉弦数；皮损表现为红斑、灼热、肿胀，其上可有水疱、糜烂、渗液，如肾囊风、蛇串疮等。

3. 肝血虚损证　头晕目眩，视物模糊，面色萎黄，经常肢体麻木，关节不利，妇女经少或经绝；皮肤干燥脱屑或粗糙肥厚、抓痕结痂、爪甲易脆而裂、毛发干枯脱落等，如风瘙痒、油风等。

肝胆相表里，肝胆多同病，常见肝胆湿热证。

（四）脾与胃病辨证

1. 脾蕴湿热证　口苦，不思饮食，厌恶油腻，脘腹胀满，体倦身重或伴发热，尿少而黄，大便干结或溏薄，舌苔黄腻，脉濡数；皮肤可呈黄色、鲜明如橘皮。此外，在皮肤黏膜部亦可表现为红斑、水疱、糜烂等损害，如唇部热疮。

2. 寒湿困脾证　脘腹胀满，头身困重，口不渴，小便不利，便溏稀薄，妇女带下，舌苔白腻或厚，脉濡缓。可见于某些慢性迁延性皮肤病。

3. 虫积伤脾证　腹中阵痛，腹部膨大，面黄或有白斑，身体消瘦，舌苔白或腻，脉濡或弦，如肠寄生虫所致的瘾疹。

4. 脾虚不运证　面色苍白或萎黄，疲乏无力，肢体浮肿，食欲减退，小便不利，大便溏薄，舌质淡嫩，苔白，脉缓；皮损可见水疱、糜烂、渗液、肿胀、皮肤肌肉萎缩，如湿疮、皮痹等。

5. 脾不统血证　吐血、尿血、便血、崩漏、皮肤紫癜等出血症状，伴面色无华、饮食减少、倦怠无力、心悸气短、头晕目眩等症，如葡萄疫等。

6. **胃火炽盛证**　胃脘灼热疼痛，进食加重，口渴喜冷饮，呕吐吞酸，因胃火上熏则见口臭、牙龈肿痛，舌红苔黄，脉滑数。此类皮肤病多位于面、口部，如口疮、唇风、热疮、酒渣鼻等。

7. **食积胃脘证**　胃脘胀痛，不思饮食，嗳腐吞酸，恶心呕吐，大便不畅或稀薄，舌苔厚腻，脉滑。

8. **胃寒饮停证**　胃脘隐痛，受寒加重，得温则减，呕吐清水，饮食减少，舌淡苔薄，脉沉细。皮肤损害以水疱、肿块为主，水疱疱液清亮、周围无红晕；肿块质地坚实、表面光滑。

9. **胃阴不足证**　胃脘灼痛，咽干口渴，干呕作呃，大便干燥，舌红少苔，脉细数，常见于溻皮疮、药毒等皮肤病后期。

10. **胃气虚弱证**　胃脘隐隐作痛，进食则轻，嗳气作呕，食欲不振，大便稀薄，舌淡苔白，脉濡细。

（五）肾与膀胱病辨证

1. **肾阳不足证**　精神萎靡，形寒肢冷，耳鸣耳聋，腰膝酸软，早泄阳痿，小便清长，大便溏薄。皮肤色泽呈灰黑色。

2. **肾阴不足证**　头晕目眩，咽干唇燥，面烘耳鸣，五心烦热，失眠梦扰，腰膝酸痛，盗汗遗精，尿黄便干，舌红，脉细数，常见于红蝴蝶疮等病，亦可因水亏火盛，肾色外露而见面色黧黑，如黄褐斑等。

3. **膀胱湿热证**　尿频，尿急，尿痛，或见小便浑浊不清，或见血尿、砂石尿，或小便点滴不畅，甚则小便不通，小腹胀满而痛或腰痛，舌苔黄腻，脉数。

4. **膀胱虚寒证**　形寒肢冷，精神不振，排尿困难或小便失禁，舌淡苔白，脉细弱。

四、卫气营血辨证

卫气营血辨证是［清］叶天士所创，并运用于外感温热病的辨证方法。其将温热病概括为卫、气、营、血四类不同的证候，并以此表示病变发展过程中浅、深、轻、重的4个阶段。这种辨证方法在皮肤性病中多用于一些急性发热性出疹性疾病及全身症状较重的疾病。

（一）卫分证

卫分证是指风热或湿热病邪侵犯肌表，卫气功能失常所表现的证候。多因风邪犯卫、营卫不和或卫气不固、外风易袭引起。卫分证主表，病在肺与皮毛。症见发热，微恶风寒，无汗，口微渴，咽痛，鼻塞，皮疹色红，局部灼痒或肿痛，舌红苔薄白或薄黄，脉浮数。常见于麻疹、风痧、瘾疹、重症猫眼疮发病初期及急性化脓性疮疡早期。

（二）气分证

气分证是指风热、热毒病邪内入脏腑，正盛邪实，正邪剧争，阳热亢盛所表现的证候。气分证主里，病在胸膈、肺、胃、肠、胆等脏腑。症见发热，不恶寒反恶热，口渴饮凉，汗出气粗，心烦口渴，皮肤红肿热痛明显，皮疹红，小便黄赤，大便秘结，舌红苔黄，脉洪数。常见于急性疮疡发展阶段、接触性皮炎等。

（三）营分证

营分证是指温热病邪内陷，传入营分，营阴受损，心神被扰所表现的证候。营分证是邪热入血的轻浅阶段，病在心营及包络。症见高热稽留不退，身热夜甚，口干但渴不甚，皮肤潮红肿胀，大疱或脓疱，心烦不寐，神昏谵语，大便秘结，舌质红绛苔黄糙，脉细数。多见于天疱疮、溻皮疮及系统性红蝴蝶疮活动期等。

（四）血分证

血分证是指邪热不解入于血分，血热扰心，热炽甚极或迫血妄行所表现的证候。血分证处于卫气营血病变的最后阶段和病情发展过程中最为深重的阶段。可见于系统性红蝴蝶疮、肌痹、重症药毒、重症猫眼疮及葡萄疫等。此证分为血分实热证和血分虚热证。

1. 血分实热证　　多因营分证病邪不解传入血分，亦有由气分邪热直入血分者，其病位偏重于心、肝二经。症见烦热躁扰，昏狂谵妄，皮肤紫斑，吐血，衄血，便血，尿血，舌质深绛或紫，脉细数或弦数。

2. 血分虚热证　　由血分实热证演变而来，亦可从营分证候转变或迁延而成。其病位常偏重于肾、肝二经。症见持续低热，暮热朝凉，身热面赤，五心烦热，热退无汗，心烦不寐，肢体干瘦，口干咽燥，舌红少津，脉虚而细。

五、三焦辨证

三焦辨证是〔清〕吴鞠通依据《黄帝内经》三焦所属部位的概念，在卫气营血辨证的基础上所创的温病三焦辨证法则。其以三焦为纲，把卫气营血的分证方法贯穿其中，用三焦的概念阐述温邪在病变过程中由上及下、由浅及深所引起各种病证的发展变化规律，并用以说明病邪所犯脏腑的病理变化及其证候特点，补充了卫气营血辨证的不足。

（一）上焦证候

邪入上焦多为疾病的初起阶段，主要包括手太阴肺经和手厥阴心包经的病变。手太阴肺经的病变又有在卫、在气之分。在卫者见发热，微恶风寒，皮疹隐隐，头痛，咳嗽，口微渴，舌边尖红，苔薄白欠润，脉浮数等症；在气者见身热汗出，不恶寒，疹出遍身且色红灼痒，口渴，喘咳气急，或咯吐黄稠黏痰，舌苔黄，脉滑数等。若肺卫之邪不解，内陷上焦心包络者，即病属营分，症见身热灼手，舌质红绛，神昏谵语或昏愦不语、舌謇肢厥等，病情较为危重。

（二）中焦证候

邪入中焦为疾病的中期或极期阶段，为温热之邪伤及足阳明胃经、手阳明大肠经和足太阴脾经的证候。病变在胃、大肠者，表现为阳明无形热盛或有形热结之证，见皮疹鲜红或绛红或伴水疱，面目俱赤，语声重浊，呼吸俱粗，大便闭，小便涩，舌苔黄老甚者有芒刺，但恶热不恶寒，日晡益甚。病变在脾者，主要是湿邪或湿热之邪所致，表现为湿困中焦或中焦湿热的证候，见身热不扬，脘痞腹胀，呕恶纳呆，大便不爽或溏泄，尿短而黄，舌苔黄腻或白厚腻，脉濡缓或濡数等。随着病程进展，湿郁化热，热象可逐渐明显。甚则化燥化火。此时病势虽盛而正气未衰，如治之得法，可使疾病不再传变而愈。

（三）下焦证候

邪在下焦为疾病的末期阶段，病位在足厥阴肝经、足少阴肾经、足太阳膀胱经。病在肾者，因邪热久羁，灼伤真阴，出现肾阴亏虚或阴虚火旺等证，临床以低热、手足心热甚于手足背、口干咽燥、舌绛而干、脉细数等症为主，皮疹转淡或渐退。病入肝者，则因肝阴不足，筋脉失养，致使虚风内动，除真阴不足表现外，复见手足蠕动，甚则瘛疭等症，皮疹消退，留有色素沉着或脱屑。病在膀胱者，因湿邪流注下焦，阻滞气机，膀胱气化失常，则小便不通、脘腹痞闷。

三焦证候的传变多是自上而下，由上焦开始，渐入中焦，终达下焦。当然这并不绝对，也有特殊情况，如病初亦可先起于中焦者，亦有上焦和中焦同时发病者，还有中焦证未除而下焦证已见者，临证须知常达变，灵活掌握。皮肤性病领域中，三焦辨证多应用于一些急性发热性出疹性疾病，如麻疹、风痧、水痘、烂喉痧，以及一些有系统累及的重症疾病如系统性红蝴蝶疮、肌痹等。

六、经络辨证

经络是人体组织结构的重要组成部分。它"内属脏腑，外络肢节"，是气血、津液的运行通道。依据皮肤病变部位，联系经络的循行分布，可推究经络归属的脏腑，从而指导临床治疗用药或针灸选穴。因此，经络辨证在皮肤病辨证中具有一定的实践意义。现按病位归经属脏介绍如下。

（一）头部

正中属督脉，两旁属膀胱经，如秃疮系该二经湿热生虫所致。

（二）面部

面颊部属胃经，如肺胃风热所致的面部虫斑；眼睑部属脾经，如脾湿肺热交蒸而生的肌痹；鼻部属肺经，如肺经血热所致的肺风粉刺、酒渣鼻；耳部前后属胆经，如肝胆湿热引起的旋耳疮；口腔与舌部属心脾二经，如心脾炽热引起的口疮；唇部属脾经，如脾热上蒸所致的唇风。

（三）颈项部

颈部正中属任脉；项部正中属督脉。

（四）胸胁部

胸胁部属肝胆经，如肝胆湿火蕴结发为蛇串疮；乳房属胃经，乳头属肝经，如肝郁气滞所致的乳疬。

（五）腋部

腋部属脾经，如脾经湿热可致狐臭。

（六）腹部

腹部中部属任脉。

（七）背部

背部中部属督脉，两旁属膀胱经。

（八）阴部

阴部属肝经，如肝经湿热可致肾囊风。

（九）四肢

臂、肘外侧属肺经，臂、肘内侧属心经；上肢背侧属手三阳经，掌侧属手三阴经；下肢外侧属足三阳经，下肢内侧属足三阴经；手心属心包经，足心属肾经。

七、气血津液辨证

气血津液辨证是根据四诊所得的症状，联系气血津液的脏腑生理功能特点。运用八纲辨证方法，找出气血津液的病理变化规律而进行辨证论治。气血津液是构成人体和维持人体生命活动的基本物质，在人体脏腑功能活动中起重要的作用。气血津液的产生及发挥其作用须依赖脏腑正常的功能活动，而脏腑功能的维持，须靠气的推动、血的濡养、津液的滋润来协助。当脏腑功能失常时，必然会引起气血、津液的病变，而气血津液的病变也必然导致脏腑功能的失常。两者在生理上相互依存、相互促进，在病理条件下则相互影响。故气血津液辨证与脏腑辨证相互结合，互为补充，对于皮肤科杂病的诊治尤为适用。

（一）气血辨证

着重于辨阴阳、察虚实。若气血生成不足或消耗过多，则表现为气虚、血虚，或气血两虚；外感六淫、内伤七情、饮食所伤、劳逸过度等，均可导致气血运行敷布失常，气机出入升降障碍而产生气滞、血瘀等证。

1. 气虚　是脏腑功能不足的表现。五脏皆有气虚，但又以肺、脾、肾为主。如瘾疹可由肺卫气虚、肺脾气虚、脾肾气虚等引起，而病变程度又有所不同，其中以脾肾气虚所致者最为顽固难治。湿疮可由脾气虚、运化失职，水湿外泛所致；脱发亦可由肾气虚引起；黄水疮亦可由脾气虚所为。

2. 气滞　气滞不通而有局部胀痛、胸闷、窜痛，可因叹息、嗳气，或矢气而减轻。皮肤症状有黄褐斑、水疱、皮损肥厚，及蛇串疮后遗神经痛等。

3. 血虚　面色白而无华或萎黄，唇色、爪甲淡白，头昏眼花，心悸失眠，手足发麻，月经失调等症可见。皮损风团细小，丘疹、水疱的发生在月经期或劳累后增多，皮肤色素减退而出现萎缩性白斑，或有头发变白，指甲白色斑点等损害。

4. 血瘀　局部肿胀或成癥积痞块，痛如针刺、拒按、痛处固定，皮色青紫，面色暗晦，肌肤甲错。皮损有鱼鳞样病变、紫癜、瘢痕疙瘩、皮下结节、硬结，或脱发、毛发枯槁等。

5. 血热　血热可由外感邪热，内传营血；或由脏腑蕴热化火，燔灼营血而成。主症有身热，夜晚热较盛，心烦，出血，月经提前。皮损有皮肤灼热潮红、焮肿、紫癜、水疱、大疱、溃疡等。如大疱性猫眼疮、重症药毒、葡萄疫、湄皮疮等多有血热证。

6. 血燥　可由血虚化燥，亦可由血热化燥，还可由于脾胃虚弱，化生乏源而致血燥、口干、咽燥、便干结。皮损为皮肤干燥、脱屑、鳞屑、皮损肥厚、皲裂等。

（二）津液辨证

津液的病证主要有津液不足与水液停滞两大类别。津液的生成、输布和排泄，是脏腑功能协调的结果。若脏功能失常，则津液的生成、输布和排泄也会发生障碍。津液与气血的关系极为密切，气可以化津，气旺则可生津且可调节津液的输布与排泄。津液是血液的组成部分，在生理条件下两者均有营养滋润的作用；在病理条件下，两者又互为影响。

1. 津液不足　咽干唇燥，皮肤干燥枯涩，心烦口渴，干咳声嘶，鼻干目涩，小便短赤，大便干硬，或伴低热，皮损鳞屑，毛发枯槁，如干燥综合征等。

2. 水液停滞　由脏腑功能失常所致，又因寒热气火等病邪的影响，致使水液的输布和排泄障碍，外泛肌肤为水肿或渗出糜烂、溃疡；遇气火煎熬而成痰，痰结于皮里膜外，可产生皮下结节，如瓜藤缠、寄生虫结节、脂膜炎、皮下肿瘤等。

八、部位辨证

所谓部位辨证，是指按外科疾病发生的上、中、下部位进行辨证的方法，又称"外科三焦辨证"。外科疾病的发生部位不外乎上部（头面、颈项、上肢）、中部（胸腹、腰背）、下部（臀腿、胫足）。部位辨证的思想源于《素问·太阴阳明论》"伤于风者，上先受之。伤于湿者，下先受之"以及《灵枢·百病始生》"风雨则伤上，清湿则伤下……清湿袭虚，则病起于下；风雨袭虚，则病起于上"等之说。而〔清〕高锦庭在《疡科心得集》例言中云："盖疡科之证，在上部者，俱属风温风热，风性上行故也；在下部者，俱属湿火湿热，水性下趋故也；在中部者，多属气郁火郁，以气火之俱发于中也。其间即有互变，十证中不过一二。"首先归纳上、中、下三部的发病特点，进而提出外科病位辨证的思想，以上、中、下3个部位作为探讨其共同规律的出发点，对临床应用具有简洁而有效的指导作用。

但部位辨证与三焦辨证应有所区分，三焦辨证属温病学辨证纲领，重点阐明三焦所属脏腑在温病过程中的病机变化，体现出疾病从上而下的传变规律，主要侧重于内。而部位辨证则是通过归纳上、中、下三部的发病特点，进而提出外科病位辨证的思想，其更侧重于外。部位辨证与三焦辨证二者既相互联系，又相互补充，同时部位辨证方法更加适用于以皮肤表现为主的中医外科疾病的辨证与治疗，其具体辨证内容如下。

（一）上部辨证

按照经络运行图分析，生理状态的人体应为上肢上举，而非下垂，故归入上部。所以人体上部包括头面、颈项以及上肢。其生理特点是属于阳位，而风性上行，火性炎上，均常袭阳位。

1. 病因特点　风邪易袭，温热多侵。风邪易袭阳位，温热其性趋上，故病因多为风温、风热。

2. 发病特点　上部疾病的发生一般来势迅猛。因风邪侵袭常发于突然之间，而起病缓慢者风邪为患则较少。

3. 常见症状　发热恶风，头痛头晕，面红目赤，口干耳鸣，鼻燥咽痛，舌尖红而苔薄黄，脉浮而数。局部红肿宣浮，忽起忽消，根脚收束，肿势高突，疼痛剧烈，溃疡则脓稠而黄。

4. 常见疾病　头面部疖、痈、疔诸疮；皮肤病如油风、黄水疮等；颈项多见瘰、瘤等；上肢多见外伤染毒，如疖、疔等。

（二）中部辨证

人体中部包括胸、腹、腰、背，是五脏六腑所居之处，也是十二经所过部位，是人体气机升降出入的枢纽，也是气血化生、运行、转化的部位。发于中部的外科疾病绝大多数与脏腑功能失调关系密切。

1. 病因特点　七情内伤、五志不畅可致气机郁滞，过极则化热生火；或由于饮食不节、劳伤虚损、气血郁阻、痰湿凝滞而致脏腑功能失和。多为气郁、火郁。

2. 发病特点　中部疾病的发生常于发病前有情志不畅的刺激史，或素有性格郁闷。一般发病时常不易察觉，一旦发病，情志变化可影响病情。

3. 常见症状　中部疾病症状比较复杂，由于影响脏腑功能，症状表现轻重不一。主要有：情志不畅，呕恶上逆，胸胁胀痛，腹胀痞满，纳食不化，大便秘结或硬而不爽，腹痛肠鸣，小便短赤，舌红，脉弦数。局部症见：初觉疼痛灼热，继则红肿起疱，或流滋水；或局部高肿，触之硬痛，脓腔深在，脓液稠厚，或伴鲜血；或局部肿物，随喜怒消长，忽大忽小；等等。

4. 常见疾病　乳房肿物、腋疽、胁疽、背疽、急腹症、缠腰火丹以及癥瘕积聚等。

（三）下部辨证

人体下部指臀、前后阴、腿、胫、足，其位居下，阴偏盛，阳偏弱，阴邪常袭。

1. 病因特点　寒湿、湿热多见。由于湿性趋下，故下部疾病者多夹湿邪。

2. 发病特点　起病缓慢，初觉沉重不爽，继则症形全现，病程缠绵不愈，反复发作，或时愈时发。

3. 常见症状　患部沉重不爽，二便不利，或肿胀如棉，或红肿流滋，或疮面紫暗、腐肉不脱、新肉不生，疮面时愈时溃。

4. 常见疾病　臁疮、脱疽、股肿、子痈、子痰、水疝等。

（杨素清）

第三节　皮肤性病的临床及实验室检查

一、临床检查

（一）触诊

用手指触摸皮疹以确定其大小、软硬度、深浅度、萎缩、浸润肥厚、弹性、温度及有无压痛等。

（二）皮肤划痕征

在荨麻疹患者前臂屈侧皮肤用钝器，以适当压力划过后，如出现以下的三联反应，为皮肤划痕征阳性。

1. 划过3～15秒后，在划痕处出现红色线条，可能由真皮肥大细胞释放组胺引起毛细血管扩张所致。

2. 划过15～45秒后，在红色线条两侧出现红晕，为神经轴索反应引起的小动脉扩张所致。

3. 划过后1～3分钟，划过处出现隆起及苍白色风团状线条，可能是组胺、激肽等引起水肿所致。

（三）玻片压诊

将洁净、透明度好的玻片用力压迫皮损15秒后，在玻片上观察皮损颜色变化，充血性红斑会消失，出血性红斑及色素沉着不会消失。颜面播散性粟粒性狼疮皮损在玻片压迫后可出现特有的苹果酱颜色。

（四）感觉检查

主要用于检查麻风病患者皮损的触觉、痛觉和温觉。

（五）鳞屑刮除

银屑病患者的皮损一开始为丘疹、斑丘疹或斑块，后发展为多种形态红斑，皮损上覆厚层银白色鳞屑，若刮除最上层的鳞屑，可观察到鳞屑为成层状，犹如轻刮蜡滴（蜡滴现象），刮去银白色鳞屑后，可见基底的淡红色光滑半透明薄膜（薄膜现象），继续刮则有点状出血（Auspits 征）。蜡滴现象、薄膜现象及点状出血对银屑病有诊断价值。

（六）尼科利斯基征

尼科利斯基征（Nikolsky sign）简称尼氏征，又称棘细胞松解征，用于检查水疱和大疱的位置是在表皮内还是在表皮下。尼氏征检查包括以下几种方法：

1. 手指推压水疱一侧，可使水疱沿着推压方向移动。

2. 手指轻压疱顶，疱液随表皮隆起而向四周移动。

3. 稍用力在从未发生过皮疹的外观正常皮肤上推擦，被推擦部位的表皮即可剥离。

4. 牵扯已经破损的水疱壁时，可见水疱以外外观正常的皮肤一同剥离相当长的一段距离。

临床上尼氏征阳性的皮肤病有葡萄球菌烫伤样皮肤综合征、天疱疮、大疱性表皮松解症、家族性慢性良性天疱疮等，尼氏征阴性的皮肤病有类天疱疮、疱疹样皮炎等。

（七）滤过紫外线

1. 原理　滤过紫外线即高压汞灯（伍德灯）发射出来的波长为 320～400 nm 的紫外线光波，可用于色素异常性皮肤病、头癣及红癣的诊断及鉴别诊断，皮肤感染及卟啉病的辅助诊断。

2. 方法　在暗室用伍德灯照射可疑病变部位，观察有无特殊荧光产生。

3. 结果　白癜风患者白斑上发出亮蓝白色荧光，假单胞菌属感染发出绿色荧光，铁锈色小孢子菌、羊毛状小孢子菌等感染为亮绿色荧光，黄癣菌感染为暗绿色荧光，马拉色菌感染为棕色荧光，红癣菌皮损呈珊瑚红色荧光，紫色毛癣菌和断发毛癣菌感染无荧光。皮肤迟发性卟啉病患者尿液为明亮的粉红色 – 橙黄色荧光。先天性卟啉病患者牙、尿、骨髓发出红色荧光，红细胞生成性原卟啉病患者可见强红色荧光。鳞状细胞癌皮损发出鲜红色荧光。

4. 注意事项　一些化学物质（包括药物、化妆品等）如凡士林、水杨酸、四环素、角母蛋白等，也可发出荧光，应注意鉴别，避免误诊。因很多真菌不发出荧光，故检查阴性不能除外真菌感染，必要时应进一步做真菌直接镜检和真菌培养。

二、皮肤影像学检查

（一）皮肤镜

皮肤镜　又称表皮透光显微镜，是指利用光学放大原理，借助偏振或浸润的方法，反映皮肤表皮、真皮乳头层颜色和结构特点的设备，可检查细胞内外色素、血管内外的血液色素和皮肤及毛发的细微变化。

皮肤镜最重要的应用领域是黑色素瘤的诊断及鉴别诊断，为黑色素瘤与脂溢性角化，基底细胞癌与脂溢性角化等的诊断与鉴别诊断提供了非常重要的线索。而近年来皮肤镜检查已经推广到更广泛的领域，如红斑鳞屑性皮肤病、良性或恶性非色素性皮肤肿瘤、血管性疾病、感染性疾病、毛发及甲病等。皮肤镜现已经形成完整的诊断体系，例如模式分析法、ABCD 法等，正确诊断的基础是基于统一规范的模式征描述。

皮肤镜作为一种新的非侵袭性皮肤科检查手段，放大后的皮损能更精细反映病灶的细微变化，操作简便、适应证广、患者无痛无创，结果报告及时快速，且皮肤镜图像采集及保存方便，便于长期随访观察时比较病变的发展变化。

（二）激光扫描共聚焦显微镜

激光扫描共聚焦显微镜（laser scanning confocal microscopy，LSCM）又称皮肤在体三维影像分析系统、皮肤 CT，是近年来新兴的无创性皮肤影像学技术，主要由激光光源、扫描装置、检测器、计算机系统（包括数据采集、处理、转换及应用软件）、图像输出设备和共聚焦系统等部分组成。其将光学显微镜技术、激光扫描技术和计算机图像处理技术结合在一起，从而保证可以在细胞生理状态下进行诊断，还可实时动态地对同一组织多次成像，减少了传统切片制作过程中人为因素的影响。

皮肤 CT 主要应用于皮肤肿瘤的诊断和鉴别诊断、良恶性黑色素瘤的鉴别诊断和毛囊炎、血管性及色素性皮肤病等的诊断。皮肤 CT 的优点：

1. 无创性是最大的优点，无需进行病理组织活检，有助于皮肤肿瘤的早期诊断。

2. 能实时动态地对皮损进行监测，在病程变化及治疗过程中对同一组织多次进行成像。观察其发展变化、治疗后的改善状态。

3. 皮肤 CT 扫描为水平面成像，能对皮肤各层次进行横向扫描，可立体地反映皮损状况。

4. 成像迅速，数据易于存储和输出。

（三）皮肤超声

超声是一种无创性传统影像学检测手段，随着超声仪器分辨率的提高，高频超声成像技术（high-frequency ultrasonography，HFU）逐渐应用于皮肤科，高频超声通常指中心频率在 10 MHz 以上的超声，常用的皮肤超声有 20 MHz 与 50 MHz，20 MHz 超声可以充分显示真皮与部分皮下组织，50 MHz 超声能显示表皮结构和真皮浅层，但对细节成像更清晰。在超声图像上表皮为一线状高回声，真皮层为中等回声，皮下脂肪层为低回声，且皮肤和皮下组织厚度及回声的变化可受年龄、微循环改变和水肿的影响。

高频超声成像在皮肤疾病中可用于硬皮病、银屑病、炎性感染性皮肤病、湿疹性皮炎、多形性红斑、皮肤坏死性血管炎的辅助诊断与鉴别诊断；可结合彩色多普勒超声区别基底细胞癌恶性肿瘤的临床类型，协助诊断鳞状细胞癌，以及判断是否转移；高频超声结合多普勒检查，对黑色素瘤的诊断具有特异性。可指导临床医生选择最佳治疗方案、合适的手术病灶切除范围，以及术后是否还需做局部的化疗；皮肤超声还可用于激光治疗、微创治疗、注射美容等。

三、实验室检查

（一）真菌

包括真菌直接镜检和真菌培养。

1. 直接镜检

（1）原理：将临床收集到的浅部真菌标本皮屑、甲屑、毛发、痂等，深部真菌标本如痰液、尿液、粪便、血液、脑脊液等处理后，用光学显微镜直接观察有无真菌菌丝和孢子。

（2）方法：

1）涂片直接镜检：浅部真菌的检查常常可以直接通过光学显微镜检查而不需要染色，取标本置于载玻片上，加一滴 10% 氢氧化钾溶液，盖上盖玻片，在酒精灯外焰微加热后，将角质溶解，轻加压，使标本透明，吸收多余外溢溶液，即可在显微镜下镜检，观察有无菌丝或孢子。

2）涂片染色后镜检：一些深部真菌涂片检查需要染色，以更好地显示真菌形态及结构。常用的染色剂有嗜银染色液、印度墨汁、过碘酸席夫染色液等。

（3）结果：在光学显微镜下找到菌丝或孢子为直接镜检阳性。

2. 真菌培养

（1）原理：真菌在适当的培养基上和适宜的温度下能生长繁殖。可以根据肉眼下的菌落的形态、颜色、生长速度及显微镜下的菌丝、孢子的形态特征判断真菌菌种。必要时可小培养协助鉴定。小培养是指为了快速观察真菌的结构及发育情况，采取玻片上装载少许培养基接种，然后用显微镜观察其自然生长形态的方法。

（2）方法：标本常用的培养基为葡萄糖蛋白胨琼脂培养基即沙氏培养基，接种之后将培养基置于25℃或35℃孵育箱中培养1~3周，从第二天起逐日观察有无菌落生长。

（3）结果：根据菌落的形态结构、颜色、边缘、生长速度、下层现象及显微镜下菌丝和孢子的特征可以判断真菌的种类。

（二）蠕形螨

1. 原理　蠕形螨常寄生在前额、鼻沟、颊、颧部等处的毛囊或皮脂腺内，取样后可用光学显微镜观察到。

2. 方法

（1）挤刮法：选取鼻沟、颊部、颧部等皮损部位，用手或刮刀挤压扩大的毛囊口，将挤出物置于玻片上，加一滴生理盐水，盖上盖玻片之后轻压，于镜下观察。

（2）透明胶带法：将透明胶带贴于上述部位，取下胶带后将胶带粘在载玻片上，于镜下观察。

3. 结果　在光学显微镜下发现毛囊虫体或肢体片段即为镜检阳性。

（三）疥螨

1. 原理　疥螨常寄生于皮肤柔软细嫩处，并引起皮损。在光学显微镜下可以观察到成虫及虫卵。

2. 方法　在指缝、腕屈侧等部位选择未经搔抓的丘疱疹、水疱或隧道，丘疱疹或水疱可用针尖或刮刀挑破，在两侧刮取皮屑置于玻片上，隧道可用消毒针头挑出隧道盲端灰白色小点置于载玻片上，滴一滴生理盐水后镜下观察。

3. 结果　显微镜低倍镜下可观察疥螨全貌或虫体残肢，或发现虫卵，为阳性结果。若找到疥螨成虫或虫卵可确诊疥疮。

（四）阴虱

1. 原理　阴虱常寄生于人体阴毛和肛门周围体毛，可引起瘙痒，可通过性交传染于新的宿主。

2. 方法　用剪刀剪下附有阴虱或虫卵的阴毛，用75%乙醇或5%~10%甲醛溶液固定后放置于载玻片上，滴一滴10%KOH溶液后，于镜下观察。

3. 结果　显微镜低倍镜下可观察阴虱成虫或发现虫卵，为阳性结果。

（五）变应原检测

1. 斑贴试验

（1）原理：根据IV型变态反应，检测机体对特定受试物是否具有敏感性的一种诊断性试验。

（2）方法：根据受试物的性质，配制成适当浓度的浸液、溶液、软膏等，若受试物为纺织品、毛皮或皮革等固体，可剪成小片，用水浸湿。将受试物置于斑试器内，贴于背部或前臂屈侧的健康皮肤，其上用一稍大的不透气的玻璃纸覆盖后固定边缘。如要同时测定多种不同试验物，每两个试验物之间的距离应大于4 cm。每次试验应同时以单纯稀释剂作为阴性对照。

（3）结果：48小时后观察结果。受试部位无反应为（－），出现轻度发红或轻度瘙痒为（±），出现红斑、瘙痒为（＋），出现水肿性红斑、丘疹或水疱为（＋＋），出现显著红肿、丘疹、水疱为（＋＋＋）。

（4）意义：阳性反应通常说明患者对受试物过敏，但应该排除原发性刺激或其他原因导致的假阳性，阴性反应表示患者对受试物不过敏。

（5）注意事项：①不应在皮炎急性发作期做试验，不可用过高浓度的原发性刺激物做试验。②假阳性可能与配制的试验物浓度过高或敷料本身的刺激反应有关。③假阴性可能与试剂浓度太低、机体的敏感性因治疗的缘故而降低等因素有关。④若受试前2周和受试期间服用糖皮质激素、受试前3天和受试期间服用抗组胺类药物均可出现假阴性。

2. 皮肤光斑贴试验

（1）在皮肤斑贴试验基础上加光照射：具有恒定输出长波紫外线（320~400 nm UVA）的人工光源

均可做测试光源。

（2）方法：受试皮肤一般选用平时非曝光部位，如背部。将两份标准光斑贴试验变应原，分别加入药室内后分别贴于上背部中线两侧的正常皮肤，其上用不透光的深色致密织物遮盖。24小时后去除两处斑试物，其中一处立刻用遮光物覆盖，避免任何光线照射。作为对照，另一处用50%的最小红斑量（MED）UVA照射，分别在照射后24小时、48小时、72小时观察结果。

（3）结果：试验区皮肤无反应（－），可疑反应（±），红斑、浸润可能有丘疹（＋），红斑和水疱（＋＋），红斑大疱和糜烂（＋＋＋）。若未照射区皮肤无反应而照射区有反应者提示光斑贴试验阳性；若两处均有反应且程度相同，则考虑为变应性反应；若两处均有反应，但照射区反应程度大，则考虑为变应性和光变应性反应并存。

（4）注意事项：对阴性反应要观察足够长的时间，因为一些光敏物质引起的光过敏反应会延迟至72小时以后。受试者在受试前2周及受试期间不得服用糖皮质激素。受试前3天，及受试期间最好停用抗组胺类药物。光接触性皮炎急性期不宜做皮肤光斑贴试验。急性期过后2周方可进行试验。

3．点刺试验

（1）原理：根据机体的Ⅰ型变态反应原理，采用点刺的方法来测定患者是否对变应原产生即刻反应，从而鉴定出过敏原。适应证为荨麻疹，特应性皮炎，药疹等与Ⅰ型超敏反应相关的过敏性疾病。

（2）方法：常常选用受试者前臂屈侧皮肤作为受试部位，用75%乙醇消毒后，按说明书将受试液经点刺进入皮肤，5～10分钟之后擦去受试液。若同时测试几个试验物，每两个试验物之间应至少间隔3～4cm，并在对侧肢体相应部位，用生理盐水或注射用水设阴性对照。用组胺液作为阳性对照。

（3）结果：皮肤反应与生理盐水相同，无红斑或风团，为（－）；皮肤出现红斑或风团，但直径小于0.5cm为（±）可疑阳性；皮肤出现轻度风团，红斑直径大于等于1cm为（＋）；皮肤出现风团，红斑直径约为2cm为（＋＋）；皮肤上出现显著的红斑风团，直径大于等于2cm和／或出现伪足为强阳性（＋＋＋）。

（4）注意事项：①阳性反应表示患者对受试物过敏，但要注意排除假阳性反应。②有严重过敏反应，如过敏性休克者禁止进行此项实验。③过敏体质者做试验时应严密观察局部及全身情况，如有全身反应，应给予及时处理，需提前备好肾上腺素注射液。④若结果为阴性，应继续观察3～4天，必要时3～4周后重复实验。⑤用生理盐水及组胺液作为阴性和阳性的对照。⑥受试前2天应提前停用抗组胺类药物。⑦受试物必须无菌，无刺激性。

4．血清过敏原检测　血清过敏原检测大多是将特异性过敏原吸附在特定载体上，通过酶联免疫法，免疫印迹法等方法检测患者血清中的特异性IgE或者IgG，可进行定性或定量检测。较敏感的血清过敏原检测一般使用进口试剂盒进行检测，检测结果需结合患者自身体验做出谨慎的诊断。

5．皮内试验

（1）原理：可用于测试Ⅰ型超敏反应，是目前最常用的测试药物的速发型超敏反应的方法，适应证和注意事项同点刺试验。

（2）方法：先用乙酸将受试部位（前臂屈侧或上臂伸侧）皮肤消毒，待干后，以吸有变应原浸液的1mL注射器，向皮内注射0.1mL变应原，使之成为0.3～0.4cm的丘疹。有多种变应原时，两个注射点之间需间隔0.4cm以上，同时需要在对侧做空白对照试验。

（3）结果：皮试的速发反应在15分钟后观察结果；如果观察到风团，即为皮内试验阳性；迟发反应在数小时或24～48小时内若观察到浸润型结节，即为阳性。

6．皮肤划痕试验

（1）原理：可用于荨麻疹、过敏性皮炎、特应性皮炎等。根据Ⅰ型变态反应原理，从而测定患者是否对被试物过敏。

（2）方法：在患者前臂内侧皮肤表面用消毒针尖以适当压力划过长度为1～1.5cm，以不出血为度，将预先配制好的试验物滴在划痕上，试验需有对侧肢体相应部位进行空白对照。

（3）结果：在试验 15～20 分钟后观察结果。无红斑、风团为（－）；出现水肿性红斑或风团，直径小于 0.5 cm 为（±）；风团有红晕，直径等于 0.5 cm 为（＋）；风团有明显红晕，直径 0.5～1 cm，无伪足，为（＋＋）；风团有显著红晕及伪足，直径大于 1 cm 为（＋＋＋）。

（4）注意事项：①有过严重过敏反应史如过敏性休克的患者不宜做此项试验。②皮肤划痕征阳性的患者不宜做此项试验。③过敏体质者做试验时应严密观察局部及全身情况，如有全身反应，应给予及时处理，需提前备好肾上腺素注射液。④受试物必须无菌及无刺激性。

（六）性病学检查

1. 淋病奈瑟球菌检查：

（1）标本采集：男性标本取材用含无菌生理盐水的藻酸钙棉拭子，插入男性尿道内 2～4 cm，稍作旋转后取出分泌物；女性标本取自宫颈管，先用无菌的脱脂棉擦去阴道内黏液，用无菌生理盐水藻酸钙脱脂棉拭子插入宫颈内 1～2 cm，稍作旋转后取出分泌物；患结膜炎的新生儿取结膜分泌物，全身性淋病时可取关节穿刺液，前列腺炎者经按摩后取前列腺液。应获取足够的上皮细胞供检验。

（2）直接涂片：未经治疗的男性急性尿道炎尿道分泌物和女性宫颈分泌物涂片可见大量多形核细胞，细胞内外可找到成双排列，肾形的革兰阴性双球菌。分泌物中找到该病原体可诊断淋病奈瑟球菌感染，但阴性不能排除诊断，需做培养检查。

（3）淋病奈瑟球菌培养：对不典型病例和涂片结果难以判断时，应做培养。将标本立即接种于血琼脂和巧克力琼脂平板上，置于含 5%～10% 的二氧化碳孵箱 37℃ 孵育 24～48 小时后观察结果。培养皿上可形成圆形凸起，表面湿润光滑，半透明至灰白色的菌落，直径为 0.5～1 mm，生化反应符合淋病奈瑟球菌特性。培养阳性可确诊。

（4）注意：取材时拭子伸入尿道和宫颈口的深度要足够。由于淋病奈瑟球菌对外界环境很敏感，故取材标本要尽可能迅速送检进行培养。男性患者最好在清晨首次排尿前或排尿后数小时采集标本进行培养。

2. 支原体检查

（1）标本采集：采集标本同淋病奈瑟球菌检查，取材后，将标本存放于保存液中立刻接种或者送检。

（2）方法：将培养基置于 5%～10% 的二氧化碳环境中，在 37℃ 下培养 24～72 小时，每天观察培养基颜色的变化。如果培养基由黄色变为粉红色，则可能有解脲支原体生长。为证实有支原体生长，可以将 0.2 mL 的培养物接种到固体的鉴别培养基中培养 48 小时后观察，如果有典型的油煎蛋状菌落者为阳性，就可以诊断支原体感染。如果连续观察 5～7 天后培养基无颜色改变或明显浑浊，则表明没有支原体生长。

（3）注意：取材的部位需准确，尽量多取一些标本，取材后应尽快接种。

3. 衣原体检查

（1）免疫荧光法：标本采集同淋病奈瑟球菌检查。将标本涂于玻片的凹孔和圆圈中，干燥处理后加荧光素标记的抗沙眼衣原体单克隆抗体。反应后，加 1～2 滴封固液，覆以盖玻片，在荧光显微镜下观察。阳性标本可在高倍镜下看到上皮细胞内的原体颗粒为单一针尖大小，明亮的绿色荧光颗粒。如果每片中原体数大于 10 个为阳性。在油镜下为荧光均匀，边缘光滑的圆盘样结构，也可以看见网状体等其他形态的衣原体颗粒。

阳性结果表明，感染上皮细胞内衣原体包涵体及细胞外原体的存在。

（2）细胞培养法：是诊断衣原体感染检测的金标准。获取男性尿道拭子和女性宫颈拭子后，将每份标本接种于 3 个培养瓶中。放置于 37℃ 吸附 2 小时后用维持液洗涤 2～3 次，最后加生长液 37℃ 培养 3～4 天，经过吉姆萨染色或者直接免疫荧光染色后镜下检验。镜下可见阳性标本碘染色后，细胞内可见深棕色包涵体，吉姆萨染色可见细胞内紫红色包涵体。

（3）抗原检测法：可用商品试剂盒检测，按说明书操作。质控窗和结果窗均显示一条蓝带，即为阳性结果，阴性结果为结果窗没有变化。此方法方便快捷，但是稳定性略差，阳性结果需要结合临床可确定，沙眼衣原体的感染阴性时不能完全排除感染，需要用细胞培养法确定。

4. 梅毒螺旋体检查

（1）梅毒螺旋体直接检查：取梅毒病灶组织的渗出物，淋巴结穿刺液和组织研磨液。用暗视野显微镜和镀银染色、吉姆萨染色和墨汁负染色后，用普通光学显微镜检查或直接用免疫荧光检查。借助暗视野显微镜可以观察到一期、二期梅毒皮损和肿大淋巴结穿刺液中的梅毒螺旋体。在暗视野显微镜下梅毒螺旋体表现为小而纤细的螺旋状菌体，呈白色，折光性强。低倍镜下运动活泼，高倍镜下运动较缓慢，有规律。梅毒螺旋体具有轻盈性，镀银染色后在普通高倍显微镜下可以观察到棕黑色的螺旋体。吉姆萨染色法可以看到螺旋体呈桃红色。直接免疫荧光检查可以看到带有苹果绿色荧光的梅毒螺旋体。镜检阳性，结合临床表现和性接触基本可以确诊。

（2）血清学试验：

1）快速血浆反应素环卡片实验（RPR）：原理为非梅毒螺旋体抗原血清实验，是快速、简单、廉价的实验室诊断方法。人体感染梅毒螺旋体一定时间后血清中会产生非梅毒螺旋体特异性的抗心磷脂抗体。这些抗体可以用免疫学方法检测，作为梅毒的诊断筛选试验。也可以监测治疗后梅毒的活动程度和治疗效果。方法：

卡片定性试验：取待检血清 50 μL 加入卡片中的圆圈中并使其扩散到整个圆圈，用专用的针头加入 1 滴 RPR 抗原，将卡片离心旋转 8 分钟后立刻观察结果。若圆圈中出现黑色凝集颗粒或絮片为阳性。

卡片定量试验：用等量盐水在小试管内做 6 个稀释度，1∶1、1∶2、1∶4、1∶8、1∶16、1∶32，每个稀释度取 50 μL 血清加入卡片圆圈中，按定性法测定。本方法结果无需借助显微镜观察，简单易行，成本低廉，是应用最广泛的非梅毒螺旋体抗原血清学试验。

甲苯胺红不需加热血清试验（TRUST）方法与 RPR 原理相同。是 TRUST 抗原中加入甲苯胺红染料颗粒代替碳颗粒作为指示物时阳性结果出现红色絮状凝集现象。同样可直接观察结果。

2）梅毒螺旋体抗原血清试验：

梅毒螺旋体颗粒凝集试验（TPPA）：

方法：将梅毒螺旋体抗原以粉红色明胶颗粒为载体，再加入含梅毒螺旋体抗体的血清或血浆后，抗原与抗体发生结合反应，产生肉眼可见凝集现象，具有较高的敏感性。

结果：阳性结果可明确诊断。类似的方法有梅毒螺旋体血凝试验（TPHA）及荧光密螺旋体抗体吸收试验（FTA-ABS）。

若血清中抗体的量多于抗原，使抗原抗体量的比例不合适，抑制阳性反应的出现。若将抗体做适当稀释，再进行实验，则又出现了阳性结果。此现象称为前带现象。前带现象是指在血清学试验中，抗原与抗体成适当比例时，可出现肉眼可见的结合反应。可出现于二期梅毒患者中，表现为假阴性结果。

5. 醋酸白试验　人乳头瘤病毒感染细胞产生的角蛋白与正常的未感染上皮细胞产生的角蛋白不同。前者可被醋酸脱色变白而后者不变白。用棉签清除皮损表面的分泌物后，外用 5% 的冰醋酸涂在皮损及周围皮肤黏膜 2~5 分钟后观察皮损变为白色而周围正常的组织不变色，则为阳性。

（七）分子生物学技术

分子生物学技术分为脱氧核糖核酸 DNA 分析方法和核糖核酸 RNA 分析方法。在临床上主要运用 PCR 技术和基因芯片技术。

1. 聚合酶链反应（polymerase chain reaction，PCR）技术　一种在体外放大扩增特定的 DNA 片段的分子生物学技术，目前 PCR 技术已经广泛在感染性皮肤性病如沙眼衣原体、人乳头瘤病毒及遗传病中使用。根据病毒的扩增物的有无、片段大小、序列分析可对许多疾病进行诊断。在艾滋病病毒的检测中，相对于血清学实验，如果采用 PCR 技术来扩增 HIV 病毒的保守序列，以此鉴定是否有 HIV 病毒感染，则不仅使诊断的敏感度大大提高，而且时间也大大缩短。

2．基因芯片技术　基因芯片（gene chip）又称为DNA微阵列（DNA microarray）。其测序原理是杂交测序方法。通常用于基因转录水平的检测、基因组分析和后基因组研究。

（八）皮肤组织病理与免疫组化技术

1．皮肤组织病理检查　皮肤活体组织检查对很多皮肤病的诊断、鉴别诊断、治疗及预后判断有非常重要的价值。

（1）适应证：①皮肤肿瘤及癌前期病变，特别是恶性肿瘤的诊断及治疗后是否有复发；②麻风、结核等肉芽肿性疾病的诊断、分型、疗效观察及预后判断都有重要价值。③有助于大疱性皮肤病和变应性血管炎的诊断和分型。④对于各种深部真菌病、皮肤黑热病、猪囊虫病等，在病变组织中找到病原体可明确诊断。⑤具有一定特异性病变的炎症性皮肤病如银屑病、扁平苔藓等及具有相对特异性组织改变的皮肤病如结缔组织病、皮肤淀粉样变等可协助临床诊断。

（2）皮损选择：①选择充分发展期具有代表性的皮损。②尽可能选取原发性皮损。③取出的活体组织中应包括一部分正常组织，可和病变组织作对比。④选择早期损害，特别是疱性疾病和含有病原体的疾病，取材时应保持疱壁的完整性。⑤环形损害在其边缘部位取材。⑥所取活检组织应包括皮下组织，不宜过浅。⑦当皮损呈多形性时可各取一处，多点取材。⑧治疗前后的标本取材部位要求一致。

（3）取材方法：

①外科手术法：适用于各种要求和大小的皮肤标本，最为常用，菱形切口整齐，方向与皮纹一致，刀口与皮面垂直，足够深，足够大，尽量夹住取下的组织两端，避免夹坏皮肤标本，影响诊断。

②环钻法：适用于较小及较表浅的皮肤标本取材。

（4）标本处理：切取的标本立即放到10%甲醛液或95%乙醇中固定。固定液体积要达到标本体积的10倍以上，大的标本可切分成数块，充分浸入固定液。

（5）注意事项：①切除的任何组织均要做病理学检查。②皮肤病理诊断需与临床紧密结合，活检前需对所取皮损进行拍照，同时对全身其他部位皮损拍照记录。③送检医生详细填写病理申请单，着重注明皮损的特征和可能的临床诊断。

2．免疫组化技术　免疫组化技术在皮肤科主要用于大疱性皮肤病、结缔组织病等自身免疫性皮肤病，皮肤肿瘤的诊断和鉴别诊断，某些感染性皮肤病的诊断及鉴别诊断。

根据荧光标记抗体检测的对象不同，分为直接免疫荧光法、间接免疫荧光法和酶联免疫吸附试验。

（1）直接免疫荧光法：是用已知标记抗体探查未知抗原。将待检标本，如活检组织冰冻切片或细胞涂片等固定于玻片上，添加相应荧光素标记的抗人免疫球蛋白抗体或抗C3抗体。室温或37℃孵育后清洗，处理后置于荧光显微镜下观察。若组织中有人免疫球蛋白和C3沉积，则荧光抗体与之结合，呈现荧光。

结果：在荧光显微镜下荧光显示的部位，通常为棘细胞膜、皮肤基底膜带和血管壁。如天疱疮免疫反应物主要为IgG，沉积在表皮棘细胞内呈网状分布。故荧光显微镜下可见网状亮绿色免疫荧光。红斑狼疮可见皮肤基底膜带阳性，也可见血管壁内免疫球蛋白和补体的沉积。在真皮内血管壁见到圈状荧光，提示血管炎。此法特异性高，但敏感性差，主要用于免疫病理的检查。

（2）间接免疫荧光法：常用来测定血清中的自身抗体，并可以做抗体滴度测定，如抗核抗体。底物为正常人皮肤或动物组织，将待测血清滴加在已经放置于玻片上的底物上。再滴加荧光标记的抗人免疫球蛋白抗体等，置于荧光显微镜下观察，如果患者血清中存在循环自身抗体，荧光标记的抗人免疫球蛋白抗体即可与结合到底物上的抗体结合，呈现荧光。

结果：结缔组织病中的抗核抗体在荧光显微镜下见到亮绿色荧光为阳性，抗核抗体的类型可分为均质型，周边型，斑点型和核仁型和着丝点型。也可将阳性的血清标本作一系列稀释，以阳性的最后一个稀释度作为该患者血清的滴度，从而进行半定量的检测。此法经济实用，敏感性较高，但特异性相对较差。如抗核抗体可见于许多疾病，如红斑狼疮、类风湿关节炎、淋巴瘤、结核病等。

（3）酶联免疫吸附试验：用酶标记抗原或抗体，通过底物被酶分解后的颜色反应，作为抗原或抗体的定性和定量。有多种不同的检测系统和方法，但显示系统为可催化呈色反应的辣根过氧化物酶、碱性磷酸酶等。可以标记某种细胞的特定成分，用于肿瘤的鉴别诊断。也可用于梅毒及自身免疫疾病的辅助诊断。

（徐晓芃）

第七章　皮肤病的治疗

第一节　中医治疗

一、内治法

中医皮肤科属于中医外科范畴，治疗上以药物外用以及药浴、溻渍、火针等外治法为特色，但大部分疾病的治疗仍须内治。皮肤科内治法，保留了中医从整体观出发的特色，重视辨证施治。根据四诊资料分析患者体质和不同致病因素，判定病性、病位，确立治则、治法。方药当取决于辨证体系的选择以及对具体病机、证型的判断。在临床中，皮肤科内治重视辨病与辨证的统一，全身辨证和局部辨证的统一；注重对病邪风、湿、热、虫、毒、瘀、虚的针对性治疗，同时重视邪正关系及阴阳调和。常用治法包括祛风法、清热法、祛湿法、润燥法、调理气血法、温阳法、化痰软坚法及补肾法，可针对不同病机，采用不同的治法和方药，或祛邪或扶正，临床中往往攻补兼施，祛邪扶正并举。近年来，随着对经方的深入研究和发扬，经方治疗皮肤病取得优异的疗效，为众多医家推崇。此外，象思维的应用和引经药的应用也是皮肤科内治的特色。

（一）常用治法

1. 祛风法

（1）疏风清热：

【适应证】风热证。主要症状如皮疹呈淡红色斑丘疹、斑片、风团，或有鳞屑，伴有瘙痒，好发于身体上部；可伴发热、恶风、咽痛、口渴等不适。舌淡红苔薄白或薄黄，脉浮数。

【常用方剂】银翘散、消风散。

【常用药】金银花、连翘、薄荷、荆芥、防风、蝉蜕、牛蒡子、柴胡。

（2）疏风散寒：

【适应证】风寒证。主要症状如风团颜色淡白或苍白，遇风冷加重，或遇风冷出现皮肤的水肿、红斑、风团等。舌淡苔白，脉浮紧。

【常用方剂】麻黄汤、麻桂各半汤、桂枝汤。

【常用药】麻黄、桂枝、白芍、细辛、荆芥、防风、紫苏叶、葛根。久病者常用虫类药搜剔风邪。

（3）祛风除湿：

【适应证】风湿证。主要症状如淡红色风团、斑片、丘疹、丘疱疹、小水疱、轻度糜烂、结痂、鳞屑，皮疹瘙痒明显。舌淡红体胖苔白或黄，脉滑。

【常用方剂】荆防败毒散、羌活胜湿汤。

【常用药】荆芥、防风、羌活、独活、忍冬藤、苍术、秦艽、威灵仙。

（4）平肝熄风：

【适应证】肝风内动证。主要症状如皮疹肥厚斑片、苔藓样变、干燥脱屑、抓痕血痂、皲裂等。皮疹多颜色淡褐，瘙痒夜间加重；伴头晕、眼花、失眠。舌淡红苔白，脉弦细。

【常用方剂】天麻钩藤饮、镇肝熄风汤。

【常用药】天麻、钩藤、僵蚕、白蒺藜、生龙骨、生牡蛎、石决明、珍珠母、白芍、玄参。

2．清热法

（1）清热泻火：

【适应证】实热证。主要症状如皮疹红斑水肿、丘疹糜烂，多有红肿热痒；伴恶热、口渴喜冷饮、多汗、尿赤、便干。舌红苔黄，脉数。

【常用方剂】白虎汤、导赤散、清胃散。

【常用药】生石膏、知母、栀子、黄连、生地黄、竹叶、白木通、六一散。

（2）清热解毒：

【适应证】热毒证。主要症状如焮热红肿斑片、肿块、脓疱、水疱、糜烂等，常有灼热、疼痛或瘙痒，皮损来势急骤，可伴身热、口干、口苦、尿赤、便秘。舌红苔黄，脉滑数。

【常用方剂】黄连解毒汤、五味消毒饮、清瘟败毒饮。

【常用药】黄芩、黄连、黄柏、金银花、连翘、野菊花、板蓝根、蒲公英、紫花地丁、大黄。

（3）清热凉血：

【适应证】血热证。主要症状如鲜红或深红色斑片，或有紫癜和血疱，常伴有灼热、瘙痒或痒痛间作。全身症状可有身热、口干渴喜饮冷、心烦、尿赤、便干。舌红绛，苔黄燥，脉数。

【常用方剂】犀角地黄汤、清营汤、化斑解毒汤。

【常用药】羚羊角、水牛角、生地黄、牡丹皮、赤芍、紫草、白茅根、生槐花、大青叶。

（4）滋阴清热：

【适应证】阴虚火旺证。如慢性皮炎、红蝴蝶疮，或走黄、内陷后阴伤有热者。皮疹红斑不消，或有干燥皲裂，或有萎缩。伴有口干咽燥，舌苔少或花剥，舌瘦小淡红，脉沉细滑等。

【常用方剂】知柏八味丸、大补阴丸。

【常用药】生地黄、玄参、麦冬、龟甲、知母、地骨皮。

3．祛湿法

（1）芳香化湿：

【适应证】暑湿证。皮疹如粟米大小，或有丘疹、水疱，或有局部灼热瘙痒，夏日汗出不畅。兼胸闷呕恶，脘腹胀满，食欲不振，舌苔厚腻，脉沉细或滑数。

【常用方剂】藿朴夏苓汤、藿香正气丸。

【常用药】藿香、佩兰、紫苏叶、茵陈、白芷、茯苓、陈皮、厚朴。

（2）清热燥湿：

【适应证】湿热证。皮损呈水肿性红斑、丘疱疹、糜烂渗液、瘙痒或疼痛者，舌红苔黄腻，脉滑数。

【常用方剂】萆薢渗湿汤、五神汤、龙胆泻肝汤。

【常用药】萆薢、苍术、黄柏、滑石、龙胆、栀子、黄芩、泽泻、车前子、紫花地丁。

（3）淡渗利湿：

【适应证】水湿证。主要症状如下肢水肿，或皮疹糜烂渗出，伴口渴不欲饮。舌淡苔白，脉浮或浮数。

【常用方剂】五苓散。

【常用药】茯苓、泽泻、猪苓、桂枝、薏苡仁、通草、车前草。

（4）健脾化湿：

【适应证】脾虚湿盛证。主要症状如皮疹多为淡红色斑片、丘疹、水疱、渗液、结痂，常有瘙痒，伴纳呆、腹胀、便溏。舌淡胖苔白腻，脉濡细。

【常用方剂】除湿胃苓汤、参苓白术散。

【常用药】苍术、白术、厚朴、陈皮、猪苓、茯苓、泽泻、薏苡仁、党参、扁豆、山药、砂仁。

（5）温阳胜湿：

【适应证】阳虚湿滞证。主要症状如皮疹淡暗斑块，或丘疹、水疱，经久不消，瘙痒夜间加重，可伴有下肢浮肿，畏寒肢冷，大便溏稀，倦怠乏力等。舌体胖大淡暗，舌苔水滑、白或白腻，脉沉细。

【常用方剂】苓桂术甘汤、实脾饮、真武汤。

【常用药】茯苓、桂枝、附子、干姜、白术、炙甘草、厚朴、木瓜。

（6）滋阴除湿：

【适应证】阴虚湿恋证。用于渗液日久，阴伤血耗，皮肤干燥，脱屑发痒，舌红少苔或舌淡苔花剥，脉沉细或滑等证。

【常用方剂】滋阴除湿汤。

【常用药】当归、生地黄、玄参、知母、丹参、茯苓、泽泻、地肤子。

4．润燥法

（1）养血润燥：

【适应证】血虚风燥证。主要症状如皮疹色淡，干燥脱屑，增厚粗糙，皲裂，瘙痒夜间加重，或头发枯槁脱落，爪甲不荣，或伴头晕目眩、心悸失眠、口眼干燥。舌淡苔白，脉细无力。

【常用方剂】四物汤、当归饮子、二至丸。

【常用药】熟地黄、当归、川芎、白芍、女贞子、制何首乌、鸡血藤、火麻仁、白蒺藜、天麻。

（2）凉血润燥：

【适应证】血热风燥证。主要症状如鲜红色斑片、丘疹、干燥鳞屑、抓痕、血痂、瘙痒。伴口干，心烦，尿赤，便干。舌红苔薄，脉细数。

【常用方剂】犀角地黄汤合增液汤。

【常用药】水牛角、生地黄、玄参、牡丹皮、赤芍、麦冬、石斛、沙参、天花粉。

5．调理气血法

（1）理气活血：

【适应证】气滞血瘀证。主要症状如黄褐色斑片、白斑、暗红色丘疹、紫癜、苔藓样斑片，或刺痛，或瘙痒。伴胁肋胀满，情志不遂，妇女经血色暗夹块。舌质暗，脉弦涩。

【常用方剂】柴胡疏肝散、逍遥散。

【常用药】柴胡、枳壳、香附、白芍、当归、川芎、赤芍、丹参、鸡血藤。

（2）活血化瘀：

【适应证】血瘀凝结证。主要症状如暗红色斑块、结节、增生性瘢痕，疼痛或瘙痒。舌质紫暗，脉沉涩。

【常用方剂】桃红四物汤、大黄䗪虫丸。

【常用药】大黄、䗪虫、桃仁、红花、当归、川芎、三棱、莪术、皂角刺、水蛭。

（3）益气活血：

【适应证】气虚血瘀证。主要症状如溃疡疮面不鲜、周围皮色暗红，或局部皮肤刺痛，夜间加重。伴气短乏力，精神疲惫。舌质淡暗苔白，脉沉细。

【常用方剂】补阳还五汤。

【常用药】黄芪、当归尾、地龙、赤芍、川芎、桃仁、红花。

（4）补气养血：

【适应证】气血亏虚证。主要症状如皮疹淡白或苍白，消退缓慢，瘙痒夜间明显。伴有气短懒言，面色萎黄，或有心悸乏力、失眠多梦。舌淡苔少或白，脉沉细。

【常用方剂】八珍汤、黄芪补血汤。

【常用药】党参、黄芪、白术、茯苓、陈皮、半夏、当归、川芎、白芍。

6．温阳法

（1）温经通络：

【适应证】血虚寒厥证。主要症状如四末不温、青紫，肢端麻木疼痛。或皮肤硬化发凉，或硬肿，结节，关节肿痛，酸软无力，遇寒湿加重。舌质淡或淡暗苔白，脉弦细。

【常用方剂】当归四逆汤、独活寄生汤。

【常用药】当归、桂枝、细辛、白芍、路路通、大枣、地龙、独活、寄生、秦艽、羌活、牛膝。

（2）温阳散寒：

【适应证】疮疡阴寒证。主要症状如皮肤溃疡疮面灰暗，脓液清稀，腐肉不易脱落，难收难敛，不知痛痒，或皮肤硬化。伴畏寒肢冷，精神不振，小便清长。舌质淡胖苔白，脉沉细无力。

【常用方剂】阳和汤。

【常用药】鹿角胶、熟地黄、麻黄、肉桂、干姜、白芥子。

7．化痰软坚法

【适应证】痰核证。主要症状如结节、肿块、囊肿，皮色或淡黄色、淡褐色，不痛或微痛，可伴胸闷。舌苔腻，脉弦滑。

【常用方剂】海藻玉壶汤、二陈汤。

【常用药】半夏、贝母、陈皮、青皮、茯苓、海藻、昆布、夏枯草。

8．补肾法

（1）滋补肝肾：

【适应证】肝肾阴虚证。主要症状如皮损颜色淡红，色素沉着斑，或色素脱失斑，头发脱落。伴头晕、耳鸣耳聋、口咽干燥、腰膝酸软。舌淡红苔少，脉细。

【常用方剂】六味地黄丸、左归丸、二至丸、七宝美髯丹。

【常用药】熟地黄、山茱萸、山药、茯苓、枸杞子、女贞子、墨旱莲、牛膝、龟甲胶、菟丝子、制何首乌。

（2）温补脾肾：

【适应证】脾肾阳虚证。主要症状如皮肤硬化、萎缩，满月脸，四肢肿胀、沉重无力，形寒肢冷，腰膝酸软，小便不利，或腹胀下利。舌质淡胖，苔白滑，脉沉弱。

【常用方剂】肾气丸、右归丸、真武汤。

【常用药】肉桂、附子、菟丝子、杜仲、巴戟天、淫羊藿、鹿角胶、党参、黄芪、白术、茯苓。

（二）经方应用

经方是对汉代以前经典医方的统称。狭义的经方应用专指建立在仲景六经辨证基础上使用伤寒论原方进行的治疗，广义的经方则包括内经、金匮的处方。经方看重药物间的比例和药物绝对剂量对整体药效的影响，方剂配伍精巧，结构严谨，效专力宏。随着中医界整体对经方认识的不断深入，经方在皮肤病中的运用案例也逐步增多，运用经方时一般先以六经辨证提纲挈领，而后抓住主证，强调"方证相应"，执简驭繁，即无论专科症状如何，都从整体的角度看待纷杂的体征，"有是证即用是方"。但在临床中，皮肤科疾病有时症状广泛，难以通过抓主证的方法分析处理，通常是按照由表及里的六经层次进行排查分析，而后根据病机，变通使用经方；有时多经同时发病，临证往往多方合用，有时还与后世温病之方合用。在此列举6首皮肤科临床常用的仲景方，以便理解。

1．桂枝汤

【组成】桂枝、芍药、生姜、大枣、炙甘草。

【皮肤科应用】兼有表虚证的慢性皮炎、皮肤瘙痒症、荨麻疹等。

【要领】桂枝汤原是为荣弱卫强的外感患者而设，应用范围极广，杂病患者亦可使用本方，尤适用于各种慢性皮肤瘙痒疾病，如冬季皮肤瘙痒症、寒冷性荨麻疹等。

【类方】顽固性瘙痒症患者常伴失眠，证属营卫不和、肝肾亏虚者可选用桂枝龙骨牡蛎汤。部分感染性荨麻疹患者"以其不能得小汗出，身必痒"，常用桂枝麻黄各半汤、桂枝二麻黄一汤；若荨麻疹慢性发作，畏风，遇风受寒后微微头痛，胃脘不适或痞闷欲呕，为太阳少阳同病，用柴胡桂枝汤。桂枝汤温阳力弱，治疗寒邪重者如冻疮病患时可选择黄芪桂枝五物汤、当归四逆汤、附子理中汤等。

2. 小柴胡汤

【组成】柴胡、黄芩、人参、半夏、炙甘草、生姜、大枣。

【皮肤科应用】兼有少阳证的水痘、丹毒、带状疱疹、银屑病、黄褐斑、神经性皮炎、痤疮等。

【要领】小柴胡汤为少阳病基础方，用药指征包括往来寒热、胸胁苦满、默默不欲饮食、心烦喜呕、口苦、咽干、目眩等。本方和解表里、畅利三焦，对诸多感染性疾病及情志疾病有显著作用，颇适于以上病位在半表半里的炎症性及精神因素相关类疾病。

【类方】在《伤寒论》中，小柴胡汤有丰富而明确的变法，如胸中烦而不呕者，去半夏、人参，加瓜蒌清热理气宽胸；腹中痛者，去黄芩，加芍药柔肝缓急止痛；心下悸而小便不利者，去黄芩，加茯苓利水宁心等。经方之中柴胡类方众多，如四逆散为疏肝祖方，凡肝气郁结，久蕴化热者皆可使用；兼有阳明热结者用大柴胡汤；阴虚血瘀重者用柴胡鳖甲汤软坚化瘀，亦常用于多形红斑、带状疱疹后遗神经痛等疾病。

3. 大青龙汤

【组成】麻黄、生石膏、杏仁、桂枝、生姜、大枣、炙甘草。

【皮肤科应用】风寒束表兼有内热证的荨麻疹、银屑病、药疹、湿疹、水痘等。

【要领】大青龙汤是为太阳阳明合病而设，后世防风通圣散与其立意相同，以辛温解表药物配合寒凉清热之品，表里双解。一般认为，大青龙汤麻黄用量应为桂枝的2～3倍，里热盛者可增用石膏。水痘欲起或初起一二日，发热恶寒，无汗而渴，咽痒心烦时亦适用本方，利于退热出疹；待汗出热退，即不用本方，改换蝉蜕、白鲜皮等疏风祛湿药。

【类方】大青龙汤可看作麻黄汤与越婢汤的合方。越婢汤由麻黄、石膏、生姜、甘草、大枣组成，善于通利水湿，常配伍清热解毒药物治疗药毒、湿疮等，应用指征为头面虚浮、多汗、身重、里热内盛。若患者虽出汗、身重，但腠理疏松，有气虚诸症，宜防己黄芪汤。如有全身性疾病，一身风湿并重者，宜麻杏苡甘汤，常用于皮痹、红蝴蝶疮等慢性结缔组织病的治疗。

4. 五苓散

【组成】猪苓、泽泻、白术、茯苓、桂枝。

【皮肤科应用】兼有水湿内停的湿疹、脂溢性皮炎、足癣、癣菌疹等。

【要领】五苓散是治疗水液代谢失常的经典方，为太阳、阳明、太阴合病所用。以有表证且口渴、小便不利、腹泻为指征，用于水液结聚而成实痞者。有皮肤瘙痒的腹水患者、湿疹患者诉胃中有振水音者、口干伴腹泻便溏者都可运用本方。

【类方】本方合小柴胡汤即柴苓汤，合平胃散即胃苓汤，常用于水痘伴泄泻。若痘出二三日以后，邪气仍盛，迫于肠胃作泻，可用柴苓汤；若面赤疮红，手足心热，泻下臭秽，中满恶食者，用胃苓汤。《金匮》木防己汤用防己、石膏、桂枝、人参，行水气而开结气，适用于治疗各种水湿结聚导致的结节性皮肤病。后世吴鞠通的木防己汤重用苍术，又用香附条畅经络，可用于治疗风湿郁闭、兼有里热的皮肌炎患者。

5. 真武汤

【组成】附子、茯苓、生姜、芍药、白术。

【皮肤科应用】兼有阳虚水泛证的慢性荨麻疹、痤疮、支原体感染等。

【要领】不论患者皮损形态如何，但见形寒畏冷、面貌虚浮、倦怠乏力、舌淡嫩而苔滑润者，均可处以本方。

【类方】真阳不足则水饮上犯，可见舌质淡嫩，苔少水滑，必以附子类方剂解之。金匮肾气丸偏重温补下元，常用于老年性皮肤瘙痒症。麻黄附子细辛汤主治太阳少阴同病，可用于银屑病脉微细、恶寒、自觉发热者，痤疮、玫瑰痤疮结节明显透发不易者亦可用。患者缺乏锻炼，又多食辛辣肥甘，若兼贪凉饮冷，胃中阳气猝然受遏，阻隔经络，发生皮疹，并作腹泻。当用附子理中温化水湿。

6. 大黄䗪虫丸

【组成】熟大黄、土鳖虫、水蛭、虻虫、蛴螬、干漆、桃仁、苦杏仁、黄芩、地黄、芍药、炙甘草。

【皮肤科应用】兼有瘀血内结证的黄褐斑、银屑病等。

【要领】一切肌肤甲错均可按瘀血施治。黄褐斑虽表面平滑，但究其本质，属中医"干血痨"范畴，尤宜大黄䗪虫丸。本方偏于攻治干血，若患者属阳明化源不足而血少者，可合用麦门冬汤，加大滋养阳明气阴力度。本方功偏走下，若用以治疗黄褐斑可多加入凌霄花、玫瑰花等药物，以使药力达于病所。

【类方】桂枝茯苓丸亦常用于黄褐斑治疗，与大黄䗪虫丸的主要区别在是否有脾虚水湿而成的悸动、眩晕。桂枝茯苓丸活血之力相对较缓，故不称破瘀而称化瘀；若患者瘀象不重，以脾胃虚寒为主，症兼眩晕呕逆，则以桂枝茯苓丸更为适宜。若虚劳患者无瘀象，而阴血不足，虚热内扰，症见失眠、咽干、烦躁、心悸者，处以酸枣仁汤最为妥当。

（三）取类比象特色方药

中医皮肤科从中医外科分化而来，处方既有中医外科的特点又有皮肤科独有的特色，其中取类比象思维的应用颇有疗效，以"象"为工具进行标志、归类，以达到模拟、领悟、认识客体为目的。李时珍在《本草纲目》中提到，"治胃以胃，以心归心，以血当血，以骨入骨，以髓补髓，以皮治皮"，均是取类比象思想的集中体现。如应用黑（紫）色、白色的药物治疗色素性疾病，取以色治色之意；应用鲜红的花类药物治疗皮疹色红如花且多发于上部的玫瑰痤疮及玫瑰糠疹；应用诸多特殊皮类药物，取其以皮入皮；应用藤类药物治疗经络痹阻诸证，以络通络；应用虫类药物治疗顽固性瘙痒，痒如虫行等。在取象比类思想指导下，应用花类、藤类、皮类、虫类等进行组方，成为中医皮肤科的特色之一。

1. 花类药　花类药包括完整的花、花序或花的一部分。花朵多生于植物的顶端，所以它的药用功能是多治头部疾病，故有"诸花皆升"之说。如凌霄花以盛开的花入药；辛夷、金银花、玫瑰花等以未开放的花蕾入药；夏枯草、荆芥穗、菊花、款冬花等以花序入药；蒲黄以花粉入药；莲须、玉米须、番红花等以蕊入药。花者，华也，芳香轻扬，性多凉散，主治头面部诸疾，有疏风、清热、解郁之功。

【代表方】凉血五花汤。

【组成】野菊花、凌霄花、玫瑰花、鸡冠花、红花。

【功效】凉血活血，疏风解毒。

【皮肤科应用】血热发斑，热毒阻络所致红斑狼疮初期、色素性紫癜性皮炎及其他红斑为表现的皮肤病初期，偏于上半身或全身散在分布者。

【加减】有瘀者加桃仁、红花、生地黄、赤芍、牡丹皮、川芎化瘀；有风邪者加荆芥、薄荷、玉竹、牛蒡子解表；热重者加金银花、槐花、黄芩、石膏清解；素有气阴不足者加生黄芪、石斛、麦冬、升麻、淡竹叶、知母益气养阴。

2. 藤类药　藤类药因其枝干运送水分营养的功能强大，故能治疗肢体、关节疾病；主要功效为活血、祛风、除湿，其性通利，入筋行络，且多数作用温和，无散血伤阴之弊，是针对络病、痹病的一类重要药物。如鸡屎藤消食化积、雷公藤解毒杀虫，属特殊藤类药。在辨证立法处方之后，根据其四气五味、归经主治，精选一两味藤类药作引经之药，可使药力直达病所，提高疗效。

【代表方】四藤煎。

【组成】天仙藤、鸡血藤、钩藤、首乌藤。

【功效】疏泄通达，调和阴阳。

【皮肤科应用】难治性皮肤病如神经性皮炎、痒疹、扁平苔藓等，上热下寒或症状复杂、寒热错综、邪盛正衰者。

【加减】本方以通经络、和血脉、祛风湿为主，湿热毒邪较重者，可加秦艽、白花蛇舌草益气解毒、清利湿热；局部有脓肿者可加漏芦消肿排脓；风邪潜伏日久者加乌梢蛇或虫类药搜剔经络；气血不足者加黄芪、当归、仙鹤草、鹿衔草、豨莶草祛风除湿，强健筋骨。

3. 皮类药　皮类药大多为植物茎皮、根皮，亦有用枝皮、树皮者。中医皮肤科提及皮类药时，通常指与原生药性味有一定差别的皮部药。如干姜温中散寒、回阳通脉、温肺化饮，而干姜皮则功擅辛温宣肺、开解腠理；又如槟榔杀虫破积，而大腹皮行气宽中、行水消肿。因此，必须了解皮类药的本身药性功效，而并非是其原生药性味走皮而已。

【代表方】多皮饮。

【组成】地骨皮、五加皮、桑白皮、干姜皮、大腹皮、白鲜皮、牡丹皮、赤苓皮、冬瓜皮、扁豆皮、川槿皮。

【功效】健脾利湿，驱风止痒，凉血和血化斑，泄肺热清皮毛。

【皮肤科应用】慢性荨麻疹、湿疹、接触性皮炎等。

【加减】"治风先治血，血行风自灭"，应用中常去掉辛温之川槿皮、扁豆皮，加入养血行血之当归、川芎、鸡血藤。临证时对于四末寒冷者，加附子、细辛、麻黄、桂枝温通经络；皮疹红肿灼热重者加赤芍、拳参、青蒿凉血消斑；乏力表虚者加黄芪、防风、白术益气固表；情志抑郁者加合欢皮、郁金疏肝解郁；风湿重者加威灵仙、防己祛风除湿。

4. 根类药　根性重浊，是植物吸收、运输、储存营养的重要地下器官，多主下焦病证，擅凉血解毒、益气养阴；往往还有较好的利水作用，因此也可用于水肿、热淋、黄疸等病证。

【代表方】凉血五根汤。

【组成】茜草根、白茅根、紫草根、板蓝根、瓜蒌根。

【功效】凉血活血，解毒化斑。

【皮肤科应用】血热发斑，热毒阻络所引起的色素性紫癜性皮炎、多形红斑、丹毒初起、过敏性紫癜及一切红斑类皮肤病的初期偏于下肢者，以及下肢银屑病、紫癜、结节性红斑等好发于下肢的皮肤病。

【加减】阴虚血热加忍冬藤、生地黄、山豆根；湿热下注加黄柏、滑石、木通；阴虚火旺加女贞子、生地黄、龟甲；瘀血阻络加三棱、莪术、红花、鸡血藤、地龙等；关节不利加木瓜、牛膝。

5. 虫类药　叶天士云："风邪留于经络，须以虫蚁搜剔。"虫类为血肉有情之品，能飞、能走、能疏通泥土、穿凿砂石，药用可入血络，搜寻筋骨血脉中的毒邪，其性多灵动，能穿破瘀结。

【代表药】僵蚕为僵死之蚕，擅熄内风；而蝉蜕为蝉之故壳，擅疏风热，二者同用，加强祛风止痒效果，常用于治疗荨麻疹、银屑病、瘙痒症以及各种小儿出疹性疾病。蝉蜕祛邪，僵蚕固色，亦用于白癜风初起风热毒盛型的患者。

全蝎主攻毒散结，祛风止痉，通络止痛。现代药理研究显示其有中枢镇痛作用，对于气血毒邪凝滞引起的疼痛，皮肤病久病不愈，或以结节、疣状皮损为主的疾病有较好效果。乌梢蛇直入血分，祛风止痉，除湿通络，可治风痹顽癣，润泽肌肤，二者配合，有良好的祛风散瘀效果，但有一定毒性，应注意剂量。

土鳖虫破血逐瘀，理伤接骨，能消癥瘕痞块，药性相对和缓；水蛭有小毒，具破血、逐瘀、通经之效，用于癥瘕痞块，跌扑损伤，而又善治疗血瘀而致的经闭、崩中、腹痛。二者是大黄䗪虫丸的重要组成成分。色素性紫癜性皮炎、皮肌炎、臁疮、黄褐斑等以痰瘀积聚或脉络瘀阻为主要特征的疾病，以及因年老、久病而气血虚损、血络瘀阻的患者都可用此药对。

6. 治色药　对色素性皮肤病如黄褐斑、白癜风等，分别用白色、黑色药物治疗，调和气血，以白复白，以色增色，是皮科特色。白色入肺，皮肤病治疗多取白色药物入肺经以达皮毛。色黑入肾，常重用深色药补肾。现代药理结果证实了部分用药原理，但这种处方的根本指导思想是象思维。可以说"以色治色"是中医皮肤科用药中象思维体现最为具体的部分。

【代表药】如七白膏中用白芷、白及、白蔹、白茯苓、白蒺藜、白僵蚕、白附子等药。白芷散风消斑，白及、白蔹收敛消肿、美白生肌，白术、茯苓益气增白、润泽皮肤，蒺藜、僵蚕祛皯悦颜，白附子性热主升，解毒散结，为本方要药。经现代医学研究发现，这些药物具有改善皮肤微循环、促进新陈代谢、抗氧化等作用。

又如紫背浮萍、紫草、墨旱莲、黑芝麻、玄参、熟地黄、制何首乌等药，为白癜风常用药。紫背浮萍祛风行水、清热解毒，紫草凉血解毒、消散血瘀，墨旱莲、黑芝麻补益肝肾，玄参、熟地黄滋阴凉血，制何首乌入肝肾且祛风邪。临床代表处方如白驳丸（药如鸡血藤、首乌藤、当归、赤芍、红花、黑豆皮、蒺藜、陈皮、补骨脂），是以白治白与以黑治白的综合应用，方中以黑豆皮、首乌藤色黑入肝肾经以滋补肝肾、活血消斑，蒺藜、赤芍色白却可活血祛风退白，黑白药物共用以奏养血活血、通络退白之功。

（李元文）

二、外治法

皮肤病的病变部位多在皮肤或黏膜，采用各种外治法可以减轻患者的自觉症状，并使皮损迅速消退，有些皮肤病单用外治法即可达到治疗目的。因此，外治法在皮肤病的治疗中占有重要地位。中医外治法是以中医基础理论为指导，将中草药制剂、针、罐等方法，施与皮肤、孔窍、腧穴及病变局部等部位的治疗方法。

（一）外用药物常用剂型及使用原则

1. 外用药物的常用剂型

（1）溶液：系将单味中药或中药复方加水煎至一定浓度，滤去药渣所得的溶液。可用于湿渍或熏洗。具有消肿止痒、清热解毒、收湿敛疮作用，适用于急性皮肤病，渗出较多或脓性分泌物多的皮损，或浅表溃疡，或伴轻度痂皮的损害。常用的如马齿苋洗剂、黄柏洗剂、三黄洗剂等。

（2）粉剂（又称散剂）：系由单味或复方中药研成极细粉末的制剂。具有祛湿止痒的作用，适用于无明显渗液的急性或亚急性皮肤病，尤其是间擦部位，如荨麻疹、亚急性湿疹等。常用的如滑石粉剂、炉甘石粉剂。

（3）洗剂（又称水粉剂）：系一定量（30%~50%）不溶于水的中药粉末与水的混合物。具有祛湿止痒、凉血消斑的作用，适应证同粉剂。常用的如炉甘石洗剂。

（4）酊剂：是将药物浸泡于75%乙醇（或白酒）中，密封7~30天后滤去药物而成的酒浸剂。具有收湿敛疮、杀虫止痒的作用，适用于手足癣、体癣、阴虱、神经性皮炎、脂溢性皮炎、斑秃、白癜风等。常用的如百部酊、补骨脂酊等。

（5）油剂：中药浸在植物油中煎炸去渣而成或熟蛋黄等直接煎出的油剂。油剂具有润肤止痒、清热解毒、收湿敛疮、生肌长肉的作用。润泽为主的油剂可用于干燥、皲裂的皮损，常用的如蛋黄油；收敛作用的油剂用于糜烂、小水疱、脓疱等皮损，如亚急性湿疹、单纯疱疹、脓疱疮等，如黄连油、10%樟脑油；生肌类的油剂用于不同程度的溃疡。

（6）糊剂：由一定比例的药粉（一般25%~50%）和油类基质混合而成。具有清热解毒、收湿敛疮、燥湿止痒的作用。用于亚急性湿疹、接触性皮炎伴轻度糜烂、渗出、结痂者。常用的有氧化锌糊剂、青黛散糊剂。

（7）软膏：是将药物研成细末，用凡士林、羊毛脂、猪脂或蜂蜜、蜂蜡等作为基质调和而成的均匀、细腻、半固体状的剂型。因其药物不同而功效不同，主要具有润燥止痒、解毒散结、祛瘀生新的作用，适用于有干燥结痂、皲裂、苔藓样变等慢性皮肤病的皮损，如普连膏；用于溃疡的如生肌玉红膏等。

（8）鲜药：是指用新鲜植物或新鲜动物的整体或部分组织，取其汁液经加工处理（直接用或捣碎、榨汁等）制成的外用制剂。具有清热解毒、润燥止痒、祛风除湿的作用，根据其功效不同多用于治疗感染性皮肤病、虫咬皮炎、物理性皮肤病及色素性皮肤病等。

（9）喷剂（又称气雾剂）：药液与液化气体存储于具有喷洒功能的容器内而成。具有清热解毒、祛风止痒的作用。可用于感染性、过敏性疾病及敏感性皮肤部位。如湿疡气雾剂、云南白药气雾剂等。

2. 外用药物的使用原则

（1）根据病情用药：皮肤炎症在急性阶段，若仅有红斑、丘疹、水疱而无渗液，宜用洗剂、粉剂；若有大量渗液或明显红肿，则用溶液溻渍为宜。

皮肤炎症在亚急性阶段，渗出与糜烂很少，红肿减轻，有鳞屑和结痂，则用油剂、糊剂为宜。

皮肤炎症在慢性阶段，有浸润肥厚、苔藓化时，则用乳膏、软膏为主。

（2）根据皮损用药：斑疹、丘疹选用洗剂、软膏；水疱选用洗剂、粉剂；结节选用软膏；风团、抓痕选用洗剂；结痂、鳞屑选用油剂、软膏；糜烂可选油剂、糊剂；渗液多者用溶液溻渍，渗液少者用洗剂；皲裂、苔藓样变选用软膏等。

（3）用药强度及浓度选择：用药宜先温和后强烈，先用性质比较温和的药物，尤其是儿童或女性患者不宜采用刺激性强、浓度高的药物；面部、阴部等皱褶部位皮肤慎用酊剂等刺激性强的药物。

用药浓度宜先低后浓，先用低浓度制剂，根据病情需要再提高浓度。一般急性皮肤病用药宜温和，慢性顽固性皮损可用刺激性较强或浓度较高的药物。

（4）注意事项：皮损有感染时，应先用清热解毒之剂控制感染，然后再针对原皮损选用药物。

一旦出现过敏现象，应立即停用，并给予及时处理。

外涂软膏在第二次涂药时，需用棉花蘸上植物油或液状石蜡轻轻揩去上一次所涂的药膏，然后再涂药膏，不可用汽油或肥皂、热水擦洗。

（二）常用外治疗法

1. 中药溻渍疗法　是用纱布浸湿药液敷于患处的一种外治法。用6~8层纱布（可预先制成溻渍垫备用）浸入新鲜配制的药液中，浸透药液后，取出拧至不滴水为度，敷于患处，务必使其与皮损紧密接触，大小与病损相当。本法可按药液温度分为冷溻渍和热溻渍；按是否包扎分为开放性溻渍和闭合性溻渍。

【功效】清热解毒、收湿敛疮、润燥止痒。

【适应证】开放性冷溻渍主要用于潮红、肿胀、糜烂、渗出明显者，如急性皮炎、急性湿疮，化脓性或感染性皮肤病等；闭合性热溻渍主要用于慢性肥厚性、角化性皮损，或仍有轻度糜烂，少量渗液者，如亚急性湿疹、慢性湿疹、神经性皮炎等。

2. 中药药浴疗法　包括浸浴法和淋洗法。

（1）浸浴法：身体的局部或全身浸泡在药液中，达到防治疾病目的的一种外治方法。

【功效】清热解毒、祛风止痒、养血润肤。

【适应证】全身浸浴：瘙痒症、湿疹、玫瑰糠疹、银屑病、特应性皮炎、硬皮病、神经性皮炎、鱼鳞病等。局部浸浴：脂溢性皮炎、湿疹、手足癣、癣菌疹、瘙痒症、阴囊湿疹、肛周湿疹等。

（2）淋洗法：是用中药液，对患者的局部（患处）或全身进行反复冲洗的外治方法。可将药液装入带细孔的小喷壶内，淋洒于体表患处；或用6~8层纱布浸透药液，然后拧挤纱布使药液淋洒于体表患处；亦可用小容器盛装药液，缓缓将药液倾倒于体表患处进行淋洗。

【功效】清热凉血、解毒燥湿、祛风止痒。

【适应证】①各种感染性皮肤病，如脓疱疮、疖疮、头癣、脂溢性皮炎、手足癣继发感染等。②慢性肥厚性、角化性皮肤病，如神经性皮炎、鱼鳞病、银屑病等。③渗出、痂皮较多的皮肤病，如湿疹、天疱疮等。

3. 中药熏蒸疗法　是用中药液的热蒸汽熏蒸局部患处或全身，达到防治疾病目的的一种外治技法，分为全身熏蒸法、局部熏蒸法两种。

【功效】清热解毒、养血润肤、杀虫止痒、活血化瘀、软坚散结。

【适应证】①全身泛发性皮肤病，如瘙痒症、神经性皮炎、特应性皮炎等。②全身肥厚浸润性皮肤病，如硬皮病、银屑病等。③全身表皮感染性皮肤病，如疖、脂溢性皮炎、马疥、花斑糠疹等。

4．中药涂擦疗法　是用适当器具（如棉签、纱布块、棉球或小毛刷等）蘸取药液（水溶液、药油、药酒等）、粉剂、软膏、糊剂或酊剂等，均匀涂在患处的治疗方法。

【功效】清热解毒、凉血消斑、祛风除湿、杀虫止痒、活血化瘀、软坚散结、养血润肤等。

【适应证】本法可选用多种剂型药物，故适应证广泛，如急性、亚急性或慢性皮肤病均可使用。

5．中药封包疗法　根据病情选择药膏、药糊等，敷于患处或一定穴位，一般大于硬币的厚度，待稍干后用纱布或保鲜薄膜封包而保持密封的一种外治方法。

【功效】清热解毒、软坚散结、活血化瘀、通络止痛、杀虫止痒。

【适应证】①急性炎症性皮肤病，如疖、痈、丹毒等。②慢性肥厚性皮肤病，如神经性皮炎、湿疹、扁平苔藓、银屑病、结节性痒疹、银屑病等。③角化增生性皮肤病，如胼胝、鸡眼、皮肤皲裂。④疣状增生性皮肤病，如寻常疣、跖疣、皮角、脂溢性角化病等。

6．中药热熨疗法　是指以具有辛温燥热，辛香走窜性味的药物，经加工为细末或切碎捣如泥状，加酒或醋炒热，布包成袋装，置于患处，热熨贴敷的治疗方法。

【功效】温经散寒、除湿止痒、活血通络、软坚散结、行气止痛。

【适应证】①慢性顽固性皮肤病属风寒痰湿凝滞者，如结节性红斑、多形红斑、冻疮、带状疱疹、慢性丹毒、银屑病等疾病。②慢性浸润性、硬化性、结节性皮肤病，如硬皮病、结节性痒疹、银屑病、湿疹等疾病。

7．中药热烘疗法　是指在病变部位涂药或外敷浸透药液的纱布块后，再加上热烘的一种外治方法，又称吹烘法。根据病情选用不同的制剂，把药膏涂于患处或者浸透药液之纱块敷于患处，然后用电吹风吹烘（或火烘）患处，在吹烘时，如药已干，可再加药。

【功效】活血化瘀、祛风止痒、软坚散结。

【适应证】皲裂性手足癣、湿疹、神经性皮炎、瘢痕疙瘩、银屑病等。

8．中药面膜疗法　是将中药磨成极细的粉末（一般大于120目），然后用水、蛋清、蜂蜜等调成糊状覆盖于面部的一种方法。亦可使用熟石膏调水后均匀涂于面部倒模成形。

【功效】清热解毒、活血理气、消肿散结、活血祛斑等。

【适应证】①面部皮炎类，如接触性皮炎、激素依赖性皮炎、唇炎、日光性皮炎等。②皮脂腺疾病类，如痤疮、脂溢性皮炎、玫瑰痤疮等。③色素类皮肤病，如白癜风、黄褐斑等。

9．中药熏药疗法　是使用熏药（多用药卷，也可用药粉、药饼、药丸等）缓慢地不完全燃烧，利用其所产生烟雾熏治皮损的方法。

【功效】疏通气血、软坚散结、杀虫止痒。

【适应证】神经性皮炎、湿疹、皮肤淀粉样变病、银屑病、结节性痒疹、鱼鳞病、瘙痒症以及其他慢性、肥厚性、瘙痒性皮肤病；久不收口的阴疮寒证，如顽固性溃疡、结核性溃疡等。

10．中药贴敷疗法　主要包括薄贴法和撒药法。

（1）薄贴法：是用膏药外贴穴位或患部以达到治疗目的的一种外治疗法，又称膏药疗法。将膏药裁剪如皮损大小，用时将膏药稍加热微融，贴于穴位或患处。

【功效】软坚散结、养血润肤。

【适应证】①局限性、角化性及慢性肥厚性皮损，如鸡眼、胼胝、寻常疣、瘢痕疙瘩、神经性皮炎、皮肤淀粉样变病等。②皲裂性皮损，如手足皲裂等。

（2）撒药法：是将中药粉末扑撒于患处的外治方法。根据中药粉末接触皮损的情况，分为直接法和间接法。

【功效】收湿敛疮、燥湿解毒、散热止痒。

【适应证】①直接法，用于急性炎症性皮肤病及溃疡、窦道腐肉未脱者，或为爽身、防护之用，如指（趾）间糜烂型手足癣、带状疱疹、湿疹、脓疱疮等。②间接法，用于亚急性、慢性皮肤病，如湿疹、玫瑰痤疮等。

11. 针刺疗法　是以毫针为针刺工具，通过在人体十四经络上的腧穴施行一定治疗的操作方法，又称"体针疗法"。

【功效】调理气血、调和阴阳、通经活络、扶正祛邪。

【适应证】皮肤科常用于带状疱疹及其后遗神经痛、湿疹、荨麻疹、神经性皮炎、瘙痒症、结节性痒疹、银屑病、痤疮、酒渣鼻、斑秃、黄褐斑、白癜风、血管炎等急慢性皮肤病。

12. 三棱针疗法　是用三棱针刺破皮损局部、特定穴位、放出少量血液的一种外治方法，又称砭法、刺络法、刺血法。常规消毒穴位或局部皮损处，点刺时，用一手固定被刺部位，另一手持针，露出针尖 3～5 mm，对准所刺部位疾刺疾出，点刺后使血液自动流出，或辅以挤压或负压吸引增加出血量，最后用消毒干棉球按压针孔止血。

【功效】清热泻火、活血化瘀、软坚散结。

【适应证】急慢性皮肤病，如痤疮、斑秃、湿疹、银屑病、结节性痒疹等。

13. 耳针疗法　是在耳郭穴位上用针刺或其他方法刺激，而防治疾病的一种方法。辨证选取耳穴，或在穴区内探寻阳性反应点。根据患者证候、体征灵活选用不同的器具，如豆、籽、针等进行。

【功效】清热解毒、祛风止痒、活血止痛、重镇安神。

【适应证】寻常疣、神经性皮炎、带状疱疹、荨麻疹、瘙痒症、斑秃、银屑病、湿疹等常见的皮肤病。

14. 梅花针疗法　是指用梅花针叩刺病变部位或人体浅表穴位以治疗疾病的一种外治疗法。叩刺部位多为皮损处，或循经取穴。叩刺强度一般根据皮损情况、患者的体质、年龄和叩刺部位的不同，选择轻、中、重不同强度的叩刺方法。

【功效】清热解毒、疏经通络、活血散瘀、行气止痛。

【适应证】亚急性、慢性皮肤病，如银屑病、斑秃、神经性皮炎、湿疹、皮肤淀粉样病变、结节性痒疹等。

15. 火针疗法　是将针具尖端用火烧红迅速刺入穴位或皮损处的治疗方法。针刺时，要疾入疾出。火针针刺的深度要根据患者病情、体质、年龄和针刺部位的肌肉厚薄以及血管深浅而定。

【功效】清热解毒、除湿止痒、消肿止痛、拔毒祛腐、化瘀散结、疏通经络。

【适应证】常用于带状疱疹、痤疮、疖、寻常疣、白癜风、神经性皮炎、湿疹、多发性跖疣、蜘蛛痣、脂溢性角化病、皮赘、丝状疣等。

16. 挑治疗法　是在人体的腧穴、敏感点或一定区域内，用三棱针挑破皮肤、皮下组织，挑断部分皮内纤维，通过刺激皮肤经络使脏腑得到调理的一种治疗方法。主要包括选点挑治、区域挑治、截根疗法。

【功效】调理气血、疏通经络、活血祛瘀。

【适应证】适用于颈部多发性疖肿、肛门瘙痒、神经性皮炎等。

17. 穴位注射疗法　是在经络、腧穴或压痛点、皮下阳性反应点上注射药物，以治疗疾病的方法。局部皮肤常规消毒后，用快速进针法将针刺入皮下组织，然后缓慢进针或上下提插，探得酸胀等"得气"感应后，回抽一下如无回血，即可将药物缓慢推入。

【功效】清热解毒、消肿止痛、祛风止痒、养血润肤。

【适应证】带状疱疹及其后遗神经痛、湿疹、荨麻疹、瘙痒症、白癜风、寻常疣、结节性痒疹等皮肤病。

18. 穴位埋线疗法　是指将羊肠线或其他可吸收线体埋植于穴位内，持续刺激经络穴位以治疗疾病的外治疗法。

【功效】补益气血、镇静安神、健脾和胃、补益脾肾、通经活络、扶正祛邪、调和阴阳。

【适应证】荨麻疹、瘙痒症、湿疹、神经性皮炎、斑秃、红斑狼疮、银屑病、带状疱疹及其后遗神经痛等。

19. 艾灸疗法　是利用艾叶捣绒制条，暗火燃烧，灸烤人体穴位，以治疗疾病的方法。

【功效】温阳散寒、温通经络、活血逐痹、回阳固脱、消瘀散结、调理气血、扶正祛邪。

【适应证】带状疱疹及其后遗神经痛、寻常疣、神经性皮炎、银屑病、硬皮病、斑秃、白癜风、湿疹、疖等。

20. 火罐疗法　又名"吸筒疗法"，古称"角法"。这是一种以杯罐作工具，借热力排去其中的空气产生负压，使其吸着于皮肤，造成瘀血现象的一种疗法。临床可根据不同的病情，选用不同的拔罐法。常用的拔罐法有以下几种：

（1）闪罐法：拔罐后立即取下，再迅速拔住，如此反复多次，直至皮肤潮红为度。

（2）坐罐法：利用燃烧时火焰的热力，排去空气，形成负压，将罐吸附在欲留罐部位皮肤上10～15分钟，然后起罐。单罐、多罐皆可应用。

（3）走罐法：又称作推罐，一般用于面积较大、肌肉丰厚的部位，如腰背部、大腿部等。可选用口径较大的火罐，玻璃罐最好，罐口要平滑，先在罐口或欲治疗部位涂润滑油或软膏，拔罐于大片皮损一端，并快速向另一端推动或拖移罐体，速度10～15 cm/s，每次推拉方向一致，至正常皮肤后借助腕力起罐，如此反复操作30次，每10次更换罐体，避免过热灼伤皮肤及不便于操作，间歇时间不超过10秒。

（4）刺络拔罐法：此法又称刺血拔罐法。即先消毒患处，然后用一次性4号半注射器针头，在皮疹区点刺，使之微见出血为度。然后用玻璃火罐拔吸（闪火法）点刺部位3～5分钟（拔罐时间可根据出血量适当增减），取下火罐，用无菌干棉球擦净血迹。

【功效】清热解毒、软坚散结、疏通经络、行气活血、消肿止痛、祛风散寒。

【适应证】痤疮、疖、酒渣鼻、荨麻疹、瘙痒症、神经性皮炎、湿疹、银屑病、带状疱疹及后遗神经痛、黄褐斑、白癜风、硬皮病、斑秃等。

（刘红霞）

三、中成药的临床应用

中成药是在中医药理论指导下，以中药饮片为原料，按规定的处方和标准制成具有一定规格的剂型，可直接用于防治疾病的制剂。

相对于汤剂来说，中成药无需煎煮，可直接使用，尤其方便危急病证患者的治疗及需要长期治疗的患者使用，且体积小，有特定的包装，存储、携带方便。

（一）中成药临床应用基本原则

1. 辨证用药　依据中医理论，辨析疾病证候，针对证候确定治疗大法，依据治法，选择适宜的中成药。

2. 辨病辨证结合用药　临床适宜中成药，需将中医辨证与中医辨病或西医辨病相结合，合理使用中成药；在中医或西医诊断明确的疾病，也可根据该疾病特点选用相应的中成药。

3. 剂型的选择　根据患者体质强弱、病情轻重缓急及剂型特点选择合适剂型。

4. 剂量的选择　根据药品说明书使用正确剂量，切忌超剂量使用；对于儿童、老年人使用剂量应取偏小值。

5. 给药途径的选择　能口服给药者，不注射给药；能肌内注射给药者，不静脉或滴注给药。

（二）中成药的联合使用原则

1. 一种中成药不能满足复杂疾病证候时，可多种中成药联合应用。

2. 多种中成药联合应用时，应遵循药效互补原则及增效减毒原则；功能相同或相近的中成药原则上不叠加使用。

3．药性峻猛或含有毒性成分的药物应避免重复使用。

4．联合用药时注意药味间配伍禁忌。

5．一些病证可采用中成药的内服与外用联合使用。

（三）中成药与西药的联合使用原则

1．中成药与西药如无明确禁忌，可联合应用，给药途径相同的，应分开使用。

2．制订治疗方案时，应考虑中西药物的主辅地位，从而确定给药剂量、给药时间、给药途径。

3．应避免副作用相似的中西药联合使用，也应避免有不良相互作用的中西药联合使用。

（四）内服中成药

内服中成药就是通过口服来治疗疾病的中成药，其处方通常是根据中医理论或源于古方，针对某种病证或症状制定的，因此使用时需依据中医理论辨证选药，或辨病辨证结合选药。

1．祛风剂　祛风剂是具有疏散外风或平熄内风作用，用以治疗外感风邪或内伤动风而致病证的中成药，可分为祛风散寒、祛风清热、祛风除湿、平肝熄风及祛风润燥五类。

（1）祛风散寒剂：

【功效】疏散风寒。

【临床表现】皮疹色淡或白，遇冷即发；恶寒重而发热较轻，全身酸痛，无汗；苔白，脉浮紧。

【适应证】外感风寒所致的皮肤病证，如寒冷型荨麻疹、皮肤瘙痒症、寒冷型多形红斑等证属风寒表证者。

【常用中成药】辛芩颗粒、九味羌活丸（颗粒、口服液）、感冒清热颗粒等。

（2）祛风清热剂：

【功效】疏风清热。

【临床表现】皮疹色红或红肿焮痛，瘙痒明显；恶寒轻而发热较重，口渴，有汗，舌苔薄白或黄，脉浮数。

【适应证】外感风热所致的皮肤病证，如水痘、荨麻疹、头面丹毒、玫瑰糠疹等证属风热证者。

【常用中成药】消风止痒颗粒、凉血祛风糖浆、银翘解毒丸（颗粒、胶囊、片）、柴胡口服液等。

（3）祛风除湿剂：

【功效】祛风除湿。

【临床表现】皮肤发红，丘疹，水疱，糜烂，渗液；或轻度浸润肥厚，鳞屑；自觉瘙痒，伴有口干、咽痛，或伴有关节肿痛；舌质淡红，苔薄黄，脉濡或数。

【适应证】风湿之邪郁滞肌肤引起的皮肤病，如瘙痒症、荨麻疹、湿疹、关节型银屑病等证属风湿困阻证、风湿痹阻证者。

【常用中成药】消风散颗粒、肤痒颗粒、乌蛇止痒丸、银屑灵片（颗粒）、皮敏消胶囊、雷公藤多苷片、火把花根片等。

（4）平肝熄风剂：

【功效】重镇潜阳、平肝熄风。

【临床表现】皮疹色淡，干燥脱屑或增厚皲裂；自觉肌肤隐隐作痒；伴有头昏、眼花、失眠，舌淡红苔白，脉细或弦。

【适应证】血虚肝旺、肝风内盛所致的皮肤病证，如神经性皮炎、外阴瘙痒症、慢性荨麻疹等证属肝阳化风证、肝阳暴亢证者。

【常用中成药】羚羊角胶囊等。

（5）祛风润燥剂：

【功效】祛风润燥止痒。

【临床表现】皮疹点滴，基底鲜红，上有鳞屑，或鳞屑较厚，皮肤干燥、瘙痒，伴口干，舌红，苔薄黄，脉细数。

【适应证】外感风燥引起的皮肤病，如点滴型银屑病、瘙痒症等。

【常用中成药】消银片（颗粒、胶囊）。

2. 清热剂 清热剂是具有清热、泻火、凉血、解毒等作用，用于治疗热性病和其他热证的中成药。

（1）清热解毒剂：

【功效】清热泻火、凉血解毒。

【临床表现】皮肤和黏膜有潮红、灼热、红斑、出血斑、血疱，皮肤红肿热痛等症状；伴口干，唇燥，发热，咽痛；舌红，苔黄，脉数。

【适应证】治疗热毒蕴结引起的各种急性皮肤病患，如丹毒、接触性皮炎、带状疱疹、蜂窝织炎等证属血热内蕴证。

【常用中成药】复方青黛胶囊、皮肤病血毒丸、牛黄解毒片、竹黄颗粒、板蓝根颗粒、连翘解毒丸、清开灵口服液等。

（2）清肺胃热剂：

【功效】清泻肺胃实热、解表泻火。

【临床表现】面部红斑、丘疹、脓疱、结节、囊肿、瘙痒、疼痛，伴发热、口渴，便干，舌红，苔黄，脉洪数。

【适应证】肺胃蕴热，上蒸头面所致的皮肤病，如痤疮、酒渣鼻、脂溢性皮炎等证属肺胃热盛证者。

【常用中成药】金花消痤丸、羚羊角清肺颗粒、栀子金花丸等。

（3）清肝胆湿热剂：

【功效】清肝泻胆。

【临床表现】皮肤黏膜红斑、丘疹、水疱、大疱，疱液澄清或浑浊，揩破湿烂，基底鲜红，伴瘙痒或痛，发热口渴，大便不调，小便黄赤，舌红，苔黄腻，脉滑数。

【适应证】适用于肝胆湿热或实火循经上蒸下注所致的皮肤病，如带状疱疹、外阴湿疹、痤疮、尿布皮炎等证属肝经湿热或肝胆火旺证者。

【常用中成药】龙胆泻肝丸、当归龙荟丸、泻青丸等。

3. 祛湿剂 祛湿剂是具有化湿行水、通淋泄浊作用，用于治疗水湿病证的中成药。可分化湿剂、燥湿剂、利湿剂。湿在上焦宜化，在中焦宜燥，在下焦宜利。脾主运化水湿，治湿应注意健脾。

（1）清热利湿剂：

【功效】清热利水渗湿。

【临床表现】红斑或焮红成片，丘疹、水疱、糜烂、渗液；口渴不欲饮，小便短赤或灼痛溢脓；舌苔黄腻，脉数。

【适应证】用于治疗外感湿热，或湿热蕴结，以及湿热下注的皮肤病，如带状疱疹、生殖器疱疹、急性湿疹等证属湿热蕴结证、湿热下注证。

【常用中成药】二妙丸、龙胆泻肝丸等。

（2）健脾燥湿剂：

【功效】健脾和胃、燥湿止痒。

【临床表现】皮疹色淡不鲜，水疱、大疱、糜烂、渗液；纳差，便溏；舌淡，苔白腻，脉濡细等。

【适应证】用于治疗脾虚湿阻肌肤的皮肤病，如亚急性湿疹、天疱疮、类天疱疮、慢性荨麻疹等证属脾虚湿困证的疾病。

【常用中成药】参苓白术散、藿香正气水（口服液、软胶囊），香砂养胃丸等。

（3）温阳化湿剂：

【功效】利水渗湿，温阳化气。

【临床表现】发病较缓，皮色不变或正常，滋水清稀，可见面色苍白，畏寒肢冷，舌淡脉迟等，亦可见到倦卧神疲，小便清长，下利清谷等。

【适应证】阳不化气，水湿内停所致的皮肤病，如湿疹、荨麻疹、大疱性疾病等。

【常用中成药】五苓散、纯阳正气丸等。

4. 润燥剂　润燥剂是具有清宣燥邪或滋阴润燥的作用，用以治疗燥证的中成药。主要由清宣辛散和甘凉滋润作用的药物组成。燥证分内燥、外燥两种，其中外燥是外感燥气致病，又可分为凉燥和温燥。

（1）养血润燥剂：

【功效】滋阴养血、润燥止痒。

【临床表现】皮损红斑、丘疹、干燥、脱屑，或皮疹为肥厚性斑块，或无明显皮疹，皮肤干燥，自觉瘙痒明显，可伴口渴、鼻燥、舌淡或淡红、脉沉细或细数。

【适应证】血虚风燥所致的皮肤病，如慢性湿疹、荨麻疹、神经性皮炎、瘙痒症、银屑病等。

【常用中成药】润燥止痒胶囊、四物合剂、四物消风颗粒、祛风止痒口服液等。

（2）凉血润燥剂：

【功效】清热凉血，滋阴润燥。

【临床表现】斑片状或点状皮疹，疹色鲜红或淡红色，干燥有鳞屑；可伴有口干心烦，大便干燥，小便黄少；舌质红，苔黄少，脉滑数。

【适应证】用于血热风燥所致的皮肤病，如银屑病、玫瑰糠疹、湿疹、脂溢性皮炎等。

【常用中成药】消银颗粒等。

5. 理气剂　理气剂是具有恢复、通畅或维持脏腑气机升降的作用，主要用于治疗气滞与气逆证候的方剂。

（1）疏肝理气剂：

【功效】行气解郁、散结止痛。

【临床表现】皮疹色灰褐、暗红或肤色，可见斑片、斑块、丘疹、结节、囊肿、苔藓样变等，伴胸胁满闷，或月经不调，或脘腹胀痛，呕恶食少，嗳气吞酸等，舌质暗，脉弦。

【适应证】用于肝郁气滞或肝气横逆所致的皮肤病。如黄褐斑、带状疱疹后遗神经痛、神经性皮炎、瘰疬性皮肤结核等证属肝气郁结证或肝脾不和证、肝胃不和证者。

【常用中成药】逍遥丸（散）、柴胡疏肝丸（散）、香附丸、舒肝和胃丸、四逆散等。

（2）理气和中剂：

【功效】理气解郁、健脾和胃。

【临床表现】皮疹可见风团、斑点、斑片、丘疹、水疱、脓疱等，颜色淡或肤色，伴有胸膈痞闷、脘腹胀满、嗳气纳呆、恶心呕吐、饮食停滞，舌胖、苔腻，脉滑。

【适应证】用于湿阻中焦、脾胃不和或瘀热痰湿内生所致的皮肤病，如湿疹、荨麻疹、带状疱疹、掌跖脓疱病、各类皮炎等证属脾虚湿盛证、脾胃不和证或脾胃气滞证者。

【常用中成药】越鞠丸、木香顺气丸等。

6. 理血剂　理血剂是具有活血化瘀或止血作用，用于治疗血瘀或出血病证的中成药。可分为活血化瘀剂和止血剂。

（1）活血化瘀剂：

【功效】行气活血化瘀。

【临床表现】斑片色白或黄褐，暗红色丘疹、紫癜、苔藓样斑片，或刺痛，或瘙痒；伴有面色晦暗，胁肋胀满，情志不遂，妇女经血色暗夹块，舌质暗，脉弦涩。

【适应证】适用于经络阻隔、气血凝滞引起的皮肤病，如过敏性紫癜、黄褐斑、带状疱疹、色素性紫癜性皮肤病等。

【常用中成药】血府逐瘀胶囊、桂枝茯苓丸、丹参酮胶囊等。

（2）止血剂：

【功效】凉血止血，散瘀止血等。

【临床表现】皮疹紫红，瘀斑，溃疡出血、局部肿胀，可伴有疼痛，唇舌爪甲紫暗，脉涩。

【适应证】适用于血热妄行所致出血或风湿热毒损伤血络引起的皮肤病，如痤疮、紫癜、疮疡肿毒等。

【常用中成药】裸花紫珠片、云南白药胶囊（散）、三七片、地榆槐角丸等。

7. 软坚散结剂　软坚散结剂是具有化痰散结、活血软坚作用，用以治疗浊痰瘀血等结聚而形成结块诸证的中成药。

（1）化痰软坚剂：

【功效】化痰软坚散结。

【临床表现】皮肤见结节、肿块、囊肿，皮色或淡黄色、淡褐色，不痛或微痛；可伴胸闷，舌苔腻，脉弦滑。

【适应证】适用于痰留肌肤所致皮肤病，如囊肿型痤疮、皮肤结核等证属痰核留结证者。

【常用中成药】内消瘰疬丸、二陈丸等。

（2）活血软坚剂：

【功效】活血化瘀散结。

【临床表现】皮疹紫红，瘀斑，局部肿胀，结节；或疼痛如针刺，有定处，拒按；唇舌爪甲紫暗，脉涩；或皮损坚硬，皮色淡红或发白，自觉可伴有痛痒，舌脉可无明显异常。

【适应证】适用于瘀血凝聚、闭阻经络所引起的皮肤病，如结节性红斑、硬红斑、筋瘤、重症痤疮、瘢痕疙瘩等证属瘀阻结块证者。

【常用中成药】大黄䗪虫丸等。

8. 补益剂　补益剂具有补养人体气、血、阴、阳等作用，治疗各种虚证的中成药。主要包括益气剂、养血剂、补阴剂、温阳剂、阴阳双补剂。

（1）益气剂：

【功效】补中益气固表。

【临床表现】皮肤瘙痒，红斑、风团反复发作，或疮疡肿毒日久，肉芽色暗淡不鲜、脓水清稀，伴面色不华，倦怠乏力，自汗，便溏；舌淡，苔薄白，脉弱。

【适应证】适用于脾肺气虚，表虚不固等所致皮肤病，如亚急性湿疹、慢性荨麻疹、脓疱疮、压疮等证属表虚卫气不固证、气虚外感证或脾肺气虚证者。

【常用中成药】玉屏风颗粒（口服液）、补中益气丸、参苓白术颗粒、参苏丸（胶囊）等。

（2）养血剂：

【功效】益气养血。

【临床表现】皮疹色淡，瘙痒日久，皮肤干燥，伴面色不华，头晕心悸、唇甲色淡、毛发干枯失养、头发稀疏；舌淡、苔薄白，脉细。

【适应证】用于血虚肌表失养所致皮肤病，如斑秃、脂溢性脱发、产后脱发、鱼鳞病、甲营养不良、荨麻疹等证属血虚风燥证、气血不足证者。

【常用中成药】养血生发胶囊、活力苏口服液、养血养荣丸、驴胶补血颗粒等。

（3）补阴剂：

【功效】滋阴降火、滋补肝肾。

【临床表现】皮损颜色淡红，色素沉着斑，或色素脱失斑，头发脱落；伴潮热盗汗、手足心热、虚烦不寐、头晕耳鸣、口咽干燥、腰膝酸软，舌红苔少，脉细数。

【适应证】适用于阴虚火旺、肝肾不足所致皮肤病，如斑秃、脂溢性脱发、皮肤瘙痒症等证属阴虚火旺证、肝肾不足证者。

【常用中成药】知柏地黄丸、六味地黄丸、杞菊地黄丸（片、胶囊）、左归丸、二至丸、除脂生发片、首乌丸等。

（4）温阳剂：

【功效】温补肾阳。

【临床表现】面色㿠白，精神萎靡不振，形寒肢冷，肢端发绀，自汗；舌质淡胖，苔白，脉沉细或虚。

【适应证】适用于肾阳不足所致皮肤病，如天疱疮、红斑狼疮等证属肾阳虚证者。

【常用中成药】肾气丸、右归丸、四神丸（片）等。

（5）阴阳双补剂：

【功效】滋阴填精、益气壮阳。

【临床表现】头发早白、头发稀疏，伴腰膝酸软，头晕耳鸣，阳痿遗精，畏寒肢冷，舌淡少苔，脉沉细弱。

【适应证】适用于阴阳两虚、肝肾不足所致白发、脱发等。

【常用中成药】七宝美髯丹。

（五）外用中成药

外用中成药就是应用于体表的中成药，也是中医外治法的一部分；它包括散剂、水剂、药油、药酒、软膏、硬膏等多种剂型，具有作用直接、起效迅速、品种繁多、使用灵活等特点及优势，在皮肤病的治疗中占有非常重要的地位。

1. 外用中成药的使用原则

（1）外用中成药的使用需遵循辨证论治原则，根据皮损辨证，选择适当的药物、剂型和用法。

（2）需根据病情阶段用药：皮肤炎症急性阶段，若仅有红斑、丘疹、水疱而无渗出，宜用洗剂、粉剂、乳剂；若有大量渗液或明显红肿，则用溶液湿敷为宜。皮肤炎症亚急性阶段，渗液与糜烂很少，红肿减轻，有鳞屑和结痂，则用油剂为宜。皮肤炎症在慢性阶段，有浸润肥厚，角化过度时，则用软膏为主。一般急性皮肤病用药宜温和，顽固性慢性皮损可用刺激性较强和浓度较高的药物。

（3）根据不同的人群用药：儿童及女性患者不宜采用刺激性强、浓度高的药物。

（4）根据不同部位用药：外阴、颜面部慎用刺激性强的药物。

（5）注意用药顺序：根据疾病不同、皮疹不同，调整用药顺序，如慢性肥厚性皮疹，用药浓度宜先高后低；感染性皮疹，宜先用清热解毒、抗感染制剂控制感染，然后再针对原发皮疹用药。

（6）注意有无不良反应。

2. 外用中成药分类及应用

（1）水剂：水剂又称溶液、洗药，是指将单味或复方药物溶于水或放在水中煎煮后滤过成的药液。

【功效】清热解毒，收湿敛疮、软化角质、清洁除臭、散热止痒。

【皮疹表现】水疱、大疱、脓疱、糜烂、渗出、潮红肿胀、角化增厚、苔藓样变、红斑浸润明显者。

【适应证】湿疹皮炎类皮肤病，如亚急性湿疹、神经性皮炎、脂溢性皮炎、接触性皮炎等；急性渗出性皮肤病，如急性湿疹、大疱性疾病等；化脓性皮肤病，如脓疱型银屑病、脓疱疮、掌跖脓疱病等；角化性皮肤病，如角化性湿疹、角化过度性手足癣等。

【常用中成药】三黄洗剂、复方黄柏液、甘霖洗剂、肤疾洗剂、舒乐搽剂、川百止痒洗剂、复方蛇胆清热搽剂等。

（2）散剂：散剂又称粉剂、掺药，是将各种不同的药物研成粉末，根据制方规律，并按其不同的作用配伍成方，用时掺于膏药或油膏上，或直接掺布于病变部位。中医皮肤科常称之为粉、面、丹、散等。

【功效】收湿拔干，散热止痒、平胬生肌、腐蚀、护肤。

【适应证】急性红肿热痛性皮肤病，如丹毒、结节性红斑等；无渗出的急性或亚急性的皮肤病，如亚急性湿疹、接触性皮炎等；皮肤潮湿、多汗处，如多汗症、浸渍性足癣等；皮肤溃疡、窦道腐肉未脱者。

【常用中成药】金黄散、祛湿散、颠倒散、痱子粉等。

（3）洗剂：洗剂是按照组方原则，将各种不同的药物先研成细末，然后与水溶液混合在一起而成。因加入的粉剂多系不溶性，故呈混悬状，用时须加以震荡，故也称震荡剂、悬垂剂、混悬剂。

【功效】收湿止痒、保护滋润皮肤。

【适应证】变态反应所致的皮肤病，如亚急性湿疹、荨麻疹等无糜烂和渗出的皮损，特别适用于间擦部位。

【常用中成药】炉甘石洗剂，冰矾洗剂（《张作舟经验方》）、三石洗剂（《朱仁康临床经验集》）等。

（4）药酒：药酒又名酊剂，是将各种不同的药物用规定浓度的乙醇浸出或溶解而制成的酒浸剂。

【功效】清凉止痒，解毒杀虫，活血通络，散瘀止痛。

【适应证】皮肤浅部真菌病，如手足癣、体癣、甲癣等；毛发性疾病，如脂溢性脱发、斑秃等；色素减退性皮肤病，如白癜风等，慢性角化性皮肤病，如慢性湿疹、神经性皮炎等。

【常用中成药】复方卡力孜然酊、百部酊、生发酊、复方土槿皮酊等。

（5）药油：药油又称油剂，是将药物浸泡在植物油中，煎炸后去渣得到的制剂；或是含油的药物直接榨取、干馏等制成药油。

【功效】清热解毒、润泽保护、清洁去痂、收敛生肌、消肿止痛、止痒杀虫。

【适应证】急性或亚急性炎症性皮肤病；轻中度糜烂渗出性皮肤病；皮肤溃疡，皲裂，结痂，鳞屑皮损，烧烫伤。

【常用中成药】紫草油、甘草油、风油精、烫疮油等。

（6）油膏：油膏现称软膏，是将药物提取物或药材细粉与油性基质调成均匀的半固体的制剂。

【功效】保护创面、润滑皮肤、清除痂皮、软化角质、促进吸收。

【适应证】适用于一切慢性皮肤病具有结痂、鳞屑、皲裂、结节、苔藓样变等皮损。

【常用中成药】①抗感染制剂，如苦参软膏、蟹黄肤宁软膏、复方片仔癀软膏等。②抗痤疮剂，如冰黄软膏、玫芦消痤膏等。③润肤剂，如参皇软膏、复方蛇脂软膏等。④治疡类制剂，如三黄膏、生肌红玉膏、龙珠软膏、湿润烧伤膏等。⑤调整色素制剂，如消白软膏、丝白祛斑膏等。⑥抑制瘢痕制剂，如积雪苷霜软膏等。⑦角质促成剂，如硫黄软膏、黑豆馏油软膏等。⑧抗过敏制剂，如除湿止痒软膏、蜈黛软膏、丹皮酚软膏、青鹏软膏。

（六）中药注射剂

中药注射剂是指从药材中提取的有效物质制成的可供注入人体内，包括肌肉、穴位、静脉注射和静脉滴注使用的灭菌溶液或乳状液、混悬液，以及供临用前配成溶液的无菌粉末或浓溶液等注入人体的制剂。其功能较多体现在清热解毒、活血化瘀、补益等方面。

1. 中药注射剂使用原则

（1）用药前应仔细询问过敏史，对过敏体质者应慎用。

（2）严格按照药品说明书的主治使用，辨证给药，禁止超说明书用药。

（3）按照说明书推荐剂量、调配要求、给药速度和疗程用药。

（4）需单独使用，严禁混合配伍使用，谨慎联合用药；长期使用时，在每疗程间要有一定时间间隔。

（5）加强用药监护，密切观察用药不良反应。

2. 中药注射剂联合使用原则

（1）两组以上中药注射剂联合使用，应遵循主治功效互补及增效减毒原则，符合中医传统配伍理论的要求，无配伍禁忌。

（2）谨慎联合用药，如需联合应用，应考虑中药注射剂的间隔时间以及药物相互作用等问题。

（3）联合应用时，严禁混合配伍，应分开使用。除有特殊说明，中药注射剂不宜两种或两种以上品种同时共用一条通道。

3. 中西医注射剂联合使用原则

（1）谨慎联合使用。如需中西药注射剂联合用药，应根据中西医诊断和各组的用药原则选药，充分考虑药物之间的相互作用，尽可能减少联用药物的种类和剂量，根据临床情况及时调整用药。

（2）中西医注射剂联用，尽可能选择不同给药途径。必须同一途径给药时，应将中西药分开使用，谨慎考虑两种注射剂的使用间隔时间以及药物相互作用，严禁混合配伍。

4. 中药注射剂分类及应用

（1）清热解毒类中药注射剂：

【功效】清热凉血解毒。

【适应证】适用于热毒蕴结或外热热邪引起的各种热性皮肤病，如丹毒、接触性皮炎、带状疱疹、蜂窝织炎、水痘等证属血热内蕴证、风热袭表证者。

【常用中成药】清开灵注射液、喜炎平注射液、甘草甜素注射液、川琥宁注射液等。

（2）活血化瘀类中药注射剂：

【功效】活血止痛，化瘀消斑。

【适应证】适用于经络阻隔、气血凝滞引起的皮肤病，如过敏性紫癜、黄褐斑、带状疱疹、色素性紫癜性皮肤病、丹毒等气滞血瘀证者。

【常用中成药】注射用红花黄色素、灯盏花素注射液、灯盏细辛注射液、丹参川芎嗪注射液、盐酸川芎嗪注射液、血栓通注射液、丹参注射液等。

（3）补益类中药注射剂：

【功效】益气、养阴、扶正祛邪等。

【适应证】适用于气血阴阳不足所致反复发作的皮肤病或进展迅速的皮肤病，如慢性荨麻疹、银屑病、湿疹等。

【常用中成药】黄芪注射液、参麦注射液、复方甘草酸苷注射液（粉针剂）等。

【参考文献】

[1] 刘巧. 中医皮肤病诊疗学：中国医师协会皮肤科医师分会中西医皮肤科亚专业委员会培训教材 [M]. 北京：人民卫生出版社，2014.

[2] 国中医药医政发〔2010〕30号. 中成药临床应用指导原则 [S]. 北京：国家中医药管理局，2010-06-21.

[3] 李经纬，蔡景峰，张志斌，等. 中医大辞典 [M]. 2版. 北京：人民卫生出版社，2005.

[4] 陈德宇. 中西医结合皮肤性病学 [M]. 北京：中国中医药出版社，2012.

[5] 中医药学名词审定委员会审定. 中医药学名词(2004)[M]. 北京：科学出版社，2005.

[6] 刘巧. 中西医结合皮肤病治疗学 [M]. 2版. 北京：人民军医出版社，2014.

[7] 瞿幸. 中医皮肤性病学 [M]. 北京：中国中医药出版社，2009.

[8] 李曰庆，何清湖. 中医外科学 [M]. 北京：中国中医药出版社，2012.

[9] 程秋生，皮先明. 皮肤病中医治法与方剂 [M]. 北京：科学技术文献出版社，2000.

[10] 刘忠恕，姜相德，王家林. 现代中医皮肤病学 [M]. 天津：天津科技翻译出版公司，1997.

[11] 王沛，李曰庆，张燕生. 中医临床大系：中医外科治疗大成 [M]. 石家庄：河北科学技术出版社，1997.

[12] 中华中医药学会皮肤科分会. 皮肤科分会银屑病中医治疗专家共识(2017年版)[J]. 中国中西医结合皮肤性病学杂志, 2018, 17(03): 273-277.

[13] 中华医学会皮肤性病学分会银屑病学组. 中国银屑病治疗指南(2008版)[J]. 中华皮肤科杂志, 2009, 42(3): 213-214.

（刘 巧 龚 坚）

第二节 西医治疗

一、系统药物治疗

皮肤性病科常用的系统药物包括糖皮质激素、抗组胺药、抗菌药物、抗病毒药、抗真菌药、维A酸类药及免疫抑制药等。

（一）糖皮质激素

1. 简介 糖皮质激素（glucocorticoid，GCS）是由肾上腺皮质中束状带合成和分泌的一类甾体激素，因其调节糖类代谢的活性最早为人们所认知而得名，主要为皮质醇（cortisol），均有胆固醇基本的四环结构，修改糖皮质激素基本的四环结构可产生具有不同效力、盐皮质激素作用、作用时间、血浆半衰期以及代谢途径的药物。

内源性糖皮质激素的分泌有昼夜节律性，午夜时含量最低，清晨时含量最高。此外机体在应激状态下，内源性糖皮质激素的分泌量会激增到平时的10倍左右。

体内糖皮质激素的分泌主要受下丘脑－腺垂体－肾上腺皮质轴调节。由下丘脑分泌的促肾上腺皮质激素释放激素（CRH）进入腺垂体，促进促肾上腺皮质激素（ACTH）的分泌，ACTH则可以促进皮质醇的分泌。反过来糖皮质激素在血液中浓度的增加又可以抑制下丘脑和腺垂体对CRH和ACTH的分泌，从而减少糖皮质激素的分泌，ACTH含量的增加也会抑制下丘脑分泌CRH，这是一个负反馈的过程，保证了体内糖皮质激素含量的平衡。

2. 主要生理作用 基础剂量时GCS主要发挥生理作用。

（1）糖：增加糖原异生，抑制组织对糖的摄取和利用，增加肝糖原、升高血糖。

（2）蛋白质：分解代谢加强，抑制合成，负氮平衡。

（3）脂肪：促进分解和向心性再分布。

（4）水和电解质：与醛固酮类似但弱，保钠排钾、钙、磷。

3. 主要药理作用 大剂量或高浓度时主要产生如下药理作用：抗炎、抗过敏和免疫抑制作用，抗纤维化、抗毒素和抗休克作用。在皮肤科主要是利用GCS的抗炎、抗过敏和免疫抑制作用治疗各种疾患。

（1）抗炎和抗纤维化作用：GCS有快速、强大而非特异性的抗炎作用。对各种炎症如过敏、理化因素、创伤、出血、坏死、感染等引起的红、肿、热、痛均有效。在炎症初期，GCS抑制毛细血管扩张，减轻渗出和水肿，抑制白细胞、单核－巨噬细胞的浸润和吞噬，减轻炎症症状。在炎症后期，抑制毛细血管和纤维母细胞的增生，延缓肉芽组织的生成，因而减轻炎症后期粘连和瘢痕。

（2）抗过敏和免疫抑制作用：

1）Ⅰ型变态反应：又称速发型超敏反应。能抑制组胺和其他介质的形成和释放，大剂量时可抑制浆细胞，使抗体的形成减少而减轻或消除症状。

2）Ⅱ型变态反应：又称迟发型超敏反应。可抑制巨噬细胞对抗原的吞噬和处理，阻碍淋巴母细胞的生长，促进淋巴细胞的破坏和解体，故可抑制Ⅱ型变态反应。小剂量时主要抑制细胞免疫；大剂量时通过抑制浆细胞和抗体生成而抑制体液免疫功能。

（3）抗毒素作用：GCS 本身为应激激素，可大大提高机体对细菌内毒素的耐受能力，保护机体度过危险期而赢得抢救时间，但对细菌外毒素无效。

（4）抗休克作用：大剂量 GCS 可解除内脏小动脉痉挛性收缩，降低外周血管阻力，改善微循环；GCS 可直接抑制体温调节中枢，降低其对致热原的敏感性，又能稳定溶酶体膜而减少内热原的释放，而对严重感染，如败血症、脑膜炎等具有良好退热和改善症状作用，尤其对革兰氏阴性菌引起的中毒性休克有效。

4. 药代动力学及作用机制

（1）药代动力学：口服糖皮质激素在空肠上端被吸收，服药后 30～120 分钟可达血浆峰值水平。与食物同服不减少糖皮质激素吸收量，但可延缓其吸收。糖皮质激素入血后与血浆蛋白结合，与血浆蛋白结合者无生物活性，只有游离的糖皮质激素具有生物学活性，可进入细胞内，介导治疗效应。其主要的载体蛋白是皮质激素运载蛋白，即皮质激素结合球蛋白，是一种低容量、高亲和力的结合系统，大多数内源性和低剂量外源性糖皮质激素与此蛋白结合。当糖皮质激素剂量较大时，也可与低亲和力的、高容量储备的白蛋白结合。

人工合成的糖皮质激素与血浆蛋白结合的能力低于内源性糖皮质激素，因此前者有更多的游离部分可以被利用。在大剂量用药时，游离的糖皮质激素量增大，对肝病患者和低蛋白血症者可引起非结合药物增多，故毒性增加。

糖皮质激素的分解代谢主要在肝中进行，产生的各种代谢产物绝大部分通过与葡萄糖醛酸或硫酸盐结合增加水溶性，最后经肾排泄。

（2）作用机制：糖皮质激素的作用机制包括基因组机制和非基因组机制。其生理学作用为基因组机制，即转录机制，是通过与血循环中的糖皮质激素转运球蛋白结合，运送至作用靶细胞，然后与胞浆中的特异性糖皮质激素受体结合，形成特异性糖皮质激素受体蛋白复合物，此复合物再进入细胞核与特异基因的 DNA 结合，并调节基因的转录编码蛋白去调节炎症过程。而非基因组机制则不需要转录过程的参与，不直接调节基因表达，而是通过细胞膜或者受体及激酶活性的改变来发挥效应。糖皮质激素的总效应包含基因组效应和非基因组效应。

1）基因组效应：糖皮质激素与胞浆受体结合，通过影响基因的转录发挥效应，任何治疗剂量都与基因组效应有关，其效应应在糖皮质激素与胞浆受体结合 30 分钟后出现。在泼尼松 ≤ 30 mg/d 的范围内，基因组效应与泼尼松呈显著的"剂量依赖性"，即效应随剂量而增长；当泼尼松日量介于 30～100 mg 时，剂量依赖性越来越小；当泼尼松 ≥ 100 mg/d 时，"剂量依赖性"接近于零。

2）非基因组效应：由生物膜介导，其效应在数秒或数分钟内出现，但只有在糖皮质激素浓度较高时产生。非基因组效应最显著的"剂量依赖性"出现在泼尼松 30～250 mg/d，泼尼松 > 250 mg/d 后"剂量依赖性"越来越小。

3）总效应：基因组效应与非基因组效应的总和。在泼尼松 ≤ 7.5 mg/d 时，基因组效应几乎等于总效应；在泼尼松 ≤ 100 mg/d 的范围内，总效应与泼尼松剂量呈显著的"剂量依赖性"；当泼尼松 ≥ 250 mg/d 时，即使再增加激素剂量，而总效应的增加也非常有限。

5. 适应证　据统计，糖皮质激素在皮肤科的适应证多达 80 余种。

（1）变应性皮肤病：急性荨麻疹和血管性水肿、重症多形红斑、重症药疹、血清病、红皮病、重度特应性皮炎、严重的接触性皮炎、嗜酸性粒细胞增多性皮炎、过敏性休克等均可应用。

（2）结缔组织病及血管炎：包括系统性红斑狼疮、皮肌炎、干燥综合征、系统性硬皮病的早期（硬肿期）、混合结缔组织病、结节性多动脉炎、结节性脂膜炎、坏疽性脓皮病、变应性血管炎、Sweet 综合征、成人 Still 病、白塞病、过敏性紫癜、风湿热、类风湿关节炎等。用于器官移植术后抑制排斥反应。

（3）大疱性皮肤病：是治疗天疱疮和大疱性类天疱疮的首选药物，对线状 IgA 大疱性皮病、疱疹样皮炎、家族性慢性良性天疱疮、营养不良性大疱性表皮松解症、致死性大疱性表皮松解症、妊娠疱疹等也有效。

（4）红斑鳞屑性皮肤病：对急性泛发性扁平苔藓、毛发红糠疹及泛发性寻常型银屑病，脓疱型、关节病型、红皮病型银屑病有效。

（5）严重感染性疾病及休克：金黄色葡萄球菌烫伤样综合征、麻风反应、带状疱疹等在有效抗生素治疗的前提下也可以短期使用。对感染中毒性休克效果最好，其次为过敏性休克，对心源性休克和低血容量性休克也有效。

（6）色素障碍性皮肤病及附属器疾病：可治疗泛发性白癜风，皮肤黑变病；对全秃、普秃、囊肿性痤疮有效。

（7）孕妇及其他：可治疗严重的物理性皮肤病、结节病等。孕妇对糖皮质激素有良好的耐受。胎盘能将泼尼松龙转化成无活性药物泼尼松，结果导致母体与脐带中泼尼松龙的血药浓度比为10∶1。相比而言，地塞米松可透过胎盘，使胎儿与母亲血药浓度相似。因此，如果治疗对象是母亲而非胎儿，应该用泼尼松或泼尼松龙；而地塞米松则用于针对胎儿的治疗。

6. 常用糖皮质激素及药理学（总表7-2-1）

总表7-2-1　　　　　　　　　　　　　　常用糖皮质激素及药理学

效力	药物名称	抗炎效价	等价剂量 / mg	生物半衰期 / 小时	血浆半衰期 / 分钟
低效	可的松（Cortisone）	0.8	25	8～12	60
	氢化可的松（Hydrocortisone）	1	20	8～12	90
中效	泼尼松（Prednisone）	4	5	24～36	60
	泼尼松龙（Prednisolone）	4～5	5	24～36	200
	甲泼尼松（Methyprednisolone）	7	4	24～36	180
	曲安西龙（Triamcinolone）	5	4	24～36	300
高效	地塞米松（Dexamethasone）	30	0.75	36～54	200
	倍他米松（Betamethasone）	40	0.6	36～54	200

7. 使用方法及原则　糖皮质激素的生理剂量相当于泼尼松5～7.5 mg/d。外源性糖皮质激素可分为5个剂量组范围：①小剂量，泼尼松≤7.5 mg/d。②中等剂量，泼尼松7.5～30 mg/d。③大剂量，泼尼松30～100 mg/d。④超大剂量，泼尼松≥100 mg/d。⑤冲击疗法，甲泼尼龙1000 mg/d，静脉滴注，连用3天。有学者认为，250 mg/d或500 mg/d甲泼尼龙的疗效与1000 mg/d相当，且不良反应少，临床应用更广泛。

（1）口服治疗：皮肤科医生常短程使用糖皮质激素治疗一些急性皮炎湿疹类疾病，短期治疗的定义常指2～3周的治疗。一般采用时辰给药法，在某些严重的急性皮肤病，为初始更好控制病情，可将每天剂量分2～4次给药。应引起注意的是，分次给药在增加效力的同时毒性也增强。长期治疗指疗程达4周或更长，也包括治疗持续数月至数年。用药的原则为足量开始、逐渐减量。

1）时辰给药法：由于激素的内源性分泌具有生物节律性，每天上午6～8时血液中皮质醇浓度达高峰值，故可将给药时间与上述节律同步化，即一天量每晨一次给药法服用，可达到最高疗效且不影响ACTH分泌，使毒副作用及停药后的不良反应降至最低限度。

现主张激素的用法是：泼尼松上午8时一次给予，地塞米松则可将全天量分别于上午8时及下午4时给予。一般认为，对接受中程或长程激素治疗的患者，应尽量采用时辰给药法。

2）一天分次给药法：常用于短程治疗者（病程一般≤2周者）或疾病急性期（对降体温较好）或泼尼松量>60 mg/d者，以提高胃肠道吸收率和维持较恒定的血浓度，但可能造成的毒副作用也最大。因晚间外源性糖皮质激素严重干扰自身激素的生理分泌而不宜在晚间服用。

3）减量方法：从肾上腺恢复的角度看，短期使用糖皮质激素不需要减量，治疗长于数周时则应逐渐减量。减量方法应依据皮肤病类型、严重程度和肾上腺功能恢复状况而定。泼尼松减量在总剂量大于 60 mg/d 时每次减量 20 mg，在 30～60 mg/d 之间每次减量 10 mg，在 30 mg/d 和生理剂量之间每次减量 5 mg，达到生理剂量 5～7.5 mg/d 范围，每次减量 1 mg。由于泼尼松（龙）的生物半衰期为 24～36 小时，长期小剂量激素维持治疗的患者可用隔日间隙疗法，即隔日早晨顿服 48 小时的总量，其优点是可减少肾上腺皮质萎缩和减轻库欣综合征，尤其可减轻其对儿童生长发育的影响，且易于停药。

（2）肌内注射和静脉内给药治疗：急性或危及生命的皮肤科疾病，可肌内注射或静脉内给药。肌内注射的优势：糖皮质激素从"库存"中稳定释放，但可能出现注射部位的脂肪萎缩或无菌性脓肿。对病情危急，用于抢救或不能口服者，可用激素静脉注射或静脉滴注，对同一折算剂量，静脉注射效价常大于口服。

（3）冲击疗法：即在短时间内静脉滴注巨量激素，以获得用普通剂量难以期待的疗效。其基本方法是用甲泼尼龙 0.5～1 g 加入生理盐水或 5% 葡萄糖注射液中静脉滴注，在 2 小时内输注完毕，每天 1 次，连用 3～5 次为一疗程，输注过程中辅以心电监护，以防给药太快引发心律失常及猝死，并视反应情况可适当间隔多次重复。此法的优点为疗效高、见效快、副作用较少，冲击后激素的维持量较小，症状缓解期可望延长。

小剂量冲击疗法分口服和静脉两种方法，所用糖皮质激素的剂量相同，此法较为安全、方便、经济。①泼尼松龙口服冲击法治疗，方法为每天 1 次，连服 3 天，3 天的剂量分别为 300 mg、200 mg、100 mg。②甲泼尼龙静脉滴注，每天 1 次，连用 3 天，3 天的剂量分别为 240 mg、160 mg、80 mg。

冲击疗法用于危重患者的抢救，如重症天疱疮、狼疮肾炎、狼疮脑病、皮肌炎、坏疽性脓皮病、重症多形红斑、中毒性表皮坏死松解症等严重的皮肤病。

（4）糖皮质激素的皮损内注射治疗：皮损内注射糖皮质激素已成为皮肤科临床常用的治疗方法之一，适当使用可以补充局部外用疗法，并可以替代全身性皮质激素的应用。

目前较常用的激素是复方倍他米松注射液（得宝松，Diprospan）注射液，每支（1 mL）含可溶性的倍他米松磷酸钠（按倍他米松计为 2 mg）和微溶性的二丙酸倍他米松（按倍他米松计为 5 mg）的复合剂，起效快且作用持久。使用激素皮损内注射时，为了避免疼痛可与不同比率的 1% 利多卡因混合后应用，浓度的差异随皮损的性质和部位而定。在皮损内作分点注射，每 2～4 周注射 1 次，每年不超过 4～6 次。但有报道显示单纯复方倍他米松注射液皮损内注射对瘢痕疙瘩的疗效优于得宝松加利多卡因。本疗法的适应证主要有：囊肿性痤疮、局限性顽固的斑块状银屑病、结节性痒疹、皮肤和黏膜的盘状红斑狼疮、胫前黏液水肿、类脂质渐进性坏死、结节病、面部肉芽肿、坏疽性脓皮病、斑秃、瘢痕疙瘩、蕈样肉芽肿、黏液性囊肿、皮肤淋巴细胞浸润症、肥厚淀粉样变、硬斑病；也可用于带状疱疹后遗神经痛、常规治疗无效的小面积白癜风等。本品含苯甲醇，禁止用于儿童肌内注射。本品不得供静脉注射或皮下注射。一般面部、生殖器、口唇部应慎用。

8. 不良反应　系统使用糖皮质激素时应注意其不良反应，主要不良反应包括肾上腺皮质功能不全、医源性肾上腺皮质功能亢进、反跳现象；还可出现感染、高血压、高血糖、高血脂、消化道出血、电解质紊乱、骨质疏松、无菌性骨股头坏死、白内障、体重增加、诱发癫痫大发作、精神症状、心律失常、萎缩纹、多血质面容等。

肌内注射糖皮质激素类药物时，为避免局部组织萎缩，应将药物注入大块肌肉的深部。皮损内注射糖皮质激素可致皮损处萎缩、色素改变和毛细血管扩张及药物沉积等，长期应用可导致全身吸收。

9. 禁忌证　活动性结核病、抗生素不能控制的病毒、真菌等感染、水痘、活动性消化性溃疡、对糖皮质激素过敏者禁用。胃或十二指肠溃疡、高血压、动脉硬化、糖尿病、角膜溃疡、骨质疏松、创伤或手术修复期、骨折、肾上腺皮质功能亢进症、精神病和癫痫、心或肾功能不全者谨慎使用。

（二）抗组胺药

组胺是最早被发现的参与炎症和过敏反应的广泛存在于动植物体内的一种生物胺，是由组氨酸脱羧而形成的，通常储存于肥大细胞及嗜碱性粒细胞中。已鉴定明确的组胺受体有 4 种，分别为 H_1、H_2、

H_3 和 H_4。H_1 受体主要分布在皮肤、黏膜、血管和脑组织；H_2 受体主要分布于消化道。组胺与靶细胞上特异受体结合，可产生如下生物效应：引起皮肤和黏膜毛细血管扩张和渗透性增高，产生红斑、水肿和风团；能使消化道和支气管平滑肌痉挛；使脑血管扩张产生头痛，使其他血管扩张引起血压下降、心率加速；胃酸分泌增加；刺激神经末梢导致瘙痒和疼痛。

1. H_1 受体拮抗药（H_1 antihistamines） 又称组胺受体拮抗药（histamine receptor antagonists）。H_1 受体拮抗药是 H_1 受体的反向激动剂，其主要功能是降低皮肤感觉神经和毛细血管后静脉内皮细胞上 H_1 受体的活性，对抗组胺引起的生物效应，还有一定的抗胆碱和抗 5- 羟色胺作用。

（1）适应证：荨麻疹、血管性水肿、变应性接触性皮炎、神经性皮炎、湿疹、丘疹性荨麻疹、皮肤瘙痒症、昆虫叮咬引起的瘙痒和水肿、荨麻疹性药疹和多形红斑等。

（2）常用 H_1 受体拮抗药种类：根据药物透过血脑屏障引起嗜睡作用的不同，可将 H_1 受体拮抗药分为第一代和第二代。

1）常用第一代 H_1 受体拮抗药见总表 7-2-2。本组药物易透过血脑屏障，导致嗜睡、乏力、困倦、头晕、注意力不集中、口干、排尿困难等。高空作业、驾驶员、前列腺肥大及青光眼患者等需谨慎使用。

2）第二代抗组胺药因其与 H_1 受体亲和力高和选择性强，而且在有效拮抗 H_1 受体的同时，对其他受体亲和力小，不易透过血脑屏障，无明显嗜睡作用，抗胆碱能作用较小，从而避免了第一代抗组胺药的不良反应。并且可以通过多种机制起到非特异的抗炎作用，包括抑制肥大细胞和嗜碱性粒细胞释放递质、对炎症细胞游走和激活的抑制和影响内皮细胞黏附分子的表达等。本组药物能维持 24 小时疗效，口服每天 1 次即可，患者依从性也明显提高。第二代抗组胺药又可以分为第二代和新型第二代 H_1 受体拮抗药。

2. H_2 受体拮抗药 与 H_2 受体有较强的亲和力，可竞争性对抗组胺引起的胃酸分泌，也有一定程度的抑制血管扩张作用和抗雄激素作用。在皮肤科主要用于慢性荨麻疹、皮肤划痕症、瘙痒症、日光性荨麻疹等，常用 H_2 受体拮抗药见总表 7-2-2。不良反应有头痛、眩晕、恶心等，长期应用可引起血清转氨酶升高、阳痿和精子减少。肝肾功能不全、孕妇及哺乳期妇女慎用。

总表 7-2-2　　　　　　　　　　　　　常用 H_1 和 H_2 受体拮抗药

分类	举例	血浆半衰期/小时	成人每天剂量	注意事项
第一代 H_1 受体拮抗药	氯苯那敏	12～15	每天 3 次，每次 4 mg（夜间最高可达 12 mg）	嗜睡、痰液黏稠、胸闷、咽喉痛等
	赛庚啶	6～8	每天 3 次，每次 2～4 mg	光敏性、低血压、嗜睡、口干、头晕、恶心、尿潴留、体重增加等
	盐酸羟嗪	20	每天 3 次，每次 25 mg（夜间最高可达 75 mg）	头晕、嗜睡、低血压，婴幼儿、孕妇、哺乳期妇女慎用
	异丙嗪	6～12	每天 3 次，每次 12.5 mg	嗜睡、低血压、大剂量或长期可引起中枢兴奋性增加
	苯海拉明	4	每天 3 次，每次 50 mg	呆滞、嗜睡、头晕、口干等，长期应用（6 个月以上）可引起贫血
	多塞平 ф	17	每天 3 次，每次 25 mg	嗜睡、口干，婴幼儿、孕妇、哺乳期妇女禁用
第二代 H_1 受体拮抗药	阿伐斯汀	2～4	每天 3 次，每次 8 mg	孕妇、哺乳期妇女慎用
	西替利嗪 §	7～11	每天 1 次，每次 10 mg	婴幼儿、孕妇、哺乳期妇女慎用
	氯雷他定	8～11	每天 1 次，每次 10 mg	孕妇、哺乳期妇女慎用
	咪唑斯汀	13	每天 1 次，每次 10 mg	婴幼儿、孕妇、哺乳期妇女禁用

续表

分类	举例	血浆半衰期/小时	成人每天剂量	注意事项
新型第二代 H_1 受体拮抗药	地氯雷他定	19～35	每天1次，每次5 mg	疲倦、口干和头痛，婴幼儿、孕妇、哺乳期妇女慎用
	非索非那定	17	每天1次，每次180 mg	婴幼儿、孕妇、哺乳期妇女慎用
	左西替利嗪	7～10	每天1次，每次5 mg	婴幼儿、孕妇、哺乳期妇女慎用
	卢帕他定	6	每天1次，每次10 mg	婴幼儿、孕妇、哺乳期妇女慎用
	苯磺酸贝他斯汀	3	每天2次，每次10 mg	婴幼儿、孕妇、哺乳期妇女慎用
H_2 受体拮抗药	西咪替丁	2	每天2次，每次400 mg	头痛、眩晕、阳痿、精子减少，孕妇及哺乳期妇女慎用
	雷尼替丁	2～3	每天2次，每次150 mg	头痛、眩晕、阳痿、精子减少，孕妇及哺乳期妇女慎用

注：φ 具有有效的 H_1 和 H_2 受体拮抗特性。
　　§ 盐酸羟嗪的活性代谢产物。

（三）维 A 酸类药

维 A 酸类药是一类天然或合成的具有维生素 A（视黄醇）活性或结构上类似（视黄醇衍生物）的药物。维生素 A 是正常上皮增殖和分化所必需的，可用于治疗角化性疾病，但由于治疗窗狭窄，治疗剂量极易引起急性中毒。因此一些学者对维生素 A 的分子结构进行改良，获得了多种维生素 A 结构的类似物，统称为维 A 酸，为许多难治性皮肤病提供了有效的治疗途径。但该类药物不能治疗维生素 A 缺乏症，因此不属于维生素的范围。

1. 分类　目前应用的维 A 酸类药分为三代。（总表7-2-3）

（1）第一代：是维 A 酸在体内天然代谢产物，为非芳香类，包括全反式维 A 酸、异维 A 酸和维胺酯。可用于内服治疗寻常型痤疮、掌跖角化症等。

（2）第二代：人工合成的单芳香族维 A 酸，其分子结构被简单修饰，包括阿维 A 酯、阿维 A 及维 A 酸乙酰胺的芳香族衍生物。可用于内服治疗银屑病、鱼鳞病、掌跖角化症等。

（3）第三代：为多芳香维 A 酸，系受体选择性维 A 酸，包括芳香维 A 酸乙酯、贝扎罗汀、他扎罗汀、阿达帕林等。可用于内服或外用银屑病、鱼鳞病、痤疮等。

总表7-2-3　　　　　　　　　　　　　维 A 酸类药的主要药理学特征

维 A 酸类	类型	全身吸收*或生物利用度&（% 剂量）	消除半衰期	代谢	排泄
外用维 A 酸类					
维 A 酸	天然（第一代）	正常皮肤 <2%	通常存在于皮肤中	异构化为 13- 顺式 -RA（表皮）	脱屑，胆汁
阿利维 A 酸(9-顺式 - 视黄酸)	天然（第一代）	极小	通常存在于皮肤中	主要代谢产物：4- 氧代 -9- 顺式 -RA	脱屑，胆汁
阿达帕林	第三代	极小	不清楚	由化学刚度引起的最小生物转化	脱屑，胆汁

续表

维 A 酸类	类型	全身吸收 * 或生物利用度 &（% 剂量）	消除半衰期	代谢	排泄
他扎罗汀	第三代	正常皮肤 <1%	16 小时（他扎罗汀酸）	皮肤内的酯快速（20 分钟）水解形成其活性代谢物，他扎罗汀酸；排泄的代谢产物：亚砜，砜	脱屑，肾脏（3 天内），胆汁（7 天内）
系统性维 A 酸类					
维 A 酸	天然（第一代）	50%	1 小时	肝；主要代谢产物：顺式和反式 -4- 氧代衍生物	胆汁，肾脏
异维 A 酸（13-顺式 -RA）	天然（第一代）	25%	20 小时	肝脏，在 2 周内达到内源性浓度；主要代谢物：4- 氧代异维 A 酸	胆汁，肾脏
阿利维 A 酸	天然（第一代）	不清楚	2~10 小时	肝脏；主要代谢物：4-氧代阿利维 A 酸	肾脏，胆汁
阿维 A 酯	第二代	40%	120 天	肝脏，水解为阿维 A	胆汁，肾脏（积累在脂肪中）
阿维 A 酸	第二代	60%	2 天	肝脏，通过酒精消耗间接增加乙酸酯的重新酯化，主要代谢产物：顺 - 阿维 A	胆汁，肾脏
贝扎罗汀	第三代	不清楚	7~9 小时	肝脏	胆汁

注：* 分布到全身组织的倾向有限。

   & 随食物摄入量的增加而增加，具有较高的易变性。

2. 不良反应

（1）皮肤黏膜干燥：其发生率和严重程度呈剂量依赖性。

（2）致畸：可导致先天畸形，包括小耳、无耳、脑积水、小脑等。

（3）其他：高脂血症、高血钙、骨骼早期闭合、肝功能异常等。

（四）抗菌药物

1. 青霉素类　主要用于革兰氏阳性菌感染（如丹毒、蜂窝织炎）和梅毒等，耐酸和耐青霉素酶青霉素（苯唑西林钠等）对产青霉素酶葡萄球菌具有良好抗菌活性，广谱青霉素可用于革兰氏阳性菌和革兰氏阴性菌感染。剂量视病种和病情而定，仔细询问过敏史，需常规做皮试。

2. 头孢菌素类与碳青霉烯类抗生素　目前广泛使用的一种抗生素，抗菌谱较青霉素 G 广，分为四代，第一代头孢菌素主要应用于革兰氏阳性菌感染，对多种革兰氏阳性菌（包括厌氧菌）、阴性菌（包括厌氧菌）都有很强的抗菌作用，其优点是：抗菌谱广，对厌氧菌有高效；引起的过敏反应较青霉素类低。本类药物与青霉素存在交叉过敏。

3. 氨基糖苷类　广谱抗生素，包括链霉素、庆大霉素、阿米卡星等。主要用于敏感需氧革兰氏阴性杆菌所致的全身感染，均具肾毒性、耳毒性（耳蜗、前庭）和神经肌肉阻滞作用，对氨基糖苷类过敏的患者禁用。

4. 糖肽类　多肽类繁殖期杀菌药，包括万古霉素、去甲万古霉素和替考拉宁。所有的糖肽类抗生素都对革兰氏阳性细菌有活性，主要用于包括耐药葡萄球菌等，具有听神经损害和肾毒性等。

5. 四环素类　包括四环素、米诺环素、多西环素等，主要用于痤疮、淋病、生殖道衣原体及支原体感染。影响牙齿及骨骼的发育，孕妇、哺乳期妇女及 8 岁以下儿童禁用。

6. 大环内酯类　抑菌类抗生素，包括红霉素、阿奇霉素、罗红霉素、克拉霉素等，而第三代大环内酯类抗生素上市品种目前仅有泰利霉素，主要用于治疗需氧革兰氏阳性球菌和阴性球菌、生殖道支原体、衣原体等感染。但最近的研究表明大环内酯类抗生素除了抗菌作用外，还具有其他药理作用。不良反应主要有消化道症状和肝毒性。

7. 喹诺酮类　包括氧氟沙星、环丙沙星、莫西沙星等。用于皮肤软组织感染、淋病、生殖道支原体、衣原体等感染，不良反应主要有消化道症状和肝毒性。

8. 磺胺类　与皮肤科有关的主要有复方磺胺甲噁唑、柳氮磺胺吡啶等，对细菌、衣原体、奴卡菌有效。不良反应较多。

9. 抗结核药　第一线抗结核药包括异烟肼、利福平、乙胺丁醇、吡嗪酰胺、链霉素；第二线抗结核药包括对氨基水杨酸、乙硫异烟胺、卷曲霉素、利福定等。该类药物需要联合用药和长疗程，还可用于治疗皮肤某些非结核分枝杆菌感染。不良反应主要有胃肠道反应和肝损害。

10. 抗麻风病药　包括氨苯砜、利福平、氯法齐明、沙利度胺等。目前多采用联合疗法。氨苯砜对麻风分枝杆菌有较强的抑菌作用，大剂量时显示杀菌作用。另有免疫抑制作用，可用于疱疹样皮炎、类天疱疮、坏死性脓皮病、环形肉芽肿等。较常见的不良反应为贫血。沙利度胺可治疗各型麻风反应，对淋巴结肿大、结节性红斑、发热、关节痛及神经痛等疗效较好。沙利度胺作用机制推测有免疫抑制、免疫调节作用，通过稳定溶酶体膜，抑制中性粒细胞趋化性，产生抗炎作用。沙利度胺还可用于白塞病、复发性口腔溃疡、结节性痒疹、瘙痒症等。沙利度胺为强致畸药，故孕妇禁用，育龄妇女需采取有效避孕措施方可应用，停药 6 个月以上方可怀孕。

11. 其他　甲硝唑、替硝唑、奥硝唑可用于治疗皮肤及软组织等部位的厌氧菌感染，还可治疗蠕形螨、滴虫感染等，消化道反应多见。孕妇和哺乳期妇女禁用。

（五）抗病毒药

1. 核苷类抗病毒药　阿昔洛韦为一种合成的嘌呤核苷类似物。主要用于单纯疱疹病毒所致的各种感染，是单纯疱疹脑炎的首选药物，还可用于水痘、带状疱疹。伐昔洛韦是鸟嘌呤类似物类抗病毒药物，是阿昔洛韦的前药，在体内可转化为阿昔洛韦，用于单纯疱疹和带状疱疹感染。常用的核苷类药物还有泛昔洛韦、更昔洛韦。不良反应有静脉炎、暂时性血肌酐升高。肾功能不全者慎用。

2. 膦甲酸钠　是无机焦磷酸盐的有机类似物，可直接抑制病毒 DNA 多聚酶和反转录酶，在体外试验中可抑制包括巨细胞病毒、单纯疱疹病毒 1 型和 2 型（HSV-Ⅰ和 HSV-Ⅱ）等疱疹病毒的复制。可用于耐阿昔洛韦的 HSV 株或耐更昔洛韦的 CMV 株感染。不良反应有中枢神经系统症状、乏力、呕吐、白细胞减少等。

3. 溴夫定　嘧啶核苷衍生物，可抑制水痘 – 带状疱疹病毒，其效力为阿昔洛韦的 1000 倍。用于免疫功能正常的成年急性带状疱疹患者的早期治疗。最常见的不良反应为恶心。与氟尿嘧啶或其他氟嘧啶类药物同用可增加氟尿嘧啶或其他氟嘧啶类药物的毒性并导致致命的副作用。

4. 阿糖腺苷　经细胞酶磷酸化生成三磷酸阿糖腺苷，可与三磷酸脱氧腺苷竞争性抑制病毒的 DNA 多聚酶，并结合病毒的 DNA 链，三磷酸阿糖腺苷也抑制核糖核苷酸还原酶，从而抑制病毒 DNA 的合成。有抗单纯疱疹病毒 HSV1 和 HSV2 作用，用以治疗单纯疱疹病毒性脑炎，也用于治疗免疫抑制患者的带状疱疹和水痘感染。但对巨细胞病毒则无效。不良反应有恶心、呕吐、腹痛、腹泻等。

（六）抗真菌药

常用抗真菌药按照作用部位分为治疗浅表真菌感染药和治疗深部真菌感染药；按结构分为唑类、烯丙胺类、多烯类等。

1. 唑类　在抗真菌药中，唑类药物是一个大家族，是在后期发展起来的一类合成抗真菌药。自从

20世纪60年代末咪康唑问世以来，唑类药物便成为临床治疗真菌感染的主要药物。

克霉唑和咪康唑为这类药物的先驱。作用机制为选择性抑制细胞色素P450酶，使细胞膜麦角固醇合成受阻，抑制真菌细胞生长。克霉唑、益康唑和咪康唑基本供外用。内服种类主要有：

（1）酮康唑：为合成的咪唑二噁烷衍生物，抑制真菌麦角甾醇生物合成并改变细胞膜其他脂类化合物的组成。对皮肤真菌、酵母菌、双相真菌和真菌纲具有抑菌和杀菌活性。可用于治疗皮肤真菌病、甲癣、甲周炎、花斑糠疹、慢性皮肤黏膜念珠菌病等。本品对中枢神经系统穿透性差，不宜用于治疗真菌性脑膜炎。不良反应有胃肠道不适、恶心、头痛、头晕等。少数患者可发生肝损害，目前以外用为主。

（2）伊曲康唑：是一种三唑类抗真菌药，它抑制细胞膜色素P450氧化酶介导的麦角甾醇的合成。因为其能够抑制细胞色素P450 3A4，与其他药物同时服药时会产生相互作用，必须调整剂量。有高度亲脂性和亲角质的特性，皮肤浓度可持续数周，甲浓度可持续6～9个月。口服或静脉给药，对深部真菌和浅表真菌均有抗菌作用。临床主要应用于念珠菌病、花斑癣、皮肤真菌病、真菌性角膜炎以及甲真菌病、系统性曲霉病、隐球菌病、组织胞浆菌病、孢子丝菌病。不良反应有恶心、头痛、胃肠道不适和转氨酶升高等，孕妇禁用。

（3）氟康唑：可溶于水，三唑类抗真菌药。不经肝脏代谢，90%以上由肾脏排泄。可口服或静脉给药，皮肤及尿液中药物浓度约为血药浓度的10倍。对深部真菌和浅表真菌均有抗菌作用。临床主要应用于念珠菌病、隐球菌病、组织胞浆菌病等。不良反应有恶心、呕吐、腹痛或腹泻、皮疹、头痛、头昏，偶可出现肝毒性症状。

（4）伏立康唑：广谱的三唑类抗真菌药，作用机制是抑制真菌中由细胞色素P450介导的14α-甾醇去甲基化，从而抑制麦角甾醇的生物合成。体外试验表明伏立康唑具有广谱抗真菌作用。适用于侵袭性曲霉病、足放线病菌属和镰刀菌属引起的严重感染。不良反应有厌食、唇炎、肝损害等。

2. 丙烯胺类　主要药物有布替萘芬、特比萘芬等。丙烯胺类作用机制为特异性地抑制角鲨烯环氧化酶，此酶为麦角固醇合成的关键酶，从而阻止麦角固醇合成，角鲨烯堆积于膜内，导致胞膜脆性增加而破裂，细胞死亡。临床应用最广泛的丙烯胺类为特比萘芬。临床上用于治疗甲真菌病和体癣。不良反应有胃肠道不适等。

3. 多烯类　多烯类抗真菌药及其半合成衍生物皆为大环类化合物，由于含有一系列共轭双键，使其具有抗真菌活性。作用机制为与真菌细胞膜上的麦角固醇结合，使细胞膜上形成微孔，改变了细胞膜的通透性，而致真菌死亡。

（1）两性霉素B：主要用于治疗严重内脏或全身的深部真菌感染。对表皮癣菌抑制作用较差。不良反应有胃肠道不适、肝肾损害等。

（2）制霉菌素：口服后胃肠道不吸收，几乎全部自粪便内排出，对全身真菌感染无治疗作用。局部外用亦不被皮肤和黏膜吸收。主要用于内服治疗消化道真菌感染，或外用于表面皮肤真菌感染如肛门生殖器的念珠菌病、念珠菌性尿布皮炎。不良反应有恶心、呕吐、腹泻，外用可致接触性皮炎。

4. 灰黄霉素　能抑制真菌有丝分裂，使有丝分裂的纺锤结构断裂，终止中期细胞分裂。本品沉积在皮肤、毛发的角蛋白的前体细胞内，能促使角蛋白抵抗真菌的侵入；当感染角蛋白脱落后，代之以健康组织。对表皮癣菌属、小孢子菌属和毛癣菌属引起的皮肤真菌感染有效。临床上主要用于头癣、严重体股癣、叠瓦癣、手足甲癣等。不良反应有头晕、疲劳、精神错乱、胃肠道不适、肝损害等。

5. 氟胞嘧啶　作用机制为阻断真菌核酸合成。低浓度时抑菌，高浓度时具有杀菌作用。真菌对本品易产生耐药性。可用于治疗念珠菌病、隐球菌病和着色芽生菌病。可与两性霉素B合并使用，二药有协同作用。5-氟胞嘧啶也可与酮康唑合并使用。

6. 碘化钾　用于治疗孢子丝菌病。不良反应有胃肠道反应、药疹。

（七）免疫抑制药

免疫抑制药为一类非特异性抑制机体免疫功能的药物，由于许多皮肤病属于自身免疫性疾病范畴，临床上免疫抑制药常被单独或与糖皮质激素联合应用来治疗该类疾病。有助于增强激素的疗效及激素减量。本组药物不良反应有胃肠道不适、骨髓抑制、肝损害等，应定期监测。

1. 甲氨蝶呤（Methotrexate，MTX） 又称氨甲喋呤，为抗叶酸类药，主要通过对二氢叶酸还原酶的抑制而达到抑制淋巴细胞或上皮细胞DNA合成的作用。主要用于治疗重症银屑病、系统性红斑狼疮、皮肌炎、天疱疮等自身免疫病。需同时口服叶酸50～100 mg/d。

2. 环磷酰胺（Cyclophosphamide，CTX） 属烷化剂类，主要通过肝脏P450酶水解成醛磷酰胺再运转到组织中形成磷酰胺氮芥而发挥作用。可抑制细胞生长、成熟和分化，对体液免疫抑制明显。适用于各种自身免疫性疾病，如系统性红斑狼疮、皮肌炎、天疱疮、血管炎等，也可用于器官移植时抗排斥反应，用药总量建议不超过10 g。有泌尿道毒性，用药期间应大量饮水。

3. 环孢素（Cyclosporin A，CsA） 含11个氨基酸的环状多肽，是一种作用很强的免疫抑制剂。它可抑制细胞介导的反应发生，用于治疗系统性红斑狼疮、皮肌炎、天疱疮、重度特应性皮炎等。

4. 吗替麦考酚酯（Mycophenolate Mofetil，MMF） 能特异性地抑制淋巴细胞嘌呤从头合成途径中次黄嘌呤核苷酸脱氢酸（IMPDH）的活性，具有强大的抑制淋巴细胞增殖的作用。用于治疗天疱疮、大疱性类天疱疮、系统性红斑狼疮、银屑病、血管炎等。

5. 他克莫司（Tacrolimus） 属大环内酯类抗生素，其免疫抑制作用为环孢素的10～100倍。还有调节免疫功能和良好的抗炎作用。可用于治疗重症银屑病、坏疽性脓皮病等。

（八）免疫增强药

免疫增强药能调节机体的非特异性和特异性免疫反应，纠正免疫失衡。

1. 干扰素（IFN） 是一种广谱抗病毒药，并不直接杀伤或抑制病毒，而主要是通过细胞表面受体作用使细胞产生抗病毒蛋白，从而抑制病毒的复制，其类型分为三类，IFN-α（白细胞型）、IFN-β（成纤维细胞型），IFN-γ（淋巴细胞型）；同时还可增强自然杀伤细胞（NK细胞）、巨噬细胞和T淋巴细胞的活力，从而起到免疫调节作用，并增强抗病毒能力。干扰素是一组具有多种功能的活性蛋白质（主要是糖蛋白），是一种由单核细胞和淋巴细胞产生的细胞因子。它们在同种细胞上具有广谱的抗病毒、影响细胞生长及分化、调节免疫功能等多种生物活性。

2. 卡介苗（BCG） 是由减毒牛型结核分枝杆菌悬浮液制成的活菌苗，具有增强巨噬细胞活性、加强巨噬细胞杀灭肿瘤细胞的能力，还具有活化T淋巴细胞，增强机体细胞免疫的功能。

3. 转移因子（Transfer Factor，TF） 又称传输因子，由具有细胞性免疫功能的淋巴细胞产生。它们运送父淋巴细胞的抗原特异细胞性免疫（迟发性过敏反应）到未暴露或原生的淋巴细胞。转移因子是免疫系统用来标记受感染的细胞用的，被标记的细胞会受到T细胞攻击。理论上，可以通过消灭受感染组织的方式治疗任何一种疾病，都可以用转移因子治疗，前提是能够使转移因子的指向性足够高。实际上，如果能使转移因子的指向性足够高，一般也可以使针对性药物分子的指向性足够高，在这种情况下，使用转移因子就属于舍近求远了。所以其应用一直没有发展。

4. 胸腺素（Thymosin） 是由胸腺分泌的一类促细胞分裂的含28个氨基酸残基的具有生理活性的多肽激素。可诱导造血干细胞发育为T淋巴细胞，具有增强细胞免疫功能和调节免疫平衡等作用。临床上常用的胸腺肽是从小牛胸腺发现并提纯的有非特异性免疫效应的小分子多肽。

5. 白芍总苷（Total Glucosides of Paeony） 本品系自白芍饮片提取的总苷。帕夫林（白芍总苷胶囊）为抗炎免疫调节药，对多种炎症性病理模型如大鼠佐剂性关节炎、角叉菜胶诱导的大鼠足爪肿胀和环磷酰胺诱导的细胞和体液免疫增高或降低模型等具有明显的抗炎和免疫调节作用。临床药理研究表明，帕夫林（白芍总苷胶囊）能改善类风湿关节炎患者的病情，减轻患者的症状和体征，并能调节患者的免疫功能。

6. 静脉注射用人免疫球蛋白（Human Immunoglobulin for Intravenous Injection，IVIG） 本品为从正常人血浆中分离提取的、一种完整的、未被修饰的天然IgG抗体，具有免疫替代和免疫调节的双重治疗作用。大剂量静脉注射后，能迅速提高受者血液中的IgG水平，增强机体的抗感染能力和免疫调节功能。用于治疗自身免疫性疾病如大疱性皮肤病、皮肌炎、重症药疹、川崎病、重症感染等。不良反应有头痛、心慌、恶心等。

（九）维生素类药

维生素（Vitamin）是人体所需要的微量营养成分，对新陈代谢起调节作用。无法由人体（紫外线照射后产生的维生素 D 除外）产生。如果长期缺乏某种维生素，就会引起生理功能障碍而发生某种疾病。一般由食物中取得，可分为脂溶性维生素和水溶性维生素两类（总表 7-2-4）。

总表 7-2-4　　　　　　　　　　　　　　　维生素类药

类型	作用	适应证	成人剂量	副作用
维生素 A	维持上皮组织正常功能，调节人体表皮角化过程	鱼鳞病、毛周角化症、维生素 A 缺乏病等	成人常用 7.5 万 U/d，分 3 次服	长期服用应注意维生素 A 过多症
β- 胡萝卜素	抑制光激发卟啉后产生的自由基，具有光屏障作用	卟啉病、多形性日光疹、盘状红斑狼疮等	30～200 mg/d，分 3 次服，一疗程 8 周	皮肤黄染
维生素 C	可降低毛细血管通透性，是体内氧化还原系统的重要成分	过敏性皮肤病、慢性炎症性皮肤病、色素性皮肤病等	0.3～1.5 g/d，分 3 次口服，静脉注射可 1～3 g/d	静脉注射偶可引起静脉血栓及过敏性休克
维生素 E	抗氧化、维持毛细血管完整性、改善周围循环等作用	血管性皮肤病、色素性皮肤病、卟啉病	0.6～1.0 g/d，分 3 次口服，可外用	胃肠不适、疲乏、头痛、月经失调等
维生素 K	为合成凝血酶原所必需	出血性皮肤病、慢性荨麻疹等	8～12 mg/d，分 2～3 次服	面部潮红、出汗、胸闷、低血压
烟酸和烟酰胺	烟酸在体内转化为烟酰胺，参与辅酶 II 组成，并有扩张血管的作用	烟酸缺乏症、光线性皮肤病、冻疮、大疱性类天疱疮等	150～300 mg/d，分 3 次口服	潮红、瘙痒、胃肠不适等毒性症状
维生素 B₆	为肝脏辅酶的重要成分	脂溢性皮炎、痤疮、脱发等的辅助治疗	30～60 mg/d，分 3 次口服	过量服用可引周围感觉神经病
维生素 B₁₂	为体内多种代谢过程的辅酶	带状疱疹后神经痛、银屑病、扁平苔藓	75 μg/d，分 3 次口服	皮疹、瘙痒、腹泻及哮喘

（十）生物制剂

生物制剂又称生物治疗或生物反应修饰物，是应用基因变异或 DNA 重组技术，借助于微生物或动植物细胞生产表达的大分子药物，主要指单克隆抗体或融合蛋白。与传统治疗比较，其优点是能选择性地抑制自身反应性淋巴细胞，不良反应降低，临床应用前景广阔。代表性药物见总表 7-2-5。

总表 7-2-5　　　　　　　　　　　　　　　代表性生物制剂

药物名称	靶向分子	适应证	不良反应
依那西普（Etanercept）英夫利西单抗（Infliximab）	TNF-α	银屑病、类风湿关节炎	机会性感染；诱发淋巴瘤可能；过敏反应、皮疹、低血压等
利妥昔单抗（Rituximab）	CD20	天疱疮、皮肌炎、系统性硬皮病、系统性红斑狼疮、皮肤 B 细胞淋巴瘤	感染和输液反应
贝利单抗（Belimumab）	BLyS*	活动期、自身抗体阳性系统性红斑狼疮	恶心、腹泻、发热
依法利珠（Efalizumab）	LFA-1/CD11a/CD18	银屑病 / 特应性皮炎	因可增加进行性多灶性脑白质病的风险，在欧盟和美国停止生产和销售

续表

药物名称	靶向分子	适应证	不良反应
乌司奴单（Ustekinumab）	IL-12/IL-23	重度斑块状银屑病和活动期银屑病性关节炎	上呼吸道感染、鼻咽炎和头痛
司库奇尤单抗（Secukinumab）	IL-17 A	中重度银屑病、银屑病关节炎和强直性脊柱炎	口腔念珠菌病、上呼吸道感染
Brodalumab		寻常型银屑病、银屑病性关节炎、脓疱型银屑病和红皮症型银屑病	自杀倾向
Dupilumab	IL-4/IL-13	特应性皮炎	鼻咽炎，上呼吸道感染，皮肤感染，结膜炎

注：BLyS，B–淋巴细胞刺激剂。

（十一）其他

1. 羟氯喹　具有稳定溶酶体膜、抑制前列腺素的形成、抑制多形核细胞的趋化和吞噬、调节免疫、抗微生物和抗肿瘤等作用。用于治疗红斑狼疮、多形性日光疹、玫瑰痤疮等。不良反应有神经过敏、共济失调、角膜色素沉着斑、视网膜黄斑损害、胃肠道反应、白细胞减少、皮疹等。

2. 雷公藤总苷　为中药雷公藤提取物，具有较强的抗炎、抗过敏及免疫抑制作用。可用于红斑狼疮、皮肌炎、皮炎和湿疹、银屑病性关节炎、白塞病、天疱疮等。不良反应有胃肠道反应、白细胞减少、月经周期紊乱和精子活力降低等。

3. 丹参酮　具有抗雄激素、温和的雌激素活性及减少皮脂分泌的作用，对革兰氏阳性菌有明显抑制作用，亦能抑制痤疮棒状杆菌，还有显著的抗炎作用。可用于痤疮、疖、痈、外伤感染、蜂窝织炎等。偶见皮肤过敏反应。

4. 复方甘草酸苷　是以甘草甜素为主要成分的复方制剂，具有免疫调节作用和肾上腺皮质激素样作用。可用于银屑病、湿疹、玫瑰糠疹、荨麻疹等。长时间使用可致高血压、血钾降低等。

5. 积雪苷　是中草药积雪草（又名落得打）中提取的三萜皂苷，具有减少炎症反应、抑制纤维组织增生和促进创伤愈合的作用。可用于硬皮病、瘢痕疙瘩和创伤等。无明显不良反应。

6. 钙剂　是一种非特异性抗过敏药，能降低毛细血管通透性，增加血管壁致密度，有减少渗出、消炎、消肿和抗过敏作用。葡萄糖酸钙、氯化钙溴化钙注射液（痒苦乐民）可用于荨麻疹、湿疹和过敏性紫癜等。宜缓慢静脉注射。

7. 硫代硫酸钠　有非特异性抗过敏和解毒作用，临床用于治疗荨麻疹、瘙痒症、玫瑰糠疹、副银屑病、药疹，以及氰化物、铊中毒和砷中毒等。宜单独缓慢静脉注射。

二、外用药物治疗

皮肤是人体最外在且最大的器官，而皮肤病的主要症状和体征常位于体表，外用药物可直接作用于病变部位发挥作用且吸收有限而减少了药物经系统吸收的副作用，因此外用药物是皮肤病治疗的主要方法之一。

药物经皮吸收是外用药物治疗皮肤病的主要理论基础。治疗皮肤病首先必须使足够浓度的药物到达皮肤靶部位。影响药物经皮吸收的因素包括皮肤角质层厚度、药物分子量大小、药物剂型和浓度、活性剂、用药时间长短以及用药方式，如是否封包等。

用量：外用药物应以 0.1 mm 薄层涂于皮肤。药物厚涂不增加疗效。软膏用量的指尖单位是 5 mm 直径的容器口径挤出软膏涂至食指的远端指节的量，一指尖单位约相当于 0.5 g。

（一）外用药物的治疗原则

1. 正确选用外用药物的种类（总表7-2-6）　应根据皮肤病的病因与发病机制等进行选择，如细菌性皮肤病宜选用抗菌药，真菌性皮肤病可选抗真菌药，超敏反应性疾病选择糖皮质激素或抗组胺药，瘙痒者选用止痒药，角化不全者选用角质促成剂，角化过度者选用角质剥脱剂等。

2. 正确选用外用药物的剂型（总表7-2-7）　应根据皮肤病的皮损特点进行选择，原则为：①急性皮炎仅有红斑、丘疹而无渗液时可选用粉剂或洗剂；炎症较重，糜烂、渗出较多时宜用溶液湿敷；有糜烂但渗出不多时则用糊剂。②亚急性皮炎渗出不多者宜用糊剂或油剂，如无糜烂宜用乳剂或糊剂。③慢性皮炎可选用乳剂、软膏、硬膏、酊剂、涂膜剂等。④单纯瘙痒无皮损者可选用乳剂、酊剂等。

3. 外用药物的用法和注意事项　详细说明药物的外用方法，如湿敷方法、封包疗法；说明刺激性药物使用的注意事项；说明药物在不同年龄、部位的注意事项；出现过敏反应应立即停用。

总表 7-2-6　　　　　　　　　　　　　　　外用药物的种类及代表药物

种类	作用	代表药物
清洁剂	清除渗出物、鳞屑、痂和残留药物	生理盐水、臭氧水、3% 硼酸溶液、1∶2000 醋酸铅溶液、植物油和液状石蜡等
保护剂	保护皮肤、减少摩擦和缓解刺激	滑石粉、氧化锌粉、炉甘石、淀粉等
止痒剂	减轻局部痒感	5% 苯唑卡因、1% 麝香草酚、1% 苯酚、各种焦油制剂、糖皮质激素等
角质促成剂	促进表皮角质层正常化，收缩血管、减轻渗出和浸润	2%～5% 煤焦油或糠馏油、5%～10% 黑豆馏油、3% 水杨酸、3%～5% 硫黄、0.1%～0.5% 蒽林、钙泊三醇软膏等
角质剥脱剂	使过度角化的角质层细胞松解脱落	5%～10% 水杨酸、10% 间苯二酚、10% 硫黄、20%～40% 尿素、5%～10% 乳酸、0.01%～0.1% 维 A 酸等
收敛剂	凝固蛋白质、减少渗出、抑制分泌、促进炎症消退	0.2%～0.5% 硝酸银、2% 明矾液和 5% 甲醛等
腐蚀剂	破坏和去除增生的肉芽组织或赘生物	30%～50% 三氯醋酸、纯苯酚、硝酸银棒、5%～20% 乳酸等
抗细菌剂	杀菌或抑制细菌	臭氧水、3% 硼酸溶液、0.1% 雷夫奴尔、5%～10% 过氧化苯甲酰、0.5%～3% 红霉素、1% 克林霉素、0.1% 黄连素、1% 四环素、2% 莫匹罗星等
抗真菌剂	杀菌或抑制真菌	2%～3% 克霉唑、1% 益康唑、2% 咪康唑、2% 酮康唑、1% 联苯苄唑、1% 特比萘芬等，另外臭氧水、10% 十一烯酸、5%～10% 水杨酸、6%～12% 苯甲酸、10%～30% 冰醋酸、5%～10% 硫黄等也具有抗真菌作用
抗病毒剂	抗病毒	3%～5% 无环鸟苷、1% 喷昔洛韦乳膏、5% 咪喹莫特乳膏、10%～40% 足叶草酯等
杀虫剂	杀灭疥螨、虱、蠕形螨	5%～10% 硫黄、1% γ-666、2% 甲硝唑、25% 苯甲酸苄酯、20%～30% 百部酊、5% 过氧化苯甲酰等
遮光剂	吸收或阻止紫外线穿透皮肤	5% 二氧化钛、10% 氧化锌、5%～10% 对氨基苯甲酸、5% 奎宁等
脱色剂	减轻色素沉着	3% 氢醌、20% 壬二酸等
维 A 酸类	调节表皮角化和抑制表皮增生和调节黑素代谢等作用	0.025%～0.05% 全反式维 A 酸霜、0.05% 异维 A 酸凝胶、0.1% 他扎罗汀凝胶、0.1% 阿达帕林凝胶剂
糖皮质激素	抗炎、止痒、抗增生、免疫抑制	根据强度分 4 级（总表7-2-8）

总表 7-2-7 外用药物的剂型

剂型	定义	作用	适应证	举例
溶液	药物的水溶液	清洁、收敛，主要用于湿敷	急性皮炎、湿疹类疾病	臭氧水、黄连素溶液、3%硼酸溶液等
酊剂和醑剂	酊剂是非挥发性药物的乙醇溶液；醑剂是挥发性药物的乙醇溶液	干燥、去脂、消炎	痤疮、瘙痒症、神经性皮炎	2.5%碘酊、复方樟脑醑等
粉剂	一种或多种药物与基质的干燥粉末均匀混合	干燥、保护、散热	急性皮炎无糜烂和渗出的皮损，特别适用于间擦部位	滑石粉、氧化锌粉、炉甘石粉等
洗剂	又称"振荡剂"，是粉剂（30%～50%）与水的混合物，两者互不相溶	止痒、干燥、保护及散热	潮红、肿胀、瘙痒的急性、亚急性炎症性皮肤病	炉甘石洗剂、复方硫黄洗剂等
油剂	用植物油溶解药物或与药物混合	消炎、清洁、保护、润滑	主要用于亚急性皮炎和湿疹	25%～40%氧化锌油、10%樟脑油、臭氧油等
乳剂	油和水经乳化而成的剂型	保护、润滑、渗透性较好	主要用于亚急性、慢性皮炎	多种糖皮质激素外用药
软膏	用凡士林、单软膏（植物油加蜂蜡）或动物脂肪等作为基质的剂型	保护创面、防止干裂，渗透性较乳剂更好	主要用于慢性湿疹、慢性单纯性苔藓等疾病；不宜用于急性皮炎、湿疹的渗出期等	多种糖皮质激素外用药
糊剂	是含有25%～50%的固体粉末成分的软膏	有一定的吸水和收敛作用	多用于有轻度渗出的亚急性皮炎湿疹等，毛发部位不宜用	氧化锌糊剂
硬膏	由脂肪酸盐、橡胶、树脂等组成的半固体基质贴附于裱褙材料上而成	阻止水分散失、软化皮肤和增强药物渗透作用	神经性皮炎、皲裂性湿疹	氧化锌硬膏、肤疾宁硬膏、剥甲硬膏等
涂膜剂	将药物和成膜材料溶于挥发性溶剂中制成	固定、保护、封包	寻常疣、扁平疣、鸡眼等，也可用于职业病防护	水杨酸火棉胶
凝胶	以有高分子化合物和有机溶剂为基质配成	形成薄膜，凉爽润滑，无刺激性	非糜烂、渗出的急、慢性皮炎均可用	过氧化苯甲酰凝胶、阿达帕林凝胶等
气雾剂	由药物与高分子成膜材料和液化气体混合制成	散热、消炎	急、慢性皮炎或感染性皮肤病	特比萘芬喷雾剂

总表 7-2-8 常用糖皮质激素外用制剂 *

分级	药物	常用浓度/%	适应证
弱效	醋酸氢化可的松	1	适用于眼睑皮炎、尿布皮炎、轻度面部皮炎、间擦疹等轻度损害的初始治疗
	醋酸甲泼尼龙	0.25	
	丁酸氢化可的松	0.1	

续表

分级	药物	常用浓度 / %	适应证
中效	醋酸地塞米松	0.05	适用于特应性皮炎、盘形湿疹、乏脂性湿疹、淤积性皮炎、脂溢性皮炎、重症面部皮炎等湿疹皮炎的初始治疗
	醋酸氢化泼尼松	0.5	
	丁氯倍他松	0.05	
	曲安缩松	0.025～0.1	
	氟轻松	0.01	
	醋酸氟氢可的松	0.25	
	去氯地塞米松	0.05	
强效	双丙酸倍氯美松	0.025	强效及超强效激素适合重度及肥厚性皮损的初始治疗，如银屑病、扁平苔藓、盘状狼疮、肥厚性湿疹、神经性皮炎、足部干裂、硬化萎缩性苔藓、斑状秃发等
	双丙酸倍他米松	0.05	
	双丙酸地塞米松	0.1	
	戊酸倍他米松	0.05	
	氟轻松	0.025	
	氯氟舒松	0.025	
	丙酸氯倍米松	0.02～0.05	
超强效	氯氟舒松	0.1	
	戊酸倍他米松	0.1	
	卤米他松	0.05	

注：* 作用：抗炎、止痒、抗增生、免疫抑制；可能引起局部皮肤萎缩、毛细血管扩张、紫癜、多毛、痤疮、毛囊炎、色素异常等，还可引起激素依赖性皮炎或增加真菌感染的机会等。面部、乳房、腋下、外生殖器等部位皮肤结构特殊，强效或超强效激素应慎用。应用得当时，系统不良反应很少见。大面积、长时间外用强效糖皮质激素或封包治疗，也可发生系统使用糖皮质激素时出现的不良反应。婴儿体表面积相对较大，外用糖皮质激素也应重视不良反应出现的可能。

三、物理疗法

物理疗法是利用电、光、热、低温以及不同温度的水（含或不含溶质及药物）等治疗或康复疾病的方法。在皮肤科，和外用药一样，物理治疗可以直接作用于皮损，是重要治疗手段之一。

（一）电疗

目前在皮肤科临床应用的主要是高频电治疗。包括电烙术、电解术、电干燥术、电凝固术等。该治疗应严格按照无菌操作技术治疗和护理，注意避免损伤到周围组织如骨、软骨和关节等。瘢痕体质者应谨慎使用。

1. 电灼术（electrocautery）　又称电烙术，是一种用电热烧灼、破坏组织的方法，常用以治疗各种疣、赘生物、化脓性肉芽肿等。局部麻醉后接通电源，将损害烙去，局部涂用 2% 甲紫，保持干燥清洁。

2. 电解术（electrolysis）　是用电解针对较小的皮损进行破坏，一般用 6 V、1.5 mA 的直流电。适用于毛细血管扩张和脱毛。

3. 电干燥法（electrodesiccation）　是用高电压、小电流的高频电烧灼病理组织治疗皮肤肿瘤，同时又有较好的凝固作用，对直径 1.5 mm 以下的血管有良好的止血效果。具有手术速度快，出血少，操作精确，经济实用等特点。

4. 电凝固术（electrocoagulation）　是用比电干燥法电压低、电流强度大的高频电源，可使较大、较深的病变组织发生凝固性坏死但无碳化发生。单极治疗适用于较小损害，双极治疗适用于稍大的良性肿瘤或增生物。

（二）光疗

1. 红外线（Infrared ray）　是波长介于微波与可见光之间的电磁波。红外线的能量较低，产生的温热效应可使组织温度升高，起到扩张血管、改善循环、促进炎症消退、加速组织修复等作用。适用于各种皮肤感染、慢性溃疡、冻疮、硬皮病、带状疱疹及后遗神经痛等。红外线可致眼损伤，头面部照射时尤其是眼周照射时可使用湿纱布遮盖。

2. 紫外线（Ultraviolet ray）　指阳光中波长 100～400 nm 的光线，可分为长波紫外线（UVA，波长 320～400 nm），中波紫外线（UVB，波长 280～320 nm），短波紫外线（UVC，波长 100～280 nm）。UVA 致癌性最强，晒红及晒伤作用为 UVB 的 1000 倍。UVC 可被臭氧层所阻隔。UVA 和 UVB 如窄谱 UVB（目前应用最广泛）、UVA1、补骨脂素 - 长波紫外线（PUVA）被常用来治疗皮肤病，具有促进色素生成、角质层增厚、免疫抑制、促进维生素 D 合成、镇痛、止痒等作用。治疗方法分全身照射和局部照射。适用于白癜风、银屑病、特应性皮炎、玫瑰糠疹、副银屑病、斑秃、扁平苔藓等。

（三）激光

激光（laser），是英文"受激辐射光放大"（light amplification stimulated emission radiation）的首字母缩写。激光属于电磁波的一种，是能够产生激光的物质在特殊条件下发生粒子数反转，并通过谐振腔的作用反射出来的光。激光具有单色性、相干性、平行性和高能量特性。不同用途的激光其作用原理也不同，可分为以下几类。

1. 激光手术　用二氧化碳激光器连续、脉冲或者扫描模式破坏组织，适用于寻常疣、尖锐湿疣、跖疣、鸡眼、化脓性肉芽肿及肿瘤等。

2. 激光理疗　用氦氖激光和半导体激光促进炎症吸收和创伤修复，适用于毛囊炎、疖肿、甲沟炎、带状疱疹等。

3. 选择性激光　根据"选择性光热作用和光机械作用"理论，不同波长的脉冲激光选择性损伤皮肤中的靶基达到治疗皮肤病和美容的目的。

4. 点阵激光/像素激光　不同点阵模式的激光作用于皮肤时形成密集的筛孔状微治疗区，减少对周围组织损伤并缩短愈合时间，分为剥脱点阵激光和非剥脱点阵激光。

（四）光动力

光动力疗法（photodynamic therapy，PDT）是利用光动力效应进行疾病诊断和治疗的一种新技术。目前主要用于治疗，其原理是光敏剂在病变靶组织中富集，在相应的特定波长的光或激光的照射下被激发，产生单态氧或其他自由基等，选择性破坏靶组织，而对正常组织破坏较小。

1. 光敏剂　PDT 治疗中光敏剂是关键，理想的光敏剂具有以下特点：特异性高即靶细胞选择性吸收；单态氧的量子产率高；半衰期短，药物不良反应小；最大吸收峰位于近红外，能获得足够的光学穿透深度等。常用的光敏剂有第二代光敏剂艾拉（5-ALA，5- 氨基酮戊酸）和海姆泊芬（HMME，Hemoporfin，血卟啉单甲醚）。

2. 光源　常用的有氦氖激光、氩离子染料激光（630 nm）、非连续性激光（505 nm、580 nm、630 nm）、金蒸气激光等。

3. 适应证　皮肤肿瘤性疾病（如基底细胞癌、日光性角化症、Bowen 病、鳞状细胞癌等）、病毒疣；海姆泊芬主要用于鲜红斑痣。

4. 不良反应　局部灼热感、红斑、疼痛。系统应用时皮肤过敏是最主要的副作用。

（五）冷冻疗法

冷冻疗法（cryotherapy）利用制冷剂产生低温使病变组织冷凝及坏死以达到治疗目的。

1. 治疗机制　细胞内外冰晶形成致机械损伤；细胞破裂、细胞中毒死亡；微循环障碍；免疫损伤等。目前最常用的是液氮，沸点为 -195.8℃、无毒性、价格低廉、使用方便。用于治疗各种疣、环形肉芽肿、结节性痒疹、日光性角化、黏膜白斑、蜘蛛痣、疥疮结节、肥厚性扁平苔藓等。

2. 治疗方法　棉签法（用棉签浸蘸液氮后迅速置于皮损处，需多次重复致局部组织发白、肿胀，1～2天内发生水疱，然后干燥结痂，2周左右脱痂）；还有接触式冷冻和喷射式冷冻。

3. 不良反应　疼痛、水肿、色素改变、慢性溃疡和瘢痕。

（六）水疗

水疗（hydrotherapy）是皮肤科重要的辅助治疗，是利用水的温度作用、清洁作用，结合不同溶质或药物药效、以不同方式治疗皮肤病的方法。水疗对人体的作用主要有温度作用、清洁作用和药物作用。

1. 温度作用　不同水温对皮损具有不同的作用。低温水疗有消炎、消肿、减少渗出、减轻疼痛等作用；平温水疗有安抚、镇静等作用；热水浴有促进代谢、改善循环的作用。按其温度可分热水浴（39℃以上）、温水浴（37～38℃）、不感温水浴（34～36℃）、低温水浴（26～33℃）和冷水浴（<26℃）等。

2. 清洁作用　对皮肤病的治疗具有重要意义。外用药前或光疗前，清洁、去除结痂、皮屑、陈旧药物等，增加对新药物的吸收和光的穿透；去除渗出物、减少病原菌的定植和感染。

3. 药物作用　含有不同溶质或药物的水，可增强水疗的固有作用，还可因加入的溶质或药物的不同而发挥不同的功效。

4. 皮肤科常用的水疗和适应证

（1）淀粉浴：具有镇静、止痒作用。适用于各种瘙痒性皮肤病、慢性湿疹等。将淀粉适量盛于布袋或直接放入水中，水温36～38℃，时间15～20分钟。

（2）海水浴：具有改善循环、促进代谢、提高对紫外线的光敏作用。用于治疗全身性硬皮病、银屑病等。

（3）高锰酸钾浴：具有杀菌、去腐作用。常用于感染性和渗出性皮肤病如天疱疮、药疹、剥脱性皮炎、感染性湿疹等的辅助治疗。

（4）中药浴：根据疾病种类、病情及中医辨证原则选择药剂（方剂制成煎剂）及治疗水温。

（5）臭氧水疗：近年来一种新的水疗方法，是通过特殊的装置采用医用氧源生成臭氧气体，将臭氧气体溶于水生成一定浓度的臭氧水，通过洗浴、浸泡、湿敷、清创等方式治疗皮肤黏膜疾病及创伤的方法。臭氧水疗具有杀灭病原微生物、减少细菌定植、消炎、止痒、止痛、免疫调节、促进伤口愈合、氧化应激等作用。用于治疗感染性皮肤病以及皮炎湿疹类疾病，如特应性皮炎、湿疹、银屑病、接触性皮炎、瘙痒症等，亦可辅助治疗大疱性皮肤病。

5. 注意事项

（1）室内兼顾保温和通风，臭氧水疗时注意通风以避免室内臭氧浓度过高。

（2）药物水疗后不宜用清水冲洗，以延长药物作用时间。

（3）体弱及有严重心血管疾病者，不宜长时间水浴。

（4）治疗中随时巡视、观察患者，如有不良反应，应立即停止治疗、紧急处理。

（5）严格消毒，防止交叉感染。

【参考文献】

[1] 张学军，郑捷. 皮肤性病学 [M]. 9 版. 北京：人民卫生出版社，2018.

[2] 朱学俊，顾有守，王京. 实用皮肤病性病治疗学 [M]. 4 版. 北京：北京大学医学出版社，2017.

[3] JEAN L BOLOGNIA, JOSEPH L JORIZZO, RONALD P RAPINL. 皮肤病学 [M]. 2 版. 朱学骏，王宝玺，孙建方，等译. 北京：北京大学医学出版社，2014.

[4] 左亚刚，晋红中. 糖皮质激素治疗免疫相关性皮肤病专家共识（2018 年）[J]. 中华临床免疫和变态反应杂志，2018, 1(2): 1-7.

[5] 郑捷. 糖皮质激素在临床上的准确认识与合理应用 [J]. 临床皮肤科杂志 , 2005, 34(11): 785-787.

[6] 王凌霞 , 张建中. 得宝松单独注射与得宝松加利多卡因治疗瘢痕疙瘩效果比较 [J]. 中国药物应用与监测 , 2005, 2(5): 38-39.

[7] GOODERHAM M J, HONG H C, ESHTIAGHI P, et al. Dupilumab: a review of its use in the treatment of atopic dermatitis[J]. J Am Acad Dermatol, 2018, 78(3): S28.

[8] LONG C C, FINLAY A Y. The finger-tip unit-a new practical measure[J]. Clin Exp Dermatol, 1991, 16(6): 444-447.

[9] STOKER G. Ozone in chronic middle-ear deafness[J]. Lancet, 1902, 160(4131): 1187-1188.

[10] 鲁建云 , 李苗苗 , 高丽华 , 等. 臭氧水浓度衰减及其杀菌作用 [J]. 中南大学学报 (医学版), 2018, 43(2): 143-146.

[11] KHATRI I, MOGER G, KUMAR N A. Evaluation of effect of topical ozone therapy on salivary candidal carriage in oral candidiasis[J]. Indian J Dent Res, 2015, 26(2): 158-162.

[12] SONG M, ZENG Q, XIANG Y, et al. The antibacterial effect of topical ozone on the treatment of MRSA skin infection[J]. Molecular Medicine Reports, 2018, 17(2): 2449.

[13] 鲁建云 , 李苗苗 , 黄健 , 等. 臭氧外用对特应性皮炎患者金黄色葡萄球菌定植的干预作用 [J]. 中南大学学报 (医学版), 2018, 43(2): 157-162.

[14] NAGAYOSHI M, FUKUIZUMI T, KITAMURA C, et al. Efficacy of ozone on survival and permeability of oral microorganisms[J]. Molecular Oral icrobiology, 2004, 19(4): 240 - 246.

[15] MUDD J B, LEAVITT R, ONGUN A, et al. Reaction of ozone with amino acids and proteins[J]. Atmospheric Environment, 1969, 3(6): 669.

[16] ISHIZAKI K, SAWADAISHI K, Miura K, et al. Effect of ozone on plasmid DNA of Escherichia coli in situ[J]. Water Research, 1987, 21(7): 823-827.

[17] 张英博 , 向亚平 , 黄进华 , 等. 联合臭氧水治疗特应性皮炎患者的疗效及白细胞介素 4、神经生长因子检测 [J]. 中华皮肤科杂志 , 2016, 49(10): 736-738.

[18] TANDARA A A, MUSTOE T A. Oxygen in wound healing-more than a Nutrient[J]. Wound Repair & Regeneration, 2001, 9(5): 391.

[19] VALACCHI G, BOCCI V. Studies on the biological effects of ozone: 10. Release of factors from ozonated human platelets[J]. Mediators Inflamm, 2007, 8(4-5): 205-209.

[20] VALACCHI G, PAGNIN E, OKAMOTO T, et al. Induction of stress proteins and MMP-9 by 0.8 ppm of ozone in murine skin[J]. Biochemical & Biophysical Research Communications, 2003, 305(3): 741.

[21] TRAVAGLI V, ZANARDI I, Valacchi G, et al. Ozone and ozonated oils in skin diseases: a review[J]. mediators of inflammation, 2010: 1-9.

[22] PECORELLI A, BOCCI V, ACQUAVIVA A, et al. NRF2 activation is involved in ozonated human serum upregulation of HO-1 in endothelial cells[J]. Toxicology & Applied Pharmacology, 2013, 267(1): 30-40.

[23] MARTÍNEZ-SÁNCHEZ G, AL-DALAIN S M, MENÉNDEZ S, et al. Therapeutic efficacy of ozone in patients with diabetic foot[J]. European Journal of Pharmacology, 2005, 523(1 - 3): 151-161.

[24] 潘伊枝 , 欧春香 , 喻小丽 , 等. 臭氧外用治疗脓疱疮疗效研究 [J]. 当代护士 : 综合版旬刊 , 2017(12): 111-113.

[25] 黄健 , 黄进华 , 向亚平 , 等. 外用臭氧创新性治疗带状疱疹 [J]. 中南大学学报 (医学版), 2018, 43(2): 168-172.

[26] 秦桂芝 , 黄进华 , 潘伊枝 , 等. 臭氧制剂外用创新性治疗婴幼儿特应性皮炎 [J]. 中南大学学报 (医学版), 2018, 43(2): 163-167.

[27] 谭丽娜，黄健，卢静，等. 臭氧油外用治疗寻常型银屑病的临床疗效 [J]. 中南大学学报（医学版），2018, 43(2): 173-178.

[28] 姜福琼，邓丹琪，李晓岚，等. 臭氧水疗辅助治疗天疱疮的疗效 [J]. 中南大学学报（医学版），2018, 43(2): 152-156.

（鲁建云）

第八章　皮肤外科

第一节　中西医皮肤外科概述

一、中医皮肤外科概述

中医外科是中医学的重要组成部分，中医皮肤外科是中医外科的重要组成部分，几乎囊括了体表系统所有疾病，其内容主要包括皮肤疮疡、损容性皮肤病、皮肤外科杂病。在中医学发展史上，中医皮肤外科各类疾病隶属于中医外科或中医皮肤性病学范畴。

在原始社会，人们因在劳动和生活中有很多创伤，就自发地运用野草、树叶、草药包扎伤口，拔去体内异物，压迫伤口止血等，形成体表皮肤外科最原始的治疗方法。以后发展到用砭石、石针刺开排脓，治疗脓肿。这些原始的清创、止血、外用药和小手术就是外科的起源，也是皮肤外科的起源。如《周礼·天宫》篇把当时的医生分为疾医、疡医、食医和兽医四大类，其中疡医就是皮肤外科医生，主治肿疡、溃疡、金创和折疡，说明皮肤病、皮肤创伤有专门的皮肤外科医生治疗。《五十二病方》记载了鼃黑斑（面骊）、蟹足肿（瘢）、疣目（疣）、漆疮（髹）、体气（臊）、痤疮（痤）、各种头疮（久疕）等皮肤外科疾病的诊治，并提供了 6 个治疗瘢痕疙瘩（蟹足肿）的方法。战国时期记载了"为宣王割痤……皆愈"的痤疮皮肤外科手术疗法。医学理论著作《黄帝内经》所载皮肤外科病名有 17 种，尔后有多种专著问世，从理论、实践、药物、手术、美容、著作等各方面分析，中医皮肤外科（涵盖皮肤美容）已初步形成了一个独立的学科。两晋南北朝、隋唐五代时期得到了全盛发展；[西晋]皇甫谧著《针灸甲乙经》提出了 30 种病症的皮肤外科诊治，且阐述详尽；[东晋]葛洪著《肘后备急方》总结了许多有科学价值的皮肤外科治疗经验，记载有对皲裂疮、浸淫疮、漆疮、疣目、白癜风、粉刺、酒齄、狐臭等皮肤损容性的治疗方法，第 56 篇为"治面疱皯黑发秃身臭方"还是迄今为止发现的最早美容专篇。《刘涓子鬼遗方》对痈、疽、金疮、疮疖、粉刺、鼃黑斑、湿疮、痱子、热疮、发秃等疾病的诊治，对皮肤外科的治疗有详细的论述。[隋]巢元方《诸病源候论》记载不少皮肤外科内容。[唐]孙思邈《千金方》专辟"面药"和"妇人面药"二篇，刊载的皮肤美容秘方达 130 首，部分至今为临床皮肤美容外科所应用。王焘《外台秘要》涉及皮肤外科美容方剂合计 62 门 430 余首。晋代皮肤外科已能做兔唇手术。[北宋]王怀隐等著《太平圣惠方》载皮肤外科或皮肤美容方剂 980 余首。东轩居士撰《卫济宝书》专论痈疽，皮肤外科极为实用。李迅著《集验背疽方》专论背疽，很多方法至今仍为皮肤外科感染性疾病所使用。陈自明《外科精要》重点论述痈疽发背，至今仍是一部很有价值的皮肤外科实用专著。元代以《外科精义》为代表遵循外科疮疽病因说，详细记载皮肤外科治疗方法，强调皮肤外科早期治疗，并重视皮肤外科的护理。许国桢撰《御药院方》为皮肤美容提供了大量实用的方剂。明清时期，滋生了大量学术流派，如"正宗派""全生派""心得派"，中医外科发展到了鼎盛时期。但鸦片战争至中华人民共和国成立前，此 100 年间中医外科学奄奄一息。

中华人民共和国成立后，中医外科、中医皮肤美容在教学、临床、科研等方面都取得了显著成就，进入了一个历史发展新时期。国家陆续编著重印了大量中医外科学教材和专著，培养了大批优秀中医外科人才，使中医外科学理论和经验得到了普及和提高，从此进入了一个全盛的复兴时期。如国家中医药管理局指定为中医药行业标准并推广使用的《中医临床诊疗术语》中与中医外科病名有关的共计

311 条，但与皮肤外科有关的达 230 多条，从中我们可以看到，皮肤外科是中医外科的重中之重。

总之，中医外科学（包括中医皮肤美容）是一门劳动人民群众从生产生活实践中产生的科学，是中华民族几千年生存下来的生命保障，是中国历代医家经过数千年沉淀积累的精华，尽管它至今尚未形成一个完整的被当今社会认知的学科体系，但其历史之悠久、涵盖内容之广泛、技艺之广袤、方法之博大、学术之精深、疗效之真切，是我们现在从事皮肤外科事业的学者必须仰望的，需要认真学习、继承，更需要开拓、发扬光大的。中医外科学不仅单纯是论述皮肤外科学，比现代皮肤外科学涵盖范围更广，治疗手段也更多更丰富，其璀璨的历史文献和宝贵的临床经验，一定能为当代皮肤外科学的创建和学科建设的兴旺发达奠定坚实的理论和物质基础。如果我们经过努力把中医外科学中有关皮肤外科与中医美容的内容与现代皮肤外科有机地结合起来，趋利避害，临床综合应用，研究提高，将极大地丰富现代皮肤外科的内涵，使现代皮肤外科学的发展更加成熟、更具魅力，成为发展迅猛、势不可挡、涵盖体被系统所有疾病及人体美学的一门独立学科。

二、现代皮肤外科学概述

皮肤外科学（dermatologic surgery）是一门以皮肤、整形、医学美学为基础理论，研究人体的皮肤结构、形态、生理、病理、美感的变化及规律并进行相关诊疗的一门科学。它主要运用现代整形、美容、激光等的技术手段，达到维护修复和重建人体皮肤的健美状态，增进人的身心健康，提高生活质量，皮肤外科既是皮肤科的分支，又是各学科交融发展过程中产生的独立学科。皮肤外科学的诊治范围是包括发生在人体体被层各种影响身心健康的疾病，以及改善容貌、延缓皮肤衰老、面部年轻化等医学美容相关内容。从狭义方面讲，皮肤外科学属于皮肤科学范畴，主要包括皮肤良恶性肿瘤的诊疗、处理皮肤的创伤和炎症、活组织取材、恢复和改善某些皮肤功能异常及纠正某些美容上的缺陷等；从广义方面说，皮肤外科学是一门以医学、美学理论为指导基础，以有创、无创以及微创技术为主要手段开展手术和非手术治疗，对皮肤及体表器官进行修复重建，从而达到维护、修复和塑造人体皮肤健美状态，增进人的身心健康及皮肤美感的科学。

当代皮肤外科应归源于 20 世纪 60 年代中期，美国皮肤外科协会（ASDS）于 1970 年正式成立。之后相继组建了"国际皮肤外科协会（ISDS）""皮肤激光医学会""植发学会"及"Mohs 显微图像手术医学会"，并在 1975 年创办了《皮肤外科和肿瘤学杂志》[1992 年改名为《皮肤外科学杂志》（Dermatological Surgery）]，基本确立了皮肤外科作为独特学科的地位。当代中国皮肤外科学的萌芽始于 20 世纪 60 年代末期，基本和国外同步，但作为单独一个学科的形成要迟一些。当时国内已有学者开展了某些损容性皮肤病的中西医方法治疗，中医皮肤美容技艺和方药的发明与应用，有着悠久的历史，积累了极其丰富的经验并达到了很高的水平，尽管它未能形成一个完整的学科体系，但中医皮肤美容及中医外科璀璨的史料和宝贵的临床经验，为当代皮肤外科学的创建奠定了理论和物质基础。

皮肤外科学的发展正不断为传统医学注入新的理念，现代皮肤外科学既是研究皮肤疾病的发生发展，又是研究皮肤的美及其规律并且采用无创与有创相结合的手段进行诊治的学科。

皮肤外科既是皮肤科分支的亚学科，也是从各学科交叉融合发展中产生的具有独立内涵的学科。皮肤外科从学科衍生的历史及适应证来看，它的母学科是皮肤性病学。从技术手段来看，它又属于外科的范畴。所谓外科，即采用有创手段诊治疾患。由于皮肤外科技术范畴的特点，很多技术标准和管理方法要遵循大外科原则。作为皮肤外科医生，从技术层面讲对其要求与外科医生完全一致，仅在手术种类和目标疾患方面侧重皮肤科。

皮肤外科在技术层面上具有大外科的属性，所以皮肤外科与外科有诸多交叉。技术是公共工具，不为任何一个专科所独有。就如切皮和皮肤缝合，几乎所有外科手术都要涉及。交叉问题还体现在适应证方面。比如皮肤肿物切除，多个学科都可以实施，然而每个学科在类似的治疗过程中都有自己的理念和技术特色。这种交叉客观存在，同时它促进了不同学科之间的交流。这种交流与竞争又促进了学科的发展。比如针对皮肤恶性肿瘤的 Mohs 显微描记手术就是皮肤外科发展起来、主要在皮肤科内广泛开展的诊治手段。

此外，皮肤外科更为关注皮肤愈合的效果，很多技术技巧也是由此被发现。皮肤外科与美容外科之间的关系如果从医师资格证对医学专业的划分来看，医学美容并不是一个独立学科，它是多个学科发展到一定程度，为了满足部分人群对美的需求而产生的交叉学科。皮肤是人体最大的器官，皮肤科医生当然有责任和义务针对体表层次的缺陷进行美容治疗。

皮肤外科不是单属于医学美容。从历史发展角度来看，皮肤外科的基础是治疗，如皮肤肿物的切除和缺损修复。作为上层建筑，皮肤外科也涉及美容。每个学科都有自己的立身之本，就像整形外科的根在于"重建修复"。皮肤外科的未来发展绝对不能舍本逐末，否则必将对学科的发展产生极大伤害。纵观皮肤科领域关于医学美容的每一次革命，都是基于对皮肤病学本身认知的突破。比如毛发移植技术是建立在雄性激素脱发优势供体学说基础上的；肉毒杆菌毒素除皱是源于对肌肉的收缩产生动力性皱纹的认知；激光技术的广泛运用是由于掌握了各种色素性疾患和血管疾患的皮肤病生理基础。

皮肤及体表器官的修复和重建学科以及皮肤组织工程学是极具挑战性的事业，它吸引着全世界最优秀的医生，从不同的角度和学科来诠释它。未来的医院可应用干细胞培养及移植技术，救治患者皮肤组织和器官的缺失，这种技术在皮肤外科及美容整形外科领域已经取得了初步的成果。随着人文主义关怀逐步被重视，一些旨在减少患处外观损害、减轻患者痛苦、提高疗效的外科治疗手段如微创手术等方法正逐步为广大医患所接受。目前皮肤外科医生、住院医生规范化培训正逐渐在全国推广，皮肤外科医生培养体系也正日趋完善。

当前从事皮肤及体表器官修复与重建的皮肤外科和整形外科医生逐年增多，治疗界限和治疗手段日益模糊，将会逐渐形成一门新的学科——皮肤外科学，它主要是医学美容学、皮肤科学与整形外科学的交叉学科，同时也需要多学科的配合。皮肤外科作为皮肤科学的亚学科，它的许多观念和基本原则将逐渐被越来越多的皮肤科医生、皮肤外科医生、美容外科医生、整形外科医生、医学美容科医生所接受。

（高贵云）

【参考文献】

[1] 谭新华，陆德铭. 中医外科学 [M]. 北京：人民卫生出版社，2003.

[2] 何清湖. 中医外科学 [M]. 北京：高等教育出版社，2009.

[3] 何清湖，秦国政. 中医外科学 [M]. 北京：人民卫生出版社，2016.

[4] 黄霏莉，佘靖. 中医美容学 [M]. 北京：人民卫生出版社，2004.

[5] 李航，杨淑霞. 皮肤外科手术技术与技巧 [M]. 北京：北京大学医学出版社，2008.

[6] 王丽，李佳，王儒方.《肘后备急方·第五十二》的人体审美观 [J]. 内蒙古中医药，2010, 29(19): 133-135.

[7] 方方，张国成. 协和皮肤外科学 [M]. 北京：中国协和医科大学出版社，2008.

[8] 李航. 皮肤外科系列讲座 (一)：皮肤外科的概念、范畴及相关理念 [J]. 中国美容医学，2008, 17(08): 1220-1222.

[9] 王炜. 中国整形美容外科的历史和发展 [J]. 中华医学美学美容杂志，2007, (01): 50-52.

[10] 赵启明，方方. 整形美容外科学全书：皮肤外科学 [M]. 杭州：浙江科学技术出版社，2012.

[11] 杨蓉娅，戴耕武，潘宁. 皮肤外科学 [M]. 2 版. 北京：科学出版社，2017.

[12] CORTEZ E A. Establishing a profitable skin care practice in a facial plastic surgery office-science direct[J]. Facial Plastic Surgery Clin North America, 2010, 18(4): 549-552.

[13] AKILOV O E, GESKIN L.Therapeutic advances in cutaneous T-cell lymphoma[J]. Skin Therapy Letter, 2011, 16(2): 1-5.

第二节　头面颈部解剖

一、头部解剖

（一）头皮层次

头皮的层次可以通过头皮的首字母 SCALP 来记忆：

1. 头皮皮肤（skin）的厚度在前部为 3~4 mm，后部可达 8 mm。

2. 头皮的结缔组织层（connective tissue layers）包括脂肪、血管、淋巴管、毛囊和腺体。

3. 头皮的腱膜层（aponeurotic layer）被称为帽状腱膜层（galea aponeurotica），是一个纤维鞘，连接着额肌和枕肌，并和面部 SMAS 相连续。

4. 疏松结缔组织层（loose connective tissue）处于帽状腱膜层下，含有导静脉。

5. 骨膜层（perosteum）覆盖着颅骨，并含有血管网。

（二）头皮脉管系统

眶上动脉和滑车上动脉供应前部头皮，滑车上动脉在前额上部区域位于额肌表面。颞浅动脉供应侧部头皮，枕动脉和耳后动脉供应后部头皮。

（三）神经系统

眶上神经和滑车上神经是眼神经的分支，支配头皮至顶部的区域。三叉神经的上颌支发出颧颞神经，支配颞前区域。下颌神经的一个分支——耳颞神经为颞区提供神经支配。枕大神经和枕小神经支配后部头皮。

二、面部解剖

（一）面部浅表肌肉腱膜系统

浅表肌肉腱膜系统（superficial muscular aponeurotic system，SMAS）是指在面部皮下脂肪层的深面，存在一个浅层的连续的解剖结构，由肌肉、筋膜、腱膜组织排列构成，包含额肌、眼轮匝肌、颧大小肌、口轮匝肌、颈阔肌（总图 8-2-1）。这些肌肉收缩会拉紧 SMAS，SMAS 通过纤维间隔传递给覆盖在上面的真皮从而产生面部活动，SMAS 在腮腺上面和颞区变厚，变成颧骨表面的颞顶筋膜。

其中需注意的是，颞区的颞浅筋膜在颧弓水平与 SMAS 相连续，再向上移行为帽状腱膜，向下是眼轮匝肌，前上部接额肌，又称颞浅筋膜 SMAS。颞浅血管、耳颞神经及其分支从下往上走行，开始在颞浅筋膜深面和深层，逐渐到中层、浅层及至皮下。

（二）面部肌肉

面部肌肉分为表情肌和咀嚼肌，面部表情肌又称为拟态肌（mimetic muscles），可以牵动面部的皮肤和头皮，相当于眼睛、鼻子和嘴的括约肌。所有的表情肌都是由面神经支配的。

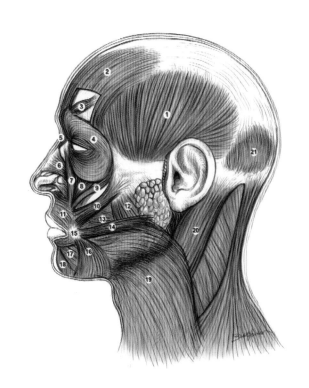

总图 8-2-1　面颈部肌肉

①颞肌，②额肌，③皱眉肌，④眼轮匝肌，⑤降眉间肌，⑥鼻肌，⑦提上唇鼻翼肌，⑧提上唇肌，⑨颧小肌，⑩颧大肌，⑪眼轮匝肌，⑫咬肌，⑬颊肌，⑭笑肌，⑮口角，⑯降口角肌，⑰降下唇肌，⑱颏肌，⑲颈阔肌，⑳胸锁乳突肌，㉑枕肌

1. 额肌　向上与头皮帽状腱膜层和枕肌延续，向下止于眉毛上方，额肌向上提眉，并产生横向的额纹。当支配额肌的面神经颞支瘫痪时，可产生单侧的眉下垂和额纹消失。

2. 皱眉肌　起于眶内上缘的额骨，止于眉上方及内侧的真皮，肌肉收缩时可使双眉向内侧靠拢，并产生垂直的眉间皱纹。

3. 降眉间肌　起于眉间处的鼻骨，止于前额皮肤，发挥将前额的皮肤向下拉的作用，可产生眉间横向的皱纹，并协同皱眉肌和眼轮匝肌发挥闭眼的功能。

4. 眼轮匝肌　围绕眼眶并延伸至双眼睑，它起源于内侧眼睑韧带，负责闭眼和眨眼。眼轮匝肌有两部分：眼睑部和眼眶部。

5. 鼻肌　分为两部分，横向的部分附着于鼻背对侧相应的部分，功能是收缩鼻孔，又称缩鼻孔肌。第 2 部分在鼻翼，称为扩鼻孔肌。因为它的功能是上提外下侧的软骨使鼻孔张开。

6. 鼻中隔肌　位于鼻中隔下方，在微笑时可使鼻尖下降。

颊肌的作用是在咀嚼时使食物停留于齿间，在吹气时维持气压。

上唇提肌群包括颧大肌、颧小肌、上唇提肌、上唇鼻翼提肌、口角提肌。嘴角是由颧大肌、笑肌和口角提肌牵动而产生微笑。

降唇肌群起于下颌骨下缘，包括口角降肌和下唇降肌，颏肌使下唇前突。

咀嚼肌中包括咬肌和颞肌，咬肌起于颧弓的两个部位，它的浅表起于颧弓前 2/3 的下缘，而深部则起于颧弓后 1/3 的内侧面。浅表部分的肌纤维向后下方行走，深部的肌纤维直接向后行走，整块肌肉止于下颌支的整个外侧面。其支配神经由第 5 对脑神经（三叉神经）对下颌支分出，血供来自上颌动脉对咬肌分支，血管神经束通过冠切迹进入肌肉的深面，然后向斜前方分叉。腮腺位于咬肌后半部分之上，面神经颊支紧贴腮腺 – 咬肌筋膜进入肌肉的前部，颊脂垫就在肌肉前缘的深面。

（三）面部血管

颈外动脉为大部分面部提供了血液供应，面部中部有面动脉供应，面动脉发出上唇动脉和下唇动脉，在发出上唇动脉后变为角动脉（内眦动脉）。面动脉和静脉位于 SMAS 深层，并有穿过 SMAS 层的穿支血管。（总图 8-2-2）

颞浅动脉供应侧面部，水平方向位于耳前，因为走行于颧弓上，因此颞浅动脉易被横断。

上颌内动脉是颈外动脉的另一个终末支，供应面部的深层结构。从颈动脉的另一次分支后，上颌动脉深入腮腺，因此皮肤外科医生很少遇到此动脉。颈内动脉系统向上成为外侧鼻动脉、滑车上动脉和眶上动脉。在鼻根部颈内动脉与颈外动脉系统相交联。

（四）面部神经

运动神经主要是面神经，面神经分为 5 支，即颞支（额支）、颧支、颊支、下颌缘支和颈支（总图 8-2-3）。

面神经及其分支一般位于 SMAS 深层，在 SMAS 层的浅面即皮下脂肪层切开和分离，将不容易损伤运动神经。颞支和下颌缘支是最容易损伤的两支。

颞支在穿出腮腺后，在颧弓和颞区走行在 SMAS 的下表面，到达额肌深面。神经位于颞深筋膜的浅层，因此分离皮瓣是为了避免损伤神经，必须在皮下层分离或在 SMAS 深面的颞肌筋膜层分离。此外，颞支在外眦和发际线间，颧弓前缘后方约 2 cm 处横穿颧弓骨性突起（在眶外侧壁后一指宽的地方斜跨过颧弓），因此此处容易损伤。之后大约行走于眉上 2 cm 处。横断颞支可导致单侧眉下垂、面部上睑下垂和上外侧视野模糊。（总图 8-2-4）

有文献将颞支描述为耳垂到眉外和耳垂到最高一条额纹之间的区域，大致描述了这个区域的神经没有肌肉或腮腺的保护，而是直接位于皮下，所以需要特别留意避免损伤。（总图 8-2-5）

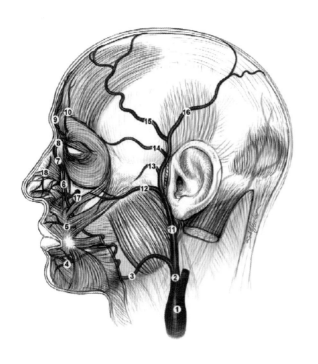

总图 8-2-2　面部动脉分布图
①颈总动脉，②颈外动脉，③面动脉，④下唇动脉，⑤上唇动脉，⑥鼻外侧动脉，⑦内眦动脉，⑧鼻背动脉，⑨滑车上动脉，⑩眶上动脉，⑪颞浅动脉，⑫面横动脉，⑬颞中动脉，⑭眶颧动脉，⑮颞浅动脉额支，⑯颞浅动脉顶支，⑰眶下动脉，⑱鼻外侧动脉

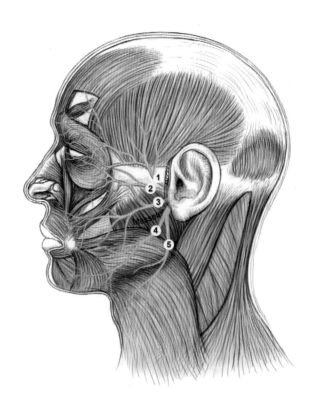

总图 8-2-3　面神经的面部终末分支
①颞支，②颧支，③颊支，④下颌缘支，⑤颈支

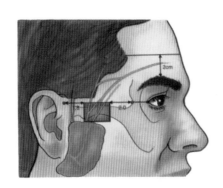

总图 8-2-4　面神经分支颞支的走形

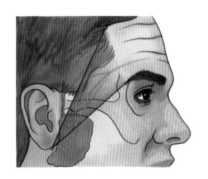

总图 8-2-5　颞支容易损伤的区域

　　颧支（上颌缘支）在颧弓下方 1 cm 范围内向前行进，面横动脉主干及其分支伴随着颧支。在左侧或右侧下颌骨中部穿过骨性边缘，所以容易受损，横断后可导致嘴角不能下垂或回缩。

　　下颌缘支在下颌骨边缘处容易损伤。下颌缘支损伤将导致降口角的肌肉瘫痪，笑容不对称。文献表明下颌缘支可能有 1 条（21%）、2 条（67%）、3 条（9%）或 4 条（3%）主要分支。有 5% 的下颌缘支和颊支有吻合。

三、眼眶部解剖

（一）眼睑部浅表解剖

眼睑浅表结构包括皮肤、眼轮匝肌、睑板和结膜。皮肤和眼轮匝肌构成了眼睑的前层，睑板和结膜构成眼睑的后层。眶隔包括来源于眶缘骨膜的纤维组织，并延伸至上下睑板。睑板为眼睑提供了结构支撑。泪腺和鼻泪管，注意不要受到损伤。睫毛的皮脂腺称为 Zeis 腺，睑板的皮脂腺称为 Meibomian 腺。Moll 腺是眼睑的大汗腺。

（二）脉管系统

颈内系统和颈外系统都供应眶周区域，面动脉变成角动脉（内眦动脉），在内眦区域与颈内动脉系统的鼻背动脉形成吻合。

颞浅动脉发出的分支，面横支供应下睑外侧，眶颧支供应上睑外侧，额支供应眼轮匝肌上外侧。

颈外动脉系统通过眶下动脉也供应下睑，这是上颌动脉的一个分支。

颈内动脉分支进入眼动脉，发出眶上动脉、滑车上动脉和鼻背动脉（滑车下动脉）。

（三）神经系统

1. 感觉神经　三叉神经眼支支配上睑和头皮中部；滑车上神经支配眉间和前额中部；眶下神经支配下睑、上唇和鼻外侧。

2. 运动神经　面神经的颞支支配眼轮匝肌、皱眉肌和降眉间肌。

四、鼻部解剖

（一）鼻部浅表结构

鼻部浅表结构涉及美学分区（总图 8-2-6），即美学亚单位包括侧壁、鼻背、鼻尖、鼻翼、软三角和鼻小柱。当进行鼻部手术时，位于亚单位交界处的切口不明显，修复时也尽量同一个美学亚单位整体修复。

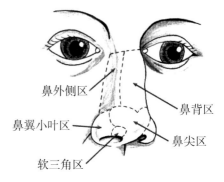

鼻外侧区　鼻背区　鼻翼小叶区　鼻尖区　软三角区

总图 8-2-6　鼻部的美容分区

（二）鼻骨和鼻软骨

鼻部骨性结构和软骨结构交汇点，称为下鼻点。

鼻软骨包括上外侧鼻软骨（侧鼻软骨）、下外侧鼻软骨（大翼软骨）、中隔软骨、副翼软骨、副软骨。其中下外侧鼻软骨包括内侧脚，外侧脚和膝部。

如果肿瘤没有侵犯软骨，尽量保持软骨的完整性，对于维持外鼻形态很有帮助。如果侵犯了大翼软骨，切除大翼软骨则鼻翼会失去支撑，吸气时塌陷，从而阻碍气流。

（三）脉管系统

鼻部的血管供应来源于颈内和颈外两个系统。眼动脉的鼻背支和鼻外支供应鼻背，而鼻小柱和下鼻翼由面动脉的分支供应。上颌内动脉的眶下支也有分支供应到侧鼻翼和鼻侧壁。

（四）神经系统

鼻部感觉神经包括三叉神经眼支发出的滑车下神经、筛前神经的鼻外支以及上颌支发出的眶下神经。鼻部运动神经都是由面神经的分支来支配。

五、唇部解剖

（一）唇部解剖结构

唇部分为皮肤性上唇两翼、人中、上下唇红、皮肤性下唇。人中两侧称为人中脊。此外注意以下解剖结构：唇结节、唇珠、颏唇沟、唇红缘（总图 8-2-7）。唇本身包含黏膜层和黏膜下层，环形肌纤维层及皮肤，黏膜和皮肤都非常牢固地附着在其深面的肌层。唇湿润的黏膜在移行区与干燥的唇红汇合，唇红的黏膜薄且无腺体组织。唇丰富的血供是唇红产生的原因。

在行唇部周边肿瘤切除及修复过程中，尽量保证正常解剖结构的完整性，比如唇红缘应该标记对齐，避免注射麻药后无法辨认白唇和红唇。

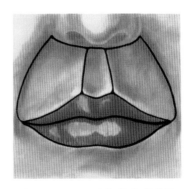

总图 8-2-7　唇部的美学单位

湿唇与干唇也有分界，干唇有病变可以用湿唇部分的皮瓣修复。湿唇部分黏膜切口不容易瘢痕愈合。

口周肌肉：唇提肌包括颧大肌和颧小肌、口角提肌和上唇提肌。皮肤插入唇提肌形成鼻唇褶皱。笑肌起始于腮腺筋膜，在嘴角处嵌入皮肤，向两侧牵拉嘴角。口轮匝肌对唇对运动和面中肌肉对附着至关重要。

（二）脉管系统

颈外动脉为大部分面部提供了血液供应，面部中部有面动脉供应，面动脉发出上唇动脉和下唇动脉，在发出上唇动脉后变为角动脉（内眦动脉）。上唇动脉和下唇动脉走行于肌肉的浅面，接近黏膜的表面。行程约在唇红的水平。上唇动脉的分支，如中隔升支，向上走行至鼻基底部。要成功应用各种跨唇皮瓣必须保护好唇动脉。

（三）神经系统

口周肌肉由面神经对颧支、颊支、下颌缘支和颈支支配。感觉神经有三叉神经对眶下支和颏支。

六、耳部解剖

（一）耳部浅表结构

耳部浅表结构包括耳轮、耳轮脚、耳周（舟状窝）、对耳轮、耳屏、对耳屏和耳垂。无论在 Mohs 纤维描记手术过程中，还是耳部瘢痕疙瘩手术过程中，注意保持耳部特征性解剖结构的完整性，并注意有效防治皮瓣感染，进而造成软骨炎的可能。

（二）脉管系统

耳部血管供应有：①枕动脉供应耳后和耳垂。②耳后动脉是颈外动脉的分支，也供应耳后部和耳垂。③耳前动脉是颈外动脉颞浅动脉的一个分支，供应外耳的前面。

（三）神经系统

耳部感觉神经支配：①耳颞神经支配上外侧耳。②耳大神经支配外耳的下半部和后侧。③枕小神经支配耳后侧的上部。④舌咽神经和迷走神经的耳支，又称 Arnold 神经，支配耳道。

七、颈部解剖

（一）浅表解剖

颈部是一个重要解剖结构密集的区域，皮肤外科医生在手术过程中要熟知此处解剖结构。颈部三角是辨认解剖结构的重要依据。胸锁乳突肌将颈部分为前后两个三角，颌下三角包括脂肪、面动静脉和舌动静脉、舌神经和舌下神经、颌下腺和淋巴结。颏下三角包括脂肪、小的血管分支和淋巴结。颈动脉三角以胸锁乳突肌外侧为界，含有更为重要的颈静脉和颈动脉，后三角包括 Erb 点，是指示神经密集区域的解剖学标志。

（二）肌肉

颈阔肌是颈部皮下组织的成分，并属于 SMAS 的一部分，它负责将嘴向下和两侧牵拉。胸锁乳突肌是用来辨别 Erb 点的标志，胸锁乳突肌覆盖在颈丛上面并处于颈阔肌和颈外静脉的下方。

（三）神经

Erb 点位于胸锁乳突肌后缘的中点。副脊神经在后三角这个区域很表浅，手术过程中容易受到损伤。耳大神经、枕小神经、颈横神经和锁骨上神经也能在 Erb 点附近找到。

脑神经Ⅶ的颈支支配颈阔肌。颈的感觉神经由颈横神经、锁骨上神经和耳大神经支配。

（四）淋巴解剖

对皮肤外科医生而言，当要排除任何临床可触知的转移时，淋巴系统解剖是非常重要的，它保证了正确的体格检查。

（付思祺）

【参考文献】

[1] BROWN S M, OLIPHANT T, LANGTRY J. Motor nerves of the head and neck that are susceptible to damage during dermatological surgery[J]. Clinical & Experimental Dermatology, 2014, 39(6): 677-682.

[2] FRANK H. NETTER. 奈特人体解剖彩色图谱 [M]. 王怀经, 译. 北京: 人民卫生出版社, 2005.

[3] LARABEE. 面部外科解剖图解 [M]. 2 版. 王原路, 译. 广州: 广东科技出版社, 2006.

[4] KEYVAN NOURI. 皮肤外科并发症 [M]. 李航, 邓军, 译. 北京: 人民军医出版社, 2009.

[5] 王炜. 整形外科学 [M]. 北京: 人民卫生出版社, 1999.

[6] TANIA MARUR, YAKUP TUNA, SELMAN DEMIRCI. Facial anatomy[J]. Clinics in Dermatology, 2014, 32(1): 14-23.

第三节　皮肤移植

皮肤移植是治疗外伤、烧伤、肿瘤切除等所致皮肤缺损的常用方法，它是从自体皮肤移取皮片或皮肤与皮下组织，由身体的一处转移到另一处的过程，不同的皮肤移植术在皮肤厚度、构成、预期用途中各不相同。形成被转移皮肤的部位称为供区，接受移植皮肤的部位称为受区。皮肤移植主要包括皮片移植和皮瓣移植。前者为与局部血供区域分离后移植于受区部位的过程，后者为自身带有血供，从受区邻近部位转移至供区的过程。移植的皮肤能否成活主要取决于移植的皮肤与受皮组织是否建立了有效的血液循环。影响移植皮片或皮瓣成活的因素包括创面感染、血肿、包扎固定不当及全身状况差等。本节仅重点介绍皮肤的游离移植，即皮片移植。

一、皮片的分类

皮片按厚度分类可分为刃厚皮片、中厚皮片、全厚皮片和含真皮下血管网皮片 4 种。

1. 刃厚皮片　厚度 0.3 mm 左右，它包含皮肤的表层及少量的真皮乳突层。其特点：真皮含量少，皮片菲薄，易于成活，具有较强的抗感染力，容易切取，供皮区不受限制，愈合迅速。主要用于深度感染的肉芽创面，大面积皮肤缺损、皮肤撕脱伤、皮肤肿瘤切除后遗留的创面。

2. 中厚皮片　平均厚度为 0.3 ~ 0.6 mm，中厚皮片的优点是含有较多的弹力纤维，收缩力小，能承受压力和耐磨，抗感染能力强，外观及质地较好，供皮区还能借毛囊、皮脂腺、汗腺上皮的生长而自行愈合。适用于功能及外观要求较高的部位。

3. 全厚皮片　此皮片包含表皮与真皮全层，但不带皮下组织。主要修复面部及功能部位（如关节周围，手掌，足底等）的皮肤缺损。缺点是对供皮区条件要求较高，感染创面及瘢痕较多、血循环较差的部位，不易成活。另外，供皮区不能自行愈合，多用其他部位刃厚皮片移植。

4. 含真皮下血管网皮片　它除包含表皮层及全部真皮层外，还保留真皮下血管网及少许皮下脂肪，又称血管网皮片。

二、皮片的切取

皮片切取的方法有很多，方法的选择主要由所取皮片的厚度、部位所决定。全厚皮片及真皮下血管网皮片多采用手工取皮法；而断层皮片多采用专用器械取皮，所选器械不同，取皮的厚度也不同。例如滚轴刀所取皮片多偏薄，为刃厚皮片、中厚皮片；鼓式取皮机所取皮片偏厚，多为中厚皮片；而电动取皮机可自由调节刻度，厚薄均可。

1. 全层皮片切取　一般采用手术刀切取（总图 8-3-1）。取皮前先用不易变形的布片或塑料膜片剪成与受区创面的形状和大小相同的模型，然后将模型平放在供皮区皮肤上面，用亚甲蓝或手术刀轻轻刻画其轮廓。

2. 表层皮片切取　可采用取皮刀片取皮法、滚轴刀取皮法、鼓式取皮机取皮法和电动取皮机取皮法。

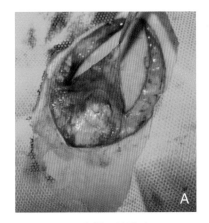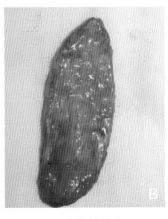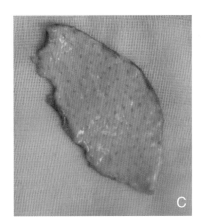

A. 腹部刀片取皮　　　　　　　B. 皮片修剪前　　　　　　　C. 皮片修剪后

总图 8-3-1　全层皮片切取

三、皮片移植操作

以整张皮片移植术为例，先就创面轮廓和皮片的形状做好适当安排，再将皮片与创面周边做数针定位缝合，剪去多余的皮片后，将皮片与创缘作间断缝合，每隔数针留一长线。缝合时宜使皮片保持一定张力，过松过紧皆不利于皮片成活。于创面凹凸不平部位，宜应用缝线间断搂底缝合，即穿过皮片和创面基底作间断缝合，皮片上放置小纱布团，将缝线结扎在纱布团上面。缝合毕，须将皮片下之积血和空气排出，必要时可作多数刺孔，以利引流。创面用凡士林纱布覆盖，外加多层细软纱头或碎纱布均匀堆放在皮片上，并将创面之凹洼处填实。将所留的长线相互对应结扎，以使皮片与创面得以密切接触。然后在包堆的周围用凡士林纱布缠绕，包堆上覆盖多层纱布、棉垫，用胶布粘贴敷料，再用绷带包扎固定，必要时可加用夹板或石膏绷带固定。（总图 8-3-2）

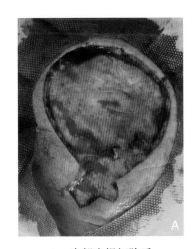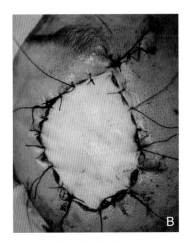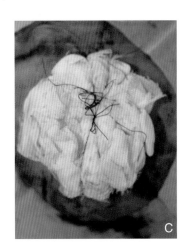

A. 头部皮损切除后　　　　　　B. 皮片与创缘间断缝合　　　　　C. 打包加压

总图 8-3-2　皮片移植操作

四、皮片移植术后处理

1. 术后处理　①术后卧床休息 7～10 天。下肢植皮者，卧床 2～3 周，抬高患肢 5～10 天，直至皮片成活。②严密观察病情，如患者饮食、睡眠、低蛋白血症、继发性贫血、体温升高等。③术后 3～4 天若有跳痛、胀痛者疑可能感染。④患者感到敷料内潮湿，或敷料外见到渗液，闻之有臭味，可能已有感染。⑤有感染或有感染可能者，要有针对性地选用抗菌药物。

2. 植皮区的检查和敷料更换　无菌创面于术后 8 天左右首次检查，8～10 天拆线。污染或肉芽创面于 2～3 天后更换敷料。首次检查时，逐层揭开敷料。揭开最内层时，先浸湿后揭下，避免撕脱皮片。大片中厚植皮皮片生长良好者，颜色红润有光泽。如有水疱，可将水疱剪破排液；有局灶性血肿者，可剪开皮片引流，及时剪除坏死皮片，补充植皮。

五、植皮成败因素及注意事项

创面处理的全过程，从最早的清创削切痂、创面用药、移植区的准备、术中的操作、术后的管理等均能影响皮片移植的成活率。导致植皮失败的主要因素如下：

1. 血肿　皮片下血肿是新鲜创面植皮失败最常见的原因。植皮时如创面渗血难止，可暂时将皮片覆盖创面，或用 0.1% 肾上腺素纱布覆盖创面，压迫 5～10 分钟，渗血即止，然后掀起皮片，清除创面及皮片上的小血块后再行皮片缝合。

2. 感染　创面化脓感染也是造成植皮失败的常见原因，因而必须严格遵守无菌操作。新鲜创面植皮感染机会较少。创面适当应用抗菌药物，术后亦应注意防止感染。

3. 包扎固定不当　皮片移植时，松紧度应适当。妥善地包扎固定，并有适当的压力，使皮片紧贴于创面，有利于皮片血运建立。但过度压迫，不利于毛细血管生长。

4. 全身情况差　如贫血、低血浆蛋白、营养不良、糖尿病、全身感染等。

（谭宣丰）

【参考文献】

[1] 赵辨. 中国临床皮肤病学 [M]. 2 版. 南京：江苏凤凰科学技术出版社，2017.

[2] WILLIAM D JAMES, TIMOTHY G BERGER, DIRK M ELSTION. 安德鲁斯临床皮肤病学 [M]. 11 版. 徐世正，译. 北京：科学出版社，2015.

第四节　皮肤软组织扩张术

皮肤软组织扩张术，又称软组织扩张术或皮肤扩张术，是通过手术将扩张器埋置于皮肤软组织下，并注入液体或气体，利用扩张器容量的增加对皮肤软组织产生压力，使其表面组织弹性扩张、体表面积增加，再利用增加的组织面积转移进行组织器官的修复再造。皮肤软组织扩张术是皮肤外科重要的技术手段之一，通过扩张获得更多皮肤软组织，增加了组织器官修复再造的手术方式选择余地。

一、皮肤软组织扩张术的历史

皮肤软组织扩张术最早报道见于 1957 年，Neumann 医生在耳后皮下埋入气球囊，将气球导管置于皮外逐渐充气，使气球表面皮肤面积扩大，用扩大的皮肤完成了耳郭部分缺损重建。1976 年，美国医生 Radovan 和生物医学工程师 Schulte 合作成功研制了扩张囊、连接管和注射阀门一体的皮肤软组织扩张器。同年，Austad 独自研制出可以自行膨胀的扩张器，在具有半透性膜质的硅胶囊内放入氯化钠，利用渗透压差异，组织内的水分被吸入囊内不断膨大而达到扩张皮肤的作用。随后，越来越多的医生对皮肤扩张技术产生重视，此技术也得到广泛推广。

二、皮肤软组织扩张器的概述

（一）皮肤软组织扩张器的组成

最常用的皮肤软组织扩张器由扩张囊、注射壶（注射阀门）及连接导管组成（总图 8-4-1）。扩张囊形状可有圆形、肾形、长方形等。该型扩张器是由 Radovan 首先设计，故又称 Radovan 型扩张器。

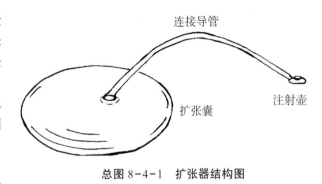

连接导管

扩张囊

注射壶

总图 8-4-1　扩张器结构图

1. 扩张囊　为扩张器的主体，其受纳充水（充气），一般囊壁具有良好的扩张性，常分为圆形、方形、肾形、长柱形等。

2. 注射壶　是接受穿刺注射扩张溶液的部件，分单向和双向两种，前者注液后不能回抽，后者注液后可以回抽。

3. 连接导管　常为硅胶管以连接注射壶和扩张囊，外置法注射壶对导管的长度无特殊要求。

（二）扩张器的选择

扩张器的大小和形状的选择，要根据拟修复的部位和病损的大小、扩张器基底面积与供区面积大小等来决定。头面部可选择圆形、长柱形，额部可选长方形，颈部可选肾形，躯干四肢可选肾形或其他特殊形状的扩张器。扩张器大小取决于供区剥离的范围，以能将扩张囊展平为适度，一个扩张器不能满足修复面积的需要时可埋置两个或多个。此外需要考虑扩张部位的组织延展性特点，一般头面部扩张器每扩张 5~6 mL，可以修复 1 cm^2 的组织缺损；四肢和躯干修复 1 cm^2 的组织缺损扩张器扩张量要多于 5~6 mL，颈部组织则需要更多的注水量进行扩张。

三、扩张后皮肤结构的变化

若对皮肤组织扩张后的皮肤组织进行病理学切片。在光镜下可见：表皮增厚，真皮变薄。皮下组织胶原含量增多，脂肪细胞减少，血管数目增多，管径增大。囊壁周围形成的纤维膜的主要成分是胶原纤维、纤维细胞、脂肪细胞、大量的小血管及新生的毛细血管。在电镜下可见：棘细胞胞浆内张力微丝数量增多，细胞间隙明显变宽，桥粒数量显著增加，基底细胞分裂活跃。皮下聚集大量胶原原纤维及胶原纤维，这些细胞的体积较大，呈梭形，有长的细胞突起，胞浆结构松散、透亮，呈分泌胶原纤维的功能旺盛征象。

临床上对形成皮瓣时囊周的纤维包膜的去留有一定争议，光镜检查发现纤维膜中有丰富的血管层，有学者认为保留纤维膜对皮瓣成活有利。

四、适应证和禁忌证

（一）适应证

皮肤软组织扩张术的适应证广泛，皮肤外科常见适应证如下：

1. 头部用于术前预扩张需手术部位；修复头皮外伤、感染、斑痣、肿瘤切除等导致的头皮缺损、瘢痕性脱发、药物治疗无效的脂溢性秃发、颅骨外露或缺损以及先天性头皮、颅骨、硬脑膜发育不良的整复等。头皮扩张法用于治疗瘢痕性脱发时最多可修复占全头皮 1/2 面积的区域。

2. 面部用于修复较大范围的色素痣、血管瘤、瘢痕、粉尘染色等异常切除后的组织缺损。

3. 躯干和四肢部用于各种原因包括外伤、烧伤、感染、肿瘤等所导致的软组织缺损等。

4．耳、鼻器官的再造。

（二）禁忌证

有出血倾向、过敏体质，周身营养不良，脂溢性皮炎和化脓性皮肤疾患者均不适宜行皮肤软组织扩张术。儿童患者及精神不稳定者在皮肤扩张期难以控制，应慎用。

五、皮肤软组织扩张的手术流程

皮肤软组织扩张的手术流程包括扩张器的植入、注液扩张和取出扩张器及利用扩张皮肤进行修复手术（总图 8-4-2）。

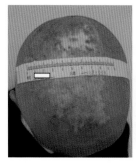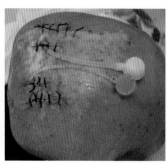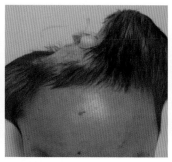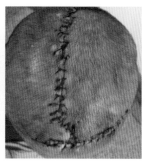

总图 8-4-2　扩张器手术流程

（一）扩张器的植入（一期手术）

1．扩张区域的选择　应选择在病变邻近的适当位置，供区与受区越邻近，修复后皮肤色泽、质地、毛发分布越接近；选择既相对隐蔽又便于操作，还应以不损伤重要组织器官、不影响功能等作为依据。

2．埋入切口选择在扩张后皮瓣推进或旋转的游离边缘，或病变区与扩张区（正常皮肤）交界处。可选择在较隐蔽处，如额部扩张宜在额顶部发际内作切口，外耳郭再造时切口宜选择在乳突后发际内，面颊部则宜从耳前作纵切口，乳房部扩张则宜在腋窝、侧胸壁、乳房下皱襞或原乳腺切口瘢痕处。切口尽量垂直于扩张方向以减少切口缝合张力。

3．切口长短依扩张方法而定。快速扩张和缓慢扩张的切口线可稍长，亚快速扩张的切口必须短小，一般在 3 cm 内。

4．剥离需保持在同一层次，一般选择在皮下组织层或肌肉层下进行，稍大于扩张囊的基底以展平扩张囊。剥离的层次依部位不同：头皮在帽状腱膜层下；面部在皮下层；颈部在皮下层或颈阔肌深层；躯干及四肢可在深筋膜上层或下层；乳突部在皮下浅层。若层次不一，则注液后扩张器压力不均，可导致局部皮肤破溃坏死。剥离过程中遇到活跃的出血点应立即止血，还应彻底清除腔隙内瘀血。若采用局部浸润麻醉，注射麻醉液时必须注意注射层次的一致，对顺利剥离非常重要。

5．多个扩张器邻近埋置时，每个扩张器的囊腔根据情况埋置，不要间隔太宽，以免导致扩张的皮肤间不易应用，也不要使注水过程中扩张器重叠而导致组织扩张不足。理想的情况是扩张器囊腔仅间隔很薄的组织，使扩张中的扩张皮肤逐渐融合在一起。

6．注射壶可以埋入皮下也可置于体外。若埋入皮下，则应与扩张囊保持适当距离，且最好不要位于同一层次。注射壶宜放置在易于触及、穿刺的部位。埋入时，注射壶不能反向放置，连接导管不可锐角折叠，不宜埋入不稳定瘢痕和扁平瘢痕下。若置于体外，注射时没有疼痛，减少植入的创伤和出血，但活动不便、易感染。

7．缝合切口先在距切口边缘 0.5～1 cm 处将皮下组织与深部组织缝合几针，固定扩张器以防止其移位，再分层间断缝合皮肤切口，直视下缝合。

8．扩张器植入后，注入扩张器标准定量 10% 左右的无菌生理盐水，以切口无张力为准。检查注射壶有无翻转，导管有无折叠，扩张囊有无渗漏及防止扩张囊皱褶和腔隙内血肿的形成。

（二）注液扩张器

1. 扩张液最常选用生理盐水，也可加入止痛药、抗生素、激素等药物以防治疼痛、感染、纤维囊增生和挛缩等。

2. 切口完全愈合后方可开始注液，一般在术后 10～14 天。注液应严格遵照无菌原则，以 4½ 号头皮静脉注射针垂直刺入注射壶内，触及底部金属片后缓慢注入，以表面皮肤略呈苍白色，仍有毛细血管反应，皮肤较紧张，患者无明显疼痛不适或略感胀痛为度，记录下注液日期及注液量。

注液总量以达到修复目的为准，一般头皮部每修复 1 cm² 缺损需注液 3～5 mL，面颈部及腹部则每修复 1 cm² 需 5～7 mL，躯干四肢介于两者之间，若扩张部位基底是软组织，应增加注水量 15%。头皮部扩张的计算公式可以参考：扩大面积（cm²）=0.152× 注液量（mL）−0.151。扩张器注液量可达到标定容量的 5～6 倍，达到最终容量后，可维持一段时间以减少皮瓣回缩。扩张时间需要 40～60 天。根据注液频率和总时间可分为：

（1）即时扩张（术中扩张）：指在术中施行注液扩张，达到一定容量后维持扩张 30～60 分钟，然后回抽液体减压 10～20 分钟再注射扩张，如此反复 2～3 次，使皮肤松弛至能满足修复需要为止。此法多用于较小面积缺损的修复。

（2）快速扩张（急性扩张）：每天注射 1 次，7～14 天完成扩张。

（3）亚速扩张（亚急性扩张）：2～3 天注射 1 次，21～28 天完成扩张。

（4）常速扩张（常规扩张）：4～5 天注射 1 次，42～56 天完成扩张。

（5）慢速扩张（慢性扩张）：7～10 天注射 1 次，60 天以上完成扩张。

（三）扩张器取出与修复手术

当皮肤软组织扩张达到预定的容积时，即可施行二期手术取出扩张器，用扩张后所获得的额外皮肤修复受区缺损及供区的继发创面。

1. 扩张器取出经原切口进入，放出一定量液体后，扩张囊则可轻易取出。

2. 扩张皮瓣的设计及形成依情况而定，将皮瓣设计并形成一个或数个推进皮瓣或旋转皮瓣或易位皮瓣，充分有效地利用扩张后的皮肤。皮瓣的长宽比例可略放宽。皮瓣内扩张囊周围形成的纤维包膜在不影响皮瓣伸展情况下可保留不动，否则可呈网络状切开或小心剥除使皮瓣更充分伸展开。在外耳郭再造时，皮瓣去除包膜后变薄利于显现外形，皮瓣远端可携带部分未扩张组织，但长度不宜超过 5 cm，近端则不宜超过扩张的蒂部。皮瓣移转应避免过大张力，旋转后蒂部形成的猫耳可暂不处理。

3. 病变的切除及缺损的修复　切除量视皮瓣覆盖程度而确定，然后进行切除。扩张的皮瓣宜于深部牢固组织固定，可避免回缩。若皮瓣不够完全切除修复缺损，可以在部分修复的同时，在皮瓣下再埋入扩张器，待伤口愈合后继续扩张。

六、并发症及其防治

皮肤软组织扩张术在扩张早期和扩张晚期并发症的发生率都不低。

（一）血肿

表现为疼痛剧烈，局部肿胀明显，皮色转暗。如未能及早发现及时处理，可导致坏死。术前需检查凝血时间，避免为出血倾向者施术。术中严格止血，可放置引流管持续负压引流 3～4 天，待渗血明显减少时拔除。术后加压包扎。一旦出现血肿，可在抗感染下，保守治疗并严密观察。若血肿进行性增大，需手术探查。术后即向囊内注液以利压迫止血，扩张器置入后术中注水可即刻将积血排出，从而减少血肿的发生。发现血肿及时引流；对皮瓣很薄，血肿巨大，皮色已表现血供障碍者应及时取出扩张器，清除血肿，防止发生皮肤坏死。

（二）感染

表现为扩张区疼痛，局部发红，温度升高，甚至发热和白细胞升高。扩张早期，需取出扩张器进行引流。愈后 3~ 4 个月再埋入。扩张晚期，可在取出同时进行修复，术后放置引流并全身抗感染，但不可在皮瓣下进行任何材料的移植或充填。

避免感染发生，应严格无菌操作，术后常规给予抗生素抗感染。在易出血、积液的疾患周围埋置时，应加长抗感染时间。表面皮肤出现毛囊炎、疖痈及其他部位感染应及时治疗。

（三）扩张器外露

在切口及皮瓣顶部较多出现，与扩张囊边缘平行的大切口，位于瘢痕区内的切口以及剥离皮瓣较薄或厚薄不均的情况下，在扩张的晚期局部容易发生囊外露。多由扩张部位选择不当造成，如瘢痕组织、皮片下、软组织有感染、严重损伤、放射性治疗等；此外，过早、过多、过快注液也可造成。

预防措施：置入扩张囊的部位及其切口若位于瘢痕区内，宜作 3 cm 以内的小切口；剥离层次要一致，不可太薄，整体剥离层次的厚度均匀，以筋膜上为佳；扩张器应用医用硅橡胶制成以减少对组织的刺激；预防血肿；一旦发生切口部位的囊外露，可试用放液减压法，但该法对扩张皮瓣中央部的囊外露无效。

程度较重者，处理同感染。轻度裂口小者，早期可缝合经换药愈合后进行扩张，或者手术取出更换小的扩张器。晚期则可以回抽部分液体让裂口愈合后继续扩张。在估计将达到修复需要时，可以加速注液扩张（少量多次），然后提前进行手术。注射壶及导管暴露可行体外注射。以上处理时，应进行局部及全身的抗感染治疗。

（四）扩张器渗漏

术前、术中宜反复仔细检查有无渗漏并避免锐器刺破。术后早期发现，应予以更换。晚期则可在更换时进行部分修复，同时植入新扩张器继续扩张。

（五）皮肤坏死

注液时注意观察扩张皮肤的血液循环情况，切忌过快过多，使压力过大。一旦发现血液循环障碍，应立即回抽部分液体以减少压力，直至恢复正常。

（六）神经压迫

扩张部位附近若初次出现神经麻痹症状，应及时抽出部分液体使症状缓解，放慢注液速度，切忌过快扩张。若再发生类似情况，则需要取出扩张器，避免神经病理性改变。

七、皮肤外扩张技术

皮肤外扩张技术是利用特殊装置将病变两侧皮肤牵引扩张后进行病变组织的切除与修复，如无针减张缝合器，弹力胶带或预扩张缝合等方法。此类技术操作简单易行，安全可靠，可减少手术次数和并发症，具体临床应用目前正在逐步探索之中。

（杨镓宁）

第五节　甲相关疾病外科手术

一、甲外科手术概述

（一）甲外科解剖与手术特点

甲位于指（趾）末端，具有独特的解剖与生理特点。一个完整的甲单元包括甲板、甲床、甲基质以及甲周软组织（近端甲皱襞、甲小皮、侧甲皱襞、甲半月、甲下皮，总图 8-5-1）。其中，甲基质是甲的生发结构，对甲板的产生具有重要意义。甲基质的近端产生甲板上方的 1/3，远端产生下方的 2/3

（总图 8-5-2），此特点在甲的外科操作中十分重要。近端甲基质合成的甲板会覆盖远端的缺损，因此甲基质远端部分切除后不会造成甲营养不良。

　　与体表其他部位直观性的皮肤病变不同，多数甲的病变位于甲板下方的甲床与甲基质，术中需要去除部分或全部甲板。部分手术对甲床、甲基质的损伤则可能造成术后甲分离、甲板畸形、甲单元畸形等。掌握好适应证并选择合理的甲外科手术方法，才能达到治愈与美观的双重效果。

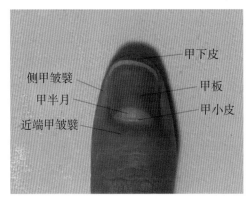

总图 8-5-1　甲单元正常结构

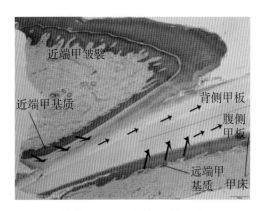

总图 8-5-2　甲板生长模式

（二）甲外科适应证

甲外科主要分为甲活检和甲外科治疗两大类。具体针对性疾病如下：

1. 甲活检

（1）感染性甲病：甲真菌病。

（2）不明原因甲肿瘤：甲鲍恩病、甲鳞状细胞癌等各种甲肿瘤等。

（3）皮肤病累及甲改变，如银屑病、扁平苔藓、湿疹等。

（4）不明原因的症状性疾病。

（5）所有不明原因的其他甲病，如系统性疾病累及甲改变。

2. 甲外科治疗与修复

（1）纵行黑甲。

（2）嵌甲与甲沟炎。

（3）甲肿瘤：如血管球瘤、甲周纤维瘤、甲母质瘤、甲乳头瘤、指（趾）端黏液囊肿、甲下外生骨疣、甲鲍恩病、甲鳞状细胞癌、甲恶性黑素瘤等。

（4）甲外伤与甲畸形：钳形甲、钩形甲、甲排列不齐、外伤后甲畸形等。

（5）其他甲病。

（三）甲外科手术的注意事项

1. 术前评估及准备　全面评估病史、体征和实验室检查，包括完善病史、影像学检查；术区清洁、备皮；交代手术方法、手术风险及预期结果，做到患者及家属的充分知情同意。

2. 术中注意事项　手部及足部易受细菌感染，术中需严格进行消毒，目前我们常规使用的聚维酮碘消毒，对于一些严重感染患者可在术前 3~5 小时泡脚清洁，可选择 1/8000 高锰酸钾或 43℃热水泡脚清洁。

3. 术后注意事项

（1）术后包扎及换药：甲外科手术的术后包扎敷料应具有不粘连、吸水性好及固定可靠的特征。临床工作中，我们可以使用抗生素软膏（如金霉素乳膏、莫匹罗星软膏等）外涂，单层凡士林纱布覆盖后再使用纱布环形包扎，后采用小胶布或白粘绷带固定。通常术后第 3 天更换敷料，若 24 小时内出血较多，包扎敷料应尽早去除及更换。当纱布粘连时，不能强行撕扯，可用无菌生理盐水浸泡后待其自然脱落。对于二期缝合的创面，建议每天更换敷料1次至伤口愈合。

（2）抬高患肢：术后抬高患肢能减轻水肿，缓解由水肿引起的疼痛及缝线牵拉反应，促进伤口愈合。

（3）交代患者定期随诊。

二、甲病的外科技巧

（一）黑甲

黑甲（melanonychia）主要表现为甲板内纵行的黑色或棕色条带，多数是由于黑色素或含铁血黄素在甲板内沉积引起。甲下出血、外伤、药物、种族、感染、甲母痣、甲下雀斑样痣以及黑素瘤等多种原因均可造成黑甲的出现。如何将甲良性病变与甲恶性黑素瘤区分开来，避免甲黑素瘤的误诊、漏诊，是临床医生诊断的重点与难点。

【活检与病理】

甲基质的活检技术很多，不同活检技术的选择取决于发病年龄、条带的位置、宽度、深度、色素起源、有无哈钦森征及恶性可能性的大小（总表8-5-1）。虽然目前没有足够的文献证据表明甲黑素瘤的活检会加速其扩散，但是活检时应将病变甲基质切除干净，尽可能避免术后黑甲的复发。若送检的甲基质标本中见核深染的散在不典型黑素细胞以及免疫组化染色S-100蛋白和/或HMB45阳性则可确诊甲黑素瘤。

总表8-5-1　　　　　　　　　　　　　　各种甲活检技术适应证及特点

甲基质活检技术	最佳适应证	特点
甲基质黑斑全切法	色素起源于远端甲基质 宽度≤3mm，适用于甲黑素瘤可能性小的患者	切除范围有限，可能黑斑复发，偶尔术后出现甲营养不良，满足病理要求程度尚可
甲基质横向切除法	色素起源于远端甲基质 宽度＞3mm，适用于甲黑素瘤可能性小的患者	切除范围有限，可能黑斑复发，会造成甲板变薄或甲营养不良，适用于甲黑素瘤可能性小的患者，满足病理要求程度尚可
黑甲纵行全层切除法	色带宽度≤3mm，适用于甲黑素瘤可能性大的患者	可获得含有完整色素的甲下皮、甲板、甲床、甲基质、甲皱襞在内的全层甲标本，创伤大，术后甲畸形高，病理结果可靠
薄层切削活检法 （总图8-5-3）	任何色带宽度，但仅适用于黑甲恶性可能性很小的患者	甲基质标本仅0.5mm厚，术后甲营养不良风险低，部分存在黑甲复发，满足病理要求程度中对病理医生要求高
全甲单元切除法	大部分黑斑，适用于高度怀疑甲黑素瘤的患者	可获得含有完整色素的甲下皮、甲板、甲床、甲基质、甲皱襞在内的全层甲标本，创伤大，术后甲缺少及指（趾）变形，病理结果可靠

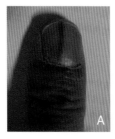 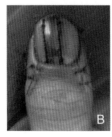 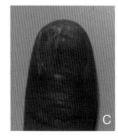 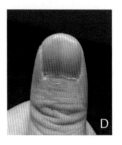

A．术前　　　　　B．术后　　　　C．术后6个月　　　D．术后1年

总图8-5-3　薄层切削活检法诊断黑甲

【治疗】

黑甲的治疗主要是针对病因治疗。

甲下出血、生理性黑甲无需特殊处理；医源性黑甲在去除相关因素后大部分黑甲可消退；皮肤病、系统性疾病、非黑素细胞性甲肿瘤等引起的黑甲以及感染性黑甲，以治疗原发病为主。甲母痣、甲下雀斑样痣等良性黑素细胞增生性黑甲一般无需特殊处理，定期随访即可。

经病理确诊的甲黑素瘤，应根据其 Breslow 深度、有丝分裂计数、有无溃疡进行分期与分级。浸润不深（Breslow 深度 < 0.5 mm）或原位黑素瘤可采取保守性手术切除，注意切缘应留有 6 mm 安全边距（若存在哈钦森征，扩切 10 mm）。亦可选择改良的慢 Mohs 显微手术，在保证切净肿瘤组织的同时，尽可能多地保留正常组织。保守性手术与传统的截肢手术相比，两者的预后没有明显差异。对于浸润较深的甲黑素瘤，应注意排除淋巴结转移和远处转移，目前截肢手术仍然是最佳的选择。

（二）甲肿瘤

甲肿瘤（nail tumors）是指发生于甲单元的肿瘤，其种类繁多，熟悉并了解各类肿瘤的病因、临床表现及治疗原则有助于临床工作的顺利开展。本节就常见的甲良恶性肿瘤做一介绍。

1. 甲良性肿瘤

（1）血管球瘤：血管球瘤（glomus tumor）起源于血管球体，典型表现为甲板下红 / 蓝色的小斑点，或纵行红甲伴远端甲板凹陷或裂缝，常伴甲下针尖样疼痛或跳痛，疼痛可自发，在受压或遇冷后加重。Hildreth 试验、大头针试验以及冷激发试验可帮助诊断血管球瘤。彩超检查可获得肿瘤的范围、位置以及血流信息。但是，超声检查不能发现直径 2 mm 以下的血管球瘤。磁共振检查可以帮助血管球瘤的诊断，评估肿瘤的范围和位置。肿瘤发生 1 年或以上时应行 X 线检查以明确是否累及其下的指骨。

血管球瘤主要采取手术切除治疗。传统拔甲术后直接切除肿瘤创伤较大，不作推荐。手术医生可在甲板侧缘或上方开窗后切除血管球瘤，既减轻患者的痛苦，又可以避免损伤甲母质（总图 8-5-4）。

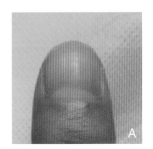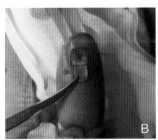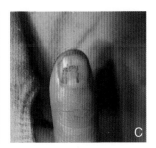

A. 术前　　　　　　　　B. 术中　　　　　　　　C. 术后

总图 8-5-4　甲板开窗治疗甲下血管球瘤

（2）黏液囊肿：黏液囊肿（myxoid cyst）是指（趾）端常见的良性肿瘤之一，多见于中老年女性。De Berker 将黏液囊肿分为 3 种亚型。

A 型：为最常见的亚型。肿瘤位于指（趾）端背侧远端指（趾）间关节与近端甲皱襞之间，表现为透明、圆顶状、表面光滑的结节。肿瘤直径一般不超过 10 mm。

B 型：肿瘤位于近端甲皱襞下，压迫其下的甲基质使新生甲板表面出现一条凹陷的纵沟。纵沟的深度因囊肿的体积大小而异。近端甲皱襞下有时可见一个小的、角化的尖端向外突出。

C 型：较为罕见。黏液囊肿位于甲基质下，辨别起来较为困难。红色的甲半月、单发的钳形甲、甲板近端破坏时应考虑此型。

多种方法可用于黏液囊肿的治疗，如穿刺引流、硬化疗法、皮损内类固醇注射以及冷冻疗法等，但是治疗后复发率较高。过去曾采用切除骨赘、清理关节囊的手术方式，术后有效降低了复发率，但是术后恢复期长、疼痛剧烈，少部分患者关节活动受到影响。目前采用亚甲基蓝引导下封闭囊肿与关节之间的通道，手术创伤小且快速、高效，术后黏液囊肿治愈率可达 94%，是一种较好的治疗选择。

（3）甲化脓性肉芽肿：甲化脓性肉芽肿（nail pyogenic granuloma，NPG）是一种较为常见的后天性良性血管性肿瘤，通常累及甲周软组织、甲床等甲单元附件。

NPG 的治疗根据其病因不同而异。局部外伤引起的 NPG，首先应去除外伤相关的因素（嵌甲、甲内生时可拔甲；手术去除甲组织异物；避免过度修剪指甲等），局部进行搔刮或外用类固醇激素、抗生素药物。对于药物性 NPG，局部药物或搔刮也有一定的疗效，但相关致病药物通常需减量，尤其是维 A 酸类药物和抗肿瘤药，抗逆转录病毒治疗引起的 NPG，局部药物或搔刮部分有效，对于无效的患者，应考虑更换药物。对于石膏固定引起的 NPG，外用类固醇激素通常可治愈。反射性交感神经萎缩及系统性疾病引起的 NPG 的治疗较为困难，通常需要多个周期的局部治疗或外科手术切除。当然所有的化脓性肉芽肿均可采用外科手术的方法，手术主要去除瘤体并找到根部的血管，采用电凝或结扎的方式封闭血管即可治愈。

（4）甲下外生骨疣：甲下外生骨疣（subungual exostosis，SE）是起源于骨软骨组织的一种良性肿瘤，肿瘤经甲下皮处或一侧甲沟处向外生长，表面过度角化，多伴有疼痛（总图 8-5-5）。X 线检查是 SE 最重要的诊断方法。在病程早期，肿瘤大部分由软骨组成，可被 X 线穿透而漏诊，之后软骨组织逐渐出现钙化并形成骨小梁，可在 X 线片显影。治疗上主要采取手术完整切除，尤其注意采用咬骨钳把骨疣去除干净，可去除部分骨皮质，然后精细修补甲床，加压包扎，缺损较大时可采用甲床移植的方法修复缺损，术后加压包扎。

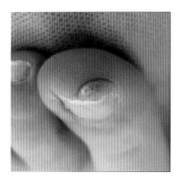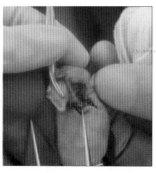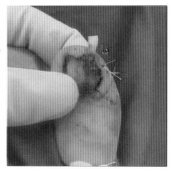

总图 8-5-5　甲下外生骨疣

（5）甲母质瘤：甲母质瘤（onychomatricoma）是起源于甲基质的纤维上皮性肿瘤，典型表现包括：甲板纵行增厚、弯曲、变色；甲板表面出现平行纵嵴；增厚的甲板内出现沿甲板纵行延伸的手指样突起，内含毛细血管等结缔组织，可引起甲板内裂隙状出血；增厚的甲板游离缘可出现大量小孔，有时这些小孔内仍含有肿瘤的突出物及新生的毛细血管，此时修剪指甲时可引起出血——这是甲母质瘤一个特异性的临床征象，不会在其他任何甲肿瘤中出现。

手术完整切除是目前治疗甲母质瘤唯一的方法，一般去除甲板后，仔细清除来源于甲基质处的瘤体，清除干净后等待二期愈合，但是术后通常会留下巨大的缺损，术后复发者少见。

（6）甲乳头瘤：甲乳头瘤（onychopapilloma）是起源于甲床及远端甲基质的良性肿瘤，可表现为纵行红甲、白甲、黑甲、裂隙状出血、远端甲下局灶性角化团块、远端甲分离伴或不伴甲裂缝等。其中，纵行红甲是甲乳头瘤最常见的临床表现，而远端甲下局灶性角化团块则高度提示甲乳头瘤的诊断。皮肤镜下观察甲板远端游离缘可见远端甲板下方一个小的角化团块，通常附着于甲板色素条带下相应的位置。治疗上，推荐外科手术完整切除肿瘤组织，纵行全层切除，根部从甲基质前段开始，完整切除肿瘤后，分离两侧的甲床和甲基质，然后精细缝合，回植甲板。术后甲板通常可恢复正常生长，术后肿瘤复发率约为 5%。

（7）获得性甲纤维角化瘤：获得性甲纤维角化瘤（acquired ungual fibrokeratoma，AFK）是单发、无症状性、皮色结节，最常发生于甲周区域，基底部较窄，常伴尖端角化过度。大多数 AFK 起源于近端甲皱襞腹侧，肿瘤生长压迫下方的甲基质可造成甲板表面纵行凹陷（总图 8-5-6）。少数情况下，AFK 起源于甲基质并长入甲板，最终由甲板中间长出。起源于甲床的甲下纤维角化瘤同样十分少见。手术切除是 AFK 主要的治疗方法。为术中完全暴露肿瘤基底部并完整切除，首先需要在两侧呈 45° 切开并分离近端甲皱襞，然后反折甲皱襞，充分暴露瘤体，完整切除瘤体后缝合甲皱襞。部分清除不干净会复发。

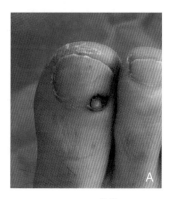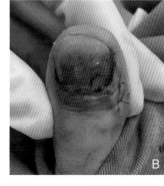

A. 术前 B. 术后

总图 8-5-6　甲纤维角化瘤

（8）甲下角化棘皮瘤：甲下角化棘皮瘤（subungual keratoacanthoma）是起源于远端甲床的肿瘤，通常位于甲板远端游离缘之下，生长速度较快。临床上主要表现为顶端角化的甲下结节，伴或不伴甲分离、甲皱襞红肿，肿瘤侵犯下方指（趾）骨时可出现明显疼痛。X 线检查可明确肿瘤是否侵犯下方指（趾）骨。与皮肤角化棘皮瘤不同，甲下角化棘皮瘤一般不会自行消退。其中，甲鳞癌与甲下角化棘皮瘤的临床表现及组织病理学表现都十分相似，鉴别较为困难。利用免疫组化染色检测 Ki-67 有助于两者的鉴别。Ki-67 在甲下角化棘皮瘤的基底层有轻度表达，而在甲鳞癌中表达程度较高。目前一线治疗仍是手术，去除甲板后，要完整切除肿瘤，然后进行搔刮，把瘤体清除干净，局部缺损较大可二期愈合。多数肿瘤复发见于术后 5 个月，建议术后随访观察两年。

（9）浅表性肢端纤维黏液瘤：浅表性肢端纤维黏液瘤（superficial acral fibromyxoma，SAF）是一种少见的、生长缓慢的软组织肿瘤，最常见于成人指（趾）端的甲下或甲周区域。SAF 主要表现为单发的、白色或粉红色实性结节。肿瘤位于甲下时可引起甲板抬高，位于侧甲皱襞深部时可见甲周组织肿胀。40% 的 SAF 患者有疼痛症状。90% 的肿瘤可引起甲单位附件的破坏，36% 的病例累及其下的指（趾）骨。组织病理学检查显示真皮内无包膜的肿瘤，可向下延伸至皮下组织或骨膜层，与上方表皮无明显粘连。肿瘤由星形或梭形的纤维母细胞样细胞组成，在黏液和 / 或胶状样基质中呈轮辐状 / 簇状生长模式排列。肿瘤细胞无明显核多形性和有丝分裂活动。免疫组化染色可见 CD10、CD34、CD99、上皮膜抗原阳性。目前尚未有 SAF 恶变及远处转移的报道。治疗上主要采取手术完整切除，足趾和非重要手指甲下肿瘤切除后的甲床局部缺损可二期愈合，对于拇指、示指重要手指的甲床缺损可考虑甲床移植修复，局部复发率约 25%。

2. 甲恶性肿瘤　甲鳞状细胞癌（nail squamous cell carcinoma）简称甲鳞癌，是甲单元最常见的恶性肿瘤。其临床表现多样且缺乏特异性，可出现纵行红甲、局部黄甲、局限或广泛性角化过度、疣状肿块、甲床分离、甲营养不良、甲板破坏、溃疡及渗液等。其中，远端甲床分离和局限性角化过度是最常出现的 2 个临床征象。对确诊甲鳞癌的患者应行 X 线检查初步判断肿瘤是否累及指（趾）骨。

目前推荐 Mohs 外科手术为甲鳞癌的一线治疗方案（总图 8-5-7），手术后甲鳞癌的局部复发率为3.5%，明显低于其他治疗方法。即使 X 线检查显示肿瘤有指（趾）骨侵犯的征象，亦推荐 Mohs 手术先行治疗，不推荐直接行截肢手术。因为甲鳞癌等外生性生长肿瘤的 X 线检查阳性率高而特异性不足，继发性炎症或上方肿瘤压迫均可造成骨累及的假阳性征象。Mohs 手术证实甲鳞癌侵犯到下方指（趾）

骨时，方可进行更彻底的截肢手术。在没有条件进行 Mohs 外科手术的情况下，鲍恩病及早期侵袭性甲鳞癌推荐扩切 5 mm。

　　甲鳞癌预后较好，发生远处转移者罕见。各种治疗方法下，甲鳞癌的局部复发率为 30.6%。与其他皮肤部位的鳞癌相比，甲鳞癌的局部复发率较高，这可能与高危 HPV 感染以及其肿瘤生物学生长特性有关。

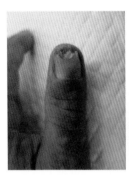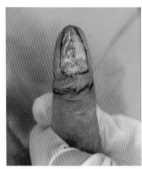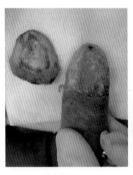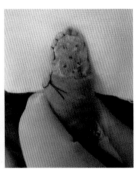

总图 8-5-7　甲下鳞癌 Mohs 手术

（三）嵌甲

　　嵌甲（onychocryptosis）是常见的甲病之一，由甲板侧缘长入附近的软组织中引起疼痛。红肿疼痛较轻且无渗出或渗出不多的嵌甲可采取保守治疗。外科手术适用于甲皱襞增生明显、甲板变形、甲板边缘被甲皱襞严重覆盖患者，手术能明确地纠正甲单位解剖上的异常，但创伤大，术后恢复较慢，应根据患者的诉求以及嵌甲的临床表现，选择合适的方法，最大限度地提高患者的满意度。

　　1. 线结技术　由下而上楔形切除患侧肿胀或增生的软组织，用缝线简单缝合切口后，在甲板下连续打 8~10 个线结，不剪断缝线，针由甲板中部穿出后在甲板上方打结固定。这些甲板下的线结向下牵拉软组织同时抬高甲板，可有效防止甲板的再嵌入。平均手术时间仅需 6 分钟，该手术适用于仅侧甲沟前段肉芽增生明显的病例（总图 8-5-8）。

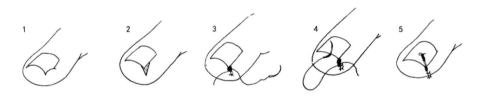

总图 8-5-8　线结技术

1. 嵌甲术前观；2. 由下而上楔形切除患侧软组织；3. 缝合切口，最后一个结的缝线不剪断，连续打 8~10 个线结；4. 不剪断缝线，针从甲板中间由下而上穿出甲板后在上方打结；5. 术后甲的嵌入部分被绳结抬起

　　2. 部分拔甲术联合化学切除甲母质　该技术适用于所有 Ⅱb~Ⅲ 期嵌甲患者，对于 Ⅳ 期患者效果有限。手术切除部分甲板侧缘，暴露甲基质角，然后利用化学物质（88% 苯酚、10% 氢氧化钠或 100% 的三氯乙酸等）烧灼侧缘甲基质和甲基质角，腐蚀时间 2~3 分钟，其间更换棉签 1 次，注意使用金霉素眼膏保护周围正常组织，腐蚀后松开止血带出血可自然终止腐蚀。创面抗生素药膏和凡士林纱条覆盖，每天外用抗生素药膏并且无菌纱布包扎，每两天清洁创面 1 次，等待二期愈合。

　　3. S 形甲皱襞切除联合生理性甲沟重建术　该方法适用于 Ⅱb 期经非手术治疗无效、Ⅲ 期或 Ⅳ 期的嵌甲伴甲沟炎患者。S 形甲皱襞切除联合生理性甲沟重建术的关键点是重建生理性甲沟。生理性甲沟的标准是在侧甲沟前端向后中点或三分之一处存在一甲皱襞转折点，转折点之前侧甲皱襞一般平行或低于甲板边缘，转折点之后侧甲皱襞高于或平行于甲板。因此甲皱襞切除的范围以能恰好形成生理性甲沟为标准。手术过程包括 S 形甲皱襞条带切除直至甲板侧缘得到完全暴露，选择甲板前后的中点处，由甲板中部背侧进针，经由侧甲皱襞出针，反向再次经甲板侧缘腹侧进针，穿行出针至甲板表面打结固定。若甲床较长或侧甲皱襞不能很好地固定到甲板下方，可以重复上述定位缝合1~2次，依次缝合近端甲皱襞与远端甲下皮的切口（总图8-5-9）。

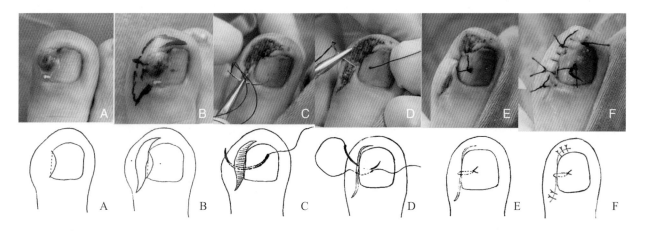

总图8-5-9　S形部分甲皱襞切除联合生理性甲沟重建手术实例与模式

A. 嵌甲术前观；B. 术前标记甲皱襞切除范围，甲皱襞中点横线标记了甲沟转折点；C. 抬起增生的侧甲皱襞并将其按术前标记线切除后，3-0丝线先从甲板中部（生理性转折点）背侧进针，经由侧甲皱襞出针；D. 3-0丝线反向再次经甲板侧缘腹侧进针，穿行出针至甲板表面；E. 缝线在甲板表面打结固定；F. 依次缝合近端甲皱襞与远端甲下皮肤切口

4. Winograd技术　该术式适合Ⅱb~Ⅲ期嵌甲患者，但术后容易出现甲板变窄、侧缘甲板剥离等并发症，现已少用。它采用手术方法纵向楔形切除嵌入的甲板及相应甲基质，继而沿同侧甲沟切除多余的甲周软组织，最后间断缝合切口（图8-5-10）。平均手术时间为20分钟。

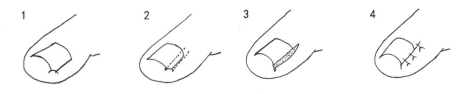

总图8-5-10　Winograd技术

1. 嵌甲术前观；2. 嵌甲患侧甲板、甲基质及甲周软组织切除范围；3. 纵向楔形切除甲板、甲基质及相应软组织后；4. 间断缝合切口术后

（四）甲的畸形与修复（nail deformity and repair）

甲是指（趾）端重要的美学与功能结构。任何一个部分的缺损与病变都会造成甲单元的畸形，影响指（趾）的外观与功能。根据甲基质及甲床是否完整，甲畸形可大致分为：①甲基质与甲床完整。②甲基质和/或甲床部分缺失。③全甲单元缺失。该解剖学分类是选择甲外科修复术式的重要依据。本节简要介绍几种甲外科修复技术。

1. 自体脂肪填充法　适用于甲基质与甲床完整，甲下血管球瘤、外生骨疣等良性肿瘤切除后造成的甲床塌陷。对于较大的甲下良性肿瘤，在完整剥除后留下的甲床下空腔，可以获取患者自体脂肪加以填充塑形，以维持甲床的平整，从而有利于新生甲板的附着。

2. 纵向瘢痕切除法　适用于甲基质及甲床较窄的纵行瘢痕引起的甲板裂缝。纵向切除裂缝两侧2 mm宽的甲板，随后在近端甲皱襞两侧各作一斜行切口，沿甲板分离并抬起近端甲皱襞，充分暴露甲基质瘢痕。纵向切除甲基质瘢痕并以可吸收缝线缝合甲基质切口。将两侧剩下的甲板向中央推进并缝合，减小甲基质切口的张力，避免新的翼状胬肉及甲板裂缝的形成。最后将近端甲皱襞复位并缝合两侧切口。

3. **断层甲床移植**　适用于急性外伤性甲床缺失、术中甲下肿瘤切除后甲床缺失以及慢性甲床瘢痕形成引起的甲分离。甲床缺损较小时，可直接从患指（趾）邻近甲床获取断层甲床移植物；缺损较大时，则多选择甲床面积较大的拇趾作为供区。获取的甲床应足够薄，术中以能看到刀片移行为准。该术式获取的移植物为非全层甲床，供区甲床可再生，减少了供区甲营养不良的发生。受区经甲床移植修复后，可获得较为平整的甲板，并保证了甲板与下方甲床的紧密附着（总图 8-5-11）。

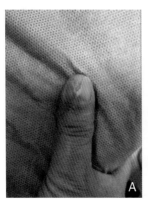
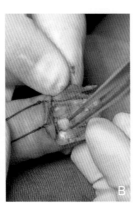
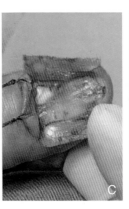
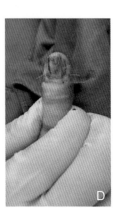

A. 甲下血管球瘤　　B. 切除后指骨外露　　C. 从旁边取断层甲床皮片移植覆盖末节指骨　　D. 术后

总图 8-5-11　断层甲床移植

4. **腹侧 V-Y 推进皮瓣联合甲床移植**　适用于远端甲床及指（趾）腹皮肤软组织较大面积缺损后形成的钩形甲。钩形甲是远端甲板在生长过程中向腹侧过度弯曲所致的一种甲畸形。后天性钩形甲多发生于指（趾）尖被部分切断之后，剩余的甲床与腹侧皮肤缝合过紧或二期愈合过程中甲床远端被拉向腹侧。术中，在拔除钩形甲板后，手术切除指（趾）尖远端瘢痕组织。在指（趾）腹侧作一"V"形切口，"V"开口朝向远端，尖端位置可根据指（趾）尖缺损程度进行调整。沿指（趾）骨表面分离并抬起皮瓣，尖端保留作为皮瓣蒂。皮瓣远端皮肤去表皮化，获得的断层甲床移植物附着于该处，而后"V"形皮瓣整体向远端拉推进呈"Y"形，使之与正常甲床相连并缝合。该术式对于慢性钩形甲的矫正有一定的效果，但存在复发，考虑与 V-Y 推进皮瓣回缩有关。在急性外伤所致的远端甲床及指（趾）腹侧软组织缺损中，将被切下的指（趾）尖进行修剪，获得的全层甲床作为移植物附着于 V-Y 皮瓣远端，可在一期愈合后达到较为满意的外观效果。此外，由于钩形甲常伴发远节指（趾）骨的缺损，必要时可联合植骨治疗，为远端甲床提供一个固定的生长平台，降低术后复发率。

5. **甲排列不齐的修复**　甲排列不齐是指甲板生长方向偏离指（趾）骨长轴的一种甲畸形。先天性的甲排列不齐部分可随年龄增长而自发缓解，但也可能因此丧失最佳的手术时机。一般到 2 岁时甲排列不齐无任何自发缓解倾向，且畸形严重，伴发甲分离、甲板呈牡蛎壳样外观时，应及时考虑手术治疗。全甲单元旋转法是治疗甲排列不齐最常用的外科术式。在甲板周缘皮肤作一鱼嘴形切口，经该切口沿指（趾）骨表面分离并抬起整个甲单元。将甲单元重置方向与手指（足趾）长轴平行，修剪甲周皮肤并缝合。该术式可纠正甲板生长方向，但对于甲板变色、增厚、甲分离等并发症矫正作用不明显。少数情况下甲排列不齐并发严重的甲沟炎，而全甲单元旋转法效果不佳且患者较为痛苦，此时为缓解患者症状，可考虑部分或全部甲基质全切术。甲基质切除多采用甲基质化学切除术（具体参见嵌甲部分），两侧甲基质化学切除经常用于甲沟炎明显的甲排列不齐患者，对于甲板变形且严重影响生活的可以考虑全甲基质化学切除术。

6. **全甲单元缺失的修复**　严重外伤以及早期甲恶性肿瘤（黑素瘤、鳞癌等）的保守性手术常造成甲单元的完全缺失。目前有多种术式可对全甲单元的缺失进行修复。

（1）全层皮肤移植：最常用的术式之一。移植物可从上臂内侧或腹部获取，取材容易。术后皮肤移植物可有效覆盖并封闭指（趾）端缺损，使伤口达到良好的一期愈合（总图8-5-12）。

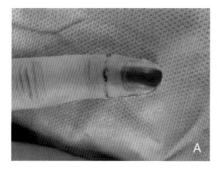
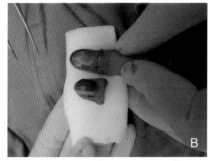
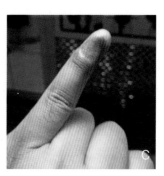

A. 甲原位黑素瘤　　　　　B. 甲单元全切术　　　　　C. 植皮成活良好

总图8-5-12　甲单元全切联合植皮

（2）反向真皮移植：移植物多取材自真皮较厚的区域。切开并抬起该处表层皮肤，不切断皮肤与供区的连接，而后在暴露的真皮组织上削取一片真皮组织。供区的表层皮肤复位并缝合。将获取的真皮移植物上下倒置覆盖患处缺损。当患处的肉芽组织增生良好，由周围组织再表皮化达到二期愈合。术后患处有充足的结缔组织，皮肤具有较好的机械抗力。

（3）邻指皮瓣修复：在邻指腹侧皮肤作一与受区形状一致的切口，但皮瓣蒂部暂不切断。分离并抬起皮瓣底面，覆盖患处缺损，注意保留皮瓣蒂18～20天，使皮瓣在受区充分血管化。供区缺损由他处全层皮肤移植物覆盖。该手术方法需要分步进行，但术后皮瓣成活率高，可达到较好的修复效果。

（4）复合甲单元移植：多用于将全甲单元从美观要求较低的足趾移植至美观要求较高的手部，或将无法再植的断指的甲单元移植至受损较轻的指端。复合甲单元移植物主要包括完整的甲基质、甲床、甲板、甲周皮肤等，移植物伴或不伴相应的血管蒂。目前多数采用带血管蒂的甲单元移植，不仅容易成活，而且术后外观效果优良。对于无血管蒂的移植有限，不易成活，较少使用。若存在远节指（趾）骨的缺损，必要时可进行植骨。该手术操作复杂，创伤大，可改善手部甲单元的外观，但会造成相应供区甲单元的缺失。

甲外科各个修复技术之间非相互独立，尤其对于复合型的甲单元损伤，可灵活搭配选择相应的术式，达到最佳的修复效果。

（王大光）

第六节　常用皮肤外科手术

一、皮肤组织活检

皮肤组织活检作为诊断疑难性皮肤病的一种重要手段，是皮肤科的法宝。一份成功的、客观真实的皮肤组织病理报告不仅对疾病的诊断具有重要意义，而且在一定程度上对疾病的治疗具有提示价值，这离不开对手术、制片及病理诊断各个环节的高标准要求。近年来随着大家对皮肤病理的逐渐重视，越来越多的医生加入到皮肤病理学习的行列中来，极大地提高了大家对于疑难性皮肤病的认识和再认识水平。病理制片技术在相关书籍中已有详细讲述，本书不再赘述。接下来本文就进行皮肤组织活检时的注意事项做一综述。

（一）取材方法

1. 手术刀取材　多数取材医生选择使用手术刀取材，可以人为控制标本的大小和形状，切口常为梭形，因而缝合后伤口多数平整。应注意切口方向尽量与皮纹方向一致，提取组织时尽量夹持一端，切除后剪除夹持过的组织，送检剩余组织。

2. 环钻取材　其优点是快速、便捷，尤其适用于头皮部位活检，通常采用直径为 4 mm 的标准环钻，得到标本的横截面积为 12.6 mm^2，这便于相关毛发数据的计算。但因切口为圆形，所以缝合后两侧常有猫耳朵，必要时需要手术刀辅助修至平整。

（二）取材医生要求

1. 扎实的皮肤外科操作技能　临床上有着数月以上取材经验的医生便可胜任绝大多数皮损取材，但当取材皮损有水疱、糜烂或取材部位为眼睑、唇部及外阴等一些特殊部位时，则需要更有经验的医生进行手术操作，否则会出现组织破损或挤压严重等情况。

2. 了解皮损基本演变进程　皮损从出疹到成熟再到消退是一个连续的过程，取材医生根据皮损表现结合患者陈述应能基本判断所取皮损处于何种阶段。通常来讲应选择未经治疗的成熟皮损，在选择具有同等诊断价值的皮损时，应尽量避开以下部位：①面部、手背、前臂伸侧等影响外观的部位。②间擦及胫骨前等术后伤口不易护理及愈合缓慢的部位。③关节部位，术后瘢痕挛缩易引起关节活动受限。

（三）特殊疾病的取材要点

1. 皮肤肿瘤　皮肤科常见的皮肤肿瘤有基底细胞癌、鳞状细胞癌、隆突性皮肤纤维肉瘤、皮肤淋巴瘤、黑色素瘤等，为了明确肿瘤性质从而为治疗提供帮助，有时需要事先对其进行小范围的活检。

非黑色素瘤的皮肤肿瘤活检要选取典型皮损的中央部分，切口勿超出原有皮损的边缘，否则容易造成肿瘤经切口的扩散，扩大了肿瘤后期的切除范围，手术深度应达脂肪层，尤其对于隆突性皮肤纤维肉瘤的患者；临床怀疑黑色素瘤的患者，若已有远处转移需要皮损确诊的可行局部活检，在初步判断无远处转移时原则上不行活检，应选择全部切除，后者有利于病理医生观察皮损的对称性和对整体结构的把握，切除后的组织应多点取材活检，也可行组织连续切薄片活检，尽量将浸润的最深处和溃疡处包含在病检标本中，帮助病理医生客观真实地判断 Breslow 厚度。

2. 大疱性皮肤病　大疱性皮肤病是一组临床表现为水疱、大疱的皮肤病，常发生于患者的皮肤和黏膜。主要代表疾病有天疱疮、大疱性类天疱疮及大疱性表皮松解症，发病原因包括免疫及遗传因素等。免疫性疱病的取材通常包括完整的水疱及其周围 1 cm 范围以内的非疱区（通常为炎症性红斑），为了避免术后瘢痕过长，尽量选取直径在 1 cm 以内的水疱。尽量选取躯干部位，避开四肢末端如手足部位，后者免疫荧光常为假阴性。切除后迅速将组织用剪刀沿着疱缘一分为二，完整水疱用来做石蜡切片，非疱区用来做直接免疫荧光。对于直径大于 1 cm 的大疱或疱壁已破裂的，则选择疱的边缘取材，包括疱壁区和临界的非疱区，分别行石蜡切片和免疫荧光，手术时应注意保护疱的边缘以防疱壁脱落，保留疱边缘分离的部分对于疾病的诊断非常重要。

对于临床上怀疑大疱性表皮松解症的患者，为了明确疱形成的位置以确定疾病类型，除了行免疫组化做出初步判断外，还需完善水疱透射电镜和全血基因检测。

3. 皮肤血管炎　皮肤血管炎是指发生于皮肤血管壁的炎症，可以是皮肤血管的原发病变，亦可以是全身血管炎的一部分。对于白细胞碎裂性血管炎而言，主要包括过敏性紫癜和变应性血管炎，用来做石蜡切片的标本应选自充分发展的出疹 3 天以上的紫癜样皮损，可以显示较多血管炎的改变。用来做直接免疫荧光的标本则选择出疹小于 1 天的皮损，后者更容易捕捉到如 IgA 等免疫球蛋白在血管壁上的沉积。白细胞碎裂性血管炎的取材应包含皮损的最中央。而白色萎缩（又名青斑样血管病）的取材应选择红斑或青斑中央的苍白区域，该区域容易发现闭塞的血管。若血管炎表现为溃疡性的皮损，取材时应包括溃疡边缘皮肤，不能只选取溃疡处，因溃疡下方的血管炎往往为非特异性的继发表现，不代表原发病本身。另外对于临床怀疑结节性多动脉炎的患者取材时应深达肌肉筋膜，颞动脉炎取材时应选取超过 2 cm 闭塞的颞动脉，手术前常需 B 超辅助确定手术部位。

4. 脂膜炎　脂膜炎是指由于多种原因导致皮下脂肪出现病变的一组疾病，代表疾病有结节性红斑、结节性血管炎，用于诊断脂膜炎的标本应选取结节明显的新发皮损，切忌选择结节消退后遗留的色素沉着斑，标本应包含皮下的全层脂肪。炎症较重或坏死明显的脂肪组织往往质脆，取材时应避免用力提拉，可使用眼科剪向下剪切，直达肌肉筋膜上。因脂膜炎皮损多位于下肢，以小腿居多，所以术前须跟患者充分做好沟通工作，告知取材部位术后遗留明显瘢痕、创面愈合缓慢等问题。

5. 结缔组织病　结缔组织病是一组与免疫相关常累及多系统疏松结缔组织的疾病，代表性疾病有红斑狼疮、皮肌炎等，常在血清中检测到自身抗体。结缔组织病的取材应完全选自皮损区，切除后用眼科剪将皮损沿长轴一分为二，分别行石蜡切片和直接免疫荧光检测，而皮损旁外观正常的皮肤荧光常为阴性。当然，对于结缔组织病的诊断离不开血清自身抗体的检测。临床怀疑皮肌炎的患者若伴有上眼睑水肿，则建议将取材部位选自上睑，该部位愈合后瘢痕遗留不明显。

6. 毛发疾病　毛发疾病的活检部位要选择已持续数月但仍在活动期的皮损，通常术前需要毛发镜辅助定位，通常为镜下所见的红斑炎症区，取材至少需 2 块标本，以保证石蜡切片上可以看到头皮组织的横断面和纵切片。手术刀切除的长轴方向以及环钻刺入的角度要与毛发生长方向一致，以免造成毛发的离断。

皮肤活检尽管是一个非常小的门诊手术，但作为有创操作，术前还是应该仔细评估患者，了解患者过敏史、手术史，有无高血压、心脏病及糖尿病等慢性病病史，另外术前血常规、血凝及感染四项的筛查十分必要，术后应嘱托患者按时进行伤口换药、拆线及定期复诊，尤其对于糜烂、溃疡的皮损取材后要做好后续伤口护理工作，对于焦虑的患者进行术前术后心理安抚。活检要力争以患者创伤、生活影响的最小化换取临床诊断价值的最大化。

【参考文献】

Elston D M, Stratman E J, Miller S J. Skin biopsy: biopsy issues in specific diseases[J]. Journal of the American Academy of Dermatology, 2016, 74(1): 1-16.

（郝军峰）

二、毛发移植术

乌黑茂盛的头发是一个人健康、年轻、有活力、积极向上的象征，秃发严重损害患者的外表形象和心理健康，甚至是社交、工作和婚恋。目前秃发人群越来越年轻化，同时随着生活水平的提高，人们对于美的追求，要求改善既有毛发状态的愿望也越来越迫切。

对于大多数秃发人群而言，毛发移植是最直接最有效的治疗秃发的手段。

毛发移植就是将自体的后枕部毛发通过外科手术的方式，使其重新分布于头皮秃发区或眉毛、睫毛、胡须、阴毛等其他毛发缺失部位，移植后的毛发仍保持后枕部毛发的生长特性，并在移植区域内继续生长。

（一）手术适应证

秃发一般分为瘢痕性秃发和非瘢痕性秃发。非瘢痕性秃发主要有雄激素性秃发、斑秃、休止期脱发、生长期脱发、机械损伤导致的秃发。瘢痕性秃发主要有各种疾病导致毛囊受损而产生的秃发，物理和化学损伤导致的秃发，其共同特点是毛囊结构不可逆的破坏，并最终被纤维组织替代。

毛发移植主要适用于雄激素性秃发（Norwood-Hamilton Ⅰ～Ⅴ级）、非活动期瘢痕性秃发、体毛缺失（眉毛、睫毛、阴毛、胸毛、胡须等）、毛发部位的稳定期白癜风及发际线、鬓角美化。对于雄激素性脱发患者我们一般建议先口服非那雄胺片 6 个月，然后再进行后续的手术。

（二）禁忌证及相对禁忌证

1．患有威胁生命的重大疾病者。

2．患有严重精神及心理疾病以及躯体映像障碍者。

3．各种免疫相关性秃发以及瘢痕性秃发在活动期不宜手术。

4．头皮软组织感染。

5．供区毛发质量缺陷和数量较少。

（三）手术方法

现有毛发移植技术分为 2 种。

1．毛囊单位头皮条切取技术（follicular unit transplantation，FUT）　从后枕部优势供区按照需要种植毛发的量切取相应的长条形头皮条，将头皮条在显微镜下分离为单个毛囊单位移植体，再种植到受区的技术。

2．毛囊单位提取技术（follicular unit extraction，FUE）　直接从供区获得单个毛囊单位移植体的技术，即采用不同直径的环钻对后枕部供区的单个毛囊单位进行钻取，切断毛囊单位与周围组织的连接，然后使用器械将毛囊单位完整地取出。

（四）手术步骤

1．术前准备　常规术前检查，主要包括血压、血常规、血生化、凝血功能、血糖、感染四项、心电图。

签署毛发移植手术知情同意书，我们通常向患者着重强调：①植发手术需要将头发理短到 1 mm 左右。②毛发不可再生。③供区会存在瘢痕。④移植的密度达不到正常毛发密度。⑤不同类型的秃发毛发成活率不同。⑥术后需要坚持用相关药物。⑥种植毛囊的生长规律。⑦手术的麻醉方式、手术时间、术中出血量。⑧植发区设计。⑨手术的收费标准，目前市场上存在按毛囊单位和按毛囊两种计费方式，我们主张按毛囊收费，因为 1 个毛囊单位可能有 1 根、2 根、3 根、4 根、5 根甚至 6 根头发，不是一个精准的计费单位，部分植发机构说按毛囊单位收费实际上将含有多根毛发的 1 个毛囊单位分成 1 根根毛发。

理发：合适的后枕部头发长度对于 FUE 来说至关重要，最好在 0.5～1 mm，FUT 后枕部头发可以稍微长些，通常 1～3 mm。让患者来医院由医生或者护士理发非常重要，市面上的理发店理出的头发基本上不符合要求。

2．拍照　通常在理发前和理发后分别进行 8 个方位拍照（正前位、低头 45° 位、左右侧 45° 位、左右侧 90° 位、正后位、正后仰位），其他部位的供区、受区的拍照。

3．手术设计　按照美学原则设计，男性患者发际线通常设计成"M"型或者"U"型，女性患者发际线通常设计成倒"U"型，这都需和患者沟通，听取患者合理的意见。设计时需考虑患者的性别、年龄、轮廓、秃发严重程度、患者预期目标与经济承受能力。设计发际线时遵循"宁高勿低"原则，并注意前发际线后移行区的设计，及发际线的微小不规则等。阴毛设计通常有菱形、倒三角形等，和胡须、胸毛设计一样，存在多样性，患者的个人意向十分重要。

4．提取毛囊数量的评估　后枕部优势供区理论是雄激素性秃发患者的供区选择理论依据，即这一区域内的正常头皮毛发保持终身存在，可供移植应用的区域一般在枕骨隆突区，在枕颞部距发际 6～8 cm。

术前需检测供区毛囊单位密度、毛干直径、生长期和休止期毛发比例及头皮弹性，根据检测结果计算出供区一次性可提取的最大的毛囊单位移植体数量。

检测受区面积，并结合供区可提供毛囊单位移植体的数量，评估出一次需要移植的毛囊单位移植体的总数，并按顶、额区优先的原则，设计、标记出目标范围的移植密度。常规前发际线处的移植密度为 20～50 FUs／cm²，其余部位根据患者脱发情况进行个性化设计。如手术选择 FUT 技术，为确保供区头皮条切取后的瘢痕最小化，供区头皮条的设计尽量选择长而窄的形状。

5. 麻醉　毛发移植的麻醉主要以局部浸润麻醉及肿胀麻醉，配合神经阻滞麻醉效果更佳，部分患者可以配合基础麻醉。

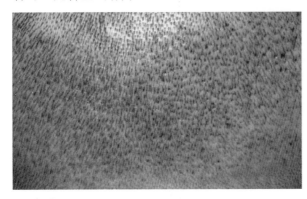

总图 8-6-1　提取毛囊后枕部外观

6. 毛囊单位的获取（总图 8-6-1）

（1）FUT 技术移植体获取：一般采用坐位或俯卧位，头皮条切取过程中注意毛发的角度与方向，刀刃方向需与毛发生长方向平行，将毛囊横断率降到最低。切取的长宽比可以适度增大，以减少缝合张力，术中尽量充分止血、用生理盐水冲洗碎发后减张缝合关闭切口。我们建议在缝合后即刻在切口上、下缘多点均匀注射肉毒毒素，有助于减少切口张力，优化瘢痕愈合，术后对枕部进行加压包扎。

（2）FUE 技术移植体获取：采用毛发提取仪提取毛囊单位，提取针头内径为 0.6~1.2 mm，通常在临床上我们使用 0.8 mm 的提取针，根据供区面积和提取的毛囊单位数量，计算出提取的密度，在提取过程中避免连续提取相邻的毛囊单位。在每次进行后枕部不同部位提取时，通常先提取几个毛囊单位，观察毛囊深度，及时调整提取深度，同时根据毛发生长的方向及时调整提取头和头皮的角度，以降低离断率。对于提取深度方面，部分学者建议深度达到立毛肌止点之下就行，不必钻透真皮，在实际操作中对于年龄大、头皮较硬的患者钻不透真皮很难将毛囊单位取出，一般我们在操作时仅钻透真皮，很容易将毛囊单位用镊子取出。

7. 毛囊单位移植体的制备　毛囊单位移植体的制备过程最重要的是要保证在低温、湿润的环境下进行操作，防止毛囊单位移植体脱水。常规在冰块上铺湿纱布，放置压舌板，使用手术刀进行处理。在操作过程中要不间断淋水，制备好的毛囊单位移植体放入冰碗，同时放入冰箱中，建议将温度维持在 2~8℃。对于初学者我们建议在显微镜下操作可以降低离断率。根据所含毛发根数的不同进行分别放置，100 根或者 200 根毛发放一堆，以便于种植时夹取毛囊，在放置毛囊单位移植体时要精确计数。选择 FUT 技术时，将切取的头皮条在显微镜或放大镜下先分离成更小的薄片，再分离成单个的毛囊单位移植体，每个移植体可以含有 1~4 根毛发。选择 FUE 技术时，提取后的毛囊单位移植体也可在放大镜下进行挑选，切除多余的表皮组织、皮下脂肪，并精确计数。一个完美的毛囊单位移植体应具备以下特征：很少的表皮、足够的皮下脂肪、完整的毛囊结构、呈梨形或泪滴状（总图 8-6-2）。

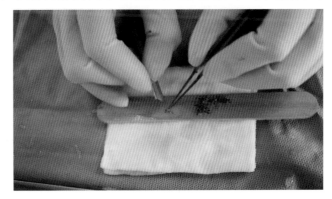

总图 8-6-2　毛囊单位移植体制备

8. 受区打孔　根据毛囊单位移植体的粗细以及受区情况，选用刀刃宽度为 0.5~1.5 mm 的打孔工具打孔。发际线可以用 1.0 mm 打孔笔，其他部位多用 1.2 mm 的打孔笔进行打孔。打孔笔是一个消耗性器械，不锋利时应立即更换。打孔深度应与移植毛囊单位的长度一致，一般为 4~6 mm；打孔方向和角度与邻近毛发的生长方向和角度一致，或者与残留毛发方向和角度一致；打孔密度须与设计时的分配密度一致（总图 8-6-3）。

9. 移植体植入　在植入毛囊单位移植体的过程中需动作轻柔，勿损伤毛乳头，按区域植入，避免孔隙遗漏，植入过程中避免移植体脱水，常规在前发际线区、眉毛、睫毛、胡须、阴毛等部位植入 1 根毛发的毛囊单位移植体，在其他区域则以植入含 2~4 根毛发的毛囊单位移植体为主（总图 8-6-4）。

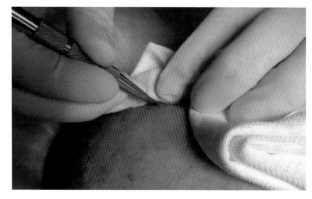

总图 8-6-3   受区打孔

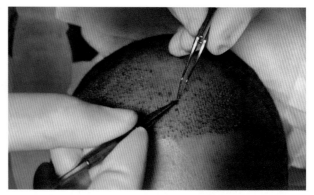

总图 8-6-4   毛囊移植体的植入

10. 术后处理及药物治疗   术后需对后枕部进行适度加压包扎，以术区不出血为原则，次日即可开始轻柔清洗供区和受区。我们一般建议患者术后前 3 天来冲洗植发区并进行红光治疗，3 天后去掉包扎，患者自己在家使用莲蓬头冲洗植发区，术后 7 天来复查，清理头皮上毛囊移植体残留的皮丁。FUT术后 7~12 天拆除缝线。针对活动期的雄激素性秃发患者，口服非那雄胺可维持原有的头发，减缓脱发进程。外用米诺地尔及激光生发帽的使用都有助于提高术后植入毛囊单位移植体的成活率。毛发移植术前术后案例展示如总图 8-6-5、总图 8-6-6。

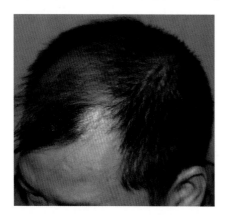

总图 8-6-5   术   前

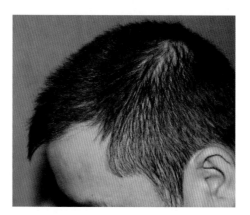

总图 8-6-6   术后 1 年

（五）毛发移植术后并发症及处理

1. 医学并发症

（1）瘢痕：瘢痕是毛发移植术后最常见的并发症之一，主要发生在 FUT 术后患者身上。无张力缝合是减轻瘢痕最有效的方法。如术后发生瘢痕增生的，可采用类固醇注射等方法治疗。FUE 的点状瘢痕一般不明显，如果视觉比较明显可以建议患者留长发，一般 5 cm 的长发可以遮挡大部分 FUE 的点状瘢痕。

（2）毛囊炎：毛囊炎是指毛囊的炎性反应，发生率 1.1%~20.0%，而且严重程度也不尽相同。原因可能是毛发碎屑进入真皮，一般不严重，而且很常见。治疗方法包括热敷、局部使用抗生素软膏、切开排脓和系统抗生素给药治疗等。

（3）感觉减退或过敏：一定程度的感觉减退在每个毛发移植患者身上都可能发生，好发在头顶部和头皮中央区域，尤其是 FUT 术后患者，由于感觉神经的破坏引起。一般术后 3~6 个月感觉会逐渐恢复，但也有偶尔持续到术后 18 个月才能恢复。

（4）上面部的肿胀：对于偏瘦体型患者较多见，由于肿胀注射引起，一般 3 天后基本消退。眼周、颞区肿胀影响生活的患者需要进一步安抚，可以口服草木犀流浸液片。

（5）少见或罕见医学并发症：如切口坏死、开裂、动静脉瘘、感染、出血、呃逆、毛发全部坏死、晕厥、利多卡因过量反应等。

2. 美容并发症

（1）不自然的外观：移植后的毛发不自然可以表现为多个方面，包括毛发的分布形态、方向、角度、性质和毛发周围的表皮异常等。如严重影响外观者，可以采取再次进行植发覆盖原有植发区，或FUE部分提取、激光脱毛等方法去除。眉毛移植和睫毛移植后，因头发与原有眉毛和睫毛的性质不同，故发生外观不自然的概率较大，需慎重并妥善处理。

（2）毛发密度低：密度低既是主观又是客观问题，可以因患者不切实际的期望引起，或者是不适当的移植物分配和低成活率引起。术前与患者进行良好的沟通以及合理地分布设计，都是预防措施。同时毛发移植医生团队的熟练操作、良好配合及其他非手术方式的联合治疗，都能有效地提高毛囊单位移植体的成活率。

（3）其他美容并发症：术后暂时性休止期脱发等。

（赵　涛）

三、体气手术治疗

体气（armpit odor，AO）又称狐臭、腋臭，主要是由于腋窝大汗腺过度分泌的有机物质被该部位的各种细菌分解后产生不饱和脂肪酸所致，为一种特殊的刺鼻臭味，多见于夏季，尤多见于青壮年。体气的特殊臭味给患者带来了很大的精神和心理压力，严重影响其社交、日常生活和工作。

目前治疗体气的方法很多，可分为药物治疗、物理治疗及手术治疗。不同的治疗方法有着相应的适应证，应尽量扬长避短，力争以最小的创伤获取最大的疗效。

（一）药物治疗

1. 局部外用药　外涂方法易于操作、患者痛苦小、快速缓解症状，但易复发，长期使用易导致皮炎等问题。

2. 局部皮下注射治疗　给予局部注射无水乙醇、A型肉毒毒素、消痔灵、芍倍注射液等药物，能抑制或破坏顶泌汗腺导管及腺体，达到消除异味的作用。注射治疗保持效果的时间较短暂，且存在皮肤坏死，感染等并发症。建议不用于顶泌汗腺发育尚未成熟、年龄未满18周岁的青少年。

值得一提的是，芍倍注射液注射治疗体气已取得较好的效果，其机制可能是诱导汗腺的核萎缩或固缩，破坏并抑制汗腺细胞而达到治疗体气的目的。且其副作用少，但现阶段缺乏对患者远期疗效的观察。

A型肉毒毒素（botulinum toxin type A，BTX-A）由厌氧肉毒芽孢梭菌产生的神经毒素纯化而来，目前常用于整形美容方面治疗动力性皱纹、咬肌肥大及因多汗导致臭味加剧。外泌汗腺及顶泌汗腺分泌物质都由乙酰胆碱介导而外排至腺体管腔，而肉毒毒素可以选择性作用于胆碱能神经末梢，阻断其突触囊泡内乙酰胆碱的释放，因此使用肉毒素治疗多汗症及体气成为可能。该方法具有易操作、无痛、无创、不影响工作生活等优点，但也存在着有效期短暂、需要反复多次注射等缺点。

（二）物理疗法

体气的物理治疗指用CO_2激光、微波、高频电离子、冷冻、射频、同位素等非手术外科的创伤性治疗。一般比体气手术创伤要轻，操作也较简便、恢复期短，但较易复发。

1. CO_2激光　以毛囊为标志进行的CO_2激光治疗，能够产生瞬间的高温使汗腺及周围的组织发生脱水、变性来破坏顶泌汗腺，因而能治疗体气。由于CO_2激光具有良好的方向性，接触组织时为直线传播的平行光，全部光能集中在直径小于1 mm的治疗点上，对周围正常组织损伤小，能够瞬间汽化毛孔部的腺体，具有针对性，准确率较高，治疗方法简单易行。

CO_2激光治疗方法主要适用于轻、中度体气，且未进行过手术治疗的患者，其具有较少出现水肿、出血、感染、疼痛、瘢痕形成等并发症的优越性，缺点是毛囊容易遗漏，一般不能一次去除干净，需多次手术。

2. 光纤激光　光纤介入技术是激光治疗的一种，通过将直径不等的光纤置入皮下，将光纤能量传导并作用于皮下靶组织，利用高温凝固热溶解的作用破坏腺体。光纤治疗体气时，我们一般选用400 μm 直径光纤，15 W 能量，因为光热作用可以凝固细小血管，所以光纤止血效果好，术后发生血肿的概率很低，术后只需对穿刺孔进行护理，无需加压包扎，创伤性小。治疗效果主要取决于医生对汗腺分布层次的掌握，过浅会出现皮肤灼伤，过深可能导致神经血管的损伤。

3. 黄金微针　原理是将点阵式微针刺入皮肤深层，其穿透深度达 2.0 ~ 3.5 mm 可调，温度高达65 ~ 75℃，通过射频技术的电热作用对顶泌汗腺及其导管、部分毛囊烧灼使其彻底凝固变性坏死，从而达到治疗的效果。其针体采用特殊绝缘设计，避免治疗过程中出现表皮热灼伤、溃疡等不良后果，保护表皮及真皮上方免受热能损伤。主要通过射频加热破坏腺体，同时可以避开表皮及真皮部分，因其有效率较高、不易遗留瘢痕、术后护理简单等优点，目前在临床上应用较为广泛。具体治疗一般一次治疗为 3 遍：第 1 遍治疗深度 3.5 mm，能量 25 W，时间 400 ms；第 2 遍治疗深度 2.5 mm，能量25 W，时间 360 ms；第 3 遍治疗深度 2.0 mm，能量 20 W，时间 300 ms。温度调整根据脉宽时间和能量等级调整，能量越大、脉宽时间越长，温度就越高，疼痛感增加，但效果可能会更好。

4. miraDry 微波治疗　miraDry 微波治疗仪能够将微波频率 5.8 GHz 能量精确地传递至真皮层与脂肪交界处，富含水分的顶泌汗腺、外泌汗腺在电磁场中偶极分子震动大，脂肪偶极分子震动小，借由电的磁性性能反射，将能量聚居于顶泌汗腺、外泌汗腺分布区域，治疗能量温度维持 60 ~ 70 ℃，有效破坏汗腺，达成永久性效果。冷却系统在治疗当中也能维持 15 ℃，保护表皮和真皮不受热能烫伤。miraDry 微波治疗具有术后无瘢痕形成，无需加压包扎，零恢复期，舒适度高、满意度高等优点，对那些外观要求很高、无充足休息时间的轻、中度体气患者，以及对手术有强烈恐惧心理的患者，是一种最佳的治疗选择，深受年轻女性患者青睐，缺点是可能需要二次治疗。

（三）手术治疗

体气治疗手术方案，本质上是将顶泌汗腺切除，从而治疗体气；但传统的手术方案具有手术创伤大，术后恢复慢，术后并发症多，严重可能出现血肿、皮肤坏死、瘢痕挛缩、上肢动受限等；目前国内外针对传统手术并发症，改进手术方案，更多的微创手术被用于临床，且临床效果佳，主要为以下几种手术方法。

1. 吸脂与光纤联合术　吸脂、光纤介入等手术方法创伤小，但也存在着各自的缺点，为解决这些问题，我们对其进行两两联合，扬长避短。吸脂术可以吸刮一部分的腺体和肿胀液，减少肿胀液对能量的吸收，使光纤的能量更集中作用于靶组织上，提高了光纤的效率和治愈率。同时，光纤具有较好的止血功能，术后不需要加压包扎，患者满意度高、恢复期短。

2. 小切口皮下修剪术　小切口皮下修剪术是在局部肿胀麻醉下，在腋毛分布区域的中央位置做一长约为 2.0 cm 的切口，然后沿着浅表脂肪层与浅筋膜之间的疏松间隙进行分离，形成带有真皮层网状血管网的皮瓣，分离范围为腋毛分布范围外 1.0 cm 左右。然后拎起皮瓣，用示指和中指顶住皮瓣，使其与皮下组织剪贴紧，在盲视或直视下剪除毛囊及顶泌汗腺层，直到外翻皮瓣，可见内面成为瓷白色"鸡皮样"改变。目前相关研究发现该方法能去除大部分顶泌汗腺，达到治疗体气的目的，但也存在着皮肤坏死、瘢痕遗留等缺点，这可能与术者技术不成熟、操作不当所致，部分因患者个人体质导致瘢痕形成，但均未造成上肢活动受限。

3. 小切口皮下吸刮术　小切口皮下吸刮术是局部肿胀麻醉后，在上臂内侧近腋毛部分顺皮纹横行切开皮肤约 0.5 cm，吸脂针与 20 mL 注射器形成简易的负压吸引装置，通过切口用吸脂针在脂肪层向四周钝性分离达腋毛周围 1 cm，使顶泌汗腺、毛囊和部分脂肪组织在皮下形成皮肤脂肪瓣。插入刮勺，由远及近、由深及浅、由上及下均匀反复搔刮真皮面，直至皮瓣表薄，表面呈淡红色，残留毛根轻轻用力能拔出，透过切口见内面平坦，无脂肪球或腺体附着为止。最后用生理盐水 100 mL 冲洗创面 2 ~ 3

遍，观察无残留组织，创面无明显活动性出血，6-0 美容线间断缝合皮肤 2 针，完成手术后在皮瓣的四个角及中心处分别切开约 0.1 cm 的小孔。松散纱布填塞腋窝顶部，用弹力绷带适当加压包扎。该方法具有治愈率高、复发率低、瘢痕遗留不明显、并发症少等优点，适用于气味重且严重影响生活质量、对手术效果要求较高的患者。

（陈　慧　高贵云）

四、皮肤肿瘤的外科治疗

（一）皮肤肿瘤的切除

皮肤肿瘤种类非常多，主要分为良性肿瘤与恶性肿瘤。恶性肿瘤又分为非黑色素细胞肿瘤和黑色素瘤。根据疾病特点，切除范围及深度各不相同。

1. 良性肿瘤　良性肿瘤多生长缓慢，无转移风险。切除时，根据病灶累及的具体部位不同，一般扩大 1～2 mm，深至皮下脂肪层即可，如色素痣、皮肤纤维瘤、血管瘤等的切除。对于仅累及表皮的良性肿瘤，如脂溢性角化病，也可用冷冻、电灼、刮除、激光、磨削等方法去除。真皮内膨胀性生长的良性肿瘤，如表皮囊肿，可通过小切口，排出内容物后完整剥除囊壁达到治疗及美观的效果。皮下的脂肪瘤，也可通过小切口分块取出瘤体或直接用脂肪抽吸的方法去除。

2. 恶性肿瘤　手术扩大切除是大部分皮肤恶性肿瘤的首选治疗。恶性肿瘤根据其病种不同、分化程度、有无转移及转移途径不同，制订相应的手术方案。黑色素瘤及非黑色素瘤的恶性皮肤肿瘤因其生长方式不同，采用不同的手术治疗方案。

临床不能排除恶性病变时，都需要进行皮肤活检（详见本节"皮肤组织活检"）。对于较小的病灶，可以整体切除活检。当病灶较大或者不宜进行整体切除活检时，可进行局部切除活检，应取最能代表其特征的部位，有利于病理医生做出正确的判断。到目前为止，没有证据表明活检会引起肿瘤的扩散或转移，相反，术前明确诊断对于后续治疗方案的制订是非常重要的。当区域淋巴结肿大时，应该通过影像学检查来确定异常淋巴结的大小、数目及位置。可进行超声引导下细针穿刺活检，若穿刺结果阴性，可考虑进一步进行淋巴结切除活检。

（1）非黑色素瘤的恶性皮肤肿瘤外科治疗：重要部位的恶性肿瘤，如五官周围的基底细胞癌，可采用显微切除法（Mohs 显微切除手术），其目的是在确保肿瘤完整切除的前提下，尽可能保留更多的皮肤。其他部位肿瘤根据病种不同，切除范围不同。比如基底细胞癌、乳房外佩吉特病、鲍恩病等一般扩大 0.5 cm 即可，深达脂肪深层。硬斑病样型基底细胞癌及鳞癌须扩大 1 cm，深度须达到深筋膜层或更深；隆突性皮肤纤维肉瘤，通常扩大切除 3 cm 左右，或者采用 Mohs 手术治疗，深至深筋膜层。

（2）黑色素瘤外科治疗：原位黑色素瘤边缘扩大 0.5 cm 切除。浸润性黑色素瘤厚度小于 1 mm，扩大 1 cm 切除，厚度大于 2 mm，扩大 2 cm 切除。对于厚度大于 1 mm，但如有危险因素（溃疡，高有丝分裂率 MR ≥ 1 及淋巴血管侵犯等），扩大 2 cm 切除。切除深度达肌筋膜，通常无需切除筋膜，但对于厚度大于 4 mm 的原发灶，可考虑切除肌筋膜。

笔者对浸润小于 1 mm 的甲黑色素瘤，采用扩大 1 cm 切除，深达指骨皮质，对骨皮质打孔，换药长出肉芽后进行延迟植皮，既保留了手指的功能，又达到了美观效果。对于浸润较深或严重破溃的肢端黑色素瘤，常需行截指术。原发灶厚度大于 1 mm 或小于 1 mm 但伴有危险因素的患者，可以考虑进行前哨淋巴结活检。皮肤淋巴结闪烁扫描可以精确地显示淋巴最先的引流途径，寻找最有可能包含有局部转移灶的前哨淋巴结。术中亦可以使用皮内亚甲蓝注射联合胶体硫化锝放射标记来定位淋巴结，由此确认并切除前哨淋巴结。如果前哨淋巴结中发现转移，则应进行局部淋巴结清扫，因为局部引流区域内其他淋巴结也可能已存在转移，但对于广泛的淋巴结转移及巨大的固定淋巴结伴有出血者，都不宜做常规的淋巴结清扫，可行放疗缓解。对于前哨淋巴结低肿瘤负荷（转移淋巴结直径 < 0.1 mm）的患者无须接受淋巴结清扫。

（二）皮肤肿瘤切除后创面的修复

切除后的缺损修复须根据部位、功能、美观需求不同而异。以功能修复为主，兼顾美观，同时考虑患者的意愿与经济承受等因素。原则上能直接缝合的不做皮瓣，能做皮瓣的不植皮。如张力较小的部位，可在进行皮下分离后直接缝合。足底承重部位最好用局部皮瓣修复，可以最大限度保留足部的负重、行走功能。面部缺损，根据不同的美容亚单位，选择最合适的皮瓣进行修复，达到更好的美容效果。皮片移植时，注意供皮区应相对隐蔽，皮片的颜色、质地应与受区相近，黑色素瘤患者植皮时要选用紫外线敏感性相近的皮肤，以免术后严重色差令患者恐慌。

（赵建红）

五、Mohs 显微外科

Mohs 显微外科是由美国医生 Frederid Mohs 在 19 世纪 40 年代针对皮肤肿瘤开创的手术。该手术的诞生和发展对皮肤外科学具有里程碑意义。Mohs 显微外科被国内外公认为是治疗非黑色素瘤皮肤癌的最佳手术方法。它既能为外科医生在术中确定手术范围提供最客观的病理依据，并精确控制手术切除范围，还能降低复发率；对于复发性非黑色素瘤皮肤癌，能显著降低 5 年复发率。自 21 世纪初传入国内后，已得到广泛认同。

（一）Mohs 显微外科的历史

在 19 世纪 30 年代，作为医学生的 Frederid Mohs 跟随老师研究各种化学硬化剂对动物组织的破坏作用，无意间发现氯化锌注入组织后，虽然可硬化组织，但是微观组织结构形态保存完整。后来，为减少注射的不良反应而采用了 45% 氯化锌糊膏外用治疗皮肤肿瘤，外用 18 小时后组织固定作用自行停止，组织吸收少，无明显气味，诱发肿瘤转移可能性小。至此，产生了"化学手术"的概念，1956年 Frederid Mohs 发表了化学手术专著被广泛接受。虽然化学手术有较好的临床疗效，但是由于需耗时24 小时，且固定后的肿瘤组织切除后由于化学效应，手术创面炎性反应较剧烈，手术缺损不得已多采用 I 期愈合。为了节省时间，Frederid Mohs 尝试将新鲜组织标本用冰冻切片技术检测是否有残余肿瘤，经过反复实验，提出了蝶形切除肿瘤、定向标记、冰冻切片检测、再定向切除残余肿瘤的显微描记术。随着临床病例积累，Mohs 手术被广泛认同并成为治疗皮肤单一病灶连续性侵袭生长的恶性肿瘤的金标准。为了纪念 Frederid Mohs 的功绩，并推广 Mohs 手术，1967 年美国成立了化学手术学院，1986 年更名为 Mohs 显微外科和皮肤肿瘤学学院（ACMMSCO），2009 年又更名为 Mohs 学院，现已成为美国培养皮肤外科医生的权威机构。

（二）Mohs 显微外科的临床意义

对于皮肤肿瘤，医患双方均关心两个问题：肿瘤是否切净；术后对外观造成的影响。皮肤恶性肿瘤通常不是均匀向外侵袭生长，而是在某些方向上会形成"伪足"样的生长模式。传统的皮肤恶性肿瘤切除术及病理检测方法，适合于规则肿物的治疗，对于不规则的肿物就容易造成遗漏，尤其是"伪足"部分的残余肿瘤。Mohs 手术蝶形切除、定向标记检测、定向切除残余肿瘤的方法，保证了肿瘤切净和手术缺损最小，解决了医患双方均关心的这两个问。回顾文献，传统手术治疗原发性基底细胞癌的 5 年治愈率为 90%～93%，而 Mohs 手术的治愈率为 98%～99%；治疗复发性基底细胞癌，传统手术 5年治愈率只有 80.1%，而 Mohs 手术能够达到 94.4%，数据充分表明了 Mohs 手术的应用价值。

Mohs 手术在国外开展了数十年，虽然直至本世纪初才被真正引进国内，但是发展迅速。国内很多医院认识到 Mohs 手术的意义，陆续开展了此类手术。2007 年 3 月，李航等在《中华皮肤科杂志》发表论文《Mohs 显微外科手术 75 例分析》，首次展示了具有中国人特征的 Mohs 手术病例，具有标志性的意义。此后，国内相继有 Mohs 手术治疗皮肤恶性肿瘤的论文报道，体现了皮肤外科医生既通晓皮肤疾病和皮肤病理，又能掌握皮肤美容技术的优势。

（三）Mohs 显微外科的基本原理

皮肤恶性肿瘤通常不是向外均匀侵袭生长，在某些方向上可能会形成"伪足"样生长模式。皮肤恶性肿瘤传统切除及病理检测方法（面包切片法）仅是抽样检测，只适合于体表规则的肿物检测，所以很容易漏查残余肿瘤，尤其是"伪足"部分的残余肿瘤，最终误判"肿瘤切净"。如何全面检查切下的肿瘤标本并准确研判是否有肿瘤残余，一般情况切下的肿瘤标本大体是一个半球形，如果能够彻底检查其侧壁和底面，就实现了全面检测。由于组织具有弹性，所以如果下压肿瘤标本的侧壁，使其与底面部处于同一个平面，此时横切该平面就可以检测到全部的侧壁和底面了，这就是 Mohs 显微描记手术全面检测保证肿瘤切净的基本原理（总图 8-6-7 为两种不同的病理切片模式）。

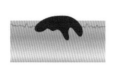 1. 皮肤癌常扩展至可见边界外，导致切除不完全而复发

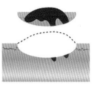 传统椭圆形切除肿瘤，形成窄的边缘

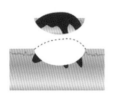 2. 类似其他外科手术，Mohs 手术也是先切除可见肿瘤

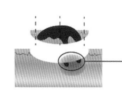 面包切片法组织病理切片无法看到肿瘤的"伪足"

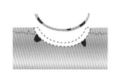 3. 逐层切取薄层组织，直至肿瘤完整切除

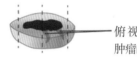 俯视图可以看见肿瘤的"伪足"

总图 8-6-7　Mohs 显微外科和传统切除切除后面包切片法病理检查

（四）Mohs 显微外科的患者选择

Mohs 显微外科治疗建议应在仔细评估后进行，不仅要考虑肿瘤的组织学和位置，还要考虑患者的情况。Mohs 手术是一个漫长而乏味的过程，一般需要持续 2～4 小时，更复杂的情况可能需要更长的时间。如果患者存在严重且不稳定的医疗问题或不愿意接受手术，则可能需要使用刮除术、切除术、放射线等替代方案。

（五）Mohs 显微外科术前准备

根据上述 Mohs 显微描记手术原理可以得知，Mohs 显微外科需要切除、检测、再切除、再检测，周而复始，直至肿瘤切净，最后成形修复手术缺损，故此 Mohs 显微描记手术中患者反复进入手术室，而且等待时间较长。根据 Mohs 显微描记手术的特点，应分别从手术硬件环境、患者状态、医生角度做一些特殊术前准备工作。

1. 硬件环境　应具备常规门诊手术室条件，但由于患者多为老年人，所以要有心脑血管疾病应急抢救的工具和预案。电凝器最好选择双极电凝。另外，紧邻手术室应备有患者休息区。

2. 患者状态　患者手术就会有心理压力，反复进出手术室更会加重。应在术前向患者详细交代手术方案，并调控好患者的血压、血糖等指标，必要时术前予患者镇静剂。手术等待间歇，患者可以自由饮食，最好持续外压敷料以防止出血。对于有心血管病史的老年人最好实施心电监护。

3. 医生工作　要全面评估患者的健康状态和心理状态。由于手术多涉及光暴露部位，所以还要真实了解患者对切口成形修复结果的期待值。医生要向患者及家属详细地交待手术预案，并强调术后随访的重要性。这需要特别强调复发肿瘤的治疗。由于复发肿瘤往往皮下累及的广度和深度很难从表皮受累情况判断，往往看似很小的复发皮损切净后缺损非常巨大，这时很多患者难以接受现实。所以面

对复发肿瘤的病例，一定要事先交待可能发生的各种情况，将患者各方面的预期值调整到合理水平。

4. 做好术前器械准备　Mohs 显微描记手术需要一些特殊物品，包括：①用于标记肿瘤位置和切除方位的模式图，通常需要准备颜面正面、左侧面、右侧面图，左右耳正反面图，头项枕部模式图，躯干四肢正面、反面图，足底面模式图，会阴、阴囊部位模式图。②运输标本的器皿，可以选择平皿或不锈钢盒。可以在器皿底部放置纸片，其上根据需要画上方格，再相应标上号码，使标本对号入座。③标记标本方向的染料。该染料的特殊性在于制片过程中不会被洗脱，现在只有少量国外专业品牌能够满足需求。而从实践操作来看，标记染色这一步骤完全可以通过划痕等措施取代，故而标记染料不是必需的。

（六）Mohs 显微外科的操作步骤

1. Mohs 显微外科标记图上标记肿瘤位置和形态。

2. 标记皮肤肿瘤范围。标记应在局部麻醉之前，因为麻醉可能扭曲解剖标志和肿瘤的实际范围。

3. 局部浸润麻醉。

4. 刮除肿瘤中央浅表部分，主要目的是组织松解，便于后面的冰冻切片制片。

5. 沿切口标记线切除肿瘤，手术切口彻底止血并测量大小后包扎，送患者到休息间等候。

6. 将切下的肿瘤组织分割成合适的大小标本，大小以方便冰冻切片为宜。

7. 将小块标本编号，并利用染色剂在不同的边缘染上不同的颜色，同时在标记图上标记标本分割、染色和标号情况。

8. 送标本进行冰冻切片。

9. 制作冰冻切片时，首先将肿瘤待切平面摊平，等组织冰冻变硬后，再用冰冻 OCT 胶包埋。组织切片是从组织的深部截面开始，一般厚 $4 \sim 7\ \mu m$，按照固定顺序贴于载玻片上，以便医生判断所阅切面的深浅层次。

10. 将切片根据标本标号进行编号。

11. 切片染色后，在显微镜下检测，如果发现残余肿瘤，则在标记图相应部位标记，并在发现肿瘤仍然存在的部位精确切除相应的原位组织。重复这个过程，直到肿瘤在组织学上是阴性的，从而确保完整的肿瘤切除，最大限度地保留正常组织。

12. 一旦肿瘤被切除，使用各种技术来封闭缺损，包括直接闭合、皮瓣移植、皮片植皮和 II 期愈合。

（七）Mohs 显微外科的适应证

Mohs 显微外科适用于具有高复发风险的皮肤恶性肿瘤。一般认为起源于单一病灶，并连续性生长的皮肤恶性肿瘤是 Mohs 显微外科的绝对适应证。Mohs 显微外科绝对适应证包括：①复发性皮肤恶性肿瘤。②肿瘤直径大于 2 cm。③位于面部中央、眼眶及耳郭部位复发风险高的皮肤恶性肿瘤。④肿瘤位于组织保护和根治要求高的部位，如眼睑；组织性分型具有侵袭性的皮肤恶性肿瘤（如小结节、浸润性和硬斑病样型基底细胞癌，基底鳞状细胞性棘皮瘤和低分化鳞状细胞癌）。⑤边界不清的皮肤恶性肿瘤。⑥放射治疗或瘢痕基础上出现的皮肤恶性肿瘤。⑦嗜神经的皮肤恶性肿瘤。某些罕见的皮肤肿瘤，如隆突性皮肤纤维肉瘤、微囊肿附属器癌、梅克尔细胞癌、皮脂腺癌、结缔组织增生性毛发上皮瘤、乳房外佩吉特病和非典型纤维性黄色瘤等，Mohs 显微外科也有比较满意的治疗效果。近年来，由于有可靠的免疫组织化学染色，Mohs 显微外科在治疗某些类型的恶性黑色素瘤方面也显示出其有极大的用途。

（八）Mohs 显微外科并发症及处理

Mohs 显微外科的潜在并发症类似于门诊手术环境中预期的并发症：瘢痕形成、术后疼痛、出血、血肿、皮瓣或移植物坏死以及伤口感染。

1. 瘢痕形成　通过选择适合于伤口大小和解剖部位的修复技术，可以使瘢痕最小化。

2. 术后疼痛　Mohs 显微外科通常在局部麻醉的情况下进行，疼痛一般发生在 Mohs 显微外科术后的前几天，大部分疼痛是轻微的，可以通过口服止痛剂来控制。

3. 出血和血肿　出血和血肿可发生，特别是局部皮瓣和移植物处。出血并发症可以通过术中的彻底止血和偶尔在大皮瓣下放置引流来预防；接受抗凝药的患者，围手术期停止这些药物并不意味着能杜绝血肿，建议患者在手术后的 48 小时内限制体力活动，以最大限度地减少血肿的风险。

4. 皮瓣或移植物坏死　皮瓣坏死很罕见，但皮瓣设计不良、创面张力过大、出血或血肿可导致皮瓣坏死。吸烟的人也可能发生皮瓣坏死，吸烟者皮肤移植常常被延迟数周，以便在修复前创面有新生肉芽组织。

5. 伤口感染　伤口感染率不到 3%，一般发生在手术后约 48 小时，通常可以通过口服抗生素处理。

（薛小文）

【参考文献】

[1] 邓军. Mohs 手术历程及中国皮肤外科发展趋势 [J]. 中华医学美学美容杂志, 2013, 19(6): 161-163.

[2] 邹杰, 肖昌明. Mohs 显微描记手术的研究进展 [J]. 中国美容整形外科杂志, 2014, 25(2): 97-100.

[3] 李航. 皮肤外科系列讲座（五）: Mohs 显微描记术 [J]. 中国美容医学, 2008, 17(12): 1807-1810.

[4] WONG E, AXIBAL E, BROWN M. Mohs micrographic surgery[J]. Dermatologic Surgery, 2018, 45(1): 1.

[5] STANISLAV N, TOLKACHJOV, DAVID G, et al. Understanding mohs micrographic surgery: a review and practical guide for the nondermatologist[J]. Mayo Clinic Proceedings, 2017, 92(8): 1261-1271.

第七节　皮肤美容外科技术

一、吸脂术

（一）概述

吸脂术是利用负压抽吸装置，通过皮肤小切口将吸脂管插入脂肪层，将人体多余的皮下脂肪吸除，使脂肪细胞体积和数量减少，不仅有减肥的效果，还可以改善形体的手术方法。该技术具有非连续性切割、封闭性、钝性等特点，其组织创伤小，机体恢复快，求美者体验感佳。现临床已广泛应用，成为最具活力的整形美容手术之一。

（二）适应证和禁忌证

1. 适应证

（1）由遗传、内分泌及其他不明原因引起的全身性或局部皮下脂肪增多或堆积，不论体重是否正常都可以进行脂肪抽吸。

（2）单纯局部脂肪堆积，如腹、腰、臀部脂肪堆积是最佳的手术适应证。

（3）周身弥漫性单纯性肥胖者常伴有负重感或行动不便，如一次达不到手术效果，可分次进行。

（4）伴有皮肤松垂的肥胖患者吸脂术与皮肤脂肪整形联合进行效果更佳。

（5）其他：某些部位的局限性脂肪瘤、巨乳、女性副乳、脂性男性乳房发育、体气等。

2. 禁忌证　小于 18 岁的未成年患者；严重心脑血管疾病；严重糖尿病；凝血功能严重障碍；病态性肥胖患者不宜手术，应先积极控制原发疾病。

（三）吸脂术的手术设备

吸脂设备由负压吸脂机、硅胶导管、吸脂手柄、注射泵、防倒流过滤器组成。

（1）负压吸脂机：当吸脂负压压力达到 100 kPa（一个大气压）时，可将脂肪吸出。

（2）硅胶导管：连接负压吸脂机和吸脂手柄间的导管，呈透明色，便于观察脂肪的抽吸情况。

（3）吸脂手柄：包括不锈钢手柄、吸管、吸头三部分。目前，应用广泛的吸脂手柄是"品"字形三孔的钝性吸头。规格如下吸脂针：5.0 mm × 300 mm、4.5 mm × 300 mm、4.0 mm × 300 mm、3.5 mm × 300 mm、3.0 mm × 300 mm、1.8 mm × 120 mm；注水针：1.8 mm × 150 mm、1.8 mm × 200 mm、1.8 mm × 250 mm。吸脂时，吸脂针顺序由大号至小号递减，逐渐抽吸脂肪见总图 8-7-1、总图 8-7-2、总图 8-7-3。

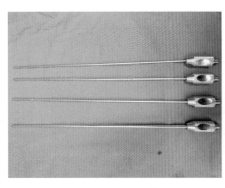 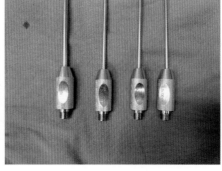 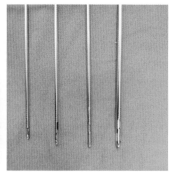

总图 8-7-1　吸脂针　　　　总图 8-7-2　吸脂针手柄　　　　总图 8-7-3　吸脂针吸头

（4）注射泵：与硅胶管相连，将配制的肿胀液注入机体内，其具有匀速、痛苦小、创伤小等特点。

（5）防倒流过滤器：防止抽出身体后的脂肪倒流回去，避免感染。

（四）术前准备

1. 完善术前相关检查，包括传染病检测。

2. 测量体重及周径

（1）腹部：三处腹围最突出点，脐与剑突中点、经脐、经下腹部。

（2）大腿：大腿根部测量其周径。

（3）上臂、小腿：分别测量其同一水平线位置的周径。

（4）臀部：经股骨大转子测量其周径。

3. 术前照相　标记前后均应拍照，面颈部吸脂术前有 7 个标准姿势：正面、左侧面、右侧面、左侧面 45°、右侧面 45°、左右侧面 45° 的仰位角。

（五）麻醉

局部肿胀麻醉为主，将其肿胀液均匀地注射在脂肪深层，后注入浅层，注射量和吸脂量的比例为 1∶（1～1.5）。肿胀液的配比：0.9% 氯化钠注射液 500 mL+2% 利多卡因 10～20 mL+ 肾上腺素 0.5 mg+5% 碳酸氢钠注射液 10 mL。优点：当大量肿胀液注射后，使脂肪组织扩张，便于脂肪抽吸；肾上腺素的应用使血管收缩，减少术中出血；碳酸氢钠注射液中和利多卡因的酸性，减轻注射肿胀液时的疼痛。若需要大面积吸脂，可联合神经阻滞或全身麻醉。

（六）吸脂术操作方法

1. 切口选择　尽量选择隐蔽部位，同时吸脂管又能到达的区域。例如：上肢吸脂可选择腋部和肘部；腹部吸脂可选择髂前上棘和脐周；大腿吸脂选择腹股沟、臀皱和腘窝等。

2. 具体操作步骤　肿胀液在切口局部注射一小皮丘，手术刀切开，将其肿胀液均匀注射在皮下脂肪层，至皮肤呈现中度肿胀。注射完毕后，手持吸脂管，插入脂肪层抽吸，负压调到 500～700 mmHg，吸脂管的针孔朝下，行拉锯式的抽吸，并联合采用交叉式方法，尽量使吸脂后局部组织更平整。当抽吸物由浅黄色脂肪变成带少量血液的脂肪，后变成全血样，应停止抽吸。同时，应避免横向吸脂，以防损伤血管和神经。另外，根据具体部位选择直径合适的吸脂针，将其脂肪吸出体外。如何判断是否吸脂平整，可通过 Pizzaiolo 试验检测：直径 4 mm 的吸脂管插入吸脂层面，用力向上将其皮肤挑起，用

手去感觉组织的厚薄。(总图 8-7-4)

（七）吸脂术在临床中的应用

1. 面颈部的脂肪抽吸

（1）概述：面颈部是吸脂术经常抽吸的区域之一，目前公认的面颈部老化机制有 3 种：重力性老化、容积性老化、光老化。重力性老化表现为面颈部皮肤软组织松弛下垂，包括皮肤和浅表肌肉腱膜系统（superficial musculoaponeurotic system，SMAS）；容积性老化是指皮肤和深层组织的萎缩，包括皮肤、皮下组织、肌肉、骨；光老化是指环境中紫外线对皮肤的损伤。在 3 个机制中，重力性老化影响最大，我们的颈阔肌随着年龄增加会出现下垂松弛，在颈部两侧形成松弛的颈阔肌

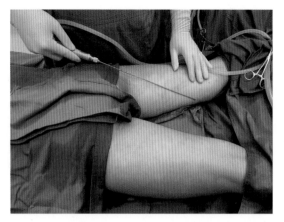

总图 8-7-4　Pizzaiolo 试验

索带，再加上皮肤、皮下脂肪和 SMAS 的松弛引起颌部脂肪垫下垂，使面部呈现衰老状态，尤其在肥胖体质中更普遍。另外，我们的生活方式（能量摄入过多）引起体重增加，表现为皮下脂肪含量增加，一旦肥胖患者体重减轻，面颈部老化萎缩变得更明显。因此，面颈部吸脂能让大多数求美者容貌得到大大改善。

（2）面部皮下解剖：颈阔肌在面颈部吸脂中是一个重要的解剖标志，其浅面是颈部和面颊下部的脂肪，其中有颌部和颏下脂肪垫。颈阔肌深面是面神经的下颌缘支，在脂肪抽吸过程中，易被损伤。因颈阔肌很薄，吸脂针易穿透它，尤其是直径小的吸脂针。面神经下颌缘支的走行是：越过下颌角沿下颌骨下缘平行向前，在咬肌前缘与下颌骨下缘交界处浅出，此处可扪及面动脉搏动。因此，在面颈部脂肪抽吸中应避免穿透颈阔肌。颈外静脉是一条跨过胸锁乳突肌的血管，管径较粗，位于耳垂下方，因此，此处吸脂层次较深时，可能会造成损伤。

拟标记出面颈部吸脂区域，碘酊固定标记线，并采用颈部过伸位，该体位利于脂肪抽吸和局部浸润麻醉。选择双侧耳垂下、颌下和颏下皱褶中点为切口，局部注射肿胀液，用 1.8 mm×120 mm 面部吸脂针与 10 mL 注射器相连，进行均匀抽吸。

（3）注意事项：耳垂下切口切开不宜过深，以免损伤深面的颈外静脉。颌部感觉敏锐，此区域注射局部肿胀液时应缓慢注射。吸脂管应位于颈阔肌浅面，以免损伤面神经的下颌缘支。若该神经损伤，则引起同侧降口角肌暂时性瘫痪，通常在 2~4 周内自行恢复。术后 3 天应佩戴专门的弹力头套，利于吸脂术后塑形。

2. 躯干、腹部和背部的脂肪抽吸　体型曲线美是由腹部、腰部、臀部、背部的比例所决定，而理想曲线有如下标准：上腹部腹直肌有明显轮廓，皮下仅有少量脂肪；下腹部有微凸的平滑曲线，于脐周皮下有少量脂肪。女性：腰部呈现纤细、圆润、流畅完美曲线，并逐渐过渡到臀部。男性：躯干曲线延伸到臀部，呈"V"字形，且臃肿脂肪不出现在肩胛下区和腰部。如果求美者的体型曲线不能满足上述标准，往往希望通过吸脂手术改善自己的体型。

（1）相关解剖结构：腹部皮下脂肪分浅、深两层，其深部是腹直肌和腹外斜肌及腱膜。腹部皮下血管主要来自腹壁上、下动静脉，其次是肋间和肋下血管。其神经主要是肋间神经和髂腹下神经。

拟标记出吸脂区域，碘酊固定标记线，可先采用俯卧位，抽出腰背部脂肪后，再翻身抽腹部。选择双侧髂前上棘、脐为切口，用 11 号尖刀开一长约 1 cm 伤口，至皮下组织层，将 1.8 mm×250 mm 注水针与 20 mL 螺口注射器相连，局部注射肿胀液，肿胀麻醉满意后，根据患者肥胖程度，选择直径合适的吸脂针进行抽吸，一般先用 4.5 mm×300 mm 吸脂针，根据局部脂肪吸出量，逐渐递减到 3.0 mm×300 mm 吸脂针进行均匀抽吸。

（2）注意事项：术前详细体格检查，对脂肪抽吸部位进行仔细评估，检查局部是否有瘢痕、橘皮样变、皮肤凹陷、双侧不对称等；在抽吸腹腰部和背部脂肪时，遵循交叉抽吸的原则。术后穿紧身衣，

避免出现血肿和血清肿。

3. 上肢的脂肪抽吸　患者采取平卧位，上肢外展，消毒铺巾后，选择肘后和腋部做切口，肿胀液注射完毕后，选择小号吸脂针，一般用 3 mm 以下吸脂针吸脂，避免术后出现凹凸不平。上肢吸脂多在肘后做切口，避免损伤尺神经和周围血管。术后加压包扎，瘀斑多在半个月左右吸收。

4. 下肢和臀部的脂肪抽吸　女性因受遗传因素或饮食不节制影响，容易出现下肢和臀部的脂肪堆积，给穿衣着体带来不便，因此，选择吸脂术是她们快速减肥的一种途径。

大腿的脂肪由浅深筋膜分为浅、深脂肪层，浅脂肪层位于皮下，此层吸脂要注意保留皮下 1 cm 厚度的脂肪组织，以免破坏真皮下血管网及术后出现不规则外观。深脂肪层位于深筋膜表面，此层吸脂要注意勿破坏臀沟处的深层纤维隔。

患者取俯卧位，先抽吸臀部和大腿后侧，选择骶尾部、臀沟、腘窝部为切口，肿胀液注射完毕后，先用 4.5 mm × 300 mm 吸脂针抽吸，逐渐递减到 3.0 mm × 300 mm 吸脂针进行抽吸，有利于术后局部的平整性。后侧吸完后，翻身患者取仰卧位，选择双侧腹股沟、膝部内侧为切口。所有的吸脂操作，都应沿着下肢长轴进行，避免吸脂管折弯，以免引起下肢淋巴管的损伤。另外，由于大腿内侧皮下脂肪层缺少纤维隔，故选用小于 2 mm 的吸脂管吸脂，避免脂肪抽吸过量。体位也很重要，大腿内侧或膝部内侧吸脂时，大腿弯曲 45° 并外旋，吸脂更均匀。

注意事项：臀部吸脂时坐骨结节和臀皱襞形成的危险三角，此处不宜抽吸，以免引起局部皮肤下垂，术前应予以标记。大腿内侧吸脂应与大腿整体曲线协调，以免出现大腿中部凹陷。其外侧吸脂应保持皮下脂肪量的厚度与周围一致，以免出现局部凹凸不平或骨性标志突出。术后有部分患者可能出现局部感觉异常，一般 3 个月左右可自行恢复，无需特殊处理。

5. 吸脂术治疗女性乳房肥大　乳房肥大给女性患者不仅带来运动受限，而且很难买到合适的衣服。还有些患者靠戴小号胸罩来解决乳房肥大引起的不雅外观，长期穿戴可引起肩部疼痛等不适。肿胀液的用量一般是 1 :（1 ~ 1.2），浸润麻醉后，等待 30 分钟再进行吸脂，以达到最大收缩血管和麻醉效果。切口选择乳房下皱襞的内外侧，此处较隐蔽，瘢痕不明显。术前评估很重要，如果术前两侧乳房大小无明显异常，则抽出的脂肪量两侧也均一致。手术结束后，患者取坐位，在乳房最低点做一小口，吸脂管接负压后，向各个方向吸引，让引流更充分。

注意事项：避免在乳房上部吸脂，以免术后乳房形态不自然；乳头下方勿过度抽吸，以防止乳头坏死或感觉丧失。

6. 吸脂术治疗男性乳房增大　患者站立位，拟标记吸脂范围，一般选择上外侧、下外侧、内侧为切口，用 11 号刀片切开皮肤约 2 mm，并用眼科剪分离切口，便于吸脂管插入。吸脂管在吸脂各入口处均应呈扇形进行抽吸，以免引起局部不平整。如果腋窝处有延伸脂肪，该区域的脂肪多堆积在腋窝的前方和下方，此处脂肪抽吸能提高术后手术效果。腋窝内应避免抽吸，因为此处有丰富的血管神经。术后穿紧身衣两周。最常见的并发症是血肿，可以通过肿胀麻醉来抽吸血肿。较少见的并发症有抽吸不彻底、皮肤不规则、皮肤冗余、瘢痕、乳头坏死、感染等。

（八）吸脂术的并发症及处理

1. 表面不平整　是吸脂术常见的并发症之一，术中应避免在同一个部位反复抽吸，可减少局部凹陷和血清肿的发生。另外，避免过于浅表抽吸，会损伤真皮下血管网，引起网格状灼热性红斑。术后务必穿医用弹力衣裤，有利于保持术后皮肤的平整性。局部的凹凸不平，可选择用小直径吸脂管抽吸或者脂肪填充，根据患者局部的具体情况决定。

2. 感染　吸脂术后引起的感染非常罕见。术前检查排除糖尿病，血糖异常容易感染。长期口服糖皮质激素或者自身免疫性疾病患者，不宜吸脂。术前 1 天，交待患者沐浴，清洁身体，并使用抗生素，能减少感染发生率。使用直径小的吸脂管，能减少血清肿的形成，而血清肿的形成可成为感染源之一。若感染发生，治疗上使用抗生素抗感染。若局部有脓肿形成，则行切开引流、换药等处理。

3. 异常出血　术前了解患者的用药情况，是否服用阿司匹林和其他非甾体抗炎药，如布洛芬和萘普生等，因为这些药物能抑制血小板的凝血功能，导致术中出血增多，要求患者在术前 7～10 天应停用。另外询问患者是否有出血倾向或家族史，如果有遗传性凝血疾病，此类患者不适合做吸脂手术。术中肿胀液未浸润到术区或者肾上腺素作用未发挥前进行吸脂，也是术中异常出血的原因之一。此外，用直径小的吸脂管，可减少术中出血，建议勿超过 4 mm 管径的吸脂管，可减少术后血肿形成。术后穿医用弹力衣裤，对防止出血、血肿、加速创面愈合至关重要。如果血清肿形成，方法是引流，局部加压。

4. 穿孔　术前检查是否有腹壁疝，如果存在，应在吸脂前行腹壁疝修复术。如果患者近期有腹部手术史，建议完全康复后再行吸脂术。术中术者应用非优势手感受其吸脂管的位置，防止穿孔。当在肋缘下区域吸脂时，应特别注意，建议在表浅部位吸脂，防止内脏穿孔。术后若发现患者有腹膜炎症状，务必引起重视，如持续性腹痛、畏寒、发热、恶心、呕吐等症状，立即完善相关检查，并请普外科会诊。

5. 利多卡因中毒　术前必须检查肝功能，因为其在肝内分解。文献报道，用于肿胀麻醉技术的利多卡因最大剂量是 35 mg/kg，目前普遍接受的最大剂量是 55 mg/kg。在吸脂时，建议用最小剂量的利多卡因达到最佳的局部麻醉效果。另外，还有文献报道，全身麻醉下吸脂，利多卡因的量可减少到常规用量的 1/4，即 13.75 mg/kg，此剂量更安全。术后患者必须留院观察，因为利多卡因在脂肪组织中吸收缓慢，并且其血浆浓度高峰在术后 12～18 小时。如果患者术后出现定向力障碍、头痛、耳鸣、恶心、呕吐、口周麻木等不适，考虑利多卡因早期中毒症状。若诊断明确，立即按局部麻醉药中毒处理。

6. 低体温　术前患者注意保暖，提前升温手术室，消毒液加热，尽可能减少患者冷刺激，术中由于患者被大量灌注冷液体，可用加热毛毯为患者保暖。术后低体温可能与术中出血多、感染、心功能异常等有关。

7. 深静脉血栓形成 / 肺栓塞　术前仔细询问深静脉血栓形成的易感因素，如恶性肿瘤、肥胖、高龄、怀孕、吸烟、口服避孕药等。术中减少吸脂时间，是降低肺栓塞的关键因素。术后多饮水，早期下床多活动，若患者出现下肢疼痛或者呼吸困难，应高度警惕。手术结束时，皮下注射低分子肝素钠，可明显减少深静脉血栓形成 / 肺栓塞的发生。

8. 心肺功能衰竭　术前对于需要大量吸脂的患者，建议分期手术，减少并发症发生。术中大量肿胀液的浸润，可能会引起循环超负荷、心力衰竭、利多卡因中毒、肺栓塞等。此外，肿胀液单次浸润总量控制在 6000 mL 内，此剂量足以满足三大部位的吸脂。术后患者常规留置静脉通道，降低医疗风险。一个健康的患者，若术后早期出现血流动力学改变，应考虑血容量不足、大出血、局部麻醉药中毒等。

二、皮肤磨削术

（一）概述

皮肤磨削术（skin dermabrasion）又称擦皮术、磨皮术，主要包括机械磨削术和现代微晶磨削术（microdermabrasion）；通过对表皮和真皮浅层进行可控制的机械性磨削，将表皮和部分真皮磨去，使凹凸不平的皮肤变光滑、平坦或减轻皮肤皱纹，或将皮肤浅层色素除去；同时刺激创面使其自主修复，修复主要靠表皮内基底层细胞和靠近基底层的棘细胞，以及残存的皮肤附属器如毛囊壁、小汗腺导管壁、皮脂腺导管壁等组织；当创面愈合时，可使皮肤表面的组织变化，并使真皮的胶原纤维和弹性纤维重新排布，残存的皮肤附属器（毛囊、皮脂腺、汗腺）会迅速形成新的表皮，创面几乎不留有瘢痕。皮肤磨削术是医学美容换肤技术在临床上较为常用的一种方法。

（二）操作过程

1. 机械磨削术　常用的材料有砂纸、金属刷、磨头（碳化硅磨头、金刚石磨头、不锈钢磨头），根据损害的部位、形态大小、范围及要求，选择不同的材料与规格。

（1）检查仪器设备运行是否正常，术前准备，常规消毒。根据手术对象、部位及手术范围选择合适的麻醉（包括全身麻醉、局部麻醉或相应部位神经阻滞）。

（2）采用平推磨、圈磨、侧磨、点磨、侧切磨、斜切磨，磨头顺时针旋转，移动方向由远至近，往返磨削，力度均匀；当出现少量散在点状出血时，则说明磨削已达真皮乳头层浅层，此时磨削效果为最佳。

（3）术后清洁创面（含庆大霉素的无菌生理盐水），轻轻压迫止血，并外敷已消毒的凡士林纱布或外涂表皮细胞生长因子，然后用7~8层无菌纱布包扎，用胶布弹力绷带或弹力网绷带将辅料固定。

2．现代微晶磨削技术　目前用于磨削的晶体主要有氧化铝和氧化锌晶体（直径有100 μm、130~180 μm）。其他晶体碳酸氢钠晶体、氯化钠晶体、氧化镁晶体等价格较便宜，同时其磨削效果也较弱。

（1）检查微晶磨削机是否可正常运行、晶体是否足够、磨削头是否通畅。术前准备，常规消毒。

（2）一般无需麻醉，或术前1小时外抹利多卡因乳膏局部麻醉。

（3）操作时，应针对不同的适应证选择不同真空压力、出沙量和手术操作者控制柄的压力，从而控制其磨削深度。将微晶磨头置于需磨削的皮肤上，中间勿留空隙，以防漏气。先将磨头在水平方向滑动，再垂直同步方向，均匀磨削整个皮损部位。根据皮损程度选择磨削次数（皮损较重处可反复多次重点磨削），当出现少量散在点状出血时效果最佳。

（4）术后清洁创面（无菌生理盐水），外涂抗生素凝胶及软膏即可。

（三）适应证

1．瘢痕　痤疮、水痘后遗的凹陷性瘢痕、凸起性线状瘢痕或凹凸不平的片状瘢痕，将凸起部分磨去，使瘢痕与周围皮肤齐平。但要说明的是，较大瘢痕只是磨平，而不是磨掉变成正常皮肤，所以用皮肤磨削术效果不佳的瘢痕还要手术切除。

2．色素沉着斑　雀斑样痣、咖啡斑、太田痣等，黄褐斑一般不主张用皮肤磨削术治疗，因为术后极易复发，而且色素沉着更严重。

3．文身　人工文身、粉尘文身、文眉过浓，只要色素在皮肤内浅层，皮肤磨削术都有一定效果。

（四）禁忌证

1．术野炎症　如急性毛囊炎、脓疱或炎症未控制的痤疮等细菌或真菌感染。

2．病毒性疾病　有严重或复发性单纯疱疹病史、乙型肝炎表面抗原阳性、术野区有扁平疣、艾滋病患者。

3．患有活动性白癜风、银屑病等易出现同行反应患者。

4．放射性皮炎或半年内曾接受放射治疗的局部，烧伤瘢痕等。

5．患有心脑血管疾病、糖尿病等重大内科疾病。

6．皮肤恶变或恶性肿瘤的患者。

7．怀疑精神症状、情绪不稳定者。

（五）注意事项

1．因其磨削时可产生大量热量，故磨头一次接触皮肤时间不宜过长，应随时用生理盐水滴洒于视野降温。

2．在磨削口唇、眼鼻周围时，磨头长轴与其边缘始终保持垂直或移动方向朝向边缘，以防止组织翻卷造成该处部位损伤，尤为注意的是口周较易污染导致感染，应浅磨。

3．正确掌握判断磨削深度，过浅导致其治疗效果欠佳，过深导致瘢痕增生或色素变化。应最大限度改善病变，并减少并发症的发生。

（六）并发症

1．皮肤发红　是磨削后最先出现的并发症，持续时间长短因人而异，通常可在1~3个月内消失。

2．疼痛　多数人术后无疼痛或轻微疼痛，可服用止痛药（如布洛芬等）。

3．水肿　磨削后偶尔会发生轻度水肿，一般3~6周可消失。

4. **感染** 发生率低，主要是创面污染过重及术后处理不当引起。

5. **色素沉着** 发生率较高，一般在术后 1 个月左右出现，2 个月为高峰，多则 6～12 个月，少数 1 年多消退。

6. **粟丘疹** 术后 2～6 周发生，应到医院进一步处理。

7. **瘢痕增生** 可出现在磨削的任何部位，女性为多。一般轻度瘢痕增生 1 年左右可自行消退、变平。必要时 1 年后再行皮肤磨削术，将增生瘢痕磨平。

（七）术后护理

1. 术后 5～6 天可揭去外层纱布，术后 10 天可揭去凡士林纱布。磨削第一次后至少要间隔 3 个月才能进行第二次磨削。

2. 避免阳光直射。

3. 两周内不可化妆。

4. 会暂时遗留色素沉着，一般 3～6 个月，最多 1 年可自行消退。

三、酒渣鼻切割术

（一）概述

酒渣鼻是一种主要发生在面中部和鼻部，以红斑和毛细血管扩张为主要表现的慢性炎症性疾病，又名玫瑰痤疮。多发于 30～50 岁年龄阶段，以女性患者居多。

（二）手术治疗

1. **液氮冷冻** 接触法对鼻部皮损进行冷冻。

2. **皮肤磨削术** 将圆锥形磨头置于电钻上，对鼻部增生的赘生物进行磨削，深度至真皮浅层。手术完毕后，创面用无菌凡士林油纱覆盖包扎，一周后去除敷料。

3. **酒渣鼻切割术**

（1）适应证：酒渣鼻鼻赘期、丘疹期。

（2）手术方法：①常规皮肤消毒铺巾。② 1% 利多卡因 20 mL 加肾上腺素 0.2 mL，在鼻尖、两侧鼻翼及两侧鼻唇沟行浸润麻醉。③麻醉满意后，施术者以手持刀，使刀锋与皮肤成 90°，在患区以"+"字形方式进行切割操作，速度为每秒 3～4 次，力量适中，且保持力量均衡如一。根据患者皮损范围大小和结缔组织增生厚度，选择不同切割力量和深度。一般深度为 0.5～1.0 mm，如结缔组织增生严重，鼻赘大者，则切割划痕深，可达 1.0～1.5 mm。④在手术过程中，切割时需同时要使用纱布按压已经施术部位，既能止血也能使术区清晰可见，方便观察皮损切割程度。⑤整个手术时间大概 20 分钟，待切割创面类似杨梅样即可，加压止血后清洗创面，以凡士林纱布覆盖创面，外层无菌纱布覆盖。

4. **酒渣鼻切除术** 采用皮肤外科方法将其增生鼻部赘生物大部分切除，勿破坏真皮深层，创面无需植皮和缝合，术后处理方法同上。

5. **注意事项** ①手术时需做规律的"+"字形切割，严禁做环形切割，以免造成表皮缺失，导致遗留瘢痕。②手术结束后需彻底止血，防止出血造成感染，产生瘢痕。③术后前两天可能渗出较多，需每天换药 1 次，待渗出减少可隔日换药。④创面 1 周左右结痂，痂皮脱落后可除去纱布。⑤术后 3 个月内术区先呈现淡红色，继而转为淡褐色，最后恢复正常皮肤颜色，此为表皮新生所致。⑥术后需严格注意清淡饮食，可防止瘢痕增生。

四、皮肤埋线提升术

（一）概述

皮肤埋线提升术是将聚对二氧环己酮蛋白线（简称 PPDO 线）植入体内后，刺激机体产生更多的胶原蛋白和弹力纤维，使皮肤提升和收紧，从而达到皮肤年轻化目的的一种微创技术。这种线材属于可吸收材料，在体内 180 天左右吸收，同时刺激术区皮肤，加强皮肤胶原蛋白再生能力，能使松弛的皮肤和皱纹明显改善。

（二）PPDO 线组织学特点

1. 当人体细胞被刺激再生之后，会产生胶原蛋白，其能使皮肤年轻化。

2. PPDO 线组织相容性好，很少会出现排异反应，安全性高。

3. 当 PPDO 线植入人体后，能增加毛细血管通透性，促进皮肤新陈代谢，改善局部组织血液循环，从而改善皮肤肤质。

4. 能刺激成纤维细胞，增强其活性。

5. 提升、紧致皮肤作用。

（三）适应证

1. 年龄　25~65 岁，适合预防和治疗面部、颈部及腹部等部位皮肤的老化。

2. 部位　面部、颈部、胸部、腹部、上臂、臀部等。

（四）禁忌证

1. 瘢痕疙瘩。

2. 糖尿病、心脑血管疾病等。

3. 局部炎症，如面部炎性痤疮。

4. 月经期或凝血功能障碍。

5. 精神疾病患者。

（五）埋线相关解剖知识

面部埋线提升术前，掌握面部组织的解剖结构至关重要。面部组织由浅入深分别为：皮肤、皮下组织、表浅肌肉筋膜系统（superficial musculoaponeurotic system，SMAS）、肌肉、骨骼。埋线提升术将其锯齿线置入 SMAS 浅层，从而能达到提升效果。另外，关于面部神经的分布，要求我们每一位医生都需知晓。面部主要有面神经、三叉神经、眶上神经、眶下神经、颏神经等。面神经颅外段有五大分支：①颞支，支配额肌和眼轮匝肌。②颧支，3~4 支，支配眼轮匝肌及颧肌。③颊支，分上颊支和下颊支，支配颊肌，口轮匝肌及其他口周围肌。④下颌缘支，分布于下唇诸肌。⑤颈支，支配颈阔肌。如果术中操作损伤此神经，会出现面神经瘫痪的表现，如不能皱额、皱眉，不能闭目，鼻唇沟变浅，不能露齿、鼓腮、吹口哨，口角下垂等。

（六）面部神经阻滞麻醉

1. 眶上神经阻滞　患者取仰卧位，眼前视，在眶上缘内 1/3 处或距离眉中 2.5 cm 处的眶上缘，按压时会有明显的肿胀和疼痛感。通常用于额部抬头纹、川字纹、提眉等部位的麻醉。

注意事项：回抽与入针深度防止误入血管和伤及眼球。

2. 眶下神经阻滞　眶下神经是指上颌神经终支通过眶下沟、眶下管、出眶下孔至面部分数支分布于下睑、鼻翼和上唇皮肤。眶下孔位于瞳孔中线下方，眶下缘下方 8~10 mm 处，也可能有个体差异。眶下神经阻滞通常用于中面部埋线提升、隆鼻术等。

注意事项：同眶上神经阻滞，也不需要将针头插入孔内进行麻醉。

3. 颏神经阻滞　颏孔通常位于下颌第二前磨牙根下方，下颌体上、下缘连线的中点，距正中线约 2.5 cm 处。此孔呈卵圆形，开口多向后、上、外方，孔内有颏神经、血管通过，为颏神经的麻醉穿刺处。当涉及下颌缘埋线提升、下颌角、唇部、假体隆颏等手术，需进行颏神经阻滞麻醉。

注意事项：要注意颏神经的保护，该神经损伤会导致下唇麻木不适。

（七）线的类型

1. 锯齿线　此线的刺为 360° 螺旋状分布，受力更均匀，刺与线成 20° 角，比国外产品的 40° 角拉力更强（总图 8-7-5）。主要用于面部埋线提升。

2. 平滑线　它能刺激真皮层胶原蛋白生成、细胞自我修复、局部微循环从而起到改善面部松弛。适用范围：细小皱纹、肌肤松弛、嘴角赘肉、面部凹陷等。（总图 8-7-6）

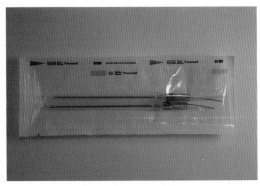

总图 8-7-5　锯齿线

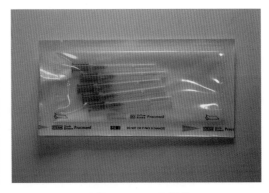

总图 8-7-6　平滑线

3. 螺旋线　不仅有紧致提升效果，还具有填充作用，此作用也是与平滑线的区别之一。具有与组织接触面积更大，提升紧致效果更佳等特点见图（8-7-7）。线材规格如总表 8-7-1 所示。

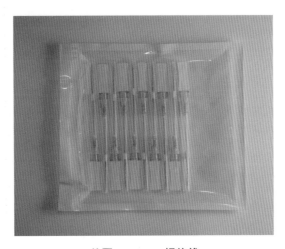

总图 8-7-7　螺旋线

总表 8-7-1　　　　　　　　　　　　　　　　　　　线材规格

类型	线的型号	针的直径	针的长度	线的长度	规格
锯齿线	2-0#	18G	10 cm	15 cm	5 根 / 包
平滑线	5-0#	29G	2.5 cm	5 cm	10 根 / 包
螺旋线	5-0#	29G	2.5 cm	5 cm	10 根 / 包

（八）具体操作

1. 术前建档、拍照和沟通　对所有患者建立档案，以便客户与医生查阅和校对。术前多角度拍照，包括正面、正面仰视位、正面俯瞰位、侧面、侧 45° 五个角度，并存入电子档案。另外，签字谈话沟通可能出现的并发症。

2. 术前准备　术前完善相关检查，如血常规、输血前四项、血糖、心电图等。医助提前准备好手术需要的各种规格线材、器械、麻醉药物、治疗车等。

3. 手术步骤

（1）额颞部埋线提升术：适合祛除抬头纹、川字纹、眉下垂和填充颞部凹陷。术前行眶上神经和滑车上神经阻滞麻醉，配合表面麻醉。选择线材：2-0# 锯齿线、5-0# 平滑线和 5-0# 螺旋线。进针点：发际线处。层次：皮下。埋线数量：锯齿线 3～5 根 / 侧，螺旋线 10～15 根 / 侧，平滑线 10～15 根 /

侧。具体操作：麻醉满意后，破皮针在额部发际线处开口，将埋线针与皮肤呈45°角进针，缓慢向眶上缘处进针，避免过浅或过深，过浅在表面会出现条形痕迹，过深会引起额肌运动。退针时，左手按住埋线针的远端，挂住组织后，右手缓慢退针，边退针边用左手往上提拉皮肤，把针拔出后，右手拉线提升，左手继续往上推皮肤，以不出现凹陷为度。术后，双侧对比是否对称并调整。最后，剪除多余的线，将其线埋于皮下。针对于额部的细纹，用螺旋线填充皱纹处凹陷，用平滑线打网格（总图8-7-8）。川字纹的方法同上。

（2）眼周埋线提升术：适合祛除鱼尾纹、下眼睑纹、眼袋、填充泪沟。麻醉选择表面麻醉。线材：5-0#平滑线和5-0#螺旋线。层次：皮下浅层。埋线数量：螺旋线10~15根/侧，平滑线10~15根/侧。具体操作：麻醉满意后，将埋线针与皮肤呈15°角进针，进针和退针方法同抬头纹。泪沟填充用螺旋线沿着泪沟方向填充，不用平滑线打网格（总图8-7-9）。针对于鱼尾纹，用螺旋线填充皱纹处凹陷，呈放射状布线，用平滑线垂直打网格（总图8-7-10）。轻度眼袋也可用埋线祛除，用平滑线水平埋线，收紧紧致局部皮肤，从而达到祛眼袋的目的，同时也能改善局部的下眼睑纹（总图8-7-11）。

（3）中下面部埋线提升术：适合面颊部软组织松弛，苹果肌填充，法令纹、面颊部凹陷和下颌缘轮廓塑形。术前行眶下神经、颧面神经和颏神经阻滞麻醉，配合表面麻醉。选择线材：2-0#锯齿线、5-0#平滑线和5-0#螺旋线。进针点：见总图8-7-12。层次：SMAS层和皮下。埋线数量：锯齿线3~5根/侧，螺旋线20~30根/侧，平滑线10~20根/侧。具体操作：麻醉满意后，破皮针在进针点处开口，将埋线针与皮肤呈45°角缓慢进针，具体行径见总图8-7-12，避免过浅或过深，过浅在表面可能会出现条形凹陷，过深可能会损伤腮腺或面神经。退针方法同额部提升术。术后，患者取坐位，双侧对比是否对称并调整。最后，剪除多余的线，将其线埋于皮下。下颌缘轮廓塑形、苹果肌填充、法令纹和面颊部凹陷的操作方法见总图8-7-13~总图8-7-16。

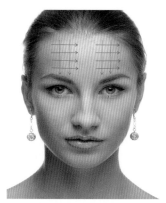

总图 8-7-8　额颞部埋线

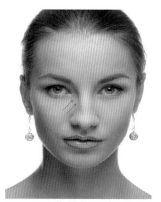

总图 8-7-9　泪沟填充埋线

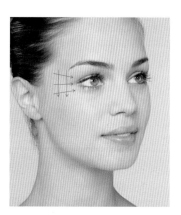

总图 8-7-10　鱼尾纹填充埋线

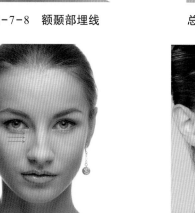

总图 8-7-11　轻度眼袋填充线

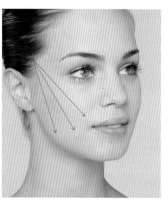

总图 8-7-12　中下面部埋线

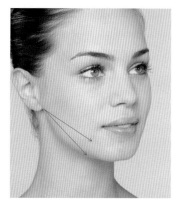

总图 8-7-13　下颌缘轮廓塑形

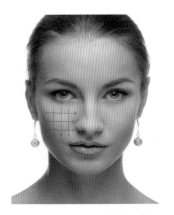
总图 8-7-14　苹果肌填充

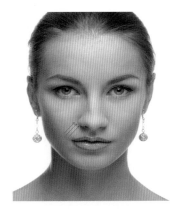
总图 8-7-15　法令纹填充

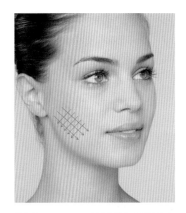
总图 8-7-16　面颊部凹陷填充

（九）术后注意事项

1. 术后 7 天清淡饮食为主，勿吃海鲜等高蛋白饮食，以免过敏。

2. 术后 7 天勿沾水，针眼涂红霉素软膏，早晚各 1 次。

3. 术后口服抗生素、云南白药胶囊或迈之灵减轻瘀青，泼尼松片减轻水肿。

4. 术后冰敷 3 天（忌热敷），手术即刻冰敷半个小时，减轻红肿现象。

5. 术后带塑形弹力头套 3 个月，让蛋白线与皮下组织更好地融合在一起。

6. 术后 2 周应避免挤压、面部过度运动，比如用力咀嚼大笑，特别是要避免面部搓揉、按摩。

7. 术后 2 周内禁止去角质、面部护理。

8. 术后 1 个月防晒，勿汗蒸、桑拿、泡温泉。

9. 埋线后出现硬结，无需处理，1~2 个月可自行吸收。

（十）埋线提升术的并发症及处理

1. 感染

【原因】外科无菌操作要求不严格；术后护理不当，面部皮肤清洁不到位，细菌顺着针眼感染；器械消毒不合格；线材包装有破损未发现。

【处理】严格遵守无菌操作原则；术后面部及时清洁到位，针眼抹抗生素软膏，术后口服抗生素预防感染；局部皮肤有毛囊炎或属于油性皮肤，应避免此操作；若发现感染，立即取出线材；严重感染，需要切开清创引流。

2. 局部瘀青、肿胀

【原因】常见于面颈部术后埋线。面部组织本身就血运丰富，容易出现瘀青、肿胀；术中可能碰及血管，引起局部出血。

【处理】术中动作轻柔，熟悉周围血管的解剖，避免损伤血管；少量出血引起的瘀青，可局部涂抹瘀青膏或马应龙痔疮膏，可加速瘀青的吸收；术后 3 天局部冰敷，后改热敷，口服迈之灵，改善局部血液循环，利于瘀青肿胀消散。

3. 局部凹陷

【原因】埋线提升时用力过猛，导致组织过度牵拉，出现凹陷；埋线层次深浅不一，当提拉线时，局部易出现凹凸不平。

【处理】热敷、按摩皮肤，通常可缓解。埋线提升时，应用力适度；熟悉解剖，选择合理的埋线层次，避免术后出现凹凸不平。

4. 线头外露

【原因】埋线层次太浅；埋线过长；退针时按压不到位，使线和针一起退出，而术中又未发现；埋线处肌肉活动度大。

【处理】线头外露处消毒后，用镊子夹住线头往外轻轻拽，剪刀剪掉线头，局部涂抗生素软膏。另外，术后应仔细检查是否有线头外露，及时处理；退针时，左手压住针尾远端，旋转退针，可避免线针一起退出。

5. 术后面部不对称

【原因】双侧提拉力量不均匀；双侧埋线的深浅不一；一侧悬吊线断裂可能。

【处理】局部适当按摩；若双侧不对称很明显，可在皮肤松弛一侧再次埋线。术后即刻坐位观察双侧效果，及时发现问题及时处理。

6. 面神经损伤

【原因】埋线过深。

【处理】大部分可自行恢复，无需处理；术中操作时，应缓慢操作，左手辅助判断层次。

7. 颧骨突出

【原因】悬吊线过长，导致颧骨处皮下软组织堆积；术前设计提升方向不合理。

【处理】可通过局部皮肤按摩，可缓解。术前设计应避开颧骨最高点或调整进针点，避免术后皮下组织堆积。

（田　毅）

【参考文献】

[1] 杨蓉娅. 皮肤外科学 [M]. 北京：科学出版社，2017.

[2] 赵辨. 中国临床皮肤病学 [M]. 南京：江苏凤凰科学技术出版社，2010.

[3] 戚可名，王阳. 临床脂肪抽吸技术 [M]. 郑州：郑州大学出版社，2003.

[4] 王炜. 整形外科学 [M]. 杭州：浙江科学技术出版社，1999.

[5] 邢新. 脂肪抽吸：实用整形外科技术 [M]. 北京：人民军医出版社，2008.

[6] 范巨峰，杨蓉娅，李勤. 埋线美容外科学 [M]. 北京. 人民卫生出版社，2017.

[7] 张陈文，孙玮骏. 埋线提升与抗衰老操作手册 [M]. 沈阳：辽宁科学技术出版社，2015.

[8] 赵启明，邬成霖. 皮肤美容外科学 [M]. 杭州：浙江科学技术出版社，2003.

[9] 郑荃. 皮肤美容外科学 [M]. 北京：人民军医出版社，2004.

第九章 皮肤美容

第一节 中医美容

中医美容是在中国传统文化背景下，将中国传统美学与现代美学相结合，以中医基础理论为指导，来维护和塑造人体之美，治疗损美性疾病，改善损美现象。中医学认为，人体是有机的整体，以五脏为中心，要使皮肤光滑润泽，必须要达到整体的阴阳平衡、脏腑协调、经络通畅，气血调和。

一、中医美容溯源

中医美容的形成和发展经历了漫长的岁月，几乎与中医药学同时产生，并伴随社会生产的发展和人民生活水平的提高而不断发展，每个历史时期的政治、经济、文化的繁荣兴旺都在中医美容的发展史上留下了不同程度的烙印。

1. 中医美容的起源——远古至先秦时代（公元前 211 年以前） 中医美容和人体美密不可分，而人类审美意识早在远古已产生。有据可查的是在距今 3 万多年的北京周口店"山顶洞人"（旧石器时代晚期）的遗物中，发现很多钻孔的小砾石、石珠和穿孔的狐、獾或鹿的犬齿等装饰品，这些装饰品的出现，表明山顶洞人已经产生了审美观念的萌芽。有文字记载的最早美容行为是洗脸，甲骨文的"沐"字形似一个人披散着头发在洗脸。而后较普遍的美容行为是敷粉，和现代人使用化妆品调整面部肤色、遮盖面部瑕疵的目的相同。除追求颜面五官的美之外，春秋战国时期对头发的美饰作用也很重视，在洗发使之洁净的同时，还涂发蜡一类的美容用品，使其有光泽，古人将这一类美容用品称之为"泽"。

2. 中医美容的萌芽——秦汉三国时期（公元前 211—公元 264 年） 汉朝时期，我国中原地区以外的美容用品及有美容功效的药物、食物通过"丝绸之路"传入中原地区，丰富了中医美容的常用药物。这个时期，中医药学也取得了重要成就，出现了一些经典医药学著作如《黄帝内经》《神农本草经》《伤寒杂病论》等，为中医美容的形成与发展奠定了坚实的基础。

3. 中医美容的形成——两晋南北朝至隋唐五代时期（公元 265—960 年） 这一阶段是传统中医美容形成的时期，也是中医美容发展鼎盛的时期。此时中医美容受美学思想的影响，不仅关注颜面的美化，也开始重视损美性疾病的防治，如粉刺、黄褐斑、皮肤粗干、齿黑等。美容方剂及剂型在原有的基础上进行了改革和创新，中医美容的 5 大手段（药物、药膳、针灸、推拿及养生）也已基本具备。

4. 中医美容的发展——宋金元明清时期（公元 960—1911 年） 这一时期是传统中医美容的拓展时期，大量的美容用品和方剂不断出现。从北宋起，大量香料输入我国，使美容药物及方剂都更加丰富。宋金元时代，得益于官方对医药学术的重视，中医美容的方法与经验在此期间得到系统地整理、提高和推广应用。同时，中医美容也从单纯的美容经验过渡到理论研究。特别是金元四大家对损美性疾病病因和证治的阐释，使美容中医学更加具备辨证论治的特色。明清时期，社会美容事业开始展开，中医美容在理论和方法上，都有明显的提高和发展。

5. 近现代中医美容的发展和趋势（公元 1911 年至今） 近代我国化妆品工业有了较大发展，并由作坊式生产发展到机械化生产的化妆品工厂，中医美容也重新崛起。目前，中药美容、针灸美容和药膳美容等已成为研究热点。

二、中医美容治疗

（一）中医美容治疗原则

1. 内治原则　《内经》云"有诸内必形诸外"，故面容是反映机体健康状况的一个窗口，五脏气血的盛衰、功能的正常与否，直接关系到皮肤、毛发的状态。在皮肤护养方面需重视脏腑气血调和。

肺主气，外和皮毛。皮肤属肺而依赖气血濡养，肺功能正常，则皮肤表现出健康的状态，若气血不调，肤失所养，则致皮皱增多、干枯无华，故治宜调补气血；肺与大肠相表里，肠热便秘则使肺热壅滞，面生疖疮，因此需保持大便通畅，毒热随去，则皮肤光滑润泽。脾为后天之本，气血生化之源，饥饱失常、偏食嗜饮、过度思虑，均可导致脾胃运化失健，传导失司，升降失常。日久脾气衰弱，气血生化无源，不能营养面部肌肤、毛发，则皮肤晦暗无泽，干燥粗糙，毛发枯槁易落；脾胃湿热，肺气不清，上蒸于面，气血凝滞，日久而生痤疮及酒渣鼻，治宜健脾益胃，清泻肺热，活血化瘀。肾为先天之本，是维持生命生长、发育的物质基础。肾精充盈则气血旺盛，皮肤处于健康状态；肾精亏虚则阴液枯竭，皮肤失去濡养，出现皮肤干燥、皱纹。肾之华在发，发为血之余，肝藏血，故肝肾亏虚，血虚生风，可导致脱发或白发，治宜滋补肝肾，补养气血。

2. 外治原则　由于皮肤长期暴露于外界之中，易受外来邪气侵袭，邪气侵袭肌肤，引起气血失和，津液运行障碍，血液瘀滞，使皮肤失养，出现肤色晦暗、干燥或其他皮肤疾病。如风为百病之长，善行而数变，易导致皮肤干燥、瘙痒等；寒为阴邪，易伤阳气，收缩毛窍，出现皮肤苍白、皲裂等；热为阳邪，易引起日晒伤等皮肤问题；燥邪伤津，易使皮肤干裂、脱屑等。因此在日常皮肤保养中，应注意顺应四时，加强保湿，注重防晒，避免外界不良刺激对皮肤造成损伤。

（二）中医美容治疗常用方法

1. 中药美容法　中药美容法是通过内服或外用中药，来防病健身、延衰驻颜或治疗损美性疾病的一种中医美容方法。中药美容法根据中药的使用途径不同，分为内治法和外治法两大类。

（1）内治法：内治法是以中医基础理论为指导，以中医整体观念为基本原则，辨证论治，通过内服中药，调节气血阴阳，恢复阴平阳秘的状态，从而达到健体强身，驻颜美容的目的。据历代医书记载，通过内服中药方剂来使面容美好的药物多达上百种，而美容方剂数量达 2000 多首，如《寿世保元》中记载的"扶桑至宝丹"，以桑叶为主要药物，具有驻颜乌发的作用。治疗损美性疾病的常用内服美容中药，包括补虚类、清热类、泻下类、祛风解表类、祛湿类、行气活血类、温里类等。如人参，性甘、微苦，有大补元气，补脾益肺之功，可用于治疗须发早白、头发脱落等损美性疾病；石膏，归肺、胃经，可清肺、胃实热，用于肺、胃实热所致的粉刺；大黄，苦寒，泻下攻积，清热解毒，可用于痈疮肿毒。

（2）外治法：外治法是用中药的各种剂型如粉剂、溶液剂、软膏剂、糊剂、面膜剂等，通过熏洗、湿敷、扑撒、涂擦、浸浴、贴敷、喷雾熏蒸等方法促进皮肤对药物的吸收，从而达到疏通经络、行气活血、软坚散结、逐步清污、除皱增白、滋润祛皱的目的，起到美容驻颜的效果。如湿敷是指用浸沾药液的纱布敷贴患处来治疗疾病，古称"溻法"，分为冷湿敷和热湿敷两种，前者功在引流、收敛、消肿、止痒等；后者可通络、活血、散结、止痛等。浸浴是指用中药药液浸泡身体或患病部位，起到清洁、润肤、保湿、止痒、止痛等功效。粉剂是指将中药研磨成极细粉末，再外用于治疗部位的方法，具有保护皮肤、吸热消炎、止痒等作用。

2. 针灸美容法　针灸美容法是以针灸方法为手段，通过选择一定的腧穴或特定部位，运用毫针、三棱针、皮肤针、火针、电针、艾灸、拔罐等方法，作用于经络、脏腑，以调和阴阳，扶正祛邪，疏通经络，行气活血，从而达到养生保健、美容防老和治疗损美性疾病的目的。如毫针法可以通过针刺体表的穴位及特定部位，激发经络气血，调理脏腑功能，从而达到调养神志、祛病美颜的目的。此法简便易行，疗效稳定，是针灸美容的主要方法。"针所不为，灸之所宜"，灸法，是将以艾叶为主要原材料制成的艾炷或艾条点燃，在体表的特定部位熏灼，可以加强机体气血之运行，从而达到荣养皮肤、治疗疾病的目的。

3. 推拿美容法　推拿美容法是在中医基础理论的指导下，运用各种手法刺激体表经络腧穴或特定部位，从而调节人体阴阳、脏腑、经络、气血津液的平衡，以达到治疗损美性疾病、护肤养颜、延缓衰老等目的的一种中医美容治疗方法。推拿美容法的基本手法有点法、按法、推法、抹法、擦法、摩法、揉法等，可应用在黄褐斑、痤疮、脱发等皮肤疾病的治疗。

4. 刮痧美容法　刮痧美容疗法是以中医脏腑、经络学说为基础，借助水牛角等天然材料所制作的刮拭器具，选择人体浅表经络、腧穴等特定部位，在操作局部涂抹交换介质后，经过面刮法、角刮法、点按法、拍打法、揉按法等，造成皮肤表面发热、发红，出现瘀点、瘀斑等，达到疏通经络气血，调整阴阳平衡，实现美容防衰的目的。

5. 其他中医常用美容方法　除上述中医美容方法外，常用的中医美容法还有结扎美容法、心理调节美容法等，都在临床中广泛应用，起到美容养颜，抗衰驻颜的作用。

三、中医美容保健

中医美容保健是中医美容的重要组成部分之一，随着中医药的产生而萌芽，又随着中医学的发展而进步。《黄帝内经》为中医美容保健提供了理论指导和依据，《伤寒杂病论》《肘后备急方》《诸病源候论》等著作的问世，也使中医美容保健法在理论上不断充实和完善。

（一）中医美容保健原则

1. 整体观念　中医学认为，人体是一个有机的整体，人与自然、社会也是统一体，一个人身体健康、脏腑功能正常，其外在表现才能是皮肤红润、肌肉丰满、身体挺拔、动作矫健，从而给人以外形上的美感。否则，即使器官系统的结构是正常的，疾病和衰老也会使人体失去美的风姿。《灵枢·本神》曰"智者之养生也，必顺四时而适寒暑，和喜怒而安居处，节阴阳而调刚柔"，《素问·上古天真论》又云"恬淡虚无，真气从之，精神内守，病安从来"，中医美容保健主张顺应自然、修身养性，以期天人合一，达到最佳状态。

2. 强调预防为主　《素问·四气调神论篇》云："夫病已成则后药之，乱已成而后治之，譬犹渴而穿井，斗而铸锥，不亦晚乎。"中医美容保健十分重视对损美性疾病和美容缺陷的预防，认为美容的关键不在治疗，而在预防。主张防微杜渐，防患于未然，这也体现了中医"治未病"的思想。例如皱纹是人衰老的外在表现，而在皱纹未出现时，若能注意在内调节五脏六腑功能，在外适宜养护肌肤，并避其风霜雪雨，就可以有效预防或延缓皱纹的出现。

（二）中医美容保健方法

1. 药膳美容保健法　药膳美容法及食疗美容法，以中医基础理论为依据，采用具有药用价值的食物或药食两用的中药为烹饪食材，制作成色、香、味俱全的食品，辨证施食，通过日常食用，达到美容养颜的目的，如可以乌发生发的"乌发蜜膏"、可以美白祛斑的"白芷茯苓粥"等。早在我国第一部药学专著《神农本草经》中，就已经记载了不少药食两用的美容食物，如龙眼肉、黑芝麻、大枣、蜂蜜等。龙眼肉甘温，归心、脾经，能补益心脾，养血安神；黑芝麻甘平，归肝、肾经，能补益精血，润燥滑肠；大枣甘温，归脾、胃经，能补中益气，养血安神；蜂蜜甘平，归肺、脾、大肠经，能补中缓急，润肠通便。药膳有健脾益气，温经通络，补肾乌发，美白润肤等功效，但药膳不能替代药物，其重在养生和保健。

2. 按摩美容保健法　按摩美容保健法是以中医理论为依据，采用各种手法作用于头、面及全身，一方面通过经络系统调节脏腑功能，另一方面通过体表局部刺激以舒经活络、调和阴阳，达到美容保健的作用。按摩美容保健法长于泽颜、除皱、疏导气血，可用于对抗皱纹、皮肤松弛和肤色晦黯等方面。

3. 气功美容保健法　气功美容是通过调形动作、调神意念、调息呼吸的调练，锻炼人体的精、气、神，调整人体内部机能，使人消除心理和身体的紧张状态，避免情绪刺激对人体脏腑、气血及面容的影响，是强身健体、养颜驻容的一种自我整体修炼方法，易学易用，适用范围广。目前常用的美容保健气功有驻颜功、明目功、健美减肥功等。

4. 体质调养美容保健法　体质调养是依据中医体质学理论，以辨质施调为原则，运用中医综合美容调理技术，内外结合、标本兼治，改善体质偏颇，对亚健康状态进行美容保健及皮肤养护，达到美容延年目的。在预防、调理亚健康状态方面突出中医药优势，体现中医"不治已病，治未病"思想。现代体质学将人的体质分为九种，并科学建立了体质评判标准和方法，经过体质评定后，辨质施调，运用药物、膳食、经络、情志等综合调理，达到全身阴阳的平衡，健身延年，驻颜防衰等目的。

5. 情志美容保健法　情志调节也是属于中医范畴的美容保健技术。《素问·举痛论》云："怒则气上，喜则气缓，悲则气消，恐则气下……思则气结。"叶天士云："七情致损五志内伤，情志之郁，药难霍然。"情志异常，影响肝的疏泄功能，导致肝气郁结。气为血之帅，气血相互依存，气行则血行，气滞则血瘀，瘀久则耗气伤阴，经络不通，气血不能上荣于面，则颜面不泽，面色不悦，甚至生黄褐斑、痤疮等疾病。根据五脏配五志，以中医五行生克制化理论为指导，即能发挥情志的美容保健作用。

四、中医美容古籍名方

对于美丽的追求从来不是现代女性的专利。根据相关文献记载，早在原始时期，人类便学会了用动物油脂来保护皮肤；《周礼春官·女巫》中就有用香草沐浴以增加身体香气的记载；到了汉朝时期，人们便普遍用淘米水和皂荚来清洁身体。自古以来，传统中医在照顾民间疾苦的同时，也同时关注着人们生活的方方面面。历史上关于美容方剂的记载，大多是出自于医书之中。

（一）抗衰老方

1. 容颜不老方

【组成】生姜一斤，大枣半斤，白盐二两，甘草三两，丁香、沉香各半两，茴香四两。

【制法】上药共捣成粗末，和匀备用。

【使用】每次三五钱，清晨煎服或沸水泡服。

【方解】选自明代董宿原所著的《奇效良方》。本方从调和营卫，健脾温肾和胃，养后天、温先天、和中焦气机以使气血不断地灌注营养，进而防止衰老。方中生姜重用，与大枣配伍，生发脾胃之气，调和营卫。茴香、丁香、沉香温暖脾肾，和中理气，与生姜、大枣配合，能补后天、养先天。白盐味咸入肾，滋阴降火。甘草纯甘入脾胃，专补脾胃而调营卫。以上诸药配伍使用，温脾肾、和营卫、畅气机，故可容颜不老。

2. 还少丹

【组成】山药、牛膝、远志、山茱萸、楮实、白茯苓、五味子、巴戟天、石菖蒲、肉苁蓉、杜仲、茴香各一两，枸杞子、熟地黄各二两。

【制法】牛膝酒浸，远志去心，巴戟天酒浸去心，肉苁蓉酒浸一宿，杜仲姜汁酒拌同炒去丝。上为细末，炼蜜同枣肉为丸，如桐子大。

【使用】每服三十丸，食前温酒或盐汤下，日三服。

【方解】本方选自宋代杨士瀛所著的《仁斋直指方》，全方先天、后天兼顾。方名"还少"意在用药物祛邪扶正，使衰者复壮而老者还少。由于肾气要靠脾气的给养，因此本方注重以后天养先天的补脾法。肉苁蓉、巴戟天、茴香、楮实温肾助阳，能补益命门真火的不足，而使脾胃运化正常。熟地黄、枸杞子、山茱萸、五味子是滋阴补肾，阴中求阳，肾水充盈，则水火既济，精气充足。山药、茯苓、大枣、蜂蜜补气健脾，益血和营；菖蒲、远志通心气以交肾，心肾相交，则邪火不生，真水得养。诸药配伍，久服则令人身体轻健，筋骨壮盛，悦泽难老，固齿黑发。

3. 扶桑至宝丹

【组成】嫩桑叶（晒干）一斤，巨胜子四两。

【制法】桑叶择家园中嫩而存树者，采十数斤，洗以长流水，去蒂，曝干，为末。每桑叶净末一斤，用巨胜子四两，阴阳水煎浓汁二碗，去麻存汁，用蜜十二两，炼滴水成珠，将汁入蜜内，和药末捣丸，如梧桐子大。

【使用】每服百丸，早盐汤、晚酒下。

【方解】本方取自宋代蒲虔贯所著的《保生要录》。桑叶味苦、甘，性寒，归肺、肝经。功效疏散风热、清肺润燥、清肝明目，入药以经霜者为佳。古代养生家用它来代替茶叶作饮料，借以长葆青春。现代研究表明，桑叶含有芸香苷、槲皮素，所以能保持毛细血管的正常抵抗力，减少血管通透性，可使因脆性增加而出血的毛细血管恢复正常的弹性。新鲜桑叶中还含有丰富的铜，具有防治毛发和皮肤白化的作用。巨胜子即黑芝麻，性味甘平，是补肝肾、润脏腑、填精髓、乌须发的妙药。二药相合为丸，久服令容颜不老，青春永驻。

（二）美白方

1. 天后炼益母草泽面方

【组成】益母草（五月五日采根苗具者，勿令着土，有土即无效）。

【制法】曝干，捣罗，以面水和成团，如鸡子大，再曝干。仍作一炉，四旁开窍，上下置火，安药中央，大火烧一炊久，即去大火，留小火养之，勿令火绝。经一伏时出之，瓷器中研制，筛再研，三日收。干器中盛，深藏。

【使用】每十两加滑石一两，胭脂一钱，用如澡豆法。

【方解】本方出自苏敬所著《新修本草》。益母草又名茺蔚，是外用美容之良药，本品苦泄辛行，功能活血祛瘀。本方制作过程中应将益母草晒干研细过筛，加入适量的面粉和水，调和成团，捏成鸡蛋大小，再晒干，然后用一个黄泥炉子，底层铺炭，中间置药，上面再覆盖一层炭，点火煅制。武火烧约一顿饭的时间，接着改用文火。这时火力切不可过猛，否则药变黄黑，用之无效，只有用文火慢煨，才会色白细腻，堪称上乘。大约一昼夜后，把药取出，凉透，瓷研钵中研细，过筛再研，越细越好。用瓷罐或玻璃瓶收贮，勿使受潮。使用时要加进滑石粉与胭脂调匀，每日早晚用来擦洗脸面、双手。该方能使皮肤滑润柔软、光泽红润，有延缓衰老作用。

2. 太平公主面药

【组成】桃花（三月三日取），乌骨鸡血（七月七日取）。

【制法】桃花为末，与乌骨鸡血调和。

【使用】涂面及身。

【方解】本方取自宋代温革所著《琐碎录》，是太平公主用来美容的面药，不但可以使面容白净，而且对其他部位也同样有效。《神农本草经》云桃花可以"令人好颜色"，《名医别录》又云其"悦泽人面"。桃花的美容作用，主要是源于花中含有山柰酚、香、豆精、三叶豆苷和维生素等营养物质。这些物质能扩张血管，疏通脉络，润泽肌肤，改善血液循环，促进皮肤营养和氧供给，使促进人体衰老的脂褐质素加快排泄，防止黑色素在皮肤内慢性沉积，从而能有效地预防黄褐斑、雀斑、黑斑，达到美白祛斑的功效。乌骨鸡就是我们常说的乌鸡，入药最早载于《本草纲目》，认为其具有补肝肾，益气血，退虚热作用，是补益珍品。二药配伍，主要从活血和补肾两个角度发挥抗衰老、美容作用。

3. 金国宫女八白散

【组成】白丁香、白僵蚕、白牵牛、白蒺藜、白及各三两，白芷二两，白附子、白茯苓各半两，皂角三锭，绿豆少许。

【制法】皂角去皮弦，与他药共为细末。

【使用】常用洗面。

【方解】本方取自《必用全书》，是著名的金章宗宫中宫女洗面方，因为方中八种主药的名称第一字都是"白"字，所以称为"八白散"。传统中医用药强调取象比类，认为色白药物具有美白功效。方中白及、白芷，均为美容要药。白及能滋养肌肤，祛除浊滞，擅长治疗"面上黜疱，令人肌滑"；白芷气味芳香，《神农本草经》上明确指出，它能"长肌肤，润泽颜色，可作面脂"。白丁香是麻雀的粪便，一般以雄雀粪便效果为好，具有化积消翳作用。白僵蚕与白附子都具有祛风化痰之功，前者《神农本草经》上说可以"灭黑䵟，令人面色好"，后者《名医别录》上说主治"面上百病，行药势"。白牵牛即白丑，对于面黑、雀斑、或粉刺等气血失于流畅所导致的疾病，可以起到通泄的作用，使阻滞得以流通，积浊可以排泄，其病自愈。白蒺藜与白茯苓都具有除䵟灭瘢作用，前者入肝，善平肝解郁、活血祛风、明目止痒；后者入脾，善健脾利湿。中医认为茯苓既能健脾以营养肌肤，又能渗利以淡化色斑。再加上皂角的滑润、绿豆的爽利作辅佐，配伍精当。

（三）美发方

1. 二至丸

【组成】酒女贞子500 g，墨旱莲500 g（药典标准）。

【功效】原文曰："每夜酒下百丸，旬日间膂力加倍。发白返黑。健腰膝。"

【使用】口服。

【方解】出自《扶寿精方》，是补益肝肾的代表方。功效：补益肝肾，滋阴止血，方中女贞子入肝肾经，具有补肝肾经，乌须明目之功效，《本草纲目》谓之能"强阴健肾膝，变白发，明目"。墨旱莲具有滋补肝肾，凉血止血的功能，《本草备要》言其"乌鬓发，益肾阴"。二药均为甘凉平补之品，补益肝肾效佳，且补而不滞，润而不腻，久服不碍脾胃，为平补肝肾的良方。

2. 七宝美髯丹

【组成】赤何首乌、白何首乌各500 g，赤茯苓、白茯苓各500 g，牛膝250 g，当归240 g，枸杞子240 g，菟丝子240 g，补骨脂120 g。

【制法】上药石臼捣为末，炼蜜和丸，如梧桐子大。

【使用】每服9 g，盐汤或温酒送下。

【方解】出自《医方集解》。功能滋补肝肾，填精养血。《本草纲目》：方中何首乌，能养血益肝、固精益肾、健筋骨、乌鬓发，为滋补良药。菟丝子，补肝脏风虚。功在补肾益精，养肝明目。枸杞子，能养肝、滋肾、润肺，滋阴而不致阳衰，助阳而能使阴旺。牛膝，《本草备要》："酒蒸则益肝肾，强筋骨。"此四味，均入肝肾二经，滋肾水，益肝血，配以功专补肾壮阳之补骨脂、健脾补中之茯苓、养血活血之当归，全方共奏补肝肾、益精血、生发乌发之效，为平补肝肾、生发乌须的名方。

（宋　坪）

第二节　美容技术

一、激光治疗应用

（一）概述

激光是自然界本不存在的，因受激辐射后进行光学放大而产生的具有方向性好、亮度高、单色性好和相干性好等特性的光。1917年爱因斯坦解释黑体辐射定律时提出了激光的假说，即光的吸收和发射可存在受激吸收、受激辐射和自发辐射三种基本过程。

真正的激光是如何受激后发射出来的呢？简单来讲，即当处于低能级上的粒子吸收了适当频率的外来能量如光能或射频等被激发而跃迁到相应的高能级上后，总是寻找机会跃迁回到较低的能级去，跃迁回较低能级的同时伴随着能量的释放，该释放过程以光子的形式完成。如果是在外来光子直接作用下由高能级向低能级跃迁时将多余的能量以光子形式释放出来（受激辐射），被释放的光子则与外来的入射光子在频率、位相、传播方向等方面完全一致，这就意味着外来光得到了增强，我们称为光放大。显而易见的是如果通过受激吸收，使处于高能级的粒子数比处于低能级的粒子数越多（粒子数反转），这种光的放大现象就越明显，这时就有可能形成激光了。

1. 激光的特性 激光有普通光所完全不具备的四大特性。

（1）方向性好：普通光源（阳光、日光灯等）会向任意方向发光，而激光的发光方向可以限制在小于几个毫弧度立体角内，使得激光的方向性非常精准，激光导向和测距等就是基于激光方向性好这一特性方能实现。

（2）亮度高：激光是已知光源中最亮的光源之一，核武器氢弹爆炸闪光亮度才能与它相比拟。因此临床使用的激光器的总能量并不一定很大，但能量却能高度集中，很容易在某一微小点处产生高压和高温，为组织的精准化破坏提供了可能性。

（3）单色性好：光的颜色取决于波长，普通光源发出的光通常包含着各种波长，是各种颜色光的混合。比如阳光包含紫外线，红、橙、黄、绿、青、蓝、紫七种颜色的可见光及近红外、中红外、远红外光等不可见光。而激光的波长理论上是由单一波段的光子形成的，颜色仅与其波长相关。

（4）相干性好：光的相干性是发生在光的频率相同、振动方向相同、位相差恒定的两束光在某一点相遇时产生的。标准的激光在发射时产生的光子都是相同波长及频率、振动方向及位相差均是相同的，因此相干性好。

2. 激光器 一般包括 3 个部分。

（1）激光工作介质：激光的产生必须选择合适的激发工作介质（气体、液体、固体或半导体等）。气体介质可产生如氦氖激光、CO_2 激光，液体介质可产生如脉冲染料激光，固体介质可产生如翠绿宝石激光。

（2）激励源：为了使工作介质中出现粒子数反转，必须用一定的方法使处于上能级的粒子数增加。一般可以用气体放电的办法来利用具有动能的电子去激发介质原子，称为电激励。还有光激励、热激励、化学激励等，各种激励方式被形象化地称为泵浦。为了不断得到激光输出，必须不断地"泵浦"以维持处于上能级的粒子数比下能级多。

（3）谐振腔：有了合适的工作物质和激励源后，可实现粒子数反转，但这样产生的受激辐射强度很弱，无法实际应用。于是人们就想到了用光学谐振腔进行放大。所谓光学谐振腔，实际是在激光器两端，面对面装上两块反射率很高的光镜。其中一块为全反射镜，另一块为半反射镜即部分透射部分反射，以使激光可透过这块镜子而射出，与此同时被反射回到工作介质的光，继续诱发新的受激辐射，因此做到光被持续放大。

3. 激光器的种类 对激光器有很多不同的分类方法，一般可以按照工作介质的性质不同来分类，如固体激光器、气体激光器、液体激光器和半导体激光器。还可以根据激光输出方式的不同，分为连续式发射激光器和脉冲式发射激光器，其中脉冲激光的峰值功率可以非常大。除此之外有按各种不同性质来进行激光器的分类，如按激发后激光的颜色、发光的频率和发光功率大小等分类的方法。本书为方便读者，只对临床中常用的激光器做简单的讲解。

（二）调 Q 激光

1. 原理 调 Q 激光是通过固定波长（常用 532 nm/694 nm/755 nm/1064 nm）的激光以纳秒级的脉宽（小于色素颗粒的热弛豫时间），瞬间发射高能量的光能。激光被色素颗粒靶基吸收后，进一步转变为光热作用，产生光爆破，色素颗粒被瞬间爆破碎裂，一部分可被弹出体外，一部分色素颗粒破碎成可以被人体内巨噬细胞吞噬的细小颗粒，被巨噬细胞吞噬转运后，最终通过人体的淋巴系统排出体外，病变组织的色素由于数量减少或色素颗粒变小，外显颜色将逐渐变淡直至消失，而周围正常皮肤组织由于选择性的光热作用并不受到多余的热损伤。

2. 适应证 主要适用于表皮色素增加性疾病，如雀斑等；真皮色素增加性疾病，如太田痣等；文身及大部分色素性皮肤病。

3. 术前准备 术前签署知情同意书，彻底清洁治疗区域，进行术前照相（相机模式固定、房间密闭、光源固定、患者头位固定），部分不耐受疼痛患者可外敷表面麻醉剂，待表面麻醉完成后进行消毒，激光操作人员佩戴护目镜，遮盖患者眼睛后即可进行激光治疗。根据患者病情和治疗史调整治疗剂量。

4. 术后处理　治疗后立即利用4℃的冰袋进行冰敷15～20分钟，外用黏膜消毒剂、抗生素及生长因子凝胶等药物。根据皮损终点反应嘱患者治疗后1天或1周避免水浸湿皮损，若皮损结痂则嘱患者等待结痂自然脱落，不可自行揭掉痂皮，待痂皮脱落后严格防晒。正确防晒应使用SPF ≥ 30，PA ≥ ++ 的防晒霜，防止红斑期的持续及发生炎症后色素沉着的可能性。建议治疗后1周内避免化妆。

5. 并发症及注意事项

（1）持续性红斑或水疱：患者有灼烧感属正常，但如果发生术后红斑持续不消退及水疱出现则应继续冰敷，必要时对症处理水疱并外用抗生素及激素。

（2）血疱或肿胀：血疱可挑破疱皮后引流液体，待液体引流完后保留疱皮，加压包扎；肿胀一般情况3～5天可消退。如果肿胀持续1周，可考虑给予口服激素治疗。

（3）炎症后色素沉着：可能与治疗能量或密度过大有关，术后防晒是预防色素沉着发生的最重要方法，必要时可术前及术后外用药物以减少色素沉着发生风险。

（三）剥脱性激光

1. 原理　剥脱性激光为临床中最为常用的激光之一，如 CO_2 激光、ER YAG 激光。以常用的 CO_2 激光为例，其波长10600 nm，为水吸收的高峰之一，当激光辐照于皮肤后，皮肤组织中的水分吸收了大量的光能从而在极短的时间内产生高热，导致组织直接被气化，达到剥脱的目的。该过程中气化产生了气化带、凝固带、加热带，并带走了大量热量，正常遗留的皮肤并未受到明显的热量影响，反之当气化并不完全时，一部分高能的热量遗留在正常皮肤组织周围，导致凝固带及加热带明显加宽，明显增加了不良反应出现的风险。

2. 适应证　主要适用于寻常疣、丝状疣、结节性硬化、汗管瘤、睑黄瘤、皮赘等疾病。

3. 术前准备　术前签署知情同意书，彻底清洁治疗区域，进行术前照相（相机模式固定、房间密闭、光源固定、患者头位固定），部分不耐受疼痛患者可外敷表面麻醉剂，皮损面积较大时可行局部注射麻醉。治疗时先进行消毒，打开过滤吸烟装置，激光操作人员佩戴护目镜，遮盖患者眼睛后即可进行激光治疗。根据患者病情和治疗史调整治疗剂量。

4. 术后处理　治疗后外用黏膜消毒剂、抗生素及生长因子凝胶等药物。嘱患者治疗后1周避免水浸湿皮损，若皮损结痂则嘱患者等待结痂自然脱落，不可自行揭掉痂皮，待痂皮脱落后严格防晒。正确防晒应使用SPF ≥ 30，PA ≥ ++ 的防晒霜，防止红斑期的持续及发生炎症后色素沉着的可能性。建议治疗后1周内避免化妆，复诊在治疗后2个月以上。

5. 并发症及注意事项

（1）由于气化性激光需要高能以保证热量能产生充分的气化，但因操作时治疗医生（治疗平面并未位于激光的焦点）或机器原因（能量衰减等），常产生气化不完全，热量并未被气化过程带走太多，正常组织受到多余热量的损伤，产生一些并发症及不良反应。

（2）持续性红斑或水疱：患者有灼烧感属正常，但如果发生术后红斑持续不消退及水疱出现则应继续冰敷，必要时对症处理水疱并外用抗生素及激素。

（3）感染、溃疡等：剥脱性激光属于创伤性治疗，但由于高能的热量，出现感染的概率非常低，然而由于各地域气候及不同医疗机构的条件不尽相同，仍有部分患者可出现感染、溃疡，可考虑给予口服及外用抗生素，感染好转后通过对症外用药物治疗。

（4）瘢痕：虽然现在已经极少出现气化性激光治疗术后的瘢痕，但若发生，建议根据实际情况进一步行对症处理。

（四）点阵激光

在临床工作中，皮肤重建疗效最为明显的是剥脱性激光，可在最少治疗次数下提供最明显的临床效果，但是由于治疗中要气化全部的表皮和部分真皮，愈合时间较长，并常导致炎症后色素沉着、色素减退及瘢痕形成等并发症。非剥脱性激光通过采用表皮冷却措施，可在不损伤表皮的情况下加热真皮组织，将并发症的发生率减到最低，但由于缺乏真正的创面愈合反应，使效果受到明显限制，多次治疗仅能达到轻至中度的改善。为了保证治疗效果和减少并发症，近年来点阵激光技术应运而生，并很快被临床医生广泛关注并推广应用。

1. 原理　点阵激光的作用机制是局灶性式光热作用理论，由美国哈佛大学的激光医学专家 Manstein D 等教授于 2004 年发表，很快获得了世界各地专家的认同，并迅速应用于临床治疗。该理论是传统的选择性光热作用理论的拓展和延伸，原理是基于激光的局灶性光热作用，即通过将剥脱性 CO_2 激光加上特殊透镜发射出矩阵式排列的微光束，照射皮肤后激光照射区域产生皮肤通道，未照射部位皮肤不受到激光的多余热作用，从而提升激光的疗效，同时大幅度地降低了不良反应发生的概率。点阵激光产生矩阵样排列的微小光束作用于皮肤，皮肤组织水吸收激光能量后，形成多个柱形结构的微小热损伤区（microscopic thermal injury zone, MTZ），继而引起一连串的皮肤生化反应，达到紧肤、嫩肤及去除色斑的效果。与传统激光产生的片状热损伤不同，点阵激光每个 MTZ 周围形成环形组织凝固带或热损伤区，在外周为未损伤的正常组织，从而使治疗后皮肤能快速恢复，无需休假、无传统剥脱性治疗的风险。这种点阵式热损伤的程度与激光能量、光束的脉宽和同一靶区的扫描次数相关。在恢复过程中，MTZ 周围热损伤区环形收紧和胶原重塑，产生多中心的微小收缩，实现明显的即时和长期的皮肤收紧效果。这样既有侵袭性治疗的快速和显著效果，又具有非侵袭性治疗副作用小、恢复时间短的优势，集二者的优点为一体。

2. 适应证　点阵激光不仅能使面部年轻化，可用于面部各种皮肤疾病的治疗。包括：①改善面颈部皱纹，细化毛孔和改善皮肤粗糙质地。②去除色素性病变，包括雀斑、脂溢性角化病、色素沉着、黄褐斑等色素异常性病变。其中，黄褐斑以前用各种方法治疗不仅无效，往往还会引起某些负效应。点阵激光是 FDA 批准的唯一可行的治疗方法，但文献报道疗效不一，并非百分之百地有效，其长期疗效还有待观察。③改善痤疮瘢痕和各种外伤瘢痕。④治疗酒渣鼻、毛细血管扩张等血管性疾病。⑤由于点阵激光是以水为靶组织，故无黑素的竞争吸收，适用于各种类型的皮肤。⑥除可以治疗面部外，也可用于颈部、胸部、手部等其他部位皮肤疾病的治疗。

3. 术前准备　术前签署知情同意书，彻底清洁治疗区域，进行术前照相（相机模式固定、房间密闭、光源固定、患者头位固定），部分不耐受疼痛患者可外敷表面麻醉剂，皮损面积较大时可行局部注射麻醉。治疗时先进行消毒，打开过滤吸烟装置，激光操作人员佩戴护目镜，遮盖患者眼睛后即可进行激光治疗。根据患者病情和治疗史调整治疗剂量。

4. 术后处理　治疗后外用黏膜消毒剂、抗生素及生长因子凝胶等药物。嘱患者治疗后 1 周避免水浸湿皮损，若皮损结痂则嘱患者等待结痂自然脱落，不可自行揭掉痂皮，待痂皮脱落后严格防晒。正确防晒应使用 SPF ≥ 30，PA ≥ ++ 的防晒霜，防止红斑期的持续及发生炎症后色素沉着的可能性。建议治疗后 1 周内避免化妆，复诊在治疗后 2 个月以上。

5. 并发症及注意事项

（1）水肿性红斑：点阵激光通过能量刺激真皮，产生有序的热损伤，因此出现水肿性红斑一般正常，1~3 天可完全消退。

（2）持续性红斑或水疱：患者有灼烧感属正常，但如果发生术后红斑持续不消退及水疱出现则应继续冰敷，必要时对症处理水疱并外用抗生素及激素。

（3）感染、溃疡等：剥脱性激光属于创伤性治疗，但由于高能的热量，出现感染的概率非常低，然而由于各地域气候及不同医疗机构的条件不尽相同，仍有部分患者可出现感染、溃疡，可考虑给予口服及外用抗生素治疗，感染好转后通过外用药物对症治疗。

（4）渗血、渗液：点阵激光刺激真皮，深度至少在真皮浅层，故术后常出现明显渗血及渗液，可对症给予湿敷。

（五）脱毛激光

1. 原理　人体毛囊主要分为 3 种：毳毛、毫毛和终毛。毳毛直径最小，颜色最浅；终毛直径最大，颜色最深；毫毛位于二者之间。根据解剖学结构，毛囊是由球部、茎部、峡部和漏斗部组成。其中毛囊球部是毛发的生发部位，由毛母质上皮细胞和黑素细胞组成。毛球破坏会导致永久性毛发缺失。毛发生长周期包括 3 个阶段：①生长期，毛发生长活跃，毛球黑素含量最多。②退行期，细胞分裂停止，毛囊开始萎缩退化。③休止期，毛囊完全萎缩，毛球部黑素细胞含量最少。

激光脱毛是基于选择性光热作用原理。激光作用于皮肤，被毛干和毛囊黑素吸收，转化为热能，导致毛囊破坏，从而达到脱毛的效果。黑素可选择性吸收 600～1200 nm 波长范围内的激光能量。因此可用于脱毛的激光仪器包括：红宝石激光（694 nm），翠绿宝石激光（755 nm），半导体激光（810 nm）和 Nd:YAG 激光（1064 nm）。

由于毛球部是毛囊的生发部位，因此有效破坏毛球是激光脱毛的目标。不同类型的毛囊毛球深部差异巨大，毳毛毛球位置浅，位于真皮中深层；终毛毛球位置深，可达皮下组织。因此治疗时，应充分根据毛囊深浅选择合适激光波长。此外，生长期毛囊的球部含有黑素细胞数量最多，对激光治疗也最敏感。不同部位生长期毛囊含量存在明显差异（总表 9-2-1），因此激光疗效也存在差异。生长期毛囊比例高的部位，例如头皮和胡须对激光治疗的反应最快，而四肢激光脱毛治疗反应最慢。激光脱毛的治疗间隔时间一般以休止期持续时间作为粗略的指标。不同部位毛囊的休止期持续时间也不同（总表 9-2-1），因此激光脱毛治疗间隔存在差异。例如唇毛的休止期短，治疗间隔大概需要 1 个月，而小腿毛休止期长，间隔需要约 3 个月。一般需要 3～6 次治疗才能达到理想脱毛效果。

总表 9-2-1　　　　　　　　身体不同部位任意时间处于生长期毛发含量和休止期持续时间

身体部位	生长期毛发含量 / %	休止期持续时间 / 月
头皮	85	3～4
胡须	70	2.5
上唇	65	1.5
腋毛	30	3
会阴	30	3
手臂	20	4.5
小腿	20	6

深肤色人群激光脱毛比较困难。因其表皮中含有较多的黑素，可吸收较多的激光能量。高能量表皮容易受损，例如出现水疱等。Fitzpatrick Ⅳ～Ⅴ 型皮肤类型患者进行治疗时往往选择长波长激光，黑素吸收相对不强的激光进行治疗，例如长脉冲 1064 nm。同时肤色浅毛发颜色浅人群也是激光脱毛的难点，因毛发主要以褐黑素为主，颜色浅，吸收激光能力差，因此需要选择较短的波长治疗。

激光脱毛的脉冲宽度选择也至关重要。如果脉冲宽度较短，不能有效破坏毛囊，但如果脉冲宽度过长，热量容易过度累积，导致周围组织温度升高受损。因此，理想的激光脱毛脉冲宽度应该在表皮的热弛豫时间和毛囊的热弛豫时间之间，表皮的热弛豫时间为 3～10 ms，直径在 200～300 μm 的毛囊热弛豫时间为 40～100 ms。此外，无色素的干细胞主要存在于毛囊的隆突部位，在毛发生长中发挥重要作用，为了有效破坏干细胞，可以通过延长脉冲宽度，使激光能量的弥散作用导致干细胞损伤。综上，激光脱毛的理想脉冲宽度是 10～100 ms，为了减少表皮能量吸收过多产生副作用，可以通过冷却系统来保护表皮。最后，激光脱毛需要选择合适的能量密度，能量密度过小疗效差，能量密度过大容易出现副作用。光斑越大穿透深度越深，同时也加快了治疗速度。因此大面积脱毛尽量选择大光斑治疗。总之，激光脱毛，应该根据患者 Fitzpatrick 皮肤类型、毛发颜色深浅、毛囊直径粗细选择合适的治疗波长、脉冲宽度和能量密度。

2. 适应证 多毛症，毛发过多，胡须部反复毛囊炎，会阴部反复毛囊炎患者都是脱毛的适应证。但是如果患者是瘢痕体质，治疗区域有细菌或者病毒感染，6周内曾用其他方式脱毛，近1个月内有暴晒史或者服用光敏食物或者药物是禁忌进行激光脱毛治疗的。

3. 术前准备

（1）告知患者治疗过程，需要重复多次治疗。

（2）采集病史，日晒史，检查患者毛发情况，分析患者 Fitzpatrick 皮肤类型。

（3）根据患者对疼痛的耐受情况，适当给予表面外用麻醉药物，例如外用利多卡因乳膏保鲜膜封包1小时左右。

（4）清洁皮肤，剔除毛发，注意剔除毛发时用刀刮除毛发，不要拔出，使毛发露出皮肤表面1 mm，这样更有利于激光热量延毛干传导。消毒，根据患者皮肤类型、毛发粗细、颜色深浅等选择合适的治疗参数。

4. 术后处理 治疗的终点反应是部分毛发烧焦或者弹出，皮肤轻度红斑和毛囊周围轻度水肿，一般数小时内可消退。术后立刻给予患者局部冰敷20分钟，然后外用抗生素软膏或者修复软膏即可。嘱做好日常保湿和防晒，防晒霜（SPF ≥ 30，PA ≥ +++）每2～4小时外用1次。

5. 并发症及注意事项

（1）治疗中，患者会感受到不同程度的刺痛感，大多数患者基本可以耐受。

（2）治疗后局部出现红斑和毛囊水肿，通常是数小时会自然消退。

（3）治疗后1～3天，局部可能出现紫癜，不需要特殊处理，可自然消退。

（4）如果能量密度过大，局部可能出现水疱，尽量早期吸取或者排出疱液，保留疱壁，消毒并外用抗生素乳膏，防治继发感染。

（5）如果红斑期超过5天，出现炎症后色素沉着概率明显增加。如果出现炎症后色素沉着或者色素减退，大多数不需要特殊处理，严格防晒后数月可恢复，极少数患者可能出现永久性色素减退。

（六）紫外线及准分子激光

1. 原理 紫外线是波长为200～400 nm的不可见光。进一步根据波长不同分为长波紫外线（320～400 nm）、中波紫外线（290～320 nm）和短波紫外线（200～290 nm）。紫外线作用于组织和细胞可以通过诱导 DNA 损伤、影响蛋白功能和调节免疫等方式参与多种皮肤病理过程，且不同波长的紫外线对机体的病理生理影响是有差别的。目前，常用于皮肤病光疗的紫外线光源包括：宽谱 UVB（290～320 nm）、窄谱 UVB（311～313 nm）、准分子激光（308 nm）、UVA1（340～400 nm）。其中宽谱 UVB 基本已经被临床淘汰，而后三者被广泛应用于临床，窄谱 UVB（NB-UBV）和准分子激光都是中波 UVB，主要用于治疗真皮浅层的炎症性皮肤病，比如银屑病和白癜风。UVA1 的皮肤穿透深度大于 NB-UVB，因此其主要用于硬皮病和蕈样肉芽肿等治疗。NB-UVB 和 UVA1 的照射皮肤面积大，治疗能量比较低，治疗频率大概3次/周；308 nm 准分子激光以光斑形式照射，治疗面积小，但是能量密度大，治疗频率1次/周，适合对局部顽固性皮损进行治疗。（总表9-2-2）

总表9-2-2 NB-UVB 和准分子激光的区别

项目	NB-UVB	准分子激光
光源	连续汞蒸气弧光灯 311～313 nm	氯化氙作为激发介质，308 nm 激光
机制	刺激色素产生，抑制浅层 T 淋巴细胞	刺激色素产生，抑制浅层 T 淋巴细胞
光斑	全身或半身	2 cm × 2 cm，36 cm × 14 cm
能量	低，50～800 J/cm^2	高，250～4500 J/cm^2
适应证	适用于泛发型大面积皮损	适用于局限性小面积皮损

2．适应证　主要适用于白癜风、银屑病、湿疹、神经性皮炎、局限性硬皮病等慢性炎症性皮肤病。

3．术前准备　遮盖照光周围部位皮肤，遮盖患者眼睛。根据患者病情和治疗史调整治疗剂量。

4．术后处理　由于目前用于光疗剂量一般从最小红斑剂量开始治疗，因此一般无明显副作用。治疗后避免暴晒、避免食用光敏食物。

5．并发症及注意事项　晒黑是光疗的正常反应，治疗时尽量遮盖非治疗部位皮肤。如果出现晒伤，根据晒伤程度给予适当的对症处理即可。

（七）染料激光及其血管性激光

1．原理　激光治疗血管性疾病基于选择性光热作用原理，特定波长的激光被血红蛋白特异性吸收，转化热量破坏血管，或者使血液凝固形成血栓导致管腔封闭，而周围组织吸收能量极少，基本不受影响。氧合血红蛋白强烈吸收 400～600 nm 波长的光，吸收峰值分别为 418 nm、542 nm 和 577 nm，其中波长越长穿透的深度越深。（总表 9-2-3）

总表 9-2-3　　　　　　　　　　　　　　　　用于血管性疾病治疗的激光

激光	波长 / nm	激光	波长 / nm
氩	488～514	KTP	532
氩染料	577～600	脉冲染料	585～600
铜蒸气	578	Nd:YAG	1064
氪	568	IPL	400～1200

鲜红斑痣是最常见的皮肤血管性疾病，其好发于头面部，常于出生或者幼年发病，早期为暗红色斑片，逐渐皮损增厚进展为斑块，部分可发展为结节。鲜红斑痣的主要病理表现为：早期为真皮浅层血管畸形扩张，晚期扩张血管可达到真皮深层。在一定波长范围内，波长越长穿透深度越深，因此 577 nm 激光被认为治疗鲜红斑痣的最佳选择，但是临床常因其穿透深度不够（400 μm），治疗效果往往不满意。

1989 年出现了脉冲染料激光，是波长为 585 nm 或者 595 nm 波长的激光，它的出现使血管性疾病治疗发生了革命性突破。其治疗效果和 577 nm 波长激光类似，但是其穿透深度更深，可达到 600～750 μm，且其黑素吸收相对减小，治疗副作用也减少，其迅速成为鲜红斑痣、血管瘤和毛细血管扩张症的有效安全的选择。（总表 9-2-4）

总表 9-2-4　　　　　　　　　　　　　　　　脉冲染料激光

染料	商	波长 / nm	脉宽 / ms	冷却
C Beam	Candela	585	0.45	制冷剂
Sclero HP	Candela	595	1.5	制冷剂
V Beam	Candela	595	0.45～40	制冷剂
V Star	Cynosure	595	0.5～40	空气
N Light	USA Photonics	585	0.45	无

部分血管性疾病浸润皮肤较深，晚期增厚的鲜红斑痣畸形血管可累及真皮全层，因此 595 nm 激光治疗起始效果较好，但是随后就是出现治疗抵抗，最常见的因素是染料激光治疗难以达到真皮深层。1064 nm 激光皮肤穿透深，可达到 1600 μm 到达真皮深层，并且该波长可以有效地被血红蛋白吸收，因

此长脉冲 1064 nm 激光与 595 nm 激光联合应用被认为是治疗增厚型鲜红斑痣的最佳选择。

除了选择合适波长的激光外，为了使热损伤局限在理想的靶组织，激光治疗的脉冲宽度应该小于组织的热弛豫时间。不同直径血管的热弛豫时间差别很大，管腔越大，热弛豫时间越长。如果脉宽过长，会导致热量传导到周围靶组织、产生瘢痕或者色素沉着等不良反应。如果脉宽过短，血红蛋白吸收能量不足，难以有效凝固封闭血管，因此治疗效果往往不满意。此外，当血液温度达到 70℃时，才能够使把血管充分凝固坏死。最后，光斑越大穿透越深，但是风险也会越大，因此选择合适的能量密度和光斑也至关重要。（总表 9-2-5）

总表 9-2-5　　　　　　　　　　　　不同直径血管的热弛豫时间

直径 / μm	Tr / ms	直径 / μm	Tr / ms
10	0.048	100	4.8
20	0.19	200	19
50	1.2	300	42.6

2. 适应证　婴幼儿血管瘤、鲜红斑痣、血管纤维瘤、樱桃状血管瘤、蜘蛛痣、面部毛细血管扩张症、皮肤异色症、酒渣鼻、病毒疣、红色增生性瘢痕等。

3. 术前准备

（1）告知患者或者患者家属治疗过程，需要重复多次治疗。

（2）采集病史，日晒史，检查患者皮损情况及全身情况，除了皮肤损害，是否合并其他器官损害或者综合征，对于增厚性皮损或者皮下浸润皮损行超声等检查，评估皮损深度。

（3）分析患者 Fitzpatrick 皮肤类型，综合皮损情况选择合适治疗参数。

（4）治疗血管性皮肤病是否使用表面麻醉仍存在争议。有学者认为外用麻醉药膏可能会导致皮肤血管收缩，血红蛋白含量变少，因此治疗血管性皮肤病避免使用局部外用麻醉药膏，尽量使用阻滞麻醉或者全身麻醉。而部分学者认为表面麻醉对血管影响较小，不影响激光治疗效果。

（5）局部消毒，根据患者皮肤类型、血管位置深浅和管径大小，调整激光光斑大小、脉宽、能量密度。

4. 术后处理

（1）治疗的终点反应皮损处出现紫癜反应，肿胀。

（2）术后立刻给予患者冰敷 15~20 分钟，直到疼痛消失。

（3）避免搔抓、摩擦治疗区域。

（4）治疗后 7~10 天外用抗生素软膏，避免继发感染。

（5）指导患者避免日晒，使用 SPF ≥ 30 的防晒霜，防治发生炎症后色素沉着。

（6）如果局部出现结痂，避免使用洗面奶等洗脸，尽量使用清水洗脸。

5. 并发症及注意事项

（1）疼痛不适，患者有灼烧感、虫蜇感或者橡皮筋样弹痛感属正常，但如果发生剧烈疼痛可能是不良反应发生的重要指标。

（2）红斑、水肿是治疗后的正常反应，一般情况 3~5 天可消退。如果红肿持续 1 周，可考虑给予口服激素治疗。

（3）紫癜是细小血管被破坏后产生的皮下紫癜和出血，通常是治疗有效的标志，一般 7~10 天消失。如果患者有出凝血障碍，紫癜的发生可能严重一些。

（4）水疱结痂可以在治疗后即可出现，也可以延迟出现。预防水疱发生的方法是治疗前进行光斑测试，治疗时加入冷却方式保护表皮。如果出现水疱，抽吸疱液，保护疱壁破损，防止继发感染。

（5）出血、血肿主要是因为治疗参数不当引起不良反应。

（6）如果出现红肿热痛等症状，表明可能继发感染，此时可以口服抗生素或者外用杀菌剂。

（7）色素沉着或者色素减退，如果治疗能量过大，容易出现色素沉着或者色素减退，如果长期严格防晒能明显促进色素沉着的改善。如果出现色素减退修复比较困难，所以需要治疗的时候严格把关治疗参数。

（8）瘢痕出现往往是因为治疗能量过大、疱壁破坏导致。

（八）强脉冲光

1. 原理　强脉冲光（intensive pulsed light, IPL）是非相干性脉冲强光，为 20 世纪 90 年代中期开始发展起来的一种较新的治疗技术。虽然其不是激光，但治疗疾病仍然遵循选择性光热作用原理。IPL 是由闪光灯产生和发射的一种波长为 500～1200 nm 的强复合光谱。这种光本质上类似日光，部分为可见光，部分为近红外光。在临床治疗中，为了满足不同疾病的治疗需求，需要采用不同波长的光进行治疗。滤波片的镀膜技术就实现了滤掉连续光中波长较短的部分，例如使用 560 nm 滤波片可以滤掉小于560 nm 波段，保留 560～1200 nm 波段。滤波片滤掉的短波长越多，留下长波长就越多，对皮肤的穿透就越深，作用就越深。

目前，Lumenis 出品的 M22 强脉冲光滤波片发射的光谱范围是 400～1200 nm。其滤波片的镀膜技术还具有滤出双波段技术，Acne 滤波片主要用于痤疮治疗，其滤出保留的波段为 400～600 nm 和800～1200 nm，该波段即包含血红蛋白吸收峰，也包含卟啉吸收。

强脉冲光采用多脉冲技术，脉冲之间有脉冲延迟，能够有效缓解表皮的持续升温。传统强脉冲光起始能量高，随后能量逐渐衰减，末端能量不足。M22 强脉冲光采用 OPT 技术，该技术使能量均等地分配到的每一个子脉冲中，子脉冲时间和能量可以调节；进一步又开发出的 AOPT 技术还可以调节每一个子脉冲的能量。强脉冲光的治疗头采用蓝宝石接触冷却有效保护表皮。最后，光斑大小也会影响穿透深度，小光斑散射快，随深度增加强度很快衰减。因此，光斑越大，穿透性越强。（总图 9-2-1）

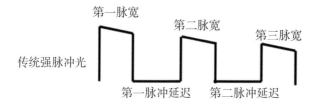

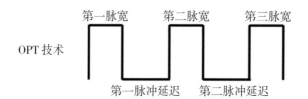

总图 9-2-1　强脉冲光传统技术和 OPT 技术

2. 适应证

（1）色素性皮肤病：IPL 对表皮色素增加性皮肤病治疗效果比较理想，例如雀斑、日光性黑子、脂溢性角化病等。传统强脉冲光因起始能量较高，因此是黄褐斑治疗的禁区，但是近年来，OPT 技术使IPL 治疗黄褐斑也获得满意的效果，但是脉宽和能量参数要比雀斑治疗保守。

（2）血管性皮肤病：IPL 对浅表血管扩张性疾病治疗效果较好，例如面部毛细血管扩张症。对血管畸形，例如鲜红斑痣也有一定治疗效果。但是血管瘤治疗效果较差。

3. 术前准备

（1）咨询患者治疗前病史、治疗史和日晒史，检查皮肤是否适合接受 IPL 治疗，告知患者治疗感受和治疗过程。

（2）分析患者 Fitzpatrick 皮肤类型，综合皮损情况选择合适治疗参数。

（3）非血管性疾病时可以外用麻醉药膏或者麻醉面膜，然后均匀涂抹冷凝胶，遮盖患者眼部。

4. 术后处理

（1）治疗后立即利用 4℃的冰袋进行冰敷 15～20 分钟。

（2）指导患者避免日晒，使用 SPF ≥ 30 的防晒霜，防治发生炎症后色素沉着。

（3）治疗后 12 小时内避免热水清洗治疗部位，4～5 天内治疗部位避免外伤，建议治疗后 1 周内避免化妆。

5. 并发症及注意事项

（1）疼痛不适，患者有灼烧感属正常，但如果发生剧烈疼痛可能是不良反应发生的重要指标。

（2）血管性皮肤病 IPL 治疗后会出现局部红斑、水肿是治疗后的正常反应，一般情况 3～5 天可消退。如果红肿持续 1 周，可考虑给予口服激素治疗。

（3）色素性皮肤病 IPL 治疗后会出现局部轻度水肿，色素被击碎后形成短期色素浮出感，一般持续不超过 24 小时，就会出现局部程度不等结痂，以上是正常反应，但是如果黄褐斑患者出现治疗后结痂，术后 1 个月出现黄褐斑加重概率明显增加。所以，术前需要对患者进行全面评估，选择合适能量治疗色素性皮肤病。

（4）水疱常因 IPL 治疗能量密度导致，如果出现水疱，主要保护疱壁，预防继发感染。

（5）炎症后色素沉着发生可能与治疗能量密度过大有关，术后防晒是预防色素沉着发生的最重要方法。

（钱琳翰 李 冰 高 琳 李 凯）

二、化学剥脱术

公元前 57 年就有人创新性利用酒和奶制品中含有的酸类物质软化皮肤角质层，改善皮肤。而现代皮肤科应用化学剥脱术（chemical peeling）亦有多年历史。20 世纪 50 年代就使用酚来治疗痤疮瘢痕，逐渐过渡到使用三氯醋酸来治疗皮肤光损伤，再到使用高浓度三氯醋酸来治疗痤疮瘢痕及皮肤良性皮损。化学剥脱术作为一种相对起效较慢、效果肯定的治疗手段，已被用于治疗多种皮肤问题。

化学剥脱术是通过对皮肤产生可控性的损伤，使表皮部分或全部破坏，刺激胶原蛋白重组，帮助改善光老化、皱纹、色素异常及瘢痕。化学剥脱术根据作用深浅的不同分为 3 类：浅表层剥脱通常只作用在表皮层；中层剥脱会破坏整个表皮层、真皮乳头层及真皮网状层上部；深层剥脱可以破坏到真皮网状层中部。不同类别的剥脱对于不同程度的适应证有不同的治疗作用，其愈合时间及不良反应也不完全相同。要让患者达到最佳的治疗效果，产生最少的不良反应，选择正确的化学剥脱方式很重要。

（一）化学剥脱剂分类

化学剥脱术涉及的化学试剂有多种，根据作用深浅也分为 3 类：

1. 浅层剥脱剂　10%～30% 三氯醋酸（TCA），低浓度 α-羟酸（AHA），β-羟酸（水杨酸），全反式维 A 酸，Jessner 溶液，70% 甘醇酸等。

2. 中层剥脱剂　35%～40% 三氯醋酸，88% 酚，干冰 + 三氯醋酸，Jessner 溶液 +35% 三氯醋酸，70% 甘醇酸 +35% 三氯醋酸。

3. 深层剥脱剂　Baker-Gordon 酚。

（二）化学剥脱术术前评估

化学剥脱术是一种疗效确定、损伤轻微的治疗方式，但仍必须评估患者是否适宜进行化学剥脱，同时详细完整地询问、记录病史。询问患者有无单纯疱疹病史、病毒疣病史、银屑病病史、湿疹皮炎病史、艾滋病感染情况，是否为瘢痕体质，之前皮肤是否暴晒或做过射线治疗，是否有吸烟、口服维

A 酸及光敏剂，是否做过激光、整形手术等。若患者有疱疹病史，在术前可以给予预防性药物以免化学剥脱术后疱疹复发。如果患者处于病毒疣和银屑病进展期，需用药控制病情，待病情稳定皮疹消退后再接受化学剥脱，避免同形反应发生。其余因素可以造成伤口愈合延迟，术后瘢痕概率增加。如果患者正使用光敏剂，如口服避孕药或是四环素衍生物，必须向患者强调术后防晒及避光的重要性。对于特应性皮炎、湿疹、干性或敏感性皮肤，可视疾病严重程度选择低浓度浅表化学剥脱剂来治疗。

医生还须对患者的皮肤类型及光老化的程度做评估。患者的皮肤类型可以用 Fitzpatrick 皮肤分型来判定，预测患者对不同剥脱方式可能产生的皮肤色素变化，帮助患者选择适当的化学剥脱方式。如果患者属于 Fitzpatrick 皮肤分型 Ⅰ 型或 Ⅱ 型，通常使用各种化学剥脱剂治疗都很安全，如果患者属于 Ⅲ 型或 Ⅳ 型，在化学剥脱术后产生炎症后色素沉着的风险比较大。

（三）治疗前准备及治疗过程

以下将详细阐述最常用的化学剥脱方式，介绍治疗前准备及治疗过程：

α-羟酸（AHA）是皮肤科最常用的化学剥脱方法，由于治疗耗时短、恢复快，也被称为"午餐美容"。它的作用部位主要是在表皮的角质层到基底层，所以被归类为浅层剥脱，因此也几乎适用于所有皮肤类型及各种角质性皮肤疾病。α-羟酸包括甘醇酸、乳酸及后来推出的杏仁酸、柠檬酸等，其中甘醇酸是使用最多的一类化学剥脱剂，是所有 α-羟酸中分子最小的一种，所以很容易穿透皮肤。甘醇酸剥脱剂可以用于痤疮、炎症后色素沉着、浅表痤疮瘢痕、黄褐斑、脂溢性角化症、毛周角化症、皮肤淀粉样变等治疗。可用于面颈部、胸部、背部、手臂、小腿及手足，由于面颈部皮肤角质层薄，初次治疗时先使用较低浓度的甘醇酸溶液，对于胸背部、手臂、小腿及手足，角质层较厚，可以使用相对较高浓度的甘醇酸溶液。

1. 化学剥脱前准备　建议在术前，先在家中每天局部使用含 α-羟酸的产品来进行皮肤护理，家用甘醇酸产品的浓度范围为 8%～20%。

2. 化学剥脱准备物品　剥脱前清洁剂、剥脱后中和剂、剥脱后保湿乳霜；电风扇；计时器；浴帽及毛巾、凡士林、刷子、棉棒、喷洒器、纱布、手套。

3. 面部治疗过程　嘱患者仰卧在治疗床上，头部轻微抬起，毛巾包裹患者的头颈部，先检查患者的皮肤情况，确定没有皮肤损伤或是已发生的刺激及炎症反应。之后，在清洁过的面部使用清洁剂（乙醇为主）以清除残留在皮肤上的油脂和皮屑。然后，在内外眼角、口角及鼻翼两侧凹陷部位涂上凡士林，可以减少剥脱剂在这些部位堆积而造成的持续刺激。可以用电风扇直吹患者面部以减少剥脱时的不适感。

剥脱时，患者须闭上双眼，若剥脱剂不小心渗进眼睛，立刻以大量清水冲洗，通常不会产生严重不良反应。准备好之后开始在面部均匀地涂刷剥脱剂，从额头开始，之后面颊、下颏、鼻部，最后到唇上方。涂好后，立即开启计时器记录使用剥脱剂后面部开始变红的时间。若皮肤有产生变白及结霜的现象，表示出现表皮松解现象，要立刻于该处进行中和剥脱剂。一旦皮肤达到均匀发红，可以停止计时器，用中和剂（碳酸氢钠水溶液为主）进行整个面部的中和，中和时会产生明显的泡沫，同时患者会自觉刺痛感，这是由于酸碱中和过程产生的发热反应，但这些不适感会很快缓解。中和过程即阻止甘醇酸对于皮肤的过度反应，一般来说中和反应结束后不会再产生气泡，在中和之前需以湿润纱布遮盖保护患者眼睛。在治疗结束后可以在患者面部使用保湿产品并以冷却的面膜或是冷冻过的纱布冷敷 5～10 分钟，可以增加患者治疗后的舒适感。

一般建议患者初次治疗使用低浓度的甘醇酸溶液（20%～30%），操作者便于观察患者对于甘醇酸的敏感程度，甘醇酸会留置于面部，直至面部出现发红的反应，即临床的终点反应，通常 2～5 分钟，若在 5 分钟后还没有看到发红反应，一般建议停止治疗，进行中和反应，若患者有任何难以忍受的不适感，不需等到皮肤发红，治疗要立刻停止。在任何时间点，如果发现皮肤变白（表皮松解），就要立刻停止进行中和，可以冷喷或面膜湿敷。

若初次治疗使用 20%～30% 的甘醇酸溶液可以忍受 5 分钟，下一次治疗就可以用更高浓度来进行，若还未到 5 分钟就开始出现发红反应，治疗时应先停止并进行中和，下一次治疗还采用上次的浓度，并尽量达到 5 分钟。

（四）治疗后护理

一般会建议患者早晚使用 2 次不含甘醇酸的保湿产品，大约 1 周后皮肤恢复正常，其间皮肤可能会有刺痛、发痒、灼热、轻微疼痛、紧绷及脱皮的情况，不适感在治疗 1 周内会逐渐减轻，皮肤渐恢复正常。治疗后 3~7 天及之后可持续使用保湿产品护肤，清洗面部应轻柔，不要使用去角质产品，避免大面积日光暴晒，建议治疗 1 天后长期多次使用防晒产品，注意不要剥撕脱皮部位、搔抓皮肤。

（五）不良反应

1. 表皮松解　若患者在化学剥脱术前没有停止外用含维 A 酸成分的产品（他扎罗汀、阿达帕林、维 A 酸），可能在治疗时产生这种现象。如果在治疗前过度去除角质或是进行表皮磨削，也可能治疗时产生表皮松解。如果出现表皮松解，需要告诉患者可能结痂，通常需要 1 周后恢复。可以使用不含甘醇酸的保湿产品来护理，并根据皮肤受刺激及水肿程度来选择局部外用低浓度糖皮质激素药物治疗。

2. 色素沉着或色素脱失　被摩擦过的皮肤或破皮的部位，甘醇酸的穿透性会比较深，可能会产生色素沉着或脱失的情况，在少许患者中，可能在治疗后产生痤疮样皮炎。

总的来说，化学剥脱术是一种安全经济的治疗方式，对于医生来说，如何选择适当的患者、采用适当的化学剥脱方式以达到预期的结果并减少可能的不良反应是最重要的。浅层化学剥脱几乎对于所有肤色的人来说都是安全的，可以有效地改善黄褐斑、痤疮、脂溢性角化症及色素沉着斑，但对于肤质的改善程度会比较小。中层化学剥脱对于 Fitzpatrick 皮肤分型 I～Ⅲ型的人来说比较安全，Ⅳ～Ⅵ型的患者使用中层化学剥脱后，可能会大大增加产生炎症后色素沉着的风险。深层剥脱虽然可以明显改善面部皮肤皱纹、痤疮瘢痕及光老化的症状，由于术后产生色素脱失的可能性很高，这类剥脱方式最适于 Fitzpatrick 皮肤分型 I～Ⅱ型的人。

【参考文献】

[1] DITRE C M. Glycolic acid peels[J]. Dermatologic Therapy, 2000, 13(2): 165–172.

[2] HALAAS Y P. Medium depth peels[J]. Facial Plastic Surgery Clinics of North America. 2004, 12(3): 297–303.

[3] MONHEIT G D, CHASTAIN M A. "Chemical and mechanical skin resurfacing" in dermatology[M]. Mosby Yearbook, St.Louis, 2003.

[4] MARK G R. Procedures in cosmetic dermatology:chemical peels[M]. Singapore: Elsevier, 2006.

（徐　薇　高　琳　李　凯）

三、注射填充美容技术

人类对美的追求是一个永恒的命题，虽然不同的种族、地域或者文化拥有着不同的审美标准，但仍然存在着一些通用的美学特征能够引起人们的愉悦之情。这些特征包括对称的、平滑的轮廓曲线，光泽、均匀、紧实的皮肤状态，等等。然而由于先天因素或者衰老、疾病的发生，这些美学特征往往先天得不到表达，或者后天被破坏。所以早在 19 世纪后半叶，由于麻醉技术的发展、外科手术的逐渐普及，手术方式也逐渐涉及医学美容领域。人们通过外科手术的方法，改善形体和外观。

但是由于传统开放性的整形手术存在创伤大、风险系数高、停工期长等缺点，限制了它的临床应用。故注射填充美容技术应运而生，由于它具有风险小、操作灵活简便，没有切口、治疗时间短、患者痛苦小、正常组织损伤小、炎症反应轻等诸多优点而被广泛应用。

注射填充美容技术发展迅速，前景广阔，但是机遇往往也与风险并存，各种各样的并发症使得医生渴望获得严谨的理论知识和成熟的技术指导。本章的内容主要就肉毒素注射和填充材料注射两个方面进行分析与论述。

（一）肉毒素注射美容技术

1. 肉毒素发展历史　18 世纪早期，德国医生 Justinus Kerner 发表了对食源性肉毒中毒临床症状的第一次准确和完整描述。18 世纪晚期，比利时微生物学家 Van Ermengem 教授，首次从食物和食物中毒者中分离出了致病菌——梭状肉毒杆菌。第二次世界大战时期肉毒毒素作为一种神经毒毒，计划用于战争，而被广泛地研究。其中 Lamanna、Schants 博士提纯得到了 A 型肉毒毒素的结晶体，并研究合成了大量的肉毒神经毒素。在 20 世纪 60 年代，肉毒毒素抑制神经接头处乙酰胆碱释放的作用机制已经在动物实验中明确。

到了 20 世纪 70 年代，旧金山的眼科医生 Alan Scott 在研究斜视的非手术治疗中得到 Schantz 博士的帮助，建议采用 A 型肉毒毒素的化学去神经作用来削弱眼外肌牵拉眼球的力量，从而达到治疗斜视的作用。很快在动物模型中肉毒毒素矫正斜视获得成功。1978 年肉毒素获得美国食品和药品管理局（FDA）批准，研究将 A 型肉毒毒素用于治疗人类斜视。并在 1989 年肉毒素被 FDA 批准用于人体。直到 2002 年 A 型肉毒毒素 BOTOX 获 FDA 批准用于美容。

2. 作用机制　肉毒毒素本质上是一种神经毒素，不同的菌株可产生不同的亚型，神经毒素分为 A、B、C1、C2、D、E、F、G 等 8 型，其中 A 型肉毒素毒力最强。目前在国内临床上得到广泛应用、获得 SFDA 批准的主要有艾尔建公司的 BOTOX 和兰州衡力，都是 A 型肉毒毒素。

它通过结合、摄入、阻断三步，特异性地作用在运动神经终板的突触前膜，阻断乙酰胆碱释放到突触间隙中，使受累神经不能刺激支配肌肉的收缩，导致受累肌肉暂时性的力量减弱或麻痹。它不阻断神经兴奋的传播，神经和肌肉都没有兴奋性和传导性的损害，这种作用又称化学去神经作用。在很长的一段时间内，认为肉毒毒素只作用于肌肉。随着它在临床的广泛应用，越来越多的适应证被人们所熟知和应用，比如过度出汗、颈痉挛、尿失禁、早泄、偏头痛、手脚冰凉，甚至心脏手术后继发房颤等心脏高危事件，等等，都可用肉毒毒素治疗，让医生都目不暇接，广谱的适用范围反映了药物的独特性。甚至在 2017 年 1 月的美国《时代周刊》以肉毒毒素如何成为了一种万能神药为封面，而且该药物的适应证还在不停地扩展中。从理论上来说机体内的任何有关乙酰胆碱递质参与生理活动均可以被肉毒毒素所影响。

在皮肤科的治疗中，正是利用的肉毒毒素的这个原理，使它既可以在面部过度活跃和紧张的表情肌上，使动态性皱纹减弱或消失，也可以作用在分泌活动过度活跃的腺体上，使腺体分泌减少，从而达到一系列的临床功能。

3. 肉毒毒素的配制及注射技术　由于 A 型肉毒毒素作用的靶组织是肌肉或者腺体，所以在注射前需要明确注射部位的肌肉解剖和作用深度，进行充分的术前沟通和评估，才能进行合理的设计和精准的注射。

临床上一般多使用普通的生理盐水进行配制，标准的配制方法是 2.5 mL 盐水配制 100 U 的肉毒毒素，使用 1 mL 的胰岛素针管进行注射。由于 1 mL 的胰岛素针管分为 40 小格，1 小格对应肉毒毒素就是 1 U，便于注射药量的把控。当然在临床上医生们也会与不同容量的盐水进行配制，以便于治疗不同的适应证。

肉毒毒素的注射技法主要选用定点注射，即将针尖进入相应层次后保持静止，缓慢推动活塞，严格量的控制，注射完毕迅速拔出针头。常用的注射技法主要有以下几种。

（1）垂直注射法：这是肉毒毒素注射的一种常用技法，常用于咬肌、腓肠肌等位置深在的肌内注射，可以直接将肉毒毒素注射到较深的层次中。在注射时，针尖呈 90° 垂直皮肤，将针头刺入相应的肌肉注射层，另一只手可以辅助绷紧或捏起皮肤，缓慢推注，注意量的控制，注射完毕，迅速拔出针头，轻压几秒，拭去渗出的血液。

（2）成角注射法：常用于眼轮匝肌、额肌等位置较浅的表情肌注射。注射时针尖斜面朝上，与皮肤呈一定的角度（多为15°～45°）进针，入针较浅，另一只手可以辅助绷紧或捏起皮肤以辅助进针，避免刺入深层的其他组织，缓慢推注，注意量的控制，注射完毕，迅速拔出针头，轻压几秒，拭去渗出的血液。

（3）多点微量浅表注射法：该注射方法是最近几年才被广泛应用的。常用于面部细纹、轮廓提升、多汗症、脂溢性皮炎、玫瑰痤疮等的治疗。手法与成角注射法相似，但是入针角度更小，位置比较表浅，目的是将药物注射在真皮层，而非肌层，注射后可形成苍白小皮丘，患者的疼痛感较肌内注射明显，需要提前做好表面麻醉。单点的注射剂量也比较小，可稀释5～10倍进行治疗。该方法可以显著减少一些邻近的面部表情肌肉群的连带副作用。

（二）填充注射美容技术

填充注射技术是通过注射填充的方式，对组织容积缺失部位进行填充和塑形，以达到美容的作用。进入21世纪以后，填充注射得到了充分的发展，这与一些相对安全、效果稳定的药物或者填充材料陆续获批有关。

1. 注射填充剂的发展历史　　1899年维也纳医生 Robert Gersuny 首先将液状石蜡注射到人体内，治疗因结核病导致的睾丸缺失，这种做法得到医学界的广泛欢迎，并成为隆鼻的一种治疗手段。这成为注射填充美容技术可考据的始源。

曾经使用过的注射美容材料包括：液态石蜡（菜油、矿物油、羊毛脂、蜂蜡）、液态硅胶、聚丙烯酰胺水凝胶（奥美定）等，这些产品在中国或是欧美，都曾引起过比较严重的并发症，最终被禁止使用。进入21世纪以后，随着材料学和药物学的发展，一些安全的、具有良好的组织相容性、可降解吸收的材料或者药物相继出现，才使得注射填充美容技术得到了长足的发展。目前较为安全可靠的是短效的填充注射材料，像胶原蛋白及透明质酸等产品迅速发展壮大，并逐渐占据了注射填充材料的主要市场份额。

美国FDA于1981年首次批准牛胶原用于皮肤填充剂，应用之前必须做皮肤过敏实验，代表产品有 Zyderm、Zyplast。注射后的效果可以维持几个月，因此需要定期重复注射。后来出现的同种异体的人胶原填充剂，无免疫原性，避免了皮肤实验，代表产品有 CosmoDerm 和 CosmoPlast。新型猪胶原产品比较接近人类自身的特点，过敏反应较轻，一般也不需要皮试，而且因为其交联结构，效果较为持久。其中代表产品有 Evolence、双美胶原蛋白等。

自2003年透明质酸类注射填充剂上市以后，使得胶原类产品的市场份额快速萎缩，从目前的情况看来，在新的材料被发现之前填充剂仍会以透明质酸为主导。透明质酸是一种酸性黏多糖，具有强大的吸水保湿作用。早在1934年美国哥伦比亚大学眼科教授 Meyer 等就首先从牛眼玻璃体中分离出该物质。早期合成的透明质酸纯度不高，性质也不稳定，在化妆品、护肤品领域得到广泛应用。随着生物工程的发展，利用细菌合成了更为纯净均一的透明质酸，交联技术的发展也使得透明质酸的结构更为稳定持久，从而使之具备了作为注射填充剂的资格。

透明质酸所有动物种群中构成相同，所以几乎无抗原性，注射前不需皮试。透明质酸可以自动物提取，也可由细菌发酵形成。不同的制备方法，其分子量大小不同、交联程度不同，维持时间也不同。最早的注射用透明质酸是由瑞典的 Q-Med 公司生产的瑞兰，它于1996年获得 CE 认证，2003年获得美国FDA认证，于2008年获得中国 SFDA 认证。随着工艺的不断改进，更多具有新交联技术及与其他成分混合的新产品问世并获得审批，如逸美、乔雅登等。

2. 填充剂的注射技术　　现在正规的填充类注射产品，都是一次性注射器无菌包装，并根据产品的分子大小及交联程度自带相应大小的注射针头供医生使用。填充剂多为动态注射，即针尖进入到相应的注射区域后，需要使用注射技法再配合按压塑型，使填充剂均匀分布到目标区域起到填充支持的作用。常用的注射技法有以下几种：

（1）单点注射法：顺皱纹方向进针，针尖斜面向上（骨膜上注射时针头斜面向下），和皮肤以相应的角度（多为 15°~45°，特殊部位可垂直 90°）进针。直接刺入相应的注射层次后回抽，回抽应保持等待一定的时间（大约 5 秒以上）。若有回血，则拔出针头按压止血后，另寻穿刺点进行注射。若无回血，则可以进行缓慢均匀推注（避免暴力操作，以免局部压力过大压迫血管），同时密切观察周围皮肤组织颜色变化及患者反应，如出现剧烈疼痛，皮色发白，立刻停止注射，判断引起原因，进行相应处理。注射完毕后，轻轻按摩局部，使进入真皮内的填充剂均匀分布。

（2）单平面多点注射法：此法可衍生出多个注射技法。①连续点状注射法，即按需求，在一定序列上（一般是沿着皮肤皱纹的长轴方向）进行多次单点注射。注意点与点之间要保持紧密相邻，以达到相对平滑、连续的线性填充效果。出针后，要进行局部按摩以求平滑效果，防止点与点之间出现明显中断的外观。②连续线状注射法，是最为常用的注射法。即沿着需要填充皱纹的方向，针孔朝上斜刺入针，进入至注射区域最远处或皱纹末端后，缓慢退针，一边退针形成隧道，一边均匀地推注，在针尖抽离皮肤以前，就应停止注射，以闭合针道，避免注射过浅、药物从针孔溢出或者感染。细的、浅表的注射可以线状注射法一次修复。若皱纹较深且宽，可行多次线状注射法，将填充剂分布在不同的位置、深度。由此可衍生出平铺法、网状法、扇形法、圆锥法、点状法、点面结合法等。③扇形注射法，进针方式与线性注射法相同，但在注射完成后，不完全退出针尖，在针孔处改变进针方向后，进行第二次线状注射，如此重复多次。通常一个部位要扇形入针 3~4 次，适用于较大面积部位的注射填充。连续线状注射法与扇形注射法相结合，延伸出"蕨叶形注射法"等。

（3）多平面注射法：又称"立体注射法"，即不同深度和不同组织层次之间进行多平面的注射方法。①锥形注射法，先垂直皮肤表面进针，并使针向下到骨膜，将较大剂量的填充剂注射到骨膜上以起到支撑作用，然后边退针边进行减量注射。使填充剂的分布形成"金字塔形分布"，起到更好的结构支持作用。但是该法风险较大，这种垂直退针注射的方法有可能将填充剂注射入已经刺穿的血管内，目前使用较少。②交错注射法，即多组连续线状注射法，呈直角交叉注射，两线之间相距 5~10 mm，适用于较大面积的注射填充治疗。

填充剂的注射方法是灵活多变的，临床应用时要注意结合制剂本身的分子量大小，软硬及注射的位置、深浅等综合考虑，选择适宜的方式。

四、面部冷喷技术

冷喷就是一种通过冷喷机以雾状喷洒的方式把生理盐水、纯净水或者经过特殊处理的药水，根据病情使用不同频率和不同温度涂布在患者皮肤上的治疗方式。根据皮肤类型及治疗目的不同，冷喷机可以将正常饮用水通过物理水质软化过滤器，分离出水中的钙、镁等离子，再经过特殊设计的超声波震荡，产生出带有大量的微细液体雾粒，这些低温液体雾粒接触、吸附和渗透皮下，可以给予皮肤冷敷、镇静消炎、缩小扩张毛细血管、减缓血流速度、软化角质及滋润肌肤的作用。迅速改善皮肤潮红、肿胀、烧灼、脱屑、瘙痒等症状，治疗过程无疼痛感。适合用于激素依赖性皮炎、敏感皮肤等急性期的治疗。

治疗前首先常规清洁面部，然后将面膜纸用生理盐水浸湿后覆于面部，低温冷喷 5 分钟左右，中药粉剂用凉开水调制后涂于面部。最后低温喷雾 20 分钟后揭去面膜纸清水洗净皮肤即可。每天 1 次，根据皮损轻重程度，选择治疗 5~7 次。

面部皮炎往往是由多种不同原因引起的变态反应性皮肤炎症，其病理变化多是表层出现细胞间水肿及细胞内水肿，其浅层有毛细血管扩张、水肿及单核和淋巴细胞浸润。治疗方法虽然比较多，但起效快的疗法仍是应用激素类药物，但副作用大。中医学认为本病是由于禀赋不足，皮毛腠理不固，复感毒邪，毒热蕴于肌肤上攻于面而发病。治疗应以疏风、止痒、清热、凉血为主。自制中药微粉中的桑叶、菊花为君药，两药疏风散热，清热解毒。桑叶经归肝肺，功用疏散风热，清肺润燥。古代医家曰："尤祛肌表之热，故治疹、疮疡。"现代医学研究显示本品具有抗炎、抗变态反应之功，与祛风、清热功效相符。中药冷喷治疗可以使药力直达病所，充分发挥内外兼治、祛皮肤红肿、清热燥湿、消炎、润肤止痒的作用。

（王延婷　高　琳　李　凯）

五、蒸汽美容技术

蒸汽美容技术是由中药熏蒸演化而来，通过电热装置加热蒸馏水和不同功效的药物溶液，产生的蒸汽经过离子化后通过管道喷出，对治疗部位进行喷雾熏蒸，从而达到护理皮肤、治疗疾病的目的。

（一）作用机制

首先，蒸汽美容技术的热效应可以使得毛囊开口和毛细血管扩张，增加细胞膜的通透性，促进血液循环，增强局部的代谢功能。其次，其蒸汽的冲击力能对皮肤产生轻微的震荡，可以起到一定是的按摩作用。再者，蒸汽的渗透压为零，根据渗透压原理，必然会导致蒸汽分子向皮肤细胞内渗入而补充皮肤细胞的水分含量。所以，该技术具有改善皮肤微循环、促进有氧代谢、补充皮肤水分、利于药物吸收的作用。

（二）适应证

作为一种皮肤护理技术，蒸汽美容技术可用于皮肤的清洁、保湿、注氧及促进药物吸收。临床除了养护皮肤外，还可应用于黄褐斑以及面部的硬皮病等。

（三）操作方法

1. 将蒸馏水从注水口加入到蒸气瓶中，不超过上限水位。

2. 接通电源打开预热开关，等蒸气瓶中水温达到沸点，蒸汽会喷出，调节合适距离进行操作。

3. 一般熏蒸时间为10分钟。

（四）注意事项

1. 注意喷口与治疗部位的距离，避免烫伤。口鼻处不可直接操作，以免引起呼吸不畅。

2. 严格掌握喷雾时间，不超过15分钟。

3. 注水时不超过上限，也不低于下线，避免引起烫伤及烧毁电圈。

4. 在操作过程中，密切观察治疗情况，以免发生意外。

六、面部按摩护理技术

面部按摩护理技术即通过按摩不同的穴位，促进真皮血管丛血流加速，加快代谢循环。通过按摩也可防止真皮乳头层萎缩，增加弹性纤维的活力，减少皱纹的产生。同时，可缓解肌肉紧张感，降低神经兴奋性，舒缓疲劳，预防皮肤衰老。

（一）穴位的选择

穴位的正确选择则直接影响按摩的作用和效果。临床上面部按摩常用穴位：眼周有印堂、攒竹、鱼腰、丝竹空、太阳穴、瞳子髎、球后、承泣、四白、睛明穴等，鼻周有迎香、巨髎、颧髎、人中穴等，口周有承浆、地仓、颊车穴等，耳周有翳风、耳门、听宫、听会、下关、上关等，头部有神庭、头维、百会、风池、风府穴等。

（二）常用手法

面部按摩时，多采用无名指和中指，这两指通常成为美容指。操作前按摩者先清洗双手，保持手的温度，请被按摩者闭上双眼，进行安抚动作，让被按摩者放松。在安抚和放松时多用大鱼际和小鱼际。

1. 安抚法：用指端或手掌在面部皮肤上缓慢而有节奏的滑行，此法多用于面部按摩的开始和结束。

2. 打圈法：双手的中指、环指并扰，在面部做画圈运动，圈小而密，或竖圈或横圈。

3. 揉捏法：大拇指与其他手指相配合，用指腹的力量，在松弛的肌肉上做指捏、轻推、滚动摩擦等动作。多用于下颏、面颊部，力度适中，动作缓慢，禁用于眼部。

4. 捏（提）弹法：大拇指与其他手指配合，快速捏提肌肉或四指指尖在面部轻弹皮肤呈弹钢琴状，或由侧面向上弹拔皮肤，力度一定要适中。

5. 叩拍法：用手掌或小鱼际，在额部、头部做一定力度地震动，手腕要放松，力量集中在手掌，使受力部位发生震动。

6. 抹法：以手指指尖或手掌，紧贴皮肤表面来回摩擦。

7. 按法：用手指或手掌或肘尖着力于体表某部位或穴位上，逐渐用力下压，忌猛点猛提，按压方向要垂直，用力由轻—重—轻，使刺激充分达到肌体组织深部。

（三）注意事项

1. 脸部按摩手势尽量要放轻，以指腹轻轻带过即可，以免拉扯出皱纹。

2. 每个动作可重复 10 ~ 20 次。

3. 脸部按摩时间要适度，不可太长或太短，须视皮肤的性质、状况和年龄来决定。

4. 干性皮肤多按摩，按摩时间为 8 ~ 15 分钟；油性皮肤少按摩，按摩时间为 5 ~ 10 分钟；敏感肌肤最长不超过 2 分钟或不按摩。

（四）适应证与禁忌证

面部的按摩，可以改善面部气血运行，再搭配基础的护肤，使皮肤组织密实而富有弹性。当然，面部有炎性皮疹、过敏、毛细血管扩张及近期有暴晒史的患者不宜进行此项操作。

七、直流电离子导入技术

直流电离子导入美容技术是借助直流电将药物离子经皮肤导入，以达到治疗和美化皮肤的目的。一般来讲，某些药物在溶液中可离解为离子，经直流电场的作用，带电荷的药物离子会产生定向运动。根据同性电荷相斥，异性电荷相吸的原理，带电荷的药物离子就会进入患处，且局部浓度可较系统用药高数倍，从而增强疗效。

（一）适应证

该方法配合一定的药物，可用于改善油性皮肤、干性皮肤，治疗毛细血管扩张和色素沉着等皮肤疾病。油性皮肤和多汗皮肤可导入抗胆碱能性药物；干性皮肤用阴极导入；毛细血管扩张用阳极导入；色素沉着等疾患用左旋维生素 C、谷胱甘肽等。

（二）操作方法

1. 操作治疗前，先接通电离子导入仪的电源，电流输出旋钮置零位。

2. 清洁皮肤，根据治疗目的，选择阴极或阳极放于治疗部位，被治疗者手握另一电极。

3. 用棉片包裹治疗电极，蘸涂适量配置的药液，在皮肤上以"之"字型轻轻滑动。

4. 调节电流输出旋钮，以治疗处感轻微的麻、刺痛为输出量，一般为 $0.1 ~ 0.2 \text{ mA/cm}^2$。

5. 每次 5 ~ 10 分钟，每天 1 次或隔天 1 次，疗程根据治疗情况而定。

（三）注意事项

1. 由于两个电极的作用不同，应注意确定离子极性。带正电荷的药物要从阳极棒导入，带负电荷的药物要从阴极棒导入。

2. 电流不可太强，以免过分刺激或灼伤皮肤。

3. 导入易引起变态反应的药物，应提前做过敏试验。

4. 感染性皮肤病、凝血功能障碍及直流电有变应性反应等患者禁止操作。

5. 负压导出时，不可停留时间过久，以免灼伤皮肤，眶周皮肤禁用。

6. 导出、导入接头使用完毕要及时消毒。

八、面膜及医学护肤品的应用

（一）面膜

面膜是借助某些材料，在面部形成一层暂时封闭的屏障，使皮肤温度升高，增加角质层含水量，促进药物渗透吸收，达到治疗某些皮肤病和皮肤保健美容的一种方法。

1. 分类根据面膜的材料可分为粉状面膜、石膏面膜、剥离面膜、膏状面膜和成型面膜。根据功效可分为抗炎面膜、美白面膜、补水面膜、营养面膜等。临床上常用于痤疮、激素依赖性皮炎、黄褐斑、黑变病以及单纯的舒缓保湿等。

2. 注意事项

（1）使用前应清洁面部。

（2）使用石膏倒模前，应先用棉片或纱布覆盖眼部和口鼻。

（3）使用粉状或膏状面膜时，不要涂抹得太靠近眉毛、眼睛、口周。

（4）根据皮肤性质和疾病需要选择合适的面膜。

（5）使用频次以每周1～2次，每次贴敷时间以15～20分钟为宜。

（二）医学护肤品

医学护肤品（medical cosmetics）是介于护肤品和药品之间，是一类能达到恢复皮肤屏障功能，辅助治疗皮肤病的护肤品。其本质是护肤品而不是药品，故不能替代药物治疗，但具有经过实验和临床验证的功效和良好的安全性，可以起到辅助治疗皮肤病的作用；同时，和普通护肤品比较，这类产品不含色素、香料、致敏防腐剂等，且其所含的活性成分稳定、安全，无毒副作用。

1. 医学护肤品的特点

（1）更高的安全性：医学护肤品更强调配方的精简和原料的严格筛选，并强调不含或少量含易损皮肤或引起皮肤过敏的物质，如色素、香料、防腐剂、刺激性大的表面活性剂等，并对护肤品的原料和活性成分等进行临床安全性评估。

（2）明确的功效性：根据不同的类型的皮肤生理特点及皮肤病的发病机制进行研究，其产品成分作用机制明确，功效性经过各类试验研究，是对一些皮肤病可以起到辅助治疗的作用。

（3）临床验证：该类产品上市前已通过人体试验，验证了产品的临床功效和安全性，以保证产品刺激性更小和过敏反应的发生率更低。

2. 医学护肤品的应用根据医学护肤品的活性成分不同，常常分为清洁类、舒敏抗炎类、保湿修复皮肤屏障类、清痘类、祛斑类、抗衰老类以及防晒类等，临床医生可根据病情及需要合理选择指导。

（梁　育）

第三节　无创性皮肤检测内容与仪器

皮肤科疾病特别是发生在颜面部位的疾病例如痤疮、酒渣鼻、色斑（黄褐斑、雀斑、太田痣等）、白癜风、瘢痕、各类皮炎湿疹、感染性皮肤病等，严重影响人们的容貌和身心健康，甚至造成不同程度的心理障碍。对皮肤科疾病的诊治来说，传统的病理检查、手术等方式可能加重皮损，甚至进一步影响美观。而视觉评估可能过于主观，不准确，从而耽误对疾病的诊治；近年来，随着科技的进步，科学家将物理学、化学、光学、电化学等领域的技术引入到皮肤的检测中，开发出各种现代新型无创性皮肤检测技术，让我们更加客观地了解皮肤的屏障功能、皮肤受损程度以及皮肤的色素、毛孔、皱纹、毛细血管等多种特征，对肉眼不可见的指标提供量化评价，能测出受试者不能感知的皮肤细微改变，具有客观、敏感、精确等优点。

一、经表皮失水率检测

参考设备：德国 CK 公司皮肤水分流失（TEWL）测试探头 TM300。

（一）皮肤水分流失测试的重要性

经表皮失水率（ transepidermal water loss，TEWL）是检测皮肤角质层水分散失量，是皮肤屏障功能的重要参数。TEWL 是体内水分通过角质层向外扩散的部分非显性蒸发，通常被用于反映整个皮肤的水分丧失，包括当温度低于出汗温度的非显性汗。在人体试验中，检测 TEWL 可以反映角质层屏障功能变化。皮肤保护层越完好，水分的含量就会越高，TEWL 的数值就越低，TEWL 的单位为：g/hm²。

在化妆品的研制过程中，通过测试 TEWL 的数值可评价保湿化妆品的功效，也可应用于过敏性斑贴试验、接触性皮炎、物理疗法、烧伤及新生组织的监测，及时发现皮肤的保护功能是否已被破坏。

（二）测试原理

该仪器的测试原理来源于菲克扩散定律：

$$dm/dt = -D \cdot A \cdot dp/dx$$

式中：   A—面积（m²）   m—水分的扩散量（g）

               t—时间（h）   D—扩散常数〔0.0877 g /（mg·mmHg）〕

               p—蒸汽压力（mmHg）   x—皮肤表面测量点的距离（m）

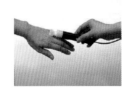 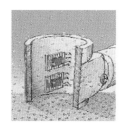

总图 9-3-1   TEWL 测试示意图   总图 9-3-2   测试探头

测试探头和皮肤水分流失测试仪 TM300 如总图 9-3-1、总图 9-3-2 所示。测试探头是由两组温度和湿度传感器所组成，探头参数如下：圆柱体直径 φ=10 mm，圆柱体高度 H=20 mm。

测试探头的形状和大小可以防止空气流动对测量数据的影响，探头可以进行校准。

（三）测量方法

TEWL 的测量分为标准测量法和连续测量法两种，推荐使用标准测量法。

标准测量的时间由仪器自动设定，测试时将测试探头顶端的圆柱体垂直于被测的皮肤表面放置，测量开始后，仪器每秒自动采集一次 TEWL 数据，显示屏将这些 TEWL 数值显示出来，成为一条曲线，在这条曲线上同时显示出 TEWL 的平均值和偏差值。通过转换屏幕内容，该仪器还可分别显示出探头下端传感器处的温度和相对湿度曲线，同时还显示温度和相对湿度的平均值。

（四）临床应用

朱学骏等对健康人群研究发现，TEWL 与性别无明显相关性，而与年龄相关，以新生儿最高，老年人最低；在身体各部位的测量中，四肢末端和暴露部位经皮水分丢失较高。当皮肤屏障功能破坏时 TEWL 值增大。TEWL 可以评价保湿护肤品的效果，也可用来研究与皮肤屏障功能相关的疾病，如特应性皮炎、银屑病、脂溢性皮炎、玫瑰痤疮、黄褐斑等，还被用于评估治疗措施的安全性。

二、表皮含水量检测

参考设备：德国 CK 公司皮肤水分测试探头 CM825。

（一）皮肤水分测试的重要性

皮肤水分含量是由内部和外部两种因素决定的，皮肤角质层保持水分能力变化较大，水分含量变化范围为 10%～60%，最主要的还是皮肤出汗的呼吸过程及皮肤中水混合物的组成。外部因素包括环境温度、湿度、药品和化妆品等，都能决定和改变皮肤中的水分含量。皮肤水分含量会影响皮肤表面的水和油脂混合膜的形成，而这层保护膜对防止皮肤的衰老是非常重要的。因此定量化地测试皮肤水分含量及相对一定护理阶段后的变化量是很有用的。

（二）测定原理

水分测试采用的是世界公认的 CORNEOMETER- 电容法，水分的测试原理是基于水（81）和其他物质的介电常数（< 7）变化相当大，按照含水量的不同，适当形状的测量用电容器会随着皮肤的电容量的变化而变化，而皮肤的电容量又是在测量的范围内，这样就可以测量出皮肤的水分含量。其结果通过设定的湿度测量值（moisture measurement value, MMV）来表示。MMV 为 0 ~ 150 的数值。电容量的测量方法比其他方法更优越，由于被测试皮肤和测试探头没有不自然的接触，几乎没有电流通过被测试皮肤，因此测试结果实际上不受极化效应和离子导电率的影响。仪器探头和皮肤中水分建立平衡过程中没有惯性，可以实现快速测量，这样同时也消除了活性皮肤对测量结果的影响。

（三）测定条件

皮肤水合率 MMV 的测量过程受环境温度、湿度影响较大。一般选择 20℃和 50% 相对湿度环境下测量，效果最佳。

（四）实验方法

测试时只需将水分测试探头垂直地压在被测皮肤表面，探头顶部被压回一段距离，探头内部有一弹簧使探头顶部保持 0.16 N 的压力压在皮肤表面，1 秒内主机上就显示出结果，并给出提示声音。

在该测试模式下的经验数据如总表 9-3-1：以下数据是在正常室温条件下（温度为 20℃，相对湿度为 40% ~ 60%）所得到的数据，仅供参考。

总表 9-3-1 　　　　　　　　　　　　　　　　表皮含水量检测数据

项目	前额、脸部、颈部等 / %	手臂、手、腿部等 / %
皮肤较干燥	< 50	< 35
皮肤干燥	50 ~ 60	35 ~ 50
皮肤水分充分	> 60	> 50

（五）临床应用

角质层含水量检测通常与 TEWL 结合在一起，在许多皮肤病中角质层含水量均有改变，含水量测定可用于评估治疗效果，也被用于评估治疗措施的安全性，也能评价护肤品的保湿功效。

三、皮肤表面皮脂检测

（一）皮肤油脂测试的重要性

皮肤表面的脂质有两部分来源：其一为皮脂腺分泌的脂质，代表物为鲨烯；另一来源为表皮脂质，以胆固醇，尤其是神经酰胺常见。扩散到皮肤表面的脂质，与水分乳化形成皮脂膜，保持皮肤表面平滑、光泽，防止体内水分的蒸发，脂质既可与水结合而储存水，又可形成疏水的膜以防止水分丢失，从而影响表皮通透屏障功能，实验过程中发现皮脂含量变化趋势与 TEWL 呈负相关，干燥性皮肤病（特应性皮炎、银屑病、鱼鳞病）多伴有皮脂含量降低。

（二）测定原理及测量方法

皮脂测试采用的是世界公认的 SEBUMETER 法，它是基于光度计原理，将一种 0.1 mm 厚的能吸收皮脂的胶带粘贴在皮肤表面，逐渐吸收毛囊口排出的皮脂。测试结束后撕下胶带，再通过图像分析程序来测量胶带上吸收皮脂形成的透光点及其表面积，测量出皮肤油脂的含量。过多的皮脂影响角质层脂质正常的排列模式，影响皮肤屏障的完整性。此外，过多的皮脂为卵圆形糠秕孢子菌、痤疮丙酸杆菌的繁殖提供了条件，继而损害皮肤屏障功能。

（三）临床应用

皮脂的定量检测可用于皮脂溢出过多疾病例如痤疮、脂溢性皮炎等的辅助诊断和疗效评价。

四、皮肤弹性检测

参考设备：德国 CK 公司皮肤弹性测试仪 MPA580。

（一）皮肤弹性测试的重要性

皮肤的黏弹性由真皮胶原纤维、弹力纤维、细胞间蛋白多糖和结合水以一定的方式组合构成，使皮肤能够保持一定张力以支撑体表 / 保护内部组织，也是美容的重要参数之一。

（二）皮肤弹性测试原理

采用的是德国 CK 公司皮肤弹性测试仪 MPA580 及相应图像处理软件（Cutometer Dual 软件），负压吸力和皮肤形变是这种设备的测试原理，将皮肤吸进探头的孔径里，一段时间后再释放。在测量过程中皮肤抵抗负压（紧实）以及回到原来状态的能力（弹性）用曲线显示出来（拉伸长度 / 时间）。被吸进探头内的皮肤深度是由一个光学检测体系获得，这种系统是彼此非接触的。探头内由发光器和收光器及彼此相对的棱镜构成，皮肤的深度与发出光和收到光的比值具有正比关系，因此我们可以利用 MPA 分析软件来测试评价皮肤的弹性大小。（总图 9-3-3，总图 9-3-4）

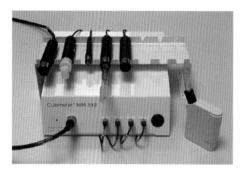
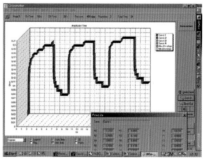

总图 9-3-3　皮肤弹性测试仪　　　　总图 9-3-4　皮肤弹性测试曲线图

（三）测定方法

探头以合适的压力与表皮完全接触，测试时间为数秒。弹性的分析参数包括：Uf：皮肤最大拉伸量。Ue：恒定负压加到皮肤上后，0.1 秒时皮肤的拉伸量，定位弹性部分拉伸量。Uv：Uf-Ue 为皮肤的黏弹性部分，或称为塑性部分拉伸量。Uf=Ue+Uv，对于皮肤而言，越是年轻的皮肤，弹性好的皮肤，Ue 的数值就越高，而对于年老的皮肤，弹性差的皮肤，弹性部分值 Ue 比较低，而黏弹性部分值 Uv 值就比较高。

（四）临床应用

可用于研究光老化及结缔组织等相关疾病，也可用于医疗美容的辅助诊断和客观评价指标。

五、VISIA 皮肤图像分析仪

（一）概述

VISIA 皮肤图像分析仪就是在恒定的条件下集成软硬件对皮肤不同状态及多项特征进行量化，运用多光谱成像技术及 RBX 专利技术即时测出皮肤的色素、血管、纹理、毛孔、紫质等情况。

（二）原理

VISIA 使用 3 种光源来拍摄皮肤进行光学成像。

1. 标准白光　即正常光线，同肉眼看到的皮肤表皮层情况。

2. 偏振光　用于探测皮肤表面和皮下的细节。自动过滤因外界色差阴影，面部油脂与反射光带来的干扰，准确显示皮肤基本结构。

3. UV 光 系统发射微量紫外线光，测得皮肤深层的皮肤状况。

皮肤检测仪运用先进的光学成像即时测出和分析表皮的斑点、毛孔、皱纹和皮肤纹理，以及由于紫外线照射而产生的皮下血管和色素性病变，如卟啉（油脂）、褐色斑、红斑等，并揭示了由它们而引起的如黄褐斑、痤疮、酒渣鼻和蛛蛛状静脉瘤等潜在危险。进而让皮肤科医生针对皮肤问题设计出最合适的治疗方案。

（三）检测内容

1. 斑点 表面斑点是棕色或红色的皮损，和皮肤底色有着明显的区别。斑点大小不等，肉眼观察可以看到。表面斑点在 VISIA 的标准白光图像中显示，包括雀斑、痤疮瘢痕、色素沉着及血管病变。

2. 皱纹 皱纹是皮肤上的犁沟、折叠或皱褶，日晒会引起其增多，并与皮肤弹性降低有关。这种皮肤特征在图像上会有很大的变化，因为其高度依赖于顾客的面部表情。皱纹的判别是依据其长而窄的形状。

3. 纹理 测量皮肤平滑度，黄色表示凸起部分，蓝色代表凹陷，黄色与蓝色越少表示皮肤越光滑。

4. 毛孔 由于阴影，毛孔颜色看起来比周围的肤色深，根据它们的颜色和形状而被识别。VISIA系统依据面积的大小来区分开毛孔与斑点。

5. 紫外线色斑 紫外线色斑在普通光照条件下可能是不可见的。表皮黑色素选择性吸收紫外线，紫外线会增强其显现，被 VISIA 检测到，是皮肤受太阳损伤的结果。

6. 棕色斑点 棕色斑点反映皮表和深层如色素沉着、雀斑、雀斑样痣、黄褐斑等皮损。棕色斑点在皮肤上表现为不均匀的分布，被使用 RBX 技术的 VISIA 检测到。

7. 红色区域 红色区域代表真皮乳头层中的血管和血红素，如痤疮、炎症、酒渣鼻或蜘蛛痣，可被 VISIA 的 RBX 技术检测到。痤疮斑点和炎症通常表现为圆形，但大小不同。与痤疮相比，酒渣鼻通常较大和扩散；蜘蛛痣则通常表现为短、细小，相互连结成一个密集的网状物。

8. 卟啉 卟啉是细菌的代谢物，在皮脂腺内，卟啉是由痤疮丙酸杆菌产生的，痤疮丙酸杆菌在人类皮肤和毛囊皮脂腺导管中是普遍存在的。面部皮肤被长波长的 UVA 照射时，含有痤疮丙酸杆菌的毛孔会发出很强的荧光，卟啉会显露橘红色。毛囊内荧光的强度和在面部的分布范围，与痤疮丙酸杆菌的感染严重程度成比例关系。

9. 睫毛 检测睫毛的平均长度与数量以及所处的等级，以及治疗前后效果的对比。

（四）检测方法

1. 检测对象填写基本信息。

2. 清洁面部，若化妆者应先卸妆，无绒毛干布擦干，用黑色遮光领罩遮盖肩颈部，戴黑色发箍将碎发及刘海隐藏，使额部完全暴露。

3. 根据患者高度调整座椅，使其下巴及额头紧贴于检测仪，微闭双眼。

4. 拍摄约需要数秒，待小室内全亮即可结束检测。

5. 数据分析可自动或手动选择需要观察的检测项目，或需要与以往记录的图像数据进行对比。

（五）检测结果

1. 百分位数 模拟患者目前的肌肤水平在相同条件（同龄同性别同种皮肤类型）的人群中的排名，基于个体分析结果的分值，百分位数有利于提供一个群体肤色的整体状况基线。评估相同年龄同性别同种皮肤类型的人中，肌肤水平的排名。百分比越高说明肌肤水平越好。

2. 特征计数 提供了特定皮肤特征的总数量，不考虑每个离散皮损的大小或强度。需要应用离散皮损个数的减少来说明情况好转时，特征计数可用于追踪治疗进展。具体皮肤特征的个数，例如多少个色斑，多少个毛孔等。

3. 分值 是一个综合考察指标，对特定皮损进行全面的衡量，把皮损的总面积、密度，以及强度作为考察因素。分值可以用于追踪治疗进展，是说明疗效最相关的指标。

4. 结果分析　很多因素会影响到 VISIA 对皮肤实际评分，包括皮肤的状态（已清洁与刚化妆、长时间的妆、化妆次数），头部在拍照小室的定位，面部表情（特别是测量皱纹），杂散头发，油性皮肤造成的眩光区，等等。百分位数都是已经清洁后采集的图像数据。如果在拍照前不进行卸妆，可能会影响分析结果。

（六）临床应用

1. 具有色素性、血管性、皱纹、毛孔等改变的相关疾病均可采用 VISIA 来进行皮肤检测，如痤疮、黄褐斑、光老化等。

2. 整合医疗机构中现有设备、产品可根据患者面部存在问题及病变特点提供个体化治疗方案，并给出建议指导临床治疗。

3. 能够客观、准确地记录、评估与追踪检测结果，可作为临床治疗疗效的客观评价指标，也有一定临床研究价值。

（田阳子）

第十章　皮肤性病的预防、护理与调摄

第一节　皮肤性病的预防

皮肤性病的发病率较高，有的疾病有流行性，给患者及家人的生活造成较大的影响，严重的疾病甚至可以危及生命。"圣人不治已病治未病，不治已乱治未乱"出自《黄帝内经·素问·四气调神大论》，意思是说智慧高超、医术高明的人，不只是注重治疗疾病，更加要通晓防病于未然。古人在疾病防治上就十分重视，从医生的角度来说，加强对疾病防治知识的宣教，能帮助广大民众加深对疾病的认知，减少疾病的发生和流行，对疾病的防治起到积极的作用。"防预为主"也是我国卫生工作的重点之一。

一、预防原则

皮肤是人体最大的器官，是人体的第一道屏障，是人体与环境的"边界"，直接同外界环境接触，具有保护、感觉、调节体温、吸收、分泌和排泄、代谢、免疫等功能，起到保护体内的组织以及器官的作用。皮肤性病的一般预防原则有：

1. 保持皮肤的清洁卫生　养成勤洗澡、勤换衣、勤理发、勤修剪指甲等卫生习惯，保持皮肤清洁，以减少各种传染性皮肤病的发生。

选择正确的清洁产品，好的产品应该有较好的清洁力，保湿不紧绷、温和无刺激性。就洁面产品而言，干性皮肤适合温和、乳液状、低泡、弱酸性、保湿的产品；中性皮肤适合温和、弱酸性、保湿的产品；混合性皮肤最好能够使用2种产品分别清洁；油性皮肤适合泡沫丰富、清洁力较强的产品；敏感性皮肤与干性皮肤类似，适合温和无刺激的产品。同时注意个人清洁物品专人专用，不与人公用毛巾、拖鞋等，减少交叉传染。

2. 注重皮肤屏障功能的修复　正常皮肤角质细胞是通过皮肤表面的一层保护膜（水脂膜）、细胞之间的灰浆（脂质）将角质细胞像"砖墙结构"一样，紧密地互相连接在一起，对人体皮肤起着非常重要的保护作用，这就称之为"皮肤屏障"。皮肤屏障具有锁住皮肤水分和抵抗各种皮肤表面细菌入侵人体的作用。很多皮肤病患者都伴随有皮肤屏障功能的障碍，皮肤屏障失去了正常的保护功能，出现皮肤水分的丢失而出现皮肤干燥、脱屑、瘙痒；同时，皮肤表面很多正常情况下不致病的病菌可以穿过受损的皮肤屏障而进入皮肤内部，从而引发一系列皮肤炎症反应。因此，皮肤屏障受损不仅是许多皮肤病的表现，更是许多皮肤病容易反复发作的重要原因，所以修复皮肤屏障是皮肤科医生经常跟病友强调的。在皮肤病治疗中，除了药物，医生经常会要求患者使用能修复皮肤屏障功能的保湿护肤品，通过补充皮肤表面的水脂膜和细胞之间的脂质来加固皮肤表层的"砖墙结构"，而医学护肤品就有这样的功能。

3. 注意防晒　做好防晒工作，减少紫外线对皮肤的损害。紫外线损伤不仅仅破坏最外层的皮肤细胞，通过表皮到达真皮细胞，导致真皮细胞大量坏死和代谢紊乱，细胞内杂质无法代谢出去，令肌肤出现晒斑、丧失弹性、提早衰老、变得敏感、出现皱纹，更重要的是皮肤损伤后刺痛瘙痒难忍，抓挠出血，皮肤本身的抗病和抵抗能力减弱，出现水肿、渗出，形成晒伤、日光性皮炎等皮肤病，甚至致癌。

4. 加强宣教　对常见皮肤性病的防治知识进行广泛的宣传教育，提高人民群众对皮肤性病的认识水平，以减少皮肤性病的发生。如由青霉素类、镇静类药物引起的药毒，除发给患者药物禁忌卡外，还要嘱患者今后禁用这类药物。同时做好性传播疾病的宣传工作，一旦染上性传播疾病，要及时到医院明确诊断，男女双方同时正规治疗。

5. 饮食忌宜　消除与饮食有关的诱因，对某些皮肤病如湿疹、银屑病、荨麻疹、酒渣鼻、脂溢性皮炎等，应注意限制食用鱼、虾等海腥食物和辛辣性食物，痤疮患者少食甜食和辛辣刺激的食物。蛋白质、脂肪、糖类、维生素和微量元素都是维持皮肤正常结构和功能代谢，保持皮肤健康所必需的物质，因此饮食结构必须合理，应注意饮食多样化、合理化，避免偏食，以保证机体获得皮肤健康所需的各种营养素。

6. 加强职业性皮肤病的防护　改善生产设备和操作过程，加强劳动保护。并根据不同工种配备不同的防护工具，减少和防止职业性皮肤病的发生。

7. 洁身自爱　加强自身修养，提高对不良社会风气的抵制能力，做到洁身自爱。

二、预防措施

皮肤性病的预防要有全面、整体的观念，根据疾病的病因、性质的不同，采取相应的预防措施。预防工作做得好，可以减少皮肤病的发生，控制传染性皮肤病的传播和流行，应注意以下方面。不同皮肤病采用不同的预防方法。

1. 感染性皮肤疾病　该类疾病应该格外强调预防，如麻风、疥疮、真菌病、皮肤细菌感染以及性传播疾病如梅毒、艾滋病等，做到早发现、早诊断、早治疗。平时要讲究卫生及改正不良卫生习惯，了解有关防治感染性及流行性皮肤病的知识。

2. 瘙痒性皮肤疾病　要积极寻求并去除病因，嘱患者不宜搔抓及外用刺激性药物，勿过度用热水烫洗，避免辛辣刺激性饮食，不饮酒。

3. 变态反应性皮肤疾病　要了解发病时间，有无家族史，有无合并系统性疾病，在减少或去除各种可能致病因素的同时，仔细寻找过敏源，避免接触可引起过敏的物质，如在日常生活或工作中避免接触可引起过敏的化学物质；避免用易引起过敏的异种蛋白，如鱼、虾、蟹等；避免使用引起过敏的化妆品。对于有药物过敏者，尽量找出引起过敏的药物，停止使用。

4. 职业性皮肤疾病　调查工作环境中的致病因素，找出病因后，应针对性改进生产过程、劳动条件，有条件时实行机械化或自动化生产，并根据个人体质，加强个人卫生和个人防护。

5. 不当医学美容、生活美容导致的皮肤疾病　一些不当或盲目的美容服务、化妆品的不当使用导致的化妆品皮炎发病日渐增多。应帮助患者了解美容化妆的卫生知识，认识美好的皮肤源于健康的身体、良好的生活习惯和合理的饮食结构，不要轻信各种快速美白、嫩肤产品和美容措施，慎重对待美容手术。

6. 皮肤肿瘤疾病　要有预防知识。避免过度日光曝晒，不要使用致癌化学物质，做到不吸烟，定期体检。

（米　兰）

第二节　皮肤性病的护理

随着医学的发展，皮肤性病学也有了很大的发展和深化，并形成了许多亚专科，如皮肤真菌学、皮肤病理学、皮肤美容学、性病学、麻风病学、皮肤病治疗学等，对皮肤性病的护理也提出了更高的要求。

一、常见护理问题

1. 瘙痒 是一种非常复杂的症状，多由变态反应引起，可因功能紊乱或者其他因素引起，可为局限性，也可全身引发，轻重不一。

2. 疼痛 是由皮肤炎症及皮肤完整性受损所致。

3. 睡眠形态紊乱 因环境改变，皮疹瘙痒、皮损严重所致。

4. 皮肤完整性受损 由于皮肤病性病本身导致皮肤破溃。

5. 感染的风险 搔抓皮损或机体抵抗力下降、免疫功能低下所致。

6. 口腔黏膜受损 口腔由于药物或某些疾病导致黏膜糜烂破溃。

7. 营养失调 食物中缺少维生素，某些代谢障碍性疾病及皮损大量渗出；与口腔黏膜受损、进食困难有关。

8. 潜在并发症 大量皮质类固醇激素治疗引起的并发症。

9. 性生活形态（态度）的改变 由于性病、传染性皮肤病的患者担心对方及家人被传染所致。

10. 有传染的危险 疾病本身具有传染性。

11. 焦虑 有些皮肤病患者反复发作、加重，长时间不能得到有效控制，使患者对疾病预后担忧。

12. 知识缺乏 缺乏对皮肤病、性病专科知识的了解、认识。

二、护理措施

（一）一般护理

1. 皮损护理 观察皮损的部位、色泽、形状等，注意皮肤清洁卫生，保持皮损部位清洁干燥，避免反复搔抓。皮损轻、无渗液，外用药少的可每周更换一次被单、衣裤；皮损广泛、渗液多，外用药厚腻、油渍显著的应酌情及时更换。勤修剪指甲，防止抓破皮肤和预防感染。皮肤干燥患者应减少洗澡次数，油性皮肤洗澡时不宜用碱性肥皂。宜选择宽松棉质透气舒适的贴身衣物，忌过紧的化纤织品。

2. 用药护理

（1）内用药物护理：抗组胺药为最常用药，对于从事汽车驾驶、高空作业、机床加工等人员应禁用或慎用，确因病情需要使用，应建议患者休息或暂时调整工作岗位。对于使用糖皮质激素的患者，应嘱其遵医嘱正确合理用药，耐心讲解用药知识及必要性，告知患者不得自行减药或停药，突然减量或停药会使病情加重甚至出现危险，造成疾病难以控制。大剂量或长时间使用时应注意补钾。对使用免疫抑制剂患者，要密切注意药物疗效及不良反应，注意肝功能及血常规的变化。服用中药汤剂时，根据患者证型指导服用方法，每天 2 次，早晚饭后半小时服用，热证患者宜凉服，寒证患者宜热服，服药期间不宜进食辛辣刺激之品。

（2）外用药物护理：使用外用药物前，应先用清洁剂将附着在皮损表面的分泌物、药物残留物及污物予以清除，再根据皮损情况用药。有毛发的部位，用药前剪去毛发，并洗净患处；有厚痂者不宜强烈剥脱，可选用油剂或软膏制剂敷 12～24 小时，待浸透软化后轻轻剥离。大面积皮损患者，换药时需注意无菌操作和保暖，以防并发症，同时需掌握药量及浓度，避免大面积湿敷或湿敷时间过长，以引起药物吸收中毒。

外用药物的使用方法，可根据不同剂型运用。如洗剂每天外用 5～7 次，乳剂、软膏每天外用 2～3 次，硬膏制剂每 24～48 小时更换 1 次。溶液制剂主要用于开放性冷湿敷，湿敷方法：患者先垫以中单，以 6～8 层纱布浸入药液中，取出挤压不滴水为度，然后将其平整地紧贴于皮损上。每次湿敷 20～30 分钟，每天湿敷次数据病情而定。如需连续湿敷，应根据纱布的干湿情况适时浸入药液中，以保持其湿润。湿敷温度为 8～15℃。

3. 情志护理 多与患者沟通，了解其心理状况，避免七情过极，可使用言语开导、移情易性、安神静志等疗法，及时消除不良情绪。加强对患者住院期间的健康教育，使患者正确认识疾病的发生发展过程，积极配合治疗。皮肤病患者有其特殊性，多数患者有不同程度皮损，影响形象，产生心理负担。对于性病患者，注意保护其隐私，避免歧视侮辱，要有同情心，注意语言交流，取得患者的信任。

4. 去除病因　对变态反应性皮肤病患者应协助医生积极寻找过敏原，消除致敏因素。应禁止食用虾、蟹、海鲜等致敏食物，忌浓茶、辛辣刺激性食物，戒烟酒。家庭或病室内不宜摆放花草；光敏性皮肤病和系统性红斑狼疮等患者应避免日晒；疱疹样皮炎患者禁用谷胶类食物。

5. 饮食护理　一般患者可给予正常饮食，过敏性皮肤病患者应忌食海鲜、鱼、虾、烟酒和辛辣刺激之品。光敏性皮肤病应避免日晒，忌食紫云英、油菜、黄泥螺等；瘙痒者禁食辛辣腥发动风之品如牛羊肉、狗肉、花椒等。建议选用蒸、煮、炖等方法烹制食物，避免烟熏、烧烤、油炸等。告知患者注意观察可能引起病情发作或加重的食物，对可疑食物避免食用。对黏膜损伤严重、进食困难者，应给予高蛋白、高热量、富含维生素等易消化半流质饮食或流食，必要时可使用营养素补充剂。

6. 生活护理　慎起居，保持规律的作息时间，避免过度劳累，注意劳逸结合。病室空气新鲜，定期进行室内消毒。保持床单、被罩的平整干燥。瘙痒症状严重者，应避免搔抓，沐浴时避免使用刺激性强的皂液和热水烫洗。必要时可给予抗组胺类药物。传染性皮肤病应做好消毒隔离工作，防止交叉感染。

（二）危重患者的护理

1. 条件允许情况下将患者放置单人房间，必要时屏风遮挡。

2. 床旁备有急救车及各种抢救设备、药品、物品等。护士必须掌握应急措施。

3. 制订详细的护理计划，严密观察并监测患者的生命体征变化，准确记录24小时出入量，并及时、准确、客观地记录患者的病情及各种数据。发现病情变化及时报告医生。

4. 患者全身大面积皮损破溃时，应由2人以上进行换药，动作要轻、稳、准。必要时使用支被架，避免皮肤破溃处与被单粘连。

5. 做好生活护理，对眼睑不能自行闭合的患者应注意做好眼睛的保护。可涂眼药膏或覆盖油性纱布，防止角膜干燥、溃疡及感染。保持口腔卫生，每天进行口腔护理，加强皮肤、会阴部护理。卧床患者定时更换体位，防止压疮的发生。

6. 生活不能自理的患者，护理人员应给予生活和心理支持与护理，树立患者战胜疾病的信心，更好地配合治疗与护理。

7. 对于应用特殊药物治疗的患者，护士应严密观察疗效、药物反应及毒副作用。

8. 精神异常和躁动的患者，必要时给予保护性约束，以防发生意外。

9. 各种急救药物须由两人核对方可使用，并做好抢救记录。注明执行时间与执行者。

10. 保持病室清洁，空气新鲜，严格执行院感与消毒隔离制度，每天进行空气消毒1~2次，防止交叉感染。

（曾碧君　蒋谷芬）

第三节　皮肤性病的调摄

调，调养；摄，保养。调摄是保养身体的意思。中医调摄的内容十分丰富，如精神调摄、形体锻炼、饮食调理、针灸推拿、起居调养等。这些调摄措施同样以辨证论治为指导，因此也当辨证施治。

一、精神调摄

中医将精神调养列为养生诸法之首，强调尽力避免来自环境、社会、家庭各方面的不良刺激。现代社会生活节奏快、竞争强、精神压力大，所以心身疾病的发病率较高。

中医认为七情（喜、怒、忧、思、悲、恐、惊）是每个人都有的对外情志反应。因此，情绪变化是人体生理活动的一部分，一般不会致病，只有突然、强烈或长期持久的情绪刺激，超出了人体的正常生理范围，才会造成功能紊乱。根据中医理论，精神刺激过度如狂喜、暴怒、骤惊、愤怒等，直接影响内脏的气机，导致气滞不行。怒则气上，喜则气缓，恐则气下，惊则气乱，悲则气消，忧则气聚，思则气结，继而产生疾病。七情致病因每个人的性格、体质、意志、修养等而有别。一般来说，喜悦较少致病，而惊恐致病最快，愤怒致病较重，忧思致病缓慢。各种情绪分别对脏腑产生不同的影响。

精神状态与皮肤性状关系密切。精神因素导致的皮肤问题越来越普遍，有些人长时间压力得不到释放，对不顺心的事耿耿于怀，或是长期隐忍、压抑，时间长了就会严重影响皮肤的健康。情绪稳定、心情舒畅可使皮肤血管扩张、血流增加、代谢旺盛，皮肤红润、容光焕发；抑郁、忧愁、焦虑或紧张均可引起和加快皮肤衰老，使肤色黯黄，缺乏生气。精神创伤、过度紧张、忧郁、悲观等，可使皮肤疾病发作或加重、影响治疗效果，所以经常保持良好、愉快的心态，避免过分忧虑、烦躁易怒，是保持皮肤健康的重要因素。

二、锻炼身体

中医认为，运动养生，特别强调意念、呼吸和躯体运动的结合，即意守、调息、动形的统一。意守指意念专注，调息指呼吸调节，动形指形体运动，统一是指三者之间的协调配合，使形体内外和谐，动静得宜，方能起到养生健身的作用。锻炼可以使皮肤血液循环加快，加强皮肤的新陈代谢，使皮肤的微循环得到调整，促进皮肤健康。

1. 散步　散步是最原始的运动方法之一，是一种主动养生的行为，在《黄帝内经》中就有明确的记载。《素问·四气调神大论》中说"春三月，夜卧早起，广步于庭，养生之道也"。

散步有疏通经络、运行气血、调和五脏、强壮筋骨的作用，使内脏各器官的功能保持协调与平衡，提高机体的新陈代谢。

2. 跑步　运动养生所采用的跑步方法主要是健身慢跑，这是一种长时间、慢速度、远距离的运动方法，目的在于提高身体素质、改变较弱的身体状况、保持身心健康。跑步能比较安全地、最大限度地增强心肺功能，促进脂肪代谢，增强肌力，调节神经系统及消化系统的功能。

3. 登高　可明显地提高心肺的功能，并有强筋壮骨的功效。对全身各部位的肌肉、关节、骨骼都是一个很好的锻炼，除了力量的锻炼外，也是人体各部位的相互协调性与灵活性的巧妙配合。

4. 中医传统保健操　中华传统运动养生是中华传统养生宝库中的一颗璀璨的明珠，有着悠久的历史和广泛的群众基础，其以其深厚的文化底蕴和显著的健身效果而享誉于世。它以人体生命的整体观，"天人合一"观，中医阴阳学说、五行学说、藏象学说、经络学说、精气神学说为理论基础，以意、气、形、神逐渐融为一体为至高境界。集武术、导引、呼吸吐纳于一体，收养生养性之双效，流传数百年而不衰。其内容丰富，方法简便，流传至今已有如太极拳、易筋经、五禽戏、六字诀、八段锦及众多其他导引之术等。

太极拳系中国国家级非物质文化遗产，是以中国传统道家哲学中的太极、阴阳辩证理念为核心思想，集怡养性情、强身健体、技击对抗等多种功能为一体，结合易学的阴阳五行之变化，中医经络学，古代的导引术和吐纳术形成的一种内外兼修、柔和、缓慢、轻灵、刚柔相济的中国传统拳术。

易筋经是我国古代流传下来的健身养生方法，其动作注重伸筋拔骨，舒展连绵，刚柔相济；呼吸自然，动息相融；并以形导气，意随形走；易学易练，健身效果明显。《赤凤髓·食饮调护诀第十二》中记述：一年易气，二年易血，三年易脉，四年易肉，五年易髓，六年易筋，七年易骨，八年易发，九年易形，即三万六千真神皆在身中，化为仙童。

五禽戏是东汉代的名医华佗根据古代导引、吐纳、熊经、鸟伸之术，结合虎、鹿、熊、猿、鸟五禽的活动特点，并依据人体脏腑、经络和气血的功能而创编而成的一套防治结合的传统保健功法。其五戏配五脏，寓医理于动作之中，结合气血运行，从而达到活动筋骨、疏通气血、防病治病、健康延年的目的。

八段锦，是中国古代一个优秀的导引术，健身效果明显，流传广泛，是中华传统养生文化瑰宝。八段锦之名最早出现在南宋洪迈所著《夷坚志》中，在北宋已流传于世。并有坐势和立势之分。八段锦的"八"字，不是单指段、节和八个动作，而是表示其功法有多种要素，相互制约，相互联系，循环运转；喻为"锦"以表示其精美华贵，意为动作舒展优美、柔顺。除此之外，"锦"字还可理解为单个导引术式的汇集，如丝锦那样连绵不断，是一套完整的健身方法。

《黄帝内经》中将人体视为对立统一的阴阳关系，应用阴阳对立统一的矛盾运动来认识或解释气血营运的生理化过程，判定正常或异常的生理状态。提出"人体欲得劳动，但不当使极耳"的身体锻炼原则，以"汗出"的生理现象与"身体轻快"的自我感受为主，并控制自身运动的量与强度。

三、饮食调理

民以食为天，饮食在维持生命、促进健康、延年益寿等方面起到了非常重要的作用。我国古人在丰富的饮食实践的基础上，在不断的理论探索中，形成了博大精深的饮食养生理论和文化，这些理论和文化对我们今天的饮食生活仍然有重要的指导意义。

饮食是维持人体生命活动的物质基础，是人体五脏六腑、四肢百骸得以濡养的源泉，合理的饮食，使人能获得各方面的营养，对预防各种疾病和促进病体康复都有重要的意义。中医有"治病当论药功，养病方可食补，药补不如食补"的说法，因此，饮食在中医养生过程中占有重要地位。

"养生"一词，最早见于《黄帝内经·灵枢·本神》："故智者之养生也，必顺四时而适寒暑，和喜怒而安居处，节阴阳而调刚柔，如是则僻邪不至，长生久视。"传统的养生观点首先强调了"调和阴阳"，在《黄帝内经》说"生之本，本于阴阳"，又说"阴平阳秘，精神乃治"；其次为"填补元气"，人的元气源于父母，藏于体内，为生命之本。而人之一切活动无不消耗元气，故而用药食填补元气。

养生之道，基本概括了几千年来医药、饮食、宗教、民俗、武术等文化理论。其内容不外以下四点：顺其自然、形神兼养、动静结合、审因施养。饮食，是人体从外界环境中吸取赖以生存的营养与能量的主要途径，是生命活动的基础与表现，是与人的生存息息相关的。"民以食为天"是众所周知的常理，"安谷则仓，绝谷则危"，饮食活动在人类历史发展进程中起到了特别重要的作用。人们饮食的根本目的在于使人气足、精充、神旺、健康长寿。围绕着这个目的，逐渐形成了中国式的传统饮食养生理论。饮食养生不同于饮食疗疾，饮食养生是通过饮食调理达到长寿健康的目的，不是治"已病"，而是治"未病"。这种治"未病"之法就是促进健康、预防疾病的养生之道。

四、起居调养

《千金方》曰："卧起四时之早晚，兴居有主和之常例。""行不疾步，耳不极听，目不久视，坐不久处，立不至疲，卧不至懒；先寒而衣，先热而解，不欲极饥而食，食不过饱；不欲极渴而饮，饮不欲过多。"

起居调养指对患者衣着、卫生状况、生活习惯以及治疗环境、病房的布置和管理等方面的调养，达到保养患者机体的元气、提高患者自身的祛邪与修复机制、使体内外阴阳达到平衡，得以祛病康复。主要内容包括顺应四时调阴阳、避时邪养形神、病室环境控制、起居有常、劳逸适度。

要保证充足睡眠。睡眠的作用有补充人体的能量，增强自身抵抗力，促进人体的正常生长发育，使人体得到充分的休息等。睡眠对于保护人的心理健康与维护人的正常心理活动极其重要。在睡眠过程中皮肤毛细血管循环增多，其分泌和清除过程加强，加快了皮肤的再生，所以睡眠有益于皮肤美容。

（米　兰）

第十一章　中西医皮肤性病学诊疗思路

第一节　中医皮肤科的特点与优势

中医皮肤科起源于本能，奠基于近代，兴盛于现代。中医皮肤科的发展、壮大，究其原因，除了具备有中医学优势外，自身的特点、特色是其强劲的内动力。

一、中医皮肤科思维优势

（一）象思维与概念思维结合

"象"有三重涵义：一指事物可以感知的现象，包括肉眼可以看见的物象和虽肉眼无法看见但可以感知的物象；二指摹拟的象征性符号，如卦象、爻象；三指取象、象征，为动词意。"象思维"是人类最早产生的基本思维，也是中医学的重要思维方式。它是比理性思维更本原的思维，是从中产生逻辑概念思维的思维。象思维是灵活的、无边界的，可大可小、变化无穷，可线性的亦可点面结合，更是多维的。其不单能指导人们司外揣内、透过现象看本质，比如老年瘙痒症之皮肤干燥，可判断其气血荣养肌肤机能减退，亦或肾之阴阳不足，气化无权津液不能布散全身；且能无限扩展人们认识事物的可能性，比如古人观天以塑二十八星宿之说，依据其出没和中天时刻来定一年的四季二十四节气等。概念思维包括外沿和内涵两个方面，从外沿上限定其界限，比如病种与病种间的界限、病与病之间的区分；从内涵上体现其特点及要素，如现代医学条例清晰之诊断标准。而象思维没有外沿的束缚。放大、发散对事物的认识，可举一反三，如《素问·五脏生成篇》说："夫脉之小大，滑涩浮沉，可以指别。五脏之象，可以类推。五脏相音，可以意识。五色微诊，可以目察。能合脉色，可以万全。"亦如异病同治之理、天地人三才之说的广泛应用；而缩小、聚焦事物可以简驭繁，比如伤寒论中少阳证之但见一证便是、不必悉具，从眼目以抓主证，取截断之法。象思维好比一个庞大纷繁而无序的网络，但从其中又可清晰的、随意的亦或偶然的勾勒出各种有序的片段、结论以及思想。

中医皮肤科的思维优势，恰恰结合了概念思维的确定论与象思维的不确定论。例如，系统性红斑狼疮从概念思维理解，其诊断依据充分，方给予明确的治疗手段，而脱发、口腔溃疡、失眠等附属表现无好转情况，则时常无从入手，中医可辨证论治；另外，当诊断依据不充分时，疾病处于边缘化的状态，同样出现上述症状等，中医皮肤科从象思维的指导下，仍可辨证论治以奏效。

（二）时间与空间思维结合

现代中医皮肤科与时俱进。所谓空间思维，是指基于空间，从空间的事物着眼，对空间事物迅速高效地进行一系列分析判断应对及再调整处置完整谋事的思维过程。现代医学重还原论，运用空间思维，从细胞、分子以及组织学等机制，分析及架构皮肤病的病生立体改变。相对时间思维，其体现的是某个节点的疾病状态。而时间思维重视疾病发展不同时间的变化，是动态延伸的。中医在认识疾病方面，不只重视整体观念，亦讲求"恒动"论。恒动，就是不停地运动、变化和发展。中医理论认为：一切物质，包括整个自然界，都处于永恒而无休止的运动之中，"动而不息"是自然界的根本规律，运动是物质的存在形式及其固有属性。自然界的各种现象，包括生命活动、健康、疾病等都是物质运动的表现形式。中医学"证"的概念，是对疾病的某一阶段的四诊资料的高度概括，即是对时间思维的经典体现。

现代中医皮肤科的发展，高度结合了空间思维与时间思维，对疾病的认识有了完善的横向扩展与纵向的延伸。横向扩展如皮肤科疾病的分类参照现代医学对疾病谱的界定，皮肤组织病理学角化异常、增生性疾病、界面改变，基因异常以及肿瘤的分类，以满足对病种繁多的皮肤病的分类认知；纵向延伸如中医理论对各种皮肤病的发展过程的整体把握，如《素问·上古天真论》中男女生理随年龄变化的论述，对麻疹、风疹等传染性皮肤病的时间认识，伤寒论六经辨证中"欲解时"的数术概念，疮疡、痈的治疗之消、托、补三法，都完美的体现了中医认识人体及诊疗疾病的时间思维。这种时间思维和空间思维的结合，无疑更适于目前皮肤科疾病的诊疗。

（三）经验思维与逻辑思维结合

中医学的理论基础与自然辩证法统一，阴阳学说之对立统一、互生互化、消长平衡，五行学说之生克制化，藏象学说之表里互通、因果形成皆符合逻辑思维推理。但其能发展进步至今不衰除了基础理论因素符合逻辑思维外，法宝即是经验思维。中医文化及中医学传承五千年，在传承中发展、在发展中创新、在创新中进步。殷商甲骨文之疥、癣、疕、疣、砭石疗法，《周礼》之医分四科包括疡医，《五十二病方》《黄帝内经》《伤寒杂病论》之皮病论述，晋隋唐宋元的各家皮病相关总结，到明清中医外科发展鼎盛时期之正宗派、全生派、心得派形成，再到近代中医皮肤科逐渐从中医外科脱离出来而形成新的三级学科，并进入发展的兴盛阶段……这一系列的发展都离不开每一代医家的经验思维总结。中医皮肤科临床工作中经验思维的体现，如无风不作痒，见善行数变、游走不定、发无定处则考虑到风邪为患，见糜烂流滋、重浊黏腻、留恋不去考虑到湿邪为患，见焮肿疼热、口渴心烦、血妄发斑考虑到热毒为患，见痒如蚁行、热后尤重、夜间为甚考虑虫邪作遂，以及疮疡之阴阳、病性之寒热、病位之深浅、病势之顺逆、病程之长短、病情之往复、体质之辨识、肿痛之分类等等不胜枚举。中医皮肤科把逻辑思维和经验思维完美的结合，优势突显。

二、中医皮肤科本体优势

（一）皮肤为联系内外的"域"

中医学把人体看成大宇宙中间的一个"小宇宙"，不仅仅小宇宙的各个生理系统是一个整体，而且小宇宙跟大宇宙亦是一个统一的整体，也就是中医基础理论中整体观念所言人体是一个统一的整体，人与自然界亦是一个统一的整体，人是自然界万物中的组成部分。而人与自然界这内外两个"场"，中间的联系与纽带、桥梁作用的是人体的皮肤，皮肤介于二者之间，为联系内外的"域"。在皮肤科界，这是一种将可能被重新刷新的认知。在皮肤病发病方面，受明清时期"本于内而形诸外"思想的影响，中医学多重视内在因素的变化导致外在皮肤病的发生，相对轻视了外在的场（自然界）对人体的影响。内外因素共同导致疾病（包括皮肤疾病）的发生，但把外因单纯的局限在六淫为患、刀戈所伤，相应治法中给予祛风、散寒、解暑、除湿、润燥、降火的药物体现以及外科对症处理是不够的，不符合天地与人相应的大宇宙观。例如各朝各代之瘟疫发作，而非单纯的内因能够阐释。中医古哲学认为人体由气所化生，［宋］周敦颐《太极图说》云："二气交感，化生万物，万物生生，而变化无穷焉，惟人也得其秀而最灵"，指阴阳二气相合而化生人与万物。人与自然界两个气场之间存在第三个"场"，这个场的体现可以是人身周围的气场，其是一种感觉而不能视见，如空气一样不能否认其存在，而唯物理论认识其体现则是人之皮肤这个相对人与自然界较小的有所界定范围的"域"（域不同于场，场的边界泛泛，域多有明确界限，非指社会学的场域理论）。

（二）生理上皮肤的作用与意义

生理上，中医学认为皮肤包括皮毛、腠理、汗孔、爪甲，其具有护卫机体、代谢津液、调节体温、辅助呼吸的作用，与现代医学认识皮肤的屏障、吸收、感觉、分泌排泄、体温调节、代谢、免疫功能异曲同工。但中医认识皮肤生理功能是一种宏观把握，与现代医学单纯直接而又具体的疾病因果关系有异。在这些类似的生理功能体现中，意义在于中医重视皮肤之内外相通，如肺主皮毛，肺与大肠相表里，汗为心之液等，合理运用藏象学说、气血津液、卫气营血理论指导临床，并强调动态平衡的重要性。

（三）病理上皮肤改变的本质与意义

病理上，中医学认为皮肤改变的本质在于邪客肌表、肌腠失养、经络失梳、脏腑功能失调病机下内外合邪所致。《素问·皮部论篇》曰："是故百病之始生也，必先于皮毛，邪中之则腠理开，开则入客于络脉；留而不去，传入于经；留而不去，传入于府，禀于肠胃"，强调疾病的发生由外而内的理念；例如荨麻疹的发作，《医宗金鉴·外科心法》曰："此证俗名鬼饭疙瘩，由汗出受风，或露卧乘凉，风邪多中表虚之人……堆累成片。"基于这种病理层面的认识，意义在于指导临床治疗，运用透邪外出，汗吐下和、温清消补，开鬼门、洁净府，润肤止痒，疏通经络，调节脏腑功能的治法，达到人病同治的境界。

（四）现象学与中医皮肤科的契合

现象学是 20 世纪德国哲学家胡塞尔创立的。其不是一套内容固定的学说，而是一种通过"直接的认识"描述现象的研究方法。现象学与主张只有现象（感觉材料）可以被认识，而在现象背后引起现象的东西是不存在或不可知的现象论有严格区别。现象学的现象不是指同实在或本质严格区分的、仅仅通过感官才获得的经验，而是指包括感觉、回忆、想象和判断等一切认知活动的意识形式。也就是说，现象学主张现象本身与其背后的引起现象的内在因素都可以被认识，并包括研究现象存在的一系列的意识形式及方法论。这与中医学的藏象理论及皮肤的本体特点相契合。皮肤疾病多数肉眼可见，较为直观。中医皮肤科医师对皮肤的各种表现，进行基本有序的分类，司外揣内，分析各种皮损的内外致病因素。因此，中医皮肤科除了传统的辨证理论体系外，还有其自有的特色辨证方法就是"皮疹"辨证，相较于其他中医内科疾病的证候整理有其独特的优势。如根据皮损渗出物的性质、量、鳞屑、痂皮情况辨湿邪属湿热内盛、脾虚湿蕴或寒湿内蕴；从皮疹色泽辨邪在营、在血、在气，并予对证治疗。中医除了重视阴阳失衡、脏腑功能失调的疾病主因外，还强调治疗皮肤病，外用药可以直达病所，其作用不可低估。如临床中常见的接触性皮炎，红肿灼热、渗出倾向，局部给予中药液湿敷直达病所能够迅速收敛渗出，淡化病灶，皮损干燥脱屑后再外用药膏治疗，临床中甚至不需要内服抗过敏药物即可治愈病情；再如汗疱疹、白屑风、头皮银屑病的治疗，亦是用中药液泡洗疗效显著。这些例子都是中医对于皮肤本体及内外致病因素进行分析、整理、研究、得出结论的东方现象学的实际体现，也是皮肤本体特点而应生的优势体现。

三、中医皮肤科专业优势

（一）疾病概念象隐喻

象思维是中医认识人体、自然界的主体思维。隐喻（暗喻）是在彼类事物的暗示之下感知、体验、想象、理解、谈论此类事物的心理行为、语言行为和文化行为，简单说是用甲事物说明乙事物的方法。本体与喻体并列存在，二者是本质不同的事物但存在相似之处。中医皮肤科专业方面的特点在疾病概念方面，运用象隐喻的方式。比如中医皮肤科所说的"蛇头疔"，是指尖的化脓性感染性疾病，手指远端肿胀化脓，形态看似蛇头状而命名。蛇头与疔，两个不同的事物联系到一起，这就是中医的象思维与隐喻方法结合的临床应用实际。皮肤疾病用象隐喻的方法来描述，就更容易被认识和理解。

（二）疾病诊断取象比类

承上，在疾病诊断方面，中医皮肤科对疾病诊断上采取取象比类。中医外科对于疾病的是多种命名方式，体现最多的方式就是取象比类，包括对形态、气味、症状的取象比类等。例如，鹅掌风、翻花疮、松皮癣、蛇皮癣、蛇头疔、杨梅疮、蟹足肿、鼠乳、瓜藤缠、猫眼疮、丹毒、臭田螺、狐臭、狐惑病等。

（三）疾病治则中和与对抗并存

中医皮肤科疾病治则确立不止有对抗治疗思维体现，不是一味的单方面的打压、抑制。比如对致病因素的对抗治则中除了正治：寒者热之、热者寒之，虚则补之、实则泻之等，还有反治：通因通用、塞因塞用；对病情形势及病位判断之急则治其标、缓则治其本，有表先治表、表里同治；对正邪相争之扶正祛邪等。更重要的是，还有中和的思维，调和脏腑、气血功能及阴阳平衡，体现双向调节，最终达到人体阴平阳秘、阴阳平衡的常态。这种中和与对抗治则并存的理念，最大程度的规避了单纯对抗所致机体产生的偏颇，优势更突显。例如对于结缔组织病的治疗，整体病程中单纯的应用糖皮质激素或免疫抑制剂对炎症及免疫亢进方面进行对抗治疗为主是不够的，并且规避不了其相应产生的副作用；中医皮肤科的治疗除了对抗干预，同时重视脏腑机能盛衰、气血津液之盈损的调节，对于当前的主体治疗基础上，给予辅助治疗，慢性期即可成为主体治疗。中医治疗的对象不只是病，更是人，达到人病同治，这也是中医整体观念思维的体现。

（四）疾病治疗方法多维、多元

中医对于皮肤病的治疗方法是多维度的，比如序贯治疗、分期分级治疗、联合治疗、以方测证等等。它亦是多元的，手段多样的，内治法有六经辨证、八纲辨证、脏腑辨证、气血津液辨证、卫气营血辨证、三焦辨证、部位辨证，还有前述的皮疹辨证；另外，还有取类比象思维引导下所蕴生的以色治色、以皮治皮、以花治华、以搔意治瘙痒，以及经络学说指导下引经药物的应用。外治法疗效直观突显，种类多样，量体裁衣，三因制宜，比如针灸疗法辨证治疗各类皮肤病，刮痧疗法治疗风疹、荨麻疹等，拔罐疗法治疗斑块型银屑病，中药药浴疗法治疗银屑病、特应性皮炎等，温热疗法治疗疣类疾病，熏蒸疗法、奄包疗法治疗硬皮病，溻渍疗法治疗湿疹、接触性皮炎等渗出性皮肤病，艾灸疗法治疗关节型疾病，火针疗法治疗粉刺、白癜风、结节性痒疹等，平头火针治疗扁平疣、脂溢性角化病、皮赘、丝状疣等，穴位埋线疗法治疗荨麻疹、银屑病，穴位注射疗法治疗皮肤瘙痒症，耳穴疗法治疗黄褐斑、荨麻疹等，梅花针疗法治疗神经性皮炎、斑秃等，封脐疗法治疗过敏性紫癜腹痛、腹胀，还有推疣疗法、挑治疗法、刀割疗法、放血疗法、中药渗透疗法、掀针疗法、滚轮微针疗法等等（可参考《皮肤病中医特色适宜技术操作规范丛书》）。中医皮肤科内外治法多样，也体现了对于疾病的认识不止重视针对人体内在因素的治法，还要重视针对皮肤本身的外治方法，以及重视外在环境致病因素，做到未病先防、已病防变、瘥后防复。

四、中医皮肤科的窘境

中医皮肤科临床如火如荼，繁华的景象难以掩饰尴尬的窘境。

（一）缺乏完整的理论与临床体系，很多特色优势为他科所有

人之内因与自然界之外因对于皮肤病的发生是同等重要的。明清以来，中医对皮肤病的认识方面，多重视内因致病导致外在表现，针对皮肤现象学的研究多围绕其内在本质的逻辑思维或治疗方面的方法论，而对外治法直接针对皮肤本身的疗效机制以及自然界环境影响皮肤病发生、发展的研究不够深入。中医皮肤科除了辨证论治的内治理论体系，还要进一步系统的挖掘外治法治疗皮肤病的基础研究以及自然界外在环境影响皮肤病发病、发展、转归的理论体系。比如验方爬皮散治疗浅表溃疡，疗效显著，作用机制何如，中药清热除湿合剂湿敷红斑炎症性皮损，明显减轻炎症及淡化皮疹，药效学研究如何开展；再如环境致病方面，日光、寒热与皮肤病，脂溢性角化病、雀斑、黄褐斑、冻疮、火激红斑的关系等；护肤品、化妆品应用与化妆品痤疮、接触性过敏性皮炎、刺激性接触性皮炎、甚至激素依赖性皮炎等面部损容性皮肤病的发生等等（男性面部损容性皮肤病除了就诊率低因素外，发病率确实较女性低，这值得思索），除了体质因素外，皮肤本身的自我修复与外治后疗效机制，以及外环境致病的病生理论体系还不够完善。人之于皮肤与自然之于皮肤二者的理论及临床研究能够兼容并蓄，中医皮肤科的理论及临床体系将会得到进一步的升华和完善。另外，很多特色优势的中医疗法在其他学科应用广泛，比如针灸疗法不只是在针灸相关专业科室应用，被广泛应用于所有的临床科室，并应用于急救；中药药浴疗法在妇科、儿科、肛肠科、风湿病科等科室都得到了很好的应用，这些治疗非皮肤科独有。

（二）隶属于中医外科，为三级学科

中医分科，内外妇儿骨、针灸推拿，而皮肤科隶属于中医外科九大类疾病之一，虽然从考试及晋升职称制度上已将皮肤科单独分离出来，但从院校的学科设置上，仍属于三级学科。皮肤科疾病病种多，随着对新疾病的认识与命名，近年数量已增至3000多种。这样大量病种的专业隶属于二级学科，无论理论体系完善还是临床业务的发展都有着很大的局限。中医皮肤性病学精编教材在中华中医药学会皮肤科分会牵头下已出版两个版本，可供本科、研究生教学、初级临床医生学习应用，但由于学科级别的限制，仍未能在中医院校中广泛开课以培养专业人才，多数是研究生导师或教研室带头人为学生提供而进行知识推广。

（三）人才队伍良莠不齐

中医皮肤科人才培养也是学院教育与师承教育两种方式。学院教育培养的中医外科研究生数量尚少，中医皮肤科专业人才数量更加不能满足目前医院的整体配备要求。师承教育方面，老师尚少，专攻皮肤性病的更加稀有，况且临床、理论、带教水平不一，带出来的徒弟亦是良莠不齐。中医皮肤科在医院属于小科室一度不被重视，因此皮肤科实际执业的医师很多由其他科室医师担任，没有经过中医皮肤专业的系统学习及培训，都是需要工作几年然后派到大的知名皮肤科进修培训后再返回岗位方能更好的胜任其工作。另外，一些小的地方医院没有临床特色吸引患众，病患多涌入大医院就诊，小医院的生存都是问题，中医皮肤科医师存在经济收入与医疗口碑不可兼得的情况。况且好的人才多数被好的医院吸引，皮肤科的医疗机构良莠不齐，人才队伍更是良莠不齐。这显然不是长远之计。

这样的情势下，唯有居安思危，传承、创新才是出路。

五、中医皮肤科的未来

（一）梳理、重构

中医皮肤科的理论体系必须进行重新的梳理、重构，从中医外科中脱离出来，逐渐形成自身的一套内外致病因素、病机病理生理、内外治疗方法与预防保健全面的理论体系和临床诊疗操作规范。

（二）中西医融合

在中国，中医学及民族医学保障了人们几千年的生命健康。近200年来，西学东渐，西医学发展迅猛，对祖国医学的冲击虽然大，但海纳百川、有容乃大。中国文化经得起冲击，中医文化同样经得起冲击，至此在中国形成了两种医学模式为主体，其他民族医学并存，共同为百姓健康保驾护航的和谐局面。中医皮肤科的发展，未来离不开中医与民族医药的融合，也离不开与西医的融合，多种医学模式并存，各取其长、补己之短，方能和谐并进。

（三）开创新局面

习近平主席在2019中医药大会上强调要遵循中医药发展规律，传承精华、守正创新：首先要遵循中医药的发展规律，不能违背其规律盲目冒进的用西方医学的方法来衡量或评价中医学的科学性；要传承，传承的是中医药的精华，而不是糟粕，要有勇气对不符合逻辑、不符合科学思维的内容说不，要有魄力放弃中医药学中的糟粕；在传承精华的基础上，医者要守住中正之心、仁爱之心、恻隐之心，以德配位，才能在前人的肩膀上站的更高、望得更远，才可能有创新、有新的发展。未来的中医皮肤科应该是一支有爱国爱民情怀、团结一心智慧、格物致知思维、知礼笃行能力、爱岗敬业操守、以德服人心境、开拓创新勇气、敢于逐梦精神的队伍。这样的队伍才能铸就中西医融合的钢铁长城，抵御内外因素的侵扰，为祖国的皮肤科事业创造崭新而持久的辉煌！

（肖月园　杨志波）

第二节　西医在皮肤性病学诊疗中的特点及优势

一、诊断特点

皮肤病的临床表现具有直观性，大部分可以通过病史和肉眼可见的皮损特点进行诊断，尤其是临床经验丰富的医生。但对于皮肤表现不典型或临床经验欠缺的医生，必须通过必要的辅助检查，才能诊断。

（一）通过皮损特点和病史直接诊断

皮肤病具有直观性，大部分常见的皮肤病，如荨麻疹、特应性皮炎、痤疮等，通过皮损的分布特点及病史直接可以诊断，不需要进行特殊检查。

（二）通过影像学特征辅助诊断

检查特点：无创、快速。对肉眼不能判别的疾病能起一个非常重要的辅助诊断作用。特别适合于白癜风、脂溢性角化、扁平疣等疾病，有时其皮损处于早期或因患者予以外用药物或搔抓等刺激后难以鉴别，但在皮肤影像学检查中有一定的特征，避免了皮肤组织病理等有创检查。

1. 皮肤镜　又名皮肤透光式显微镜，能放大数倍至数十倍。在皮肤疾病中，肉眼视诊皮损的大小、形状、颜色、边缘、表面特点对于疾病的诊断是非常重要的，因此更清晰地观察皮损可以更有助于皮肤疾病的诊断。由于角质层的折射和反射特性，我们在不同皮肤疾病中可选择性地使用偏振光镜头或非偏振光镜头，以更好地观察皮肤表面亚微管结构，根据皮肤镜所观察到的色素及血管等结构的形态和模式变化辅助多种皮肤疾病的诊断。

2. 共聚焦显微镜　共聚焦显微镜（confocal microscope, CM）是一种皮肤科较新的无创性影像诊断技术，可对于皮肤结构的病理组织情况进行评估。在一定程度上，此类检查可类似于皮肤组织病理，可动态观察活体皮肤，从垂直水平检测病损。CM 是通过检测组织细胞上反向散射的光，在屏幕上以高分辨率显示来进行测量的。图像灰度、发散平面可在一定程度上反映细胞/组织在表皮至真皮如头层的深度。并且 CM 的图像分析与皮肤病理及皮肤镜有很高的吻合性和关联度，在皮肤疾病的诊断方面有很好的应用前景。

3. 皮肤超声　皮肤超声是一种无创伤的、可重现的诊断辅助技术，在皮肤科已有多年的应用历史。其成像原理是基于超声波在角质、胶原、水等不同组织上的反射的差异。最常用的皮肤成像频率为 20 ~ 25 MHz。皮肤超声可对皮肤各层及其周围组织发生的异常进行定性及定量诊断，还可评估某些皮肤病的活动性和严重性，为治疗方式的选择提供有关信息。在黑色素瘤等皮肤良恶性肿瘤、炎症性疾病、硬斑病、银屑病、脂性硬皮病等疾病的诊断中都有很好的鉴别意义和作用。

（三）通过皮肤病理进行诊断

皮肤病理组织检查对于许多皮肤病的诊断、分类、治疗及判断预后有很重要的价值。特别是对做皮肤影像学检查不能确诊的检查。

1. 组织病理　通过 HE 染色观察表皮、真皮、皮下组织的细胞构成及模式，血管及附属器的分布，炎症细胞的种类及浸润模式，以进一步进行诊断。如银屑病、化脓性肉芽肿、黑色素瘤等疾病都有特征性的病理改变。

2. 免疫病理　部分免疫相关性疾病需要通过免疫荧光染色才能确诊，如大疱性皮肤病等。

3. 特殊染色　通过不同的特殊染色来进一步明确其病变组织及模式，以辅助诊断。如刚果红染色可用于观察淀粉样变，PAS 染色可用于皮肤真菌感染，抗酸染色可用于皮肤结核感染。

（四）通过病原学诊断

此方法特异性高，检测的敏感性依据不同检测稍有不同。如梅毒、HIV 可以通过检测血清中该病原体的特殊抗体进行检测。支原体、衣原体等可以通过 PCR 等检测方法检测该病原体。此类检查都有较高的特异性与敏感性。而孢子丝菌病等深部真菌感染，皮肤非典型结合分枝杆菌感染，其检测敏感性不高，除需进行病理检查及特殊染色（PAS 染色、抗酸染色）外，还需同时进行局部组织的病原体培养及药敏，或采用 PCR 检测方法进行检测，以期早期找到病原体，以明确诊断。

（五）生化检测及免疫学检测

这些检测结果对于疾病的判断有重要的参考价值，但单一的实验指标往往很难诊断，还需要结合临床特点，或其他检查以明确诊断。

有些疾病没有特别的病原体，也没有特定的形态学改变，但在血液中有特殊的自身抗体，或有某种特殊生化指标的改变，是诊断的重要依据。如红斑狼疮中自身抗体的升高，皮肌炎患者肌酶的升高等。

（六）皮肤过敏原检测

本法用以测定被试者对某些物质（如花粉、细菌、食物、药物、化学品）是否过敏。常用的试验包括斑贴试验、点刺试验、变态原特异性 IgE 检测、口服激惹试验等。对于慢性荨麻疹、特应性皮炎、湿疹等患者，行此检查对于生活方式的指导有一定意义。

二、治疗特点

（一）原则特点

1. 大部分皮肤疾病的治疗以外用药物为主，系统治疗为辅。

2. 治疗方法

（1）系统用药：皮肤疾病中常使用的系统用药包括糖皮质激素、免疫调节药、维 A 酸类药物等，对于大疱性皮肤病、重症药疹、进展期斑秃、关节型银屑病等皮肤疾病需正确系统用药，才能有效控制疾病的发生发展。

（2）外用药物：外用药物多种多样，同一种药物可适用于多个适应证，如糖皮质激素软膏，可外用于慢性湿疹、银屑病、扁平苔藓等多种疾病。而同一种疾病在不同的进展期，根据其皮损的异同在外用药物上有很大差别。最典型常见的疾病湿疹，其急性期主要采用敛水、消肿的外用药物如醋酸铅溶液、硼酸溶液，亚急性期外用糊剂等，而慢性期则多外用糖皮质激素乳膏。

（3）物理治疗：氦氖激光、PUVA、激光治疗、射频补水等都是皮肤科常用的物理治疗手段。急性肿胀期湿疹 / 皮炎、银屑病、白癜风、玫瑰痤疮、黄褐斑、太田痣、血管瘤等大部分皮肤疾病都可采用物理治疗，一方面可以加上物理辅助治疗可提高治疗的有效性，另一方面可减少治疗的副作用。

（4）皮肤外科：皮肤外科包括局部皮损注射、手术切除、植发等多种手段方式。对于瘢痕、血管瘤、斑秃等疾病，可采用局部注射糖皮质激素 / 细胞毒性药物达到治疗效果。而对于皮肤纤维瘤、基底细胞癌、黑色素瘤等疾病，需予以手术切除。

（5）修复皮肤屏障护肤品：皮肤屏障的稳态在皮肤疾病的发生发展中是非常重要的，如湿疹、特应性皮炎等，因此在皮肤疾病中，除了针对性治疗以外，需积极予以医用护肤品修复皮肤屏障功能，以缓解病情，减少疾病的复发。

（6）其他辅助治疗：在一部分皮肤疾病中，常规用药及治疗不能有效控制时，可辅以其他治疗方法，如对于重度痤疮可采用光动力治疗；而对于重症药疹、大疱性疾病等免疫相关疾病在一线治疗效果欠佳时，可考虑采用血浆置换等治疗方式。

3. 联合使用　对于大部分皮肤疾病，常常联合多种治疗方法，如外用药物联合系统药物，外用药物联合物理治疗等，能达到更好的治疗效果。如：银屑病联合使用光疗及外用药物可更好地缓解皮损的发展；白癜风联合光疗、外用药物及系统使用药物可更好控制病情。

（二）细则特点

1. 针对不同病因　西医皮肤病的分类是基于西医对于皮肤疾病发病机制的认识的，如细菌性皮肤病、真菌性皮肤病、病毒性皮肤病、变态反应性皮肤病、自身反应性皮肤病等。所以，西医对于不同疾病的治疗常常是基于发病机制予以针对性的治疗。

（1）针对遗传：根据在前文中西医对皮肤病病因、发病机制的认识中，我们提出大部分皮肤疾病与遗传背景有一定关系。患者的体质、基因是很难改变的。鉴于目前部分疾病治疗手段及治疗效果的欠缺，为进一步提高治疗效率，进行精准治疗，目前已有针对银屑病、皮肤肿瘤等皮肤疾病的多种基因靶向治疗，在国内外已有较多的研究。

（2）针对免疫：免疫紊乱是皮肤疾病的重要机制之一。针对不同的免疫紊乱，我们可予以针对性调节免疫/抑制免疫的治疗。①糖皮质激素是治疗免疫性皮肤疾病的重要基础：对于天疱疮、红斑狼疮等系统性疾病，临床上常使用系统/外用糖皮质激素予以治疗。②环孢素、甲氨蝶呤等免疫制剂是辅助免疫性皮肤疾病治疗的重要方面：类天疱疮、天疱疮、皮肌炎、血管炎、硬皮病、难治性湿疹等疾病的资料中，环孢素、甲氨蝶呤等免疫制剂常广泛使用。③糖皮质激素及免疫制剂的联合使用：对于大疱性疾病、皮肌炎等多种免疫性疾病中，我们可积极联用糖皮质激素及免疫制剂，以促进皮肤治疗效果的改善，同时减少治疗副作用。④局部免疫制剂的使用：特应性皮炎、银屑病等皮肤疾病，常表现为局部皮肤的免疫紊乱，常使用局部抗免疫药物。

（3）针对代谢：对于黑棘皮病、淀粉样变等皮肤代谢紊乱的疾病，首先应明确病因，积极筛查原发疾病，排除系统性疾病，再针对性予以治疗。

（4）针对皮肤屏障：皮肤屏障受损是皮炎湿疹类疾病发病的最根本原因，也是其加重的最重要原因。对于轻度特应性皮炎、轻度红斑型玫瑰痤疮、轻度脂溢性皮炎等疾病，以轻度皮肤屏障受损为主，只需予以外用皮肤屏障修复医用护肤品，即可达到基本缓解，无需予以外用或系统药物。而对于中重度的玫瑰痤疮、脂溢性皮炎、银屑病、中重度特应性皮炎等较严重的皮肤疾病，在口服或外用药物治疗的基础上，依然需要加强外用皮肤屏障修复医用护肤品，以进一步巩固疗效，减少疾病复发。除了外用皮肤屏障修复医用护肤品外，应注意针对疾病的不同时期特点，选用合适的外用药物，注意选用外用药物的细节。

（5）针对环境因素及生活方式：对于不恰当的环境因素及生活方式，需教育患者注意调整及避免。如长期日晒可能诱发雀斑、黄褐斑、皮肤肿瘤等皮肤疾病，需予以涂抹防晒霜、打遮阳伞、避免长时间日晒等措施以避免此类皮肤疾病的发生。家务劳动中长期接触洗涤剂可能导致手部湿疹、接触性皮炎等疾病，应尽量通过戴手套、减少做家务等方式避免接触洗涤剂，以减少疾病发作。

2. 针对组织学的治疗　在皮肤疾病中，有些病因或发病机制尚未阐明，或需完善较多检验、检查，对于此类疾病可以从组织病理学角度明确疾病的病变部位，予以针对性的治疗。从病理学角度看，疾病可以解释为发生在表皮、真皮、皮下组织等不同部位的细胞、血管、附属器等的特异性病变。可根据病变的部位及器官予以针对性的治疗，如：太田痣、鲜红斑痣分别为色素的增生、血管的增生，在激光治疗时需采用不同波长和不同能量，以对于不同组织有更好的针对性。对于部分未能确诊的病例，行病理学检查明确病变的层次、部位后，可予以针对性治疗。

3. 根据病情选择不同治疗手段　同种疾病的不同时期，其治疗方式及药物有各种各样的选择。且随着医疗工程技术的发展，目前已有多种新型光电治疗或其他新型治疗方式。针对不同的皮肤疾病，应该正确采用最适宜的治疗方式。如，对于真皮浅层血管、色素的病变，可采用激光治疗，减少副作用及损伤；对于增生的病变组织，可采用手术切除等方式。

（谢红付）

【参考文献】

[1] JEAN L BOLOGNIA, JOSEPH L JORIZZO, RONALD P RAPINI. 皮肤病学 [M]. 2 版. 朱学骏，王宝玺，孙建方，等译. 北京：北京大学医学出版社，2014.

[2] 赵辨. 中国临床皮肤病学 [M]. 2 版. 南京：江苏凤凰科学技术出版社，2017.

[3] CALONJE E, BRENN T, LAZAR A, et al.麦基皮肤病理学：与临床的联系 [M]. 4 版. 孙建方，高天文，涂平，等译. 北京：北京大学医学出版社，2017.

[4] 朱学骏，顾有守，王京.实用皮肤病性病治疗学 [M].4 版. 北京：北京大学医学出版社，2017.

[5] THOMAS P HABIF.临床皮肤病学：诊断与治疗彩色图解指南 [M].4 版.何春涤，译. 北京：北京大学医学出版社，2008.

第三节　皮肤科中西医诊疗思路

作为一个临床学科，皮肤科中西医结合的目的，是在安全、有效、经济的前提下，解决单一手段不能解决的问题，做到优势互补、减毒增效、简单经济、防治同源。原则上临床效果至少 1+1 ≥ 1、毒副反应 1+1 < 1。但是，临床实践中还是非常复杂的，涉及诊断、治疗、预防和疗效评价等诸多方面。

一、诊断：中医辨证与西医辨病相结合

中西医结合是用现代医学技术，解析中医理论和中药作用靶点，用中医整体观、个体化治疗理念指导现代医学实践，联合中药、西药，多层次、多靶点阻断疾病病理生理过程。随着中西医结合学术研究的发展，中西医结合在皮肤性病学科，逐渐形成了将中医辨证与西医辨病相结合的诊疗模式。

现代医学角度的"辨病"，是以明确诊断、寻找病源为基础，针对病症与病源用药，"辨病"内容不局限于病因，疾病相关的发病机制与组织病理学改变同样是"辨病"的重要内容。中医辨证是依据望、闻、问、切所得内容，从五行生克制化、阴阳生长规律中，运用八纲辨证等方法进行分析，提出治疗方案，只有辨证准确，才能为疾病的治疗提供可靠依据。"辨证"在宏观和动态等方面有优势，但对疾病发生的原因、确切机制、转归预后等缺少量化、直观的客观指标。"辨病"可利用现代医学技术，通过客观指标对大部分病种进行诊断，疗效明确、可重复性强，但缺乏整体观念。

中医的"证"相当于西医的"综合征"，两者有相同也有不同。相同之处是，"证"通过"望、闻、问、切"所得的舌、脉、症状进行分析归纳，将不同症状分为各种"证"，这与"综合征"以症状决定病名相类似。一般情况下，"证"表示机体病理情况时某阶段的一种反应，这是纠正和治疗这种病理状态的依据，一种疾病的不同过程可有不同"证"，不同疾病的某些过程也可出现相同的"证"。而"综合征"常表示疾病一组症状的病名而已，如白塞病可有肝肾阴虚证、脾肾阳虚证或阴虚热毒证等证型。

"证"所表现的舌、脉、症状等，可反映机体病理状态的阶段，如"风热证"的患者可表现咳嗽、口干、咽痛、头痛、发热重恶寒轻，皮肤可见红斑或风团等不同症状。以上症状体征可以出现在接触性皮炎、急性荨麻疹或多形红斑等皮肤病发病过程的某个阶段，此阶段治疗应使用祛风清热类药物，若用药后患者痊愈，说明辨证正确，不仅患者的病理改变被纠正，其西医病因也得到治疗；若用药后患者仅见好转，其病因可能得到部分或尚未得到治疗，还应继续治疗或进一步辨证修改方药；若用药无效，说明辨证不正确或用药不当，需要再次辨证确定治法方药。中医"辨证"是对机体脏腑、经络和气血等功能状况的辨别。根据功能状况给予对应治疗，进而改善机体脏腑功能、增强防御能力、调畅气血运行，从而达到治疗目的，谓之治病求本，最终改善机体生理功能，达到治病的目的。

上述中医的"证"，描述了疾病病理反应的某个阶段，对机体发病时的生理、病理改变也十分重视，其中包含中医的病因，但不包含西医对该病的病因（如变应原、微生物、代谢及内分泌紊乱等）。所以"证"可以理解为西医某种疾病的某个病理阶段，不能代表疾病的全过程及病因，对"证"治疗，只对疾病该阶段的生理病理改变进行治疗，不是针对病因的治疗。在有这样的认识后，将中医"辨证"和西医"辨病"相结合，即"证"与"病因"同治，这将充分发挥中西结合治法的优势和治疗效果。如硬红斑这种与结核杆菌感染有关的疾病，采用抗结核的异烟肼，同时配以中医治疗"气血两亏证"的

药物进行治疗，可得到良好的疗效。又如严重的药物性皮炎，使用清热解毒类中药可有较好效果，但治疗时如果不停用导致药疹的"药物"，那病情可能只会暂时减轻，并不能得到根治。

随着医学发展，有些病在潜伏期没有症状时已能诊断，如无"证"可辨的潜伏期梅毒，或证已消退但病未痊愈，如由急性期进入无症状期的艾滋病，"辨病"可解决中医无"证"可辨的窘境；而某些西医无法确诊，且检查不到阳性结果的疾病，按照中医辨证论治，可得到良好的效果，此时"辨证"弥补了西医无病可辨的不足。因此中医辨证同时结合西医辨病，进行诊断、分型与分期。"辨证"与"辨病"相结合，融合中西医学之长，既明确局部病理损害，同时关注疾病过程中整体反应和动态表现，较单独应用中医或西医都有更好的补充与发展。

在"辨证"与"辨病"结合过程中，参考西医化验检查结果，是诊治的重要环节，可帮助判断疗效与预测疾病转归。西医化验检查可作为中医四诊的补充与延伸，将其有机结合中医理论，可丰富临床。随着运用科学实验对中医"证"的研究，其机制正逐步被阐明，使中医逐步科学化，这也促进了中医辨证与西医辨病的有机结合。

因此，我们在临床中运用中西医结合手段治疗各类疾病时，既要明确辨证分型，也要结合病因、发病机制与病理改变使用中药和西药，从而达到更好的治疗效果。

二、治疗：皮肤科临床中西药联用

随着西医东渐，明末清初便有了中西药联用的尝试，其最具代表性的为张锡纯在《医学衷中参西录》中，以石膏阿司匹林汤治疗发热。而后，中西药联用防治疾病逐渐发展，成为中西医结合的体现。一些近代医家以中西药联用治疗皮肤病，在《中西医学汇综》《皮肤新编》等著作有记载，此时中西医联用偏重于两者取长补短，追求疗效。

（一）中西药联用的目的与意义

单一中药或西药不能防治所有疾病，且各有优劣。长久的临床实践证明，合理的中西药联用可发挥各自的优势，从而得到比单独使用中药或西药更好的疗效。一方面，优势互补可增加疗效，降低或消除不良反应，进而减少药物用量，缩短疗程，降低医疗成本；另一方面，联用后扩大了药物的适用范围，此为中西药联用的潜在优势，也是联用的目的，同时是判断联用合理与否的标准。

（二）中西药联用的基本原则

1. 明确理论依据　中药与西药，无论单独使用还是联用，均应以各自理论为指导，不能以单方面理论对中西药联用进行指导。"中药西药化"，运用西医药理学对中西药联用进行指导，显然不妥；"西药中药化"，使用中医方剂组方原则指导中西药联用，也值得商榷。在选用中药时，如果能被西医药理学所解释，将使中西药联用的机制更加合理，这依赖于现代药理学对中医中药的实验研究，从而将中西药联用的功效整合，发挥更优。

2. 避免配伍禁忌　并非所有中药与西药都可联用。中西药在多方面存在配伍禁忌，但尚未完全研究清楚，已知者不可再联用，尚不清者，应继续研究，并结合临床与实验多方面观察总结，不能想当然的将单用有效的中药与西药堆砌在一起，不当的联用可能出现减效、无效甚至毒性，此为中西药联用的误区。

3. 慎选用药方案　面对不同疾病，在选定用药方案时，应根据中西药的特点，确定中药与西药的主次地位，同时应充分考虑药性药量、给药途径、给药时间等影响因素。

4. 强调成本意识　单使用西药或中药即可治愈的疾病最好不要联用。如确实需要中西药联用，在确保最佳疗效的同时，尽量保证最低成本。临床应避免一味强调中西药联用效果而忽略了成本，这既违背药物经济学原则，又浪费了医疗资源，结果也增加了患者的经济压力。

（三）中西药联用的思路与方法

中西药联用要注重"急则西药、缓则中药"的方式，即以西药快速将病情控制，用中药在根本上调节机体平衡状态。

1. 辨证选中药与辨病选西药相结合 目前临床中西药联用普遍采用这种方法。很多疾病在治疗时，采用中西药联用，往往可获得比单用中药或西药更为明显的疗效。如风疹患者，西医一般抗病毒治疗，中医辨证以疏风宣肺、凉血解毒治法；对于水痘，轻症者西医给予抗病毒对症治疗，中医以清热解毒、凉血清营化湿法；在类丹毒治疗中，局限型患者使用清热解毒中药，外涂或湿敷，同时给予抗生素控制感染，败血症型应尽早应用敏感性抗生素控制感染，最后结合中医辨证予扶正祛邪法，扶助正气；治疗单纯疱疹时，急性期治疗旨在缩短病程，减轻症状并防治继发感染，单用中医或西医疗法均可起效，但对于复发频率较高的患者，采取中医扶正祛邪法，有积极的预防作用；脓疱疮发病多为明确的细菌感染，病情重者需系统给予抗生素治疗并结合扶助正气中药，如此可降低自体接种感染的可能；对于丹毒的治疗，在使用抗生素时，联合清热凉血、化瘀解毒中药，既可防治流火结毒，还可缩短抗生素的使用时间和药量，尤其对于抗生素耐药或免疫功能低下患者，采取中西医结合治疗在缩短病程、提高疗效和预防复发等多方面具有优势。以上治法取中西医所长，提高疗效，缩短病程，同时也会减少并发症出现的概率。

2. 以中药补西药不足 在治疗中使用毒副作用较大的西药时，结合中医辨证给予中药，会有不错的增效减毒效果。如系统性红斑狼疮治疗时，给予非甾体抗炎药缓解关节肿痛，但对胃肠道及肝肾功能影响较大，抗疟药可减轻光敏感和控制皮疹，但有眼底病变的不良反应，糖皮质激素有免疫抑制和抗炎作用，为基础用药，但长期使用激素带来的不良反应也不容忽视，在使用以上药物的同时，加入凉血护阴、清热解毒的中药可降低激素的副作用，待病情稳定后，应用益气养阴、扶正祛邪的中药，有利逐渐降低激素用量；在治疗带状疱疹后遗神经痛患者时，单纯西药治疗效果不佳，此时应用活血通络止痛中药配合针灸理疗，会有较好疗效，若在带状疱疹病程初期西药抗病毒治疗同时，应用针灸与中药，往往可获得较好的疗效，且极少出现后遗神经痛；在头癣的防治方面，同时服用灰黄霉素和中药茵陈，并外用中药铜绿和雄黄，这既减少了灰黄霉素用量，而且提高了抗真菌作用，降低了毒副反应；防治麻风病时，依据扶正祛邪的中医理论给予扶正培本中药，再配以砜类药物，这样治疗可减轻西药毒副作用，同时有助麻风病患者遵医嘱足程、足量服药，有利防治工作顺利进行。以上治法，目的主要在于加强并保证西药的使用效果，发挥中西药联用优势，减少毒副作用。

3. 以西药补中药不足 对于一些处于急性期和中药效果较弱的病原体感染性疾病，因中药给药途径单一而不利急救，此时临床治疗多使用西药，类似中医"急则治其标"的原则。如在天疱疮急性期时，病情较重，应及时给予免疫抑制剂和糖皮质激素控制病情；又如治疗生殖器疱疹，在急性发作期应及时予抗病毒药，迅速达到缩短病程以及防治并发症的作用；对于淋病和生殖道沙眼衣原体感染的治疗，在急性发作期应及时使用敏感抗生素，规范且足量用药；治疗梅毒时，及时、正规、足量的治疗尤为关键，首选青霉素类抗生素。以上使用西药治疗时，视情况中医辨证给予中药辅助治疗，对扶助正气，改善症状有一定作用。

（四）中西药联用的模式

1. 中西药并重 适于运用西药已有规范、成熟的治疗方法，但某治疗阶段效果不理想，或易复发等，而中药疗效确切，但也存在不足的一类疾病。此时宜采用"辨证"与"辨病"相结合、中西药联用的方法。如病毒性皮肤病（单纯疱疹、带状疱疹、疣、风疹、手足口病）等。

2. 西药为主，中药为辅 适用于西药疗效确切，但存在较大毒副作用、耐药现象或易复发等情况，因而不能大量使用。此时，辅以中药，可减少西药用量、增效减毒、减缓耐药现象、缩短病程、降低复发概率。如糖皮质激素治疗过敏性紫癜、皮肌炎、系统性红斑狼疮等；抗生素治疗淋病、梅毒等。

3. 中药为主，西药为辅 适用于原因尚未明确，西药疗效不佳，但中药有效的疾病，如黄褐斑、白癜风等；或疾病迁延不愈，正气不足，如梅毒晚期；或疾病的非发作期和缓解期，如生殖器疱疹非发作期等。此时应用中药有整体治疗、扶助正气、防治复发等效果。

（五）中西药联用的注意事项

1. 药理禁忌

（1）含金属离子的中成药或中药的配伍禁忌：如龙骨、赭石、牡蛎、石膏、朱砂或牛黄解毒片、牛黄清心丸等，不可与四环素类抗生素联用，此类西药与金属离子易形成难溶性络合物，影响抗生素吸收而减低疗效。

（2）含有机酸的中药或中成药的配伍禁忌：如乌梅、山茱萸、五味子、蒲公英、山楂或保和丸、生脉饮、乌梅丸等，不可与磺胺类西药联用，因磺胺类药物在体内转化的乙酰化合物在酸性环境下溶解度较低，易在肾小管尿液中析出，损伤肾脏及尿路；不可与红霉素联用，因酸性环境下红霉素抗菌能力弱，易丧失药效；不可与较强碱性的药物联用，易产生中和反应而失去药效。

（3）含鞣质中药或中成药的配伍禁忌：如大黄、五倍子、侧柏、虎杖、石榴皮、地榆、仙鹤草等，中成药麻仁丸、牛黄解毒片、七厘散等，不可与四环素、利福平、磺胺类等药物联用，联用会加重肝毒性，导致中毒性肝炎或药源性肝病；不宜与维生素 B_1、维生素 B_6 一同服用，同服易形成络合物，影响两者发挥作用；不宜与酶制剂同时使用，鞣质易与酶的肽键或酰胺键结合后形成氢键络合物，降低酶的效价，影响药物代谢。

（4）含苷类中药或中成药的配伍禁忌：如桃仁、杏仁、远志、三七、人参、甘草或三七片、甘草合剂等，不应与烟酸、维生素 C、谷氨酸等联用，联用导致中药有效成分分解，降低药效。

（5）含乙醇类中成药配伍禁忌：含乙醇类中成药不可与甲硝唑、头孢菌素等联用，此类药物会阻碍乙醇代谢分解，产生双硫酸样毒性反应。

2. 注意用药方法　中药与西药联用应注意用药时间与剂量，避免同时服用，以免产生配伍禁忌，也不应将单用剂量作为联用的剂量，避免因功效相同或存在促进作用而产生用药"过量"的反应。

三、辅助治疗：皮肤科临床理化疗法与中医外治法相结合

治疗皮肤病不仅需要内治法，也需要与辅助治疗相结合。辅助治疗在皮肤病治疗中占有重要地位，治法多样且效果优良。本节仅讨论辅助治疗的结合，临床需根据实际同时使用内服法。

（一）中西医辅助治疗结合的目的意义

西医学在近、现代科学推动发展下，占据着世界医学的主导地位，一系列现代的物理、化学疗法在治疗皮肤病中发挥着重要的作用。中医外治法历史悠久，早在《山海经》中即有用砭针切开排脓的记载，在近年中医热潮中，中国传统医学的自然疗法很受推崇，中医外治法治疗皮肤病，有不同于现代医学的理论与方法，同时也拥有不错的疗效。在内服药物同时，将西医理化疗法与中医外治法科学结合，应用于临床，将为患者带来更好的治疗效果。

皮肤科的辅助治疗包含西医理化疗法与中医外治法。理化疗法以多门现代医学学科为基础，借助电、磁、光、声，对疾病起到治疗作用，包含光疗法、激光疗法、电疗法、微波疗法、冷冻疗法、水疗法、放射疗法和化学剥脱术等；中医外治法建立在中国传统医学辨证论治基础上，通过外治手段调节人体阴阳，促使恢复"阴平阳秘"的平衡状态，非药物外治法以经络传导、机械刺激达到目的，药物外治法通过皮肤透入、黏膜吸收、经络传导起效，具体包括药物外治法、针灸疗法、穴位疗法和拔罐法等。中医外治法不断结合现代科学技术，采用循证医学验证其安全性与有效性，在利用了中医辨证论治优势的同时，更加科学化，这为中医外治法的发展、与西医辅助治疗的结合，起了推动作用。

在临床中运用并结合辅助治疗，多角度对疾病进行干预，既提高疗效，也可弥补内服药治疗的局限性。因内服药物需经血液循环到达作用部位，其在皮肤病位的药物浓度较低，而辅助治疗可于作用部位直接发挥作用，因此疗效一定程度上优于内服法。辅助治疗主要为对症治疗，部分属于治疗病因，如治疗疣、疥、皮肤浅部真菌病等；部分通过局部干预，减轻症状或加速皮损消退。对不同病症选择最合适的辅助治疗方法与内治法同等重要。

（二）中西医辅助治疗联用的原则

1. 合理搭配　合理搭配使用辅助治疗，增加疗效。选择治法时应合理搭配，充分发挥不同治法的优势，但要避免盲目的治法叠加，对不宜搭配使用的治法不可联用，避免出现减效甚至加重病情的情况；不同治法疗效相当时，应选择最为经济的治法，减轻患者的经济负担。

2. 个体差异　充分考虑个体情况差异，是否过敏体质，皮损部位的特点等。如儿童皮肤较薄嫩，外用药物宜少，刺激不宜过强；面颈部、会阴及外阴等薄嫩皮肤处，也应减少药物用量，减少刺激；易产生过敏的治法，应在正常皮肤测试后再视情况使用。

3. 用法与剂型　皮肤病不同疾病和疾病不同分期，应根据具体情况选择适宜的治法。如湿疹急性期表现以渗出为主，应避免较强刺激，可应用水剂或湿敷缓解炎症，减少渗出，而慢性期无渗出且皮肤肥厚者，应给予油膏或霜剂，配合红外线照射增加药物渗透，加强吸收。

4. 不良反应和禁忌证　在治疗时，应明确可能出现的不良反应和禁忌证。如紫外线照射时应注意眼睛的保护，甲状腺功能亢进症、光敏感者等禁用。

（三）中西医辅助治疗联用的应用

临床中很多皮肤病的治疗，都应用内服与辅助治疗相结合的方式。辅助治疗也可由理化治疗与中医外治法相结合。以下列举部分应用辅助治疗相结合的疾病。

1. 带状疱疹　带状疱疹治疗后，易出现带状疱疹后遗神经痛，此时内服药物同时联用中西医辅助治疗，可有效降低其发生概率。物理疗法可采用紫外线、红外线局部照射，促进水泡干涸结痂；中医外治法包含艾灸法、毫针、刺络拔罐、火针、电针、穴位注射、气疗仪熏蒸法、耳针等。采用紫外线照射与中医外治法相结合可明显缓解神经痛，且不易复发。紫外线照射可改善血液循环、促进炎症吸收、增强细胞吞噬能力，从而加速清除致痛物质，提高免疫力；经辨证取穴，穴位注射复方丹参注射液，可加强穴位行气止痛、清热解毒之效；刺络拔罐可将邪毒随血排出，同时拔罐负压可使其充分释放，血出邪尽；电针法可增强毫针的镇痛能力，并加速炎症水肿的消除；火针使局部升温，加快血液循环，促进炎性物质吸收，同时火针可提高患者痛阈值，发挥镇痛作用。临床治疗带状疱疹时可选用两种或以上联用，充分结合各法的功效，达到良好的预后。

2. 跖疣　多发性跖疣由于治疗效果不佳，易复发，中西医辅助治疗联用，治疗效果显著。治疗时，可局部应用软坚消疣中药外涂、火针、艾灸、中药泡洗或穴位注射法，配合高频电灼烧、二氧化碳激光、液氮冷冻法、光动力疗法。中药外涂直接作用患处起效；火针可温通经络、软坚散结，从而扶正祛邪，现代研究认为火针刺疣后，破坏其营养血管，导致疣体坏死而发挥治疗作用；辨证使用清热解毒、健脾祛湿等药物足浴，可腐蚀疣体、改善皮损；苦参素穴位注射太溪穴和足三里穴可有治疗作用；光动力疗法可消灭致疣出现的乳头瘤病毒，也可联用红光照射，杀灭疣体。临床应选取适合患者病情的治疗联用。

3. 丹毒　丹毒在内服药物同时，联合外治法辅助治疗，可防止流火结毒的出现。治疗时可外敷金黄膏、砭镰法或火针疗法，配合紫外线照射、红外线等。金黄膏活血散瘀、祛腐生肌、拔毒外出、清热解毒，可清除坏死组织，改善微循环，促进上皮生长；砭镰法针刺患处出血，可祛瘀消肿、通经活络、泄热排毒，加速红肿消退，也有退热作用；火针疗法可加速局部循环、提高白细胞吞噬能力，有利于炎症的局限和消退；微波治疗可穿透组织，促进深部细胞新陈代谢，提高局部免疫力。

4. 特应性皮炎　特应性皮炎慢性易复发，治疗应标本兼顾，内外同治。治疗可采用穴位埋线、中药熏洗、针灸、刺络拔罐放血等配合窄谱中波紫外线照射治疗。穴位埋线为针刺的改进与延伸，持续对穴位进行刺激，长久起效，辨证取穴后可有不错疗效；刺络拔罐放血可使湿热毒邪外泄，化瘀解毒、祛风止痒；中药熏洗直达毛窍腠理，促进循环增强代谢、润肤止痒；窄谱中波紫外线照射可诱导T淋巴细胞凋亡、抑制产生细胞因子，从而改善局部瘙痒。

5. 其他　如紫外线照射结合针灸、药浴治疗慢性单纯性苔藓；光疗、熏蒸结合中药外敷、针灸、压豆、埋线治疗瘙痒症；窄谱中波紫外线结合针灸、拔罐、穴位贴敷等治疗银屑病；光电疗法结合毫针、刺络拔罐放血、火针等治疗玫瑰痤疮；光疗结合针灸治疗白癜风等。

四、皮肤科中西医临床评价方法

临床疗效评价是医学的关键和核心问题，是对临床治疗按照标准，进行定量、定性和综合判断的过程，可反映出疾病的治疗效果。

（一）疗效评价

临床疗效评价多采用量表进行判定，包括普适性量表和疾病专用量表等。对于疗效的评价，应在治疗的前后及过程中多次评分，以观察治疗效果。

普适性量表可应用于多数疾病疗效评价研究，常用普适性量表包括：36 项短期健康调查量表（SF-36）、12 项健康调查简表（SF-12）、诺丁汉健康问卷量表（NHP）、世界卫生组织生存质量测定量表（WHOQOL-100）、世界卫生组织生存质量测定量表简表（WHOQOL-BREF）等。

皮肤科常用量表包括：皮肤病生活质量指数（DLQI）、皮肤病调查 Skindex-29 量表和 Skindex-16 量表等。

统计评分结果后，应用尼莫地平法疗效评定公式，计算出疗效指数，对疗效进行评价。疗效指数 =（治疗前得分 – 治疗后得分）/ 治疗前得分 × 100%。

以下列举部分有疗效评价体系共识的皮肤病。

1. 银屑病

（1）形态学评价：根据患者体征，基于皮损的形态学表现，常用银屑病面积与严重程度指数（PASI 指数）、体表受累面积（BSA）进行评分。BSA < 3% 或 PASI < 5 为轻度银屑病；3% < BSA < 10% 或 5 < PASI < 10 为中度银屑病；10% < BSA 或 PASI > 10 为重度银屑病。

（2）社会心理指标评价：银屑病不仅对躯体造成危害，还影响社会心理方面，常用 DLQI、NHP、SF-36、WHOQOL-BREF 等，其中包括银屑病对患者容貌、婚姻、社交、经济负担、心态及日常家庭生活各方面的影响。

（3）综合评价法：通过收集患者心理社会学、形态学等资料，得出综合指数，如整体评价法（PGA）。PGA 不基于个别体征和症状，而将病情视为整体，包含医生评分和患者评分，可表示疾病某一时间点的状态，也可反映动态变化。

（4）中医证候积分：根据中医临床症状指标进行评分，不同证型观察内容不同。①血热证：皮疹颜色、瘙痒程度、灼热感和心烦易怒程度。②血瘀证：皮肤颜色、瘙痒程度、皮疹浸润程度和舌下络脉情况。③血燥证：鳞屑程度、口干舌燥程度和瘙痒程度。评分按照从轻到重分为 0、3、5、7 分，计算积分之和。

将 PASI、DLQI 和中医证候评价积分等，计算出治疗指数，进行疗效评价。

（5）临床痊愈：治疗指数 > 95%；显效：治疗指数 60% ~ 94%；有效：治疗指数 30% ~ 59%；无效：治疗指数小于 30%。

2. 系统性红斑狼疮　对系统性红斑狼疮评价的金标准为系统性红斑狼疮疾病活动性指数（SLEDAI-2000）和 SLICC/ACR 损伤指数。

（1）中医证候积分：根据主要症状体征（红斑、发热、关节疼痛、脱发、口疮）和次要症状体征（心烦、口干、手足心热、乏力、失眠、盗汗、月经不调、夜尿、尿色、大便、舌苔、脉象）由轻到重积分 0、2、4、6 分，计算积分之和。将 SLEDAI、DLQI 和中医症候评价积分等，计算出治疗指数，进行疗效评价。

（2）临床痊愈：中医临床症状体征消失或基本消失，治疗指数 > 95%；显效：中医临床症状体征明显改善，治疗指数 ≥ 70%；有效：中医临床症状体征有好转，治疗指数 ≥ 30%；无效：中医临床症状体征无改善或加重，治疗指数 < 30%。

3. 天疱疮

（1）《安德鲁斯临床皮肤性病学》中四级疗效判定：①痊愈，全身无皮损并已停用激素。②基本治愈，仍有个别皮疹未退，激素维持量＜ 10 mg/d。③有效，病情较初发生减轻，仍有少量皮疹，激素维持量＞ 10 mg/d。④无效，激素量＞ 90 mg/d，治疗时间超过 3 周，皮疹仍未能控制者。

（2）天疱疮疾病面积指数评分（PDAI）：根据头皮和皮肤及黏膜糜烂面大小和个数评分，判定损害程度和疾病活动度。

（3）自身免疫性大疱性皮肤病严重程度评分（ABSIS）：包括口腔黏膜损害严重程度评分和皮肤严重程度评分。

（4）自身免疫性大疱病生活质量调查问卷（ABQOL）：包括感觉、症状、日常生活、社会活动、人际关系等。将 ABQOL、PDAI 等，计算出治疗指数，进行疗效评价。

（5）痊愈：治疗指数＞ 95%；显效：治疗指数 60%～94%；好转：治疗指数 30%～59%；无效：治疗指数小于 30%。

4. 其他皮肤病　如湿疹可采用湿疹面积及严重度指数（EASI）结合 DLQI 进行评分；带状疱疹后遗神经痛采用疼痛程度（VAS）、匹兹堡睡眠指数、SF-36 评分等。

（二）评价体系的延伸

1. 医生及患者评价　对于疾病疗效的评价，不应局限于疾病相关的症状评价，应加入医生对治疗的预期结果、患者对治疗的预期结果、患者在治疗过程中心理不适和社交改善、患者对治疗费用的预期、患者对医生及医疗环境的评价等。对以上内容进行了解并结合临床，可在治疗疾病的同时，对患者的心理、经济、社会等方面带来积极影响，提高疗效的同时也可增进医患沟通，减少医患矛盾。

2. 药物经济学　成本 - 效益分析是比较某治疗方案所耗费的全部资源的价值和产生结果效益的方法。应用药物经济学方法指导临床时，要科学严谨，既要杜绝不讲代价和效益，一味追求昂贵的治疗方法，也要摒弃片面追求经济效益，致使临床疗效不佳的情况出现。目的为选择最佳治疗方案，合理用药，降低药源性疾病和不良反应，使疗效达到最佳。

（张理涛）

【参考文献】

[1] 李斌. 中西医结合皮肤性病学 [M]. 北京：中国中医药出版社，2017.

[2] 张建中. 皮肤性病学 [M]. 北京：人民卫生出版社，2015.

[3] 郑筱萸. 中药新药临床研究指导原则（试行）[M]. 北京：中国医药科技出版社，2002.

各　论

第一章　病毒感染性皮肤病

第一节　单纯疱疹

单纯疱疹（herpes simplex）是一种由单纯疱疹病毒（herpes simplex virus，HSV）引起的易复发的自限性皮肤病。以簇集性水疱为临床特征，常自觉灼热、瘙痒、皮肤紧张。好发于发热后或高热过程中，各年龄段均可发病，以成年人多见。中医称为"热疮"。

【病因及发病机制】

中医学认为本病多因外感风热毒邪，客于肺胃二经，热气蕴蒸肌肤而发病；或因素体肝胆湿热，复感风热毒邪，湿热下注阴部而成；又或热邪耗阴伤津，阴虚内热而致反复发作。

现代医学研究认为本病由 HSV 引起。HSV 为球形双链 DNA 病毒，外周包裹蛋白质衣壳和类脂质囊膜，根据其抗原性质的不同，可分为Ⅰ型（HSV-Ⅰ）和Ⅱ型（HSV-Ⅱ）。HSV 可通过对感染者的疱液、口鼻和生殖器分泌物的直接接触传染，亦可通过间接接触传染。HSV 对外界抵抗力不强，离体后难以存活。

人类是单纯疱疹病毒唯一的自然宿主。原发性 HSV-Ⅰ的感染主要发生于 5 岁以下的儿童，主要引起脑部及除生殖器外的皮肤黏膜感染；HSV-Ⅱ型初发感染大多发生在青春期后，主要通过性接触传播，引起成人生殖器部位感染和新生儿宫内或产道内感染。病毒经鼻、咽、眼结膜及生殖器等黏膜或皮肤破损处进入人体，可先在局部增殖，形成初发感染，后沿神经末梢上行至支配病损区域的感觉神经节细胞内长期潜伏，当某些诱发因素（如发热、受凉、曝晒、情绪激动、消化不良、月经或机械刺激等）诱使机体细胞免疫功能暂时发生下降时，可使处于潜伏状态的病毒再次激活，导致疾病复发。

【临床表现】

原发感染潜伏期 2～12 天，平均 6 天，复发患者可无原发感染症状，故临床感染宜分为原发型及复发型，前者皮损面积相对广泛，病程较长，自觉症状明显。发生于外阴的皮损称为生殖器疱疹，属性传播疾病（详见第二十六章第三节）。

（一）原发型

1. 疱疹性龈口炎（herpes gingivostomatitis）　可发于任何年龄，但多见于 1～5 岁幼儿，多由 HSV-Ⅰ感染引起，为原发性单纯疱疹最常见的一型。好发于口腔、牙龈、硬腭、舌、咽等位置，起病迅速，特征性皮损为群集性小水疱，易破溃而形成白色斑块，后转为溃疡，疼痛明显。伴发热、局部淋巴结肿大压痛。一般 3～5 天热退，溃疡逐渐愈合，自然病程约 2 周。（各图 1-1-1）

2. 疱疹性角膜结膜炎（herpetic keratoconjunctivitis）　眼部的原发性单纯疱疹感染，常导致角膜的树枝状或圆板状溃疡，重症者可致角膜穿孔并失明，多伴眼周水疱、眼睑水肿、晶状体浑浊、视力下降，耳前淋巴结肿大压痛。

3. 接种性疱疹（inoculation herpes）　擦伤或正常皮肤内单纯疱疹病毒直接接种所致。皮损为接种处的群集性水疱，可伴局部淋巴结肿大。接种于指尖的深在疼痛性水疱，常可融合为大疱或呈蜂窝状外观，称疱疹性瘭疽（herpetic whitlow，疱疹性化脓性指头炎），多见于牙科医生、护士等。

4. 播散性疱疹（disseminated herpes）　多见于免疫功能低下者及未从母体获得抗疱疹病毒抗体的新生儿。临床表现为全身皮肤广泛性水疱，疱顶有脐窝状凹陷，全身症状明显，常有高热、惊厥、内

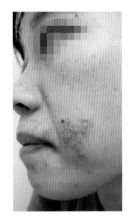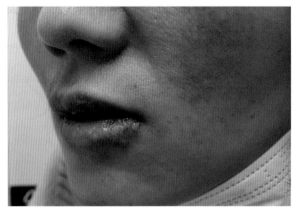

各图 1-1-1　单纯疱疹

脏损害。

5. 新生儿单纯疱疹（neonatal herpes simplex）　约70%的患儿属于有生殖器疱疹的母亲产道内感染。常在出生后1周内起病，表现为皮肤、黏膜、眼结膜的水疱、糜烂，易累及系统，出现高热、肝脾大和黄疸。患儿病情严重，易致死亡。

（二）复发型

复发型单纯疱疹指有症状或潜伏的单纯疱疹病毒感染后，在一些诱发因素刺激下，于同一区域反复发作。复发型单纯疱疹可发生在任何部位，但以颜面及生殖器部位多见。起病前先有皮肤灼热、瘙痒、潮红，继而出现簇集的针头大小水疱，水疱易溃破形成糜烂、渗液，逐渐干燥结痂而痊愈，整个病程7~10天。

【实验室检查】

病毒培养鉴定是诊断HSV感染的金标准；疱液涂片检查可见到多核巨细胞和核内嗜酸性包涵体；用免疫荧光法检测疱液中病毒抗原，敏感性较高且迅速，但只适用于早期损害；聚合酶链反应（PCR）检测可检测到HSV特异性DNA片段；血清HSV-IgM型抗体检测有辅助诊断价值，IgG型抗体常用于流行病学调查。

【组织病理】

原发型单纯疱疹与复发型两者病理变化相同。表皮内见单房性水疱，周围细胞存在网状变性，中性粒细胞浸润存在于早期表皮内、后期真皮中。特征性改变为在同一切片的气球样变性细胞核中，可见到不同阶段的细胞核内病毒包涵体。

【诊断与鉴别诊断】

1. 诊断　根据好发于皮肤黏膜部位，自觉灼热或瘙痒的簇集性水疱，易于复发等特点，一般可做出诊断。

2. 鉴别诊断　本病可与下列疾病进行鉴别：

（1）带状疱疹：水疱沿神经分支呈带状分布，水疱相对较大，疱壁紧张发亮，疱液澄清，外周绕以红晕，各簇水疱群间皮肤正常，伴显著神经痛。

（2）脓疱疮：好发于儿童，多见于夏秋季，为细菌感染。散在分布的较大脓疱，脓液传染性强，可引起接触传染和自身接种感染。

（3）固定性药疹：常见于口唇及外阴，有用药史，皮损为类圆形或椭圆形的水肿性紫红斑，其上可出现大疱，每次同类药物导致复发，常固定于同一位置。

（4）手足口病：好发于儿童，手、足、口部出现2~4 mm的薄壁水疱，疱液清亮，周围绕以红晕，水疱溃破后可形成灰白色糜烂面或浅溃疡，愈后极少复发。

【治疗】

（一）中医治疗

1. 分型论治

（1）外感风热证：

主症：口角、唇缘、鼻周或颜面的其他部位出现簇集性小水疱，基底潮红，灼热刺痒；伴轻度周身不适，心烦郁闷，大便干，小便黄。舌质红，苔薄黄，脉浮数。

治法：疏风清热解毒。

方药：辛夷清肺饮酌加淡竹叶、枇杷叶、升麻等。

（2）湿热蕴结证：

主症：成簇水疱，易溃破糜烂，少量渗出，痛痒兼具，多见于外阴；伴发热，大便干结，小便黄赤。舌质红，苔黄腻，脉滑数。

治法：清热利湿解毒。

方药：龙胆泻肝汤加大青叶、紫草、板蓝根等。

（3）阴虚内热证：

主症：皮疹反复发作，迁延难愈；伴口燥咽干，午后潮热，大便干，小便短少。舌质红，苔薄黄，脉细数。

治法：养阴清热解毒。

方药：六味地黄汤合增液汤加减。

2. 内服中成药

（1）黄连上清丸：清热泻火，散风止痛。适用于外感风热证。

（2）龙胆泻肝胶囊：清肝胆，利湿热。适用于湿热蕴结证。

（3）知柏地黄丸：滋养肾阴，清热泻火。适用于阴虚内热证。

3. 外治

（1）三黄洗剂：皮损初期水疱未破时可适量外洗患处，每天2~3次。

（2）马齿苋洗剂：水疱溃破，皮损糜烂、渗出较重时可用该洗剂适量湿敷患处，每天3次。

（3）黄连膏：皮损干燥结痂后适量外涂患处，每天3次。

（二）西医治疗

一般以缩短病程、防止继发感染、减少复发为治疗原则。

1. 局部治疗　治疗以收敛、干燥和防止继发感染为主。水疱未破时可外用炉甘石洗剂、5%阿昔洛韦乳膏或1%喷昔洛韦乳膏；有继发感染可外用0.5%新霉素软膏、2%莫匹罗星软膏或2%夫西地酸乳膏；疱疹性龈口炎宜保持口腔清洁，用1∶1000苯扎溴铵溶液含漱。疱疹性角膜、结膜炎可用0.1%~0.5%阿昔洛韦滴眼液滴眼。

2. 系统治疗　目前认为核苷类药物是抗HSV最有效的药物。

（1）原发型：阿昔洛韦每次0.2g，每天5次，口服，共10天；或每次0.4g，每天3次，口服，共5天；或伐昔洛韦每次0.3g，每天2次，饭前空腹口服，共7天；或泛昔洛韦每次0.25g，每天3次，口服，共7天。

（2）复发型：阿昔洛韦每次0.2g，每天5次，口服，共5天。

（3）频繁复发型（1年复发6次以上）：阿昔洛韦每次0.2g，每天3次，口服，共6个月，必要时剂量可加至每次0.2g，每天5次，口服，共6~12个月。

（4）原发感染症状严重或皮损泛发者：根据患者体重，阿昔洛韦每次5~10mg/kg，每天3次，每隔8小时静脉滴注1次，共7~10天。

（5）阿昔洛韦耐药者：静脉滴注膦甲酸钠40mg/kg，每8小时或12小时1次，滴注时间不得小于1小时，连用2~3周或直至皮损痊愈。

（三）中西医结合治疗思路

中医治疗单纯疱疹以清热解毒养阴为原则，西医治疗原则为抗病毒。急性期治疗重点为减轻患者症状，缩短病程，防止继发感染。单纯疱疹具有自愈性，单用中医或西医治疗即可获效。对频繁复发型患者，中医治疗思路以扶正驱邪为主，对防止复发有积极作用。

【预防与调摄】

1. 单纯疱疹发作期间饮食宜清淡，忌食肥甘厚味、辛辣、鱼腥动风之品。
2. 患处皮肤保持清洁、干燥，防止继发感染。
3. 对反复发作者，应积极去除诱因。

【临床研究进展】

研究发现，HSV-Ⅰ具有的天然 RNA 外壳蛋白——单纯疱疹病毒 US11 蛋白，有助于 HSV-Ⅰ在人体内长期潜伏，该蛋白可对抗机体先天的免疫反应，抑制抗病毒反应，达到抑制病毒感染细胞的凋亡而有利于病毒复制的目的。

【医家经验与争鸣】

徐宜厚认为单纯疱疹多为脏腑虚弱，复遭风热外邪侵袭或肺胃热盛，热邪外透皮肤而成。临床可分为风热湿毒、气阴两虚、湿热互结 3 型，分别用辛夷清肺饮、人参固本丸、龙胆泻肝汤加减治疗。

【参考文献】

[1] 童海燕，李国毅，汤颖. 单纯疱疹病毒Ⅰ型 US11 免疫逃避机制的研究进展 [J]. 医学研究杂志，2016，45(7): 15-17.

[2] 范瑞强，邓丙戌，杨志波. 中医皮肤性病学：临床版 [M]. 北京：科学技术文献出版社，2010.

（翟晓翔）

第二节　带状疱疹

带状疱疹（herpes zoster）是由潜伏在体内的水痘 - 带状疱疹病毒（varicella-zoster virus，VZV）再激活所致的疼痛性皮肤病。以单侧沿神经分布的簇集性小水疱为临床特征，常伴显著神经痛。好发于春秋季，成人多见。中医称为"蛇串疮""蜘蛛疮"，发于腰部者称"缠腰火丹"。

【病因及发病机制】

中医学认为本病总因湿热火毒蕴蒸肌肤而成。或七情内伤，肝郁气结，郁久化火，蒸腾肌肤；或嗜食肥甘，饮食不节，脾失健运，水湿内停，湿从热化，外犯肌肤。年老体弱者，常因气虚无力行血，湿热火毒阻滞经络，而致病后疼痛剧烈，病程迁延。

现代医学发现砖型 VZV 病毒为仅含一种血清型的砖形病毒，外部衣壳立体且对称，内含双链 DNA 分子。人类是 VZV 的唯一自然宿主，皮肤是病毒的主要靶器官。儿童的原发性感染多表现为水痘，部分患者呈隐匿性感染而不发生症状。VZV 具有亲神经性，可通过皮肤感觉神经末梢，沿脊髓后根或三叉神经节的神经纤维移动并潜伏于脊髓后根神经节的神经元内。在各种刺激（如创伤、疲劳、恶性肿瘤、病后虚弱、使用免疫抑制药等）导致患者机体免疫力下降时，潜伏的病毒被再次激活，生长繁殖，受侵犯的神经节因炎症及坏死产生神经痛，再活动的病毒沿神经纤维移至皮肤，在皮肤上产生带状疱疹特有的节段性水疱。

【临床表现】

好发于成人，随年龄增大发病率有上升趋势。

1. 典型表现 发病前常有前驱症状，包括轻度发热，全身乏力，食欲不振及自觉患处皮肤灼热刺痛等，一般持续 1~5 天，临床也常见发疹前无前驱症状者。发病部位以肋间神经支配区域最为常见，亦可见于颅神经、颈神经、三叉神经和腰骶神经支配区域。患处初起为红斑，形状多不规则，继而出现簇状分布且不融合的粟粒至绿豆大的丘疱疹，迅速转为水疱，疱液透明澄清，疱壁紧张光亮，外周绕以红晕，各簇水疱群间皮肤正常。皮损沿神经呈带状分布，多发生于身体一侧，罕见超过正中线者。7~8 天后，水疱疱液可浑浊化脓，或部分溃破，形成糜烂面，最后干燥结痂，数日后痂脱而愈。神经痛是本病最显著的特征，多伴随皮疹出现，患者疼痛程度轻重不等，且与皮损严重程度无一定关系，通常年老体弱者疼痛剧烈。一般病程 2~3 周，老年患者 3~4 周，水疱干涸结痂脱落后，可留有暂时性色素沉着。（各图 1-2-1，各图 1-2-2，各图 1-2-3）

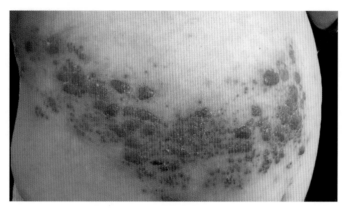

各图 1-2-1 带状疱疹（腰腹部）

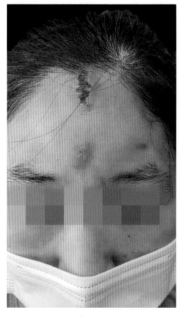

各图 1-2-2 带状疱疹（头部）

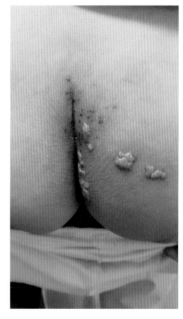

各图 1-2-3 带状疱疹（臀部）

因患者抵抗力不同，本病皮损可表现为多种形式，如顿挫型（无典型皮损仅有神经痛）、不全型（仅有红斑丘疹而无典型水疱）、泛发型（同时累及 2 个以上神经节，涉及对侧或同侧多个区域）、大疱型、出血型和坏疽型。

2. 特殊表现

（1）眼带状疱疹（herpes zoster ophthalmicus）：病毒侵犯三叉神经眼支，多见于老年人，症状严重，疼痛剧烈，累及角膜的水疱可迅速溃破形成溃疡性角膜炎，严重者形成瘢痕而导致失明。

（2）耳带状疱疹（zoster oticus）：病毒侵犯面神经及听神经，表现为外耳道或鼓膜疱疹，患侧面瘫及耳聋、耳鸣。当膝状神经节受累影响面神经的运动和感觉纤维时，产生面瘫、耳痛及外耳道疱疹三联征，称为拉姆齐·亨特综合征（Ramsay-Hunt syndrome）。

（3）带状疱疹性脑膜炎（zoster meningoencephailtis）：病毒直接侵犯中枢神经系统，表现有头痛、呕吐、惊厥或其他进行性感觉障碍。

（4）播散性带状疱疹（disseminated herpes zoster）：在受累皮节外出现 20 个以上的皮损，多见于恶性淋巴瘤或年老体弱的患者。

（5）并发于 HIV 感染：HIV 感染者带状疱疹的发生率是正常人群的 10～30 倍，且病程旷日持久，容易发生播散性和慢性带状疱疹，皮损表现为深脓疱疮样，易引起多系统并发症，可复发。

3. 带状疱疹相关性疼痛（zoster-associated pain，ZAP）　指带状疱疹在发疹前、发疹时和皮损痊愈后所伴有神经痛。皮疹消退后 4 周仍持续存在神经痛者，称疱疹后神经痛（postherpetic neuralgia，PHN）。

【实验室检查】

进行组织培养可发现带状疱疹病毒，疱液涂片检查见多核气球状细胞，电子显微镜观察可迅速确定 VZV，PCR 检查可检测 VZV DNA。

【组织病理】

水疱处棘细胞及皮肤深部毛囊的表皮细胞内水肿而呈气球样变性，特征的棘细胞核改变是核内嗜酸性包涵体形成，染色质分布在其周围。细胞融合所致的多核巨细胞（细胞核可多达 15 个）是 VZV 感染的另一特征。

【诊断与鉴别诊断】

1. 诊断　根据沿神经呈带状排列的成簇水疱，单侧分布，有明显神经痛等特点，不难诊断。本病前驱期或顿挫型应与肋间神经痛、胸膜炎、胆囊炎、阑尾炎、尿路结石、坐骨神经痛等鉴别。

2. 鉴别诊断　发疹后应与下列疾病鉴别。

（1）单纯疱疹：好发于皮肤黏膜交界处，多见于发热性疾病的过程中，皮损为针头至绿豆大小的水疱，常为一群，自觉局部灼热疼痛，且常有反复发作病史。

（2）接触性皮炎：发病前有明确接触史，皮损发生在接触部位，形态与接触物基本一致，自觉局部灼热瘙痒。

【治疗】

（一）中医治疗

1. 分型论治

（1）肝经湿热证：

主症：皮损鲜红，疱壁紧张，灼热刺痛；伴口干口苦，急躁易怒，大便干结，小便短黄。舌质红，苔薄黄或黄腻，脉弦滑数。

治法：清热利湿，解毒止痛。

方药：龙胆泻肝汤加茵陈、马齿苋、板蓝根、紫草、延胡索等。

（2）脾虚湿蕴证：

主症：皮损淡红，疱壁松弛易破，破后糜烂、渗出，疼痛轻；口不渴，食少腹胀，大便稀溏。舌质淡，苔白或白腻，脉沉缓或滑。

治法：健脾利湿，解毒止痛。

方药：除湿胃苓汤加滑石、灯心草、车前草、白花蛇舌草等。

（3）气滞血瘀证：

主症：患部皮疹消退，但疼痛不止或隐痛绵绵，甚至放射到附近部位；心烦难寐，坐卧不安。舌质紫黯，苔白，脉弦细或细涩。

治法：行气活血，通络止痛。

方药：桃红四物汤加延胡索、蜈蚣、全蝎等。

2. 内服中成药

（1）龙胆泻肝丸或当归芦荟丸：清热利湿，解毒止痛。适用于肝经湿热证。

（2）参苓白术丸：健脾益气，渗湿止痛。适用于脾虚湿蕴证。

（3）血府逐瘀胶囊：活血通络，化瘀止痛。适用于气滞血瘀证。

3．外治

（1）药物治疗：

1）三黄洗剂：皮损初期水疱未破时可适量外洗患处，每天2～3次。

2）青黛膏：水疱未破或溃破后均可外涂，每天3次。

3）复方黄柏液：水疱溃破湿敷患处，每次10～20分钟，每天1次。

（2）非药物治疗：

1）水疱较大者可用三棱针或消毒针头挑破，使疱液流出，以减轻胀痛，促进愈合。

2）体针：以循经远端取穴为主，辅以局部取穴。选曲池、合谷、支沟及血海、三阴交、太冲两组穴位交替针刺，进针后采用提插泻法，得气后，留针20～30分钟，每天针治1次。局部沿疱疹分布带多针斜刺。

3）耳针：选取相应敏感点、肺、肝、下屏尖、屏间，每次2～3穴，捻转强刺激，留针20～30分钟。

（二）西医治疗

一般以休息、止痛、缩短病程、防止继发感染和后遗神经痛为治疗原则。

1．局部治疗

（1）外用药：以消炎、干燥、收敛、防止继发感染为原则。水疱未破时可外用炉甘石洗剂、5%阿昔洛韦乳膏或1%喷昔洛韦乳膏；水疱溃破后可用40%碘苷二甲亚砜溶液湿敷；有继发感染可外用0.5%新霉素软膏或2%夫西地酸乳膏；有坏疽性溃疡可用0.1%新霉素溶液或0.1%依沙吖啶溶液湿敷。

（2）眼部处理：眼带状疱疹可用0.1%～0.5%阿昔洛韦溶液或0.1%碘苷滴眼液滴眼，局部禁用糖皮质激素外用制剂。

2．系统治疗

（1）抗病毒治疗：早期足量抗病毒治疗有利于控制皮损发展、减轻系统症状和疼痛、降低疱疹后神经痛发生率。成人患者阿昔洛韦每次800 mg，每天5次（白天每4小时1次），口服，连用7～10天；或伐昔洛韦每次300 mg，每天2次，饭前空腹口服，连用10天；或泛昔洛韦每次250 mg，每天3次，口服，连用7天。

（2）止痛：急性期疼痛可以给予镇痛剂，如阿司匹林每次300～600 mg，每4～6小时1次，24小时内用药不超过4次；或安乃近每次500～1000 mg，24小时内用药不超过3次。也可选择三环类抗抑郁药，如阿米替林，每晚25～100 mg口服；或多塞平每晚12.5～25 mg口服，60岁以上老年人剂量酌减。亚急性或慢性疼痛可以选择加巴喷丁，开始每次100 mg，每天3次，最高可增加到每次900 mg，每天3次；或普瑞巴林每次75～150 mg，每天2次。疱疹后神经痛可外用0.025%辣椒辣素霜。

（3）营养神经：如维生素B_1每次0.1 g，每天1次，肌内注射；或维生素B_{12}每次0.5 g，每天1次，肌内注射；或维生素B_1每次100 mg，每天3次，口服。

（4）糖皮质激素：目前观点尚不一致，多认为早期合理应用可减轻炎症，阻止病毒对神经节和神经纤维的毒性和破坏作用，但对带状疱疹后神经痛无明确预防作用。病程早期无明显禁忌证可每天口服泼尼松30～40 mg，3周内逐渐减量。

3．物理治疗　紫外线局部照射可促进水疱干涸结痂，红外线照射可缓解患处疼痛。

（三）中西医结合治疗思路

中医治疗带状疱疹以清热利湿，行气止痛为原则，西医以抗病毒、消炎、止痛为急性期治疗原则。本病初期应用抗病毒药、镇痛药、糖皮质激素的同时，应用中药和针灸可有效治疗患者皮损，缓解疼痛症状。带状疱疹后期属"本虚标实"之证，治疗以扶助正气、通络止痛为主。对已有后遗神经痛的患者，可予中药配合针灸理疗、红外线照射，以减轻患者疼痛，疼痛顽固者口服中药可加用虫类药，加强通络止痛作用。

【预防与调摄】

1. 发病期间注意休息，保持心情愉悦。
2. 加强营养，饮食宜清淡，多食水果蔬菜，忌食肥甘厚味、辛辣、鱼腥动风之品。
3. 患处皮肤保持清洁、干燥，防止继发感染。
4. 忌用刺激性强的外用药，忌用热水烫洗患处，穿宽松柔软的棉质内衣，减少摩擦。

【临床研究进展】

目前研究发现 VZV 在人体内潜伏与其即刻早期蛋白（immediate early protein，IE）、微小 RNA（miRNA）和模式识别受体等有关。IE4、IE62 与 IE63 能够在 VZV 潜伏感染的神经细胞内表达并且主要分布在细胞质内，这些 IE 可能在 VZV 潜伏期间由于某种原因限制入核，限制了它们对基因的反式激活功能并影响 VZV 自身复制。VZV miRNA 缺乏与潜伏相关同源区基因结合的靶向位点，使得潜伏相关 ORF 编码 mRNA 不被降解，维持病毒潜伏。患者循环系统中的 miRNA 能调控多种信号通路途径诱导病毒的复制，参与到疾病的炎症反应和神经损害中。

【医家经验与争鸣】

禤国维认为带状疱疹主要是感受毒邪，湿、热、风、火郁于心、肝、肺、脾，经络阻隔，气血凝滞而成。其中湿热内蕴、感受毒邪为本病的基本病机特点，所以治疗重在清热利湿、解毒止痛。对于急性期带状疱疹，辨证属于肝经湿热者，治疗药用牛蒡子、板蓝根、七叶一枝花清热解毒，白芍、诃子收敛肝火，薏苡仁利湿，郁金、延胡索通络化瘀止痛，珍珠母镇静止痛。湿盛者加苍术、茯苓；胃寒者加陈皮、紫苏梗；热重者加黄芩、连翘，皮损位于头部加菊花、蔓荆子；胸腹部加枳壳；腰背部加葛根、桑寄生；上肢加桑枝，下肢加牛膝。

朱仁康在临证上将带状疱疹分为干、湿两类，干者皮肤起红粟成簇，痛如刺蜇，属于肝经湿火，治宜龙胆泻肝汤加牡丹皮、赤芍，外用玉露丹敷之。湿者起黄白水疱，糜烂流水，其痛尤甚，属于脾经湿热，治宜除湿胃苓汤加减，外用金黄膏敷之。

朱良春指出疱疹后神经痛乃湿热毒邪为患，经治疗疱疹虽干，而痛如针刺，经久不除，往往是由于湿热未尽，余毒未解，滞留经络，遗痛不止，治疗单用全蝎粉一味，解毒通络，痛止病愈。

【参考文献】

[1] WANG W, CHENG T, ZHU H, et al. Insights into the function of tegument proteins from the varicella [J]. Sci China Life Sci, 2015, 58(8): 739-749.

[2] 王玮，程通，朱桦，等. 水痘-带状疱疹病毒皮层蛋白功能的研究进展 [J]. 中国科学，2015, 45(7): 623-634.

[3] LI X, HUANG Y, ZHANG Y, et al. Evaluation of micro-RNA expression in patients with herpes zoster[J]. Viruses, 2016, 8(12). pii: E326.

[4] UMBACH J L, NAGEL M A, COHRS R J, et al. Analysis of human alphaherpesviruses micro-RNA expression in latently infected human trigeminal ganglia[J]. J Virol, 2016, 83(20): 10677-10683.

[5] 陈达灿，李红毅，欧阳卫权，等. 岭南中医皮肤病名家禤国维临床经验集 [M]. 广州：广东科学技术出版社，2013.

[6] 范瑞强，邓丙戌，杨志波. 中医皮肤性病学：临床版 [M]. 北京：科学技术文献出版社，2010.

（翟晓翔）

第三节 水 痘

水痘（varicella）是由水痘 – 带状疱疹病毒（varicella-zoster virus，VZV）引起的原发性感染，以躯干四肢出现向心性脐窝状水疱为临床特征。好发于儿童，有传染性，多在冬春季流行。中医也称为水痘。

【病因及发病机制】

中医学认为本病总因外感风毒时邪，内蕴湿热毒邪，时邪湿热相搏，郁积于肺脾二经，轻者肺卫失宣，邪从表透，发为丘疹、水疱；重者湿困脾阳，时邪化毒深入，内犯气营，引起昏迷、抽搐。

VZV 通过飞沫传播，传染性强，患者鼻咽部分泌物、疱液和血液均存在病毒，传染期从发疹前 2 天到发疹后 5 天。VZV 感染后病毒先在局部淋巴结复制，2～4 天后释放入血形成病毒血症，病毒通过毛细血管内皮细胞到达表皮一般需要 14～16 天。大多数人感染后无明显临床症状，称隐匿性感染，少数感染者出现皮疹。机体 IgG、IgM 和 IgA 抗体滴度升高出现在水痘发疹后第 2～5 天，发疹后 2～3 周达到高峰，之后抗体滴度逐渐下降，IgG 抗体滴度维持在低水平，但以后发生带状疱疹时，IgG 抗体水平迅速升高，超过水痘感染时的水平。抗 VZV 抗体具有不全保护作用，母体或外源性注入的抗体可降低疾病的严重程度，但不能预防 VZV 感染。VZV 感染后病毒持续潜伏在神经节内，再次激活则表现为带状疱疹。

【临床表现】

潜伏期 9～23 天，起病急骤，可伴有发热、头痛、咽痛、全身酸痛、倦怠乏力等前驱症状。

皮疹出现在前驱症状发生后 1～2 天，呈向心性分布、离心性发展，首先发生于躯干，逐渐蔓延至头面及四肢，但仍以躯干皮疹为多。皮疹初起为针尖大小红色斑疹或丘疹，数小时至 1 天后即变为绿豆大小的椭圆形水疱，中央有脐凹，周围绕以红晕。水疱初起澄清，状如水珠，疱壁薄而易破，可有瘙痒，24 小时内疱液渐呈浑浊，伴有感染者可形成脓疱。2～4 天水疱干燥结痂，痂脱而愈，如不发生继发感染，不留瘢痕。在发病 2～4 天内，皮疹分批相继出现，故丘疹、水疱、结痂等不同时期的皮疹可共存。黏膜损害多见于口腔上腭，以疱疹为主，偶见于结膜、肛门黏膜。（各图 1-3-1）

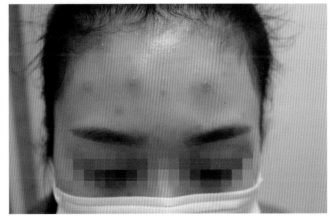

各图 1-3-1 水 痘

病程 2～3 周，预后较好，并发症少见，主要表现为皮肤、黏膜的继发感染，严重者可有肺炎、脑炎等。

【实验室检查】

血常规检查可见白细胞总数下降，淋巴细胞升高。

【组织病理】

水痘皮损的病理变化与带状疱疹相似，唯皮肤深部毛囊无变化，而带状疱疹皮肤深部毛囊的表皮细胞有气球状变性。

【诊断与鉴别诊断】

1. 诊断 根据发热等前驱症状，结合皮肤分批出现的斑疹、丘疹、水疱、结痂，皮疹呈向心性分布，黏膜也可受累，并且水疱结痂脱落后遗留痘疮样瘢痕等特点，不难诊断。

2. 鉴别诊断 本病应与下列疾病鉴别：

（1）丘疹性荨麻疹：初起为风团，风团迅速消退后出现坚实的水肿性红色丘疹，中心可有丘疱疹或水疱，瘙痒剧烈，愈后易复发。

（2）脓疱疮：常见于学龄前儿童，好发于面部、四肢等暴露部位，初起为水疱，很快变成脓疱，疱壁易破形成糜烂和脓痂，可通过自身接种或接触传染。

【治疗】

（一）中医治疗

1. 分型论治

（1）邪犯肺卫证：

主症：疾病初起，痘疹稀疏，内液清澈，周围绕以红晕；伴发热恶寒，头痛咽痛，鼻塞流涕。舌质红，苔薄白或薄黄，脉浮数。

治法：辛凉解毒，疏风宣肺。

方药：银翘散加薏苡仁、滑石、大青叶等。

（2）邪入营血证：

主症：痘疱大而密集，根盘明显，基底深红，痘色紫黯，疱液浑浊；伴壮热烦渴，唇红面赤，口舌生疮，大便干结，小便短赤。舌质红，苔黄厚且干，脉数或滑数。

治法：清热利湿，凉营解毒。

方药：清瘟败毒饮加减。

2. 内服中成药

（1）板蓝根颗粒：清热解毒，疏风透疹。适用于邪犯肺卫证。

（2）双黄连口服液：清热解毒，疏风解表。适用于邪犯肺卫证。

（3）牛黄解毒片：清热凉血，解毒透疹。适用于邪入营血证。

3. 外治

（1）三黄洗剂：皮损初期水疱未破时可适量外洗患处，每天 2～3 次。

（2）马齿苋洗剂：水疱溃破，皮损糜烂、渗出较重时可湿敷患处，每天 3 次。

（3）青黛膏：水疱溃破化脓者可适量外涂，每天 3 次。

（4）锡类散：有口腔黏膜损害者可取适量涂于患处，每天 3～4 次。

（二）西医治疗

一般以抗病毒、防止继发感染为治疗原则。

1. 局部治疗

（1）外用药：水疱溃破后可用 40% 碘苷二甲亚砜溶液湿敷；有继发感染可外用 0.5% 新霉素软膏、2% 夫西地酸乳膏或 2% 莫匹罗星软膏。

（2）眼部处理：水痘性角膜炎可用 0.1% 阿昔洛韦滴眼液滴眼。

2. 系统治疗

（1）抗病毒治疗：成人水痘和任何年龄的严重水痘患者，均应早期使用阿昔洛韦，以减轻水痘的严重程度、缩短病程、防止水痘播散，2 岁以上儿童按体重每次 20 mg/kg，每天 4 次，口服，共 5 天，出现症状立即开始治疗；40 kg 以上儿童和成人常用量为每次 0.8 g，每天 4 次，口服，共 5 天。

（2）治疗继发感染：有肺炎、蜂窝织炎、急性淋巴结炎等感染性合并症者，需全身使用抗生素。

（3）止痒：瘙痒剧烈者可口服抗组胺药物。

（三）中西医结合治疗思路

中医治疗水痘以清热解毒化湿为原则，联合西医抗病毒治疗，能尽快控制病情，减少并发症的发生。本病有自限性，对于轻症患者，单独应用中医或西医治疗均可起到良好疗效；对病情严重，伴有高热、咳嗽、咳痰等全身症状者，联合应用中西医药物治疗，有助于控制发热、消退皮疹，减少并发症和瘢痕形成。

【预防与调摄】

1. 对适龄儿童进行水痘灭活疫苗接种，分 2 次进行，每次间隔至少 3 个月。

2. 本病传染性强，患者一经发现应立即隔离治疗直至脱痂为止。

3. 避免搔抓，防止感染愈合后形成瘢痕。

4. 患者的房间、衣物、生活用品等，可分别用紫外线照射、曝晒、煮沸等方式消毒。

（翟晓翔）

第四节　卡波西水痘样疹

卡波西水痘样疹（Kaposi's varielliform eruption，KVE）是一种在原有皮肤病基础上感染单纯疱疹病毒、柯萨奇 A16 病毒、牛痘病毒等而发生的病毒性皮肤病，因此又有疱疹性湿疹、柯萨奇湿疹和种痘性湿疹等病。本病以在特应性皮炎或其他皮肤病皮损基础上突然发生脐凹状水疱性皮疹为特点，属于中医"痘风疮"的范畴。

【病因及发病机制】

中医学认为本病是由于特应性皮炎、湿疹、单纯疱疹等皮肤病患者素体虚弱，余毒内蕴，又染湿邪热毒，诸邪郁阻肌肤而成。

本病以各类炎症性皮肤病为基础，最常见的基础性皮肤病是特应性皮炎，亦可见于脂溢性皮炎、脓疱疮、疖疮、天疱疮、接触性皮炎等皮肤病基础上。病毒通过受损的皮肤侵入体内，通过血液播散，引起全身性皮肤损害，或病毒局部播散引起局限性皮肤损害。尚无明确证据证明免疫功能异常与本病有关。

【临床表现】

患病人群集中于 3 岁以内儿童及 20～30 岁青年，亦可见于其他年龄。病毒感染后潜伏期 5～19天，发病初期可见高热乏力、全身不适等前驱症状。出现前驱症状后第 2 天开始起疹，皮疹为迅速发起的大量群集性水疱，在短时间内转为脓疱，或先出现红色小丘疹继而转变为水疱、脓疱，皮疹基底色红而肿，疱顶有特殊的脐窝状凹陷，2～3 天后独立的皮疹可融合成片，部分皮疹可为出血性。发疹部位与原有皮肤病部位高度重合，少数也可发生于正常皮肤之上，皮疹严重者可全身发疹。附近淋巴结常肿大疼痛。出疹期 5～10 天，经过 2 周左右，皮疹渐渐干燥结痂，留有色素沉着及浅表性瘢痕而愈。全身症状也逐渐减轻至消失。合并症可有结膜炎、角膜炎或角膜溃疡、脑炎、中耳炎、肺炎、便血、尿闭或婴儿坏疽性皮炎等。（各图 1-4-1）

【实验室检查】

血常规检查常有白细胞减少，合并感染时可见增高。

【组织病理】

水疱或脓疱可见于表皮内或表皮下，伴有网状和气球状变性，感染单纯疱疹病毒时常有多核的上皮细胞，是疱疹性湿疹特色表现之一，在真皮有以中性粒细胞为主的大量炎细胞浸润。

【诊断与鉴别诊断】

1. 诊断　以在原有炎症性皮肤病的基础上突然发生多数脐窝状水疱或脓疱，单纯疱疹病毒接触史及所伴有的全身症状为主要诊断依据。

2. 鉴别诊断　主要需与原有炎性皮肤病继发感染相鉴别，后者表现为原有皮损加重，出现脓疱，无典型的脐窝状凹陷性水疱，抗生素治疗有效。

【治疗】

（一）中医治疗

1. 分型论治

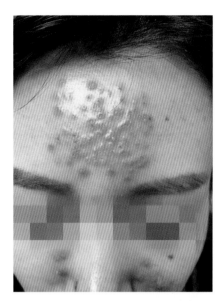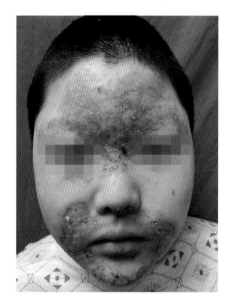

图 1-4-1   卡波西水痘样疹
（上海市皮肤病医院   刘业强   供图）

（1）湿热毒盛证：

主症：水疱或脓疱密集，基底鲜红，疱壁紧张，痒痛剧烈；伴身热不适，口干咽燥，大便秘结，小便短赤。舌质红，苔黄或黄腻，脉弦滑数。

治法：清热利湿，和营解毒。

方药：紫草银花汤加减。

（2）正虚毒蕴证：

主症：皮损淡红，部分干燥结痂，瘙痒、疼痛不著；困倦乏力，食少腹胀，大便稀溏。舌质淡，苔白或白腻，脉沉缓或滑。

治法：扶正固本，托毒除湿。

方药：四妙汤加金银花、黄芪等。

2．内服中成药

（1）龙胆泻肝胶囊：清热利湿，解毒消疹。适用于湿热毒盛证。

（2）参苓白术丸：健脾益气，渗湿解毒。适用于正虚毒蕴证。

3．外治

（1）三黄洗剂：皮损初期水疱未破时可适量外洗患处，每天 2～3 次。

（2）马齿苋洗剂：水疱溃破，皮损糜烂、渗出较重时可用适量湿敷患处，每天 3 次。

（3）黄连膏：皮损干燥结痂后适量外涂患处，每天 3 次。

（二）西医治疗

治疗以抗病毒、对症治疗及防止混合感染为原则。

1．局部治疗   可用 0.1% 依沙吖啶溶液湿敷或 1% 新霉素霜、2% 莫匹罗星软膏、2% 夫西地酸软膏等外涂。

2．系统治疗

（1）抗病毒治疗：病情较轻者可口服阿昔洛韦或其衍生物，如伐昔洛韦、泛昔洛韦等，用法和剂量同单纯疱疹治疗，病情严重者予静脉内输注阿昔洛韦。

（2）控制感染：可用磺胺类、抗生素等制剂控制细菌感染。

（3）全身治疗：对严重病例，可用丙种球蛋白或胎盘球蛋白肌内注射，每天或隔天 1 次，每次 3～6 mL。

（三）中西医结合治疗思路

本病中医治疗采用清热、利湿、解毒的治疗原则，对伴发热的患者和重症病例，需联合西医抗病毒及对症治疗，可有效控制病情、减少并发症。本病在原有皮肤病基础上发病，治疗时在有效抗病毒治疗的基础上，原发病治疗可按原治疗方法进行。

【预防与调摄】

1. 有特应性皮炎等炎性皮肤病的患者，应避免与单纯疱疹患者接触。

2. 本症患者应隔离，防止传染他人。

3. 患处皮肤保持清洁、干燥，防止继发感染。

4. 发病期间应加强营养，饮食清淡。

【临床研究进展】

有文献报道，紧密连接闭合蛋白基因 CLDN1 多态性与本病发病相关，敲除 CLDN1 基因的角质形成细胞更易感染 HSV-1，在发生本病患者的非皮损上皮的 claudin-1 及 claudin-23 蛋白显著减少，导致紧密连接作用受损而易发生病毒感染。

【参考文献】

DE BENEDETTO A, SLIFKA M K, RAFAELS N M, et al. Reduction in claudin-1 may enhance susceptibility to herpes simplex virus 1 infections in atopic dermatitis[J]. J Allergy Clin Immunol, 2011, 128: 242-246.

（翟晓翔）

第五节　疣

疣（verruca）是人乳头瘤病毒（human papilloma virus，HPV）感染皮肤黏膜所引起的表皮良性赘生物，常根据临床表现和部位将其分为寻常疣、扁平疣、跖疣及尖锐湿疣。本病以角化的坚实丘疹或表面光滑的扁平丘疹为主，部分呈乳头瘤状增生，无明显自觉症状为临床特征，多见于儿童及壮年。中医称为疣目、扁瘊、跖瘊、臊瘊，分别相当于西医的寻常疣、扁平疣、跖疣及尖锐湿疣。根据其发病特点，中医文献中又名"千日疮""瘊子""枯筋箭""疣疮"等。

【病因及发病机制】

中医学认为本病多因素体肝肾精血亏虚，加之外感风热毒邪，风热血燥，搏于肌肤而发；或因情志不舒，郁而化火，肝火妄动，肝经血燥，筋气不荣，气血蕴结于肌表而致；或气滞血瘀，病久气血经络阻滞，赘疣乃生。

现代医学认为疣是由人乳头瘤病毒感染皮肤黏膜所引起的，HPV 有 100 余种，其中近 80 种与人类疾病相关，不同亚型与致病性和临床表现类型有关联。本病传染源为患者和健康携带病毒者，主要经直接接触包括性接触传播，也可间接感染。HPV 通过皮肤黏膜微小破损进入细胞内并复制、增殖，致上皮细胞异常分化和增生，引起上皮良性赘生物。人群普遍易感，发病高峰为 16～30 岁，免疫功能低下及外伤者易患此病。

【临床表现】

1. 寻常疣　皮损好发于手背、手指或甲周等处，也可见于头面部。初起为针尖至绿豆大小的丘疹，呈灰褐色、污黄色或正常肤色，表面蓬松枯槁，状如花蕊，坚硬而粗糙，可发展至黄豆大小，甚至融合成更大的斑块（各图 1-5-1）。初起时多为单个，此后可因自身接种而增多，有时可呈群集状。

常因摩擦、碰撞、搔抓而出血。其中，疣体细长突起伴顶端角化者称为丝状疣（filiform wart），好发于眼睑、颈部、颏部。皮损呈参差不齐的指状突起者称为指状疣（digitate wart），常发生于头皮，也可见于趾间、面部。一般无自觉症状，偶有压痛。本病若发生于眼睑，可伴发结膜炎或角膜炎。皮损若向甲下蔓延，可破坏甲的生长，继发感染等。本病病程缓慢，有自限性。

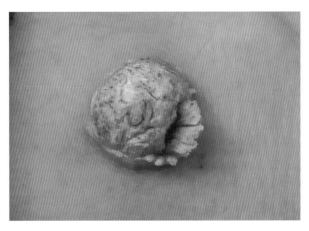

各图 1-5-1　寻常疣

2. 跖疣　可发生于足底的任何部位，但以足跟、跖骨或趾间受压处多见。皮损初起为细小发亮的角化性丘疹，后逐渐增大，表面粗糙，境界清楚，呈灰褐或灰黄色，中央微凹，边缘绕以稍高增厚的角质环（各图 1-5-2）。去除角质环后，其下方有疏松的角质软芯，并可见真皮乳头毛细血管破裂所形成的小黑点。其中，疣体包含多个角质软芯的称为镶嵌疣（mosaic wart）。不同程度的疼痛。病程慢性，可自然消退。愈后可复发。

3. 扁平疣　皮损好发于颜面、手背及前臂等处。初起为针尖、米粒到高粱粒大小的扁平丘疹，圆形、椭圆形或多角性，表面光滑，质硬，淡黄褐色或正常肤色。多骤然发生，数目较多，部分可融合成片（各图 1-5-3）。皮疹于搔抓后可沿抓痕排列成串珠状，即同形反应。一般无自觉症状，偶有瘙痒感。面部扁平疣偶可伴发喉部乳头瘤。病程慢性，皮损可自然消退，但也有持续多年不愈者，愈后可复发。

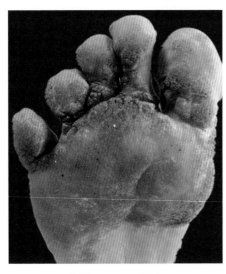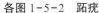
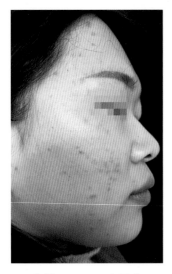

各图 1-5-2　跖疣　　　　　各图 1-5-3　扁平疣

4. 尖锐湿疣　尖锐湿疣（condylomata acuminatum，CA）详见第二十六章第四节。

【组织病理】

不同类型疣的组织病理学表现有差异，但均具有颗粒层、棘层上部细胞空泡样变性和电镜下核内病毒颗粒等特征，同时伴有角化过度、角化不全、棘层肥厚和乳头瘤样增生等。

【诊断与鉴别诊断】

1. 诊断

（1）多见于儿童及青少年，免疫功能低下及外伤者易患此病。

（2）典型皮损为角质性丘疹，质地坚硬，可呈乳头瘤状增生，跖疣因受压而形成褐黄色胼胝样斑块或扁平丘疹，扁平疣多为扁平圆形光滑丘疹。

（3）病程慢性，部分可自行消退，少数患者可复发。

2. 鉴别诊断　本病可与下列疾病进行鉴别：

（1）传染性软疣：与寻常疣鉴别。该病典型皮损为半球形丘疹，灰色或珍珠色，表面有蜡样光泽，中央有脐凹，内含有乳白色干酪样物质。

（2）鸡眼：与跖疣相鉴别。该病多发于足底及趾间受压部位，皮损为淡黄色或深黄色的圆锥形角质栓，境界清楚，表面光滑，与皮面平齐或稍隆起，压痛明显。

（3）汗管瘤：与扁平疣鉴别。该病好发于眼睑部，以及颈部、前胸和腹部、会阴等处，常对称分布，皮损为针尖到黄豆大小的柔软性丘疹，正常皮肤颜色，密集但互相不融合。

【治疗】

（一）中医治疗

1. 分型论治

（1）风热毒蕴证：

主症：皮损初起，结节如豆，粗糙坚硬，色黄或红。舌红，苔薄黄，脉数。

治法：疏风清热，解毒散结。

方药：银翘散酌加板蓝根、夏枯草、紫草等。

（2）肝气郁结证：

主症：结节疏松，大小不一，色灰或褐。舌暗红，苔薄，脉弦。

治法：疏肝解郁，理气散结。

方药：柴胡疏肝散合马齿苋合剂加减。

（3）气滞血瘀证：

主症：病程较长，疣体质硬坚固，色黯红或灰黄。舌暗红有瘀点或瘀斑，苔薄白，脉沉细。

治法：活血化瘀，软坚散结。

方药：桃红四物汤酌加香附、鸡血藤等。

2. 外治法

（1）药物疗法：

1）中药熏洗：选用板蓝根、百部、艾叶、地肤子、金毛狗脊、木贼各30 g，将上几味中药清水浸泡后再用文火煎煮取药汁和药渣，趁热熏洗患处，再行浸泡和搓揉，每天1剂，每次20～30分钟。

2）中药敷贴：先用热水浸洗患处，并用刀刮去表面的角质层，然后分别选用鸦胆子仁、千金散、斑蝥膏等敷贴在疣体表面，医用胶布固定，同时注意保护周围健康皮肤，每2天换药1次。

3）中药涂擦：板蓝根20 g，胡黄连10 g，紫草10 g，五倍子10 g，乌梅20 g，马齿苋30 g，败酱草20 g，蜂房3 g。打粉后加75% 乙醇500 mL浸泡2周，去滓后使用，每天外涂疣体2～3次。

（2）非药物疗法：

1）艾灸：取艾条或艾炷于疣体上灸之，每天1次，治疗20～30分钟，至脱落为止。

2）针刺：局部皮肤常规消毒后，使针尖从疣体顶部刺入基底部，再针刺四周施以强刺激，并于针刺后挤出少量血液，之后疣体逐渐萎缩。

3）耳针：取肺、肝、内分泌相应区域，针刺后留针 15～30 分钟，每天 1 次，7 天为 1 个疗程。

4）火针：暴露皮损部位，局部常规消毒，将针尖在酒精灯上烧红，迅速刺入疣体，随即迅速出针，连续 3～5 次，用消毒干棉球擦拭针孔。进针深度以刺到疣体基底部为限。1 周治疗 1 次，疣体未脱落者再行治疗，多数患者治疗 1～2 次可痊愈。

5）穴位注射：循经取曲池、足三里、三阴交、蠡沟穴，病左取右，病右取左，每穴在针刺得气后各推注板蓝根注射液 1 mL，每次间隔 3～5 天，10 次为 1 个疗程。

6）结扎法：适用于头大蒂小、明显高出皮面的丝状疣。采用细丝线或头发丝结扎疣体的根部，逐渐收紧，数日后疣体可自行脱落。

（二）西医治疗

1. 局部治疗

（1）局部用药：3% 酞丁胺软膏、0.05%～0.1% 维 A 酸软膏、氟尿嘧啶软膏、干扰素软膏或咪喹莫特乳膏等外用。但注意 5- 氟尿嘧啶应尽量避免用于面部，以防导致色素沉着形成。

（2）皮损局部注射：采用卡介菌多糖核酸、平阳霉素、氟尿嘧啶、干扰素等药物皮损内注射，每周 1 次，治疗寻常疣或跖疣，其中采用卡介菌多糖核酸治疗时副作用少，可作为临床首选。

2. 系统治疗　目前尚无确切有效的抗 HPV 治疗药物，疣的数目较多或久治不愈时，可试用左旋咪唑、香菇多糖菌素片、转移因子等免疫调节剂口服，或用卡介菌多糖核酸注射液、干扰素注射液等按疗程肌内注射治疗。但需注意：干扰素常见的副作用主要为发热、寒战、全身不适、肌痛、头痛等流感样症候群，症状轻可不必特殊处理，但若体温较高、症状重者，需给予对症处理。

3. 物理治疗　电灼、冷冻、CO_2 激光等物理治疗是治疗疣的有效方法。疣的数目较多时可先系统治疗、局部治疗，顽固难以消退的皮损再采用物理疗法，或者采用分批次治疗方法。注意跖疣首选冷冻治疗、电灼、CO_2 激光等治疗方法，因创面恢复时间长，易导致瘢痕及行走疼痛，应慎用。

4. 手术治疗

（1）自体疣包埋术：取疣组织，去除体表面角化物，将刮取的疣体组织植于上臂内侧 1/2 处皮肤空隙里，缝合皮肤，外用无菌纱布包扎，7 天后拆线。

（2）外科手术切除：疣体较大时可酌情运用外科手术予以切除。

（三）中西医结合治疗思路

疣的治疗方法很多，具体到每一位患者，治疗选择取决于疣的类型、数目、大小、解剖部位及患者的要求等，不同患者对治疗反应也存在较大差异，治疗时应尽可能避免采用可能形成瘢痕的方法，因此临床实际中需制订个体化的中西医结合治疗方案。皮疹数目只有数个时，以冷冻、激光等物理治疗为主；皮疹数目较多时，可行中医内服治疗，同时配合火针、中药熏洗等中医特色治疗，多能取效；病程长或反复发作的患者，可以采用中医内服治疗为主，配合系统口服免疫调节剂，局部采用中西医结合的外治方法，顽固的皮损最后仍可采用冷冻、激光等物理治疗。

【预防与调摄】

1. 培养良好的卫生习惯，提高自身抵抗力，防止毒邪侵袭皮肤。

2. 避免对皮损的摩擦、挤压及搔抓，以防出现同形反应及诱发感染。

【临床研究进展】

近年来，温热疗法已被用于治疗病毒疣并取得一定疗效。44℃ 温热治疗跖疣的效果，较之常规物理治疗方法效果提高近 10 个百分点，未见复发病例，该治疗方法痛苦度低，患者易于接受，该方法还能治疗持续、多发、顽固的各类 HPV 病毒感染性疾病，均取得良好临床效果。聚焦超声波通过高频聚焦超声的热效应和使靶点内组织细胞空泡化的空化效应，在不破坏正常皮肤表层的情况下，深入病灶基底部杀灭病毒或通过破坏其生存环境灭活潜伏病毒，该疗法有复发率低、不易遗留瘢痕的优点。

【医家经验与争鸣】

禤国维认为扁平疣多由肺卫不充，腠理不固，外邪侵袭，蕴阻肌肤所致；或由肝失疏泄，肝经郁热，血燥聚结；或脾虚痰湿阻络所成；治疗上以疏散风热、祛湿解毒、调和气血为法，配合中药外擦、针刺等中医特色疗法，强调内、外合治。

陈彤云认为其病机特点在于风、热、毒、瘀，治以调和气血、解毒散瘀为原则，以紫蓝方为基础口服方，酌情加减，同时配合自拟中药方，外用以擦拭或泡洗患处，疗效良好。

【参考文献】

[1] 高兴华. 局部温热治疗皮肤疣的关键技术及应用 [J]. 中国科技成果，2018(16): 68-69.

[2] 唐正东. 寻常疣的治疗进展 [J]. 中国中西医结合皮肤性病学杂志，2014(5): 338-340.

[3] 郑伟娟，朱培成，李红毅，等. 国医大师禤国维教授治疗扁平疣经验 [J]. 四川中医，2019, 37(02): 19-20.

[4] 姜希，李楠，徐佳. 陈彤云中药治疗疣类疾病经验分享 [J]. 贵阳中医学院学报，2018, 40(05): 5-6, 40.

（王　畅）

第六节　疣状表皮发育不良

疣状表皮发育不良（epidermodysplasia verruciformis，EV）是一种少见的常染色体隐性遗传性皮肤病，以全身泛发扁平疣样皮损为其临床特征。根据临床特点皮损可分为 4 型：扁平疣型、花斑癣型、点状瘢痕型、肥厚斑块型，曝光部位皮疹具有诱发皮肤癌的高风险性。

【病因及发病机制】

本病患者对人乳头瘤病毒（HPV）具有易感性，可能与患者对 HPV 有选择性的细胞免疫缺陷有关，至今已分离出 20 余种 HPV 亚型与本病有关，以 HPV3、HPV5、HPV8 比较常见。本病患者常有家族史，遗传背景与本病的发生有一定关系，可能与 EVER1 和 EVER2 基因突变有关，机体抵抗力下降可诱发或加重本病，曝光部位皮损常易发生癌变。

【临床表现】

本病可发生于任何年龄，但多自年幼发病。好发于面、颈、躯干和四肢，少见累及黏膜。皮损多为米粒至黄豆大小的扁平丘疹，圆形或多角形，暗红、紫红或褐色，数目逐渐增大，分布对称；发生部位不同，疹型有不同，发生在面、手背者多为扁平丘疹，似扁平疣（各图 1-6-1），而发生在躯干及四肢者则较大且质硬，似寻常疣。本病可伴有掌跖角化、指甲改变、雀斑样痣和智力障碍，病程缓慢，

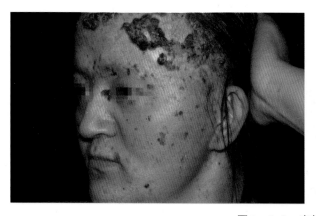
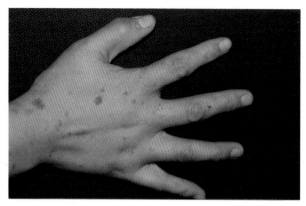

图 1-6-1　疣状表皮发育不良

（第四军医大学西京皮肤医院　供图）

可持续多年无变化；20%～30%患者可发展成鳞状细胞癌等恶性肿瘤。

皮损可分为4型：①扁平疣型，最为常见，皮损数目多且分布较广泛，颜色较深。②花斑癣型，较少见，为色素减退的扁平丘疹，轻度角化，皮损几乎不高出皮面。③点状瘢痕型，最为少见，皮损轻度凹陷，角化亦轻微。④肥厚斑块型，为淡红或紫红色斑块，好发于四肢，皮损较大，临床少见，类似脂溢性角化病。

【组织病理】

表皮上部有明显的弥漫性细胞空泡变性，棘层不同程度肥厚，受累细胞肿胀，形态不规则，胞质丰富，表皮基底部可见角化不良细胞，如为HPV5和HPV8型所致，胞质多为蓝灰色，增生的细胞核呈"发育不良"外观。

【诊断与鉴别诊断】

1. 诊断 根据病史及全身泛发性扁平疣样皮损，结合组织病理检查可以做出诊断。

2. 鉴别诊断 本病可与下列疾病进行鉴别：

（1）疣状肢端角化病：临床表现为手背、足背部出现多发性扁平的肤色或棕褐色丘疹，质坚，不融合，手掌有弥漫性增厚及角化，一般无自觉症状，其组织病理学检查示表皮上部细胞无空泡形成。

（2）扁平苔藓：皮损为紫红色丘疹，瘙痒，常有明显的黏膜损害；组织病理有其特异表现可鉴别。

（3）扁平疣：好发于青壮年，以面部及手背部多见，皮疹相对局限，有自行缓解倾向，不发生癌变。

【治疗】

本病无满意治疗方法，治疗扁平疣的各种疗法均可试用。若有癌变倾向则应立即手术切除或其他方法治疗。口服维A酸可使疣状表皮发育不良皮疹症状减轻，但应密切关注应用后的肝损害等不良反应。

【预防与调摄】

1. 避免搔抓、摩擦。

2. 应避免过度日光照射，建议使用适合的防晒霜。

3. 对于曝光部位的癌前病变及肿瘤应早期手术切除。

【临床研究进展】

EV是一种通常与EVER1和EVER2突变相关的皮肤常染色体隐性遗传疾病，对某些类型的人乳头瘤病毒具有高度易感性。EV目前无满意的治疗方法，曝光部位皮疹有发生癌变的风险，HPV疫苗对预防疣状表皮发育不良皮疹及其恶变可能有一定的作用。

【参考文献】

[1] JUAN CAMILO DÍZ CORONADO, MARÍA CAMILA SOTO OSORIO, JOHNATAN STIVEN SÁNCHEZ JARAMILLO. Epidermodysplasia verruciformis associated with idiopathic CD4 lymphopenia[J]. Revista Colombiana de Reumatología (English Edition), 2017, 24(4): 254-258.

[2] Sabrina EV, Frank R. HPV vaccination for prevention of skin cancer[J]. Human Vaccines & Immunotherapeutics, 2015, 11(2): 353-357.

（王　畅）

第七节　鲍恩样丘疹病

鲍恩样丘疹病（bowenoid papulosis）是与人乳头瘤病毒（HPV）感染相关的皮肤疾病。生殖器部位多发性斑丘疹，良性经过，可自然消退，病理组织却呈原位癌样变化为其临床特征，主要感染性活跃人群。

【病因及发病机制】

本病电子显微镜下观察表皮角质形成细胞核中有病毒颗粒，皮损用免疫细胞化学技术检测，切片组织中有HPV结构的抗原。本病发生主要与人乳头瘤病毒感染有关，其中与HPV16、HPV18型密切相关。

【临床表现】

患者以中青年为主，发病年龄多在21~30岁之间，男女均可发病，性活跃人群发病率相对较高。皮损为肤色、红褐色、黑色丘疹，多发或单发，大小不一，直径2~10 mm，境界清楚，呈圆形、椭圆形或不规则形，皮疹表面光亮，或有轻度疣状角化，可散在或聚集排列，有时融合成斑块。皮疹多发生于会阴、腹股沟、肛周、外生殖器等部位，男性好发于阴茎及龟头，女性好发于大小阴唇及肛周（各图1-7-1）。一般无自觉症状，部分患者有瘙痒或灼热感，病程发生缓慢，部分有自愈性，但可复发。

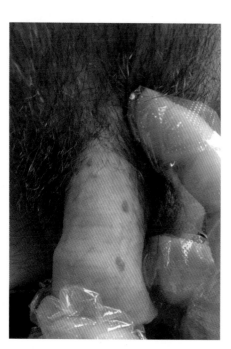

各图1-7-1　鲍恩样丘疹病

【组织病理】

表皮乳头瘤样增生，浅表上皮细胞空泡化，表皮全层可见不典型角质形成细胞及角化不良细胞分散在成熟的细胞间，细胞核排列紧密，较紊乱，可见有丝分裂相，真皮浅层血管丛周围轻中度淋巴细胞及组织细胞浸润。

【诊断与鉴别诊断】

1. 诊断　根据典型临床表现，结合组织病理检查诊断不难。

2. 鉴别诊断　本病可与下列疾病进行鉴别：

（1）鲍恩病：区别要点在于鲍恩样丘疹病发病年龄较轻，皮损多发，多为丘疹，有色素沉着倾向。

（2）尖锐湿疣：该病多有婚外性生活史或性伴侣感染史，皮损为疣状丘疹，呈乳头状或菜花状，醋酸白试验阳性，病理可鉴别。

【治疗】

可采用电灼、冷冻、激光或手术疗法，也可外用5%氟尿嘧啶软膏或咪喹莫特软膏，目前光动力疗法使用也越来越普遍。

【预防与调摄】

本病临床呈良性多形性改变，常易被误诊，明确诊断宜及早行皮肤组织病理检查，以减少漏诊误诊。

【临床研究进展】

有文献报道，鲍恩样丘疹病的皮损组织中，HPV可能通过下调宿主单核细胞趋化蛋白-1（MCP-1）表达，使得皮损局部朗格汉斯细胞（LC）密度下降，引起LC对HPV作出免疫应答的能力下降，最终导致机体免疫功能受抑制，难以形成对HPV有效的免疫应答，造成HPV持续感染。临床研究发现CO_2激光、光动力疗法联合咪喹莫特三阶段治疗鲍恩样丘疹病，可以显著提高有效率，减少复发。

【参考文献】

[1] 朱宁，周强，韩睿，等. 鲍恩样丘疹病皮损中朗格汉斯细胞与 MCP-1 的表达及意义研究 [J]. 浙江医学，2018, 40(09): 902-905.

[2] 胡云峰，林叙含，刘赛君，等. 光动力三阶段治疗鲍恩样丘疹病临床疗效观察 [J]. 激光杂志，2016, 37(03): 136-138.

（王　畅）

第八节　传染性软疣

传染性软疣（molluscum contagiosum）是一种由传染性软疣病毒感染引起的传染性皮肤病，其特点为皮肤出现蜡样光泽、顶端脐状凹陷的丘疹或结节，能挤出乳酪样软疣小体。儿童和青年人常见，可发生于任何部位，好发部位受感染途径和穿衣方式影响，中医称为鼠乳。

【病因及发病机制】

中医学认为本病是由气血失和，腠理不密，复感风热邪毒，搏结于肌肤而生；或脾虚中焦失运，水湿内停，后天生化之源匮乏，导致肌肤失养，腠理不密，复感外邪，湿毒聚结肌肤而生。

现代医学认为本病是由传染性软疣病毒感染所致，该病毒具有亲表皮特性，主要通过皮肤直接接触感染，也可通过性接触或借媒介间接（如浴室、游泳池等）传播。

【临床表现】

本病多累及儿童，也见于性活跃人群及免疫功能低下者。潜伏期多为 14~50 天，最长可达 6 个月。皮损可见于任何部位，好发于躯干、四肢、手背及面颈部，性传播途径感染者的皮损常见于生殖器、肛周及大腿内侧（各图 1-8-1）。初起皮损为米粒大小丘疹，以后逐渐增大至绿豆或豌豆大小，中心微凹如脐凹状，表面有蜡样光泽，可挤出白色乳酪样物质，即软疣小体。皮损数目多少不等，由数个至数十个，乃至上百个，呈散在或簇集状分布，互不融合，可因搔抓或自身传染而扩散增多。自觉微痒或无症状，本病一般经过 6~9 个月可自行消退，但亦有持续 4~5 年者，愈后一般不留瘢痕。

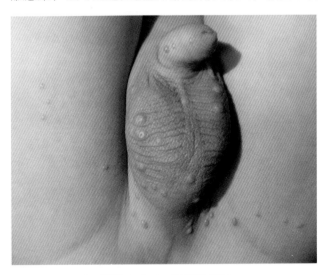

各图 1-8-1　传染性软疣

少数单个皮损直径可达 10~15 mm，或由许多小的皮疹聚合形成斑块样损害。极少数患者的皮损可角化形成皮角，称为角化性传染性软疣。

【组织病理】

组织病理检查具有特征性，表现为表皮高度增生而伸入真皮，使真皮结缔组织受压而形成假包膜，并被分成数个梨状小叶，增生的表皮内可见到红染嗜酸性的软疣小体，至颗粒层软疣小体由嗜酸性变为嗜碱性，病变中心破裂释放软疣小体形成火山口样外观。

【诊断与鉴别诊断】

1. 诊断

（1）好发于躯干、四肢、手背及面颈部，性传播途径感染者常好发于生殖器、肛周及大腿内侧。

（2）皮损顶端如脐凹状，表面有蜡样光泽，可挤出白色乳酪样物质，即软疣小体。

（3）组织病理显示特征性的嗜酸性包涵体即软疣小体存在于高度增生的表皮内。

2. 鉴别诊断　本病可与下列疾病进行鉴别：

（1）汗管瘤：好发于眼睑周围，亦可见于颈部、躯干、四肢及会阴等处，常对称分布，皮损为肤色或淡黄色的半球形丘疹，互相不融合，中心无脐窝，亦无软疣小体。

（2）基底细胞癌：多见于老年人，好发于面部、头部等暴露部位。有珍珠状隆起边缘的斑块或结节，表面出现角化、糜烂、溃疡、结痂，伴有毛细血管扩张，发展缓慢，但无软疣小体。

（3）角化棘皮瘤：皮损为毛囊性圆顶状坚实的丘疹或结节，中央凹陷，其内充满角质栓，除去角质栓则呈火山口状，但无蜡样光泽，不可挤出软疣小体。

【治疗】

（一）中医治疗

1. 分型论治

（1）风热搏肤证：

主症：皮疹初起，疣体数目多，伴有潮红微痒，口干，大便偏干。舌红苔黄，脉浮数。

治法：疏风清热，解毒消疣。

方药：桑菊饮加减酌加薏苡仁、大青叶、蝉蜕、贝母等。

（2）脾虚湿蕴证：

主症：皮疹反复发作，疣体散在分布，颜色清淡或灰白，体虚纳呆，大便多溏。舌淡红，苔薄白，脉濡弱。

治法：健脾化湿，散结消疣。

方药：除湿胃苓汤酌加马齿苋、薏苡仁、牡蛎、大青叶等。

2. 内服中成药

（1）复方板蓝根冲剂：清热解毒，凉血散瘀。适用于皮疹数目较多，时有新发皮损的初期。

（2）龙胆泻肝丸：清肝胆，利湿热。适用于会阴部皮疹。

（3）玉屏风颗粒：益气固表。适用于病程长或反复发作的患者。

3. 外治

（1）药物疗法：

1）中药煎水外洗：紫草 30 g，大青叶 30 g，赤芍 20 g，龙胆 20 g，蒲公英 20 g，煎水微温擦洗疣体 15～20 分钟，每天 1 次。

2）中药涂擦：板蓝根 20 g，胡黄连 10 g，紫草 10 g，五倍子 10 g，乌梅 20 g，马齿苋 30 g，败酱草 20 g，蜂房 3 g；打粉后加 75% 乙醇 500 mL 浸泡 2 周，去渣后使用，每天外涂疣体 2～3 次。

（2）非药物疗法：

1）挑刺：用消毒针头挑破患处，挤出白色干酪样软疣小体，创面渗血可用棉签压迫止血，然后在创面外用聚维酮碘消毒，疣多者可分批治疗。

2）火针：皮损常规消毒后，将火针在酒精灯上烧红，迅速点刺疣体顶部，多采用直刺法。疣体小者只需中心点刺一针即可；疣体大者，需要多针围刺，根据皮损的深浅把握针刺的深度，以不超过疣体基底部为宜。针后 24 小时内患处禁止接触水，皮损结痂后可自行脱落。

（二）西医治疗

1. 局部治疗　疣体夹除术是西医治疗本病的有效方法：皮肤常规消毒后，用齿镊或弯曲血管钳将疣体夹除，挤出其内容物，然后外用聚维酮碘消毒。局部外用药物治疗主要是维 A 酸软膏、咪喹莫特软膏或西多福韦软膏等，可单独或联合使用，临床实践中一般起效比较慢。合并细菌感染时可先外用莫匹罗星软膏，感染控制后再行上述治疗。

2. 系统治疗　可试用左旋咪唑、香菇多糖菌素片、转移因子等免疫调节剂口服。

3. 物理治疗　临床中使用电灼法、激光、冷冻等物理方法比重越来越大，治疗中以去除软疣小体为目的，防止局部瘢痕的形成。

（三）中西医结合治疗思路

本病具有自限性，挑刺法或疣体夹除术均是本病的有效治疗方法。皮疹数目只有数个时，以局部治疗、物理治疗为主；皮疹数目较多、病程长或反复发作的患者，在局部治疗或物理治疗的基础上，可以采用中医内服治疗为主，同时配合系统口服免疫调节剂，疗效相对较好。

【预防与调摄】

1. 健康儿童避免与患者接触，以防染上疾患。

2. 尽量避免搔抓，防止自身接种。

3. 集体场所衣物、浴巾注意消毒。

【临床研究进展】

传染性软疣病毒蛋白 MC163 定位于线粒体并抑制线粒体介导的细胞凋亡反应，MC163 表达可能通过抑制细胞凋亡反应而促成 MCV 病变的持续存在。传染性软疣皮损在皮肤镜下具有特征性结构，这可作为本病有效的无创性诊断方法。儿童患者治疗时往往因疼痛难忍而难以配合，右美托咪定滴鼻可以为小儿传染性软疣刮除术提供无创、安全、良好的镇静和手术配合。

【医家经验与争鸣】

朱仁康治疗本病以去疣二号方（马齿苋 60 g，蜂房 9 g，薏苡仁 30 g，紫草 15 g）或三号方（马齿苋 60 g，败酱草 15 g，大青叶 15 g，紫草 15 g）清解疣毒，控制其多发；外治法采用挑刺法。

【参考文献】

[1] COUTU J, RYERSON M R, BUGERT J, et al. The molluscum contagiosum virus protein MC163 localizes to the mitochondria and dampens mitochondrial mediated apoptotic responses[J]. Virology, 2017, 505(Complete): 91-101.

[2] 张芳，梁森. 传染性软疣皮肤镜和共聚焦显微镜的图像特征 [J]. 中国麻风皮肤病杂志，2018, 34(09): 543-545.

[3] 史航，刘洁. 右美托咪定滴鼻给药用于小儿传染性软疣刮除术的镇静镇痛作用研究 [J]. 大连医科大学学报，2017, 39(05): 471-474.

[4] 中国中医研究院广安门医院. 朱仁康临床经验集 皮肤外科 [M]. 北京：人民卫生出版社，2005.

（王　畅）

第九节　麻　疹

麻疹（Measles）是由麻疹病毒引起的急性呼吸道传染病，以发热、呼吸道卡他症状、眼结膜炎、麻疹黏膜斑（Koplik's 斑）及全身斑丘疹为临床特征。人类是麻疹病毒的自然宿主，患者是本病的唯一传染源，通过呼吸道和直接接触传播，未患过麻疹及未接种麻疹疫苗者均为易感人群，以 7 月龄～5 岁儿童发病率最高，冬春季为发病高峰期。

【病因及发病机制】

麻疹病毒属副黏病毒科，系 RNA 病毒，直径 100～150 nm，病毒核心为单链 RNA 和三种核衣壳蛋白组成的核壳体，核壳体外有含脂质双层的包膜，主要成分是膜蛋白（M 蛋白）、血凝素（H 蛋白）和融合蛋白（F 蛋白）。其在外界生活力不强，对紫外线和一般消毒剂很敏感，在流通的空气下半小时即可失去活力。

中医学认为麻疹属于"表证"和"外感热证"，系感染病毒时邪，外邪由口鼻而入，首先犯肺，肺卫失宣，出现发热、咳嗽、鼻塞和流涕等症状；再者，脾虚之人，运化失司，湿邪蕴于中焦，时毒侵犯机体，此类人群易感。

现代医学认为病毒侵入上呼吸道和眼结膜上皮细胞内繁殖，通过局部淋巴组织进入血液，再被单核巨噬细胞吞噬，再次大量繁殖侵入血液，造成病毒血症，患者出现高热、皮疹，病毒血症持续至出疹后第 2 天。除此之外，麻疹病毒可引起抗原提呈细胞和淋巴细胞损伤，下调 IL-12，改变 IFN 信号通路等。

【临床表现】

1. 潜伏期 10~14 天，应用特异抗体被动免疫后可延长至 3 周以上。

2. 前驱期 2~4 天，此期传染性最强，表现为高热、结膜充血、畏光及流泪、喷嚏、咳嗽等卡他症状，发病第 2~3 天出现麻疹黏膜斑（Koplik 斑），表现为在患者两颊黏膜及下唇黏膜处出现的 0.5~1.0 mm 大小白色斑点，周围有红晕，1~2天迅速增多，可融合成片，出疹后消失，具有特征性。此外，下眼睑边缘如有一明显充血横线，对诊断麻疹亦有帮助。

3. 出疹期持续 3~5 天，一般发生在起病 4~5 天，最初起于耳后、发际，逐渐向面颈部、躯干、四肢蔓延，最后可达掌跖，2~3 天遍及全身，表现为淡红色斑丘疹，稍高出皮面，后皮疹融合成不规则片状，但疹间仍有正常皮肤（各图1-9-1）。皮疹增多时，全身中毒症状加重，体温高达 40℃以上，高热时常有谵妄、激惹及嗜睡，多为一过性，热退后消失。另外，部分患者可出现草莓舌及杨梅舌。

4. 恢复期出疹后 3~5 天，体温下降，1~2 天体温降至正常，全身情况迅速好转，皮疹按出疹先后顺序逐渐隐退，出现糠皮样脱屑和淡褐色色素沉着，2~3 周完全消失。

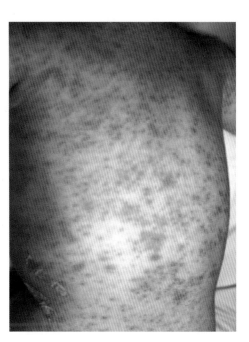

图 1-9-1　麻　疹
（第四军医大学西京医院　张伟　供图）

5. 并发症包括肺炎、喉炎、脑炎、心肌炎、肝炎、肠炎及亚急性硬化性全脑炎，其中肺炎最为常见，可由麻疹病毒直接引起，亦可因其他病毒或细菌感染所致，是麻疹死亡的主要原因。亚急性硬化性全脑炎常在原发麻疹后 7 年左右发病，表现为智力障碍、性格改变、运动不协调、视听及语言障碍、癫痫发作，最后因昏迷及强制性瘫痪而死亡。

【组织病理】

组织病理无特异性，皮疹及 Koplik 斑处可有局灶性角化不全及海绵水肿，真皮内少量淋巴细胞浸润，电子显微镜下可见表皮细胞内融合多核的巨细胞。

【诊断与鉴别诊断】

1. 诊断　主要依靠典型临床表现做出判断。①发病前有麻疹接触史，且未患过麻疹或未接种麻疹疫苗或已接种疫苗多年。②出疹前有 3~4 天前驱期，有发热和卡他症状。③可见 Koplik 斑。④出疹从耳后向面颈部、躯干扩展，疹间皮肤正常，疹退热退，疹退后有色素沉着及脱屑，对于不典型临床表现患儿，可辅助血清特异性 IgM 抗体检测。

2. 鉴别诊断　本病注意与风疹、药疹、幼儿急疹、传染性单核细胞增多症、猩红热、川崎病等鉴别（各表 1-9-1）。

各表 1-9-1　　　　　　　　常见儿童发疹性疾病的鉴别要点

疾病	疹热关系	皮疹特点	出疹顺序和部位	黏膜损害	伴随症状	病因	辅助检查
麻疹	发热第 3～5 天出疹	红色斑丘疹，可融合成片	耳后→面颈→躯干→四肢	发病 2～3 天出现颊黏膜灰白色斑点	结膜充血，卡他症状	麻疹病毒	麻疹病毒 IgM 和麻疹病毒 RNA 阳性
风疹	发热第 1～2 天出现	淡红色斑丘疹，较麻疹稀疏	面颈→躯干→四肢	软腭瘀点	耳后、枕后、颈后淋巴结肿大	风疹病毒	风疹病毒 IgM 阳性
幼儿急疹	高热 3～5 天后热退疹出	玫瑰红色斑丘疹，1～2 天消退	躯干→四肢→面颈	咽及结膜可轻微充血	轻咳或腹泻	人类疱疹病毒 6 型	尚无确诊血清学检查，常伴粒细胞减少
传染性单核细胞增多症	10%～15% 患者发热第 4 天出疹	麻疹或猩红热样皮疹	躯干→四肢→面颈	咽峡炎及腭部出血点	高热、淋巴结及肝脾大	EB 病毒	异型淋巴细胞 10% 以上，EB 病毒 IgM 和 DNA 阳性
传染性红斑	可有低热，与皮疹关系不大	特征性 "拍红色面颊" 性红斑	面颈→四肢、生殖器	眼结膜及咽部轻度充血	浅表淋巴结肿大	人类微小病毒 B19	尚无确诊血清学检查
手足口病	发热与皮疹关系不大	手、足、口处水疱，不易破溃	主要累及手、足、咽部	咽峡部水疱	重症合并呼吸及神经系统症状	柯萨奇病毒 A16 或 EV71	柯萨奇病毒 IgM 或 EV71IgM 阳性

【治疗】

（一）中医治疗

麻疹属阳毒，以透为顺、以清为要，宜以清热透疹为基本法则。

1. 分型论治

（1）麻毒郁表：

主症：发热咳嗽，喷嚏流涕，畏光流泪，可见麻疹黏膜斑。舌苔薄黄，脉浮数。

治法：辛凉透表，清宣肺卫。

方药：宣毒发表汤加减。

（2）风寒郁表：

主症：发热恶寒，咳嗽喷嚏，畏光流泪，神情烦躁，可见麻疹黏膜斑。舌苔薄白，脉浮有力。

治法：辛温解表，透邪外出。

方药：荆防败毒散加减。

（3）热炽肺胃：

主症：高热不退，烦躁不安，口渴引饮，咳嗽频频，痰多色黄，小便黄，大便干，疹出红而稀少，继而疹密融合，疹点凸起触之碍手。舌红苔薄黄，脉浮数。

治法：清热解毒透疹。

方药：清解透表汤加减。

（4）肺胃阴伤：

主症：麻疹出齐，皮疹依次按序收没，皮肤呈糠麸样脱屑，伴有棕褐色色素沉着，发热渐退，咳嗽减轻，口燥咽干，食纳不振。舌淡红剥脱苔，脉沉细小数。

治法：养肺益胃。

方药：沙参麦冬汤加减。

（5）脾胃气虚：

主症：疹没热退，面色苍白，神疲少气懒言，纳食不香，大便溏薄。舌淡苔白，脉虚细。

治法：健脾和胃。

方药：异功散加减。

（二）西医治疗

目前尚无特效抗病毒药物，主要为对症治疗、加强护理及预防并发症。

1. 一般治疗保持室内清洁通风，注意眼、鼻、口腔卫生，多饮水，给予易消化及营养丰富的食物。

2. 对症治疗前驱期及出疹早期一般不予降温，以免影响出疹，若有惊厥及烦躁不安则给予镇静剂，体温40℃以上可给予1/3～1/2常用量退热剂。咳嗽可用口服镇咳药物或雾化止咳。

3. 并发症治疗

（1）肺炎：轻者对症治疗，重者可短期使用糖皮质激素并辅以抗病毒治疗，疑有细菌感染可选用抗生素。

（2）喉炎：镇静、吸氧、雾化，选用1～2种敏感抗生素，严重者应用糖皮质激素，喉梗阻进展迅速者应考虑气管切开。

（3）麻疹脑炎：应尽早给予利巴韦林和干扰素等抗病毒治疗，糖皮质激素应用对减轻脑水肿有益，颅高压者用甘露醇或利尿药，抽搐者给予镇静药。

（三）中西医结合治疗思路

本病中医药治疗有一定优势，根据病患体质辨证治疗，轻症可疏风清热、解表透疹，重症可清热解毒退热、凉血消斑。西医一般常用药物利巴韦林静脉滴注治疗，在对症治疗方面给予辅助，如结膜充血，给予抗病毒滴眼液或干扰素凝胶外用，口腔内损害给漱口液漱口等；而高热等全身症状明显的重症病患可给予及时有效的生命支持及能量补充，急重症情况西医的急救措施应及时有效的开展。因此，判断病情尤为重要，不同的时期选择中西医合适的治疗手段，可明显提升病患的救治质量。

【预防与调摄】

本病需采取综合性措施进行防治。

1. 控制传染源对麻疹患者应隔离至出疹后5～6天，合并肺炎者延长至10天。

2. 切断传播途径流行期间避免易感患儿去公共场所和走亲访友，注意房间通风消毒，阳光下暴晒被褥。

3. 保护易感人群预防麻疹的关键措施是对易感者接种麻疹疫苗，包括麻疹疫苗的常规接种和强化免疫，易感儿接触麻疹患者5天内可酌情注射丙种球蛋白（0.25 mL/kg）防止发病。

【临床研究进展】

1. 麻疹实验室诊断研究进展麻疹病毒的实验室检查主要包括抗麻疹病毒抗体（IgM、IgG）检测、麻疹病毒RNA逆转录聚合酶链反应（RT-PCR）检测和病毒的分离培养。抗麻疹病毒抗体在出疹后2～4天开始出现，3天内75%的患者可检测到IgM抗体，IgG抗体可同时出现或较晚出现，终生存在，主要用于流行病学调查。RT-PCR检测在出疹前后3天内阳性率最高，目前缺乏统一的诊断标准，仅作为麻疹实验室诊断的一种补充方法。病毒的分离培养仍是麻疹诊断不可替代的经典方法，标本采集时间以出疹前3天和出疹后3天内为宜，置于2～8℃保存，并在24小时内接种。

2. 麻疹防治研究进展病毒具有单一血清型，抗原稳定，且麻疹疫苗具有高度预防效力，理论上麻疹是可以消灭的，WHO已将麻疹作为消灭脊髓灰质炎后又一个通过免疫手段消灭的传染病。现阶段我国麻疹发病年龄出现明显的双相移位，主要集中在＜1岁婴儿及＞20岁成人，这与我国目前的疫苗接种时间和体内麻疹抗体消退规律有关。我国首次接种麻疹疫苗年龄仍在8月龄，但有研究者认为婴儿出生后体内胎传抗体逐渐下降，认为可提前到6月龄接种，还有待进一步研究探索。目前公认的防控策略包括：加强适龄儿童麻疹疫苗常规接种、开展麻疹疫苗强化免疫、积极采用应急接种、加强流动人口麻疹疫苗接种意识及管理、加强冷链管理、提高育龄妇女麻疹抗体水平和加强对医院内感染及门诊感染麻疹的防控。

【医家经验与争鸣】

中医儿科学家江瑜仁认为治疗麻疹顺症宜宣透、清解和养阴，治疗逆症宜清热、凉血和回阳。常见的治疗方法包括清热透疹法、清肺解毒法、清气凉营法等。张小兆等在麻杏石甘汤（麻黄、杏仁、甘草和石膏组成）基础上辨证加减而来，热盛伤津者可加生地黄、知母和山药；热毒炽盛者可加金银花、连翘、黄芩和鱼腥草；咳剧有痰者加瓜蒌、葶苈子和紫苏子；疹色不鲜者加赤芍、牡丹皮、竹茹和蝉蜕；高热不降者加水牛角。罗翌等自创清气凉营汤，由大青叶、金银花、石膏、大黄、知母、野菊花、青蒿、赤芍、淡竹叶和白茅根等组成。也有医家认为利巴韦林对 RNA 病毒有确切的抑制作用，而板蓝根、金银花、连翘、黄芩等清热解毒中药均有广谱抗病毒抗炎作用，中西医结合可起到协同作用。且麻疹患儿发热、咳喘服用中药有利于退热、出疹，中西医结合治疗可有效提高治疗效果。

【参考文献】

[1] 徐军，赵晓，侯存军. 麻疹的实验室诊断研究进展 [J]. 中华实验和临床感染病杂志（电子版），2016，10(3): 261-264.

[2] 史昌河，王者令. 麻疹致病和流行特点及全球防控研究进展 [J]. 中华实验和临床感染病杂志（电子版），2012，06(1): 61-64.

[3] 滕旭，徐维祯，谷鸿喜. 麻疹疫苗的研究进展 [J]. 国际免疫学杂志，2013，36(1): 5-9.

[4] 张秋琼，张琳. 麻疹防治的研究进展 [J]. 国际儿科学杂志，2016，43(3): 180-183, 184.

[5] Moss W J. Measles[J]. Lancet, 2017, 390(10111): 2490-2502.

[6] 李丰衣，聂为民，涂波，等. 麻疹的中医论治及现状 [J]. 传染病信息，2014，(1): 59-62.

[7] 李惠瑛. 中西医结合治疗小儿麻疹合并肺炎疗效观察 [J]. 中医临床研究，2012，04(8): 86-87.

（罗莺莺　周　斌）

第十节　风　疹

风疹（Rubella）是由风疹病毒感染引起的急性传染病，中医称"风痧"，以发热、全身皮疹伴淋巴结肿大为典型临床特征。孕妇在妊娠期感染风疹病毒，可引起胎儿感染，造成胎儿畸形、发育迟缓等严重后果。本病在全球范围内发生，好发于儿童和青年人，潜伏期有传染性，出疹后传染性迅速下降。

【病因及发病机制】

中医学认为风疹是由于外感风热时邪，由口鼻而入，郁于肺卫，蕴于肌腠，与气血相搏引起的急性外感热病。风热毒邪属阳邪，其性升散、疏泄，从口鼻而入后多犯肺卫，若肺卫之邪不解，可顺传入气分，内破营血而外发肌肤。

现代医学认为风疹病毒属披膜病毒科，外形呈球形，是一种单股正链 RNA 病毒，直径 50～70 nm，中央为 20 面体的核壳体，外层为松散囊膜，其结构蛋白包括外膜糖蛋白和核衣壳蛋白。人是其唯一的自然宿主，该病毒对外界抵抗力较弱，能被紫外线和多种消毒剂杀灭。病毒经飞沫传播，进入人体后开始在上呼吸道和淋巴结处生长繁殖，随后通过血液播散到其他部位。患者是唯一传染源，在患者鼻咽分泌物中含有大量病毒，出疹前后传染性最强；5～9 岁儿童易感，常在冬春季节发病，在幼儿园、学校可造成流行，病后有持久免疫力。

【临床表现】

1. 潜伏期 14~21 天，可有低热、全身不适、咽痛、轻咳、流涕、头痛、食欲不振等症状，全身浅表淋巴结肿大及触痛，以耳后、枕后、颈后淋巴结明显，先于出疹 5~10 天出现。

2. 前驱期一般症状不明显，可有咳嗽、流涕、头痛、喷嚏、结膜炎、食欲不振及发热等，发热体温通常为 38~39℃，大多数为急骤发热，最多持续 1~2 天。其最典型的前驱症状为淋巴结肿大，主要累及耳后及枕骨下部，对早期诊断很有帮助，大多数病后迅速消退。除此之外还可出现软腭及咽部玫瑰色或出血性红色点状黏膜疹。

3. 出疹期皮疹通常于发热后 1~2 天出现，表现为细点状淡红色斑丘疹，一天内由头面部蔓延至躯干及四肢，但掌跖及头皮少见，皮疹一般持续 3 天后按出疹顺序逐渐消退，疹退时体温下降，上呼吸道症状消退，一般不留色素沉着及皮肤脱屑（各图 1-10-1）。

4. 并发症 风疹并发症很少见，偶见扁桃体炎、支气管炎和中耳炎，可合并心肌炎、关节炎、肾小球肾炎、肝炎、支气管炎、肺炎、脑炎等。关节炎表现为对称性多发性关节炎，最初累及近端指关节，顺序是掌指关节、腕、肘、膝、踝、足、肩及脊柱关节，表现为红肿、疼痛，持续几天至 2 周，很少后遗症。

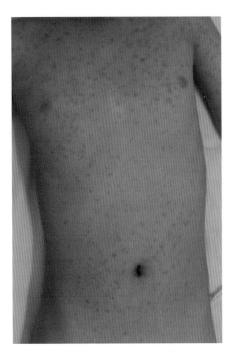

各图 1-10-1 风 疹

5. 先天性风疹综合征（congenital rubella syndrome，CRS）孕妇在妊娠前 3 个月感染风疹病毒，病毒可经血侵犯胎儿，导致自发流产、死产或胎儿感染，从而引起严重的先天缺陷，包括白内障、耳聋、青光眼、齿缺损、心脏病或智力低下。研究发现，孕妇妊娠第 1 个月感染风疹，胎儿出现先天性风疹综合征发生率高达 50%，第 2 个月为 30%，第 3 个月为 20%，第 4 个月为 5%，且认为 4 个月后感染了风疹对胎儿也不是完全没有危险。有些患儿不一定在生后即出现症状，而是生后数周、数月甚至数年才逐渐表现出来，可发展为进行性风疹全脑炎。

【组织病理】

皮肤及淋巴结表现为非特异性急性或慢性炎症改变，风疹性脑炎为非特异性血管周围炎症浸润、水肿及程度不等的神经元变性。

【诊断与鉴别诊断】

1. 诊断 主要根据接触史、全身症状轻微、低热、迅速出现弥漫性全身红色斑丘疹及耳后、枕后淋巴结肿大等，但仅根据临床表现诊断不可靠，需进行相关的实验室检查（风疹病毒特异性 IgM 抗体）确诊。

2. 鉴别诊断 主要与麻疹、猩红热、幼儿急疹、川崎病等相鉴别。

【治疗】

（一）中医治疗

1. 分型论治

（1）邪犯肺卫证（初期）：

主症：可见发热，体温通常为 38~39℃，大多数为急骤发热，最多持续 1~2 天；伴有咳嗽、流涕、头痛、喷嚏、结膜炎、食欲不振等；典型的前驱症状为耳后及枕骨下部可触及淋巴结肿大；面颈部、躯干上部可见点状红斑，密集分布，部分可触及。舌红苔薄黄，脉浮数。

治法：辛凉解表，疏风泄热解毒。

方药：方用银翘散加减。

（2）邪热炽盛证（中、极期）：

主症：可见按头面部至躯干及四肢的顺序出现细点状淡红色斑丘疹，掌跖及头皮少见；皮疹一般持续3天后按出疹顺序逐渐消退，疹退时体温下降，上呼吸道症状消退。舌红绛，苔黄或少，脉数或细数。

治法：宣肺达邪，凉营透疹解毒。

方药：方用透疹解毒汤加减，药用金银花、连翘、薄荷、蝉蜕、牛蒡子、赤芍、牡丹皮、黄芩、蒲公英、玄参、板蓝根、生地黄、甘草等；淋巴结肿大者加浙贝母、陈皮。

2. 内服中成药

（1）板蓝根冲剂：清热解毒。适用于皮疹较轻者。

（2）小柴胡颗粒：和解少阳，健胃生津。适用于邪犯肺卫证。

（3）抗病毒口服液：清热祛湿，凉血解毒。适用于邪热炽盛证。

3. 外治　皮肤瘙痒者可用解毒擦剂、三黄洗剂外用，每天1～2次。

（二）西医治疗

儿童风疹预后良好，目前尚无特效抗风疹病毒药物，研究发现单磷酸阿糖腺苷、利巴韦林或炎琥宁氯化钠注射液对风疹患儿疗效均满意。其次是对症治疗，包括：①隔离患者，自皮疹出现后隔离5天即可。②卧床休息，多饮水，给予易消化食物。

（三）中西医结合治疗思路

治疗上，西医以抗病毒为主，出现其他症状对症处理；而中医通过辨证施治，对于不同时期患者所表现出的病症给予相应的方剂治疗可获得良好疗效，其治疗方法多元化，汤药可内服、外洗，配合针灸、刺络放血以疏散风邪。临床采用中西医结合治疗可缩短病程，并减轻或减少并发症的发生。

【预防与调摄】

因先天性风疹危害大，因此要着重预防先天性风疹，风疹疫苗的应用使儿童及成人接种后获得有效免疫，特别对育龄妇女更具有保护意义。注射风疹减毒活疫苗后抗体阳性率可达98%，安全性好，应广泛接种于所有没有风疹免疫史的人群。

【临床研究进展】

1. 风疹实验室诊断研究进展　风疹病毒的诊断检测方法包括风疹病毒病毒检测和风疹病毒抗体检测，检测标本可选取咽拭子、唾液或血清，其中以血清和唾液检测更为常见。目前临床上最常见的是检测患者血清中风疹病毒抗体IgM抗体，但出疹第一天阳性仅有50%，出疹5天后阳性显著升高。风疹病毒检测方法包括实时定量PCR和巢氏RT-PCR，能够可靠检测到3～10拷贝数的风疹病毒RNA。

2. 风疹预防研究进展　我国目前无系统预防风疹的策略，且含风疹类成分疫苗的整体接种率不高，易爆发风疹疫情，因而制定预防风疹疫情暴发的策略和措施很重要。国家2008年实施扩大免疫规划，将含风疹类成分疫苗纳入常规免疫，曹建秀等统计发现洛阳市2009—2016年期间发生风疹的患者多为2008年前出生的学生，无风疹疫苗接种史是学生风疹发病多的主要原因，为防止学校疫情暴发，建议学校一旦出现传染病疫情要及时上报；加强学校传染病防控管理制度，做好晨检、因病缺课和日常消毒工作；做好入学查验，预防接种工作，提高学生风疹疫苗接种率；当学校出现聚集病例时开展风疹疫苗应急接种。

【医家经验与争鸣】

陈氏运用银翘散加减治疗风疹，总有效率94.6%；冷氏等认为风疹临床辨证为风热温毒发斑，以普济消毒饮加金银花、连翘、生石膏治疗，疗效满意；沈氏用自拟消疹汤（银柴胡、防风、五味子、乌梅、薏苡仁、冬瓜仁、刺蒺藜、白鲜皮、地肤子、牡丹皮、赤芍内服（每天3次，7天1疗程）有效率达96.3%；张氏则自止痒汤（白芍、白鲜皮、苦参、生地黄、牡丹皮、地肤子、蝉蜕、车前子、紫荆皮、蒲公英、黄柏、苍术、木通）配合10%药液湿敷，有效率达95.6%。曹氏等采用凉血清肺汤联合利巴韦林治疗风疹疗效佳，所有患者均在1周内痊愈。刘氏等对于皮疹广泛、病情重患者采取金叶败

毒颗粒（金银花、大青叶、蒲公英、鱼腥草）联合利巴韦林或复方甘草酸苷酸苷抗病毒治疗，疗程只需
3～7 天即可痊愈。

【参考文献】

[1] 周铁群，李德富. 风疹病毒及其感染的诊断研究进展 [J]. 微生物学免疫学进展，2001, 29(2): 77-82.

[2] 曹建秀，李新霞，田鹏，等. 洛阳市风疹疫情分析 [J]. 预防医学，2017, 29(12): 1240-1242.

[3] 方兴，陈涛，王燕，等. 辽宁省 2005—2016 年风疹流行病学特征分析 [J]. 国际病毒学杂志，2019, 26(1): 51-54.

[4] LAMBERT N, STREBEL P, ORENSTEIN W, et al. Rubella[J]. Lancet, 2015, 385(9984): 2297-2307.

[5] 赵世芬，张庆荣. 风疹的辨证施治 [J]. 中医药学刊，2004, 22(3): 525-526.

[6] 韩烨. 风疹治疗的研究近况 [J]. 中医临床研究，2012, 04(5): 112-113.

[7] 王世彪. 儿童风疹中医诊疗经验与体会 [J]. 医师在线，2017, 7(15): 32-33.

（罗莺莺 周 斌）

第十一节 幼儿急疹

幼儿急疹（Exanthema subitum）又称婴儿玫瑰疹或第六病，中医称为奶麻，是临床上常见的一种婴幼儿急性发热性出疹疾病，以发热 3～5 天后热退疹出为典型临床表现，约占发热出疹性疾病 45%。

【病因及发病机制】 中医学称本病为"奶麻""假麻"或"烧疹"，据《麻痘定论·分别各麻各样调治论》记载，奶麻瘾疹之类，皆风热客于脾肺二经所致，属于温病范畴。

现代医学认为，本病主要由人类疱疹病毒 6 型（HHV-6）和 HHV-7 感染所致，以前者为主，HHV-6 属 DNA 病毒，具有人类疱疹病毒的典型特征，分为 A、B 两个基因型，其中 B 型与人类疾病关系密切。本病急性期出现 HHV-6 病毒血症，大多数被感染者呈亚临床感染并无临床表现，约 1/3 感染者出现临床症状。HHV-6 在原发性感染时最常在白细胞和唾液腺中复制，初次感染后病毒在人体内持续存在，可从患者唾液中检测到该病毒，因此本病可通过空气飞沫传播。已经证实 HHV-6 复制主要影响 $CD4^+$ T 细胞，潜伏期 9～10 天。

【临床表现】

本病好发于 2 岁以下婴幼儿，以 6～18 月龄小儿最常见，男女之间发病率无明显差异，一年四季均可发病，但以冬春季节发病多见。

1. 前驱症状本病潜伏期 10～15 天，大多数人并无明显前驱症状后突然出现高热，少数患者可出现嗜睡、惊厥、恶心、呕吐、咳嗽、口周肿胀及血尿等。

2. 典型临床表现急性起病，突发高热，最高体温 39～40℃甚至更高，全身症状轻，伴轻咳或腹泻。高热 3～5 天后，体温突然下降至正常，热退时或热退数小时至 1～2 天出现玫瑰红色斑丘疹，压之色退，皮疹主要分布于躯干（各图 1-11-1），臀部、面颈部也可出现，四肢远端皮疹较少，部分皮疹融合成片，皮疹 1～2 天消退，疹退后不留痕迹。可

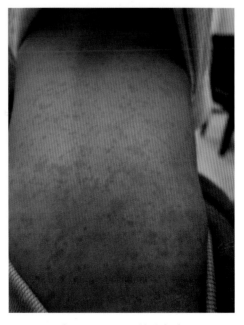

各图 1-11-1 幼儿急疹

伴有颈部或枕后淋巴结肿大，但不如风疹明显，整个病程 8～10 天。

3. 并发症 严重并发症很少出现，偶可有呼吸道感染、中耳炎、支气管炎、热性惊厥、心功能不全等，也有报道合并 HHV-6 脑病、肝炎、嗜血细胞综合征等。

【诊断与鉴别诊断】

1. 诊断 本病在出疹前一般很难诊断，应注意排除婴幼儿其他常见感染性疾病（中耳炎、败血症、尿路感染、化脓性脑膜炎等）。诊断要点包括：①好发于 2 岁以下婴幼儿。②急性起病，突然高热，高达 39～40℃，持续 3～5 天后热退，全身症状轻微。③热退疹出，首先于躯干，后迅速波及颈、上肢、面部和下肢，头面、躯干为主，持续 1～2 天后消退，无脱屑及色素沉着。

2. 鉴别诊断 注意与麻疹、风疹、猩红热、药疹等其他发疹性疾病鉴别。

【治疗】

（一）中医治疗

本病由感受风热时邪所致，治疗关键在于透，疏风清热、透达肌表、蕴郁之邪热有外泄之机，则热退而疹出。

1. 分型论治

（1）风热犯肺证（发热期）：

主症：突起高热，体温 38.5℃以上，纳差，小便黄，咽喉红肿。舌红，苔薄黄，脉浮数。

治法：疏风清热解毒。

方药：银翘散加减。

（2）热毒炽盛证（出疹期）：

主症：热退身凉，全身出现米粒大小玫瑰红色斑丘疹，压之色退，无痒感，伴浅表淋巴结肿大。舌苔薄黄，脉浮数。

治法：凉血解毒消斑。

方药：犀角地黄汤加减。

（二）西医治疗

本病具有自限性，治疗主要是对症支持治疗，高热时物理降温，必要时酌情给予适量退热药物，高热伴烦躁不安者给予镇静剂，合并惊厥时给予止惊药物；对合并粒细胞缺乏者给予粒细胞集落刺激因子治疗 1～3 天；对出现脑炎或脑膜炎并发症者应根据病情做相应的治疗；而对于继发感染者使用青霉素或头孢类抗生素。

（三）中西医结合治疗思路

HHV-6 属于双链 DNA 病毒，目前没有特效抗病毒药物，以中药为主抗病毒治疗。特别对于并发粒细胞减少患者，可采用中药抗病毒药物联合西医升粒细胞药物治疗。

【预防与调摄】

目前尚无有效方法预防本病，充足的手卫生可有效减少疾病的播散，注意隔离患儿至出疹后 3～5 天。

【临床研究进展】

1. 临床研究进展 临床表现除高热、热退疹出外，还可有咽部充血、耳后、枕后淋巴结肿大。实验室检查白细胞总数多集中在（2.5～5.0）×10⁹/L，淋巴细胞比例明显升高，占 65%～85%，常有粒细胞数降低，而红细胞沉降率及 C 反应蛋白常正常。

2. 诊断研究进展 本病早期缺乏特异性表现，诊断困难。HHV-6、HHV-7 抗原检测可用于早期诊断，病毒抗体 IgM 阳性、高滴度 IgG、双份血清 IgG 恢复期 4 倍升高均提示感染存在，抗体一般在感染 5～7 天后出现，而抗体出现时临床表现已经很典型，故一般仅适用于实验室研究，很少用于临床早期诊断依据。对于持续高热、扁桃体膜状渗出、淋巴细胞比例升高者注意与传染性单核细胞增多症鉴别，后者除典型"发热、咽峡炎、淋巴结肿大"三联症外，还有皮疹、肝大、眼睑水肿、异淋升高等其他表现。2 岁以内小儿急性高热、持续不退、CRP 不高且体征与发热程度不相称者均提示幼儿急疹可能，故对于不存在抗生素使用指征患儿均不需要使用抗生素治疗。

【医家经验与争鸣】

李志强等报道银翘散（金银花、连翘、荆芥、牛蒡子、薄荷、桔梗、竹叶、芦根、甘草）配合针刺合谷、外关、曲池、大椎穴治疗幼儿急疹效果很好；高慧等报道赛诸葛汤（金银花、连翘、赤芍、白芍、柴胡、升麻、葛根、牛蒡子、蝉蜕、薄荷、生甘草）治疗幼儿急疹疗效显著，且无不良反应；朱杰等报道银翘火郁汤（金银花、连翘、淡豆豉、赤芍、白芍、柴胡、升麻、葛根、牛蒡子、薄荷、生草）治疗幼儿急疹疗效佳。本病常并发粒细胞减少，研究者发现采用中药抗病毒药物（四季抗病毒合剂或双黄连颗粒）联合西医升粒细胞药物（升白胺或利血生）治疗幼儿急疹可获得良好疗效。

【参考文献】

[1] MULLINS T B, KRISHNAMURTHY K. Roseola infantum (exanthema subitum, sixth disease). In: statPearls[M]. Treasure Island (FL): StatPearls Publishing, 2020.

[2] 罗建峰，吴华杰，石墨玲，等. 幼儿急疹合并粒细胞减少或缺乏 120 例分析 [J]. 中国妇幼健康研究，2016, 27(2): 268-269.

[3] 陈萍. 幼儿急疹 150 例临床分析 [J]. 岭南皮肤性病科杂志，2006, 13(4): 300, 302.

[4] 高慧，朱杰. 赛诸葛汤治疗幼儿急疹 30 例临床观察 [J]. 中医儿科杂志，2006, 2(6): 42-44.

[5] 李志强. 银翘散治疗小儿幼儿急疹 108 例 [J]. 中医临床研究，2011, 03(1): 75.

[6] 朱杰，陆奎洪，周慧宁，等. 银翘火郁汤治疗幼儿急疹 139 例临床观察 [J]. 时珍国医国药，2007, 18(1): 177-178.

[7] 彭丽琨. 幼儿急疹引起粒细胞减少症的中西医结合治疗临床研究 [J]. 中国社区医师，2015(21): 101, 104.

[8] 马涛. 中西医结合治疗幼儿急疹引起粒细胞减少症的临床研究 [J]. 天津中医药，2010, 27(2): 168.

（罗鸶鸶　周　斌）

第十二节　传染性单核细胞增多症

传染性单核细胞增多症（infectious mononucleosis）是一种以发热、咽痛、淋巴结肿大、肝脾大、外周血单核细胞和异型淋巴细胞增多、血清特异 EBV 抗体阳性为典型临床特征的急性传染病，由 EB 病毒感染所致，儿童多发，病程常呈自限性，预后大多较好，少数极重症患者病死率非常高。中医学对本病尚无统一命名，因外感温热毒邪自口鼻而入，以发热、咽喉红肿、瘰疬癥瘕等毒热内盛证候多见，故常以"温毒"命名。

【病因及发病机制】

多数中医学者认为本病属"温热症""温病""瘟疫"范畴，病机可概括为热、毒、痰、瘀。其中热毒之邪是主要原因，由疫疠之气从口鼻而入，侵袭于肺，热毒郁而化火，上冲咽喉，外蒸肌肤，深入营分，走窜肌表血络而出现发热、咳嗽、咽喉肿痛、出疹等热毒犯肺之证。其辨证分型包括气营两燔型、阴虚邪恋型、痰瘀互结型。

现代医学研究证实本病系 EB 病毒属疱疹病毒 γ 亚科感染，其是一种嗜淋巴细胞的双链 DNA 病毒，最早于 1964 年由 MA Epstein 和 YM Barr 等在儿童恶性淋巴瘤中发现。病毒颗粒在电镜下呈球形，直径 150～180 nm，由核样物、衣壳核囊膜组成，核样物中含病毒 DNA，可编码 100 多种蛋白，多数在病毒复制期表达，少数在潜伏期表达。EB 病毒通过包膜糖蛋白 gp350/220 与 B 淋巴细胞表面补体受体结合进入 B 淋巴细胞，不断增殖促进 B 淋巴细胞多克隆活化，引起胞膜发生抗原性变化，诱导机体免疫反应，刺激 T 淋巴细胞产生细胞因子，激活自然杀伤细胞和 CD8 阳性 T 细胞，产生 EB 病毒特异性细胞毒 T 淋巴细胞，进而杀伤和抑制 B 淋巴细胞增殖，使本病绝大多数呈良性自限性过程。EB 病毒在人群中普遍易感，儿童和青少年多见，患者和病毒携带者是本病的主要传染源，主要经唾液（飞沫、接吻等）传播，也可经过性途径或血液传播。90% 以上成人血清 EBV 抗体阳性，除了可引起传染性单核细胞增多症外，还与慢性活动性 EB 病毒感染、嗜血细胞性淋巴组织细胞增多症、鼻咽癌、淋巴瘤等密切相关。

【临床表现】

1. 潜伏期一般 9～11 天，约 40% 有前驱症状，可表现为全身不适、头晕、头痛、畏寒、发热、食欲不振、恶心、呕吐及腹泻等。

2. 症状期病程长短差异大，伴随症状多样，以发热、咽峡炎、淋巴结肿大为典型三联症。

（1）发热：大多数患者有发热，热型不定，部分患者伴有寒战，虽可有高热，但中毒症状不显著，热程不一，数日至数周。

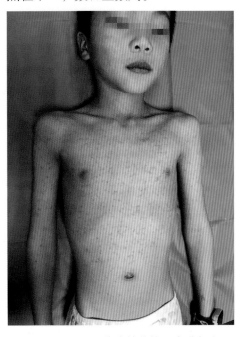

各图 1-12-1　传染性单核细胞增多症

（2）咽峡炎：50% 以上患者有咽痛和咽充血，扁桃体可充血肿大，少数患者有灰白色假膜，腭部及咽弓处可见小出血点，喉头及气管水肿可致上呼吸道阻塞。

（3）淋巴结肿大：70% 以上患者有淋巴结肿大，是本病的特征性表现，以颈部淋巴结肿大最为明显，直径 0.5～5 cm，中等硬度，表面光滑，无明显压痛。肿大淋巴结消退缓慢，常需数周至数月，肠系膜淋巴结肿大可引起腹痛。

（4）皮疹：10%～20% 患者在发病后 4～10 天出现皮疹，呈多形性，主要分布于躯干及前臂伸侧，以丘疹、斑丘疹最为常见，亦可表现为麻疹或猩红热样皮疹（各图 1-12-1），持续 1 周左右，亦可反复出现。常伴有双侧眼睑水肿，部分以此为首发症状，可能因肿大淋巴结压迫淋巴管致淋巴回流受阻所致。

（5）肝脾大：20%～60% 患者有肝大，可伴有急性肝炎症状：纳差、恶心、呕吐、腹泻、腹痛、黄疸等，常有肝功能异常，个别患者发生肝衰竭。约 50% 患者出现轻度脾大，极少数患者出现自发性脾破裂。

（6）其他症状：儿童可以出现草莓舌、角膜炎、结膜充血、支气管炎、肺炎、腮腺肿大等。

3. 恢复期发病 2～4 周进入恢复期，全身症状逐渐消退，但乏力常持续较久，淋巴肿大及肝脾大则持续数周至数月。偶有复发，但病情常轻，且病程短。

4. 并发症多数患者预后良好，但部分急重症患儿可并发多脏器损害（心包炎、心肌炎、粒细胞缺乏症、血小板减少症、脑膜炎、周围神经炎、坏死性纵隔炎、肝衰竭、肾衰竭等），发展呈爆发型或致死型传染性单核细胞增多症。

【组织病理】

本病病理特征为全身淋巴网状组织良性增生，以淋巴结、扁桃体及肝脾为著。根据病理特征分为四期：前期、中期、后期和末期。前期表现为淋巴滤泡增生；中期表现为淋巴结副皮质区增生扩大，大中小多样淋巴细胞增生，淋巴窦内淋巴细胞增多；后期依然表现为大中小多样淋巴细胞增生，以 T 细胞增生为主；末期表现为 T 淋巴细胞进一步增多，增生的细胞中等偏大，核形态不规则，染色质粗。

【诊断与鉴别诊断】

1. 诊断　早期多无典型症状，病情复杂多变，诊断主要依照临床和实验室检查，具体诊断标准如下：

（1）临床指标：①发热。②咽扁桃炎。③颈淋巴结肿大。④肝脏肿大。⑤脾脏肿大。⑥眼睑水肿。

（2）实验室指标：①抗 EBV-VCA-IgM 和 EBV-VCA-IgG 抗体阳性，且 EBV-NA-IgG 阴性。②抗 EBV-VCA-IgM 阴性，抗 EBV-VCA-IgG 抗体阳性，且为低亲和力抗体。③双份血清抗 EBV-VCA-IgG 抗体滴度 4 倍以上升高。④外周血异型淋巴细胞 ≥ 0.10 和 / 或淋巴细胞计数增多 ≥ 5.0×10^9/L；满足临床指标中任意 3 项及实验室指标中任意一项即可确诊。

2. 鉴别诊断　本病临床表现多样，对于以发热、咽痛为主要表现者注意与上呼吸道感染、急性扁桃体炎、疱疹性咽峡炎相鉴别；有皮疹者注意与麻疹、猩红热、风疹等出疹性疾病相鉴别；颈部淋巴结肿大者注意与结核、白血病、恶性肿瘤相鉴别；有咳嗽、咳痰者注意与细菌性肺炎相鉴别；有中枢神经症状者注意与脑膜炎和脑炎相鉴别。

【治疗】

（一）中医治疗

中医学以温病理论卫气营血辨证和三焦辨证为指导治疗本病，以清热解毒、化痰散结、活血通络为治疗总则。

1. 分型论治

（1）气营两燔型：

主症：症见高热、口干、烦躁不安、小便短赤、大便干结、皮疹色红、咽部红肿、肝脾淋巴结肿大。舌红苔黄，脉洪数。

治法：清气凉营、解毒利咽。

方药：白虎汤和清营汤加减。

（2）阴虚邪恋型：

主症：多见于疾病后期，症见热退或低热、咽部微红、肝脾淋巴结肿大较前缩小。舌红苔少，脉细数。

治法：养阴透热、益气生津、活血。

方药：青蒿鳖甲汤加味。

（3）痰瘀互结型：

主症：此型病程较长，无发热，精神好，仅见肝脾淋巴结肿大。舌红，苔白厚腻，脉弦数。

治法：软坚散结、活血化瘀。

方药：自拟消结化瘀汤。

（二）西医治疗

本病多为自限性疾病，多数病例可自行痊愈，治疗以对症支持治疗为主：①卧床休息，注意口腔卫生和水电解质平衡。②高热者可结合物理降温和解热药。③抗病毒药物可选用阿昔洛韦或更昔洛韦或干扰素。④合并细菌感染者建议使用抗生素，但避免使用青霉素 G 类药物，因其可能加重皮疹，甚至诱发药物超敏反应综合征。⑤对合并严重并发症者可短期应用糖皮质激素，推荐剂量为泼尼松 1 mg/（kg·d），应用 3～7 天。⑥严重病例还可联合丙种球蛋白和抗病毒药物增加疗效。

（三）中西医结合治疗思路

传染性单核细胞的症状和严重程度差异较大，而中医治疗疾病的理论核心为辨证论治，更能实现治疗个体化，在治疗本病时具有鲜明优势。急重症救治过程中可给予西医糖皮质激素或丙种球蛋白治疗，住院患者可配合辅助支持及心电监护等措施，因而采用中西医结合治疗本病在诸多报道病例中均获得良好疗效。

【预防与调摄】

忌食辛辣刺激食物，营养均衡；急性期进行呼吸道隔离，对患者分泌物即污染物进行严格消毒。

【临床研究进展】

目前研究进展主要集中在 EB 病毒致病病理机制及 EB 病毒疫苗的研发。

1. EB 病毒致病机制研究进展　EB 病毒往往首先感染口咽部上皮细胞，经裂解性感染产生子代病毒颗粒，进而感染口咽部淋巴组织，形成潜伏性感染，随后感染 B 淋巴细胞，引起 EB 病毒阳性的 B 淋巴细胞大量增殖，进而诱导机体固有免疫和获得性免疫反应，大部分 EB 病毒阳性 B 淋巴细胞可被清除；但在宿主免疫缺陷时，少部分进展为慢性活动性 EB 病毒感染、EB 病毒相关嗜血细胞性淋巴组织细胞增生症或 X 连锁淋巴增殖综合征。

2. EB 病毒疫苗研发进展　正在研发的 EB 病毒疫苗主要包括治疗性疫苗和预防性疫苗两类，治疗性 EB 病毒疫苗旨在增强和维持患者抗病毒适应性免疫应答，目前主要集中运用于鼻咽癌患者，预防性疫苗目前有糖蛋白 350 重组疫苗和 EB 病毒核抗原 –3A 缩氨酸疫苗进入人体试验阶段，其有效性和安全性还有待进一步证实。

【医家经验与争鸣】

鄢新华等用中药分热毒炽盛型和痰瘀互结型进行辨证治疗，前者采用清瘟败毒饮加减（金银花、连翘、生石膏、知母、水牛角、赤芍、桔梗、竹叶、牡丹皮、玄参和甘草），后者采用桃红四物汤加化痰散结之品（桃仁、红花、当归、生地黄、赤芍、夏枯草、浙贝母、昆布、海藻、青皮和陈皮），临床疗效好。李蔷华等则根据不同阶段进行辨证，分为气血两燔型、阴虚邪恋型和痰热互结型，前者药用玄参、水牛角、羚羊角、石膏、生地黄、牡丹皮、赤芍、蒲公英、青黛、栀予、贯众、金银花、连翘，中者药用青蒿、鳖甲、知母、生地黄、西洋参、石斛、麦冬、白薇、玄参、三七，后者药用煅牡蛎、桃仁、红花、赤芍、鳖甲、三七、丹参，总有效率达 97.1%。杨顺金等联合中药汤剂（板蓝根、大青叶、茵陈、山豆根、防风、荆芥穗、泽泻、丹参、熟酸枣仁、陈皮、香附）和阿昔洛韦治疗传染性单核细胞增多症疗效明显优于单纯西药治疗。杨孝红等则用清开灵（牛黄、水牛角、珍珠母、黄芩、栀子、金银花、板蓝根）联合阿昔洛韦治疗传染性单核细胞增多症患者取得显著疗效。目前对治疗传染性单核细胞增多症所用方药无统一定论，还有待进一步探讨和研究。

【参考文献】

[1] 夏玉雪，方峻 .EB 病毒与传染性单核细胞增多症的研究进展 [J]. 临床内科杂志，2019, 36(6): 371–374.

[2] 郭睿，李奇玉 . 儿童传染性单核细胞增多症的诊断与治疗进展 [J]. 中国临床实用医学，2019, 10(2): 78–80.

[3] 叶东梅，张志伟，刘勇 . 传染性单核细胞增多症的病理分期与鉴别诊断 [J]. 中华病理学杂志，2019, 48(5): 421–424.

[4] 柴方园 . 传染性单核细胞增多症研究新进展 [J]. 国际输血及血液学杂志，2015, 38(2): 162–164.

[5] WOMACK J, JIMENEZ M. Common questions about infectious mononucleosis[J]. Am Fam Physician, 2015, 91(6): 372–376.

[6] THOMPSON A E. JAMA patient page infectious mononucleosis[J]. JAMA, 2015, 313(11): 1180.

[7] 韩红满，李四强 . 传染性单核细胞增多症相关免疫学研究进展 [J]. 医学综述，2020, 26(3): 443–447, 452.

[8] 李玉杰，王玉芳，李岩 . 中西医结合治疗小儿传染性单核细胞增多症 116 例疗效观察 [J]. 中国中西医结合儿科学，2009, 1(6): 545–546.

[9] 季之颖，杨连元 . 中药治疗小儿传染性单核细胞增多症临床观察 [J]. 北京中医药大学学报，2002, 25(4): 66–67.

[10] 曾静 . 中药治疗小儿传染性单核细胞增多症 35 例观察 [J]. 实用中医药杂志，2005, 21(2): 77.

[11] 甄小芳，幺远，潘宇琛，等 . 中药治疗儿童传染性单核细胞增多症的临床研究 [J]. 北京中医药，2009, 28(10): 757–759.

[12] 黄俊勇 . 中医治疗小儿传染性单核细胞增多症概况 [J]. 四川中医，2002, 20(7): 25–27.

[13] 杨顺金. 中西医结合治疗小儿传染性单核细胞增多症的疗效及安全性研究 [J]. 中医临床研究，2011，03(20): 49-51.

[14] 杨孝红，董丽，张莹莹，等. 中西医结合治疗小儿传染性单核细胞增多症 40 例 [J]. 贵州医药，2007，31(10): 914.

（罗莺莺　周　斌）

第十三节　传染性红斑

传染性红斑（erythema infectiosum）又称第五病，因其在儿童发疹性疾病中排名第五而得名，以面部水肿性对称性红斑为主要临床表现，好发于 4~12 岁儿童。本病经呼吸道传播，倾向于流行性发病，多首先在家庭中传播，随后逐渐在儿童集体中流行，好发于春夏季节。

【病因及发病机制】

本病由人类细小病毒 B19（human parvovirus B19，HPV B19）感染所致，属于线状单链 DNA 病毒，病毒直径 23 nm，基因组长 5.6 kb，表面无囊膜，呈 20 面体，立体对称；能耐受有机溶剂和强化学物质，60℃下能存活 12 小时。该病毒具有嗜红细胞性，骨髓前红细胞是该病毒靶细胞。该病毒对宿主细胞有直接细胞毒作用，可引起幼红细胞染色质偏移和空泡形成，还可通过激活促凋亡蛋白的表达和抑制凋亡蛋白的表达加速宿主细胞的凋亡和裂解。因而除可引起传染性红斑外还可引起慢性贫血、关节病等，但感染后可获得终身免疫。

【临床表现】

本病多见于幼儿，学龄儿童是本病的主要易感人群及传染源。潜伏期 4~14 天，感染第 6~10 天出现病毒血症，常突然发病，前驱期常无明显全身症状，可有咽痛、呕吐、眼结膜及咽部轻度充血。临床表现为双侧面颊部初起数个 3~5 mm 大小充血性斑丘疹，数小时后扩展为轻度片状水肿性对称性红色斑片，境界清楚，蝶形分布，外观为玫瑰红色，呈特征性"拍红色面颊"性红斑（各图 1-13-1），表面无鳞屑，局部温度升高，偶有微痒或烧灼感；重者呈紫红色斑块，终止于鼻唇沟处，类似丹毒。

颊部出疹 1~2 天，皮疹可蔓延至躯干、臀部及四肢，掌跖亦可受累，出现对称性絮网状淡红斑或斑丘疹，偶尔出现水疱或脓疱。皮疹时隐时现，在温度较低的早晨皮疹隐伏，而在午后或运动后则较明显。

经 6~10 天后皮疹逐渐消退，消退次序和其出疹顺序相同，面颊部皮疹中央先行消退而形成空心圆状损害，伴轻微脱屑，消退后不留痕迹。疹退后进入恢复期，部分患者在受寒、创伤、刺激、情绪变化时可导致皮疹复发。本病的并发症包括：红细胞性再生障碍性贫血、血管性紫癜、关节病、肢端麻木、肝炎综合征等。

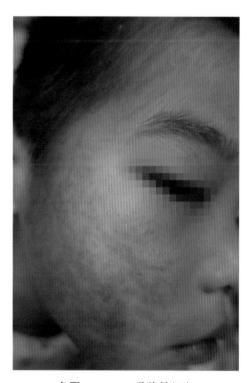

各图 1-13-1　传染性红斑

【组织病理】

本病病理无特异性，主要呈急性炎症改变：表皮细胞内水肿，灶性基底细胞液化变性，真皮浅层血管内皮细胞肿胀，血管、毛囊、汗腺周围有组织细胞浸润。

【诊断与鉴别诊断】

1. 诊断　根据接触传染史及面颊部蝶形红斑和四肢絮网状红斑，全身症状轻微，病程短等特点可作出诊断。

2. 鉴别诊断　需与麻疹、风疹和系统性红斑狼疮进行鉴别。

（1）麻疹：出疹前3天体温逐渐上升，卡他症状明显，发疹部位自耳后开始，逐渐扩展至面颊、躯干、四肢，呈玫瑰色斑疹或斑丘疹，有 Koplik 斑。

（2）风疹：有风疹患者接触史，全身症状轻微，出疹顺序为面颈部至躯干、四肢，有耳后和枕部淋巴结肿大，软腭有斑疹或瘀点。

（3）系统性红斑狼疮：亦可出现蝶形红斑，但呈慢性病程，除此外还有光敏、口腔溃疡、关节痛等其他表现，ANA+ANA 谱检查可鉴别。

【治疗】

（一）中医治疗

中医治疗主要原则是疏风解毒、清热凉血，目前无统一方剂治疗。

（二）西医治疗

1. 一般治疗　诊断后采取隔离治疗，直至皮疹完全消退，患病期间给予充足的营养和水分，局部可予以炉甘石洗剂安抚止痒。

2. 全身治疗　以抗病毒治疗为主，辅以清热解毒和中西医结合治疗，对于发热者给予解热镇痛药，烦躁者可给地西泮镇静。

（三）中西医结合治疗思路

本病西医治疗主要是抗病毒和对症治疗，中医主要是疏风解毒、清热凉血。采用中西医结合治疗传染性红斑可迅速缓解症状、增强抗病的能力，疗效快且无并发症。

【预防与调摄】

发现传染性红斑患者应及时进行单间隔离，接触时注意戴口罩，而接触呼吸道分泌物和血标本时应穿隔离衣和戴手套，同时洗手也是减少 B19 感染的有效措施。目前尚无疫苗，高危人群可采用球蛋白或恢复期血清予以预防，易感者（孕妇、使用免疫抑制药、慢性贫血）应注意隔离，可减少发病。

【临床研究进展】

1. B19 病毒感染的检测方法研究进展　常用的检测方法包括：血清学、组织学和分子学检测三大技术，对于免疫功能正常患者，通常采用酶免疫技术和免疫荧光法检测血清抗 B19 病毒结构蛋白 VP1 和 VP2 的 IgM 和 IgG 抗体，而对于免疫缺陷患儿，血清中不能产生特异性抗体，应通过酶免疫技术和免疫荧光法检测抗原或 PCR 检测 DNA 来明确诊断。

2. 传染性红斑防治进展　文献报道本病属于病毒传染性疾病，大流行多见于冬季，小流行常见于春夏，病程 1~2 周，可自愈而不留痕迹。目前尚无疫苗，高危患者可试用球蛋白或恢复期血清予以预防。

【医家经验与争鸣】

张芸等采用生地黄、茯苓、金银花、白鲜皮、牛蒡子、灯心草、黄连、木通、生甘草水煎取汁口服联合病毒灵治疗传染性红斑获得良好疗效。赵文忠等采用金银花、连翘、荆芥、赤芍、牡丹皮、蝉蜕、茅根、麦冬、黄芩水煎取汁口服联合病毒灵治疗传染性红斑疗效佳。李谦俊等采用清解汤基本方（金银花、连翘、蝉蜕、贯众、苦地丁、桑白皮、大青叶、僵蚕、甘草）治疗传染性红斑，治愈率100%，未出现合并症和无效病例。

【参考文献】

[1] 张国成. 儿童微小病毒 B19 感染的诊断与治疗 [J]. 临床儿科杂志, 2008, 26(6): 459-463.

[2] 祝丙华,许金波.人细小病毒B19检测方法研究进展[J].国际病毒学杂志,2006,13(1):16-19.

[3] PRĆIĆ S, JAKOVLJEVIĆ A, DURAN V, et al. Erythema infectiosum in children[J]. A Clinical study. Med Pregl, 2006, 59(1-2): 5-10.

[4] MENDE M, SOCKEL K. Parvovirus B19 Infection[J]. N Engl J Med, 2018, 379(24): 2361.

[5] 李谦俊.清解汤加减对传染性红斑治已病和治未病的应用[J].中国民间疗法,2010,18(3):31-32.

[6] 赵文忠.中西医结合治疗传染性红斑45例临床观察[J].实用医技志,2004,11(19):2063-2064.

[7] 张芸.中西医结合治疗传染性小儿红斑的临床疗效[J].内蒙古中医药,2014,33(18):43.

(罗莺莺 周 斌)

第十四节 手足口病

手足口病(hand-foot and mouth disease)是以手掌、足趾及口腔内发生小水疱为特征的一种病毒性传染病,属于世界范围内流行的儿童常见病,可由多种病毒感染引起。少数严重病例可出现脑炎、急性弛缓性麻痹、脑水肿和心肌炎,病情进展快,易发生死亡。

【病因及发病机制】

中医学认为本病属于中医"温病"和"时疫"范畴,小儿脏腑娇嫩,形气未充,脾运不健,又饮食不节,积滞不化,酿生湿浊,蕴久心脾积热;复感温热疫毒之邪,内外相搏结,上蒸口舌,外发肌肤四肢,而出现手足口疱疹、溃疡。整个过程以风温毒邪致病为核心,"三焦不畅"为风温毒邪致病的进一步演变结果,为伴随的病理改变。中医辨证将手足口病分为邪伤肺卫证、卫气同病证、气阴两虚证,其中邪伤肺卫证属于早期阶段,卫气同病证属于中期阶段,气阴两虚证属于恢复阶段。

现代医学证实本病主要由肠道柯萨奇病毒A16和肠道病毒71引起,其他如柯萨奇病毒A5、A9~A10等均有报道和手足口发病有关,重型和死亡病例多由肠道病毒71所致。本病经呼吸道和接触传播,病毒经口鼻侵入机体,首先在呼吸道内进行繁殖,随后产生病毒血症,出现皮肤和黏膜真皮上层毛细血管充血,棘细胞层发生退行性变性,形成水疱疹。

【临床表现】

本病潜伏期多为2~10天,初起可有倦怠、发热、头痛、流涕、咽痛等前驱症状,以手、足、口部位斑丘疹、疱疹为典型临床表现,临床上以普通病例为主,重症病例少见。

1. 普通病例表现急性起病,可伴有发热,口腔、手足和臀部出现斑丘疹、水疱,水疱周围有炎性红晕,疱内液体少,可伴有咳嗽、流涕、食物不振等症状,部分病例仅表现为皮疹或疱疹性咽峡炎,多在1周内痊愈,预后良好(各图1-14-1,各图1-14-2)。

2. 重症病例表现少数病例(3岁以内为主)病情进展迅速,1~5天可出现脑膜炎、脑炎、脑脊髓炎、肺水肿、循环障碍等,以脑干脑炎病情最为凶险。临床上分为重型和危重型。重型表现为精神差、嗜睡、易惊、谵妄、呕吐、肢体抖动、眼球震颤、共济失调、眼球运动障碍、急性弛缓性麻痹、惊厥等;对于出现频繁抽搐、昏迷、脑疝、呼吸困难、发绀、血性泡沫痰、肺部啰音、休克等症状者属于危重型。

【组织病理】

早期表皮呈海绵样水肿,表皮内裂隙,后期水疱可位于表皮下,伴有网状变性和气球状变性,单核细胞浸入表皮,真皮上部血管周围淋巴细胞和组织细胞浸润。

【诊断与鉴别诊断】

1. 诊断 典型患者根据口腔、掌跖发生散在水疱可进行临床诊断。在临床诊断基础上,具有下列

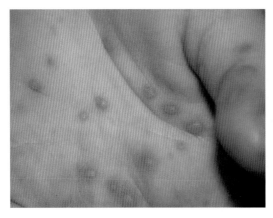
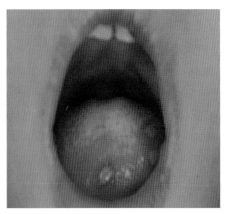

各图 1-14-1　手足口病手部表现　　　　　各图 1-14-2　手足口病口腔表现

之一者可确诊：①肠道病毒特异性核酸检查阳性。②分离出肠道病毒。③急性期血清学相关病毒 IgM 抗体阳性。④恢复期血清相关病毒中和抗体比急性期有 4 倍及以上升高。

2. 鉴别诊断　普通型病例注意与水痘、口蹄病和掌跖部位丘疹性荨麻疹鉴别；而重型病例注意与其他病毒引起的脑炎鉴别。

（1）水痘：虽也可出现咽部水疱，但皮疹呈向心性分布，以躯干为主，且可出现"五代同堂"现象。

（2）口蹄病：是一种侵犯蹄类家畜的病毒性烈性传染病，由柯萨奇病毒 A 组感染所致，皮疹部位和手足口相同，但有病畜接触史。

（3）丘疹性荨麻疹：亦可出现掌跖丘疱疹、水疱，但瘙痒明显，不累及口腔。

【治疗】

（一）中医治疗

根据《手足口病诊断指南 2010 版》，建议用辛凉轻剂银翘散为主方疏散在外之风热；用羚角钩藤汤为主方清热平肝以息内风，结合"凉开"之剂以醒神开窍。发病初期，集中在肺卫，应以辛凉解表、疏散风热为主，随后疾病发展至肺、胃、脾，则以清热、解毒、化湿为主，而恢复期应以益气、补阴为主。

1. 分型论治

（1）邪伤肺卫证（前驱期）：

主症：发热、微恶风、咳嗽、鼻塞流涕，或纳差、呕吐等。舌淡苔薄白，脉浮数。

治法：清凉解表，疏散风热。

方药：银翘散加减。

（2）卫气同病证（发疹期）：

主症：口痛拒食，手足皮肤和咽部出现大量疱疹，伴有发热、烦躁不安、夜寐不宁、尿黄赤，大便干结。舌红苔黄厚，脉滑数。

治法：此期根据病情不同分为湿热并重、湿重于热及热重于湿 3 种类型，分别采用疏散风热及托毒外出、清热解毒除湿、清泻心火准则治疗。

方药：相应采用自拟透疹汤、清热解毒祛湿药加减和导赤散加减。

（3）气阴两虚证（恢复期）：

主症：症见疱疹渐消，伴有身热渐退、口渴、纳差。舌红少津、脉细数。

治疗：健脾助运，生津养阴。

方药：沙参麦冬汤或四君子汤。

2. 内服中成药

（1）蒲地蓝口服液：清热解毒，抗炎消肿。适用于邪犯肺卫证。

（2）蓝芩口服液：清热解毒，利咽消肿。适用于邪犯肺卫证。

3. 外治 在内服药物治疗的基础上，辅以外部治疗，可选用西瓜霜和冰硼散吹敷口腔，金黄散或青黛散撒布手足疱疹，对治疗有一定的辅助作用。

（二）西医治疗

1. 一般治疗 诊断后采取隔离治疗，患病期间给予充足的水分和易消化食物，做好口腔和皮肤护理，皮肤水疱处可外用氧化锌软膏。

2. 对症治疗 积极控制高热，体温＞38.5℃者采用物理降温和应用退热药物治疗，保持患儿安静。目前尚无特效抗病毒药物，干扰素α喷雾或雾化、利巴韦林静脉注射早期使用可有一定疗效。

3. 重症治疗 限制入量，积极予以甘露醇降颅压，惊厥病例需要及时止惊，酌情应用糖皮质激素及免疫球蛋白，并辅以降温、镇静治疗，密切监护。

（三）中西医结合治疗思路

本病传统多用西医治疗，但儿童机体功能发育不完善，长期西医用药易出现恶心呕吐、头晕等不适，耐受性差，影响治疗依从性。而在中医方面，通过中医的辨证论治，对不同时期及不同个体的手足口患者采取具有个性特征的治疗方案，具有鲜明的优势。因而临床上采用中西医结合治疗可扬长避短，获得良好疗效。

【预防与调摄】

1. 一般预防措施 保持良好的个人卫生习惯是预防手足口病的关键，勤洗手，不要让儿童喝生水、吃生冷食物，儿童玩具和经常接触到的物品注意定期进行消毒，避免与手足口病儿童密切接触。

2. 接种疫苗 目前肠道病毒71型灭活疫苗可用于6月龄～5岁儿童预防肠道病毒71所致的手足口病，基础免疫程序为2剂次，间隔1个月，建议在1岁前完成接种。

3. 幼托机构防控措施 每天进行晨检，发现可疑患儿时立即送诊、居家观察，出现重症或死亡病例或1周内同班出现2例以上病例建议班级停课10天，1周内累及出现10例以上，3个班级分别出现2例时，建议幼托机构停课10天。

4. 加强医院感染控制 积极做好医院感染预防和控制工作，加强预检分检，接诊手足口病例时采取标准预防措施，严格执行手卫生，加强诊疗区域消毒。

【临床研究进展】

1. 手足口病流行病学研究进展 720万大样本手足口病患者数据显示，我国手足口发病率为1～2/1000人，每年有350～900人因本病死亡。手足口病的发病季节模式与降水、日照、温度和气压有关，北方以夏天发病为主，而南方以春秋发病为主。研究发现重症患者多由肠道病毒71所致，其严重性有2个独立的危险因素：①症状出现后每多一天死亡率就高出1%。②生活在农村的患者感染死亡的风险高出1/4，可能与城乡医疗技术存在落后、在轻症时不适当使用糖皮质激素和吡唑啉酮有关。

2. 手足口病病原学研究进展 手足口病的病原分为3类：柯萨奇病毒A16、肠道病毒71和其他肠道病毒，其中柯萨奇病毒A16和肠道病毒71是亚洲手足口病的主要致病病毒，近年来发现柯萨奇病毒A16所致手足口病患者逐渐增多。

【医家经验与争鸣】

邓路丹等认为手足口病要实施中医辨证分型治疗，针对邪伤肺卫证患儿，应予以银翘散合六一散加减治疗，达到清热解毒效果，而卫气同病证的患儿应以清热解毒、化湿透邪为主，治疗方式为甘露消毒丹加减，而恢复期的患儿常阴两虚，应以益气养阴、化湿通络为主，采用人参五味子汤进行加减治疗；同时还可配合中药（杨梅、千里光、蒲公英、野菊花、土茯苓、紫花地丁等用水煎煮）外用，疗效更佳。卓秀燕等则采用双连解毒汤（连翘、黄连、金银花、板蓝根、桑叶、薄荷、柴胡、淡豆豉、淡竹叶、生地黄、栀子、紫草、牛蒡子、白豆蔻、茯苓、厚朴、甘草）联合西药（利巴韦林颗粒）治疗手足口病达到良好疗效，总有效率96.7%。张月香等则应用杏仁滑石汤加减（黄连、黄芩、金银花、连翘、厚朴、陈皮、半夏、郁金、滑石、薏苡仁、通草、丹参）辅助治疗手足口病获得良好疗效。而杨云静等采用越婢加术汤加减（麻黄、炙甘草、生石膏、生姜、大枣、炒白术、薏苡仁、桔梗）治疗手足口病可提高治疗总有效率，缩短患儿的恢复时间。王成宝等采用手足口1号方（竹叶、芦根、金银花、通草、菊花、大青叶、白茅根、藿香、生甘草、生地黄、玄参、牡丹皮）联合西医综合治疗非重症手足口病临床疗效佳，明显优于单纯西医治疗。靳晓霞等采用痰热清注射液联合中药汤剂（生石膏、滑石、紫石英、酒大黄、石菖蒲、黄芩、桂枝、威灵仙、苍术、生甘草）辅助西医综合治疗手足口病并发中枢神经系统感染症状患者，更利于缩短发热时间，减轻皮疹，缩短病程，且用药安全。

【参考文献】

[1] 中华人民共和国卫生部. 手足口病诊疗指南 (2010 年版)[J]. 国际呼吸杂志, 2010, 30(24): 1473-1475.

[2] 中华人民共和国国家卫生和计划生育委员会. 手足口病诊疗指南 (2018 年版)[J]. 中国实用乡村医生杂志, 2018, 25(6): 8-13.

[3] XING W, LIAO Q, VIBOUD C, et al. Hand, foot, and mouth disease in China, 2008-12: an epidemiological study[J]. Lancet Infect Dis, 2014, 14(4): 308-318.

[4] LI Y, CHANG Z, WU P, et al. Emerging enteroviruses causing hand, foot and mouth disease, China, 2010-2016[J]. Emerg Infect Dis, 2018, 24(10): 1902-1906.

[5] 杨云静, 靳志平, 荀蕾, 等. 越婢加术汤加减治疗手足口病的临床效果 [J]. 中国当代医药, 2019, 26(32): 101-103.

[6] 马书鸽, 张晓莹, 郑小红, 等. 广州地区 280 例手足口病患儿中医体质分析 [J]. 中医临床研究, 2018, 10(24): 60-61, 104.

[7] 邓路丹, 赵成顺, 李双杰. 中医分型辨治小儿手足口病的临床分析 [J]. 中医临床研究, 2019, 11(1): 101-102.

[8] 刘丽丽, 王有鹏, 景伟超, 等. 基于温病理论探讨寒地小儿手足口病的病因病机 [J]. 中国中医急症, 2019, 28(6): 1036-1038, 1041.

[9] 邓健, 房春晓, 杨向娜, 等. 中西医结合治疗重症手足口病临床观察 [J]. 实用中医药杂志, 2019, 35(5): 585.

[10] 靳晓霞, 王俊宏, 徐荣谦. 中西医结合治疗手足口病并发中枢神经系统感染 90 例临床观察 [J]. 中国中医急症, 2013, 22(3): 373-375.

[11] 殷子斐, 苏永华, 胡玉芝. 手足口病的中医治疗 [J]. 中医儿科杂志, 2008, 4(1): 51-55.

（罗莺莺　周　斌）

第十五节　儿童丘疹性肢端皮炎

儿童丘疹性肢端皮炎（papular acrodermatitis of child-hood）又称 Gianotti-Crostis syndrome，是一种与病毒感染相关的肢端皮炎，目前研究认为，多种病毒和上呼吸道细菌感染都可以引起这种皮肤症状，统称为"GCS"。本病的特点是突然在四肢末端、臀部起红色扁平丘疹，皮疹对称分布，部分皮疹病程长并伴有瘙痒，具有自限性。浅表淋巴结肿大，好发于 6 月龄至 15 岁儿童，尤以 2～6 岁多见。

【病因及发病机制】

本病分两型，即合并 HBV 感染和非 HBV 感染。前者主要是由乙型肝炎病毒通过皮肤黏膜所致的原发性感染，或可能是乙肝病毒抗原抗体复合物疾病。后者最常见于 EB 病毒，其他有关感染因子包括腺病毒、巨细胞病毒、柯萨奇病毒、埃可病毒、痘病毒、轮状病毒、甲型肝炎病毒、丙型肝炎病毒、呼吸道合胞病毒、副流感病毒、微小病毒 B19、风疹病毒、HHV-6、HIV-1 等病毒及葡萄球菌和分枝杆菌等，也有部分与脊髓灰白质炎、白喉、破伤风、日本脑炎、流行性感冒和麻疹等疫苗接种有关。链球菌和其他上呼吸道细菌、肺炎支原体也可诱发此病。

【临床表现】

发病年龄自 6 月龄到 15 岁，以 2~6 岁居多。但也有报道在成人期，女性可能比男性患病率更高，其原因未知。

1. 合并 HBV 感染型　皮疹突然发生，针头至绿豆大扁平充实性丘疹，暗红、紫红或淡褐色，少数丘疱疹。初多发生于四肢末端、手背、足背等部，依次向上扩展至股部、臀部及上肢伸侧，最后延伸到面部。皮损多对称分布，呈播散性，互不融合，经 2~8 周自然消退，可有轻度脱屑。在发疹时，全身淋巴结肿大，尤以颈部、腋窝、肘部及腹股沟等处淋巴结为甚。在皮疹出现的同时或 1~2 周后发生急性无黄疸型肝炎，但亦有在发疹 20 天后出现黄疸，肝大，但无压痛，皮疹持续 20~40 天呈轻度脱屑而消退，皮疹消退时，肝炎达极期，但患者一般情况良好，少数人可有低热、倦怠和全身不适，瘙痒程度不一。

2. 非 HBV 感染型　在躯干部出现广泛皮损、鳞屑，面部、躯干、上肢皮损可聚合成斑块。无肝脾大，无肝功能受损。乙型肝炎表面抗原阴性。

【实验室检查】

1. 白细胞总数一般正常，亦可稍有增多或降低，单核细胞增加。

2. 合并 HBV 感染者，血清 HBsAg 呈阳性，血清氨基转移酶（ALT、AST）值升高，醛缩酶、碱性磷酸酶升高。血清蛋白电泳于急性期 α_2 及 β 球蛋白增加，末期 γ 球蛋白增加。

【组织病理】

表皮有轻度或中度棘层肥厚和过度角化，真皮上部水肿，毛细血管扩张，其周围有淋巴细胞及组织细胞浸润，淋巴结内有严重的弥漫性网织细胞增生。

【诊断与鉴别诊断】

1. 与 HBV 感染有关的儿童丘疹性肢端皮炎的诊断标准

（1）面部、四肢红斑丘疹或丘疱疹，持续 20~25 天，不复发。

（2）表浅淋巴结反应性肿大。

（3）急性无黄疸型肝炎，至少持续 2 个月，亦可迁延数月或数年。

（4）皮疹发生后数月出现血清 HBsAg 阳性。

2. 无肝炎的儿童丘疹性肢端皮炎诊断标准

（1）乙肝病毒血清反应阳性临床症状：单一形态的扁平丘疹或丘疱疹，直径 1~10 mm；皮疹侵犯以下 4 个部位中的 3 个：面部、臀部、上肢和下肢伸侧；对称分布；皮疹持续至少 10 天。

（2）乙肝病毒血清反应阴性临床症状：广泛的躯干部皮损和鳞屑性损害。

3. 鉴别诊断　本病可与下列疾病进行鉴别：

（1）玫瑰糠疹：有前驱斑，好发于躯干和四肢近端、大小不等、数目不定玫瑰色斑片，其上覆有糠状鳞屑，皮疹长轴与皮纹平行。

（2）扁平苔藓：常发生在四肢屈侧和颈背部，紫红色斑丘疹，多伴有口腔黏膜损害。

（3）摩擦性苔藓样疹：多发生在儿童的手背、手腕的红斑丘疹，伴有瘙痒。

【治疗】

本症有自限性，仅对症治疗。

1. EB 病毒和单纯疱疹病毒感染者，泛昔洛韦 5 mg/kg，每天 2~3 次。

2. 柯萨奇病毒和肠道病毒感染者，利巴韦林 10 mg/kg，每天 1 次。

3. 细菌或肺炎支原体感染者使用敏感抗生素。

4. 复方甘草酸苷　2 mg/kg，静脉滴注或口服，<2 岁，37.5 mg，每天 2 次；> 3 岁，75 mg，每天 2 ~ 3 次。

5. 外用布地奈德软膏或他克莫司软膏，成人每次 0.25 g，每天 2 次。

【临床研究进展】

有研究显示，多种病毒活疫苗的接种，包括脊髓灰质炎疫苗、百白破疫苗、甲肝疫苗、乙肝疫苗、麻疹疫苗、水痘疫苗、乙脑疫苗、麻腮风疫苗等，均可能诱发 GCS。

【预防与调摄】

1. 夏秋季节预防病毒感染。

2. 接种疫苗后注意观察儿童的皮肤，出现不适及时就医。

3. 发病时注意休息，清淡易消化饮食。

【参考文献】

[1] BRANDT O, ABECK D, GIANOTTI R, et al. Gianotti-Crosti syndrome[J]. J Am Acad Dermatol, 2006, 54: 136.

[2] CHUH A, LEE A, ZAWAR V.The diagnostic criteria of Gianotti-Crosti syndrome: are they applicable to children in India? [J].Pediatr Dermatol, 2004, 21(5): 542-547.

[3] BABU T A, ARIVAZHAHAN A. Gianotti-Crosti syndrome following immunization in an 18 months old child[J]. Indian Dermatol Online J, 2015, 6(6): 413-415.

（向丽萍）

第十六节　川崎病

川崎病（Kawasaki's disease，KD）又称急性发热性皮肤黏膜淋巴结综合征，是一种以全身性血管炎为主要病变的急性发热性皮肤黏膜发疹淋巴肿大的疾病。以发热、眼球结膜、口腔黏膜充血、皮疹以及手足潮红硬肿、淋巴结肿大为其主要临床特征，易引发心血管并发症，15% ~ 25% 未经治疗的患儿发生冠状动脉损害。好发于 5 岁以下婴幼儿。中医属"温热病""温毒发疹""疫疹"范畴。

【病因及发病机制】

中医学认为川崎病主要因感受温热邪毒，或挟湿热氤氲之气，蕴于肺胃，侵犯营血所致。叶天士云："温邪上受，首先犯肺，逆传心包。"

现代医学目前原因不明，疑为病毒或细菌感染，其发病与免疫有关。此外亦有人认为与环境污染（尤其是汞）、食品污染、洗涤剂中毒等有关。

【临床表现】

好发于 5 岁以下婴幼儿，亦可发生于青年人。主要为发热，可高达 40℃，对抗生素及退热药无效，发热约在 14 天内大多自然缓解下降。眼球结膜充血。唇红，继之干燥、结痂、皲裂。舌、咽黏膜亦充血，呈杨梅状舌。在发热的第 3 天，可有颈淋巴结非化脓性肿大，质硬，有轻度压痛，常为单侧。在病后的第 3 ~ 5 天可发疹，表现猩红热样红斑、麻疹样发疹、荨麻疹或多形红斑样皮疹，手足发红及弥漫性非凹陷性水肿。少数患者可为全身泛发性无菌性脓疱疹。皮疹持续 1 周左右消退，不留色素沉着。在第 2 周，指（趾）末端甲周处开始膜状脱屑，继而全身脱屑。

约 50% 患儿心脏受累，主要为冠状动脉扩张、冠状动脉瘤，冠状动脉闭塞与狭窄、心肌炎、心包炎和传导阻滞等。持续发热超过 2 周的患者易发生心肌梗死、心肌缺血。其他可有腹泻、关节痛或关节炎、无菌性脑炎与脑膜炎、轻度黄疸、肺部湿啰音、肾血管炎、肢端坏疽等；在恢复期，甲可出现横沟。

本病有 10%～20% 患者可猝死，多见于 1 岁以内的男孩，发热持续 16 天以上、白细胞增多到 $30 \times 10^9/L$ 以上、红细胞沉降率超过 101 mm/h 者易发生，死因主要是冠状动脉栓塞，多发生于发病后 1 个月之内。

【实验室检查】

血常规中性粒细胞增多并核左移，血红蛋白下降，血小板增多。出现蛋白尿，红细胞沉降率增快，C 反应蛋白阳性、α_2 球蛋白增加，转氨酶增高。

心电图可有异常，表现为 QRS 低电压、一度房室传导阻滞、QT 延长、PR 间期延长、不完全性右束支传导阻滞及室性早搏等。

超声心动图检查，可示冠状动脉病变。超声心动图无创，可重复操作，对冠状动脉近端病变敏感性和特异性较高，是早期发现患者心脏及冠状动脉病变辅助诊断 KD 的有效方法之一。

【组织病理】

真皮水肿，血管扩张，表浅及深部血管四周有以淋巴细胞、组织细胞为主的炎细胞浸润，伴少量中性粒细胞及肥大细胞浸润。全身血管皆可受损，有髂动脉及冠状动脉的坏死性全动脉炎及动脉瘤，且可并发较大静脉的静脉炎。

【诊断与鉴别诊断】

1. 诊断　日本川崎病研究委员会制定以下诊断标准（1984 年）：

（1）不明原因发热，持续 5 天或更长。

（2）眼球结膜充血。

（3）口腔黏膜改变：唇潮红、皲裂，口腔及咽部黏膜弥漫性潮红，呈杨梅舌。

（4）肢端改变：初期手足硬肿、潮红、恢复期指（趾）尖端膜状脱皮，甲横沟。

（5）多形性发疹，无水疱或结痂。

（6）淋巴结肿大。

在上述 6 条中，除发热外，至少尚需具备 4 条才能诊断。

2. 鉴别诊断　本病可与下列疾病进行鉴别：

（1）猩红热：病后 2 天发疹，伴高热，皮疹较单一，为弥漫性细小密集的红斑，皮肤褶皱处皮疹更密集，可见深红色瘀点状线条（帕氏线），有口周苍白圈、杨梅舌，四肢末端皮疹少见。咽拭子培养有溶血性链球菌生长。抗生素有效。

（2）小儿结节性多动脉炎：常有长期或间歇性发热，皮疹为红斑、荨麻疹或多形红斑表现，可有高血压、心脏扩大、充血性心力衰竭及肢端坏疽等。

（3）传染性单核细胞增多症：持续发热、淋巴结肿大，但无眼结膜和口腔黏膜改变，四肢末端无硬肿及脱皮。外周血白细胞分类以单核细胞为主，异形淋巴细胞达 10%。

（4）麻疹：持续性发热，咽痛，畏光，流泪，眼结膜红肿等。在口腔颊黏膜处见到麻疹黏膜斑。发热 4 天左右全身皮肤出现红色斑丘疹，皮疹之间有正常皮肤，出疹顺序为耳后、颈部，而后躯干，最后遍及四肢手和足。退疹后皮肤脱屑并有色素沉着。早期鼻咽分泌物找多核巨细胞及尿中检测包涵体细胞有利早期诊断。在出疹后第 1 天或第 2 天检测血清麻疹抗体，若阳性即可确诊。

【治疗】

（一）中医治疗

1. 分型论治

（1）卫气同病：

主症：病起急骤，持续发热，不恶寒或微恶风，口渴喜饮，多形皮疹，四肢硬肿，双眼结膜充血，唇红、口腔黏膜充血，面躯干部初现皮疹，颈部淋巴结肿大，胃纳减退，或有吐泻。舌薄白或薄黄，脉浮数。

治法：清热解毒，疏风透疹。

方药：解毒透疹汤或银翘散加减。

（2）热毒炽盛：

主症：壮热，心烦，口干咽痛，皮疹紫红，淋巴结肿大有触痛，大便干结，小便赤。舌红起刺苔光，脉洪大有力。

治法：清气凉营。

方药：犀角地黄汤加减。

（3）气血两燔：

主症：疹色赤紫，壮热持续，神昏谵语或昏聩不语，舌謇肢厥。舌质绛，苔黄腻或黄燥，脉弦数或指纹紫滞。

治法：清心凉营，豁痰开窍。

方药：清瘟败毒饮加减。

（4）热恋阴伤：

主症：发病中期，发热减轻，皮疹亦减，唇红唇干破裂，口腔黏膜鲜红，双目红赤，皮肤干燥，口干喜凉饮。舌红少津，脉细数无力。

治法：清热养阴生津。

方药：竹叶石膏汤加减。

（5）气阴两伤：

主症：体温正常，皮肤干燥，口干渴，皮疹消失，手足膜状脱皮，乏力纳少。舌红少苔，脉细，或脉结代。

治法：益气养阴。

方药：生脉散合沙参麦冬加减。

2. 内服中成药

（1）安宫牛黄丸：清热解毒，镇惊开窍。适用于气血两燔，热陷心包证。

（2）至宝丹：化浊开窍，清热解毒。适用于气血两燔，痰热内闭心包证。

3. 针灸治疗　热在卫气者，取穴大椎、曲池、合谷、十宣，快针强刺激，泻法不留针；热在气营，扰动心神者，取穴心俞、神门、内关，平补平泻法，留针20分钟。每天1次，5天为1疗程。

（二）西医治疗

1. 阿司匹林　口服，每天30～50 mg/kg，在热退48～72小时或病程14天后改为小剂量，每天3～5 mg/kg，6～8周且冠状动脉恢复正常后停用。

2. 丙种球蛋白　宜发病早期（10天内）使用。单剂1～2 g/kg，静脉滴注，10～12小时内缓慢输入。如IVIG效果欠佳，需再次使用IVIG 1～2次。

3. 其他治疗无效时，合并使用糖皮质激素。

4. 抗血小板药物或抗凝治疗预防川崎病冠状动脉血栓。

（三）中西医结合治疗思路

由于本病发病原因和机制尚未明了，西药治疗尚无特效疗法，中西医结合为本病治疗之首选。在抗凝血、抗感染药物及对症治疗基础上，从卫气营血辨证论治，早期清热凉血为主，后期养阴清热、益气养阴，兼以活血化瘀，可改善症状、缩短病程、减少冠状动脉瘤及心肌炎等并发症的出现。

【预防与调摄】

1. 发病时卧床休息，限制活动，清洁口腔。

2. 补充水分，饮食宜清淡、易消化。

3. 注意观察患儿面色、呼吸、脉搏、体温，注意心脏检查。

【临床研究进展】

2017 年版《川崎病的诊断、治疗及远期管理——美国心脏协会对医疗专业人员的科学声明》提出川崎病发病新的相关因素，包括高龄产妇、母亲 B 族链球菌定植、婴儿早期因细菌感染住院。声明提出对于 > 4 项主要临床特征，尤其是出现手足潮红硬肿时，热程 4 天即可以诊断；特别指出发热 7 天后自愈者不能除外 KD 诊断。儿童发热 ≥ 5 天，具备 2 或 3 项主要临床特征，除外渗出性结膜炎、渗出性咽炎、溃疡性口腔炎、大疱性或水疱性皮疹、全身淋巴结肿大或脾肿大；婴儿发热 ≥ 7 天且无其他原因可以解释者，需要考虑不完全 KD 的可能。如果相关实验室化验检查及超声心动图检查达到标准，则可确诊不完全 KD。声明提出以 Z 值，即体表面积校正的冠状动脉管腔内径来评估冠状动脉异常，Z 值 2.0 ~ 2.5 是近端冠状动脉的临界值，远端冠状动脉及其他非冠状动脉血管 ≥ 相邻内径的 1.5 倍定义为异常。声明首次提出对预估并发冠状动脉瘤或 IVIG 无反应高风险患者，初始治疗可以考虑糖皮质激素（如 2 ~ 3 周逐渐减停）联合 IVIG（2 g/kg）以及阿司匹林的治疗方案。

【医家经验与争鸣】

多数医家在使用丙种球蛋白、阿司匹林及对症处理外，同时配合卫气营血辨证论治。王俊宏等遵循卫气营血辨证治疗，早期给予银翘散，中期给予清瘟败毒饮，晚期给予生脉散治疗。高维银依据卫气营血传变规律分为 3 种证型：卫气同病治以清肺卫热；气营两燔证治以凉血散血为主，气阴两伤证治以养阴益气，扶正祛邪，同时应注意唇舌紫暗、心悸脉涩等情况。

【参考文献】

[1] MCCRINDLE B W, ROWLEY A H, NEWBURGER J W, et al. Diagnosis, treatment, and long-term management of Kawasaki disease: ascientific statement for health professionals from the American Heart Association[J]. Circulation, 2017(17): e927-e999.

[2] 王俊宏，李萍. 中西医结合治疗川崎病 30 例 [J]. 北京中医药大学学报，2009(20): 27-29.

[3] 高维银. 川崎病中医辨证分型研究 [J]. 河南中医，2014(9): 1754-1756.

（向丽萍）

第十七节　流行性出血热

流行性出血热（epidemic hemorrhagic fever）又称肾综合征出血热（hemorrhagic fever with renal syndrome），是由汉坦病毒引起的，以鼠类为主要传染源的自然疫源性疾病。以发热、低血压休克、出血及肾脏损害为主要临床表现。中医属于"温病时疫""瘟疫""疫疹""疫斑"范畴。

【病因及发病机制】

中医学认为本病是因湿、热、毒三邪杂感入侵人体，湿阻气机，或热伤营血，或毒邪内陷而发病。

现代医学认为本病是由汉坦病毒引起。病毒通过小型啮齿动物，包括鼠、猫、狗、猪和兔等宿主动物的血及排泄物传播，通过呼吸道、消化道、接触、虫媒、胎盘等引起感染。汉坦病毒感染的发病机制可能是一个多因素的复杂过程，至今仍未完全阐明。汉坦病毒可以直接改变内皮细胞功能及通透性，同时可影响机体的免疫应答。

【临床表现】

潜伏期一般 2 ~ 3 周。典型经过分 5 期：发热期、低血压休克、少尿期、多尿期及恢复期。临床表现主要有：

1. 发热　发热（38 ~ 40℃），一般持续 3 ~ 7 天，同时可出现全身中毒症状、毛细血管损害和肾损害。

全身中毒表现为全身酸痛、三痛（头痛、腰痛、眼眶痛），嗜睡或失眠、烦躁、谵妄等神经中毒症状，以及恶心、呕吐、胸闷、腹痛、腹泻等胃肠道症状。

毛细血管损害征主要表现为"三红"体征（面、颈及上胸部充血、潮红），眼结膜、软腭和咽部黏膜充血。胸背、腋下出现条索样、抓痕样出血点或瘀斑。少数患者出现鼻衄、咯血、黑便或尿血等。严重者皮肤可见大片瘀斑和腔道大出血，眼球结膜及眼睑水肿呈胶冻样外观，面部浮肿及腹水。

肾损害表现为蛋白尿和镜检管型等。

2. 低血压休克期　多在发热末期、发热同时或热退后出现，一般持续 1～3 天。患者出现低血压，重者发生休克，甚至可引起弥散性血管内凝血（DIC）、脑水肿、急性呼吸窘迫综合征和急性肾衰竭。

3. 少尿期　可与休克期重叠，或由发热期直接进入少尿期。一般持续 2～5 天。表现为少尿或无尿，可引起尿毒症、酸中毒、水电解质紊乱、高血容量综合征和肺水肿等。

4. 多尿期　一般发生于第 9～14 天，一般持续 7～14 天。每天尿量超过 2000 mL，可继发感染、休克、低血钾、低血钠等。

5. 恢复期：每天尿量恢复至 2000 mL 以下，症状基本消失，一般需要 1～3 个月恢复正常。少数可遗留高血压、肾功能障碍、心肌劳损和垂体功能减退等。

并发症有腔道出血、肺水肿、脑炎和脑膜炎、脑水肿、高血压脑病、颅内出血、自发性肾破裂、继发性感染、心肌和肝脏损害等。

【实验室检查】

1. 血常规　白细胞增多，甚至类白血病反应。血小板减少。

2. 尿常规　程度不等的蛋白，有膜状物、红细胞和管型。尿沉渣可发现巨大融合细胞，可检出汉坦病毒抗原。

3. 免疫学检查　早期血清特异性抗体 IgM 检测阳性；发病 1 周后抗体 IgG 升高。早期患者血清和周围血中性粒细胞、单核细胞、淋巴细胞及尿沉渣细胞中可检测出汉坦病毒抗原。

4. 病原学检测　RT-PCR 法可检测出病毒 RNA。

【诊断与鉴别诊断】

1. 流行病学资料，包括流行地区，流行季节，进入疫区或两个月以内有疫区居住史，与鼠类或其他宿主动物接触史。

2. 临床表现　起病急，发热，头痛，眼眶痛，腰痛，口渴，呕吐，酒醉貌，球结膜水肿，充血，出血，软腭，腋下有出血点，肋脊角有叩击痛。

3. 实验室检查

（1）一般实验室检查：血常规检查白细胞总数增高，分类中淋巴细胞增多，并有异常淋巴细胞，血小板数下降，尿常规检查有蛋白、红细胞、白细胞、管型等。

（2）特异性抗体检测 IgM 阳性或 RT-PCR 检出汉坦病毒 RNA。

4. 鉴别诊断　本病可与下列疾病鉴别：发热期与上呼吸道感染、败血症、急性胃肠炎、菌痢等鉴别。休克期与其他感染性休克鉴别。少尿期与急性肾小球肾炎及其他原因引起的急性肾衰竭鉴别。出血明显者与消化性溃疡出血、血小板减少性紫癜等鉴别。

【治疗】

（一）中医治疗

1. 分型论治

（1）气营（血）两燔证：

主症：高热，酒醉貌。三痛征，口渴，恶心呕吐，腹痛腹泻。斑疹隐隐或衄血。舌红苔白或黄腻，脉弦数或洪数。

治法：清热解毒，凉血散血。

方药：清瘟败毒饮加减。

（2）热厥证：

主症：体温下降，瘀斑及出血症状加重，四肢厥冷，皮肤潮湿，脉沉细无力。或见烦躁不安，神昏谵语等。

治法：清热凉血，养津透营。

方药：犀角地黄汤合生脉饮加味。

（3）热瘀阻闭证：

主症：少尿，尿血，甚或尿闭，腰痛，全身多发性出血，顽固性呕吐。舌质红绛，苔黄腻或光剥，脉弦数。

治法：泻热逐瘀，疏通肾络。

方药：加味桃仁承气汤。

（4）肾气不固证：

主症：尿频量多，入夜尤甚，倦怠无力，头昏耳鸣，口渴多饮。舌红苔少而干，脉虚大。

治法：补肾固摄，育阴生津。

方药：右归丸加减。

（5）气血两虚证：

主症：头晕，腰酸、困倦无力。舌淡苔少，脉虚软。

治法：益气补血。

方药：八珍汤加减。

2. 中成药

（1）参麦注射液：益气固脱，养阴生津。适用于气阴欲脱者。

（2）参附注射液：回阳救逆，益气固脱。适用于阳气欲脱者。

（3）清开灵注射液：清热解毒，镇静安神。适用于发热期。

（二）西医治疗

1. 抗病毒　利巴韦林 1 g/d，加入 10% 葡萄糖溶液 500 mL 静脉滴注，连用 3～5 天。

2. 改善中毒症状　地塞米松 5～10 mg 静脉滴注，每天 1 次，热退即停或连用 3 天。

3. 预防 DIC　右旋糖酐 40，每天 500 mL 静脉滴注，高凝状态时可予小剂量肝素 0.5～1 mg/kg，每 6～12 小时缓慢静脉注射。

4. 应积极预防及治疗休克、大出血、肾衰竭、肺水肿和心力衰竭等。

（三）中西医结合治疗思路

发热期予抗病毒、补充液体、激素疗法及对症治疗，联合中药清瘟败毒饮加减以清热解毒、凉血活血，可缩短发热期，并改善整体预后。低血压休克期补充血容量、纠正酸中毒、使用血管活性药物、肾上腺皮质激素，中药治疗犀角地黄汤和生脉饮加味以清热凉血、养津透营。少尿期要维持水、电解质及酸碱平衡，配合中药加味桃仁承气汤以泻热逐瘀、疏通肾络。多尿期应适当补充液体及电解质、防止继发感染，联合中药右归丸加减以补肾固摄、育阴生津。恢复期需补充营养、注意休息，予中药八珍汤加减以益气补血。

【预防与调摄】

1. 做好疫情监测，防鼠灭鼠。做好食品、环境、个人卫生。

2. 强化宣传教育，户外应做好个体防护。

3. 疫苗预防注射。

4. 患者隔离治疗。

5. 患者卧床休息，减少搬动，注意保暖，避免受凉。

6. 宜半流质饮食，或流质饮食，忌食油腻厚味，在恢复期要注意加强营养，但饮食仍以清淡、适量为宜。

【临床研究进展】

有文献报道肾综合征出血热患者血清视黄醇结合蛋白和胱抑素 C 水平均与尿素及肌酐呈正相关，且联合检测具有较高的诊断符合率。有研究报道 HLA-DRB1*16、HLA-DRB1*16 基因与流行性出血热呈正相关关系，HLA-DRB1*16、HLA-DRB1*10 基因可能是流行性出血热易感基因之一，可能是流行性出血热发生中的危险因素。

【医家经验与争鸣】

周仲瑛认为，肾综合征出血热（流行性出血热）的病因是感受温邪疫毒，进而酿生热毒、瘀毒、水毒，"三毒"几乎贯穿病变的整个过程。发热、低血压休克期以热毒、瘀毒为主，少尿期以瘀毒、水毒为主，多尿、恢复期则为正气亏虚，余毒未尽，治疗当以清瘟解毒为基本原则。认为气营两燔基本贯穿于发热、低血压休克、少尿 3 期，因此，提出"到气就可气营两清"，清气凉营法广泛适用于发热、低血压休克、少尿 3 期，而以发热期为主。应用清气凉营法及时控制高热，防止病情传变，是缩短病程，减少转证现象，提高疗效，降低病死率的关键。

李颖等在西医常规治疗的基础上，根据流行性出血热各期典型的证候表现，选用对应的经方加减治疗，发热期选用白虎汤治疗，低血压休克期选用白虎加人参汤治疗，少尿期选用竹叶石膏汤治疗，多尿期和恢复期选用金匮肾气丸治疗，可缓解症状，缩短病程。

【参考文献】

[1] 郭瑾. 肾综合征出血热患者血清视黄醇结合蛋白和胱抑素 C 水平及其与肾损伤的相关性分析 [J]. 实用临床医药杂志，2017(13): 48-50.

[2] 李岩，王芹，张洁. 肾综合征出血热患者多种免疫促炎因子及抗炎因子变化及其作用 [J]. 中国公共卫生，2018 (2): 290-292.

[3] 郭立中，金苗文，王志英. 周仲瑛教授防治病毒感染性疾病学术思想探析（一）[J]. 南京中医药大学学报，2010(6)：401-403.

[4] 李颖，韩春生，刘振. 经方在流行性出血热治疗中的应用 [J]. 中国中医急症，2009(9): 1531.

（向丽萍）

第十八节　羊　痘

羊痘（orf）是一种由羊痘病毒引起的人畜共患的传染性疾病。本病又称为传染性脓疱性皮炎，传染性深脓疱疮。以顶端扁平水疱和脓疱，中有脐凹及结痂为特征。此病毒主要在羊群流行，人由于接触病羊及病羊污染的物质而被感染，故多见于牧羊人、兽医、用奶瓶喂养羔羊的农民等。

【病因及发病机制】

本症是羊痘病毒所致。人是由于接触病羊污染的物质而被感染。故多见于牧羊人、兽医、屠宰人员、肉类搬运工等。传染后有终身免疫力。

【临床表现】

潜伏期 5～6 天。

初起为红色或紫红色的小丘疹，质地坚硬，单个或数个，后扩大成扁平出血性脓疱或水疱，大小 2～5 cm，中央有脐凹并结黑痂，痂周有灰白色或紫色晕，其外再绕以红晕，以后痂皮脱落，变成乳头瘤样结节，最后变平、干燥、结痂而自愈，无瘢痕形成，病程一般 3～6 周。损害多发生于手指、手部前臂及面部等暴露部位。局部有轻微肿痛，无全身症状或仅有微热，局部淋巴结肿大。有些患者在发病后 2 周躯干部可发生一过性多形红斑样皮疹，亦可出现中毒性红斑。免疫力低下、面部瘢痕磨削治疗后或特应性皮炎患者，可出现巨大蘑菇样皮损，类似化脓性肉芽肿或恶性肿瘤。偶可见病毒血症，表现为广泛的丘疹、水疱或大疱性皮损。（各图 1-18-1）

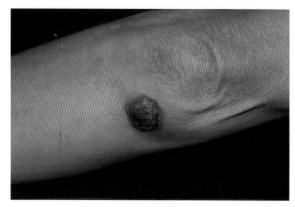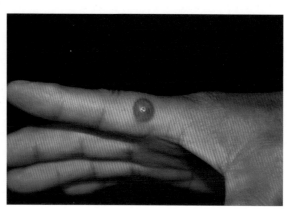

各图 1-18-1　羊　痘
（第四军医大学西京皮肤医院　供图）

【组织病理】

早期：表皮棘细胞有明显的细胞内及细胞间水肿、空泡形成以及气球状变性，真皮内有致密的炎细胞浸润，中央为组织细胞、巨噬细胞，周边为淋巴细胞及浆细胞，可有少量中性粒细胞，皮损内小血管数增加，血管内皮细胞肿胀及增生，表皮细胞及真皮血管内皮细胞中可发现嗜酸性包涵体。

后期：灶性表皮坏死，棘层高度肥厚，表皮突呈指状向下延伸，呈假性上皮瘤样增生，真皮乳头水肿，真皮内血管增生、扩张伴密集组织细胞、巨噬细胞、淋巴细胞及浆细胞，少量中性粒细胞浸润。

电子显微镜检查在变性的表皮中可发现病毒颗粒。

【诊断与鉴别诊断】

1. 诊断　根据接触病羊的病史、皮损特点可以建立临床诊断。确定诊断可用电子显微镜对痂及病损组织做病毒检查，也可应用 PCR 检测羊痘病毒 DNA。

2. 鉴别诊断　本病可与下列疾病鉴别：

（1）牛痘：有病猫或病牛接触史，接种处发生水疱和脐凹性脓疱，鳞屑或痂皮电子显微镜检查可发现痘病毒，PCR 检测可确定病毒类型。

（2）挤奶人结节：有接触病奶牛病史，皮损为光滑、棕红色、半球形结节，无脐凹，多单发。组织病理检查有助诊断，电子纤维镜检查可检出副牛痘病毒；PCR 扩增可确定病毒基因。

（3）化脓性肉芽肿：早期皮损表现为鲜红或棕红色小丘疹，缓慢或迅速增大，形成有蒂或无蒂息肉状结节，也可呈分叶状，表面湿润光滑，无自觉疼痛或有轻度压痛，易出血，偶可见坏死、溃疡、结痂，皮损难以自行消失。组织病理见相当数量新生毛细血管形成的球状肿块嵌于表皮下基质内。

（4）鳞状细胞癌：可发生在任何部位，尤其是皮肤黏膜连结处及四肢、下唇、鼻、耳、手背和阴部，往往在有慢性皮肤病损处发生，损害发展较快，局部充血明显，或周围及表面有扩张的毛细血管，角化现象明显，边缘高起坚硬，炎性反应显著，易发生淋巴结转移。

【治疗】

本病具有自限性，传染后终身免疫，一般对症治疗即可，需防止过度治疗引发的一系列并发症。

1. 有继发感染时控制感染。

2. 大的皮损可进行手术切除或冷冻治疗。

3. 如有水疱形成，可以予以疱液抽取术。

4．皮损有脓性分泌物或渗出较多时可选用 0.1% 依沙吖啶溶液或 0.02% 高锰酸钾溶液持续湿敷。

【预防与调摄】

1．做好羊的产地检疫。

2．加强对疫情的检疫检测。

3．对病羊做好隔离消毒处理。

4．加强宣传教育，增强个人防护意识。

【参考文献】

郭伟，刘宇，王雷，等．羊痘 [J]．临床皮肤科杂志，2016, 45(11): 751.

（向丽萍）

第二章　球菌感染性皮肤病

本章主要介绍球菌感染性皮肤病，主要由葡萄球菌或链球菌感染所致，通常葡萄球菌易引起脓疱疮、葡萄球菌烫伤样皮肤综合征、毛囊炎、须疮、疖、痈等皮肤病，链球菌易引起蜂窝织炎、丹毒等。

第一节　脓疱疮

脓疱疮（impetigo）是一种常见的化脓性、传染性皮肤病。特征为发生水疱或脓疱，易破溃而结成脓痂，可通过接触传染，蔓延迅速，易在儿童中流行，主要由金黄色葡萄球菌或溶血性链球菌感染所致，温度高、湿度大、外伤、搔抓、免疫能力低等因素可诱发本病。中医学文献中所述的"黄水疮""滴脓疮"与本病相类似。

【病因及发病机制】

中医学认为本病多由暑、湿两邪交蒸而致气机不畅，疏泄障碍，熏于肌肤而成。夏秋季节，气候炎热，湿热交蒸，暑湿热邪袭于肌表，以致气机不畅、汗液疏泄障碍，湿热毒邪壅遏，熏蒸肌肤而成。若小儿机体虚弱，肌肤娇嫩，腠理不固，汗多湿重，调护不当，暑湿毒邪侵袭，更易发病。反复发作者，湿热邪毒久羁，可致脾虚失运。

现代医学认为本病主要由凝固酶阳性的金黄色葡萄球菌感染所致，其次为溶血性链球菌，亦可出现两者混合感染。

【临床表现】

本病好发于头面、四肢等暴露部位，也可蔓延全身。

1. 皮肤症状　初起为散在性红斑或丘疹，很快变为水疱，形如米粒至黄豆大小，迅速化脓混浊变为脓疱，周围绕以轻度红晕，脓疱丰满紧张，数小时或1～2天后脓液沉积，形成半月状积脓现象，此时，疱壁薄而松弛，易破裂，破后露出湿润而潮红的糜烂疮面，流出黄水，干燥后形成黄色脓痂（各图2-1-1），然后痂皮逐渐脱落而愈，愈后不留瘢痕。若脓液流溢他处，可引起新的脓疱。

2. 自觉症状　自觉有不同程度的瘙痒，一般无全身症状，但皮损广泛而严重者，可伴有发热、畏寒等全身不适症状。

3. 病程　病程长短不定，少数可延至数月。常可引起附近淋巴结肿痛，易并发肾炎、败血症，甚至危及生命。

【组织病理】

主要表现为角质下脓疱，脓疱内含有很多中性粒细胞、纤维蛋白和球菌。

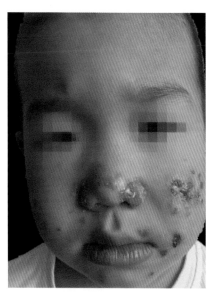

各图2-1-1　脓疱疮

【诊断与鉴别诊断】

1．诊断

（1）多见于夏秋季节，好发于儿童。

（2）皮疹好发于颜面、口周、鼻孔周围及四肢暴露部位，易接触传染，有自身接种的特点。

（3）皮损初起为散在性红斑或丘疹，很快变为水疱，形如米粒至黄豆大小，迅速化脓混浊变为脓疱，周围绕以轻度红晕，有半月状积脓现象，易破溃，破后糜烂结蜜黄色脓痂。

（4）自觉程度不同的瘙痒，可伴有附近淋巴结肿大。

2．鉴别诊断　本病可与下列疾病进行鉴别：

（1）水痘：多发于冬春季节，基本皮损为向心性分布的绿豆大小的水疱，疱体透明，中央有脐窝，成批出现，化脓与结痂现象较轻，发病前常有发热、全身不适等症状。

（2）丘疹性荨麻疹：皮损特点为绿豆至花生粒大，纺锤形红色风团或丘疹样损害，中央可有水疱，个别可形成紧张性大疱；也有的呈米粒大小丘疹，摩擦刺激后呈风团样肿大，皮损散在或群集分布。

（3）葡萄球菌烫伤样皮肤综合征：全身弥漫性潮红斑，红斑基础上为松弛性大疱及糜烂面，尼氏征阳性。口周可见放射状皲裂，眼周糜烂，渗出。患儿易疼痛哭闹。

【治疗】

（一）中医治疗

1．分型论治

（1）暑湿热蕴证：

主症：脓疱密集，色黄，周围绕以红晕，糜烂面鲜红；伴有口干，便干，小便黄。舌红，苔黄腻，脉濡数或滑数。

治法：清暑利湿解毒。

方药：清暑汤加减。热重烦躁者，加黄连、山栀等以清热除烦；大便秘结者，加生大黄以泻热导滞。

（2）脾虚湿蕴证：

主症：脓疱稀疏，色淡白或淡黄，糜烂面淡红；伴有食少，面白无华、大便溏薄。舌淡，苔薄微腻，脉濡细。

治法：健脾渗湿。

方药：参苓白术散加减。食滞不化者，加槟榔、焦三仙以化气行滞。

2．内服中成药

（1）龙胆泻肝丸：清肝胆，利湿热。用于脓疱疮兼有肝胆湿热，头晕目赤，耳鸣耳聋，胁痛口苦，尿赤者。

（2）参苓白术丸：健脾、益气。用于脓疱疮兼有体倦乏力，食少便溏者。

3．外治

（1）脓液多者，选用马齿苋、蒲公英、野菊花、千里光等适量煎水湿敷或外洗。

（2）脓液少者，用三黄洗剂加入5%九一丹混合摇匀外搽，每天3～4次。

（3）局部糜烂者，用青黛散麻油调涂。

（4）脓痂厚者，多选用5%硫黄软膏或红油膏掺九一丹外敷。

（二）西医治疗

治疗原则：对于无并发症的轻至中度局限性皮损，以局部治疗为主；对于皮损广泛及有系统感染合并症的患者，以系统应用抗生素为主。部分链球菌感染的脓疱疮可继发肾小球肾炎，潜伏期一般为3～6周，故致病菌为溶血性链球菌者需监测尿常规至少3周。

1．外用药物治疗　以杀菌、消炎、干燥为原则。脓疱未破者可外用10%炉甘石洗剂，脓疱较大时应抽取疱液，脓疱破溃者可用1：5000高锰酸钾液或0.5%新霉素溶液清洗湿敷，再外用莫匹罗星软膏等。

2. 系统药物治疗　皮损广泛、全身症状较重者应及时使用抗生素，可选择金黄色葡萄球菌敏感的头孢类抗生素，必要时依据药敏试验选择用药。同时应注意水电解质平衡，必要时可输注血浆或人血丙种球蛋白。

（三）中西医结合治疗思路

脓疱疮是儿童常见的急性化脓性、传染性皮肤病。通常由凝固酶阳性的金黄色葡萄球菌或溶血性链球菌感染引起。临床表现为面部、躯干、四肢等部位出现米粒至黄豆大小不等的水疱、脓疱，高出皮肤，基底微红色，早期疱内含有透明或混浊液体，可无全身症状，严重者可发热、呕吐、腹泻等，如不及时治疗或治疗不当可引发菌血症、脑膜炎等，严重者甚至死亡。吴鞠通言小儿具有"脏腑薄，藩篱疏，易于传变；肌肤嫩，神气怯，易于感触"的病理特点，所以一旦致病必须尽快干预。

常规的西医治疗主要为全身及局部使用抗生素，存在疗效不稳定、治疗时间长、不良反应多等问题。中医针对本病发病的病因病机，对本病的治疗以清热泻火解毒、燥湿收敛止痒、活血化瘀类中药为主，而使阴阳、营卫调和，并且现代药理学研究表明此类中药可有效抑制细菌生长、提高皮肤防御能力，不良反应少，中医药在这些问题上发挥了独特的优势。

【医家经验与争鸣】

赵炳南、张志礼认为本病多因湿热之邪，侵袭肺卫，郁于皮肤，肺卫有热，脾胃有湿，二气交杂，内外相搏而发本病。用金银花、连翘、蒲公英、大青叶清热解毒；黄芩泻肺火，清湿热；野菊花清热降火解毒；赤芍清热凉血；六一散清利湿热。大便燥结伴有食滞者，加焦槟榔、枳壳或焦三仙；心烦、口舌生疮者，加黄连、栀子；小便短赤者，加灯心草、竹叶。

【预防与调摄】

1. 讲究个人卫生，勤洗澡，勤换衣。
2. 有痱子或瘙痒性皮肤病，应避免搔抓，及时治疗。
3. 婴儿室、托儿所及幼儿园如发现本病患儿应立即隔离，并对居住环境进行消毒。

【参考文献】

[1] 颜群芳，董晓斐. 中西医结合治疗新生儿脓疱疮临床疗效的 Meta 分析 [J]. 湖南中医药大学学报，2017, 37(11): 1248–1252.
[2] 马琳. 儿童皮肤病学 [M]. 北京：人民卫生出版社，2014.
[3] 赵炳南，张志礼. 简明中医皮肤性病学 [M]. 北京：中国中医药出版社，2014.

（龚丽萍）

第二节　葡萄球菌烫伤样皮肤综合征

葡萄球菌烫伤样皮肤综合征（staphylococcal scalded skin syndrome，SSSS），曾称新生儿剥脱性皮炎、金黄色葡萄球菌（简称金葡萄）型中毒性表皮松解症、细菌性中毒性表皮坏死松解症。本病是发生在婴幼儿的一种严重的急性泛发性剥脱型脓疱病，是在全身泛发红斑的基础上，发生松弛性烫伤样大疱及大片表皮剥脱为特征，主要发生于 6 岁以内婴幼儿，偶见于成人。有性别差异，男女比（2～4）∶1。本病起病急，进展快，多发于婴幼儿，并可危及生命。

【病因及发病机制】

本病主要是由凝固酶阳性的噬菌体 Ⅱ 组 71 型金黄色葡萄球菌经血行播散引起的一种严重皮肤感

染。该型葡萄球菌可产生一种可溶性毒素即剥脱毒素，现又发现Ⅰ组或Ⅲ组某些葡萄球菌也可产生此类毒素，从而引起皮肤损害和剥脱。剥脱毒素是一种丝氨酸蛋白酶，特异性地裂解桥粒芯糖蛋白–1，导致角质形成细胞黏附的破坏。婴幼儿、肾衰竭和免疫功能低下的成人易患SSSS，可能是由于肾脏清除剥脱毒素受损，或剥脱毒素特异性抗体的滴度低。

【临床表现】

1. 典型症状　全身出现红斑基底、烫伤样大疱、大片表皮脱落等。

2. 常见症状　常有前驱症状，包括乏力、发热、易激惹、喉咙痛等上呼吸道感染和皮肤的明显触痛。突然发病，初在口周或眼睑四周发生红斑，后迅速蔓延至躯干和四肢近端，甚至泛发全身，皮损处有明显的触痛。后在红斑基础上发生松弛性大疱，1~2天内在口周和眼睑四周出现渗出结痂，可有大片痂皮脱落，在口周留有放射状皲裂。其他部位尼科利斯基征（Nikolsky sign，简称尼氏征）阳性，类似烫伤（各图2-2-1）。在糜烂处的边缘表皮松弛卷曲，手足皮肤可呈手套或袜套样剥脱，以后剥脱处由鲜红色逐渐变为紫红色、暗红色，不再剥脱，出现糠状脱屑。通常屈侧部位首先出现表皮剥脱的部位。患者表现为悲伤面容、口周结痂、放射状裂纹和轻度面部水肿。3~5天后开始脱屑和结痂，10~14天后上皮重新生成，皮损愈合后不留瘢痕。掌跖和黏膜不受累。

3. 其他症状　可出现口炎、鼻炎和角膜溃疡等。常伴有发热、厌食、呕吐、腹泻等全身症状。有的因继发支气管肺炎、败血症、脓肿或坏疽等而死亡。

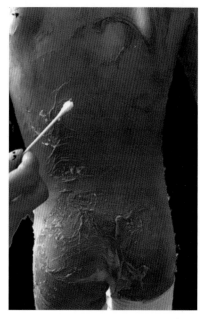

各图2-2-1　葡萄球菌烫伤样皮肤综合征

【组织病理】

本病的组织病理为角化不全，角质层可呈网状，棘细胞层水肿，棘细胞发生空泡及核凝缩，角质层和棘层之间有空隙。真皮有水肿及充血现象，血管周围有中高炎性细胞浸润。大疱位于颗粒层或角质层下，表皮可坏死，疱内有少许棘层松解细胞，炎症细胞很少，真皮浅层有不同程度的炎症细胞浸润。

【诊断与鉴别诊断】

1. 诊断

（1）多发生于婴幼儿，起病急骤。

（2）在红斑基础上出现松弛性大疱、表皮大片剥脱、尼氏征阳性等临床表现。

（3）常伴有发热、厌食、呕吐、腹泻等全身症状。

2. 鉴别诊断　本病可与下列疾病进行鉴别：

（1）落屑性红皮症：损害为弥漫性潮红，表面附有大量糠状鳞屑，无脓疱及糜烂，头皮、眉、肢体屈侧有脂溢性皮炎改变，病程慢性、使用足量抗生素治疗无效。

（2）新生儿脓疱病：某些临床表现与本病类似，有人认为可能是同病异型。但新生儿脓疱病以脓疱为主，不形成全身红皮症，尼氏征阴性，无表皮松解，常于出生半个月内发病。

（3）非金葡菌型中毒性表皮坏死松解症：区别金葡菌型和非金葡菌型很重要，因两者治疗上有所不同，预后亦不一样，非金葡菌型大多由药物引起，而这部分患者实际上就是药疹的一型，主要见于成人，皮损多形性，像多形性红斑，尼氏征仅皮损处阳性；而金葡菌型者外表未受损害的皮肤尼氏征也阳性。病理变化也不一样：非金葡菌型表皮全层坏死，表皮下水疱；而金葡菌型为表皮浅层坏死，表皮内水疱。

【治疗】

1. 注意婴儿的清洁卫生，有化脓性皮肤病的医护人员或家属均不能与新生儿接触。

2. 加强护理、注意保暖。注意口腔和眼部护理。

3. 应早期使用足量有效的抗生素，以清除存在体内的金葡菌感染灶，阻止细菌毒素继续产生和预防继发感染，缩短病程。并做抗生素敏感试验，以便选用适宜抗生素。可予甲氧苯青霉素，成人为1~1.5 g，肌内注射，每4~6小时1次，儿童按每天每千克体重150~250 mg，分4次肌内注射。青霉素过敏者予红霉素，剂量为80 mg/（kg·d）静脉滴注。对于耐青霉素酶菌株可选用头孢唑林、氯唑西林等，也可选用其他二代或三代头孢。

4. 注意水、电解质平衡，补充营养，加强支持疗法，如输血等。

5. 关于激素的应用意见不一，禁止单独使用激素。因激素可导致免疫抑制，单独使用非但无益，反而有害。但也有人主张在早期应用抗生素同时可合并用激素，以减轻细菌的毒素作用。对一时难以明确病因和诊断的患者，可抗生素与激素合并应用，一旦明确是金葡菌型中毒性表皮坏死松解症，应立即中止激素的治疗。

6. 原则上应使用无刺激性，并有收敛、消炎和杀菌作用的药物，如2%莫匹罗星（百多邦）软膏、利福平软膏、喹诺酮类软膏等外用。皮损处尽量采用暴露疗法，大疱疱膜最好移除，然后用1:5000~1:10000高锰酸钾溶液或1:2000黄连素液湿敷，清洁换药用1%甲紫溶液涂擦等。为保护剥裸面和促进表皮新生，可用含抗生素的油剂直接外搽或用这种油剂浸透的纱布敷贴。

【预防与调摄】

婴幼儿应避免与有化脓性皮肤病的人员接触，注意清洁卫生；衣服及尿布等要保持清洁、柔软、干燥。一旦发现婴儿患有此病，应立即严格隔离。需要采取严格的感染控制措施，包括患者隔离、隔离护理及洗手。筛查程序可鉴别患者接触者中的金黄色葡萄球菌携带者，包括卫生保健人员。携带者需外用消毒剂如氯己定，而鼻部携带者通过局部使用抗菌药物根除。

【临床研究进展】

有文献指出喜炎平注射液联合苯唑西林钠治疗葡萄球菌烫伤样皮肤综合征可有效改善患儿的临床症状、减轻患儿的感染程度，安全性较好，有着良好临床应用价值。患儿在传统抗生素应用的同时配合康复新液临床效果更优，有利于改善其症状表现，达到预期疗效。五味消毒饮内服治疗葡萄球菌烫伤样皮肤综合征效果显著，联合西医治疗，可更好控制患儿的病情，缩短治疗时间，对患儿预后的恢复具有重要的作用。临床采用头孢替安联合免疫球蛋白治疗，可以提高治疗有效率，减短患儿的症状缓解时间，促进患儿的恢复。

【参考文献】

[1] 张雷，王凤圈. 喜炎平注射液联合苯唑西林钠治疗葡萄球菌烫伤样皮肤综合征的临床研究 [J]. 现代药物与临床，2018, 33(09): 2386-2389.

[2] 邱茜. 康复新液治疗新生儿葡萄球菌性烫伤样皮肤综合征疗效观察 [J]. 皮肤病与性病，2018, 40(02): 258-259.

[3] 苏俊颖. 五味消毒饮内服治疗葡萄球菌烫伤样皮肤综合征 [J]. 现代诊断与治疗，2017, 28(06): 1016-1018.

[4] 方爱兰，叶冬桂. 头孢替安联合免疫球蛋白治疗金黄色葡萄球菌烫伤样皮肤综合征疗效观察 [J]. 中国高等医学教育，2016(04): 134-135.

（龚丽萍）

第三节　细菌性毛囊炎

细菌性毛囊炎（bacterial folliculitis）是局限于毛囊口的细菌感染性皮肤病。以毛囊性炎性丘疹、脓疱、周围红晕，易破溃，破溃后结痂，痂脱而愈为临床特点。好发于头皮部、颈项部、臀部及外阴。中医属"疖""发际疮"范畴。

【病因及发病机制】

中医学认为本病多因夏秋季节，气候炎热，暑热浸淫；或因饮食膏粱厚味、煎炸辛辣之品，致使胃肠积热，湿热或热毒之邪蕴阻肌肤而发；或因身体虚弱，皮毛不固，肌肤不节，毒邪侵入，常反复发作，缠绵难愈。

现代医学认为本病病原菌多为金黄色葡萄球菌感染引起，偶可为表皮葡萄球菌、链球菌、假单胞菌属、大肠埃希菌等单独或混合感染。高温、多汗、搔抓、卫生习惯不良、全身性慢性疾病、器官移植术后、长期使用糖皮质激素等为本病常见的诱发因素。

【临床表现】

本病好发于头皮部、颈项部、臀部及外阴。皮损初起为粟粒大小的红色毛囊性丘疹（各图2-3-1），中心有一毛发贯穿，数天内中央出现脓疱，周围有红晕，脓疱干涸或破溃后形成黄痂，痂皮脱落后一般不留瘢痕。数目不等，可单发，亦可多发，或密集成片，但互不融合。自觉疼痛或微痒。

若反复发作，病程迁延者，称慢性毛囊炎。发生于头皮且愈后留有脱发和瘢痕者称为秃发性毛囊炎。如发生于颈项部毛囊炎症后，形成瘢痕疙瘩者，称颈项部瘢痕疙瘩性毛囊炎。

【组织病理】

主要为化脓性毛囊炎及毛囊周围炎，毛囊及其周围正常组织破坏，形成脓肿，含有病原菌、大量脓细胞、嗜中性粒细胞及少数淋巴细胞。

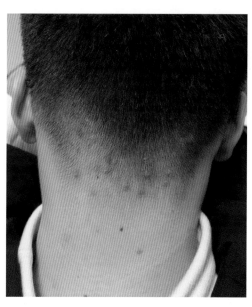

各图2-3-1　细菌性毛囊炎

【诊断与鉴别诊断】

1. 诊断

（1）皮损好发于头皮部、颈项部、臀部及外阴。

（2）皮损为炎性毛囊性丘疹、脓疱，中心有一毛发贯穿。单发、多发或密集成片，但互不融合。

（3）自觉疼痛或瘙痒。

2. 鉴别诊断　本病可与下列疾病进行鉴别：

（1）疖：炎症浸润较深而大，侵犯毛囊皮脂腺及毛囊周围，损害处红肿热痛明显。

（2）脓痱：常与红痱伴存，为密集的丘疹顶端有针尖大小的脓疱，中央无毛发贯穿，细菌培养阴性。

（3）痤疮：好发于颜面部、前胸、肩部和背部，可见散在性黑头粉刺、白头粉刺、丘疹、脓疱、结节及脓肿等皮疹，对称分布，累及毛囊皮脂腺。

【治疗】

（一）中医治疗

1. 分型论治

（1）热毒蕴结证：

主症：多为气实火盛体质患者，轻者单发，重者可泛发，可伴口干、口渴、喜饮冷、大便干结、小便黄赤。舌红，苔黄，脉数。

治法：清热解毒。

方药：五味消毒饮或黄连解毒汤加减。

（2）暑湿浸淫证：

主症：好发于夏季暑热季节，可伴有发热、口渴、溲赤、便秘。舌质红，苔黄腻，脉滑数。

治法：祛暑清热，兼以化湿。

方药：清暑汤加减。热盛者，加黄连、黄芩、栀子。

（3）正虚毒恋证：

主症：常常此愈彼起，不断发生，缠绵日久，常见于体质虚弱者及其他慢性病患者，口渴唇燥。舌红，苔薄，脉细数。

治法：补气扶正，托毒祛邪。

方药：托里消毒散加减。

2. 内服中成药

（1）三黄片：清热解毒，泻火通便。适用于热毒蕴结证或脾胃湿热证。

（2）凉血解毒颗粒：清热除湿，凉血解毒，化瘀散结。适用于脾胃湿热证。

3. 外治　初起小者用三黄洗剂外搽或外涂金黄膏，大者用金黄散以金银花或野菊花汁调成糊状外敷。脓成挑开排脓。

（二）西医治疗

1. 局部治疗　以抗菌、消炎为原则。初起未化脓者，可外涂莫匹罗星软膏、夫西地酸软膏，或外敷 20%～30% 鱼石脂软膏，脓成者可挑开排出脓液。

2. 系统治疗　酌情选用敏感的抗生素，如青霉素、红霉素、头孢菌素类等，亦可根据药敏试验选用抗生素。对于反复发作的毛囊炎，可注射丙种球蛋白，或多价葡萄球菌菌苗，也可选用免疫调节剂，如胸腺肽、转移因子等，有糖尿病者应同时予以治疗，并积极治疗慢性瘙痒性皮肤病或全身慢性疾病。

（三）中西医结合治疗思路

本病单独中医治疗或西医治疗均能取得较好的效果。本病的治疗可以中医辨证内服中药治疗为主，配合局部使用抗生素，对于反复发作缠绵难愈的病例或使用抗生素治疗效果不理想者，是一种疗效较好的治疗方法。

【临床研究进展】

潘晓雯等报道一例以复发性毛囊炎为首发症状的 HIV 感染者。

【医家经验与争鸣】

马宏民等认为本病主要为湿热内蕴，化为火毒所致，故治疗以清火解毒，理湿清热，予以中药内服外洗取得较好疗效。内服方组成有：黄芩、黄连、马尾连、黑山栀、牡丹皮、赤芍、川厚朴、金银花、连翘、重楼、甘草。外洗方组成有：苍耳子、苦参、黄柏、紫草、王不留行、明矾。

杜桂莹认为头部毛囊炎中医主要分为阳证、阴证、半阴半阳证。阳证以清热解毒、透脓敛疮为法，组方：金银花、连翘、蒲公英、紫花地丁、半边莲、半枝莲、蜂房、当归、丹参、皂角刺、白芷、夏枯草、白花蛇舌草、全瓜蒌、桔梗、炒麦芽、炒谷芽。半阴半阳治以清热解毒、补益气血、托毒外出为法。组方：金银花、防风、白芷、当归、赤芍、浙贝母、皂角刺、黄芪、半边莲、半枝莲、蜂房、全瓜蒌、炒麦芽、炒谷芽。阴证治以扶正祛邪、托毒溃脓为法。组方：黄芪、当归、丹参、夏枯草、生牡蛎、浙贝母、玄参、半边莲、半枝莲、蜂房、全瓜蒌、桔梗、炒麦芽、炒谷芽。

【预防与调摄】

1. 搞好个人卫生，保持皮肤干燥清洁。

2. 积极治疗糖尿病、尿毒症、皮肤瘙痒等疾病，体质虚弱者应加强体育锻炼，以增强体质。

3. 忌食辛辣刺激、鱼腥发物及甜腻食品，戒烟酒。

4. 鼻翼旁及上唇部毛囊炎不宜自行挤压、早期切开、针挑等。

【参考文献】

[1] 潘晓雯，钱兴才. 以复发性毛囊炎为首发症状的 HIV 感染一例 [J]. 中国麻风皮肤病杂志，2012, 28(1): 61.

[2] 马宏民，付晓，郭红艳. 中草药口服和外洗在治疗慢性毛囊炎中的疗效观察 [J]. 中国疗养医学，2015, 24(3): 273-274.

[3] 杜桂莹. 头部毛囊炎的中医诊疗思路 [J]. 光明中医，2018, 33(3): 426-427.

（龚丽萍）

第四节　须　疮

须疮（sycosis）是发生于男子胡须部的亚急性或慢性化脓性毛囊炎。毛囊性丘疹或脓疱，中心有胡须贯穿，病程慢性，反复发作为其临床特征。多发于 20～40 岁男性。《医宗金鉴》称本病为"燕窝疮"，俗称"羊胡子疮"。

【病因及发病机制】

中医学认为本病多因饮食不节，恣食辛辣炙煿，肥甘厚腻之品，致使脾胃蕴热，湿热内生，发为本病。《医宗金鉴·外科心法要诀》曰："初生小者如粟，大者如豆，色红热痒微痛，破津黄水，形类黄水疮，浸淫成片，但疙瘩如攒，由脾胃湿热而成。"

现代医学认为其病原菌为葡萄球菌，且常与鼻腔内所分离出的菌型相同。多数患者有皮脂溢出，室内工作者较户外工作者多，疲劳及精神紧张可为复发因素。

【临床表现】

本病多发于 20～40 岁男性。初起为一水肿性红斑、毛囊性丘疹或脓疱，中心有胡须贯穿，脓疱破溃后，干燥结痂，经 2～3 周痂壳脱落而愈，但不断有新发皮疹，呈慢性经过。皮疹多孤立散在，但亦可簇集成浸润斑块，其上有散在性脓疱。多发生于上唇部靠近鼻部的胡须，严重患者可有睑缘炎及结膜炎。有时眉毛、腋毛、阴毛亦可受累。自觉灼热、疼痛或痒感。

【组织病理】

主要为化脓性毛囊炎及毛囊周围炎。被侵犯的毛囊壁有中性粒细胞浸润，其周围为慢性肉芽肿改变，有淋巴细胞、浆细胞、组织细胞及异物巨细胞的浸润，皮脂腺或全部毛囊可以破坏而代之以瘢痕组织。

【诊断与鉴别诊断】

1. 诊断

（1）多见于成年男性。

（2）皮损发生在口唇周围。

（3）皮损为脓疱或炎性毛囊性丘疹、脓疱，中央有胡须贯穿。

（4）自觉有瘙痒、烧灼或疼痛感。

（5）反复发作，缠绵难愈。

2. 鉴别诊断　本病可与下列疾病进行鉴别：

（1）须癣：常发生于下颏及颊部，为簇集性脓疱 / 水肿及浸润，炎症明显，局部取材镜检可找到真菌。

（2）寻常狼疮：有狼疮结节及溃疡，必要时做病理切片检查。

（3）须部假性毛囊炎：为剃须时将毛的尖端穿透入毛囊壁内或卷曲于皮内所引起胡须部异物炎症反应，多见于颈部两侧或下颌弓处，停止剃须 4～6 周后自行消退。

【治疗】

（一）中医治疗

1. 分型论治

（1）热毒蕴结证：

主症：红肿结块，疼痛明显，脓液黄稠；可伴口干、口渴，喜饮冷，大便干结，小便黄赤。舌红，苔黄，脉数。

治法：清热解毒消肿。

方药：五味消毒饮加减。

（2）脾胃湿热证：

主症：红肿结块，痛痒相兼，破溃后脓水淋漓，反复发作，缠绵难愈；口干不渴，大便黏滞不爽，小便黄。舌红，苔黄腻，脉滑数。

治法：清热利湿，解毒消肿。

方药：芩连平胃汤加减。

2. 内服中成药

（1）三黄片：清热解毒，泻火通便。适用于热毒蕴结证或脾胃湿热证。

（2）凉血解毒颗粒：清热除湿，凉血解毒，化瘀散结。适用于脾胃湿热证。

3. 外治

（1）初起红肿明显者，可外涂金黄膏、玉露膏或三黄洗剂。

（2）脓成则切开排脓，用五五丹药线引流。

（二）西医治疗

1. 应对牙、扁桃体及鼻窦感染灶进行治疗，纠正贫血。

2. 用镊子拔除病须。

3. 局部外用夫西地酸乳膏、莫匹罗星软膏等抗生素。

4. 必要时可系统使用敏感抗生素治疗。

（三）中西医结合治疗思路

本病轻症者可仅以中医辨证治疗；病情较重，反复发作者可在中医辨证治疗的同时配合局部或系统使用敏感抗生素治疗，提高疗效，减少复发。

【临床研究进展】

有文献研究 21 例男性须疮患者，5 例脓疱脓液中培养出金黄色葡萄球菌，9 例挤压出鼻翼皮脂及脓疱中的脓液图片找到蠕形螨。

【医家经验与争鸣】

王周法认为须疮多由湿热火毒侵袭，气血阻滞所致，治宜清热解毒，活血消肿，外用杉芽二黄膏外敷。组成：鲜杉树嫩芽、大黄、黄连。

【预防与调摄】

1. 生活规律，加强锻炼，增强体质，积极治疗牙、扁桃体及鼻窦感染。

2. 避免饮酒及食用辛辣刺激食物。

【参考文献】

[1] 包佐义. 中西医结合治疗寻常型须疮 21 例 [J]. 甘肃中医学院学报，2009(13): 12.

[2] 王周法. 杉芽二黄膏外敷治须疮 37 例 [J]. 中医外治杂志，2004(14): 52.

（龚丽萍）

第五节　疖

疖（furuncle）是发生在皮肤浅表形小而根浅的急性化脓性疾病。以毛囊为中心的结块，中央变软，顶部或出现或不出现黄白色点状脓栓，出脓即愈为临床特征。男女老少皆可患病。本病好发于头面部、颈部、臀部。《诸病源候论》："肿结长一寸至二寸，名之为疖。"

【病因及发病机制】

中医学认为本病常因内郁湿火，外感风邪，两相搏结，蕴阻肌肤所致；或夏秋季节感暑毒而生；或因天气闷热，汗出不畅，暑湿蕴蒸肌肤，引起痱子，复经搔抓，破伤染毒而成。亦有饮食膏粱厚味，煎燥辛辣之品，致肠胃积热；或患消渴、肾病致阴虚内热，染毒而发。

现代医学认为多为凝固性金葡菌感染引起，也可为表皮葡萄球菌、链球菌、假单胞菌属、大肠埃希菌等单独或混合感染引起的单个毛囊及其所属的皮脂腺或汗腺的急性化脓性炎症，常会累及到皮下组织。患者多存在免疫力低下、长期饮酒、中性粒细胞功能障碍等。

【临床表现】

皮损初起多为毛囊性炎性丘疹，基底浸润明显，后期炎症向周围扩展，形成质硬结节，有压痛。数天后中央变软，有波动感，顶部或出现或不出现黄白色点状脓栓（各图 2-5-1），脓栓脱落后有脓血和坏死组织排出，随后炎症逐渐消退而愈合。患者常有发热、头痛不适等全身症状，附近淋巴结肿大。发生于颜面部，尤其鼻孔及上唇者，因面部有丰富的淋巴管及血管网且与颅内血管相通，故易引起海绵窦血栓性静脉炎、败血症，甚至脑脓肿等。一般为单发，也可为多发，如果数目较多，此起彼伏，反复发生，经久不愈，称为疖病。如果发生在头发部，多个隆起脓肿，呈淡紫红色，表面毛发脱落，脓肿溃破后形成瘘孔，且相互沟通。慢性经过，亦表现为此起彼伏，或形成瘢痕，病程迁延数年至数十年。

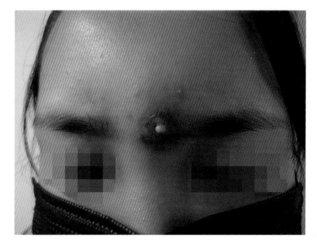

各图 2-5-1　疖

【实验室检查】

白细胞总数和中性率细胞比例升高。C 反应蛋白常升高。脓液培养可见金黄色葡萄球菌生长。

【组织病理】

早期表现毛囊炎或毛囊周围炎，毛囊周围有密集的中性粒细胞和少数淋巴细胞浸润，以后形成脓肿，毛囊及皮脂腺均被破坏。

【诊断与鉴别诊断】

1. 诊断

（1）好发于头面部、颈部、臀部。

（2）皮疹先为毛囊性炎性丘疹，变成红色质硬结节，逐渐中央变软，顶部出现黄白色脓栓，灼热感、疼痛。

2. 鉴别诊断　本病可与下列疾病进行鉴别：

（1）痈：常为单发，初起无头，局部顶高色赤，表皮紧张光亮，肿势范围较大，6.0～9.0 cm，全身症状明显。

（2）颜面疔疮：初起有粟粒状脓头，根脚较深，状如钉丁，肿势散漫，肿胀范围明显大于疖，出脓时间较晚且有脓栓，大多数患者初起即有明显的全身症状。

（3）囊肿型痤疮：好发于面颊和背部，初起为坚实丘疹，挤之有豆渣样物质，反复挤压形成大小不等结节，常继发化脓感染，破溃流脓，形成窦道及瘢痕，病程较长，30 岁以后发病较少。

【治疗】

（一）中医治疗

1. 分型论治

（1）热毒蕴结证：

主症：好发于项后发际、背部、臀部。轻者疖肿只有一两个，多则可散发全身，或簇集一处，或此愈彼起；伴发热、口渴、溲赤、便秘。舌红绛苔黄，脉数。

治法：清热解毒。

方药：五味消毒饮合黄连解毒汤加减。热毒盛者，加黄连、栀子泻火解毒；大便秘结者，加生大黄，通腑泻热；疖肿难化，加僵蚕、浙贝母化痰散结。

（2）暑热浸淫证：

主症：好发于夏秋季节，以小儿及产妇多见。局部皮肤红肿结块，灼热疼痛，根脚浅，范围局限；可伴发热、口渴、便秘、溲赤。舌红苔薄腻，脉滑数。

治法：清暑化湿解毒。

方药：清暑汤加减。疖在头面部者，加野菊花、防风祛风清热；疖在身体下部，加黄柏、苍术清热燥湿；热毒内盛者加黄连、黄柏、山栀泻火解毒；大便秘结者，加生大黄、枳实通腑泻热。

（3）体虚毒恋，阴虚内热证：

主症：疖肿常此愈彼起，不断发生。或散发全身各处，或固定一处，疖肿较大，易转变成有头疽；常伴口干唇燥。舌质红，苔薄，脉细数。

治法：养阴清热解毒。

方药：仙方活命饮合增液汤加减。口唇干燥者，加芦根清热生津。

（4）体虚毒恋，脾胃虚弱者：

主症：疖肿泛发于全身各处，成脓、收口时间均较长，脓水稀薄；常伴面色萎黄，神疲乏力，纳少便溏。舌质淡或边有齿痕，苔薄，脉濡。

治法：健脾和胃，清化湿热。

方药：五神汤和参苓白术汤加减。

2. 内服中成药

（1）清解片：解热镇痛，抗菌消炎。适用于热毒蕴结证。

（2）六神丸：清凉解毒，消炎止痛。适用于暑热浸淫证。

3. 外治

（1）初起小者用千捶膏盖贴或三黄洗剂外搽；大者用金黄膏或玉露膏，以金银花露或菊花露调成糊状敷于患处，或紫金锭水调外敷；也可用鲜野菊花叶、蒲公英、芙蓉叶、龙葵、败酱草、丝瓜叶取其一种，洗净捣烂敷于患处，每天 1～2 次，或水煎每天外洗 2 次。

（2）脓成宜切开排脓，九一丹、太乙膏盖贴；深者可用药线引流。脓尽用生肌膏、白玉膏收口。

（3）头部脓肿性穿掘性毛囊周围炎，宜做十字形切口，若有死骨，待死骨松动后用镊子钳出。可配合垫棉法，使皮肉粘连而愈合。

（二）西医治疗

1. 局部治疗　早期疖未化脓者可外用 20% 鱼石脂软膏、3% 碘酊，也可外用莫匹罗星软膏、夫西地酸乳膏。

2. 系统治疗　可选用耐青霉素类、头孢类、大环内酯类或喹诺酮类等抗生素，也可根据药敏试验选择抗生素。疖病患者应积极寻找基础疾病或诱因，应给予相对应治疗。

3. 物理治疗　早期可用超短波、远红外线或紫外线理疗。

4. 手术治疗　晚期已化脓破溃的疖应及时切开引流，切忌早期切开和挤捏，尤其发生在鼻孔及上唇"危险三角区"者。

（三）中西医结合治疗思路

本病西医治疗以抗生素外用治疗为主，较严重者需系统治疗。中医治疗以清热解毒为主，发于夏秋季治予清暑化湿；疖病多虚实夹杂，治疗以扶正祛邪与清热解毒并施，或兼养阴或健脾；伴消渴病等慢性病者，应积极治疗相关疾病。中西医结合治疗可以缩短疗程，提高疗效，防止复发。

【预防与调摄】

1. 注意个人卫生，勤洗澡，勤理发，勤修指甲，勤换衣服。

2. 少食辛辣炙煿助火之物及肥甘厚腻之品，患疖时忌食鱼腥发物，保持大便通畅。

3. 患消渴病应及时治疗。体虚者应积极锻炼身体，增强体质。

【临床研究进展】

本病致病菌常为金黄色葡萄球菌、表皮葡萄球菌引起。尽管头部脓肿性穿掘性毛囊周围炎皮损中可以培养出以上细菌，但细菌感染并非是本病的主要发病因素，现已被证实本病发病是 γ 分泌酶亚基基因突变所致，该分泌酶共有 4 个亚基，其中 NCT 基因、PEN2 基因和 PS-1 基因这 3 个已确定为毛囊闭锁三联征的致病基因。

【医家经验与争鸣】

龚去非指出疖肿虽为外症，但并不提倡外治法，而主张内清外透。认为本病因湿郁毒火自内外发，若只在局部外用无法去除体内毒火，必须清泻体内之火毒才能防治其再发，故首选紫花地丁、蒲公英清热解毒、散结消肿，黄芩、连翘以达内清外透；又因多发性疖肿常见于青壮年，且久延不愈，以致毒火伤阴，使热更张，故常配墨旱莲、大蓟、槐米、玄参、生地黄、麦冬之属以养阴凉血，佐以姜黄消散痈肿。

【参考文献】

[1] 赵辨. 中国临床皮肤病学 [M].2 版. 南京：江苏凤凰科学技术出版社，2017.
[2] 谭工. 龚去非治疗多发性疖肿经验 [J]. 中国中医基础医学杂志，2013, 19(6): 666-667.

（邱桂荣）

第六节　痈

痈（carbuncle）是指多个相邻毛囊及毛囊周围炎症相互融合而形成的皮肤深部感染。以境界不清的弥漫性炎性硬块，迅速扩大化脓，表面出现多个脓头，脓头脱落后呈蜂窝状为临床特征。好发于颈、背、臀、大腿等处，多见于中老年人及消渴病患者，并容易发生内陷。本病中医称为"有头疽"。《外科理例·疮名有三》云："疽者，初生白粒如粟米，便觉痒痛，触着其痛应心，此疽始之发兆。"

【病因及发病机制】

中医学认为本病由外感风温、湿热，内有脏腑蕴毒，内外邪毒互相搏结，凝聚肌肤，以致营卫不和，气血凝滞，经络阻隔而成。素体虚弱时更易发生，如消渴病患者常易合并此病。若阴虚之体，水亏火炽，则热毒蕴结更甚；若气血虚弱之体，正虚毒滞难化，不能透毒外出，均可使病情加剧，甚至内陷。

现代医学认为多为凝固性金葡菌感染引起，也可为表皮葡萄球菌、链球菌、假单胞菌属、大肠埃希菌等单独或混合感染导致多个相邻毛囊及毛囊周围炎症相互融合而形成的皮肤深部感染。患者多存在免疫力低下、长期饮酒、中性粒细胞功能障碍等。

【临床表现】

皮损初起为弥漫性炎性硬块，表面紧张发亮，界限不清，伴有痒痛不适，迅速向四周及皮肤深部蔓延，继而化脓、中心软化坏死，表面出现多个脓头即脓栓（各图 2-6-1），脓栓脱落后留下多个带有脓性基底的深在性溃疡，外观如蜂窝状。可伴局部淋巴结肿大和全身中毒症状，亦可并发败血症。

【实验室检查】

血常规提示白细胞总数及中性粒细胞比例明显升高。C反应蛋白升高。脓液培养可见金黄色葡萄球菌生长。糖尿病患者常由血糖水平升高。

【组织病理】

多个相邻毛囊、毛囊周围组织及皮下组织密集的中性粒细胞浸润，可见组织坏死和脓肿形成。

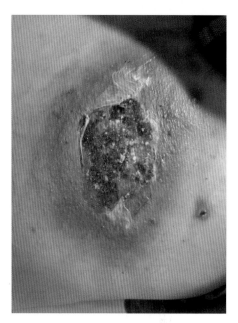

各图 2-6-1　痈

【诊断与鉴别诊断】

1. 蜂窝织炎　为境界不清的深在性浸润性红斑，局部有明显的凹陷性水肿，中央红肿最显著，愈向边缘则炎症逐渐减轻，可化脓破溃。

2. 皮脂腺囊肿并感染　先有蓝色或肤色结块，中心常见粗大黑色毛孔，可挤出粉刺样臭味皮脂，感染成脓，脓液夹有脂渣样物质。

【治疗】

（一）中医治疗

1. 分型论治

（1）火毒凝结证：

主症：多见于壮年正实邪盛者。局部红肿高突，灼热疼痛，根脚收束，迅速化脓脱腐，脓出黄稠；伴发热、口渴、尿赤。舌红绛苔黄，脉数有力。

治法：清热泻火，和营托毒。

方药：黄连解毒汤合仙方活命饮加减。恶寒发热者加荆芥、防风祛风解表，透热外达；便秘者，加生大黄、枳实通腑泄热；溲赤者，加萆薢、车前子利尿通淋。

（2）湿热壅滞证：

主症：局部症状与火毒凝结相同；伴全身壮热，朝轻暮重，胸闷呕恶。舌红苔白腻或黄腻，脉濡数。

治法：清热利湿，和营托毒。

方药：仙方活命饮加减。胸闷呕恶者，加藿香、佩兰、厚朴祛湿化浊，和中止呕。

（3）阴虚火炽证：

主症：多见于消渴病患者。肿势平塌，根脚散漫，皮色紫滞，脓腐难化，脓液稀少或带血水，疼痛明显；伴发热烦躁，口干唇燥，饮食少，大便燥结，小便短赤。舌质红，苔黄燥，脉细弦数。

治法：滋阴生津，清热托毒。

方药：竹叶黄芪汤加减。

（4）气虚毒滞证：

主症：多见于年迈体虚、气血不足者。肿势平塌，根脚散漫，皮色灰暗不泽，化脓迟缓，腐肉难脱，脓液稀少，色带灰绿，闷肿胀痛，容易形成空腔；伴高热，或身热不扬，小便频数，口渴喜热饮，精神萎靡，面色少华。舌质淡红，苔白或微黄，脉数无力。

治法：扶正托毒。

方药：八珍汤合仙方活命饮加减。

2. 内服中成药

（1）三黄片：清热解毒，泻火通便。适用于火毒蕴结证。

（2）六神丸：清凉解毒，消炎止痛。适用于湿热壅滞证。

3. 外治法

（1）初起未溃：患部红肿，尚未溃破，属火毒凝结证或湿热壅滞证，用金黄膏或千捶膏外敷；阴虚火炽证或气虚毒滞证用冲和膏外敷。

（2）酿脓期以八二丹掺疮口；如脓水稀薄而带灰绿色者，改用七三丹，外敷金黄膏。待脓腐大部脱落，疮面渐洁，改掺九一丹，外敷红油膏。

（3）若脓腐阻塞疮口，脓液蓄积，引流不畅者，可用五五丹药线或八二丹药线多枚插入疮口，蚀脓引流；或用棉球蘸五五丹或八二丹，松松填于脓腔以祛腐。若疮肿有明显波动感，可采用手术扩疮排脓，做十字形或双十字形切开，以便脓泻畅达。如大块坏死组织难脱，可分次切除，以不出血为度。切开时应注意尽量保留皮肤，以减少愈合后瘢痕形成。

（4）收口期疮面脓腐已净，新肉渐生，以生肌散掺疮口，外敷白玉膏。若创面有空腔，皮肤与新肉一时不能黏合者，可用垫棉法加压包扎。

（二）西医治疗

1. 局部治疗　20%鱼石脂软膏患部外敷，每天1次。

2. 系统治疗　可选用耐酶青霉素类、头孢类、大环内酯类或喹诺酮类抗生素，也可根据药敏试验选择抗生素。并积极治疗基础疾病或诱因，并予以相应治疗。

3. 物理治疗　超短波、远红外线和紫外线理疗。

4. 手术治疗　晚期已经化脓应及时切开引流，脓未成熟不可切开。

（三）中西医结合治疗思路

本病西医治疗以抗生素和清创手术治疗为主，常配合基础疾病的治疗，往往忽视对患者全身状况的调整及调动患者机体本身的抗病能力。如果采用中西医结合治疗，针对不同时期对症用药能更好地掌握病情，可以缩短病程、提高生活质量和治愈率。疾病初期，配合中医清热泻火，和营托毒剂口服；合并消渴病见阴虚火炽者，配合中药滋阴生津、清热托毒；脓溃后疮面较大愈合缓慢，配合扶正托毒等治疗。

【预防与调摄】

1. 注意个人卫生。患病后经常保持创周清洁，可用2%~10%黄柏溶液或生理盐水洗涤，以免脓水浸淫。

2. 切忌挤压，患在项部可用四头带包扎；若患在背部者，睡时宜侧卧；患在上肢时宜用三角巾悬吊；患在下肢者宜抬高患肢，减少活动。

3. 初起饮食宜清淡，忌食辛辣、鱼腥等发物；伴消渴者予以消渴患者饮食；高热时应卧床休息，并多饮温开水。

【临床研究进展】

近年来，随着糖尿病患病率的不断升高，糖尿病并发的痈病患者也在增加，但随着抗生素耐药菌株的增多和副作用增加，中药治疗感染性疾病备受重视，在使用西药常规治疗的基础下，可以在痈病的初起使用仙方活命饮清热解毒活血，益气扶正，活血化瘀；中期使用透脓散托里透脓，清热解毒，化瘀祛痰；后期使用八珍汤加四妙勇安汤加减益气养血生肌，清解余毒。中西医联合治疗疗效显著。

【医家经验与争鸣】

阙华发、唐汉钧认为消渴者，素有阴虚之体，水亏火炽，火毒蕴结炽盛，热灼营血，瘀血阻滞，则成痈疽，久则耗伤正气，正虚举托无力，不能化腐成脓，托毒外泄，其病绵延难愈；加之消渴之人，多喜膏粱厚味，而致湿浊内生，湿热互结，复因感受外邪或挤压等，以致内外毒邪凝聚肌肤，气血运行不畅，经络阻滞，肌肤失养，瘀久化火蕴毒而成痈疽。正气内虚，不能托毒外泄，邪毒内侵，湿热火毒炽盛，气血瘀滞为基本病机，当属本虚标实之证。其中正气内虚为本，气血瘀滞、湿热火毒炽盛为标，因而治以扶正、托毒、清热、活血。

【参考文献】

[1] 黄宣东，谢晓兰. 中药联合常规西医治疗消渴并有头疽的疗效观察 [J]. 中医临床研究，2018，10(23)：63-65.

[2] 阙华发，唐汉钧，邢捷，等. 扶正托毒清热活血法治疗糖尿病合并有头疽 62 例 [J]. 中西医结合学报，2008，6(10)：1065-1067.

（邱桂荣）

第七节　化脓性甲沟炎

化脓性甲沟炎（pyogenic paronychia）是指甲周围皮肤皱襞的一种化脓性炎症。指甲一侧边缘红肿、化脓、疼痛、压痛，严重者可转化成甲周围炎或甲下脓肿，表现以甲下黄色脓液积聚、甲板分离为临床特征。《医宗金鉴》称本病为"蛇眼疔"。

【病因及发病机制】

中医学认为内有脏腑火毒炽盛，外因甲部外伤染毒，如针尖、竹、木、鱼骨等刺伤或修甲时刺破皮肤等；火热之毒蕴蒸肌肤，以致气血凝滞，火毒结聚，热胜肉腐而成。《医宗金鉴·外科心法要诀》："蛇眼疔生于指甲两旁，形如豆粒色紫，半含半露，硬似铁钉。"

现代医学认为急性甲沟炎多由葡萄球菌感染所致，且多继发于局部外伤之后，亦可无明显外伤。慢性甲沟炎多由于经常受潮湿浸渍，如厨师、鱼贩、洗衣致使皱襞浸软，是指易于与甲廓分离，而遭到化脓性细菌、铜绿假单胞菌、念珠菌及普通变性杆菌等的感染。

【临床表现】

1. 急性甲沟炎　初起甲沟轻度红肿、疼痛及压痛，有的可自行消退；有的甲旁化脓肿胀，且可演变为甲周围炎或甲下脓肿，疼痛加剧，甲下可见黄色脓液积聚，甲与基底部分离。

2. 慢性甲沟炎　病程慢性，拖延旬日，甲沟有轻度红肿、疼痛、甲小皮剥脱，少量脓液由甲沟流出，甲的边缘和甲沟变黑，且可逐渐产生结节状或蕈状突起的炎症肉芽组织，不时分泌出脓液，易擦伤出血，部分甲受损，甲变性缩小，甲上有纵脊或横沟，甲下有脓液潜行，严重时，甲完全松动，脱落。（各图 2-7-1）

【实验室检查】

血常规提示白细胞总数和中性粒细胞比例升高。

【组织病理】

甲沟炎患者甲沟处出现甲床向甲襞上皮移行中断、断裂，炎性肉芽过度充填及局灶性瘢痕形成，甲襞上皮呈假上皮瘤样增生等病理表现。

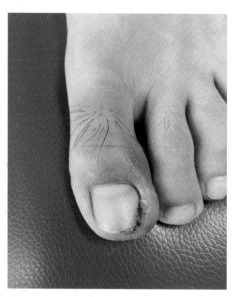

各图 2-7-1　化脓性甲沟炎
（第四军医大学西京皮肤医院　肖月园　供图）

【诊断与鉴别诊断】

1. 诊断

（1）局部先有外伤史。

（2）甲旁红肿、疼痛及压痛，或可见脓疱、脓肿，严重者可见甲周围炎或甲下脓肿。

2. 鉴别诊断　本病可与下列疾病进行鉴别：

（1）嵌甲：趾甲的边缘嵌入甲皱襞，甲皱襞处红肿疼痛，甚至化脓。久之可致局部肉芽肿形成，以大趾最常见。

（2）甲周疣：为生长于甲缘的寻常疣，可使指、趾甲甲床破坏，指甲变形，一般无自觉症状，体积较大者可有压痛。

【治疗】

（一）中医治疗

1. 分型论治

（1）火毒蕴结证：

主症：初起甲旁焮红赤肿，灼热疼痛，伴发热、大便干、小便黄。舌质红，舌苔薄黄，脉滑数。

治法：清热解毒。

方药：五味消毒饮加减。

（2）热毒炽盛证：

主症：甲下或甲旁积脓，疼痛剧烈，呈胀痛、跳痛，痛不可触，伴发热、口渴、汗出、大便秘结、小便短赤。舌质红，舌苔黄，脉洪数。

治法：清热解毒，透脓托毒。

方药：五味消毒饮合透脓散加减。

（3）湿热下注证：

主症：甲旁红肿热痛，脓水淋漓，伴发热、纳呆、胸闷呕恶。舌质红，舌苔黄腻，脉滑数。

治法：清热解毒利湿。

方药：五神汤合萆薢渗湿汤加减。

2. 内服中成药

（1）三黄片：清热解毒，泻火通便。适用于火毒蕴结证。

（2）龙胆泻肝丸：清肝胆，利湿热。适用于湿热下注证。

3. 外治

（1）外敷法：红肿初起者可予金黄散清茶或醋调敷，每天2次；或玉露膏外用，每天2次。

（2）脓肿已成，不能自破者，可选火针烫烙病变部位；或咬头膏取绿豆大1粒，放于患处，用膏药掩之，溃即揭下，以排脓外出。

（3）脓肿已溃，疮面不收者，可予生肌玉红膏等外用。

（4）刺血法：常规消毒后，小号三棱针红肿部点刺，挤出数滴血液。

（5）火针：脓成未溃者，常规消毒后，烧红的火针或毫针点刺引流出脓液。

（二）西医治疗

1. 局部治疗　外用抗生素软膏如莫匹罗星软膏、夫西地酸乳膏等，每天2次。也可外敷15%~20%硫黄鱼石脂软膏，每天2次。

2. 系统治疗　轻者可不系统治疗，严重者，可使用青霉素类、头孢类、大环内酯类等抗生素，或根据药敏选择抗生素。

3. 手术治疗　晚期已化脓积聚时，可沿着甲沟做一纵行切口引流。慢性甲沟炎形成过多肉芽组织时，则需切除甲缘过多肉芽组织，避免损伤甲床。

（三）中西医结合治疗思路

本病治疗西医以抗生素治疗为主，如果采用中西医结合治疗常常可提高疗效，缩短病程。疾病初期，配合中医清热解毒剂口服；或配合清热解毒剂中药外洗及刺血法、火针等中医特色疗法可以加速疾病消退、愈合，预防复发，发挥中西医结合治疗优势。

【预防与调摄】

1. 养成良好的卫生习惯，不要随意拔除倒刺，一旦出现倒刺要用剪刀剪，切忌硬性拔除。
2. 修剪指甲时不可过短，避免甲床受到损伤，而引发感染。
3. 避免穿不合脚的鞋子，防止鞋子过紧而引发或加重病情。
4. 合并真菌感染者需加用抗真菌药内服或外用。
5. 忌食辛辣、肥甘油腻。

【医家经验与争鸣】

赵炳南、张志礼认为甲沟炎是由于脏腑蕴热，外感毒邪，导致营卫气血阻滞经络，治宜清热泻火、凉血解毒，方用解毒清热汤加减，方中有大青叶、蒲公英、野菊花、黄芩、生甘草、赤芍、白茅根、丝瓜络等。

【参考文献】

赵炳南，张志礼. 简明中医皮肤性病学 [M]. 北京：中国中医药出版社，2014.

（邱桂荣）

第八节　丹　毒

丹毒（erysipelas），又称为急性淋巴管炎，系由溶血性链球菌感染引起的皮肤及皮下组织内淋巴管及其周围组织的急性炎症。起病突然，畏寒发热，局部皮肤出现境界明显的鲜红色水肿性斑片，一般不化脓为其临床特征。中医称为"丹毒""流火""抱头火丹"。

【病因及发病机制】

中医学认为本病总由血热火毒为患，毒邪多经皮肤黏膜破损乘隙侵入而成。

发生于头面部者，多为风热；发于胸腹腰胯部者，多挟肝火；发于下肢者，多挟湿热；发于新生儿者，多为胎热、火毒所致。

现代医学认为丹毒多由乙型 A 组溶血性链球菌感染引起。细菌多经皮肤或黏膜细微损伤处侵入，亦可由血行感染，也可经污染的敷料、器械和用具等间接接触感染。足癣、小腿溃疡可诱发小腿丹毒，鼻腔、咽、耳等处损伤可诱发面部丹毒。营养不良、酗酒、糖尿病、肾炎等患者易患本病。

【临床表现】

起病急剧，发病初起先有周身不适、发热、恶寒、头痛、恶心、呕吐等前驱症状。继而患处出现境界清楚的鲜红色水肿性斑片，表面紧张发亮，压之褪色，放手后立即恢复，有灼热感。红斑迅速向四周蔓延，成为大片鲜红或紫红色斑片（各图 2-8-1），皮损中心可有大、小水疱，疼痛及压痛明显，附近淋巴结肿大。有时皮损一边消退，一边发展，在红斑向四周扩散的同时，中央处可由鲜红转暗红或棕黄色。本病一般预后良好，病情轻者，数天后发生脱屑，逐渐痊愈，也有重者或婴儿及老年体弱者可继发肾炎及脓毒症。

可发生于任何部位，多见于颜面和小腿。发生于颜面部，若由鼻部或耳部破损引发者，先由一侧鼻部或耳部附近开始向面颊部蔓延，并迅速波及对侧（各图 2-8-2）；若蔓延至头部及下颌部，则整个

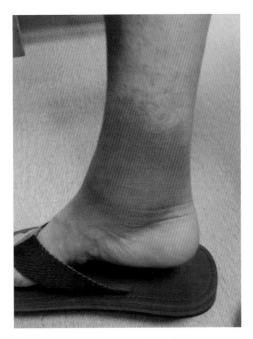

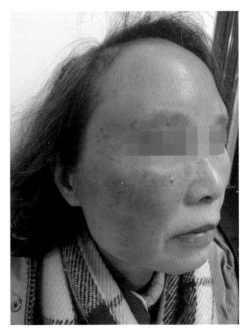

各图 2-8-1　丹　毒　　　　　　　　　　各图 2-8-2　颜面部丹毒

面部及头皮呈高度红肿，严重者可并发海绵窦炎与栓塞。

本病在临床上还有一些特殊类型。如在红斑肿胀处发生水疱者，称为水疱型丹毒（erysipelas vesiculosum）；形成脓疱者，称为脓疱型丹毒（erysipelas pustulosum）；患部皮肤变紫黑而发生坏疽的，称为坏疽型丹毒（erysipelas gangraenosum）；在原发部位反复发生的，称为复发型丹毒（erysipelas recidivans）。长期反复发作，可引起淋巴管闭塞而形成慢性淋巴水肿，发生于小腿的称象皮腿。

【实验室检查】

血常规提示白细胞总数和中性粒细胞比例明显升高，可出现核左移和中毒颗粒。C反应蛋白升高。

【组织病理】

病变主要在真皮。真皮高度水肿，血管及淋巴管扩张，真皮内有弥漫性的以中性粒细胞为主的炎细胞浸润，且多见于扩张的淋巴管内。病变严重者，表皮内也可发生水肿，甚至形成大疱。

【诊断与鉴别诊断】

1. 诊断

（1）发病前有周身不适、发热、恶寒、头痛、恶心、呕吐等前驱症状。

（2）皮损为境界清楚的鲜红色水肿性斑片，表面紧张发亮，压之褪色，放手后立即恢复，有灼热感。

（3）红肿热痛，伴发热、恶寒等全身症状。

2. 鉴别诊断　本病可与下列疾病进行鉴别：

（1）接触性皮炎：有刺激物或致敏物接触史，皮损为密集成片的红斑、丘疹及水疱，自觉瘙痒而无疼痛及发热等全身症状。

（2）蜂窝织炎：为境界不清的深在性浸润性红斑，局部有明显的凹陷性水肿，中央红肿最著，愈向边缘则炎症逐渐减轻，可化脓破溃。

（3）类丹毒：多发生于手部，有猪骨或鱼虾划破皮肤史，红斑范围小，症状轻，无明显全身症状。

【治疗】

（一）中医治疗

1. 分型论治

（1）风热毒蕴证：

主症：发于头面部，皮肤焮红灼热、肿胀疼痛，甚至发生水疱，眼胞肿胀难睁，伴恶寒、发热、头痛。舌质红，苔薄黄，脉浮数。

治法：疏风清热解毒。

方药：普济消毒饮加减。大便干结者，加生大黄、芒硝泻下通便、导热下行；咽痛者，加生地黄、玄参清热凉血解毒。

（2）肝脾湿火证：

主症：发于胸腹腰胯部，皮肤红肿蔓延，触之灼手，肿胀疼痛，伴口干口苦。舌红，苔黄腻，脉弦滑数。

治法：清肝泻火利湿。

方药：柴胡清肝汤、龙胆泻肝汤或化斑解毒汤加减。

（3）湿热毒蕴证：

主症：发于下肢，局部红赤肿胀、灼热疼痛，或见水疱、紫斑，甚至化脓或皮肤坏死，伴恶寒、发热，胃纳不香。舌红苔黄腻，脉滑数。反复发作者，可形成大脚风。

治法：清热利湿解毒。

方药：五神汤合草薢渗湿汤加减。肿胀甚，或形成大脚风者，可加赤小豆、丝瓜络、鸡血藤等祛湿通络。

（4）邪毒内攻证：

主症：红斑迅速发展蔓延，如燎原之势扩散；壮热神昏，烦躁谵语，呼吸急促，头痛剧烈，恶心呕吐，便结溲赤。舌红绛，苔黄，脉洪数。

治法：凉血解毒，清营开窍。

方药：清温败毒饮或清营汤酌加板蓝根、大青叶、紫草。或加服安宫牛黄丸或紫雪丹清热开窍。

2．内服中成药

（1）板蓝根冲剂：疏风清热解毒。适用于风热毒蕴证。

（2）龙胆泻肝丸：清肝泻火利湿。适用于湿热下注证。

（3）小金丸：清热利湿解毒。适用于反复发作的下肢丹毒及伴发大脚风（象皮腿）。

（4）安宫牛黄丸、至宝丹、紫雪丹、牛黄清心丸：凉血解毒，清营开窍。适用于邪毒内攻证，症见神昏谵语者。

3．外治

（1）外敷法：用玉露散或金黄散，以冷开水或鲜丝瓜汁调敷。或用鲜荷叶、鲜蒲公英、鲜紫花地丁全草、鲜马齿苋、鲜冬青树叶等捣烂外敷。干后调换，或以冷开水频频湿润。

（2）砭镰法：患处消毒后，用三棱针挑刺患部皮肤，放血泄毒。此法只适用于下肢复发性丹毒，禁用于头面部、新生儿丹毒患者。

（3）若流火结毒成脓者，可在坏死部位作小切口引流，掺九一丹，外敷红油膏。

（二）西医治疗

1．局部治疗　可用50%硫酸镁或0.5%呋喃西林液湿敷，外用抗生素软膏如莫匹罗星软膏、夫西地酸乳膏等。也可外敷15%～20%硫黄鱼石脂软膏。

2．系统治疗　早期、足量、高效的抗生素治疗可减缓全身症状、控制炎症蔓延并防止复发。首选青霉素，重症可酌情选用第二、第三代头孢类抗生素，对青霉素及头孢过敏者可选用大环内酯类或喹诺酮类药物。用药一般需持续2周左右以防止复发，重症者需加强支持疗法。

3．物理治疗　紫外线照射、半导体激光、音频电疗、超短波、红外线等可作为辅助治疗。

（三）中西医结合治疗思路

本病中医治疗以凉血清热、解毒化瘀为原则；西医治疗使用抗生素抗感染，若配合中医药治疗，内外合治，有助于防止流火结毒的发生，还可以减少抗生素的用量和缩短疗程。特别是对于一些免疫功能低下、抗生素耐药等特殊人群，以及慢性复发性丹毒患者，中西医结合治疗在提高疗效、缩短病程及预防复发方面具有优势。

【预防与调摄】

1. 若有皮肤黏膜破损，应及时治疗，以免感染。

2. 卧床休息。若发于下肢者，应抬高患肢 30°～40°；如患面部丹毒，应寻找鼻腔、口腔、耳部等处有无病灶，并给予相应处理；患有足癣，应积极治疗，以防下肢丹毒复发。

3. 忌食辛辣刺激、油腻、助火生热食物。

【临床研究进展】

丹毒通常认为是由乙型溶血性链球菌感染引起的一种累及皮肤和皮下组织内的淋巴管及周围软组织的感染性皮肤病。有研究发现，下肢丹毒患者不仅有炎症指标的异常，还常会伴随凝血功能异常，而高凝状态表现为 D-二聚体、纤维蛋白原（Fib）明显偏高，出现血液黏稠或是纤溶系统亢进导致发生凝血因子消耗过多。

【医家经验与争鸣】

赵炳南认为本病血分有伏火（血热）是其内因根据，而火毒温热为其外因条件，多由于皮肤黏膜破损，邪毒乘隙侵入而诱发。内有血热、外受毒热，内外合邪，两热相搏，故急性发作。由于湿邪黏腻，而且又属重浊有质之邪，湿热之毒蕴于肌肤，缠绵不愈，反复发作，而成慢性发作。治疗急性期以清热解毒为主，凉血为辅。用金银花、连翘、大青叶、野菊花、紫花地丁清热解毒；黄芩、黄连、黄柏、栀子泻火解毒；牡丹皮、赤芍凉血活血。发于颜面者加菊花；发于胸胁者加龙胆、柴胡；发于下肢者加牛膝、防己。疱明显者加车前草，高热者加生石膏、生玳瑁。慢性丹毒治予活血托毒，用药山甲炭、皂刺炭、没药、乳香、紫草根、贝母、白芷、天花粉、当归；湿重者加生薏苡仁、猪苓。

【参考文献】

[1] 李文惠，郑英杰，黄海. 凝血及炎症指标对下肢丹毒进展的影响分析 [J]. 云南中医学院学报，2017，40(1): 53-55, 59.

[2] 北京中医医院. 现代著名老中医名著重刊丛书：赵炳南临床经验集（第二辑）[M]. 北京：人民卫生出版社，2006.

（邱桂荣）

第九节　蜂窝织炎

蜂窝织炎（cellulitis）是累及皮肤深部组织，病变范围较大的急性化脓性疾病。皮肤疏松的部位突然红肿蔓延成片，灼热疼痛，红肿以中心最为明显，而四周较淡，边缘不清，迅速皮肤湿烂，随即变成褐色腐溃，或中软而不溃，伴有明显的全身症状为临床特征。好发于四肢、面部、外阴和肛周等部位。中医称之为"发"。生于结喉处的，称为锁喉痈；生于臀部的称为臀痈；生于手背部的，称为手发背；生于足背的，称为足发背。

【病因及发病机制】

中医根据发病的部位不同，病因病机可有不同。

1. **锁喉痈** 多因外感风温，客于肺胃，或患痧痘、麻疹之后，体虚余毒未清；或素体虚弱，口唇齿龈生疮、咽喉糜烂等感染邪毒，导致痰热上蕴结喉，气血凝滞，热盛肉腐而成。

2. **臀痈** 急性者多由湿热火毒内生，或臀部注射时感染邪毒，亦可从局部疖疮发展而来。湿热火毒互相搏结，逆于肉理，营气不从，腐肉化脓而成。慢性者多由湿痰凝结所致；或注射药液吸收不良所致。

3. 手发背 多由饮食不节，情志内伤，湿火内生；或局部外伤染毒，导致湿热结聚于手背，气血壅滞，热盛肉腐所致。

4. 足发背 多因局部外伤感毒邪，或湿热下注，导致湿热毒邪壅滞皮肤，气血凝滞，热盛肉腐而成。

现在医学认为蜂窝织炎多由溶血性链球菌和金黄色葡萄球菌感染引起，少数可由流感嗜血杆菌、大肠埃希菌、肺炎链球菌和厌氧菌等引起。本病常继发于外伤、溃疡、其他局限性化脓性感染，也可由细菌直接通过皮肤微小创伤而侵入。

【临床表现】

皮损初起为弥漫性、水肿性，浸润性红斑，界限不清，并有明显凹陷性水肿，严重者可见水疱、血疱，局部皮温升高，皮损中央红肿明显，加重以后组织逐渐溶解、液化坏死而出现波动感，形成脓肿，破溃而成溃疡（各图 2-9-1）。急性期常伴有疼痛、高热、寒战和全身不适，可有淋巴

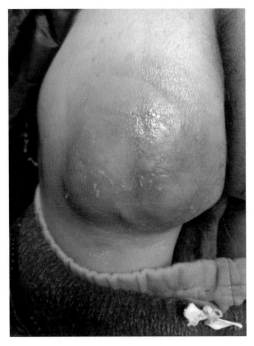

各图 2-9-1 蜂窝织炎

结炎、转移性脓肿甚至败血症；慢性期皮肤呈硬化萎缩，类似于硬皮病。但根据发病部位不同，表现有所不同。

1. 口底部蜂窝织炎 初起口底部弥漫性浸润性红肿，边界不清，局部结块伴灼热疼痛，经 2~3 天后，肿胀可扩展至颈部两侧，甚至上至腮颊，下至胸前，肿胀严重者影响吞咽，甚至累及喉头而出现窒息。化脓后，脓肿破溃上延可以至面颊部，甚至可以在口腔破溃流脓。

2. 臀部蜂窝织炎 初起臀部一侧弥漫性浸润性红肿结块，红肿以中心最为明显，而四周较淡，边缘不清，感灼热疼痛，患肢步行困难。红肿逐渐扩大，数天后皮肤溃烂液化，出现黑色腐液，或有大块腐肉脱落，形成较大腔隙，收口较慢。部分臀部蜂窝织炎，局部结块较硬，红肿，伴疼痛与压痛，患肢步行困难，病情进展较为缓慢，多半能自行消退。

3. 手足背部蜂窝织炎 初起手足背部弥漫性浸润性红肿，边界不清，灼热疼痛，活动受限，1 周左右，患部变软有波动感，皮肤溃破后流出脓血水分泌物。如果炎症加重，可波及肌腱、骨骼，导致筋膜炎、肌炎，甚至骨髓炎。

【实验室检查】

血常规提示白细胞总数和中性粒细胞比例明显升高。C 反应蛋白升高。

【组织病理】

真皮及皮下组织有广泛急性化脓性炎症改变，有中性粒细胞、淋巴细胞浸润，血管及淋巴管扩张，有时可见血管栓塞。毛囊、皮脂腺、汗腺皆破坏。后期可见由成纤维细胞、组织细胞及多核巨细胞所形成的肉芽肿。

【诊断与鉴别诊断】

1. 判断

（1）好发于四肢、面部、外阴和肛周等部位。

（2）弥漫性凹陷性红肿，境界不清，继则组织溶解、坏死而变软，破溃后形成溃疡。

（3）伴有寒战、高热、剧烈疼痛等明显全身症状。

2. 鉴别诊断 本病可与下列疾病进行鉴别：

（1）丹毒：患部皮色鲜红，边界清楚；一般不会化脓腐溃；常有反复发作史。

（2）痈：初起局部红肿结块，表面成紫红色，紧张发亮，随后化脓及组织坏死，出现粟粒样脓头，溃烂时如蜂窝状。

（3）深静脉栓塞：患侧肢体突然非凹陷性肿胀，开始皮色苍白，随后发红及瘀斑，皮温升高。

【治疗】

（一）中医治疗

1. 分型论治

（1）痰热蕴结证：

主症：结喉处红肿绕喉，坚硬灼热疼痛，肿势蔓延；壮热，口渴，头痛颈强，吞咽困难。舌红绛，苔黄腻，脉弦滑数或洪数。

治法：散风清热，化痰解毒。

方药：普济消毒饮加减。壮热口渴，加鲜生地黄、生石膏清热生津；便秘，加生大黄、枳实、玄明粉通腑泻热；气喘痰壅，加鲜竹沥、天竺黄、莱菔子化痰降气；痉厥，加安宫牛黄丸或紫雪丹清热解毒止痉；脓成，加炙穿山甲、皂角刺消肿排脓。

（2）热胜肉腐证：

主症：肿势局限，按之中软应指，脓出黄稠，热退肿减。舌红，苔黄，脉数。

治法：清热化痰，和营托毒。

方药：仙方活命饮加减。常用金银花、连翘、贝母、天花粉、当归尾、赤芍、甘草、皂角刺等。

（3）湿火蕴结证：

主症：臀部红肿热痛，或湿烂溃脓；恶寒发热，头身疼痛，纳食欠佳。舌质红，苔黄腻，脉弦数。

治法：清热解毒，和营化湿。

方药：黄连解毒汤合仙方活命饮加减。若脓腐不透，加皂角刺、炙穿山甲消肿排脓；局部红热不显，加用活血祛瘀之药，如桃仁、红花、泽兰等，适当减少清热解毒之品。

（4）湿热蕴阻证：

主症：手背漫肿，红肿热痛，化脓溃破，伴皮肤湿烂，易损筋伤骨，疮口难愈；伴壮热恶寒，头痛骨楚。舌红，苔黄腻，脉数。

治法：清热解毒，和营化湿。

方药：五味消毒饮合仙方活命饮加减。

（5）湿热下注证：

主症：足背红肿弥漫，灼热疼痛，化脓溃破；伴寒战高热；纳呆，恶心欲吐。舌红，苔黄腻，脉滑数。

治法：清热解毒，和营利湿。

方药：五神汤合仙方活命饮加减。

（6）气血两虚证：

主症：溃后疮口较深，形成空腔，脓液稀薄，收口缓慢；伴面色萎黄，神疲乏力，纳谷不香。舌淡，苔薄，脉细。

治法：调补气血。

方药：八珍汤或托里消毒散加减。舌红无苔，加沙参、麦冬、生地黄、玉竹益胃生津。

2. 内服中成药

（1）三黄片：清热解毒。适用于火毒蕴结证。

（2）六神丸：清热解毒，消仲化腐。适用于患肢步行困难。

3. 外治

（1）初起红肿灼热明显者玉露膏适量外敷，红热不明显者金黄膏或冲和膏适量外敷，每天1～2次。

（2）脓成宜切开排脓，切口应低位够大，以利引流；用八二丹药线引流，外用红油膏盖贴。

（3）待脓腐渐净，改用生肌散、白玉膏外敷。如有空腔不易愈合，可加用垫棉加压固定。

（二）西医治疗

1. 局部治疗 25%～50%硫酸镁或0.5%呋喃西林溶液湿敷，并外用莫匹罗星软膏或夫西地酸乳膏等抗生素软膏涂擦。

2. 系统治疗 早期、足量、高效的抗生素治疗可减缓全身症状，控制炎症蔓延并防止复发。选用抗菌谱较广的二代或三代头孢类抗生素，亦可选用喹诺酮类或新一代大环内酯类药物，必要时根据药敏试验选择抗生素。

3. 物理治疗 紫外线照射、音频电疗、超短波、红外线等有一定疗效。

4. 手术治疗 已化脓者应选手术切开排脓。

（三）中西医结合治疗思路

本病西医治疗以抗生素治疗为主，临床中亦可见病情持续进展或复发或溃脓后愈合缓慢病例。如果采用中西医结合治疗往往可提高疗效，缩短病程。疾病初期，配合中医清热解毒利湿剂口服；脓溃腐肉不去，配合中药托毒生肌；脓溃后疮面较大愈合缓慢，配合调补气血生肌等治疗。

【预防与调摄】

1. 患病后宜少活动，注意休息，否则易使肿势加重而病情扩散。

2. 及时治疗外伤，勿使毒邪从皮肤破损处乘隙而入。

3. 手发背患者手忌持重物，并用三角巾悬吊固定，手背朝下以利引流。

4. 足发背患者宜抬高患肢，并使患肢置于利于引流的位置。

【临床研究进展】

以往认为蜂窝织炎的致病菌多为溶血性链球菌，其次为金黄色葡萄球菌、革兰氏阴性杆菌、厌氧菌等。国外有一项808例蜂窝织炎的系统性评价研究发现，细菌培养阳性菌株中金黄色葡萄球菌约占50%，A型链球菌约为27%。同时还有研究报道，化脓性蜂窝织炎病原体主要为金黄色葡萄球菌，尤其是对苯唑西林耐药的金黄色葡萄球菌（MRSA），而非链球菌。

【医家经验与争鸣】

李应存认为本病虽然是因感受风火湿毒，蕴于肌腠，阻隔经络，凝滞气血而成，但多为本虚标实，久病入络，应从肝肾论治，温阳、活血、通络，以"温通"为第一要义，拟方补肾泻肝汤，方中有枳实、芍药、炙甘草、黄芩、大黄、生姜、地黄、淡竹叶、泽泻、桂枝、干姜、五味子等药物补肾泻肝，温经通络。

【参考文献】

[1] CHIRA S, MILLER L G. Staphy lococcus aureus is the most commonidentified cause of cellulitis: a systematic review[J]. Eidemiol Infect, 2010, 138(3): 313-317.

[2] MORAN G J, KRISHNADASAN A, GORWITZ R J, et al. Methicillin-resistant S.aureus infections among patients in the emergency department [J]. N Engl J Med, 2006, 355(7): 666-674.

[3] JENG A, BEHESHTI M, LI J, et al. The role of beta-hemolytic stretococci in causing diffuse, nonculturable cellulitis: a prospective investigation [J]. Medicine (Baltimore), 2010, 89(4): 217-226.

[4] 周翌翔，李应存，李鑫浩，等. 李应存教授运用敦煌补肾泻肝汤治疗皮下蜂窝织炎举隅 [J]. 实用妇科内分泌电子杂志，2017, 4(29): 30-31.

（邱桂荣）

第十节　臁　疮

臁疮（ecthyma）又称深脓疱疮，其炎症较脓疱疮深，形成坏死和溃疡，愈后留有瘢痕和色素沉者。好发于夏秋季节，多发于小腿。中医称为"脓窝疮"，《疡医心得集》记载："臁疮者生于两臁，初起发肿，久而腐溃或浸淫瘙痒，破而脓水淋漓。"《医宗金鉴·外科心法要诀》臁疮白话解记载："臁疮好发部位是小腿内外臁部……本病开始发生时，局部先痒，因搔破或搔痕、划痕，渗出淡黄色液体，数日后发痛，出现成片红肿，肿块破烂后，渗出紫红血水。"

【病因及发病机制】

中医学认为本病因肺经有热，脾经有湿，湿热交蒸外发肌肤；毒邪外袭，内淫肌肤，内外邪气互结于皮肤而发病。湿气外发可见水疱，毒热炽盛，热盛肉腐，溃烂不愈。《证治准绳》阐述为："此由湿热下注，瘀血凝滞于经络，以致肌肉紫黑，痒痛不时。"《外科正宗》则提出："臁疮者，风热湿毒相聚而成，有新久之别，内外之殊。"《医宗金鉴》曰："此证生在两胫内外骨，外臁属足三阳经，湿热结聚，早治易于见效；内臁属三阴，有湿，兼血分虚热而成，更兼臁骨皮肉浅薄，难得见效，极其绵缠。"《疡科心得集》中说："臁疮者……乃风热湿毒相聚而成，或因饮食起居亏损肝肾，阴火下流，外邪相搏而致。"

现代医学认为本病病原菌多为乙型溶血性链球菌，少数为金黄色葡萄球菌，也有两者混合感染。此外，亦发现铜绿假单胞菌、大肠埃希菌及其他腐生菌等。营养不良、体弱、个人卫生状况差等，常为本病的诱因。本症常继发于疥疮、水痘、糖尿病、虫咬等病之后。

【临床表现】

初期为高粱米到豌豆大小的水疱或脓疱，基底有炎症浸润，以后炎症不断扩大及向深部发展，中心坏死，形成黑褐色污秽痂皮。严重者痂皮越积越厚，可呈蛎壳状，压迫痂皮脓液可由四周溢出。痂不易剥离，去除后则呈现境界清楚，圆形或椭圆形的溃疡，周边陡峭，基底较硬，附有灰绿色脓性分泌物。溃疡一般经2~4周结痂而愈。皮损数目不定，常为数个至数十个。好发于下肢及臀部，偶可发于其他部位。自觉有烧灼、痒及疼痛感。一般无全身症状，若皮损较多且身体衰弱，机体免疫功能低下者，其病损发展快，形成深在性坏死性溃疡，称为坏疽性臁疮或恶病质臁疮。此多见于婴幼儿，愈后多不良，常伴发败血症、肺炎而死亡。

【组织病理】

真皮炎症反应明显，血管扩张，血栓形成，周围结缔组织坏死，形成表浅溃疡，溃疡表面有由干燥的纤维蛋白和角质所形成的痂，其下为坏死的上皮细胞和白细胞，溃疡边缘处表皮水肿，棘层肥厚，用革兰染色在痂的上层可见有多数球菌。

【诊断与鉴别诊断】

1. 诊断　根据发生水疱、脓疱、坏死及溃疡等临床表现可以诊断。

2. 鉴别诊断　本病可与下列疾病进行鉴别：

（1）脓疱疮：损害仅为水疱、脓疱及结痂，而不是形成溃疡。

（2）丘疹坏死性结核疹：为多数散在性小的丘疹、脓疱及结痂，去痂后呈现米粒大到黄豆大的小溃疡，无深在性穿凿性溃疡。

（3）变应性血管炎：有紫癜、丘疹、结节及溃疡。病理检查见血管壁有纤维蛋白样变性及坏死性血管炎的变化。

【治疗】

（一）中医治疗

1. 分型论治

（1）风热夹湿证：

主症：多在春夏交接时发病。初期局部瘙痒较甚，搔抓后红斑、丘疹，继之脓疱，红肿痒痛，脓疱难溃，或溃烂成窝；伴有口渴少饮，便溏溲黄。舌红苔薄黄，脉滑数。

治法：祛风清热，利湿解毒。

方药：消风散合银翘解毒汤加减。

（2）热毒蕴蒸证：

主症：多在夏季发病。局部脓疱高肿不溃，或破后脓液干燥，创面皮肤红肿灼痛，伴恶寒发热，口苦咽干，喜冷饮，大便干结，小便短赤。舌质红，苔黄厚，脉弦数。

治法：清热解毒，佐以利湿。

方药：五味消毒饮加减。

2. 内服中成药

（1）新癀片：清热解毒，活血化瘀，消肿止痛。适用于热毒蕴蒸证。

（2）五福化毒丸：清热解毒，凉血消肿。适用于热毒蕴蒸证。

（1）发病初期，四黄膏、金黄膏直接涂敷患处，每天1～2次。

（2）溃烂面多，脓液四溢者，用黄柏、苦参、三颗针等量煎水，清洗脓液，然后湿敷20分钟，创面日久不愈者，九一丹贴敷创面。

（二）西医治疗

1. 局部治疗　厚痂者外用1:5000高锰酸钾溶液湿敷后，外用莫匹罗星软膏或夫西地酸乳膏。

2. 系统治疗　抗生素治疗，青霉素、红霉素、克林霉素等。

3. 物理疗法　局部氦氖激光或红光照射，每天1次，每次20分钟，10天为1个疗程。

（三）中西医结合治疗思路

本病西医治疗主要为系统抗生素治疗，结合外用清创换药及物理治疗促进创面愈合。中医治疗多以外治为主，早期常用黄连、黄柏、马齿苋等祛湿止痛，温经通络，清热解毒；中后期则常用丹参、桃仁、红花等益气通络，活血化瘀。内服以清热利湿为主，佐以解毒之药。

【预防与调摄】

1. 加强皮肤清洁卫生。

2. 注意饮食营养，多食新鲜蔬菜和水果。

3. 积极治疗原发病。

【临床研究进展】

根据 Coleridge Smith 报道，西方国家臁疮的发病率在成人中为1%～2%。有资料显示，单纯的浅静脉曲张引起的静脉溃疡超过50%。静脉溃疡是静脉高压和慢性静脉功能不全最严重的后果，在所有人口中，大约1%的人口有发展成静脉溃疡的危险。大约有1/3静脉功能不全的患者将会发展成为静脉溃疡且病程超过10年。国外有研究认为，除了不宁腿综合征和营养性改变，女性的表现症状一般比男性多。并且在所有的静脉溃疡中，左腿的发生率比右腿高。C.J.Moffatt 等对113例下肢溃疡的流行病学研究认为，下肢慢性溃疡的原因复杂，并且会随着年龄的增长而发病率逐渐增高。现代医学认为本病最常见的直接病因是下肢静脉系统高压、足靴区血流迟缓后组织营养障碍所致。下肢静脉性溃疡由下肢深、浅、交通静脉瓣膜关闭不全和/或闭塞引起，但以伴有交通支静脉瓣膜功能不全性溃疡最为多见。静脉瓣闭锁不全患者站立时由于地球的吸引力致下肢静脉压上升，导致末梢毛细血管压力亦上升，动脉血的流入减少以至局部营养障碍而出现缺氧。血浆成分向周围组织渗出以致结缔组织硬化，皮肤亦呈板状硬化，再加上外来刺激等，从单纯的组织损伤最终可导致难治性溃疡。王金亭等认为，下肢静脉逆流性皮肤溃疡是由于静脉血液动力学改变，使主干静脉和皮肤毛细血管压力（皮肤微循环障碍）增高，导致皮肤皮下缺血缺氧和营养缺乏，代谢率降低，皮肤色素沉着、纤维化、皮下脂肪硬化、皮肤萎缩，最终形成静脉性溃疡。其静脉血液动力学发生的改变往往是由于静脉瓣功能破坏或回流障碍引发，好发于"足靴区"。足靴区是离心较远而承受压力较高的部位，又有恒定的交通静脉，所以好发部位是踝上区，多数在内侧，表现为面积不等的色素沉着，皮肤光薄呈暗红色，汗毛稀疏，往往伴有湿疹，严重的有瘙痒和渗出，继发葡萄球菌和链球菌感染而形成溃疡。武秀芳等人认为其病理机制是由于下肢静脉曲张，静脉内血液停滞，周围组织水肿，使皮肤和皮下组织抵抗力下降，而致溃疡。

【医家经验与争鸣】

张志礼认为本病因平素脾虚运湿不化，兼感外界毒邪，湿热蕴结肌肤所致。治疗不力致湿毒之邪流窜，凝滞血脉久而不去，耗伤阴血。辨证应注意正邪关系。攻伐过盛则正气更伤，邪不得去，腐肉不去，新肉不生；扶正过盛则又助湿热化火而加重病情。用药主张消中有补、补中有消，除湿解毒而不伤正，益气生肌而不滞邪。

王成梁等人认为，臁疮是血瘀阻络、水湿外渗停聚、流注下肢、湿瘀蕴热、血败肉腐形成溃疡。其本为血瘀湿阻，其标为热毒内蕴。治疗采用中药化瘀渗湿解毒法，内服外敷、内外同治、标本兼顾。也有人认为本病久病伤气，气虚无力运血生肌，故治疗采用黄芪加复方丹参注射液，活血补气，气血充足，运行有序，组织得养。

奚九一认为本病的病因病机为瘀血生湿，湿郁化热，热甚生风，湿热损络。风湿热胶结不解，加之久病正虚，导致本病缠绵难愈。其根据肢体瘀血症候群的进退，将本病分为急性期和缓解期。①急性期：为邪盛而正未虚阶段，病变呈进行性，疮面溃疡扩展，分泌物多，疮周水疱、湿疹，溃疡周围红肿热痛。治疗以祛邪为先，拔毒祛腐。常用自制捞底膏外敷。②缓解期：为邪退生新、正虚瘀留阶段，疮面溃疡尚未愈合，腐肉不多，肉芽生长，疮周红肿渐退。治疗当辨正虚之偏重，化瘀与扶正相结合。常用自制疮疡膏、拔湿长皮膏外敷。

胡承晓根据本病"虚"与"瘀"的病机特点，将本病分为3期。①湿热蕴毒期：多出现在本病的早期或急性期，正气渐虚，正不胜邪。症见患肢增粗，小脚下部肤色呈褐色或黑褐色溃疡，四周有灼热感，脓痂不易脱落，脓水臭味异常，四周红热，口干而渴，舌红，苔黄或腻，脉多滑数，治以清热解毒。创面撒生肌散，红肿者外敷金黄膏。②瘀滞期：此期患者多为非急性期患者，邪去七八，正气尚存。创面肉芽不鲜，脓水不多，周围皮肤色暗，边缘整齐，基底部是较硬的瘢痕，覆有一层脓膜，臭秽之气渐消，舌苔薄白或薄腻。治则以活血化瘀通络为主，辅以清热利湿之法。外敷丹参注射液纱条，再盖以生肌橡皮膏。③恢复期：此时湿邪已渐去，阴液亏耗，创面肉芽新鲜红活，脓水较稠，疼痛好转，创面逐渐收缩，口干，便秘，舌红，纳差，脉细数等。治以益气扶正，和营活血为原则。外用白糖、蛋黄油、蜂蜜等，再外敷生肌橡皮膏。如创面表浅，可外敷地榆油，促进创面结痂。

苟向红将本病分为3型。①湿毒热盛型：治以清热解毒、利湿消肿，用三黄洗剂外擦，湿重掺青黛散，腐多掺五五丹，外周用金黄膏。②脾虚血瘀型：治以健脾理气、活血化瘀，用七三丹掺七厘散，外周用冲和膏。③气血两虚型：治以补气通阳，通络散结，用生肌散，外周用红油膏，辅以内治疗法取得较好效果。

【参考文献】

[1] 赵辨. 中国临床皮肤病学 [M]. 南京：江苏凤凰科学技术出版社，2010.

[2] ROBERT D, LANGER M D, MPH. Relationships between symptoms and venous disease[J] .Arch Intern Med, 2005, 165: 1420.

[3] GRABS A J, WAKELY M C, NYAMEKYE I, et al. Colour duplexul trasonography in the rational management of chronic venous leg ulcers[J] .Br J Surg, 2005 , 83: 1380.

[4] MOFFATT C J, FRANKS P J, Doherty D C. Prevalence of legulceration in a londonpopulation[J]. Oxford Journals Q J Med, 2004, 97: 431.

[5] 王金亭，李春满 .MEBO 治疗下肢静脉逆流性皮肤溃疡疗效观察 [J]. 中国烧伤疮疡杂志，2005, 17(2): 120.

[6] 武秀芳，武萍，赵非若，等. 高压氧结合中药治疗臁疮 20 例 [J]. 中国中医药科技，2003, 10(1): 7.

[7] 范瑞强，邓丙戌，杨志波. 中国皮肤性病学：临床版 [M]. 北京：科学技术文献出版社，2010.

[8] 王成梁，张春晖，马淑兰，等. 化瘀渗湿解毒法治疗臁疮 83 例疗效观察 [J]. 中国现代实用医学杂志，2005, 18(19): 1156.

[9] 孙劲松. 奚九一治疗下肢静脉曲张溃疡经验 [J]. 中医杂志，2002, 9(43): 663.

[10] 侯振宇，尹柱汉. 胡承晓治疗臁疮经验 [J]. 江西中医药，2003, 34(8): 7.

[11] 戴国树. 溃疡膏治疗下肢溃疡 38 例 [J]. 中医外治杂志，2004, 13(5): 16.

（张艳晖）

第十一节　坏死性筋膜炎

1952 年 Wilson 第一次提出坏死性筋膜炎（necrotizing fasciitis，NF）的概念。NF 是临床较少见的一种疾病，发展迅速、病情凶险，是由多种细菌入侵引起的以皮肤、皮下组织及深浅筋膜进行性坏死为特征的软组织感染。中医属于"烂疔"的范畴。《诸病源候论·疔疮病诸候》载："亦有肉突起，如鱼眼之状，赤黑，惨痛彻骨，久结皆变至烂成疮，疮下深孔如大针穿之状……令人恶寒、四肢强痛……一二日疮便变焦色黑，肿大光起，根脚强，全不得近。"

【病因及发病机制】

中医学认为本病是由于从外感受邪毒，郁阻肌肤，气血凝滞，化热化火，内伤脏腑所致。毒邪聚于肌肤是其致病的主要原因，该病多见于体弱久病又有外伤者，卫气不固，气血虚损，其发病迅速，病情凶险，若不及时治疗，邪毒走散易造成"走黄"而危及生命。

现代医学对于 NF 的病因，认识尚不清楚，甚至有部分患者无法找到可疑的病因。但大部分患者都有一个外伤史，甚至可能是昆虫叮咬、刮伤、擦伤等轻微的损伤。目前认为本病因致病菌入侵后首先在皮下浅深静脉引起炎性反应，然后在血管和淋巴管内形成血栓，阻塞血运和淋巴回流，导致大面积皮肤和皮下浅深筋膜变黑和坏死，并有恶臭渗液，患者同时伴有全身中毒症状。

根据感染源的不同，NF 分为 3 型。Ⅰ型为多种细菌混合感染，包括溶血性链球菌、金黄色葡萄球菌、大肠埃希菌和厌氧菌等。发病部位多见于躯干、腹壁、肛周和会阴部，占所有坏死性筋膜炎的 55%～75%。Ⅱ型为乙型 A 组溶血性链球菌所致，可并发葡萄球菌感染。Ⅲ型由海洋弧菌引起，常呈暴发性，在 3 型中最为严重。常见的危险因素包括糖尿病、免疫抑制药治疗、晚期肾衰竭、慢性疾病、营养不良、年龄大于 60 岁、静脉输液、肥胖、长期使用糖皮质激素治疗、外周血管病和肿瘤等。

【临床表现】

本病主要发生在皮肤外伤或手术之后，如皮肤擦伤、外科切口、压疮、肛周瘘管或糖尿病性足部溃疡等，且多见于糖尿病、心血管及肾脏疾病者，其表现可为急性型暴发性或慢性顽固性潜在性病变。

NF 按感染细菌的种类分为两型，Ⅰ型为非单一菌种的感染，包括非 A 组溶血性链球菌、厌氧菌和 / 或兼性厌氧菌的混合感染。70% 的Ⅰ型 NF 是 3 或 4 种细菌混合感染引起的。该型多发生于头部、颈部、手、足、会阴等部位（各图 2-11-1）。Ⅱ型由乙型 A 组溶血性链球菌引起，又称为溶血性链球菌性皮肤坏疽。该型感染多见于年轻健康患者，躯干和四肢为好发部位。有研究

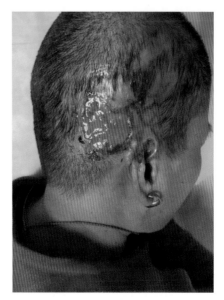

各图 2-11-1　坏死性筋膜炎

显示，大肠埃希菌也可引起Ⅱ型坏死性筋膜炎，并被称为"食肉细菌"。

临床上有很多不同名称，常见如下：

1. 溶血性链球菌性坏疽　　是由溶血性链球菌所引起的急性严重性化脓性疾病。多在外伤或擦伤后不久，暴发性发生在境界清楚的痛性红色肿胀。多发生于四肢，皮损在1~3天内迅速扩大，同时伴有高热、衰竭等严重全身症状。在发病2~3天内，患部即呈暗红色，其上发生多数水疱或大疱，下部发生不规则的出血性坏死，水疱破后，呈现出界限清楚的皮肤坏疽，且不断扩大，此时患处皮肤麻木，有坏死黑色焦痂，四周绕以红晕，故很似Ⅲ度烧伤。经1周或10天后坏死组织腐败脱落，但在身体其他部位可出现转移性病损，多数患者病情不断发展，中毒症状逐渐加重，终因败血症或休克而死亡。

2. 梭状芽孢杆菌厌氧性蜂窝织炎　　是一种梭状芽孢杆菌所致的严重皮肤组织坏死，有广泛的气体形成，多好发于污秽或外伤清创不彻底的部位，尤其好发于肛周、腹壁、臀部及下肢等易受粪便污染的部位。其临床表现与坏死性筋膜炎相似，但有某些缺氧性坏疽的现象，其分泌物呈现黑色并有恶臭，常含有脂肪小滴，在皮损四周有明显的捻发音，X线检查软组织中有大量气体。

3. 非梭状芽孢杆菌厌氧性蜂窝织炎　　症状与梭状芽孢杆菌厌氧性蜂窝织炎相似，基本上同样都是坏死性筋膜炎，不同之处主要是混合性厌氧性菌群的感染。

4. 协同性坏死性蜂窝织炎　　是坏死性筋膜炎的一种变异，有全身中毒及菌血症的症状。多发生于糖尿病、肥胖、老年及心肾疾病者，病损多好发于下肢及肛周附近，常可导致死亡。

5. Fornier坏疽　　是一种发生于男性阴茎、阴囊、会阴及腹壁部的严重坏疽。多见于糖尿病、局部外伤、嵌顿包茎、尿道瘘或生殖器部位手术后的患者。其皮肤坏死是由于肛周部位筋膜炎的损害影响到皮肤的血液供应所致，其临床表现为发病急，皮肤上突然发生红肿，很快发展成中心暗红色斑块或溃疡，溃疡边缘为潜行性，表面有浆液性渗出，压痛剧烈，常伴有发热。在病损处可检出大量革兰氏阳性菌、大肠埃希菌和厌氧菌。

【实验室检查】

可见感染相关指标，但这些指标均没有特异性；排出物革兰氏染色涂片可查到数种细菌；血培养常为阳性；X线平片、磁共振成像（MRI）及超声检查可探及肛周组织结构紊乱和气体形成。

【组织病理】

表现为坏死的浅筋膜、真皮和浅筋膜中可见多形核细胞浸润、筋膜中的血管可见纤维素性血栓形成、血管出现纤维素样坏死、在坏死筋膜中查见病原菌、肌肉未受累。

【诊断与鉴别诊断】

1. 诊断

（1）与体征不相符的剧痛。

（2）高张力性肿胀（硬性肿胀），触诊时皮下组织坚硬，呈木质感。

（3）肿胀边缘超过皮损。

（4）皮损呈淡紫色或暗灰色改变。

（5）皮肤感觉迟钝或缺失。

2. 鉴别诊断　　本病可与下列疾病进行鉴别：

（1）肛周脓肿：与肛周坏死性筋膜炎极易误诊，肛周脓肿临床表现为局部急性化脓性感染，局部常呈剧烈持续性跳痛，全身症状较轻微，发热一般为中到高热。而肛周NF以肛门周围肿胀和疼痛为首发症状，发病急骤，进展迅速，在较短时间内可蔓延至会阴、阴囊、下腹部、后腰及下肢，患处皮肤无波动感，触之有捻发感，常出现水疱、青紫褐色坏死，有恶臭，并伴有全身严重感染中毒症状，体温常高于39℃，甚至可高达41℃，实验室检查常有白细胞计数增多、凝血功能障碍、肌酶升高、炎性因子明显增高，细菌毒素溶血作用可导致贫血，脂肪坏死可导致低钙血症。组织穿刺液涂片及组织病理检查有助于肛周坏死性筋膜炎早期诊断，MRI检查能判断NF病变程度并可指导清创手术范围。

（2）气性坏疽：是一种急性厌氧菌感染，主要是肌肉层的感染，急性NF通常是混合感染。将病变的皮肤切开后，如发现皮下组织及浅深筋膜已变黑坏死，而肌肉组织完全正常，即可诊断为 NF。NF 的高发人群为原发性或继发性、全身免疫功能低下者，如糖尿病、动脉硬化、长期服用激素和免疫抑制剂者。

【治疗】

（一）中医治疗

1. 分型论治

（1）热毒炽盛证：

主症：局部皮肤轻微的红肿，或出现皮肤的红、肿、热、痛、硬，又称为"痛性红色肿胀"。与皮肤症状不成比例的异常疼痛是 NF 的特征性表现，即皮肤表现为光滑、发亮的弥漫性肿胀，肿胀范围大于红斑，边界不清。患者可伴有流感症候群，如发热、寒战、心动过速、肌肉酸痛、腹泻及呕吐，血压和神志正常。舌质红，苔黄腻，脉洪数。

治法：清热解毒。

方药：五味消毒饮合黄连解毒汤加减。

（2）毒热入营证：

主症：感染范围更加广泛，呈现鲜红色、淡紫色肿胀，水疱增多、变大，并逐渐由淡紫色、蓝灰色变成暗灰色，疼痛和肿胀加剧，患者全身症状进一步加重。舌质暗红，苔黄，脉细涩。

治法：解毒化瘀。

方药：四妙勇安汤加减。

（3）气阴两虚证：

主症：感染范围无增大，表面干燥结痂，少气懒言，神疲乏力，自汗，口干喜饮。舌质淡白，脉细无力。

治法：养阴益气。

方药：生脉饮合托里消毒散加减。

2. 内服中成药

（1）新癀片：清热解毒。适用于热毒炽盛证。

（2）五福化毒丸：清热解毒。适用于毒入营血证。

3. 外治法

（1）肛周 NF 可选用荆黄汤，每天便后熏洗 20 分钟。荆黄汤组成：荆芥 10 g、黄柏 15 g、生地黄 15 g、连翘 10 g、苦参 20 g、地榆 10 g、薄荷 15 g 等，按 1∶5 加水浸泡 30 分钟，取头煎液和二煎液备用熏洗。

（2）术后予以大黄苦参汤加减坐浴，每天 2 次，可以改善局部引流并促进局部肉芽生长及伤口愈合。

（二）西医治疗

1. 局部治疗　广泛的外科切开及清创。

2. 系统治疗　通常首选大剂量青霉素、克林霉素、甲硝唑以及氨基糖苷类或第三代头孢菌素，并且及时根据细菌培养及药敏实验结果调整使用抗生素；对于严重感染者，可给予大剂量免疫球蛋白。

3. 其他疗法　对 NF 患者运用负压封闭引流（VSD）技术，可使患处与肛门、尿道有效隔开，减少创面分泌物，提供湿润环境；减轻水肿，改善局部血运；促进血管化、肉芽形成；加速上皮细胞生长和创面上皮化；防止外界环境中微生物侵袭感染；促进创基血管化，固定皮片；减少换药频率，减轻换药疼痛，控制创面的渗出与异味。

（三）中西医结合治疗思路

本病治疗的关键在于早期诊断，及时治疗。主要的治疗原则包括：早期的诊断和清创，广谱抗生素的使用，生命体征的监测，反复评估病情，积极的营养支持。中医治疗早中期以清热解毒为主，后期以养阴益气，化瘀清余毒为主。

【预防与调摄】

1. 合理膳食　采用高蛋白、低糖、多纤维素饮食。

2. 鼓励患者早日下床活动，以促进创面和全身各系统的功能康复，防止压疮及口腔、肺部、泌尿系等感染和下肢深静脉血栓形成等。

3. 生活垃圾和医疗垃圾要单独特殊处理，以防止交叉感染。

【临床研究进展】

据国外的文献报道，由 A 组 β- 溶血性链球菌引起的 NF 的发病率为 $0.085 \sim 0.40/10^5$，而对 NF 死亡率的报道介于 $6\% \sim 76\%$，近年来报道的死亡率在 25% 左右。NF 主要累及病变部位皮下筋膜层，多种需氧菌与厌氧菌混合感染造成局部化脓坏死，严重者出现全身脓毒血症。NF 的病势迅猛非常，若未能早期得到诊断和适当的外科治疗，可致死亡，特别是肠穿孔引起的 NF。即使得到治疗，死亡率仍高达 35%。

张洪相等认为本病诊断后立即进行序贯治疗，即彻底清创，充分引流，有效的抗生素，及早切开引流。清创时须保持引流口终端与坏死范围纵径相同，彻底清创，充分引流，大量过氧化氢溶液冲洗。一般需多次清创，创面开放换药，感染控制后可二期植皮闭合创面，全身支持治疗。本病消耗性大，全身营养疗法不但保证最基础的新陈代谢，且有利于提高机体防御能力，加强软组织的修复，缩短病程。治疗过程需注意水电解质酸碱平衡，有效足量的抗生素可控制感染的蔓延。另外要逐渐加强患肢功能锻炼，防止肌肉萎缩和关节功能障碍，降低致残率。其他辅助治疗如高压氧治疗：高压氧可以改善局部组织供氧，为伤口愈合提供有利条件；增强吞噬细胞功能；减轻局部组织水肿。高压氧治疗还可以提高周围正常组织对致病菌的抵抗能力。免疫球蛋白：大剂量免疫球蛋白可以封闭抗体，阻断 Fas 及其配体的结合，提高机体的非特异性免疫功能，在急性期的治疗中具有重要的作用。

【医家经验与争鸣】

张兵等认为治疗上必须灵活应用祛邪与扶正的辩证统一，综合"消、托、补"三法。明确中医重在术后的"托"和"补"，术后治疗早期为正虚邪盛，治当祛邪扶正，所以运用主要成分为地榆炭、川芎、黄柏、白芷、五倍子、血竭、冰片等中药洗液熏洗治疗，并配合通利血脉、养阴生肌的康复新液纱条填塞脓腔切口；治疗后期腐肉尽去、创面红润为邪去正虚，改用康复新液 + 温水坐浴，用原药液冲洗创面，湿润烧伤膏油纱引流。

严豪杰等将本病分为 3 种证型。①热毒湿盛型，治宜清热泻火，解毒利湿，方用黄连解毒汤和萆薢化毒汤加减。②毒入营血型，治宜凉血解毒，清热利湿，方用犀角地黄汤合黄连解毒汤加减。兼瘀血阻塞者，可加全蝎、蜈蚣、穿山甲等。③气阴两虚型，治宜益气养阴、和营解毒，多用黄芪、人参、石斛、玄参、丹参、牛膝、地丁、白芍等，其治愈率达 81.8%。

马红莲认为，病初起症见恶寒发热，皮肤焮红灼痛。治以清热解毒、和营利湿。方用清热利湿合剂。如发生在会阴部者，加龙胆、栀子、柴胡各 15 g；若症见神昏谵语、舌质绛、脉数者，加生地黄 15 g，淡竹叶 12 g，水牛角（磨粉冲服）30 g 以清营凉血。病之后期出现短气懒言、自汗盗汗等症状，加用八珍汤以补气养血，其总有效率为 91.37%。

【参考文献】

[1] WILSON B. Necrotising fasciitis[J]. Am Surg, 1952(18): 416-431.

[2] SAKRAN W, MAZZAWI S, MERZEL Y, et al.Streptococcal necroyizing fasciitis with toxic shock syndrome following cervical adenieis [J]. Int J Pediate Otorhinolaryngol, 2004, 68(9): 1209-1213.

[3] HASHAM S, MATTEUCCI P, STANLEY P. Necrotising fasciitis[J]. British Medical Journal, 2005(9): 830-833.

[4] SINGH G, SINHA S K, ADHIKARY S, et al. Necrotising infections of soft tissuesa clinical profile[J].

Eur J Surg, 2002, 168: 366-371.

[5] 徐阳. 坏死性筋膜炎治疗进展 [J]. 中国中西医结合外科杂志, 2016(1): 85-87.

[6] BISNO A L, STEVENS D L. Streptococcal infections of skin and soft tissues[J]. N Engl J Med, 1996, 334: 240-245.

[7] BROCK T D, MADIGAN M T. Biology of microorganisms[M]. 6th ed. Englewood Cliffs, NJ: Prentice Hall, 1991.

[8] 李东明, 伦立德, 陈学荣. 坏死性筋膜炎及其诊疗对策 [J]. 临床皮肤科杂志, 2007, 36(9): 599-601.

[9] LI D M, LUN L D, CHEN X R. Necrotising fasciitis with Escherichia coli[J]. Lancet Infect Dis, 2006, 6(7): 456.

[10] 赵辨. 中国临床皮肤病学 [M]. 南京: 江苏凤凰科学技术出版社, 2010.

[11] 胡捷, 钟霞, 董勇云. 肛周坏死性筋膜炎误诊三例报告 [J]. 临床误诊误治, 2018, 31(2): 15-19.

[12] 张洪相, 李晓明, 石国君, 等. 创伤致急性坏死性筋膜炎 2 例报告 [J]. 承德医学院学报, 2005, 22(3): 260-261.

[13] 张秀玲, 杨光. 肛周坏死性筋膜炎术后中药熏洗治疗临床研究 [J]. 贵阳中医学院学报, 2013, 35(3): 175-177.

[14] 刘洪, 王锦, 伍静, 等. 肛周坏死性筋膜炎的诊断及治疗 [J]. 现代预防医学, 2010, 37(22): 4349-4351.

[15] 中华医学会烧伤外科学分会,《中华烧伤杂志》编辑委员会. 负压封闭引流技术在烧伤外科应用的全国专家共识 (2017 版)[J]. 中华烧伤杂志, 2017, 33(3): 129-135.

[16] KAUL R, MCGEER A, LOW DE, et al. Population-based surveillance for group a streptococcal necrotizing fasciitis: clinical features, prognostic indicators, and microbiologic analysis of seventy-seven cases[J]. Am J Med, 1997, 103: 18-24.

[17] ULUG M, GEDIK E, GIRGIN S, et al. The evaluation of micro biology and fournier's gangrene severity index in 27 patients[J]. International Journal of Infectious Diseases, 2009, 13(6): 424-430.

[18] 吴铁峰. 皮肤病症状鉴别诊断与治疗 [M]. 南昌: 江西科学技术出版社, 1999.

[19] KORHONEN K. Hyperbaric oxygen therapy in acute necrotizing infections: with a special reference to the effects on tissue gas tensions[J]. Ann Chir Gynaecol, 2000, 89(Suppl. 214): 7-36.

[20] KORHONEN K, KUTTILA K, NIINIKOSKI J. Tissue gas tension in patients with necrotising fasciitis and healthy controls during treatment with hyperbaric oxygen: a clinical study[J]. Eur J Surg, 2000, 166: 530-534.

[21] 张兵, 饶佳, 吴涛, 等. 肛周脓肿继发坏死性筋膜炎诊治体会 [J]. 四川医学, 2014(10): 1348-1349.

[22] 严豪杰, 王军, 矫浩然, 等. 糖尿病合并坏死性筋膜炎 11 例中西医诊治体会 [J]. 中国中西医结合外科杂志, 2012, 18(2): 173-174.

[23] 马红莲. 中西医结合治疗糖尿病合并急性坏死性筋膜炎 47 例 [J]. 山西中医, 2010, 26(9): 28-29.

（张艳晖）

第十二节　芽生菌病样脓皮病

芽生菌病样脓皮病（blastomycosis-like pyoderma）是一种极为少见的表现为组织增生反应的特殊类

型慢性脓皮病。好发外伤部位，以不断扩大的环状斑块，疣状边缘，上附厚痂的脓肿为其临床特征。类似中医"痈"的范畴。

【病因及发病机制】

中医学认为本病多由外来伤害感染邪毒所致营卫不和，邪热壅聚，经络壅遏不通，气血凝滞而成。《灵枢·痈疽篇》："营卫稽留于经脉之中，则血泣而不行，不行则卫气从之而不通，壅遏不得行，故热，大热不止，热盛则肉腐，肉腐则为脓……"

现代医学认为本病致病菌多为金黄色葡萄球菌、溶血性链球菌或铜绿假单胞菌等。国外学者认为是机体由于各种原因（如患糖尿病、结核、白血病、受X线照射等）导致的免疫功能下降的一种异常组织反应。但也有文献报道无此表现。

【临床表现】

皮损往往发生在外伤部位。初期可为硬性结节，呈灰褐色或肤色，典型皮损为逐步扩大的环状斑块，不久边缘呈疣状，上附厚痂，痂下有脓肿，脓液较多，以后中心痊愈遗留瘢痕。

【实验室检查】

病损分泌物细菌培养至少有1种致病菌生长，以金黄色葡萄球菌多见，或见溶血性链球菌或铜绿假单胞菌等；深部真菌培养阴性；真菌血清试验阴性；血清溴水平正常。

【组织病理】

表现为假上皮瘤样增生，伴中性粒细胞浸润或脓肿。

【诊断与鉴别诊断】

1. 诊断　Su等提出本病6项诊断标准：

（1）皮损呈较大的疣状斑块，表面有脓性分泌物，边缘隆起。

（2）组织病理表现为假上皮瘤样增生，伴中性粒细胞浸润或脓肿。

（3）培养至少有1种致病菌生长，如金黄色葡萄球菌、溶血性链球菌或铜绿假单胞菌。

（4）深部真菌培养阴性。

（5）真菌血清试验阴性。

（6）无溴剂服用史，血清溴水平正常。

前3条为诊断本病的必备条件，后3条为鉴别诊断条件。

2. 鉴别诊断　本病可与下列疾病进行鉴别：

（1）增殖性脓皮病：好发部位见于腋窝、腹股沟、指趾间等，常在湿疹或感染性皮炎的基础上发病，病理上可见有棘刺松解，形成小裂隙及空腔，腔内充以大量嗜酸性白细胞及变性的棘刺松解表皮细胞。

（2）芽生菌病：主要表现为化脓性肉芽肿，真菌镜检见特征性的"宽基底芽生"的圆形、单芽、宽芽颈的厚壁孢子，真菌培养见双相真菌。

（3）增殖性溴疹：有长期服用甲溴和碘的病史。

【治疗】

（一）中医治疗

1. 分型论治　湿热蕴结证：

主症：环状疣状增生性斑块色泽鲜红，上附厚痂下黄色脓性分泌物较多，可伴身体困倦，腹胀，口黏口苦，便溏不爽。舌质红，苔黄腻，脉濡数或滑数。

治法：清热利湿。

方药：仙方活命饮加减。

2. 内服中成药

（1）新癀片：清热解毒利湿。适用于湿热蕴结证。

（2）龙胆泻肝丸：清热利湿。适用于湿热蕴结证。

3. 外治法

（1）初起：清热消肿，可用金黄膏或玉露膏外敷。

（2）溃脓：五味消毒饮煎水外洗患处后，外用生肌散干燥收敛创面。

（二）西医治疗

1. 局部治疗 小片皮损先行刮除术，大片皮损直接用 0.02% 呋喃西林溶液或 1：5000 高锰酸钾溶液清洁创面并去除痂皮后，外用抗生素软膏；肿胀明显者可配合 50% 硫酸镁溶液湿敷。

2. 系统治疗 根据细菌培养及药敏结果足量使用抗生素。

（三）中西医结合治疗思路

根据 Su 等提出的 6 项诊断标准可明确本病，西医治疗主要根据分泌物细菌培养及药敏结果选择敏感抗生素足量全程使用，另外再配合外用清创换药及必要的刮除术可获痊愈。中医治疗主要选用清热解毒，利湿消肿内服方剂或中成药，外治以清热解毒、敛疮收口为主。

【预防与调摄】

1. 注意卫生，用具消毒。

2. 抬高患处，加强休息。

3. 加强营养，忌烟酒及刺激性食物。

【临床研究进展】

国外文献报道认为本病是由于活跃的葡萄球菌或链球菌的急性炎性反应，导致白细胞释放结缔组织激活肽，从而刺激基质形成和纤维母细胞增生，并延长真皮乳头，产生假上皮瘤样增生。国内有类似报道但认为可能是破损处受一种以上微生物感染后，局部受外界异物反复刺激引起组织反应，包括表皮炎症增生及真皮肉芽组织增生所致。

【参考文献】

[1] SU W P, DUNCAN S C, PERRY HO. Blastomycosis-like pyoderma[J].Arch Dermatol, 1979, 115(2): 170-173.

[2] STONE O J, 唐鸿珊. 高度炎性增生性（芽生菌病样）脓皮病：回顾、机制与治疗 [J]. 国外医学（皮肤性病学分册），1987, (3): 159-161.

[3] 刘国红，薛筑云，孙蔚凌. 混合细菌感染引起的芽生菌病样脓皮病 1 例 [J]. 临床皮肤科杂志，1998 (6): 395-396.

（张艳晖）

第十三节 猩红热

猩红热（scarlet fever）是由乙型 A 群溶血性链球菌感染，以全身出现弥漫的猩红色皮疹和发热为特征的急性传染病。本病好发于冬春季，2~8 岁儿童发病率较高。传染源主要是患者及带菌者，多经飞沫传播。也可以通过污染的食物、食具等而传，偶尔可由皮肤伤口或产道侵入，引起"外科猩红热"或"产科猩红热"。中医认为本病属于温病范围，因具有强烈的传染性，故称"疫痧""疫疹"；又因咽喉肿痛腐烂，皮肤色赤猩红，皮疹细小如沙，故又称"烂喉痧""烂喉丹痧"，《疡科心得集》记载："夫烂喉丹痧之证，方书未载其名。上稽往古，'金匮'有阳毒之文，叔和著温毒之说，其证形与今之名丹痧烂喉者极合。"

【病因及发病机制】

中医学认为本病因猩红热时邪乘时令不正之气，寒暖失调之时，机体脆弱之机，从口鼻侵入人体，蕴于肺胃二经。时邪犯肺，邪郁肌表则恶寒发热；邪毒入里，肺胃蕴热，上熏咽喉则咽喉糜烂，肿痛白腐；入营迫血，外窜肌肤，则痧疹密布；心主血脉，舌为心之苗，邪毒内扰，心火上炎，则舌红无苔，状若草莓；内陷厥阴，闭于心包，则神昏谵语等。病之后期则肺胃阴伤。

现代医学认为本病是由乙型A组溶血性链球菌所致急性传染病。此种细菌可产生酿脓性外毒素，又称红疹毒素，根据抗原性不同可分为A、B和C三种，所有3种红疹毒素均可引起红疹及中毒症状，以A型引起较严重的症状，针对3种抗原产生的抗体相互之间无交叉保护作用。近来也有认为，患者皮疹是对链球菌脓源性外毒素的一种过敏反应，而不是红疹毒素直接作用于皮肤的结果。

【临床表现】

潜伏期2~5天，主要发生于1~10岁的儿童，突然起病，有高热、咽痛，婴儿可发生惊厥。扁桃体红肿，有灰白色易被擦去的渗出性膜，软腭黏膜充血，有点状红斑及散在瘀点。病初舌乳头红肿肥大，突出于白色舌苔之中，称为"白色杨梅舌"。3~4天后，白色舌苔脱落，舌呈鲜红色，舌乳头红肿突出，状似杨梅，称为"红色杨梅舌"，颌下淋巴结肿大。若外科型及产科型，无咽部症状，伤口处有明显压痛及少量浆液性分泌物，皮疹在伤口周围比较明显。

起病后1天发疹，皮疹于颈、胸、躯干、四肢依次出现，约在36小时内遍布全身，为弥漫性细小密集的红斑，似日晒伤样外观，压之褪色。在肘窝、腋窝及腹股沟等皮肤皱褶处，皮疹更加密集，可见深红色瘀点状线条[巴氏线（pastia lines）]。两颊及前额部充血潮红，但无皮疹，口鼻周围呈现特征性口周围苍白，称"环口苍白圈"。皮疹出现后的48小时内可达高峰，此时皮疹呈弥漫性的猩红色，病情严重者，可有出血性皮疹。毛细血管脆性增加，束臂试验阳性，可伴有血小板减少。皮疹持续2~4天依出疹顺序开始消退。在病程第7~8天时，开始脱屑，常见于耳周，继之依次发生于躯干与四肢，在面部、躯干呈糠皮样细小的脱屑，而手掌、足跖则呈大片状脱屑，有时像手套、袜套样脱屑，严重者头发亦暂时脱落，指甲可发生横沟。（各图2-13-1，各图2-13-2，各图2-13-3）

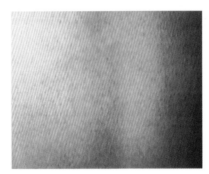 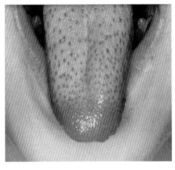 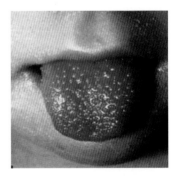

图2-13-1　猩红热（鸡皮样皮肤）　　图2-13-2　猩红热（草莓舌）　　图2-13-3　猩红热（杨梅舌）
（第四军医大学西京医院　张伟　供图）　（第四军医大学西京医院　张　　（第四军医大学西京医院　张
　　　　　　　　　　　　　　　　　　　　　　伟　供图）　　　　　　　　　　　　伟　供图）

并发症：化脓性并发症有扁桃体周围脓肿、颈淋巴结炎、鼻窦炎、中耳炎、乳突炎、化脓性关节炎、脑膜炎、软骨肌炎等；中毒性并发症见于疾病早期，有心肌炎及心内膜炎等；变态反应性并发症在病后2~3周出现，如急性肾小球肾炎、风湿热等。

【实验室检查】

早期白细胞总数及中性粒细胞增加，红细胞沉降率加快，病程2~3天开始见有嗜酸性粒细胞增加，咽拭子及其他分泌物培养，可分离出乙型A组溶血性链球菌。抗红疹毒素抗体皮损处注射，可使红斑消退[皮肤转白试验（Schultz-Charlton test）阳性]。

【组织病理】

红疹毒素引起皮肤小血管扩张、充血、水肿及中性粒细胞浸润，黏膜充血，有时呈点状出血。心肌浑浊肿胀及变性，严重者有坏死。内脏间质血管周围有单核细胞浸润，在肝、脾、淋巴结等处有不同程度的充血。肾脏呈间质性炎症。

【诊断与鉴别诊断】

1. 诊断

（1）潮红的皮肤基底上发疹。

（2）口周苍白环。

（3）草莓舌。

（4）出现巴氏线。

（5）束臂试验阳性。

（6）白细胞总数增高。

（7）咽培养乙型溶血性链球菌阳性。

2. 鉴别诊断　本病可与下列疾病进行鉴别：

（1）猩红热样药疹：本病发疹前有服药史，有一定潜伏期，不具有草莓舌、口周苍白环、巴氏线征等，停药后病程短，愈后无明显脱屑。

（2）麻疹：以发热及呼吸道卡他症状为主的前驱症状；科氏斑（Koplik spot）；疹间可见正常皮肤；全身中毒症状显著；白细胞数低。

（3）风疹：病情轻，无急性扁桃体炎，皮疹呈淡红色，耳后淋巴结肿大，白细胞减少。

【治疗】

（一）中医治疗

1. 分型论治

（1）邪侵肺卫证：

主症：初起恶寒发热，头痛畏寒，无汗，皮肤潮红，咽喉红肿疼痛，可伴吞咽困难，颈项胸背肌肤散在性红斑。舌质红，苔薄白，脉浮数。

治法：辛凉透邪利咽。

方药：解肌透痧汤加减。

（2）毒炽气营证：

主症：壮热烦躁，口渴咽痛，甚则糜烂白腐，全身散在性鲜红斑，舌质红，色红如丹，伴少许瘀点。舌质红刺，苔黄糙或剥脱如草莓，脉数。

治法：泻火凉营解毒。

方药：凉营清气汤加减。

（3）疹后阴伤证：

主症：皮疹消退，热退，咽喉疼痛减轻，皮肤开始脱屑，舌质红少津，或见低热，唇干口燥，食欲不振。舌红少苔或无苔，脉细数。

治法：养阴清热生津。

方药：沙参麦冬汤加减。高热少汗加生山栀、淡豆豉；午后微热加黄芩、知母；高热不退抽搐加僵蚕、钩藤；咽部红肿未消加土牛膝、炒牛蒡子；喉痛声嘶加北豆根、玉蝴蝶；疹隐不齐加葛根、芦根；舌干口渴、烦躁不安加生石膏、知母、天花粉；夜眠不安，烦躁不安加生山栀、莲子心；皮肤瘙痒加蝉蜕、僵蚕；神昏谵语加服安宫牛黄丸；若见痉厥加服紫雪丹；痧疹消退，小便短黄，或尿频尿急，眼睑微肿加小蓟、白茅根、赤苓、车前子。

2. 内服中成药

（1）三黄片：清热解毒凉血。适用于毒蕴营血证。

（2）五福化毒丸：清热解毒，凉血消肿。适用于毒蕴营血证。

3. 外治法

（1）咽喉红肿时，选用玉钥匙吹喉；咽喉糜烂时，选用锡类散。

（2）咽喉糜烂时，选用冰硼散、珠黄散、双料喉风散吹喉，每天 2～3 次。

（二）西医治疗

1. 局部治疗　复方硼酸钠溶液稀释 1 倍漱口，局部脱皮时加强护理，避免感染。

2. 系统治疗　抗生素治疗，青霉素首选，过敏者可选用红霉素、克林霉素或四环素类。

3. 物理疗法　局部氦氖激光或红光照射，每天 1 次，每次 20 分钟，10 天为 1 个疗程。

（三）中西医结合治疗思路

本病西医治疗主要为一般疗法如预防口腔及皮肤感染等及抗生素治疗，青霉素为首选药物。中医治疗多主张分顺证和逆证后，再行辨证选方，外治主要对症处理缓解症状为主。

【预防与调摄】

1. 隔离至痊愈为止，与患者接触者可用板蓝根、金银花、蒲公英适量煎服预防。

2. 居所通风消毒，注意口腔卫生，衣被用具消毒。

3. 发热咽喉糜烂疼痛期间，卧床休息，给予流质或半流质饮食，多饮水。

【临床研究进展】

国内外报道多为当地猩红热流行病学现状，有刘维量等统计 2008—2017 年猩红热发病率后，结果提示近年来猩红热整体发病呈逐年上升趋势，4～6 月份和 11 月份至次年 1 月份为发病高峰。学校和托幼机构是发病的高危场所，应加强冬春季学校和托幼机构猩红热疫情监测和健康教育工作，有效控制猩红热的发生和蔓延。

【医家经验与争鸣】

范瑞强等认为本病由于疫疠之邪自口鼻而入，蕴于肺胃，疫毒内郁，上蒸咽喉而成。因胃主肌肉，肺主皮毛，又司呼吸，故其病在肺胃二经，病理传变则由卫气至营血。治疗以卫气营血辨证为依据分别给予银翘散辛凉透表，凉营消气汤透热转气，清营汤清热凉营。

徐宜厚等认为本病多由小儿内热素盛，外感温热疫毒，经口鼻而入，侵犯肺卫所致。临证辨证为毒邪肺卫证、痧毒化火证、毒蕴营血证、痧后阴伤证四型，分以清咽汤辛凉透邪利咽、清心凉膈散泻火解毒、清热地黄汤清营凉血、清咽养营汤清热生津等。

丁甘仁治疗本病从不主张温阳一法。临床诊疗，初起着眼于透，速以疏解取汗，创制解肌透痧汤，专治痧麻初起，恶寒、发热、咽喉肿痛，遍体酸痛等症。

【参考文献】

[1] 赵辨. 中国临床皮肤病学 [M]. 南京：江苏凤凰科学技术出版社，2010.

[2] 傅志宜. 临床皮肤病鉴别诊断学 [M]. 北京：中国医药科技出版社，1990.

[3] 徐宜厚，王保方，张赛英. 皮肤病中医诊疗学 [M]. 北京：人民卫生出版社，1997.

[4] 刘维量，寇增强，房明，等. 2008—2017 年山东省猩红热流行病学特征分析 [J]. 现代预防医学，2019，46(1)：9-13.

[5] 范瑞强，邓丙戌，杨志波. 中国皮肤性病学：临床版 [M]. 北京：科学技术文献出版社，2010.

（张艳晖）

第十四节　下疳样脓皮病

下疳样脓皮病（chancriform pyoderma，CP）多见于中青年，是以发生纽扣状浅表溃疡，很似梅毒硬下疳，但病损处培养为金黄色葡萄球菌，亦有为白色葡萄球菌及副大肠埃希菌为其临床特征。中医的"疳疮"与本病最为相似。

【病因及发病机制】

中医学认为本病多为素体亏虚，不曾托表，而又过食甘肥等物，令胃中蓄之湿热上入经络，或肝经湿热下注所致风湿热毒蕴结，热盛肉腐，成脓溃破所致。

现代医学认为是由细菌感染引起，常见金黄色葡萄球菌，发病是由于个体对金黄色葡萄球菌存在异常的免疫反应。

【临床表现】

皮损往往发生在成人面部，眼周常见，偶发生殖器部位。初起为丘疹、脓疱，后逐渐扩大破溃形成圆形或椭圆形浅表溃疡，直径1～4 cm，色暗红有光泽，基底部有浆液性分泌物，有时上伴黄色脓痂（各图2-14-1）。多单发，无自觉症状，附近淋巴结肿大，且有压痛，病程2周到数月，一般为4～8周，愈后留有表浅瘢痕，可复发。

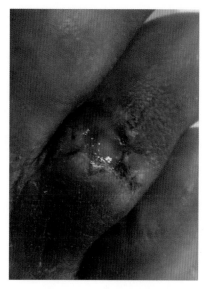

图2-14-1　下疳样脓皮病

【实验室检查】

病损处细菌培养为金黄色葡萄球菌，亦有为白色葡萄球菌及副大肠埃希菌等；暗视野检查螺旋体及梅毒血清试验均阴性。

【组织病理】

表现常见表皮部分坏死，溃疡形成，真皮内弥漫性炎症细胞浸润，主要为中性粒细胞及淋巴细胞等，部分血管壁破坏，管腔闭塞。

【诊断与鉴别诊断】

1. 诊断

（1）好发于面部或生殖器。

（2）皮损多单发，以纽扣状浅表溃疡为临床特征。

（3）病损分泌物培养可见金黄色葡萄球菌等。

（4）暗视野检查螺旋体及梅毒血清试验均为阴性。

2. 鉴别诊断　本病可与下列疾病进行鉴别：

（1）梅毒硬下疳：暗视野检查螺旋体或梅毒血清试验阳性。

（2）生殖器疱疹：表现为外生殖器部位多发性浅表溃疡般疼痛，可自愈，易复发。

【治疗】

（一）中医治疗

1. 分型论治

（1）湿热蕴结证：

主症：面部多见，皮疹鲜红或暗红，创面分泌物少，可伴身体困倦，腹胀，口黏口苦，便溏不爽。舌质红，苔黄腻，脉濡数或滑数。

治法：清热利湿。

方药：五神汤合透脓散加减。

（2）肝经湿热证：

主症：好发生殖器及下肢，皮疹暗红，创面分泌物多，可伴胁肋胀痛，大便不调，小便短赤，口苦口干。舌红，苔黄腻，脉弦滑数。

治法：清肝泻热。

方药：龙胆泻肝汤加减。

2. 内服中成药

（1）黄连清胃丸：清热解毒利湿。适用于湿热蕴结证。

（2）龙胆泻肝丸：清热利湿。适用于肝经湿热证。

3．外治法　外以黄连、石膏、甘草、青黛等分，研细，时时涂之。

（二）西医治疗

1．局部治疗　外用莫匹罗星软膏或夫西地酸软膏。

2．系统治疗　可根据细菌培养药敏结果系统使用抗生素。

3．物理疗法　局部氦氖激光或红光照射，每天 1 次，每次 20 分钟，10 天为 1 个疗程。

（三）中西医结合治疗思路

本病西医治疗主要全身及局部使用抗生素，可复发，预后留有浅表性瘢痕。目前中医治疗报道较少，临床治疗多以"疳疮"分型论治。

【预防与调摄】

1．注意卫生，保持局部干燥，用具消毒。

2．注意休息，加强营养，忌烟酒及刺激性食物。

3．发于生殖器部位者，禁房事。

【临床研究进展】

国外文献报道 Cracow 医院 24 年 45 例 CP 分析结果，93.3% 的患者为男性，92.8% 患者为单发溃疡，91.1% 局限于生殖器部位。国内自 1965 年以来陆续有本病相关个例报道，生殖器部位常见，多为单发皮损，亦有多发和泛发报道。在病因及发病机制方面国内外文献都有昆虫叮咬后发病的报道及伴尖锐湿疣或激光术后继发。周平玉等对 CP 患者外周血淋巴细胞亚群进行研究，发现 CD3、CD4 明显低于对照组，提示本病免疫异常可能与 CP 的发生密切相关。

【参考文献】

[1]（清）顾世澄. 疡医大全 [M/CD]// 长沙市宏宇科技开发有限公司. 中华医典 (CD). 长沙：湖南电子音像出版社，2002.

[2] 彭少文，孙仁山，郝飞，等. 下疳样脓皮病伴非淋菌性尿道炎及尖锐湿疣 1 例 [J]. 临床皮肤科杂志，2004, 33(11): 684-685.

[3] 曹元华，靳培英. 泛发性下疳样脓皮病一例 [J]. 中华皮肤科杂志，1999, 32(3): 202.

[4]（清）黄元御. 四圣悬枢 [M]. 北京：人民卫生出版社，2015.

[5] 贾立军，刘艳，赵晓岚. 继发性下疳样脓皮病 6 例临床分析 [J]. 中国皮肤性病学杂志，2006, 20(3): 158, 160.

[6] STARZYCKI Z. Chancriform pyoderma as a clinical problem: observation of 45 patients treated at the Dermatology Clinic, Medical Aeademy, in Cracow 1962-1986[J]. Przegl Dermatol, 1990, 77: 348-354.

[7] 李红兵，魏跃钢，吴淞. 阴囊部下疳样脓皮病 1 例 [J]. 临床皮肤科杂志，1997(2): 59.

[8] 小理一，三浦修，清寺真. 基本皮肤科学 [M]. 3 版. 东京：医齿药出版株式会社，1972.

[9] 周平玉，廖康煌，徐金华. 下疳样脓皮病 10 例 [J]. 中华皮肤科杂志，1999, 32(3): 180.

（张艳晖）

第三章　杆菌感染性皮肤病

　　本章主要收录了常见杆菌所导致的皮肤病，主要包括典型分枝杆菌（结核病与麻风病）与非典型分枝杆菌（除结核与麻风分枝杆菌以外的抗酸分枝杆菌）所致的皮肤病；还包括了鼠疫、炭疽、白喉等国家法定传染病相关的皮肤病。非典型分枝杆菌广泛存在于自然界的土壤、水和动物体内，大多数此类疾病是从环境中接触获得，皮肤是最常见的受累器官，此外也可能产生肺部感染、骨髓炎和播散性感染。杆菌感染往往发生在免疫低下人群，属于条件性感染。临床表现常缺乏特异性，可表现为丘疹、脓疱、斑块、肿块、溃疡等。其中非典型分枝杆菌所致皮肤病的诊断需结合外伤史、皮损性质、病原学及组织学表现综合考虑。

第一节　麻风病

　　麻风病（leprosy）是由麻风分枝杆菌（ML）引起的一种慢性传染病，主要侵犯皮肤和周围神经。其临床表现多种多样，早期主要是浅色或红色的皮肤斑片，常伴感觉减退或丧失；晚期可出现兔眼、歪嘴、爪形手、垂足、足底溃疡等畸残。麻风病的传染源主要是未经治疗的多菌型麻风病患者，传播途径主要是通过长期密切的皮肤接触或呼吸道飞沫吸入传播。95%以上的人对麻风分枝杆菌有正常抵抗力，即使感染了麻风分枝杆菌，发病的比例也很低。麻风病早诊早治可避免致畸致残，规范治疗可完全治愈。

　　麻风病在我国流行至少已有3000多年历史。《战国策》载商纣王叔父箕子"漆身为厉"，被后世普遍认为是假扮麻风病患者。麻风在中国古典文献中的记载不仅历史悠久，而且名称众多。如：厉（《战国策》）、冥病（《五十二病方》）、疠风（《灵枢》）、大风（《素问》）、癞疾（《神农本草经》）、癞病（《肘后备急方》）、癞（《诸病源候论》）、恶疾（《千金要方》）、恶癞（《三因极一病证方论》）、天刑（《医学入门》）、麻风（《景岳全书》）、癞风（《证治准绳》）、大麻风（《医宗金鉴》）等。

【病因及发病机制】

（一）中医对麻风病因病机的认识

　　我国古代医家因历史条件所限，没有细菌学知识，仅以表象推测内景，或认为麻风系风、寒、湿所致，或认为麻风因体内生虫而起。古代医家已注意到麻风发病具有一定的地域性，有传染，发病与否与人体抵抗力相关，这些与现代医学的观点比较契合。以下为我国古代医家对麻风病病因的主要认识：

　　1. 风说　古人常将麻风列入风类，认为系风所致，又常与寒、湿合而为病。《内经》云"风寒客于脉而不去，名曰疠风"；《诸病源候论》谓麻风病"皆从风湿冷得之"，"八方之风皆能为邪，邪客于经络，久而不去，与血气相干，则使荣卫不和，淫邪散溢，故面色败，皮肤伤，鼻柱坏，须眉落"。

　　2. 虫说　《诸病源候论》云"凡风病不出五种，是五风所摄……所谓五风即五种虫，能害于人"，又曰"所食秽杂肉虫生，日久冷热至甚，暴虫遂多，食人五脏骨髓，及于皮肉筋节，久久皆令坏散，名曰癞风"。《医学心悟》云："湿热在内，而风鼓之，则肌肉生虫，白眉重叠，搔痒顽麻，甚则眉毛脱落，鼻柱崩坏，事不可为矣。"《医宗金鉴》云："风毒入里，化生为虫，虫蚀五脏，则形有五损。"

3. 风土说　《医宗金鉴》谓"风土所生，中国少有，此症唯烟障地面多有之"。《解围元薮》曰："病有三因：一因风土所生，二因传染，三因自不调摄。"《疠疡机要》云："或登山涉水，外邪所乘，卫气相搏，湿热相火，血随火化而致，故淮扬岭南闽间多患之。"《疯门全书》"麻疯二十一论"称："盖东南地卑近水之处，此疾尤甚，天气较炎，地气卑湿，湿热相搏，乘人之虚，入于营卫。"

4. 摄生饮食说　《养生禁忌》曰"醉酒露卧，不幸生癞"，"鱼无鳃不可食，食之令人五月发癞。"《医宗金鉴》谓："自不调摄，洗澡乘凉，希图快意，或露卧当风，睡眠湿地，毒风袭入血脉。"《三因极一病证方论》云"盖此疾多由嗜欲饮食积毒之所致"。《疯门全书》则概而言之曰："房室不节，虚动劳极，汗流遍体，因此积热，风热彻五脏，饮食杂秽，虫生至多，食人五脏骨髓皮肉筋节，久久坏败。"

5. 传染说　《三因极一病证方论》云"然亦有传染者，又非自致，此皆不谨之故"。《解围元薮》称："若父母素患恶疾，必精血有毒，交感于胚胎，传至于儿女，皆有恶虫于脏腑，代相禀受，传染源流。"《疯门全书》认为夫妻间可以传染，谓："精血交媾，夫妻岂有不传。男传女者少，女传男者多，何则，女人因月水下而能泄其毒，故疯病者少。"

6. 不正之气说　释传杰《明医诸风疠疡全书指掌》将麻风病因归结为自然界的一种"发厉不正之气"，谓："麻疯之原，则因八风之外，无论四时，有一种发厉不正之气，卒然而起。于人虚者，则感之而成疯症。浅者袭于肌肤，深者留于脏腑。或由内而渐发于外，或由表而浸淫于中。或一肢而敷散于遍体，因循岁月，肌肉变裂，五官堕废。"

（二）现代医学对麻风病因及发病机制的认识

现代医学认为麻风的病原菌是麻风分枝杆菌。1873 年，挪威医学家汉森在麻风病患者的组织中发现了一种棒状小体，认为是麻风的病原体。这种棒状小体在 1931 年马尼拉国际麻风会议上被命名为麻风分枝杆菌。麻风分枝杆菌的发现，冲破了过去病因学方面的各种错误观念，确切地认识到麻风是由其感染所致。麻风病的传染源、传播途径和易感人群主要如下：

1. 传染源　一般认为，麻风病的传染源是未经治疗过的麻风病患者，其中多菌型（MB）患者是最重要的传染源，其传播效率是少菌型（PB）患者的 4~11 倍。麻风分枝杆菌主要通过以下途径排出体外：①黏膜，包括鼻黏膜和喉黏膜。特别是瘤型麻风鼻黏膜中含有大量麻风分枝杆菌。②皮肤，麻风病患者的皮损，特别是瘤型麻风皮肤结节破溃后形成的溃疡可以排出大量麻风分枝杆菌。③其他，如乳汁、汗液、泪液、精液、大小便等分泌物，但含菌量很少。

2. 传播途径　麻风的传播途径主要有：

（1）直接传播：如长期密切的皮肤接触、飞沫的呼吸道吸入等。未经治疗的瘤型麻风患者，每天可从鼻分泌物中排出 1000 万条麻风分枝杆菌，这些麻风分枝杆菌可在人体外的鼻分泌物中存活数天。吸入这种带菌的飞沫是目前认为麻风感染最主要的方式。此外，多菌型患者破溃的皮肤和黏膜同样可以排出较多麻风分枝杆菌，造成传染。

（2）间接传播：麻风分枝杆菌离开人体后尚可存活几天，因此接触麻风病患者的用品或者使用带有麻风分枝杆菌的针头注射或文身，也有可能造成间接传播。但实际上，这种传播方式极其少见，不占重要位置。

（3）其他传播方式：尽管在多菌型麻风患者的乳汁、精液、脐带、胎盘中有查到麻风分枝杆菌的报道，但尚无确切证据证明可以引起麻风传播。输入麻风病患者血液而被感染麻风病已有报道，通过消化道传染麻风的可能性则尚不能证实。

3. 易感人群　麻风病的易感性人群个体间存在很大差异。麻风分枝杆菌进入人体后是否发病以及发病后的过程和表现，主要取决于被感染者的免疫状态。事实上，绝大多数人对麻风分枝杆菌具有特异性免疫力，接触麻风病患者后并不发病，只有少数人对麻风病易感。据调查，麻风病患者配偶麻风病患病率低于 5%，这表明多数长期密切接触者并不发病。有观点认为，麻风和其他许多传染病一样，存在亚临床感染。绝大多数接触者因为有对麻风的特异性免疫力，以亚临床感染的方式而终止感染。

【临床表现】

关于麻风病的临床表现,中医学的描述言简意赅,形象生动。如《素问》称"鼻柱坏而色败,皮肤疡溃","其肉有不仁也"以及"病大风,骨节重,须眉堕";《秦律》载麻风病患者的诊断要点为"眉脱、鼻腔坏、鼻塌、刺鼻无喷嚏、两足畸形、脚底溃疡及声嘶";《千金方》形象地将"恶疾大风"描述为"初得虽遍体无异,而眉发已落。有遍体已坏,而眉须俨然。有诸处不异好人,而四肢腹背有顽处,重者手足十指已有堕落";《外科启玄》治大麻风神方谓"专治大风眉毛脱落,手足拳挛,皮肉溃烂,唇翻眼绽,口歪身麻,肉不痛痒,面生红紫",麻风病症状描述之详尽和精准可见一斑。

分类方面,中医学多因症分类。如《诸病源候论》分麻风为"恶风须眉堕落候""恶风候""诸癞候""乌癞候""白癞候"等;《解围元薮》将麻风分为三十六风与十四癞,归于心、肝、脾、肺、肾、胃六经论治;《疠疡机要》将疠疡划分为本症、变症、兼症和类症;《疯门全书》除将麻风划为三十六风外,还首创以图示病的形象辨证法等。

现代医学对麻风的分类目前最常用的是五级分类法和世界卫生组织联合化疗分类法(WHO-MDT分类法)。五级分类法结合麻风的临床、细菌、病理及免疫学进行分类,较为科学、合理,但同时也较复杂,掌握起来有一定难度,更多地适用于科研工作。WHO-MDT分类法则将麻风分为"多菌型(MB)"与"少菌型(PB)"两种,便于流行病学调查及现场治疗观察。

(一)五级分类法

五级分类法又称"光谱分类",即将麻风分为结核样型(TT)、界线类偏结核样型(BT)、中间界线类(BB)、界线类偏瘤型(BL)和瘤型(LL)5种。另外,未定类(I)为各型麻风的早期变化。此分类法以光谱概念来分,即在免疫力最强的TT和最弱的LL麻风之间,存在着很多免疫力和稳定性不同的界线类麻风。从TT、BT、BB、BL到LL像一连续的光谱,各型(类)麻风之间是连续移行并可以演变的。

1. 结核样型麻风(TT) 这型麻风免疫力强,故皮损局限而量少,通常只有一两块,分布不对称,皮损较大,为红色或暗红色斑疹或斑块,边缘清楚,且有时隆起(各图3-1-1)。皮损表面干燥,可附有细小鳞屑,毳毛脱落,闭汗,浅感觉障碍出现早而明显,但面部皮损浅感觉障碍轻微。皮损可逐渐长大,进展缓慢,好发于面部、肩部、臀部及四肢。皮损内或其附近有的可扪及粗大的皮神经。

神经损害多限于1~2条周围神经,常见受累的是尺神经、腓总神经和耳大神经等,神经功能障碍出现早而明显,可以发生严重的肌肉萎缩、运动功能障碍及畸形。部分病例仅有神经损害而无皮肤损害,称为纯神经炎麻风。表现为单发性神经痛,神经粗大(如耳大神经、腓总神经),或兼有其他神经症状,如感觉消失或感觉过敏、肌无力等。

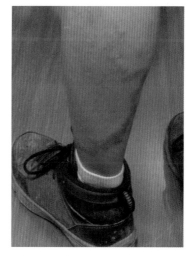

各图3-1-1 结核样型麻风(TT)

局部损害的组织反应较明显,故神经受累出现症状比瘤型早而严重。一般眉毛、头发不脱落,也不累及黏膜、淋巴结、眼睛及内脏器官。此型麻风患者抵抗力强,经治疗后多可在较短期内治愈,有的未经治疗亦可自愈。但如果病变在周围神经干,由于神经受损较重,常导致相应部位的畸形。

2. 界线类偏结核样型麻风(BT) 常见皮损有红斑、浅色斑或斑块,边缘清楚,大的皮损周围常有小的"卫星状"损害,有的皮损呈环状,内外缘均较清楚,中央形成圆形或卵圆形的"空白区"或"打洞区"(各图3-1-2)。皮损表面不太干燥,有的有鳞屑出现。皮损好发于面部、躯干和四肢,数目较多,分布不对称,除面部外,一般皮损浅感觉障碍明显。

神经损害多发,但不对称。神经粗大明显,较硬,畸形出现早而重。

毛发一般不脱落,黏膜、淋巴结、睾丸、内脏也较少受累。部分病例发生升级或降级麻风反应时,可演变成 TT 或 BB，且可引起严重畸残。

3. 中间界线类麻风（BB）　皮损较复杂，具有多形性和多色性，大小不一，分布广泛但不对称，皮损边缘部分清楚，部分不清楚，或内缘清楚外缘模糊。有的面部皮损呈蝙蝠状称为"双形面孔"或"蝙蝠状面孔"；有的皮损呈靶形称为"靶形斑"；有的呈带状、蛇形状或不规则形；有的斑块或浸润的中央呈穿凿状，称"免疫区"；也可见"卫星状"损害。有的病例同时具有两级型麻风特征，如面部损害似 LL 麻风，而四肢和躯干皮损似 TT 麻风，或同一皮损具有两型的表现（各图 3-1-3）。

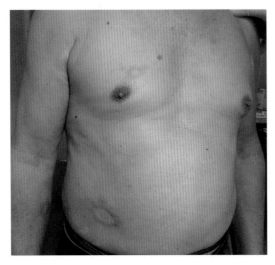
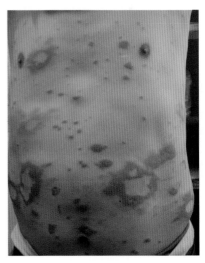

各图 3-1-2　界线类偏结核样型麻风（BT）　　　各图 3-1-3　中间界线类麻风（BB）

神经损害多发但不对称，神经粗大与功能障碍程度介于 TT 和 LL 麻风之间，中度粗大，质较软，较均匀。

毛发可脱落，常不对称，治疗后可再生。黏膜、淋巴结、睾丸和内脏可发生病变。此型麻风很不稳定，易经过麻风反应演变为 BT 或 BL。

4. 界线类偏瘤型麻风（BL）　皮肤损害多数类似瘤型麻风，有斑疹、斑块、浸润、结节等，呈淡红或棕褐色，表面光滑，但不如瘤型麻风皮损那样光亮多汁。有的皮损呈环形，内缘较清楚，外缘模糊（各图 3-1-4）。皮损分布广泛，但不完全对称，多数皮损疹龄不长。浅感觉障碍出现较迟且较轻。

周围神经损害多发、均匀粗大、质软，但不像瘤型麻风那样完全对称，畸形出现迟且不完全对称。

眉毛、睫毛可脱落，晚期患者头发亦可脱落。黏膜、淋巴结、睾丸、内脏及鼻黏膜病变出现较早，可形成鞍鼻，淋巴结常肿大，有睾丸及内脏受累。此型麻风多数演变为 LL，也可演变为 BB。

5. 瘤型麻风（LL）　按照病期长短、症状轻重、范围大小等可划分为早、中、晚 3 期。

早期瘤型麻风皮损为淡红斑或浅色斑，小而多，分布广泛对称，边缘模糊，表面光亮，无明显感觉障碍和闭汗，有时仅有蚁行感和微痒等感觉异常（各图 3-1-5）。眉毛分布正常或外 1/3 轻度稀疏。周围神经受累较轻，无畸形。鼻黏膜有充血，可有鼻塞。浅淋巴结轻度肿大，内脏器官无明显受累。

中期瘤型麻风皮损逐渐增多，除斑疹外可出现浅部弥漫性浸润和结节等损害，边界不清，表面光亮、多汁，分布广泛而对称，有轻度浅感觉障碍，面部浸润及眼结膜充血，形成"醉酒样"面孔。眉毛明显脱落，甚至眉毛、睫毛和鼻毛全部脱光。鼻黏膜充血明显。周围神经普遍受累，除感觉障碍外，可产生运动障碍和畸形、足底溃疡。浅淋巴结中度肿大，内脏器官（肝、脾、睾丸）轻度或中度肿大。

晚期瘤型麻风斑疹、斑块和结节皮损更明显，浸润可遍及全身，面部皮肤弥漫性浸润加重，形成结节或斑块，如"狮面"状。额部皮纹加深，鼻、唇肥厚，耳垂肥大。四肢和躯干呈广泛性浸润，有明显浅感觉障碍和闭汗，肢端溃疡较多见。神经受累严重，可产生面瘫、手足运动障碍和畸形。指、趾骨质吸收，指趾挛缩，指端变细。下肢水肿，小腿皮肤变硬呈蜡样发亮。眉毛、睫毛、鼻毛甚至腋

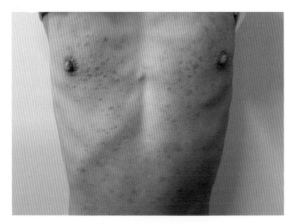

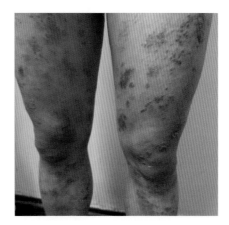

各图 3-1-4　界线类偏瘤型麻风（BL）　　　　各图 3-1-5　瘤型麻风（LL）

毛、阴毛均可脱落，头发亦可从发际开始脱落，以致大部分脱光。鼻黏膜可溃疡，产生鼻中隔穿孔或鼻骨吸收塌陷形成鞍鼻。淋巴结与各内脏器官受累较重，如男性患者睾丸萎缩引起不育、阳痿和乳房肿大。眼可出现结膜炎、角膜炎、虹膜睫状体炎，重者可失明。此外，肝、肾和脾也常受累。

瘤型麻风如果早期发现和早期治疗，预后较好，畸残发生也较少。如果延至晚期，则常常导致难以恢复的严重畸残或毁容，甚至合并肺结核、淀粉样变、肿瘤等而造成死亡。此外，在瘤型及界线类偏瘤型麻风可以出现组织样麻风瘤皮损，其临床特点是：在面部、四肢或躯干发生突起的棕褐色质地坚实大小不等的结节，严重者可以破溃。细菌检查可见大量麻风分枝杆菌，有些细菌较细较长。

6. 未定类麻风（Ⅰ）　未定类麻风是各型麻风的早期表现，其临床症状与组织学变化无两极型麻风特点，故称为未定类，常演变为其他类型麻风。皮损多为不对称的浅色斑或淡红斑，边缘较清楚，一般有轻微浅感觉障碍，可自行消退或演变为结核样型麻风。如皮损小而多，分布广泛，也可能演变为界线类或瘤型麻风。

神经症状较轻，受累浅神经可肿大，运动障碍和畸形不明显。毛发一般不脱落。黏膜、淋巴结、睾丸及内脏一般不受累。预后取决于机体的免疫力，部分患者可自愈，有的转变为结核样型，少数演变为界线类或瘤型。

（二）麻风反应

麻风反应是指在麻风病慢性病程中，机体对 ML 抗原产生的一种急性或亚急性超敏反应。它可发生在治疗前、治疗期间，甚至完成治疗以后。有的患者以反应状态作为首发症状而就诊，如不及时识别、诊断与处理，常会导致严重皮肤、神经及其他组织的损伤，产生永久性畸形残疾。

根据超敏反应的性质，临床上通常分为Ⅰ型、Ⅱ型和混合型反应。Ⅰ型麻风反应是一种迟发超敏反应，属于机体对 ML 抗原的细胞免疫反应。其中经过化疗者，往往发生逆向反应，又称升级反应，临床上多见。该反应伴有特异性细胞免疫增强，经过反应病情向 TT 端转变。另一种为降级反应，伴有特异性细胞免疫降低，反应后病情则向 LL 端转变，往往在治疗不足或不治疗的情况下发生，临床上较少见。Ⅱ型麻风反应又称为麻风结节性红斑（ENL），它系有补体参与的 ML 抗原和相应抗体的复合物反应。混合型反应皆有Ⅰ和Ⅱ型反应的免疫学和临床特征。

1. Ⅰ型麻风反应　主要发生于界线类麻风和一部分结核样型麻风病患者，全身症状轻微，主要表现为皮肤症状和神经症状。

（1）皮肤症状：原有老皮损部分或全部活跃，皮疹变红，充血水肿，高出皮肤表面，局部发热。损害向周围扩大，消退时常有脱屑。剧烈反应时可发生坏死，破溃后形成溃疡，愈后遗留瘢痕。有的皮损很像丹毒，但一般全身症状不明显，很少发热。除原有老的皮损活跃加剧外，反应时可在老的皮损附近或身体其他部位出现新的皮疹。常见的有红斑、斑块和结节。开始是淡红或鲜红色，以后渐渐变为暗红色。数目、大小不等，视反应程度而定。皮疹分布不对称。升级反应时皮损边缘境界清楚，色鲜红或深红，抗酸杆菌减少或阴性。降级反应的皮损边缘境界模糊，颜色带黄色或橘红色，抗酸杆菌增多。反应消退时，皮损表面出现鳞屑，有时很像银屑病。斑块消退后皮肤可发生萎缩。

（2）神经症状：常见的浅神经干反应主要表现为突然神经粗大疼痛，夜间尤甚，触痛明显。严重者可发生神经脓肿。神经炎可引起各种神经功能障碍，造成畸形残疾。有的患者由于迷走神经和吞咽神经的分支所构成的咽丛受累，可使软腭肌和咽肌麻痹，出现吞咽困难、鼻音、饮水自鼻孔反流等现象。神经血管功能障碍可引起肢端和面部水肿、肌肉萎缩和运动障碍。

Ⅰ型麻风反应黏膜症状无或轻微，淋巴结可肿大，内脏一般无临床症状。

2. Ⅱ型麻风反应　主要发生于瘤型或某些界线类偏瘤型麻风。最常见的为麻风结节性红斑（ENL）。反应前患者往往有乏力、不适、畏寒、厌食、淋巴结肿痛和掌跖触痛等前驱症状。全身症状明显。体温可达40℃以上，一般午后逐渐上升，深夜开始下降。ENL发生快，消退也快；小如花生米，大如鸡蛋，数目少者1~2个，多者数百个，半球状，高出皮面；开始色鲜红，快者1~2天，慢者1~2周，颜色变浅，逐渐消退，消退后局部留一色素斑。坏死性结节性红斑消退后往往留下明显瘢痕。

Ⅱ型麻风反应的神经反应比Ⅰ型麻风反应轻些，很少发生神经脓肿。黏膜症状很常见，主要发生于鼻、咽、喉部黏膜，尤其是鼻黏膜，表现为充血水肿、糜烂破溃。患者有鼻塞、流涕、鼻衄、干咳、呼吸不畅等症状。喉头水肿严重者可造成窒息，危及生命。Ⅱ型麻风反应经常发生淋巴结肿痛，但表面皮肤无红肿现象，很少化脓破溃。虹膜睫状体炎也很常见，患者自觉眼痛，流泪怕光，视力障碍。其他如关节炎、睾丸炎、胫前骨膜炎等均可出现。重者可损害肾脏，尿内出现蛋白和红细胞。

Ⅱ型麻风反应患者白细胞增多，总数可达（20~30）×10^9/L，中性粒细胞比率可达90%以上。红细胞沉降率加速，1小时可达100~150 mm。血浆蛋白总量降低，γ与α$_2$球蛋白增高。80%的患者出现C反应性蛋白，抗链球菌溶血素"O"水平明显增高。

【实验室检查】

1. 结核样型麻风（TT）　常规皮肤涂片查菌阴性。麻风菌素试验晚期反应多为阳性，细胞免疫试验正常或接近正常。

2. 界线类偏结核样型麻风（BT）　皮肤涂片查菌一般阳性（+~++）。麻风菌素试验晚期反应多为可疑或弱阳性，细胞免疫试验结果比正常人低。

3. 中间界线类麻风（BB）　皮肤涂片查菌阳性（++~+++）。麻风菌素试验晚期反应阴性，细胞免疫试验结果介于两极型之间。

4. 界线类偏瘤型麻风（BL）　皮肤查菌强阳性（++++~+++++）。麻风菌素试验反应为阴性，细胞免疫功能试验有缺陷。

5. 瘤型麻风（LL）　皮肤查菌常见大量细菌（+++++~++++++）。麻风菌素试验反应为阴性，细胞免疫功能试验有明显缺陷。

6. 未定类麻风（I）　皮肤查菌多为阴性，少数阳性，菌量少。麻风菌素试验晚期反应多为阳性或阴性，细胞免疫试验有的正常或接近正常，有的明显缺陷。

【组织病理】

1. 结核样型麻风（TT）　表皮常有炎症细胞侵入，真皮上部没有"无浸润带"，真皮内神经、血管和皮肤附件可见上皮样细胞肉芽肿。朗格汉斯巨细胞的有无或多少与病损性质有关系。静止期病损朗格汉斯巨细胞较少，活动性或反应期病损朗格汉斯巨细胞较多。一般结核样型麻风上皮样肉芽肿很少坏死，但病情明显活动或反应剧烈者神经组织内上皮样肉芽肿中央有时可发生坏死。抗酸染色抗酸杆菌阴性或极少。

2. 界线类偏结核样型麻风（BT）　表皮内无炎症细胞侵入，真皮上部"无浸润带"比较窄，真皮内上皮样细胞肉芽肿周围淋巴细胞比较少。抗酸染色可见抗酸杆菌，但量较少（+~++）。

3. 中间界线类麻风（BB）　表皮内无炎症细胞侵入，真皮上部可见明显"无浸润带"。真皮内可见上皮样细胞肉芽肿，细胞较分散，周围无淋巴细胞浸润，淋巴细胞很少且分散，无朗格汉斯巨细胞。

神经束膜可见洋葱样变，有的可见组织细胞及不典型的泡沫细胞，抗酸染色阳性（+++～++++）。

4. 界线类偏瘤型麻风（BL）　表皮萎缩，表皮下有"无浸润带"，真皮内有巨噬细胞肉芽肿，有典型的泡沫细胞。肉芽肿内可有成堆的淋巴细胞。抗酸染色可见大量抗酸杆菌（++++～+++++）。

5. 瘤型麻风（LL）　表皮萎缩，无炎症细胞侵入，基底细胞层无破坏，真皮上部有"无浸润带"。真皮内变化主要是真皮内甚至皮下脂肪层有大量泡沫细胞浸润，类脂质染色阳性。神经小分支破坏较迟较轻，神经束膜一般正常。皮肤附件破坏较明显。抗酸染色可见大量抗酸杆菌（+++++～++++++）。未经抗麻风药物治疗者，抗酸杆菌色鲜红，形态多呈完整杆菌；经有效药物治疗后则色变淡，形态多变形。

6. 未定类麻风（I）　表皮无明显变化，真皮内有散在的非特异性炎症浸润，抗酸染色，皮神经内有时可见散在的抗酸杆菌。如果向瘤型端发展，则抗酸杆菌较多；如果向结核样型端发展，则抗酸杆菌少或阴性，可见少数上皮样细胞的小肉芽肿。

7. 麻风反应的组织病理变化

（1）I型麻风反应：表皮水肿，有时有角化过度或点状角化不全。棘细胞层常有炎症细胞侵入。真皮内上皮样细胞肉芽肿伴明显水肿，严重者有纤维蛋白样变性。血管扩大充血，但无中性粒细胞浸润或血栓形成。逆向反应者，上皮样细胞肉芽肿周围淋巴细胞增多，抗酸杆菌减少或阴转；降级反应者则相反，组织象向瘤型端变化，抗酸杆菌增多。

（2）Ⅱ型麻风反应：组织病理变化为血管炎和脂膜炎。真皮内特别是皮下脂肪层内血管内皮细胞水肿，血管壁有炎症细胞浸润，纤维蛋白样变性，血管腔狭窄或栓塞。严重者组织坏死。

【诊断与鉴别诊断】

（一）诊断原则

麻风的诊断必须十分慎重，应根据病史、临床表现、结合实验室检查，进行综合分析，准确、及时地作出诊断。

（二）流行病学史

具备下述情况，均可作为诊断时流行病学线索的参考（但对无明确流行病学史者，亦不能排除麻风的诊断）：

1. 生活在麻风病流行地区，与未经治疗的麻风病患者有过密切接触。

2. 亲属、邻居或同事中有麻风病患者，并与其在没有确诊治疗前有过密切接触。

（三）诊断要点

1. 临床诊断要点

（1）皮损表现：

1）皮肤损害为 1～5 块，有斑疹或斑块，表面干燥，边缘清楚，麻木闭汗。

2）皮肤损害在 6 块或以上，分布不对称，有斑疹或斑块，呈黄红色、棕褐色或淡红色，有卫星状或免疫区皮损。皮损表面干燥或光滑，边缘清楚，部分皮损处麻木闭汗。

3）皮肤损害多发，广泛对称分布，表面光滑，边缘模糊。有浅色斑、浸润性红斑、结节、斑块或弥漫性浸润。早期病例皮损浅感觉正常或减退，眉毛完整，晚期病例皮损浅感觉消失，眉毛脱落。

（2）周围神经损害表现：

1）单一周围神经干粗大，质地硬，部分患者伴有眼、手、足或面部畸形残疾。

2）周围神经干不对称粗大，数量在 2 条或以上，质地硬，部分患者伴有神经干触痛或眼、手、足或面部畸形残疾。

3）早期无周围神经干粗大。晚期周围神经干轻度或中度对称粗大，质地软，数量在 2 条或以上，并出现手足麻木和畸形残疾。

2. 实验室诊断要点

（1）皮肤涂片检查抗酸杆菌（AFB）阳性。

（2）组织病理学检查有麻风特异性改变和／或查 AFB 阳性：

1）表皮基底膜破坏，白细胞侵入表皮，真皮内见上皮样细胞肉芽肿，并见朗格汉斯巨细胞，肉芽肿外围密集淋巴细胞包围，神经分支破坏而难以辨认，肉芽肿内查找抗酸杆菌阴性，S-100 蛋白免疫组化染色在肉芽肿内见破坏的神经分支；皮神经检查见神经内炎症或上皮样细胞肉芽肿。

2）表皮下有狭窄"无浸润带"，真皮内见上皮样细胞肉芽肿，肉芽肿周围有稀疏淋巴细胞包围，朗格汉斯巨细胞少或无，肉芽肿内神经分支难以辨认，肉芽肿内抗酸杆菌检查阳性，细菌密度（ + ~ +++ ）。

3）表皮萎缩，表皮下见明显"无浸润带"，真皮内见组织细胞和泡沫细胞肉芽肿，淋巴细胞少或无，神经束膜呈洋葱样改变，神经分支内见炎症细胞浸润。在肉芽肿内和神经分支内抗酸杆菌检查阳性，细菌密度在（ ++++ ）或以上。

（四）诊断

1. 疑似病例　符合临床诊断要点中皮损表现或周围神经损害表现的一项，有或无流行病学史。

2. 临床诊断病例　同时符合临床诊断要点中皮损表现的一项和周围神经损害表现的一项，有或无流行病学史。

3. 确诊病例　符合临床诊断要点的一项或以上，同时符合实验室诊断要点的一项或以上，有或无流行病学史。

（五）诊断分型

1. 五级分类法　主要根据免疫学、细菌学、组织病理和临床表现分为结核样型麻风（TT）、界线类偏结核样型麻风（BT）、中间界线类麻风（BB）、界线类偏瘤型麻风（BL）、瘤型麻风（LL）和未定类麻风（I）。

2. WHO-MDT 分类法　是 WHO 为适应 MDT 的应用，将麻风分类为多菌型（MB）和少菌型（PB）两种，是一种以化疗为目的的操作性分类方法。

（1）多菌型（MB）：凡是皮肤涂片查菌阳性的任何类型的患者或皮损 ≥ 6 块或神经损伤 ≥ 2 条者的查菌阴性患者。

（2）少菌型（PB）：凡是皮肤涂片查菌阴性的患者，同时皮损数 ≤ 5 块或神经损伤 ≤ 1 条的患者。

（六）鉴别诊断

与麻风病皮疹相似的皮肤病甚多，和麻风病的主要区别点是：①多数皮肤病有痒感，无麻木闭汗。②浅神经不粗大。③麻风分枝杆菌检查阴性。现将常见皮肤病鉴别如下：

1. 单纯糠疹　多见于少年儿童，也可发生于青壮年。好发于颜面，开始时为境界不清的色素减退斑或淡红斑，伴细小糠秕样鳞屑，一般无不适或有微痒，可自行消退，但易复发。

2. 白癜风　为界限明显的乳白色脱色斑，数目、大小不一。边缘可有色素沉着，皮纹正常，毛发完整、多呈白色，也可为正常颜色。无自觉症状。病理检查仅黑色素细胞减少。

3. 花斑癣　好发于胸、背、颈及腋下多汗处，夏季较重。为灰白色、皮色或褐色点状至钱币状斑片的损害，其上覆以细小鳞屑，微痒。可查到真菌。

4. 玫瑰糠疹　好发于躯干及四肢近端。初发为较大的母斑，1 ~ 2 周后成批发生子斑，大小 1 ~ 2 cm，淡红色，中心略带黄色，边缘清楚，表面覆以细小鳞屑；皮损长轴与皮纹一致，与肋骨平行。有痒感，病程自限，约 2 个月。

5. 银屑病　好发于四肢伸侧及头面部。初起为暗红色丘疹，逐渐扩大成片状，境界清楚，表面覆以银白色云母状鳞屑，刮除鳞屑露出发亮的白膜及点状出血。

6. 环形红斑　好发于躯干，为慢性、复发性疾病。皮损初起时为水肿性丘疹，逐渐扩大成圆形斑疹，以后中心消退，向周围扩张，边缘高起，呈环状。1 ~ 2 周后皮损自行消退，又出现新皮损。

7. 结节性红斑　年轻女性多见，起病急，皮损好发于双下肢伸面。损害初起时为鲜红色黄豆至胡桃大小之痛性结节，后呈暗红色，消退后暂留色素沉着，发疹前后伴有发热、关节痛等不适。病程自限，常复发。

8. **硬红斑** 多见于青年女性，好发于小腿后下 1/3 处，对称，数个或十余个，时愈时发。初起为皮色，后为暗红色皮下硬结，樱桃大或更大，不高出皮面，与皮肤粘连，有触痛，消退后皮肤萎缩或形成溃疡，愈合后形成瘢痕。

9. **离心性环状红斑** 多见于中年人。初发为多个水肿性红斑，主要分布于下肢与臀部；损害中央逐渐消退，周围日益扩张呈环状或弧状，边缘高起如堤，内缘附黄色鳞屑；旧皮损处，可再产生新损害，呈靶形，微痒。病程数月或数年，易复发。

10. **环状肉芽肿** 好发于手腕及足背，数目一个或几个。皮损为皮色、象牙色或粉红色结节，表面光亮，质硬；中央逐渐消退，外周扩张呈环状或半环状，边缘高起；其上之丘疹或结节似珍珠状，半透明，有时呈卫星状损害。皮损可多时不变或自愈，不留痕迹，但易复发。

11. **结节病** 皮损为多形性，有丘疹、结节、斑块或弥漫性浸润等，呈淡红色或棕褐色，质硬，数目不一，消退后有色素沉着及萎缩。患者常并发淋巴结、肺、眼、肾等损害。

12. **蕈样肉芽肿** 本病为慢性、瘙痒性、进行性又可缓解的皮肤病，不同病程中，皮损形态不一。根据临床表现，病程中可分为红斑期、浸润期和肿瘤期。患者多伴有全身淋巴结和肝、脾大、肺、肾及内分泌腺受累。组织病理检查可见特异性病变。

13. **结节性脂膜炎** 多见于女性，皮损好发于下肢。损害为多发性、对称性、成群分批发生的皮下脂肪层炎性结节或斑块，皮损表面呈暗红色，质硬，有触痛，与皮肤粘连，皮损消退后留萎缩性色素斑。急性期患者常伴以发热、关节酸痛、乏力等全身不适，发热多与皮疹平行出现，本病还可累及肝、脾、淋巴结等器官。

14. **盘状红斑狼疮** 该病好发于面部，呈蝶状分布，为境界清楚的红斑，附以黏着性鳞屑，剥离后可见角质栓；皮损中央消退后留有着色性斑点和萎缩性瘢痕，周边色素增加，表面毛细血管扩张。

【治疗】

（一）中医治疗

1. **辨证分型** 麻风病的证候较复杂，八纲、脏腑、气血各方面均有其辨证特点，单用一种辨证不能概括全面。总体而言，麻风病是机体正邪相争之故，因此以八纲辨证的"虚实"作为总的分型依据。据此，将麻风病分为实证、虚证、虚实夹杂 3 型（各表 3-1-1）。

各表 3-1-1 麻风病辨证分型总表

型 别	表 里	病 机	虚 实	邪 正
实证型	病在经络	经络受损，气滞血瘀	实证为主，虽可实中夹虚，但虚证不明显	正盛邪实
虚证型	病在脏腑（里证）	脏腑受损，出现各脏之阴虚、气虚、阳虚等	虚证为主，虽可虚中夹实，但实证不明显	正虚邪恋
虚实夹杂型	经络脏腑同病	兼有两者表现	虚证实证都较明显	正虚邪实

（1）实证辨证分型：麻风病实证由于抵抗力较强，病变局限于皮毛经络，很少侵犯脏腑。初起时斑疹色白，呈现麻木、闭汗，辨证为经络气滞，属于气滞型。气滞日久导致血瘀，可出现手、足、面部青紫、浮肿、斑疹紫红、舌青紫、脉涩，此时即为血瘀型。

（2）虚证辨证分型：麻风虚证由于抵抗力弱，故病情播散，病邪入里，侵及脏腑，出现各脏之虚。按八纲辨证，早期为阴虚内热，较晚则阴损及阳而致阴阳两虚，而气阴两虚则为阴阳两虚的较早阶段。根据临床初步观察，结核样型及界线类偏结核样型者，偏于实证的比例较多；瘤型多属虚证，早期多属阴虚内热，晚期多属阴阳两虚；中间界线类及界线类偏瘤型则多属虚实夹杂型。但实际辨证施治必须对每一病例进行具体检查、分析，才能确定辨证分型。

2. 施治原则

（1）总则：

1）扶正：主要目的是消除虚象，增强体质，提高抗病力，用于虚证麻风病患者。根据虚的不同特点，阴虚者滋阴，气虚者益气，阳虚者壮阳，根据阴阳互根的原则，用药防止过偏。

2）攻毒：采用对麻风分枝杆菌可能有作用的中草药。但清热解毒的苦寒药，不宜用于阴阳两虚偏盛的麻风病患者，辛辣温燥药则不宜用于阴虚内热的麻风病患者。

3）活血通络：麻风病患者普遍存在经络气滞血瘀，故应重视理气、活血、化瘀、软坚、通络的治疗，以助气血通畅，组织修复。

常用的扶正、攻毒、活血通络药物如各表3-1-2。

各表3-1-2　　　　　　　　　　　　　　麻风病辨证施治常用药物举例

药物种类		药　名
扶正药	养阴药（养肾阴为主）	熟地黄、何首乌、枸杞子等
	益气药（益脾气为主）	淮山、党参、黄精、黄芪等
	壮阳药（壮肾阳）	淫羊藿、菟丝子、补骨脂等
攻毒药		苦参、苍耳子、蟾蜍、葎草、穿心莲、百部等
活血通络药		白花蛇舌草、水蛭、红藤、伸筋草、皂角刺、丹参等

（2）各型患者治疗原则：实证型以攻毒及活血通络为主，稍作扶正。虚证型以扶正为主，待虚象消除体质增强后，再逐渐增加攻毒药的比重。虚实夹杂型以攻毒、活血扶正并重（各表3-1-3）。

各表3-1-3　　　　　　　　　　　　　　麻风病各型患者治疗原则表

辨证分型		扶　正		攻　毒	活血通络
实证型		少用		多用	多用
虚证型	阴虚内热	多用	养阴为主	少用　不用辛温之攻毒药	少用
	气阴两虚		益气养阴	不用苦寒之攻毒药	较少用
	阴阳两虚		阴阳气血并补		较多用
虚实夹杂型		攻补并用		攻补并用	多用

3. 常用中草药

（1）扫风丸：大枫子1750 g，薏苡仁、荆芥各250 g，苦参、白蒺藜、小胡麻、苍耳子、防风各120 g，苍术、白附子、桂枝、当归、秦艽、钻地风、千年健、草乌、威灵仙、川芎、钩藤、木瓜、菟丝子、肉桂、天麻、山栀子、知母、川牛膝、何首乌、青礞石、川乌各60 g，白花蛇30 g。

制法：上药共为细末，水泛为丸。

服法及剂量：每次5～20 g，每天3次。

（2）大麻风丸：

①陈皮、防风、当归、白芷、荆芥、苦参、羌活、苍术、天麻、木香、秦艽、薏苡仁、川续断、川牛膝、海桐皮、海风藤、生甘草各6 g，桂枝3 g，大枣4颗，生姜2片。

②大胡麻、小胡麻、白蒺藜各600 g，苦参500 g，防风、荆芥各250 g，当归、苍术、薏苡仁、川续断、牛膝各120 g。

制法：将②方碾为细末，①方煎汁泛丸。

服法及剂量：每次 5～20 g，每天 3 次。

（3）七味片：百部 300 g，葎草 300 g，苍术 300 g，川厚朴 60 g，黄芪 90 g，功劳叶 150 g，天葵子 60 g。制成片剂，每次 5～20 g，每天 3 次。

（4）驱风丸：全蝎 160 条，蜈蚣 2000 条，地龙、白僵蚕各 1500 g，土鳖 1000 g，红娘 250 g，蜂房 1000 g。

制法：晒干或微火烘脆，研末，炼蜜为丸或水泛为丸。

服法：第 1 周，早晚各服 3 g；第 2 周，早晚各服 4.5 g；第三周，早晚各服 6 g。每周服药 6 天，停药 1 天。服足 11 周时，换服清热和血的辅方 2 周（黄连、黄柏、黄芩各 300 g，黄芪 600 g，金银花、连翘各 300 g，大黄、蒲黄各 60 g，夏枯草 1800 g，研末，炼蜜为丸，每次 15 g，每天 3 次）。

（5）皂刺丸：皂角刺 500 g，大黄 120 g。研为细末，泛水为丸，每次 9～15 g，苦参酒送服。

苦参酒制法：苦参 500 g，大枫子 250 g，蜂房 60 g，蕲蛇 120 g，加水 7.5 L，煮沸 2 小时，煎至 2.5 L，滤后加等量黄酒，每次服 30 g，吞服皂刺丸。

此外，一些单味中草药对治疗麻风也有一定疗效。如有抗菌作用的四季青、罗锅底、三丫苦、大蒜、葎草、啤酒花、穿心莲、泽漆、百部、狼毒等；有活血化瘀，软坚散结抗肿瘤作用的菝葜、藤梨根、白花蛇舌草等；有抗疟作用的臭梧桐、常山、豨莶草、马鞭草等。

4. 其他疗法　针灸、火罐以及中药外敷外洗，在治疗麻风及麻风反应、减少神经疼痛、修复溃疡等方面均有一定作用。

（二）麻风病的联合化疗

1. 联合化疗（MDT）的定义　WHO 于 1981 年推荐对麻风采用 MDT，即采用两种或两种以上作用机制不同的有效杀菌性化学药物治疗麻风。目前全球治疗麻风，基本都统一采用 MDT 方案。

2. 抗麻风病药物种类

（1）常用抗麻风病药物包括：①利福平（RFP）胶囊剂，每粒 300 mg。②氨苯砜（DDS）片剂，每片 100 mg。③氯法齐明（B663）丸剂，有两种，每月监服的为每粒 100 mg，每天自服的为每粒 50 mg。

（2）其他替代药物：①氧氟沙星片剂，每片 100 mg。②米诺环素片剂，每片 100 mg 或 50 mg。③克拉霉素片剂，每片 250 mg。④莫西沙星片剂，每片 400 mg。

3. MDT 方案及疗程

（1）MB（成人）：利福平 600 mg 每月 1 次，监服；氨苯砜 100 mg/d，自服；氯法齐明 300 mg 每月 1 次，监服；50 mg/d，自服；疗程 12 个月。每月服药不少于 20 天，一年中至少服药 8 个月，连续中断 4 个月应重新治疗，整个疗程可在 18 个月内完成。

（2）MB（儿童）：儿童多菌型麻风患者化疗方案如各表 3-1-4。疗程为 12 个月，完成时间和规则治疗定义同成人多菌型患者。

各表 3-1-4　　　　　　　　　　　儿童多菌型麻风患者化疗方案和疗程

药　物	服　法	＜5 岁	5～9 岁	10～14 岁	≥15 岁
利福平	每月 1 次（监服）	150 mg	300 mg	450 mg	600 mg
氨苯砜	每月 1 次（自服）	25 mg（隔天）	25 mg	50 mg	100 mg
氯法齐明	每月 1 次（监服）	50 mg	100 mg	200 mg	300 mg
氯法齐明	每月 1 次（自服）	50 mg（隔天）	50 mg（隔天）	50 mg（隔天）	50 mg

（3）PB（成人）：利福平 600 mg 每月 1 次，监服；氨苯砜 100 mg/d，自服；疗程 6 个月。每月服药不少于 20 天，可在 9 个月内完成；连续中断 3 个月则应重新治疗。

（4）PB（儿童）：儿童少菌型麻风患者化疗方案如各表 3-1-5。疗程为 6 个月，完成时间和规则治疗定义同成人少菌型患者。

各表 3-1-5 　　　　　　　　　　儿童少菌型麻风患者化疗方案和疗程

药　物	服　法	<5 岁	5~9 岁	10~14 岁	≥15 岁
利福平	每月 1 次（监服）	150 mg	300 mg	450 mg	600 mg
氨苯砜	每月 1 次（自服）	25 mg（隔天）	25 mg	50 mg	100 mg

4. 特殊情况时的治疗方案和疗程

（1）利福平耐药或过敏或肝肾功能损伤不能用利福平者：

1）强化治疗阶段：莫西沙星 400 mg，加氯法齐明 50 mg，加米诺环素 100 mg，加克拉霉素 500 mg，每天服药 1 次，治疗 6 个月。

2）继续治疗阶段：莫西沙星 400 mg，加米诺环素 200 mg，加克拉霉素 500 mg，每月服药 1 次，继续治疗 18 个月。

（2）氨苯砜过敏者：将氨苯砜去除，仅服用利福平和氯法齐明两药，疗程 12 个月。

（3）因皮肤色素沉着而拒服氯法齐明者：以氧氟沙星 400 mg 或米诺环素 100 mg 代替 MDT 方案中的氯法齐明，每天治疗，疗程 12 个月。

5. 麻风反应的治疗　中度或重度Ⅰ型反应，首选泼尼松治疗，初始剂量要大，每天 0.75~1 mg/kg 口服。待颜色变淡，神经疼痛等症状缓解后，每天剂量每月递减 5~10 mg，持续治疗 4~6 个月。但伴有神经炎的中度和重度Ⅰ型反应，治疗可延至 12 个月左右。雷公藤多苷对轻、中度Ⅰ型反应有效，可选用。沙利度胺、氯法齐明对Ⅰ型反应治疗无效。

Ⅱ型麻风反应首选沙利度胺治疗，初始剂量一般在 200~300 mg/d，待结节性红斑和体温消退，无新结节性红斑出现，药物缓慢减量到 50~100 mg/d 维持，整个疗程至少 3 个月。对于不能口服沙利度胺的患者，可用泼尼松每天 0.75~1 mg/kg 治疗。伴有神经炎者，按照神经炎治疗方案治疗。

混合型反应宜使用皮质类固醇激素和沙利度胺联合用药，治疗宜个体化，疗程一般超过半年以上。

（三）中西医结合治疗思路

目前，全球治疗麻风病统一使用 WHO 的 MDT 方案，患者服药 1 周后就基本没有传染性了，按疗程规则服药可彻底治愈。有条件的地方在治疗麻风反应和麻风溃疡方面，可以适当配合针灸、中药外敷外洗等方法，可进一步提高临床疗效。

【预防与调摄】

1. 目前还没有有效预防麻风病的疫苗，早期发现、早期诊断、早期治疗麻风患者，是控制传染、预防畸形残疾、保护健康人群的最好方法。

2. 对麻风病患者的家属及其密切接触者定期进行健康检查，早发现，早治疗。

3. 对于麻风病患者的家属及密切接触者开展预防性服药，有效减少发病。

4. 开展健康宣传，普及麻风病防治知识，早防早治。

5. 已经患病的麻风病患者，要加强营养、注意休息，避免精神紧张、劳累、酗酒、外伤等因素。同时，要加强手、眼、足的自我护理，减少畸形残疾发生或加重。

【临床研究进展】

1951 年，况乾五编著《大麻疯针灸特效疗法》一书，专列"针灸取穴""治疗法""从治法"等章节，详细介绍针灸或针药并用治疗麻风；陕西运用电针疗法配合抗麻风药物治疗，有改善麻风病患者运动功能障碍的作用；云南报道在腰部和局部痛点采用火罐疗法治疗麻风反应，1~4 次后大部分患者全身症状及神经痛减轻；山东省安丘县用黄连素、银黄注射液、百尔定等做经络注射，控制麻风反应效果较好；四川泸定县报告用穴位刺激合并砜类药治疗麻风病，较单用砜类药降菌快，神经功能障碍有恢复；福建对治疗后某一部位残留少量菌长期不阴转者，用梅花针局部密刺，可加速阴转；广东泗安医院测量麻风病患者任脉上段导电量较正常人降低，认为与麻风病患者胸腺免疫功能低下有关，提出了任脉上段与胸腺相连属的观点；孙氏用针刺穴位配合按摩仪治疗麻风后遗症患者；三亚市三林医院用火针治疗缓解麻风后遗神经痛；厦门市中山医院麻风门诊用蛋黄油和复方黄连油膏治疗麻风溃疡；河北保定用三仙方、生肌散、外敷消核膏等配合内服解毒杀菌剂治疗麻风溃疡；甘肃等地用七叶一枝花、自制中药溃疡洗剂、溃疡散等配合内服溃疡丸治疗麻风溃疡，效果良好。

近年来，国内有学者以 PCR-RFLP 等分子生物学方法检测皮肤其他分枝杆菌感染、开展药物敏感试验，进行麻风菌分子耐药检测等，均取得了重大进展。随着分子生物学技术的飞速发展，麻风病遗传易感性研究也从组织相容性抗原（HLA）与疾病相关性研究，发展至多学科的、采用全基因扫描（GWAS）及基因多态性分析。我国专家团队建立了麻风病遗传资源库，通过全基因组关联分析，发现了 10 多个麻风病易感基因。此外，通过全基因组关联分析结合目标区域测序技术，发现了 HLA-B*13：01 与氨苯砜综合征的发病相关性。目前，以该位点预测氨苯砜综合征发病敏感性和特异性分别达到 85.5% 和 85.7%。

【医家经验与争鸣】

在麻风初起阶段，古代医家常用汗法。如《医宗金鉴·外科心法要诀》大麻风篇云："此症初觉，即服万灵丹汗之。"朱丹溪认为麻风病症多属实证，宜用攻法。其谓之曰："大风病，人得之者，须分在上在下。夫在上者，以醉仙散取臭涎恶血，于齿缝中出；在下者，以通天再造散取恶物陈虫，于谷道中出。"萧晓亭则持不同意见，云："疬风古无治法，丹溪止用醉仙散、再造散二方，但服轻粉，多生轻粉毒。恐一疾未愈，又添一疾。又有大黄、皂刺、牵牛之类，然唯实者可用，气血虚者，反耗元气。"其主张常用平和之药，曰："疬虽恶疾，治之得法，即常用平和之药，亦无不效。蛇蝎尤可用，至若砒霜、蜈蚣、斑蝥、轻粉之剂，病之极重者，不得已而用之，不可特此以为常。川乌、草乌、附子、肉桂，虚寒之人，病愈后以之结功则可，以之治病则不可。盖辛热之品能燥血耗血，血亏而病愈加，不可不知。"

【参考文献】

[1] 萧运春. 祖国医学对于麻风之认识 [J]. 中医杂志, 1956, 4: 170-173.

[2] 况乾五. 大麻疯针灸特效疗法 [M]. 南京：中国针灸学研究社出版, 1951.

[3] 王克俭，邓云山. 电针治疗 23 例麻风患者运动功能障碍的疗效观察 [G]. 中华医学会福建分会麻风病学术会议论文汇编, 1964.

[4] 江苏省麻风病防治协作组. 麻风病学讲义 [Z]. [出版地不详]：[出版者不详], 1974.

[5] 方大定. 中医药治疗麻风病的历史现状和展望 [J]. 皮肤病防治研究通讯, 1977(3): 160

[6] 谭国柔，周岱翰，陈卫国，等. 220 例各型麻风病人及 68 例正常人十四经脉穴位导电量测量研究 [J]. 新医学, 1977(8): 475-476.

[7] 孙延增，藤由子，竹内千景，等. 针刺治疗麻风后遗症 25 例疗效观察 [J]. 中国针灸, 1999(2): 93-95.

[8] 张良福，王河清. 用火针改善麻风后遗神经痛 19 例观察 [C]. 中华中医药学会皮肤科分会第四次会议, 2007.

[9] 厦门市中山医院麻风门诊部. 蛋黄油和复方黄连油膏治疗麻风溃疡初步经验介绍 [J]. 福建中医药, 1959(05): 12-14.

[10] 河北保定皮肤科疗养院. 中医治疗麻风溃疡疗效观察 [G]. 中华医学会福建分会麻风病学术会议论文汇编, 1964.

[11] 脱长宇，李志诚，高佩媛. 中医治未病思想在麻风溃疡防治中的价值和应用 [J]. 中国伤残医学, 2012, 20(10): 91-92.

[12] 范瑞强，邓丙戌，杨志波. 中医皮肤性病学：临床版 [M]. 北京：科学技术文献出版社, 2010.

[13] 穆瑞五，李家耿. 麻风病学 [M]. 济南：山东科学技术出版社, 1980.

[14] 赵辨. 中国临床皮肤病学 [M]. 南京：江苏凤凰科学技术出版社，2010.

[15] 陈贤义，李文忠，陈家琨. 麻风病防治手册 [M]. 北京：科学出版社，2002.

[16] 李文忠. 现代麻风病学 [M]. 上海：上海科学技术出版社，2006.

[17] 张国成，严良斌，沈建平. 全国消除麻风病危害规划工作指南 [M]. 南京：江苏凤凰科学技术出版社，2013.

[18] 王洪生，李晓杰，吴勤学，等. 四种分枝杆菌快速检测方法的研究 [J]. 中华皮肤科杂志，2005，38(5): 285-287.

[19] 李晓杰，王洪生，吴勤学，等. PCR-RFLP 检测皮肤分枝杆菌 [J]. 中华皮肤科杂志，2005，38(9): 533-535.

[20] LIU H, IRWANTO A, TIAN H, et al. Identification of IL18 RAP/IL18 R1 and IL12 B as leprosy risk genes demonstrates shared pathogenesis between inflammation and infectious diseases. Am J Hum Genet, 2012, 91(5): 935-941.

[21] LIU H, IRWANTO A, FU X, et al. Discovery of six new susceptibility loci and analysis of pleiotropic effects in leprosy[J]. Nat Genet, 2015, 47(3): 267-271.

[22] 岳美中原著，陈可冀主编. 岳美中全集 [M]. 北京：中国中医药出版社，2012.

（旷燕飞）

第二节　皮肤结核

寻常性狼疮

寻常性狼疮（lupus vulgaris）为皮肤结核中最常见的一种。特征损害为粟粒至豌豆大苹果酱色结节和斑块，红褐色至棕褐色，呈半透明状，质地柔软，微隆起于皮面；病程持续多年，可形成瘢痕，破坏组织。明代《疮疡经验全书》称本病为鸦啗疮。现代赵炳南老中医称本病为"流皮漏"。

【病因及发病机制】

中医学认为本病多因素体虚弱，肺肾虚弱，水亏火旺，阴虚则生内热，内热化火，炼熬津液为痰，痰热交阻或痰瘀互结，复感毒邪，阻滞经脉，结块而生；或因肺肾二脏功能失调，导致津液不能正常运行，凝聚为痰。《疮疡经验全书》对本病记载为："鸦啗者，久中邪热，脏腑虚寒，血气衰少，腠理不密。"

现代医学通常认为本病是发生在先前感染过结核，且已致敏者身上的一种继发性皮肤结核，对结核菌素纯蛋白衍化物的敏感性极高。结核分枝杆菌常由皮肤破损处侵入皮肤，亦可由破溃的淋巴结、骨关节结核病灶直接或经淋巴管蔓延至皮肤，也可由内脏结核病灶经血流播散至皮肤。极少数病例可发生在卡介苗接种处，故认为在卡介苗接种后，如在接种处发生肉芽组织，久且不消退，则需追踪观察。此外，患者的营养、生活条件、卫生状况、个人抵抗力等对本病的发生与发展都有很大的关系。

【临床表现】

皮损好发于面部，其次是颈部、臀部和四肢。面部寻常性狼疮常致组织毁坏而损坏面容，四肢及颈部损害可因瘢痕收缩而挛缩畸形。寻常性狼疮也可侵犯黏膜。无明显自觉症状，有继发感染时可有疼痛。寻常性狼疮往往由儿童或少年时期开始发病，半数以上患者在 10 岁以内发病，20 岁以前发病的约占 80%。结核菌素试验阳性。

初期损害为粟粒至豌豆大的狼疮结节，鲜红或红褐色至棕褐色，呈半透明状，触之质软，微隆起，结节表面薄嫩，用探针稍用力即可刺入，容易贯通及出血（探针贯通现象）。如用玻片压诊，减少局部充血时，结节更明显，呈棕黄色，如苹果酱颜色，故亦称"苹果酱结节"，有时结节可增多增大互相融合构成大片红褐色浸润性损害，直径可达 10～20 cm，表面高低不平，上覆大片叶状鳞屑。病程较长时，有的损害自愈形成瘢痕；有的结节可破溃形成溃疡，严重时可致整个损害全部溃烂。多数溃疡浅表，呈圆形或不整形，表面为红褐色肉芽组织，有少量稀薄脓液，脓液干燥后结污褐色厚痂。溃疡边缘欠整齐，颜色暗红，边缘呈潜行性。随病程发展溃疡中央或一侧结疤愈合，而边缘或另

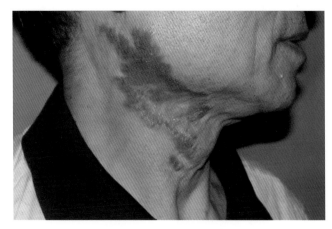

各图 3-2-1　寻常性狼疮
（重庆市中医院　龚娟　供图）

一侧不断向外扩展，可形成大片损害，亦可形成环状、弧形或蛇行性等特殊形态。组织损毁性大，愈后结成高低不平的条索状瘢痕，严重者瘢痕收缩，发生畸形或功能障碍。（各图 3-2-1）

寻常性狼疮的另一个临床特征为已愈之瘢痕组织上又可再生新的狼疮结节，再破溃形成溃疡，故新旧皮损共存。本病呈慢性经过，常迁延数年或数十年不愈。

除以上典型特征性皮损外，由于患者机体反应性的不同，临床狼疮形态常有不同，根据皮损的大小、高低、多少、部位、溃破与否等可表现为以下特殊类型：

1. 扁平性狼疮（lupus planus）损害表面平滑，可有少许鳞屑，呈片状浸润斑片，由稍高出皮面的狼疮结节构成，愈后有较扁平的萎缩瘢痕。

2. 增殖性狼疮　包括结节性狼疮（lupus tuberosus）、瘤样狼疮（lupus tumidus）、疣样狼疮（lupus verrucosus）、乳头状狼疮（lupus papillaris）等。此类狼疮为狼疮结节增大且互相融合，高出于皮面呈柔软的、明显的浸润状斑块或大小不等的乳头瘤样增生。

3. 溃疡性狼疮（lupus exulcerans）为边缘不规则、深浅不一、基底污红或紫红色的溃疡，可融合形成较大面积的溃疡损害，表面常见不健康肉芽组织及脓液。可由狼疮结节破溃形成，亦可由皮肤下方淋巴结、骨骼或其他组织的结核感染时继发。

4. 播散性狼疮（lupus disseminatus）为身体内部结核病灶中之结核分枝杆菌经血行播散至皮肤而发病。本病可见于儿童患麻疹或猩红热等急性传染病后抵抗力低下时，皮肤突然出现散在分布、排列不规则的狼疮结节构成的小斑片，互不融合。

寻常性狼疮并发症为继发性感染、象皮病肢体、其他结核病、皮肤癌等。

【组织病理】

病理改变主要发生在真皮，亦可蔓延至皮下组织。表现为结核性肉芽肿（结核样结节），即由上皮样细胞、淋巴细胞及多核巨细胞构成的肉芽肿，在结核中心的组织常呈干酪样坏死。

【诊断与鉴别诊断】

1. 诊断

（1）常自幼年发病。

（2）基本损害为苹果酱样的狼疮结节，破溃后愈合形成瘢痕，瘢痕上又可再生新结节，有一边破坏、一边愈合等。

（3）组织病理检查呈结核性或结核样浸润等。

（4）结核菌素试验阳性。

2. 鉴别诊断

（1）结节病：结节病的结节较狼疮结节坚实，有浸润感，一般不破溃。结核菌素试验阴性。

（2）结节性梅毒疹：梅毒性结节发展较快，可呈匐行状排列，质硬如软骨，铜红色，常破溃，溃疡呈穿凿状，愈后结疤。梅毒血清反应阳性。其病理改变主要为浆细胞浸润及血管变化。

（3）盘状红斑狼疮：颜色鲜红，表面附有黏着性菲薄鳞屑，毛囊口扩张，内含角栓，无狼疮结节及溃疡。

（4）深部真菌病：结节常破溃、结疤，真菌培养阳性。组织病理学可查获病原菌。

（5）结核样型麻风：结节较狼疮结节稍硬，患处感觉障碍为其特点，有周围神经粗大及肢体麻木畸形，可出现营养性溃疡。

【治疗】

（一）中医治疗

1. 分型内治

（1）阴虚痰热型：

主症：皮疹初为浅红色小结节，或半透明，质地柔软，部分破溃。患处皮毛干燥、枯槁、脱屑；伴见低热、盗汗、颧红、口干、咽燥或五心烦热，部分患者出现无力、消瘦、纳呆，动则气短、汗出等。舌质红，苔薄，脉弦细数。

治法：理气散结，益气护阴。

方药：香贝养营汤加减。

（2）痰瘀互结型：

主症：皮疹为紫红色小结节，较硬，玻片压诊可有狼疮结节；伴腰酸、头晕、耳鸣，少数患者夜寝难安。舌淡暗瘀斑，苔白腻，脉细涩。

治疗：除痰养阴，化瘀散结。

方药：海藻玉壶汤加女贞子、丹参。有明显阴虚见证者，方用六味地黄汤加减。

（3）阳虚肾亏型：

主症：皮肤狼疮合并骨或关节结核病；或伴腰膝酸软。舌质淡胖，脉沉细或沉迟。

治疗：温阳散结。

方药：阳和汤加减。

2. 内服中成药

（1）内消瘰疬丸：软坚散结。用于瘰疬痰核或肿或痛。

（2）散结灵：散结消肿，活血止痛。用于肿痛作硬之瘰疬。

（3）夏枯草膏：清火散结消肿。主治火热内蕴之瘰疬。

3. 外治

（1）鲜山药、蓖麻仁各 30 g，捣烂成糊状外贴患处，每天 1 次。

（2）山豆根、五味子各 30 g，研细末，香油调成糊状，外敷患处，每天 1 次。

（3）皮损无破溃，可用狼毒洗剂摇匀外涂，每天数次；或以蛇蜕膏、黑布膏外敷，每日 1 次。

（4）皮损无论有无溃破均可用蜂房膏外贴，每天 1 次。

（5）有溃疡时可用红油膏掺七三丹敷贴，每天 1 次。

（6）形成潜行性创口时，可予以扩创术，术后酌情使用上述药物敷贴。

（二）西医治疗

积极寻找及消除体内潜在的结核病灶。系统用药一般采用标准抗结核治疗，并监测、防止药物不良反应。伴有内脏结核者常需给予抗结核药两联或三联全身系统化、正规化治疗 6 个月以上，具体使用原则为早期、联合、适量、规范，注意药物副作用。

1. 链霉素、异烟肼　为一线药物，常与利福平、乙胺丁醇联合用药，可缩短疗程及延迟抗药性。

2. 二联用药　链霉素或卡那霉素每周 2～3 次，每次 1 g，同时服利福平 200 mg，每天 3 次。

3. 三联用药　异烟肼加其他两种，吡嗪酰胺、乙胺丁醇、利福平、链霉素、吡嗪酰胺、对氨水杨酸。

4. 局部治疗 对小片寻常性狼疮，可在局部麻醉下，施行刮除术，术后压迫止血，外敷 10% 次没食子酸铋；或可用 1% 普鲁卡因液 1 mL 加入 2.5% 异烟肼溶液 2 mL，在损害四周做环形皮下注射，或将 5% 异烟肼软膏涂于损害处，亦可在局部麻醉后对皮损处涂布乳酸、铬酸或纯苯酚腐蚀。有溃疡、窦道者，可先予以聚维酮碘溶液或高锰酸钾溶液湿敷后，外涂 5% 异烟肼软膏、利福平软膏、15% 对氨水杨酸钠软膏。皮损局限者还可考虑手术切除或电烙疗法。

（三）中西医结合治疗思路

本病的发生发展与患者的营养、生活条件、卫生状况、个人抵抗力有极大的关系，所以中西医的治疗上都强调增强患者自身免疫力，一旦确诊本病要积极寻找身体其他部位潜在的结核病灶。

在治疗方案的选择上，对于皮损局限、无其他结核病灶的患者可考虑局部治疗为主，根据具体情况酌情选用系统抗结核方案。皮损泛发且病情严重发展迅速者，全身使用抗结核药物治疗同时兼顾扶持正气，防止药物不良反应。单纯应用抗结核药疗程较长，其对肝肾功能的损害较大，常使患者无法耐受全程治疗。故中西医结合治疗本病优势明显，中医较重视患者的全身情况，可通过调整人体内环境改善免疫功能，从根本上治愈本病，同时抵抗抗结核西药的副作用，恢复损伤后脏器功能，预防本病发展、恶化。

【预防与调摄】

1. 避免过度劳累。
2. 增强体质、注意营养。
3. 忌食辛辣刺激食物。

【临床研究进展】

有作者用免疫组化的方法研究 Toll 样受体（TLR）2、4 和 9 在寻常样狼疮和疣状皮肤结核皮损中的表达，探讨其在皮肤结核发病中的作用。发现 TLR-2、TLR-4 和 TLR-9 在皮肤结核皮损中均存在表达，其中 TLR-4 和 TLR-9 的表达高于正常皮肤，提示其在皮肤结核的免疫应答中可能起一定的作用。

有作者采用免疫组化方法研究抗菌肽 LL-37、人 β 防御素 -2（HBD-2）和人 β 防御素 -3（HBD-3）在寻常性狼疮和疣状皮肤结核皮损中的表达，探讨皮肤结核的发病机制。发现 LL-37、HBD-2 在皮肤结核皮损中主要表达于表皮中上层、附属器及血管壁，与正常皮肤比较为高表达；而 HBD-3 在皮肤结核皮损中未见表达，提示抗菌肽 LL-37 和 HBD-2 可能参与了皮肤结核的免疫反应过程，而 HBD-3 在皮肤结核的表达缺失可能与其发病密切相关，但其缺失为先天性还是获得性有待进一步研究。

【医家经验与争鸣】

叶国生认为本病乃血中热毒熏郁而生，故针刺以清热凉血为主，取迎香、曲泽二穴清血热；合谷、曲池治癣疥等诸多皮肤病有效；四白消肿退炎；灵台可治阴疮。同时认为此病虽为血中有热，但初属阳，病程日久，常会转阴。

庄国康以通络方法治疗寻常性狼疮表现为紫红、暗红的狼疮结节或下肢斑块、硬结等，治法以活血化瘀、软坚散结，方选通络方。药以：当归尾、赤芍、桃仁、红花、丹参、泽兰、茜草、青皮、香附、鸡血藤、海风藤等。

李应存认为治疗寻常性狼疮不应拘泥于肺、脾二脏，根据肝的生理病理特点及中医整体观，主张从肝论治，健脾清肺为辅，方用敦煌大泻肝汤随证加减、疏肝理气、清热解毒兼养血补脾。方中大黄用酒制，清上焦之热；蒲公英、连翘、半枝莲清热解毒散结；龙胆、苦参味苦，泻火清热燥湿；栀子泻火除烦、凉血解毒，夏枯草清肝散结；白花蛇舌草清热解毒、消肿活血；牡丹皮清热凉血消瘀；少用柴胡以引药入肝经；赤芍替换白芍以增强清热凉血、活血散瘀之功；病情缓解后，加入川芎、生地黄，与白术、赤芍共组敦煌疗风虚方加减，益气补脾养血。

瘰疬性皮肤结核

瘰疬性皮肤结核（scrofuloderma，tuberculosis cutis colliquativa）是由淋巴结或骨关节结核侵入皮肤而继发的皮肤结核。本病多发生在儿童或青年时期，尤其多见于青年女性，为皮肤下方的淋巴结、骨或关节等的结核病灶，直接扩展或经淋巴道蔓延至皮肤而发病；因后期易形成多处瘘管，如鼠窜之状，属中医"瘰疬""鼠瘘"范畴，亦类似"蟠蛇疬""鼠疮""老鼠串"。中医辨其性质为阴证，与痨证有关，首见于《灵枢·寒热》："寒热瘰疬，在于颈腋者……"

皮损好发颈侧、耳后、上胸部，其次为腋下、腹股沟等处。西医对本病又称为液化性皮肤结核（tuberculosis cutis colliquativa）或皮肤腺病。

【病因及发病机制】

中医学认为本病常因情志不畅，肝气郁结，气滞伤脾，以致脾失健运，痰湿内生，结于颈项而成。日久痰湿化热，或肝郁化火，下烁肾阴，热胜肉腐成脓，或脓水淋漓，耗伤气血，渐成虚损。亦可因肺肾阴亏，以致阴亏火旺，肺津不能输布，灼津为痰，痰火凝结，结聚成核。再者感受外来之毒气，留于经络，损伤阴液，烁液成痰，阻于少阳经络，痰浊凝结于筋，则成肿块结核。

西医学认为本病由皮肤下方的淋巴结、骨或者关节等处的结核病灶，直接扩展或经淋巴管道蔓延至皮肤导致发病。

【临床表现】

损害初起时为皮下结节，黄豆至白果大，质硬，无明显自发痛及压痛，活动性可，其上皮肤颜色正常。数月后，结节数目逐渐增多、增大互相粘连融合成块，高出皮面。且与皮肤粘连，皮肤呈深红色，可有少许鳞屑。以后结节发生干酪性坏死，中心软化、溃破，最后形成瘘管，含有干酪样物质的稀薄脓液自瘘管中不断地排出。附近肿大的淋巴结又渐渐增大、软化、坏死，形成新的瘘管。新旧皮损先后不断发生，形成多发性瘘管。瘘管开口往往不大，但其下面溃疡却又广又深，瘘管可在皮下互相沟通。有时皮肤坏死，构成较大的溃疡，溃疡的边缘为紫红色，形态不规则呈潜行性，质软，有明显的触痛；基底较深，表面为不新鲜的肉芽组织，淡红色，高低不平，有稀薄脓液渗出，可混有少许血液。由于损害不断发生和发展，故结节、脓肿、溃疡、瘘管、瘢痕等多种损害并存。部分瘢痕挛缩，可造成畸形或影响功能。如颈部瘢痕挛缩，可使头部运动障碍，腋部瘢痕可使上肢活动障碍等。（各图3-2-2）

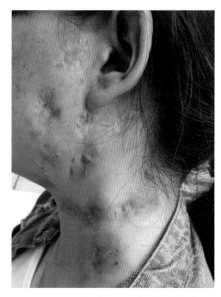

各图 3-2-2　瘰疬性皮肤结核
（第四军医大学西京皮肤医院　肖月园　供图）

该病好发部位以颈部两侧及胸上部最为多见，其次为腋下、腹股沟等处，四肢、颜面等亦偶有发现。病程慢性，常缠绵多年不愈，患者虽一般健康状况不佳，但无全身症状。结核菌素试验常为阳性。由骨、关节结核波及皮肤所致的瘰疬性皮肤结核多见于儿童，常发生于臀部。

原发性的瘰疬性皮肤结核病，又称结核性树胶肿（tuberculous gumma），由血源性播散而来，结节常位于四肢，不与腺体、骨或其他组织相连接。病变特点是：初起表现为无痛性结节，逐渐发展形成溃疡或瘘管，有稀薄脓液排出。该病病程缓慢，可迁延不愈，形成慢性感染。常好发于营养不良、机体抵抗力低的人，特别是儿童。结核性淋巴管炎则多发生于成人，发病前患者常有手足结核分枝杆菌感染史，在前臂或下肢发生结核性淋巴管炎。淋巴管变粗变硬，并沿淋巴管发生一连串的结节，白果大至鸡蛋大，皮肤表面呈紫红色。以后结节软化、破溃形成溃疡，排出干酪样脓汁。愈后留有色素沉着的瘢痕。亦有因淋巴管毁坏而发生象皮病者。溃疡中可发现结核分枝杆菌。

临床另一特殊表现为瘘管性皮下结核，是发生于 30～50 岁成年人肛门周围的慢性瘘管。多数病例可累及直肠使肛门狭窄，并可累及阴囊。

【组织病理】

表皮棘层肥厚，细胞水肿，有空泡形成，基层细胞内色素增加。真皮深层或皮下组织有结核性浸润或结核样浸润，中央有明显的干酪样坏死，浸润主要由上皮细胞和巨细胞组成，外围见淋巴细胞和浆细胞，可查见结核分枝杆菌。真皮中、上部毛细血管扩张，有弥漫性的淋巴细胞浸润，可见郎汉斯巨细胞。胶原纤维肿胀、变性，有明显水肿。

表皮及真皮上部常破溃形成溃疡。如有继发感染，真皮上部常有大量中性粒细胞浸润，有脓疡形成，并可查到化脓球菌。愈合时肉芽组织增生、纤维化而形成瘢痕。

【诊断与鉴别诊断】

1. 诊断

（1）多发儿童或青年，好发部位为颈部及耳后。

（2）起病缓慢，初期表现皮下多个大小不一的无痛结节。

（3）病程缓慢，经年累月，结节溃后脓水清稀，夹杂败絮样物质，可形成窦道。

（4）组织病理可以帮助确诊。

2. 鉴别诊断　本病可与下列疾病相鉴别：

（1）放线菌病：主要位于下颌角的转角部位，可波及下颌骨。患部坚硬，为一片大而深的浸润块，破溃后流出带有"硫黄色颗粒"的脓液，可形成较多瘘管而无束状头瘢痕。厌氧菌培养阳性，病理改变为非特异性细胞浸润，镜检可找到菌丝团。

（2）梅毒性树胶肿：病程发展较快，质硬如软骨，常破溃形成梅毒性溃疡，边缘呈凿状，但不形成瘘管，梅毒血清反应阳性。病理改变为梅毒性肉芽肿伴有闭塞性血管内膜炎。

（3）慢性溃疡性脓皮病：发病急，常见头皮、腋窝、腹股沟、小腿等处，局部淋巴结炎不常见，疼痛明显，溃疡的脓液分泌多，溃疡周围有小脓疱可见。

（4）孢子丝菌病：发展快，损害浅，孤立的结节或溃疡常沿淋巴管成串状排列，脓液培养为申克孢子丝菌。

【治疗】

（一）中医治疗

1. 辨证论治

（1）初期：

主症：结块如豆，数目不等，皮色不变，推之可动，全身症状不明显。或伴精神抑郁，胸胁胀痛，腹胀纳呆等气滞脾失健运之象。

治法：疏肝养血，健脾化痰。

方药：逍遥散合二陈汤加减。

（2）中期：

主症：结块增多融合，推之不动，皮色可暗红，触之轻微波动感；可伴微热、食欲不振。

治法：疏肝养血，健脾化痰，托毒透脓。

方药：逍遥散合二陈汤加生黄芪、皂角刺、炙穿山甲；溃后去柴胡。

（3）溃后：

主症：脓水清稀，夹杂败絮样物质，创口呈潜行空腔，创面肉色灰白，四周皮肤暗紫，窦道形成；伴随潮热、咳嗽、盗汗或面色苍白，头晕，精神疲乏等现象。

治法：滋肾补肺。

方药：六味地黄汤加减。

2. 内服单方及中成药

（1）猫爪草 30 g 代茶饮。

（2）初期（硬结期）：内消瘰疬丸、内消连翘丸、小金丹、散结灵。

（3）中期（脓肿期）：西黄丸。

（4）破溃期：八珍丸、人参养荣丸。

3. 外治法

（1）硬结期：局部肿块可外敷芙蓉膏、冲和膏、阳和解凝膏、消化膏等。

（2）破溃期：先用红粉纱条化腐生肌，后用紫色疽疮膏纳入疮口，外敷化毒散膏。

（3）收口期：可外用甘乳膏、龙珠膏。形成瘘管可用甲字药捻蘸紫色疽疮膏纳入窦道，脓尽后可用回阳熏药外熏后用蛋黄油纱条纳入，外敷甘乳膏。

（二）西医治疗

1. 治疗原则　皮肤结核病是一种全身性疾病，对抗结核药常易产生耐药性，因此，在治疗方面应采取全身和局部治疗的综合疗法。治疗目的不仅治疗皮肤损害，必须同时根治内脏结核，治疗结束后，仍需作长时间定期复查，注意有无复发，及时补充治疗。

2. 一般疗法　注意环境卫生及合理的生活制度，充足的新鲜空气、日光，锻炼身体，劳逸结合，增强营养。食物宜低盐。酌情给滋补强壮剂。

3. 抗结核药治疗　合理使用异烟肼等抗结核药，具体用药方法见寻常性狼疮。局部手术疗法用于较小局限孤立病损，全部切除后，再外敷消毒药或用紫外线照射等。

（三）中西医结合治疗思路

西医提倡在治疗方面应采取全身和局部抗结核治疗的综合疗法。中医学认为瘰疬之生，或由外邪侵袭，或因脏腑失调所致，但不论内因或外因，其本在于脏腑功能失调。初期治宜疏肝解郁，化痰散结；中期治宜清热化痰，托里透脓；溃后宜扶正培元。在治疗时多使用具有抗结核作用中药，如夏枯草、猫爪草、猫眼草、百部、黄芩、白头翁等；同时本病经过慢性，常缠绵多年不愈，患者全身健康状况不佳，西医抗结核治疗结合中医辨证施治可以扶正祛邪，明显提高疗效，缩短病程。

【预防与调摄】

1. 大力开展防结核宣传，对有传染性结核的患者及时隔离与治疗。

2. 提高全民的健康意识，建立良好的生活习惯，合理营养，劳逸结合，加强锻炼，提高身体素质。

3. 定期体格检查，及早发现和治疗结核病灶。

【临床研究进展】

有学者通过临床表现、辅助检查、病理组织学检查及手术所见对皮肤结核 46 例进行了回顾性调查及临床分析，显示皮肤结核患者大多无结核病中毒症状，起病隐袭，17.4% 的患者有结核病既往史，47.8% 的患者合并其他部位结核，如淋巴结结核，骨、关节结核，附睾结核及腔口皮肤结核等。部分患者无结核病史及伴发结核病更易导致误诊误治。而瘰疬性皮肤结核是器官结核病例伴发的较常见的皮肤结核病，占全部皮肤结核病的 10%～15%。进一步提示临床医生应重视对皮肤结节患者进行肺内、外结核病的检查。结核分枝杆菌检查及 PPD 试验可与病理组织学检查一起协助诊断，避免漏诊误诊及误治。

【医家经验与争鸣】

刘柏龄认为本病因外有风邪所客，内有气郁痰结，总因血气不和而生。药选夏枯草为主药，取其泻肝郁火、舒散气结，金银花、连翘、甘草解毒，玄参、石斛滋水制火，大贝母散郁清金，白鲜皮、防风、木瓜去湿热、疗风痒，苍术健胃理脾、解痰火气血之郁，乳香、没药调气活血，牡丹皮活血凉血生血，加散结软坚之牡蛎，疗效满意。

梁健辉认为小儿患者多为脾气虚弱不运化水湿、郁湿化痰则聚痰成结，治疗宜滋补脾土不宜攻伐，内服健脾渗湿汤。药用党参、茯苓、泽泻、扁豆、炒薏苡仁、白术、大枣、白芷、陈皮、桔梗、山药等，疗效满意。

王寿康认为瘰病早期邪盛正实，病者体质多壮实，属肝胆气滞火郁。治疗以疏肝理气，清热化痰，方用：柴胡，郁金，淡黄芩，山栀，夏枯草，金银花，陈皮，制半夏，浙贝母，猫爪草，紫背天葵。胃纳不馨加香谷芽；大便秘结加制大黄、凉膈散；夜寐不安加茯神、炙远志。瘰病病程较长，邪盛伤阴者，主要为肺肾阴虚，治疗以滋阴降火，软坚化痰，药用生地黄，麦冬，玄参，煅牡蛎，地骨皮，夏枯草，浙贝母，山慈菇，金银花，猫爪草；潮热盗汗加银柴胡、青蒿、炙鳖甲；月经不调加丹参；胃纳不馨加石斛、香谷芽。后期邪却正虚或余邪留恋而气血两亏者，治疗以调补气血健脾养胃，药用党参，炙黄芪，炒白术，茯苓，当归，金银花，生地黄，石斛，香谷芽，生甘草，炙甘草。淋巴结未全消者加猫爪草。

溃疡性皮肤结核

溃疡性皮肤结核（tuberculosis cutis ulcerosa）是内脏结核患者腔口部皮肤或黏膜的结核分枝杆菌感染，常见于男性患者。属于自身接种结核分枝杆菌的表现，常见于活动性结核伴抵抗力明显低下者。临床表现是伴有内脏活动性结核患者发生腔口部、黏膜的溃疡性损害，又称结核性溃疡（tuberculosis ulcer）、腔口皮肤结核（tuberculosis cutis orificialis）、溃疡性粟粒结核病（tuberculosis miliaris ulcerosa）等。本病属中医学"瘰虫""阴疽"范畴。

【病因及发病机制】

中医学认为本病多由于人体元气耗伤，气虚体弱，瘰虫侵害引起。

现代医学认为引起本病的结核分枝杆菌大多为人型（70%～80%以上），少数为牛型（5%～25%）。患者有内脏活动性结核，同时对结核分枝杆菌抵抗力减弱，当机体排泄物中含有结核分枝杆菌时，可接种于腔口部黏膜而形成溃疡。肺结核或喉结核患者，痰内结核分枝杆菌可引起口腔黏膜溃疡。如含菌的痰被咽下或肠结核排菌，粪便内结核分枝杆菌可致肛门周围发生溃疡。肾脏或膀胱的结核病时，结核分枝杆菌可随尿液接种并引起尿道口或外阴部溃疡。故此病常常是内脏结核病的一种皮肤上的表现；外伤是促使发病的因素之一。患者的营养、生活条件、卫生状况、机体免疫力等多种因素对疾病发生与发展皆有很大关系。

当结核分枝杆菌侵入机体后，引起细胞浸润，形成慢性肉芽肿。刺激B淋巴细胞及T淋巴细胞，产生抗体及致敏淋巴细胞。致敏的淋巴细胞与结核分枝杆菌或含有结核分枝杆菌的吞噬细胞接触时，即释出一系列免疫效应因子，使巨噬细胞活性增强，细胞内消化酶如溶菌酶和水解酶增多，成为激活的巨噬细胞，能把潜藏在细胞内的结核分枝杆菌杀死和消灭。

【临床表现】

本病目前已较少见，为发生在口腔、外生殖器及肛门等皮肤自然开口处黏膜部位的溃疡性损害。初起为红色丘疹，逐渐发展为颗粒性结节及小溃疡，皮疹可融合直径达1 cm或更大，但很少超过2 cm，卵圆形或不规则形；边缘为潜行性、质软，周围绕以红晕，基底为高低不平的苍白色肉芽组织，呈粟粒大小结节（Trelat小颗粒）或化脓成粟粒脓肿，可形成脓性分泌物或苔膜。上腭部损害有时可呈半透明、红黄色肿胀斑块，质软易破。舌部损害可呈丘疹、疣状斑块及浅溃疡。肛门及尿道口的损害可呈小溃疡或裂隙。此类溃疡呈慢性经过，溃疡不深，但病菌甚多，有显著疼痛及触痛，触之易出血。患者可伴有下颌等部位的淋巴结肿大，有间断发热等全身中毒症状。

皮损或分泌物可查结核分枝杆菌阳性，结核菌素试验常为弱阳性或阴性。胸部CT、肠镜等检查可发现喉结核、肾脏或膀胱结核及肺部、胃肠道等部位的活动性结核灶表现。同时由于皮肤溃疡可能并发其他细菌感染。

【组织病理】

组织病理学可见真皮深层或皮下组织有结核浸润，明显干酪样坏死，查到结核分枝杆菌，真皮上部有明显的非特异性炎细胞浸润；表皮和真皮上部往往形成溃疡，溃疡边缘的表皮增生肥厚。

【诊断与鉴别诊断】

1. 诊断

（1）患者在腔口部的溃疡，伴有内脏的活动性结核。

（2）皮损或分泌物直接涂片或培养易检出结核分枝杆菌。必要时可做细菌培养和 PCR 检测结核分枝杆菌 DNA。

（3）病理检查：在真皮深层或皮下组织可有结核样浸润，有明显的干酪样坏死，可查到结核分枝杆菌。表皮和真皮上部可形成溃疡，溃疡边缘的表皮增生肥厚。

（4）结核菌素试验常为弱阳性或阴性。

2. 鉴别诊断　本病可与以下疾病进行鉴别：

（1）三期梅毒溃疡：边缘整齐，有堤状隆起及暗红色浸润，多呈肾形，性质较坚硬，梅毒血清反应常为阳性。

（2）急性女阴溃疡：急性起病，炎症较著，可自愈但易复发，溃疡呈漏斗状，常并发结节性红斑及滤疱性口腔炎，分泌物中可查见粗大杆菌。

（3）基底细胞癌：溃疡基底部有多数珍珠样小结节，边缘卷起，触之较硬，活检有典型的组织病理特征。

（4）寻常性狼疮：多见于青年及儿童，好侵及面部、臀部及四肢，亦可累及黏膜。基本损害为针头至黄豆大小的结节，愈后留有萎缩性瘢痕。结核菌素试验阳性。

（5）瘰疬性皮肤结核：多发生于儿童，好发于颈部，其次为腋下、腹股沟及上胸等处。质硬，可自由活动的皮下结节，干酪样坏死继而形成溃疡及瘘管。结核菌素试验阳性。

（6）疣状皮肤结核：极大部分为成人，男性尤为多见。常见于暴露部位，以手背及手指背部最为多见，其次为足、臀、小腿等处。黄豆大小紫红色丘疹，呈疣状增生，鳞屑和痂皮脱落有疤痕。结核菌素试验弱阳性。

（7）丘疹坏死性皮肤结核：多见于青年，皮损好发于四肢伸面，尤以关节部位为多，也可见于臀部及躯干。针头至绿豆大的呈青红色或紫色的坚实结节，坏死结痂留下萎缩性瘢痕。结核菌素试验强阳性。

（8）硬红斑：多见于青年女性，常伴有周围循环不良，如肢端发绀等。皮损惯发于小腿屈面，对称分布。樱桃大或更大的皮下结节，溃疡后留有凹陷性瘢痕。结核菌素试验强阳性。

（9）结节性结核性静脉炎：好发于青年四肢远端。豌豆到小指头大小的皮内或皮下结节，无溃破倾向。结核菌素试验阳性。

（10）瘰疬性苔藓样皮肤结核：常发生在有淋巴结、骨或关节结核的儿童。惯发于躯干，黄褐色或紫红色的针头大小粟粒形丘疹。结核菌素试验一般为强阳性。

【治疗】

（一）中医治疗

内服单方成药，如内消瘰疬丸、夏枯草膏、内消连翘丸、散结灵、八珍丸、人参养容丸等。

1. 内消瘰疬丸　软坚散结。用于瘰疬痰核或肿或痛。

2. 夏枯草膏　清火明目，散结消肿。主治火热内蕴之瘰疬。

3. 散结灵　散结消肿，活血止痛。用于肿痛作硬之瘰疬。

4. 内消连翘丸　化核软坚。主治瘰疬。

（二）西医治疗

1. 治疗目的　采取全身和局部治疗的综合疗法。不仅治疗皮肤损害，而且必须同时根治内脏结核，治疗结束后，仍需长时间定期复查，注意有无复发，及时补充治疗。

2. 一般疗法　注意环境卫生及合理的生活起居，充足的新鲜空气、日光，锻炼身体，劳逸结合，增强营养。食物宜低盐。酌情给滋补强壮剂。

3. 抗结核药治疗 具体同寻常性狼疮。

4. 局部治疗 1% 链霉素、15% 对氨水杨酸钠、5% 异烟肼等配成软膏或乳剂。

（三）中西医结合治疗思路

由于本病患者多伴有内脏活动性结核，治疗仍以西医正规系统的抗结核治疗为基础，中医可辅助散结消肿、活血止痛、化痰软坚的方药或成药增强疗效，缩短病程等。

【预防与调摄】

1. 加强卫生宣传，普及有关结核病防治知识，使群众做好自我检查和互相监督，定期进行健康检查，做到早发现、早隔离、早诊断、早治疗。

2. 养成不随地吐痰的良好卫生习惯，对结核病患者的痰要焚烧或药物消毒以消灭传染源，杜绝传染途径。

3. 开展卡介苗预防接种，增强机体的抵抗力。有效的接种可防止该病的发生。对曾经感染过结核病患者，若有相应皮肤症状，应早期诊断，尽早进行规范化治疗。

4. 发现有低热、盗汗、干咳、痰中带血丝等症状，要及时到医院检查确诊。

【临床研究进展】

目前对于引起溃疡性皮肤结核的机制尚且不是特别清楚，Sharma 等提出以下 4 种机制：①患有活动性肺结核患者咽下含有病原菌的痰。②血液传播。③淋巴传播。④邻近器官结核的直接播散。在这 4 种假设途径中，患有活动性肺结核患者咽下含有病原菌的痰从而导致溃疡性皮肤结核的形成得到比较广泛的认可。也有学者 Akgun 等曾报道一例无伴发肺结核或者胃肠道结核的溃疡性皮肤结核病例。

由于溃疡性皮肤结核病例很少见，临床误诊漏诊的比例高，导致诊断不清，延误治疗。近些年很多学者提出聚合酶链式反应（PCR）方法在皮肤结核诊断中的优越性，对易混淆的疾病进行鉴别，从而进一步提高临床中对皮肤结核诊断的准确率，降低误诊率，指导临床对该病的诊疗。

【医家经验及争鸣】

吴贵臣、朝克明等认为结核病是由于人体元气耗伤，气虚体弱，痨虫侵害之故，在治疗上补虚以复其元，杀虫以绝其根。同时结合现代医学，按照扶正祛邪、滋阴潜阳、清热解毒、软坚散结综合治疗原则。方选党参、白术、黄芪补气之功，这三味药具有提高机体免疫功能作用；海藻、牡蛎软坚散结；连翘、斑蝥祛邪杀虫，有杀结核分枝杆菌作用；玄参、龟甲粉滋阴降火，促进病灶钙化。再结合短程化疗方案，配合外用中药，既提高了机体抗病能力，又达到彻底杀菌目的，临床疗效佳。

旷正新等报道治疗皮肤结核性溃疡，认为患者肌肤营运障碍，故以活血化痰通阳兼以燥湿杀虫为辅，使沉疴凝滞得解，局部气血运行，经络得通。外用方中半夏、樟脑燥湿化痰，温散止痛为君；麝香、蜂房、山慈菇开窍活血、消肿、除风清热解毒、杀虫为臣；血竭、冰片消炎止痛、散瘀生新为佐；珍珠解毒载药直达病变所在为使。同时内服调补肝肾，温肾健脾，清热利湿，解毒杀虫的中药使病变组织与正常组织化离，促进正常组织生成，托毒外达，病灶组织自行脱落。外用因燥湿化痰活血、清热解毒杀虫生新，病灶基底部正常组织逐渐增生，基底外托，内外兼治使顽疾速愈。

陈加龙等报道以瘰疬散外用治疗皮肤结核性溃疡，药物配制以红升丹、乳香、没药、血竭、夏枯草、冰片。将各味研细粉混合均匀，装入有色瓶中密闭高压消毒备用。对溃疡，将药粉撒于创面，每天换药 1~2 次，随分泌物减少隔天 1 次，每次换药创面加用玉红膏或虎黄油覆盖。治疗效果好，未见其他不良反应。对汞过敏者忌用。

近年有作者通过全身抗结核治疗，创面内局部应用利福平粉剂，辅以自制中药"八湿膏"填塞创面及 LED-A 型光动力治疗仪促进创面愈合。

疣状皮肤结核

疣状皮肤结核（tuberculosis cutis verrucosa）系结核分枝杆菌通过皮肤外伤直接感染后发生的增殖性皮肤损害。病程缓慢，为皮肤结核中的良性型，是结核分枝杆菌感染了有较高免疫力者表现的皮肤损害。临床较少见，与结核病患者或结核病动物直接接触者发病率较高，发病多见成人男性（70.8%）。好发部位分别为手、足、臀等暴露部位，该病病程极长，常多年不愈。

【病因及发病机制】

多由于直接接触结核分枝杆菌污染的物品（如结核病患者的痰液、脓液、血液，结核病动物的奶汁、病灶分泌物、血液等）导致。

当结核分枝杆菌侵入已感染过结核分枝杆菌患者的破损皮肤内，约1周即在皮肤破损处发病，故初发损害常发生在手指、手背等露出部位。如医务人员为结核病患者行手术，或接触肺结核患者的痰液而被感染，肺结核患者咳嗽时以手掩鼻亦可在手部发生感染，肠结核患者或肺结核患者将含结核分枝杆菌的痰液吞入肠道，大便中结核分枝杆菌可在臀部造成感染。含结核分枝杆菌的痰液在地上虽已干燥，但结核分枝杆菌在尘埃中仍然生存，穿开裆裤的儿童如果坐在有菌的地上，结核分枝杆菌就可能通过细微的擦伤进入臀部皮肤内而发病。另外，对结核患者进行尸体解剖的医务人员、搬运尸体或处理尸体之工人，或接触患有结核病动物的屠夫或兽医等人员，可被传染而发病，称尸毒疣（verruca necrogenica）。

患者多为既往受到过结核分枝杆菌感染，机体已获得较强特异性免疫力，产生特异性抗体及致敏淋巴细胞；再次受到感染时致敏的T淋巴细胞再次与结核分枝杆菌或含有结核分枝杆菌的吞噬细胞接触时，释放出一系列免疫效应因子，吸引并激活巨噬细胞，增强其吞噬和溶菌作用，使它们本身转化为巨噬细胞和上皮样细胞，形成结核性肉芽肿改变，从而导致临床的发病。

【临床表现】

初发损害为在皮肤受感染部位发生暗红色小丘疹，数目不定，渐发展成小结节，基底浸润发硬，其后结节增大至蚕豆大或更大，表面角质增厚，粗糙不平，有鳞屑或痂皮覆盖，可互相融合形成疣状或乳头状外观，玻片压诊无"苹果酱"现象。由于结节中心可发生干酪样坏死，所以从侧方挤压，可有少量脓汁从裂隙中渗出，干燥后结污黄褐色痂，一般不发生溃疡，从脓液中可找到结核分枝杆菌。

在发展的过程中，损害中心部的疣状增殖渐渐变平，结痂脱落，留有萎缩性网状瘢痕而自愈；而四周为由结痂或鳞屑覆盖之疣状结节向外扩展呈环状或弧形，境界清楚；结节的外围为暗红色晕，故称为"三廓

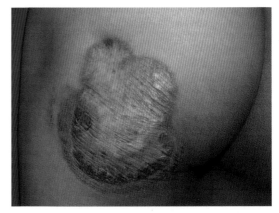

图3-2-3　疣状皮肤结核
（重庆市中医院　龚娟　供图）

现象"，即中央愈合留下不规则的萎缩性瘢痕，边缘疣状增殖，再外围绕以平滑的红色浸润带。（各图3-2-3）

亦有损害一边自行愈合留有萎缩性瘢痕，而另一边却新生疣状结节不断扩展，可形成大片不规则损害。本病呈极端慢性。可数年或数十年不愈，有长久停止进行后又蔓延扩大者。

患者一般无自觉症状，偶有轻度瘙痒。附近淋巴结往往肿大。常在感染后1个月左右发生，少数患者可因淋巴管阻塞而逐渐发生象皮病。结核菌素试验常呈弱阳性反应。

【组织病理】

真皮中部常出现数目不多的结核浸润灶，由上皮样细胞、淋巴细胞、巨细胞和中等的干酪样坏死所组成，结核分枝杆菌较寻常性狼疮为多。真皮上部常有急性炎细胞浸润，中性粒细胞较多，常形成

脓肿，尚可见淋巴细胞、浆细胞及嗜酸性粒细胞，浸润处胶原纤维和弹性纤维变形或消失。表皮变化多为继发性的，显示角化过度、疣状增生或假上皮瘤样增生，棘层显著变厚。海绵水肿形成，并有中性粒细胞渗入细胞间形成小脓肿。愈合时表皮变薄，真皮内血管新生，代之以肉芽组织而形成瘢痕。

【诊断与鉴别诊断】

1. 诊断

（1）患者为有机会接触结核病患者或动物的医务人员、饲养人员和屠宰人员，或有与结核病患者或结核分枝杆菌污染物的接触史。

（2）发病前1周左右皮肤局部有破损。

（3）手背或手指等暴露部位可见疣状增生，加压可见脓液流出，四周为红晕区及临床"三廓现象"。

（4）结合组织病理和实验室检查（结核菌试验弱阳性，脓液涂片镜检可见结核分枝杆菌）。

2. 鉴别诊断　本病可与下列疾病进行鉴别：

（1）寻常疣：为非炎性疣状赘生物，无粟粒脓疡，周围无炎性浸润，有自限性，愈后不形成瘢痕。

（2）疣状扁平苔藓：主要发生于下肢伸侧，皮损干燥，无粟粒脓疡及瘢痕形成，剧烈瘙痒，颜色紫红或褐黄。

（3）疣状痣：皮损可排列成条带状，自幼发生，随年龄而增长，无炎症反应。

（4）着色真菌病：好发于小腿及足部，炎症较著，有外伤史，做真菌或病理组织学检查均能查到着色真菌的圆形孢子。

（5）疣状寻常性狼疮：有特殊的狼疮结节，质软，有"探针贯通现象"，用玻片压诊有苹果酱结节。病理改变结核样浸润主要位于真皮上部，无疣状皮肤结核之中性粒细胞浸润及脓疡形成。

（6）北美芽生菌病：损害中心愈合结疤，边缘高起呈疣状，外围有大量脓疱或小脓肿。

（7）慢性增殖性脓皮病：化脓性炎症较显著，角化过度较少，结核菌素反应阴性。

（8）孢子丝菌病：结节表面无疣状增生，常排列成串，培养可找到病原菌，结核菌素和孢子丝菌试验可帮助诊断。

（9）蕈样肉芽肿：早期临床表现及组织病理为非特异性，常表现为长期性复发性伴有剧痒的慢性皮肤病；在肿瘤期真皮内有多种形态的细胞浸润，见大量蕈样肉芽肿细胞，免疫组化可帮助诊断。

【治疗】

（一）中医治疗

1. 内治法

（1）清热解毒、活血化瘀：药用蟾蜍、百部、一见喜、鱼腥草、陈皮、半夏、红花、赤芍、牛膝、鸡血藤等。

（2）清热化痰、软坚散结：方选海藻玉壶汤或消瘰丸、消瘰疬丸加减。

2. 外治法　用七三丹或八二丹搽在皮损处，外贴红油膏，或者外敷千金散。

（二）西医治疗

1. 全身治疗　全身应用抗结核药，药物和疗程根据是否伴有内脏结核情况而定（具体用药方法参考寻常性狼疮），效果一般较好。早期小的皮损可将其完全切除。

2. 局部治疗

（1）皮损局限者，可考虑手术切除。

（2）腐蚀治疗：以5%～20%焦性没食子酸软膏、纯苯酚、三氯醋酸等涂抹，然后外敷5%异烟肼软膏。

（3）烧灼：常用激光、电灼、冷冻等破坏病灶。

3. 支持性治疗　注意适当休息，增加营养，提高机体抵抗力。

（三）中西医结合治疗思路

临床对确诊疣状皮肤结核患者，西药可积极规范采用抗结核药系统治疗，具体药物选择及疗程根据是否伴有内脏结核情况而定，同时配合中医滋阴清热、活血软坚，可使疗程缩短，疗效提高，减少抗结核药的不良反应。

【预防与调摄】

1. 严格工作规程，做好劳动防护和病畜治疗。
2. 定期体格检查，及早发现和治疗结核病灶。
3. 患病后要主动、积极地做好隔离，集中处理脓液敷料，防止传染给他人。

【临床研究进展】

有作者利用 PCR 技术对 10 例病程两年以上的疣状皮肤结核组织进行了结核分枝杆菌 DNA 的检测，10 例仅 1 例阳性，进一步证实疣状皮肤结核组织后期病菌极少或无，同时提示 PCR 技术不失为一个快速检测结核分枝杆菌的方法，可为早期可疑皮损的正确及时诊断提供可靠依据。

抗菌肽在皮肤抵御微生物入侵及伤口愈合中起重要作用，LL-37 作为一个成熟肽，具有快速、有效和广谱的抗菌活性。HBD-2 和 HBD-3 属于 B– 防御素，有作者采用免疫组化方法检测 LL-37、HBD-2、HBD-3 在 18 例寻常性狼疮和疣状皮肤结核患者皮损中的表达，并以银屑病皮损及正常皮肤作为对照进行分析。发现 LL-37 和 HBD-2 在寻常性狼疮和疣状皮肤结核表皮的表达均比正常皮肤高，考虑 LL-37 和 HBD-2 在表皮的这种分布可阻断外源性微生物的不断侵入，减少寻常性狼疮和疣状皮肤结核的继发感染，并减缓疾病的进程。寻常性狼疮和疣状皮肤结核的部分组织细胞和巨细胞胞质中 LL-37 和 HBD-2 均呈高表达，说明二者同时参与机体抵御结核分枝杆菌的后天免疫反应，以减缓疾病的发展。研究提示，抗菌肽在皮肤结核的发生及发展中可能起重要的作用，HBD-3 的表达缺失尤其值得注意，其缺失可能导致皮肤分枝杆菌的易感染性。

Cynergy 激光机是双波长传输，即脉冲染料激光（pulse dyelaser，PDL）和 1064 nm ND.YAG 激光，两种波长激光从同一手柄中顺序发射，PDL 选择性光热作用封闭血管，将血液氧合血红蛋白转变为高铁血红蛋白，从而破坏血管达到治疗目的，临床多用于治疗血管性疾病。有作者报道首次利用 Cynergy 激光的原理治疗疣状皮肤结核。患者经 Cynergy 激光治疗 2 次联合抗结核疗法而痊愈，3 年后随访无复发，提示联合 Cynergy 激光新方法治疗疣状皮肤结核，可避免药物引起的不良反应，缩短病程，提高治疗效果，为临床该类患者的治疗提供一定借鉴。

【医家经验与争鸣】

张维远等认为疣状皮肤结核多因虚劳气郁所致，在给予西药抗结核治疗同时方选用生地黄、地骨皮、青蒿、玄参、知母滋阴清热泻虚动之火；山药健脾益肾，以资生化之源，鳖甲、生牡蛎软坚散结，玄参杀虫以期抑制结核分枝杆菌。诸药配伍以达滋阴清热，软坚散结之功，使阴平阳和，瘰疬自消。

苔藓样皮肤结核

苔藓样皮肤结核（tuberculosis cutis lichenoides）又称瘰疬性苔藓（lichen scrofulosorum），或播散性毛囊性皮肤结核或腺性苔藓，是一种少见的皮肤结核性反应，属于血源性皮肤结核之一。通常发生于伴肺外结核的儿童和青年。其特征性表现为躯干部成簇性、密集分布的苔藓样毛囊性丘疹，愈后不留瘢痕，结核菌素试验通常阳性。

【病因及发病机制】

皮肤对潜伏的内在结核病灶的一种高敏免疫反应，患者常有淋巴结、骨、关节结核或其他皮肤结核史，少数发生于麻疹或其他传染病之后，在皮疹中找不到结核分枝杆菌，但结核菌素试验阳性。对结核菌素有高度反应的人注射结核菌素会发生本病，故认为是结核疹的一种。

临床有 BCG 接种引起苔藓样皮肤结核的报道，其局部与系统的临床表现与结核分枝杆菌感染类似，因此，本病可能并不只与结核分枝杆菌有关，也与鸟型分枝杆菌有关。该分枝杆菌存在于自然环境中，可从水、土壤及灰尘中分离，也是一个重要的致病原因。

【临床表现】

临床患者多为儿童，通常伴其他活动性结核，如骨、淋巴结、皮肤或内脏结核，损害多发生于胸、背、腹、腰及四肢，以胸侧最多见，分布对称。皮疹多突然发生，可有轻微瘙痒。最常见的皮损为针头大小至粟粒大小的淡红、红褐或黄褐色的毛囊性小丘疹，圆形、表面略尖或扁平，常覆细小鳞屑。丘疹初期稀疏发生，以后逐渐密集成片，呈圆形、椭圆形或环状等苔藓样损害。

病情呈慢性经过，持续3～6周或更久，以后自行消失。消退后不留痕迹或留暂时性色素沉着，但可以再次复发。

【组织病理】

真皮上部毛囊或汗腺导管周围的浅表肉芽肿，很少或无干酪样坏死，找不到结核分枝杆菌，但PCR检查可在皮损中检测到结核分枝杆菌的DNA。真皮的结核样浸润，主要是上皮样细胞群，周围有或无淋巴细胞，偶见巨噬细胞。毛囊上皮细胞变性，因角化过度，毛囊口可见角栓形成。病理检查除有结核的变化外，常合并有血管改变。

【诊断与鉴别诊断】

1. 诊断

（1）根据既往有结核病史。

（2）儿童常见，皮损发生突然。

（3）典型损害为发生于躯干部的苔藓样丘疹，无自觉症状。

（4）病理改变为无干酪样坏死的结核浸润，浸润多在毛囊周围，浸润中有淋巴细胞、上皮样细胞及朗汉斯巨细胞，浸润境界清楚。

（5）结核菌素试验：结核菌素的高倍稀释液（1：1000000）试验呈阳性。

2. 鉴别诊断　本病可与下列疾病进行鉴别：

（1）毛发苔藓：多发于四肢伸侧，皮疹与毛囊口一致，并嵌有角栓，上覆角质鳞屑，除去后可见到毳毛。

（2）维生素A缺乏病：多见于四肢伸侧。系角化性毛囊性丘疹，嵌有角栓，性质坚硬，形如蟾皮。患者皮肤干燥，毛囊稀疏，指甲亦易被侵。常伴有其他维生素A缺乏症状。

（3）小棘苔藓：毛囊性角化的小丘疹密集成片地发生于颈部及臀部，无任何自觉症状。

（4）光泽苔藓：皮损为小米粒大小的圆形扁平丘疹，正常皮色，各自独立而不聚合，表面光滑有光泽。多半发生于腹部及臀部，无自觉症状。

（5）扁平苔藓：是一种具有特征性的紫红色扁平丘疹、斑丘疹，呈慢性经过。发生于真皮浅层的慢性炎症性皮肤病，也侵及口腔黏膜。

（6）寻常性狼疮：多见于青年及儿童，多侵及面部、臀部及四肢，亦可累及黏膜。基本损害为针头至黄豆大小的结节，愈后留有萎缩性瘢痕。结核菌素素试验阳性。

（7）疣状皮肤结核：绝大部分为成人，男性尤多见。常在暴露部位，以手背及手指背部最多见，其次是足、臀、小腿等处。黄豆大小紫红色丘疹，呈疣状增生，鳞屑和痂皮脱落有瘢痕。结核菌素试验弱阳性。

（8）丘疹坏死性皮肤结核：多见于青年。皮损好发于四肢伸面，尤以关节部位居多，也可见于臀部及躯干。针头至绿豆大的呈青红色或紫色的坚实结节，坏死结痂留下萎缩性瘢痕。结核菌素试验强阳性。

（9）结节性结核性静脉炎：好发于青年四肢远端。豌豆到小指头大小皮内或皮下结节，一般无溃破倾向。结核菌素试验呈阳性。

【治疗】

（一）中医治疗

可选用单方成药，如内消瘰疬丸、夏枯草膏、内消连翘丸、散结灵、八珍丸、人参养容丸等。

1. 内消瘰疬丸　软坚散结。用于瘰疬痰核或肿或痛。

2. 夏枯草膏　清火明目，散结消肿。用于火热内蕴之瘰疬。

3. 散结灵　散结消肿，活血止痛。用于肿痛作硬之瘰疬。

4. 内消连翘丸　化核软坚。主治瘰疬。

（二）西医治疗

1. 一般治疗

（1）本病可自愈。如发现身体其他部位有结核病灶，应给予正规抗结核治疗。锻炼身体，增强营养，劳逸结合，增强机体抵抗力。

（2）全身抗结核药物治疗：异烟肼，成人每天每千克体重 4～6 mg，儿童每天每千克体重 10～20 mg，分 3 次服用；癫痫及肝肾功能不全者忌用；具体用药方法同寻常性狼疮。

2. 局部治疗　原则为对症、缓和、消炎及促进吸收，禁用剧烈刺激性药物。紫外线照射可促消退。

（三）中西医结合治疗思路

由于本病自愈的特点，西医治疗以对症处理为主，临床结合中医消肿散结软坚的中成药常可取得更好疗效。

对于身体其他部位发现的结核灶，则尽早给予正规抗结核治疗，注意中西医结合，在治疗过程重视全身治疗，重点扶正祛邪。

【预防与调摄】

1. 大力宣传结核病的防治知识。

2. 定期进行健康检查，早诊断，早治疗，消灭传染源，阻断传染途径。

3. 开展卡介苗预防接种，增强机体的抵抗力。

4. 对曾经感染过结核病的患者特别是得过结核病的儿童，若有相应皮肤症状，应早期诊断。

5. 注意环境卫生及合理的生活起居，充足的新鲜空气、日光，锻炼身体，劳逸结合，增强营养。食物宜低盐。酌情给滋补强壮剂。

【临床研究进展】

印度有作者对 39 例苔藓样皮肤结核患者进行前瞻性研究，记录并分析患者的临床特征（年龄、性别、病程、结核皮损及皮损的范围和分布），实验室检查（血红蛋白、白细胞总数、红细胞沉降率、结核菌素皮内试验、BCG 瘢痕存在度）和抗结核治疗的反应，结论为苔藓样皮肤结核是结核病的皮肤表现，诊断此病需要高度谨慎。系统性结核病常和该病相关，先前卡介苗接种并不能阻止本病的发展。不管有无相关的结核病灶存在，抗结核治疗的反应良好。

北京儿童医院皮肤科回顾性分析 2015—2016 年就诊的 5 例婴儿苔藓样皮肤结核患者的临床和病理资料，患儿均为 BCG 接种后出现，考虑和疫苗接种后皮肤产生免疫反应有关。提出：如果发现典型苔藓样皮肤结核表现的患者，应积极行结核感染的相关筛查，除外皮肤外其他系统的结核分枝杆菌感染。同时，注射 BCG 时，选择合适的菌株类型和注射剂量，避免过深注射，菌液充分摇匀后接种等是否可以降低苔藓样皮肤结核的发病率，有待进一步研究。一旦诊断确定，并发现皮肤外结核分枝杆菌感染，正规的抗结核治疗（antitubercular therapy，ATT）应及时启动，但如果患者全身情况良好，无胸片、细菌学等结核感染阳性结果，本病可以不做特殊治疗，皮损有自愈倾向。5 例患儿随访半年，皮损自然消退，未给予任何治疗。

【医家经验与争鸣】

姜兆俊认为瘰疬之生，或由外邪侵袭，或因脏腑失调所致，但不论内外因，其本在于脏腑功能失调，痰毒凝结为标。初病气血不虚，病邪在表，实证居多，久病气血亏耗，病邪在里，虚证多见。故治疗时一定分清标本虚实。瘰疬为结核分枝杆菌感染所致，在治疗时应注意具有抗结核作用中药的使用，如夏枯草、猫爪草、猫眼草、百部、黄芩、白头翁等。注意中西医结合，在整个治疗过程中，要重视全身治疗，重点扶正祛邪，必要时合理选用抗结核药，如异烟肼、链霉素、利福平等。瘰疬病久，往往治疗时间较长，因此在治疗中，不论已溃未溃，均可配合内服金蚣丸、散结片、消疬丸、小金丹等。

丘疹坏死性结核疹

丘疹坏死性结核疹（papulonecrotic tuberculid），是体内结核杆菌经血行播散至皮肤所致，临床特征为四肢伸侧出现散在性丘疹，中央坏死，可形成溃疡及瘢痕。患者常伴有肺、淋巴结、泌尿道或其他部位结核病灶，其症状和体征不明显。以青年人多见，常于春秋季节发病。

【病因及发病机制】

中医学认为本病为素有肺痨宿疾，病久阴损及阳，肺卫不固或阳气失于温煦而致。

现代医学发现患者常伴有肺、淋巴结、泌尿道或其他部位结核病灶，但其症状和体征不明显。结核菌素试验强阳性，损害中找不到结核分枝杆菌，一般认为系体内结核分枝杆菌经血行播散至皮肤，并在皮肤迅速被消灭所致，故认为本病系结核疹之一。有人根据组织病理变化认为是一种血管炎反应。PCR 检查可在 50% 患者中发现结核分枝杆菌 DNA。

【临床表现】

本病好侵犯青年女性，春秋季多见。慢性经过，反复发作。对结核菌素中等度稀释液（1∶1万～1∶10 万）试验常呈阳性。

初发损害为散在性丘疹，粟粒大至绿豆大，质硬，常发生在毛囊处，红褐色或紫红色，周围绕以狭窄的红晕，境界清楚，数个或数十个不等。此种丘疹可经过数周逐渐消退，而留有一时性的色素沉着。但多数损害在 1～2 周后，丘疹顶端发生针头大小的脓疱，随后逐渐扩大，组织坏死而形成小脓疡，干涸后表面覆有黏着性的褐色厚痂。去除痂皮后，则呈现中央凹陷的小溃疡，如火山口状。圆形或椭圆形，米粒大至黄豆大，不痛不痒，慢性经过。有时附近几个坏死丘疹合成一个较大的溃疡。经过数周或数月后，此种坏死性丘疹或溃疡可逐渐自愈，留有凹陷性萎缩性瘢痕及色素沉着。但原有的损害消退后，新的损害又继之而起，皮疹分批出现，致丘疹、结痂、溃疡、瘢痕同时并存，故病程迁延，长期不愈。

常好发生于四肢伸侧，特别在肘、膝关节附近更多见，可延及手背、足背，面部，躯干也可发生。损害对称分布，散发或群集。丘疹坏死性结核疹有下列各种特殊变型：

1. 痤疮炎（acnitis）　为发生于面部的深型结核疹。损害为暗红色、顶端有脓疱坏死的丘疹，散发于颧部、鼻唇沟、前额及耳轮等处。损害较顽固，长期难愈，愈后留有凹陷性瘢痕，伴有色素沉着。

2. 毛囊疹（follicclid）　是一种浅表型的结核疹，为在手背、足背、前臂及踝部发生的丘疱疹，以后可变为脓疱或结节，质硬，无自觉症状。

3. 阴茎结核疹（penis tuberculid）　为发生于龟头或包皮的坏死性丘疹，轻度浸润，溃破后形成浅溃疡，表面结痂，慢性经过，经数月至数年留萎缩性瘢痕而治愈。好发于青年，无自觉症状，常伴发其他结核。

4. 瘰疬性痤疮（acne scrofulosorum）　为发生于小腿及臀部之痤疮样损害，可发生丘疹、坏死、结痂、瘢痕等损害，慢性经过。

【组织病理】

随病变的阶段不同，其改变亦不同。初发的皮疹为白细胞破碎性血管炎，随后单核细胞在血管周围浸润，以后出现楔状坏死区，坏死累及整个表皮，当楔状坏死区脱落，上皮样细胞和巨细胞在其周围聚集。真皮中下层血管受累明显，表现为静脉内膜炎、动脉内膜炎及血栓形成。病变蔓延到皮下组织时，可发生脂膜炎和纤维化及结核结构。

【诊断与鉴别诊断】

1. 诊断

（1）好发于青年人，常伴肺、淋巴结、泌尿道或其他部位结核病灶。

（2）常于春秋季节发病。

（3）皮损好发生于四肢伸侧，特别在肘、膝关节附近更多见，可延及手背、足背，面部。躯干也可发生。一般对称分布，散发或群集。

（4）特征性皮损为四肢对称发生的红褐色丘疹，中心坏死、溃疡，最后留有凹陷性、萎缩性瘢痕而愈。

2. 鉴别诊断　本病应与下列疾病进行鉴别：

（1）毛囊炎：皮疹为炎症性毛囊性脓疱，无中心坏死。病理改变毛囊上部有以中性粒细胞为主的急性炎症浸润。

（2）痘疮样痤疮：为沿前额发际发生的无痛性毛囊性丘疹及脓疱。无深在性浸润，常有中央坏死，愈后留下凹陷性瘢痕。病理改变为毛囊周围的急性炎症浸润。可形成脓肿小片坏死区。

（3）坏疽性痤疮：为无痛性毛囊性丘疹和脓疱，常有中央坏死，愈后留下凹陷性瘢痕。主要发生于额、颊部，浸润较轻，多伴发青年痤疮，并有粉刺存在。

（4）痤疮样梅毒疹：丘疹顶端形成脓疱，散发全身，多见于中年，梅毒血清反应为强阳性。

（5）毛囊性脓疱疮：发于四肢者可相似，但脓疱与毛囊一致，无中央坏疽，接触传染性大，病程短。

【治疗】

（一）中医治疗

1. 内治法　以温阳散结、散寒通滞，方选阳和汤加减。

2. 外治法　参照疣状皮肤结核。

（二）西医治疗

应积极寻找身体其他部位结核病灶，本病有时亦能自然痊愈，主要积极改善机体健康状况，增进机体抵抗力，以对症治疗为主。

局部治疗的原则为对症缓和、消炎及促进吸收，禁用剧烈刺激性药物。

（三）中西医结合治疗思路

治疗方面对于是否应用抗结核药物尚存在争议，但对于结核菌素试验阳性或合并其他结核性疾病的患者，尽早给予正规足量的抗结核治疗是必要的。由于患者其他部位结核病灶常常临床症状隐匿，故西医强调积极寻找结核病灶，给予相应抗结核治疗，则本病皮损可随之自然痊愈，所以西医治疗以增强体质对症处理为主；同时可结合中医温阳散结、散寒通滞的内外治法。

【预防与调摄】

1. 发动群众，大力宣传结核病的防治知识。

2. 定期进行健康检查，早诊断，早治疗，消灭传染源，杜绝传染途径。

3. 开展卡介苗预防接种，增强机体的抵抗力。

【临床研究进展】

有文献报道，为了解丘疹坏死性结核疹皮损中是否含有结核分枝杆菌DNA，作者用多聚酶链式反应（PCR）方法对12例患者鉴定结核分枝杆菌DNA，结果显示，11份标本在PCR扩增后的凝胶电泳检查中出现一个结核分枝杆菌特异的123-bpDNA带。这是首次应用PCR技术在丘疹坏死性结核疹损害中发现结核分枝杆菌DNA。这一发现提供了结核分枝杆菌产物可出现在丘疹坏死性结核疹损害中的直接证据，表明这种产物与丘疹坏死性结核疹的发生有关。作者认为部分丘疹坏死性结核疹的形成系机体对血源性结核分枝杆菌DNA沉积的一种免疫应答所致；该研究一方面证明了结核分枝感染在本病发生中的重要作用，同时也为临床应用抗结核治疗提供了依据。

【医家经验与争鸣】

刘瑛琦、王泽明、刘美杰等报道以中医药治疗丘疹坏死性结核疹1例，认为患者属于中医湿毒侵犯机体，湿毒合邪蕴结于皮肤，湿毒化火，血脉瘀阻，故皮损鲜红色；同时该患者素体脾虚，脾失健运，致使湿热内蕴，又外感毒邪，内外两邪搏结于腠理，浸淫肌肤、热盛肉腐则见皮肤脓疱疹、坏死溃疡；血热内扰较甚，故皮肤瘙痒剧烈。治疗以凉血解毒汤，健脾除湿，清热凉血。方中水牛角清热凉血解毒、生地黄清热凉血，养阴生津、白芍养血敛阴、牡丹皮清热凉血，活血散瘀，四者（即犀角地黄汤加减）共为君药，合用既清热解毒凉血，又散瘀防止热与血结成瘀。枳壳（炒）健脾除痞消积、木香行气健脾、疏理肝胆，熟大黄清热泻火、泻下攻积，三者（即枳壳木香丸加减）相配奏健脾行气，泻腑除热之效；金银花清热解毒，黄芩清热泻火解毒，栀子泻火除烦、清热凉血解毒，蒲公英清热解毒、消痈散结，四药合用增强全方泻热解毒功效，是为臣药。荆芥、防风相伍，相辅相成，善于走窜，载药行于血分气分，清泄血分气分郁热；苦参、地肤子具有清热利湿止痒之功，缓解患者瘙痒的症状，是为佐药。升麻清热解毒、升举阳气，甘草益气补中、清热解毒、调和诸药是为使药。配合中成药裸花紫珠片消炎解毒，复方甘草酸苷胶囊提高机体免疫力；西药氯雷他定胶囊等抗过敏治疗，缓解机体瘙痒症状，外用复方黄柏液清热解毒、消肿止痒祛腐。二诊时患者皮疹减轻明显，情绪略焦躁，舌质淡苔黄，脉弦小滑，加龙胆泻肝胆火，余方不变。两周后患者复诊时皮疹消退。本例患者未使用抗结核药治疗，通过中医辨证施治，对症治疗，仅配合西医抗过敏治疗，取得了一定的疗效。

【参考文献】

[1] 赵炳南，张志礼. 简明中医皮肤病学 [M]. 北京：中国医药科技出版社，2017.

[2] 杨志波. 当代中医皮肤科临床家系列丛书 [M]. 北京：中国医药科技出版社，2014.

[3] 范瑞强，邓丙戌，杨志波. 中医皮肤性病学：临床版 [M]. 北京：科学技术文献出版社，2010.

[4] 杨志波，范瑞强，邓丙戌. 中医皮肤性病学 [M]. 北京：中国中医药出版社，2010.

[5] 李斌，陈达灿. 中西医结合皮肤性病学 [M]. 3 版. 北京：中国中医药出版社，2017.

[6] 张学军. 皮肤性病学 [M]. 8 版. 北京：人民卫生出版社，2013.

[7] 杨志波. 中成药临床应用指南：皮肤病分册 [M]. 北京：中国中医药出版社，2017.

[8] 杨国亮. 现代皮肤病学 [M]. 上海：上海医科大学出版社，1998.

[9] 张志礼. 中西医结合皮肤性病学 [M]. 北京：人民卫生出版社，2000.

[10] 禤国维，范瑞强，陈达灿. 中医皮肤病临证精粹 [M]. 广州：广东人民出版社，2001.

[11] 马绍尧. 现代中医皮肤性病学 [M]. 上海：上海中医药大学出版社，2001.

[12] 范瑞强，禤国维. 中西医结合治疗皮肤病性病 [M]. 广州：广东人民出版社，1996.

[13] WILLIAM D JAMES, TIMOTHY G BERGER, DIRK M ELSTION. 安德鲁斯临床皮肤病学 [M]. 11 版. 徐世正，译. 北京：科学出版社，2015.

[14] 刘瑛琦，王泽明，刘美杰，等. 中医中药治疗丘疹坏死性结核疹 1 例 [J]. 世界最新医学信息文摘，2017, 17(52): 216-217

[15] 胡银娥，王刚. 丘疹坏死性结核疹 1 例 [J]. 中国皮肤性病学杂志，2004, 18(10): 621, 629

[16] 葛政，李应存，李鑫浩. 李应存教授运用敦煌大泻肝汤治疗面部寻常狼疮 1 例 [J]. 亚太传统医药，2017, 13(1): 88-89

[17] 黎德玲，辛延涛，王玲. 胎盘组织液加抗痨药治疗寻常狼疮 10 例体会 [J]. 邯郸医学高等专科学校学报，2002, 15(6): 597-598.

[18] 孙青苗，赵琰，蔡林，等. Toll 样受体 2、4 和 9 在皮肤结核皮损中的表达 [J]. 中华皮肤科杂志，2012, 45(8): 574-576.

[19] 孙青苗，田珊，蔡林，等. 抗菌肽 LL-37、HBD-2 和 HBD-3 在皮肤结核皮损中的表达 [J]. 中华皮肤科杂志，2012, 45(9): 662-664.

[20] 吴贵臣，朝克明. 中西医结合治疗皮肤结核 10 例 [J]. 临床医学，1989, 9(6): 277.

[21] 童经陆. 王寿康治瘰疬经验 [J]. 江苏中医，1999, 20(2): 13.

[22] 王雅凡. 皮肤结核 46 例临床分析 [J]. 四川医学，2007, 28(4): 399-400.

[23] 王五洲，张喜英，桑淼，等. 溃疡性皮肤结核误诊 1 例分析 [J]. 中华实用医学，2002, 4(3): 27-28.

[24] 关欣，王爱平，涂平，等. 肛周溃疡性皮肤结核 1 例 [J]. 临床皮肤科杂志，2003, 32(8): 467-468.

[25] 旷正新. 顽固性皮肤结核性溃疡治验 [J]. 临床皮肤科杂志，1991(1): 27.

[26] 陈加龙，任兆清，郭玉才，等. 瘰疬散治疗皮肤结核性溃疡 26 例 [J]. 中国皮肤性病学杂志，1994(1): 55.

[27] 佘文莉，刘晖，曹凤，等. 红光联合中药治疗两例溃疡性皮肤结核慢性创面的疗效及护理 [J]. 中国激光医学杂志，2016, 25(5): 276.

[28] 李保强，于立勤，陆洁，等. 疣状皮肤结核患者皮损中结核分枝杆菌 DNA 的检测 [J]. J Dermatology and Venereology, 2003, 25(12): 4-5.

[29] 张维远，宦秉瑜. 中西医结合治疗庆状皮肤结核 [J]. 沪州医学院学报，1992, 15(1): 26.

[30] SINGAL A, BHATTACHARYA S N. Lichen scrofulosorum: a prospective study of 39 patients[J]. INT Dermatol, 2010, 44(6): 489-493.

[31] 张斌，王珊，褚岩，等，婴儿瘰疬性苔藓 5 例 [J]. 中华实验和临床感染病杂志，2017, 11(4): 368-372.

[32] 宋爱莉，叶林. 姜兆俊治疗瘰疬经验 [C]. // 中国中西医结合学会疡科分会第十一次全国学术交流会论文汇编，2003.

（向亚平）

第三节　布鲁里溃疡

布鲁里溃疡（Buruli ulcer）又称分枝杆菌性溃疡或 Searl 溃疡，是由溃疡分枝杆菌引起的慢性隐袭性、坏死性皮肤病。本病因最早在乌干达 Buruli 地区流行而命名。临床以孤立、硬性、无痛性皮下结节，继而溃烂成为潜行性溃疡为主要特征。高发于 9、10 月。多发于生活在河流和温暖潮湿地带的农村妇女及儿童。主要在中非和西非国家热带雨林地区流行。我国有散在报道。

【病因及发病机制】

本病病原体为溃疡分枝杆菌，是一种分布于全球的腐生菌，主要存在于围绕湖泊或河流的多汁植物中。经破损皮肤接触污染的水、土或植物而感染。被水中昆虫叮咬后也可发病。本菌的自然宿主和人类传播途径尚不清楚，昆虫可能是传播媒介。溃疡分枝杆菌可产生一种可溶性多肽毒素，破坏组织，抑制机体单核细胞和 T 细胞反应导致广泛坏死和溃疡。

【临床表现】

本病皮损好发于小腿或前臂，常于外伤 7~14 天后发病。初起为坚实、无痛性皮下结节，可移动。破溃后形成不规则形坏死性溃疡，边缘呈穿凿性缓慢扩大，周围皮肤隆起，有浸润及色素沉着，表面干燥。溃疡基底充满坏死脂肪组织，损害周围或整个肢体可发生肿胀。感染可破坏神经、皮肤附属器、血管，偶尔侵犯骨髓。一般溃疡较为表浅，个别可深及骨膜。局部淋巴结不肿大。

皮损多为单发，也可在周围见卫星病灶，数月后可自行愈合，少数可持续数年。病程越长，皮损越大，可因瘢痕挛缩引起严重畸形，甚至癌变。患者皮肤虽广泛受累，但无明显全身症状。

【实验室检查】

细菌培养：在 30℃时于罗氏培养基上 3~5 周一般可形成菌落。在 37℃时不生长。菌落宛如结核分枝杆菌，遇光不产生色素。

【组织病理】

1. 溃疡早期　皮下脂肪组织坏死，纤维蛋白沉积。在坏死处有细小的钙质沉着，网状纤维增加。

病灶中心有杆菌菌落，抗酸染色肉眼可见。但急性炎症浸润少见或缺如。

2. 溃疡期　真皮胶原纤维变性，汗腺周围水肿，小血管周围有炎细胞浸润，表皮坏死形成溃疡。

3. 溃疡后期　部分病灶内可见到多核巨细胞和泡沫细胞，表皮下淋巴细胞呈带状浸润，坏死组织上方可出现结核样肉芽肿。

【诊断与鉴别诊断】

1. 诊断

（1）易感人群：好发于中非和西非国家热带雨林地区或河流和温暖潮湿地带的农村妇女和儿童。易感季节为9、10月。

（2）皮损好发于四肢，特别是前臂和腿部。

（3）初起为孤立、硬性、无痛性皮下结节，继而溃烂形成潜行性溃疡。

（4）症状不明显，局部淋巴结不肿大。

（5）病原学检查：细菌培养鉴定可确诊。坏死组织涂片查到抗酸杆菌有助于诊断。

2. 鉴别诊断　本病可与下列疾病相鉴别：

（1）坏疽性脓皮病：临床表现为炎性丘疹、脓疱、结节，迅速形成潜行性溃疡，疼痛剧烈。组织病理无特异性。

（2）麻风：典型皮损伴明确的感觉丧失，周围神经粗大伴相应的功能障碍。组织病理学检查可确诊本病。

【治疗】

感染早期手术切除病灶可达到早期治愈和预防诸多合并症的目标；配合药物治疗，预后好。

可予利福平、乙胺丁醇、甲氧苄胺嘧啶 – 磺胺甲噁唑口服 4～6 周。但有观点认为抗分枝杆菌的药物对本病的疗效令人失望。有报道，用利福平 600 mg/d 治疗 6～9 个月对早期损害及术后有效，对大溃疡无效。大面积损害切除后需广泛清创植皮。

有提倡使用高压氧治疗，但疗效有限。溃疡分枝杆菌生长的适宜温度是 31～33℃，因此亦可使用 40℃以上循环水浴局部热浴疗法。

【临床研究进展】

1. 病因　新近发现聚酮类分子分枝杆菌内酯是溃疡分枝杆菌细胞毒性的物质基础，也是分枝杆菌产生的主要毒素，对于免疫细胞和非免疫细胞均具有细胞毒性。此外，澳大利亚东南部发现负鼠是可能的感染源，认为该病具有动物传染的潜力。

2. 治疗　有文献报道经链霉素和利福平治疗 2 周后，采用利福平联合克拉霉素代替利福平和链霉素进行延续 8 周的治疗也可以达到预期效果。

3. 预后　有观点认为布鲁里溃疡的瘢痕形成有患鳞状细胞癌的风险。

【预防与调摄】

1. 避免外伤，早发现，早诊治。

2. 在高危人群中接种 BCG 可预防该病，特别是对婴儿有保护作用。但因其作用时间比较短暂，需多次接种。

【参考文献】

[1] 赵辨. 中国临床皮肤病学 [M]. 南京：江苏凤凰科学技术出版社, 2010.

[2] 赵辨. 中国临床皮肤病学 [M]. 2 版. 南京：江苏凤凰科学技术出版社, 2017.

[3] 刘辅仁. 实用皮肤科学 [M]. 3 版. 北京：人民卫生出版社, 2005.

[4] 张媛，李春燕，谢建平. 分枝杆菌毒素：分枝杆菌内酯与布鲁里溃疡 [J]. 微生物学报, 2017, 57(07): 961-968.

[5] KATHARINA RÖLTGEN, GERD PLUSCHKE. Mycobacterium ulcerans disease (Buruli ulcer): potential

reservoirs and vectors[J]. Current Clinical Microbiology Reports, 2015, 2(1): 35-43.

[6] PHILLIPS R O, SARFO F S, ABASS M K, et al. Clinical and bacteriological efficacy of rifampin: streptomycin combination for two weeks followed by rifampin and clarithromycin for six weeks for treatment of mycobacterium ulcerans disease[J]. Antimicrobial Agents & Chemotherapy, 2014, 58(4): 1161-1166.

[7] KALOGA M , KOUROUMA H S, A DIABATÉ, et al. Squamous cell carcinoma secondary to Buruli ulcer in west africa[J]. Ann Dermatol Venereol, 2016, 143(1): 16-20.

（唐　挺）

第四节　类丹毒

类丹毒（erysipeloid）是由猪红斑丹毒丝菌（erysipelothrix rhusiopathiae）侵入人体皮肤伤口，引起如丹毒样皮肤损害的一种急性感染性疾病。好发于青壮年，男性多于女性。好发于手部，可伴有全身症状。中医称为"伤水疮"。

【病因及发病机制】

中医学认为本病多因猪骨、鱼刺等刺伤皮肤或接触猪、鱼肉染毒致局部气血瘀滞，经络阻塞，逆于肉理，而发病。

现代医学认为猪红斑丹毒丝菌是本病的病原体。该菌是一种细棒状、微需氧、不活动的革兰氏阳性菌。此种微生物广泛分布于自然界，在土壤及鱼类、猪、鸟类等动物的体表和肠腔等皆有存在。人类可因接触带菌的动物或其制品而感染，故本病多见于经营家畜、鱼类、禽鸟的人或屠宰工人、制革工人及兽医等，主要经破损皮肤感染致病，也可因刺破的皮肤接触污水而引起。

【临床表现】

本病潜伏期2~7天，最短者8小时，超过1周者罕见。根据临床症状分为3型。

1. 局限型　临床上最多见。在病菌侵入部位发生疼痛，随后局部出现肿胀和红斑。最具特征性的表现是边缘清晰的多角形紫红色斑疹。红斑逐渐向周围扩散，中央部分消退，边缘微隆起而成环状，有时可形成水疱。皮损直径一般不超过10 cm，多发生于手及腕部，伴局部灼热或瘙痒。少数患者伴发淋巴管炎和淋巴结炎。病损不化脓，消退后也不脱屑，可遗留色素沉着斑。多无发热等全身症状。如不治疗，一般在2~4周内自然痊愈。

2. 弥漫型　临床少见。在远离原发感染部位可出现弥漫性或泛发性皮损，皮损形态与局限型相同，也有呈环状、地图状或奇异形状，但炎症更明显。常伴发热和关节炎症状。血培养阴性。

3. 败血症型　临床罕见。患者一般无典型皮损，但可发生广泛性红斑和紫癜。全身症状明显，伴长期发热，可导致心内膜炎和关节痛及多种内脏损害。血培养阳性，死亡率高。（各图3-4-1）

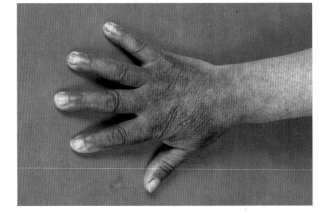

各图3-4-1　类丹毒

（天津中医药研究院附属医院　张理涛　供图）

【实验室检查】

1. 血液检查　可出现外周血白细胞、血清 γ 球蛋白升高；ESR、CRP 等炎症相关指标也可不同程度增高。

2. 细菌学 分离出病原菌较困难，部分患者组织液培养，取培养物镜检可见革兰氏短杆菌。败血症时，血培养呈阳性。

3. 分子生物学 PCR 扩增可获得阳性结果。

【组织病理】

真皮高度水肿，毛细血管和淋巴管扩张，可见血管和附属器周围有中性粒细胞、淋巴细胞和嗜酸性粒细胞浸润，以中性粒细胞为主。

【诊断与鉴别诊断】

1. 诊断

（1）发病人群有明显职业倾向，如接触家畜、鱼类及禽鸟的人群。

（2）有明确的猪、鱼肉或相关动物制品接触史及外伤史。

（3）皮损特点：边缘清晰的多角形紫红色斑疹逐渐向周围扩散，中央部分消退，边缘微隆起成环状。单侧发生，不化脓，不破溃。

（4）败血症型还需细菌培养，或琼脂凝胶扩散沉淀试验、荧光抗体确诊。

2. 鉴别诊断 本病可与下列疾病相鉴别：

（1）丹毒：皮损特点为鲜红色斑，水肿明显，好发小腿及面部，全身症状明显，结合病原学检查可鉴别。

（2）蜂窝织炎：多见于颜面及躯干，皮损为弥漫性红肿，疼痛明显，伴寒战、发热等全身症状。结合病原学检查可鉴别。

【治疗】

（一）中医治疗

1. 分型论治

（1）湿热毒邪证：

主症：初起患处可见红色斑点，迅即扩展为紫红斑片，框廓清晰，边缘整齐，逐渐肿胀，周边隆起，中心略凹，偶有水疱，形似猫眼。小者如指甲、钱币；大者状如银元马蹄。其则肤起紫癜，色若葡萄，压之不退。舌质红，苔薄黄，脉滑数。

治法：清热利湿，凉血解毒。

方药：七星剑或五味消毒饮加减。

（2）毒陷营血证：

主症：肤起紫斑，焮赤肿胀，范围扩展。伴有壮热不退，剧烈疼痛，口渴肢冷，神昏谵语。大便秘结，腹胀如鼓。舌质红绛，苔黄微干或少津，脉沉实。

治法：清气凉血，清营护心。

方药：清瘟败毒饮加减。

2. 外治法 初起焮赤肿胀时，先用黄柏汁洗涤，然后外敷玉露膏或金黄膏，或紫金锭或蛇药片。若红肿明显，范围扩大，用真诠人龙散外敷。

3. 内服中成药 大败毒胶囊：清血败毒，消肿止痛。适用于毒陷营血证。

（二）西医治疗

1. 系统治疗 首选青霉素。局限型以青霉素 320 万～480 万 U/d，静脉滴注，连用 1 周。弥漫型或败血症型应尽早使用大剂量青霉素，如：每天 640 万～2000 万 U，连用 4 周。青霉素过敏者，可选用四环素、红霉素及磺胺类药等。新一代的抗生素如第三代头孢菌素、环丙沙星或亚胺培南等也已用于类丹毒的治疗。

2. 局部治疗 10% 鱼石脂软膏敷包，3% 硼酸液或 0.5% 呋喃西林液湿敷。也可予紫外线照射，隔天 1 次。

（三）中西医结合治疗思路

本病具有自限性。由于抗生素疗效确切，因此急性期可首选西医治疗以迅速缓解症状。对于反复发作或严重感染者，可结合中医辨证施治，扶正祛邪，以期缩短病程，减少复发。

【临床研究进展】

1. 并发症　有文献报道，败血症型可伴发心内膜炎，常发生在已经受损的心脏瓣膜，主要是主动脉瓣。一旦发生，死亡率可高达38%，应引起重视。

2. 抗生素　由于猪红斑丹毒丝菌对万古霉素、氯霉素、庆大霉素、奈替米星、替考拉宁、磺胺甲噁唑等耐药，应避免使用。

3. 理疗　有报道He-Ne激光照射治疗效果尚好。

【医家经验与争鸣】

［明］申斗垣《外科启玄》有关"伤水疮"的描述："误被竹木签破皮肤，又因生水洗之，溃而疼痛，或鱼刺诸骨刺伤"，与类丹毒颇为相似。类丹毒之发，除鱼虾蓄毒稽留之外，尚多湿毒夹杂为患，因湿性黏滞不爽，故易生缠绵反复之变。治疗法则为清热凉血，解毒除湿。临床常以黄连、黄芩、黄柏等清热燥湿，泻火解毒；栀子清热利湿，凉血解毒。亦可予土茯苓、野菊花、忍冬藤、虎杖、透骨草等解毒除湿。

【预防与调摄】

1. 加强从事肉、鱼类行业工作人员的卫生宣传和教育，工作中注意自我保护，避免外伤。

2. 加强生肉、生鱼类食品的管理，严格检查制度，对患病动物要妥善处理。

3. 皮肤被骨刺破后，立即治疗。患肢用三角巾悬吊，忌用水洗。

【参考文献】

[1] 赵辨. 中国临床皮肤病学 [M]. 南京：江苏凤凰科学技术出版社，2010.

[2] 梁卫平，王隆川. 中西医结合治疗类丹毒的临床观察 [J]. 黑龙江中医药，2000(02): 18-19.

[3] 朱学骏，顾有守，王京. 实用皮肤病性病治疗学 [M]. 4版. 北京：北京大学医学出版社，2017.

[4] 张学军. 皮肤性病学高级教程 [M]. 北京：中华医学电子音像出版社，2017.

[5] 刘辅仁. 实用皮肤科学 [M].3版. 北京：人民卫生出版社，2005.

[6] 王华. 五味消毒饮加减合疮毒消肿丹治疗类丹毒的药学疗效 [J]. 中国药物经济学，2014(12): 202-204.

[7] 徐宜厚，王保方，张赛英. 皮肤病中医诊疗学 [M]. 北京：人民卫生出版社，2007.

[8] VARELLA T C, NICO M M. Erysipeloid[J]. Int J Dermatol, 2005(44): 497-498.

[9] 马东来，方凯. 类丹毒1例 [J]. 临床皮肤科杂志，2006(10): 661.

[10] VERALDI S, GIRGENTI V, DASSONI F, et al. Erysipeloid: a review[J]. Clinical & Experimental Dermatology, 2009, 34(8): 859-862.

[11] 李鸿国，肖波. 26例类丹毒临床分析 [J]. 中国麻风皮肤病杂志，2007; 23: 669.

[12] 佚名. 类丹毒是怎么回事 [J]. 首都医药，2000(04): 53.

[13] 汤忠华. 黄连解毒汤配合青敷膏外敷治疗类丹毒23例 [J]. 河北中医，2002(06): 446-447.

[14] 朱晨. 土茯苓外用善治类丹毒 [J]. 中医杂志，2001(11): 649.

（唐　挺）

第五节 铜绿假单胞菌毛囊炎

铜绿假单胞菌毛囊炎（pseudomonas aeruginosa folliculitis）又称浴池毛囊炎或热桶毛囊炎（hot tub folliculitis），以患者在铜绿假单胞菌污染的温水浴池、浴缸或公共游泳池沐浴后，皮肤出现瘙痒性毛囊性丘疹、水疱和脓疱为特征。

【病因及发病机制】

铜绿假单胞菌为革兰氏染色阴性需氧菌，存在于土壤、尘埃、水和少数人体肠道中，亦可暂时寄生于皮肤，是一种常见的条件致病菌。其生长被革兰氏阳性球菌所抑制，一般不致病。在烧伤、溃疡和潮湿的皮肤表面可迅速繁殖，引起皮肤感染。如健康人长期浸泡在水中，也会出现该菌感染。

该菌的致病性主要是由其分泌的外毒素，如胶原酶、弹性酶、磷脂酶等参与致病。典型的菌株可产生两种色素：蓝绿色的绿脓菌素（pyocyanin）和黄绿色的绿脓黄素（pyoxanthine），使脓液呈蓝绿色改变。

【临床表现】

在污染的浴池沐浴后 1～4 天出现皮疹，多发生在躯干侧面、腋下、臀部及四肢近端，常累及乳房。典型皮损为：红斑上多发细小毛囊性丘疹或水疱，迅速发展成为脓疱，数十个至百余个不等，大小为 0.3～1 mm。自觉瘙痒，可伴发热、恶心呕吐等全身症状。本病多在 7～14 天内自愈，其他系统感染少见。

【实验室检查】

1. 标本采集 采自感染部位，如血液、新鲜脓液等。污染的浴水亦可。

2. 染色镜检 为革兰氏阴性直或微弯曲杆菌，大小为（0.5～1.0）μm×（1.5～5.0）μm，呈球杆状或线状，成对或短链状排列，具一根或数根单端鞭毛，无芽孢及荚膜。

3. 分离培养 普通琼脂培养基上生长 18～24 小时可见到扁平、湿润的菌落，该菌所产生的带荧光的水溶性青脓素与绿脓素相结合使培养基呈亮绿色。

4. 生长实验 菌株培养最适生长温度为 30～37℃，某些菌株能在 4℃或 42℃生长。

【诊断与鉴别诊断】

1. 诊断

（1）有浴池沐浴史，可结合流行病学情况。

（2）全身性脓疱性发疹，多呈向心性分布。

（3）皮损特征：红斑上多发细小毛囊性丘疹或水疱，迅速发展成脓疱。

（4）病原学检查：标本染色镜检或培养出铜绿假单胞菌可确诊。

2. 鉴别诊断 本病可与下列疾病进行鉴别：

（1）金黄色葡萄球菌毛囊炎：初起为与毛囊口一致的红色充实性丘疹或由毛囊性脓疱开始，后多演变成丘疹性脓疱。疱液或分泌物可培养出金黄色葡萄球菌。

（2）虫咬皮炎：多见于夏秋季节，好发于暴露部位。皮损为丘疹、风团样丘疹或瘀点，皮损中央常有刺吮点，散在分布或数个成群。多由节肢类动物叮咬所致。

（3）嗜酸性毛囊炎：本病好发于男性青壮年，脂溢部位出现毛囊性丘疹及脓疱，轻度瘙痒。血液检查及病理活检可诊断。脓液细菌培养多呈阴性。

【治疗】

本病具有自限性，对免疫功能正常的患者一般不予治疗。皮损广泛、反复发作或伴有系统性症状的患者可口服喹诺酮类抗生素并局部使用庆大霉素。如盐酸环丙沙星：成人口服每次 0.2 g，每天 2～3 次或每次 0.5～0.75 g，每 12 小时 1 次。

【临床研究进展】

1. 联合用药 体外联合应用亚胺培南与多黏菌素 B 对铜绿假单胞菌的抗菌效果明显优于单用亚胺

培南。

2. 医院感染及耐药性　目前耐药性问题十分严重，医院应对铜绿假单胞菌感染情况进行监控与研究，避免铜绿假单胞菌出现院内大规模感染暴发。

3. 毒性研究　有研究认为 ExoU 是最具破坏性的蛋白，与感染的发生、治疗及预后密切相关。

【预防与调摄】

本病应加强预防措施，对游泳池的水定期过滤，用氯制剂消毒，保持游离氯水平在 1 ppm（10^{-6}），pH 值在 7.2 ~ 7.8 之间，经常换水，保持水质清洁。

【参考文献】

[1] 赵辨. 中国临床皮肤病学 [M].2 版. 南京：江苏凤凰科学技术出版社，2017.

[2] 陈东科. 实用临床微生物学检验与图谱 [M]. 北京：人民卫生出版社，2011.

[3] 朱学骏，王宝玺，孙建方，等. 皮肤病学 [M].2 版. 北京：北京大学医学出版社，2010.

[4] 杨海慧，韩立中，刘怡菁，等. 亚胺培南联合多黏菌素 B 对不同表型铜绿假单胞菌体外抗菌活性的研究 [J]. 检验医学，2013, 28(1): 1-6.

[5] 郑海雅，李金美，吕雷立，等. 铜绿假单胞菌医院感染及耐药性研究 [J]. 中国卫生标准管理，2018, 9(9): 140-141.

[6] 鞠晓红，李正花，马爱新，等. 铜绿假单胞菌毒性蛋白 ExoU 的研究进展 [J]. 中国人兽共患病学报，2015, 31(11): 1069-1074.

（唐　挺）

第六节　绿甲综合征

绿甲综合征（green nail syndrome）是一种因某些微生物感染后，以甲板变绿、甲剥离为特征的疾病。该病无季节性。多见于手长时间浸泡在水中、过度使用洗涤剂或肥皂及遭受机械创伤的人群。与职业有一定关系，女性多见。常发生于甲沟炎的患者，也可继发于真菌感染及免疫功能低下者。铜绿假单胞菌是本病最常见的致病菌，本篇仅讨论铜绿假单胞菌所致者。

【病因及发病机制】

铜绿假单胞菌又称绿脓杆菌，属于条件致病菌，其产生两种色素：蓝绿色的绿脓菌素（pyocyanin）和黄绿色的绿脓黄素（pyoxanthine），均可使脓液呈蓝绿色改变。该菌在破损的甲下或甲周迅速繁殖，逐渐形成局灶性脓肿，其产生的绿色素进入甲板使甲呈绿色改变。

【临床表现】

本病特点是甲远端部分发生不同程度的甲剥离（各图 3-6-1），在剥离部位呈黄绿、棕绿或黑绿色改变，边界尚清，甲板多无质地改变（各图 3-6-2），一般无自觉症状。

【实验室检查】

采集病甲游离缘下方带少量组织或分泌物的甲碎屑，可分离出致病菌。可做染色镜检、培养及生长实验，具体方法见本章"铜绿假单胞菌毛囊炎"。由于病原菌并未进入甲角质故甲培养无菌生长。

【诊断与鉴别诊断】

1. 诊断

（1）好发于手足经常浸泡水中、接触洗涤剂、遭受机械创伤或甲（甲周）感染的人群。

（2）甲远端剥离部位绿色改变。

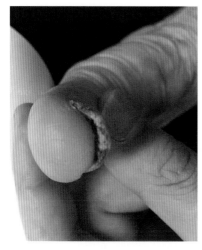
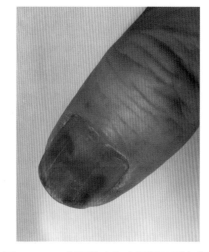

各图 3-6-1　绿甲综合征（甲剥离）　　各图 3-6-2　绿甲综合征（甲板无质地改变）

（3）甲游离缘下分离出铜绿假单胞菌。

2. 鉴别诊断　本病可与下列疾病进行鉴别：

（1）甲下血肿：由外伤或挤压引起，甲板下可见紫黑色或深黑色斑，界限清楚，由于血肿压力高刺激神经末梢常引起剧烈疼痛，根据外伤史及自觉症状可鉴别。

（2）甲黑素瘤：50～80 岁多见，好发于拇指及踇趾，多以甲出现黑色或棕色色素沉着为主要表现，伴有甲及甲周经久不愈的溃疡及甲缺损，可出现甲皱襞色素沉着（Hutchinson 征）。根据临床表现、皮损特征、皮肤镜和病理切片可鉴别。

【治疗】

1. 局部用药　可用 0.1% 多黏菌素 B 溶液或 1% 醋酸溶液浸泡患指，每天 2 次，每次 1 小时。修剪已分离的甲板，然后涂擦新孢霉素溶液或磺胺嘧啶银霜剂。

2. 手术治疗　如合并甲沟炎，且局部已发生波动应切开引流，拔甲。

【临床研究进展】

1. 局部用药可选择环丙沙星软膏，或妥布霉素滴眼液。

2. 联合用药　罗红霉素对铜绿假单胞菌并无抑菌活性，但能提高亚胺培南对生物被膜的渗透从而增强其对铜绿假单胞菌的抑菌活性。

【预防与调摄】

加强锻炼，提高免疫力，保持指（趾）甲的干燥，避免潮湿及外伤。

【参考文献】

[1] CHIRIAC A, BRZEZINSKI P, MARINCU I, et al.Chloronychia: green nail syndrome caused by pseudomonas aeruginosa in elderly persons[J]. Clinical Interventions in Aging 2015.

[2] 刘新民，陆卫麟，滕卫平. 中华医学百科大辞海[M]. 沈阳：沈阳出版社，2005.

[3] 高贵阳，钟乔华，黄志昂，等 .102 株铜绿假单胞菌感染的分布及药敏结果分析 [J]. 中国现代药物应用，2018, 12(22): 219-220.

[4] 韩青松，简永利，涂宜强，等. 绿脓杆菌研究进展 [J]. 畜牧与饲料科学，2012, 33(01): 122-124.

[5] RIGOPOULOS D, PRANTSIDIS A. 甲变色 [J]. 临床皮肤科杂志，2005, 34(1): 56-60.

[6] 陈东科. 实用临床微生物学检验与图谱 [M]. 北京：人民卫生出版社，2011.

[7] 洪济荣，邓红柳 .CO$_2$ 激光治疗甲下血肿 36 例 [J]. 临床皮肤科杂志，2013, 42(11): 701.

[8] 赵辨. 中国临床皮肤病学 [M]. 南京：江苏凤凰科学技术出版社，2010.

[9] 张强，巫峡，舒友廉，等. 绿甲 1 例 [J]. 临床皮肤科杂志，2007(08): 529.

[10] BAE Y, LEE G M, SIM J H, et al. Green nail syndrome treated with the application of tobramycin eye drop[J]. Ann Dermatol, 2014(26): 514 - 516.

[11] 向群, 刘又宁. 亚胺培南联合罗红霉素对铜绿假单胞菌生物被膜的作用 [J]. 中国抗生素志, 2009, 34(11): 688-690.

（唐　挺）

第七节　猫抓病

猫抓病（cat scratch disease）又称良性淋巴网状内皮细胞增生症（benign lymphoreticulosis），是由猫抓接触感染引起的一种亚急性局部肉芽肿性淋巴结炎。临床以虫咬样丘疹、结节伴单侧、局限性发红、发热的淋巴结肿大为特征。好发于秋冬季，全球皆有分布。美国每年发病人数 4 万例以上，我国较少报道。随着宠物饲养的增多，本病的发病率有明显上升的趋势。

【病因及发病机制】

猫抓病是由革兰氏阴性杆菌汉赛巴尔通体（Bartonella henselae）基因 I 型及基因 II 型感染所致，I 型较 II 型多见。汉赛巴尔通体通过蚤在猫与猫之间传播，多因幼猫抓伤或咬伤传播给人。发病机制不明，推测为病原体随猫跳蚤的粪便侵入人体破损皮肤，经淋巴管到达区域淋巴结，进而引起炎性反应。

【临床表现】

1. 潜伏期　多为 3～5 天。60%～90% 是儿童和青年，99% 的患者有猫接触史，75% 的患者曾被猫抓伤或咬伤。

2. 原发皮损　在猫抓处出现棕红色丘疹或结节，可形成溃疡。多无自觉症状，数周后痊愈，不留瘢痕。

3. 淋巴结肿大　局限性发红、发热的淋巴结肿大为本病的特征，可伴触痛或化脓。多出现在感染后 5～50 天。肱骨内上髁和腋下淋巴结肿大最常见（50%），其次为颈部（25%）和腹股沟（18%）。

4. 全身症状　可见轻度发热、疲倦、食欲不振等。偶见躯干四肢出现结节性红斑、斑丘疹、多形红斑或紫癜。

5. 系统损害　病情严重者可并发脑炎、肺炎、血小板减少、肝脾大、视神经视网膜炎等病症。

【实验室检查】

1. 涂片检查　可用 Warthin-Starry 银染色法及化学免疫染色法。

2. 血清学检测　间接免疫荧光抗体进行巴尔通体检测，IgG 抗体效价升高 4 倍以上可确诊。

3. 用 PCR 可在大部分患者淋巴结中检测到汉赛巴尔通体 DNA。

4. CSD 抗原皮试阳性。但 CSD 抗原由患者的淋巴结吸取物制成，存在潜在致病危险性，因此有废用的呼吁。

【组织病理】

其组织形态随病程而异。淋巴结特征性变化是在皮质区和副皮质区的中性粒细胞形成微脓肿性肉芽肿，中心坏死化脓，外周为上皮样细胞及多核巨细胞呈栅栏状排列。Warthin-Starry 染色在受累淋巴结内，特别是小血管周围组织中可找到革兰氏阴性杆菌。

【诊断与鉴别诊断】

1. 诊断　凡具备下列任何三项即可诊断：

（1）猫、犬等动物抓伤、咬伤史，伴有原发损害。

（2）淋巴结肿大，其他病因的各种实验室检查均为阴性。

（3）淋巴结活检示坏死性、肉芽肿性病变，Warthin-Starry 染色可找到革兰氏阴性杆菌。

（4）CSD 抗原皮试阳性。

2. 鉴别诊断　本病可与下列疾病相鉴别：

（1）淋巴结结核：临床可见低热、盗汗等症。常无皮肤病变，淋巴结内可见广泛干酪样坏死伴肉芽肿性炎，多核巨细胞多见，抗酸染色可见结核分枝杆菌。

（2）霍奇金淋巴瘤：淋巴结活检镜下可见诊断性双核及多核 R-S 细胞，免疫组化 CD15 及 CD30 阳性，无猫抓病典型的星形脓肿。

【治疗】

本病具有自限性，绝大多数患者可自愈。少数可出现严重并发症，如骨骼肌肉病变、神经炎、血管炎，甚至脑膜刺激征等。目前国内外对该病无统一疗法。推荐使用利福平、多西环素和衣霉素。环丙沙星、庆大霉素、阿奇霉素、四环素等多种抗菌药对本病有效，重者可联合两种抗生素治疗。对化脓的淋巴结可行抽吸术，但不能切开引流。症状严重、长期不愈的肿大淋巴结可手术切除。

【预防与调摄】

1. 对宠物进行疫苗接种，是预防该病的重要手段。

2. 避免猫狗抓咬伤是预防的关键。

3. 如不慎被抓咬伤后应立即用碘酊或抗生素软膏涂搽患处，并密切观察伤口附近淋巴结，及时诊治。

【参考文献】

[1] 赵辨. 中国临床皮肤病学 [M]. 南京：江苏凤凰科学技术出版社，2010.

[2] 林元珠. 实用儿童皮肤病学 [M]. 修订版. 北京：科学出版社，2017.

[3] EBANI V V, BERTELLONI F, FRATINI F. Occurrence of bartonella henselae types I and II in central Italian domestic cats[J]. Research in Veterinary Science, 2012, 93(1): 63-66.

[4] BOUCHOUICHA R, DURAND B, MONTEIL M, et al. Molecular epidemiology of feline and human bartonella henselae isolates[J]. Emerging Infectious Diseases, 2015, 15(5): 813-816.

[5] CHOMEL B B, BOULOUIS H J, BREITSCHWERDT E B, et al. Ecological fitness and strategies of adaptation of bartonella species to their hosts and vectors[J]. Veterinary Research, 2009, 40(2): 29.

[6] 吴志华. 临床皮肤性病学 [M]. 北京：人民军医出版社，2011.

[7] 何卫平，李跃旗. 猫抓病研究进展 [J]. 传染病信息，2004(02): 58-59.

[8] 杨小冉，刘起勇. 猫抓病的实验室诊断研究进展 [J]. 中国公共卫生，2007(03): 367-369.

[9] 黄娟，李甘地. 猫抓病的临床病理学研究进展 [J]. 临床与实验病理学杂志，2011, 27(03): 293-297.

[10] 李吉满，汤梅，杨红，等. 猫抓病性淋巴结炎的临床病理特征与鉴别诊断 [J]. 肿瘤预防与治疗，2014, 27(03): 137-140.

[11] 刘洋，刘燕玲，叶春风，等. 儿童与成人猫抓病的对比研究 [J]. 中国现代医学杂志，2012, 22(4): 84-87.

[12] 陈琦，夏炉明，俞向前，等. 猫巴尔通体病和猫抓病研究进展 [J]. 动物医学进展，2011, 32(01): 73-76.

[13] ROZMANIC V, BANAC S, MILETIC D, et al. Role of mag netic resonance imaging and scintigraphy in the diagnosis and follow-up of osteomyelitis in cat-scratch disease [J]. J Paediatr Child Health, 2007, 43: 568-570.

（唐　挺）

第八节　着色杆菌病

　　着色杆菌病（chromobacteriosis）是着色杆菌属细菌所致的主要以皮肤溃疡、淋巴结肿大为表现的皮肤软组织感染，严重者可导致多器官感染，甚者致命。好发于热带、亚热带地区。该病在 20 世纪初被首次描述，并认为动物易感，而人类感染罕见，但一旦感染常会导致脓毒血症。在 1980 年至 1994 年涉及 12 个国家的报道中，其死亡率高达 41%。

　　【病因及发病机制】

　　着色杆菌属细菌是一种革兰氏阴性的兼性厌氧杆菌，大部分菌株可产生紫色色素，本病因此而命名。该菌为热带、亚热带地区水和土壤腐生菌。青紫色着色杆菌（chromobacterium violaceum）是该属中最常见的病原菌。该病主要通过接触传染致病。另外认为全身感染可以通过吸入或摄入被污染的水而发生。严重病例被认为是由细菌产生的内毒素所引起，患者常有免疫缺陷的基础。

　　【临床表现】

　　患有慢性肉芽肿性疾病的人群特别易感。炎热季节容易发病。潜伏期从 3 天到 14 天不等。该病可引起多种皮损。

　　症状较轻者，典型皮损表现为：皮肤上出现针头到绿豆大小溃疡，表面覆褐色痂皮，中央有大量紫褐色粉末状物质，溃疡周围伴有狭小红晕。病变深入，可出现脓肿或局限性蜂窝织炎，以及伴有淋巴管炎和淋巴结肿大的炭疽样痈的损害。皮损数目多发，好发于躯干，一般无自觉症状。

　　严重病例可累及多个系统。主要症状有：发热、咳痰、呼吸困难、恶心、呕吐、腹痛、腹泻等，可伴肝、脾、淋巴结肿大及骨髓炎，甚至发展为脓毒血症、肝脓肿、肺脓肿、精神错乱、休克和死亡等急危重症。

　　【实验室检查】

　　细菌培养：取皮损处脓液或组织（脓毒症时采取血液标本），于普通蛋白胨培养基或麦康凯琼脂平板上培养，形成奶酪状的紫色菌落，菌落光滑。

　　【诊断与鉴别诊断】

　　1. 诊断

　　（1）皮肤小溃疡，周围红晕，表面覆褐色痂皮，中央见紫褐色粉末状物质，伴淋巴结肿大；或伴发热、咳痰、腹痛等多系统症状。

　　（2）有热带、亚热带地区水源或土壤接触史，或有致病家畜、动物接触史。

　　（3）细菌培养阳性。

　　2. 鉴别诊断　本病可与下列疾病进行鉴别：

　　（1）布鲁里溃疡：可表现为四肢外伤后结节、溃疡，但并不局限于亚热带与热带疫区。其溃疡特点为表浅而扩展迅速，面积大，边缘呈扇形并伴色素增加。症状轻微，极少累及其他系统。

　　（2）游泳池肉芽肿：好发于海鱼相关职业工作者或与污染水源、土壤接触者，溃疡初期以单发性结节或脓疱为主，病程慢性，数月后才破溃，多不扩散，系统感染少见。

　　【治疗】

　　1. 系统应用氨基糖苷类抗生素治疗。如：依替米星 0.1～0.15 g，静脉滴注，2 次 /d，5～10 天；或阿米卡星 0.1～0.2 g，肌内注射或静脉滴注，2 次 /d，5～10 天。

　　2. 形成脓肿者，应切开排脓。蜂窝织炎治疗可选择喹诺酮类，如：环丙沙星 0.1～0.3 g，静脉滴注，2 次 /d。

　　【临床研究进展】

　　2004 年一个家庭前往巴西巴伊亚州的一个农场后，3 名青少年出现败血症症状，2 人死亡。病原体怀疑是附近的水或土壤中的青紫色着色杆菌。2000 年巴西报道，从患者尸检中分离出的菌株对氨苄西林和各种头孢类抗生素均具耐药；但对氯霉素、氨基糖苷类抗生素、环丙沙星、四环素、磺胺甲噁唑－甲氧苄啶均敏感，而这些药物正是该病的推荐用药。有接触史的患者，应积极进行试验性抗生素治疗。

【预防与调摄】

1. 加强疫区的防控。

2. 一旦发生外伤或溃疡，应及早系统诊治。

【参考文献】

[1] 赵辨. 中国临床皮肤病学 [M]. 南京：江苏凤凰科学技术出版社，2010.

[2] ISADORA C D S, JUAREZ D, HILDA R, et al. Chromobacterium violaceum in siblings, brazil[J]. Emerging Infectious Diseases, 2005, 11(9): 1443-1445.

[3] 陈东科，孙长贵. 实用临床微生物学检验与图谱 [M]. 北京：人民卫生出版社，2011.

（唐　挺）

第九节　红　癣

红癣（erythrasma）是一种由微细棒状杆菌侵犯皮肤角质层所引起的慢性感染性皮肤病。本病以腹股沟、腋窝或其他皮肤皱褶出现边界清楚带红棕色、稍有鳞屑的斑片为临床特征。多发于炎热潮湿的夏季，尤以多汗的男性青年多患。中医称红癣为"丹癣"，丹癣病名，是今人依据棕红色的斑片而命名。

【病因及发病机制】

微细棒状杆菌是红癣的病原菌，其是一种类白喉棒状杆菌，革兰氏染色阳性，常寄生在正常人的鼻、咽、眼、外耳道及皮肤表面，当局部温暖潮湿皮肤损伤时，该菌侵入角质层引起感染。

中医学认为本病为暑湿热邪蕴积皮肤，机体被风湿虫邪所侵袭，留于腠理而成或因汗衣湿潮，淹渍皮肤，湿热浸滞毛窍所致。

【临床表现】

本病可发生于任何年龄，但常见于成人。好发部位为腹股沟部、阴囊、臀沟、腋窝、乳房下以及第4、第5趾间和第3、第4趾间等皱褶多汗和易受浸渍的部位。损害为红色或褐色的斑片，境界清楚，边缘不规则状。开始呈红色以后变成褐色，新的损害表面光滑，陈旧损害表面起皱或有较多鳞屑，一般无自觉症状，但在腹股沟部易受摩擦刺激，可引起瘙痒及苔藓样变，若损害累及肛门周围皮肤，可引起肛门瘙痒。趾间皮损有鳞屑、裂隙和浸渍。体质衰弱和糖尿病患者可表现为泛发性红癣，广泛分布于躯干和四肢，皮损为境界清楚的带有鳞屑的板层状斑片。滤过紫外线光检查有珊瑚红色荧光，刮取鳞屑油镜下检查可见革兰氏阳性的细微棒状杆菌。（各图3-9-1）

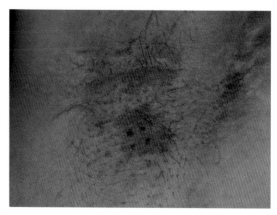

图3-9-1 红　癣

（第四军医大学西京皮肤医院　供图）

【鉴别诊断】

本病当与花斑癣、股癣等相鉴别：

（1）花斑癣：花斑癣好发于肩、躯干上部，皮损小而广泛，为浅色斑片，不发生红斑，皮损在

Wood 灯下显棕黄色荧光。而红癣真菌学检查可阴性，但 Wood 灯光下检查可呈珊瑚红荧光，结合临床可确诊。

（2）股癣：股癣炎症反应较明显，有丘疹和水疱形成，半环状边缘隆起，真菌检查阳性。而红癣真菌学检查可阴性，但 Wood 灯光下检查可呈珊瑚红荧光，结合临床可确诊。

【治疗】

（一）中医治疗

根据红癣的病因病机，本病中医治疗总的法则是清热解毒利湿。

1. 内治法

主症：在腋窝、腹股沟等皱褶或摩擦部位出现慢性、非炎症性而边缘清楚的细小鳞屑性色素斑。

治法：清热解毒利湿。

方药：二妙散加味。苍术 10 g，黄柏 10 g，薏苡仁 20 g，藿香 10 g，绵茵陈 15 g，土茯苓 20 g。

加减：热偏重者加金银花 10 g、野菊花 30 g，大便干结者加大黄（后下）10 g，汗多加糯稻根 15 g。

中成药：六神丸、牛黄解毒片、龙胆泻肝胶囊等可任选一种。

2. 外治法

（1）土槿皮酊外搽皮损，每天 2 次。

（2）15% 硫黄霜外搽皮损，每天 2 次。

（3）双柏散冲水外洗皮损，每天 1 次。

（4）火炭母 30 g，羊蹄草 30 g，三桠苦 20 g，大飞扬 30 g，穿心莲 20 g，九里明 30 g。煎水洗患处，每天 1 次。

（二）西药治疗

红霉素口服，每次 0.25 g，每天 4 次，4 周后皮损消退，涂片未见细菌。

【预后与转归】

本病治疗中要常进行滤过紫外光检查，病损处只要有珊瑚红色荧光，应继续治疗，直至消失为止。

【预防与调护】

本病治愈后，还要坚持外搽药物 1～2 周；为预防复发，要注意个人卫生，衬衣、内裤须经常煮沸、日晒消毒。

（陈　平）

第十节　腋毛癣

腋毛癣（trichomycosis axillaris）又称黄菌毛，是由纤细棒状杆菌感染腋毛和阴毛而引起的一种传染病。其特点为腋毛和阴毛毛干上形成具有颜色的结节。好发于出汗较多之人。

【病因及发病机制】

本病的病原菌为纤细棒状杆菌，此菌属棒状杆菌属，为类白喉棒状杆菌的一种。这些细菌生长在毛小皮的细胞内和细胞间，很少侵及毛皮质，不侵犯毛根及皮肤。腋毛癣以炎热潮湿的热带地区为多。纤细棒状杆菌在毛干上产生黄色结节。若与暗黑微球菌联合作用时，产生黑色结节。若同时存在品红微球菌时，则产生红色结节。腋部和阴部潮湿多汗及卫生不良是重要诱因。

【临床表现】

腋毛癣只感染腋毛和阴毛，以腋毛为主。在有腋臭或腋部多汗的青年人中多见，患者无主观感觉。

常因汗液染色皮肤或衣被着色而来就诊。检查见毛干上有结节。大部分患者的结节为黄色，少数为黑色或红色，结节呈蜡样，质地坚硬或柔软，呈鞘状包被毛干，粘连较紧，不易脱落。毛干可失去光泽，脆而易断。（各图 3-10-1）

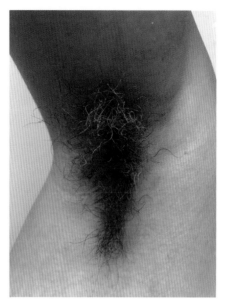

各图 3-10-1　腋毛癣
（陕西省中医医院　闫婵娟　供图）

【实验室检查】

取结节压碎加 10%KOH 液油镜检查可见较短、纤细的杆菌，直径为 1 mm 或更细。菌丝包埋在黏性物质中，革兰氏染色阳性。若为红色或黑色结节则可看到成群的球菌。乳酸酚棉蓝或革兰氏染色后观察更为清楚。取结节用乙醇消毒后压碎，接种于富营养的培养基如腹水琼脂、脑浸膏琼脂或血琼脂上，室温或 37℃ 培养，有细菌菌落生长。用细菌学方法可鉴定菌种。培养一般不作为常规检查的方法。

【诊断及鉴别】

诊断根据临床表现和结节的实验室检查，腋毛癣并不难诊断。

腋毛癣主要应与白毛结节病鉴别。两者都有结节形成，但镜下形态截然不同。腋毛癣结节内有杆菌或球菌，而白毛结节病的结节内有真菌菌丝和芽孢。其他需要鉴别的还有虱卵，念珠发、结节性脆发病等。这些病都不是细菌引起。

【治疗】

1. 注意局部卫生，保持清洁干燥。内衣裤、床单等应煮沸消毒。

2. 彻底剃除病毛，外用 5% 硫黄霜或软膏。

3. 中医中药　予清热杀虫。剃去患部腋毛后，外涂复方蛇床子酒（蛇床子、苦参、百部各 15 g，白酒 250 mL 浸泡 7 天，滤过去渣，备用），也可外用苦参、大黄煎水外洗。

【预防与调摄】

1. 预后良好，如治疗不彻底，易于复发。

2. 注意局部卫生，保持清洁干燥。

（陈　平）

第十一节　皮肤白喉

皮肤白喉（cutaneous diphtheria）是一种由白喉棒状杆菌引起的感染性皮肤病。为白喉棒状杆菌侵入皮肤伤口或由鼻、咽、喉等部位的白喉自身感染所引发。其特点为表浅的皮肤溃疡，表面覆有灰白色皮革样假膜。急性患者常先患喉部或其他部位的白喉，而慢性者一般只有皮肤症状。本病极少见，多发生于儿童，偶见于成年人。

【病因及发病机制】

皮肤白喉主要是由白喉棒状杆菌由破损的皮肤处入侵而感染。亦可由于鼻、咽、喉部白喉所引起的自身感染。白喉棒状杆菌是革兰氏阳性杆菌，属棒状杆菌属。主要传染源为白喉患者及带菌者，通过飞沫、污染病菌的手或食物带入鼻或口而致病。

【临床表现】

皮肤白喉在我国罕见，多发生于儿童，偶然见于成人，皮肤损伤处被感染后，逐渐形成表浅的溃疡，呈圆形、椭圆形或不规则形，边界清楚而隆起，呈多发性，表面覆有灰白色皮革样假膜，剥去假膜则表面出血，溃疡有黑色坏死组织，早期自觉疼痛。日久溃疡深陷，边缘发硬、高凸、卷起。有的似脓疱疮、臁疮，有的呈湿疹样、水痘样，但其表面均有灰白色假膜。好发于脐、耳后、腹股沟、会阴、趾（指）等处。一般无自觉症状，附近淋巴结肿大，一般不引起全身性症状，但在婴儿可有严重全身症状。

【实验室检查】

皮肤损害处取标本涂片后用亚甲蓝染色可发现白喉棒状杆菌，并能在 Loffler 培养基上生长。

【组织病理】

溃疡边缘表皮棘细胞增厚，真皮内有急性炎性细胞浸润，溃疡表面有坏死细胞、纤维蛋白及中性粒细胞。坏死层内有大量白喉棒状杆菌。

【治疗】

西药早期应用足量白喉抗毒素（先作皮试排除对马血清过敏，可皮下注射 0.05 mL 的 1 : 20 稀释液，30 分钟后观察结果，阴性者方可注射），一次注射 2 万～10 万 U；同时配合青霉素（青霉素过敏者可给红霉素），每天 40 万～80 万 U 注射，连续 10 天。

中医中药治宜养阴清热，解毒祛湿。药用生地黄、玄参、麦冬、金银花、白花蛇舌草、板蓝根、知母、黄芩、黄连、黄柏、生薏苡仁、车前草、生甘草。

局部治疗可用中药紫色疽疮膏及化毒散软膏各半混匀外用。亦可用红油膏、八二丹外敷。

【预防与调摄】

1. 对学龄前及学龄儿童普遍进行白喉菌苗预防注射。

2. 及时处理鼻、咽、喉白喉患者及带菌者。

3. 发现患者应立即隔离，早期治疗。

（陈　平）

第十二节　布鲁菌病

布鲁菌病（brucellosis）又称马尔他热或布氏杆菌病，简称布病，是由布鲁杆菌引起的一种以感染家畜为主的人兽共患的慢性细菌性传染病。临床主要表现为间歇发热，全身乏力，多汗，肌肉酸痛、关节红、肿、热、痛，肝、脾、淋巴结肿大等症状。该病可累及多脏器，侵害生殖系统，易丧失生殖能力；侵害骨关节系统，易丧失劳动力；严重时可引起死亡。

【病因及发病机制】

布鲁菌病是一种古老的疾病，可追溯到公元前 1600 年埃及的第 5 次瘟疫。1887 年 Dvid Bruce 第一次从驻扎在马耳他（欧洲岛国）死于马尔他热的士兵脾脏内分离出马耳他布鲁杆菌，至 1905 年 Themistocles Zammit 自羊奶中分离出布鲁杆菌，发现其具有动物源性传染的特点，之后美国科学家 Alice Evans 确定了马尔他热与布鲁杆菌属间的关系。目前已经确认布鲁菌属有 9 种，其中对陆生动物具有致病性的有 7 种，即牛布鲁杆菌、犬种布鲁杆菌、沙林鼠布鲁杆菌和田鼠布鲁杆菌。对海洋动物具有致病性的有 2 种布鲁杆菌种，即 B ceti 和 B pinnipedialis。9 种已知的布鲁杆菌种中，有 5 种可感染人类，包括牛种布鲁杆菌、羊种布鲁杆菌、猪种布鲁杆菌、绵羊种布鲁杆菌、犬种布鲁杆菌，其中羊种布鲁杆菌侵袭力和致病力最强，最易引起人类布鲁菌病暴发和流行。布鲁杆菌属是兼性细胞内革兰氏染色阴性杆菌，可以在巨噬细胞中存活并繁殖，导致动物流产以及人类波状热。布鲁杆菌有很强的组织趋向性，可以进入淋巴网状细胞和生殖系统细胞内繁殖，通过限制性融合Ⅳ型分泌系统与细胞内溶酶体隔离从而逃避细胞内杀伤，可以抑制感染的单核细胞凋亡，阻止树突状细胞成熟、抗原呈递及幼稚T细胞激活，而布鲁菌病的具体发病机制仍未明确，有研究认为维生素D可能参与该病的发生。布鲁菌病传播途径主要是直接接触和经消化道进食带菌乳制品或者动物制品感染，其次经呼吸道吸入带有布鲁杆菌的飞沫、尘埃或气溶胶感染，同时有研究表明布鲁菌病传播与输血、骨髓移植、母乳喂养以及性行为均相关。

其流行病学特点是：①好发于青壮年男性。②分布广泛，牧区常见。③发病季节以春夏两季为主，我国主要高发于西北五省及东北三省。④与人类有关的主要传染源为牛、羊、猪，我国主要是羊。

其传播途径为：①饮食，吃未完全煮熟的牛羊肉。②密切接触，主要常见于牧民牛羊养殖户。

【临床表现】

潜伏期7~60天，平均两周。可达数月或1年以上。临床可分为急性期、慢性期。

急性期布鲁菌病患者以高热、乏力、多汗、关节痛为主，头痛及畏寒、寒战亦很常见，发热热型多为不规则热，典型波状热多见于发病初期未接受治疗的患者。关节痛以腰、髋、膝、肩、肘、腕等大关节为主，疼痛性质不典型，可呈游走性关节痛。可有肝、脾及淋巴结肿大。淋巴结肿大主要见于颈部及腋下。约半数患者可出现肝大和肝区疼痛。男性可伴发睾丸炎或附睾炎，女性可伴发卵巢炎、输卵管炎、子宫内膜炎、乳腺炎，孕妇可流产（少见），坐骨神经痛也较多见。

慢性期布鲁菌病可由急性期发展而来，也可无急性病史。患者则以中低热、乏力、多汗，反复发作的关节疼痛等为主要表现，但部分患者可无典型症状，多因陪患病家属就诊而查体发现或因邻居患病前来就诊始发现。关节疼痛部位同急性期布鲁菌病，但相对固定、疼痛反复发作，查体可有腰椎及病变关节压痛、肢体活动受限等。此外，在各期布鲁菌病均伴有不同程度的纳差、头晕、咳嗽、咳痰、胸闷等。

【实验室检查】

血培养是诊断布鲁菌病的金标准，但布鲁杆菌培养阳性率仅40%~70%。骨髓培养有更高的敏感性，尤其对于评估既往用过抗菌药物的患者应优先考虑骨髓培养。布鲁杆菌也可从脓液、组织、脑脊液、胸水、关节液和腹水中培养。亦可行血清学试验辅助诊断，血清学试验包括平板凝集试验、虎红平板凝集试验、标准试管凝集试验、抗球蛋白或Coomb's试验、荧光偏振试验和免疫捕获试验等。

【诊断与鉴别诊断】

1. 诊断　我国疾病预防控制中心制定的诊断标准：

（1）流行病学接触史：密切接触家畜、野生动物（包括观赏动物）、畜产品、布氏杆菌培养物等，或生活在疫区的居民。

（2）临床症状和体征排除其他疑似疾病。

（3）实验室检查：病原分离、试管凝集试验、补体结合试验、抗人球蛋白试验阳性。

凡具备（1）（2）项和第（3）项中任何一项阳性即可确诊布鲁菌病。

2. 鉴别诊断　主要鉴别疾病有：①伤寒、副伤寒。②风湿热。③风湿性关节炎。④结核病。前3种很容易鉴别，重点难点还是在与结核的鉴别，结核往往有结核病史，长期午后低热（<38℃）、乏力盗汗、体重减轻等结核中毒症状，PPD（+），影像病理往往以中心性骨质破坏为主，无增生硬化。布鲁菌感染的影像病理则以边缘性骨质破坏伴增生硬化为主，呈"花边椎"。

【治疗】

1. 一般治疗　主要是休息、退热等对症支持治疗。

2. 抗菌治疗　为布鲁菌病主要治疗方式。主要用药采用三联疗法（左氧氟沙星200 mg/次，每天2次，6周；多西环素100 mg/次，每天2次，6周；利福平600~900 mg/次，每天1次，6周）。根据病情可延长疗程。

3. 手术外科治疗　彻底清除病灶＋稳定解剖结构＋冲洗引流，手术途径则视病灶部位而定。目前因布鲁菌病最主要的侵犯部位为脊柱，主要手术方式也是针对脊柱炎，如：①经椎旁肌间隙后外侧腰椎间孔入路手术。②经椎旁肌间隙后外侧腰椎间孔入路手术。③"C"臂 X 线或 CT 引导经皮椎间孔镜下病灶清除＋置双腔管冲洗引流术，但神经根受压患者应首选开放手术。④一期前路病灶清除＋钛笼植骨钛板内固定术或 Cage 植骨融合内固定术。

【预防与调摄】

1. 对畜群进行定期检疫，对存在布鲁菌病的畜群（散养牛、羊）进行免疫接种。发生疑似布鲁菌病时，要上报疫情，病畜捕杀、环境严格消毒、尸体、流产物无害化处理。

2. 对相关工作人员进行防护培训教育。在工作时要注意做好个人的防护。工作时不吃东西、不喝水、不抽烟，工作后洗手消毒。

3. 不食用来源不明的动物食品（牛羊肉、乳），动物食品要充分煮熟后食用，生熟食品餐具要分开。

（陈　平）

第十三节　皮肤炭疽

皮肤炭疽（cutaneus anthrax）又称恶性脓疱，病原菌为炭疽杆菌。主要发生于牧民及与皮毛、肉食、畜产等职业有关的人群。其临床特征是典型的暗红色血疱，周围软组织红肿显著，伴有严重的全身症状。损害内容物涂片及培养可查见炭疽杆菌。中医"疫疔"类似本病，为感染疫死的畜毒，阻于肌肤以致血凝毒滞而成。

【病因及发病机制】

中医学认为本病是感染疫毒，阻于肌肤，血凝毒滞而发病。

本病已知病原菌为炭疽杆菌，是一种革兰氏阳性的粗大需氧杆菌，有荚膜，属芽胞杆菌属。对其最敏感的是有蹄类动物。在干燥环境下，如牧场、土壤或皮毛中可存活数十年。普通消毒剂不受影响，在 100℃湿热 10 分钟或 100℃干热 3 小时处理始能杀死芽孢。炭疽杆菌在体外培养时可见呈长链状如竹节，在机体内呈单个、双球形或短链状，体外培养不能发现内毒素和外毒素的存在，但在人体或动物体内生长繁殖时可产生一种毒性物质，具有抗吞噬作用。毒性物质在皮内时可引起水肿，接种于静脉内可致死。自然发生的炭疽多半见于马、牛、羊、猪等家畜。死畜血中有大量病菌，死后血不凝固，从口、鼻、眼流出而污染土地和水源。此菌在动物个体中、土壤中形成芽孢，生活力极强。人由于受伤的皮肤接触病畜、死畜或含有芽孢的皮毛、土壤等而起病。

【临床表现】

有接触皮毛或病畜史，患者多为从事肉类加工、皮毛、制革等与畜产有关的职业者。常发生于暴露部位，特别是面颈部、手或前臂，多为单发。潜伏期 2～3 天，初发为红色小丘疹或水疱，1～2 天后变为紫红色血疱或脓疱，基底部呈暗红色或黑色坏疽，周围红肿明显，但不疼痛，仅有微痒。1～2 周后痂脱，愈后留有瘢痕，可伴有淋巴管炎及淋巴结炎。发生在眼睑、颈部等皮肤松弛部位时可仅有弥漫性水肿而无水疱，可迅速形成坏死。伴有轻重不等的全身症状，重症者可有高热、呕吐、全身不适及全身中毒症状。中毒症状严重者可引起败血症和脑膜炎，于数日内死亡。（各图 3-13-1）

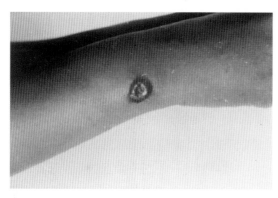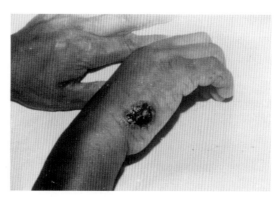

图 3-13-1　皮肤炭疽

（武汉市中西医结合医院　段逸群　供图）

【实验室检查】

水疱内容物检查（涂片及培养）及血培养可发现革兰氏阳性炭疽杆菌，有中枢神经系统症状者脑脊液检查也可发现炭疽杆菌。

【鉴别诊断】

疖、痈、丹毒、蜂窝织炎、灼伤等都与本病在临床表现上有相似之处。可通过病史及病源性检查给予鉴别。

【治疗】

（一）中医治疗

1. 分型论治　中医学认为本病是感染疫毒，阻于肌肤，血凝毒滞而发病。临床可分为初期、中期、后期三型。

（1）初期：毒热内蕴，气滞血瘀。

主症：症见小红斑丘疹，痒而不痛，状如蚊迹，蚤斑，可微热，舌脉如常。

治法：清热解毒，活血止痛。

方药：仙方活命饮加减。

（2）中期：毒热入营，气血壅聚。

主症：症见红斑上起水疱或血疱，迅即变成暗红或黑色腐肉，伴发热，燥急，口干不欲饮，舌红苔薄黄，脉数。

治则：清热解毒，凉血散瘀。

方药：犀角地黄汤合五味消毒饮。

（3）后期：毒热内陷，厥逆亡阳。

主症：症见腐肉与正常皮肤分离，流液，若肿势渐消为顺证；若肿势继续蔓延，壮热神昏，四肢逆冷，脉细微为逆证。

治法：清心开窍，回阳救逆。

方药：四逆汤送三宝（紫雪丹、局方至宝丹、安宫牛黄丸）。

2. 单方成药　梅花点舌丹、小金丹、蟾酥丸、玉枢丹、安宫牛黄丸、紫雪丹、至宝丹等。

3. 外用药物

（1）疮周：梅花点舌丹研磨或如意金黄散、鞭蓉散水调（或马齿苋鲜汁）外敷。

（2）水疱或血疱：白降丹少许点其上，外敷化毒散膏。

（3）疮面：白降丹 0.5 g 及蟾酥丸 2～3 粒研细水调外敷。若疮面凹陷，用化毒散膏。等疮面清洁时用生肌玉红膏或甘乳膏。

（二）西医治疗

患者应住院治疗，严密隔离。局部皮损用生理盐水湿敷，禁止手术或其他挤压处理，以免炎症扩散，局部可外用白降汞软膏。青霉素疗效最好，可大剂量肌内注射，首次 100 万 U，每天 2 次，并可加用链霉素每次 0.5 g，每天 3 次，肌内注射。也可选用磺胺类药物。如全身症状严重时可选用皮质类固醇激素静脉滴注以及必要的支持疗法。注射抗炭疽血清，剂量初次可用 80～100 mL，12～48 小时后再给 20～40 mL。严重者可注射 100～200 mL。治疗必须在中毒症状完全消失后 3～5 天，局部反复查菌阴性后方可停止。

【预防与调摄】

1. 加强畜类检疫工作。病畜应作严密消毒处理，对畜产品加工前应经过严密消毒。

2. 对畜牧肉类、皮毛工人加强防护及卫生宣传教育。对此类工作者可注射炭疽疫苗，患病者应住院治疗，严密隔离。

（陈　平）

第十四节　鼠　疫

鼠疫（plague）是由鼠疫耶尔森菌引起的自然疫源性疾病。其传染性强，病死率高，易酿成大流行，属甲类传染病。临床表现主要为明显的毒血症症状，同时伴有局部症状，其中以急性淋巴结炎（腺鼠疫）最常见，其次是败血症型、肺炎型，偶可见脑膜炎型、皮肤型鼠疫等。未治疗的患者病情凶险，病程早期进行抗菌治疗可大大降低病死率。

【病因及发病机制】

鼠疫主要在啮齿动物中循环流行，形成自然疫源地。啮齿动物中主要是鼠类和旱獭，通过蚤类进行传播。人类一般只是偶然受染，但如罹患肺鼠疫，则可出现人 - 人传播。鼠疫的病原菌为鼠疫耶尔森菌，鼠疫耶尔森菌属肠杆菌科的耶尔森菌属，为革兰氏阴性小杆菌，无鞭毛，无芽孢，有荚膜，兼性厌氧。在普通培养基上生长良好，48～72 小时后菌落呈油煎蛋样。鼠疫耶尔森菌含多种抗原，主要有：①F1（fraction 1）抗原，为其荚膜抗原，为糖蛋白，不耐热，有高度免疫原性及特异性，已广泛用于血清学诊断，其抗体有保护作用。②鼠毒素（murinetoxin），可引起局部坏死和毒血症。③V 和 W 抗原，仅见于有毒力的菌株，能够保护细菌，使之能在单核 - 巨噬细胞内繁殖。

我国鼠疫耶尔森菌可分 5 群（A、B、C、D、E）17 个生态型，不同生态型的菌株在人血中的生长情况有明显差别，生长好的生态型的致病力较强。鼠疫耶尔森菌的抵抗力较弱，特别对热和干燥敏感，日晒、煮、烤和常用消毒剂均可杀灭，但耐冷。在脓液和痰液中可存活 10～20 天。鼠疫耶尔森菌存在于患者的组织、血液和体液中，粪便及痰液可排菌。

鼠疫耶尔森菌经皮肤进入人体后，首先到达局部淋巴结，引起出血坏死性淋巴腺炎，皮质与髓质界限不清，髓内淋巴细胞坏死，多个淋巴结融合，包膜消失，累及周围组织显著水肿。然后有可能进入血循环，引起菌血症和败血症、血管内栓塞及 DIC。也可能经血液到达肺脏，引起出血坏死性肺炎（肺鼠疫）。鼠疫耶尔森菌除引起局部出血坏死性病变外，还常引起严重的全身中毒症状，包括严重的皮肤、黏膜出血，故鼠疫曾被称为"黑死病"。

【临床表现】

鼠疫潜伏期 2～8 天，起病急，常在健康状态中突然发生恶寒战栗，激烈的头痛、眩晕，同时有恶心呕吐，很快就出现严重的全身症状和局部症状。体温迅速升高，严重者可达 40～41°C，各病型无特殊热型，常见者为稽留热。脉搏细促不整，每分钟 120～160 次，极期则呈频数。呼吸促迫，每分钟 24～30 次，两颊下陷显示鼻子增高，两眼发亮，瞳孔散大，眼结膜充血，颜面潮红（严重时额面苍白或发青）；面部表现为恐怖状态，古有"鼠疫颜貌"之称。心扩大，心尖部有收缩期杂音，血压下降，肝、脾有时肿大，中等度。全身各部均有出血可能，除皮肤黏膜瘀斑瘀点外，并可有鼻衄、呕血、黑便。重症者出现神志不清，狂躁、谵语，步行蹒跚等精神症状，鼠疫患者早期出现精神症状亦是一个特征。若抢救不及时，重症患者大都于发病3～5天内因心力衰竭猝死。

鼠疫临床主要分为三型。

1. 腺鼠疫　腺鼠疫（bubonicplague）是最常见的类型，常突然寒战、高热、头痛，继而局部淋巴结肿大，呈单个或成串的不规则结节，坚实无波动，表面皮肤红肿，有明显的疼痛和压痛，常拒触摸，常因剧痛而肢体不能活动。淋巴结周围组织明显水肿。同时常有明显的全身中毒症状：颜面潮红，结膜充血，乏力，烦躁不安。嗜睡，血压常下降。肝脾常可触及，有压痛。

2. 肺鼠疫　肺鼠疫（pneumonicplague）常由腺鼠疫血行播散引起，偶可因吸入带菌的飞沫、尘埃而引起。表现为咳嗽，胸痛，咯血性脓痰，呼吸急促，发绀，肺底可有少许水泡音。胸片常示支气管肺炎或实变。痰中含鼠疫杆菌。全身中毒症状常极严重。

3. 败血症鼠疫　鼠疫耶尔森菌菌血症为各型鼠疫所共有。严重者可发展为败血症鼠疫（septicemia）。细菌在血中大量繁殖，甚至血涂片即可检出。少数患者可无原发灶（bubonic plague 或 pneu-monic plague），主要表现为极严重的全身中毒症状：高热、谵妄、昏迷、广泛出血、循环和呼吸衰竭。常于2～3天内死亡。

4. 其他少见部位的鼠疫　如脑膜炎型、皮肤型、眼结膜型、咽型和肠型等。

【实验室检查】

血中白细胞和中性粒细胞均明显升高，可见中毒颗粒。严重者可呈类白血病反应。病变部位的标本进行涂片或培养可找到病原菌。用一次性针头刺入淋巴结，以 1 mL 生理盐水反复吸注，至呈血色，抽吸液可送专业实验室用于镜检或接种。脏器压印标本可看到吞噬细胞内的鼠疫杆菌。所有操作均应在生物安全 2 级（BSL2）实验室的生物安全橱内进行。此外，生化反应也可鉴别。用反向被动血凝试验可检出标本中的鼠疫杆菌抗原，也可用 F1 抗原建立被动血凝试验检测抗体。急性期和恢复期血清抗体效价超过 1：16 有诊断意义。

【诊断与鉴别诊断】

1. 诊断　流行病学史最重要。到过疫区的急性淋巴结炎患者应怀疑本病。全身中毒症状及局部症状严重是本病的特点。在流行末期或接种过菌苗者也可表现为轻型。确诊需病原学诊断：①淋巴结穿刺液、血液、脑脊液、痰等做涂片和培养常可确诊。②以 ELISA 检测血中的 F1 抗原，阳性率也很高。③以 PCR 法检测特异性核酸，也较特异且灵敏。

2. 鉴别诊断　本病主要应与急性淋巴结炎、钩端螺旋体病、炭疽病肺炎及其他原因的败血症进行鉴别。凡有感染鼠疫可能者，且潜伏期符合，如出现严重肺炎或败血症者，也要排除鼠疫。

【治疗】

1. 严格隔离　病室灭鼠灭蚤，患者排泄物彻底消毒，医护人员要严格防护。立即报告疫情。腺鼠疫隔离至炎症消散。肺鼠疫严格呼吸道隔离至痰菌阴性。接触者检疫9天。

2. 抗菌治疗　应及早采取抗菌治疗。头孢曲松和环丙沙星疗效最好，且无严重毒副作用；其次为氨苄西林，疗效可能比传统药物更好。传统药物有链霉素、四环素、氯霉素等，其中链霉素是首选，应用后可使病死率降至5%以下；成人剂量为 2 ～ 4 g/d，儿童为 30 mg/（kg·d），分 2 次肌内注射。大多数患者 3 天内迅速退热，但淋巴结内仍可有活菌，故疗程以 10 天为宜。氯霉素 60 mg/（kg·d），分 4 次口服或静脉滴注，热退后减至 30 mg/（kg·d），亦用 10 天。

3. 对症支持疗法　补液，降温，输血或血浆。中毒症状严重者可加用肾上腺皮质激素静脉滴注。淋巴结炎一般不需局部处理，个别液化者可切开引流。

【预防与调摄】

1. 小儿、孕妇及老年人死亡率较高，青壮年死亡率较低。早治者，治愈率高；晚治者，死亡率高。

2. 控制啮齿类动物间的鼠疫是预防的关键。疫区工作者应注意个人防护。甲醛灭活菌苗可用于疫区居留者、与野鼠有接触者和鼠疫实验室工作人员，有效期1年，继续暴露者每6个月加强注射1次。减毒活疫苗和F1菌苗也可应用。

（陈　平）

第四章 真菌感染性疾病

真菌感染性疾病（fungal infectious disease）是指由真菌引起人类皮肤黏膜、皮下组织及其他组织器官感染的疾病。主要致病菌有：引起浅表或皮肤感染的皮肤癣菌（毛癣菌属、小孢子菌属、表皮癣菌属）、马拉色菌、念珠菌等；引起皮下组织和组织器官感染的孢子丝菌、念珠菌、隐球菌、着色芽生菌、曲霉菌、马尔尼菲青霉菌等。此外，一些细菌引起的感染也纳入真菌病中，包括放线菌、奴卡菌等。

真菌在自然界中普遍存在，其基本结构为菌丝（hypha）和孢子（spore），喜欢温暖潮湿的环境，最适宜的生长条件为温度 22～37℃（浅部真菌为 22～28℃，深部真菌为 37℃），湿度 95%～100%，pH 5～6.5。真菌细胞壁含有甲壳质和/或纤维素，对外界环境变化有较强的抵抗力，但不耐热，100℃时大部分真菌在短时间内死亡。

人类大部分真菌感染均来自外在环境，通过吸入、摄入或外伤植入而获得，为病原真菌。少数真菌感染为条件性致病，如糖皮质激素、免疫抑制药、广谱抗生素、抗肿瘤药物、HIV 感染、侵入性治疗等导致机体抵抗力下降或菌群失调。该类疾病的共同特点是：发病率高、具有传染性、易复发或再感染。真菌学检查是诊断的根本依据，送检的标本有皮屑、毛发、甲板、黏膜、病灶组织、体液等，检查技术包括直接镜检（包括免疫荧光或化学染色）、真菌培养、分子生物学鉴定、组织病理学检测、Wood 灯、皮肤镜等。

皮肤癣菌的共同特点是亲角蛋白，侵犯人或动物的皮肤角质层、毛发、甲板，引起浅部真菌病，俗称癣，偶尔可引起皮下组织感染。浅部真菌病基本上是按人体感染部位命名，如头癣、体癣、股癣、手足癣等。也有按菌种命名，如花斑癣菌引起花斑癣，马拉色菌引起马拉色菌毛囊炎。酵母菌主要侵犯免疫力严重低下的宿主，可引起深部真菌病，包括皮下组织感染和系统感染，一般按菌种命名。皮下组织感染如孢子丝菌引起孢子丝菌病，系统感染如念珠菌引起念珠菌病（一部分可引起浅部真菌病），新生隐球菌引起隐球菌病，着色芽生菌引起皮肤及皮下组织和内脏感染的着色芽生菌病。

真菌感染性疾病在中医学中早有记载，其命名大多以临床皮损特征性描述和概括为主，常冠以"癣""疮""风""湿气"等字，如体癣之"圆癣"，股癣之"刀癣"，头癣之"白秃疮""癞头疮"，手癣之"鹅掌风"，足癣之"臭田螺""脚湿气"等。病因以生活起居无常，感染虫邪，复因风、湿、热邪外袭，郁于腠理，淫于皮肤为主。治疗主要以杀虫止痒、祛风胜湿、清热解毒等为原则。

第一节 头 癣

头癣（tinea capitis）是指累及头发和头皮的皮肤癣菌感染，是儿童常见的头皮皮肤癣菌感染，成人很少感染。根据致病菌和临床表现不同，分为黄癣、白癣、黑点癣及脓癣。中医称为"秃疮""白秃疮""肥疮""癞痢头""蛀毛癣"等。

【病因及发病机制】

中医学认为本病总由生活起居不慎，感染真菌，复因风、湿、热邪外袭，郁于腠理，淫于皮肤所致。如表现为发热起疹，瘙痒脱屑者，多为风热所致；若见渗液、流滋水，瘙痒结痂者，多为湿热盛所引起；若见皮肤肥厚、糙裂、瘙痒者，多由郁热化燥，气血不和，肤失营养所致。

现代医学认为头癣致病菌见于两个属：毛癣菌属和小孢子菌属。黄癣由许兰毛癣菌感染引起；白癣主要由铁锈色小孢子菌、犬小孢子菌、石膏样小孢子菌感染引起；白癣主要由犬小孢子菌、石膏样小孢子菌和铁锈色小孢子菌感染引起；黑点癣主要由紫色毛癣菌和断发毛癣菌感染引起。主要是通过直接或间接接触患者或患病的动物而传染，头癣病菌孢子到达易感头皮后，在表皮角质层内发芽，逐渐生长、分枝、分隔，在毛囊口聚集繁殖大量菌丝，菌丝深入毛囊，在头皮下几毫米处穿入毛发，并在发内继续向下生长直到角质形成区。真菌有溶解角质的能力，能消化角蛋白，故只在毛发角化部位生活生长。随感染菌的头发向外生长，可把真菌带出毛囊。真菌感染毛发视菌种而分：

（1）发内型：菌丝孢子较大，生长在发内，充满整个毛发并呈链状排列，孢子压力使毛发直径增大，脆弱易断，以致在头皮面上呈黑色小点，又称黑点癣。

（2）发外型：如小孢子菌感染、红色毛癣菌、疣状毛癣菌，须癣毛癣菌等，多见于白癣。

（3）黄癣型：由黄癣菌感染引起，发内可见分节菌丝，其退化后，可残留气泡或气沟。毛发不断，可长 50～60 cm，但常干灰无光甚或变成弯曲，可致永久性秃发。

真菌侵入头发后，当机体对真菌的抵抗力下降时可发病。大多数成年人对真菌的抵抗力较强，而儿童较弱，故头癣多见于儿童。

【临床表现】

1. 白秃疮　相当于西医学的白癣（各图 4-1-1）。多见于学龄前儿童，男性多于女性。皮损特征是在头皮有圆形或不规则的覆盖灰白鳞屑的斑片。病损区毛发干枯无泽，病发于高出头皮 2～4 mm 处折断，残根部包绕灰白色套状鳞屑，称为菌鞘，这是本病的特点。一般无明显自觉症状，偶有瘙痒。白癣一般无炎症反应，青春期可自愈，可能是由于成人头皮中存在的马拉色菌能提高局部的游离脂肪酸能抑制真菌生长。本型不破坏毛囊，故秃发也能再生，不遗留瘢痕。

2. 肥疮　相当于西医学的黄癣（各图 4-1-2），俗称"黄癞"，目前临床少见。皮损多从头顶部开始，渐及四周，可累及全头皮。其特征是：有黄癣痂堆积，癣痂呈蜡黄色，肥厚，富黏性，边缘翘起，中央紧附着头皮形成碟状，上有毛发贯穿，质脆易粉碎，继发细菌感染后，可有特殊的鼠尿臭。除去黄癣痂，其下为潮红糜烂面，病变部位可相互融合，形成大片黄痂。真菌在发内生长，病发干燥，失去光泽。久之毛囊被破坏而形成永久性秃发，愈合留萎缩性瘢痕。本病多由儿童期染病，延至成年期始趋向愈，甚至终身不愈。少数糜烂化脓，常致附近出现臀核红肿。

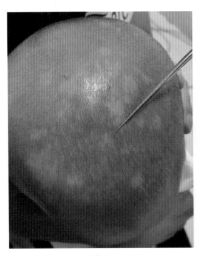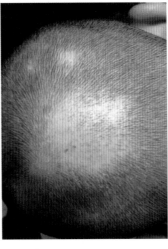

各图 4-1-1　白　癣

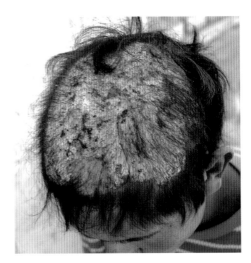

各图 4-1-2　黄　癣

（新疆医科大学第一附属医院　帕丽达·阿布利孜　供图）

3. 黑点癣（各图 4-1-3） 较少见，儿童、成人均可发病。皮损初为头皮小点状轻微炎症的鳞屑斑片，稍痒，常散在分布而易被忽略，以后逐渐扩大成片，酷似白癣。病发刚出头皮折断而呈黑色小点，无明显菌鞘。黑点癣的病程很长，进展缓慢，可直至成年尚未愈合。本型属于发内感染，愈合常留有局灶性脱发或点状萎缩性瘢痕。

4. 脓癣（各图 4-1-4） 是由亲动物性皮肤癣菌引发的头皮严重超敏反应，随着家庭饲养宠物增多，脓癣发病率有所增加。患处的毛囊可化脓而引起一片或数片红肿的痈状隆起，是宿主对真菌剧烈的免疫反应所致，该处如用力挤压，即可挤出少量浆液或半透明的脓液。局部病发极易拔出，愈后形成瘢痕而在局部留有永久性秃发。

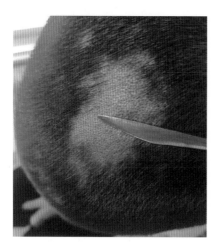
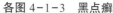

各图 4-1-3 黑点癣

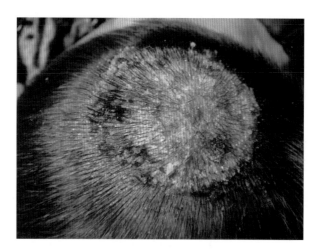

各图 4-1-4 脓 癣

【实验室检查】

1. 真菌直接镜检 黄癣患者病发内可见与毛发长轴平行的链状菌丝和关节孢子，黄癣痂内充满厚壁孢子和鹿角状菌丝；白癣患者病发外可见围绕毛发成堆排列的圆形小孢子；黑点癣患者病发内可见呈链状排列的圆形大孢子。镜检仅能判断菌丝和孢子的有无，阳性表示真菌存在，但一次阴性不能完全否定。

2. 真菌培养 可将取得的病变部位鳞屑或分泌物作鉴定菌种的培养。常用培养基为沙堡培养基，培养阳性后可转种到特殊培养基，根据形态、生化等特性进行菌种鉴定，深部真菌病须做病变组织的病理学检查。

3. 滤过紫外线灯（Wood 灯）检查 黄癣患者病发成暗绿色荧光；白癣患者病发显示亮绿色荧光；黑点癣患者病发则无荧光。

【诊断与鉴别诊断】

1. 诊断 根据临床症状、真菌直接镜检及 Wood 灯检查，诊断不难，必要时可做真菌培养。

2. 鉴别诊断 本病可与下列疾病进行鉴别：

（1）白癣、黑点癣应与头皮脂溢性皮炎鉴别。脂溢性皮炎头皮瘙痒较显著，鳞屑呈油腻屑，头发呈稀疏脱落，无断发和菌鞘，真菌镜检阴性，皮肤镜下点状血管及黄色鳞屑，红斑毛细血管扩张。

（2）白癣应与毛发管型相鉴别。毛发管型常见于长期扎头发人群，头皮无明显瘙痒，鳞屑不显著。

（3）白癣、黄癣应与头皮银屑病、湿疹相鉴别。头皮银屑病皮损为较厚的银白色鳞屑性斑块，常超出发际，可见束状发，无脱发、断发及菌鞘，身体其他部位常有皮损，真菌镜检阴性；湿疹皮损为多形性，鳞屑较少，渗出明显可结黄痂，未见脱发及断发，瘙痒剧烈，身体其他部位可出现皮疹，真菌镜检阴性。

（4）脓癣应与化脓性皮肤脓肿如头部穿凿性毛囊炎及毛囊周围炎鉴别，后者无蜂窝状毛囊孔，疼痛明显，常伴发热，必要时真菌镜检、培养即可鉴别。

【治疗】

对患者应做到早发现、早治疗，并做好消毒隔离工作；对患癣家畜和宠物应给予相应的治疗和处理；对托儿所、学校、理发店等应加强卫生宣教和管理。

应综合治疗，服药、搽药、洗头、剪发、消毒五个措施联合治疗。

（一）中医治疗

1. 内治法　头癣证型多属风湿毒聚证。

主症：皮损泛发，大部分头皮毛发受累，黄痂堆积，毛发脱落而秃头。舌苔薄白，脉濡。

治法：祛风除湿，杀虫止痒。

方药：消风散加地肤子、白鲜皮、威灵仙；或苦参汤加白鲜皮、威灵仙。

2. 外治　采用拔发疗法。其方法为剪发后每天以 0.5% 明矾水或热肥皂水洗头，然后在病灶处敷药（敷药宜厚），可用 5% 硫黄软膏或雄黄膏，用薄膜盖上，包扎或戴帽固定。每天如上法换药 1 次，敷药 1 周。病发比较松动时，即用镊子将病发连根拔除（争取在 3 天内拔完）。拔发后继续涂原用药膏，每天 1 次，连续 2～3 周。

（二）西医治疗

1. 系统药物治疗　灰黄霉素，儿童 10～20 mg/（kg·d），成人 600～800 mg/d，分 2～3 次口服，疗程 2～3 周；或伊曲康唑，儿童 3～5 mg/（kg·d），成人 200 mg/d，餐后即服，疗程 4～8 周；或特比萘芬，儿童体重小于 20 kg 者，给予 62.5 mg/d，20～40 kg 者给予 125 mg/d，大于 40 kg 者 250 mg/d；成人 250 mg/d 口服，疗程 4～8 周。治疗过程中应定期复查肝功能，如肝酶异常应及时停药。

2. 外用药物治疗

（1）剪发：尽可能将病发剪除，每周 1 次，连续 8 周。

（2）洗头：用硫黄皂或 2% 酮康唑洗剂洗头，每天 1 次，连续 8 周。

（3）搽药：可用 2% 碘酊、1% 联苯苄唑溶液或霜剂、5%～10% 硫黄软膏、1% 特比萘芬霜等外用于患处，每天 2 次，连用 8 周。

（4）消毒：患者使用过的毛巾、帽子、枕巾、梳子等生活用品及理发工具要煮沸消毒。

脓癣治疗同上，切忌切开引流，避免造成更大的永久性瘢痕。急性炎症期可短期联用小剂量糖皮质激素，继发细菌感染可加用抗生素。

（三）中西医结合治疗思路

头癣的治疗，中西医均有优势。西医使用抗真菌治疗疗效确切，但可能导致肝功能一过性损害，中医药治疗可减轻抗真菌药物的毒副作用，并产生一定的协同作用。临床治疗中，可将中西医治疗结合，以进一步提高疗效。

【临床研究进展】

临床中发现，在应用杀虫解毒类药物的同时，外用药中加入大量的生甘草、黄芪和黄精等，常取得良好疗效。因生甘草的激素样作用对长期病变在一定程度上湿疹化者能起到减轻作用，黄芪、黄精能养阴生津、滋阴润燥，对缓解其干燥、皲裂均有好处。

【预防与调摄】

1. 加强癣病基本知识的宣传，对预防和治疗要有正确的认识。

2. 注意个人、家庭、集体卫生，对托儿所、幼儿园、学校、理发店、浴室、旅店等公共场所要加强卫生管理。

3. 要早发现，早治疗，并坚持治疗以巩固疗效。对患癣病的动物也要及时处理，以消除感染源。

4. 患者使用过的毛巾、帽子、枕巾、梳子等生活用品及理发工具要煮沸消毒。

【参考文献】

[1] 赵辨.中国临床皮肤病学 [M].南京：江苏凤凰科学技术出版社，2010.

[2] 李斌，陈达灿.中西医结合皮肤性病学 [M].3 版.北京：中国中医药出版社，2017.

（曹　毅）

第二节　手足癣

手癣（tinea manus）和足癣（tinea pedis）是一种由皮肤癣菌引起的手足部浅表皮肤真菌感染的传染性皮肤病，主要累及指（趾）间、手掌、足跖及侧缘，严重时可波及手、足背及腕、踝部。

【病因及发病机制】

手足癣，中医称之为鹅掌风、臭田螺、烂脚丫，归于"癣""疥癣"等疾病。中医学认为癣主要是由于生活、起居无常，感染真菌，复因风、湿、热邪外袭，郁于腠理，淫于皮肤所致。病发于手部则为鹅掌风；发于脚部则为脚湿气。《外科大成》："鹅掌风，初起紫斑白点，久则皮枯坚厚，或破裂不已……臭田螺，生足趾丫，起白斑作烂，疼痛流水，甚则寒热，足面俱肿。"

现代医学病因明确，引起手足癣的致病真菌主要为毛癣菌属、表皮癣菌，如红色毛癣菌、须癣毛癣菌、絮状表皮癣菌、玫瑰色毛癣菌、断发毛癣菌、犬小孢子菌、石膏样小孢子菌等。近年，白念珠菌及其他酵母样真菌感染亦逐渐增多。

【临床表现】

手癣与足癣临床表现大致相同，但手癣分型不如足癣明确。根据皮损形态手癣和足癣临床上可分为水疱型、间擦糜烂型和鳞屑角化型，但临床上往往几种类型可以同时存在。

1. 水疱型（各图 4-2-1）　原发损害以小水疱为主，成群或散在分布，疱壁厚，内容物澄清，干燥吸收后出现脱屑，常伴瘙痒。

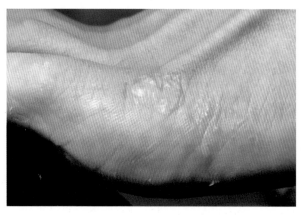

各图 4-2-1　足癣（水疱型）

2. 间擦糜烂型（各图 4-2-2，各图 4-2-3）　以 4～5 指趾和 3～4 指趾间最为常见，多见于足部多汗、经常浸水或长期穿不透气鞋的人，夏季多发。皮损表现为趾间糜烂、浸渍发白，除去浸渍发白的上皮可见其下红色糜烂面，可有少许渗液。患者瘙痒明显，局部容易继发细菌感染，可导致下肢丹毒或蜂窝织炎。

3. 鳞屑角化型（各图 4-2-4，各图 4-2-5）　皮损多累及掌跖，呈弥漫性皮肤粗糙、增厚、脱屑、干燥。自觉症状轻微，冬季易发生皲裂、出血、疼痛。

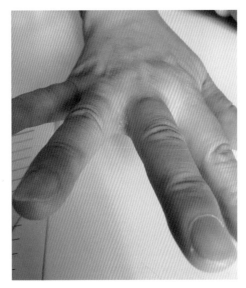

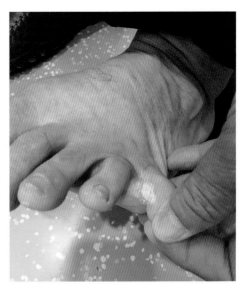

各图 4-2-2　手癣（间擦糜烂型）　　　　　　　各图 4-2-3　足癣（间擦糜烂型）

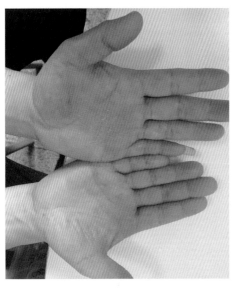

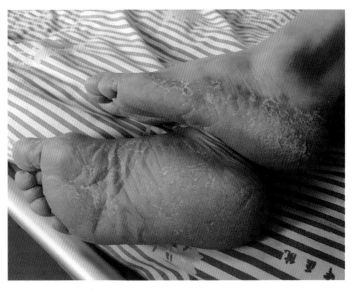

各图 4-2-4　手癣（鳞屑角化型）　　　　　　　各图 4-2-5　足癣（鳞屑角化型）

　　手癣损害初起时常有散在小水疱发生，而后常以脱屑为主，病久者呈现角化增厚。损害多限于一侧，常始于右侧拇指、掌心、第2、第3或第4指掌处，渐累及整个手掌，自觉症状不明显，常伴有鳞屑角化型足癣，呈现特征性的"两足一手综合征（two feet one hand syndrome）"，致病菌常以红色毛癣菌为主。

　　手足癣有时可伴有癣菌疹，这是患者对真菌或其代谢产物产生的变态反应，与原发癣病病灶（以足癣多见）炎症反应剧烈或治疗处置不当有关。部分出现局部皮肤破损患者容易继发丹毒。

　　【实验室检查】

　　手足癣的实验室检查主要包括真菌直接镜检和培养。鳞屑角化型手足癣真菌直接镜检阳性率较低，结合荧光染色或真菌培养可以提高真菌检测的阳性率。

　　1. 直接镜检　取皮损活动性边缘的鳞屑或水疱壁，以10%～15%氢氧化钾（KOH）溶液作载液制片，显微镜下可见分隔、分支的透明菌丝或关节孢子即为阳性。新型的真菌荧光染色法有助于辨识标本中真菌菌丝及孢子，提高检出率。

　　2. 真菌培养　对提高真菌检测的阳性率、确定致病菌、了解病原菌流行趋势、筛选敏感抗真菌药物均具有重要价值。常规选用沙堡培养基，室温25～28℃培养2～4周。皮肤癣菌的鉴定常规采用形态学方法，必要时可选用分子生物学方法进行鉴定。

【组织病理】

手足癣一般不需做此项检查，根据临床和真菌学检查即可诊断。组织病理片PAS染色见角质层内红染的细长菌丝。HE染色急性期可见表皮细胞内水肿，海绵形成伴白细胞浸润，水疱位于角层下；慢性期角化过度，棘层肥厚和炎细胞浸润。

【诊断与鉴别诊断】

1. 诊断　典型的皮损特征。病程慢性，常夏季重冬季轻。各型可转化，夏季为水疱型，冬季可转化为鳞屑角化型。

鳞屑真菌学检查结果阳性，但真菌学检查结果受多种因素影响。因此，检查结果阴性也不能完全除外真菌感染，需结合临床进行综合判断。

2. 鉴别诊断　本病可与下列疾病进行鉴别：

（1）湿疹：手掌及足跖部的急、慢性湿疹，呈反复性发作，损害对称分部，皮损边缘不清楚，真菌检查阴性，外用激素类乳膏效果良好。

（2）汗疱疹：本病呈季节性反复发作、对称发生于手掌、损害多为小水疱、干后脱皮等特点诊断较易。典型皮损为位于表皮深处的小水疱，米粒大小，半球形，略高出皮面，无炎症反应，分散或群集于手掌、手指侧面及指端，少见于手背、足底。有不同程度的瘙痒及烧灼感。

（3）念珠菌、非皮肤癣菌性霉菌所致的浅表性真菌感染：水中工作者和糖尿病患者易发生此型感染，主要见于手指。患者甲小皮多消失，伴甲沟炎表现，如甲沟红肿，一般不渗液、化脓，自觉痛痒。

（4）剥脱性角质松解症：发生于掌跖部的浅表性剥脱性皮肤病，常在天凉后，两侧同时发病，而且迅速扩展至整个手掌，但一般不到手背，不出现水疱，白色斑点中一般无液体，没有痒感，查不出真菌。

（5）其他微生物感染引起的疾病：脓疱性细菌疹、二期梅毒。

（6）掌跖脓疱病：掌跖部红斑上发生小如米粒样群集无菌性脓疱，1～2周后结痂干涸脱落，不久再发生新脓疱，对称发生，自觉瘙痒。

【治疗】

手足癣的治疗目标是清除病原菌，快速解除症状，防止复发。外用药物可根据皮损类型选择不同的剂型，如水疱型可选择无刺激性的溶液或乳膏剂型；间擦糜烂型可先用温和的糊剂或粉剂使局部收敛干燥后，再用乳膏等其他剂型，此型保持局部干燥非常重要。鳞屑角化型可选择乳膏、软膏等剂型。

（一）中医治疗

中医药在治疗手足癣疾病方面有独特优势，临床疗效较好，且不良反应较少，应用较为广泛。中医药治疗手足癣主要以外用药为主，应用方便，直达病灶。另外，还有针刺、灸法等中医特色疗法。

1. 中药外用　针对手足癣的中医病因病机，临床治疗手足癣多以清热燥湿，杀虫止痒为治则，多选用具有该功效的中药方配制成相应的剂型，如醋剂、酊剂、洗剂、散剂、膏剂、擦剂等；根据手足癣的分型，选择相应的方药剂型，多能取得较满意的疗效。

（1）杀虫止痒：白鲜皮、地肤子、苦参、土荆皮、生百部、蛇床子、猪牙皂、皂角、大枫子、花椒、露蜂房、大黄、败酱草、土茯苓、凤仙花、透骨草等。

（2）燥湿止痒：枯矾、明矾、冰片、苍术、黄柏、马齿苋、车前子、薏苡仁、樟脑等。

（3）润肤止痒：黄精、百部、当归、蒺藜、紫草、地榆等。

（4）含醋制剂：包括以醋直接作为浸剂或加入醋的制剂。如复方荆参溶液（枫子、花椒、五加皮、地骨皮、苦参、大黄、土荆皮、醋等）；复方皂黄洗剂（猪牙皂、大枫子仁、白矾、大黄、地骨皮、玉竹、红花、花椒、荆芥、冰乙酸）。

（5）水剂：克癣宁洗剂（蒲公英、连翘、白花蛇舌草、黄柏、白鲜皮、地肤子、蛇床子、苦楝皮、硫黄粉、花椒、苦参、明矾）。

（6）酊剂：复方土槿皮酊（土槿皮、苯甲酸、水杨酸、乙醇）；复方苦参酊剂（苦参、芫花、水杨酸、苯甲酸、95% 乙醇）。

2. 一般不必内服中药，若继发感染时，根据辨证施治，可服五味消毒饮、黄连解毒汤等清热解毒、利湿之剂。

（二）西医治疗

手癣和足癣治疗药物的选择、用药原则和方法基本相同。外用药、口服药或二者联合均可用于手足癣的治疗。在选择治疗方案时应充分考虑到手足癣临床类型、严重程度、合并疾病及患者依从性等因素。

1. 局部治疗　目前临床常用的外用抗真菌药物如下：

（1）咪唑类抗真菌药物：克霉唑、益康唑、咪康唑、酮康唑、联苯苄唑、舍他康唑、奥昔康唑及卢立康唑等。根据不同的药物，可外用每天 1～2 次，一般疗程需要 4 周。近年上市的卢立康唑由于体外对皮肤癣菌的抗菌活性较强，显示出很好的临床疗效，每天 1 次外用，对于非鳞屑角化型足癣疗程可缩短至 2 周。

（2）丙烯胺类抗真菌药物：萘替芬、特比萘芬和布替萘芬。由于该类药物在体外对皮肤癣菌的抗菌活性较强，每天 1～2 次外用，一般疗程 2～4 周即可获得良好的疗效。

（3）其他抗真菌药物：阿莫罗芬、环吡酮胺、利拉萘酯等，外用每天 1～2 次，一般疗程需要 4 周。

（4）角质剥脱剂：10% 水杨酸等，可联合抗真菌药物主要用于鳞屑角化型手足癣患者。

单纯外用抗真菌药物治疗，起效快、费用低，安全性好。但因疗程长、药物涂布不均或病灶未能全覆盖及因涂药局部不适等因素易造成患者依从性差，还可因鳞屑角化型手足癣局部药物渗透性差等因素，致使疗效不佳及复发率高。对于鳞屑角化型手足癣患者，一般建议疗程 4 周以上或联合应用系统抗真菌药物。

2. 系统治疗　系统治疗与局部治疗相比，具有疗程短、用药方便、不会遗漏病灶、患者依从性高、复发率低等优点。适用于局部治疗疗效欠佳、反复发作、鳞屑角化型、受累面积较大、不愿意接受局部治疗及伴有某些系统性疾病（如糖尿病、艾滋病等）导致免疫功能低下的患者。目前手足癣治疗常用的系统抗真菌药包括特比萘芬和伊曲康唑，氟康唑治疗手足癣的国内外相关资料较少。

伊曲康唑，一般建议成人 200 mg/d，水疱型和间擦糜烂型 1～2 周，鳞屑角化型 2～3 周；特比萘芬 250 mg/d，疗程同伊曲康唑。

3. 联合治疗　抗真菌联合治疗在临床上日益受到重视，对于单独外用治疗疗效不佳的鳞屑角化型手足癣及皮损泛发的患者，可以考虑给予口服加外用抗真菌药物联合治疗。常用的方法是一种外用药物联合一种口服药物。联合治疗在保证疗效的同时还可以缩短疗程、降低费用、提高患者的依从性。但安全性方面需要注意口服抗真菌药物的禁忌证和药物相互作用。两种外用药物的联合可选用抗真菌作用机制不同的药物，如咪唑类联合丙烯胺类药物等。

4. 某些并发症的处理　伴有癣菌疹时，在积极治疗手足癣的同时，对于癣菌疹应遵循皮炎湿疹类疾病的处理原则进行抗过敏治疗。伴发细菌感染时，如足癣部位继发细菌感染，局部应首先抗细菌治疗，待细菌感染控制后再行抗真菌治疗。对于下肢丹毒或蜂窝织炎应采用系统抗菌药物治疗，足癣部位积极抗真菌治疗，以避免丹毒复发。伴发非皮肤癣菌感染时，如合并念珠菌或非皮肤癣菌性霉菌，在选择抗真菌药物时，建议选用具有广谱抗菌活性的抗真菌药物。

（三）中西医结合治疗思路

目前，临床上抗真菌药物治疗手足癣常遇到一些难题，部分外用药治疗过程中会出现耐药性且停药后易复发，部分口服药物治疗过程中还会出现肝毒性等，具有一定的局限性。中医中药外治法治疗手足癣的历史悠久，疗效较佳且副作用小，有较好的优势。中药溶液外用浸泡治疗手足癣，融入冬病夏治的中医理论特色，在盛夏酷暑期间治疗，对防治手足癣特别是角化过度型的冬季手足皲裂、粗糙疗效显著，部分可以治愈。

【临床研究进展】

皮肤真菌病流行病学研究方面，国内多地区真菌学研究单位进行了地域性浅部真菌病及其病原菌的分析，致病菌仍以红色毛癣菌为主。皮肤癣菌致病因素研究方面，通过对各种体外模型的研究发现，皮肤癣菌的主要致病因素包括黏附相关物质、多种蛋白水解酶等，但这些物质在皮肤癣菌致病过程中所起的具体作用尚待继续研究。治疗方面，通过对不同药物治疗手足癣的疗效探究，认为联合治疗的疗效优于单纯局部抗真菌治疗。中药复方外治手足癣临床研究内容更加丰富，国内学者对一些常用中药制剂方面进行了归纳总结；通过中医方解与现代中药药理研究分析了相关单味中药的功效与药理作用，发掘与总结中医中药治疗特色的临床实用价值。同时从制剂工艺与质控标准、药效与毒理、临床疗效评价3个方面分析了目前存在的不足之处，以期为提高中医治疗手足癣提供更多的思考与方法。

【预防与调摄】

手足癣，尤其是足癣，容易复发或再感染。健康教育对防治足癣、降低其复发及减少传播至关重要。对患者开展以下宣教，并做好预防工作，如：

1. 注意个人卫生　手足部洗浴后应及时擦干趾（指）间，穿透气性好的鞋袜，手足避免长期浸水，掌跖出汗多时可局部使用抑汗剂或抗真菌散剂，保持鞋袜、足部清洁干燥。

2. 注意浴池、宿舍等场所公共卫生，不与他人共用日常生活物品，如指甲刀、鞋袜、浴盆和毛巾等。

3. 积极治疗自身其他部位的癣病（特别是甲真菌病），同时还需治疗家庭成员、宠物的癣病。

【参考文献】

[1] 中国中西医结合学会皮肤性病专业委员会真菌学组，中国医师协会皮肤科分会真菌亚专业委员会，中华医学会皮肤病学分会真菌学组. 手癣和足癣诊疗指南 (2017 修订版)[J]. 中国真菌学杂志，2017(6): 321–324.

[2] 李斌，陈达灿. 中西医结合皮肤性病学 [M].3 版. 北京：中国中医药出版社，2017.

[3] 赵炳南，张志礼. 简明中医皮肤病学 [M]. 北京：中国医药科技出版社，2017.

[4] 韦冠京，梁伶，曹存巍. 10042 例浅部真菌病及其病原菌分析 [J]. 中国真菌学杂志，2017, 12(1): 23–28.

[5] 羊菲，范斌. 手足癣的中医临床治疗和药理研究进展 [J]. 中国实验方剂学杂志，2017(2): 207–212.

（曹　毅）

第三节　甲真菌病

甲真菌病（onychomycosis）指发生于指（趾）甲的癣，包括皮肤癣菌感染和非皮肤癣菌感染在内的所有甲真菌病，以甲板混浊、肥厚、变脆、表面凹凸不平为特征。甲癣特指甲的皮肤癣菌感染。一般多见于成人，常为一侧 1～2 个指（趾）甲起病，日后蔓延至多个指（趾）甲，常不对称，一般无自觉症状。中医称为灰指（趾）甲。

【病因及发病机制】

中医学认为本病是外因虫淫，内因肝虚，邪乘虚而患斯疾。原患鹅掌风、脚湿气者，亦可虫毒侵袭，湿热内蕴，以致血不营爪而发。

现代医学认为引起甲真菌病的病原真菌包括皮肤癣菌、酵母菌和其他霉菌。其中皮肤癣菌是甲真菌病最主要的病原菌，常见的有红色毛癣菌、须癣毛癣菌和絮状表皮癣菌。引起甲感染的酵母菌主要是念珠菌，引起甲感染的霉菌常见为短帚霉属、曲霉等。患手、足癣者容易感染指（趾）甲。在潮湿环境作业、甲外伤、慢性静脉功能不全者及免疫受损状态，如罹患糖尿病、HIV 感染、接受系统性糖皮质激素和免疫抑制药治疗等患者易患甲真菌病。

【临床表现】

甲真菌病患者指（趾）甲板常呈混浊、肥厚、变色、翘起、分离、萎缩、脱落、表面凹凸不平、钩甲以及甲沟炎等。一般无明显自觉症状。继发甲沟炎时可有红、肿、热、痛；非皮肤癣菌感染时，压迫甲板或移动甲板可有疼痛。本病病程慢性，如不治疗可终身不愈。少部分患者可继发甲沟炎，红肿、疼痛、化脓，影响生活质量。本病具有传染性，故减少与传染源的接触、控制传播途径很重要。

本病根据真菌侵犯甲部位的不同，可分为以下 5 型：

1. 远端侧位甲下型　此型最为常见。开始表现为甲游离缘上抬，甲板与甲床分离，随之出现甲前缘和侧缘甲下混浊肥厚，表面凹凸不平（各图 4-3-1）。常由皮肤癣菌引起。

2. 白色浅表型　常见于趾甲。表现为白色不透明、边缘清楚的斑，质地松软易碎，逐步扩大或融合，日久可变成淡黄色（各图 4-3-2）。

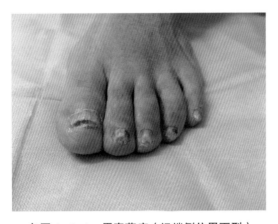 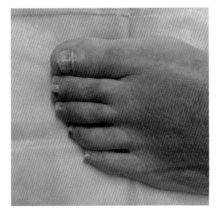

各图 4-3-1　甲真菌病（远端侧位甲下型）　　　　　各图 4-3-2　甲真菌病（白色浅表型）

3. 近端甲下型　本型较少见，常由念珠菌属引起。病菌从甲沟部入侵，后延及甲下。开始表现为甲根半月部白斑、松脆，可随甲根生长逐渐外移，同时亦可自行扩大。常伴甲沟炎。

4. 全甲毁损型　以上各型皆可发展成此型，可见整个甲板破坏，甲板脱落，甲床表面残留粗糙角化物。

5. 念珠菌性甲床炎和甲沟炎　白念珠菌侵犯甲沟的近端侧位，甲沟红肿、有压痛，一般不化脓；波及甲板引起甲真菌病，可见甲板分离，而甲板变硬、增厚不多见，可有条纹或沟，但不影响原有光泽。多见于家庭主妇、炊事员等经常浸水的人。慢性黏膜皮肤念珠菌病的患者可为全甲受累，常累及20 个甲，甲板增厚，并伴有鹅口疮和皮肤损害。

【实验室检查】

1. 真菌直接镜检　将取得的病变部鳞屑用氢氧化钾涂片镜检，该方法简单、快速，较易掌握。但镜检仅能确定菌丝和孢子有无，阳性表示真菌存在，一次阴性不能完全否定。

2. 真菌培养　将取得的病变部甲屑或分泌物作鉴定菌种的培养。常用培养基为沙堡培养基，培养阳性后可转种到特殊培养基进行菌种鉴定。

3. 聚合酶链反应（PCR）技术　具有快速、灵敏性高及特异性强等优点，但操作烦琐，仍存在一定的假阳性与假阴性。

4. 皮肤镜　远端甲下型甲真菌病皮肤镜特征为正常甲与病变部位交界处表现为锯齿边缘，且锯齿尖峰朝向甲远端。

【诊断与鉴别诊断】

1. 诊断

（1）本病多见于成人，可因自身患手、足癣等传染而来，免疫功能低下、甲营养不良者易发。

（2）常为一侧 1~2 个指（趾）甲起病，日后蔓延至多个指（趾）甲。

（3）指（趾）甲变形变色，肥厚混浊，破坏。

（4）真菌镜检和培养多阳性。

2. 鉴别诊断　本病可与以下疾病相鉴别：

（1）银屑病甲：可有点状凹陷，甲下角质增生，甲增厚，甲分离，甲沟纹等；真菌镜检阴性；皮肤镜表现为甲分裂处可见红斑样边界，甲床可见扩张迂曲的毛细血管。

（2）扁平苔藓：10% 的患者有甲损害，甲纵嵴、点状凹陷、脆甲、甲胬肉、无甲症等；真菌镜检阴性；皮肤镜表现为甲床继发性出血，随着病情发展，甲母质、甲床、甲周皮可同时受累，表现为向甲床中心聚集的纵嵴隆起及甲板萎缩，严重病例甚至可出现无甲。

（3）湿疹：甲横纹，甲肥厚，甲板污黄等，其他部位皮肤可见皮损，伴有瘙痒等症状可鉴别。

【治疗】

（一）中医治疗

1. 分型论治　多属肝血亏虚证。

主症：病久迁延，爪甲枯槁，色泽灰白，甲壳缺损，或者甲壳空洞与甲床分离。

治法：补养肝血。

方药：补肝汤加减。病甲在手指加桂枝、桑枝、姜黄；病甲在足趾加牛膝、青皮。

2. 外治法

（1）药物疗法：

1）刮甲疗法：对比较表浅或较轻型的甲真菌病，用小刀尽量刮去病变甲屑，再涂药，如灰指甲药水 1 号或 2 号，每天 2~3 次，直至正常甲长出。

2）浸泡法：醋泡方、灰指甲浸泡剂、鹅掌风浸泡剂，任选一种，每次浸泡 30 分钟，待甲壳软化，用刮刀刮去污物，每天 1 次。或用鸦胆子 20 g，百部 30 g，白酒、醋各 0.25 kg，混合浸泡 10 天后浸洗患处，每天 3 次，每次 30~60 分钟。

3）布包法：白凤仙花 30 g、白矾 9 g 或取土大黄 3 g、凤仙花梗 1 棵、枯矾 6 g 捣烂如泥，包敷病甲，每天更换 1 次，直至痊愈。

4）外用黑色拔膏棍：3~5 天更换 1 次，并清除软化甲板，直至新甲长出。

（2）非药物疗法：

1）拔除病甲：适用于远端甲板受累、黄斑条纹甲、嵌甲、甲板厚度 >2 mm 等。

2）激光治疗：点阵激光可配合外用药物治疗，使得外用药物更好渗透，避免口服药物的副作用。

（二）西医治疗

1. 局部治疗

（1）刮甲疗法：比较表浅或较轻的甲真菌病可用小刀尽量刮去病甲，再外搽抗真菌药如 30% 冰醋酸、6% 水杨酸、12% 乳酸、95% 乙醇溶液、10% 碘酊或与 10% 乳酸各半外涂或 10% 冰醋酸泡病甲，每天 1 次，直至正常甲长出。注意外用药需保护甲周皮肤。

（2）5% 阿莫罗芬外涂或 8% 环吡酮胺先隔日外涂病甲，1 个月后每周涂 2 次，3 个月后每月涂 1 次，持续半年以上。

（3）40% 尿素软膏封包后移除病甲。

2. 内服药　甲真菌病外用治疗常起效慢或疗效不佳，难以坚持。内服抗真菌药系统治疗大大提高了疗效，如口服伊曲康唑、特比萘芬或氟康唑后，药物通过血液到达甲根部及甲床后，弥散整个甲板，从而抑制甲组织中的真菌。

（1）伊曲康唑：间歇冲击疗法，每次 0.2 g，每天 2 次，连服 7 天，停药 21 天为 1 疗程。指甲真菌病 2～3 个疗程，趾甲真菌病 3～4 个疗程。服药后第 1 周药物即可到达甲板，在 8～12 周时达到高峰。停药后，伊曲康唑仍能以有效的浓度在甲组织中存在 6～9 个月。

（2）特比萘芬：250 mg，每天 1 次，指甲真菌病 6 周，趾甲真菌 12 周。连服 12 周后，药物在甲板中可存留 6～12 个月。

（3）氟康唑：150～300 mg，每周服 1 次，连服 4 个月，停药后可在指甲中存留 4 个月，趾甲中存留 6 个月。

（三）中西医结合治疗思路

本病具有一定传染性，平时应积极避免传染源，去除易感因素。外用药物疗效较差，目前主要选用系统抗真菌治疗。对于病久、甲营养不良者可选择联合中药治疗，促进疾病康复。

【临床研究进展】

有文献报道影响抗菌药物在甲中渗透性的因素有分子量、油水分配系数、电荷等。抗菌药物在甲中的渗透系数与其分子量呈负相关，一般透甲抗真菌药要求其分子量 <350 g/mol，目前符合要求的有他伐硼罗、环吡酮胺、特比萘芬。另外，透甲促进剂、剂型与制剂技术与治疗效果均密切相关。

【医家经验与争鸣】

《解围元薮》中最早记载灰指甲，因其形如鹅鸭脚皮，故称之为鹅掌风。以大消风散、二八济阳丹、小枣丹，调治外用。《验方新编》记载每天取凤仙花连根蒂叶捣油敷灰指甲上，用布包好，一天一换，月余乃愈。

【预防与调摄】

1. 首先积极预防常见的癣病，有甲营养不良时，更应积极防治常见癣病。保持足部通风干燥，切忌用修剪病甲的工具再修剪健甲。可每月涂抗真菌性甲涂剂以预防再次感染。

2. 应去除易感因素，治愈手、足癣，防止复发。

【参考文献】

[1] 赵炳南，张志礼. 简明中医皮肤病学 [M]. 北京：中国医药科技出版社，2017.

[2] 孙秋宁，刘洁. 协和皮肤镜图谱 [M]. 北京：人民卫生出版社，2015.

[3] 刘伟，李若瑜，陈琼，等. 伊曲康唑间歇冲击疗法治疗甲真菌病的血清及甲中药物水平的研究 [J]. 中国皮肤性病学杂志，2000, 14(6): 365-366.

[4] 马田，接强，李伟，等. 甲真菌病局部治疗的药物透甲递送研究进展 [J]. 世界临床药物，2018(1): 47-53.

（曹　毅）

第四节　体　癣

体癣（tinea corporis）是指发生于除毛发、甲、掌跖及腹股沟以外的躯干和四肢皮肤的皮肤癣菌感染。以青壮年男性多见，多发于夏季。中医学称体癣为"圆癣""铜钱癣"。

【病因及发病机制】

中医学认为本病多因素体痰湿热盛，外感风毒湿邪，留于腠理而成；抑或是因接触不洁之物，外染风湿之邪所致。

现代医学认为本病主要由红色毛癣菌、须癣毛癣菌、犬小孢子菌和石膏样小孢子菌等皮肤癣菌感染引起。动物源性的体癣则以犬小孢子菌感染最多见。体癣可以在人与人、动物与人、污染物与人以及人体不同部位之间传播。患者体质和环境因素在发病中起到一定作用，湿热地区和高温季节、饲养宠物、糖尿病、密切接触感染者及污染物易感染体癣。此外，体癣可继发于手足癣、股癣、甲癣和头癣。

【临床表现】

体癣好发于面、颈、躯干等部位。本病多呈慢性，往往夏季加重，冬季可自行缓解或完全消退。可发生于任何年龄，但以青壮年为多见。初起皮损为红斑、丘疹、水疱等损害，继之脱屑，常呈环状，开始时皮损分开散布，当逐渐扩大后，可互相融合重叠，有时甚至泛发至全身（各图4-4-1），尤其是一些患有免疫缺陷病或应用免疫抑制药、皮质类固醇、抗肿瘤药的患者，皮损可很广泛。由于机体防御能力的作用，环形损害的中心可自愈脱屑，边缘高起成圈状，也可有活动性红斑、丘疹及水疱或脱屑，中央则平坦脱屑或有色素沉着。

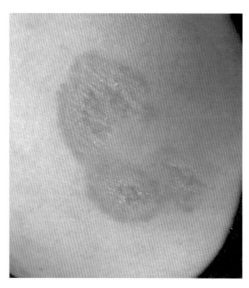

各图4-4-1　体　癣

不同致病菌引起的皮损表现不尽相同，由红色毛癣菌引起的体癣较迁延泛发，在腰腹部、臀、躯干等部较为多见，常伴痒感；由须癣毛癣菌所致的体癣好侵犯面颊部及下腿部，常呈环状或不规则形，一般炎症较显著，由于搔抓可产生脓疱或深位的损害，且局部可发生环状隆起的硬结。另外，引起股癣的絮状表皮癣菌有时也可引起体癣。铁锈色小孢子菌、石膏样小孢子菌、犬小孢子菌、紫色毛癣菌等除引起头癣外，有时也可引起体癣。

叠瓦癣（tinea imbricata）是一种特殊的体癣，病原菌为同心性癣菌，即叠瓦癣菌。多见于男性青壮年躯干和臀部，儿童少见。时久可扩延至四肢，甚至口唇、甲沟及头皮，但掌跖、毛发多不受累。皮损初起为皮色或褐色小斑点，逐渐扩大呈环状，表面附有灰白色细薄鳞屑。环状损害如是反复发生，构成特殊的多环形涡纹状或叠瓦状外观。周围皮肤呈棕红色，自觉瘙痒，时久可因搔抓而致苔藓化，则同心圆皮损可不明显。

【实验室检查】

1. 直接镜检　查到真菌菌丝或孢子后即可确诊。此外，真菌培养及荧光检查也可采用。

【组织病理】

表皮角质层可见真菌，可有角化过度、角化不全、棘层增厚、真皮乳头水肿、血管周围细胞浸润致表皮嵴变平，有时可见角质层下或表皮内水疱形成。用PAS染色偶可在角质层内找到真菌菌丝。

【诊断与鉴别诊断】

1. 诊断　根据皮损呈中心自愈，边缘清楚，向周围扩展呈环状，有丘疹、水疱、鳞屑等，结合辅助检查真菌检查阳性，诊断并不难。

2. 鉴别诊断　本病可与下列疾病进行鉴别：

（1）玫瑰糠疹：多发于躯干及四肢近端，皮损数目多，椭圆形，边缘无丘疹和水疱，长轴常与皮纹平行，微痒；真菌检查为阴性。

（2）湿疹：可发生于体表任何部位，常对称分布，皮疹以红斑、丘疹、水疱、渗出、结痂多形态并存为特点，且急性期病变以中心为重，境界不清；真菌检查为阴性。

（3）离心性环形红斑：可出现逐步向外扩大的红斑，一般多发，无明显鳞屑，真菌镜检阴性。

【治疗】

（一）中医治疗

1. 内治法　血燥证。

主症：发于老年体弱或糖尿病、消耗性疾病以及长期使用糖皮质激素和免疫抑制药患者，症见皮损泛发，累及躯干大部分，皮疹色暗淡，鳞屑干燥，瘙痒，伴乏力、口淡不渴。舌淡苔白，脉弱。

治法：益气扶正，养血润肤。

方药：当归饮子加减。

2. 外治法　本病一般多使用外用药物，可选用 10%～20% 土槿皮酊，10%～20% 百部酊等涂抹患处，每天 2 次。

（二）西医治疗

1. 各型体癣的治疗，原则上以外用药物为主，包括复方水杨酸酊剂、复方苯甲酸软膏、复方间苯二酚涂剂、1% 益康唑、3% 克霉唑霜、20% 土槿皮酊、2% 咪康唑霜、联苯苄唑、酮康唑、舍他康唑、卢立康唑、特比萘芬及布替萘芬等。

2. 外用药治疗效果不佳、皮损泛发或反复发作以及免疫功能低下患者，可用系统抗真菌药物治疗。常用伊曲康唑和特比萘芬。特比萘芬成人量为 250 mg/d，疗程 1～2 周。伊曲康唑 200～400 mg/d，疗程 1～2 周。特比萘芬成人量为 250 mg/d，疗程 1～2 周。伊曲康唑 200～400 mg/d，疗程 1～2 周。叠瓦癣复发率较高，局部治疗效果较差，建议系统与局部抗真菌药联合治疗。

（三）中西医结合治疗思路

本病具有传染性，治疗以抗真菌药为主。对于局部感染灶，以坚持足疗程使用西药或中药外用制剂为主，也可联合、序贯使用，降低真菌耐药率。对于泛发性体癣，以口服系统性抗真菌药为主，中医辨治口服中药主要针对系统抗真菌药慎用、禁用患者，以改善患者免疫力低下状态、降低肝毒性、缓解皮损为目标。

【临床研究进展】

近年，PCR、质谱分析等现代分子生物学技术用于真菌菌株的鉴定，为抗真菌药物的选择提供参考。一般认为局部皮损仍以外用抗真菌药治疗为主，泛发性皮损建议系统抗真菌治疗。对于治疗反应不佳的慢性皮肤真菌感染，建议在抗真菌治疗基础上联合中医辨治，降低真菌耐药性，调理患者体质、改善慢性皮损病理状态。

【预防与调摄】

1. 对患者原有的手足癣、股癣、甲癣、头癣等进行积极的治疗。

2. 要避免间接接触患者用过的浴盆、毛巾等，并对该类公共用具定期的清洗消毒，尤其是托儿机构、集体生活的人员更应注意。

3. 一些可能影响机体抵抗力的药物如皮质类固醇、免疫抑制药等，应尽量避免滥用，以免因机体抵抗力减弱而易致继发感染。对患者原有的消耗病如糖尿病等应予及时治疗。

（曹　毅）

第五节　股　癣

股癣（tinea cruris）指腹股沟、会阴、肛周和臀部的皮肤癣菌感染，属于发生在特殊部位的体癣。多在夏秋季节发病，以青壮年男性多见，中医称为"阴癣"。

【病因及发病机制】

中医学认为，本病由于禀赋不受，或接触感染不洁之物，复感风湿热邪，客于皮肤腠理，发于股阴间，如表现为发热起疹，瘙痒脱屑者，多为风热盛所致；若渗流滋水，瘙痒结痂者，多为湿热盛引起；若见皮肤肥厚、燥裂、瘙痒者，多由郁热化燥，气血不和，肌失营养所致。

现代医学认为，本病由皮肤感染红色毛癣菌、须癣毛癣菌和石膏样小孢子菌等所致。有时，白念珠菌也好侵犯腹股沟部位而呈红斑、脱屑。本病在温热潮湿的季节易于发生，男性多汗者尤易发病。特殊工种如汽车司机、长期坐位者也易发病。

【临床表现】

股癣好发于腹股沟部位，也常见于臀部，单侧或双侧发生。基本皮损与体癣相同。皮损初起为红色皮疹、丘疱疹或小水疱，继而形成有鳞屑的红色斑片，境界清楚，边缘不断向外扩张，中央趋于消退，形成境界清楚的环状或多环状，且边缘常有丘疹、丘疱疹和水疱，中央可色素沉着。亲动物性皮肤癣菌引起的皮损炎症反应明显。自觉瘙痒，可因长期搔抓刺激引起局部湿疹样或苔藓样改变。由于患处透气性差、潮湿、易摩擦，常使皮损炎症明显，瘙痒显著。（各图 4-5-1）

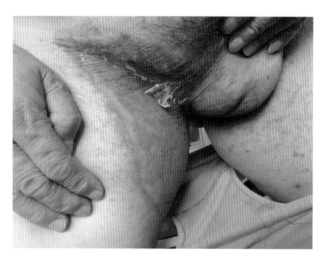

各图 4-5-1　股　癣
（陕西省中医医院　马科党　供图）

【诊断与鉴别诊断】

1. 诊断

（1）由亲人性的红色毛癣菌引起的损害，炎症不明显。由亲动物性（须癣毛癣菌、犬小孢子菌）和亲土壤性（石膏样小孢子菌）引起的损害，炎症明显。

（2）皮损为境界清楚的环形红斑，由丘疹、丘疱疹、水疱形成堤状边缘，中央常消退，表面有鳞屑。

（3）自觉瘙痒。

（4）患者常伴有足癣和/或甲癣。

（5）皮损周边鳞屑镜检和培养阳性。

2. 鉴别诊断　本病可与下列疾病进行鉴别：

（1）家族性良性慢性天疱疮：因好发于腹股沟、腋窝等摩擦皱褶处，需与股癣鉴别。皮损表现为红斑基础上的水疱，水疱易破裂，尼氏征阳性，或因反复发作呈颗粒赘生物。结合家族史及皮肤组织病理可进一步鉴别。

（2）外阴、阴囊、肛门湿疹：因发病部位类似，或该部位湿疹经糖皮质激素软膏长期外用治疗后可继发股癣，故需鉴别。前者局部瘙痒剧烈，常因过度搔抓、热水烫洗而呈红肿、渗出、糜烂，长期反复发作可呈慢性，表现为局部苔藓样变。真菌镜检及培养阴性。

【治疗】

（一）中医治疗

1. 本病一般不需内服药。

2. 外治

（1）土槿皮 30 g，百部 30 g，蛇床子 15 g，50% 乙醇 240 mL，浸泡 3 昼夜，过滤取液外擦，每天 2～3 次。

（2）羊蹄根 60 g，50% 乙醇 240 mL，浸泡 3 昼夜，过滤取液外擦，每天 1～2 次。

（二）西医治疗

本病治疗同体癣。需注意由于阴股部的解剖生理特点，皮肤较娇嫩，应注意勿用过于刺激的癣药水，以免刺激皮肤，一般用各种氮唑类、丙烯胺类、复方苯甲酸擦剂、复方雷琐辛擦剂等。应强调坚持用药两周以上。股癣多数可能由手、足癣自身传染而来，因此，积极根治手足癣和其他癣病是很重要的。外用治疗效果不佳、皮损反复发作者，可选用系统抗真菌药，治疗方案同体癣。

（三）中西医结合治疗思路

本病易迁延、复发，改善局部卫生和潮湿环境是治疗的有利条件。复方制剂（抗真菌药＋抗感染药＋局部麻醉药）外用一般可明显缓解红斑、瘙痒等症状，皮损炎症改善后以抗真菌药足疗程治疗为主。对于局部潮湿、皮损频发、治疗反应不佳的患者，可联合清热解毒、燥湿杀虫止痒类中药外用，可选搽剂、膏剂、水煎剂、粉剂等，提高真菌对治疗的敏感性，改善局部多汗、瘙痒等症状。此外，建议肥胖患者控制饮食、增加活动、减轻体重，亦可服用中药调理痰湿体质，从而改善腹股沟封闭、潮湿的环境。

【临床研究进展】

近年，各地区开展区域性股癣病原学和易感因素的研究，大多研究认为股癣病原菌的流行分布以红色毛癣菌为主，其次为须癣毛癣菌、念珠菌。针对难治性、反复发作性股癣，研发一些新药物和技术，如 JUC 长效抗菌材料喷洒剂、肤康宁霜、液态氮冷冻等，但疗效有待进一步验证。此外，有研究提出糖皮质激素的使用及基础疾病可能为泛发性股癣发生的重要相关因素。因此，应该重视基础疾病的治疗。

【预防与调摄】

1. 加强股癣基本知识的宣传，树立正确的预防和治疗认识。

2. 注意个人、家庭及集体卫生。患者的内衣、裤、床单等要常洗换、暴晒，并宜煮沸消毒。

3. 对已感染患者要早发现、早治疗，并坚持治疗以巩固疗效。对患癣病的动物也要及时处理，以消除传染源。

（曹　毅）

第六节　马拉色菌毛囊炎

马拉色菌毛囊炎（Malassezia folliculitis）是由糠秕马拉色菌引起的毛囊炎性损害。

【病因及发病机制】

中医学认为本病是由于体质湿热、皮肤汗多或感受暑湿导致湿热蕴结生虫所致。

现代医学认为本病是由各种因素引起皮脂腺分泌旺盛、毛囊内细菌被抑制，导致毛囊内马拉色菌过度生长而发病。常见的促发因素有系统或局部应用糖皮质激素、系统或局部应用广谱抗生素、接受抗肿瘤坏死因子 α 单克隆抗体等生物制剂治疗等。

【临床表现】

本病多见于中青年。皮疹主要在毛囊皮脂腺丰富的胸背部，为大小均一的红色圆顶毛囊性丘疹或脓疱，直径 2～4 mm，有光泽，周围可有红晕，散在对称分布，数目多者较密集但不融合（各图 4-6-1）。严重者有脓头形成，内含病原菌，称痤疮样糠秕马拉色菌毛囊炎。常见部位为面颈部、背部、上臂外侧、胸部，腰腹也可累及。病程慢性。皮损有不同程度瘙痒，偶有灼热或刺痛感。可与痤疮及花斑癣并存。长期使用系统皮质醇激素或抗生素易诱发。

【实验室检查】

选择典型的皮损，用镊子将毛囊角栓小心挤压出，加 10%KOH 后可直接镜检。镜下孢子为圆形至卵圆形、厚壁、单极出芽，芽颈较宽，常成簇分布，很难见到菌丝。

【组织病理】

切下完整的毛囊丘疹作病理切片，PAS 染色，在扩大的毛囊腔内可见大量圆形或卵形的芽生孢子，聚集成堆，直径 2～5 μm，偶见单个、小群或成簇分布。HE 染色，表皮轻度角化增厚，毛囊上部及周围有单核细胞聚集，附近真皮有淋巴细胞和组织细胞在血管周围浸润。有时可见少数中性粒细胞浸润。

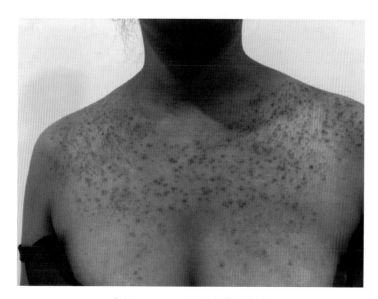

各图 4-6-1　马拉色菌毛囊炎

【诊断与鉴别诊断】

1. 诊断

（1）好发于中青年。

（2）皮疹主要发生于在毛囊皮脂腺丰富部位。

（3）皮疹呈大小均一的毛囊性半球状红色丘疹，直径 2～4 mm，有光泽，周围可有红晕，散在对称分布，数十至数百个，数目多者较密集而不融合，可间杂有小脓疱。

（4）真菌镜检、组织病理检查可见孢子。

2. 鉴别诊断　本病可与下列疾病进行鉴别：

（1）寻常性痤疮：马拉色菌毛囊炎主要为背部中央受累，孤立散在的毛囊性丘疹大小均一；寻常性痤疮主要累及面部和背部周边，多形性皮损，有典型的粉刺。

（2）细菌性毛囊炎：主要由葡萄球菌感染引起，起病急，病程较短。皮损为丘疹、丘疹性脓疱，可发展为疖、痈，抗生素治疗有效。

（3）嗜酸性脓疱性毛囊炎：本病与马拉色菌毛囊炎相似，好发于青壮年男性，脂溢部位有毛囊性丘疹、脓疱伴瘙痒，但血液中嗜酸性粒细胞升高，最高可达 40% 以上，毛囊内的脓液含有大量的嗜酸性粒细胞和中性粒细胞、单核细胞及上皮细胞，糖皮质激素内服或外用有效。

【治疗】

（一）中医治疗

1. 分型论治　湿热蕴结证：

主症：皮疹数量多，色红，伴有脓疱；大便黏，小便黄。舌红，苔黄腻，脉滑。

治法：清热利湿，凉血解毒。

方药：金银花 15 g，生地黄 20 g，知母 15 g，黄柏 15 g，紫草 15 g，蒲公英 20 g，丹参 15 g，赤芍 12 g，重楼 15 g，墨旱莲 15 g，甘草 3 g。油脂较多者加薏苡仁 15 g，侧柏叶 15 g，枳壳 10 g；热毒重者加紫花地丁 15 g，野菊花 15 g。

2. 外治法

（1）火针治疗：选用 0.35 mm×40 mm 一次性针灸针，以酒精灯将针尖烧至火红至亮白色，迅速直刺丘疹顶部，快速进针，随即出针。

（2）可用复方土槿皮酊（土槿皮 20 g，丁香 20 g，藿香 30 g，加 75% 乙醇 200 mL 浸泡 1 周后使用）外搽患处，每天 2～3 次。

（二）西医治疗

由于本病部位较深，应选择渗透性好的外用抗真菌药（如 50% 丙二醇、联苯苄唑溶液或霜），亦可辅以 2% 酮康唑洗剂或 2.5% 二硫化硒香波洗澡。对皮损泛发、炎症较重且外用药物治疗效果不好时，可联合口服抗真菌药。

（三）中西医结合治疗思路

西医认为本病为局部正常菌群失调、糠秕马拉色菌过度增长所致，应积极纠正诱发因素。皮疹少者，以外治为主；皮疹多、湿热证明显者中药内服与外治联合治疗；皮疹广泛、反复发作者，予口服抗真菌药。

【临床研究进展】

有文献报道，使用 NB-UVB 联合抗真菌药治疗马拉色菌毛囊炎，可通过毛囊自我修复从而促进皮损的恢复，提高临床疗效。

【预防与调摄】

为防止复发，患者内衣宜经常煮沸消毒。同时不应交换穿着内衣，以避免交叉感染。

【参考文献】

杨海龙，赵晓冬，李丹丹，等．NB-UVB 联合药物治疗马拉色菌毛囊炎的临床观察 [J]．中国实用医药，
　　2017, 12(21): 151-152.

（李芳梅）

第七节　花斑癣

花斑癣（pityriasis versicolor）是糠秕马拉色菌侵犯皮肤角质层所引起的表浅感染。中医称为汗斑、紫白癜风。

【病因及发病机制】

中医学认为本病炎热多汗，感受湿热之邪，湿热生虫，虫淫袭肤所致。

现代医学认为本病由嗜脂性酵母菌－糠秕马拉色菌在某些特殊情况下由腐生酵母菌转化为菌丝相而致病。发病与高温高湿、局部多脂多汗等相关。尤其好发于热带、亚热带地区的多汗男青年，可能具有一定的遗传易感性。此外，长期服用糖皮质激素、慢性疾病、身体虚弱、糖尿病、妊娠都可诱发本病。

【临床表现】

本病可发生于任何年龄，男多于女。皮损好发于皮脂腺丰富的部位，初起时在颈、胸、背、肩胛等处灰黄色、褐色、灰黑色斑疹，后增大增多，互相融合，侵犯广大皮面，边缘清楚，表面微微发亮，

覆有糠秕样鳞屑，症状轻时呈淡色斑（各图4-7-1）。初无痒痛，日久可微痒，经过缓慢，冬轻夏重，或入冬自愈，至夏又发。

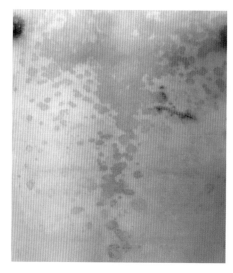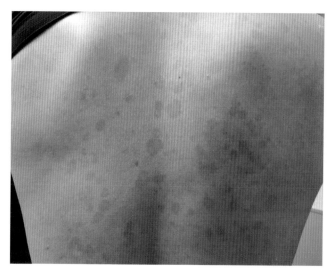

各图4-7-1　花斑糠疹

【实验室检查】

皮损处鳞屑直接镜检可见成簇的圆形或卵圆形孢子和粗短、两头钝圆的腊肠形菌丝。标本在含植物油的培养基上37℃培养3天，有奶油色酵母菌落生成。Wood灯下皮损呈棕黄色荧光。

【诊断与鉴别诊断】

1. 诊断

（1）本病可发生于任何年龄，男多于女，夏季加重，冬季减轻。

（2）皮疹好发于皮脂腺丰富的部位，表现为灰黄色、褐色、灰黑色斑疹，边界清，覆有糠秕样鳞屑，可有轻度瘙痒。

（3）皮损处鳞屑直接镜检可见孢子和菌丝。

2. 鉴别诊断　本病可与下列疾病进行鉴别：

（1）白癜风：本病任何部位均可发生，好发于暴露及摩擦部位，表现为境界清楚的色素脱失斑，皮损边缘色素增加，上无鳞屑，无明显自觉症状，真菌镜检阴性。

（2）玫瑰糠疹：本病常先有母斑，后出继发疹，皮损长轴与皮纹一致，呈圆形或椭圆形，表面有糠状鳞屑，好发于躯干与四肢近端。具有自限性，愈后一般不复发，真菌镜检阴性。

（3）脂溢性皮炎：本病好发于皮脂溢出部位，以头、面、胸及背部多见。皮损表现为暗红色或黄红色斑片，被覆油腻性鳞屑或痂，可出现渗出、结痂和糜烂并呈湿疹样表现。

【治疗】

本病以外用治疗为主。

（一）中医治疗

1. 中药外洗　蛇床子30 g，地肤子30 g，茵陈30 g，藿香20 g，苦参30 g，百部30 g，黄连15 g。煎水外洗，每天1次。

2. 复方土槿皮酊外涂，每天2次。

（二）西医治疗

1%特比萘芬溶液外涂或酮康唑香波外洗患处。对于多次复发或皮疹面积广泛者系统用药更为适宜，伊曲康唑200 mg/d，疗程7天。

（三）中西医结合治疗思路

本病部位表浅，治疗以外治为主。中药复方外用广谱抗菌的同时，可调节失调的菌群，比单纯用抗真菌外用制剂有优势，应积极纠正诱发因素，中西医结合外治具有协同增效作用。

【临床研究进展】

花斑癣导致的色素减退或沉着以及易复发是其治疗难点。有研究报道色氨酸参与了糠秕马拉色菌产色反应，但与糠秕马拉色菌的种属分类无必然的联系。治疗仍以抗真菌为主，研究认为伊曲康唑巩固疗法（第 1 周 0.2 g，每天 1 次，后 6 个月 0.2 g/ 月）可降低花斑癣复发率。

【预防与调摄】

1. 本病是非接触传染性疾病，加强该病基本知识的宣传，对预防和治疗要有正确的认识。

2. 对已感染患者要早发现、早治疗，并坚持治疗，以巩固疗效。

3. 注意个人卫生，夏季活动大汗出后，应注意及时洗澡和更衣；内衣裤、床单等需做好消毒灭菌工作，要经常换洗、曝晒。

【参考文献】

[1] 陶诗沁，陈炜，杨莉佳，等 . 马拉色菌与花斑癣色素改变的相关性初探 [J]. 中华皮肤科杂志，2005，38(4): 222-224.

[2] 王亚平，刘金昌，刘良传，等 . 伊曲康唑巩固疗法降低花斑癣复发率的临床研究 [J]. 临床皮肤科杂志，2011, 35(6): 376-377.

（李芳梅）

第八节　须　癣

须癣（tinea barbae）是一种发生于成年男性胡须部、下颌部，由皮肤癣菌感染引起的疾病。

【病因及发病机制】

中医学认为本病是由于须部多脂潮湿油腻，卫生失理，湿热化虫侵犯皮肤所致。

现代医学认为本病是病原菌通过直接或间接接触传播，如理发、剃须传染，亦可因接触病菌而感染。常见的病原菌有须癣（石膏样）毛癣菌、疣状毛癣菌、红色毛癣菌、断发毛癣菌、石膏样小孢子菌和犬小孢子菌等。

【临床表现】

须癣常局限于须部、下颌部的一部位，也可累及整个须部，乳突、颈部亦可发病，一般感染部位炎症明显。临床上可分为表浅型和深在型。

1. 表浅型　初起损害是位于毛囊口的炎性丘疹，逐渐形成炎性红斑，并向外扩展。边界清楚。边缘为水肿性红斑或丘疹水疱，中央趋向消退脱屑。这种表现类似体癣。但患处胡须折断或松动，易拔去，此点与体癣不同。（各图 4-8-1）

2. 深在型　表现为暗红色、深在性毛囊性炎性丘疹、脓疱，亦可逐渐扩大形成结节或脓癣样肿块，表面有毛囊性脓疱。脓肿表面常有脓痂，去除痂后可见蜂窝

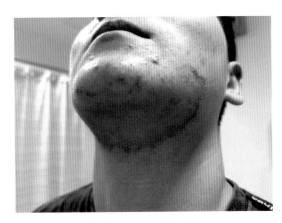

各图 4-8-1　须　癣

（浙江中医药大学附属第一医院　陶茂灿　供图）

状肉芽，挤压时有少量脓液溢出。胡须变脆，易折断，或松动，易拔出。有时可见拔出的病须根部附着淡黄色脓球。

【实验室检查】

病须直接镜检可见须内或外有菌丝或孢子。局部鳞屑中可见菌丝。患处病须在室温下培养有致病真菌生长。

【组织病理】

真皮及毛囊周围炎性浸润，早期损害以中性粒细胞、淋巴细胞为主。慢性及消退期病损可见淋巴细胞、上皮样细胞、组织细胞和多核巨细胞形成的肉芽肿性浸润。PAS 染色在毛干内外发现真菌孢子或毛囊及周围组织中的菌丝。

【诊断与鉴别诊断】

1. 诊断

（1）好发于男性须部、下颌部。

（2）皮损表现为须部发生的红斑、脓疱、脱屑或深在性化脓性毛囊炎，炎性结节或肿块，局部胡须折断，松动易拔出。

（3）局部真菌镜检阳性。

2. 鉴别诊断　本病主要与须疮进行鉴别：须疮由细菌感染引起，好发于上唇近鼻处的须部。感染处胡须松动但无折断，真菌检查阴性。须癣很少发生于上唇近鼻处，这是与须疮的临床不同之处。结合真菌检查易于鉴别。

【治疗】

（一）中医治疗

1. 外洗　大黄 20 g，黄芩 20 g，黄柏 20 g，苦参 20 g，白鲜皮 20 g，百部 20 g，水煎外洗患处，每天 2 次。

2. 外搽　复方土槿皮酊外搽皮损。

（二）西医治疗

1. 全身用药　深在感染或长期不愈的浅在型须癣可口服氟康唑、伊曲康唑或特比萘芬治疗。

2. 局部治疗　拔除病须，外涂抗真菌药如 1% 益康唑溶液、1% 联苯苄唑溶液、2% 咪康唑霜或 1% 盐酸特比萘芬软膏。

（三）中西医结合治疗思路

本病为须部皮肤毛囊感染，用清热解毒、杀虫止痒类中药清洗局部，保持局部清洁，表浅型配合抗真菌药膏外涂；深在型或反复发作者，口服抗真菌药。

【临床研究进展】

须癣在临床上并不多见，国内外对其研究非常有限。

【预防与调摄】

关键在于注意个人卫生、避免外伤。

（李芳梅）

第九节　皮癣菌疹

皮癣菌疹（dermatophytid）是由于原发真菌感染灶释放的真菌抗原经血流带至皮肤，在该处发生了抗原抗体反应所呈现的一种变态反应性损害。根据症状表现，可归属于"湿毒疡""风湿疡"范畴。

【病因及发病机制】

中医学认为本病发生多因禀赋不足，湿热郁于肌肤，流于下焦，日久蕴毒，邪毒内侵，犯经窜络，外发肌肤而成。

现代医学认为本病多与原发灶发病程度和菌种有关。亲动物性皮肤癣菌侵入机体后局部炎症反应强烈，容易引起皮癣菌疹，而亲人性皮肤癣菌则较少引起。皮癣菌疹患者均已存在活动性癣病灶，多为严重的浸渍糜烂型足癣，并有剧烈瘙痒和搔抓。有时还有外用不适当药物史。

【临床表现】

已有活动性癣病灶的患者突然在病灶以外的皮肤出现皮疹。皮疹形态多样但无特异性。常见的类型如下：

1. 疱疹型　最多见，多对称性发生于掌心、指侧、手背、足底、足背等部位。皮损表现为米粒大小的丘疱疹、水疱，疱液清，壁厚，周围无红晕，严重时可出现大疱（各图4-9-1）。自觉瘙痒和灼热。原发感染灶消退后，水疱可干涸、脱屑而消退，也可反复发作。

2. 湿疹样型　对称分布于足背、小腿或四肢。皮损为丘疹、红斑、渗出、糜烂（各图4-9-2）。

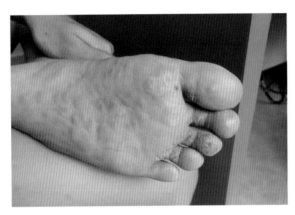

各图4-9-1　皮癣菌疹（疱疹型）

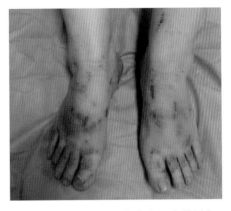

各图4-9-2　皮癣菌疹（湿疹样型）

3. 丹毒样型　皮损为丹毒样红斑，一般不硬，边缘清晰，比较规则。不痛或稍有痛感，有淋巴管炎，一般无全身症状。损害多见于小腿，可发展至下肢上部。有时有多片红斑，中间隔以正常皮肤。

4. 丘疹型　突然发生的集聚性丘疹、斑丘疹或毛囊性丘疹。多见于四肢或泛发全身。

【实验室检查】

真菌检查原发癣阳性，皮癣菌疹阴性。

【组织病理】

皮癣菌疹可见有中度棘层增厚及颗粒层增加，真皮上部可见水疱，皮肤小血管及毛细血管充血，有时小静脉可见有栓塞，无明显炎性浸润。

【诊断与鉴别诊断】

1. 诊断

（1）有原发的癣菌感染病灶。

（2）其症状随原发灶的治愈而消退。

（3）患者对毛癣菌素皮试常呈阳性反应，皮癣菌疹的真菌检查阴性。

2. 鉴别诊断　本病主要与以下疾病进行鉴别：

（1）汗疱疹：对称性深在性水疱，多见于夏季，精神紧张、抑郁可诱发加重本病，常伴有手足多汗等。无真菌感染原发病灶。

（2）湿疹：皮疹多形性，对称分布，有渗出倾向，剧烈瘙痒，反复发作，易转为慢性。无真菌感染原发病灶。

（3）丹毒：本病好发于小腿、颜面及前臂等处，起病急骤，可伴有恶寒发热等全身症状，初起表现为小片红斑，后发展为大片水肿性红斑，扪之灼热、疼痛。现代医学认为是由溶血性链球菌侵入皮肤引起的网状淋巴管急性炎症。

【治疗】

（一）中医治疗

1. 分型论治

（1）湿热蕴结证：

主症：在手指侧面或掌心发生小水疱，或成群的丘疱疹泛发于全身，或对称分布于四肢，有时也可出现小脓疱或伴少量皮屑，有瘙痒或灼热感，伴身热，口渴，喜饮。舌红，苔薄黄，脉弦数。

治法：清热利湿，祛风止痒。

方药：清热除湿汤加减。

（2）湿热化毒证：

主症：全身出现散在红斑、丘疹、水疱或风团，伴瘙痒或疼痛，可有发热，全身淋巴结肿大，口渴，纳呆，便秘。舌红，苔腻，脉弦滑。

治法：清热利湿，凉血解毒。

方药：萆薢渗湿汤加减。

2. 外治法

（1）炉甘石洗剂，每天 3 次。

（2）苦参 30 g，黄芩 30 g，黄柏 30 g，煎水外洗。

（3）若渗液流滋明显，野菊花 30 g，大黄 30 g，苦参 30 g，地榆 30 g，马齿苋 30 g，紫草 30 g，枯矾 20 g。水煎后湿敷，间歇期外涂氧化锌油或青黛油。

（二）西医治疗

1. 治疗原发病　对原发病灶应积极进行治疗，但在皮癣菌疹反应比较剧烈时，则应先用较温和的治疗方法，一般对原发灶可考虑全身应用抗真菌药物如特比萘芬、氟康唑、伊曲康唑等内服，但用量不必过大，疗程也不宜过长。

2. 全身治疗　全身应用抗组胺类药物，如有发热、厌食、全身浅表淋巴结肿大等全身反应较显著时，还应适当加用糖皮质激素如泼尼松、地塞米松等。

3. 局部治疗　局部可适当外用安抚保护剂，如炉甘石洗剂，1∶20 醋酸铝溶液湿敷等，或外用止痒剂。

（三）中西医结合治疗思路

西医认为本病是机体对真菌代谢产物的一种变态反应，以抗真菌药治疗原发病灶、抗组胺药治疗变态反应为主，症状重时加用糖皮质激素。中医认为本病为禀赋不耐，湿热蕴结或化毒，流窜肌肤，治以清热化湿解毒的中药内服外用。中西医结合治疗可增强疗效。

【临床研究进展】

国内学者对癣菌疹的发病情况进行分析，认为足癣是其重要的诱发因素，应对原发灶进行积极治疗。但在皮癣菌疹反应比较强烈时，则应先用较温和的治疗方法，控制机体强烈的免疫反应。有研究提出真菌特异变应原诊断试验以确定变态反应性皮肤病发作与真菌感染之间存在的必然关系，提倡菌群移植、恢复皮肤微生态，维持皮肤屏障。有文献报道赵炳南教授清热除湿、凉血解毒法指导中药口服和外敷，可有效消除红斑、瘙痒。

【预防与调摄】

积极治疗原发真菌感染病灶，如头癣、足癣等。避免使用刺激性药物外涂、热水烫洗。

【参考文献】

[1] 周昕，冯佩英. 真菌与变态反应性皮肤病的相关性研究 [J]. 菌物学报，2019, 38(8): 1245-1252.

[2] 李伯华，曲剑华，张广中，等. 清热除湿、凉血解毒法治疗癣菌疹体会 [J]. 中医杂志，2014, 55(14): 1238-1240.

（李芳梅）

第十节　念珠菌病

念珠菌病（candidiasis）是由念珠菌属主要是白念珠菌引起的皮肤、黏膜和内脏的急性、亚急性和慢性炎症，可以是原发，但大部分是继发感染，是目前发病率最高的深部真菌病之一。其可侵犯皮肤、黏膜、指（趾）甲、内脏器官或血行播散。

【病因及发病机制】

中医仅有口腔念珠菌病（鹅口疮）的记载。鹅口疮为心脾二经积热上蒸所致，或母乳头不洁吮吸而成。

西医认为，本病由白念珠菌、克柔念珠菌、星形念珠菌等引起，主要以白念珠菌为主。念珠菌广泛存在于自然界及正常人的口腔、消化道、阴道和皮肤上，在一定条件下才可致病，故有条件致病菌之称。当病原菌侵入机体后能否发病取决于病原菌的数量、毒力、入侵途径及机体对病原菌的抵抗力。如糖尿病、慢性消耗性疾病、恶性肿瘤、婴儿营养不良，长期使用皮质类固醇、免疫抑制药及广谱抗生素等，均可导致机体抵抗力下降而致病。也可由于长期放置静脉导管、内脏导管，以及严重烧伤等污染而致病。

【临床表现】

根据侵犯部位不同，分皮肤、黏膜及内脏 3 种类型。

（一）皮肤念珠菌病

皮肤念珠菌病分泛发型及局限型两种。泛发型念珠菌病以婴儿较为常见，特别是早产儿、低出生体重及营养不良儿。也有出生时即有或出生后 12 小时内发病的，被认为是源于宫内或分娩时产道感染。可在口周、肛周、外阴部或皮肤皱褶部发生境界明显的光亮的红斑，其上有腐白色鳞屑，基底有潮红渗出，严重时泛发全身，可有腹泻或黏膜念珠菌病的症状。局限型念珠菌病包括念珠菌性间擦疹、念珠菌性尿布皮炎、念珠菌性甲沟炎和甲真菌病、丘疹型皮肤念珠菌病、念珠菌性须部毛囊炎。

擦烂是皮肤念珠菌病的症状之一。好发于臀部中央的正中沟、腋窝、腹股沟、悬垂乳房与胸部皮肤接触处、指（趾）间和指（趾）蹼缘、阴唇。上述部位都是身体的皱褶部位。皮肤表面呈浸渍糜烂，附有细薄鳞屑，形成间擦斑片，周围有细小水疱，脓疱或大疱，此种皮损见于肥胖者、糖尿病者。潮湿或摩擦是其形成皮损的条件。指甲损害可以发生甲沟炎、甲床炎及甲真菌病。指甲周围皮肤发炎，有红肿疼痛，从甲沟可以挤出少量脓液。亚急性慢性甲沟炎时，甲沟皮肤肥厚而浸渍变白。念珠菌性甲真菌病的甲板变硬，增厚，带有棕色，高底不平，而成沟脊。此种甲癣的甲板可致松脆断裂，甲床上可生长乳样物质，致使甲板和甲床分离，并可使甲板脱落。

（二）黏膜念珠菌病

本病可分口腔念珠菌病及念珠菌性外阴阴道炎。

1. 口腔念珠菌病　儿童多因多种内分泌障碍或抵抗力降低导致；成人多为维生素 B_2 缺乏、糖尿病、晚期肿瘤，或长期应用抗生素、皮质类固醇激素、免疫抑制药等引起。

（1）念珠菌性口角炎：口角灰白色，浸渍、糜烂或裂痕，基底微红湿润，表皮薄痂。

（2）念珠菌性舌炎：舌肿胀光滑，乳头萎缩，舌侧及舌下附着坚牢不易剥离的白色斑片，微隆起，可引起黑毛舌。

（3）念珠菌性唇炎：仅局限于唇红部，表皮见较厚白色干酪样物。

2. 念珠菌性外阴阴道炎　外阴红肿，剧烈瘙痒感，阴道黏膜与鹅口疮相似，覆有凝乳样白膜，其下有潮红糜烂，宫颈充血肿胀，阴道流出黏稠分泌物中常可查到菌丝和成群芽孢（各图4-10-1）。

（三）内脏念珠菌病

1. 肺念珠菌病　常继发于其他呼吸道疾病，念珠菌乘机而入。本病包括支气管及肺念珠菌病，两者临床症状相似，表现为咳嗽，痰多呈黏液样或胶质样，偶带血丝，肺底有中至粗啰音。重者可为念珠菌性肺炎，除上述症状外，还伴有发热、胸痛、双肺有湿啰音。

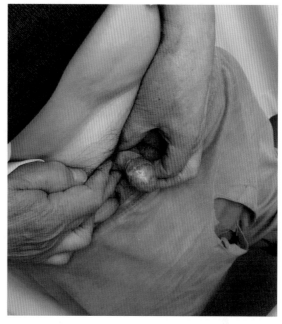

各图4-10-1　念珠菌病（龟头）
（陕西省中医医院　孙丹　供图）

2. 肠道念珠菌病：本病是内脏念珠菌病中最常见的一种，婴儿多于成人。其主要为消化不良，食欲减退，腹泻，大便次数增多（有时可达10~20次/d）；大便呈水样或绿色稀便，其中混有泡沫样黏液；水泻次数多时易发生脱水。有时伴发热、消瘦，病程呈慢性，可持续数月。

此外，念珠菌尚可引起食管炎、心内膜炎、泌尿道炎、肾盂肾炎、膀胱炎及脑膜炎等，并出现相应的临床表现。

【实验室检查】

皮屑、甲屑、黏液痰及大便直接镜检下可见芽生孢子及假菌丝，培养鉴定多为白念珠菌。

【诊断与鉴别诊断】

1. 诊断　皮肤黏膜念珠菌病，根据临床表现、直接镜检阳性、培养证实为致病性念珠菌，即可确诊。内脏念珠菌病除根据临床表现外，需多次、多途径培养为同一菌种方可确诊。

2. 鉴别诊断　本病可与下列疾病进行鉴别：

（1）擦烂性皮肤念珠菌病应与细菌性擦烂、尿布皮炎、脂溢性皮炎、红癣及湿疹等相鉴别。

（2）口腔黏膜念珠菌病应与黏膜白斑、扁平苔藓相鉴别。

（3）阴道念珠菌病则应与阴道滴虫病及外阴湿疹相区别。

（4）念珠菌性甲真菌病需与甲癣作鉴别；念珠菌性甲沟炎需与化脓性甲沟炎相区别，前者炎症及疼痛均较轻微。

（5）至于内脏念珠菌病则须和支气管肺炎、大叶性肺炎相鉴别，脑膜炎应与球菌性脑膜炎等相鉴别，内脏念珠菌病一般皆由念珠菌性败血症所引起。

【治疗】

（一）中医治疗

1. 分型论治

（1）心脾积热证：

主症：本证多见于婴幼儿，或免疫力低下患者，患处黏膜红肿，满口布满雪白斑片，口干、口臭、小便短赤，大便秘结。舌红赤、苔黄，脉数。

治则：清泻心脾积热。

方药：导赤散加减。

（2）虚火上浮证：

主症：本证多见于高热后期及慢性消耗性疾病或者长期应用抗生素及皮质激素的患者。患处黏膜色暗淡，白斑细点散布，口干咽燥。舌红绛少苔，脉细数。

治则：养阴和胃。

方药：益胃汤加味。

（3）湿热下注证：

主症：外阴瘙痒，带下量多，色黄黏稠或豆渣样，或阴部坠胀，瘙痒灼热疼痛，或伴少腹疼痛，胸胁、乳房胀痛，口干口苦，尿黄，大便干或黏滞。舌红苔黄或黄腻，脉弦细或数。

治法：清热、利湿、止痒。

方药：龙胆泻肝汤加减。

（4）脾虚湿蕴证：

主症：带下偏多，清稀色白，偶有外阴瘙痒。口淡纳差，面色萎黄，大便溏稀，舌质淡或淡胖，苔薄白或白腻，脉细或濡。

治法：健脾、化湿、止痒。

方药：参苓白术散合萆薢渗湿汤加减。

2. 外治法

（1）口腔念珠菌病的治疗，可用纱布擦净口咽黏膜之后，出血无妨，然后撒布冰硼散。

（2）擦烂性皮肤念珠菌病的皮损可外擦用黛柏散，以植物油调敷。

（二）西医治疗

1. 局部治疗　适用于部分皮肤和黏膜念珠菌感染。

（1）制霉菌素软膏、洗剂或制霉菌素甘油，每天 2～3 次，连续 1～2 周。

（2）1% 樟脑或 5% 硫黄，或炉甘石洗剂 100 mL 加制霉菌素，每天 2～3 次，连续 1～2 周。

（3）达克宁栓，阴道用药，每晚 1 粒，连续 1～2 周。

（4）咪康唑霜外用，每天 2 次。

2. 系统性治疗

（1）制霉菌素：200 万～400 万 U，分 4 次服，儿童 5～10 U/（kg·d）。该药在肠道内极少吸收，主要用于肠道念球菌病。

（2）伊曲康唑：口腔念珠菌病，每天 100 mg 顿服，连用 15 天。阴道念珠菌病，200 mg，每天 2 次，仅服 1 天，或每天 200 mg 顿服，连服 3 天。系统性念珠菌病每天 100～400 mg，连服 1～4 个月或更长。

（3）氟康唑：口服或静脉注射，口咽部念珠菌感染，每天 50 mg 顿服，连用 7～14 天。其他黏膜念珠菌感染每天 50 mg 顿服，连用 14～30 天。阴道念珠菌感染 150 mg 顿服，单用 1 次；全身念珠菌感染，首日 400 mg 顿服，随后 200～400 mg，每天顿服，疗程视临床反应而定。

（4）两性霉素 B：静脉滴注，每天 0.5～1 mg/kg。

（三）中西医结合治疗思路

念珠菌作为条件致病菌导致特殊患者群的皮肤、黏膜及消化道、肺脏等部位的感染是治疗的难点，治疗视患者病情、诱发因素、发病部位而定。浅部念珠菌感染以抗真菌药外用为主，尤其是外阴阴道等特殊部位，联合改良的水剂、栓剂、泡腾剂、喷剂等中药剂型，可加速症状缓解、提高疗效。深部念珠菌感染治疗除使用系统抗真菌药物外，合理去除药物诱因、调节菌群紊乱，联合中医辨治，以扶正祛邪为治则，清除病原体及病理产物、提高患者抵抗力。

【临床研究进展】

近年，念珠菌感染性疾病发病率日益增多。皮肤黏膜念珠菌病非常常见，肺部、肠道等侵袭性念珠菌病治疗风险较大。目前，国内学者对念珠菌病发病机制、免疫学机制、耐药机制、药物治疗等方面进行了研究，并开展新的分子生物学技术，如 PCR、基因芯片等帮助鉴定菌种，提出新的药物治疗方案，降低耐药菌株的形成。针对成人念珠菌病诊断与治疗和复发性外阴阴道念珠菌病中西医结合治疗均已形成专家共识。但因各地区菌种和耐药性各有不同，故临床治疗应结合患者的具体情况进行个体化选择。

【预防与调摄】

1. 皮肤皱褶处保持干燥。

2. 从事水浆浸渍工作者应注意甲的病变。

3. 合理应用皮质醇激素、免疫抑制药及抗生素，需长期应用者需密切观察，警惕诱发本病。

【参考文献】

欧阳卫权，范瑞强. 中医治疗念珠菌感染的临床研究进展 [J]. 中医药信息，2002, 19(5): 6-9

（李芳梅）

第十一节　隐球菌病

隐球菌病（cryptococcosis）是新型隐球菌感染的系统性真菌病，几乎全部经肺入侵而感染人体，90% 病灶仅局限于肺部，10% 可经血行播散到其他器官。中枢神经系统和皮肤是两个最常见的继发感染部位。本病发生无明显的季节相关性，所有人群均可感染，但好发于免疫功能低下人群。

【病因及发病机制】

目前，新生隐球菌是本病唯一的病原菌，其中主要致病菌为新型隐球菌变种，如加特隐球菌、罗伦特隐球菌等。该菌广泛分布于自然界中，在人的皮肤、土壤、灰尘和鸽粪中均可发现。直径 $4 \sim 20 \, \mu m$，呈圆形或椭圆形。生长于组织内及培养基中，其周围常有较宽的多糖荚膜，菌体内部常有大量反光颗粒，为核结构。在 37℃ 条件下可迅速生长，感染动物。

本病的传播途径尚不明确，一般认为呼吸道吸入为新型隐球菌主要的传播途径，当机体抵抗力下降时，即可直接蔓延并经血液循环播散，导致皮肤黏膜和中枢神经系统继发感染。故本病在白血病、淋巴瘤、HIV、恶性肿瘤、或长期使用大量糖皮质激素或免疫抑制药的患者中发病率增加。

【临床表现】

1. 肺隐球菌病　新型隐球菌被吸入肺部导致感染，临床表现为咳嗽、咳少量黏液痰或血痰、低热、体重减轻等。查体可有呼吸音减弱，可闻及胸膜摩擦音、肺部湿啰音等体征。痰培养可见病原菌。胸部 X 片表现为以下肺野分散孤立的浸润性病变，较少出现空洞、纤维化和钙化，肺门淋巴结常不肿大。

2. 皮肤、黏膜隐球菌病　隐球菌病皮肤黏膜受累最多见于头颈部，发生率为 10%～15%，皮肤损害可以在明显的系统性疾病之前 2～8 个月出现。皮损表现为多形性，可呈皮下肿胀、水疱、脓肿、溃疡、湿疹样变、丘疹、结节、脓疱、痤疮样损害等，累及黏膜者呈结节样、肉芽肿性或溃疡性损害。有研究提出免疫功能正常者皮肤感染多发生于手指及面部，免疫抑制患者多发生于下肢及躯干部位。大约 50% 的 HIV 感染者发生的皮损为传染性软疣样皮损，常有中心出血性痂。原发接种感染者多表现为局限的下疳型，但皮肤的原发性接种很罕见，表现为孤立的瘰疖，需有明确的植入史或可疑植入物中培养出新型隐球菌才可确诊。

3. 中枢神经系统隐球菌病　当发生播散感染时，隐球菌对中枢神经系统具有特殊的亲和性。临床表现为前额、双侧颞部或眼球后间歇性疼痛，并且进行性加重。多伴有发热及脑膜刺激征。实验室检查可见脑脊液细胞数目增加，以淋巴细胞为主，糖及氯化物含量降低而蛋白增加，胶金曲线呈"脊髓劳型"或"麻痹型"。墨汁涂片可找到带荚膜的病原菌。

4．骨隐球菌病 好侵犯颅骨与脊柱，较少累及关节。临床表现常呈慢性多发性散在性破坏性病变，无骨膜增生，可有肿胀、疼痛。X 线无特殊表现。

5．内脏隐球菌病 由病原菌播散引起。常累及心脏、睾丸、前列腺、眼部。侵犯心脏表现为心内膜炎。侵犯眼部表现为视物模糊、弱视、畏光、眼球麻痹等症状。侵犯胃肠道及泌尿生殖系统的表现与结核病相类似。

【实验室检查】

1．乳胶凝集试验 是一种敏感的特异性试验。存在类风湿因子时可出现假阳性。用皮损刮除物做乳胶凝集试验和直接镜检有助于快速诊断。

2．墨汁涂片 将 1 滴血清或渗出液滴于载玻片上，加盖玻片，直接镜检。如检出酵母细胞，加 1滴 10% KOH 于盖玻片一侧，另一侧加 1 滴印度墨汁，以显示荚膜。

3．真菌培养 隐球菌接种在沙堡弱葡萄糖琼脂上，可产生湿润、有光泽的白色菌落。菌落继续生长，可变为乳酪色，然后变为棕褐色。

4．DNA 探针测序 将培养的菌种接种于尿素培养基上，DNA 探针检测可以快速鉴定。

【组织病理】

病理表现可因病情进展及受累组织器官不同而异。

1．皮肤黏膜损害

（1）胶质性损害：组织反应较小，局部有大量菌体聚集。

（2）肉芽肿性损害：有明显的组织反应，如巨噬细胞、淋巴细胞及成纤维细胞浸润，可出现坏死区。局部聚集的菌体较胶质性损害少。两种类型病变可同时出现。

2．中枢神经系统损害 在脑组织中可无组织反应，仅表现为胶样黏液性水肿。脑膜呈慢性、非特异性非化脓性炎症反应，淋巴细胞及浆细胞大量浸润。

【诊断与鉴别诊断】

本病早期诊断及治疗，可改善预后及避免或减少后遗症的发生。早期诊断主要依赖临床经验，如遇可疑病例，及时行涂片及培养，阳性者即可确诊。

皮肤隐球菌病应与孢子丝菌病、着色芽生菌病、传染性软疣及各种慢性溃疡相鉴别，除典型症状外，主要根据真菌检查、胶乳凝集试验、组织病理学等方法。

【治疗】

1．一般治疗 注意休息，补充营养，积极治疗潜在性疾病。

2．药物治疗 可用氟康唑、伊曲康唑、伏立康唑、大蒜素、氟胞嘧啶、两性霉素 B 及其脂质体等。对于一般患者，推荐先予静脉使用两性霉素 B，再口服氟康唑 400 mg/d，连用 8 ~ 10 周可能有效。无艾滋病的脑膜炎患者联用氟胞嘧啶和两性霉素 B。有 HIV 感染者予氟康唑 200 mg/d 抑制剂量长期维持。

3．外治 对皮肤黏膜隐球菌病，除全身治疗外，尚应辅助局部处理，如上述药物的外用药。

【临床研究进展】

有研究表明，荚膜是隐球菌病重要的毒力因子，感染后巨噬细胞中新型隐球菌荚膜增厚，增强对宿主吞噬作用的抵抗，并且荚膜越大，抵抗作用越强，毒力越强。具有高活性漆酶（酚氧化酶）的隐球菌通过合成黑素，增强隐球菌抵抗宿主微生物杀伤机制和免疫逃逸能力，并且可以使其增强对两性霉素 B 的抵抗性和对氟康唑的易感性。隐球菌分泌的脲酶和降解酶可明显增强隐球菌对大脑的侵袭力，磷脂酶则会增强对肺部感染及神经系统感染的概率。

另有研究表明，两性霉素 B 可以诱导隐球菌的氧化损伤及活性氧聚积，从而通过脂质过氧化及抑制隐球菌质子 ATP 酶发挥药理作用，但其肾毒性是常见的副作用。有学者认为，在隐球菌重症早期联合使用氟康唑治疗两周，能有效快速控制病情。氟胞嘧啶用于治疗中枢隐球菌病疗效较好，但易耐药，常联合两性霉素 B 使用。

【预防与调摄】

1. 积极治疗基础病，增强患者机体免疫力。
2. 长期应用免疫抑制药者应主动给予预防性抗真菌药物，或免疫增强药。
3. 对危重患者加强保护性隔离，注意保持环境的清洁、干燥，控制出入人员的流动。
4. 积极治疗皮肤黏膜的真菌感染，防止血源性播散。

【参考文献】

[1] 张园，王静梅，刘根强. 新生隐球菌病研究进展 [J]. 动物医学进展，2007(12): 63-67.

[2] 赵辨. 中国临床皮肤病学 [M]. 南京：江苏凤凰科学技术出版社，2010.

[3] WILLIAM D JAMES, TIMOTHY G BERGER, DIRK M ELSTION 安德鲁斯临床皮肤病学 [M]. 11 版. 徐世正，译. 北京：科学出版社，2015.

（陶茂灿）

第十二节　足菌肿

足菌肿（mycetoma）又名马杜拉足、马杜拉真菌病、马杜拉足菌肿，是由多种真菌或细菌引起的皮肤和皮下组织的一种慢性化脓性肉芽肿性疾病，可侵及肌肉和骨骼，也可血行播散到内脏。足菌肿病和其他的真菌病不同，以局部化脓、肿胀、窦道排脓（包含硬粒、硫黄样颗粒）为突出表现。本病好发于热带、亚热带或潮湿、多雨地区，世界各国都有发现，以非洲的苏丹和美洲的墨西哥最为多见，我国发病率不高。赤足的劳动人群最易感染。

【病因及发病机制】

中医学认为本病是由于不慎外伤，肌肤染毒，郁阻经络，痰瘀互结阻于经络而成。

西医依据其致病菌的不同划分为两个亚型：放线菌性足菌肿及真菌性足菌肿。放线菌性足菌肿由放线菌引起，包括奴卡菌属、马都拉放线菌属和链霉菌属，多为内源性感染；真菌性足菌肿由真菌引起，如形成白色颗粒的尖端赛多孢菌、皮肤癣菌，形成黑色颗粒的又塞内加尔小球腔菌、灰马杜拉菌等，多为土壤和植物的腐生菌，常因外伤接种于体内。

【临床表现】

本病好发于四肢暴露部位，尤其是足部，一般单侧发病（各图 4-12-1）。疾病初起为无痛性丘疹或深部结节，结节逐渐扩大并融合成肿块，表皮暗红色，脓肿破溃后形成瘘管，引流出血性脓液和颗粒，皮下组织破坏时有脂状液流出。皮损可消散、愈合，但易反复发作。若向四周及深部组织蔓延，可波及肌肉、筋骨和肌腱。日久，感染处肿胀、表面高低不平，布满结节、瘘管及凹陷的瘢痕，伴色素减退或色素沉着。

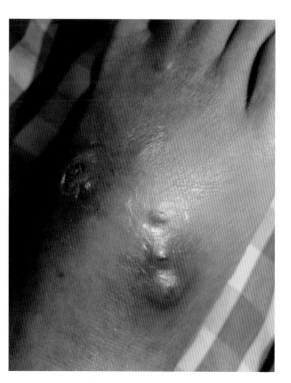

各图 4-12-1　足菌肿

瘘管中排出浆性、脓性或油性液体，伴黄、白、红、黑等不同颜色颗粒，此为足菌肿的特征性表现。足菌肿患者一般无明显局部疼痛，结节破溃前可伴压痛。若无继发感染，一般无明显全身症状。

【实验室检查】

关键在脓液中或瘘管壁上寻找不同颜色的颗粒。

1. 真菌镜检　将颗粒用生理盐水冲洗后，放于载玻片上，加20%氢氧化钠1滴，镜下可见团块由菌丝和孢子交织而成。菌丝宽而有分隔，直径2~5μm，菌丝末端和颗粒的周边有许多肿胀细胞，有的颗粒中可见厚壁孢子。若没有宽大菌丝，则可能由放线菌引起。

2. 颗粒培养　反复用无菌生理盐水冲洗压碎后接种于含有抗生素的沙堡琼脂上室温培养。放线菌性颗粒培养基中不加抗生素，另取标本接种于脑心浸膏琼脂上，37℃厌氧培养，至少6周。根据菌落形态、镜检特征和生化试验确定菌种。

【组织病理】

足菌肿的病理反应相似，主要为化脓性肉芽肿及纤维化，组织中可见典型颗粒。表皮可呈假上皮瘤样增生，表皮内可见脓肿形成，真皮内可见炎细胞弥漫性浸润，包括中性粒细胞、淋巴细胞及多核巨细胞等，可见颗粒，此为足菌肿的特征性病理表现，颗粒内可见粗或纤细菌丝。

【诊断与鉴别诊断】

1. 诊断　根据本病皮损肿胀、化脓、瘘管排出不同颜色的颗粒等主要表现，以及实验室检查结果，诊断不难确定。

2. 鉴别诊断　足菌肿应与孢子丝菌病、着色芽生菌病等疾病相鉴别。

（1）孢子丝菌病：是一种由双相真菌申克孢子丝菌引起的皮下组织真菌病。起初皮损表现为孤立性丘疹，多发于四肢、面部等暴露部位。皮损逐渐出现溃疡、化脓性溢液，不伴有疼痛，其他皮损相继出现，沿着淋巴管分布。组织学上可以见到真菌和皮下组织的化脓性肉芽肿，结合培养可进一步鉴别。

（2）着色芽生菌病：皮损可以表现为环状，中央覆有鳞屑。腿部的丘疹或结节可逐渐形成疣状斑块或肉芽肿，有些皮损融合成多结节的肿物。皮损一般不破溃，无排液等表现。皮肤组织病理表现为表皮内脓肿和真皮内化脓性肉芽肿。真皮巨噬细胞内外均可见圆形的色素小体，类似铜币。结合皮损、真菌培养及病理可鉴别。

【治疗】

（一）中医治疗

1. 中药内治　多属于湿毒瘀结证。

主症：皮疹色泽紫暗，可见丘疹、水疱、脓疱、结节，或破溃流出不同颜色颗粒，可伴刺痛、沉重感。舌暗红，苔黄腻，脉滑数。

治法：解毒散结，化瘀消肿。

方药：五味消毒饮合仙方活命饮加减。瘀阻较重，疼痛较剧者，可选用桃核承气汤加减；疾病后期伤阴者可选用六味地黄丸加减。

2. 中药外治　外用大黄、莪术、紫草、苦参、藿香、丁香煎汤外洗或浸泡。

（二）西医治疗

1. 放线菌性足菌肿　抗生素联合磺胺类治疗有效。痊愈后需继续使用3~4个月，以防复发，必要时可手术治疗。

2. 真菌性足菌肿　真菌性足菌肿治疗极为困难，对早期局限性病灶，可采用局部病灶切除法。切除范围要大，应包括周围少许正常组织，以免有残留病灶，晚期往往需要截肢治疗。病灶切除后，应行系统抗真菌治疗。可选用伊曲康唑、酮康唑和特比萘芬，疗程至少3个月，但确切疗效仍未确定。

（三）中西医结合治疗思路

本病在我国较少见，临床报道以赤足外伤接种为多，治疗较困难，故应以预防为主。早期治疗以清创或手术刮除病灶为主，再局部外用和系统口服抗生素、抗真菌药。皮损发生肿胀、纤维化、流脓、瘘管等病理改变时，联合中医辨治，予清热解毒、散结破瘀类药，促进皮损好转。

【临床研究进展】

足菌肿是我国少见病，国内的报道多为个案。在临床表现特征上，有研究提出了足菌肿的临床 X 线表现（附 18 例报告）：足菌肿病变范围广，易累及多骨，骨质以侵蚀性及溶骨性破坏为主要 X 线征象。治疗上，主要以手术清创和系统抗真菌为主。国外一项开放标签式试验，共纳入 23 例患者足菌肿患者，给予特比萘芬 500 mg，每天 2 次，连续服用 24～48 周，结果提示口服特比萘芬可获得较好的临床疗效。

【预防与调摄】

1. 尽量避免赤足劳作，保持双足清洁干燥。
2. 避免搔抓、热水烫洗处理。
3. 避免饮酒及食用辛辣刺激食物。
4. 避免外用刺激性强的药物。

【参考文献】

[1] 邱乾德. 足菌肿的临床 X 线表现 (附 18 例报告)[J]. 中华放射学杂志, 2002, 36(1): 75-77.

[2] N'DIAVE B, DIEN M T, PEREZ A, et al. Clinical efficacy and safety of oral terbinafine in fungal mycetoma [J]. Int J Dermatol, 2006, 45(2): 154-157.

（陶茂灿）

第十三节 孢子丝菌病

孢子丝菌病（sporotrichosis）是申克孢子丝菌（Sporothrix schenckii）引起的皮肤、皮下组织及其附属淋巴管的慢性感染，可致化脓、溃烂及渗出，也可引起黏膜、骨骼甚至其他脏器的病变。

【病因及发病机制】

现代医学分子生物学研究发现孢子丝菌是多个菌种构成的复合体，是一种双相真菌。HE 染色在组织细胞内可见到小的、圆形颗粒，呈淡褐色。孢子丝菌病的发病机制与病原体毒力和宿主免疫状态密切相关。本病主要通过损伤的皮肤或黏膜、上呼吸道或消化道而感染。机体免疫力强、入侵的病原菌数量少时，损害局限于入侵部位附近，即形成固定型孢子丝菌病；病原菌沿着淋巴管播散，则引起皮肤淋巴型孢子丝菌病；当机体的免疫力低下，病原菌通过血液循环播散全身而引发播散型或系统性孢子丝菌病。

【临床表现】

孢子丝菌病可侵犯皮肤、黏膜及皮肤外组织器官，皮肤型孢子丝菌病分为固定型、淋巴管型及皮外播散型。最常见的是固定型和淋巴管型孢子丝菌病，黏膜和皮外型偶见，播散型少见。

1. 固定型孢子丝菌病　皮肤感染病原菌潜伏期一般为 1～4 周。本型好发于面颈部、手背、前臂等外露部位，局限于初发部位，不沿淋巴管蔓延。皮损多形性，常见丘疹、结节、脓疱、浸润样斑块、溃疡、肉芽肿等表现，还有相对少见的疣状改变及坏疽样皮损。按皮损表现可分为溃疡型、丘疹小结节型、鳞屑斑片型、疣状型及肉芽肿型。

2. 皮肤淋巴管型孢子丝菌病　最常见，本型好发于四肢，多为单侧，双侧分布的少见。典型的淋巴管型孢子丝菌病原发皮损即"初疮"，常在四肢远端，初疮发生后，经过数天或数周，不久即沿回流

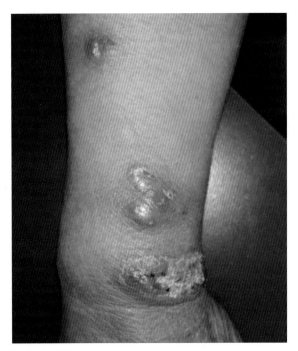

各图 4-13-1　孢子丝菌病

淋巴管向近心端发展，但很少越过腋下或腹股沟淋巴结向躯干继续发展。继发的结节排列成串，初为小豆大，皮色初期不红，逐渐增大，陆续出现，间断性地分布，结节间淋巴管可出现炎症，条索状粗硬，有轻度压痛，但附近淋巴结肿痛不明显，一般后发生的结节较少破溃（各图 4-13-1）。

3. 播散型孢子丝菌病　临床上少见，可继发于皮肤淋巴管型或自身接种所致。该型临床表现主要特点为全身多处散在的多发性结节，结节化脓、破溃可排出少量黏性分泌物或脓液或血，继而形成增殖性溃疡或树胶肿样变。头面部、躯干、四肢均可发生。全身可伴发热、疲乏等症状。本型易发于免疫力低下、长期应用糖皮质激素或年老体弱的患者。

4. 皮外型孢子丝菌病　又称为内脏型或系统型孢子丝菌病，在临床上偶见，可累及骨、骨膜及滑膜、眼部、脑膜、肺部、心脏、肝脏、脾脏等部位。一般来说，此型孢子丝菌病的病原菌较皮肤型为多，病理切片更容易找到病原菌，且好发于免疫功能不全，特别是细胞免疫功能不全的患者。感染途径主要是通过上呼吸道吸入病原体的孢子，再经过血行播散至内脏系统。

5. 黏膜孢子丝菌病　少见，偶可继发于皮肤播散型孢子丝菌病。口腔黏膜、鼻腔、咽部、眼结膜、泪囊、肛门周围等处，损害初呈红斑、溃疡或化脓性肉芽肿，后演变成肉芽肿性、赘生性或乳头瘤样损害。常有疼痛，并伴局部红肿及附近淋巴结的硬肿，可愈合结疤，但局部仍有病原菌存在。

【组织病理】

孢子丝菌病组织病理特征性改变是混合性炎性细胞肉芽肿改变，可见典型的"三区病变"：中央为"化脓区"，由中性粒细胞及少量嗜酸性粒细胞构成；其外为"结核样区"，由组织细胞、上皮样细胞及少量的多核巨细胞构成；最外层为"梅毒样区"，由淋巴细胞及浆细胞构成。皮损内可见 PAS 染色阳性的圆形或卵圆形孢子，有时可见"星状体"。切取病理组织时最好同时做组织液涂片、组织块真菌培养，以便明确诊断。

【诊断与鉴别诊断】

1. 诊断　本病根据临床特点、真菌检查等，诊断并不困难。真菌培养是诊断孢子丝菌病的金标准，观察菌落生长及显微镜下形态，符合孢子丝菌特点可确诊。

2. 鉴别诊断　本病应与兔热病、炭疽、其他真菌性疾病及梅毒树胶肿、皮肤结核等病相鉴别。一般临床上均可根据血清学检查、病原菌分离培养及真菌学检查鉴别。此外，应注意排除结节病、肿瘤等。

【治疗】

目前，治疗包括碘化钾（KI）、唑类抗真菌药（伊曲康唑、氟康唑等）、丙烯胺类抗真菌药（特比萘芬）、多烯类抗真菌药（两性霉素 B）和热疗、冷冻、光动力、手术治疗等。

1. 碘化钾　10% 碘化钾溶液 10 mL，3 次 /d，口服，总疗程 3～6 个月。儿童服用碘化钾液可按 20～50 mg/（kg·d）给药。由于碘化钾不良反应相对常见，包括食管及胃肠道烧灼感、恶心、皮疹以及甲状腺肿大等，因此开始口服半量，如无不良反应，再服全量。对碘剂过敏者禁用。

2. 唑类抗真菌药

（1）伊曲康唑：安全有效，广泛应用并成为治疗皮肤型孢子丝菌病的一线药物。成人剂量为

200～400 mg/d 口服，儿童 5 mg/（kg·d）口服，疗程 3～6 个月或更长，连续疗法应定期监测肝功能。

（2）酮康唑：在伊曲康唑出现之前该药被较广泛地用于孢子丝菌病治疗。其治疗孢子丝菌病需要较大剂量才能取得满意的疗效，但不良反应也明显增多，目前较少使用。

3. 丙烯胺类抗真菌药　特比萘芬是第二代丙烯胺类药物，具有抑菌和杀菌双重作用。成人剂量 250～500 mg/d，2 岁以上儿童可酌情使用，可根据 5.0～6.5 mg/（kg·d）剂量使用，疗程 3～6 个月或更长。

4. 多烯类抗真菌药　两性霉素 B 是从链霉菌种提取的多烯大环内酯类抗生素，对肺孢子丝菌病、孢子丝菌性脑膜炎和播散型孢子丝菌病疗效佳。由于该药应用较少，耐药性也较低，其最常见的不良反应为肾功能损害。

5. 其他治疗方法　包括温热疗法、手术、冷冻、光动力等，但使用率较低。

【临床研究进展】

由于在病原体中出现耐药表型，越来越多的难治性病例鼓励开发新的抗真菌药物。目前，对孢子丝菌病替代治疗的研究显示出有前途的分子，如松油烯 -4- 醇和法尼醇、米替福辛、TCAN26（类米替福辛的结构）和 H3 分子（甾醇甲基转移酶的抑制药）。但是，应该指出的是，仍然需要使用适当的动物模型和临床试验来确保这些替代品治疗的有效性和安全性。

【预防与调摄】

1. 控制和清除传染源，切断传染途径。

2. 宣传普及孢子丝菌病的知识。高危人群应当戴手套工作，防止皮肤外伤。皮肤一旦受伤，应及时清洗、消毒，并涂布碘酊等药物。

3. 对于患者，应适当隔离，足剂量、足疗程治疗，换下的敷料应烧毁或灭菌。

【参考文献】

[1] 吕莎，李福秋 . 孢子丝菌病的临床表现诊疗与变迁 [J]. 皮肤科学通报，2017(5): 556-564.

[2] OROFINOCOSTA R, MACEDO P M, RODRIGUES A M, et al. Sporotrichosis: an update on epidemiology, etiopathogenesis, laboratory and clinical therapeutics [J]. Anais Brasileiros De Dermatologia, 2017, 92(5): 606-620.

[3] 陈裕充 . 孢子丝菌病 [J]. 中国真菌学杂志，2008, 3(4): 233-241.

（陶茂灿）

第十四节　着色芽生菌病

着色芽生菌病（chromoblastomycosis，CBM）是多种暗色孢科真菌引起的慢性肉芽肿性真菌病。

【病因及发病机制】

着色芽生菌病的病原菌包括存在于土壤和腐烂植物中的裴氏着色霉、卡氏支孢霉、疣状瓶霉及紧密着色霉菌等。该病常由创伤接种感染，好发于农民、劳工和赤足劳动者，男性多见，可发生于任何年龄段，但年幼者相对少见。好发部位为四肢，特别是小腿和足部，但其他区域，如躯干、鼻子、耳朵、眼皮、肩部和臀部的感染，也有报道。

【临床表现】

着色芽生菌病进展缓慢，病程长，早期皮损类似于皮肤癣菌感染，或表现为丘疹，一般可伴有轻微瘙痒或无自觉症状。在此阶段，患者大多不寻医求治，因此临床医生很少见到，此阶段如果没有被

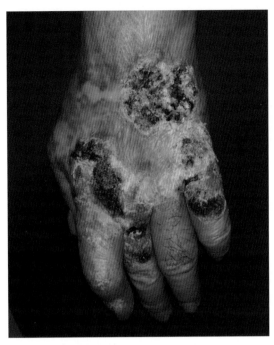

各图 4-14-1　着色芽生菌病

诊治，初始病变可同时进展并呈现多种类型的临床表现与不同等级的严重程度。例如逐渐转变成结节、斑块、疣状改变和乳头瘤样新生物（各图 4-14-1）。皮疹常局限于一侧肢体，可通过搔抓和淋巴管扩散，自体接种可产生多个卫星灶，血源性播散少见。本病可并发细菌感染、肢体毁形、功能障碍或象皮肿，极少数病例可转变成鳞状细胞癌。临床分两型：皮肤型，较多见；脑型，较罕见，并且难以与脑脓肿鉴别。

【实验室检查】

1. 真菌镜检　皮损直接镜检可见棕色圆形分隔的厚壁孢子，称为"硬壳小体"，对临床具有诊断意义。

2. 真菌培养　室温下，在沙堡琼脂上生长较慢，菌落呈灰绿、灰黑或棕黑色，扁平，中央堆起，表面有短绒毛状气生菌丝，菌落背面呈黑色。

【组织病理】

本病组织病理改变为慢性化脓肉芽肿性炎症和假上皮瘤样增生，在脓肿及多形核巨细胞中可见不同形态棕黄色硬壳细胞（厚壁孢子）。

【诊断与鉴别诊断】

1. 诊断　根据疣状或菜花样损害的皮肤慢性化脓性肉芽肿病变，直接镜检查到单个或成群的棕褐色厚壁孢子可明确诊断。

2. 鉴别诊断　本病应与与疣状皮肤结核、孢子丝菌病、结节溃疡性晚期梅毒、南美及北美芽生菌病等鉴别，主要根据真菌学检查和组织病理鉴别诊断。

【治疗】

1. 局部治疗　以手术切除、高热疗法、液氮冷冻、二氧化碳激光、电磁波辐射器治疗等多见，适合于早期局限性孤立性皮肤损害。

2. 全身治疗　主要以抗真菌药物为主。对着色芽生菌病治疗有效的抗真菌药物有伊曲康唑、特比萘芬及泊沙康唑等。伊曲康唑 200～600 mg/d，疗程 6～12 个月，多数 6 个月以上，也有伊曲康唑联合特比萘芬使用的经验报道。

3. 其他疗法　光动力是最近的一种治疗方式，此外，已经报道了抗真菌剂和光动力的联合治疗。

【临床研究进展】

我国着色芽生菌病少见，文献中有散在的临床案例报道。诊断上主要依靠皮损分泌物真菌学检查和病原菌 DNA 片段 PCR 扩增测序后在 Gen Bank 核酸数据库中进行同源性对比。治疗上，有伊曲康唑和／或特比萘芬联合治疗治愈的报道。国外也有系统使用抗真菌药联合光动力疗法的报道。

【预防与调摄】

与其他真菌疾病一样，由于这种疾病是由几种类型的经皮创伤引起的，对于有职业风险的人来说，使用保护性设备如手套，鞋子和防护服可以降低真菌感染的风险，可能是一个关键。

（陶茂灿）

第十五节 马尔尼菲青霉病

马尔尼菲青霉病（penicilliosis marneffei）是由马尔尼菲青霉引起，易发于免疫受损患者，如艾滋病、肿瘤放化疗、器官移植、结缔组织病、白血病患者，其中以艾滋病患者居多。主要累及单核－巨噬细胞系统，该病发病隐匿，常引起全身广泛播散，病死率高，是一种重要的深部真菌病。主要在东南亚地区流行，如泰国、越南、印度、老挝、柬埔寨等，我国南方地区特别是广东、广西多发。该病与 HIV/AIDS 的流行有高度相关性。近年来，随着艾滋病发病率的上升，马尔尼菲青霉病的发病率呈逐年上升趋势。

【病原菌】

马尔尼菲青霉属于子囊菌门，散囊菌纲，散囊菌目，发菌科，蓝状菌属，是一种温度双相性致病真菌，25℃培养时呈菌丝相，37℃培养时呈酵母相，本菌具有青霉属特征性的帚状枝，帚状枝双轮生，少数为单轮生，对称或不对称分布。

【病因及发病机制】

马尔尼菲青霉病主要以散发感染为主，尚未见到家庭中相互传染的病例报道。目前发现马尔尼菲青霉的中间宿主是竹鼠，在广西为银星竹鼠。个体易感性为发病的主要原因。本菌主要寄生于细胞内，主要靠细胞免疫清除病原。若细胞免疫缺陷则易感染发病，因此，本病常并发 AIDS 患者。非 AIDS 患者感染本菌最明显的起因是胸腺发育不良或萎缩。导致 T 细胞功能下降，增加其易感性。马尔尼菲青霉有明显嗜单核吞噬细胞系统倾向，无论从何处侵入都会被单核吞噬细胞吞噬，可能单核吞噬细胞具有相应的受体。本菌具有抗消化酶而能存活于吞噬细胞的胞质内，还可见其分裂繁殖相。机体一旦具备播散条件，首先向其靶器官单核吞噬细胞系统进犯。

【临床表现】

马尔尼菲青霉病常隐匿发病，潜伏期难以估计，临床上分为两型：局限型和进行性播散型。

1. 局限型马尔尼菲青霉病 原发病灶与真菌入侵部位有关。由于该病原菌主要由呼吸道入侵，因此原发症状主要在肺，临床表现类似肺结核，极易误诊。

2. 进行性播散型马尔尼菲青霉病 本型起病急，临床表现复杂，主要累及肺、肝、脾、消化道、骨关节、浅淋巴结、皮肤，也可累及扁桃体及口腔黏膜。其临床特点主要表现为，全身发热、畏寒，呼吸、消化、皮肤、骨关节、心血管及血液系统都会发生病变。皮肤损害为本型的临床特征。皮损常见于面部、躯干上部及上肢。皮损种类多样，可见丘疹、斑丘疹、结节、坏死性丘疹、传染性软疣样丘疹、痤疮样损害、毛囊炎及溃疡等。（各图 4-15-1）

【组织病理】

马尔尼菲青霉病常因病原菌进入机体的数量与个体免疫力的差异而产生不同的组织反应。主要有下列3种：

1. 肉芽肿性反应 见于马尔尼菲青霉数量较少，机体有一定的免疫力者。肉芽肿由单核－巨噬细胞及数量不等的朗格汉斯细胞或异物巨细胞构成，似结核样结节，但中央常见少量中性粒细胞，有时可见干酪样坏死。病灶边缘的巨噬细胞中可见马尔尼菲青霉，抗酸染色阳性，真菌染色阳性。

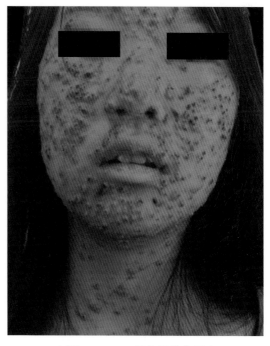

各图 4-15-1 马尔尼菲青霉病
（湖南中医药大学国际教育学院 王军文 供图）

2. 化脓性反应　见于机体有一定免疫力，而马尔尼菲青霉数量较多时所发生的急性炎症反应。

3. 无力性和坏死性反应　免疫力差所发生的急性播散性病变。病变部位可见大量马尔尼菲青霉，不见中性粒细胞渗出，见巨噬细胞中大量菌体，繁殖活跃，致使巨噬细胞极度肿胀，胞核受挤压或消失。

【实验室检查】

1. 真菌镜检　吉姆萨或瑞氏染色，于单核细胞内见到圆形、椭圆形、腊肠形酵母样菌丝，直径 $2 \sim 3\ \mu m$。PAS 染色阳性。

2. 真菌培养　马尔尼菲青霉在 $25\,℃$ 及 $37\,℃$ 的不同温度环境中培养产生双相性表现，即在 $25\,℃$ 形成菌丝体，而在机体内或 $37\,℃$ 培养基中形成酵母细胞。

【诊断与鉴别诊断】

1. 诊断

（1）临床特征：具有消瘦、乏力、咳嗽、咳痰、咯血，皮肤多发性脓肿、炎性丘疹、结节，肝、脾大，浅表淋巴结肿大，明显贫血，白细胞数增高。

（2）真菌检查：培养阳性即可确诊。

（3）病理诊断：根据病理学改变，马尔尼菲青霉的识别要点：①菌体主要位于巨噬细胞内，Grocott 染色菌体呈桑椹状。②菌体圆形或椭圆形，大小形态较规则。③少数腊肠细胞或孢内横隔。

（4）免疫学检查：免疫组化染色检测马尔尼菲青霉抗原。用已知抗原检测检查患者血清中的抗体，可作为诊断参考。

（5）PCR 确认系统：是一种重要的诊断与鉴别诊断方法。

2. 鉴别诊断　本病可与下列疾病进行鉴别：

（1）组织胞浆菌病：临床症状、体征、组织病理均酷似，极易误诊。

（2）肺结核：主要靠真菌学及组织病理学检查予以鉴别。

（3）肺脓肿、肝脓肿：通过真菌学及组织病理学检查可以鉴别。

（4）其他需要鉴别的病原体：利什曼原虫，卡氏肺孢子虫。

【治疗】

1. 两性霉素 B　50 mg 加 10 mL 蒸馏水摇匀，再加入 5% 右旋糖酐，使最后浓度低于 0.1 mg/mL，静脉滴注。一般先小剂量开始，后逐渐加量，以减轻不良反应。注射局部常引起静脉炎，加肝素有预防静脉炎的作用。

2. 氟尿嘧啶（5-FU）　口服易吸收。本药易产生耐药性，故很少单独应用，与两性霉素 B 合用有协同作用。该药由肾排出，肾功能不良者慎用。

3. 唑类药物　如咪康唑、酮康唑、氟康唑和伊曲康唑，均有较好疗效。

【预防与调摄】

1. 马尔尼菲青霉病只要按早发现、早诊断、早治疗、足药量、足疗程的治疗原则，是可以完全治愈的。但由于该病发病隐匿，早期不为患者重视，极易误诊而延误治疗，致使病情危重而威胁生命。

2. 马尔尼菲青霉为条件致病性真菌，免疫功能低下时易于感染致病。为此，增强体质，提高机体免疫功能是预防本病的关键。

3. 控制中间宿主十分重要。

【参考文献】

[1] 秦启贤. 临床真菌学 [M]. 上海：复旦大学出版社，2001.

[2] 赵辨. 中国临床皮肤病学 [M]. 南京：江苏凤凰科学技术出版社，2010.

[3] 李莉，章强强. 播散性马尔尼菲蓝状菌病 1 例及文献回顾 [J]. 中国皮肤性病学杂志，2018, 33(2): 187-191.

[4] 贺莉亚，席丽艳．马尔尼菲篮状菌感染动物模型的研究进展 [J].菌物学报，2018, 37(10): 1324-1329.

（郭艳阳）

第十六节 曲霉病

曲霉病（aspergillosis）是指由致病性曲霉属真菌引起皮肤、指甲、外耳道、鼻窦、眼眶、支气管、肺及脑膜等部位的慢性炎症性病变。其中曲霉毒素对患者的影响较大，近年来证明曲霉毒素可以致癌。

【病原菌】

曲霉属于无性繁殖的丝状真菌，其广泛分布于在自然界中，湿润的土壤或农业环境最为常见，也可见于谷类、发霉的面包、其他腐烂物等。它们对生长环境的要求不高，能在 6～55℃以及相对湿度的环境中生长。曲霉能产生大量的孢子，并可通过空气传播进行大范围的扩散。目前世界上已发现约有800 种曲霉，其中约有 30 种曲霉可引起人类感染，常见的有烟曲霉、黄曲霉、黑曲霉、土曲霉以及构巢曲霉等。

【病因及发病机制】

曲霉是一种常见的条件致病真菌，其中烟曲霉、黄曲霉、土曲霉、黑曲霉及构巢曲霉等在一定条件下可以致病。多经皮肤黏膜直接进入人体，也可从呼吸道如支气管、肺部侵入，再经血循环播散至全身。

曲霉在空气、土壤等自然界中繁殖力较强。室温、37℃或更高温度均可生长。常并发于组织损伤、炎症，以及慢性疾病者长期应用糖皮质激素、免疫抑制药等机体抵抗力降低时。

曲霉分生孢子微小，很易随呼吸进入机体，黏附在宿主组织细胞上，萌发产生菌丝，进而引起致病。宿主抵御曲霉感染主要依赖效应细胞。单核细胞及肺巨噬细胞能杀死入侵呼吸道的分生孢子，而淋巴细胞能杀死膨胀的孢子及菌丝，特别是中性粒细胞能通过氧化和非氧化机制破坏菌丝。故免疫功能抑制和受损的宿主，特别是中性粒细胞缺乏的宿主容易感染曲霉病，且预后严重。

【临床表现】

1. 肺部感染

（1）变态反应性曲霉病：

1）哮喘：由曲霉孢子过敏所引起。病变常见于肺上叶，复发是病变常发生于原有部位（同一肺叶）上，呈间歇性发热、咳嗽、哮鸣、寒战、乏力、疼痛等。

2）支气管肺曲霉病：又称曲霉性黏膜支气管炎，系由哮喘病继发而来，症状与之相似，但更严重，发展则更缓慢。

（2）局限性曲霉病：是由于慢性变态反应性曲霉病引起，可伴嗜酸性粒细胞浸润性肺炎及支气管扩张，临床上与变态反应性疾病相似，但咯血更为常见，从痰中带少许血丝直至大量致死性咯血。近年来，因本病咯血致死者屡见不鲜，应引起重视。

（3）侵袭性曲霉病：较少见，可由上述几种病型发展而来，呈慢性或急性暴发。

2. 侵袭播散性曲霉病 广泛应用抗生素、糖皮质激素及细胞毒药物以来，新发病例逐渐增多。多伴发于肺炎、腹泻、白血病及肝炎时。以肺部感染最常见，其次为脑及肾脏。

3. 中枢神经系统曲霉病 主要症状与脑膜炎相似，迅即死亡。尸检中可见脑、脑膜及血管有广泛性坏死。有些患者则似肺部疾患伴脊柱压迫的症状。

4. 皮肤曲霉病 较少见，常继发于播散性曲霉病，也可为原发型，表现为皮肤增厚水肿，并见多数结节性损害。

5. 鼻、眼眶曲霉病 包括鼻窦曲霉病波及眼眶，在苏丹较常见。最常波及筛窦，常见眼球突出伴周围组织不同程度的水肿。

6. 医源性曲霉病 由于曲霉广泛分布于环境中，有时医疗操作过程中因器械污染而引起医源性曲霉病。

【组织病理】

原发性和继发性侵袭性曲霉病的组织病理反应一般为混合性、化脓性、坏死性炎症反应。由于血管栓塞和曲霉毒素的作用，坏死常很严重。

曲霉主要引起组织慢性炎症，组织病理通常表现为局限性肉芽肿损害，见巨细胞、中性粒细胞和嗜酸性粒细胞等。日久可有纤维化并逐渐加重。在病变组织尤其是脓肿及其周围可见无色、较粗、分隔较密的菌丝，有时呈放射状排列，分枝与主干呈锐角，HE 染色不均匀，有时也可见孢子头及小分生孢子，在银染或 PAS 染色中显示最清楚。

【实验室检查】

1. 真菌镜检 痰、耵聍、角膜溃疡刮取物、脓液、脓肿抽吸物等标本直接镜检可见无色分隔。

2. 真菌培养 标本接种于沙氏琼脂培养基上室温培养，菌落生长快，呈毛状，一般为黄绿色。镜检可见特征性的分生孢子头和足细胞。

【诊断与鉴别诊断】

根据临床表现外，诊断应主要依据真菌检查、组织病理和其他辅助诊断如血清学检查等。

由于曲霉广泛分布于自然界，故应根据直接真菌检查找出的菌丝加以多次反复培养出同一曲霉，结合临床症状才能确诊，有时还需配合病理检查。

曲霉感染无特异性表现，与其他很多病表现相似，故早期诊断十分困难。

组织病理检查发现曲霉具有诊断意义但不能确定菌种，只有培养才能鉴别菌种。

曲霉病也可为结核、癌肿、结节病、支气管扩张及其他真菌病的继发感染，有时也应寻找原发病，而且也可与其他条件致病菌如毛霉同时感染。

【治疗】

1. 尽可能去除诱发因素，特别是纠正中性粒细胞缺乏、免疫功能受损和抑制状态。

2. 对变态反应性曲霉病可短期应用泼尼松或色甘酸钠治疗，并吸入制霉菌素等。

3. 为避免由曲霉球发展成侵袭性曲霉病而发生人咯血，可考虑气管内滴入两性霉素 B 或制霉菌素等，必要时也可考虑节段肺叶切除或全肺切除。

4. 对侵袭性曲霉病应及早应用两性霉素 B、伊曲康唑、伏立康唑、卡泊芬净等治疗。

【预防与调摄】

生活规律，加强锻炼，增强体质。免疫缺陷患者应做好防护。

【参考文献】

[1] 秦启贤. 临床真菌学 [M]. 上海：复旦大学出版社，2001.

[2] 赵辨. 中国临床皮肤病学 [M]. 南京：江苏凤凰科学技术出版社，2010.

[3] 曹秋琼，桑红. 曲霉病诊疗进展 [J]. 皮肤科学通报，2017, 34(5): 594-603.

[4] 徐媛，廖万清. 中国侵袭性曲霉菌病的流行病学现状 [J]. 中国真菌学杂志，2018, 13(1): 57-60.

（郭艳阳）

第十七节　毛霉病

毛霉病（mucormycosis）由毛霉菌目真菌引起，多数呈急性发病、进展快、病死率高，少数为慢性感染。可累及鼻、脑、肺、胃肠道、皮肤及其他组织和器官，甚至可血行播散至全身。

【病原菌】

毛霉菌目真菌广泛分布于自然界，为土壤、面包、水果等的常见腐生菌。其共同特点为有性繁殖产生接合孢子，无性繁殖产生孢子囊和孢子囊孢子。菌丝宽、不分隔或极少分隔，壁薄。以毛霉属、根霉属、犁头霉属、根毛霉属、被孢霉属、共头霉属、小克银汉霉属和瓶霉属最为常见。

【病因及发病机制】

毛霉菌目真菌为常见条件致病性真菌。感染者多有免疫背景或使用免疫抑制药史。鼻腔及呼吸道为常见的侵入通道。毛霉孢子进入呼吸道之后，可停留在鼻甲或进入肺泡。支气管肺泡巨噬细胞可抑制其孢子出芽，从而阻止真菌侵入。

毛霉菌好侵犯血管，形成栓塞而产生组织坏死，且病情发展较为迅速。

【临床表现】

毛霉病在临床上表现为多种类型，主要依据患者机体免疫状态及病原菌侵犯的部位而有所不同。

1. 鼻脑毛霉病　是一种急性、进展快而凶险的感染。毛霉菌侵入鼻腔黏膜后，在黏膜动脉内膜下层繁殖，引起动脉血栓和梗死，组织发生干性坏死。临床以面部疼痛、头痛、发热、嗜睡为主要表现。鼻内可见有褐色、血性微黏稠的分泌物，感染侧腭部有黑色焦痂，鼻中隔坏死、穿孔，牙槽也可受累，有结痂覆盖。

2. 肺毛霉病　可由吸入气生的真菌孢子、感染鼻窦内的真菌孢子或由于较远病灶的血源播散所致。临床以非特异性肺炎为主要表现，可出现发热、咳嗽、咯血、呼吸困难、胸痛。

3. 胃肠毛霉病　常在慢性消化道疾病基础上发生，临床表现视受感染器官和范围而定。常见腹痛、腹泻、呕吐咖啡色物、黑便或粪便带血。若血管栓塞引起黏膜溃疡，深浅不一、数目不等，小者1 cm，大者可达3~4 cm，甚至可引起腹膜炎而致死。

4. 皮肤毛霉病　本病相对少见。可为原发或继发，以后者多见，大多发生于白血病等疾病基础上。皮损为较大斑块，中央坏死破溃形成焦痂，外周红色浸润。原发损害多见于大面积烧伤患者，亦有焦痂形成。

5. 播散性毛霉病　上述四型都可引起播散性毛霉病，但多见于中性粒细胞减少的肺部毛霉感染患者。播散部位以脑最为常见。

6. 其他毛霉病　心脏手术后曾有许多患者伴发人工心瓣膜的毛霉菌感染。（各图4-17-1，各图4-17-2）

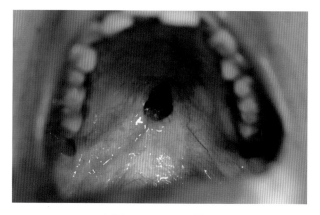

各图 4-17-1　毛霉病

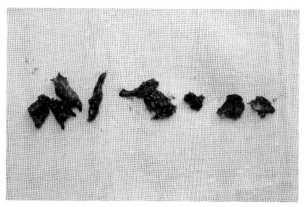

各图 4-17-2　毛霉病（手术取出组织）

【实验室检查】

1. 直接镜检　标本来自鼻甲刮片、鼻窦吸出物、肺泡冲洗液、痰液及活检标本等，用15%氢氧化钾制成湿片，直接镜检可见典型厚壁的具折光性的菌丝，直径6～15 μm，亦可见膨大细胞及弯曲菌丝。孢囊梗直接由菌丝长出，菌丝可分枝，呈直角。

2. 真菌培养　将临床标本接种于不含放线菌酮的沙氏琼脂培养基、马铃薯培养基37℃或25℃培养，菌丝生长快。菌落初起表面呈棉花样、白色，渐变为灰褐色或其他颜色。

【组织病理】

一般为组织中引起化脓性炎症反应伴脓肿形成和化脓性坏死。坏死组织中可见宽的菌丝，外围狭窄的多形核巨细胞带。感染严重的患者组织内可见大片坏死和多形核白细胞广泛浸润。慢性感染表现为单纯肉芽肿反应或化脓性与肉芽肿性混合炎症反应，临床比较少见。感染组织中可见血管壁坏死和真菌性栓塞，并引起组织梗死或血液及淋巴管扩散，常累及大血管。缺血性坏死区炎症比较轻。

组织中可见菌丝宽、直径为3～35 μm，平均12 μm，长达200 μm，多呈中空。不分枝或不规则分枝，均为直角分枝。壁薄，仅偶有分隔；菌丝两侧不呈平行状，有时扭曲、折叠、形态怪异，偶有局限性的疱状膨大。

【诊断与鉴别诊断】

1. 诊断　包括临床表现、真菌学检查、组织病理诊断等方面。

（1）临床表现：毛霉病的诊断首先要熟悉本病的临床表现及其机制才能提高鉴别能力。

（2）真菌学检查：直接镜检或培养一次阳性不能确诊，必须反复检查阳性并确定菌种。

（3）组织病理诊断：诊断毛霉病最为可靠，但不能鉴定菌种。主要依据组织切片内找到符合毛霉菌特点的真菌形态：①菌丝较粗大，形态不规则，无隔或少分隔。②菌丝壁较薄，分枝呈直角。③以侵犯血管为特点，易在腔内形成血栓，引起局部组织梗死。

2. 鉴别诊断　毛霉病本身无特异性临床表现，与其他许多疾病相似，故鉴别主要依靠真菌学和病理检查。

【治疗】

毛霉病由于发病凶险，病死率很高。所以早期诊断和治疗非常重要，一旦确诊，应立即治疗。

1. 抗真菌药

（1）两性霉素B：为目前治疗毛霉病的首选抗真菌药，静脉滴注效果好。两性霉素B的剂量一般为1 mg/kg。为减少肾脏合并症，一般总量不应超过3～4 g。氟康唑：剂量为200～400 mg/d，口服，也可静脉滴注，尤其适用于对两性霉素B过敏或不能忍受其不良反应者。

（2）氟胞嘧啶（5-FC）：有报道本药与利福平或四环素类或两性霉素B有协同作用，因此，可以用5-FC加低剂量两性霉素B治疗，以减少两性霉素B的毒性来治疗鼻脑毛霉病。

（3）脂质体两性霉素B：脂质体包裹的两性霉素B可降低毒性，并增加两性霉素B的治疗效果，用量可至3～5 mg/（kg·d）。

2. 外科扩创　应尽量清除坏死及无效组织，做到早期、彻底。

3. 控制潜在疾病　这对治疗本病至关重要。

【预防与调摄】

1. 本病预后极差，应做到早发现、早诊断、早治疗。

2. 保持皮肤黏膜完整及生理屏障的完善　忌滥用抗生素、糖皮质激素，烧、烫伤患者严格保持无菌环境及无菌操作，消化性溃疡患者应及时治疗。

3. 高危人群重点监测　对有较严重原发病尤其是糖尿病性酸中毒、白血病、淋巴瘤、血液透析等患者，可定期作鼻拭子、痰、尿等多途径真菌检查。一旦发现毛霉菌感染，及时进行正规抗真菌治疗。

【参考文献】

[1] 秦启贤. 临床真菌学 [M]. 上海：复旦大学出版社，2001.

[2] 赵辨. 中国临床皮肤病学 [M]. 南京：江苏凤凰科学技术出版社，2010.

[3] 吕雪莲. 毛霉与毛霉病的研究进展 [J]. 皮肤科学通报，2017, 34(5): 589-593.

[4] 张思平. 毛霉病的治疗进展 [J]. 国际皮肤性病学杂志，2017, 43(1): 21-24.

（郭艳阳）

第十八节　诺卡菌病

诺卡菌病（nocardiosis）是由诺卡菌引起的一类急性、慢性化脓性或肉芽肿性疾病。皮肤、皮下组织，甚至内脏器官常可被侵犯，以肺部感染者多见。世界各地均有本病的报道。由于本病的组织培养及鉴定较为困难，给临床诊断带来困难。

【病原菌】

诺卡菌病由诺卡菌属中的某些种引起。世界各地均有分布。本属属于放线菌目的诺卡菌科，共 130 多种，常见可引起人类和动物感染的菌株有皮疽诺卡菌、新星诺卡菌、巴西诺卡菌、脓肿诺卡菌、豚鼠诺卡菌，偶见其他诺卡菌。其中毒力最强的是巴西诺卡菌，易引起实验动物感染和人类的系统感染。

【病因及发病机制】

诺卡菌以土壤中分布最为广泛。95% 以上系统性诺卡菌病由空气吸入带菌尘土而感染。感染者多有肾上腺皮质激素减弱、应用细胞毒药物、免疫抑制、白血病、淋巴瘤、AIDS 等明显的易感因素。经呼吸道感染的肺部诺卡菌约 50% 侵犯中枢神经系统。另外，外伤或轻微的创伤也是重要的感染因素。

【临床表现】

本病可发生于任何年龄，以 20~40 岁的青年人为主。男性多于女性，户外工作者多见。临床常见类型如下：

1. 皮肤诺卡菌病　原发性皮肤诺卡菌病多有外伤及土壤接触史。以蜂窝织炎、脓疱、脓皮病或类似孢子丝菌病的淋巴皮肤损害为主要表现。在免疫功能正常的个体，可自愈或服用碘化钾和磺胺，短期也可治愈。有些病例可能会播散为皮下脓肿或其他器官引起系统感染。

2. 皮下组织型诺卡菌病　由诺卡菌感染皮下组织引起的足菌肿，好发于下肢、躯干、臀部、颈部等易暴露部位，以足部感染最为多见。皮损初为暗红色丘疹、结节、脓疱，形成脓肿，破溃后可形成瘘管，其引流液多为血性或脓性。

3. 原发性肺诺卡菌病　诺卡菌感染肺部多由吸入孢子所致，损害以孤立的肺脓肿或急性坏死性肺炎为主要表现，可波及胸膜和胸壁。严重的可经血行播散至脑，引起脑诺卡菌病。

4. 继发性播散性诺卡菌病　继发性诺卡菌病可发生于身体的任何部位。脑部为最常见的继发诺卡菌病感染部位，常与肺部感染有关，可突发也可渐发。

【组织病理】

组织病理表现以化脓性肉芽肿样改变为主，巨噬细胞少见、纤维样改变轻微。常规 HE 及 PAS 染色对诺卡菌皆不着色。改良的抗酸染色虽可使菌着色，但应与结核分枝杆菌区别。

【实验室检查】

1. 直接镜检　取痰、脓液、脑脊液、组织块、尿（离心沉淀物）等先经消化，再离心集菌即可制片做直接镜检。诺卡菌的共同特征为革兰氏染色阳性，抗酸或不抗酸，菌丝纤细，直径 0.3~1.2 μm，弯曲如树根状。一般生长到 10 多小时开始形成横隔，并断裂成长度不等的杆状、权状体。

2. 培养特征　取材后接种于不含抗生素或磺胺类药物的培养基中，有氧培养。诺卡菌可在多种培养基上生长，沙氏葡萄糖琼脂、马铃薯葡萄糖琼脂、血平板、普通肉汤等。在固体培养基上，37℃时本菌形成的菌落呈颗粒状球形、表面高低不平，湿润而光滑，色泽橘黄至红色，可有泥土芳香。耐高温，45℃可生长，培养于液体培养基时，可有膜状或絮状生长。

【诊断与鉴别诊断】

1. 诊断

（1）临床诊断：本病的临床表现无特异性。当发现肺、脑、皮肤或其他脏器感染性炎症表现而病原体不明时要考虑诺卡菌病的可能。

（2）真菌学诊断：对本病的诊断尤为重要。但由于诺卡菌在自然界广泛存在，单分离出本菌并不能完全证明有临床意义。痰中查出菌并不能代表了侵袭性肺部感染，要注意排除实验室污染或呼吸道的寄生。

（3）病理诊断：为化脓性肉芽肿样改变，可见多核巨细胞浸润，淋巴细胞、浆细胞聚集。毛细血管扩张，纤维蛋白增多。结节性病灶中央可有坏死区和空洞形成。周围纤维化及瘘管形成较少见，组织切面也可见颗粒。组织切片检查，病原菌很难见到，因为 HE 染色菌不着色，需用改良的革兰氏染色，见到纤细、多分枝丝状菌，也见杆菌样菌体呈念珠样排列。改良的抗酸染色虽可使菌着色，但应与结核分枝杆菌区别。

2. 鉴别诊断　本病可与皮肤结核、孢子丝菌病淋巴管型和放线菌足菌肿相鉴别。

另外，肺诺卡菌病应与肺结核、胸部放线菌病、肺部肿瘤、金黄色葡萄球菌肺炎等鉴别。脑部诺卡菌病应与细菌性脑脓肿、脑肿瘤等鉴别。其他器官的播散性诺卡菌病应与相应部位的脓肿、感染等相鉴别。各型鉴别主要依据真菌培养。

【治疗】

对已确诊或高度怀疑为诺卡菌病者首选治疗药物为磺胺类，如磺胺嘧啶、磺胺甲基异噁唑，亦可加用甲氧苄啶。最常用的是磺胺甲噁唑，成人首剂 4 片，以后 2 片，每天 2 次，口服。星型诺卡菌病95% 的患者对此药反应良好，但也有耐药出现。对磺胺类药过敏或耐药者，可选用米诺环素（美满霉素）、多西环素（强力霉素）、四环素、阿米卡星等。对伴发艾滋病（AIDS）、系统性红斑狼疮（SLE）、肿瘤、器官移植等，在治疗诺卡菌病感染的同时，应维持对相关疾病的治疗。对脓胸、脑脓肿、肺脓肿等病灶应同时切开引流或切除脓肿，皮肤的病灶应注意清创、切除，加速愈合。

【预防与调摄】

1. 诺卡菌病的特异性预防比较困难，主要为增强体质，避免皮肤、黏膜损伤。

2. 医务人员应提高对本病的认识，以便及早诊断、治疗，避免病情恶化。

【参考文献】

[1] 秦启贤. 临床真菌学 [M]. 上海：复旦大学出版社，2001.

[2] 赵辨. 中国临床皮肤病学 [M]. 南京：江苏凤凰科学技术出版社，2010.

[3] 郭艳阳，王刚，付萌. 特殊皮肤表现的奴卡菌病 1 例及文献回顾 [J]. 中国真菌学杂志，2018, 13(5): 283-286.

（郭艳阳）

第五章　寄生虫、昆虫及其他动物性皮肤病

第一节　疥　疮

疥疮（scabies）是一种由人型疥螨（俗称疥虫）寄生在人体皮肤所引起的传染性皮肤病。其特点为皮肤薄嫩皱褶部位出现丘疹、丘疱疹、水疱及隧道，瘙痒剧烈，入夜尤甚，皮损处可找到疥虫，易在同宿者中流行。中医称为"疥疮"，《医宗金鉴》称本病为"虫疥"，其继发感染者称为"脓窝疥"。

【病因及发病机制】

中医学认为本病因起居不慎、感染疥虫，虫毒湿热互搏，结聚于肤所致。

现在医学认为疥疮的发生是通过直接或间接接触疥螨患者而传染疥虫。疥螨是一种表皮内寄生虫，其在皮肤角质层形成隧道，在内产卵，形成机械刺激、分泌的毒液及排泄物刺激皮肤引起变态反应、虫卵形成异物反应等，均可产生皮肤瘙痒，出现皮疹。

【临床表现】

本病传染性强，常为集体感染或家庭当中数人同病。

皮损好发于人体皮肤薄嫩和皱褶部位，如指缝（各图5-1-1）、腕屈侧、前臂、肘窝、腋窝、女性乳房下、下腹部、脐周、腹股沟大腿内侧、外生殖器等部位。免疫功能低下及婴幼儿皮损可累及颜面、头皮、掌跖部，甚至遍及全身。常对称发生，主要表现为针头大小丘疹、丘疱疹、小水疱、隧道、结节和结痂。隧道和结节为疥疮特异性皮损表现，常见于指缝当中，长约0.5 mm，轻度隆起，呈淡灰色或皮色，弯曲，末端有小丘疹或水疱，常为疥虫隐藏之处（各图5-1-2）。疥疮结节（各图5-1-3）多呈暗红色或皮色，常见于阴囊、阴茎等处，可在疥疮治愈后仍持续存在数周或数月。自觉瘙痒剧烈，遇热或夜间尤为明显，常常影响睡眠。

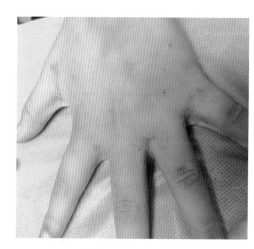

各图 5-1-1　疥　疮

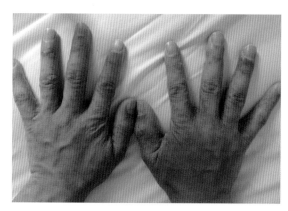

各图 5-1-2　疥　疮
（陕西省中医医院　马科党　供图）

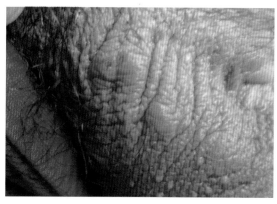

各图 5-1-3　疥疮结节
（陕西省中医医院　马科党　供图）

对于部分长期卧床、营养不良、身体虚弱、有精神障碍或免疫抑制等特殊人群，可发生一种严重的疥疮，皮损常遍及全身，传染性极强。患者可出现明显的结痂和脱屑，可累及颜面及头皮，毛发干枯脱落，指（趾）甲增厚变形，痂皮中有大量疥螨，并伴有特殊的臭味，称为结痂性疥疮，又称挪威疥。

【实验室检查】

用针尖挑破隧道达盲端，挑取针头大小灰白色小点或刮取皮损部位痂皮，置于低倍显微镜下观察，可发现疥螨或椭圆形、淡黄色的薄壳虫卵。

【诊断与鉴别诊断】

1. 诊断　本病常有较明显的接触传染史，家庭或集体生活的环境当中有类似患者；瘙痒剧烈，夜间明显；皮肤薄嫩部位出现特征性皮损，其中指间隧道和外生殖器部位结节最具特征性；若能找出疥螨，即可确诊。

2. 鉴别诊断　本病可与下列疾病进行鉴别：

（1）丘疹性荨麻疹：多见于儿童，好发于躯干及四肢部位，皮损主要表现为纺锤形红斑或风团，顶部有小丘疹或小水疱。

（2）虱病：主要表现为头皮、躯干或会阴部位皮肤瘙痒及血痂，指缝无皮疹，在发病部位可找到虱虫或虫卵。

【治疗】

（一）中医治疗

1. 分型论治　湿热蕴结证：

主症：皮疹泛发，以水疱或丘疱疹为主，壁薄渗液，浸渍糜烂，或出现脓疱，或起红丝，臀核肿痛。舌质红，苔黄腻，脉滑数。

治法：清热化湿，解毒杀虫。

方药：黄连解毒汤合四妙丸加减。痒甚者加地肤子、白鲜皮、苦参；夜寐差者加生牡蛎、首乌藤。

2. 外治法

（1）硫黄乳膏：是治疗疥疮的常用特效药物。目前临床上常用5%~20%的硫黄软膏，儿童小儿用5%，成人可用10%~20%。涂药方法：先用温水和肥皂沐浴全身后，开始涂抹药物。先涂好发部位，再涂全身。每天早、晚各1次，连续3天；第4天洗澡换衣，开水烫洗及晾晒衣物、席被，此为1疗程。一般治疗1~2个疗程，停药后观察1周左右，如无新发皮损出现，即为痊愈。

（2）中药外洗：艾叶、花椒、千里光、地肤子、明矾、苦参、大黄、藿香各30g，每天1剂，煎水待温。沐浴后，用煎煮的中药温水反复外洗全身，重点部位多洗，连续4天为1疗程，每天及时消毒衣物。观察1周，未愈者可行第2疗程治疗。

（二）西医治疗

1. 系统治疗　瘙痒剧烈，难以入睡者，可酌情口服抗组胺药对症止痒；继发感染者可系统应用抗生素。

2. 局部治疗　林旦乳膏：有较强的杀疥螨作用，但有毒性，颈部及以下部位涂擦1次，保留24小时后温水冲洗，衣物及个人卫生同使用硫黄软膏处理。疥疮结节可给予局部外用或皮损内注射糖皮质激素，必要时可冷冻或手术切除。挪威疥的患者可角质剥脱剂（40%尿素霜）去除痂皮后应用三氯苯醚菊酯霜、硫黄软膏或克罗米通霜外涂治疗。

（三）中西医结合治疗思路

本病常以外治杀虫止痒为主，一般不需内服治疗。若皮疹明显、瘙痒剧烈或伴继发感染，中医可考虑清热解毒、杀虫止痒辨证施治，西医对症口服抗组胺药或外用抗生素。

【预防与调摄】

1. 注意个人卫生，勤洗澡，勤换衣服，被褥常洗晒。

2. 发现患者及时隔离治疗，家中及集体生活中的患者应同时治疗，以杜绝传染源。患者衣物、被褥需煮沸消毒或曝晒，以杀灭疥虫及虫卵。

3. 加强卫生宣传，对公共浴池、旅馆、车船上等公用衣被应定期清洗消毒。

【临床研究进展】

有文献报道，共调查 1586 例疥疮患者，得出结论，疥疮流行与个人和公共卫生不良、防治知识缺乏、公共卫生干预空白、生物和环境因素有关。另有临床研究 52 例疥疮患者，分析患者的临床资料与临床症状，发现使用硫黄软膏进行治疗可以达到理想的治疗效果。

【医家经验与争鸣】

有医案提到，用蛇床子、地肤子、白鲜皮、硫黄、明矾、苦参、黄柏等中药煎水外洗，加外涂 15% 硫黄软膏，治疗疥疮疗效好、安全，值得临床推广。中药煎水可清热解毒、止痒、杀虫，硫黄可达到杀灭寄生虫、抑制细菌霉菌、减少皮脂分泌的作用。既可以有效地去除本病的根本原因——疥虫，还可以改善风、湿、热、虫蕴结肌肤的病理状况，使得由此产生的皮疹消退。

【参考文献】

[1] 刘涛，曾秀红，刘影，等 . 疥疮的流行因素调查 [J]. 现代预防医学，2011, 38(6): 1004-1006.

[2] 钱冬梅，沈亚萍 . 52 例疥疮患者的感染特点及临床治疗 [J]. 世界最新医学信息文摘，2016, 16(3): 154-155.

[3] 姚少莲，吴跃文 . 中药煎水外洗加硫黄软膏治疗疥疮 62 例疗效观察 [J]. 皮肤性病诊疗学杂志，2006, 13(4): 306-306.

（黄　宁）

第二节　虱　病

虱病（pediculosis）是一种由于虱虫寄生于人体后叮咬皮肤所引起的瘙痒性传染性皮肤病。皮损表现为丘疹、抓痕、血痂，常在毛发根处发现虱虫，伴剧烈瘙痒。根据虱虫寄生部位的不同，临床上又有头虱、体虱和阴虱之分。中医称为"虱疮"，《诸病源候论·头多虱生疮候》称头虱为"虱巢"，《医宗金鉴·外科心法要诀》称头阴虱为"八角虫"。

【病因及发病机制】

中医学认为本病乃起居不慎，接触虱虫，虫毒湿浊之气郁滞于毛发、肌肤所致。

现代医学认为本病因接触传染虱虫所致。其传染途径有三种：人与人的直接接触，被褥、衣帽等间接接触而传播，性接触传播。虱用口器刺入皮肤吸血时造成的机械性损伤和毒性分泌物刺激是主要的致病因素。

【临床表现】

根据虱虫寄生部位以及好发人群的不同，可有各自的临床表现。

1. 头虱病　多见于卫生条件较差的妇女和儿童，虱虫及虫卵常黏附于头皮毛发根处，尤以枕后及耳后多发。皮损多为红斑、丘疹，瘙痒剧烈，搔抓破皮后可出现渗液、结痂，甚至化脓，头发可粘结成束状，散发恶臭，继发感染时可引起近卫淋巴结肿痛。

2. 体虱病　皮损多见于躯干部，虱虫及虫卵常藏匿于内衣及被褥的褶皱当中。身体多毛者，也可在体毛上发现。皮损多为红斑、丘疹、风团，中央常有一叮咬后的出血点，由于瘙痒明显，常伴有抓痕、血痂或继发感染。病情日久，皮肤可发生苔藓样变及色素沉着。多发生于冬季。

3. 阴虱病　本病多见于成人，与性接触有关，夫妻常同患此病。主要发生于外阴部位（各图 5-2-

1），患者内裤常有较多点状污褐色血迹。虱虫可黏附于阴毛根部，偶可侵犯腋毛、睫毛、眉毛。皮损多为丘疹、抓痕、血痂，或有糜烂、流滋，自觉瘙痒难忍。过度搔抓继发感染时，可引起毛囊炎、疖及近卫淋巴结肿痛。

【实验室检查】

夹取毛发根部棕褐色附着物置于载玻片上，滴加 10% 的氢氧化钾溶液，略加热后可在显微镜下发现虱虫及虫卵。（各图 5-2-2）

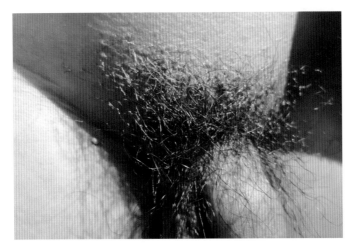

各图 5-2-1　虱病（阴虱）

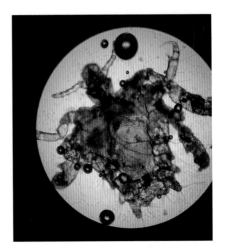

各图 5-2-2　虱　病
（内蒙古医科大学附属医院　于希军　供图）

【诊断与鉴别诊断】

1. 诊断　患者常有一定的接触或传染史（性或非性接触）；好发部位出现特征性皮损并伴有局限性瘙痒症状；肉眼或显微镜下若发现虱虫或虫卵，即可确诊。

2. 鉴别诊断　本病可与下列疾病进行鉴别：

（1）头癣：为皮肤癣菌侵犯头皮、毛发引起的慢性传染性皮肤病。头皮鳞屑通常较厚，可引起脱发。真菌镜检有助于诊断。

（2）皮肤瘙痒症：主要症状为瘙痒，无明显原发性皮肤损害。可见由于搔抓造成的抓痕、血痂等，尤传染性。

（3）疥疮：由于疥虫感染所致。发生于外阴部位常出现疥疮结节，实验室检查可发现疥虫或虫卵。

【治疗】

本病一般不需内治，以外治为主。

治疗前通常将受感染部位的毛发剃除，选用 50% 的百部酊外涂患处，每天 2 次，连续 3 天，3 天后用大量热水肥皂沐浴，换洗的衣物、被褥开水煮沸、曝晒，以杀灭虫卵。未愈者，可再治疗 1 个疗程。10% 的硫黄软膏、林旦乳膏也可应用于该病的治疗。

本病常以外治杀虫止痒为主，一般不需内服治疗。若皮疹明显、瘙痒剧烈或伴继发感染，中医可考虑清热解毒、杀虫止痒辨证施治，西医对症口服抗组胺药或外用抗生素。

【预防与调摄】

1. 加强卫生宣传，对公共浴池、旅馆、车船上等公用衣被应定期清洗消毒。

2. 注意个人卫生，在浴池、宾馆等场所自备毛巾、浴巾。

3. 发现患者及时治疗隔离，阴虱患者应夫妻同治，杜绝不洁性行为。

4. 虱病患者使用过的日常用品宜用开水烫洗、曝晒，以彻底杀灭虫卵。

【临床研究进展】

有文献提到，皮肤镜对明确虱病诊断有重要意义，而光镜和电镜观察则用于确认虫体的分类。

【医家经验与争鸣】

有医家在治疗虱病的临床经验中提到，百部酊具有抗菌、消炎、抗过敏作用，外用对人畜的头虱、体虱、阴虱及虱卵具有较强的杀灭作用。百部酊杀灭耻阴虱疗效显著，价廉易行，值得临床选用。

【参考文献】

[1] 冉玉平，冯孝伟，庄凯文，等．皮肤镜、光镜和扫描电镜确诊儿童头部阴虱病 1 例 [J]．临床皮肤科杂志，2014, 43(12): 725-727.

[2] 唐慧，王小波，唐光辉，等．中药百部酊治疗阴虱病 50 例的疗效观察 [J]．中国皮肤性病学杂志，2003, 17(2): 130.

（黄　宁）

第三节　螨虫皮炎

螨虫皮炎（mite dermatitis）又称"谷痒症""杂货痒"，是由螨叮咬引起的一种急性炎症性皮肤病。此类螨虫常栖居于谷物、稻草或草席等制品之上，人体接触后可发病。皮损表现为水肿性风团样丘疹、丘疱疹或瘀斑，中央有虫咬瘀点；重者皮疹泛发全身，伴不同程度全身症状，个别患者可发生哮喘、蛋白尿，血中嗜酸性粒细胞增高。多发于夏秋温暖潮湿季节，好发于暴露部位以及侵及衣服被覆部位。中医称为"大麦痒""身发痒""稻草痒"。

【病因及发病机制】

本病因腠理不固，毒虫叮咬，湿热毒邪乘隙袭入，蕴结肌肤所致。

现代医学认为，螨为肉眼刚能见到的微小昆虫，种类较多，广泛地存在于自然界，可栖居在动物及植物体上，我国报道引起皮炎的主要是袋形虱螨（又称蒲团虫）和革螨。袋形虱螨寄生在谷物、稻草或草席等上面，革螨多寄生在鼠和家畜身上，叮咬人后可引起皮炎。

【临床表现】

皮损分布一般较局限，重者可遍及全身，其分布因接触螨的方式而有不同，如扛草制货品后发生者，多在项部、躯干及上肢；因卧草席后发生的多在胸、背、腹部；因睡枕头而发生的则以颈部为多；自病鼠和家畜传染者可发于躯干及下肢。被螨虫叮咬后先感皮肤瘙痒，继则出现水肿性风团样丘疹、丘疱疹或瘀斑，自米粒至黄豆大小，丘疹中心可见到针头大小的瘀点，常伴有抓痕、血痂，有的因继发感染而出现脓疱。瘙痒严重时可影响睡眠。严重者可有发热、头痛、乏力等全身症状。病程 1 周左右可自行消退。本病常发生于温暖潮湿的夏、秋季节。（各图 5-3-1）

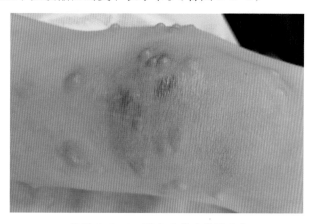

各图 5-3-1　螨虫皮炎（谷螨虫）

【诊断与鉴别诊断】

1. 诊断　螨虫皮炎多发于成年人，且多见于潮湿温暖季节，损害分布因接触螨的方式而不同，在接触物上可检出螨。

2. 鉴别诊断　本病可与下列疾病进行鉴别：

（1）丘疹性荨麻疹：多见于儿童，好发于躯干及四肢部位，皮损主要表现为纺锤形红斑或风团，顶部有小丘疹或小水疱。

（2）虱病：主要表现为头皮、躯干或会阴部位皮肤瘙痒及血痂，指缝无皮疹，在发病部位可找到虱虫或虫卵。

（3）疥疮：有较明显的接触传染史，家庭或集体生活的环境当中有类似患者；瘙痒剧烈，夜间明显；皮肤薄嫩部位出现特征性皮损，其中指间隧道和外生殖器部位结节最具特征性。

【治疗】

本病预防为首，治疗原则以药物外治为主，若皮损泛发全身、瘙痒难忍可内服祛风止痒剂或抗组胺药。

（一）中医治疗

1. 分型论治　湿毒蕴结证：

主症：躯干、四肢伸侧散在水肿性风团样丘疹、丘疱疹日久，搔抓后见血痂、脓疱、溃水；瘙痒剧烈；伴发热恶寒，头身疼痛，胸痞呕恶，舌红苔黄腻，脉滑数。

治法：清热解毒，除湿止痒。

方药：连翘败毒丸加减。痒甚者加地肤子、白鲜皮；发红渗出甚者加忍冬藤、紫草；心烦寐差者加莲子心、首乌藤。

2. 内服中成药

（1）消风止痒颗粒：适用于皮疹初起，风热虫毒袭肤。成人用法：2 袋 / 次，温水冲服，每天 3 次。

（2）连翘败毒丸：适用于皮疹日久，湿热虫毒蕴肤。成人用法：1 袋 / 次，温水冲服，每天 2 次。

3. 外治法

（1）初起红斑、丘疹、风团等皮损，可选用三黄洗剂敷洗患处。

（2）红肿痒痛剧烈者，可用季德胜蛇药片或片仔癀研末，水调敷于患处。

（3）水疱破溃红肿糜烂，可用马齿苋煎剂湿敷，再用青黛散油剂涂抹。

（二）西医治疗

症状轻者，可外涂炉甘石洗剂、2% 樟脑乙醇等，较严重者外涂糖皮质激素类药膏；瘙痒剧烈者，可口服抗组胺药；皮疹泛发、瘙痒严重者可短期口服或注射糖皮质激素；有继发感染者应及时给予抗感染。

（三）中西医结合诊疗思路

本病常以外治抗炎止痒为主，一般不需内服治疗。若皮疹明显、瘙痒剧烈或伴继发感染，中医可考虑清热解毒、除湿止痒辨证施治，西医对症口服抗组胺药或外用抗生素。

【预防与调摄】

1. 应消灭病原虫。粮仓、货栈应经常通风，保持干燥。有患鼠处应进行灭鼠。家用草席和谷草等如发现螨虫需采取日晒或喷洒杀虫剂。

2. 加强个人及职业防护，远离昆虫污染区，及时淋浴、更衣等，必要时可穿防护衣。

【临床研究进展】

有文献提到，国内共报道鸡皮刺螨侵袭人致皮炎 6 起，均与鸡、麻雀等鸟类有关。

【医家经验与争鸣】

有研究显示，硫化硒洗剂具有抑制皮脂溢出作用，能杀死毛囊蠕形螨并破坏其在皮脂中的生存环境，治疗效果好。

【参考文献】

[1] 李贵昌，程琰蕾，吴海霞，等. 鸡皮刺螨皮炎病例调查报告 [J]. 中国媒介生物学及控制杂志，2017，28(4): 373-375.

[2] 曾佳，王小波. 2.5% 硫化硒洗剂治疗毛囊蠕形螨皮炎疗效观察 [J]. 中国皮肤性病学杂志，2000，14(3): 206-207.

（黄　宁）

第四节　松毛虫皮炎

松毛虫皮炎（dendrolimus dermatitis）是接触松毛虫的毒毛或刺毛后引起的急性瘙痒性炎症性皮肤病。其特点为皮肤暴露部位出现水肿性丘疹或风团，瘙痒剧烈，皮损处可找到毒毛，好发于松林密集地区从事农、林业者。中医称为"松虫咬""蚝虫螫""松树痒""射工伤"等。《诸病源候论·蚝虫螫候》称本病为"蚝虫螫"。

【病因及发病机制】

本病因毒毛刺伤体肤，与正气相搏，浸淫肌肤所致。

现代医学认为，致病虫体表面的毒毛和刺毛，内含激肽、脂酶及其他肽类物质的毒液，当毒毛尖端刺伤皮肤，毒液释放，于数分钟至数小时内即可引起皮炎及剧痒。

【临床表现】

本病多见于夏、秋季节（6~10月），特别是天气炎热、干旱及刮风，有利于毒毛的散播，人们接触毒毛的机会更多，常成批发生。

皮损多发于颈、肩、上胸、上背、上肢屈侧等暴露部位，而腰及腹部则少见。表现为绿豆至黄豆大小的水肿性丘疹或风团，色淡红或鲜红，有的皮疹中可见一小黑点或小水疱，此即毒毛刺入之处。每个部位皮疹数个至十几个，疏散分布。如皮疹数目较多，毒毛群集，可见大片红斑风团。由于剧痒搔抓，可使水疱破溃，形成糜烂。若毒毛附着于眼睑，因揉搓进入眼内可引起结膜炎及角膜炎，不及时处理，可导致失明。自觉剧烈瘙痒。一般毒毛接触皮肤后，数小时内出现皮肤瘙痒。病程有自限性，一般1周左右。

【诊断与鉴别诊断】

1. 诊断　本病多发于夏秋季节、山区丘陵有松树地区，病前可有接触史；急性起病，皮损多发于颈、肩、上胸、上背、上肢屈侧等暴露部位，先发于接触部位，伴瘙痒剧烈；皮损中央可见针尖大小深红色或黑色小点，皮疹处检出毒毛有助于确定诊断。

2. 鉴别诊断　部分患者可累及骨和关节，有关节症状者需与类风湿引起的关节炎鉴别。

【治疗】

治疗一般以药物外治为主。

（一）中医治疗

1. 分型论治　虫毒蕴肤证：

主症：接触毒毛部位出现绿豆大小的水肿性红斑及丘疹，密集成片，少数为散在性，偶见水疱及大疱，剧烈瘙痒或有烧灼感，甚者伴发热头痛、恶心呕吐。舌红，苔薄黄，脉滑数。

治法：清热凉血，解毒祛风。

方药：凉血解毒汤加减。痒甚者加白鲜皮、苦参；心烦寐差者加莲子心、首乌藤；伴关节肿痛者加忍冬藤、羌活、当归。

2．内服中成药

（1）复方青黛胶囊：清热解毒，消斑化瘀，祛风止痒。适用于虫毒蕴肤证。

（2）连翘败毒丸：清热解毒，散风散肿。适用于皮疹日久，湿热虫毒蕴肤。成人用法：1 袋 / 次，温水冲服，每天 2 次。

3．外治法　可用季德胜蛇药片碾碎外涂患处。

（二）西医治疗

1．应尽早地用透明胶粘去皮疹上的毒毛，及时用碱性溶液或肥皂水冲洗接触部位。

2．局部外用炉甘石洗剂。

3．皮损泛发、瘙痒剧烈者，可内服抗组胺药物；全身症状明显者，可口服糖皮质激素药物；伴随关节症状者，给予抗炎镇痛等治疗。

（三）中西医结合治疗思路

本病常以外治抗炎止痒为主，一般不需内服治疗。若皮疹泛发、瘙痒剧烈或伴继发感染，中医可考虑清热凉血，解毒祛风辨证施治，西医对症口服抗组胺药或口服糖皮质激素药物并外用抗生素。

【预防与调摄】

1．松毛虫皮炎的关键主要是消灭松毛虫及幼虫。

2．发病季节注意预防皮肤接触毒毛。不要在松毛虫的树下纳凉、晒衣，在松林区工作必须穿戴防护衣帽、风镜和口罩。

3．皮损局部避免反复搔抓和热水烫洗。

【临床研究进展】

有文献报道，对 90 例松毛虫病患者跟踪调查分析表明：处理越早，病情越短，治疗越早则疗效越佳。

【医家经验与争鸣】

有医家提到，黄柏有清热燥湿、泻火解毒作用，侧柏叶有凉血止血、祛风湿、散肿毒功效，加泽兰、薄荷、大黄按比例配制，加入乙醇浸渍，其制剂外敷有活血化瘀、消肿止痛、清热解毒之功效，对松毛虫皮炎及关节疼痛具有较好疗效。

【参考文献】

[1] 欧东文，黄千军，朱锦周，等 . 松毛虫病 90 例跟踪调查分析 [J]. 皮肤病与性病，1995, 17(2): 27-29.

[2] 宁学洪，宁学玲，吴日明 . 双柏酊治疗松毛虫皮炎 76 例 [J]. 中医外治杂志，2008, 17(6): 15.

（黄　宁）

第五节　隐翅虫皮炎

隐翅虫皮炎（paederus dermatitis）是人体皮肤接触隐翅虫体内毒液引起的急性炎症性皮肤病。其皮损特点是接触部位出现点簇状、线状或片状红肿，上有密集丘疹、水疱或脓疱；自觉瘙痒、灼热、疼痛。好发于夏秋季节，多见于面颈部、四肢、躯干等暴露部位。中医称为"蠼螋疮"。

【病因及发病机制】

中医学认为本病多因起居不慎，外感蠼螋虫毒，虫毒湿热互搏，蕴郁肌肤所致。

隐翅虫属昆虫纲，鞘翅目，有很多种，其中毒隐翅虫属可引起皮炎。虫体长 0.6 ~ 0.8 cm，头黑色，胸橘黄色，有一对膜翅，附尾刺 2 个。全身披有小毛，有足 3 对。此虫栖居于草木间或石下，昼伏夜出，有向光性，夜间常围绕日光灯飞翔。若停于人体皮肤上被打破或压碎后，虫体生殖器内含有一种强碱性（pH1～2）毒素流出，触及皮肤，可于数小时到 1～2 天引起皮炎。

【临床表现】

本病多见于夏秋季节雨后闷热天气。皮损好发面部、颈部、四肢及躯干等暴露部位。主要表现为接触虫毒数小时到 1～2 天后，接触部位出现点簇状、线状或片状红斑，略水肿，上有密集丘疹、水疱或脓疱（各图 5-5-1），若发生于眼睑及外阴部位则肿胀明显；严重者可伴发热、头晕，局部臀核肿痛。自觉局部瘙痒或灼热疼痛，重者可出现剧痛。本病病程约 1 周。愈后留有暂时性色素沉着。

【组织病理】

早期病变表现为中性粒细胞性海绵体病、胞外增生和表皮网状变性。晚期病变表现为表皮内囊泡形成和表皮融合性坏死，基底上的细胞通常不受影响。可以看到分散的棘层松解细胞。电子显微镜的超微结构发现支持上表皮毒性损伤的光学显微镜检查和下表皮细胞凋亡的证据。在愈合期间，可以看到类似于在脓疱性银屑病中看到的 Kogoj 海绵状脓疱的图片。

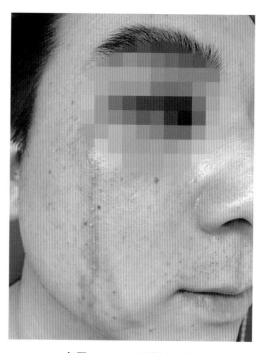

各图 5-5-1　隐翅虫皮炎
（第四军医大学西京皮肤医院　肖月园　供图）

【诊断与鉴别诊断】

1. 诊断

（1）病史：夏秋季节，有隐翅虫接触史。

（2）临床症状：皮肤暴露部位出现特征性皮损并伴有瘙痒、灼热、疼痛症状。

2. 鉴别诊断　本病可与下列疾病进行鉴别：

（1）虫咬伤：多见于儿童，好发于躯干及四肢部位，皮损主要表现为纺锤形红斑或风团，顶部有小丘疹或小水疱。

（2）急性湿疮：可发于各年龄段，皮疹对称，形态多样，红斑、丘疱疹为主，湿烂、渗液明显。

【治疗】

本病常以外治为主，一般不需内服治疗，若症状严重者，可考虑辨证治疗。

（一）中医治疗

1. 分型论治　热毒蕴肤证：

主症：面部、颈部、四肢及躯干等散在红斑，呈点簇状、线状或片状，上有密集丘疹、水疱或脓疱，瘙痒或灼热疼痛，严重者皮损红肿明显，疼痛剧烈，伴发热、头晕，局部臀核肿痛。舌质红，苔黄腻，脉滑数。

治法：清热利湿，凉血解毒。

方药：黄连解毒汤加减。皮损红肿明显者，加生地黄、牡丹皮、赤芍等；瘙痒剧烈者，加地肤子、白鲜皮、苦参等；水疱甚者，加茯苓皮、冬瓜皮、白术等；伴发热者，加生石膏、炒知母、柴胡等。

2. 内服中成药

（1）栀子金花丸：清热泻火，凉血解毒。适用于症状轻者。

（2）连翘败毒丸：清热解毒，散风消肿。适用于症状轻者。

3. 外治法

（1）三黄洗剂：清热解毒止痒。大黄、黄柏、黄芩、苦参各等份，水煎，湿敷患处，每天 3 次。

（2）复方紫草油：清热凉血，解毒止痛。紫草、忍冬藤、白芷、香油等。适量外涂患处，每天3次。

（二）西医治疗

局部治疗用清水冲洗后湿敷，可选择1:5000~1:8000高锰酸钾溶、生理盐水、0.1%依沙吖啶溶液、5%碳酸氢钠溶液等。红斑损害可选用炉甘石洗剂或糖皮质激素软膏。合并感染者可选用夫西地酸软膏、莫匹罗星软膏等。眼睑、外阴受累者可选用可的松眼药水。症状严重者可口服抗组胺药或短期服用糖皮质激素。

（三）中西医结合治疗思路

本病常以外治抗炎止痒为主，一般不需内服治疗。若皮疹明显、瘙痒剧烈或伴继发感染，中医可考虑清热利湿、凉血解毒辨证施治，西医对症可口服抗组胺药或短期服用糖皮质激素并外用抗生素或糖皮质激素药物。

【预防与调摄】

关键在于避免接触，如遇虫落在皮肤上，轻轻拨或吹去即可，不要在皮肤上拍打虫体。尽量减少昆虫接触皮肤后毒素的释放。隐翅虫有向光性，故夜间应关好纱窗，睡眠时放下蚊帐。

【临床研究进展】

实验发现，毒隐翅虫各部分碎片均可引起皮炎，如将其虫体浸泡于75%乙醇中，此乙醇也可引起皮炎，说明毒隐翅虫全身体液均有毒，以腹部毒液引起的皮炎最重。研究证实，毒隐翅虫体液涂抹皮肤后6小时出现红肿，其后炎症反应渐加重；第3~12天发展成硬块、水疱、脓疱、坏死、结痂，并伴有疼痛等症状和体征；第13天炎症渐消退；第19天痂皮脱落，但瘢痕可持续9个月。

【医家经验与争鸣】

有专家临床使用中药用五味消毒饮，药用金银花、蒲公英、野菊花、地丁、天葵子各20g，每天1剂，水煎后早晚各服1次。西药用炉甘石洗剂擦患处，每天3次。嘱患者不要挤压患处，同时忌辛辣食物等不良刺激，取得较好疗效。亦有专家应用梅花针叩刺、拔罐配合激光治疗本病，亦取得较好疗效。

【参考文献】

[1] 王增贤，沈继龙，夏秀芳，等. 隐翅虫体内毒素与皮炎关系的实验观察 [J]. 寄生虫与医学昆虫学报，2004, 11(2): 107-110.

[2] 王君松，赵子卿，赵中华. 隐翅虫皮炎的组织病理改变 [J]. 临床皮肤科杂志，1990, 3(3): 149.

[3] 任艳君. 中西医结合治疗隐翅虫皮炎108例 [J]. 实用中医药杂志，2003, 19(9): 480.

[4] 高强，程树军. 梅花针叩刺、拔罐配合激光治疗隐翅虫皮炎98例 [J]. 实用医学杂志，2007, 23(7): 1078.

（黄 宁）

第六节 皮下蝇蛆病

皮下蝇蛆病（cutaneous myiasis）是由某些蝇类的幼虫（蛆）进入皮肤，并在体内移行而引起的炎症反应。其临床表现分为疖肿型、匐行疹型两种皮肤损害。在我国的致病蝇主要是牛皮下蝇、纹皮下蝇等，多见于卫生状况差、居住条件差的农牧区。中医称为"蛆瘕""蛆痘"等。《外科证治全书·怪虫证治》称本病为"肉蛆"。

【病因及发病机制】

中医学认为，本病多因居住牧区起居不慎，外感蝇蛆虫毒，虫毒湿热互搏，蕴结肌肤所致。

现代医学研究发现，本病通常由寄生于牛、马等身上的皮下蝇属，如纹皮下蝇、牛皮下蝇和鹿皮下蝇等引起。人可偶然感染，可能系接触牛、马，由牲畜毛上的蝇卵孵化成的幼虫钻入人的皮肤而致病或成蝇直接产卵于创伤处孵化成的幼虫，即寄生于局部创伤组织内或带有蝇卵的蚊子吮吸人血时将卵带入皮肤孵化成的幼虫进入皮内。

【临床表现】

发病前可有全身不适、低热、头痛、倦怠等症状，根据皮损表现主要有两种类型。

1. 疖肿型　单个或多个皮下大小不等、深浅不一的结节或肿块，伴有疼痛和压痛。当幼虫快要钻出皮肤时，肿块逐渐增大，局部水肿加剧，皮肤表面毛孔扩张，有锥刺样的疼痛及虫蠕动感。几小时后肿块或结节表面可起黄豆大小血性水疱，疱壁薄而紧张，若刺破疱壁可以挤出被黄红色黏液包裹的幼虫，随后肿块缩小，炎症消退，中心留下一个穿凿性小孔而愈。若蝇蛆寄生的部位很深，结节需数月方能破溃。若结节不破溃，蝇蛆可在皮下潜行数厘米后又重新出现新的结节或肿块，形成假性脓肿，此型称变异性皮肤蝇蛆病疖。疖肿型皮肤蝇蛆病多发生在皮肤松弛部位，常见于眼睑、口唇、腹、腰、臀部等。

2. 匐行疹型　皮损为红色水肿性隆起，呈弯曲的带状，其一端有水疱，幼虫即隐藏在水疱之前的正常皮肤内。少数患者于蝇蛆开始钻入人体时，可发生荨麻疹样反应，伴弛张热、全身淋巴结肿大、贫血等全身反应者。

【组织病理】

皮下组织中可见虫体断面，真皮及皮下组织内有大量嗜酸性粒细胞、浆细胞及组织细胞浸润。

【诊断与鉴别诊断】

1. 诊断

（1）病史：该病好发于游牧民族人群，有牛、羊、马等接触史，3~5月份多见。

（2）临床症状：发病前可有全身不适、低热、头痛、倦怠等症状，皮肤出现游走性疼痛性肿块，伴有疼痛和压痛，可出现水疱，水疱内可挤出幼虫。若发现蝇蛆排出，诊断可确定。血中嗜酸性白细胞明显增高。部分皮肤有串痛感，夜间症状较重。

2. 鉴别诊断　本病应与血管性水肿、肺吸虫病、裂头蚴病等具有皮下组织肿块的寄生虫病鉴别。

（1）血管性水肿：是皮肤、皮下组织血管通透性增高所引起的皮肤黏膜局限性水肿。好发于皮肤疏松部位如眼、唇、舌、外阴等处，突然出现局限性肿胀，微痒或不痒，1~3日逐渐消失，同一部位反复发生等特点易于诊断。

（2）肺吸虫病：有生长在并殖吸虫病流行区或到过流行区病史，早期有腹泻、腹痛，继而咳嗽、发热、咳铁锈色痰伴胸膜腔积液，或有游走性皮下结节或包块，均应考虑肺吸虫病。实验室检查痰、粪便及各种体液内找到虫卵可确诊。

（3）裂头蚴病：裂头蚴寄生于人体引起裂头蚴病，较多见。被寄生部位可形成嗜酸性肉芽肿囊包，致使局部肿胀，甚至发生脓肿。通常根据病史及虫卵检查可鉴别。

【治疗】

（一）中医治疗

1. 分型论治　虫毒蕴结证：

主症：局部红肿焮痛，时起时消，虫毒集聚，形成结节，游走性疼痛性肿块，伴压痛，略痒，严重者形成溃疡，水疱含黄红色黏液，皮损处可挤出幼虫。伴低热，头身痛，倦怠。舌质红，苔薄黄，脉弦数。

治法：清热解毒，消肿溃坚，活血止痛。

方药：仙方活命饮或五味消毒饮加减。瘙痒剧烈者，加地肤子、乌梢蛇等；水疱甚者，加茯苓皮、冬瓜皮、白术等；疖肿日久不消者，可用托里消毒散加减治疗。

2. 外治

（1）芫花洗方：用软毛巾蘸汤濕洗，或汤洗后加热水浸浴。清热解毒，杀虫止痒。

（2）复方马齿苋洗剂：用法同上，清热解毒，祛湿止痒。

（二）西医治疗

1. 局部治疗　在皮损表面涂抹蜂蜜引诱幼虫爬出或挤压肿块促使幼虫排出，也可采用冲洗、手术、镊子夹出等方法取出虫体。浅表部位亦可采用液氮冷冻杀死幼虫。待虫卵排出后用氯仿植物油冲洗肿块的内腔和溃疡创面。

2. 系统治疗　瘙痒明显者，可给予口服抗组胺类药物控制症状，可试用丙硫咪唑，一般多用 20～30 mg/（kg·d），连续服用 12 天为 1 个疗程；或氯喹 0.25 g，每天 2 次，共服 2～3 周；或乙胺嗪 0.2 g，每天 3 次，14 天为 1 个疗程，有继发感染者酌用抗生素。

（三）中西医结合治疗思路

本病治疗以杀虫止痒为主要治法。对症处理，将幼虫将穿出皮肤时，可用镊子取出。蝇蛆排尽后可自愈。一般不需内服药物，如严重者可内外合治。

【临床研究进展】

通过研究分析，皮下蝇蛆病地区分布广泛，遍及全国西北、东北和西南地区，以及内蒙古、河南、山西、山东、浙江、湖北、广东和广西等省（自治区）；同时常见的皮下蝇蛆病可继发脏器病变，侵犯心脏、心包、肺、胸膜、胃肠和大脑等，有时很难诊断；若患者长期不明发热，皮下游走性包块伴疼痛，嗜酸粒细胞增高，就应考虑皮下蝇蛆病的可能性。

【医家经验与争鸣】

李博鑑认为本病因皮肤不洁，复受蝇虫叮咬，毒秽自外内袭；或皮肤创口不洁，蝇虫产卵于疮上，孵化成蛆而致病。治疗以清热解毒、杀虫祛邪或清热利湿、祛邪杀虫，方选化毒汤或龙胆泻肝汤加减。

【预防与调摄】

牧区应大力灭蝇，搞好牲畜环境卫生。牧民和饲养员应勤洗澡，勤换衣，使蝇卵不能在体表停留、孵化。定期组织体检，普及卫生知识。

【参考文献】

[1] 蒋次鹏，薛纯良.1995—2002 年我国 107 例人体蝇蛆病综合分析 [J]. 中国寄生虫学与寄生虫病杂志，2003, 21(01): 55-56.

[2] 李博鑑. 皮科证治概要 [M]. 北京：人民卫生出版社，2001.

（黄　宁）

第七节　利什曼病

利什曼病（leishmaniasis）是由利什曼原虫引起的在节肢动物和哺乳动物之间传播的具有皮肤、黏膜和内脏等损害的一组疾病。该病常由白蛉叮咬引起，其特点是皮损多为丘疹、结节、斑块或伴有鳞屑、溃疡，鼻咽部黏膜损害，可引起言语和进食困难、咽喉阻塞，内脏受累可出现恶寒、发热、臀核肿大、食欲下降、进行性消瘦、鼻衄、齿龈出血等全身症状，此时皮肤常出现色素沉着，故又被称为"黑热病"。1968 年，该病在我国已基本被消灭，近年来新疆、内蒙古、甘肃、四川、陕西某些地区有散在流行。中国古代文献中未见本病相关记载。

【病因及发病机制】

利什曼原虫侵入人体，外伤于肌肤，内伤于脏腑。利什曼原虫是细胞内寄生原虫，一生需要两个宿主。它有两种不同形态，即无鞭毛体和前鞭毛体。其传播需要节肢动物白蛉和哺乳动物宿主，传染源主要为该病患者、带虫者及病犬。不同流行地区有不同种类的利什曼原虫，其感染人体后引起的病理过程及临床表现也不尽相同。

【临床表现】

利什曼病的皮损形态常与感染利什曼原虫的种类有关，可表现为大小不等的红色丘疹、结节、斑块或伴有鳞屑，部分皮损破溃形成溃疡。口唇、鼻腔、咽喉等黏膜部位受累破溃形成瘢痕可致器官损毁，引起言语障碍、进食困难和咽喉阻塞。内脏利什曼病有恶寒、发热、淋巴结肿大、肝脾肿大、粒细胞缺乏、贫血、血小板减少、鼻和牙龈出血、紫癜、食欲下降、体重减轻等表现，皮肤可出现斑片状色素沉着或肉芽肿样结节，或呈丘疹状，集中于面、颈部位，密集融合成较大斑块，状如"狮面"。

【诊断与鉴别诊断】

1. 诊断　根据病史、流行区域、临床上皮肤、黏膜及内脏损害等特点，结合组织病理、涂片及培养找到利什曼原虫即可确诊。

2. 鉴别诊断　本病可与下列疾病进行鉴别：

（1）梅毒：是由梅毒螺旋体引起的一种慢性传染性疾病。一期梅毒主要为硬下疳和硬化性淋巴结炎表现；二期梅毒皮肤可见以红斑、丘疹、斑块、结节、溃疡等为主要表现的梅毒疹、扁平湿疣、黏膜损害等；三期梅毒皮肤可见结节性梅毒疹、梅毒性树胶肿。二期梅毒和三期梅毒还有眼、骨、心血管、神经系统等相关损害。梅毒血清学试验有助于明确诊断。

（2）寻常性狼疮：是由结核分枝杆菌侵犯皮肤引起的慢性感染性皮肤病，好发于面部、臀部等部位，表现为粟粒至豌豆大小褐色结节，可相互融合，有浸润感，质地柔软，可用探针刺入，玻片压后呈苹果酱色。结核菌纯蛋白衍生物（PPD）试验多呈强阳性。

（3）孢子丝菌病：是由申克孢子丝菌所引起的皮肤、皮下组织及邻近淋巴系统的慢性感染性疾病，入侵部位产生皮下结节或暗红色浸润性斑块，表面可呈轻度疣状增生，轻压有少许分泌物，部分沿淋巴管呈串状排列，不及时治疗可出现破溃。脓液或组织培养有孢子丝菌生长。

【实验室检查】

在皮肤、黏膜损害处取少许组织液或刮取少许组织，取肿大淋巴结、肝、脾及骨髓穿刺液或血液直接涂片，用姬姆萨染色，可见到细胞内和细胞外有典型形态的利什曼原虫，含有两个染色结构即核与副基体，有确诊意义。另外，通过培养可见运动活泼的前鞭毛体亦判定阳性结果。

【组织病理】

真皮内弥漫淋巴细胞、中性粒细胞、浆细胞、组织细胞、多核巨细胞浸润。部分区域形成小脓肿、坏死。组织细胞可形成结核样肉芽肿。在组织细胞内可见许多利什曼原虫，无被膜，含有一个核和一个副核。

【治疗】

（一）中医治疗

本病初期常采用西医锑剂治疗。若感邪日久，邪陷于阴，耗伤气血致面色苍白，神疲乏力，气短懒言，形体消瘦，舌淡苔薄白，脉细弱等，治以益气养血，可予八珍汤加减。若邪阻日久，脾胃失司，运化无权，痰湿瘀阻致结节形成，皮损融合，难以消退，肝脾肿大，舌暗苔黄腻，脉弦涩等，治以除湿化痰，活血散结，可予二陈汤合桃红四物汤加减。

（二）西医治疗

1. 局部治疗　皮损可用 15% 巴龙霉素软膏外涂。

2. 系统治疗　锑剂治疗可选用葡萄糖酸锑钠或斯锑黑克，非锑剂治疗可选用喷他脒。另外米替福新和伊曲康唑对治疗该病亦有一定疗效。

3. 物理治疗　局限性损害可采用液氮冷冻、激光烧灼或外科手术切除。

（三）中西医结合治疗思路

本病治疗初期常采用西药锑剂治疗。患病日久，可内服中药以益气养血、除湿化痰、活血散结为主，同时配以局部治疗、物理治疗等方法对症处理。

【预防与调摄】

1. 积极消杀白蛉及动物宿主。

2. 进入疫区注意防护，采用纱门、纱窗、蚊帐等防止白蛉侵袭。外出作业时，皮肤裸露部位涂抹驱避剂。

【临床研究进展】

研究表明，抗真菌药物也可作为利什曼病的治疗药物，其主要作用机制是干扰利什曼原虫细胞膜麦角固醇生物的合成，虽然利什曼原虫不是真菌，但其胞膜上有高含量麦角固醇，其前鞭毛体的固醇合成与真菌相似，故针对真菌细胞膜的抗真菌药物如两性霉素 B、伊曲康唑、氟康唑和特比萘芬对利什曼病治疗有效。两性霉素 B 对锑剂治疗无效或不耐受患者以及黏膜型利什曼病患者可作为首选药物；唑类抗真菌药物抗利什曼原虫的作用较抗真菌作用弱，但能呈剂量依赖性；特比萘芬对皮肤利什曼病具有一定疗效，但需要大样本治疗病例来证实其详细机制。

【医家经验与争鸣】

有文献报道，应用消黑散治疗黑热病后仍有贫血、血小板减少、白蛋白球蛋白比例倒置、肝脾肿大等遗留症状的患者收到较好疗效。消黑散药物组成包括黄芪、党参、焦白术、枳壳、橘红、当归、阿胶、香附、地龙、鳖甲、牡蛎、藕节、丹参、神曲。在此方中，当归补血汤补气养血；白术、党参、神曲健脾益气开胃；阿胶养血；橘红、枳壳、香附行气化痰；藕节凉血止血兼能化瘀；丹参、地龙活血化瘀；鳖甲、牡蛎软坚散结。诸药合用，共奏补气养血、活血化痰、软坚散结之功。

【参考文献】

[1] 曲卉，李若瑜，余进，等. 抗真菌药物在皮肤黏膜利什曼病治疗中的应用 [J]. 实用皮肤病学杂志，2015, 8(2): 115-118.

[2] 李春，李艳，冯旭，等. 消黑散治疗黑热病遗留症 20 例 [J]. 中医研究，2009, 22(4): 40-41.

（李咏梅）

第八节　蜱叮咬

蜱叮咬（tick bite）是硬蜱或软蜱叮咬人体后所引发的疾病。其特点是皮损为中心有虫咬痕迹的红斑，重者可引起皮肤明显红肿或水疱，转为慢性者可见皮肤结节或溃疡。部分患者被蜱叮咬后还会出现畏寒、发热、头痛、恶心等全身症状。中国古代文献中未见本病相关记载。

【病因及发病机制】

蜱叮咬人体后，毒邪侵入，外伤于肌肤，内伤于脏腑。蜱为人、家畜及野生动物的体外寄生虫，无论幼虫、稚虫、成虫均能吸血，吸血的时间长短不一，短则几分钟，长则数日。蜱在吸血时会将螯肢和口下板同时刺入宿主皮内，口器可牢牢固定于宿主皮肤上，如果强行拔除，易将假头断折于皮肤内。蜱在吸血的同时还会将分泌的性质不明抗凝剂和毒素注入皮肤内，对人体造成更大伤害。

【临床表现】

蜱叮咬后皮肤局部可出现红斑、瘀点、水疱、结节和溃疡，部分结节持续数月或数年，可有疼痛，或自觉瘙痒。蜱叮咬后还可将唾液中的毒素注入人体导致神经上行性麻痹，称为"蜱瘫痪症"，亦可引起畏寒、发热、头痛、腹痛、恶心、呕吐等全身症状，称为"蜱咬热"。（各图 5-8-1，各图 5-8-2）

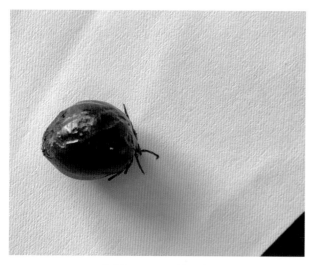

各图 5-8-1　蜱　虫

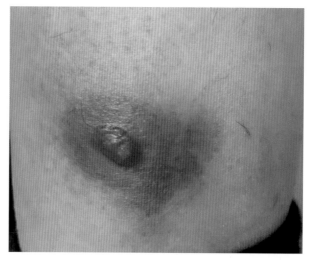

各图 5-8-2　蜱咬伤

【诊断与鉴别诊断】

具有蜱叮咬史，体表通常可发现虫体，局部出现红斑、瘀点、水疱等皮损或有畏寒、发热、恶心、呕吐等全身症状。有时需要与其他昆虫叮咬类疾病相鉴别。

【治疗】

（一）中医治疗

一般不需内治，以外治为主。发现蜱叮咬后不可强行拔拉虫体，以免撕伤皮肤或将其口器折断在体内，可用松节油或旱烟油涂于蜱头部或在蜱旁点燃蚊香，促使其松口，或应用凡士林、甘油厚涂蜱头部，使其窒息，然后用镊子将其轻轻拔出，局部伤口采用玉露散金银花露水调外敷。

（二）西医治疗

1. 局部治疗　伤口周围可用 2% 利多卡因局部封闭，或用 2000 U 胰蛋白酶加 100 mL 生理盐水湿敷。

2. 系统治疗　如出现全身中毒症状可给予抗组胺药或糖皮质激素，出现蜱麻痹或蜱咬热要及时抢救。

【预防及调摄】

1. 喷洒杀虫剂消灭家畜体表及畜棚内的蜱，清除蜱的滋生环境。

2. 进入林区或野外作业时，要穿着长衣、长裤，扎紧袖口、裤腿，以避免被蜱咬伤。

【临床研究进展】

据文献报道，在我国人居环境周边以长角血蜱较为常见，牛、羊是监测宿主中的优势宿主动物，农村外环境是蜱的优势生境。近年来，寄生蜱指数全年呈三峰曲线，游离蜱密度呈双峰曲线，城镇宠物犬的蜱指数逐渐升高，提示应加强对农村家养动物及其活动环境早春和年中的蜱类防治。另外，城市宠物染蜱的情况也不容忽视。

【医家经验与争鸣】

研究表明，摘除蜱的方法有很多，如向蜱体表滴碘酊、乙醇或乙醚，用煤油、氯仿、松节油、醋或旱烟油等涂于蜱的头部，或用火烫和蚊香熏炙，使其自行脱落；用凡士林、色拉油、甘油厚涂蜱头部，使其窒息，然后用镊子将其轻轻拔出；或用小镊子夹住近口部，尽量靠近皮肤，向上向前轻轻提取，缓慢用力，避免将其拔断；也可用一根细针插入蜱和皮肤之间轻轻翘起；如叮咬时间较长，蜱不易取出时，可到医院手术摘除。

【参考文献】

[1] 吴海霞，刘小波，岳玉娟，等 . 2018 年全国蜱类监测报告 [J]. 中国媒介生物学及控制杂志，2019，30(2): 146-150.

[2] 宋春玲，刘宇婷，黄雪玲，等. 叮咬蜱的摘除方法 [J]. 寄生虫与医学昆虫学报，2017, 24(1): 56-59.

（李咏梅）

第九节　蜂螫伤

蜂螫伤（bee sting）是一种由蜜蜂、黄蜂、大黄蜂、蚁蜂、土蜂等蜂类尾部毒刺刺伤人体所引起的疾病。其特点是皮损常见于暴露部位，刺伤后立即出现灼痒及刺痛感，皮损常表现为出血性瘀点、丘疱疹、风团、大面积红肿等，严重者可出现发热、头痛、呕吐及四肢麻木，甚至昏迷、抽搐、休克及死亡。中医将本病称为"蜂蜇伤"。

【病因及发病机制】

蜂刺螫入人体后，蜂毒侵入，外伤于肌肤，内伤于脏腑。蜂的种类不同，其毒汁的成分也不一样。蜜蜂的毒汁包括大分泌腺分泌的酸性毒汁和小分泌腺分泌的碱性毒汁，此外毒汁中还包含组胺。黄蜂的毒汁毒性更强，除含有组胺外，还含有 5- 羟色胺、胆碱酯酶、缓激肽、玻璃酸钠和蚁酸，故可产生非常严重全身变态反应。

【临床表现】

蜂螫伤常发生在颜面、手背等暴露部位，皮肤被螫伤后会立即出现灼痒及刺痛感，轻者出现中心有瘀点的红斑、丘疱疹或风团，重者皮肤出现大片潮红、肿胀、大疱甚至坏死。如发生在颜面，口唇、眼睑可出现明显水肿。病情严重者除具有局部症状外还会出现不同程度的全身症状，如畏寒、发热、头痛、头晕、恶心、呕吐、抽搐、四肢麻木等，甚至出现昏迷、休克及死亡。（各图 5-9-1 ）

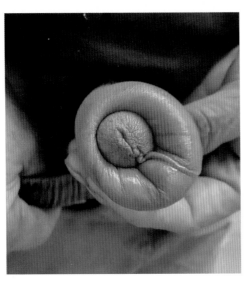 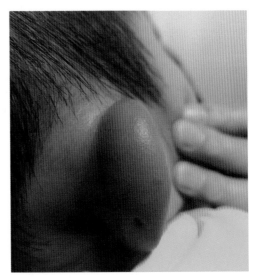

各图 5-9-1　蜂蜇伤
（福建中医药大学附属第二人民医院　黄宁　供图）

【诊断与鉴别诊断】

根据蜂螫史，皮肤突然出现灼痒、刺痛，并有红斑、丘疹、风团、水疱及明显肿胀等皮损表现，严重者有畏寒、发热、恶心、呕吐甚至昏迷、休克等全身症状。有时需要与其他昆虫叮咬类疾病相鉴别。

【治疗】

（一）中医治疗

1. 分型论治　风火热毒证：

主症：蜂螫伤处出现中心有瘀点的红斑、丘疱疹，严重者伤处潮红、肿胀，或有大疱形成，痒痛不适，有灼热感。舌质红，苔黄，脉滑数。

治法：清热解毒。

方药：黄连解毒汤合五味消毒饮加减。

2. 内服中成药　季德胜蛇药片：清热解毒，消肿止痛。用于毒蛇、毒虫咬伤。

3. 外治法

（1）被蜂螫伤后，应立即拔出蜂刺，并用火罐拔出毒汁。

（2）季德胜蛇药片开水化开调成稀糊状涂于皮损部位。

（3）玉露散金银花露水调外敷，或应用新鲜的野菊花叶、夏枯草、马齿苋捣烂外敷。

（二）西医治疗

1. 局部治疗　局部可外涂 3%～10% 氨水或 5%～10% 碳酸氢钠溶液，并用醋酸铝溶液湿敷。红肿疼痛明显者，皮损部位可注射 1%～2% 普鲁卡因。

2. 系统治疗　有休克等严重全身反应者应立即抢救，1:1000 肾上腺素 0.3～0.5 mL 皮下注射，氢化可的松 100～200 mg 静脉滴注。

【预防与调摄】

1. 教育儿童不要玩弄蜂巢，不要在蜂场附近玩耍及跑动。

2. 养蜂人工作时要穿好长衣、长裤，戴面罩、手套、披肩等，以免被蜂螫伤。

3. 如被蜂螫伤后，忌用手搔抓和热水烫洗。

【临床研究进展】

蜂螫伤后损伤的程度和出现的症状并不相同，有些病情严重患者甚至出现多器官功能障碍而发生死亡。目前国内蜂螫伤的治疗主要是对症处理，轻症可采用蛇药等中药治疗，重症并发多器官功能衰竭患者需进入重症监护病房综合治疗。蜂毒免疫治疗是将混合蜂毒液提取物进行人体定期肌内注射，逐渐加大剂量，通过免疫应答反应，使人体产生对蜂毒的耐受性。该疗法在国外是治疗蜂螫伤的常规策略，对于预防再次被蜂螫伤的过敏反应和全身症状具有明显疗效，但在我国并未普及。

【医家经验与争鸣】

有医案报道，采用常规抗过敏加用患处刺血拔罐，并外用金黄如意膏封包治疗轻症蜂螫伤可收到较好效果。主要原理是人体被蜂螫后局部会发生相应的气血阻滞，在蜂螫部位采用刺血拔罐疗法，气血的阻滞会随之解除，可达到清热解毒、活血化瘀的作用。现代研究表明，通过针刺局部放血的良性刺激，可调节人体神经递质的释放，达到解毒镇痛的作用。金黄如意膏是由金黄如意散加入蜂蜜、麻油等介质调制而成，具有清热解毒、散瘀化结、消肿止痛的作用，故配以金黄如意膏封包可达到更为理想的治疗效果。

【参考文献】

[1] 赵燕, 张帆, 曹灵红. 蜂螫伤蜂毒免疫治疗的研究进展 [J]. 医学综述, 2016, 22(13): 2582-2585.

[2] 杨森林, 肖雪. 蜂螫伤诱导机体免疫反应的研究进展 [J]. 遵义医学院学报, 2018, 41(2): 244-248.

[3] 李利, 李宗超. 刺血拔罐配合金黄如意膏封包治疗轻症蜂螫伤疗效观察 [J]. 中国中医急症, 2019, 28(1): 134-135.

（李咏梅）

第十节　蚁螫伤

蚁螫伤（ant sting）是一种因被蚁类螫咬，毒液进入人体所引起的疾病。其特点是皮损表现为红斑、丘疹，皮损中心有瘀点，疼痛不适，严重者可发生水疱并有头晕、心慌等表现。

【病因及发病机制】

蚁螫咬人体，蚁毒侵入肌肤。大部分蚁对人无伤害，仅少数蚁可螫人、咬人，如兵蚁、红火蚁。刺螫型的蚁是蚁尾有毒刺和体内的毒腺相通，螫人时能将毒刺刺入皮肤并释放毒汁。刺咬型的蚁体尾无毒刺，是通过头部咀嚼器将毒液注入伤口，其唾液也有一定毒性，故被咬伤时皮肤也有疼痛感。

【临床表现】

蚁螫后可出现明显的瘙痒及灼痛感，局部皮肤可见红斑、丘疹或风团样丘疹，中心有螫咬痕迹或瘀点，有时会形成水疱，严重者除引起皮肤大面积皮损外，还会出现头晕、心慌等全身症状。

【诊断与鉴别诊断】

根据蚁螫史，局部出现瘙痒、疼痛及红斑、丘疹、水疱等皮损，一般不难诊断。有时需要与其他昆虫叮咬类疾病相鉴别。

【治疗】

（一）中医治疗

一般不需内治，以外治为主。可用季德胜蛇药片开水化开调成稀糊状涂于皮损部位，或玉露散金银花露水调外敷。

（二）西医治疗

局部可涂 3%～10% 氨水或 5%～10% 碳酸氢钠溶液，亦可用醋酸铝溶液湿敷。

【预防与调摄】

1. 教育儿童不要玩弄蚁类。

2. 在蚁类较多的环境中工作时可提前进行消杀，并着长衣长裤，做好防护。

【临床研究进展】

研究表明，红火蚁是造成我国蚁螫伤的主要蚁种，分布于我国东部长江与黄河中下游省份，可主动入侵住房、学校、草坪、农田，与人接触的机会较大。当被激惹后，红火蚁会群起主动攻击，对人民群众的人身安全构成严重威胁。红火蚁的毒液成分主要是一种名为 Solenamime 的哌啶类生物碱毒素，该毒素可促使肥大细胞释放组胺和血管活性胺类物质，致局部组织发生坏死、溶血，造成螫伤部位疼痛和脓疱性皮肤改变，一般不会引起过敏反应；另一种毒性成分为水溶性小分子蛋白，具有抗原性，是造成过敏反应的主要原因，常使患者发生 I 型超敏反应。

【医家经验与争鸣】

被红火蚁螫伤后的患者一般选用抗组胺及类固醇等药物治疗，局部伤口清洗消毒后可冰敷包扎，如病变部位感染应选用抗生素，严重过敏性休克则需选用肾上腺素及大剂量糖皮质激素治疗。

【参考文献】

[1] 李天星，蔡婷婷. 入侵红火蚁螫伤治疗方法的探讨 [J]. 临床皮肤科杂志，2019, 48(4): 210-212.

[2] 杨新球，谭文立，李玉霞. 63 例入侵红火蚁螫伤的临床分析 [J]. 中国医药指南，2012, 10(10): 20-21.

（李咏梅）

第十一节　蝎螫伤

蝎螫伤（scorpion sting）是一种因被蝎子尾部毒钩刺伤，毒液进入人体所引起的疾病。其特点是皮肤大片红斑、肿胀，或可出现水疱、坏死，痒痛不适并伴有灼热感，局部臖核肿大，或伴有红丝疔，严重者可出现恶寒、发热、恶心、呕吐，甚至因呼吸困难而造成死亡。中医将本病称为"蝎蜇伤"。

【病因及发病机制】

蝎子刺螫人体后，蝎毒侵入，外伤于肌肤，内伤于脏腑。蝎子尾部有呈钩爪状的刺螫器，与腹部背侧的毒腺相通。毒腺内含有强酸性毒液，为神经性毒素、溶血性毒素及抗凝毒素等。如人被刺伤，这些毒素可注入人体，引起皮炎和中毒症状。

【临床表现】

蝎螫伤后局部剧烈疼痛及灼热感，随即伤口处发生明显红肿、瘀斑或水疱，严重者可出现皮肤坏死，附近淋巴结或淋巴管发炎，或伴有恶寒、发热、恶心、呕吐、头痛、头晕、心悸、气急等全身症状，病情严重者可发生休克甚至死亡。

【诊断与鉴别诊断】

在阴暗潮湿场所或夜间皮肤突然被毒虫咬伤感到剧烈疼痛，皮肤上出现明显红肿、瘀斑、水疱或出现全身中毒症状时要考虑蝎螫伤的可能。有时需要与其他昆虫叮咬类疾病相鉴别。

【治疗】

（一）中医治疗

1. 分型论治

（1）虫毒袭肤证：

主症：局部皮肤红赤肿胀，或有瘀斑、水疱，灼热疼痛。舌质红，苔薄，脉弦数。

治法：清热解毒，缓急止痛。

方药：黄连解毒汤合五味消毒饮加减。

（2）毒入脏腑证：

主症：恶寒，发热，头痛，头晕，恶心，呕吐，心悸，气急。舌质红，苔黄或少，脉滑数。

治法：清热解毒，调理气机。

方药：白虎汤加减。

2. 内服中成药　季德胜蛇药片：清热解毒，消肿止痛。适用于虫毒袭肤，毒入脏腑证。

3. 外治法

（1）被蝎螫伤后，应尽快在伤口近心端扎紧橡皮带，防止毒素扩散。

（2）用火罐将毒液尽量吸出，必要时扩创。

（3）梅花点舌丹研末，茶水调敷。还可用鲜马齿苋或大青叶捣烂外敷。

（二）西医治疗

1. 局部治疗　伤口用 1∶5000 高锰酸钾溶液冲洗，5% 小苏打溶液湿敷，5%～10% 氨水调碱粉涂于患处中和酸性毒汁。疼痛剧烈者，可用 1% 盐酸吐根碱水溶液，或 2% 利多卡因，或 1% 普鲁卡因伤口周围注射缓解疼痛。

2. 系统治疗：如出现中毒症状要及时进行抢救，给予阿托品、肾上腺素及糖皮质激素等肌内注射或静脉滴注。

【预防与调摄】

1. 搞好环境卫生，保持室内通风干燥。

2. 在山区树林工作人员应穿着长衣、长裤，扎紧袖口、裤腿，戴帽子、口罩，并携带急救药品。

【临床研究进展】

文献报道，蝎螫伤可导致致命后果，尤其是在北美地区，国内也有蝎毒导致肾功能不全的病例，所以应当重视其伤害的发生。蝎毒能使细胞膜钠离子通道开放，使内源性儿茶酚胺类物质大量释放入血，短时间内刺激副交感和长时间刺激交感神经反应，其致病性和致命性是由于急性难治性肺水肿、心源性休克和多脏器衰竭。同时，蝎毒还可引起一系列炎症反应，可引起溶血性血尿，皮肤溃疡和感染，胰腺功能异常，失代偿性休克，出血或缺血性脑卒中。

【医家经验与争鸣】

有报道称，六神丸由牛黄、麝香、蟾酥、冰片、珍珠等药物组成，具有较强的清热解毒、消肿止痛等功效，用于治疗蜂螫伤、蝎螫伤效果较好，取六神丸 10 粒，以少许凉开水溶化、调匀后外敷患处，每天 1~2 次，一般用药 2~3 天即可。

【参考文献】

[1] 门保忠，赵晓东，苏琴，等. 北京地区蝎螫伤的流行病学特点及中西医结合急诊处置 [J]. 中国医药科学，2014, 4(21): 49-51, 60.
[2] 张建霞，王向阳. 六神丸治疗蜂蝎螫伤 [J]. 中国民间疗法，2003, 11(4): 46.

（李咏梅）

第十二节　水蛭咬伤

水蛭咬伤（leech bite）是一种因水蛭吸附于人体皮肤吸血所引起的疾病。其特点是咬伤常发生在下肢浸水部位，伤处微肿，流血不止，如流血过多可有面色苍白、头晕等症状。中医常将本病称为"蚂蟥咬伤"。

【病因及发病机制】

水蛭叮咬后，毒素侵入，伤于肌肤血络，血液外溢，可致血虚。水蛭有两个吸盘，吸附能力较强。前吸盘内的口有 3 个腭，腭的脊上有尖细的牙齿，可将皮肤咬成一个三角形的伤口吸血，并将分泌的水蛭素注入体内，水蛭素具有抗凝和扩血管作用，因此可使伤口流血不止并产生皮疹。

【临床表现】

水蛭咬伤多见于小腿、足背及其他浸水部位，水蛭可吸附于皮肤之上，吸食血液，取掉水蛭后伤口会流血不止。初咬时一般不觉疼痛或仅有痒感，水蛭离去或取掉水蛭时感到疼痛，咬伤后的部位呈三角形伤口，周围可见红斑、风团、水疱甚至坏死，偶可出现全身反应或过敏性休克。水蛭进入阴道、子宫可引起阴道出血，进入尿道、膀胱可引起血尿，进入鼻腔可引起鼻衄、流涕等症状。

【诊断与鉴别诊断】

下水后，浸水部位皮肤出现瘙痒或疼痛、出血，常可发现水蛭吸附于皮肤之上吸血，故诊断不难。必要时与其他水生生物所致疾病相鉴别。

【治疗】

（一）中医治疗

1. 分型论治　一般不需内治。如失血较多出现头晕，乏力，面色苍白，心悸，舌淡，脉细等血虚症状时，治以益气补血解毒，可用八珍汤加减。

2. 外治法

（1）水蛭吸附在皮肤上时，切不可用手强拉。用手掌或鞋底拍击虫体，水蛭会自行脱落，或用指甲轻拉其身体再用火烧其尾部使其脱落。

（2）水蛭脱落后，先用手指按住伤口1~2分钟，盐水清洗伤口，敷以云南白药，再用清洁纱布包扎。

（3）若水蛭进入阴道、尿道、鼻腔等部位，可在局部涂抹蜂蜜或香油，水蛭会自行退出。

（二）西医治疗

水蛭咬伤部位可外用抗生素，防止继发感染。

【预防与调摄】

1. 加强卫生宣传教育，不在池塘洗澡或游泳。

2. 在池塘劳作时，下水前皮肤可涂肥皂水、凡士林或防蚊油，避免水蛭叮咬。

3. 定期应用碱性肥料或杀虫剂杀灭池塘或水田中水蛭及虫卵。

【临床研究进展】

水蛭咬伤幼女阴道在我国南方水乡地区时有发生，水蛭会经过阴道口进入并贴于阴道壁，引起阴道流血。治疗上可通过导尿管向阴道内缓慢滴入100~200 mL纯蜂蜜，再将0.2~0.5 mg肾上腺素加入250~500 mL生理盐水中缓慢滴入，每天1次，止血时停药，治疗过程注意无菌操作，动作要轻柔，避免损伤处女膜。蜂蜜具有某些酶类有机化合物，能破坏水蛭的蛋白质及毒素，从而达到杀灭水蛭和解毒的作用。另外，蜂蜜对创面有收敛、营养作用，能促进伤口愈合。肾上腺素主要作用于小动脉及毛细管前括约肌的肾上腺素受体，促进血管收缩，从而减少出血。而皮肤黏膜血管的肾上腺素受体密度高，故以皮肤黏膜血管收缩强烈，止血效果佳。

【医家经验与争鸣】

有报道称，治疗幼女阴道水蛭咬伤可应用新鲜墨旱莲的茎、叶，用凉水洗净，捣碎绞汁，取汁浸湿无菌纱条，轻轻塞入阴道内，留小部分于阴道口，24小时后取出。经观察填塞治疗5~10分钟后阴道出血停止，患者无自觉不适，24小时取出纱布，观察2~5天无再出血现象，亦无处女膜裂伤或感染等并发症发生。

【参考文献】

[1] 吴玉花. 水蛭咬伤幼女阴道诊疗体会 [J]. 海南医学, 2006, 17(3): 86.

[2] 黄少金. 墨旱莲治疗幼女阴道水蛭咬伤出血 37 例分析 [J]. 海南医学, 2001, 12(8): 64, 48.

（李咏梅）

第十三节　蜈蚣螫伤

蜈蚣螫伤（centipede sting）是一种生物性损伤，为蜈蚣的两前足之毒爪刺入人体皮肤时放出毒液而引起的皮肤炎症反应，以咬伤处红肿、灼热、剧痛、刺痒感，伴不同程度的全身症状为临床特征。中医学称本病为"蜈蚣蜇伤"。

【病因及发病机制】

《外科启玄》记载："凡人被蜈蚣叮咬，其痛切骨或浑身麻木"。中医将蜈蚣咬伤释放的毒素称为外来虫毒，辨证为"风毒""火毒"和"风火毒"，一般以火毒为主；火者生风动血，耗伤津液。风毒偏盛，每多化火；火毒炽盛，极易生风，风火相煽，则邪毒鸱张，必客于营血，内攻脏腑，导致严重的全身性中毒症状。

现代医学认为蜈蚣毒液呈酸性，含有类似蜂毒的成分，即组胺样物质和溶血蛋白质，此外尚含有酪氨酸、蚁酸、脂肪油、胆固醇等。蜈蚣螫伤后伤口局部出现红肿、疼痛、淋巴管炎、组织坏死，严重者可发生横纹肌溶解甚至急性肾衰竭。全身症状可有发热、头晕、头痛、恶心、呕吐、呼吸障碍、全身麻木、痉挛、谵语，甚至发生昏迷；偶有过敏性休克，严重者可致死亡。

【临床表现】

被蜈蚣咬伤后皮肤上出现两个瘀点，周围皮肤红肿，有灼热，剧痛及刺痒感，常继发淋巴结及淋巴管炎。被大蜈蚣咬伤，由于毒液较多，除局部发生红肿外，还可发生局部组织坏死，并出现发热、恶心、呕吐、头晕、头痛、心悸、谵语及抽搐等全身中毒症状。有因蜈蚣螫伤而引起儿童死亡的报道。

【诊断与鉴别诊断】

1. 诊断

（1）有蜈蚣螫伤史。

（2）刺咬处皮肤上出现瘀点，周围皮肤红肿。

（3）自觉剧痛、刺痒及灼热感。

2. 鉴别诊断　本病可与毒蜘蛛咬伤鉴别：毒蜘蛛咬伤呈剧烈性疼痛，患者常因疼痛坐立不安，其痛的特点是先由伤处开始，很快扩展全身，甚至有腹痛。其咬痕为“( )”状。

【治疗】

（一）中医治疗

1. 分型论治　风火热毒证：

主症：咬伤处皮肤红肿，伴灼热、剧痛及刺痒感。

治法：清热解毒。

方药：五味消毒饮加减。

2. 内服中成药

（1）季德胜蛇药片：清热解毒，消肿止痛。适用于风火热毒证。

（2）清解片：疏风清热解毒。适用于风火热毒证。

3. 外治药

（1）季德胜蛇药片用水化开局部外涂。

（2）鲜马齿苋、鱼腥草、蒲公英、桑叶捣烂敷患处。

（3）金黄散水调糊状涂患处。

（二）西医治疗

1. 局部治疗　局部涂擦 5%～10% 氨水或 5%～10% 碳酸氢钠溶液。伤口周围用 0.5%～1% 普鲁卡因注射液封闭。用 1% 盐酸吐根碱注射液 3 mL 在伤口近心端皮下注射，可迅速止痛。

2. 系统治疗　有全身症状时给予抗组胺药，出现中毒症状时及时抢救。

【预防与调摄】

1. 心理护理　蜈蚣咬伤后患者常因局部产生剧痛而不能耐受，心情烦躁、焦虑、紧张。因此，应向其解释疼痛的原因，用药后起效的时间，使其能耐心配合治疗。

2. 创面护理　用药后创面忌覆盖，应保持创面干燥。

3. 观察病情　因出现较重的全身症状或过敏性休克大都在咬伤后 1～2 小时内，故伤口处理后，要严密观察 2 小时。

4. 蜈蚣多活动于阴凉潮湿处。野外工作或游玩时，最好穿着长裤、鞋袜，避免穿拖鞋、凉鞋，以免被咬伤。

【医家经验与争鸣】

黄宗主编《中医外治疗法》记载用活蚯蚓 3 条、白糖 20 g，捣烂外涂 10 分钟后起效，有效率为100%。民间验方半边莲 25 g，防己、吴茱萸、威灵仙、五灵脂各 15 g，浙贝母 10 g，细辛 8 g，白酒

1000 mL，水煎或加酒煎沸 10 分钟，取汁 400 mL，第 1 次服 200 mL，4 小时后再 200 mL，服 1～2 剂即可，治愈率 100%。

【参考文献】

[1] 王炜. 中医药解毒排毒内外兼治毒蛇咬伤 36 例报告 [J]. 中医药临床杂志, 2004, 16(5): 450-451.
[2] 欧阳恒, 杨志波. 新编中医皮肤病学 [M]. 北京：人民军医出版社, 2000.

（陈丽红）

第十四节　蜘蛛咬伤

蜘蛛咬伤（spider bite）是一种较少见的生物学损伤，是指蜘蛛利用其螯肢内的毒腺分泌和排出毒液，当咬伤人类皮肤会向体内注入毒素而引起的局部或全身反应。室内外常可见到各种蜘蛛，但一般毒性不强，能引起中等到严重反应的毒蜘蛛多分布在热带和亚热带，而我国常见的毒性剧烈的蜘蛛有"黑寡妇蜘蛛""穴居狼蛛"，咬伤后需要紧急就医。

【病因及发病机制】

中医将蜘蛛咬伤释放的毒素称为外来虫毒，辨证为"风毒""火毒"和"风火毒"，一般以火毒为主；火者生风动血，耗伤津液。风毒偏盛，每多化火；火毒炽盛，极易生风，风火相煽，则邪毒鸱张，必客于营血，内攻脏腑，导致严重的全身性中毒症状。

蜘蛛有 1 对角质刺针，排出一定量毒素，毒素成分（神经毒素以及组织溶解毒素）可以引起不同反应的中毒表现。前一种毒素是一种神经性毒蛋白，毒性很强，可与神经肌肉胞突结合膜结合，刺激周围神经、中枢神经和自主神经；后一种毒素可引起组织坏死和血管炎等。

【临床表现】

伤口处可见咬伤痕迹（2 个小的红尖牙痕），伤口及附近可出现红肿、隆起，按压苍白，局部伴烧灼、疼痛、麻木感，继之出现水疱、结痂、溃疡，常有继发感染（各图 5-14-1）。部分患者可出现全身症状包括畏寒发热、软弱无力、恶心呕吐、呼吸急促等。严重时，咬伤上肢可引起胸痛、胸肌痉挛，咬伤下肢可出现腹痛。个别严重患者可见血小板减少、溶血性贫血、急性肾衰竭、弥散性血管内凝血和呼吸窘迫等。

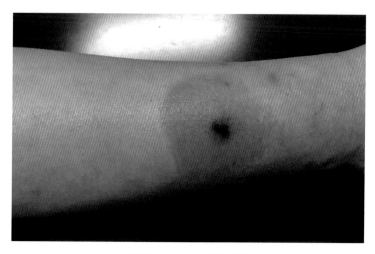

各图 5-14-1　蜘蛛咬伤
（武汉市中西医结合医院　段逸群　供图）

【诊断与鉴别诊断】

1. 诊断

（1）有明确咬伤史。

（2）患处多为暴露部位，可见单个或两个红点。

（3）咬伤局部为红、肿、痛觉过敏。

2. 鉴别诊断　本病可与蜈蚣螫伤鉴别：蜈蚣咬伤其咬痕为"><"状，或被咬后咬痕很快消失，其肿与疼痛呈局限性，一般不超过一个大关节。

【治疗】

（一）中医治疗

1. 分型论治　风火热毒证：

主症：咬伤处皮肤红肿，伴灼热、剧痛及刺痒感。

治法：清热解毒。

方药：五味消毒饮加减。

2. 外治　尽快挤出毒汁，可用拔火罐等方法将毒汁自伤口处吸出。

（二）西医治疗

1. 局部治疗

（1）伤口用过氧化氢溶液、聚维酮碘或75%乙醇消毒。

（2）局部红肿处可外用炉甘石洗剂或皮质激素制剂，伴水疱渗出时应用湿敷及糊剂，疼痛剧烈者可选用0.25%～0.5%普鲁卡因做伤口周围封闭，或服用或注射镇静药和止痛药。

2. 系统治疗

（1）出现变态反应者，给抗组胺药或皮质激素。

（2）肌肉痉挛可用新斯的明、葡萄糖酸钙。

（3）根据临床症状予以相应治疗和支持疗法。

（4）注意休克、血红蛋白尿、急性肾衰竭和呼吸衰竭的防治。

（三）中西医结合治疗思路

本病急性期发作伴全身症状明显，甚至出现过敏性休克者，应立即应用西医方式急救，可应用拔罐等方法去毒汁，局部消毒处理，并根据病情完善好相应实验室检查，做好生命体征监测。病情稳定后可考虑根据体质辨证口服中药联合治疗，以促进病情恢复。

【预防与调摄】

1. 心理护理　蜘蛛咬伤后患者常因局部产生剧痛而不能耐受，心情烦躁、焦虑、紧张。因此，应向其解释疼痛的原因，用药后起效的时间，使其能耐心配合治疗。

2. 创面护理　用药后创面忌覆盖，应保持创面干燥。

3. 观察病情　因出现较重的全身症状或过敏性休克大都在咬伤后1～2小时内，故伤口处理后，要严密观察2小时。

4. 野外工作或游玩时，最好穿着长裤、鞋袜，避免穿拖鞋、凉鞋，以免被咬伤。

【医家经验与争鸣】

欧阳恒以艾烧烟熏之，羊乳灌三日解，或以大兰汁一碗入雄黄、麝香少许，搽入患处，仍服其汁。

【参考文献】

[1] 王炜. 中医药解毒排毒内外兼治毒蛇咬伤 36 例报告 [J]. 中医药临床杂志, 2004, 16(5): 450-451.

[2] 翁孟武. 皮肤性病学 [M]. 上海：复旦大学出版社, 2005.

（陈丽红）

第十五节　毒蛇咬伤

毒蛇咬伤（venomous snake bite）是指人体被毒蛇咬伤，其毒液由伤口进入人体内，而引起的一种急性全身性中毒性疾病。本病发病急，演变快，若不及时救治，常危及生命。本病常见于我国南部农村、山区和沿海一带，以夏、秋季多见，多发生于凌晨或夜间。

【病因及发病机制】

中医学认为，蛇毒为风火二毒，毒蛇咬伤人体后，毒液从伤口而入，侵蚀肌肤，入于经络或营血，内攻脏腑而发生中毒。风毒侵袭经络，轻则经气不利，气血运行不畅，重则经脉瘀阻，经气不至而麻痹；尤重者风毒闭肺至呼吸麻痹或风毒传肝而引动肝风。火毒生风动血，火邪入侵，气血壅滞，迫血妄行，则患部肿胀出血；热盛肉腐，则肌肉溃烂；热入营血，则寒战高热，神昏谵语；蛇毒攻心，耗伤心气，致心气厥脱，而致死亡。

蛇毒成分主要为蛋白质、多肽类和多种酶类。按蛇毒所致临床表现可分为对神经系统有损害作用的神经毒和对血液循环系统有损害作用的血循毒。前者可引起惊厥、瘫痪和呼吸麻痹；后者可引起溶血、出血、心律失常、循环衰竭。此外，蛇毒中的磷脂酶A及机体释放释放的组胺、5-羟色胺、慢反应物质可引起血管通透性增加、血浆外渗等，产生显著水肿，蛋白酶则能分解蛋白质、破坏组织，引起局部坏死、溃烂。

【临床表现】

人被毒蛇咬伤后，随毒液吸收可出现局部全身中毒症状。根据蛇毒种类不同，临床症状分为三类。

1. 神经毒症状　局部症状不明显，仅有瘙痒、麻木感，咬伤后2~5小时出现全身肌肉疼痛，眼睑下垂，声音嘶哑，吞咽困难，重者出现呼吸肌麻痹、全身瘫痪等。

2. 血循毒症状　局部剧痛、肿胀明显，伴瘀斑、血疱或组织坏死，溃烂等，附近淋巴结肿痛（各图5-15-1）。全身症状有发热、烦躁不安、谵妄、心律失常及各种出血症状，重者出现循环衰竭或肾衰竭。

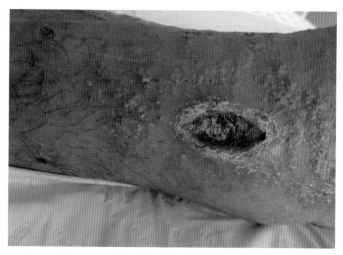

各图 5-15-1　毒蛇咬伤
（武汉市中西医结合医院　李凯　供图）

3. 混合毒症状　眼镜蛇、眼镜王蛇及蝮蛇的蛇毒兼含有神经毒和血循毒，故人被这3种蛇咬伤后可出现上述两方面的症状。

【实验室检查】

1. 血常规检查　白细胞计数及中性粒细胞比例增高，重者常有红细胞计数和血小板减少，血红蛋白下降。

2. 尿常规　常有尿血和血红蛋白尿。

3. 肝功能　重者常有丙氨酸氨基转移酶、天冬氨酸氨基转移酶升高，胆红素升高。

4. 肾功能　重者常有尿素氮、肌酐升高。

5. 心电图　常有 ST 段或 T 波改变。

6. 电解质　常有电解质异常，特别注意血钾。

7. 血气分析　严重的神经毒蛇咬伤患者，常有酸碱中毒。

8. 严重的血循毒蛇咬伤患者，常引起凝血功能和心肌酶谱的改变。

【诊断与鉴别诊断】

1. 诊断　根据有毒蛇咬伤史，被咬部位疼痛，或麻木，伤肢肿胀，咬伤处有牙痕，其周可出现血疱、水疱、瘀斑。可伴有发热，头晕，嗜睡，复视，严重者出现视觉、听觉障碍，神情淡漠或神志昏蒙，吞咽困难，流涎，瞳孔散大，皮下或内脏出血等全身症状可确定诊断。

2. 鉴别诊断　本病应当与下列疾病相鉴别：

（1）蜈蚣咬伤：局部剧痛，炎症反应显著，且可有组织坏死，与火毒蛇咬伤相似。但蜈蚣咬伤牙痕横排呈楔状，无下颌牙痕，与毒蛇咬伤牙痕完全不同，同时，蜈蚣咬伤的全身症状轻微或无。

（2）无毒蛇咬伤：一般来说，无毒蛇咬伤处仅有多数细小呈弧形排列的牙痕，与毒牙痕完全不同，局部仅有轻痛与肿胀，而为时短暂，且不扩大或加重。

【治疗】

一旦被毒蛇咬伤，应当避免奔跑，尽快采取结扎、冲洗及扩创等措施，防止毒液扩散和吸收。尖吻蝮蛇、蝰蛇等咬伤出现伤口流血不止者，则不宜扩创。

（一）中医治疗

1. 分型论治　本病除按辨证施治外，不论何种毒蛇咬伤，必须在处方用药时应加入通利二便之品促毒外泄，防止蛇毒内攻。正如民间所言"治蛇不泄，蛇毒内结；二便不通，蛇毒内攻"。

（1）风毒证：

主症：伤口不红不肿不痛，有麻木感，头晕眼花，视物模糊，声音嘶哑。严重时呼吸困难，四肢麻木，眼睑下垂，双目直视，惊厥抽搐。舌淡红，苔薄白，脉弦数。

治法：祛风解毒，活血通络。

方药：祛风解毒汤（白芷、蒲公英、夏枯草、青木香、紫花地丁、白矾、甘草）加减，若症状较重者，用熄风解毒汤（菊花、白芷、蜈蚣、钩藤、夏枯草、半边莲、蝉蜕、全蝎）加减，若气喘痰鸣，加川贝母、法半夏、竹沥化痰平喘。

（2）火毒证：

主症：局部肿胀疼痛，出血，或有血疱、水疱、瘀斑。甚者伤口坏死溃烂，发热，烦躁口渴，恶心呕吐，或身热夜甚，斑疹隐隐，七窍出血。舌红，苔黄燥，脉弦数或洪数。

治法：泻火解毒，凉血活血。

方药：五味消毒饮合犀角地黄汤加减。若腹痛便秘者，加青木香、生大黄行气通便；若见血尿，加白茅根、大蓟、小蓟凉血止血；便血者，加槐花、地榆、金银花炭凉血止血。

（3）风火毒证：

主症：局部红肿疼痛，伴有麻木，或见水疱、血疱、瘀斑，局部溃烂，头晕眼花，视物模糊，恶寒发热，大便秘结，小便黄赤，严重者烦躁抽搐，神志模糊。舌红，苔黄，脉弦数。

治法：清热解毒，凉血祛风。

方药：五味消毒饮、犀角地黄汤、五虎追风散三方合用。

（4）蛇毒内陷证：

主症：毒蛇咬伤后失治、误治，出现寒战高热，烦躁不安，惊厥抽搐，甚至神昏谵语，呼吸困难。舌苔黄黑而干燥，脉洪数。

治法：清热凉血，活血开窍。

方药：清营汤合犀角地黄汤加减。神昏谵语、惊厥抽搐加服安宫牛黄丸以镇惊开窍。若正气耗散，正不胜邪，导致心阳衰微，出现面色苍白，淡漠神昏，汗出肢冷，则宜用参附汤以救逆回阳。

2. 内服中成药　季德胜蛇药片：清热解毒，消肿止痛。可用于各型毒蛇咬伤，首剂 20 片，以后每隔 6～8 小时续服 10 片，危急重症者将剂量增加 10～20 片并适当缩短服药间隔时间。

3. 外治法　在扩创排毒后，可任选内治法中的草药 1 种至数种，捣烂加食盐少许外敷伤口周围肿胀处；或用季德胜蛇药片 5～10 片捣碎，温开水调和，外敷于距伤口 1.5 cm 的周围。后期创口溃烂有腐肉者，以九一丹撒于溃烂处，红油膏纱布盖贴，待腐脱新生，改用生肌散，红油膏纱布盖贴。

（二）西医治疗

1. 局部治疗　在扩创排毒后，可用 1 : 5000 呋喃西林溶液或高锰酸钾溶液湿敷伤口，保持湿润引流。

2. 系统治疗　及早应用抗蛇毒血清，视病情可酌情增减，小孩用量与成人相等，不能减少，皮试阳性者可按脱敏法处理。常规使用破伤风抗毒素及抗菌药物防治感染。较重的毒蛇咬伤患者还应配合激素、利尿药、全身支持疗法及防治休克、呼吸、循环衰竭或肾衰竭。

（三）中西医结合治疗思路

毒蛇咬伤是急危重症，若不及时治疗可危及生命。尽快破坏存留在伤口的蛇毒，已入血流的蛇毒促其排泄，并增强肾上腺皮质功能，是早期治疗毒蛇咬伤的关键。治疗应中西医结合，注意营养支持，二便通利，保护脏器功能。

【预防与调摄】

1. 行走山林草地蛇多出没的地方时，可用竹木棍打草惊蛇，并注意防止蛇在树上咬人，夜间宜有照明工具。

2. 加强患肢护理，伤后 2 天患肢要低，要保持创口清洁与引流通畅；病情好转时，患肢要适当抬高，以利于消肿。外敷药物不要遮盖伤口。

（陈丽红）

第十六节　皮肤阿米巴病

皮肤阿米巴病（amebiasis cutis）又称皮肤变形虫病，是由溶组织阿米巴或痢疾变形虫侵犯皮肤、黏膜而引起的病变，好发于肛门周围外阴及其附近部位、臀部或腰部等，损害可呈浸渍湿润，糜烂，表面附有黏液性或脓性分泌物，有臭味，中央部可坏死，形成溃疡，溃疡边缘不整，高起，表面凹凸不平，呈肉芽肿样，质硬，易出血，或形成一深在脓肿，有波动感，若自行破溃则形成溃疡或瘘管。本病分布于世界各地，以热带或亚热带地区多见，青壮年发病较多。

【病因及发病机制】

中医学认为本病系虫毒侵犯肌肤所致。

现代医学认为本病病原为溶组织内阿米巴，此为人体唯一的致病性阿米巴，皮肤阿米巴病可由下列途径引起。①自肠道阿米巴病和肝阿米巴脓肿转移而来者。②经由皮肤损害或其他皮肤性损害，接触阿米巴包囊而引起者。③阿米巴过敏性皮肤发疹，表现为非特异性皮肤损害，如湿疹样、痒疹样、荨麻疹样、皮肤瘙痒、痤疮或酒渣样或黏膜黑变病等，此种损害中查不到阿米巴原虫。

【临床表现】

我国发现的皮肤阿米巴病多数是继发于肠阿米巴病及阿米巴肝脓肿，主要发生于肛门及外阴部，损害为形状不一，凹凸不平的溃疡性肉芽肿，为多发性乳头瘤样结节，质硬，易出血，有时为溃疡，上覆厚痂，暗红，边缘高起绕以红晕，加压后有黏性脓液渗出，自觉剧痛。根据临床表现可分为阿米巴溃疡、阿米巴肉芽肿、阿米巴脓肿、阿米巴皮炎、阿米巴疹几种不同类型。

【实验室检查】

溃疡分泌物、粪便及损害活检可查见阿米巴滋养体或包囊。

【组织病理】

表现为表皮棘层肥厚，真皮水肿，血管和淋巴管扩张，周围有淋巴细胞、浆细胞、单核细胞、中性粒细胞等浸润，在坏死组织中可查见滋养体，在扩张的淋巴管和血管中也可见到滋养体，其直径为 $20 \sim 40\ \mu m$ 胞质嗜酸性，常含有空泡及红细胞。

【诊断与鉴别诊断】

1. 诊断

（1）好发于青壮年。

（2）好发于肛门周围、外阴及其附近部位、臀部或腰部。

（3）损害为浸渍糜烂，溃疡，表面凹凸不平，呈肉芽肿样，质硬，易出血，可成瘘管。

（4）溃疡分泌物、粪便及损害活检可查见阿米巴滋养体或包囊。

2. 鉴别诊断　本病可与以下疾病鉴别诊断：

（1）尖锐湿疣：典型皮损为生殖器或肛周等潮湿部位出现丘疹，乳头状、菜花状或鸡冠状肉质赘生物，表面粗糙角化。醋酸白实验阳性。PCR 检测可见特异性 HPV-DNA 扩增区带。

（2）疣状皮肤结核：患者为有机会接触结核病患者或动物的医务人员、饲养人员和屠宰人员，或有与结核病患者或结核分枝杆菌污染物的接触史。初发损害为在皮肤受感染部位发生暗红色小丘疹，数目不定，单侧性。以后渐次发展成小结节，基底浸润发硬，其后结节增大，可由黄豆大至蚕豆大或更大，表面角质增厚，并粗糙不平，有鳞屑或痂皮覆盖，可融合，形成疣状或乳头状外貌，结节中心可发生干酪样坏死，侧方挤压后可有少量脓汁渗出，干燥后结污黄褐色痂，结节的外围为暗红色晕。

【治疗】

（一）中医治疗

热毒蕴肤证：

主症：肛门周围、外阴及其附近部位、臀部或腰部等，损害可呈浸渍湿润，糜烂，表面附有黏液性或脓性分泌物，有臭味，中央部可坏死，形成溃疡。自觉剧痛。舌红苔黄，脉弦数。

治法：清热利湿杀虫。

方药：白头翁汤加减。

（二）西医治疗

1. 甲硝唑是目前治疗各型阿米巴病首选，每次 $400 \sim 800\ mg$，每天 3 次，口服，10 天为一疗程。儿童口服 $50\ mg/kg$，分 3 次口服。

2. 外用治疗　溃疡局部可清洗患处后，选用广谱抗生素溶液湿敷或外用甲硝唑软膏。

3. 物理治疗　外科清创术，切除术，植皮术或电灼、激光等治疗。

【预防与调摄】

1. 及时治疗患者及带虫者。

2. 开展卫生宣传教育。

3. 注意饮水、饮食卫生。

（陈丽红）

第十七节 黑热病后皮肤利什曼病

黑热病后皮肤利什曼病（post kalaazar dermal leishmanasis，PKDL）俗称皮肤黑热病，是人类感染利什曼原虫引起的一种慢性皮肤病。本病大多继发于内脏黑热病，少数原发于皮肤，是一种人畜共患病，在节肢动物和哺乳动物之间传播。

【病因及发病机制】

皮肤黑热病由利什曼原虫引起。利什曼原虫是细胞内寄生原虫，属动鞭毛纲，动基体目，锥虫科，为异种寄生，一生需要两个宿主。其传播需要节肢动物媒介白蛉和哺乳动物宿主，传染源主要为该病患者、带虫者及病犬。不同流行地区有不同种的利什曼原虫，在人体所引起的病理过程及临床表现有所不同。皮肤黑热病的病原体分为 5 种，即硕大利什曼原虫、热带利什曼原虫、墨西哥利什曼原虫、秘鲁利什曼原虫、埃塞俄比亚利什曼原虫。

在我国昆虫宿主主要是中华白蛉、长管白蛉、吴氏白蛉和亚历大白蛉，叮咬利什曼病患者或患病动物后，含无鞭毛体的巨噬细胞随血液被吸入白蛉胃内，经过 24 小时，无鞭毛体发育为早期前鞭毛体，成熟的前鞭毛体逐渐迁移至白蛉的前胃、食管和咽部，一周后具有感染力的前鞭毛体大量聚集在口腔及喙。当白蛉再次叮咬人时，前鞭毛体即随白蛉唾液进入人体皮下组织，一部分前鞭毛体可被多形核白细胞吞噬消灭；一部分则被巨噬细胞吞噬，在巨噬细胞内前鞭毛体脱去鞭毛变成圆形的无鞭毛体，大量无鞭毛体寄生的巨噬细胞破裂后，逸出的无鞭毛体又侵入其他巨噬细胞，重复上述增殖过程。

【临床表现】

1. 硕大利什曼原虫所致皮肤利什曼病　又称潮湿型、农村型或动物源型皮肤利什曼病。潜伏期 1~4 周，夏秋季节多见，易产生暴发流行，传染源为野鼠类。好发于下肢，初在被叮咬部位出现直径 5~10 mm 的鲜红色"疖"样结节，发展快，1~3 周即从中心溃破，形成溃疡，溃疡表面可形成硬壳，硬壳可持续存在或脱落而暴露出溃疡的基底部，边缘潮红、隆起，2~3 个月内，溃疡直径可达 5 cm，在溃疡周围可出现小的、多样性继发结节（直径 2~4 mm），常伴淋巴管炎。损害通常在 6 个月内自愈，留下特征性瘢痕。

2. 热带利什曼原虫所致皮肤利什曼病　又称干燥型、城市型或人源型，也称东方疖。潜伏期为 2~8 个月，有时可长达 1~2 年，四季均有发病，暴发流行少见，传染源为患者。损害好发于面部、四肢，初在白蛉叮刺皮肤上出现直径 1~3 mm 棕色小丘疹，病变发展缓慢，3~6 个月时可溃破形成溃疡，在溃疡周围可出现各种各样的继发性结节，但发生频率少于潮湿型。8~12 个月后，病情好转，溃疡逐渐愈合，留有瘢痕，病程平均为 1 年，热带利什曼原虫可侵犯内脏，但较少见。

3. 慢性利什曼病　又称为慢性狼疮样利什曼病。据估计，在伊朗和阿富汗约 4% 的热带利什曼原虫所致利什曼病患者会发展成这种形式。常在热带利什曼病瘢痕附近或瘢痕上出现棕黄色或棕红色丘疹，融合后形成极似寻常性狼疮的斑块，甚至出现苹果酱样的结节。也有患者在皮疹表面出现鳞屑，表现为银屑病病样皮疹，可以累及身体的较大区域。此型的发生可能与宿主免疫系统对病变清除不完全而产生的特异性免疫反应有关。

4. 胶工溃疡　墨西哥利士曼原虫在正常情况下感染森林的哺乳动物。人进入森林可感染。皮肤病变初为结节，然后破溃，也可自愈，约 40% 的患者病变发生在耳郭，溃疡常为持续性，称为胶工溃疡，部分患者耳部软骨可被破坏。

5. 犹大疖　此为秘鲁发生在海拔 1200~1800 m 山区的一种皮肤利什曼病，皮损表现为溃疡，发生于暴露位置，无黏膜损害。病原体为秘鲁利什曼原虫。

6. 埃塞俄比亚利什曼原虫所致皮肤利什曼病　损害好发于面部，初为单发结节、斑块、溃疡，周围出现卫星灶，相互融合后形成更大的结节或斑块，可以不形成溃疡，2~5 年愈合。如白蛉叮咬鼻或唇部，则会引起鼻部或口唇肿胀，并持续多年。埃塞俄比亚利什曼原虫可经淋巴或血液播散到全身皮肤，称为弥散性皮肤利什曼病。具有以下特点：①初疮先在局部发展，以后播散到身体其他部位，好发部位依次为面部、下肢、上肢伸侧、臀部、外生殖器及躯干，皮肤受累面积较大。②损害为结节，不形成溃疡。③皮损中有很多利什曼原虫。④组织学特征为在大量巨噬细胞中充满了无鞭毛体。⑤不侵犯内脏器官，无黑热病史。⑥利什曼素（Montenegro）试验阴性。⑦病程慢性，进展缓慢。⑧锑剂治疗仅有轻微而暂时的效果，容易复发。

【组织病理】

临床上各种类型的皮肤利什曼病有同样的组织病理改变。典型表现为真皮内弥漫淋巴细胞、中性粒细胞、浆细胞、组织细胞、多核巨噬细胞浸润。部分区域形成小脓肿，坏死。组织细胞可形成结核样肉芽肿。在组织细胞内可见许多利什曼原虫，它无被膜，含有一个核和一个副核。如果用瑞氏染色或姬姆萨染色利什曼小体能显示得更清楚。慢性皮肤利什曼病表皮有不同程度的过度增生，真皮内形成类似寻常性狼疮的较完整的结核样肉芽肿，但缺乏干酪样坏死，在损害中很难找到利什曼小体。

【诊断与鉴别诊断】

1. 诊断　根据病史、流行区域、临床上皮肤损害特点，结合组织病理、涂片及培养找到利什曼原虫，即可确诊。

2. 病原体检查

（1）直接涂片：在皮肤损害处取少许组织或刮取少许组织，取肿大淋巴结、肝、脾及骨髓穿刺液或血液直接涂片，用姬姆萨染色，可见到细胞内和细胞外有典型形态的利什曼原虫，含有两个染色结构即核和副基体，有确诊意义。陈旧的损害很少找到利什曼小体。

（2）培养：上述取材同时接种于 NNN（Nicolle-Novy-MacNeal）培养基中，置 22～25℃培养箱内，约 1 周后培养物中查见运动活泼的前鞭毛体即判为阳性结果。

3. 鉴别诊断　本可以与下列疾病进行鉴别：

（1）鼻硬结病：大多原发于鼻腔前部，皮肤活检为诊断主要依据，Mikulicz 细胞和 Russel 小体为其病理特征性表现。细菌培养可能查到鼻硬结杆菌。

（2）组织胞质菌病：原发于皮肤、皮下组织及骨组织的肉芽肿及化脓性损害，组织病理表现为化脓性及肉芽肿性反应，可见含有病原体的巨噬细胞。HE 和 GMS 染色可见孢子。

（3）腹股沟肉芽肿：与疾病感染者有性接触史者，镀银染色可在病理组织切片中找到 Donovan 小体即可确诊本病。

【治疗】

1. 全身治疗

（1）锑剂治疗：首选为五价锑–葡萄糖酸锑钠（Sodium Stbogluconate），疗效好，疗程短，不良反应少。国产制剂为斯锑黑克（Stibiihexonas），系水溶液，每毫升含五价锑约 100 mg。常规用法为 6 天疗法：成人一次 600 mg（6 mL），连用 6～10 天，肌内注射。疗程间隔 10～20 天，一般成人需要 3～4 疗程，总量 5～6 g。儿童疗程总量 150～200 mg/kg，平均分为 6 份，每天肌内或静脉注射 1 次，治愈率可达 80%～90%，不良反应可能有鼻出血、咳嗽、恶心、呕吐、腹泻和腹痛等。

（2）非锑剂治疗：首选喷他脒（Pentamidine），常规用法为 3～5 mg/（kg·d）（每瓶为 0.2～0.3 g）。应用时配制成 10% 水溶液，每天或隔天肌内注射 1 次，15 次为 1 疗程，总量为 60 mg/kg。据报道，治愈率可达 90% 以上。此药毒性大，治后复发率高，一般用于锑剂治疗无效的患者。

（3）米替福新（Miltefosine）：有报道，每天应用 100～150 mg 米替福新口服，4 周为一疗程，对包括抗锑患者在内的黑热病有效，使用方便，毒性不太大，价格较为低廉，有很好的应用前景。

（4）抗真菌药治疗：唑类抗真菌药酮康唑和伊曲康唑是口服广谱抗真菌药，其作用机制是抑制真菌细胞膜上麦角固醇前体，故此类药物治疗利什曼病有良好疗效。酮康唑虽有效，但因其容易发生中毒性肝炎等严重不良反应而较少应用。伊曲康唑 200 mg/d，连服 4～8 周，治愈率 66%～78%。如果加大剂量（每天 400 mg），2 次分服，会提高治愈率。

（5）其他药物：皮肤利什曼病可以采取许多有效的治疗方法，如氨苯砜、别嘌醇或干扰素 γ 等联合治疗。

2. 局部治疗　局限性损害可以采用液氮冷冻，二氧化碳激光烧灼或外科手术切除。

【预防与调摄】

预防方面主要是消灭白蛉，杀死动物宿主，治疗患者。进入疫区的人员要注意个人防护，如住房应进行药物喷洒灭蛉，睡觉应挂蚊帐，加纱门、纱窗防止白蛉侵袭。外出作业时对皮肤裸露部位涂用驱避剂。

【临床研究进展】

有文献报道口服十六烷基磷酸胆碱（灭特复星）对黑热病后皮肤利什曼病有良好疗效，目前只在印度广泛使用，疗效可达96%以上。另有文献报道，已有7种候选疫苗进入临床阶段，其中重组蛋白疫苗 LEISH-F1、LEISH-F2 和 LEISH-F3 是最有潜力完成人体临床试验且被批准上市的候选疫苗，但其主要预防内脏利什曼病及皮肤利什曼病，无法全面预防各型别利什曼病。

【参考文献】

[1] SUNDAR S, SINGH A, CHAKRAVARTY J, et al. Efficacy and safety of miltefosine in treatment of post-kala-azar dermalleishmaniasis[J]. Sci World, 2015(2015): 414378.

[2] 蔡雅霜，张志刚，王鑫，等. 利什曼病疫苗的研究现状 [J]. 中国寄生虫学与寄生虫病杂志，2017, 35(5): 499-502.

（陈丽红）

第十八节　尾蚴性皮炎

尾蚴性皮炎（cercarial dermatitis）包括寄生虫在人体内的日本血吸虫尾蚴皮炎及寄生在禽兽动物体内的血吸虫尾蚴皮炎两大类。血吸虫寄生在人和动物的门静脉和肠系膜动脉引起血吸虫病，表现为肝脾肿大、痢疾样粪便及晚期肝硬化。血吸虫的尾蚴钻入皮肤引起尾蚴性皮炎，是血吸虫病的早期表现。

【病因及发病机制】

尾蚴侵入皮肤后被大量白细胞包围，引起炎症反应，最初可能是尾蚴穿刺腺分泌物的作用，以后则由于虫体死亡后的刺激反应。动物实验证明，这是一种过敏反应。初次感染皮肤损害较轻，多次重复感染后则产生强烈炎症反应，在表皮与真皮层有大量单核细胞浸润与水肿。

【临床表现】

1. 尾蚴钻入皮肤后5～30分钟，可在入侵处形成暂时性水肿性红疹，1～2小时后可消退，不久后出现针头大淡红色丘疹或丘疱疹，中央有小瘀点，散在或密集分布，局部感剧痒，夜间尤甚，常抓破或继发感染而形成脓疱。皮疹多限于接触水的部位，一般在上下肢浸水部位，少数可泛发，3天左右炎症达最高峰，1～2周可逐渐消退。

2. 钻入皮肤的血吸虫尾蚴可入肺，再进入血液。由于虫卵毒素及损伤组织被吸收，可出现异性蛋白反应，有发热、腹痛、腹泻、关节痛、淋巴结肿大等症状，并出现荨麻疹或血管性水肿，血中白细胞和嗜酸性粒细胞增高。其反应的程度因人而异，部分患者症状轻微，既往被感染者其反应较初发者重。

3. 部分患者可出现血吸虫肉芽肿性湿疣，会阴部瘘管等。此外部分虫卵在局部皮肤沉积，皮肤可出现椭圆绿豆大小丘疹，质硬，表面脱屑，色素沉着。

【实验室检查】

感染早期（最好在 2～3 小时内）可查到尾蚴。粪便中找到虫卵或孵出毛蚴。

【诊断与鉴别诊断】

1. 诊断　根据临床表现及实验室检查可诊断。

2. 鉴别诊断　本病可与虫咬性皮炎鉴别：损害部位与叮咬部位一致，叮咬处常有针头大小咬痕，多以暴露部位为主，奇痒难忍。

【治疗】

治疗以消炎、止痒、防止继发感染为原则。外用可予炉甘石洗剂，糖皮质激素软膏，若形成皮肤肉芽肿，可予电灼、CO_2 激光或手术切除等物理治疗。

若出现变态反应症状，给予抗组胺药或糖皮质类固醇。

若对尾蚴感染引起的血吸虫病累及其他系统时予内科治疗。

【预防与调摄】

避免与疫水接触，尤其有尾蚴性皮炎史者，以防再发。接触疫水后，迅速将皮肤拭干，局部可试用乙醇擦洗。对海水浴场，尾蚴性皮炎由澳州血吸虫引起，尚无实际有效的预防措施。

（陈丽红）

第十九节　皮肤猪囊尾蚴病

皮肤猪囊尾蚴病（cysticercosis cutis）是因为猪肉绦虫的幼虫（囊尾蚴）寄居于皮下组织内所引起的皮肤病，曾称皮肤猪囊虫病。人是猪绦虫的唯一宿主，自粪便排出虫卵，故患者为本病的传染源。本病好发于青壮年，男性较女性多，皮损表现为孤立散在的圆形或椭圆形皮下结节。猪囊尾蚴寄居于人体所致囊虫病，其危害性远比成虫大。本病为世界性分布，东欧、巴基斯坦、印度、墨西哥和中美、南美多见。在我国分布较广，见于华北、东北以及河南、江苏、山东、西藏、青海、云南等地。

【病因及发病机制】

人感染囊尾蚴病的途径分为异体感染和自体感染。异体感染即人类食用未煮熟的含有囊尾蚴寄生的猪肉，或食用附有囊虫孕节或虫卵的蔬菜瓜果后感染。自体感染即自身肠道排出的虫卵污染手后再经口感染，或肠绦虫病患者在恶心、呕吐的情况下，寄居在肠内的绦虫体节或虫卵可通过幽门反流入胃内，发育为六钩蚴（自身体内感染），六钩蚴在十二指肠内孵化，钻入肠壁，随后进入肠系膜小静脉及淋巴循环，而被输送至全身，包括皮下组织及肌肉等，六钩蚴在宿主组织内沉着后形成囊尾蚴，发展为皮肤猪囊尾蚴病，囊尾蚴常被宿主形成的纤维壁包绕，胶囊大小，囊尾蚴的寿命一般为 3～10 年，个别可达 15～17 年。成虫的寿命则可达 25 年以上。

【临床表现】

1. 囊虫病　猪囊尾蚴可出现在皮下组织、肌肉、脑、眼、心、肝、肺及其他器官，但以皮下组织、肌肉、脑及眼部常见，其影响生理功能的情况取决于包囊所在的部位及数量。

（1）如发生于皮下组织或肌肉时，主要表现为黄豆大至核桃大的无痛性结节。一般直径 0.5～2 cm，表面光滑，质地坚韧，有一定的移动性，与周围组织无粘连，数目可自 1～2 个至数百个不等。多数无自觉症状，也无炎症反应及色素改变，常被偶然发现。皮损常成批出现，随年龄增长皮疹数目增多，体积增大，病程慢，多年不变，有的经过 3～5 年甚至 10 余年后囊虫自然死亡，发生硬化或破溃。多数患者预后良好。如发生于下肢深部组织或肌肉，可引起象皮肿样外观或出现肢体麻木、疼痛。

（2）如发生于脑部，称脑囊虫病。大多与皮下或肌肉猪囊虫病同时存在。根据寄生的部位不同出现不同的临床表现。若不是寄生于重要的中枢部位，症状常不明显；若寄生于大脑皮质运动区，可出现癫痫，或导致颅内压增高而出现头痛、呕吐、视物模糊，有的患者可出现肢体麻木、截瘫、失语、视力丧失，甚至精神障碍；若寄生于小脑可出现共济失调、小脑失语等症状。严重者可引起死亡。

（3）如发生于眼部，则称眼囊虫病。可发生于眼的任何部位，但以玻璃体及视网膜下最常见。轻者导致视力障碍，重者可导致失明。

2. 绦虫病　结肠或直肠中的妊娠节片，可单个或成串爬出肛门，引起肛门瘙痒症，有时可出现腹痛、腹泻、头痛、乏力、食欲亢进等。

【实验室检查】

1. 病理检查　活组织检查切片中发现由结缔组织形成的纤维包膜，囊肿内有液体及虫体的部分结构可确诊。

2. 影像学检查　囊尾蚴死亡后钙化，可在 X 线上显影。CT 或 MRI，亦可帮助诊断。尤其是 MRI 的意义较大，活囊尾蚴结节周围水肿带更清楚，死虫则不清楚，通过 T1、T2 加权可显示出不同的影像，对脑室内或脑室孔部位的病变更易查获。

3. 实验室检查　凡疑似者，可做皮内试验，亦可做补体结合试验、间接凝血试验、间接免疫荧光抗体法及酶联免疫吸附试验等，检查血清特异性抗体阳性，可作临床诊断。粪便检查中发现虫卵或孕节亦可帮助本病诊断。

【组织病理】

皮下结节位于皮下组织和肌肉纤维之间，为纤维组织包裹的囊肿，囊内有澄清的液体及虫体，直径 1.5～5 mm，囊壁上的小白点，是虫体向囊内陷入的头节，头节呈椭圆形，有四个吸盘，顶突上有一圈小钩。通常在切片上能看见虫体的部分结构，已死亡的幼虫往往发生钙化。

【诊断与鉴别诊断】

1. 诊断　本病确诊主要依靠活组织检查，切片中可见囊肿含有囊尾蚴头节为特征。因猪囊尾蚴寄生部位不同，临床表现各异，有时诊断有一定困难，可结合实验室检查等手段协助诊断。而皮下猪囊尾蚴病相对比较直观，结合患者的生活习惯及猪肉绦虫病病史诊断并不困难。

2. 鉴别诊断　本病需与下列疾病鉴别：

（1）脂肪瘤：皮损为较柔软的皮下肿物，基底较宽，呈圆形或分叶状，病理切片中可见成熟的脂肪细胞。

（2）神经纤维瘤病：皮损为肿物突出皮肤，质地柔软，触之有囊性感，皮肤可见牛奶咖啡斑。

（3）皮脂腺囊肿：皮损为较柔软的皮下肿物，囊内有豆渣样脂质，发生感染后可破溃，流出脓血和豆渣样物质。

【治疗】

1. 手术切除　适用于皮损数目不多或囊肿寄生于眼、脑等部位，出现压迫症状者。

2. 药物治疗　对囊肿数目多，寄生在重要器官及出现较明显临床症状者可用药物治疗。

（1）阿苯达唑：为首选，14～15 mg/（kg·d），分 2 次口服，疗程 10 天。脑型患者剂量为 14～20 mg/（kg·d），分 2 次服，疗程 10 天。需 2～3 个疗程，每疗程间隔 14～21 天。不良反应主要有头痛、低热，少数可有视力障碍、癫痫等。严重者可出现过敏性休克、脑疝、脑水肿加重、癫痫加重等。这些反应多于服药后 2～7 天出现，通常持续 2～3 天。亦有少数于第一疗程结束后 7～10 天才出现，第二疗程的不良反应率明显少而轻。

（2）吡喹酮：疗效佳，疗程短，但不良反应较阿苯达唑严重且发生率高，目前临床上较少用。常用剂量为 40～50 mg/（kg·d），分 3 次口服，连续 3 天，必要时 2～3 个月后可重复一疗程。与西咪替丁或高糖类食物同服能增加吡喹酮的血药浓度，提高疗效。

【预防与调摄】

1. 早期和彻底治疗肠绦虫病患者，是消灭传染源和预防囊虫病发生的根本措施。在流行地区应进行普查普治。

2. 加强卫生宣传和食品卫生管理，不要吃未烧熟的猪肉及被污染的食品、蔬菜及水果。切生熟食的刀和菜板不可混用。饭前便后要洗手，以防误食绦虫卵。

3. 加强粪便管理，改进猪的饲养方法，加强肉类加工厂和市场猪肉的卫生检查，发现有囊虫感染的猪肉严禁出售。猪肉在 –10℃经 70 小时的冷藏，可杀死肉中的囊尾蚴。

（吕海鹏）

第二十节　弓形虫病

弓形虫病（toxoplasmosis）又称弓浆虫病或毒浆虫病，是由刚地弓形虫所引起的一种寄生虫病，是人畜共患性传染病。人可以通过先天性和获得性两种途径被感染。人感染后多呈隐性感染，由于弓形虫感染的部位和机体反应性的差异，临床表现复杂多样。

本病分布于世界各地，尤以热带、潮湿地区多见。我国福建、江西、广东、广西等省、自治区有过报道。几乎所有的温血动物都可成为人弓形虫感染的来源。

【病因及发病机制】

弓形虫是寄生于细胞内的原虫。属孢子虫纲，球虫目，在生活过程中有 5 种不同的形态，即滋养体、包囊（在中间宿主）、裂殖体、配子体、卵囊。滋养体是急性弓形虫病最常见的形态，呈新月形，一端较细另一端较圆，姬姆萨染色细胞质呈蓝色，核呈紫红色，长 4～7 μm，宽 2～4 μm，它在宿主细胞内繁殖，直至宿主细胞破裂，滋养体逸出，滋养体离开宿主后即死亡，故滋养体在传染疾病上无意义。逸出的滋养体可侵犯邻近细胞，形成包囊，包囊抵抗力较强，虫体可在包囊内生存多年，在慢性感染的病例中常形成包囊，内含大量的病原体，因此对传播疾病有重要作用。人感染弓形虫病有 3 种途径：

（1）先天性传染：孕妇感染弓形虫病病原体可通过胎盘传染给胎儿。

（2）获得性传染：①经消化道传染，食用生或半生肉及长期接触生肉者易受感染，受感染的猫粪中排出的卵囊，污染手或食物，或通过蟑螂、苍蝇等机械地把卵囊带至人的食物上，造成人类感染。②切割含有包囊和滋养体的生肉或实验室工作人员接触污染器械，通过破损的皮肤黏膜感染。③通过飞沫传染。④通过节肢动物蜱、螨、蚊、蝇、虱等叮咬感染。

（3）通过输血或器官移植而传染：人体感染弓形虫后通过血液散播于全身，在寄生部位由于滋养体的侵犯引起炎细胞浸润和局部组织的坏死等病变。轻度感染呈隐性过程，无明显病变。慢性感染主要是组织内存在的包囊，完整的包囊周围不引起病理反应。

【临床表现】

1. 先天性弓形虫病　妊娠期妇女感染弓形虫又未治疗者，其胎儿被感染的可能性为50%。妊娠早期感染后致胎儿先天性弓形虫感染率较低，但病情严重；妊娠晚期感染，先天性弓形虫病感染率较高，但病情较轻。尤其是妊娠 4～5 个月被感染时最危险，常引起流产或死胎。即使足月顺产，婴儿出生后常出现各种先天性畸形，包括小脑畸形、脑积水、脊椎裂、无眼、小眼、腭裂、大脑钙质沉着、智力发育障碍、脉络膜及视网膜炎、肝脾大、黄疸、出血性斑疹等临床表现。少数可出现掌跖斑丘疹、剥脱性皮炎、脱发及中枢神经系统症状。

2. 获得性弓形虫病　获得性弓形虫病的临床表现主要与宿主的免疫状态有密切关系，特别是与获得性免疫缺陷综合征及使用糖皮质激素等免疫抑制药的关系紧密。除少数严重者外，一般症状较轻，大多数为隐性感染，患者可不表现任何症状，仅在急性期表现多器官的损害，如淋巴结肿大、脑膜炎、多发性肌炎、肝炎、肠炎、视网膜炎等。在皮肤黏膜方面可出现蚕豆大小口腔溃疡、皮下结节、斑疹、丘疹、水疱、出血斑、脱屑、皲裂。通常在出现皮疹时伴有高热和全身不适。

Topi 等将活动期患者的临床表现分为 4 型：

（1）慢性痒疹或皮下结节型：皮损内含有弓形虫，用糖皮质激素治疗无效。

（2）皮肌炎样综合征型：有典型皮肌炎症状，但血清肌酶检查正常，肌肉活检可查到弓形虫。

（3）多形性皮疹型，表现为瘙痒症、慢性荨麻疹、多形红斑、离心性环状红斑、四肢血管炎、紫癜性毛细血管扩张等。

（4）有系统性红斑狼疮及自身免疫性疾病的患者，长期服用泼尼松等免疫抑制药时易患弓形虫病或使潜伏的形虫感染急性发作。皮疹的多样化和机体免疫状态有密切关系。

【实验室检查】

1. 病原学检查

（1）弓形虫分离：分离弓形虫阳性者，可诊断近期弓形虫感染。

（2）弓形虫滋养体或包囊的直接显微镜检查：在涂片或切片中发现弓形虫滋养体者可诊断为近期弓形虫感染，发现弓形虫包囊者多为慢性感染。

（3）弓形虫 DNA 检测：用核酸原位杂交检测组织切片中的弓形虫 DNA，或用聚合酶链反应（PCR）检测有助于弓形虫感染的诊断。特别是应用 PCR 检测脑脊液、支气管肺泡灌洗液和羊水中弓形虫 DNA，分别对脑弓形虫病、肺弓形虫病和先天性弓形虫病的诊断有较大意义。

2. 血清学检查特异性抗体和抗原　是诊断弓形虫病最常用的实验室技术，包括检查特异性 IgG、IgM、IgA、IgE 等抗体和弓形虫的循环抗原（CAg）。

（1）特异性 IgG 检测：是最常用的检测项目，特异性 IgG 通常在弓形虫感染后 1~2 周呈阳性，1~2 个月达高峰，随后滴度有所下降，但特异性 IgG 可长期持续阳性。

（2）特异性 IgM、IgA 和 IgE 检测：这些抗体检测均有利于弓形虫近期感染的诊断。对于新生儿和婴幼儿先天性弓形虫感染的诊断，特异性 IgA 比特异性 IgM 更为敏感。

（3）特异性抗体检测组合（TSP）：这种抗体检测组合包括 SFDT、IgM、IgA 和 IgE 的 ELISA 检测、IgE- ISAGA 和 AC/HS 试验。主要用于某些血清学检测怀疑弓形虫感染时的确认试验。

（4）弓形虫循环抗原（CAg）的检测：是近年广泛应用的技术，比特异性抗体出现早，是病原体存在的指标。常用 ELISA 法，具较高的敏感性和特异性。阳性可诊断人弓形虫急性感染。

3. 其他检查　包括血常规、眼底检查、脑脊液常规和生化检查、CT、MRI 等影像学检查和组织病理学检查，均可用于弓形虫病的诊断。

【组织病理】

在涂片或切片中可见弓形虫呈花环、链条或簇状群体，位于细胞质内。

【诊断与鉴别诊断】

1. 诊断　本病临床表现复杂，皮疹呈多样化，仅根据临床难以确诊。须结合实验室检查及组织病理进行诊断。

2. 鉴别诊断　本病需与下列疾病鉴别：

（1）淋巴瘤：其病理表现为表皮内亲表皮现象及 Pautier 微脓肿、异型 T 淋巴细胞浸润等，可鉴别。

（2）扁平苔藓：典型皮损为多角形紫红色扁平丘疹，好发于四肢屈侧，黏膜常受累。组织学表现为表皮角化过度，颗粒层楔形增厚，棘层不规则增厚，表皮突呈锯齿状，基底细胞液化变性，真皮上部淋巴细胞呈带状浸润，真皮乳头层可见胶样小体及噬黑素细胞。

【治疗】

世界卫生组织推荐用乙胺嘧啶和磺胺对甲氧嘧啶联合治疗，疗程 1 个月，间隔 1 个月后再进行第二疗程。其用法：磺胺对甲氧嘧啶每天 2~4 g，乙胺嘧啶每天 50 mg，2 天后减为每天 25 mg。由于乙胺嘧啶是叶酸拮抗药，为防止或减少副作用，应同时加用亚叶酸。该药可致畸，孕妇应慎用。

孕妇及耐药者可服用乙酰螺旋霉素，每天 3 次，每次 1 g，20 天为一疗程，也可用林可霉素，每天 600～900 mg。

【预防与调摄】

由于本病是一种自然疫源性疾病，传染源十分广泛，而且和人类关系密切的家畜都可成为传染源，因此要管好家畜防止污染水源，不饮生水，勿食未煮熟的肉食，生熟食品用的刀具、菜板不要混用，做好家养宠物的驱虫工作，接触宠物后要洗手。

（吕海鹏）

第二十一节　肺吸虫病

肺吸虫病（paragonimiasis）主要是由卫氏肺并殖吸虫和斯氏狸吸虫引起的人兽共患性寄生虫病，是一种自然疫源性疾病，又称肺并殖吸虫病。以卫氏肺并殖吸虫为代表的大多数致病性并殖吸虫主要在人体肺脏中寄居，并成熟产卵，引起以呼吸道症状为主要表现的肺型并殖吸虫病，患者和病兽、病畜是主要传染源。斯氏狸吸虫在人体内不能发育成熟，但可到处游走移行，引起以幼虫移行症为主要临床表现的肺外型并殖吸虫病，病兽、病畜是主要传染源。本病流行于亚洲，非洲、美洲也有报道。在我国分布也较广泛，达 18 个省、市、自治区。

【病因及发病机制】

肺型并殖吸虫病的病原体主要为卫氏并殖吸虫、团山并殖吸虫、宫崎并殖吸虫及墨西哥并殖吸虫；肺外型并殖吸虫病的病原体主要为斯氏狸吸虫和四川并殖吸虫。卫氏并殖吸虫的成虫寄生在宿主肺脏，发育成熟后产卵，虫卵随宿主痰液或者粪便排出体外，在水中孵化为毛蚴，随即钻入第一中间宿主淡水螺体内，经胞蚴、母雷蚴以及子雷蚴而产生许多尾蚴，尾蚴自螺体逸出，侵入第二中间宿主溪蟹或者喇蛄、发育为囊蚴。人由于生食或半生食含活囊蚴的溪蟹喇蛄而感染，也可因生食或半生食带并殖吸虫童虫的猪肉、野猪肉、鸡、鸭肉而受感染，直接饮用未经消毒处理的溪水、用被囊蚴污染的溪水洗手或使用被囊蚴污染的食具等也可能感染。囊蚴在肠腔内脱囊，穿过肠壁进入腹腔。在腹腔中移行发育为童虫，童虫穿过横膈进入胸腔，童虫在体内移行过程中，可侵犯肝、脾、肺、脑及皮肤引起相应的临床表现。

【临床表现】

本病分为潜伏期、急性期和慢性期。

1. 潜伏期　一般 3～6 个月。

2. 急性期　起病急骤，初发症状为腹痛、腹泻，稀便或黏液便，伴食欲减退，全身乏力，继之出现畏寒、发热、胸痛、胸闷、气短、咳嗽。机体可对虫体及其代谢产物产生变态反应，引起荨麻疹，血中嗜酸性粒细胞明显升高。急性期患者外周血白细胞总数增高，可达（10～20）×10⁹/L，嗜酸性粒细胞比例明显增高，达 30%～40% 以上，红细胞沉降率增快。

3. 慢性期分为 6 型

（1）胸肺型：最常见，以咳嗽、胸痛和果酱样或烂桃样血痰为主。

（2）腹型：以腹痛、腹泻或带有黏液或血的稀便等消化道症状为主要特征，多见于病程早期，肝、脾可肿大，偶可因大网膜的并殖吸虫囊肿而引起肠粘连或肠梗阻。

（3）脑脊髓型：此为脑组织和脊髓受累所致，表现为头痛、偏盲、癫痫发作、偏瘫、截瘫。

（4）皮下结节型：好发于腹部和大腿，也可见于颈部、胸部、外阴以及腋下等处，皮下结节小者如黄豆，大者如鸡蛋数目为一个至数个，有时童虫可自行钻出皮肤，由卫氏并殖吸虫引起的皮下结节一般不游走，而由斯氏狸吸虫引起的皮下结节有游走特点。

（5）阴囊肿块型：占卫氏并殖吸虫病患者的 1%~26%，患者阴囊出现肿块，大者可达鸡蛋或拳头大小，伴疼痛。

（6）亚临床型或隐性感染：无明显临床症状，但皮内试验或血清免疫反应阳性或胸部 X 线有典型改变。

【实验室检查】

1. 血常规：外周血白细胞总数可增高或正常，急性期可达 40×10^9/L 以上。嗜酸性粒细胞可达 80%。

2. 虫卵检查：痰液检查、粪便检查、脑脊液、胸水或腹水检查。

3. 活体组织检查：皮下结节活检发现嗜酸性肉芽肿、斯氏并殖吸虫的童虫或卫氏并殖吸虫的成虫或虫卵，即可确诊。

4. 免疫学检查

（1）ELISA：检查血清抗体，阳性率 98%，与姜片虫病、血吸虫病及囊虫病有轻度交叉。

（2）斑点酶联免疫吸附试验：检测循环抗原，阳性率在 98% 以上。

（3）单克隆抗体免疫印迹试验：检测循环抗原，阳性率为 93%。

5. X 线检查

（1）肺部病变：本病的肺部病变以中、下肺野和内侧带较多，约占 90% 以上，其中以右下肺野更为常见。肺部 X 线表现因病期早晚有异。

1）浸润期：表现为 1~2 cm（最大可达 5 cm）大小云絮状、边缘模糊、不均匀、圆形或椭圆形浸润阴影，多位于中下肺野，单侧或双侧，病灶位置变迁较多。

2）囊肿期：大小不一的实质灶或含空泡团块阴影，边缘锐利、圆形或椭圆形，多房性或单房性，并在 CT 检查时可见囊状阴影间"隧道"。

3）硬结期：血管纹理平行走向增粗、条索状、致密斑点状阴影。

（2）膈肌、胸膜病变：局限性隆起，多见于右侧，胸腔积液、胸膜肥厚、气胸、肺萎缩、纵隔粘连。斯氏并殖吸虫病少见肺部变化，而多见胸腔积液。

6. CT、脑血管造影、脊髓造影等。

【组织病理】

肺吸虫的囊肿常呈多房性，囊内含有虫体、虫卵和夏科-雷登结晶，周围有中性、嗜酸性粒细胞浸润。由于虫体具有游走性的特点，因此常数个囊肿相互隧道沟通，当虫体死亡后囊内容物被吸收，囊肿被纤维组织填充形成瘢痕。斯氏狸吸虫引起的皮下结节可见中心含有菱形结晶而无虫卵的坏死隧道，常可见童虫，但无成虫或者虫卵，周围包以肉芽组织和大量嗜酸性粒细胞的弥漫性浸润。

【诊断与鉴别诊断】

在流行区有食用病畜、病兽史，出现胸痛、果酱样或烂桃样血痰或有游走性皮下结节以及原因不明的癫痫、嗜酸性粒细胞增高均应考虑本病的可能。痰液、粪便或其他体液中找到虫卵或从皮损中找到虫体可确诊。ELISA 对本病诊断具有重要价值。

本病凡是有肺部症状尤其是咯血史和胸水者，应与肺结核及结核性胸膜炎等相鉴别；有消化系统症状者，应与伤寒、副伤寒、痢疾等相鉴别；有脑部症状者，应与神经系统疾病、脑部囊虫病等相鉴别。

【治疗】

1. 吡喹酮 对卫氏并殖吸虫和斯氏狸吸虫均有良好效果。推荐剂量为每次 25 mg/kg，每天 3 次，连服 2~3 天为一个疗程。

2. 阿苯达唑 治疗剂量为每天 400 mg，连服 7 天为一个疗程。对斯氏狸吸虫治疗效果较卫氏并殖吸虫更好。

3. 硫氯酚 治疗剂量为每天 50 mg/kg，成人一般为每天 3 g，分 3 次口服，间日服药，15~20 个治疗日为一个疗程。

4. 手术治疗　皮下结节或包块可手术切除。

【预防与调摄】

加强卫生宣教，培养良好的个人卫生习惯。不吃生的或者半熟的蟹、喇蛄和肉类食品，不喝生水，不随地吐痰，积极开展普查普治，对粪检阳性的家畜进行捕杀。

（吕海鹏）

第二十二节　钩虫皮炎

钩虫皮炎（ancylostomatic dermatitis）又称着土痒、粪毒块，系由十二指肠钩口线虫（简称十二指肠钩虫）或美洲板口线虫（简称美洲钩虫）的幼虫钻进皮肤时所引起的局部炎症反应。

本病流行广，遍及全球，尤其在热带及亚热带国家流行更为广泛。我国各地农村均有分布，南方多于北方，一般以夏秋湿热季节多见，大多数地区为两种钩虫混合感染。近年来，随着农村环境卫生的改善及农民个体劳动防护意识的增强，本病已非常少见。

【病因及发病机制】

钩虫雌虫所产的卵，随着人体的粪便排出体外。虫卵在土壤中遇到适宜的温度、湿度，约经24小时孵化成杆状蚴，此时尚无感染力。5~8天后发育为丝状蚴，此即感染期蚴。当农民赤脚下地劳动时，丝状蚴与人体皮肤接触时，受到皮肤温度的刺激，立即表现出活跃的钻刺活动。一般是通过毛囊、汗腺口、皮肤较薄或破损的部位侵入皮内，继而在钻入部位引起急性炎症反应。丝状蚴在侵入皮肤后24小时内，大多仍潜留在侵入处的局部皮肤组织中，而后进入小静脉或淋巴管，随血流经右心到肺，穿过肺微血管进入肺泡，在肺部可引起肺泡炎或肺炎。再移行至支气管、气管，经咽喉部吞咽活动，从食管、胃下行到达小肠，经4~6周发育为成虫。成虫寄生在空肠，头部紧附于肠黏膜可引起出血。

钩蚴钻入皮肤的机制主要依靠机械作用，但对幼虫在钻入皮肤前后进行的组织化学和超微结构研究，表明其具有分泌胶原酶的可能。刚形成的感染期蚴钻入皮肤的能力最强，之后逐渐减弱。

【临床表现】

1. 典型表现　丝状蚴钻入的部位有针刺感、烧灼感或瘙痒等感觉。1~2小时后，该处出现斑疹或水肿性红色小丘疹，1~2天内皮疹变为含淡黄色透明液体的疱疹。皮损多见于手腕或足跟下方及手足边缘部位，尤以指、趾间皮肤较薄之处多见。有些患者可伴发荨麻疹。若无感染，一般1周左右皮疹即可消退。若钩蚴钻入较多，可在两周内出现哮喘及血嗜酸性粒细胞增多，哮喘发作时痰中常能查到钩蚴，4~5周后大便中可找到虫卵。当幼虫穿过肺时，可引起咳嗽、喘鸣、呼吸困难等症状，常持续数天。成虫寄生于肠内可引起腹痛、腹泻，偶有黑便，可导致出血性贫血。

2. 非典型表现　少见，表现为匐行疹，皮肤可见蜿蜒曲折的线状隧道，患者常感到剧烈瘙痒。多半是由狗、猫等动物的钩虫幼虫侵入人体皮肤所引起。幼虫钻入表皮角质层下，在表皮内行走所致。皮疹常被抓破导致继发感染，易被误诊为疥疮。

【实验室检查】

粪便检查：一般发病5周后可在粪便中找到虫卵，可确诊。

【诊断与鉴别诊断】

1. 诊断　发病前有赤脚行走、田间劳动或粪便接触史，在足跖间、踝部及足背部等接触泥土的部位发生丘疹、丘疱疹或小水疱，伴有奇痒，在患者的粪便中找到虫卵即可确诊。

2. 鉴别诊断　本病需与下列疾病相鉴别：

（1）疥疮：该病有接触史，常在集体单位或家庭中同时或先后有多人患病，且皮疹分布广泛，手指缝、腹部、大腿内侧、阴部等处也有皮疹。

（2）手足癣：该病多发于掌、趾及指（趾）间，以小水疱及鳞屑性损害为主，真菌检查阳性。

【治疗】

1. 透热疗法　钩蚴钻入皮肤后在 24 小时内尚有 90% 停留在局部皮肤，因此，要尽早用透热疗法将它消灭。方法是将手足处有皮疹的部分浸入 56～60℃水中，连续 15～30 分钟，或用棉布垫浸入 56℃热水中，取出后轻轻拧干敷于局部，要经常更换以保持原有的温度。

2. 15% 噻苯达唑软膏　本药局部使用可以透入皮肤，并在表皮中维持较高浓度，用于钩蚴皮炎早期治疗，每天 3 次，连续使用 1～2 天。局部瘙痒症状明显者，可用 1%～2% 薄荷炉甘石洗剂，若有感染可外用抗生素制剂。

3. 驱虫治疗　粪便中查到虫卵者，可用甲苯达唑 100～200 mg，每天 2 次，共用 3～4 天。

4. 对症治疗　必要时给予抗组胺药，若出现哮喘可给予氨茶碱或糖皮质激素；缺铁性贫血给予铁剂。

【预防与调摄】

1. 加强粪便管理是预防疾病的重要措施。

2. 在流行区要经常普查，发现钩虫病患者要及时治疗，以消灭传染源。

3. 加强个人防护，在钩虫病高发区不吃未洗净的生菜，防止钩蚴经口感染，要尽可能避免皮肤接触泥土、粪便，勿赤脚在田间行走，下田时可穿胶靴或手足涂擦 15% 邻苯二甲酸二丁酯乳剂或 1.5% 左旋咪唑硼酸乙醇溶液，防止钩蚴的侵入。

（吕海鹏）

第二十三节　匐行疹

匐行疹（creeping eruption）又称皮肤游走性幼虫病、移动性幼虫病、幼虫移行症、游走性线状表皮炎、潜行疹、沙虫病、管道工痒疹等，是由线虫的幼虫移行于皮内所引起的曲折的线性损害。本病多发生于热带、亚热带地区，在我国东南部也有散发病例报道。本病多发生于夏季，多见于儿童。

【病因及发病机制】

几乎所有匐行疹病例均由非人类钩虫或线虫的幼虫感染所引起。巴西钩虫和犬钩虫的幼虫是本病的主要病原体。这类钩虫以猫或狗为自然宿主，长为 8～10 mm，而幼虫长度只有 0.5 mm，寄生于各种野生动物体内。当人体接触含有这些蚴虫的猫、犬或其他动物的粪便排泄物所污染的泥土，或食用未经煮熟的含有这些蚴虫的肉食时，即可被感染。感染人的十二指肠钩虫及美洲钩虫在已有接触史的易感者中可引起匐行疹。四川地区发现的肺吸虫，其幼虫可同时产生内脏（胸膜）和皮肤游走性幼虫病。

【临床表现】

各种寄生虫引起的匐行疹表现基本相同。钩蚴侵入皮肤后，数小时内在幼虫侵入部位出现瘙痒性红斑、丘疹或水疱，2～3 天后当幼虫开始移行时形成曲折的表皮内隧道，在表皮形成蜿蜒状皮疹，每天向前伸展数毫米至数厘米。皮疹呈淡红色，线状，宽 2～3 mm，略高出于皮肤表面，伴奇痒。此瘙痒性皮疹可持续数月之久。到后期，幼虫停止移行时可在局部形成硬结，皮疹干燥、结痂，或因搔抓导致继发感染，形成弯曲的条状表浅溃疡或湿疹样损害。皮疹多半发生于面部、手部、小腿及足部等处，数目不定，有时皮疹相当广泛。某些幼虫引起的皮损表现为移动性皮下结节，有压痛和奇痒，有的仅表现为丘疹样损害。我国四川流行的肺吸虫所致皮肤损害表现为此起彼伏的皮下包块，个别患者的包块可发生破溃，形成溃疡，包块活检可发现蚴虫。

约 1/3 的患者可并发莱夫勒综合征（Loeffler's syndrome），表现为短暂性肺部浸润和血中嗜酸粒细胞增多。少数患者可出现失眠、体重减轻、精力不集中及工作效率低下等。

【实验室检查】

1. 血常规　嗜酸粒细胞通常增多。

2. X 线　肺部短暂性浸润可通过肺部 X 线检查显示出来。

3. 病理　为诊断金标准，活检时发现幼虫。

【组织病理】

幼虫在移行过程中，在组织或器官内产生异位性病变，常在表皮的颗粒层或棘层栖居，并形成隧道，血管周围有慢性炎细胞及嗜酸性粒细胞浸润。由于幼虫对人体不能适应，在人体内不能发育成熟，多停留在幼虫阶段，故常查不到成虫和虫卵。

【诊断与鉴别诊断】

根据匐行性皮疹的典型临床表现可考虑本病，在皮损中挑出虫体或病理活检发现虫体即可确诊。

本病要和疥疮、蝇蛆病、东方颚口线虫病、裂头蚴病、丝虫病、血吸虫皮炎、钩蚴皮炎等相鉴别。另外，本病还需与一种蠕虫病相鉴别，这种病也叫匐行疹，是由一种约 300 μm 长的细小螨虫在表皮浅层掘进而引起的。

【治疗】

1. 局部治疗　皮疹表面用透热疗法、液氮冷冻或用氯乙烷喷射等将幼虫杀死。

2. 手术治疗　适用于皮疹面积不大、范围不广时。

3. 药物治疗

（1）口服药：①伊维菌素，150 μg/kg，一般单剂量是 12 mg。②阿苯达唑，200～400 mg/ 次，每天 2 次，连续用 3 天。③噻苯达唑，25～60 mg/kg，分 2～3 天次服用，疗程 7～10 天。④甲苯达唑，100～200 mg，每天 2 次，连用 3～4 天，儿童酌减。治疗的有效标准是症状减轻和线状皮损停止延伸，后者通常发生在给药后 1 周内。

（2）外用药：局部可外用 10% 噻苯达唑混悬液，每天 4 次，瘙痒可在 3 天内明显减轻，皮下幼虫可在 1 周内停止活动。

【预防与调摄】

1. 加强卫生宣传教育，避免接触被猫、犬排泄物污染的泥土，避免赤足在泥土中行走。

2. 改善和注意个人卫生，儿童不要吸吮手指，饭前便后要洗手。勿食未煮熟的鱼、肉等不洁食品，在流行区工作时更要加强个人防护和饮食卫生。

（吕海鹏）

第二十四节　刺丝囊皮炎

刺丝囊又称刺丝胞，是所有刺胞动物特有的细胞器。含有刺丝囊的动物接触人体时，可将刺丝囊刺入皮肤并将毒液注入人体引起皮肤损伤，称为刺丝囊皮炎（nematocyst dermatitis）。在海洋中有 11000 种刺胞动物，其中能引起刺丝囊皮炎的约有 1000 种。刺胞动物分属三大纲，即水螅纲、钵水母纲、珊瑚纲。在我国四大海域已知的 1000 多种刺胞动物中每纲都有数种能蜇人，有的仅分布于一个海域，有的则跨 3～4 个海域。据知，至少有 30 多种能引起刺丝囊皮炎。

【病因及发病机制】

刺胞动物又称腔肠动物，它们都是两胚属，是具有消化腔的低等动物。在它们的吸口周围及肩板上含有1~3类刺胞，分别为等丝刺胞、异丝刺胞、短端宽刺胞，其大小和形态各异，小的刺胞仅有数微米，大的80~120 μm，有的刺胞刺人，有的不刺人，能蜇人的刺胞一般较大。刺丝囊是一种囊状的细胞器，是所有刺胞动物赖以捕食和御敌的武器。它呈圆形、椭圆形、棒状、月牙状、香蕉状等多种形态，大小如红细胞或白细胞，肉眼不可见。刺丝囊主要分布在刺胞动物的触手或刺丝囊鞘上，为一微小中空球状结构，其外壁反折及延伸成一盘曲小管于球内。当遇到侵袭或刺激时，此小管伸开发射刺丝，牢固地附着在目标上，其冲力能穿透真皮上部。小管上有无数倒钩和棘刺，一旦接触人体，刺丝囊内的毒液经刺丝注入皮肤，引起刺丝囊皮炎。有的刺丝不开口、无毒液，仅有攀附作用。刺丝的长短不一，有的仅引起瞬时而轻微的麻痛感，不发生皮疹；有的则能引起轻重不同的皮疹或全身反应，甚至迅速致死。这取决于刺胞动物的种类，其所含刺丝囊的性质、密度和刺入皮肤的数量。刺丝囊内的主要毒性成分是类蛋白、肽类、强麻醉剂、5-羟色胺、组胺、四氨化合物、致痛剂等物质。刺丝囊一旦排空即不能再用，但未排空的刺丝囊其活性可维持数月，甚至在干涸状态下仍起作用。

【临床表现】

该病多发生于渔民、海产品养殖工、潜水者，每年7~8月份是高发季节，其临床表现与动物的种类、蜇伤的方式、部位、面积、时间、现场处理的情况及就诊的早晚和机体的反应状态均有密切关系。刺丝囊皮炎常见的有水母皮炎、水螅皮炎、海葵皮炎和珊瑚皮炎，现将其临床特点分别介绍如下。

1. 水母皮炎　水母俗称海蜇，有300余种，在我国沿海能蜇人的水母有钵水母（沙蜇）、霞水母、僧帽水母、黄斑水母等，其大小形态各不一致。水母皮炎临床上最大的特点是接触部位的皮疹呈鞭痕状排列，因其触手长所致。当人们下海捕捞或游泳时，若被水母蜇伤，经3~5分钟，局部即感到刺痒、麻痛或烧灼感，之后局部发生红斑、丘疹或荨麻疹样皮疹，重者可有出血性损害，并可于1~2天内形成水疱或大疱。一般不妨碍工作，但因剧痒，可影响睡眠，一般历时1~2周可痊愈。如全身被蜇面积较大，则可有倦怠、肌肉痛及不安等感觉，还可出现呼吸困难、胸闷、口渴、出冷汗等症状，对毒素敏感者，可于被刺后2小时左右即口吐白色或粉红色泡沫，并出现呼吸困难、肺水肿和血压下降，甚至死亡。近几年，我国黄海、渤海有数十例因水母皮炎死亡的报道。分布在大西洋至地中海一带的僧帽水母，它的触须可长达30 m，一旦刺入皮肤注入神经毒液可出现严重的全身中毒症状，甚至死亡。

2. 水螅皮炎　水螅属于羽螅目，已知有3700多种，只有少数可蜇人。在低潮时它栖居在水深2~20 m的礁石上，在体表的芽鞘内充满成束的香蕉形刺胞，蜇人后局部刺痛，数分钟内出现红斑或小风团，约在30分钟内皮疹消退，不久又在原皮疹处出现较大的丘疹，这是刺丝囊皮炎典型的"复燃"现象，一般无明显的全身症状，少数患者2~3天内皮疹消退，多数患者皮疹在1~2天内变成丘疱疹，渐融合成水疱或大疱，1~2周内脱屑而愈，留有色素沉着或色素减退斑，不留瘢痕。

3. 珊瑚皮炎　珊瑚属于珊瑚纲，生长在热带海域中，有6000多种，其中少数可蜇人。珊瑚呈辐射状，其触手上有许多有毒的刺胞，是用作自身防卫和攻击其他生物的器官。珊瑚通过以下几种因素引起皮肤损害：刺丝囊毒素的作用、外骨骼锐缘的切割作用、异物反应及继发性感染等。在珊瑚石上常附有很多的海葵，因此有人认为珊瑚所致的皮炎可能就是海葵的毒性作用。当在海上作业或游泳若被珊瑚刺伤可发生刺丝囊皮炎所有的症状，其临床症状和刺伤的严重程度和珊瑚的种类及机体的反应状态有密切关系，常因人而异。轻者仅有瘙痒性红斑，重者可在刺伤部位出现红肿，有剧烈的刺痒和疼痛，很快出现丘疹、水疱、瘀斑，亦可出现疼痛性荨麻疹样损害或有明显的全身症状，若同时被珊瑚石割伤，则症状加重，局部可有浆液性渗出物，24小时内即可形成溃疡，经久不愈，愈后留下瘢痕和持久性瘙痒，若继发感染会使病程延长，皮疹好发于四肢、颈部及胸腹部，常呈典型的线状损害。

4. 海葵皮炎　详见本章第二十五节。

【实验室检查】

1. 病理学　镜下发现刺丝囊即可诊断。

2. 免疫学检查　被水母蜇伤后血中可出现抗水母毒素的免疫球蛋白，通常为IgE或IgG增高，但其特异性不高。

【组织病理】

一般表现为急性、亚急性非特异性炎症改变，若可在表皮内发现有刺丝囊的结构，则具有诊断价值。国外有尸检报道表明，皮肤呈青紫色，严重者可出现内脏急性充血、肺水肿急性中毒性肾炎、脑血管充血等病理变化。

【诊断与鉴别诊断】

1. 诊断　根据下海及与刺胞动物的接触史，结合皮疹的特点一般不难诊断。渔民和养殖工人多发生于指间、手背。潜水者多发生于裸露的手腕和面颈部。游泳者主要发生于下肢、躯干。在海边淌水者可接触刺胞动物的碎片或污染的海水，皮疹多发生于下肢。在接触后若突然发生不明原因的刺痛和瘙痒，出现水肿性红斑、丘疹或风团、水疱等损害，呈条状或片状分布，要考虑有本病的可能。

2. 鉴别诊断　本病需与以下疾病相鉴别：

（1）海绵皮炎：有与海绵接触史，表现为瘙痒或刺痛感，几小时以内局部肿胀、僵直，受累指（趾）不能动弹，2～3天后症状可逐渐消退。

（2）海草皮炎：有与海草接触史，表现为下水不久自觉瘙痒或灼痛，数小时后皮肤发红，也可有水疱。皮疹好发于泳衣的覆盖部位，男性特别常累及阴囊，女性常累及胸罩区。

【治疗】

（一）中医治疗

外用芪柏渍漬治疗：适用于急性期皮疹鲜红、疼痛难忍者。黄芪、黄柏、冰片、硼砂、当归各等份，研成细末，冷敷患处，每天2～3次。

（二）西医治疗

1. 局部治疗　明矾水、1%氨水或10%碳酸氢钠溶液冷敷，或外用炉甘石洗剂、糖皮质激素软膏等以消炎止痒。疼痛明显者，用盐酸依米丁或利多卡因局部封闭，或在创面近心端皮下注射1%盐酸吐根碱3 mL。

2. 系统治疗　对皮损面积大、全身反应严重者（一般在蜇伤后2～4小时内反应达高峰），要及时给予抗组胺药、葡萄糖酸钙和糖皮质激素，并给予输液以加快毒素的排泄。

（三）中西医结合治疗思路

目前国内对刺丝囊皮炎的中医研究较少，多以外治法为主，部分症状较轻的患者可用中医外治法结合糖皮质激素软膏，多数可痊愈；症状严重合并全身并发症者，以西医治疗为主。

【预防与调摄】

对在海上作业人员或养殖场工人要进行宣传教育，加强个人防护，避免皮肤直接接触海生物。夏季海水浴者要选择洁净的海水区，并在浴场架设严密的网具以防水母进入，并备有一定的急救设施。

【参考文献】

尚高岗，李淮安，肖靖. 芪柏塌渍治疗海蜇蜇伤性皮炎临床观察 [J]. 广东医学，2016(15): 2245.

（吕海鹏）

第二十五节　海葵刺伤

海葵刺伤（sea-anemone sting）是指海葵刺伤人体皮肤后出现的皮肤损害，皮损一般呈长条形或网状，除局部症状外可伴恶心、呕吐、头痛及发热等全身症状。本病好发于夏季，我国沿海地区多见。

【病因及发病机制】

海葵属于腔肠动物门珊瑚纲，其附着在珊瑚岛上，具有类似水母的刺丝囊或刺细胞，作为其防御及攻击性器官。它的体表有大量的白色细丝，从壁孔和口中放出称为"枪丝"，丝长数厘米，漂浮于海水中，常黏附于某种物体上或脱落在泥沙里。枪丝表面镶嵌着极密的刺胞，可蜇伤皮肤而发病。有学者认为其主要致病成分为海葵素、海葵毒、龙虾肌碱及胡芦巴碱等类似神经毒素及催眠毒素。

【临床表现】

该病多发生于渔民、海产品养殖工、潜水者，每年 7～8 月份是高发季节。患者一般先感到刺痒，继之可出现红斑、丘疹、水疱等，有的可出现疼痛性荨麻疹样损害，呈长条形或网状，四肢、颈项及胸腹部均可发生。除局部症状外可伴恶心、呕吐、头痛及发热，严重者可出现呼吸衰竭，全身中毒症状。

【组织病理】

若在表皮内发现有刺胞的结构，则具有诊断价值。

【诊断与鉴别诊断】

1. 诊断　根据下海及与海葵的接触史，结合皮疹的特点一般不难诊断。

2. 鉴别诊断　本病需与以下疾病相鉴别：

（1）海胆刺伤：有与海胆接触史，表现为局部剧痛、灼热感，常伴出血，刺伤局部出现不同程度的肿胀，一般 1～2 周可消退，也可于刺伤 2～12 个月后于局部出现肉芽肿性结节性损害。结节呈疣状，圆形，直径 2～8 mm，质坚，初为淡红或淡青色，继而可变黄褐色，表面可有一定的角化。

（2）海蝶刺伤：有与海蝶接触史，皮损表现为斑丘疹损害。

（3）海贝咬伤：有与海贝接触史，表现为剧烈刺痛或灼痛，或引起局部缺血、青紫及麻木。伤口局部的麻木、肿胀及感觉异常可迅速波及身体其他部位，特别是口唇。严重者可出现视物模糊、复视、肌肉麻痹、失声及吞咽困难，偶可致死。

【治疗】

（一）中医治疗

1. 糜烂流滋较多者，用 10% 黄柏溶液或蒲公英 60 g，野菊花 15 g 煎汤待冷后湿敷。

2. 红斑、丘疹、水疱、流滋不多者，用三黄洗剂外搽，每天 5～6 次；或用青黛散调清水，每天 2～3 次。

3. 糜烂、脓疱、结痂时，用黄连油或青黛膏调搽，每天 3 次。

（二）西医治疗

1. 局部治疗　明矾水、1% 氨水或 10% 碳酸氢钠溶液冷敷，或外用炉甘石洗剂等以消炎止痒。疼痛明显者，用盐酸依米丁或利多卡因局部封闭，或在创面近心端皮下注射 1% 盐酸吐根碱 3 mL。

2. 系统治疗　对皮损面积大、全身反应严重者（一般在蜇伤后 2～4 小时内反应达高峰），要及时给予抗组胺药、葡萄糖酸钙和糖皮质激素，并给予输液以加快毒素的排泄。

【预防与调摄】

对在海上作业人员或养殖场工人要进行宣传教育，加强个人防护，避免皮肤直接接触海生物。夏季海水浴者要选择洁净的海水区，并在浴场架设严密的网具以防水母进入，并备有一定的急救设施。

（吕海鹏）

第六章　物理性皮肤病

外界环境中很多物理因素可直接或间接引起皮肤损害，这些皮肤病变称为物理性皮肤病。常见的物理因素可分为热性因素（如炎热的天气、闷热的工作环境）、冷性因素（寒冷、潮湿的环境）、光线性因素（如日光中的紫外线、可见光）、放射性因素（如 X 线、β 线或 γ 线照射）和机械性因素（机械性摩擦或压迫）等，引起的皮肤病常见有痱、烧伤、夏季皮炎、冻疮、冷红斑、日晒伤、多形性日光疹、植物日光性皮炎、放射性皮炎、鸡眼、压疮等。

第一节　痱

痱（miliaria）为夏季或炎热潮湿环境下常见的一种表浅性、炎症性皮肤病。以因高温、湿热而汗出不畅引起的小水疱、丘疹、丘疱疹为临床特征。多见于婴幼儿及肥胖者。本病中医称为"痱子"。

【病因及发病机制】

中医学认为本病多因盛夏酷暑，暑热熏蒸，炎热之气侵袭肌表，闭阻毛窍，汗溢不畅，郁积腠理所致；或体热汗出，腠理张开，突遇冷水淋激，玄府骤闭，汗不得泄，热毒内郁而致。若经搔抓染毒，毒邪侵肤，则化为脓痱。

现代医学认为在高温闷热环境下，大量的汗液不易蒸发，使角质层浸渍肿胀，导致汗管变窄或阻塞，淤积的汗液使汗管在不同水平上发生扩张或破裂，汗液外渗周围组织而致病。此外，皮肤表面细菌大量繁殖产生毒素亦会加重炎症反应。

【临床表现】

依据汗管损伤和汗液溢出部位的不同可分为四种类型。

1. 白痱　又称晶形粟粒疹，好发于躯干和间擦部位（各图 6-1-1）。常见于长期卧床、体质虚弱及大量出汗患者。汗液的溢出发生在角质层内或角质层下，故临床表现为针尖至针头大浅表性小水疱，疱壁薄而易破，疱液清，疱周无红晕，1~2 天内吸收，干涸后留有细小鳞屑。一般无自觉症状。

2. 红痱　又称红色粟粒疹，最常见。好发于肘窝、胸窝、额、颈、躯干、妇女乳房下及小儿头面部等处（各图 6-1-2）。汗液溢出发生在表皮稍深处，表现为密集排列针尖大小丘疹、丘疱疹，周围绕以红晕，皮损消退后可见轻度脱屑。自觉轻度烧灼及刺痒感。

3. 脓疱性痱　又称脓疱性粟粒疹，多由红痱发展而来。好发于四肢屈侧、会阴等皮肤皱褶处及小儿头颈部。皮损为密集的丘疹，顶端有针尖大小浅在脓疱，细菌培养常为阴性。

4. 深部痱　又称深部粟粒疹，好发于颈部、躯干，常见于反复发作严重的红痱者。汗液在表皮－真皮交界处汗管破裂溢出而引起，皮损表现为密集的、与汗孔一致的非炎性丘疱疹，出汗刺激后皮损加剧。自觉症状不明显。皮损泛发时可出现头痛、发热、头晕等全身症状。

【诊断与鉴别诊断】

1. 诊断

（1）多见于夏季炎热之时，湿热环境之中。

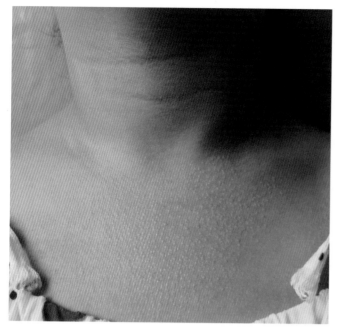

各图 6-1-1　白　痱

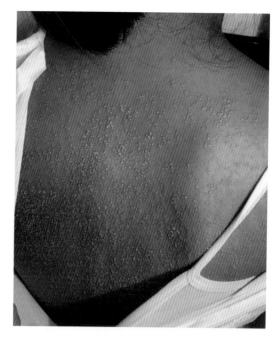

各图 6-1-2　红　痱

（2）好发于前额、颈部、肘窝、躯干、妇女乳房下及小儿头面部等处。

（3）以小水疱、丘疹、丘疱疹为基本表现，分为白痱、红痱、脓疱性痱、深部痱四种类型。

（4）自觉灼热、刺痒。

2．鉴别诊断　本病可与下列疾病进行鉴别：

（1）夏季皮炎：由夏季的持续高温、闷热引起，好发于成年人，女性多见。自觉剧痒，无糜烂、渗出。天气凉爽后皮损可很快消退。

（2）急性湿疹：病因复杂，任何部位可发，多形性皮损，糜烂、渗出明显，皮损境界不清，自觉瘙痒，病程较长，易复发。

【治疗】

（一）中医治疗

1．分型论治

（1）湿盛证（白痱）：

主症：皮肤色白明亮小水疱，针头大小，无红晕，散在或密集，无明显自觉症状。舌红或正常，苔腻，脉濡。

治法：除湿清热，佐以宣透。

方药：氤氲汤加减。

（2）热盛证（红痱）：

主症：可见一致性针尖大丘疹、水疱，周围绕以红晕，伴刺痒或继发暑疖时红热痒痛。舌质红，苔黄或腻，脉数。

治法：清热解暑化湿。

方药：清暑汤加减。

（3）热毒证（脓疱性痱或深部痱）：

主症：可见红色丘疹、水疱或脓疱，伴身热口渴、头痛目眩等。舌质红，苔黄或腻，脉数。

治法：清热解毒，解暑利湿。

方药：五味消毒饮合清暑益气汤加减。

2. 内服中成药

（1）清暑解毒颗粒：清暑解毒，生津止渴。适用于热盛证。

（2）六神丸：清热解毒，消肿利咽。适用于热毒证。

3. 外治

（1）消痱散（冰片、薄荷、滑石）外敷，或黄连扑粉外扑，可用于任何证型。

（2）鲜丝瓜叶 200 g 或鲜马齿苋 100 g，加水适量，煎水温洗，每天 2 次。

（3）金银花 30 g、野菊花 30 g、鲜紫花地丁适量，煎水外洗，每天 2 次。

（二）西医治疗

1. 局部治疗　以清凉、收敛、止痒为原则，可外搽薄荷炉甘石洗剂，每天 3 次。

2. 系统治疗　瘙痒明显可口服抗组胺药，脓痱感染严重时可口服抗生素。

（三）中西医结合治疗思路

本病重在预防，轻症一般不必内服，重症须内服中药与外用结合，治疗总以清暑解毒除湿为主，中医药治疗本病疗效好。瘙痒明显可配合抗组胺药，脓痱感染严重可配合抗生素。

【预防与调摄】

1. 伏暑季节室内注意通风、散热、降温。

2. 衣着宽大，吸汗性好，并勤换洗。

3. 保持皮肤清洁，忌搔抓及重力搓擦，以防继发感染。

（陈明岭）

第二节　烧　伤

烧伤（burn）是由于热力（火焰、灼热的气体、液体或固体）、电能、化学物质、放射线等作用于人体而引起的一种急性损伤性疾病，常伤于局部，波及全身，可出现严重的全身性并发症。其临床特点是创面局部以红斑、肿胀、疼痛、水疱、渗出、焦痂为主要表现，严重者伴有全身症状，若不及时救治或治疗不当，可危及生命。本病中医称为"水火烫伤""汤泼火伤""火烧疮""汤火疮""火疮"等。

【病因及发病机制】

中医学认为热伤营卫为基本病机，火热伤津、阴伤阳脱、火毒内陷、脾胃受损和气血两虚为烧伤的几个主要病机环节，常常出现在烧伤的初期、中期和后期。

1. 火热伤津　火热之邪侵害人体，最易消灼津液，肌肤受损，卫外失固，营阴外渗，而见火热伤津证。

2. 阴伤阳脱　火热之邪伤津耗液，阴液枯竭，阳气无所依附而出现阴伤阳脱证。

3. 火毒内陷　"热胜则肉腐"，酿而为脓；严重者，还可由火疮败坏，疮毒内陷，侵于营血，内传脏腑而出现火毒内陷证。

4. 脾胃受损、气血两虚　火毒侵入营血，内攻脏腑，导致脏腑失和、阴阳失衡，日久脾胃受损，气血亏虚。

现代医学认为高温可直接造成局部或全身组织细胞损害，使之发生炎症、溃疡、变性、坏死。在大面积严重烧伤的早期因大量体液丢失和剧烈疼痛可引起休克。在体液回收期和焦痂脱落期细菌感染可引起脓毒败血症。深度烧伤创面修复愈合可形成大量瘢痕，或出现部分创面经久不愈而形成难愈性溃疡。

【临床表现】

1. 烧伤深度的判断　目前临床上最常用的是三度四分法：Ⅰ度、Ⅱ度（浅Ⅱ度、深Ⅱ度）、Ⅲ度。

一般认为Ⅰ度、浅Ⅱ度烧伤属于浅度烧伤；深Ⅱ度和Ⅲ度烧伤属于深度烧伤。

Ⅰ度烧伤（红斑性烧伤）：仅伤及表皮（角质层），生发层健在，再生能力强。表面呈红斑状，干燥无渗出，有烧灼感，3~7天痊愈，短期内可有色素沉着。

浅Ⅱ度烧伤（水疱性烧伤）：伤及表皮的生发层、真皮乳头层。局部红肿明显，有薄壁大水疱形成，内含淡黄色澄清液体，水疱皮如被剥脱，创面红润、潮湿，疼痛明显。如不发生感染，1~2周内愈合，一般不留瘢痕，多数有色素沉着（各图6-2-1）。

深Ⅱ度烧伤（水疱性烧伤）：伤及皮肤的真皮深层，深浅不尽一致，尚残留皮肤附件。也可有水疱，但去疱皮后创面微湿，红白相间，痛觉较迟钝。如不发生感染，3~4周可愈。常有瘢痕形成。

Ⅲ度烧伤（焦痂性烧伤）：为全层皮肤烧伤，甚至达到皮下、肌肉或骨骼。创面无水疱，呈蜡白或焦黄色，甚至炭化，痛觉消失，局部温度低，皮层凝固性坏死后形成焦痂，触之如皮革，痂下可见树枝状栓塞的血管（各图6-2-2）。一般均需植皮才能愈合，愈合后有瘢痕，常形成畸形，甚则难以自愈。

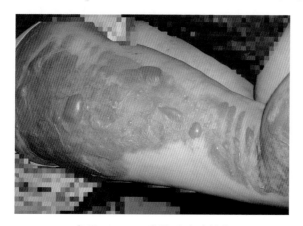

各图6-2-1　烧伤（水疱性）
（重庆市中医院　龚娟　供图）

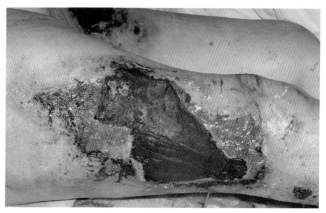

各图6-2-2　烧伤（焦痂性）
（重庆市中医院　龚娟　供图）

2. 烧伤面积的计算

（1）中国新九分法：按全身体表面积划分为11个9%的等份，另加1%，构成100%的体表面积，即头面颈部：1×9%；躯干前后包括会阴部：3×9%；双上肢：2×9%；双下肢包括臀部：5×9%+1%（各表6-2-1）。

（2）手掌法：不论性别、年龄，患者并指的掌面约占体表面积的1%，如医者的手掌大小与患者相近，可用医者手掌估算，作为九分法的辅助评估方法，可用于小面积或散在烧伤面积的计算。

（3）儿童烧伤面积计算法：小儿的躯干和双上肢的体表面积所占百分比与成人相似，12岁以下儿童，年龄越小，头越大而下肢越小，可按以下方法计算：头面颈部面积为［9+（12-年龄）］%；双下肢及臀部面积为［46-（12-年龄）］%。

各表6-2-1　　　　　　　　　　　　　　中国新九分法

部位		占成人体表面积/%	占儿童体表面积/%
头颈	头部	3 ⎫	
	面部	3 ⎬ 9	9+（12-年龄）
	颈部	3 ⎭	
双上肢	双上臂	7 ⎫	
	双前臂	6 ⎬ 9×2	9×2
	双手	5 ⎭	

续表

部位		占成人体表面积/%		占儿童体表面积/%
躯干	躯干前	13		9×3
	躯干后	13	9×3	
	会阴	1		9×2
双下肢	双臀	5		
	双大腿	21	9×5+1	9×5+1-（12-年龄）
	双小腿	13		
	双足	7		

注：成人女性的臀部和双足各占 6%。

3. 烧伤伤情的判断　主要是评估或确定烧伤的面积和深度。烧伤面积越大、越深就越严重，反之则轻。

一般分为四类：

（1）轻度烧伤：Ⅱ度烧伤面积在 10%（小儿在 5%）以下。

（2）中度烧伤：Ⅱ度烧伤面积在 11%～30%（小儿 6%～15%）；或Ⅲ度烧伤面积在 10%（小儿 5%）以下。

（3）重度烧伤：Ⅱ度烧伤面积在 31%～50%（小儿 16%～25%）；或Ⅲ度烧伤面积在 11%～20%（小儿 5%～10%）；Ⅱ度、Ⅲ度烧伤面积虽达不到上述百分比，但已发生休克、严重呼吸道烧伤或合并其他严重创伤或化学中毒者。

（4）特重度烧伤：Ⅱ度烧伤面积 >50%（小儿 >25%）；或Ⅲ度烧伤面积 >20%（小儿 >10%）或已有严重并发症者。

4. 全身表现　轻度烧伤，一般无全身症状。中度烧伤，一般可出现发热口渴、食欲减退、大便秘结、小便短赤等症状。重度烧伤和特重度烧伤，除上述症状外，还极易出现呼吸气微、大汗淋漓、神昏谵语等重症，甚至危及生命。

5. 合并症和并发症　烧伤若合并颅脑损伤、骨折、内出血、吸入性损伤（呼吸道烧伤）等，或原来患有重要器官（如心、肺、肝、肾等）的严重疾患，或伤后并发休克、感染、重要器官的功能障碍等，将严重影响烧伤的治疗效果，甚至对生命造成威胁。重度烧伤时可见血白细胞升高、红细胞压积升高、尿比重增高及电解质紊乱、低蛋白血症、酸中毒等。

【诊断与鉴别诊断】

1. 诊断

（1）有明确的烧伤史。

（2）以三度四分法及烧伤面积计算法为主要依据综合判断烧伤伤情。

（3）轻度烧伤一般无全身症状，重度烧伤和特重度烧伤全身症状重，甚至危及生命。

2. 鉴别诊断　本病与热激红斑进行鉴别：因长时间或近距离受火热烘烤后，局部出现的以网状红斑为特征的皮肤病，一般无全身症状。

【治疗】

（一）中医治疗

1. 分型论治

（1）火毒伤津证：

主症：烧伤后出现壮热烦躁，口渴喜饮，便秘尿赤。舌红绛而干，舌苔黄糙或舌光无苔，脉洪数或弦细数。

治法：清热解毒，益气养阴。

方药：白虎加人参汤加减。

（2）阴伤阳脱证：

主症：烧伤后出现神疲倦卧，面色苍白，呼吸气微，表情淡漠，嗜睡，自汗肢冷，体温不高反低，尿少；全身或局部水肿，创面大量液体渗出。舌淡暗苔灰黑，或舌淡嫩无苔，脉微欲绝或虚大无力。

治法：回阳救逆，益气护阴。

方药：四逆汤、参附汤合生脉散加味。

（3）火毒内陷证：

主症：烧伤后壮热烦渴，躁动不安，口干唇燥，大便秘结，小便短赤。舌红绛而干，苔黄糙或焦干起刺，脉弦数。若火毒传心，可见烦躁不安，神昏谵语；火毒传肺，可见呼吸气粗，鼻翼扇动，咳嗽痰鸣，痰中带血；火毒传肝，可见黄疸，双目上视，痉挛抽搐；火毒传脾，可见腹胀便结，便溏黏臭，恶心呕吐，不思饮食，或有呕血、便血；火毒传肾，可见水肿，尿血或尿闭。

治法：清营凉血，清热解毒。

方药：清营汤或犀角地黄汤加减。

（4）气血两虚证：

主症：疾病后期，火毒渐退，低热或不发热，面色无华，神疲乏力，形体消瘦，食欲不振，自汗，盗汗；创面肉芽色淡，愈合迟缓。舌淡或胖嫩，舌边齿痕，苔薄白或薄黄，脉细弱。

治法：补气养血，兼清余毒。

方药：托里消毒散加减。

（5）脾虚阴伤证：

主症：疾病后期，火毒已退，脾胃虚弱，阴津耗损，面色萎黄，纳呆食少，腹胀便溏，口干少津，或口舌生糜。舌黯红而干，苔花剥或光滑无苔，脉细数。

治法：补气健脾，益胃养阴。

方药：益胃汤合参苓白术散加减。

2. 外治　烧伤后先进行现场急救、清创，然后根据创面深浅、大小、部位等，选用包扎、暴露等疗法。烧伤发生于四肢或面积较小者，一般采用包扎疗法；发生于头面、会阴，或面积较大，或伴有明显感染者，多采用暴露疗法。烧伤外治的中药较多，如紫草油膏、京万红油膏、石榴皮煎液等，适用于轻度表浅烧伤的处理，可根据临床实际选用。

创面处理方法：

（1）浅度烧伤：重点在防止感染。小面积创面可外涂湿润烧伤膏、紫草油膏等，暴露或包扎。较大面积的Ⅱ度烧伤，如水疱完整，则抽出疱内液体；如皮肤破损或水疱已破者，则剪去破损外皮，外用湿润烧伤膏，每天数次。

（2）深度烧伤：小面积创面可外涂湿润烧伤膏、紫草油膏等；渗出较多或感染时用三黄洗剂外洗或湿敷；残留创面直径小于 5 cm 可以用生肌白玉膏等换药封闭创面。大面积深度创面应早期切痂、削痂植皮，或培植肉芽后植皮。

（3）烧伤湿性医疗技术：是以湿润烧伤膏为治疗药物，以湿润暴露疗法为治则，以启动自身潜能再生细胞、原位干细胞培植皮肤为核心的一项技术。将烧伤组织置于生理湿润环境下，以液化方式排出创面坏死组织，通过烧伤湿性医疗技术激活皮肤自身潜能再生细胞，实现原位培植皮肤组织；通过原位干细胞培植或组织培植的方式使皮肤等组织再生，以达到使烧伤创面愈合的目的。

（二）西医治疗

1. 现场急救、转送与初步处理　包括迅速脱离热源，保护受伤部位，维护呼吸道通畅等。对伤者简单包扎后，宜建立多条静脉输液通道抗休克，保持呼吸道通畅，必要时气管插管或切开，送就近医院救治。大面积严重烧伤早期应避免长途转送。

2. 休克的防治 轻度烧伤一般不发生休克。烧伤病情越严重，休克出现就越早、越重。严重烧伤多在烧伤后 6～12 小时发生休克，特重度烧伤伤后 2 小时即可发生。因烧伤早期休克基本上是低血容量性休克，故宜补充平衡盐溶液和血浆等。

3. 全身性感染的防治 包括及时而积极地纠正休克，维护机体的防御功能，保护肠黏膜的组织屏障，正确处理创面，根据创面培养及药敏结果合理选择抗菌药物，营养支持疗法等。

4. 创面处理 创面外用药可选择 1% 磺胺嘧啶银霜剂、聚维酮碘等，但不主张抗菌药物的局部应用；对深度烧伤的处理多沿用早期切（削）痂植皮方法。

5. 防瘢处理及功能锻炼。

（三）中西医结合治疗思路

轻度烧伤，一般只需正确地处理创面，涂敷外用药即可，中医药外用有其独特的疗效。中重度烧伤需中西医结合、内外治并用。补充足够的液体（注意晶体与胶体的比例），平稳度过休克关，正确处理创面，防治全身性感染是抢救大面积烧伤的关键。

中医药辨证施治对防治休克、恢复胃肠功能具有积极意义。

【预防与调摄】

1. 加强劳动保护，开展防火、安全用电等知识的宣传教育。

2. 烧伤后要保持创面清洁，鼓励患者多饮水，或绿豆汤、西瓜汁、水果露、银花甘草汤等代茶频服；多食新鲜蔬菜、水果、禽蛋、瘦肉等。忌食辛辣、肥腻、鱼腥之品。

3. 烧伤创面愈合后暴露部位 1 个月内避免阳光直晒以免加重色素沉着。深度烧伤创面愈合后期注意加强功能锻炼及防瘢治疗。

（陈明岭）

第三节 热激红斑

热激红斑（erythema ab igne）是因火热烘烤引起局部毛细血管扩张性网状红斑与色素沉着，又称为热激性网状色素沉着。其临床特点是局部皮肤充血，继而出现网状红斑及色素沉着。本病中医称为"火斑疮"。

【病因及发病机制】

本病常见于用热水袋局部热敷，或经常进行烤火取暖，或长期用红外线照射局部，也见于司炉、炊事员及经常进行高温作业的工人。中医学认为是火热之毒，久灸皮肤，致火热与气血相搏，脉络瘀阻而发病。

现代医学认为由于皮肤直接暴露于各种热源下，特别是长波红外线辐射的热长期反复刺激引起的皮肤反应。

【临床表现】

好发于面部、四肢等暴露部位，常用火炉或暖气片烘烤者，好发于小腿。损害初为皮肤充血，继之呈毛细血管扩张性网状红斑，反复发作则红斑明显，呈深红、紫红或褐色，其内杂有异色斑点，最后呈现网状色素沉着，经久不退。自觉灼热、刺痒。早期病变是可逆的，而持续热吸收后色泽变深且明显和持久。反复发作后，也偶可引起皮肤癌，如鳞状细胞癌。（各图 6-3-1）

【诊断与鉴别诊断】

1. 诊断

（1）有受火热烘烤史。

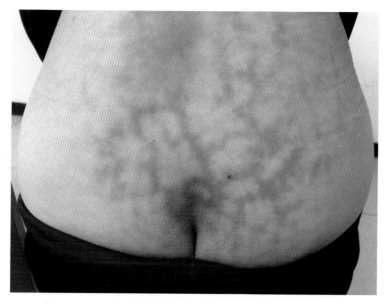

各图 6-3-1 热激红斑
（武汉市中西医结合医院 张伟明 供图）

（2）好发于面部、四肢等暴露部位。

（3）损害初为皮肤充血，继之呈毛细血管扩张性网状红斑，最后呈现网状色素沉着，经久不退。

（4）自觉灼痒。

2. 鉴别诊断 本病可与网状青斑鉴别：网状青斑多见于中年妇女，好发于下肢，特别是股部。患处皮肤呈网状发绀。系因患处皮肤末梢循环障碍引起，与受热烘烤无关。

【治疗】

（一）中医治疗

1. 分型论治

（1）火毒证：

主症：初起局部皮肤见网状红斑，扪之灼热，边界清楚，压之褪色。自觉灼痒。舌淡红，苔薄微黄，脉弦数。

治法：泻火解毒，凉血退斑。

方药：凉血解毒汤加减。

（2）阴耗证：

主症：患处网状红斑色呈紫红、紫褐或紫黑，其上可见水疱，甚或皮肤萎缩。短气乏力，大便干结，小溲短黄。舌质红绛，苔少，脉细数。

治法：解毒养阴，凉血清热。

方药：解毒养阴汤加减。

2. 外治 网状红斑时可用三黄洗剂外搽，每天 4～5 次，或用金银花 30 g、薄荷 10 g、紫草 10 g、甘草 12 g，煎汤外洗或湿敷，每天 2～3 次。

（二）西医治疗

病因除去后，皮损可逐渐自行消退，但色素沉着则历时较长，甚至永久不退。局部涂搽温和润肤剂或超氧化物歧化酶霜。色素沉着处可外用 5% 氢醌霜。

（三）中西医结合治疗思路

本病明清时期医家已有认识，中医药外治有优势，可"即愈之""无不速愈"，故治疗上若无全身症状出现一般不需要内服，根据皮损表现选用中药溶液湿敷或洗剂、软膏外搽即可治愈。

【预防与调摄】

1．烤火取暖应与火焰及取暖源保持适当距离，切忌过久烘烤。热炕温度要适中。局部热敷时间宜短。

2．高温作业宜严格操作规程，加强职业防护。

3．患病部位忌搔抓，以免抓破染毒。

（陈明岭）

第四节　夏季皮炎

夏季皮炎（dermatitis aestivale）是由于夏季高温引起的一种季节性、炎症性皮肤病。其临床特点是皮损常对称发生于躯干、四肢，尤以双侧胫前多见。表现为针尖大小红斑、丘疹，继之可见丘疱疹，自觉剧痒。好发于成年人，女性多见。本病中医称为"暑热疮"。

【病因及发病机制】

中医学认为酷暑挟湿为本病主因，暑热湿阻，蕴蒸肌肤而发本病。

现代医学认为本病是由于气温过高，湿度增大，空气粉尘及污染物对皮肤刺激所致。

【临床表现】

炎热暑期易发病，好发于成年人，女性多见。常对称累及四肢屈侧和躯干部，尤以双侧胫前多见。皮损初起为针尖大小红斑、丘疹，继之可见丘疱疹。自觉剧痒，搔抓后可出现抓痕、血痂、皮肤肥厚及色素沉着，无糜烂、渗出。天气凉爽后皮损可很快消退。

【诊断与鉴别诊断】

1．诊断

（1）发于夏季，成年人多见，秋凉后自行消失。

（2）好发于四肢屈侧和躯干部，尤以双侧胫前多见。

（3）皮损初为针尖大小红斑、丘疹，继之可见丘疱疹。

（4）自觉剧痒。

2．鉴别诊断　本病可与下列疾病进行鉴别：

（1）痱子：儿童常见，好发头面、躯干及皱褶部位，皮损为针头大小红色或白色丘疱疹。

（2）急性湿疹：好发于四肢屈侧，糜烂渗出为主，气候缓解后不能缓解，反复发作易成慢性。

【治疗】

（一）中医治疗

1．分型论治

（1）暑热挟湿证：

主症：皮损见红斑、班丘疹、丘疹及丘疱疹，伴剧烈瘙痒，严重时有烦躁、胸闷、夜寐不宁、纳差、尿黄。舌质红苔黄腻，脉数。

治法：清暑化湿。

方药：清暑化湿汤加减。

2．外治　1%薄荷三黄洗剂外搽，每天4~5次。

（二）西医治疗

1．局部治疗　以清凉、止痒为主，可外搽炉甘石洗剂或弱效糖皮质激素霜剂。

2．系统治疗　瘙痒明显者可口服抗组胺药。

（三）中西医结合治疗思路

本病中医药治疗疗效好，内服总以清暑解热除湿为主。瘙痒剧烈者可配合抗组胺药。

【预防与调摄】

1. 保持室内通风和散热，使室内温度不宜过高；同时穿着应宽松、吸汗，保持皮肤干燥、清洁。

2. 勤用温的清水洗浴，浴后擦干并外用粉剂，忌用肥皂等碱性刺激物品。

3. 避免搔抓，以防继发感染。

（陈明岭）

第五节　冻　疮

冻疮（chilblain）是人体遭受寒邪侵袭引起的末梢部位局限性、瘀血性、炎症性皮肤病。临床上以暴露部位的局部性冻疮为最常见。其临床特点是局部肿胀发凉、瘙痒、疼痛、皮肤紫斑，或起水疱、溃烂为主要表现，气候转暖后自愈，易复发。本病中医亦称为"冻疮"。

【病因及发病机制】

中医学认为本病总因寒邪外袭，阳气不达四末，寒凝肌肤，经脉阻隔，气血瘀滞所致。

1. 寒凝血瘀　严寒侵袭，阴寒凝滞导致气滞血瘀，血脉运行不畅，不能荣养肌肤，肌肤失于温煦而发为冻疮。

2. 气虚血瘀　素体阳气虚弱，气血运行无力，又受寒冷条件影响，寒性收引，愈发阻滞正常气血运行，导致气滞血瘀而发冻疮。

3. 寒盛阳衰　极度严寒气候，阴寒太甚，内侵脏腑，直中少阴，则可见畏寒蜷卧、四肢厥冷、神志不清、脉微欲绝等阳气衰微的危重证候。

4. 瘀滞化热　寒邪入侵，气血瘀滞不通，日久郁而化热，热盛则肉腐而致疮面溃烂。

现代医学认为长期暴露于寒冷、潮湿的环境中，皮肤血管痉挛收缩，导致组织缺氧引起细胞损伤；久之血管麻痹扩张引起静脉淤血、毛细血管扩张、渗透性增加，血浆渗入组织间隙而引发本病。

【临床表现】

本病好发于初冬、早春季节，寒冷潮湿环境。各年龄组均可发生，但多见于儿童、妇女和末梢血液循环不良者。皮损好发于四肢末端、面部和耳郭等暴露部位（各图6-5-1）。皮损特点为局限性水肿性紫红斑块或结节，边界清楚，触之局部温度变低，按之褪色，压力去除后红色逐渐恢复。如受冻时间长，可出现水疱、糜烂、溃疡，愈后留有色素沉着、色素脱失和萎缩性瘢痕；亦有冻疮皮损可表现为多形红斑样皮损，呈典型虹膜状外观。自觉痛痒，受热后加重。病程慢性，气候转暖可自愈。

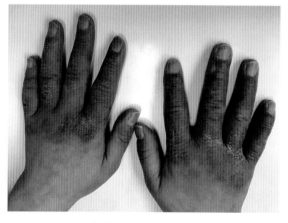

各图6-5-1　冻　疮
（第四军医大学西京皮肤医院　肖月园　供图）

【诊断与鉴别诊断】

1. 诊断

（1）好发于初冬、早春季节，寒冷潮湿环境。

（2）皮损好发于四肢末端、面部和耳郭等暴露部位。

（3）典型皮损为局限性水肿性紫红斑块或结节，边界清楚，触之局部温度变低，按之褪色，压力去除后红色逐渐恢复。

2．鉴别诊断　本病可与下列疾病进行鉴别：

（1）多形性红斑：多发生于春秋两季，以手、足、面、颈多见，皮损为多形性，典型者中心部常发生重叠水疱，形成特殊的"虹膜状"皮损。

（2）雷诺现象：多由寒冷、情绪激动等诱发，好发于秋冬季节，多为 20～40 岁的女性。受寒冷等刺激后，手指皮肤变苍白，继而变紫变红，最后恢复正常肤色，伴局部发冷、感觉异常、疼痛等症状，但持续时间短暂。

【治疗】

（一）中医治疗

1．分型论治

（1）寒凝血瘀证：

主症：局部麻木冷痛，肤色青紫或暗红，肿胀结块，或有水疱，发痒，手足清冷。舌淡苔白，脉沉或沉细。

治法：温经散寒，养血通络。

方药：当归四逆汤加减。

（2）气虚血瘀证：

主症：神疲体倦，气短懒言，面色少华，疮面不敛，疮周暗红漫肿，麻木。舌淡，苔白，脉细弱。

治法：益气养血，祛瘀通脉。

方药：人参养荣汤加减。

（3）寒盛阳衰证：

主症：时时寒战，四肢厥冷，感觉麻木，幻觉幻视，意识模糊，倦卧嗜睡，呼吸微弱，甚则神志不清。舌淡苔白，脉微欲绝。

治法：回阳救脱，散寒通脉。

方药：四逆加人参汤或参附汤加减。

（4）瘀滞化热证：

主症：局部坏死，疮面溃烂流脓，四周红肿色暗，疼痛加重，伴发热口干。舌红苔黄，脉数。

治法：清热解毒，活血止痛。

方药：四妙勇安汤加减。

2．外治

（1）皮损未破溃者用红灵酒或生姜辣椒酊、冻疮膏、阳和解凝膏外涂，每天 2～3 次。

（2）皮损破溃者应在局部消毒后，用无菌注射器抽出疱液，或用无菌剪刀在水疱低位剪小口放出疱液，外涂冻疮膏、生肌白玉膏或红油膏等；也可将红油膏掺八二丹外敷；腐脱新生时，用红油膏掺生肌散外敷。

（二）西医治疗

1．局部治疗　以消炎、消肿、促进循环为原则，未破溃皮损可外用维生素 E 软膏和冻疮软膏等，已破溃皮损可用抗生素软膏，每天 2～3 次。

2．系统治疗　严重者可口服烟酸、硝苯地平等扩血管药物。

3．物理治疗　可选用红外线、氦氖激光、半导体激光等照射以改善局部微循环。

（三）中西医结合治疗思路

小范围的局部损害一般只需外治。较重的冻疮当内外合治，可根据病情适当配合扩血管药物。对屡发冻疮的患者，除加强锻炼，增强抗寒、耐寒能力，做好防寒、保暖外，还可"冬病夏治"，即在夏日采取预防性措施，也是避免入冬后复发的重要措施。

【预防与调摄】

1. 本病一般重在预防，应注意防寒保暖；坚持体育锻炼，促进血液循环，提高机体对寒冷的耐受性。

2. 在寒冷环境下生活及工作的人员要注意局部和全身干燥及保暖，尤其是对手足、耳鼻等暴露及末梢部位要加强保护，可涂防冻霜剂，手套、鞋袜不宜过紧。

3. 受冻部位不宜立即火烤和热水烫洗，防止溃烂生疮，冻疮未溃发痒时切忌用力搔抓，防止皮肤破伤感染。

4. 加强营养，多吃豆类、肉类及蛋类等食品，有利于提高耐寒能力。积极治疗贫血等慢性消耗性疾病。

（陈明岭）

第六节　冷红斑

冷红斑（cold erythema）是一种罕见的先天性冷过敏性疾病，主要累及皮肤和胃肠道。以接触寒冷物体或进食寒冷食物饮料后出现皮肤红斑及疼痛为特征，并可伴有呕吐、便秘等消化道症状。古代文献中少有文献直接报道。

【病因及发病机制】

中医学认为因本病禀赋不耐、寒邪侵袭，寒主收引，寒邪侵袭人体表现为气机收敛，腠理闭塞，经络筋脉收缩而挛急，血流运行不畅，不通则痛。进食寒冷，脾阳受损，胃肠经络筋脉拘急故腹痛，胃失和降故呕吐，脾阳受损，失于运化，故大便稀溏或脾阳虚推动无力而便秘。

现代医学认为该病的病因和发病机制不详，可能与遗传性生化缺陷有关。有研究发现此类疾病患者血小板黏合 5- 羟色胺存在先天性缺陷，在寒冷环境中，释放 5- 羟色胺而产生相应的临床表现。

【临床表现】

患者从小即可表现出接触寒冷物体时局部皮肤迅速出现大片红斑，并有明显疼痛，红斑中央有出汗但无风团发生；或者在摄入冷的食物和液体后，容易发生呕吐；同时具有严重难治的慢性便秘。红斑可持续 15 ~ 60 分钟，消退缓慢。外伤和解大便可促使疼痛和红斑的发作。如接触冰块或身体大面积受冷后，可有全身性痉挛和虚脱。

【诊断与鉴别诊断】

1. 诊断

（1）自出生后发病。

（2）接触寒冷物体即在局部皮肤迅速出现大片红斑，并有明显疼痛，红斑中央有出汗但无风团发生。

（3）摄入冷的食物和液体后，容易发生呕吐。

（4）可伴有严重难治的慢性便秘。

（5）实验室检查：皮肤接触 25 ℃水的试管 30 秒后，局部产生短暂的红斑；接触 20℃水的试管，局部产生红斑和疼痛。前臂置直径 0.5 cm 的冰块，5 秒后产生直径 8 cm 的红斑。被动转移阴性。皮内注射组胺和缓激肽的反应均正常，皮内注射 0.2 μg 5- 羟色胺或患者血清经孵育后所分离的血浆 0.02 mL，注射区均产生明显的红斑（直径 4 cm），而无风团。血冷球蛋白、冷凝集素、冷溶血素试验均阴性。皮肤活检正常。

2. 鉴别诊断　本病可与下列疾病进行鉴别：

（1）刺激性接触性皮炎：发生于任何季节，与日晒无关，起病前有接触刺激物史，皮疹仅局限于接触部位，自觉瘙痒。

（2）寒冷性荨麻疹：接触寒冷物体后局部出现瘙痒性水肿或风团。

【治疗】

（一）中医治疗

1. 分型论治

（1）风寒表实证：

主症：接触寒冷后局部皮肤迅速出现大片红斑，并有明显疼痛，受热后疼痛可缓解。伴有恶寒、无汗或发热。舌红、苔薄，脉浮紧。

治法：疏散风寒。

方药：麻黄汤或者荆防败毒散加减。

（2）风寒表虚证：

主症：接触寒冷后局部皮肤迅速出现红斑，并有明显疼痛，受热后疼痛可缓解。伴有恶风、汗出或发热。舌红、苔薄，脉浮数。

治法：发汗解肌，调和营卫。

方药：桂枝汤加减。

（3）血虚寒厥证：

主症：接触寒冷后局部皮肤迅速出现红斑，并有明显疼痛。伴有手足厥冷，口不渴，或伴有腰、股、腿、足疼痛。舌淡苔白，脉沉细。

治法：温经散寒，养血通脉。

方药：当归四逆汤加减。

（4）脾胃虚寒证：

主症：接触寒冷后局部皮肤迅速出现红斑，并有明显疼痛。伴有脘腹疼痛，喜温拒按，呕吐，不欲饮食。舌淡苔白，脉沉细。

治法：温中散寒，补气健脾。

方药：理中丸加减。

（5）寒积滞实证：

主症：接触寒冷后局部皮肤迅速出现红斑，并有明显疼痛。伴有便秘腹痛，手足不温。舌淡苔白腻，脉弦紧。

治法：温里散寒，通便止痛。

方药：大黄附子汤加减。

2. 内服中成药　理中丸：温中散寒，健胃。适用于脾胃虚寒证。

3. 外治

（1）局部疼痛处可用灸法。另外可灸足三里，隔天1次，每次10～15分钟。

（2）艾叶20 g，花椒10 g煮水足浴，每天1次，每次10分钟。

（二）西医治疗

1. 一般治疗　要注意保暖，如被雨淋，要尽快移至温暖的环境中。

2. 药物治疗　抗5-羟色胺药如氯苯那敏、氯丙嗪、阿司匹林或赛庚啶对患者接触冷物体后的疼痛有一定的缓解作用。

（三）中西医结合治疗思路

本病临床中主张中医治疗为主，西医多是对症处理。

【预防与调摄】

1. 避免接触寒冷物体或进食寒冷食物和饮料，避免淋雨或游泳。

2. 防寒保暖，冬季尽量戴手套及耳套等保暖衣物。

3. 适当锻炼，避免精神紧张、劳累、酗酒。

4. 冬季可适当进食羊肉、牛肉。

5. 建议患者在温暖的气候环境工作和生活。

【参考文献】

[1] 赵辨. 中国临床皮肤病学 [M]. 南京：江苏凤凰科学技术出版社，2010.

[2] 段富津. 方剂学 [M]. 上海：上海科学技术出版社，2000.

（李 凯）

第七节 日晒伤

日晒伤（sunburn）为正常皮肤过度暴露紫外线 B（UVB）后形成的一种急性炎症反应，表现为红斑、水肿、水疱和色素沉着、脱屑，可伴有瘙痒或疼痛。本病春末夏初多见，多发于过长时间暴露于强烈紫外线照射的人群，其反应的强度与光线强弱、照射时间、个体肤色、体质、种族等因素有关。又称晒斑、日光性皮炎、日晒红斑或日光水肿。

【病因及发病机制】

中医学认为由于禀赋不耐，腠理不能耐受阳光照射，毒热之邪侵袭于肌肤而发病。湿热内蕴，复感阳毒，毒热夹湿，蕴蒸肌肤，故出现红斑、丘疹，甚至水疱，自感灼热、瘙痒、刺痛。

本病的作用光谱主要是 UVB，其引起的红斑呈鲜红色。研究表明发生即时性红斑（第一相）的机制是紫外线辐射使真皮内多种细胞释放组胺、5- 羟色胺肽等炎症介质，使真皮内血管扩张、渗透性增加。延迟性红斑（第二相）的发病机制更为复杂，是由体液因素和神经血管调节因素共同作用造成的。

【临床表现】

日晒数小时以上后于曝光处出现境界清楚的鲜红色水肿性红斑（各图 6-7-1），严重者可伴有水疱、破裂、糜烂。数日后红斑颜色可逐渐变暗、脱屑，留有色素沉着或减退。自觉烧灼感、刺痛感。个别

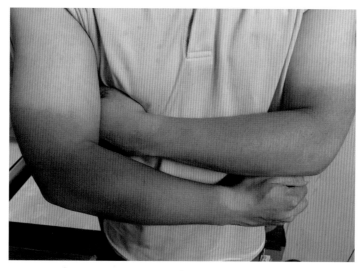

各图 6-7-1 日晒伤

（武汉市中西医结合医院 张伟明 供图）

患者可伴发眼结膜充血、眼睑水肿。日晒面积广泛时，可引起全身症状，如发热、畏寒、头痛、乏力、恶心和全身不适等，甚至谵妄或休克。部分患者在日晒后仅出现皮肤色素的变化，是即刻性或迟发性色素沉着晒斑。另外日晒伤可激发多形性日光疹、日光性荨麻疹迟发型皮肤卟啉病、红斑狼疮、单纯疱疹、白癜风等疾病。

【组织病理】

日晒伤的特征性病理改变是出现晒斑细胞，表现为棘层部分细胞的细胞质均一嗜酸性染色，细胞质深染，固缩甚至消失。这种变性细胞周围可出现表皮海绵形成、角质形成细胞空泡化，伴真皮炎细胞浸润。

【诊断与鉴别诊断】

1. 诊断

（1）有日光暴露史。

（2）常见于春、夏季。

（3）好发于头面颈（尤其额、双颧、双耳、颈部）、颈前三角区、双手背、前臂等曝光部位。

（4）皮损特点表现为红斑、肿胀、丘疹、丘疱疹、水疱，甚至大疱，部分皮疹干涸后脱屑。

（5）自觉皮肤灼热、瘙痒、刺痛，部分患者可伴有发热、头痛、恶心呕吐等全身症状。

（6）组织病理特征性改变是出现晒斑细胞。

2. 鉴别诊断　本病可与下列疾病进行鉴别：

（1）接触性皮炎：起病前有接触过敏物质史，发病与季节及日晒无关，皮疹仅局限于接触部位，自觉瘙痒。

（2）烟酸缺乏症：皮疹不仅局限于曝光部位，还可累及非曝光部位。除皮疹外，常伴发消化系统、神经精神系统的症状。

【治疗】

（一）中医治疗

1. 分型论治

（1）热毒侵袭证：

主症：受日光暴晒后皮肤出现潮红、肿胀、红斑、丘疹，自觉刺痛、灼热、瘙痒；伴口干欲饮，大便干结，小便短黄。舌红，苔薄黄，脉数。

治法：清热解毒，凉血退斑。

方药：凉血地黄汤合黄连解毒汤加减。

（2）湿热蕴肤证：

主症：受日光暴晒后皮肤出现潮红、红斑、丘疹、水疱、糜烂、渗液、结痂等多形性损害，自觉瘙痒、刺痛；伴身热、神疲乏力、食欲不振。舌红，苔黄腻，脉濡或滑数。

治法：清热除湿，凉血解毒。

方药：清热除湿汤加减。

2. 内服中成药

（1）六神丸：清热解毒，凉血止痛。适用于皮损鲜红，局部红肿疼痛者。

（2）龙胆泻肝丸：清热利湿解毒。适用于红斑、水疱较重，瘙痒疼痛者。

3. 外治

（1）水疱、大疱皮损予抽吸疱液或清创处理。

（2）水疱、渗出较多的皮损予解毒祛湿中药湿敷，如以黄柏、黄芩、黄连等清热解毒中药煎水后湿敷患处。

（3）红斑、水疱、糜烂皮损予黄连、黄芩、马齿苋、地榆等清热燥湿、凉血解毒中药水煎液湿敷，干燥结痂脱屑者则选用甘草油、紫草油外涂。

（二）西医治疗

1. 系统治疗　轻者可选择抗组胺药，重者或疗效欠佳者可口服小剂量糖皮质激素。有学者认为联合口服维生素 C 和维生素 E，可显著增加患者紫外线最小红斑量的值，降低对日晒伤的反应。

2. 局部治疗　轻者炉甘石洗剂，稍重者选用冷敷、糖皮质激素膏剂。

（三）中西医结合思路

本病西医认为与长时间暴露 UVB 有关，对症治疗即可。部分病情较重患者，中医药治疗能迅速改善局部及全身症状，避免糖皮质激素相关副作用，中药油剂如紫草油能迅速止痛，并且没有刺激反应及外用糖皮质激素相关副作用。

【预防与调摄】

1. 日光照射强烈时尽量避免户外活动，或减少活动时间，外出应戴宽边遮阳帽、打遮阳伞、穿长袖衣裤等，春夏季应缩短户外停留时间。

2. 有本病发作史者，皮肤暴露部位可外擦防晒霜。

3. 忌食辛辣、鱼腥发物，饮食宜清淡，避免搔抓，防止继发感染。

【临床研究进展】

陈斌等和刘昕等分别采用 UVB 分不同剂量照射体外培养的 Ha Ca T 细胞或成纤维细胞，照射后分别用黄芪甲苷或黄芩苷、川芎干预，并在干预前后检测 TNF-α，IL-6 或 IL-12 的分泌量，结果表明经黄芪甲苷干预可显著降低经 UVB 照射后明显升高的 TNF-α 和 IL-6（$P<0.05$），黄芩苷和川芎干预可明显降低 UVB 处理过的成纤维细胞 TNF-α 和 IL-12 水平（$P<0.05$），表明黄芪甲苷、黄芩苷、川芎对前炎症细胞因子具有明显的抑制作用，继而防止皮肤炎症的发生。

【医家经验与争鸣】

《外科启玄》"日晒疮"记载："三伏炎天，勤苦之人，劳于工作，不惜身命，受酷日曝晒，先痛后破而成疮者，非气血所生也。"皮炎汤见于《朱仁康临床经验集》一书，是著名中医皮外科专家朱仁康经过多年临床实践总结出的经验方，由生地黄、牡丹皮、赤芍、生石膏、金银花、连翘、黄芩、竹叶、甘草组成，具有清热凉血、泄热解毒之功，可用于治疗日晒伤。赵炳南先生在《简明中医皮肤病学》介绍了清热除湿汤治疗日晒伤与植物日光性皮炎。

【参考文献】

[1] 赵辨. 中国临床皮肤病学 [M]. 南京：江苏凤凰科学技术出版社，2010.

[2] 陈斌，康健，吕中明，等. 黄芪甲苷对中波紫外线损伤皮肤角质形成细胞的保护作用 [J]. 中国中西医结合皮肤性病学杂志，2009, 8(1): 1-4.

[3] 刘昕，骆丹，沈春花，等. 黄芩苷和川芎对 UVB 辐射皮肤成纤维细胞的影响 [J]. 中国美容医学，2007, 16(7): 977-980.

（李　凯）

第八节　光线性肉芽肿

1975 年 O'Brien 首先提出了光线性肉芽肿（actinic granuloma）的概念，本病是由于长期遭受日光暴露所引起的种慢性肉芽肿性疾病。本病又称光化性肉芽肿、环状弹性纤维溶解性巨细胞性肉芽肿、米舍尔肉芽肿，但亦有人认为是两种疾病，两者组织病理象一致，而临床表现不同。也有人认为光线性肉芽肿是环状弹性纤维溶解性巨细胞肉芽肿的亚型。

【病因及发病机制】

长时间暴露于紫外线而引起弹性纤维变性，可能与机体对弹性纤维上的一种弱抗原决定的发生细胞免疫应答有关。

【临床表现】

本病好发于春、夏季，中年老年人及户外工作者多见。皮疹好发于额、上肢或后背等暴露部位，初起为单个或群集、正常皮色或暗红色的小丘疹、结节，并逐渐扩大增多形成环状结构（各图6-8-1）。中央皮肤正常或轻度萎缩，边缘堤状隆起，可为珍珠样色，轻度浸润，表面光滑。环的直径为0.3~5cm或以上，数目为3~5个至数十个不等，可相互融合，但一般不发生溃烂。病程慢性，数月到数年不等，部分患者自然缓解。自觉症状不明显，偶有轻痒。有时可见有色素沉着。

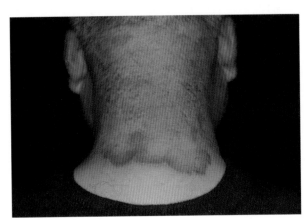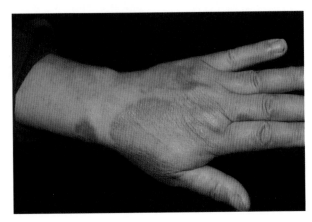

各图6-8-1 光线性肉芽肿
（第四军医大学西京皮肤医院 供图）

【组织病理】

特征性的变化为弹性纤维溶解性肉芽肿，在病变浸润区内弹性纤维消失，并被巨噬细胞吞噬。初起皮疹表皮正常，陈旧皮疹表皮萎缩。环状皮疹的周围皮肤真皮内有大量弹性纤维变性、变粗、卷曲、溶解，HE染色呈蓝色。环状皮疹隆起部位可见到异物巨细胞吞噬变性的弹性纤维现象。在大的异物巨细胞间，有较小的巨细胞、组织细胞、浆细胞和淋巴细胞。皮疹中部有少数孤立的变性弹性纤维。皮肤附属器和皮下组织无明显改变。

【诊断与鉴别诊断】

1. 诊断

（1）本病好发于中年、老年患者。

（2）长期光暴露史，夏季多见。

（3）好发于面颈等暴露部位，为大小不等、正常皮色、淡红色或暗红色堤状隆起的环状损害，自觉症状不明显。

（4）组织病理检查以弹性纤维溶解性肉芽肿为主。

2. 鉴别诊断 本病可与下列疾病进行鉴别：

（1）环状肉芽肿：临床表现非常相似，但病理变化不同，真皮中部有胶原变性，罕有巨细胞。

（2）类脂质渐进性坏死：常见于糖尿病患者，皮疹与日晒无关，好发于小腿伸侧，为黄红色不规则浸润性斑块，组织病理上有巨细胞，但细胞内无弹性纤维颗粒。

（3）结节病：本病结节呈淡红或红褐色，压之见淡黄褐色斑，表面附细小屑，皮疹消退后留有色素沉着。常伴发眼、骨骼、肺或其他内脏病变。Kveim试验阳性。

【治疗】

日光强烈时尽量避免外出。外出时注意防晒，使用遮光剂或采用穿长袖衣服、戴宽沿帽等物理防晒方法。本病不经治疗，部分患者也可自行缓解。有症状者，局部可外用糖皮质激素制剂或维 A 酸类药物、维生素 E 乳膏或烟酰胺凝胶；口服羟氯喹（每天 200～400 mg，分 2 次口服）、烟酰胺（每天 0.9～3 g，分 3 次口服）等，有一定的疗效。Rubio 等报道口服己酮可可碱 400 mg，每天 3 次，6 个月后病情明显改善，但停药后易复发。

【预防与调摄】

1. 日光照射强烈时尽量避免户外活动，或减少活动时间。

2. 外出应可使用防晒霜或者戴宽边遮阳帽、打遮阳伞、穿长袖衣裤等物理防晒。

3. 忌食辛辣、鱼腥发物，饮食宜清淡，避免搔抓，防止继发感染。

【临床研究进展】

郭颖报道使用小剂量泼尼松联合甲氨蝶呤治疗中年男性患者多发的光线性肉芽肿，肢体曝光部位多发红棕色丘疹、斑块 2 周，部分皮损融合呈多环状似蕾丝样。皮损经治疗 1 个月后大部分消退。

【参考文献】

[1] 赵辨. 中国临床皮肤病学 [M]. 南京：江苏凤凰科学技术出版社，2010.

[2] 郭颖. 小剂量泼尼松联合甲氨蝶呤治疗环状弹力纤维溶解性巨细胞肉芽肿 1 例 [J]. 中国皮肤性病学杂志，2018, 32(11), 1301-1303.

（李　凯）

第九节　胶样粟丘疹

胶样粟丘疹（colloid milium）最早由 Reuter 和 Way 在 1942 年报道，又称胶样假性粟丘疹或皮肤胶样变性，是由表皮角质形成细胞及真皮的弹性纤维退行性变形成，系皮肤结缔组织的一种退行性改变。表现为曝光部位有淡黄色透明的丘疹或斑块，用针挑破后可挤出有黏性胶样内容物。

【病因及发病机制】

本病病因尚不明确。好发于曝光部位，本病一般分为儿童和成人两型。其中儿童型在儿童或少年期发病，至青春期后即逐渐自行消退，常有家族史，可能与常染色体显性遗传有关。成人型多见于户外工作者，与长期日光曝晒有关，本病有家族性发病倾向，男多于女。

【临床表现】

1. 儿童型　皮损对称分布于面、额、颊、鼻等暴露部位，呈弥漫性浸润，周围有较多透明的、淡黄色、针头至黄豆大小、不规则扁平或隆起的丘疹，质地硬。一般无明显自觉症状。病程呈慢性，成年可自行消失。

2. 成人型　皮损好发于暴露部位，如额、眼睑、耳、颈、前臂和手背等（各图 6-9-1）。除有少数较大透明丘疹外还可见淡黄色、橘黄色或正常皮色的结节或斑块，前者顶端可见小窝，斑块上有时可见毛细血管扩张。病程慢性。男多于女。国内报道 1 例皮损呈浅蓝色。

3. 结节样胶样变性　皮疹为单个大结节或多个结节，也可有斑块淡黄色或柠檬色。常见于面部、颈部和头皮，有时也发生于躯干部位而未发生在暴露部位。

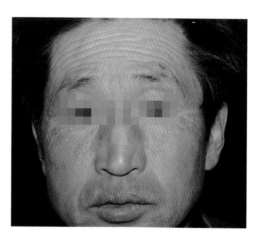

各图 6-9-1　胶样粟丘疹

（第四军医大学西京皮肤医院　供图）

【组织病理】

儿童型的胶状物质来自表皮，其他 2 型均来自真皮弹性纤维。儿童型表皮角化过度，表皮中有胶样体。真皮浅层有均质性、嗜酸性块状胶样物，周围有成纤维细胞、肥大细胞、黑素细胞的混合性浸润。成人型表皮变薄，真皮浅层有嗜酸性、无定形块状物质沉积，其间有裂隙，并含有正常胶原的境界带将其与表皮分离。结节性胶样变性示表皮变薄，真皮内有大块粉红色均质性物质，有的占据整个真皮，胶样物质中有裂隙，有散在成纤维细胞，伴毛细血管扩张。

【诊断与鉴别诊断】

1. 诊断　根据曝光部位出现黄色透明的丘疹、结节和斑块，自觉症状不明显，可挤出胶样物质，必要时结合病理，一般诊断不难。

2. 鉴别诊断　本病可与下列疾病进行鉴别：

（1）粟丘疹：丘疹呈白色，针尖挑破后可挤出小粒。组织病理检查为真皮上层的表皮囊肿。

（2）皮肤淀粉样变：皮疹好发于小腿伸侧，为淡褐色、圆形或半球状的隆起，剧痒。组织病理检查皮损内有淀粉样物质沉积。

（3）汗管瘤：好发于青年女性的眼周、前额等处，偶可泛发其他部位；皮疹为正常肤色的扁平或半球状丘疹或小结节，针头或粟粒大小，成群或散在分布。

（4）扁平苔藓：呈红色或紫红色，不透明，疹内无胶样物质，好发于前臂屈侧，剧痒。组织病理变化见基底细胞液化变性，表皮与真皮间炎症细胞呈带状浸润，无胶样物质。

【治疗】

皮肤避免长期暴晒及接触石油、脱色剂等，外出采取防护措施。避光、口服小剂量羟氯喹和维生素 C 有一定效果。可行冷冻、电灼、磨削或手术切除，必要时也可用化学剥脱术。中医外治疗法可考虑火针。

【预防与调摄】

1. 日光照射强烈时尽量避免户外活动，或减少活动时间。

2. 外出应使用防晒霜或者戴宽边遮阳帽、打遮阳伞、穿长袖衣裤等物理防晒。

3. 忌食辛辣、鱼腥发物，饮食宜清淡，避免搔抓，防止继发感染。

【临床研究进展】

张晓楠等报道 1 例有蓝色皮损的胶样粟丘疹：患者，女，45 岁。3 年前双眼外下方及手背起多个粟粒至绿豆大小的淡黄色扁平丘疹，无任何自觉症状。1 年前双手大拇指内侧缘和食指外侧缘起淡蓝色角化斑。组织病理检查证实为胶样粟丘疹。

郝树媛等报道有多种皮损表现的胶样粟丘疹，该患者无日晒后皮损加重，无出血性皮损，无蛋白尿，无系统损害，面部皮损符合胶样粟丘疹，口腔皮损为多发的黄白色小结节，部分为紫红色，考虑继发出血，诊断为胶样粟丘疹。

【参考文献】

[1] 赵辨. 中国临床皮肤病学 [M]. 南京：江苏凤凰科学技术出版社，2010.

[2] 张晓楠，马东来. 有蓝色皮损的胶样粟丘疹 1 例 [J]. 临床皮肤性科杂志，2010, 39(12), 776-777.

[3] 郝树媛，史维平，杜秀川. 有多种皮损表现的胶样粟丘疹 [J]. 临床皮肤性科杂志，2001, 30(3), 202-203.

（李　凯）

第十节 多形性日光疹

多形性日光疹（polymorphous light eruption）是一种常见的与日光照射有关、反复发于暴露部位、皮损为多形性的炎症性皮肤病，具有特发性、获得性、急性间歇性发作的特点。占光敏性皮肤病的90%以上，估计人群患病率为10%～20%，甚至更高。多形性日光疹是最常见的一种光照性皮肤病。在紫外线强度有显著季节性变化的温带地区多发。本病好发于春季或夏初，在前胸"V"区、手背、上肢伸侧及妇女小腿等暴露部位出现丘疹、水疱、斑块或苔藓化的皮疹，自觉瘙痒。日光照射后数小时或数天出现皮疹，停止照射后1周左右皮疹可完全消退不留瘢痕。病情反复发作，部分患者的皮疹最后可自然消失。光敏试验提示大多数患者的致病光谱在紫外线A（UVA）范围内，少数则为UVB或UVA和UVB共同致病；光斑贴试验部分呈阳性反应。

【病因及发病机制】

多形性日光疹属中医"日晒疮"范畴，本病多伴有家族史，多在春季发病、夏季加重，而且临床表现以湿疹型为主，多形性日光疹发病基础是本虚，诱因是光毒，湿热毒滞是核心病机，即多因禀赋不耐，皮毛腠理不密而易于受邪或脾失运化，湿热内蕴，外受夏季阳光毒热夹风，内外合邪，使湿热毒邪不得外泄郁于肌肤而成。毒热侵肤故见红斑灼热；湿热蕴肤不得疏泄，故见皮肤肿胀、水疱等；风湿热蕴于肌肤故瘙痒。［清］陈士铎《洞天奥旨》："日晒疮，乃夏天酷烈之日曝而成者也……故只须消暑热之药，如青蒿一味饮之，外用末药敷之即安。"

本病病因尚不完全清楚，致病光谱除UVA和UVB外，可见光、红外线等也可引起患者出现异常反应。除了日光参与直接发病外，还与以下因素有关。

1. 遗传 3%～45%的患者有遗传素质。多形性日光疹的HLA型别中，证明有统计学意义的是HLA-A24、HLA-Cw4。Ross等（1992年）的分析为HLA-A24、HLA-A28、HLA-B51、HLA-B35、HLA-Cw4者容易发病。但有作者统计了我国患者的发病资料，发现本病比较散发，认为遗传因素所起的作用较小。

2. 内分泌改变 本病女性患者多见，男女之比为1:（2～10），部分患者发病与口服避孕药有关，妊娠可影响疾病的过程。Neumar（1988年）等报道14例中7例在第一次分娩后发病，4例在第2次分娩后发病，另3例虽然在第一次妊娠期间有过度暴晒但未发病。

3. 微量元素和代谢改变 已知某些微量元素参与了DNA损伤后的修复过程，部分多形性日光疹患者血锌下降、血锰增高。血锌含量下降可影响DNA RNA聚合酶功能，导致紫外线照射细胞损伤后修复功能的障碍。锰在发病因素中可能起致敏作用，同时在紫外线引起皮肤损伤DNA修复过程中可能造成基因的突变和复制的错误，导致皮疹的发生。Neuman等（1986年）指出色氨酸代谢异常在本病病因学中是重要的。

4. 氧化损伤 Hadshiew等通过光激发试验发现，外用抗氧化剂的部位激发的皮疹严重程度明显高于基质对照组，提示氧化损伤在多形性日光疹的发病中发挥着一定作用。另有研究表明，多形性日光疹患者超氧物歧化酶活力较正常人明显降低，因此在紫外线作用下，机体发生光氧化反应，产生自由基，这些氧自由基与许多生物分子起反应，攻击体内不饱和小分子使蛋白质变性，胆固醇和脂肪酸被氧化、DNA断裂，从而导致细胞表面受体改变甚至组织损伤坏死，产生临床症状。

【临床表现】

多形性日光疹主要发生于春夏季节，秋冬时即可缓解。常于暴露在阳光下数小时后或几天内发生，自觉瘙痒、灼热。皮疹多发生于暴露部位的皮肤，如颜面、胸前三角区、前臂、手背，尤其常见于前额、颧部及耳部，女性亦可见于小腿、足背。长期反复发作后可以失去季节性变化，且皮疹亦可扩展至非暴露部位，皮疹往往散在或呈片状分布。根据皮疹表现的不同，可分为以下几个类型：①丘疹型，为密集分布的针头至粟粒大丘疹。②丘疱疹型，为集簇分布的丘疱疹和水疱，或有糜烂、渗液、结

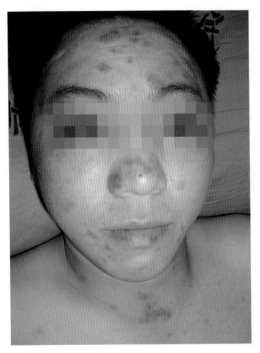

各图 6-10-1　多形性日光疹
（重庆市中医院　龚娟　供图）

痂、脱屑，或呈苔藓样改变。③痒疹型，皮疹为米粒至豆大的丘疹或小结节，较丘疹型大。④红斑水肿型，境界清楚、大小不等的红或暗红色片状水肿性红斑，浸润不明显。⑤混合型，同时或先后出现两种或两种以上类型的皮疹（各图6-10-1）。本病病程长短不一，初发时有明显的季节性，以春季或夏初多发。但反复发作数月乃至数十年后，不仅无明显的季节性，皮损的范围也逐渐蔓延至非暴露区，呈现为急性间歇性疾病。反复发作者皮损率明显升高，影响正常的生活工作和容貌，但愈后不遗留色素沉着，全身症状也不明显。

【组织病理】

表皮水肿、灶性海绵形成、角化不全、棘层肥厚。真皮血管壁水肿，管周有以淋巴细胞为主的浸润，有时也有中性粒细胞和嗜酸性粒细胞浸润，亦可见血管外红细胞。

【诊断与鉴别诊断】

1. 诊断

（1）病史：包括发病年龄，皮疹与日光照射的间隔时间和持续时间，自觉症状，职业，休闲活动，可能的化学接触物，局部外用和口服药物，化妆品的使用，对光照反应的过去史和家族史。病史有重要价值，有时仅根据病史即可诊断。

（2）皮损以光暴露部位为主，每一患者的皮疹类型常固定。

（3）实验室检查能明确提示患者的光敏性以及光敏感的程度。

1）紫外线红斑反应试验：呈异常反应。主要表现为：①反应高峰时间晚（正常人12～24小时，患者常为48小时以后）。②红斑反应强度高。③红斑反应持续时间长（正常人3～5天，患者可持续8天以上）。④红斑反应消退后无明显的色素沉着。⑤红斑反应开始消退时，红斑表面会出现丘疹。

2）光激发试验：本试验能确定疾病的作用光谱，对诊断多形性日光疹有重要价值，尤其是那些就诊时无皮损的患者，进行光激发试验很有必要。但报道的阳性结果很不一致，从48%～100%不等，致病光谱也不完全一致，有1/2是UVA，有1/4是UVB，有1/4是UVA＋UVB。

3）光斑试验：对怀疑有化学性光致敏原的患者可证明其致敏物，部分患者光斑试验对多种变应原阳性。

（4）排除暴露部位的其他炎症性及其他与光有关的疾病。

2. 鉴别诊断　本病可与下列疾病进行鉴别：

（1）药疹：有明确服药史，常于服药后突然发生，与季节、日晒无关。

（2）接触性皮炎：有明确接触史，发病迅速，皮损发生在接触部位，与接触物范围一致，边界清楚，自觉灼热、瘙痒。脱离接触后症状可缓解。

（3）盘状红斑狼疮：病程缓慢，面部有境界清楚的紫红色斑块，表面有黏着性屑，扩张毛囊口中有毛囊角栓，还可见毛细血管扩张、萎缩、瘢痕等。遇日光虽可加重，但四季均可发病。

（4）多形红斑好发于四肢远端和面部，春秋季多见，与日光照射无关。皮损虽呈多形性，但以红斑为主，典型者有虹膜样损害。

【治疗】

（一）中医治疗

1. 分型论治

（1）湿热蕴肤证：

主症：受日光暴晒后皮肤出现潮红、红斑、丘疹、水疱、糜烂、渗液、结痂等多形性损害，自觉瘙痒、刺痛，伴口渴、身热。舌红，苔黄腻，脉濡或滑数。

治法：清热除湿，凉血解毒。

方药：清热除湿汤加减。

（2）脾虚湿蕴证：

主症：日晒后皮肤出现淡红斑、丘疱疹、水疱、糜烂、渗液等多形性损害，自觉瘙痒，伴神疲乏力、食欲不振；大便稀溏。舌胖或齿痕，苔腻，脉濡。

治法：清脾利湿。

方药：清脾除湿饮加减。

2. 内服中成药

（1）金蝉止痒胶囊：清热解毒，燥湿止痒。适用于湿毒蕴肤证。

（2）六神丸：清热解毒，凉血止痛。适用于皮损鲜红，局部红肿疼痛者。

（3）龙胆泻肝丸：清热利湿解毒。适用于红斑、水疱较重，瘙痒疼痛者。

3. 外治

（1）水疱、渗出较多的皮损予解毒祛湿中药湿敷，如以黄柏、黄芩、黄连等清热解毒中药煎水后湿敷患处。

（2）红斑、水疱、糜烂皮损予黄连、黄芩、马齿苋、地榆等清热燥湿、凉血解毒中药水煎液湿敷，干燥结痂脱屑者则选用甘草油、紫草油外涂。

（二）西医治疗

1. 避光，外出可使用防晒霜或者戴宽边遮阳帽、打遮阳伞、穿长袖衣裤等物理防晒。

2. 外用糖皮质激素制剂或免疫抑制药软膏，如他克莫司软膏、吡美莫司乳膏等。

3. 系统治疗　包括羟氯喹（每次 100～200 mg，每天 2 次，注意定期检查眼底）、烟酰胺（每次 0.3 g，每天 3 次）、沙利度胺（每天 100～150 mg，分 3 次服用，疾病控制后减量或停药）、抗组胺药等。

4. 对于极度严重且对其他治疗无效的患者，可服用硫唑嘌呤（每天 75～100 mg，连服 3 个月，控制后减量至每天 25～50 mg 维持），或小剂量糖皮质激素（短期应用泼尼松每天 20～30 mg、甲泼尼龙每天 16～20 mg），病情控制后逐渐量。

（三）中西医结合治疗思路

西医的发病机制尚不完全明确，主要机制可能是曝光部位皮肤对紫外线诱导的产物发生了迟发型变态反应。但多认为本病是一种存在免疫因素的迟发型变态反应，治疗尚无特效的办法，多采用避光防晒及预防性治疗，对症治疗为主，病情容易反复。治疗上中医药具有一定特色，当以清热除湿，凉血解毒为主，脾虚者可以健脾利湿为主。可根据皮损状况、病程长短及伴随症状灵活辨证分型治疗：热毒较盛，红疹密集的初期，加用金银花、连翘、大青叶、白茅根、生地黄、牡丹皮等；在病邪缠绵期间，湿热壅郁肌肤，皮损出现水疱、糜烂、渗出，需清热利湿以祛缠绵之邪，药用青蒿、茵陈、白茅根、白鲜皮、薏苡仁等；若出现皮损角化浸润肥厚之象，说明湿热之邪日久伤脾，或素体脾虚而复染湿热之疾，则需在清热利湿、凉血散瘀之时不忘加入健脾扶正之品，脾健则运湿，使久留湿热之邪随药而去，则顽症可愈，如薏苡仁、甘草等。

【临床研究进展】

胡瑜霞等报道研究云南汉族多形性日光疹（PLE）患者的 HLA-DPA1、HLA-DPB1 和 HLA-DRB1 等位基因和单倍型的多态性，探讨多形性日光疹的发病机制，证实 HLA-DPA1、HLA-DPB1 和 HLA-DRB1 与云南汉族多形性日光疹发病具有相关性。

燕华玲等研究表明多形性日光疹患者血清 sICAM-1，s E-selectin 水平显著增高，提示 s ICAM-1，s E-selectin 可能参与了多形性日光疹的发病机制。sICAM-1 表达水平可能成为判断 PLE 病情严重性的指标。

【医家经验与争鸣】

黄蜀应用火针、刺络拔罐配合温阳化瘀法治疗多形性日光疹，临床取得满意疗效，显著降低复发率。

王丽等探索中药内服治疗多形性日光疹临床研究文献的辨证及用药规律。对建库至 2013 年 6 月的中文数据库上发表的中药内服治疗多形性日光疹临床研究文献中的辨证及用药特点进行分析。结果：最终共纳入 15 篇文献，涉及 56 味中药，报道病例 551 例。在辨证方面，湿热毒夹风型的患者最多（244 例）；在用药频次方面，最高的是青蒿 13 次（7.47%）；在药物种类使用频次方面，最多的是清热药 106 次（60.92%），涉及药物 26 种，其次为利水渗湿药、解表药、补虚药等。结论：多形性日光疹的病因病机多为禀赋不耐，湿热毒夹风搏结于肌肤，临床治疗可以清热解毒、除湿祛风之药为主，酌情配以扶正药物。

赵炳南认为本病是由于机体内部脾虚水湿不化、蕴久化热、湿热内生、外受阳光毒热之邪、内外合邪而成湿毒所致，在治疗上以清热解毒利湿为主。

施天宁认为本病系阳光之热毒夹风、袭于肌肤，与久蕴之湿热搏结于腠理而致，治宜清热解毒、疏风利湿、凉血散瘀。

【预防与调摄】

1. 嘱患者严格避光，禁食导致光敏反应的药物和食物。
2. 避免饮酒及食用辛辣刺激食物。
3. 避免搔抓、热水烫洗患处。
4. 避免进食莴苣、泥螺、小白菜、紫云英、菠菜等光敏性食物，尽量避免磺胺类、四环素、喹诺酮类、利尿药等光敏性药物及具有光敏作用的化妆品。

【参考文献】

[1] 田中华，王学东，赵天恩. 多形性日光疹研究进展 [J]. 中国麻风皮肤病杂志，2004, 20 (3): 256.

[2] 赵辨. 中国临床皮肤病学 [M]. 南京：江苏凤凰科学技术出版社，2010.

[3] 范瑞强，邓丙戌，杨志波. 中医皮肤性病 [M]. 北京：科学技术文献出版社，2010.

[4] 胡瑜霞，何黎，吴文娟. 云南汉族多形性日光疹与 HLA-DPA1、DPB1 和 DRB1 的多态性分析 [J]. 中国皮肤性病学杂志，2018, 32(01): 15-21.

[5] 燕华玲，景鸣，茹颖莹，等. 多形性日光疹患者血清 sICAM-1, sE-selectin 检测与病情严重程度的相关性 [J]. 中国皮肤性病学杂志，2016, 30(03): 236-238.

[6] 陈卫东，祁亚慧，陈纯涛，等. 黄蜀针药合用治疗多形性日光疹经验 [J]. 中医外治杂志，2015, 24(12): 59-60.

[7] 王丽，周冬梅，孙丽蕴，等. 中药治疗多形性日光疹辨证及用药特点分析 [J]. 中国皮肤性病学杂志，2014, 28(07): 739-740.

（李　凯）

第十一节　慢性光化性皮炎

慢性光化性皮炎（chronic actinic dermatitis）是一组以慢性光敏感为特征的病谱性疾病，临床上主要包括 4 种类型：持久性光反应、光敏性湿疹、光敏性皮炎、光线性类网织细胞增生症。

起病初期好发于在春夏季节，病程日久，四季均可发病。以中老年男性好发，有研究显示女性患者有逐年上升趋势。中医称为"日晒疮"。

【病因及发病机制】

中医学认为本病是由于热毒之邪经肌表腠理进入体内，郁而为火，血热生风，散发于肌肤为红斑丘疹。夏季多暑热，暑多夹湿，脾主运化水湿不及，风热暑湿相合发而为病。［明］申斗垣《外科启玄·日晒疮》，其载"三伏炎天，勤苦之人，劳于工作，不惜身命，受酷日晒曝，先疼后破，而成疮者，非血气所生也"。

本病的致病光谱包括 UVA、UVB 和可见光。病因至今未明，可能与光敏物质刺激、免疫功能紊乱、T 细胞功能障碍、皮肤对紫外线的敏感性增加等因素有关。慢性光化性皮炎的发病机制可能是表皮朗格汉斯细胞将光抗原呈递给 T 细胞，从而引起的 T 细胞浸润的迟发型过敏发应。

【临床表现】

本病好发于室外工作者，男性多见。皮损好发于面、颈、手背、前臂伸侧等暴露部位，主要表现为红斑、丘疹、丘疱疹、结节、苔藓样变，伴瘙痒，严重者可累及非暴露部位。皮损的性质呈皮炎湿疹样，急性期表现为暴露部位弥漫性、水肿性红斑，变应原的持续存在是慢性光化性皮炎患者反复发作的一个重要原因，它们可刺激机体 T 细胞持续增殖，病情反复发作，并呈慢性进行性进展，严重者发展为红皮病（各图 6-11-1）。

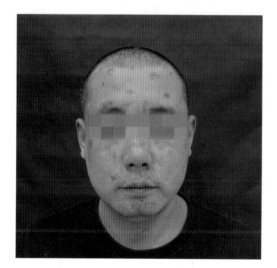 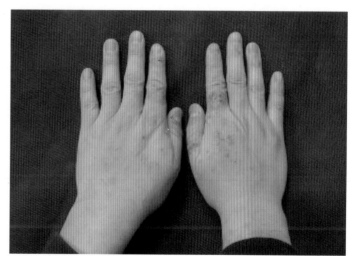

各图 6-11-1　慢性光化性皮炎
（重庆市中医院　龚娟　供图）

【组织病理】

皮肤组织病理变化无特异性，类似于皮炎湿疹的改变。早期为表皮角化不全、海绵形成、棘层轻度增厚，表皮峰增宽、伸长；真皮血管周围有以淋巴细胞为主的浸润，并可侵入表皮层，有时也可出现少量浆细胞和嗜酸性粒细胞。晚期改变类似于皮肤 T 细胞淋巴瘤或假性淋巴瘤样改变，真皮血管周围有淋巴细胞、组织细胞、嗜酸性粒细胞和肥大细胞浸润，范围广、数量多，灶性分布或密集成片，并可出现不典型淋巴细胞及 Serzary 样细胞。免疫组化提示浸润的细胞中 CD4+ 和 CD8+ 细胞的比例并不完全一致，但以 CD8+ 细胞为主。

【诊断与鉴别诊断】

1. 诊断

（1）反复发作的持久性皮炎或湿疹样皮损，可伴浸润性丘疹和斑块，皮疹持续 3 个月以上，偶呈红皮病。

（2）对 UVA、UVB 或对可见光敏感。光激发试验和光斑贴试验可阳性。

（3）皮肤组织病理类似于慢性湿疹和 / 或假性淋巴瘤表现。

（4）好发于中老年男性。

2. 鉴别诊断 本病可与下列疾病进行鉴别：

（1）接触性皮炎：有接触物刺激史，与日晒无关，可发生于任何季节，皮疹局限于接触刺激处，自觉瘙痒。

（2）多形性日光疹：疾病呈急性间歇性发作，有较明确的光敏史和季节性，中青年女性多见，皮疹形态较多。光生物剂量测定一般都在正常范围，少数可对 UVB 和 / 或 UVA 敏感。

【治疗】

（一）中医治疗

1. 内服中成药

（1）栀子金花丸：清热解毒。适用于热毒炽盛证。

（2）金蝉止痒胶囊：清热解毒，燥湿止痒。适用于湿毒蕴结证。

2. 外治

（1）炉甘石洗剂：皮肤有红斑、丘疹、渗出，外涂或湿敷患处，每天 2 次。

（2）川柏止痒洗剂：皮肤有渗出，可直接涂于患处或经稀释 4 倍后洗浴患处，每天 2 次。

（3）三黄洗剂：部分皮疹带有水疱，外涂或湿敷患处，每天 2 次。

（二）西医治疗

本病治疗目的以改善症状、长期缓解为主。

1. 严格避光，禁食导致光敏反应的药物和食物。

2. 外用糖皮质激素制剂或他克莫司软膏。

3. 病情轻者可用烟酰胺、抗组胺药、羟氯喹等。

4. 病情较重者可选用沙利度胺、硫唑嘌呤、糖皮质激素系统治疗，病情控制后逐渐减量维持。

（三）中西医结合治疗思路

本病西医认为很难彻底治愈，治疗上严格避光，外出时使用宽谱遮光剂、戴宽沿帽、穿长袖衣等。严重光敏者需将荧光灯管改为白炽灯照明。通过斑贴试验和光斑贴试验检测致敏原，并尽可能避免接触包含致敏原的用品和药物。病情反复者，以中医治疗为主。

【临床研究进展】

有文献报道，对 228 例慢性光化性皮炎患者进行了最小红斑量（MED）检测、外周血中 T 细胞亚群水平检测以及不同方式治疗临床疗效观察，临床试验发现硫唑嘌呤效果优于羟氯喹，但是在治疗前需完善硫嘌呤甲基转移酶（TPMT）基因型检测，以减少药物严重副作用的发生，尤其是骨髓抑制的副作用。

【医家经验与争鸣】

冯国强在治疗上采用凉血解毒祛风利湿法，选用清虚热药青蒿、地骨皮，除湿解毒药龙葵、蜀羊泉、黄芩，祛风通络活血药忍冬藤，加凉血活血之品生地黄、紫草、虎杖组方，有好的治疗效果。

【预防与调摄】

1. 嘱患者严格避光，禁食导致光敏反应的药物和食物。

2. 避免饮酒及食用辛辣刺激食物。

3. 应尽量避免可能存在光敏物质（香料、抗菌剂等）的接触。

4. 避免搔抓、热水烫洗患处。

5. 避免外用刺激性强的药物。

【参考文献】

[1] 吕静，江阳，刘娟娟，等. 慢性光化性皮炎患者最小红斑量和 T 细胞亚群检测及临床疗效观察 [J]. 中国皮肤性病学杂志，2018, 32(03): 281-286.

[2] 冯国强，宋瑜，李咏梅. 中药治疗 30 例光敏性皮肤病临床观察 [J]. 中国中西医结合皮肤性病学杂志，2003(01)：43.

（许　斌）

第十二节　光线性痒疹

光线性痒疹（actinic prurigo）又称夏令痒疹，主要发生于曝光部位，皮疹为小丘疹、痒疹样损害，有时出现渗液和结痂等湿疹化表现，自觉瘙痒剧烈。女性多见，一般儿童期发病。

【病因及发病机制】

病因未明。患者病情往往于春夏季加重，推测是对日光照射有异常反应，部分患者有特异性体质及家族发病史。致病光谱较宽，包括 UVA、UAB 及可见光。

【临床表现】

本病好发于青春期前的儿童，成人也可以发病，女性多见。发病部位主要是面部，特别是鼻、面颊及手背等曝光部位，少数患者在非曝光部位也可发生皮疹。皮疹为小丘疹、痒疹样损害，有时有渗液和结痂等湿疹化表现，手背损害多呈苔藓样变。面部损害愈合后可留微小凹陷或线性瘢痕。自觉瘙痒剧烈。发病与日晒的关系并不十分明显，但多在夏季加剧，冬季可缓解，但也不明显好转。用日光照射，不能使皮疹再现。（各图 6-12-1，各图 6-12-2）

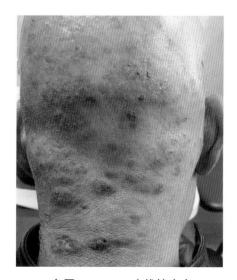

各图 6-12-1　光线性痒疹
（第四军医大学西京皮肤医院　肖月园　供图）

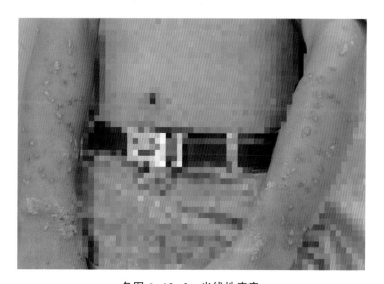

各图 6-12-2　光线性痒疹
（武汉市中西医结合医院　胡荣毅　供图）

【组织病理】

可见表皮轻度水肿，颗粒层及棘层细胞凝固性坏死，基底层色素增加。真表皮间水疱或大疱形成，其中有中性粒细胞。真皮水肿明显、血管扩张、炎细胞浸润，胶原纤维肿胀，弹力纤维断裂或消失。

【诊断与鉴别诊断】

1. 诊断

（1）本病好发于青春前期女性、儿童患者。

（2）夏季加重，冬季缓解不明显。

（3）曝光部位出现小丘疹、痒疹样损害，有时有湿疹样改变，自觉瘙痒剧烈。

2. 鉴别诊断　本病可与下列疾病进行鉴别：

（1）多形性日光疹：多见于中青年女性，罕见于青春前期，无明显家族史，发病与日晒关系明确，呈急性间歇性发作，皮疹的形态为多形性，常表现为水肿性红斑、丘疹性红斑、渗出性湿疹样改变、散在性丘疹或斑块等，避光数日，损害可自行消退，不同于本病的持续性发病及冬季常不见明显好转。

（2）慢性光化性皮炎：好发于老年人，日照部位出现红斑、丘疹、苔藓样斑块，可对多种光敏物存在接触过敏；组织病理提示棘层增厚、海绵形成，血管周围有单核细胞浸润，疾病晚期有致密的带状单核细胞浸润而类似于皮肤 T 细胞淋巴瘤。

（3）牛痘样水疱病：皮损局限于曝光部位，日晒后分批出现以水疱和痘疮为主的皮损，伴烧灼感，愈合遗留色素凹陷性瘢痕。

【治疗】

注意避光，外用避光药物，个性化制订治疗方案。本病常是顽固的，病变可持续多年，应用一般的遮光剂或药物治疗很少有效，有的患者至成年可消退。

沙利度胺对痒疹性损害有一定疗效，成人每天口服 50～100 mg，儿童每天 50 mg，治疗后半个月后开始起效，根据病情逐渐减量，治疗时间至少持续 2～6 个月，用药期间需要注意其致畸性和周围神经病变等不良反应。急性湿疹样变化可使用糖皮质激素，待病情缓解后逐渐减量，直至停用。可选用第一代或第二代抗组胺药控制瘙痒。可试用羟氯喹或 β 胡萝卜素等治疗。Duran 等报道，连续口服四环素（每天 1.5 g，分 3 次口服）或维生素 E（100 IU）6 个月，大多数患者的病情可得到改善。

外用遮光剂和糖皮质激素制剂联合有一定的疗效。有研究表明，他克莫司和吡美莫司对早期皮损有治疗作用。病情顽固者可选用 PUVA 或 UVB 治疗。

【预防与调摄】

应避免日晒，外出时应穿避光衣物，戴宽檐帽，外用遮光剂。

（许　斌）

第十三节　植物日光性皮炎

植物日光性皮炎（phytophotodermatitis）是指患者过量服用或直接接触具有光敏性的植物，在受长期日晒后引起的急性炎症性皮肤病。本病以颜面、手背等暴露部位皮肤红肿、丘疹、水疱、血疱或坏死为主要表现。中医称为"花草疮"。

【病因及发病机制】

中医学认为本病由于禀赋不耐，血热内蕴，进食发物，脾胃失调，湿热内生，复因日晒，光毒曝照，热毒袭肤，突然而发。

植物日光性皮炎的真正病因尚不清楚，其发生可能是植物、日光和机体状况三者共同作用的结果。可能是由于皮肤接触或系统地吸收某种植物中所含有的光感物质后，又经日光照射、吸收光能后被激发或发生化学变化形成半抗原，后者与组织中蛋白质结合形成全抗原，刺激机体产生抗体或细胞免疫反应所致。同时可能既存在光变应性反应，又存在光毒反应，即光感物质吸收光能量后释放出能量造成细胞损害，从而出现急性皮肤炎症的表现。

【临床表现】

皮损主要发生在颜面、手背、前臂、足背等暴露部位。早期自觉皮肤发紧、灼热、瘙痒或蚁走感，继之出现显著的非可凹性水肿，紧张发亮；重者可出现水疱、大疱、血疱、糜烂、溃疡坏死等（各图

6-13-1，各图 6-13-2）。少数患者可有全身不适、发热、头晕、头痛、食欲不振、恶心、呕吐、腹泻，甚至谵语、昏迷或精神错乱等全身症状。本病夏季多见，女性多于男性，多数患者在日晒后一天内即发病，整个病程轻者 1 周可消退，重者往往需 2～3 周甚至更长时间方能痊愈。

【组织病理】

表皮轻度水肿，可见表皮内水疱或表皮下水疱；真皮明显水肿，毛细血管扩张或破裂，红细胞溢出或出血，管周炎细胞明显浸润，胶原纤维肿胀；严重者可见坏死或溃疡（各图 6-13-3）。

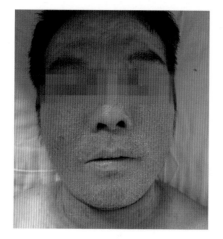

各图 6-13-1　植物日光性皮炎（食用灰菜）
（重庆市中医院　龚娟　供图）

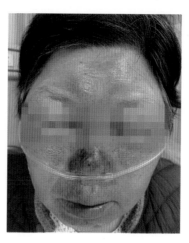

各图 6-13-2　植物日光性皮炎
（武汉市中西医结合医院　李凯　供图）

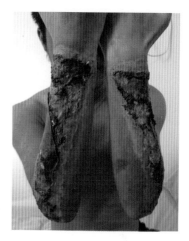

各图 6-13-3　植物日光性皮炎
（重庆市中医院　龚娟　供图）

【诊断与鉴别诊断】

1. 诊断

（1）夏季多见，好发于女性，有自限性。

（2）过多服用或直接接触致敏植物后，并有日光曝晒史。

（3）多见于暴露部位皮肤，自觉灼热、发紧、瘙痒，局部出现肿胀，甚至水疱、血疱、溃烂、坏死等。

2. 鉴别诊断　本病可与下列疾病进行鉴别：

（1）接触性皮炎：有明确接触病史，发病迅速，皮损发生于接触部位，边界清楚，可见局部皮肤肿胀，自觉灼热、瘙痒。与暴晒无关。

（2）颜面丹毒：有头面部外伤及鼻、耳道黏膜破损史，皮损仅见头面部，为境界清楚的水肿性红斑，一般无水疱、糜烂，并有发热等全身症状。与暴晒无关。

（3）日晒伤：为正常皮肤过度暴晒后数小时至十数小时后暴露部位皮肤出现鲜红色斑，于晒后第 2 天最严重。1 周后即恢复。

（4）烟酸缺乏症：常见病因如饮酒、慢性腹泻等。本病皮损也位于日光暴晒处，还有胃肠道症状和精神症状。

【治疗】

（一）中医治疗

1. 分型论治

（1）风热阳毒证：

主症：皮损见于颜面及手背，轻度水肿，按之凹陷，眼睑微肿，肤温稍高，自觉瘙痒，麻木。舌淡红，苔薄白，脉弦。

治法：疏风清热解毒。

方药：普济消毒饮加减。

（2）阳毒血热证：

主症：皮损见于面部、前臂及手背，水肿明显，并可见红斑、瘀点，自觉紧绷感，眼睑肿胀，肤温偏高，自觉瘙痒明显，伴有发热、口渴、尿赤。舌红，苔薄黄，脉弦滑。

治法：凉血解毒化斑。

方药：化斑解毒汤加减。

（3）毒热瘀阻证：

主症：病势暴急，迅速出现曝光部位焮红浮肿，面似满月，眼睑肿如卧蚕，并可见红斑、瘀斑、水疱、糜烂，甚至坏死。指甲下可见青紫，严重者指甲脱落，伴高热、头痛、头胀、胸闷，甚至神志昏糊。肿胀蔓延至颈、胸部可见呼吸困难、吞咽困难。舌红，苔黄，脉滑数。

治法：清营解毒，凉血止痒。

方药：清瘟败毒饮加减。

2. 外治

（1）三黄洗剂：红肿、水疱、轻度糜烂时，外涂或湿敷患处，每天2次。

（2）湿润烧伤膏：无明显渗液、糜烂时，外涂患处，每天2次。

（3）玉露膏、九华膏：糜烂、化脓、坏死时，外敷玉露膏或九华膏去腐生肌。

（二）西医治疗

本病有自限性，以对症治疗为主。

1. 避免服用和接触光敏性植物和药物，同时尽可能避免日晒。

2. 轻者补充维生素 B、维生素 C、烟酸等。

3. 瘙痒明显者，可给予口服抗组胺药物对症治疗，病情较重者予以糖皮质激素治疗。

4. 局部治疗　无水疱、糜烂、渗出时，建议使用炉甘石洗剂、弱效糖皮质激素乳膏；大量渗出时应选择冷湿敷，如 3% 硼酸溶液、0.1% 盐酸小檗碱溶液、0.1% 依沙吖啶溶液等；有糜烂但渗出不多时可用氧化锌油剂。

（三）中西医结合治疗思路

本病有自限性，对症治疗为主，病情较重时，使用中医药治疗的同时，联合西药治疗，疗效确切。

【临床研究进展】

高建华总结 201 例病例中，致病植物种类有灰菜 51 例，野生木耳 51 例，污胶鼓菌 13 例，油菜 12 例，酸菜（由青菜腌制）、苋菜各 8 例，荠菜、野菜各 5 例，苦菜、刺槐花各 4 例，野艾、萝卜叶、牛皮菜（猪毛菜）、马齿苋各 3 例，蒲公英、菠菜、芥菜、胶陀螺、豌豆角、紫云英各 2 例，芸香、白杨树、芹菜、天竺黄、刺儿菜、雪里蕻、丁香树枝、无花果叶、莴笋、蕈子各 1 例。

【医家经验与争鸣】

赵炳南认为本病治法上以清热解毒利湿为主。药用金银花、蒲公英、连翘清热解毒；薏苡仁、车前子、木通健脾利湿清热；白鲜皮、浮萍清热疏风透邪外出；若出现紫斑系因毒热迫血妄行，加凉血活血之剂；若脾虚明显则佐以白术。外治：早期红肿明显，用冷湿敷，以发散局部蓄热；后期改为温湿敷，则可加速瘀血消散。

顾伯华通过临床观察，认为本病与"大头瘟"很像，以清热解毒的普济消毒饮加减治疗，获得显著效果。

【预防与调摄】

1. 禁食可致敏的植物，尽量避免日晒。

2. 多饮水，饮食清淡，避免饮酒及食用辛辣刺激食物，避免局部外用刺激性强的药物。

3. 皮损处可用凉湿敷，避免搔抓、热水烫洗患处。

【参考文献】

[1] 高建华. 植物日光性皮炎 310 例临床分析 [J]. 中国药物与临床，2016, 16(11): 1600-1601.

[2] 范瑞强，邓丙戌，杨志波. 中医皮肤性病学：临床版 [M]. 北京：科学技术文献出版社，2010.

（许　斌）

第十四节　放射性皮炎

放射性皮炎（radiodermatitis）是指放射线照射引起的皮肤损害。各种类型的电磁辐射均可以引起皮肤、黏膜的炎症损害，其皮疹发生的早迟及程度，与放射线的性质、照射时间长短以及个体差异有关。

【病因及发病机制】

当机体接受过量的放射线照射后，细胞核内的 DNA 吸收辐射能量，从而影响其合成和分化过程，这种影响可逆或不可逆，严重干扰新陈代谢，甚至引起细胞死亡，表现出相应的皮肤损害。

【临床表现】

1. 急性放射性皮炎　常由于一次或多次大剂量放射线照射引起，但敏感者剂量不大也可发病。潜伏期长短不一，与放射线的剂量、性质和个体耐受性有关，一般 1～3 周，临床可分为三度。

（1）Ⅰ度：初为鲜红斑，后逐渐变成暗红色，或伴轻度水肿，自觉灼热、瘙痒，3～6 周后红斑逐渐消退，表面出现脱屑及色素沉着。如损害位于毛发部位则可见脱发，或不可再生。

（2）Ⅱ度：表现为水肿性红斑，表面发亮，有水疱形成，容易破溃形成糜烂面。自觉灼热或疼痛（各图 6-14-1）。1～3 个月皮损痊愈，遗留色素沉着、色素脱失、毛细血管扩张和皮肤萎缩等。可发生永久脱发。

（3）Ⅲ度：在红斑水肿的基础上，组织迅速坏死，形成顽固性溃疡。溃疡深浅不一，重者可穿通皮肤、肌肉，甚至骨组织；溃疡底面有黄白色、污秽的坏死组织块。自觉剧痛。该皮损很难愈合，即使愈合后也形成萎缩性瘢痕，上有色素沉着、色素脱失和毛细血管扩张。如损害大血管，可引起血管闭塞，肢体发生干性坏疽（各图 6-14-2）。

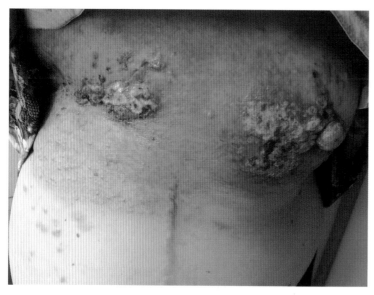

各图 6-14-1　放射性皮炎（乳腺癌术后）
（武汉市中西医结合医院　李凯　供图）

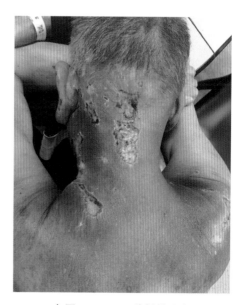

各图 6-14-2　放射性皮炎
（武汉市中西医结合医院　庄倩　供图）

Ⅱ度、Ⅲ度患者可同时出现全身症状，如头晕、精神萎靡、食欲不振、呕吐、腹泻、出血及白细胞减少等，严重危及生命。

2. 慢性放射性皮炎　多为长期、反复、小剂量放射线照射引起，或由急性放射性皮炎转变而来。潜伏期自数月至数年不等。临床无明显急性炎症反应，表现为皮肤干燥、粗糙、细薄、皲裂，毛发脱落，甲色晦暗，出现纵嵴、色素沉着、增厚甚至脱落。组织修复能力明显降低，轻微损伤即可引起溃疡。甲皱微循环改变，可见管襻异常及毛细血管血液黏滞。病理特征为显著的增生和变性改变，并有持久、反复性和区域性等特征。严重患者的皮疹出现放射性角化病或可继发恶性肿瘤。

【组织病理】

1. 急性放射性皮炎　表皮出现中度至明显细胞内及细胞间水肿，基底细胞核固缩和液化变性，有丝分裂罕见或缺乏，表皮突扁平或消失。真皮可见明显水肿和各种炎症细胞弥漫性散在分布，血管明显扩张，静脉血栓和微小出血常见。

2. 慢性放射性皮炎　表皮萎缩变薄，表皮突消失。真皮浅层纤维性硬化，有大而形状特异、有时多核的成纤维细胞。浅层血管宽长，血管周围有纤维性红染的纤维素沉积，深层血管内膜增厚。基底细胞液化变性，可见噬黑素细胞。

【诊断与鉴别诊断】

本病依据病史和临床表现易于诊断。

1. 有放射线照射史。

2. 急性发病者，出现红斑、水肿，自觉灼热、瘙痒，严重时出现水疱、糜烂、溃疡甚至组织坏死。

3. 慢性发病者，表现为皮肤干燥、粗糙、细薄、皲裂，毛发脱落、甲部病变。

慢性放射性溃疡须通过活检与溃疡癌性相鉴别。

【治疗】

以预防为主，治疗上无特效疗法，主要为对症处理。

1. 局部治疗

Ⅰ度皮损：外用炉甘石洗剂、糖皮质激素制剂或冷湿敷。

Ⅱ、Ⅲ度皮损：可用 0.1% 甲紫外涂，维生素 B_{12} 溶液、三黄洗剂等冷湿敷；或外用无刺激性的软膏，如湿润烧伤膏等。

有溃疡形成者：依据情况掺用抗生素软膏、九华膏或生肌膏换药。

对慢性放射性皮炎及恢复期皮肤干燥出现皲裂者可使用尿素乳膏、复方维生素 B_{12} 等保湿护肤。

2. 全身治疗　炎症剧烈者口服糖皮质激素，若伴细菌感染者可口服抗生素。

3. 其他治疗　对于慢性溃疡可用氦氖激光照射，每次 15～30 分钟，15 次为一个疗程，对面积较大的溃疡可行植皮术。对有癌变倾向者需做病理检查，必要时应做手术切除。

【医家经验与争鸣】

程喜平、范瑞强认为本病早期宜凉血清热解毒，方选四妙勇安汤加减：金银花、玄参、生地黄各 15 g，牡丹皮 12 g，紫草 10 g，鱼腥草 15 g，赤芍 15 g，甘草 5 g；后期顽固性溃疡宜益气养阴、活血生肌，方选补中益气汤加减：黄芪 20 g，太子参 25 g，当归 10 g，茯苓 15 g，麦冬 15 g，白术 10 g，远志 10 g，丹参 15 g，赤芍 15 g，白芍 15 g，甘草 5 g。外用生肌膏或生肌油纱。

【预防与调摄】

1. 严格掌握放射治疗的适应证，严格掌握治疗剂量。

2. 严格执行放射工作的操作规程，加强放射工作人员的防护措施，定期体检。

3. 饮食清淡，避免饮酒及食用辛辣刺激食物，避免局部外用刺激性强的药物。

4. 皮损红肿明显时，可用凉湿敷，避免搔抓、热水烫洗患处。

【参考文献】

范瑞强，邓丙戌，杨志波. 中医皮肤性病学：临床版 [M]. 北京：科技文献出版社，2010.

（许　斌）

第十五节　鸡眼与胼胝

鸡　眼

鸡眼（clavus）是由于足部（亦偶见于手部）皮肤长期受压或摩擦引起的局限性、圆锥形、鸡眼状角质增生性损害。发病与局部长期受挤压及机械性摩擦有关。好发于成年人，中医称为"鸡眼""肉刺"。

【病因及发病机制】

中医学认为是足部长期摩擦、受压、气血运行不畅，肌肤失养而发病。《医宗金鉴·外科心法要诀》中称之为"鸡眼"，如："此症生于脚趾，形如鸡眼，故俗名鸡眼。根陷肉里，顶起硬凸，疼痛，步履不得。或因缠脚，或著窄鞋远行，皆可生之。"

现代医学认为是皮肤长期受机械性摩擦、压迫或由于持久性压迫导致血液循环障碍，引起局部皮肤过度角化增生而成。

【临床表现】

好发于足底及足趾，皮肤损害为：境界清楚，嵌入皮内，为局限性、圆形或圆锥状角质增生物，表面与皮面相平或稍隆起，似鸡眼，颜色为淡黄色或蜡黄色，压之疼痛（各图 6-15-1）。

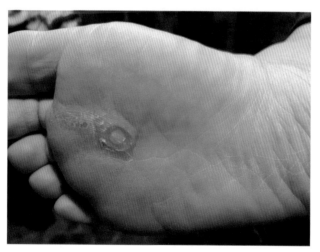

各图 6-15-1　鸡　眼
（武汉市中西医结合医院　张伟明　供图）

发生于趾背或跖部的鸡眼表面较硬、有光泽，压迫时会产生疼痛感，称为硬鸡眼。发生于趾间的鸡眼因汗液的浸渍而软化，表面呈白色，称为软鸡眼。

【组织病理】

全部病变组织为增厚的角质层，中心部角质层更厚，呈"V"型凹入，钉突增生尤甚，其下方的真皮层由透明的、较粗糙的成胶质所组成，有少量细胞浸润。

【诊断与鉴别诊断】

1．诊断

（1）皮损好发于成年人，以足跖前中部、小趾外侧、趾背及足跟等突出或易摩擦部位多见。

（2）呈针尖至蚕豆大小，色淡黄或蜡黄色，圆锥形硬结，质坚实，略高于皮面，表面光滑，有明显皮纹。

（3）鞋履不适，长时间摩擦受压，足畸形，长期步行者易发本病。

（4）有明显压痛，行走时疼痛更甚。

2．鉴别诊断　本病可与下列疾病进行鉴别：

（1）跖疣：表面正常皮纹消失，角质增生呈刺状。多呈灰褐色，削去表面部分显示有针帽大黑点或出血点，两侧挤捏痛明显，基本组织病理改变与寻常疣相同。

（2）胼胝：虽表面皮纹正常存在，但角质增生面积较广，成片状，色黄，触之坚硬，境界不甚清楚，疼痛不明显。

【治疗】

本病不需内服药。

（一）中医外治

1．中药泡洗方　金毛狗脊 30 g，地肤子 30 g，白鲜皮 30 g，紫草 15 g，加水 3000 mL，煎煮 10 分钟后，温热泡洗。每次 30 分钟，每天 1 次。

2．鸦胆子仁捣烂外敷，每 6 小时换药 1 次。

3．火针疗法　用火针从鸡眼中心垂直刺入至根部，以患者刚觉疼痛为度。若未愈，1~2 周后可再行治疗。

（二）西医治疗

1．鸡眼膏（成药）外贴。

2．二氧化碳激光烧灼。

3．液氮冷冻治疗。

4．手术切除。

（三）中西医结合治疗思路

中西医治疗本病均有较好的效果。中医上运用祛腐化结类药物外治为主。西医治疗一般不需要实验室检查，治疗上以消除局部角质增生。

【临床研究进展】

有文献报道，在鸡眼的发病中，主要是血瘀瘀阻局部，同时血瘀亦可由气滞、血虚、痰浊、血热等病理变化产生。

【医家经验与争鸣】

乔宏观察火针联合湿润烧伤膏治疗 76 例鸡眼的临床疗效发现：湿润烧伤膏具有清热燥湿、活血化瘀、祛腐生肌等功效，其有效成分可诱导并激活火针治疗术后创面的潜能，再生细胞转化为干细胞，并在原位分化、增殖，进而再生复原皮肤组织器官，使鸡眼创面在短期内得以愈合。

【预防与调摄】

1．穿着松紧适度的鞋靴，矫正鞋底凹凸不平，鞋底宜垫衬松软有弹性的鞋垫，以减少对脚、趾局部的挤压与摩擦。

2．脚骨有畸形者，应尽早治疗，以杜绝本病的发生。

3．不自行滥用腐蚀药及未经灭菌的刀剪剔割，以免发生染毒。

胼胝

　　胼胝（callus）是由于手足长期受压或摩擦而引起的皮肤局限性、扁平状、角质增生性损害。其特征为手掌、足底皮肤肥厚呈坚实的斑块。本病与职业有一定的关系，多发于铁匠、鞋匠、木工、船工或机械工人的手部，或发生于经常行走及站立工作者的足底部受压处。中医学亦称为"胼胝"。

　　【病因及发病机制】

　　中医学认为手足因长期摩擦、压迫，气血运行不畅，肌肤失养而致，渐致涩厚而成。《诸病源候论·手足发胝候》记载："人手、足忽然皮厚涩而圆短如茧者，谓之胼胝。"

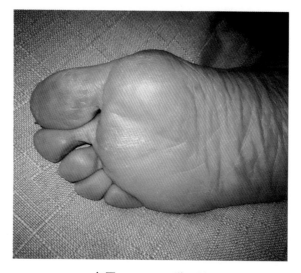

　　现代医学认为主要是由长期机械刺激引起，好发于足跖，尤其是骨突起部等易受压迫、摩擦部位，形成局限性角质增生。本病还与患者的身体素质、足畸形或职业有关。

　　【临床表现】

　　局部皮肤角质增厚，呈扁平或丘状隆起，以中央厚，边缘薄，境界不清，表面光滑，质硬，色淡黄或蜡黄，半透明，局部汗液分泌减少（各图6-15-2）。大小与局部受压摩范围相关。一般无自觉症状，或有轻度压痛。去除病因后可逐渐自行消退。

各图 6-15-2　胼胝
（武汉市中西医结合医院　李凯　供图）

　　【组织病理】

　　组织病理或似表皮痣，或表现为灶状表皮松解性过度角化。

　　【诊断与鉴别诊断】

　　1. 诊断

　　（1）皮损呈蜡黄色、局限性扁平斑块，中央部分最厚，边缘损害较薄。

　　（2）可有轻度压痛。

　　（3）好发于掌跖等易受压迫及易摩擦部位。

　　2. 鉴别诊断　本病除了与鸡眼和跖疣的鉴别外，可以与掌跖角化病鉴别，后者自幼开始出现，呈弥漫性发生于手掌、足底，不限于受压摩部位。表面不平，缺少弹性，易于在皮纹处出现裂口，深者可引起出血及疼痛。

　　【治疗】

　　尽量减少手足过度受压和摩擦，当机械性刺激去除后，胼胝可自行消失，否则痊愈后容易复发。

　　1. 中医治疗　治疗同"鸡眼"。

　　2. 西医治疗

　　（1）小刀修削。

　　（2）外用角质剥脱剂。

　　3. 中西医结合治疗思路　胼胝自觉症状轻微，一般不需治疗，消除外界刺激后可自行消失。自觉疼痛者，中医治疗上可运用中药浸泡，配合角质剥脱剂外贴治疗，可软化和剥脱角质，减轻疼痛。

　　【医家经验与争鸣】

　　张秀芳运用通络活血法外治鸡眼与胼胝，川牛膝、独活、威灵仙、透骨草等加入外洗方中，使足部气血畅行，足跖皮肤得血液以滋养，角化增生的皮损能逐渐消退，从而疼痛症状消失。

　　【预防与调摄】

　　同"鸡眼"。

【参考文献】

[1] 李培豪，陶雨晨，李汶航，等. 从血瘀论治鸡眼 [J]. 中医研究，2017, 30(07): 4-6.

[2] 乔宏，刘灵，阴晓健，等. 火针联合湿润烧伤膏治疗鸡眼 38 例疗效分析 [J]. 中国烧伤创疡杂志，2016, 28(04): 285-289.

[3] 张秀芳. 通络活血法外治鸡眼与胼胝 51 例 [J]. 中医外治杂志，2015, 24(02): 18-19.

（许　斌）

第十六节　摩擦性苔藓样疹

摩擦性苔藓样疹（frictional lichenoid eruption）又名儿童丘疹性皮炎、肘膝复发性夏季糠疹，为暂时性外伤性非特异性炎症反应，表现为圆形或多角形苔藓化小丘疹，正常皮色或淡红色，密集成群但不融合，好发于四肢易受摩擦部位，多发于夏季，好发于 2～9 岁儿童，男童多见，男女比为（1.42～2.54）∶1，有时可在儿童中发生小流行。

【病因及发病机制】

病因不明，可能与接触粗糙物质或摩擦有关，如玩沙土、玩具，或在地毯或毛毯上爬行等。也有人认为与日晒、病毒感染有关。

【临床表现】

1. 皮疹形态呈单一性丘疹型，皮损为直径 1～3 mm，圆形、扁平或丘状隆起的丘疹，密集成群但不融合，正常皮色、灰白色或淡红色，对称分布，数目较多，呈轻度苔藓样变，周围有散在的丘疹，有时丘疹表面附有糠秕状鳞屑（各图 6-16-1）。

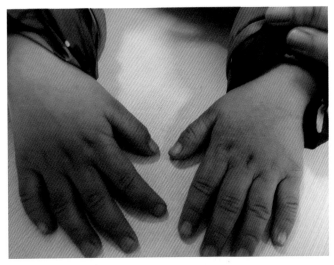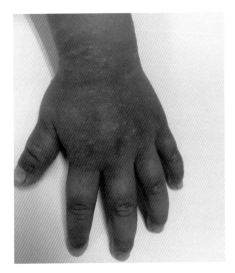

各图 6-16-1　摩擦性苔藓样疹

2. 皮疹以手背、指背、手腕处多见。可逐渐向其他部位扩展，如前臂、肘、膝、上臂、大腿或躯干等部位。

3. 有时患儿可伴发丘疹性荨麻疹或脓疱病等。

4. 一般无自觉症状，或有轻度瘙痒。有自限性，避免接触泥沙、玩具后，皮疹可逐渐消退，一般病程 4～8 周。

【组织病理】

为表皮角化过度，棘层肥厚，真皮层轻度炎症改变的非特异性炎症反应。

【诊断与鉴别诊断】

1. 诊断

（1）夏秋季多见。

（2）好发于学龄前儿童，男孩多见，病程有自限性。

（3）皮损好发于手背、指背、手腕、肘、膝等易受摩擦部位。

（4）皮疹多呈多角形或圆形苔藓化小丘疹，密集成群但不融合。

2. 鉴别诊断　本病可与下列疾病进行鉴别：

（1）儿童丘疹性肢端皮炎：皮损泛发，为较大的扁平丘疹，呈暗紫红色，瘙痒明显，伴有颈部淋巴结肿大，为乙肝病毒感染所致，可伴有急性无黄疸性肝炎，血中 HBsAg 阳性。

（2）接触性皮炎：有明确的刺激性物质接触史，接触部位皮肤潮红、肿胀甚至出现水疱，瘙痒明显。

（3）虫咬皮炎：有昆虫叮咬后外出游玩史，风团样皮疹，红肿明显，中心有小出血点，刺痛瘙痒明显。

【治疗】

1. 局部治疗　外用药物治疗以对症为主，可用炉甘石洗剂、糖皮质激素或焦油类制剂。

2. 系统治疗　口服抗组胺药。

【预防与调摄】

避免不良刺激，减少摩擦及接触泥沙、玩具。

（徐　丽）

第十七节　间擦疹

间擦疹（erythema intertrigo）又名擦烂红斑、擦烂，是因皮肤皱褶处相互摩擦或汗液浸渍等刺激而发生的浅表性炎症。局部潮红、充血，表面湿润或糜烂及渗液，多与互相摩擦的皮肤的皱褶的面积相吻合。好发于颈部、乳房下、腹股沟及阴部的皱襞等处。炎热或潮湿季节多见。与中医学文献中记载的"汗渐疮"相类似。如《外科启玄》"汗渐疮"记载："肥人多汗，久不洗浴，淹渐皮肤，烂呈疮者，痛不可忍。"

【病因及发病机制】

中医学认为本病多因体胖汗渍，或尿溲或经带浸沤，久不洗浴，以致皮肤淹渐而烂呈疮。

现代医学认为本病主要是由于皱襞处皮肤之间的相互摩擦，再加上温热、潮湿及汗液浸渍等刺激所致。

【临床表现】

1. 初期皮损为境界清楚的红斑，肿胀明显，范围与皱襞相当，严重的可发生糜烂、渗出或形成浅表性溃疡。如激发感染，局部可出现淋巴结肿大。

2. 常见于肥胖婴儿或成人的颈部、腋下、乳房下、脐部、腹股沟、阴部等皱褶部位。自觉瘙痒或烧灼感（各图 6-17-1，各图 6-17-2）。

【诊断与鉴别诊断】

1. 诊断

（1）好发于炎热或潮湿季节。

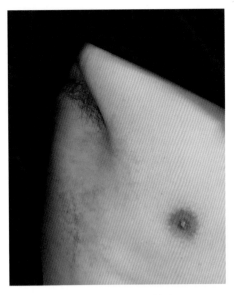

各图 6-17-1　间擦疹

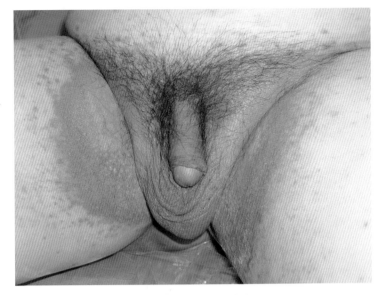

各图 6-17-2　间擦疹

（重庆市中医院　龚娟　供图）

（2）在皱襞部位出现范围与皱襞相当的红斑。

（3）可伴有糜烂、渗出或浅表性溃疡。

2. 鉴别诊断　本病可与下列疾病进行鉴别：

（1）湿疹：皮疹泛发，形态多样，可见红斑、丘疹、水疱、糜烂、渗出等多形性皮疹，境界不清，对称性分布，常反复发作，瘙痒剧烈。

（2）念珠菌病：除皱襞部位外，周围皮肤亦常有散在圆形平顶的红色丘疹，表面有环状鳞屑，真菌镜检阳性。

（3）股癣：股内侧、腹股沟及臀部出现境界清楚的红斑，附着鳞屑，边缘隆起，炎症明显，真菌镜检阳性。

（4）反相型银屑病：除皱襞部位潮红斑外，其他部位可见典型的银屑病皮损。

【治疗】

一般不需内服药。

1. 中医外治

（1）皮肤发红，可先用马齿苋水洗净患处，外扑松花粉、硼酸滑石粉或新三妙散。

（2）若破溃渗出明显者，可按急性皮炎处理。

2. 西医治疗

（1）局部治疗：清洗后外用粉剂。

（2）系统治疗：若继发真菌或细菌感染，可选用抗真菌或抗生素。

【预防与调摄】

1. 保持皱褶部位局部皮肤清洁、干燥，减少汗出。

2. 避免肥皂、热水等刺激。

（徐　丽）

第十八节　黑踵病

黑踵病（black heel）又称足跟瘀点、黑趾，是发生与一侧或两侧足跟的蓝黑色色素斑，无自觉症状。表现为突发的微小、黑色、点状斑疹，最常见于单侧或双侧足跟跖部表面的后缘。多发于青少年，常见于篮球、排球、网球或长曲棍球运动员，男女无明显差别。

【病因及发病机制】

本病是因为与局部受摩擦刺激或损害有关。出血是由于运动时的撕裂拉伤导致。

【临床表现】

多发在患者一侧或双侧足跟侧面或后面，偶有皮疹发生在趾的末端，跖部一般不受累（各图6-18-1）。患处皮肤角化过度，在其边缘上有群集性、淡蓝染色、褐色、黑色或紫罗兰色的小斑点后线状斑，境界不清，压之不褪色，可互相融合，类似于文身或恶性黑色素瘤。剥除部分表层鳞屑或结痂，可见皮下黑色瘀血。无明显自觉症状，部分患者在剧烈运动时可出现轻微疼痛。可伴发多汗证者。

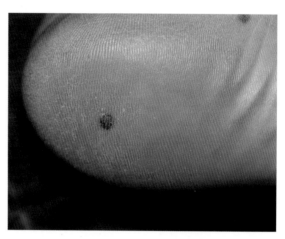

各图6-18-1　黑　踵
（第四军医大学西京皮肤医院　供图）

【组织病理】

表皮增厚，角质层内可见囊性扩张的汗腺管腔结构，内有大量无定性、结构淡染的伊红物质，Perls染色反应阴性，但对过氧化酶和联苯胺呈阳性反应，证实该物质来源于血红蛋白，真皮乳头层毛细血管周围有红细胞溢出。

【诊断与鉴别诊断】

1. 诊断

（1）好发于踵外侧或后侧的皮肤角化过度边缘上部。

（2）群集的淡蓝黑色小斑点或融合成斑片，境界不清楚。

2. 鉴别诊断　本病可与恶性黑色素瘤鉴别：恶性黑色素瘤皮疹有多种类型、表面容易破溃、糜烂，呈黑色或深黑色，发展较快，最后播散到全身，预后不良。组织病理可见真皮内大量的恶性黑素瘤细胞，显著的核有丝分裂，大量的色素和噬色素细胞。

【治疗】

除去可能的发病原因，必要时可暂停运动。一般无需治疗，皮疹能自然消退。

【预防与调摄】

1. 穿着舒适的鞋，注意保护皮肤。

2. 避免剧烈摩擦和外伤。

（徐　丽）

第十九节　压　疮

压疮（pressure sore）又称压力性溃疡，曾称褥疮，由于患者身体局部长期受压，影响血液循环，导致皮肤和皮下组织营养缺乏而引起的组织坏死。好发于尾骶部、股骨大粗隆、坐骨结节、肩胛部、足外踝及足跟等无肌肉覆盖或肌肉菲薄部位。常见于昏迷、瘫痪等患者。与中医学中记载的"席疮"相类似。如《外科真诠》"席疮"记载："席疮乃久病著床之人，挨擦磨破而成，上而背脊，下而尾间。"

【病因及发病机制】

中医学认为长期卧床患者，久病必致气血亏损，久卧伤气，气虚则血行不畅，又因受压的部位气血流通不畅，不能营养肌肤，局部肌肤失养气血瘀滞，经络阻隔不通，久之肌肉筋脉失养，必溃腐成疮。

现代医学认为长期卧床且体位固定不变，致身体局部长期受压。使用石膏、夹板或绷带时，衬垫不当，松紧不适宜，使局部组织长期受压。局部皮肤血液循环障碍而发生坏死及溃疡，它可造成从表皮到皮下组织、肌肉甚至骨与关节的破坏，严重者继发感染，引起败血症而危及生命。此外，局部潮湿、受摩擦、感染及全身一般状况不良也与本病发生有关。

【临床表现】

1. 好发于无肌肉覆盖或肌肉菲薄的受压的骨突部位，如尾骶骨、坐骨结节、股骨粗隆、足外踝或足跟等（各图6-19-1）。

2. 受压局部皮肤苍白、灰白或青红色，轻度水肿，境界清楚，自觉有麻木或触痛感，除去压力后可慢慢好转。如病情发展迅速，表皮呈紫黑色，可出现水疱，破溃后形成溃疡，溃疡浅者达皮下组织，深者可达肌肉、骨或关节，表面有坏疽形成，继发感染后可引起败血症（各图6-19-2）。

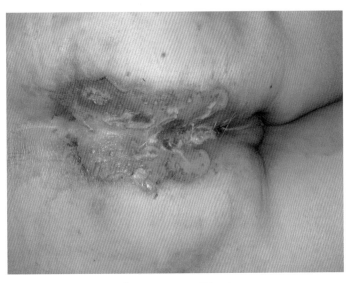
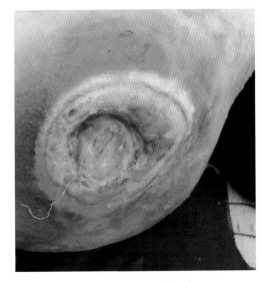

各图6-19-1 压疮　　　　　　　　　　　　　　　各图6-19-2 压疮
（重庆市中医院　龚娟　供图）

3. 美国风湿和人类服务部（HHS）在压疮的临床实践指南中，采用四阶段分类系统，对压疮进行分期。Ⅰ期，皮损表现为持续性的红斑；Ⅱ期，浅表性溃疡，表皮和/或真皮受累；Ⅲ期，溃疡深及皮下脂肪；Ⅳ期，溃疡深及肌肉、骨、肌腱或关节腔。

【诊断与鉴别诊断】

1. 瘫痪、长期卧床的患者。

2. 骶部、髋部、踝部等易受压骨突部位。

3. 皮肤开始发红，继而缺血坏死溃烂，久不愈合。

【治疗】

（一）中医治疗

1. 分型论治

（1）气滞血瘀证：

主症：见于压疮早期，局部皮肤出现褐色红斑，继而紫暗红肿或又破损。苔脉随原发疾病而异。

治法：理气活血，疏通经络。

方药：血府逐瘀汤加减。气虚者加党参、黄芪。气滞者加延胡索、枳壳。

（2）蕴毒腐溃症：

主症：压疮溃烂，腐肉及脓水较多，或有恶臭，重者溃烂可深及筋骨，四周漫肿；伴有发热或低热，口苦且干，形神萎靡，不思饮食等。舌质红，苔少，脉细数。

治法：益气养阴，利湿脱毒。

方药：生脉饮、透脓散合草薢渗湿汤加减。脓腐肉较多者加金银花、败酱草、浙贝母。

（3）气血两虚证：

主症：疮口腐肉难脱，或腐肉虽脱，但新肉不生，或新肌色淡不红，愈合迟缓；伴面色㿠白，精神萎靡，神疲乏力，纳差食少。舌质淡，苔少，脉沉细无力。

治法：大补气血，托毒生肌。

方药：托里消毒散加减。腐肉未清或低热，口干等余毒未清者，加夏枯草、金银花、连翘等；若阴虚内热者加麦冬、玄参、地骨皮、鳖甲等。

2. 内服中成药　八珍丸或人参养荣丸，气血双补，养心安神，适用于气血两虚证。

3. 外治

（1）局部红肿者，如如意金黄散30 g，化毒散1.5 g，鲜马齿苋捣烂，调成糊状外用。

（2）创面深、腐肉多者，用京红粉纱条引流，外敷化毒散软膏。

（3）创面暗淡、塌陷、腐肉不脱者，外用紫色疽疮膏。

（4）肉芽鲜红者，外用珍珠散或生肌散外敷甘乳膏。

（二）西医治疗

1. 局部治疗　重视基础护理，仔细观察，尽早发现症状，及时处理。如若护理得当，压疮完全可以避免。避免受压，定时翻身，每1～2小时变换一次体位；保持受压部位皮肤清洁干燥，经常按摩受压部位，促进局部的血液循环。

加强创面处理，预防感染。受压部位使用气垫、气圈、气垫褥、枕头，缓解对压疮溃疡的压迫，但不能使用圈状垫，因其可引起或加重溃疡。压疮初期时，局部热敷或外用甘油或液状石蜡，防止皮肤干燥，减少鳞屑脱落。小溃疡可用0.5%的硝酸银溶液湿敷，大溃疡则需外科手术治疗。稳定性足跟溃疡例外，如果仅有干燥、焦痂存在则无需清创。创面用生理盐水处理更为适宜。选用溃疡组织潮湿而周围皮肤干燥的敷料。溃疡处出现厌氧菌感染时，局部使用甲硝唑，36小时内即可消除臭味。

2. 系统治疗

（1）抗生素：继发感染时，可根据细菌培养的结果选择敏感的抗生素进行治疗。

（2）支持治疗：加强营养，纠正贫血和低蛋白血症等。

3. 物理治疗　辅助性治疗如超声波、激光、紫外线、高压氧、生长因子、移植培养的角质形成细胞等的疗效尚待进一步研究。对于难治性的Ⅲ期、Ⅳ期溃疡，电刺激疗法可能有效。

【预防与调摄】

1. 长期卧床的患者注意护理，定时翻身，避免受压，经常按摩受压部位，促进局部血液循环。可自行活动的患者，坐位时每15分钟活动1次，每小时变换体位1次；不能自行活动的患者，坐位时每小时变换体位1次，卧位时每2小时变换体位1次。

2. 发生压疮后，创面避免再次受压，促进局部血液循环，加强创面处理，预防感染。

（徐　丽）

第七章　变态反应及相关性皮肤病

变态反应是指机体受同一抗原物质再次刺激后产生的一种异常或病理性免疫反应，亦称为超敏反应或过敏反应。发病机制为机体受抗原（包括半抗原）刺激后，产生相应的抗体（或致敏淋巴细胞），当再次接触该抗原后在体内引起体液免疫或细胞免疫反应。变态反应性皮肤病是指变态反应所致的炎症性皮肤病，又称过敏性皮肤病，是较常见的一类皮肤病，其共同特点是均与过敏反应有关、有不同程度的瘙痒、抗过敏药物治疗有效、去除致敏因素方可治愈。

第一节　荨麻疹

荨麻疹（urticaria）是一种由皮肤、黏膜小血管扩张及渗透性增加而出现的一种局限性水肿反应。以局部或全身反复发生风团伴剧烈瘙痒为临床特征。本病可发生于任何年龄，无明显季节性，一般好发于女性，女性和男性比例约为 2∶1。据统计，有 15%～20% 的人一生中至少发作过一次荨麻疹。中医称荨麻疹为"瘾疹"，俗称"风疹块"。"瘾疹"一词最早见于《素问·四时刺逆从论篇》："少阴有余，病皮痹瘾疹"。

【病因及发病机制】

中医学认为荨麻疹的发病是由于素体禀赋不耐，外加风、寒、湿等六淫之气的侵袭，蕴于肌肤而发风团；或饮食不慎、偏食肥甘厚味，湿聚生热，或寒湿内蕴，加之风气入体，搏于皮肤发病；或七情内伤、气机失调，血行不畅，气血脏腑功能失调所致；或素体亏虚，气血不足，卫外不固，风寒入体，发为皮疹。一般急性荨麻疹多为实证，慢性荨麻疹多为虚证或虚实夹杂。《金匮要略·水气病篇》云："风气相搏风强则为隐疹，身体为痒"；《诸病源候论》亦曾言："小儿因汗，解脱衣裳，风入腠理，与血气相搏，结聚起，相连成隐疹。"《证治准绳·风门》曰："夫邪客热在于皮肤，遇风寒所伤则起瘾疹，热多则色赤，风多则色白，甚者痒痛，搔之则成疮。"可见古人认为风气入体是本病病机关键。

现代医学发现荨麻疹病因复杂。常见诱因有鱼、虾、蟹、蛋、奶等高蛋白性食物及食物添加剂；粉尘、屋尘、花粉、动物皮毛、甲醛等吸入物；各种急慢性的病毒、细菌感染；青霉素、头孢菌素、血清、疫苗等药物；机械刺激、冷热变化、日光等物理因素；蜂、蚊等叮咬；紧张、激动等精神因素；月经、绝经、妊娠等内分泌改变；淋巴瘤、癌肿、甲状腺功能亢进、风湿病、慢性胃炎等内科疾病以及遗传因素。但大多数患者找不到原因。荨麻疹的发生是肥大细胞活化脱颗粒，释放组胺、合成细胞因子和炎症因子等引起血管扩张以及其通透性增加，导致真皮水肿。肥大细胞活化由不同的酶通道引发三类代谢产物：一是肥大细胞活化脱颗粒立即释放组胺、5-羟色胺、TNF-α 等介质，几分钟内使血管扩张，血浆外渗，即刻引发风团；二是肥大细胞活化后 6～24 小时产生 IL-3、IL-4、IL-5、IL-6、IL-8、IL-9、IL-11、IL-13，转移因子 -β 等细胞因子和化学趋化因子募集白细胞回流至真皮，参与皮肤炎症反应；三是肥大细胞活化几小时内通过脂氧合酶及环氧合酶从花生四烯酸合成白三烯和前列腺素，它们具有较强趋化作用，选择性募集白细胞。引起肥大细胞活化的机制可分为免疫性和非免疫性。其中免疫性机制包括 IgE 介导、IgG 介导、免疫复合物介导、T 细胞介导。非免疫性机制则包括物理因子或者某些分子毒性作用，如生物异源性物质。

【临床表现】

荨麻疹主要表现为皮肤风团，呈鲜红或者苍白色、肤色（各图 7-1-1，各图 7-1-2），可发于全身任何部位的皮肤、黏膜，风团大小、形态不一，发作时间不定，可逐渐蔓延，相互融合成片，常伴有剧烈瘙痒。风团持续数分钟或者数小时，一般 24 小时内可完全消退，不留痕迹。皮疹反复或成批出现。部分患者伴有恶心、呕吐、头痛、头胀、腹痛、腹泻，还可能出现胸闷、心慌、呼吸气促等全身症状。因感染引起的荨麻疹可伴有高热。

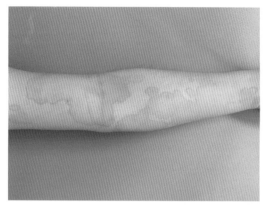

各图 7-1-1　荨麻疹

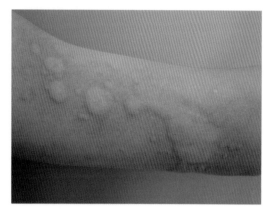

各图 7-1-2　荨麻疹

（第四军医大学西京皮肤医院　肖月园　供图）

根据病程的长短可分为急性荨麻疹和慢性荨麻疹。短期内痊愈者称急性荨麻疹。若停止治疗后，反复发作 6 周或以上，且每周发作至少 2 次，则称为慢性荨麻疹。无法寻找原因的慢性荨麻疹称为"慢性特发性荨麻疹"，此类荨麻疹中，有 25%～45% 的人为自身免疫性荨麻疹。急性荨麻疹短期内可痊愈，慢性荨麻疹往往迁延数月甚至数年不愈。

此外还有几种特殊类型的荨麻疹：

1. 人工荨麻疹（皮肤划痕荨麻疹）　患者皮肤对外来较弱的机械性刺激发生反应。如搔抓后或者在紧束的腰带、袜带处可发现与抓痕或者束带形状一致的风团，并伴有瘙痒，由于搔抓而又产生更多的风团。它可单独发生或与普通的荨麻疹伴发。

2. 接触性荨麻疹　皮肤接触某些变应原后发生风团或者红斑。常见的变应原有：某些化学物质、蚊虫叮咬后注入的毒液等。可用致敏物质斑贴于正常皮肤，15～30 分钟后如发生风团即可诊断本病。

3. 延迟性压力性荨麻疹　皮疹发生于局部皮肤受压后 4～6 小时，通常持续 8～12 小时。表现为局部深在疼痛性肿胀，发作时可伴有寒战、发热等全身不适。易发生于手掌、跖或者臀部易受压迫的部位。可单独发生，亦可并发于慢性特发性荨麻疹。

4. 寒冷性荨麻疹

（1）获得性寒冷性荨麻疹：遇冷水或者接触寒冷物，数分钟内发生局部风团、水肿伴瘙痒。此类患者在冷水中游泳或淋雨这种大面积接触寒冷物时，容易发生头痛、皮肤潮红、低血压甚至晕厥。此种荨麻疹还可继发于某些基础疾病，如冷球蛋白血症、冷纤维蛋白原血症、冷溶血素症、梅毒、结缔组织病等。

（2）遗传性寒冷性荨麻疹：为常染色体显性遗传，自婴儿期开始发病，常持续终生。此类型皮疹多是不痒的风团，皮损持续时间较长，一般 24～48 小时，有烧灼感，可伴有发热、关节痛、白细胞增多等。冰块试验阴性。此类型荨麻疹对抗组胺药效果很差。

5. 胆碱能性荨麻疹　运动、摄入热性食物、出汗以及情绪激动时使胆碱能性神经发生冲动释放乙酰胆碱，使嗜酸性粒细胞和肥大细胞的环磷酸鸟苷（cGMP）的水平升高促使组胺释放。其典型皮疹为泛发性 1~3 mm 的小风团，周围绕有红晕，有时可见卫星状风团或者只见红晕，或无红晕的微小稀疏风团。或者仅有剧烈瘙痒而无风团。皮损持续 30 分钟至数小时之久。亦可伴有恶心、呕吐、头痛、晕厥等症状。皮内注射 1∶5000 乙酰胆碱，正常人产生典型风团，此类患者在风团周围出现卫星状小风团，可作鉴别诊断。本型荨麻疹常发生在中青年人，老年人少见。

6. 局限性热荨麻疹　皮肤局部受热后数分钟内出现肿胀性红斑，伴烧灼刺痛感，部分可泛发全身，伴有无力、多涎、晕厥。

7. 日光性荨麻疹　皮肤暴露于阳光数分钟后局部出现红斑、风团伴瘙痒。长波紫外线和可见光可透过较薄的衣服，对此类光线敏感者，在衣物遮盖部位也可能发疹。皮疹数小时内可消失。

8. 运动性荨麻疹　运动开始后的 5~30 分钟出现风团，其风团比较大，但不是典型的胆碱能性荨麻疹样风团，且不会在被动性体温升高时发生。此型荨麻疹患者常对某些食物过敏，避免这些过敏原可改善症状。

9. 震颤性荨麻疹　常染色体显性遗传，长期在有震动性环境中工作也可发病。可同时伴有其他类型荨麻疹。

10. 水源性荨麻疹　皮肤接触水后，其接触部位立即发生风团、瘙痒，但多在 1 小时内消退。与水温无关。

11. 肾上腺素能性荨麻疹　皮损特点是小的红色斑疹或丘疹，有苍白晕，发作时儿茶酚胺、去甲肾上腺素及肾上腺素可明显升高，组胺及 5- 羟色胺是正常水平。

12. 遗传性家族性荨麻疹综合征　穆克尔 – 韦尔斯综合征（Muckle-Wells syndrome）表现为胆碱能性荨麻疹或血管性水肿，伴肢痛、发热和白细胞增多。可发生耳聋、淀粉样变、肾病、弓形足、吸收不良。血清球蛋白升高，红细胞沉降率增快。

【实验室检查】

疑为感染者可查血常规。长年反复发作不愈者，可做自体血清皮肤试验（ASST）、过敏源筛查等寻找病因以针对病因进行治疗。红细胞沉降率、抗结核抗体、血清补体检测对免疫机制引发的荨麻疹有帮助。测定冷球蛋白、冷纤维蛋白原、冷溶血素和冰块试验对寒冷性荨麻疹诊断有帮助。

【组织病理】

本病的病理变化主要是真皮水肿，皮肤毛细血管及小血管扩张充血，淋巴管扩张及血管周围轻度炎细胞浸润。水肿使胶原纤维染色变淡，胶原束间隙增宽。

【诊断与鉴别诊断】

1. 诊断　根据全身反复发作大小、形态不一红斑、风团，伴瘙痒，皮损 24 小时内可自行消失，且消退不留痕迹可诊断本病。但要确定其病因较困难，必须详细询问患者病史，结合相关检查试验寻找病因。

2. 鉴别诊断　本病可与下列疾病进行鉴别：

（1）丘疹性荨麻疹：春秋季节儿童多见，多与昆虫叮咬有关，皮损表现为绿豆至花生米大小红色风团，呈纺锤形，有的顶端可见小水疱，伴剧烈瘙痒。常数日后消退，消退后留有暂时性色素沉着。一般无全身症状。

（2）荨麻疹性血管炎：好发于中年，风团持续时间多大于 24 小时，消退后留有色素沉着，伴有疼痛或烧灼感，以及关节疼痛等症状，病理提示白细胞碎裂性血管炎。

【治疗】

（一）中医治疗

1. 分型论治

（1）风热犯表证：

主症：风团颜色鲜红灼热，遇风或受热后加重，得冷则缓，剧烈瘙痒。伴鼻塞流涕，口干咽痛，大便干结。舌红苔黄，脉浮数。

治法：疏风清热，退疹止痒。

方药：银翘散加减。咽痛者可加桔梗；鼻流脓涕者可加鱼腥草。

（2）风寒外束证：

主症：风团颜色淡红或苍白，遇风受凉后尤甚，得暖则缓。伴鼻塞咽痒，咳嗽痰白，周身酸痛。舌淡红，苔薄白，脉浮紧。

治法：疏风散寒，调和营卫。

方药：桂枝麻黄各半汤加减。咳嗽有白痰者可加法半夏、紫苏子。

（3）肠胃湿热证：

主症：长期饮食不节，风团色多淡红或鲜红。伴有腹痛腹泻，或呕吐胸闷，大便黏腻不畅。舌红苔黄腻，脉滑或濡。

治法：清热利湿，祛风止痒。

方药：土茯苓茵陈汤。

（4）血热毒盛证：

主症：多见于严重的急性荨麻疹。全身满布风团，颜色鲜红灼热，剧烈瘙痒。伴发热、头痛、烦躁，口干咽痛，大便秘结，小便短赤。舌红苔黄，脉滑数。

治法：凉血清热解毒。

方药：复方水牛角汤。

（5）气血亏虚证：

主症：多见于慢性荨麻疹，风团反复发作，久治不愈。夜晚或劳累时风团加重，四肢困倦，形瘦体弱或虚胖，面色无华，畏寒，乏力。舌质淡有齿痕，苔白，脉细弱。

治法：益气养血固表。

方药：玉屏风散加味。畏寒者加桂枝、白芍；乏力明显者可加党参。

2. 内服中成药

（1）防参止痒颗粒：消风止痒，润燥生津。适用于风热犯表证。

（2）玉屏风散颗粒：益气复脉，养阴生津。适用于表虚不固证。

（3）清开灵注射液：清热解毒，镇静安神。适用于血热毒盛证。

3. 外治法

（1）药物疗法：可用荆芥、防风、川芎、紫苏叶、黄精、蛇床子、煎水外洗皮损，每天1次。

（2）非药物疗法：

1）针刺疗法：主穴取曲池、血海、三阴交，面部皮疹加合谷，腰部皮疹加肺俞、肾俞、下肢皮疹加伏兔、风市、委中、足三里，用平补平泻手法，留针10~15分钟。

2）耳针疗法：取穴神门、肺区、枕部、荨麻疹区（在耳舟区肘肩点上连线内上1/3处），留针1小时。

3）放血疗法：急性荨麻疹在双耳尖、双中指针、双足趾尖、大椎、血海、曲池等，经消毒后用三棱针放血，3天一次。慢性荨麻疹在耳背静脉用三棱针针刺放血。

4）拔罐疗法：选用大椎、肺俞、神阙穴，留罐10分钟。每天1次，6次为1个疗程。

5）自血疗法：适用于自体血清试验阳性者（ASST），抽取自身静脉血3~5 mL，即刻肌内注射。隔天1次，5次为1个疗程。

（二）西医治疗

根本治疗是去除病因，如不能除去，应建议患者尽量避免加重疾病的因素。即使大多数患者不能发现病因，药物治疗也能使疾病得到控制或治愈。

1. 系统治疗

（1）抗组胺药仍然是荨麻疹最主要的治疗方法，它可以减轻瘙痒，使风团消退，缩短风团时间，减少数量。第一代抗组胺药的镇静作用对于发生于晚间的荨麻疹影响睡眠者有帮助。现在常用的有氯苯那敏、苯海拉明等。第二代抗组胺药一般不会镇静或者镇静作用低，其半衰期长，大多每天只需要服药一次。急性荨麻疹一般 1～2 周就会痊愈。慢性荨麻疹患者可持续数月至数年，需要长期服药，为防止发生耐药性，可更换不同种类药物。对已控制的慢性荨麻疹患者采取逐步减量以至停药服法。

急性发作、皮疹广泛伴有喉头水肿时，可临时予以 0.3～0.5 mg 肾上腺素肌内注射。

（2）糖皮质激素为荨麻疹二线用药，用于急性严重者，或者慢性荨麻疹急性发作者。短暂应用控制症状，应避免长期应用。

（3）免疫抑制药副反应发生率较高，一般不推荐。但是对于抗组胺药效果不佳且病情严重的自身免疫性荨麻疹患者可以选择此类药物。环孢素 A 每天 4 mg/kg。静脉注射免疫球蛋白 0.4 g/（kg·d），连续 5 天。

（4）降低血管通透性的药物，如维生素 C 常与抗组胺药同用。

（5）由感染引起的荨麻疹可选用适当的抗生素。

2. 局部治疗　荨麻疹发作时可外用炉甘石洗剂、氧化锌洗剂等暂时缓解瘙痒。

（三）中西医结合治疗思路

荨麻疹病因病机复杂，目前西医最主要的治疗方法仍然是口服抗组胺药。很多慢性荨麻疹迁延难愈，需要长期口服抗组胺药，结合中医的内外治疗方法可以减少口服抗组胺药的次数，甚至完全治愈。两种方法结合可以缩短病程、提高本病的治愈率。

【临床研究进展】

有文献报道，对 3 年间 82 例慢性荨麻疹患者观察发现，慢性荨麻疹患者血清 IFN-γ、IL-6、IL-22 水平均明显偏高，且病情越严重，血清 IFN-γ、IL-6、IL-22 水平越高，与慢性荨麻疹的发病存在明显相关性。

王朋等收集新疆地区 2015 年至 2018 年间共 138 例慢性荨麻疹患者与 100 名正常者做观察对照，发现慢性荨麻疹与凝血系统密切相关，患者外周血清中 F1+2 片段、F Ⅶ a 及 D- 二聚体均较正常组高。表明凝血酶原激活可能增加了血管的通透性，参与了慢性荨麻疹发生发展。最近有研究表明，凝血酶能够产生 C5a，可在无 C3、C4 补体情况下直接刺激嗜碱性粒细胞释放组胺。他们把随访治疗的数据进行 Logistic 回归分析提示 D- 二聚体在治疗效果预测中具有统计学意义，提示其可作为慢性荨麻疹治疗的预后指标。国外已有使用针对凝血功能的抗凝药物肝素及华法林治疗难治性慢性荨麻疹。

国内有使用地氯雷他定联合双嘧达莫治疗后，慢性荨麻疹患者血浆凝血酶原片段 F1+2 片段及 D- 二聚体较治疗前下降，临床症状改善优于单用抗组胺治疗组。

杨丽君等对 78 例慢性荨麻疹患儿血清 25 羟维生素 D（25-OH-VD）、F Ⅶ a、F Ⅻ a 以及 D- 二聚体进行对照研究发现患儿血清中 F Ⅶ a 及 D- 二聚体水平均显著高于对照组，25-OH-VD 水平均显著低于对照组，且随着患儿 D- 二聚体水平升高，其病情随之加重。同样证明了慢性荨麻疹与凝血系统存在关联，D- 二聚体水平对慢性荨麻疹病情程度界定可提供一定的参考价值。

治疗方面，赵军等取穴大椎、风门、双肺俞、双血海、双曲池刺络拔罐同时予以自血穴位注射治疗慢性荨麻疹，每周 3 次，2 周 1 疗程，连续治疗 4 个疗程。结果发现治疗后，患者中医证候评分和荨麻疹活动评分均降低，且患者血清 IL-4 含量减少，IFN-γ 含量升高。治疗过程中未出现不良反应。表明两种疗法结合可以明显改善患者临床症状，提高疗效，可能与调节 IL-4、IFN-γ 水平有关。大椎是手足三阳与督脉之会，阳气最旺，有益气壮阳作用；肺俞、风门属足太阳膀胱经，可散发肺热，使邪气由体表渗出，缓解皮肤瘙痒；血海是气血输注出入重要穴位，有生血和活血化瘀的作用；曲池为手阳明大肠之合穴，经气运行重要部位，具有通上达下，通里达表，清热解表，疏经通络的作用。现代研究显示刺激曲池能够抑制白细胞以及调节免疫。

另有学者用阴中隐阳法针刺肩髃、阳溪两穴治疗慢性荨麻疹亦取得较好疗效。

黄艳霞等在口服抗组胺药基础上取穴曲池、足三里、三阴交、肺俞、脾俞、膈俞、血海，行交替埋线，每周1次，共9次治疗，发现两种治疗相配合可以提高疗效，穴位埋线可以延长西药的给药间隔时间。关于荨麻疹，现在中西医结合治疗的相关研究较多，有很多小样本的研究提示结合治疗的优势，但还缺乏大样本、多中心的研究提供更强有力的证据。

【医家经验与争鸣】

朱仁康认为荨麻疹其成因有外因和内因，急性期多见于风热、风湿两型，应投以疏风清热或祛风胜湿之法，易于收效。慢性荨麻疹多顽固难愈，必须仔细审证求因，方能得治，如风邪久郁未经发泄，可重用搜风药祛邪外出；又如卫气失固，遇风着冷即起，则宜固卫御风；又如有内因，复感风邪触发者，如饮食失宜，脾虚失运，复感外风，而致胃疼、呕吐、腹痛、泄泻，应予温中健脾，理气止痛。此外也有内因血热，血瘀致病者，血热生风，亦不少见。常见皮肤灼热刺痒，搔后立即掀起条痕，所谓外风引动内风，必须着重凉血清热以熄内风。血瘀之证，由于瘀血阻于经络肌腠之间，营卫不和，发为风疹块，应重在活血祛风，即"治风先治血，血行风自灭"。更有寒热错杂之证，又当寒热兼治。总之，病情比较复杂，当审证求因，庶能得治。

赵炳南治疗慢性荨麻疹，多辨证为阴阳失调、气血失和，处以调和阴阳、中和气血之法。此类患者多为劳心之人，日久致脏腑阴阳气血功能失调。表现为上火下寒、上实下虚、经络阻隔、气血凝滞的阴阳不调证。多表现为皮疹反复发作，伴有头痛、头晕、乏力、四逆、自觉手足心热；或畏寒同时又五心烦热；心悸、心烦、失眠、腰酸腿软、潮热盗汗；口舌生疮、口渴唇裂，但又常出现腹胀、腹泻等；女子可伴带下、月经不调、少腹不适。舌胖边有齿痕或舌质紫暗，脉多弦滑或沉细或芤或涩。赵氏喜用天仙藤、钩藤、首乌藤、鸡血藤，此四藤为赵氏调阴阳气血的基本配伍。藤主通，能循脉络、无所不至，可通行十二经脉，行气活血。对于调护，赵氏认为慢性患者虽经治愈，近期无新发皮疹，但为了减少复发，最好治愈后再服药一个阶段，才能达到减少复发的目的。

【预防与调摄】

1. 生活规律，加强锻炼，增强体质。

2. 避免接触可诱发荨麻疹的各种因素：如化学刺激物，吸入物（花粉、屋尘、动物皮屑、汽油、油漆、杀虫喷雾剂、农药、煤气等）。

3. 忌食辛辣酒类，慎食高蛋白类食物如海鲜、鱼、虾、蟹、牛奶、坚果等。

4. 调畅情志，避免精神刺激和过度劳累。

【参考文献】

[1] 牛青青，季拓，季广厚，等. Th22细胞免疫与慢性荨麻疹病情程度的关系研究[J]. 国际检验医学杂志，2018, 39(23): 2981-2982.

[2] 王朋，刘建勇，赵娟，等. 炎症因子及凝血因子与慢性荨麻疹发病及预后的相关性[J]. 中国麻风皮肤病杂志，2018, 34(10): 596-599.

[3] KAY AB, CLARK P, MAURER M, et al.Elevations in T-helper-2-initiating cytokines (interleukin-33, interleukin-25and thymic stromal lymphopoietin) in lesional skin from chronic spontaneous ('idiopathic') urticaria [J]. Br J Dermatol, 2015, 172: 1294-1302.

[4] 杨丽君，王思，刘春景，等. 慢性荨麻疹患儿血清25-OH-VD、F Ⅶa、F Ⅻa及D-D表达及意义[J]. 国际检验医学杂志，2018, 39(23): 2901-2903.

[5] 赵军，李燕，胡新华. 刺络拔罐配合自血穴位注射对慢性荨麻疹患者血清IL-4、IFN-γ水平及安全性的影响研究[J]. 针灸临床杂志，2018, 34(10): 14-17.

[6] 梁雪松. 刺络拔罐配合雷火灸治疗慢性寒冷性荨麻疹疗效观察[J]. 四川中医，2015, 33(2): 163-165.

[7] 谷力彬，武方印，杨丽丽，等. 肩髃、阳溪穴阴中隐阳法治疗慢性顽固性荨麻疹78例[J]. 四川中医，2019, 27(1): 191-192.

[8] 黄艳霞，蒋颖恒，黄翠丽，等. 穴位埋线延长慢性荨麻疹患者抗组胺药物服药间隔的临床研究 [J]. 世界最新医学信息文摘，2018, 18(103): 199.

[9] 李敏，张苍，蔡念宁. 赵炳南调和阴阳治疗慢性荨麻疹经验探析 [J]. 中国中西医结合皮肤性病学杂志，2019, 8(6): 361-362.

（刁庆春）

第二节　血管性水肿

血管性水肿（angioedema）又称血管神经性水肿或巨大性荨麻疹，是真皮深部和皮下组织小血管扩张，渗出液进入疏松组织所形成的局限性水肿。中医称为"游风"。

【病因及发病机制】

中医学认为本病是由风热或风寒夹湿邪搏于肌肤，脉络壅滞所致。《外科大成》："游风者，为肌肤倏然赤肿痛，游走无定，由风热壅滞，荣卫不宣，则善行而数变矣。"

现代医学发现本病是由真皮深部和皮下组织小血管受累，组胺等介质导致血管扩张、渗透性增高，渗出液自血管进入疏松组织中形成的局限性水肿。遗传性血管性水肿是常染色体显性遗传病，多数有家族史，因血液和组织中 C1 酯酶抑制物水平减低或无活性所致。

【临床表现】

本病多发生于皮下组织疏松部位，如口唇、眼睑、阴茎包皮、肢端、耳郭、舌、喉等处。水肿处皮肤或黏膜紧张发亮，境界不清，色苍白或淡红，质地柔软，为不可凹陷性水肿（各图 7-2-1、各图 7-2-2）。患者无明显痒感，可有麻木胀感。肿胀持续 2~3 天或更长时间后消退，消退后不留痕迹。常单发或反复在同一部位发生，一般无全身症状。常合并荨麻疹，累及喉头黏膜时，可发生胸闷、喉部不适、声嘶、呼吸困难，甚至引起窒息。

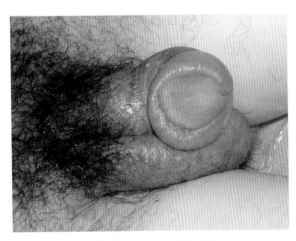

各图 7-2-1　血管性水肿

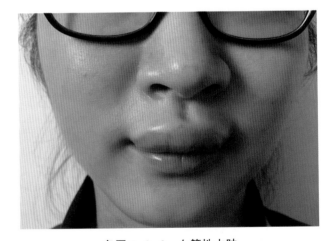

各图 7-2-2　血管性水肿

遗传性血管性水肿常在儿童期或少年期发病，常有外伤或感染为先驱。一般不痒，也不伴有荨麻疹。最常累及四肢、面部、口咽及胃肠道。累及消化道可有腹绞痛、呕吐、腹胀和水样腹泻，并可伴便秘、体位性低血压。累及喉头或咽喉部，水肿有导致窒息的危险，是本病唯一致死的并发症。

【实验室检查】

检查血清中补体含量，可以鉴别遗传性血管性水肿和获得性血管性水肿。前者 C1q、C2、C4 含量均降低，后者均正常。

【诊断与鉴别诊断】

1. 诊断

（1）常合并荨麻疹。

（2）急性局限性、不可凹陷性水肿。

（3）多发于皮下组织疏松部位，常单发或在同一部位反复发生。

（4）境界不清，质地柔软，痒或不痒，伴有麻木胀感。

（5）皮疹2~3天消退，消退不留痕迹。

遗传性血管性水肿常在儿童期或少年期发病，阳性家族史，不伴有荨麻疹，不痒，抗组胺药及肾上腺皮质激素无效，血清中C1 q、C2、C4含量均降低。

2. 鉴别诊断　本病可与下列疾病进行鉴别：

（1）面肿型皮肤恶性网状细胞增多症：常在一侧面部或上唇发生持久性肿胀，表面皮肤无变化，无明显的自觉症状，组织病理检查可证实。

（2）眼睑接触性皮炎：早期可出现红肿，类似血管性水肿，但很快可出现水疱、糜烂和结痂等改变，由此可鉴别。

【治疗】

（一）中医治疗

1. 分型论治

（1）风寒相搏证：

主症：口唇、眼睑、耳垂等处突发浮肿，表面紧张发亮，呈肤色或苍白色，压之无凹陷，不痒或微痒。舌质淡红，苔薄白，脉浮紧。

治法：祛风散寒，温络消肿。

方药：麻黄加术汤加减。

（2）风湿热壅阻证：

主症：口唇、眼睑或外阴突发肿胀，表面潮红发亮，灼热或微痒不适。口干，小便短黄。舌质红，苔薄黄，脉浮数或滑数。

治法：疏风清热，利湿消肿。

方药：消风散加减。

2. 外治　浮萍、紫草、荆芥、大飞扬各30 g，煎水外洗或湿敷患处。

（二）西医治疗

一般抗组胺药常有效。喉头水肿时需立即皮下注射1：1000肾上腺素0.5~1 mL，同时予以系统应用糖皮质激素、氨茶碱，必要时需气管切开。

遗传性血管性水肿无满意治疗方法。可在急性发作时输入新鲜血浆以补充C1酯酶抑制物。

（三）中西医结合治疗思路

本病常反复发作，西医治疗手段有限，配合中医治疗，可以延长复发时间间隔，甚至痊愈。尤其是发作频繁者，中医治疗可以明显改善其症状。

【临床研究进展】

陈静通过对38例文献分析发现血管紧张素转换酶抑制剂（ACEI）有致血管性水肿发生的风险，多发生在用药后的1周内，发生的风险随着年龄的增长而增加。其可能的机制是ACEI可阻断ACE活性，减少缓激肽降解的速率，缓激肽与分布在血管的受体相结合，引起血管性水肿的发生。

【医家经验与争鸣】

周宝宽从脾肺论治本病，认为此病多由脾肺功能失调，水湿停聚、腠理失密，风寒之邪乘虚而入，郁于肌肤；或是脾肺燥热，复感风热，壅滞腠理而发。治宜疏风散寒或疏风清热。用方荆防败毒散或四物消风散加减。

【预防与调摄】

1. 生活规律，按时作息。

2. 去除诱发因素，忌吃海鲜、牛肉等易过敏的食物。

【参考文献】

[1] 陈静. 血管紧张素转换酶抑制剂致血管性水肿 38 例文献分析 [J]. 中国医院用药评价与分析，2018，18(10): 1430-1431.

[2] 周宝宽. 血管性水肿证治举隅 [J]. 广西中医药，2012，35(1): 41.

（刁庆春）

第三节　湿　疹

湿疹（eczema）是一种由多种因素引起具有明显渗出倾向的皮肤炎症反应。临床上以反复发作的红斑、丘疹、水疱等多形性损害为主要表现，有渗出倾向，伴剧烈瘙痒，易成慢性。本病可发于任何年龄，无明显季节性。中医称为"湿疮""浸淫疮"。历代文献中均有记载。《金匮要略》谓："浸淫疮，黄连粉主之。"《圣济总录·浸淫疮》中有较详细描述："其状初生甚微，痒痛汁出，渐以周体，若水之浸渍，淫跌不止，故曰浸淫疮。"

【病因及发病机制】

中医学认为本病乃因禀赋不耐，风、湿、热邪客于肌肤而成；或因脾失健运或营血不足，湿热稽留，以致血虚风燥，风燥湿热郁结、肌肤失养所致。湿疹急性发作多责之于心，亚急性、慢性期多责之于脾、肝。本病发展过程中各阶段症状表现不同，其病机亦有改变。发病初起为风湿热邪客于肌肤；病情进展，湿热蕴结于内，熏蒸于外，或血中毒热，此时多与心、肝有关；病情迁延，湿热留恋，湿阻成瘀，可血热搏结成瘀，致风湿热瘀并重之势；本病后期，风热伤阴化燥，瘀阻经络，血不荣肤或气阴两虚或血虚风燥。《圣济总录·浸淫疮》中载："风热蕴于心经，则神志躁郁，气血鼓作，发于肌肤而为浸淫疮也。"《医宗金鉴·外科心法要诀》曰："浸淫疮……由心火脾虚受风而成。"

现代医学研究发现本病病因复杂，是内在因素与外在因素的相互作用。外因包括如环境、气候、搔抓、摩擦等，还有各种动物皮毛、植物、化学物质如日常生活用品以及某些食物均可诱发湿疹。内因如慢性消化系统疾病、精神紧张、过度疲劳、感染病灶、新陈代谢障碍和内分泌功能失调等，可产生或者加重病情。目前认为湿疹是一种由复杂的内外激发因子引起的一种迟发型变态反应。

【临床表现】

湿疹可发生于任何部位，皮疹形态多样，往往对称分布，有渗出倾向，瘙痒。

（一）按皮损表现分类

根据皮损表现分为急性、亚急性、慢性三期。

1. 急性湿疹　表现为水肿性红斑、密集的粟粒大的丘疹、斑丘疹、丘疱疹、小水疱、皮损基底潮红，渗液较明显，常因搔抓形成小糜烂面。损害中央病变往往较重，逐渐向周围蔓延，外围有散在的皮疹，边界不清。当有继发感染时，炎症更加显著，并出现小脓疱，渗液呈脓性，或结黄绿色或污褐色痂。急性湿疹可发生于体表任何部位，多对称分布，常见于头面、耳后、四肢远端、外阴、肛门等处。

2. 亚急性湿疹　多为急性湿疹炎症减轻，或急性期拖延转化而来。皮损以红斑、小丘疹、结痂和鳞屑为主，可有少数丘疱疹、轻度糜烂，可有轻度浸润（各图7-3-1）。

3．慢性湿疹　可因急性、亚急性湿疹反复发作转化而成，亦可一开始就表现为慢性炎症，主要表现是局部皮肤增厚、浸润，暗红色或灰褐色，表面粗糙，或有苔藓样变，覆以少许糠秕样鳞屑，或有结痂（各图7-3-2）。皮损多局限，边缘较清，周围有散在的丘疹和丘疱疹。在关节部位和常活动部位可发生皲裂。慢性湿疹可因再刺激因素作用而急性发作。

急性、亚急性、慢性湿疹均易反复发作，可互相转换、经久不愈。

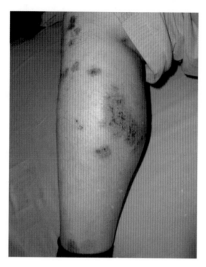
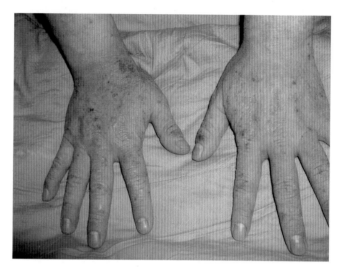

各图7-3-1　湿　疹　　　　　　　　　　　各图7-3-2　湿　疹

（二）按发病部位分类

根据发病部位分为局限性湿疹和泛发性湿疹两大类：

1．局限性湿疹　仅发生在特定部位。

（1）乳房湿疹：多见于哺乳妇女，发生于乳头、乳晕及其周围，皮损呈暗红色，糜烂渗出明显，覆有少量鳞屑和薄痂，可发生皲裂。停止哺乳后较容易治愈。如顽固不愈或仅一侧发生者，需排除湿疹样癌。

（2）耳部湿疹：表现为耳后皱襞处的红斑、渗出，可有皲裂或结痂，常对称发生。

（3）阴囊湿疹：局限于阴囊，可蔓延及肛门周围，表现为皮肤纹理加深，浸润肥厚，多干燥，有薄痂和鳞屑，色素加深；急性期有渗出，皮肤肿胀、皲裂及结痂。

（4）女阴湿疹：皮损累及大小阴唇及附近皮肤，皮损浸润肥厚，境界较清，可见糜烂抓痕。有时继发色素减退，易误诊为女阴白斑。

（5）脐窝湿疹：表现为脐窝内鲜红斑或暗斑，有渗液、结痂，表面湿润，境界清楚，极少累及脐周。

（6）手部湿疹：手部发生的境界不清的红斑、暗红斑、小丘疱疹、疱疹，慢性期有浸润肥厚、皲裂，甲周皮肤肿胀，指甲可变厚不规则。

（7）小腿湿疹：多发生于胫前或侧面，对称分布，呈亚急性或慢性湿疹表现。有的并发静脉曲张，此类皮损常发生在小腿下三分之一处，皮肤变厚、色素沉着明显，可见暗红斑、密集小丘疹、丘疱疹、糜烂、渗出。久之可发生溃疡。

2．泛发性湿疹　皮损多，泛发或散发于全身多个部位。

（1）乏脂性湿疹：皮肤干燥，表皮及角层有细裂纹，皮肤呈淡红色，裂纹处红色更明显，类似"碎瓷"，可发生于全身各处，尤以年老者胫前多见。多发生于空气干燥的冬季。

（2）钱币状湿疹：四肢、躯干多发直径1~3 cm境界清楚的圆形损害，多为红色小丘疹或丘疱疹密集而成，渗液较多。损害周围散在丘疹、水疱，呈卫星状。慢性者皮肤肥厚，表面覆有结痂和鳞屑。

常于冬季发生。

（3）自身敏感性湿疹：此类型是由患者对自身内部或皮肤组织所产生的某些物质过敏引起。发病前皮肤某部位常有湿疹病变，面积大小不定。过度搔抓，外用药物刺激，或并发感染使其恶化，结果在其附近及全身泛发，从原发皮损发至全身一般7~10天。主要临床表现为突然发生多数散在丘疹、丘疱疹及小水疱，呈群集性，可互相融合，泛发或对称分布。

【组织病理】

急性期病理变化主要在表皮，细胞间及细胞内水肿，海绵形成，棘层内及角层下水疱，疱内含少数淋巴细胞、中性粒细胞及崩解的表皮细胞。在水疱周围的表皮各层细胞间，能发现移入表皮的淋巴细胞及中性粒细胞。真皮上部血管扩张，结缔组织水肿，血管周围轻度细胞浸润，主要为淋巴细胞，时有少数中性及嗜酸性粒细胞。

亚急性期表皮细胞内水肿，海绵形成及少数水疱，轻度表皮肥厚和不同程度的角化不全，真皮内血管周围有较多的淋巴细胞。

慢性期棘层增厚，表皮突显著延长，并有角化过度及角化不全，在表皮内可有轻度的细胞间水肿。真皮上部显示轻度血管周围炎症浸润，以淋巴细胞为主，少量嗜酸性粒细胞及纤维细胞，毛细血管数增多，内皮细胞肿胀及增生。

【诊断与鉴别诊断】

1. 诊断　皮肤发生以红斑、丘疹、丘疱疹为主的多形性皮损，境界多不清楚，弥漫性，有渗出倾向，伴剧烈瘙痒，慢性者则有浸润肥厚。病程不规则，常反复发作。据此可以诊断。

2. 鉴别诊断　本病可与下列疾病进行鉴别：

（1）急性湿疹应与接触性皮炎鉴别：后者接触史常明显，病变限局于接触部位，皮疹多单一形态，易起大疱，境界清楚，病程短，去除病因后，多易治愈。

（2）慢性湿疹需与神经性皮炎相鉴别：后者多见于颈、肘、尾骶部，有典型苔藓样变，无多形性皮损，无渗出表现。

（3）手足部湿疹需与手足癣相鉴别：后者皮损境界清楚，有叶状鳞屑附着，夏季增剧，常并发指趾间糜烂、浸渍，鳞屑内可找到真菌菌丝。

【治疗】

（一）中医治疗

1. 分型论治

（1）风湿蕴肤证：

主症：发病迅速，以红色、暗红色丘疹、丘疱疹为主，可泛发全身，剧痒，常抓破出血，渗液明显。伴有口干不欲饮，或不多饮，大便软、黏。舌红，苔薄白或腻，脉弦滑。

治法：散风除湿止痒。

方药：消风散加减。渗液较多、瘙痒明显者可加地肤子、白鲜皮。

（2）湿热互结证：

主症：发病快，皮损潮红作痒，滋水淋漓，味腥而黏或结黄痂，或糜烂，伴心烦口渴，身热不扬，大便干结，小便黄或赤。舌红，苔薄黄或黄腻，脉滑或数。

治法：清热利湿。

方药：消风导赤散加减。大便干结，可加酒大黄。

（3）脾虚湿蕴证：

主症：发病较缓，皮损表面常有粟粒大丘疹或小水疱，有时有轻度糜烂或结痂，时轻时重，反复缠绵发作，色素沉着明显，或局部肥厚，覆有鳞屑，伴瘙痒。常自觉有胃脘满闷，食纳欠佳，口中黏腻，不思饮，大便多不成形或先干后溏。舌质淡，舌体常胖嫩而有齿痕，舌苔厚腻，脉缓或濡。

治法：健脾除湿。

方药：健脾除湿汤。

（4）湿瘀互结证：

主症：原下肢静脉曲张处发生瘀滞性紫斑，日久引起湿疹样改变，可见丘疹或丘疱疹、暗红斑，散在糜烂面，皮肤污黑或深褐色，皮损肥厚、苔藓样变，可伴有下肢溃疡，病情时好时坏，缠绵数十年不愈。舌质暗红，苔薄白或少苔，脉沉或涩。

治法：活血化瘀，除湿止痒。

方药：桃仁承气汤加减。有渗出者加黄柏、苍术、薏苡仁；瘀血明显者可加鸡血藤。

（5）血虚风燥证：

主症：皮肤粗糙，或肥厚，皮损有时大片融合形成红皮，覆以糠秕状鳞屑，皮疹色暗红，色素沉着明显，病程缠绵，日久不愈。伴口干不思饮，大便干结。舌质红或淡，苔少，脉弦细。

治法：养血祛风，润燥止痒。

方药：四物消风散加减。

2. 内服中成药　润燥止痒胶囊：养血滋阴，祛风止痒，润肠通便。适用于血虚风燥型湿疹。

3. 外治法

（1）中药溻渍疗法：初期仅有潮红、丘疹，无渗液时，可选用清热止痒的中药苦参、黄柏、地肤子、荆芥等煎汤温洗；若水疱糜烂、渗出明显时，可选用清热解毒收敛的中药黄柏、生地榆、马齿苋、野菊花等煎汤外洗并湿敷。

（2）刺络拔罐疗法：梅花针叩刺皮疹局部，以微渗血为度，然后在叩刺局部行走罐疗法。隔天1次，7天为一疗程。适用于慢性湿疹皮肤肥厚者。

（3）吹烘疗法：先在患处外涂青黛膏或10%硫黄膏，然后用电吹风吹烘20分钟，每天1次，5次为1疗程。

（二）西医治疗

1. 系统治疗　湿疹的治疗大多为对症治疗，一般选用抗组胺药以止痒，急性或亚急性广泛发作时，可静脉注射10%葡萄糖酸钙或10%硫代硫酸钠，每天1次，每次10 mL，10次一疗程。对有继发感染者，需配合有效的抗生素治疗。一般不宜使用糖皮质激素。

2. 局部治疗　根据皮损情况选择适当的剂型和药物。轻度红肿、丘疹、水疱，无渗液时用炉甘石洗剂；有明显渗出时，用3%硼酸溶液或1∶（5000～10000）高锰酸钾溶液做冷湿敷；局部外用一般选用糖皮质激素软膏；渗液不多时，可用氧化锌油。亚急性阶段，多选用各种糖皮质激素霜剂，有糜烂时或者考虑感染时用含抗菌药的糖皮质激素制剂。也可用免疫调节药物如他克莫司等。

（三）中西医结合治疗思路

本病西医目前多是对症治疗，容易反复发作，长期外用糖皮质制剂容易使皮肤变薄、色素加深、毛发变粗，配合中药口服和外用，可以缓解临床症状，减少激素制剂的使用，延长发病时间间隔。二者结合能提高患者生活质量，提高治愈率。某些本药不耐受的患者也可单用中医治疗。

【临床研究进展】

有学者研究发现兰州地区PM2.5浓度升高对皮炎湿疹类老年患者日门诊人次增加存在即时效应，对女性患者、青年患者和成年患者的日门诊人次存在滞后效应。周琴等调查研究发现母乳喂养、适当户外活动、适当使用护肤产品可以减少婴儿湿疹的发生。有关于湿疹发病机制在Th2免疫应答失衡方面研究较多，目前看来是上皮细胞因子如TSLP、IL-33能够强烈激活免疫细胞，引发Th2型促炎因子的分泌，IL-4、IL-5、IL-13、IL-25、IL-31能够诱导嗜酸性粒细胞增多和IgE生成，参与湿疹炎症反应。陈艳明等通过对5年间108例慢性湿疹患者的对照研究发现，观察组同型半胱氨酸（Hcy）水平与EASI评分、VAS评分呈正相关，维生素B_{12}水平与EASI评分、VAS评分呈负相关，Hcy与维生素B_{12}水平呈负相关。抑郁评分与Hcy水平呈正相关，与维生素B_{12}水平呈负相关。Hcy升高及维生素B_{12}缺乏可能为伴抑郁的湿疹患者的发病原因，可能为该类患者寻找到一种疗法，如服用叶酸，补充B族维生素等。王军等发现湿疹患者外周血中 IL-7 和 IL-10 明显高于健康者，且其水平与病情严重程度呈正相关，它们可能参与了湿疹的病理过程。钱轶雯等发现当归饮子治疗湿疹机制可能与其能降低患者血清中 IL-31、SP 水平有关。胡一梅等发现马齿苋治疗急性湿疹的机制之一是通过增加皮肤人类中间丝聚合蛋白基因表达，降低染色蛋白酶激活受体 2 水平，减少经皮水分丢失量，恢复皮肤屏障功能，以发挥治疗作用。

【医家经验与争鸣】

褚国维认为湿疹初起多由于风、湿、热、毒诸邪所致，病久则多为脾虚湿困或血虚风燥夹瘀。总的治则是急性、亚急性湿疹以祛风清热、利湿解毒为主，慢性湿疹以健脾化湿或养血祛瘀为主。治疗时注意虫类药、引经药的应用，注重内外、整体与局部结合。病发于上部可佐加疏风清阳明经热中药荆芥、防风、蝉蜕、桑叶等，发于面部加浮萍、苍耳子；病在外阴宜佐加清利肝胆湿热之药，如龙胆、栀子、车前草等，病发于下肢宜加强清热利湿解毒之力，常用牛膝、萆薢等。

赵炳南认为湿疹多由饮食伤脾、外受湿热之邪而致，治湿应全程贯穿于湿疹各期，常用方剂有清热除湿汤（龙胆、白茅根、生地黄、大青叶、车前草、生石膏、黄芩、六一散）、清脾除湿饮（赤苓、白术、苍术、黄芩、生地黄、麦冬、栀子、泽泻、生甘草、连翘、茵陈、玄明粉、灯心草、竹叶、枳壳）等。

【预防与调摄】

1. 避免接触可诱发湿疹的各种因素，如染料、汽油、油漆、花粉、碱粉、洗洁精、塑料等。
2. 避免各种外界刺激，如热水烫洗、暴力搔抓。
3. 饮食规律，慎食鱼虾、海鲜、浓茶、咖啡、酒类等刺激食物。
4. 作息规律，避寒暑，调情志，适当运动。

【参考文献】

[1] 刘昱彤，石春蕊，董继元，等. 空气细颗粒物 PM2.5 浓度与皮炎湿疹类皮肤病日门诊人次的相关性研究：以兰州两所医院为例 [J]. 临床皮肤科杂志，2018, 47(9): 563.

[2] 周琴，古桂雄，叶侃，等. 婴儿湿疹发病相关因素分析 [J]. 中国儿童保健杂志，v. 27; No. 2019(11): 86-88.

[3] 朱聪聪，潘会君，朱全刚. Th2 相关炎症因子在湿疹发病中的作用机制 [J]. 药学实践杂志，2019, 37(1): 9-12.

[4] 陈艳明，董丹，李勇坚，等. 伴抑郁的慢性湿疹患者同型半胱氨酸水平研究 [J]. 中国现代医学杂志，2018, 28(19): 91-94.

[5] 王军，赵卫红，边鹊桥，等. 不同临床分期湿疹患者外周血中 IL-7 和 IL-10 水平变化及其临床意义 [J]. 吉林大学学报，2018, 44(3): 553-556.

[6] 钱轶雯，郭敏骅，蔡茂庆. 当归饮子方治疗血风燥型湿疹临床疗效及对外周血 T 淋巴细胞亚群、血清 IL-31、SP 的影响 [J]. 四川中医，2018, 36(11): 172-175.

[7] 胡一梅，葛一漫，雍江堰，等. 马齿苋提取液对急性大鼠皮肤屏障功能的调控作用 [J]. 重庆医学，2019, 48(10): 1639-1641.

[8] 陈达灿，褚国维. 皮肤性病科专病中医临床诊治 [M]. 北京：人民卫生出版社，2000.

[9] 王欣. 褚国维教授治疗慢性湿疹经验介绍 [J]. 新中医，2005, 37(2): 9-10.

[10] 李红兵，徐萍，王晓红. 当代名家湿疹内治要点概述 [J]. 江苏中医药，2014, 46(8): 78-80.

（刁庆春）

第四节　特应性皮炎

特应性皮炎（atopic dermatitis，AD）是一种慢性、复发性、瘙痒性皮肤病，长期反复发作的瘙痒、湿疹样皮炎是特应性皮炎的主要临床表现，多见于儿童，也可以发生于成人，常见于有特应性疾病如哮喘和 / 或过敏性鼻炎个人或家族史的患者。相当于中医学的"四弯风""奶癣""胎疮"等范畴。

【病因及发病机制】

中医学认为本病发病的根本原因在于素体禀赋不耐、脾胃虚弱，加之饮食失调、七情内伤、外感淫邪等因素，致胎毒遗热，火郁肌肤发为疮疡；或风火湿毒，蕴结肌肤，致疮疹瘙痒不休；病程日久，反复发作，或耗伤阴血，致血虚风燥，肌肤失养；或耗气伤阳，致脾肾阳虚，机体失温，水湿泛溢。

现代医学认为本病是一种源于基因 – 环境因素相互作用的复杂性皮肤病，虽然其确切发病机制尚不清楚，但目前研究认为，免疫异常、皮肤屏障功能障碍、皮肤菌群紊乱等因素是本病发病的重要环节。Th2 型炎症是 AD 的基本特征。Filaggrin 等基因突变，AD 皮肤菌群紊乱及所导致的代谢等功能异常，以及非免疫性因素如神经 – 内分泌因素等，均参与了患者皮肤炎症的发生和发展。

【临床表现】

特应性皮炎多以慢性反复发作的瘙痒和湿疹样皮炎为主要表现，常伴皮肤干燥。患者病程常经过婴儿期、儿童期、青少年成人期到老年期的演变，也可在不同年龄段分别发病。

1. 婴儿期（0～2 岁）　约 60% 患儿于 1 岁以内发病，以出生 2 个月以后为多。初发皮损为颊面部的瘙痒性红斑，继而在红斑基础上出现针头大小的丘疹、丘疱疹，密集成片，皮损呈多形性，境界不清，搔抓、摩擦后很快形成糜烂、渗出和结痂等；皮损可迅速扩展至其他部位（如头皮、额、颈、腕、四肢屈侧等）。病情时重时轻，某些食品或环境等因素可使病情加剧，可出现继发感染。一般在 2 岁以内逐渐好转、痊愈，部分患者病情迁延并发展为儿童期四弯风。

2. 儿童期（2～12 岁）　多在婴儿期四弯风缓解 1～2 年后发生并逐渐加重，少数自婴儿期延续发生。皮损累及四肢屈侧或伸侧，常限于肘窝、腘窝等处，其次为眼睑、颜面部。皮损暗红色，渗出较婴儿期为轻，常伴抓痕等继发皮损，久之形成苔藓样变。此期瘙痒仍剧烈，易形成"瘙痒—搔抓—瘙痒"的恶性循环。

3. 青少年及成人期（12～60 岁）　可以从儿童期发展而来或直接发生。好发于肘窝、腘窝、四肢、躯干。皮损常表现为局限性苔藓样变，有时可呈急性、亚急性湿疹样改变。部分患者皮损表现为泛发性干燥丘疹，瘙痒剧烈，搔抓后出现血痂、鳞屑及色素沉着等继发皮损。（各图 7-4-1）

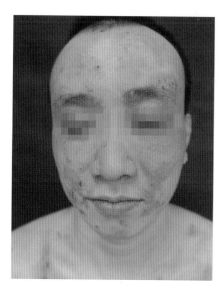
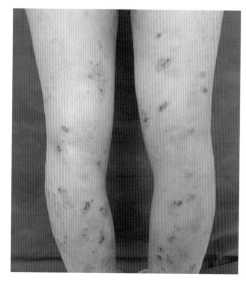

各图 7-4-1　特应性皮炎

4. 老年期（＞60岁）　是近几年来逐渐被重视的一个特殊类型，可以在前期病情的基础上迁延发展而来，也可以特发于这个阶段，一般男性多于女性，皮疹通常严重而泛发，甚至出现红皮病。

本病患者可同时伴有其他过敏性疾病，如过敏性哮喘、过敏性鼻结膜炎等。此外还有一些特征性表现有助于诊断，包括鱼鳞病、毛周角化、掌纹症、手足部皮炎/湿疹、眼睑湿疹、乳头湿疹、唇炎、复发性结膜炎、眶下褶痕、鼻下和耳根皱褶处湿疹、眶周黑晕、白色糠疹、出汗时瘙痒、对羊毛敏感、过度虫咬反应、白色划痕等。

【组织病理】
与皮炎湿疹病理表现一致，无特异性。

【诊断与鉴别诊断】
1. 诊断　本病的诊断主要根据临床表现、病史和家族史，必要时应该进行外周血嗜酸性粒细胞计数、血清总IgE、过敏原特异性IgE、嗜酸性粒细胞阳离子蛋白及斑贴试验等检测。目前参照的诊断标准主要是国际标准，包括Hanifin&Rajka诊断标准、Williams诊断标准，在过去数年应用较广。近年来国内学者张建中、姚志荣也提出了自己的标准，其中张氏标准推荐用于成人/青少年AD的诊断，姚氏标准推荐用于儿童AD的诊断，目前正在临床推广应用。AD有典型表现者诊断并不困难，但临床上有部分患者临床表现不典型，勿轻易排除AD的诊断，应当仔细检查和问诊，必要时进行长期随访。

2. 鉴别诊断　本病可与下列疾病鉴别：
（1）神经性皮炎：本病好发于成年人。皮损好发于颈项部、眼睑、肘部、骶尾部等处，皮疹表现为多角形扁平丘疹、苔藓样变，多无个人或家族遗传过敏史，也无特殊的皮损发生和发展规律。

（2）婴儿脂溢性皮炎：见于出生后不久的婴儿，皮疹为累及整个头皮的红斑和油性鳞屑，皮损缺乏多形性特点，亦可累及眉部、鼻唇沟、耳后、颈部等处。自觉轻微瘙痒或不痒。预后良好，往往于数月之内可痊愈。

【治疗】
（一）中医治疗

1. 分型论治

（1）心脾积热证：
主症：脸部红斑、丘疹、脱屑或头皮黄色痂皮，伴糜烂渗液，有时蔓延到躯干和四肢，哭闹不安，可伴有大便干结，小便短赤。指纹呈紫色，达气关，脉数。本型常见于婴儿期。
治法：清心导赤。
方药：三心导赤饮加减。

（2）心火脾虚证：
主症：面部、颈部、肘窝、腘窝或躯干等部位反复发作的红斑、水肿，或丘疱疹、水疱，或有渗液，瘙痒明显，烦躁不安，眠差，纳呆。舌尖红，脉偏数。本型常见于儿童反复发作的急性期。
治法：清心培土。
方药：培土清心方加减。

（3）脾虚湿蕴证：
主症：四肢或其他部位散在的丘疹、丘疱疹、水疱，倦怠乏力，食欲不振，大便溏稀。舌质淡，苔白腻，脉缓或指纹色淡。本型常见于婴儿和儿童反复发作的稳定期。
治法：健脾渗湿。
方药：小儿化湿汤加减。

（4）风湿热蕴证：
主症：皮疹一般发作迅速，可泛发全身，以红色丘疹为主，伴水疱或丘疱疹，糜烂、渗液不明显，瘙痒剧烈。舌红，苔黄，脉浮数或浮缓。本型常见于青少年和成人期。
治法：祛风除湿。

方药：消风散加减。

（5）脾虚血燥证：

主症：病程日久，皮肤干燥，肘窝、腘窝等处常见苔藓样变，躯干、四肢可见结节性痒疹，皮疹颜色偏暗或有色素沉着。瘙痒明显，可伴抓痕、血痂，面色萎黄，或腹胀纳差，或伴大便偏干，眠差。舌质偏淡，苔白或少苔，脉细或濡缓。本型常见于青少年和成人期。

治法：健脾燥湿，养血润肤。

方药：健脾润肤汤加减。

（6）脾肾阳虚证：

主症：病程日久，皮肤肿胀，皮疹暗淡，瘙痒，形寒畏冷，面色苍白或黧黑，眼圈发黑；小便不利，或大便溏泄。舌胖淡，苔白或滑，脉沉细或沉弱。

治法：健脾利水，温阳补肾。

方药：真武汤合五苓散加减。

2. 内服中成药

（1）参苓白术散（丸）：健脾渗湿。适用于婴儿和儿童反复发作的稳定期。

（2）润燥止痒胶囊：养血祛风。适用于青少年和成人期反复发作的稳定期。

3. 外治

（1）药物治疗：急性期皮损渗液为主者，可选择马齿苋、地榆、黄柏、苦参、地肤子、野菊花、金银花等加水煎煮取液，待冷却后间歇开放性冷湿敷患处，湿敷间隔期外搽 5%～10% 甘草油或紫草油、青黛油、黄连油、蛋黄油等；慢性期皮疹以丘疹、苔藓样变为主者，可选当归、生地黄、黄精、鸡血藤、土茯苓、蛇床子、薄荷等，煎煮取液再加水调成适度浓度和温度的浴液，患者裸身浸泡，每次 20 分钟左右，每天 1 次，然后可选用 5%～10% 黄连软膏、复方蛇脂软膏或其他润肤膏涂擦。

（2）非药物疗法：

1）推拿疗法：适合于 12 岁以下小儿，可指导患儿父母为其进行推拿治疗，涂抹润肤剂后，辅以按摩手法。发作期可清天河水、揉中脘、沿两侧膀胱经抚背；缓解期可摩腹、捏脊、揉按足三里等。

2）针刺疗法：根据病情选穴。急性期主穴：大椎，曲池，肺俞，委中，血海，足三里，三阴交，阴陵泉；慢性期主穴：血海，足三里，三阴交，阴陵泉。虚证施补法，实证施泻法，留针 30 分钟。急性发作期每天 1 次，慢性期隔天 1 次。

（二）西医治疗

本病的治疗目的主要是缓解或消除临床症状，消除诱发和 / 或加重因素，减少和预防复发，减少或减轻合并症，提高患者的生活质量。目前提倡阶梯治疗。

（1）基础治疗：健康教育，使用保湿润肤剂，寻找并避免或回避诱发因素（非特异因素、过敏原回避等）。

（2）轻度患者：根据皮损及部位选择 TCS/TCI 对症治疗，必要时口服抗组胺药治疗合并过敏症（荨麻疹、过敏性鼻炎）或止痒；对症抗感染治疗。

（3）中度患者：根据皮损及部位选择 TCS/TCI 控制症状，必要时湿包治疗控制急性症状；TCS/TCI 主动维持治疗，NB-UVB 或 UVA1 治疗。

（4）重度患者：住院治疗，系统用免疫抑制药，如环孢素、甲氨蝶呤、硫唑嘌呤、吗替麦考酚酯、短期用糖皮质激素（控制急性严重顽固性皮损），Dupilumab，UVA1 或 NB-UVB 治疗。

（三）中西医结合治疗思路

中医药在控制瘙痒，改善或消除皮损，防止复发及提高患者生活质量方面等有较好的作用，但是应注意整体与局部相结合进行辨证论治，采用内服外用治疗。本病多见于儿童或常于幼儿期发病，故治疗时应注意脾胃功能的调护。对于瘙痒剧烈者或者合并感染者可适当应用抗组胺药或抗生素治疗。

【预防与调摄】

治疗过程中要加强患者和家属宣教，建立长期管理的理念，做好疾病的预防和护理。

1. 重视护肤　合理洗浴，加强润肤，全身的润肤保湿护理应每天至少涂抹两次，并建议尽早、足量、长期坚持。

2. 避免刺激　改善环境，避免各种机械、化学物质刺激，避免过度干燥和高温刺激，控制和减少环境中致敏物，如尘螨、动物皮屑、花粉等。

3. 合理饮食　保持健康的饮食习惯，不推荐盲目的饮食限制和戒口，除非明确食物和发疹之间的因果关系。

4. 起居有度　作息规律，避免熬夜，养成良好的睡眠习惯，鼓励适度的体育锻炼。

5. 调节情绪　患者应注意舒缓情绪，避免精神过度紧张。家长或护理人员应理解和关爱患者，鼓励患儿表达和调整情绪。

【临床研究进展】

研究发现角质形成细胞在皮肤基底层发挥了几个关键作用。角质形成细胞产生 AMPs，其可清除病原体并且作为天然免疫的一部分保护表皮层。AMP 能与病原体的细胞壁结合，促进细胞溶解，并产生细胞因子和趋化因子募集嗜中性粒细胞，单核细胞，肥大细胞和 T 细胞。皮肤中 AMP 的主要类型是抗菌肽和人 β- 防御素 2 和 3，研究发现以上成分在特应性皮炎皮肤中分泌减少，因此患者容易发生细菌和病毒感染。AMPs 的减少可能不是表皮细胞缺陷造成的，而是由浸润细胞产生的细胞因子介导的。在特应性皮炎的人群中，皮损和非皮损存在金黄色葡萄球菌的定植是很常见的，这与皮肤屏障功能受损以及免疫失衡有关。金黄色葡萄球菌通过蛋白酶活性可以降低皮肤屏障的完整性，也可激活嗜酸性粒细胞和嗜碱性粒细胞，并诱导毒素特异性 IgE 分泌，进一步加重皮损。此外，研究发现定植在特应性皮炎患者皮肤的其他微生物群还包括马拉色菌和白色念珠菌。其他加重症状的诱因包括环境因素，如尘螨和肥皂，机械刺激和搔抓。

【医家经验与争鸣】

徐宜厚认为本病病因有三：①多由于母体偏食五辛与炙煿之物，或者生后母不戒口，食动风发物，致脾失健运，湿热内生，血浊与毒热，通过授乳而遗传于儿而发病。②患儿素体禀赋不耐，加之喜食鱼腥海鲜，五辛发物，使之饮食不节，脾胃损伤所致。③先天不足，肝肾虚怯；后天失调，脾肺受损，脾损则生化乏源，肺损则卫外不固，易招外邪侵袭，初期阻于肤腠，燥痒不已，后期阴血耗上，肤粗如革。按照婴儿、青少年、成人 3 个时期治疗，婴儿期重在清解胎毒，治在心；少年期重在清理湿热，治在脾；成人期重在柔肝息风，治在肝肾。

秦万章根据特应性皮炎的遗传背景、血常规和有关免疫异常，常从血论治，提出"风、湿、热"为标，"血"为本的指导思想。临床分为血热型、血虚型、血瘀型。分别治以凉血清热利湿、养血祛风、清热化湿和活血化瘀、祛风止痒。

陈达灿认为心火偏胜和脾胃虚弱是特应性皮炎的主导病机，脾胃虚弱和心火偏胜在本病病程中往往相互交织，虚实并见。治疗上提出清心培土法治疗 AD，并创立了"清心培土方"。

【参考文献】

[1] D'AURIA E, BANDERALI G, BARBERI S, et al. Atopic dermatitis: recent insight on pathogenesis and novel therapeutic target [J]. Asian Pac J Allergy Immunol, 2016, 34(2): 98–108.

[2] TAUBER M, BALICA S, JEAN-DECOSTER C, et al.Staphylococcus aureus density on lesional and nonlesional skin is strongly associated with disease severity in atopic dermatitis [J]. J Allergy Clin Immunol, 2016, 137(4): 1272–1274.

[3] 徐宜厚. 徐宜厚皮科传心录 [M]. 北京：人民卫生出版社，2009.

[4] 秦万章. 先天性过敏性湿疹的证治 [J]. 中国中西医结合杂志, 2008, 28(8): 677-678.

[5] 刘俊峰, 莫秀梅. 当代中医皮肤科临床家丛书: 陈达灿 [M]. 北京: 中国医药科技出版社, 2019.

（陈达灿）

第五节　汗疱疹

汗疱疹（pompholyx）又称出汗不良性湿疹，为手掌、足趾部的水疱性疾病。临床表现为表皮深处的小水疱，好发于手掌、手指侧面及指端，偶有瘙痒。一般春末夏初开始发病，夏季加重，入冬自愈。属于中医"蚂蜂窝""手汗"等范畴。

【病因及发病机制】

中医学认为本病主要是由于饮食不节，湿热内蕴，内热外蒸，郁阻肌肤所致。

现代医学认为本病发病原因尚未完全清楚，过去认为是由于手足多汗，汗液潴留于皮内而引起。现在多认为汗疱疹为一种内源性皮肤湿疹样反应，可能与镍、铬等金属的系统性过敏有关。精神因素、病灶感染（尤其是癣菌）、局部过敏或刺激、过敏性体质及神经系统功能失调可能与本病发生有关。个别有家族史。

【临床表现】

典型损害为位于表皮深处的小水疱，米粒大小，呈半球形，略高出皮面，无炎症反应，分散或成群发生于手掌、手指侧面及指端，少见于手背、足底，常对称分布。水疱内含清澈浆液，发亮，偶尔可变为浑浊。水疱一般不自行破裂，干涸后形成脱皮，露出红色新生上皮，薄而嫩，此时常感疼痛。周围皮肤正常。本病有程度不同的瘙痒及烧灼感。病程慢性，常每年定期反复发作。（各图 7-5-1）

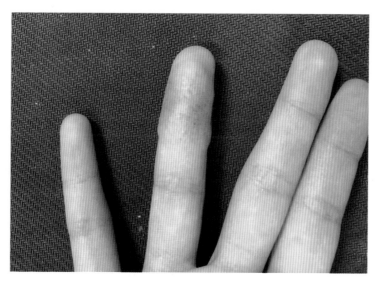

各图 7-5-1　汗疱疹

【组织病理】

基本病理改变同湿疹，但角质层明显增厚，真皮内炎症细胞减少，且无嗜酸性粒细胞浸润。

【诊断与鉴别诊断】

1. 诊断　根据季节性发作、对称发生于手足掌、损害多为小水疱、干后脱皮等特点，自觉灼热、瘙痒或无自觉症状等可诊断。

2. 鉴别诊断 常需与以下疾病相鉴别：

（1）水疱型手癣：早期常单侧发生，初发为局限性水疱，逐渐扩大、融合、脱屑，边界清楚，起病急，多夏天发生冬天消失。自觉剧痒，成人多见，真菌检查阳性，皮损以指（趾）缝中更为多见。

（2）接触性皮炎：有接触刺激物或致敏物的病史。损害为红斑、丘疹、水疱，其边界和接触物相一致而且比较清楚，在水疱性红斑的基础上伴有大小不等的水疱，自觉瘙痒或灼热感。

（3）手部湿疹：多为病程较长的慢性顽固性湿疹，易发生于手掌、大小鱼际和掌心手背，亦可累及腕部和手指，手掌皮疹为水疱、脱屑，或合并龟裂，常对称发生，边界多不清楚，手背湿疹常见水疱、红斑和鳞屑同时存在。

（4）掌跖脓疱病：损害为掌跖部水疱、脓疱，周围有红斑，约米粒至绿豆大小，5～7天后脓疱干涸、结痂，不断出现新疹，反复发作，掌跖皮肤增厚、角化、脱屑，伴有不同程度的瘙痒，本病慢性病程，可迁延数年或数十年，疱液细菌和真菌培养均为阴性。

【治疗】

（一）中医治疗

1. 分型论治

（1）湿热内盛证：

主症：掌跖多有深在水疱，簇集成群，针尖大小，瘙痒明显，抓破水疱，疱液黄黏。舌红苔腻，脉滑数。

治法：清热解毒，燥湿止痒。

方药：除湿止痒汤加减。

（2）脾虚湿盛证：

主症：掌跖散在水疱，针尖至粟米大小，半透明状，疱液清稀，时有瘙痒。舌淡水滑，脉濡滑。

治法：健脾除湿。

方药：参苓白术散加减。

2. 内服中成药

（1）金蝉止痒颗粒：清热解毒，燥湿止痒。适用于湿热内盛型。

（2）参苓白术丸：健脾益气。适用于脾虚湿盛型。

3. 外治

（1）除湿止痒软膏、丹皮酚乳膏：皮损无渗出者可用适量外涂患处，每天2～3次。

（2）三黄洗剂：有水疱皮疹，外涂收敛止痒，每天2～3次。

（二）西医治疗

1. 局部治疗 局部药物治疗以干燥、抗炎、止痒为原则，早期水疱损害可以炉甘石洗剂外擦，开始脱皮时可用糖皮质激素软膏，病程后期以脱屑为主时可外用10%尿素霜或2%～5%的水杨酸乳膏。

2. 系统治疗 可系统口服抗过敏药，病情严重顽固者可系统使用糖皮质激素或免疫抑制药。

（三）中西医结合治疗思路

本病部分易反复发作，病程慢性，西医对症抗过敏、止痒治疗，对于复发、顽固病例，可以中医辨证治疗，对病情的反复有一定疗效。

【临床研究进展】

Bryld等分析398例汗疱疹，结果发现，真菌感染与汗疱疹的发病有关，说明真菌感染可能是汗疱疹发病的危险因素之一。Pitche等的研究亦表明真菌感染与汗疱疹密切相关，致病菌主要是红色毛癣菌。Man等报道5例汗疱疹，患者均在强烈日光照射后发疹，而避光后皮损明显好转。然而直接照射窄波UVB，不会诱发汗疱疹，表明日光中的UVA是真正的致病因素。

【医家经验与争鸣】

徐宜厚等认为该病由于思虑过度，劳伤心脾，脾气虚弱，失其传输，湿热内蕴，复感暑热，内外合邪，不得透达疏泄，熏蒸肤腠，循经流窜掌跖而发病。张艳等认为本病与湿热之邪密切相关，治疗上当以清热除湿为主。予火针结合薏苡竹叶散治疗汗疱疹48例，临床疗效良好。余育承等认为本病的发生因于肝木过旺，刑脾累肺致肝、脾、肺三脏功能失调，津液代谢紊乱进而汗液分泌障碍、发疹而成。治疗上当平肝和营、敛汗消疹、兼顾肺脾，方选芍药甘草汤加味。

【预防与调摄】

1. 少接触肥皂、碱性洗涤用品、汽油、乙醇等刺激物质；保持情怀畅达，避免七情不遂，不要撕扯脱皮。

2. 多吃有健脾除湿功效的蔬菜、水果，如山药、冬瓜、西瓜、赤小豆、南瓜，少吃辛辣厚味，肥甘酒酪。

【参考文献】

[1] 任为，王培光，杨森，等. 汗疱疹病因和治疗的研究进展 [J]. 中国麻风皮肤病杂志，2008，24(10)：808-810.

[2] 徐宜厚，王保方，张赛英. 皮肤病中医诊疗学 [M]. 北京：人民卫生出版社，1998.

[3] 张艳，刘欢. 火针结合薏苡竹叶散治疗汗疱疹48例 [J]. 中医外治杂志，2016，25(2)：28-29.

[4] 余育承，郑秀东，林科忠，等. 加味芍药甘草汤治疗汗疱疹45例 [J]. 中华皮肤科杂志，2004，37(3)：171.

（龚　娟）

第六节　接触性皮炎

接触性皮炎（contact dermatitis）是皮肤、黏膜接触刺激物或致敏物后，在接触部位所发生的急性或慢性皮炎。中医文献中，由于接触物的不同而有不同的名称，如接触生漆引起者称"漆疮"，接触膏药引起者称"膏药风"，使用马桶引起者称"马桶癣"，等等。《诸病源候论·漆疮候》中有"漆疮"的描述："漆有毒，人有禀性畏漆，但见漆便中其毒。"《外科启玄》中说："凡人感生漆之毒气，则令浑身上下俱肿，起疮如疿子，如火刺，刺而痛，皮肤躁烈。"

【病因及发病机制】

中医认为接触性皮炎是由于人体禀性不耐，接触某些物质，如漆、药物、染料、塑料制品、植物的花粉等，使毒邪侵入皮肤，郁而化热，邪热与气血相搏而发病。

1. 风毒血热　先天禀性不耐，外加接触生漆、膏药、塑料、皮革、酸碱等致敏和刺激物，风、毒、热、湿诸邪侵袭肌表引起皮肤出现红斑、丘疹、水疱、糜烂、瘙痒、疼痛。

2. 湿毒热盛　漆毒、膏药毒为阳邪，侵袭皮肤，郁积肌表易生湿化热化火，湿毒热盛而引起皮肤热痛红肿，大疱、渗液不止，剧痒。

3. 风燥血瘀　局部皮肤长期反复接触致敏物质，肌肤失养，风燥血瘀，引起皮肤干燥、粗糙、增厚、脱屑。

现代医学认为接触性皮炎的发生原因，分为原发性刺激和变态反应两种。

1. 原发刺激性接触性皮炎　接触物对皮肤有很强的刺激性，任何人接触后均可发生皮炎，原发性刺激又可分为两种，一种是刺激性很强，接触后在短时间内发病，如强酸、强碱等化学物质所引起的皮炎；另一种是刺激物较弱，由较长时间接触后发病，如肥皂、有机溶剂等所引起的皮炎。

2. 变态反应性接触性皮炎　接触物基本上是无刺激的，少数人在接触该物质致敏后，再接触该物质，经12~48小时在接触部位及其附近发生皮炎。

【临床表现】

轻症时局部呈红斑、淡红至鲜红色，稍有水肿，或有针尖大丘疹、水疱，炎症剧烈时可以发生大疱。水疱破裂则有糜烂、渗液和结痂。如为烈性的原发刺激，可使表皮坏死脱落，甚至深及真皮发生溃疡。当皮炎发生于组织疏松部位如眼睑、口唇、包皮、阴囊等处则肿胀明显，呈局限性水肿而无明确的边缘，皮肤光亮，表面纹理消失。皮炎的部位及范围与接触物接触部位一致，境界非常鲜明。但接触物为气体、粉尘，则皮炎呈弥漫性而无一定的界限，但多在身体暴露部位。（各图 7-6-1）

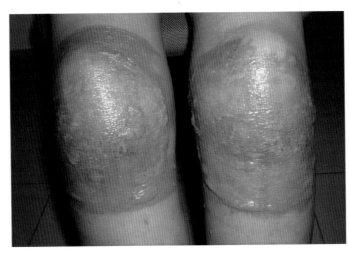

各图 7-6-1　接触性皮炎

自觉症状大多有瘙痒和烧灼感或胀痛感，少数严重病例可有全身反应，如发热、畏寒、头痛、恶心等。

本病的病程有自限性，一般去除病因后，处理得当，1~2 周可痊愈，但再接触过敏原时可再发，反复接触或处理不当，可转为亚急性或慢性皮炎，呈红褐色苔藓样变或湿疹样改变。

【组织病理】

急性皮炎时组织病理变化主要在表皮，显示细胞间及细胞内水肿，乃至海绵形成，棘层内及角质层下水疱，疱内含少数淋巴细胞、中性粒细胞及崩解的表皮细胞。在水疱周围的表皮各层细胞间，能发现移入表皮的淋巴细胞及中性粒细胞。真皮上部血管扩张，结缔组织水肿，血管周围轻度细胞浸润，主要为淋巴细胞，但有时也有少数中性及嗜酸性粒细胞。

亚急性皮炎时表皮细胞内水肿、海绵形成及少数水疱，轻度表皮肥厚和程度不等的角化不全，真皮内血管周围有较多的淋巴细胞浸润。

慢性皮炎时棘层增厚，表皮突显著延长，并有角化过度及角化不全，在表皮内可能尚有轻度的细胞间水肿。真皮上部显示轻度血管周围炎症浸润，以淋巴细胞居多，此外尚有嗜酸性粒细胞及纤维细胞，毛细血管数目增多，内皮细胞肿胀和增生。

【诊断与鉴别诊断】

1. 诊断　本病的诊断一般不难，根据接触史，在接触部位或身体暴露部位突然发生境界清晰的急性皮炎，皮疹多为单一形态，除去原因后皮损很快消退等特点诊断。当病因不明或与数种接触物接触，需要寻找病因时，可做斑贴试验。斑贴试验是诊断接触性皮炎最简单的方法。

2. 鉴别诊断

（1）特应性皮炎：临床表现红斑、斑块、丘疹、丘疱疹、苔藓样变、抓痕和结痂等改变，伴有剧烈瘙痒，患者往往有家族性过敏史，或合并哮喘、过敏性鼻炎、荨麻疹等过敏性疾病。

（2）急性湿疹：无明显接触史，病因不清，皮疹呈多形性，多对称分布，境界不清，不发生大疱，易反复发作。

（3）丹毒：由溶血性链球菌引起，多发生于面部和小腿，局部红肿热痛，可有水疱，可伴发淋巴管炎及淋巴结炎，有全身症状、白细胞计数升高。

【治疗】

（一）中医治疗

1. 分型论治

（1）风毒血热证：

主症：皮疹以红斑、丘疹、肿胀为主，灼热瘙痒。口干，大便干结，小便短赤。舌红苔黄，脉数。

治法：祛风清热，凉血止痒。

方药：祛风清热止痒汤。

（2）湿毒热盛证：

主症：皮疹以潮红、肿胀、水疱、糜烂、渗液为主，剧烈瘙痒。大便干结或稀烂不畅，小便短赤。舌红苔黄腻，脉滑脉。

治法：清热利湿，凉血解毒。

方药：银地利湿解毒汤。

（3）风燥血瘀证：

主症：见于皮肤局部反复接触过敏物者，皮肤暗红，色素加深，增厚，粗糙，脱屑，苔藓样变，剧烈瘙痒。舌质暗红或淡红，苔薄白，脉弦。

治法：祛风润燥，化瘀止痒。

方药：祛风化瘀止痒汤。

2. 内服中成药

（1）乌蛇止痒丸：养血祛风，燥湿止痒。适用于风毒血热型及风燥血瘀型。

（2）湿毒清胶囊：养血润肤，祛风止痒。适用于湿毒热盛型。

3. 外治

（1）肿胀、糜烂、渗出者，用复方黄柏液或康复新液湿敷。

（2）三黄洗剂：适用于以潮红、丘疹为主者。

（二）西医治疗

首先是寻找致敏原因，去除病因，当接触致敏物质或毒性物质后，立即用大量清水将接触物洗去，病程中避免搔抓、肥皂水洗及热水烫洗，不使用可能产生刺激的药物。

1. 局部治疗　轻度红肿、丘疹、水疱而无渗液时用炉甘石洗剂；有明显渗液时可用 3% 硼酸溶液、1:20 醋酸铝溶液或 1:（5000～10000）高锰酸钾溶液作冷湿敷；红肿、水疱、渗液不多时可外用锌氧油；有感染时可加用抗生素软膏；亚急性阶段，可用糖皮质激素软膏外用。

2. 系统治疗　以止痒、脱敏为主。内服抗组胺药物、维生素 C、静脉注射 10% 葡萄糖酸钙，对重症泛发的患者可短期使用糖皮质激素口服或静脉注射，并发感染者可加用抗生素。

（三）中西医结合治疗思路

中医的三黄洗剂、甘草、黄芩等溶液外敷、外洗对本病止痒、收敛效果良好。本病的重症泛发患者早期还是以西医治疗为主。

【临床研究进展】

现代研究表明变态反应性接触性皮炎（CHS）是 T 细胞介导的针对皮肤接触的抗原发生的免疫反应。来源于朗格汉斯细胞（LC）的细胞因子白介素（IL）-12 及来源于 T 细胞的细胞因子干扰素（IFN）-1、1 L-4、IL-10、趋化因子及共刺激分子等在 CHS 的致敏和激发过程中均起重要作用。刺激性接触性皮炎以前人们认为该病是一种皮肤非免疫性炎性反应。然而近年来越来越多的证据证实免疫机制也可能参与了 ICD 的发生。近年来，越来越多的证据表明氧化应激在 ICD 病理机制中可能发挥作用。Willis 等通过定量免疫细胞化学法研究局部使用二羟基蒽酚和 SIS 对皮肤中抗氧化酶 Cu/Zn SOD 的影响，结果发现，两种刺激物都能降低表皮中 Cu/Zn SOD 的含量。使用同样的方法也发现该两种刺激物能降低表皮中谷胱甘肽 –s– 转移酶的含量。Shvedova 等通过比较研究正常与维生素 E 缺乏 B6 C3 FI 小鼠对局部使用金属工作液后皮肤内氧化应激水平的变化发现，金属工作液能明显增加 B6 C3 F1 小鼠皮肤内氧化应激水平。

【医家经验与争鸣】

朱仁康认为先天禀性不耐是根本。接触性皮炎多因先天禀性不耐，复又感受外界辛热毒气而成。治疗以经验方"皮炎汤"加减。组成：生地黄、牡丹皮、赤芍、知母、生石膏、竹叶、金银花、连翘、生甘草。忌用辛温发散之品。湿热现象明显的可加用黄芩、茯苓、泽泻。

张志礼治疗接触性皮炎重用清热解毒凉血，佐以利水消肿。常用药物如下：龙胆、黄芩、栀子、生石膏清热解毒；生地黄、牡丹皮、白茅根、生槐花凉血清热；白术健脾除湿；白鲜皮、苦参、车前子、车前草、冬瓜皮六一散利湿清热。

钟以泽认为本病是因禀赋不耐，皮肤腠理不密，外受辛热之毒或者接触某物质，毒热蕴于肌肤而发病。《黄帝内经》认为："正气存内，邪不可干"，"邪之所凑，其气必虚"。临证当以祛邪扶正，卫外固表。故用玉屏风散益气实卫，加鸡血藤、当归养血活血，川芎"血中气药"行气活血，僵蚕息风止痒，白鲜皮、紫荆皮除湿止痒，茯苓、薏苡仁健脾除湿，菟丝子补益肝肾。该方用于接触性皮炎的治疗，诸药合用，可调和血脉，驱除外邪，疗效显著。

【预防与调摄】

1. 少接触肥皂、碱性洗涤用品、汽油、乙醇等刺激物质；保持情怀畅达，避免七情不遂，不要撕扯脱皮。

2. 多吃有健脾除湿功效的蔬菜、水果，如山药、冬瓜、西瓜、赤小豆、南瓜，少吃辛辣厚味，肥甘酒酪。

【参考文献】

[1] 周承藩，沈彤，朱启星. 刺激性接触性皮炎的研究进展 [J]. 中华劳动卫生职业病杂志，2005, 23(6): 474-476.

[2] 中国中医研究院广安门医院. 朱仁康临床经验集 [M]. 北京：人民卫生出版社，2005.

[3] 安家丰. 张志礼皮肤病医案选萃 [M]. 北京：人民卫生出版社，1994.

[4] 罗秋月，王莉娟，李亚玲，等. 钟以泽医师运用玉屏风散加味治疗皮肤疾病举隅 [J]. 饮食保健，2018, 5(20): 102.

附：系统性接触性皮炎

系统性接触性皮炎（systemic contact dermatitis）是已具有接触致敏的个体，当半抗原通过口服、透皮、静脉注射或吸入进入机体到达皮肤而发生的一种炎症性皮肤病。

【病因及发病机制】

引起本病的原因很多，主要有：

1. 药物　通常由局部外用药物发生致敏之后，当同一药物或化学结构相类似的化学物口服或非肠道进入体内后而发生。引起的药物有抗生素、抗组胺药、皮质类固醇、乙酰水杨酸、可待因、二甲亚砜、麻黄碱、伪麻黄碱、羟基奎宁、琥珀酰胆碱、氟尿嘧啶、维生素 C 等。

2. 镍　年轻女性对镍接触过敏常见。对镍过敏者常发生汗疱疹。口服镍可诱发本病。激发试验过程中，既往镍斑贴试验阳性部位的皮损复发。

3. 铬和钴　有人用双盲试验对铬过敏的患者进行研究，发现患汗疱疹的 11 例患者，9 例在口服铬剂后 1～2 天内皮炎发作，但口服安慰剂无反应。

4. 其他接触过敏原　如染发剂、桂皮油、秘鲁香膏、菊科植物、丁基化羟基茴香醚、硫柳汞、Clonidine、丙二醇等。还有人发现由钴－铬合金的牙托、牙冠引起的皮炎，在去除牙托、牙冠后而皮损消失。此外亦有因铝引起的报道。

本病可发生在试验激发后几小时或1~2天，故提示其发病机制可能涉及不止一型的变态反应。组织病理表现为急性炎症，直接免疫荧光检查可见IgG、IgA、IsM及C3的沉积而纤维蛋白原阴性。有人发现致敏T淋巴细胞可存留在皮肤几个月，系统性摄入半抗原后，在既往接触性皮炎部位激活已致敏的淋巴细胞而发生炎症反应。亦有人在镍、铬过敏者中可测出循环免疫复合物。

中医学认为本病主要是禀赋不耐，风、湿、热、毒诸邪侵犯皮肤而成。

【临床表现】

常见的临床表现有下列几种：

1. 既往接触部位的皮炎复发　即曾患有皮炎的部位，在摄入接触变应原后，此部位的皮炎复发。或摄入变应原后既往斑贴试验阳性部位又发生反应。

2. 水疱性手部湿疹（汗疱疹或出汗不良性湿疹）表现为复发性掌、跖和手指侧面深在性水疱、瘙痒，偶有红斑。如远端指背受累，则指甲发生横嵴。

3. 泛发性非特异性斑丘疹、水疱　对称性分布于肘窝、腋窝、眼睑、颈侧和外阴部，或肘和膝屈侧皮炎。

4. 狒狒综合征　发生在股内侧、阴囊、腹股沟。皮疹为紫红色至淡红色斑，境界清楚。

5. 血管炎样损害　发疹表现为非特异性斑丘疹，可为紫癜性丘疹。全身症状可有头痛、不适、关节痛、腹泻和呕吐。

【治疗】

（一）中医治疗

中医治疗原则：祛风清热，利湿解毒。

方选银地土茯苓汤加减：金银花15 g，生地黄15 g，土茯苓20 g，鱼腥草20 g，紫草10 g，白鲜皮15 g，徐长卿15 g，防风10 g，蒺藜15 g，甘草5 g。

外用消炎止痒洗剂外洗。外搽三黄洗剂。

（二）西医治疗

同接触性皮炎和湿疹的治疗。

（龚　娟）

第七节　自身敏感性皮炎

自身敏感性皮炎（autosensitization dermatitis）是指在某种皮肤病变基础上，由于处理不当或理化因素刺激，使患者对自身组织产生的某种物质敏感性增高而产生更广泛的皮肤炎症反应。中医学中尚未查到明确记载，名老中医赵炳南将其归属于"湿毒疮""恶疮"范畴。

【病因及发病机制】

本病的病因尚不十分清楚。通常发病前皮肤某处存在湿疹样皮损，由于处理不当（过度搔抓、外用药物刺激等）或继发化脓性感染而使原有皮损恶化，出现红肿、糜烂及较多的渗液，加上创面不清洁、痂屑堆积，以致组织分解产物、细菌产物及外用药物等被机体作为抗原吸收，引发免疫反应。

【临床表现】

多数患者于处理不当或继发感染后，出现原有的局限性湿疹样病变加重，随后在病变附近或远隔部位皮肤（以四肢为主，下肢为甚，其次为躯干及面部）发生多数散在或群集的小丘疹、丘疱疹、水疱及脓疱等，1~2周内可泛发全身，皮损可互相融合，皮损多对称分布。瘙痒剧烈，有时可有灼热感。患者可伴发浅表淋巴结肿大，重者有全身不适及发热。原发病灶好转后，继发性皮损经数周也可逐渐消退，若再有类似刺激仍可发生同样反应。（各图7-7-1，各图7-7-2）

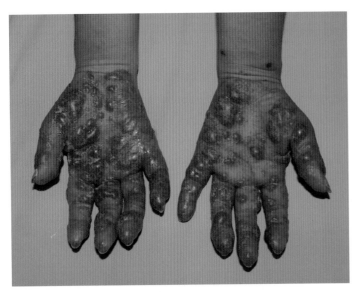

各图 7-7-1　自身敏感性皮炎原发病灶
（第四军医大学西京皮肤医院　供图）

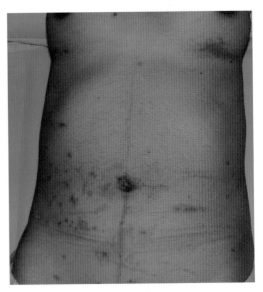

各图 7-7-2　自身敏感性皮炎继发皮疹
（第四军医大学西京皮肤医院　供图）

【诊断与鉴别诊断】

1. 诊断　根据发病前皮肤上常存在渗出性原发病灶，处理不当或继发感染后很快于远隔部位发生类似表现，临床应考虑本病。

2. 鉴别诊断　本病可与下列疾病进行鉴别：

（1）接触性皮炎：后者接触史明显，病变局限于接触部位，皮疹多单一形态，易起大疱，境界清楚，病程短，去除病因后，多易治愈。

（2）传染性湿疹样皮炎：后者常见于中耳炎、压疮、溃疡及瘘管等慢性细菌性化脓性感染病灶周围，感染病灶的分泌物刺激周围皮肤所引起的湿疹样变态反应性皮肤病。

【治疗】

（一）中医治疗

1. 分型论治

（1）风湿热阻证：

主症：皮损以丘疹、斑丘疹、丘疱疹为主，瘙痒剧烈。口干、便结、尿黄。舌淡红、苔黄、脉缓或浮数。

治法：祛风清热，利湿止痒。

方药：消风散加减。大便秘结不通者，加大黄（后下）以泻热通便；外阴黏膜溃烂疼痛明显者，加龙胆清肝利湿。

（2）湿毒热盛证：

主症：皮损以水疱、糜烂、渗液、潮红、肿胀为主。剧痒难忍，心烦不宁，口干口苦，小便短赤，大便干结。舌红苔黄腻，脉数。

治法：清热利湿，凉血解毒。

方药：利湿清热解毒方。

2. 内服中成药

（1）消风散：疏风除湿，清热养血。适用于风湿热阻型。

（2）金蝉止痒颗粒：清热解毒，燥湿止痒。适用于湿毒热盛型。

3. 外治　红肿渗出明显者，马齿苋煎汤冷湿敷，皮肤干燥，无渗出者，可与黄柏、白鲜皮、连翘、煎水外洗。

（二）西医治疗

1．局部治疗　首先正确处理原发病灶，可外用生理盐水或 3% 硼酸溶液持续湿敷，以避免局部刺激；原发病灶发生明显感染应做细菌培养，并根据药敏结果选用有效抗生素。

2．系统治疗　瘙痒明显者可内服抗组胺药，病情严重者可考虑使用糖皮质激素。

（三）中西医结合治疗思路

本病除病情严重需以西医治疗为主外，一般均可中西医结合治疗，中医辨证论治，加用西医的抗组胺药，收效良好。

【预防与调摄】

积极性治疗原发病灶，避免搔抓、刺激，以免促进病情发展。避免饮酒、忌食鱼虾海味、五腥发物。

【临床研究进展】

一些学者认为自身敏感性皮炎是一种自身免疫性疾病，最近的一个动物实验发现，在诱导小鼠发生接触性超敏反应时，小鼠体内不仅出现了对外来抗原有作用的 T 淋巴细胞，同时也产生了对自身角朊细胞抗原有作用的 T 淋巴细胞，实验者认为自身敏感性皮炎的发病过程中可能也有类似的机制。段西凌等研究 53 例自身敏感性皮炎住院病历分析中原发灶涉及最多的是接触性皮炎，其次为足癣继发感染（26.4%）和外伤性湿疹（15.0%）。而原发灶中外源性致敏原包括微生物和外用药两类，其中微生物以细菌、真菌感染为主，分别占 27.7% 和 19.4%，但 14 例足癣均在伴发细菌感染时出现自身敏感现象，认为真菌不是其发病主要因素，但真菌与细菌同时感染在自身敏感性皮炎发病中的关系值得进一步认识。由此看来无论原发灶病种如何变化，外用药或细菌感染在自身敏感性皮炎发病中仍占重要地位。

【医家经验与争鸣】

赵炳南认为该病属中医的"血风疮"，多因脾湿胃热，湿热蕴久化毒而入营血，外感毒邪而发于腠理之间。热为阳邪，发于体表，焮红发热，皮疹遍及全身，部分皮疹焮红肿胀而流津黄水；湿热阻于中焦而不思饮食，心烦意躁；湿热下注膀胱则小便溲赤，口干苦，大便干结，舌苔黄腻，脉滑数等，均为湿热熏蒸之象。故治以清热凉血，除湿止痒。黄芩、黄连、黄柏通泻三焦之火，大黄除湿热，牡丹皮、赤芍凉血活血，龙胆、青黛除湿泻火，大青叶、鲜茅根清营凉血解毒，白鲜皮清热除湿、兼利小便，生地黄清热滋阴。以上诸药在清热解毒、凉血止血的同时，兼用活血化瘀的药物，使血中热邪得清，瘀血得化。继以培土健脾祛湿之薏苡仁，利水渗湿，疏导下焦，白术、扁豆补脾祛湿，善利小便。最后改服除湿丸以除湿止痒。

【参考文献】

[1] FEHR B S, TAKASHIMA A, BERGSTRESSER P R, et al. T Cells reactive to keratinocyte antigens are generated during induction of contact hypersensitivity in mice. A model for autoeczematization in humans [J]. Am J Contact Dermat, 2000, 11(3): 1145-1154.

[2] 段西凌，林新瑜，李乐平，等 .53 例自身敏感性皮炎住院病例分析 [J]. 华西医学，2002(1): 63-64.

（龚　娟）

第八节　丘疹性荨麻疹

丘疹性荨麻疹（papular urticaria）多见于婴幼儿及儿童，但成人亦可患此病。春秋季节发生较多，是与昆虫叮咬有关的变态反应性皮肤病。临床上以散在性的鲜红色风团样纺锤形丘疹，顶端有小水疱，瘙痒剧烈为主要临床特征。中医称为"土风疮"。

【病因及发病机制】

中医学认为丘疹性荨麻疹主要是由于先天禀赋不耐，加之外感风热之邪，脾胃运化失调，昆虫叮咬，虫毒湿热诸邪聚结于皮肤所致。

现代医学认为本病与昆虫叮咬有关，如臭虫、跳蚤、虱、螨虫、蚊、狗疥虫、米恙虫、鸡刺皮螨、蠓虫类昆虫等叮咬所致的过敏反应。昆虫叮咬皮肤后注入唾液，使对这些物质过敏的儿童产生本病。这是一种迟发型过敏反应，致敏需 10 天左右，此时再受叮咬则促使皮疹发生。反复叮咬可产生脱敏作用。

【临床表现】

皮疹多发生于躯干、四肢伸侧。群集或散在，绿豆至花生米大小略带纺锤形的红色风团样损害，有的可有伪足，顶端常有小水疱，有的发生后不久便成为半球形隆起的紧张性大水疱，内容清，周围无红晕。呈肤色或淡红色或淡褐色，有的皮疹为较硬的粟米大小丘疹，搔抓后呈风团样肿大。伴有剧烈瘙痒，影响睡眠。搔抓可引起继发感染。皮疹经 1~2 周消退，留下暂时性的色素沉着，但有新疹可陆续发生使病程迁延较久。（各图 7-8-1）

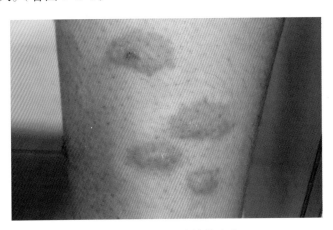

各图 7-8-1　丘疹性荨麻疹

【诊断与鉴别诊断】

1. 诊断

（1）好发于躯干、四肢，散在或群集。

（2）纺锤形红色风团样损害，可有伪足，顶端有小水疱。

（3）伴剧烈瘙痒。

2. 鉴别诊断　本病可与下列疾病进行鉴别：

（1）荨麻疹：皮损表现为大小形态不一的红色风团，风团时隐时现，一般在 24 小时内可消退，退后不留痕迹。

（2）Hebra 痒疹：主要发生于四肢伸侧，为米粒至绿豆大的丘疹。浸润明显，可见抓痕，易呈湿疹化，常伴淋巴结肿大。

（3）水痘：皮疹有红斑、丘疹、水疱、结痂等，而以水疱为著，数目一般较多，损害较小，头皮面部躯干及四肢、黏膜都可累及，瘙痒较轻，有流行性，发疹前 1~2 天一般有发热等前驱症状。

（4）脓疱疮：好发于面部口周和四肢等暴露部位，无风团样改变，在局部皮肤发红的基础上出现小水疱，很快转为脓疱，疱周红晕显著，疱壁薄易破，结成黄色，邻近皮疹相互融合，并向周围扩大。

【治疗】

（一）中医治疗

1．分型论治

（1）风湿热毒证：

主症：皮疹多而鲜红，伴有水疱，剧烈瘙痒。大便稀烂不畅，小便黄。舌红苔黄或黄腻，脉数。

治法：利湿解毒，祛风止痒。

方药：金银花生地解毒汤。

（2）脾虚湿困证：

主症：皮疹淡红或暗红，散在分布，反复发作，伴有抓痕和继发性色素沉着斑，胃纳差，大便溏。舌质淡或淡红，苔白，脉缓。

治法：健脾化湿，祛风止痒。

方药：参苓白术散加减。

2．内服中成药

（1）金蝉止痒颗粒：清热解毒，燥湿止痒。适用于风湿热毒型。

（2）参苓白术散：健脾益气。适用于脾虚湿困型。

3．外治法

（1）用三黄洗剂、复方炉甘石洗剂、肤康止痒水外搽皮损。

（2）荆芥 30 g，大飞扬 30 g，金银花 30 g，野菊花 30 g，鹤虱 20 g，紫草 30 g，煎水外洗皮损。

（二）西医治疗

口服抗组胺药，外用 1% 薄荷炉甘石洗剂或 1% 薄荷霜，以及糖皮质激素霜以止痒消炎，继发感染时予以抗感染治疗。

（三）中西医结合治疗思路

对于反复发作或病情顽固的患者，给予中药内服、外用治疗，疗效显著。

【预防与调摄】

1．春夏季节注意被褥、衣服和住房环境清洁卫生，防止昆虫叮咬。家中有猫、狗等宠物者要经常给予洗澡和清洁。

2．治疗期间忌吃鱼腥海鲜、牛肉、辛辣等易过敏有刺激的食物。

【临床研究进展】

尹逊国的丘疹性荨麻疹发病因素临床流行病学调查报告表明：虫叮咬、感染因素及精神因素是本病发生的相关因素，并且昆虫叮咬是发病的主要因素。黄建国等研究发现丘疹性荨麻疹患者治疗前血清单胺氧化酶（MAO）含量高于治疗后血清 MAO 含量，有显著性意义；患者治疗前血清 MAO 含量也高于健康对照组，有显著性意义。说明 MAO 在丘疹性荨麻疹发病中有一定的作用。目前一般认为过敏，血管通透性的改变、炎症介质的参与构成了丘疹性荨麻疹的发病机制。

【医家经验与争鸣】

王佩娟等用肤宁冲剂（荆芥 10 g，防风 10 g，苦参 10 g，生石膏 30 g，甘草 3 g）治疗丘疹性荨麻疹 26 例，痊愈率达到 80.8%，优于安慰剂组。

赵晶等运用荆肤止痒颗粒（荆芥、地肤子、防风、野菊花、鱼腥草、茯苓、炒山楂）治疗丘疹性荨麻疹，并与运用消风止痒颗粒的患者做比较，结果示：荆肤止痒颗粒治疗丘疹性荨麻疹（风热证）疗效确切，疾病综合疗效和中医证候疗效均显著优于同类对照药消风止痒颗粒，安全性良好。

艾薇用健脾化湿加芳香化浊法（常用的中药有苍术、藿香、佩兰、白术、茵陈、薏苡仁、冬瓜皮、猪苓、茯苓、六一散）配合炉甘石洗剂治疗丘疹性荨麻疹 50 例，总有效率达到 92.0%。

刘琪用土薏合剂（土茯苓、生薏苡仁、焦三仙、炒白术、防风、金银花、全蝎、甘草）内服治疗370例丘疹性荨麻疹患儿，总有效率为94.59%。

【参考文献】

[1] 尹逊国，卢凤艳，张朝栋，等. 丘疹性荨麻疹发病因素临床流行病学调查报告 [J]. 昆明医学院学报，2011, 32(4): 126-129.

[2] 黄建国，黄朝顿，龚启英，等. 丘疹性荨麻疹患者血清MAO含量测定及其临床意义 [J]. 皮肤病与性病，2018, 40(3): 320-321.

[3] 王佩娟，陶迪生，孔兆圣，等. 肤宁冲剂免煎配方颗粒治疗丘疹性荨麻疹26例临床观察 [J]. 江苏中医药，2009, 41(40): 45-46.

[4] 赵晶，王楠，杨娜，等. 荆肤止痒颗粒治疗丘疹性荨麻疹风热证临床研究 [J]. 长春中医药大学学报，2013, 29(2): 207-209.

[5] 艾薇. 健脾化湿加芳香化浊法治疗丘疹性荨麻疹50例 [J]. 新中医，2009, 41(6): 80.

[6] 刘琪. 土薏合剂治疗儿童丘疹性荨麻疹370例 [J]. 陕西中医，2009, 30(9): 1158.

（龚　娟）

第九节　尿布皮炎

尿布皮炎（diaper dermatitis）是由于粪便中的氨生成菌在湿尿布上分解尿而产生氨，由于氨的刺激作用而发生的尿布皮炎是新生儿期的一种常见和多发皮肤病，主要表现为皮肤与尿布接触部位发生的边缘清楚的鲜红色红斑，严重时可发生丘疹、水疱、糜烂，如有细菌感染可产生脓疱，皮损往往与覆盖部位一致。中医称为"猴子疳""尿灶火丹"等。

【病因及发病机制】

由于新生儿皮肤发育尚未完善，屏障功能差，细菌容易侵入致病。尿布中尿素被粪便中的细菌分解而产生氨，刺激皮肤所致。再者，尿布未漂净或长期使用橡皮布、油布或塑料布，使新生儿臀部处于湿热状态，也会引起尿布皮炎。洗涤不净、残留的肥皂直接接触婴儿皮肤也引起尿布皮炎；尿布粗糙、摩擦湿热的皮肤，均能引起皮炎。

中医学认为，该病多因小儿为纯阳之体，血热之体，皮肤娇嫩，兼受尿湿浸渍，湿热交蒸，致肌肤而成。"湿热浸渍"乃该证之根本。本病多属禀赋不足，由于患者禀赋不耐，皮肤腠理不密，使毒邪浸入皮肤，蕴郁化热，邪热与气血相搏而发病。

【临床表现】

本病主要发生在0~1岁婴儿，皮损发生于尿布接触部位，如臀部、骶尾部、外生殖器、股上部和肛周外围皱褶部位。皮损初发为轻度潮红、肿胀、发亮，分布不对称，之后会出现边界清楚的大片红斑、丘疹、水疱或糜烂等。严重病例，特别是营养不良慢性腹泻的婴儿，可发生皮肤溃疡，继发感染可出现脓疱溃疡，严重者可形成浅溃疡。（各图7-9-1）

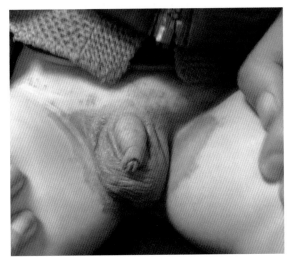

各图7-9-1　尿布皮炎

【诊断与鉴别诊断】

1. 诊断　好发于0～1岁的婴儿，有不洁尿布接触史，病变发生在尿布覆盖部位，皮损为边界清楚的水肿性红斑，形态大小和尿布接触处几乎完全一致，重者可有丘疹、水疱、糜烂、渗出，继发感染者则红肿疼痛、溃疡，伴有发热和腹股沟淋巴结肿大。

2. 鉴别诊断　本病需与以下疾病鉴别：

（1）接触性皮炎：有过敏物质接触史，常见于暴露部位或接触部位，皮损以红斑、水疱、大疱为主，边界清楚，去除病因后很易愈合，不复发。

（2）湿疹：皮疹多形性，有丘疹、丘疱疹、水疱，伴有渗出或苔藓化，瘙痒剧烈，身体其他部位均可发生。

【治疗】

（一）中医治疗

1. 分型论治

（1）湿热蕴结证：

主症：患处红肿，可见丘疹、水疱、糜烂、渗液，患儿口舌生疮。舌质红，苔黄。

治法：清热利湿，凉血解毒。

方药：导赤散。

（2）毒热浸肤证：

主症：患处可见疱疹、糜烂、脓疱、浅表溃疡，伴有发热，大便干结。舌质红，苔少。

治法：清热利湿解毒

方药：银花汤。

（3）脾虚湿蕴证：

主症：患处可见红斑、水疱、糜烂、溃疡，伴有消化不良、大便稀溏或完谷不化。舌质淡，舌体胖嫩有齿痕，苔白或白腻。

治法：健脾除湿，养血润肤。

方药：健脾除湿汤加减。

（4）血虚风燥证：

主症：病情日久迁延，反复发作，皮损色淡或灰白，皮肤肥厚、粗糙、干燥、脱屑瘙痒，伴有抓痕、血痂、色素沉着，口干少津。舌红或淡，苔少。

治法：养血润肤，祛风止痒。

方药：当归饮子加减。

2. 中成药

（1）导赤丸：清热泻火，利尿通便。适用于湿热蕴结型。

（2）健脾丸：健脾开胃。适用于脾虚湿蕴型。

3. 外治法　红肿时，马齿苋煎汤湿敷患处。患处糜烂、渗液者，用野菊花、蒲公英、黄连、石榴皮、五倍子、黄柏等，煎汁湿敷，然后外擦紫草油或青黛油或湿润烧伤膏。

（二）西医治疗

以局部治疗为主。较轻者仅有红斑无糜烂，可用单纯扑粉或复方炉甘石洗剂；有糜烂渗出者，用3%硼酸溶液或醋酸铝溶液湿敷；渗液较少者，可外涂氧化锌油或皮质激素类霜剂；继发细菌感染者，外用莫匹罗星软膏等。

（三）中西医结合治疗思路

中药内服、外用均可使湿热之邪去，且本病注重预防，应该勤换尿布，避免潮湿的尿布长时间接触皮肤。中药洗剂以及诸多中药外用制剂对尿布皮炎疗效明显，无刺激副作用，婴幼儿皮肤娇嫩，可考虑优先使用。

【预防与调摄】

预防本病应勤换尿布，保持婴儿外阴干燥、清洁后扑粉，尿布要吸水性强，用肥皂清洗后要用清水洗净，切勿用肥皂水或热水烫洗。

【临床研究进展】

尿布皮炎是由于被大小便浸湿的尿布未及时更换，尿中的尿素被粪便中的细菌分解，产生的氨刺激皮肤，引起炎症。朱红等研究表明，68 例尿布皮炎患儿中，念珠菌感染阳性率高达 88.2%，且感染的菌株以白色念珠菌为主，说明念珠菌对婴儿尿布皮炎的致病作用不应忽视。因此在临床治疗中除了要注意改善局部皮肤环境、保持皮肤干燥、解除刺激因素之外，应给予抗真菌药物局部治疗。

【医家经验与争鸣】

顾伯华认为湿郁化热，蕴积肌肤是其主要病机：婴儿皮肤娇嫩，乳母照顾不到，尿布未及时更换，尿液浸渍皮肤，湿郁化热，蕴积肌肤所致。治疗一般不需内服，若继发感染者宜清热解毒利湿，银花甘草汤加味，常用药物如：金银花，野菊花，生薏苡仁，绿豆衣，生甘草等。糜烂流滋多者，用黄柏溶液湿敷；继发感染红肿疼痛者，外敷黄连膏或青黛膏。

【参考文献】

[1] 朱红，宋莉莉. 婴儿尿布皮炎与念珠菌感染的关系 [J]. 浙江医学，2002, 24(3): 169–170.

[2] 顾伯华. 实用中医外科学 [M]. 上海：上海科学技术出版社，1985.

（龚　娟）

第十节　化妆品皮炎

化妆品皮炎（cosmetic dermatitis）是指使用化妆品而引起的炎症性皮肤病。以皮疹多局限于使用化妆品的部位，表现为红斑、丘疹、水疱、渗液及结痂，自觉瘙痒为临床特征。以成年女性多见。中医称为"粉花疮"。

【病因及发病机制】

中医学认为本病多因先天禀赋不耐，肌肤腠理不密，接触化妆品后，使毒邪侵入皮肤，郁而化热，邪热与气血相搏，毒热蕴于肌肤而发病。《疡医大全》记载："粉花疮多生于室女，火浮于上，面生粟累，或痛或痒，旋灭旋起，亦有妇女好擦铅粉，铅毒所致。"

现代医学认为本病病因可分为原发性刺激和接触性致敏两类。原发性刺激反应是指外界物质通过非免疫性机制造成的皮肤局限性表浅性炎症反应。因不需致敏，所以化妆品刺激性皮炎在初次使用化妆品后即可发生，这种情况多见于劣质化妆品或者使用化妆品方法不当。对于合格的化妆品，刺激性皮炎多为长期反复使用轻度刺激的化妆品的累积作用。而接触性致敏反应是指接触变应原后，通过免疫机制引起的皮肤炎症反应。其发生需要一定的致敏期，发生率较低，发病机制属于第Ⅳ型迟发性变态反应。

【临床表现】

化妆品皮炎的临床表现多种多样，一般表现为以下几种类型：

1. 刺激性化妆品皮炎（各图 7-10-1）　本病有明确的化妆品接触史，急性期表现为程度不等的干燥、脱屑、红斑、水肿、丘疹、水疱，破溃后可有糜烂、渗出、结痂；慢性期表现为程度不等的浸润、增厚。皮肤损害主要发生在化妆品的接触部位，界限清楚。自觉局部皮损灼热或疼痛，瘙痒少见。因不需致敏，所以本病在初次使用化妆品后即可发生。皮损的严重程度同化妆品的使用量或使用频率明显相关，当停止使用该化妆品后皮损减轻较快甚至消退。如果再次使用该化妆品又可很快出现相同皮损。反复开放涂抹试验对明确诊断极有价值。

2. 变应性化妆品皮炎（各图 7-10-2） 皮损表现多形性，急性期表现为程度不等的红斑、水肿、丘疹、水疱，破溃后可有糜烂、渗出、结痂；慢性期表现为程度不等的浸润、增厚和苔藓样变。本病有明确的化妆品接触史，皮损主要发生在化妆品的接触部位，严重时可向周围或其他部位扩散，自觉瘙痒。本病需一定致敏期才可发生反应。皮损的严重程度同化妆品的使用量和使用频率有一定关系。当停止使用该化妆品后皮损逐渐减轻甚至消退。如果再次使用该化妆品在一定时间后出现相同皮损。诊断性封闭型斑贴试验是变应性化妆品皮炎经典的诊断试验。

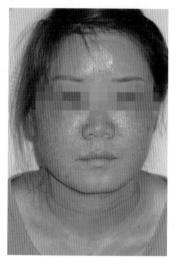 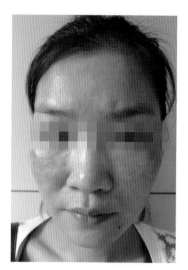

各图 7-10-1　刺激性化妆品皮炎　　　　各图 7-10-2　变应性化妆品皮炎

3. 色素性化妆品皮炎（各图 7-10-3） 本病是接触性皮炎的一种特殊类型，只不过在此型皮炎中，炎症的成分较轻而色素沉着的特点显著。本病初起时仅面部皮肤轻度红斑刺痒，往往因症状轻微未引起患者注意。其后逐渐出现灰褐色斑，弥漫分布、境界不清，以额部、颞部较为显著，也可扩展至眼周、耳后等处。病程慢性，常持续多年不愈。最多报道引起色素性化妆品皮炎的变应原是香料等。

4. 光敏性化妆品皮炎（各图 7-10-4） 本病有明确的化妆品接触史和光暴露史。皮损通常发生在同时暴露于化妆品和阳光或紫外线的部位。急性皮损主要为红斑、水肿、丘疹和水疱等，慢性皮损为浸润、增厚和苔藓化等。自觉症状为不同程度的瘙痒和灼热。皮损的严重程度同化妆品的使用量、使

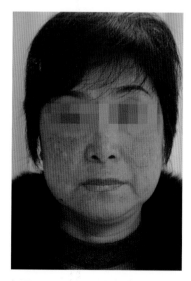 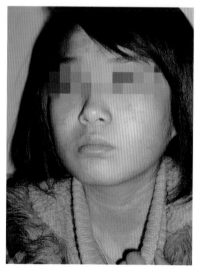

各图 7-10-3　色素性化妆品皮炎　　　　各图 7-10-4　光敏性化妆品皮炎

用频率和紫外线暴露量有关。当停止使用该可疑化妆品和紫外线暴露后，皮损逐渐减轻甚至消退。如果再次使用该化妆品和紫外线暴露后，出现相同的临床表现。皮肤光斑贴试验是诊断光敏性化妆品皮炎的重要依据之一。

【实验室检查】

皮肤试验是确诊化妆品皮炎的简单、易行和可靠的方法，但不是确诊各种化妆品皮炎的唯一方法。常见的皮肤试验有：

1. 斑贴试验　因大多数化妆品为非强刺激性，故可用封闭型斑贴试验。斑贴试验的方法：将可疑变应原斑贴于患者上背部脊柱两旁、上臂外侧或前臂内侧，使与皮肤充分接触，48小时后揭去斑贴器，20～30分钟后判读结果，72～96小时后再观察1～2次。

2. 反复开放涂抹试验　斑贴试验阴性者，可做反复开放应用试验，以进一步确诊。方法是在前臂内侧靠近肘窝部，划出5 cm²的面积，每日涂搽可疑化妆品两次，连续1周，若为阳性可确诊。或者在化妆品皮炎的相同部位进行试验，或在刚剃过毛的皮肤上试验，阳性结果也有诊断价值。

3. 光斑贴试验　将光变应原贴敷于皮肤一段时间后，再经一定波长的光线照射，光变应原在光能作用下，使前半抗原变成半抗原，与皮肤蛋白结合形成全抗原，后者刺激机体产生抗体或细胞免疫反应。当致敏后的个体再次接触相同致敏因子或有交叉过敏的物质时，机体产生一系列变态反应，出现肉眼可见的红斑、丘疹、水疱等反应，从而判断皮肤对光变应原的光反应性。主要用于化妆品光敏性皮炎的病因诊断，确定引起该反应的光变应原。

【诊断与鉴别诊断】

1. 诊断

（1）发病前有化妆品涂搽史。

（2）发生在化妆品涂搽部位，较多是面部。

（3）去除病因后经适当处理皮损可很快消退，再接触致敏物又可再发。

（4）必要时可用可疑致敏物做皮肤斑贴试验，如阳性，对确定诊断和明确病因有价值。

2. 鉴别诊断　本病可与下列疾病进行鉴别：

（1）急性湿疹：无化妆品接触史。虽急性发作，但非突然，皮损呈多形性，部位不定，境界不清，有趋于慢性或复发的倾向。

（2）体癣：好发于夏秋季，皮损表现为活动性环状红斑、丘疹，中心向愈，逐渐扩宽可呈同心圆样损害。瘙痒明显，鳞屑真菌镜检或培养阳性。

【治疗】

（一）中医治疗

1. 分型论治

（1）热毒蕴肤证：

主症：皮肤潮红或鲜红，灼热瘙痒或伴细小丘疹、丘疱疹。舌质红，苔黄，脉数。

治法：清热解毒。

方药：黄连解毒汤加减。

（2）湿热蕴结证：

主症：在热毒蕴肤的基础上，痒痛严重，水疱破裂，呈现糜烂面而分泌物增多。舌质红，苔黄腻，脉数。

治法：清热除湿解毒。

方药：苦参汤加减。

2. 内服中成药　龙胆泻肝丸：清热利湿。适用于湿热蕴结证。

3. 外治

（1）皮肤潮红，瘙痒明显时，用黄柏30 g，马齿苋30 g，生甘草30 g，煎水500 mL，冷湿敷。

（2）面部皮损干燥脱屑时，加以紫草油外搽患处，每天 2 次。

（二）西医治疗

首先停用可疑化妆品。

1. 刺激性化妆品皮炎、变应性化妆品皮炎、光敏性化妆品皮炎可用内服药和外用药来治疗。

（1）局部治疗：可局部冷湿敷，症状明显者，加以皮质类固醇激素类软膏外用，面部需选用中低效激素或不含氟激素，疗程小于 2 周。

（2）系统治疗：常用抗组胺药物对症治疗，具有止痒抗炎作用。严重者可加以泼尼松每天 30～60 mg，一般 7～10 天。

2. 色素性化妆品皮炎 应减少日晒，可内服维生素 C，外用药物可涂搽 2% 氢醌乳膏、0.025% 维 A 酸乳膏。

（三）中西医结合治疗思路

本病易于反复发作，临床多对症治疗，修复皮肤屏障功能。临床上有部分病例症状明显，病情进展，且伴有明显的痒痛不适症状，可辨证论治，配合中药汤剂口服和外敷，内外结合、标本兼治，减少不良反应和复发，在临床上值得推广。

【预防与调摄】

1. 积极寻找致敏化妆品，避免再次接触。

2. 发作期间忌食辛辣、油腻、鱼腥等发物。

【临床研究进展】

目前导致化妆品不耐受的原因有很多，主要是由于外源性和内源性因素综合作用的结果。外源性因素可包括主观性或客观性的刺激，包括潜在的变态反应性接触性皮炎以及刺激性皮炎综合征等；内源性因素有面部脂溢性皮炎、酒渣鼻、特应性皮炎、银屑病、痤疮、神经感觉过强及皮肤病恐惧症等。

【医家经验与争鸣】

陆江涛等认为本病多因化妆品染毒化热、侵扰皮肤，加重体内内蕴湿热所致，因此，中医治疗主要以清热、利湿、解毒为主，可加强皮肤屏障的修复。方用消风散加金银花、连翘、白鲜皮、黄芩、牡丹皮等。

王军利等认为本病多因先天禀赋不耐，或腠理不密，复感毒邪而发，毒邪蕴结肌肤，发生皮疹。即禀赋不耐，腠理不密是发病的内在因素，接触化妆品是本病发生的外在诱因。方用清热凉血汤从内外同时着手，由生地黄、赤芍、牡丹皮、金银花、连翘、车前子、石膏、知母、玄参、黄芩、白鲜皮、车前子、甘草等药物组成。解毒凉血消肿之中，配合养阴生肌，因而对化妆品皮炎的治疗有较好的收效。

【参考文献】

[1] ANDREU I, MAYORQA C, MIRANDA M A.Generation of reactive intermediates in photoallergie dermatitis [J]. Curt Opin Allergy Clin Immunol, 2010, 10(4): 303-308.

[2] WOLF R, WOLF D, TÜZÜN B, et al. Cosmetics and contact dermatitis [J]. Dermatol Ther, 2001, 14(3): 181-187.

[3] LU C, CHENG G, SHEN L, et al. Designing a new model for cosmetic adverse reaction monitoring in China [J]. Contact Dermatitis, 2015, 73(1): 29-35.

[4] 孔珍珍，陆江涛，刘春保，等. 中西医结合治疗化妆品皮炎的临床疗效观察 [J]. 湖南师范大学学报（医学版），2016, 13(3): 120-122.

[5] 王军利，西旺. 清热凉血汤治疗化妆品皮炎 60 例临床观察 [J]. 世界最新医学信息文摘，2016, 33(16): 143.

（唐海燕）

第十一节　芒果皮炎

芒果皮炎（mango dermatitis）是一种由于食用或接触芒果而引起的接触性皮炎。以潜伏期短，主要累及口唇及其周围皮肤；皮疹以口唇黏膜肿胀、潮红、丘疱疹、水疱为主，自觉瘙痒和灼热为临床特征。患者以儿童和中青年为主，好发于6~8月（芒果成熟季节）。中医无相关病名记载。

【病因及发病机制】

中医学认为本病多因先天禀赋不耐，肌肤腠理不密，食用或接触芒果后，使毒邪侵入皮肤，郁而化热，邪热与气血相搏而发病。

现代医学认为引起芒果皮炎的抗原成分为单羟基苯或二羟基苯，大多带有C15或C17烷基侧链，它们都是酚类、儿茶酚、间苯二酚或水杨酸的烷基衍生物，这种烷基儿茶酚类化学物在漆酚类中也存在，因此它们之间可有交叉反应发生。芒果引发的皮炎属于立即型接触性皮肤反应。其机制可能为芒果抗原结合于LCs表面的特异性IgE抗体，递呈至Th1及Th2细胞引起IgE介导的延迟型超敏反应。

【临床表现】

轻症者见唇部、口周、面颊出现水肿性红斑，其上可见密集的针尖至粟米大丘疹、丘疱疹、水疱，伴瘙痒；严重者除上述表现外，可波及双耳垂、耳轮、颈部，并伴有皮肤局部肿胀，出现渗出、糜烂（各图7-11-1），自觉烧灼感及不同程度的瘙痒感。一般无全身不适。

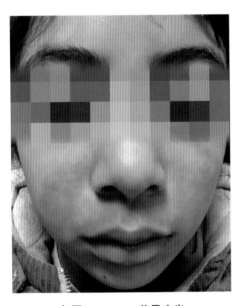

各图7-11-1　芒果皮炎

【诊断及鉴别诊断】

1. 诊断

（1）好发于6~8月（芒果成熟季节）。

（2）有食用芒果史。

（3）特征性皮损为上下唇、口周、面颊部出现红斑、丘疹、丘疱疹、小水疱，伴灼热、瘙痒。

2. 鉴别诊断　本病可与下列疾病进行鉴别：

（1）颜面再发性皮炎：本病好发于20~40岁女性，于春秋季反复再发，在颜面部出现轻度红斑鳞屑性皮炎。无食用芒果史。

（2）口周皮炎：多发生于女性，皮损为1~2 mm大小的丘疹、丘疱疹，基底红或融合成片。常对称分布，在皮损与唇红缘之间围绕约5 mm宽的皮肤区域不受累。无食用芒果史。

【治疗】

（一）中医治疗

1. 分型论治

（1）风毒血热证：

主症：皮疹以红斑、丘疹、肿胀为主，自觉瘙痒。口干，大便干结，小便短赤。舌红苔黄，脉数。

治法：祛风清热，凉血止痒。

方药：凉血消风散加减。

（2）湿热毒盛证：

主症：皮疹以潮红、肿胀、水疱为主，伴灼热、瘙痒，大便干结，小便短赤。舌红苔黄腻，脉滑。

治法：清热利湿，凉血解毒。

方药：清热除湿汤加减。

2．内服中成药

（1）龙胆泻肝丸：清肝胆，利湿热。适用于湿热证。

（2）湿毒清胶囊：养血润肤，祛风止痒。适用于湿热毒盛证。

3．外治

（1）皮肤潮红，瘙痒明显时，用黄柏 30 g，马齿苋 30 g，生甘草 30 g，煎水 500 mL，冷湿敷。

（2）皮损干燥脱屑时，加以紫草油外搽患处，每天 2～3 次。

（二）西医治疗

1．局部治疗　弱、中效糖皮质激素软膏和炉甘石洗剂外用，联合 3% 硼酸溶液湿敷。每天 1～2 次。

2．系统治疗　瘙痒明显时，可给予口服抗组胺药物、维生素 C 及钙剂。病情严重者，可联合应用糖皮质激素。

（三）中西医结合治疗思路

本病西医多对症治疗，临床中亦可见病情持续进展或复发病例，且伴有明显瘙痒和主观症状者，此时可以中医治疗为主，并配合抗组胺药物止痒，疗效确切。

【预防与调摄】

1．停止食用芒果，避免再次接触。

2．发作期间忌食辛辣、油腻、鱼腥等发物。

【临床研究进展】

有学者研究证明，芒果中肌动蛋白抑制蛋白（profilin）是引起过敏反应的原因之一，它基因编码的氨基酸序列与蔷薇科水果草莓、桦树、橡胶、大豆、胡萝卜泛变应原的 profilin 同源性为 73%～90%，与其他花粉、水果、种子、蔬菜的泛变应原 profilin 也有很高的同源性。这个结论为芒果与这些物质有出现交叉过敏的可能提供了理论依据。

也有作者提出，不完全成熟的芒果含有机酸，主要是乙醛酸（HOCCOOH）对皮肤黏膜有一定的致敏和刺激作用。

【参考文献】

[1] 赵辨. 谈芒果皮炎 [J]. 临床皮肤科杂志, 1995, 24(2): 116-117.

[2] 赵辨. 临床皮肤病学 [M]. 南京：江苏凤凰科学技术出版社, 2010.

[3] 张红云，宋娟娟，刘志刚，等. 芒果果实中泛变应原的克隆、表达及免疫活性鉴定 [J]. 中华微生物学和免疫学杂志, 2007, 2(27): 111-113.

[4] 吴志华. 皮肤病治疗学 [M]. 北京：科学出版社, 2006.

（唐海燕）

第十二节　糖皮质激素依赖性皮炎

糖皮质激素依赖性皮炎（topical corticosteroid dependent dermatitis）又称糖皮质激素瘾性皮炎，或局部糖皮质激素戒断皮炎，是指由于长期外用含糖皮质激素制剂，一旦停药导致原有皮肤病复发、加重，迫使患者再次使用糖皮质激素的一类炎症性皮肤病。以皮肤潮红、变薄，伴毛细血管扩张，自觉灼热、痒痛及紧绷感为临床特征。严格来说也属于长期外用糖皮质激素后发生的一种副作用。中医认为该病属"中药毒"范畴。

【病因及发病机制】

中医学认为本病外受毒邪侵袭，日久郁而化热，热邪阻滞，气血凝结不通，不通则痛；热盛肉腐为脓；热邪日久耗伤阴液，皮肤失去濡养；热邪伤阴，化燥生风，则肌肤瘙痒。

现代医学认为本病的发生机制是由于长期反复外用糖皮质激素，抑制表皮细胞的增殖和分化，导致角质层细胞的减少及功能异常，破坏了表皮通透性屏障及降低角层含水量，从而诱发一系列的炎症反应。其中包括角质形成细胞产生各种细胞因子，如 TNF-α、IL-1α、IL-1β、GM-CSF、IL-8 及 IL-10 等的分泌、这些细胞因子扩散至真皮时，进一步诱发真皮炎症性反应。

【临床表现】

长期外用糖皮质激素后，原治疗部位发生鲜红斑，表面光滑，皮纹消失，外观皮肤呈透明状。有时可见毛细血管扩张、丘疹等变化。可见皮肤干燥、脱屑、皲裂、结痂（各图 7-12-1）。自觉刺痛、灼热或肿胀感。随着外用糖皮质激素的反复使用，红斑等症状进一步加剧。

本病易发生于面颈部、外阴及皮肤皱褶部。

【诊断与鉴别诊断】

1. 诊断

（1）长期反复外用糖皮质激素大于 1 个月。

（2）原发皮肤病已愈，出现明显鲜红色斑，表面光滑，皮纹消失、脱屑等。

（3）多发生于面、阴囊、女阴或皱褶部。

（4）皮损多感刺痛、烧灼，而少瘙痒。

2. 鉴别诊断　本病可与下列疾病进行鉴别：

（1）口周皮炎：多发生于女性，皮损为 1~2 mm 大小的丘疹、丘疱疹，基底红或融合成片。常对称分布，在皮损与唇红缘之间围绕约 5 mm 宽的皮肤区域不受累。发病部位和皮损具有特征性，发病前可无长期外用激素史。

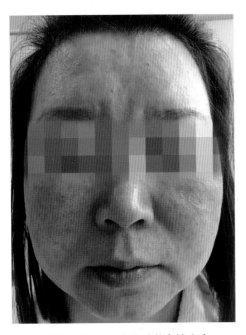

各图 7-12-1　糖皮质激素性皮炎

（2）玫瑰痤疮：又称酒渣鼻，主要累及面中部的慢性炎症性疾病，好发于中年女性。表现为面中央为主的原发的阵发性潮红或持久性红斑伴毛细血管扩张、炎症性丘疹和脓疱疹，鼻部或面颊、口周增生肥大和纤维化等，可伴灼热、刺痛、干燥或瘙痒等主观症状。

【治疗】

（一）中医治疗

1. 分型论治

（1）风热毒蕴证：

主症：面部皮损色红，其上为红斑或丘疹，瘙痒，轻微灼热，伴心烦、口干、小便微黄。舌红，苔薄黄，脉浮数。

治法：疏风清热，凉血解毒。

方药：消风散加减。

辨证加减：瘙痒明显可加青蒿、防风、蝉蜕。

（2）湿热毒蕴证：

主症：皮肤潮红肿胀，可见丘疹、丘脓疱疹，局部伴灼热或焮热，瘙痒或疼痛，触痛，可伴口干渴，大便秘结。舌红，苔黄腻，脉滑数。

治法：清热利湿，凉血解毒。

方药：龙胆泻肝汤加减。

辨证加减：皮损鲜红可加水牛角、大青叶。肿胀明显可加白茅根、生薏苡仁、白鲜皮。脓疱疮较多可加野菊花、蒲公英。

（3）阴虚内热证：

主症：皮肤潮红、干燥，表皮菲薄发亮，自觉灼热、紧绷感，多伴心烦不安，口干欲饮等。舌红少苔，脉细数。

治法：养阴清热，泻火解毒。

方药：青蒿鳖甲汤加减。

辨证加减：表皮菲薄明显可加天冬、石斛、枸杞子。毛细血管扩张、色红可加紫草、槐花。

（4）血虚风燥证：

主症：皮肤暗红干燥，毛细血管扩张，色素沉着或色素减退，瘙痒。舌淡，苔薄白，脉细。

治法：清热祛风，养血润肤。

方药：四物消风散加减。

辨证加减：失眠可加酸枣仁、五味子、龙骨。毛细血管扩张、色暗可加用丹参、红花。

2. 内服中成药

（1）苦参片：清热燥湿。用于湿热毒蕴证。

（2）知柏地黄丸：滋阴降火。用于阴虚内热证。

3. 外治

（1）皮肤潮红，瘙痒明显时，用黄柏 30 g，马齿苋 30 g，生甘草 30 g，煎水 500 mL，冷湿敷。

（2）面部皮损干燥脱屑时，加以紫草油或蛋黄油外搽患处，每天 2 次。

（二）西医治疗

1. 停用一切糖皮质激素外用制剂　早期曾有人建议在停止强效糖皮质激素外用制剂后，改用药效较弱的糖皮质激素，以渐减的方式来减少激素依赖性皮炎的炎症反应。但目前大多数学者主张停止一切糖皮质激素外用制剂。

2. 局部治疗　外用局部免疫调节剂如他克莫司等，以及第二代抗组胺药物。

3. 系统治疗　有继发感染时合并使用抗生素。

4. 保湿治疗　外用保湿剂如凡士林、生理性脂肪、尿囊素软膏等，增加角质层的含水量，恢复皮肤的屏障功能。

5. 心理治疗　对患者进行心理辅导，帮助患者去掉应用糖皮质激素的心理依赖。

（三）中西医结合治疗思路

中医治疗原则有疏风清热，凉血解毒，益气养阴。早期皮疹多红肿热痛可采用疏风清热法，中期红肿消退、皮疹色暗红，多采用凉血解毒法，后期毛细血管扩张、皮肤萎缩、变薄，多采用益气养阴法。治疗激素依赖性皮炎，中药治疗起效慢、不良反应小，西药起效快、不良反应大，采用中药和西药联合应用，可以取长补短，发挥各自的优势。

【预防与调摄】

1. 停止一切糖皮质激素外用制剂的使用。

2. 情绪舒畅，避免局部刺激。

3. 尽量避免食用辛辣、刺激食物及饮酒。多食蔬菜、水果等富含维生素的食物。

【临床研究进展】

近年来的一些研究报道为新型药物的应用提供了渠道，如 Man 等发现橙皮苷在对激素依赖性皮炎小鼠模型治疗时，能提高表皮丝聚蛋白和谷胱甘肽还原酶的表达，提高葡糖脑苷脂酶的活性，促进角质形成细胞成熟。

皮肤屏障功能受损可活化白细胞介素 -6（IL-6）、白细胞介素 -1α（IL-1α）、肿瘤坏死因子 –α（TNF-α）、粒细胞集落刺激因子（GSF）等炎性细胞因子，进一步诱发并加重皮肤炎性反应。

【医家经验与争鸣】

王玉玺认为本病所产生的所有症状和外来的风、热、湿、毒邪有关，因此总的治疗原则以凉血解毒为主，清热燥湿、祛风止痒为辅。进展期辨证为热毒壅盛证，治宜凉血解毒、利湿消肿。方用皮炎1号方加减（生地黄、牡丹皮、赤芍、金银花、连翘、大青叶、紫草、黄芩、白茅根、白鲜皮、蝉蜕、甘草）。恢复期辨证为血虚风燥证，治宜滋阴清热、润肤止痒。方用皮炎2号方加减（玄参、生地黄、沙参、牡丹皮、石斛、地龙、丹参、连翘、金银花、蝉蜕）。

【参考文献】

[1] MAN G, MAURO T M, KIM PL, et al. Topical hesperidin prevents glucocorticoid-induced abnormalities in epidermal barrier function in murine skin[J].EXP Dermatol, 2014, 23: 645-651.

[2] YEOM M, KIM S H, LEE B, et al. Oral administration of glucosylceramide ameliorates inflammatory dry-skin condition in chronic oxazolone-induced irritant contact dermatitis in the mouse ear[J].J Dermatol Sci, 2012, 67: 101-110.

（唐海燕）

第十三节 药 疹

药疹（drug eruption），又称药物性皮炎，是药物通过口服、注射、吸入等途径进入人体后引起的皮肤、黏膜反应，严重时可引起内脏等器官的炎症反应，甚至危及生命。以具有一定的潜伏期，突然发病，除固定型药疹外，皮损呈多形性、对称性、全身性、广泛性，多由面颈部迅速向躯干、四肢发展为临床特征。男女老幼均可发病，尤以禀赋不耐者最为常见。中医文献把药物引起的内脏或皮肤反应，统称为"药毒"。《诸病源候论》《千金方》等书均有"解诸药毒篇"。

【病因及发病机制】

本病总由机体禀赋不耐，邪毒内侵所致。风火湿热之邪侵袭腠理，蕴蒸肌肤常致本病。火毒炽盛，燔灼营血，外伤皮肤，内攻脏腑可致重危之证。反复发作或病久患者，气机伤损，阴液亏耗，多形成气阴两伤，脾胃虚弱之证。

药疹发病的原因是药物和过敏体质因素，常见的致敏药物有以下种类：解热镇痛药、磺胺类、安眠镇静药、抗生素类为多见。其他如血清、抗癫痫药、呋喃类、吩噻嗪类和中药等引起的药疹也不少见。药疹的发病机制非常复杂，可以是免疫性机制或非免疫性机制。

【临床表现】

药疹的临床表现多种多样，同一药物在不同的个体可发生不同类型的临床表现；而同一临床表现又可由完全不同的药物引起。一般讲，药疹多在治疗开始后7~10天经过致敏而出现。但如以前曾接受过同样的药物或同类结构的药物治疗，则可于数小时或1~2天内迅速出现。常见药疹皮肤表现可归纳如下：

1. 发疹型药疹（各图7-13-1） 是药疹中最常见的一型。常在首次用药后数天内发生，最迟一般不超过2周；再次用药皮疹几乎是在数天内出现。皮疹主要分布于躯干，可泛发全身，表现为弥漫性鲜红色斑或粟粒至豆大红色斑丘疹，密集对称分布，皮疹数目多，范围广泛，形态如猩红热样或麻疹样。半数以上病例在停药两周后完全消退。如未及时停药，可发展为剥脱性皮炎型药疹。最多见引起此型的药物有解热镇痛类、巴比妥、青霉素、链霉素及磺胺类等。

2. 荨麻疹及血管水肿型药疹（各图7-13-2） 皮疹特点为发生大小不等的风团，这种风团性皮疹较一般荨麻疹色泽红，持续时间较长，自觉瘙痒，可伴有刺痛、触痛。荨麻疹可以作为唯一的症状出现，亦可为血清病样综合征、过敏性休克时的一个症状。亦可合并血管性水肿。最多见引起此型的药物多为抗生素及血清制品。

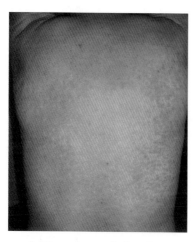

各图 7-13-1　发疹型药疹

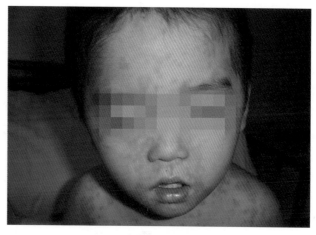

各图 7-13-2　荨麻疹型药疹

3. 固定性药疹（各图 7-13-3）　本型是药疹中较常见的一种类型。皮疹特点是局限性圆形或椭圆形水肿性紫红色斑，边界清楚，炎症剧烈者中央可形成水疱或大疱，愈后留暗褐色或棕褐色色素沉着，发作愈频则色素愈深。每次服用同样药物后则在同一部位发生，亦可同时增加新的损害。数目可单个或多个，亦有广布全身者。皮疹大小一般 0.2 cm 到数厘米不等。皮疹可发生于全身任何部位，尤以口唇及口周、龟头、肛门等皮肤黏膜交界处，指（趾）间皮肤、手背、足背、躯干等处多见。本病消退时间一般为 7～10 天不等，但阴部发生糜烂溃疡者常病程较长，可迁延数十日始愈。多数病例无全身症状，但亦有伴发热、畏寒、头痛、全身乏力、食欲减退者，一般均较轻微，皮炎炎症剧烈，发生水疱，糜烂者则有疼痛。常引起固定型药疹的药物有磺胺类、解热镇痛类或巴比妥类药物等。

4. 多形性红斑型药疹（各图 7-13-4）　多对称分布于四肢伸侧、躯干、口及口周、肛门和外生殖器部位，特点为豌豆至蚕豆大，圆形或椭圆形水肿性红斑或丘疹，中央常有水疱，边缘带紫色，对称分布。常伴有发热、关节痛、腹痛等。严重者侵入眼、口、外阴黏膜，发生水疱糜烂，剧烈疼痛。严重者称为重症多形红斑。引起此型的药物有磺胺类、解热镇痛类、抗癫痫类、吩噻嗪衍生物等。

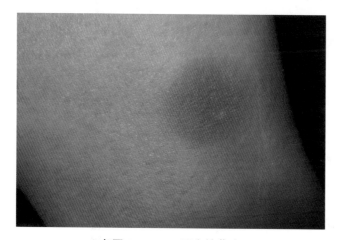

各图 7-13-3　固定性药疹

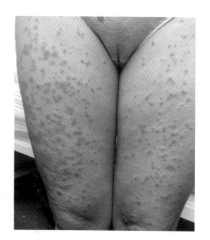

各图 7-13-4　多形性红斑型药疹

5. 重症多形性红斑型药疹（Stevens-Johnson 综合征，SJS，各图 7-13-5）　是一种累及皮肤黏膜且伴有系统性损害的重症药疹。本病可由多形红斑型药疹逐渐发展而形成。表现为融合性紫红斑或非典型"靶形"损害，其边界不清，有融合倾向。缺少典型损害的可以触及隆起的水肿环，其表皮剥脱面积小于体表面积的 10%。皮损主要分布在颜面、躯干，皮损逐渐增多、扩大、融合，向四肢远端发展，SJS 患者黏膜损害出现早、广泛，系统症状重，病情发展预后差，可发展为中毒性表皮坏死症。死亡率 1%～10%。引起此型的药物有别嘌呤醇、抗癫痫类、磺胺类、解热镇痛类等。

6. 中毒性表皮坏死松解症（toxic epidermal necrolysis，TEN，各图 7-13-6） 又称大疱性表皮松解坏死型，是药疹中最严重的一型。其特点是发病急，皮疹初起于面、颈、胸部，发生深红色、暗红色斑，很快融合成片，发展至全身，斑上发生大小不等的松弛性水疱及表皮松解，形成皱纹纸样外观，尼氏征阳性，大疱极易破裂，破裂后糜烂面呈深红色，如烫伤样表现。黏膜也有大片坏死剥脱，其表皮剥脱面积大于体表面积的 30%。全身中毒症状严重，伴有高热和内脏病变。如抢救不及时，可死于感染、毒血症、肾衰竭、肺炎或出血。此病初起时除上述表现外，有时初起皮疹如多形红斑等，很快再发展为大片红斑、大疱和表皮剥脱。引起此型的药物有磺胺类、解热镇痛类、别嘌呤醇、抗癫痫类、抗结核药等。

7. 剥脱性皮炎或红皮病型药疹（各图 7-13-7） 多数病例是长期用药后发生，可由麻疹样或腥红热样型药疹转化而来，发疹后继续用药所致。临床表现为全身皮肤鲜红肿胀，伴以渗液、结痂，继之大片叶状鳞屑剥脱，渗液有臭味，黏膜亦可有充血、水肿、糜烂等。此类药物如系初次用药，其致敏期多在 20 天以上。虽可突然发病，但一般发展较慢，病程可长达一个月以上，是药疹中的严重型，常伴有严重的全身症状，如恶寒、发热、恶心、呕吐，有的可合并淋巴结肿大、蛋白尿、肝大、黄疸等全身症状。引起此型的药物有抗生素类、抗真菌类、解热镇痛类、巴比妥类、甲氨蝶呤、阿维 A 酯等。

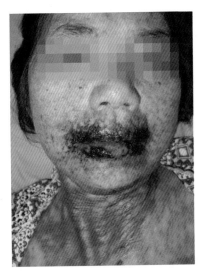 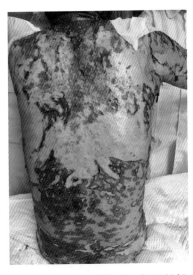 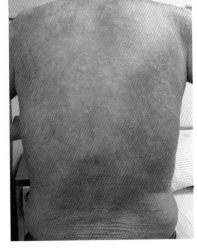

各图 7-13-5 重症多形性红斑型药疹　　各图 7-13-6 中毒性表皮坏死松解症　　各图 7-13-7 红皮病型药疹

8. 药物超敏综合征（各图 7-13-8） 曾名超敏综合征反应，是药物引起的特异质反应，特点是发热、皮疹及内脏器官损害特别是肝炎的三联症状。本病的临床表现：可发生于药物初次应用后 7～28 天或更长时间发病。如以后再次服用可在 1 天内发病。初次症状为发热，高峰可达 40℃，尽管停药，发热可持续几周。其次为口周及面部水肿，颈或全身淋巴结肿大、喉炎。皮疹开始于面、躯干上部及上肢，为红斑、丘疹或麻疹样发疹，逐步变成暗红色，融合并可进行性发展为红皮病。亦可有无菌性脓疱损害，与毛囊一致或不一致，或多形红斑样靶形红斑，部分发展为 Stevens-Johnson 综合征或中毒性表皮坏死松解症。皮疹消退时有广泛的脱屑及色素沉着或色素减退，持续数月甚至数年。内脏损害在皮疹发生后 1～2 周内发生，也可长至 1 个月。肝炎是最主要的系统症状，血清氨基转移酶不同程度地升高。暴发性肝坏死及肝衰竭是死亡的主要原因。肾损害继发于低血压及血流灌注不足引起的缺血，急性肾衰竭需短期肾透析。肺部及心损害为不常见的并发症。中枢神经系统可有脑炎或无菌性脑膜炎。

血液系统异常表现为非典型性淋巴细胞增生，发生在最初 2 周内。引起此型的药物有抗癫痫类、磺胺类、解热镇痛类、别嘌呤醇、氨苯砜、抗结核药、米诺环素等。

9. 湿疹样型药疹（各图 7-13-9） 常在外用药引起局部接触敏感的基础上，再内服或注射同一类似药物后引起。皮疹形态是粟粒大小的丘疹和丘疱疹，可融合成片和泛发全身，有糜烂和渗液。病程常在 1 个月以上，少有全身症状。常引起的药物有抗生素类、含乙二胺抗组胺药，氨茶碱制剂及口服降糖药。

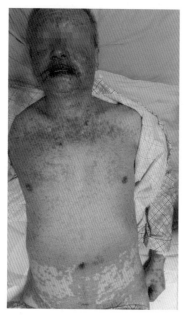

各图 7-13-8　药物超敏综合征

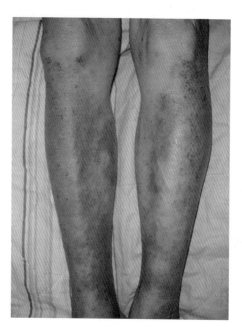

各图 7-13-9　湿疹样型药疹

10. 光敏性皮炎型药疹（各图 7-13-10） 多发生于曝光部位，分为光敏和光毒性两种。前者皮疹多呈湿疹样，可累及遮蔽部位，停药药物后，反应可持续数周。当再次使用本药，加上光线照射皮肤，可在 48 小时内激起湿疹样反应。后者皮疹与晒斑相似，局限于曝光部位，一般在曝光后 7~8 小时发生。引起此型的药物常有：酚噻嗪类、补骨脂素、磺胺类、四环素类、噻嗪类利尿药、非甾体抗炎药等。

11. 紫癜型药疹（各图 7-13-11） 临床表现为针头至黄豆大小的紫斑，皮疹平或稍隆起。这种皮疹可有血小板减少，或由血管的损伤引起。常见的药物有奎宁、噻嗪类、吩噻嗪类、磺胺等。有时食物添加剂、防腐剂也可引起紫癜。

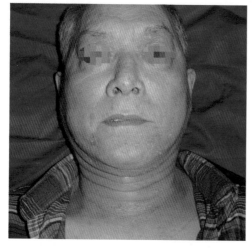

各图 7-13-10　光敏性皮炎型药疹

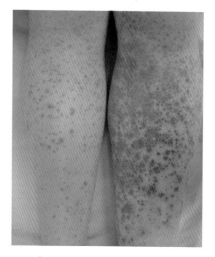

各图 7-13-11　紫癜型药疹

12. 泛发性脓疱病（各图 7-13-12）　又称为急性泛发性发疹性脓疱病。皮疹常开始于面部及皱褶处，以后泛发。皮损为针头至米粒大小浅表非毛囊性无菌脓疱，呈散在、密集、急性发病。自觉烧灼或痒感。停药后几天消退，呈大片脱屑。重者脓疱可融合成脓湖。可伴有发热、寒战、白细胞增高、嗜酸性粒细胞增多、低钙血症、肾衰竭等全身症状。引起的药物常有：β 内酰胺及大环内酯抗生素、复方磺胺甲噁唑、异烟肼、制霉菌素、多西环素、钙通道阻滞剂等。

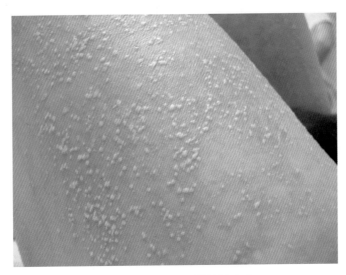

各图 7-13-12　泛发性脓疱病

以上的药疹亚型中，重症多形红斑型、Stevens-Johnson 综合征、中毒性表皮坏死松解症、剥脱性皮炎型、药物超敏综合征均属于重症药疹，除了有较严重的皮损外，还有黏膜损害及全身症状，系统损害，病情严重可危及生命。

药疹除了上述的亚型，还有痤疮样疹、苔藓样疹型、血管炎型等，亦可诱发大疱病、红斑狼疮样皮疹、银屑病样皮疹、假性淋巴瘤及色素沉着、脱发、多毛等表现。

【实验室检查】

1. 外周血白细胞及嗜酸性粒细胞可明显升高，也有白细胞、红细胞及血小板减少者。若多脏器受累，可出现肝功能和肾功能异常，心电图异常等。

2. 目前药疹的体外检查方法，如放射变应原吸附试验、组胺游离试验、嗜碱性粒细胞脱颗粒试验、淋巴细胞转化试验、巨噬细胞游走抑制试验、药物诱导淋巴细胞抑制试验等，但目前尚无比较确切可靠的方法体外检查药疹患者的致敏药物。

【诊断与鉴别诊断】

1. 诊断　药疹的诊断主要是根据病史及临床症状，除固定形药疹具有特征性表现之外，多数药疹不易与其他原因引起的同样症状相区别，则必须根据病史及发展过程加以综合分析而做出判断。

（1）有用药史和一定的潜伏期。首次用药多在 5～20 天内发病，重复用药常在 1 天内发病。

（2）除固定性药疹外，皮损多广泛而且对称。

（3）皮损突然发生，色泽鲜明一致，除固定型药疹外，多为对称性或广泛性分布，进展较快。

（4）自觉灼热、瘙痒，或伴有发热。严重者可伴有肝、肾、心脏等内脏损害。

2. 鉴别诊断　本病可与下列疾病进行鉴别：

（1）猩红热：皮疹出现前全身症状明显，有怕冷、高热、头通、咽干、喉痛等。典型者有"杨梅舌""口周苍白圈"等特征。

（2）麻疹：多先有上呼吸道症状及怕冷、发热等，2～3 天后颊黏膜上可见科氏斑。

【治疗】

（一）中医治疗

无论治疗何种类型的药疹，停用可疑药物、解毒、尽快缓解症状是总原则。根据药疹的病因病机本病总的治疗法则是：初、中期以祛风清热、凉血利湿、泻火解毒为主；后期宜养阴清热清余毒。在治疗方法上应内治和外治相结合，内外合治，标本兼顾，以求获得最佳的治疗效果。

1. 分型论治

（1）风湿热毒证：

主症：四肢、躯干泛发红色丘疹、斑丘疹或风团块，灼热瘙痒。舌红苔薄黄，脉浮数。多见于麻疹和猩红热样型、荨麻疹型药疹。

治法：疏风清热，凉血解毒。

方药：银翘散加减。

（2）湿毒血热证：

主症：皮肤潮红、肿胀，出现水疱、大疱和糜烂渗液。伴有胸闷四肢困重，大便不畅，小便黄。舌红苔黄腻，脉滑数。多见于固定型、湿疹样型和多形红斑型药疹。

治法：清利湿热，凉血解毒。

方药：萆薢渗湿汤加减。

（3）火毒炽盛证：

主症：全身皮肤泛发红斑或紫红斑，肿胀灼热脱屑或出现大疱、糜烂、渗液，或口腔、外阴黏膜溃烂、灼痛，伴有高热、头痛，甚至神昏谵语。口干烦渴，大便秘结，小便短赤或血尿。舌红绛，苔黄厚干或黄厚腻，脉滑数。多见于重症多形红斑型、中毒性表皮坏死松解症和剥脱性皮炎型药疹。

治法：泻火解毒，凉血清营。

方药：犀角地黄汤加味。

（4）气阴两伤证：

主症：见于重型药疹的后期，皮疹暗红，大片脱屑。神疲乏力，口干唇燥，大便干结。舌红少苔，脉细弱。

治法：益气和胃，养阴清热。

方药：生脉饮加味。

2. 内服中成药

（1）防风通圣丸：解表通里，清热解毒。适用于风湿热毒证。

（2）龙胆泻肝丸：清肝胆，利湿热。适用于湿热证。

（3）清开灵口服液：清热解毒。适用于火毒炽盛证。

（4）生脉口服液：补气养阴，敛汗生津。适用于气阴两虚证。

3. 外治

（1）皮肤潮红，瘙痒无渗出时，用三黄洗剂或炉甘石洗剂外搽，每天 3～5 次。

（2）皮肤红肿，有渗出时，用黄柏 30 g，马齿苋 30 g，生甘草 30 g，煎水 500 mL，冷湿敷。

（3）大量表皮剥脱时，紫草 10 g，煎油 40 mL 涂搽，每天 2 次。

（4）结痂未脱，勿强行剥脱痂皮，可用黄连膏外敷，每天早晚各 1 次。

（5）皮损广泛时，用青黛散干扑；结痂干燥者，用青黛膏外搽；皮损潮润者，青黛散麻油调搽。

（二）西医治疗

1. 全身治疗　首先是停用或更换可疑药物，多饮水或静脉输液以促进体内药物排泄。轻症者一般给予抗组胺药、维生素 C 及钙剂。重症者则需加用糖皮质激素，如泼尼松每天 20～40 mg，当病情好转则逐渐减量以至停药。病情特别严重的，如中毒性表皮坏死松解症及超敏综合征药疹，则需及早采用各种有效措施，其治疗原则是：

（1）大量糖皮质激素静脉滴注：用甲泼尼龙，相当于泼尼松每天 1.5~2.0 mg/kg。直至病情稳定后，逐渐减量，改泼尼松口服，必要时采用大剂量糖皮质激素冲击疗法。

（2）防止继发感染：因表皮大片剥脱，加之皮质类固醇的大量应用，易引起全身性感染，故应采取严格消毒隔离措施，以尽可能地减少感染机会。如已并发感染，则应选用适当的抗生素。

（3）注意补液及维持电解质平衡：应密切注意有无低钾。在渗出较多的情况下除补充液体外还要注意补充胶体，必要时输血或血浆。

（4）静脉注射免疫球蛋白：一般每天 0.4~0.6 g/kg，连用 5 天。

（5）血浆置换：清除致敏药物及代谢毒性产物及炎症介质。

（6）加强护理：对眼部的护理治疗要及早采取措施，以防后遗症，一般每天用生理盐水清洗，如角膜受累，可每 2~3 小时用糖皮质激素类眼药水滴眼一次，并用含抗生素的眼药膏保护。对口腔损害主要保持口腔清洁，经常含漱 2% 碳酸氢钠溶液。

2. 局部治疗　主要根据皮炎的一般处理原则，一般情况下用粉剂或洗剂以保持干燥、散热、促进炎症消退。肿胀明显时可用湿敷及油剂。对剥脱性皮炎型药疹及中毒性表皮坏死松解症则以暴露疗法为好。

3. 过敏性休克的治疗　必须争取时间，就地抢救，待病情稳定后方能转院，一般抢救措施如下：

（1）立即皮下或肌内注射 1:1000 肾上腺素 0.5~1 mL，病情严重的可考虑静脉给药。

（2）有呼吸困难者给氧，静脉注射氨茶碱，缓慢注入。如有呼吸道梗阻症状则可考虑气管插管，必要时做气管切开。

（3）注意血压情况，如血压持久偏低，除予输液外，可给予去甲肾上腺素或升压药静脉滴注。

（4）糖皮质激素：地塞米松 5 mg 肌内注射或静脉注射。

（三）中西医结合治疗思路

根据药疹的临床表现，患者皮肤出现红疹灼热，瘙痒脱屑，并伴口干舌燥、苔红，脉数。中医内经中有"治风先治血，血行风自灭"之说。临床治疗透疹解毒清热、祛风凉血止痒。本病应尽早诊断，如重症者首选药物为皮质类固醇激素，结合中医辨证施治，均能获得满意的疗效。如病程初期，湿热伤营，在用皮质激素控制病情发展同时，用清热解毒、除湿消肿的中药以解毒排毒；当发热症见热重伤阴时，在使用皮质素及抗生素同时加用滋阴清营、凉血解毒的中药以增液退热；当水肿加重，症见气阴两虚时，在调整水、电解质平衡的同时用滋阴清营、健脾利湿的中药以凉血消肿；当到大疱干涸，皮肤脱屑基本好转的恢复阶段，症见气虚血亏时，在减量皮质激素，注意保肝治疗的同时，用滋阴养血、健脾除湿的中药以扶正祛邪。

【预防与调摄】

1. 询问既往药敏史，注意填写药物禁忌卡。

2. 合理用药，了解药物的适应证、禁忌证和毒性反应。对青霉素、血清等药应做皮试。

3. 用药过程中，及早发现药疹的早期表现，及时停药。

4. 加强对药疹皮损的护理，防止继发感染，避免水洗或搔抓。

5. 多饮水，饮食清淡，忌食鱼腥虾蟹和辛辣发物。

【临床研究进展】

近年来，对药疹的发病机制又有新的发现：基因遗传多态性可以通过改变药物在体内的代谢产物或免疫反应，从而对某些特定的药物发生特定类型的药疹。在中国的汉族人群中 HLA-B1502 阳性者更容易发生对卡马西平的严重过敏反应。HLA-B 等位基因可能通过表达肽与药物或药物的代谢产物结合来激活 T 细胞。此外，中国的汉族人群 HLA-B5801 阳性者更易于发生对别嘌醇的严重过敏反应。在英国人群中 HSP70 阳性更易发生对卡马西平的过敏反应。

【医家经验与争鸣】

朱仁康将温病学说的理论与皮肤病科临床实践相结合所拟定的经验方皮炎汤治疗药物性皮炎。该方由犀角地黄场、白虎汤化裁而成。其组成为：生石膏（先煎）30 g、生地黄 30 g、牡丹皮 10 g、赤芍 10 g、知母 10 g、金银花 10 g、连翘 10 g、竹叶 6 g、生甘草 10 g。并依据药物性皮炎的临床表现，邪中深浅及病势轻重，将其分为血热型、毒热型及阴伤型进行辨证论治，在上方基础上随证加减。方中以生地黄、牡丹皮、赤芍清营凉血，因犀角贵重而摒除不用；知母、生石膏清热解肌，意在"透热转气"；竹叶轻清风热；金银花、连翘、甘草清解药毒。取二方之长熔为一炉。其中生地黄、生石膏尤为重要。同时朱氏认为，对药物性皮炎血热型切忌应用羌活、白芷、防风等辛温散风之品。

赵炳南认为药毒之发生，是由于禀赋不耐，食入禁忌，蕴热成毒；或脾湿不运，蕴湿化热感毒，湿热毒邪发于肌肤所致。重者毒入营，而致气血两燔。辨证分两型：湿热感毒型及毒入营血型。湿热感毒型症见：皮损为红斑、丘疹、水疱，甚至糜烂、滋水淋漓、表皮剥脱，剧烈瘙痒。伴发热、口干口渴、便干、尿黄，舌质红，苔薄黄，脉弦滑或弦数。治宜清热除湿、凉血解毒。方用清热除湿汤加减。药用：龙胆 10 g、白茅根 30 g、生地黄 30 g、紫草 10 g、大青叶 30 g、金银花 30 g、黄芩 10 g、六一散 30 g、车前草 30 g。大便秘结加大黄；瘙痒重者加白鲜皮。毒入营血型表现为皮疹鲜红或紫红、糜烂渗液，甚至出现紫斑、血疱，伴发热、神志不清、口唇焦燥、口不甚渴、大便干、小便短赤。舌质绛，苔薄或少苔，脉细数。治以清热凉血解毒，方用解毒凉血汤，药用生玳瑁 10 g、生地黄炭 15 g、金银花炭 15 g、莲子心 10 g、白茅根 15 g、天花粉 15 g、地丁 10 g、生栀子 6 g、蚤休 15 g、生甘草 6 g、黄连 10 g、生石膏 60 g。先将生石膏煎水，去渣后煮其他药物，以增强清热之功效。剥脱性皮炎样药毒之病因为心火炽盛，外感毒邪，毒热入营，气血两燔，烧灼津液，肌肤失养。初期治疗方法同毒入营血；后期病情缓解可加入沙参、玄参、石斛养阴清热；或加炒白术、炒薏苡仁、炒扁豆以健脾利湿；体虚者可加黄芪、党参以益气固表。

【参考文献】

[1] MAN C B, KWAN P, BAUM L, et al.Association between HLA-B *1502Allele and Antiepileptic Drug induced cutaneous reactions in Han Chinese[J]. Epilepsia, 2007, 485: 1015-1018.

[2] KRAUSS G. Current understanding of delayed anticonvulsant hypersensitivity reactions[J]. Epilepsy Curt, 2006, 6(2): 332-337.

[3] DEMOLY P, VIOLA M, GOMES E R, et al.Drug hypersensitivity [M]. Basel: Karger AG, 2007.

（唐海燕）

第八章　职业性皮肤病

　　职业性皮肤病（occupational dermatoses）是指在职业活动中接触化学、物理、生物等生产性有害因素引起的皮肤及其附属器的疾病。职业活动中的有害因素对皮肤的损伤，除职业性皮肤病外，还有职业性特征、职业性外伤及职业性皮肤症状。职业性特征是指由于某些职业性因素引起的一种不具有持久病理变化的特有改变，并可根据这些改变识别其工作性质，如在生产劳动条件下出现的胼胝，就是在从事各种重体力劳动时，由于局部皮肤受到长时间的摩擦和压迫，从而出现的对刺激的一种保护性反应，除去病因后可恢复正常；职业性外伤是指劳动中的意外伤害及化学性灼伤；职业性皮肤症状，如慢性砷中毒所致的皮肤角化及色素改变，多氯联苯中毒所致的痤疮样皮疹等均属职业中毒时出现在皮肤上的一种表现，故又称为内病性皮疹。

　　皮肤包围着整个人体，是机体同外界环境接触的第一道防线，任何生产性有害因素，皮肤总是首先接触，致使职业性皮肤病占职业病总数的40%～50%。其涉及面之广、致病因素之多、发病率之高是其他职业疾患所无法比拟的。美国20世纪80年代末1000名全日制工作的工人中，每年有10～15个新发的职业性皮肤病病例。每年因此造成的生产、医疗及赔偿方面的花费达200万～10亿美元。在澳大利亚新南威尔士（近400万人口），每年用于职业性皮炎的花费至少为1200万美元。我国在这方面尚未见完整的统计数字。上海医科大学华山医院皮肤科曾先后对近300家工厂40多种行业进行了调查研究，发现几乎各工种均有职业性皮肤病的发生，其中石油、焦油化工业、合成树脂业、橡胶业、电镀业、制药业玻璃纤维业、涂料业等行业发病尤为普遍。我们在制定职业性痤疮诊断标准时，曾对某化工厂农药车间接触氯苯类化合物的工人进行的氯痤疮调查发现，患病率为62.6%。这些情况充分说明目前我国职业性皮肤病的患病率是很高的，应予以足够重视。因此，为保护职业接触者的健康，有效地防治职业性皮肤病，我们制定了诊断标准。

　　职业性皮肤病的发病原因比较复杂，很少由某种原因单独作用引起，常常是多种因素综合作用的结果，但就某一病例而言，通常有一种原因起主要作用，即主要的致病因素，在生产条件下，最常见的主要致病因素可归纳为化学性、物理性及生物性三大类：①化学性因素引起职业性皮肤病占90%以上，是职业性皮肤病的主要致病原因，所有对皮肤有危害的化学物质，按其作用机制分为原发性刺激物、皮肤致敏物及光敏性物质。在每一类物质中既有无机性化学物，亦有有机性化学物。②物理性因素所致职业性皮肤病的发病率远远低于化学性因素，而且在多数情况下是与化学性因素协同作用下发病，该因素主要包括机械性损伤、高温、高湿、寒冷、日光、人工光源、紫外线、激光、X线及镭等。③和职业相关的生物性因素中，以真菌、细菌及寄生虫性感染、某些树木和植物（如漆树、野葛）的浆汁、花粉及尘屑引起的皮肤病多见，病毒及水生动物致病亦可见，故该因素引起的职业性皮肤病在工业生产中比较少见，主要见于农、林、牧、渔业中的某些工种。除以上三大类致病因素外，年龄、性别、皮肤类型、季节、原有皮肤病情况、生产环境、个人卫生及其防护等与发病亦有一定关系。

　　由于大多数职业性皮肤病的临床表现与非职业性皮肤病相似，因此职业病医生不仅要有一般皮肤病的基础知识，还必须了解职业史和有关生产过程，操作情况以及生产中所用的原料、半成品、成品等对皮肤的影响等，这样才能与发生在生产过程中的与环境无关的非职业性皮肤病即一般常见皮肤病进行鉴别。同时在考虑职业性皮肤病时，必须注意到某些特殊的生产条件，可以造成一些感染性皮肤病的增多，如高温高湿的生产环境特别是需要穿胶靴的工种，足癣发病率高，这种情况应与职业性皮肤病有所区别。另外也必须注意到所有职业性有害因素对一般皮肤病（尤其是炎症性皮肤病）都是不利的，它可使病情恶化。因此不能只靠生产条件对病情的影响来判断是否为职业性皮肤病，而必须是职业因素构成致病原因的皮肤病，才能确诊为职业性皮肤病。职业性皮肤病的诊断原则，在国家标准《职业性皮肤病诊断标准总则》（GBZ8—2002）中已作了具体规定：

1. 发病前必须有明确的职业接触史。

2. 皮损形态符合 12 种临床类型之一者。

3. 皮损的初发部位常与接触致病物的部位相符。

4. 排除非职业性因素引起的相似皮肤病。

5. 参考作业环境的调查和同工种发病情况。

6. 必要时进行皮肤斑贴试验或其他特殊检查。

7. 对疑有职业性皮肤而诊断根据又不足者，可采取暂时脱离接触，动态观察，经反复证明脱离接触则病愈，恢复接触即发病者可予以诊断。

职业性皮肤病的临床表现一般无特异性，往往以皮疹形态命名诊断，即同一种致病物质可引起不同类型的皮肤病，反之同一种皮肤病也可由不同的致病物质引起，可谓是一病多因和一因多病。例如煤焦油可引起接触性皮炎、光毒性皮炎黑变病、痤疮、疣赘以及皮肤癌；铬（主要是六价铬）的化合物和可溶性铍盐均可引起具有特殊形态的皮肤溃疡——鸟眼状溃疡。由于致病因素、发病机制以及个体反应性不同，职业性皮肤病的临床表现多种多样。职业性皮肤病主要分为皮炎、皮肤色素变化、痤疮、角化皲裂、痒疹、稻田性皮炎 6 种临床类型。这 6 种临床类型基本上可以包括各种原因引起的职业性皮肤病，而每一型职业性皮肤病中都含有多种不同的致病原因。

第一节　职业性接触性皮炎

职业性接触性皮炎（occupational contact dermatitis）是指在劳动或作业环境中直接或间接接触具有刺激和 / 或致敏作用的职业性有害因素引起的急、慢性皮肤炎症性改变。这一类型的皮炎，主要由化学因素所致，溶液、粉尘、烟气等各种形态的致病物引起，其发病率之高、致病因素之多、涉及行业之广在职业性皮肤病中均占首位。按其发病机制不同又可分为职业性刺激性接触性皮炎和职业性变应（过敏）性接触性皮炎两型。

【病因及发病机制】

皮肤刺激物是指在接触部位通过非免疫机制直接作用并损伤皮肤的任何物质。接触刺激物的浓度、时间与皮损程度有明显的剂量 – 效应关系，而个体差异则不明显。

原发性刺激物就其对皮肤的作用程度而言，可分为强刺激物和弱刺激物。前者如强酸、强碱、金属盐类，有些在接触几分钟到几小时即可引起反应；后者如肥皂、有机溶剂等，这些物质的刺激性较弱，需反复接触几天至几周后才出现可见的皮肤反应，因此又称累积性刺激性皮炎。

【临床表现】

原发性刺激性接触性皮炎皮损局限于直接接触部位，界限清楚。最易接触刺激物的手腕和前臂，特别是指背、指侧和手背常为好发部位（各图 8-1-1）。皮疹分布部位与刺激物的状态有关，如刺激物为固态、液态，常累及手部和前臂；如为烟雾或气体，常累及部颈部及上胸 "V 字形区；如为粉尘可影响覆盖部位，特别是皮肤皱褶处，如工作服被污染或因搔抓等原因间接接触所致，皮疹常发生于腰部、股内侧、外阴。皮损的严重程度视化学物刺激性的强弱而异。接触强刺激物后，常立即发病接触与发病间的关系十分明确。皮损可由红斑、丘疹、水疱、大疱直至形成坏死和溃疡，这一类型损害的临床表现类似烧伤，故常纳入化学灼伤范畴。一般情况是接触刺激物后，首先在接触部位出现痒或烧灼感，继而出现红斑、水肿、丘疹、水疱以及糜烂、渗出、结痂等，皮损的演变可停留在任何阶段，这主要取决于接触物的性质、浓度、剂量和作用时间等。皮损轻者只有红斑、瘙痒，几天后脱屑而愈；重者在红肿的基础上迅速发生丘疹、水疱以至大疱，疱破后有渗液糜烂现象，病程有自限性，停止接触致病物后，一般 1~3 周可痊愈。

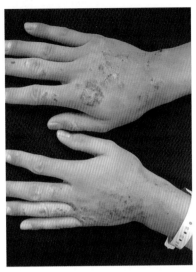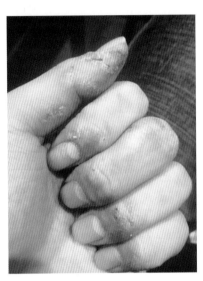

各图 8-1-1　职业性接触性皮炎
[重庆市第六人民医院（重庆市职业病防治院） 供图]

　　变应性接触性皮炎的临床表现与原发性刺激性接触性皮炎相似，但大疱少见，常呈湿疹样变。本病是由皮肤致敏物引起，属迟发型接触过敏反应，即由 T 淋巴细胞介导的细胞免疫反应（Ⅳ型变态反应），其发病过程分为诱导和激发两个阶段，诱导期大致需要 5~14 天。因此本病的特点是初次接触致敏物时并不引起皮肤反应，在经过一定的潜伏期后，再接触该致敏物时则很快在接触部位发生炎症反应。反应的程度与接触致敏物的量有一定关系但不成正比，本病有明显的个体差异，同样条件下接触者只有少数人发病。皮损多发生于暴露部位，以后常向周围蔓延，非接触部位亦可发病，高度敏感者可波及与接触无关的远隔部位，严重者泛发全身。分布一般对称，边缘人多模糊不清。急性损害初期时为水肿性红斑，继之出现丘疹、水疱，疱破后可出现糜烂渗液、结痂等。位于眼睑部、外生殖器等处的皮损常以水肿性红斑为主，严重时眼裂缩小成缝。有时初发的损害可能是密集成簇的水疱，多见于指背、手背腕与前臂等处。急性期如皮损处理不当，或继续接触致病物，常演变为亚急性改变，尤其是簇集性水疱常发展成局限性，有一定边缘的浸润性斑片，间有轻度渗液，可伴有鳞屑、痂皮，呈典型的钱币状湿疹样变。

　　临床上所谓职业性湿疹往往是此类皮肤损害。铬化合物引起的湿疹即有此特点。湿疹的病程时好时坏有痒感，多发生于手背、前臂，呈小片状、局限性，有时呈对称性。脱离致敏原后，大部分病例可以很快治愈，也有的病例可迁延很久，甚至反复。在这种情况下，必须注意到由某种致敏物引起的湿疹，可以对另外一些致敏物以及生活中接触的化学物发生交叉过敏现象。

【诊断与鉴别诊断】

　　1. 职业性刺激性接触性皮炎诊断要点

　　（1）有明确的职业性刺激物接触史。

　　（2）自接触到发病所需时间和反应强度与刺激物性质、浓度温度、接触时间和方式等因素有密切关系，接触高浓度强刺激物常立即出现皮损。

　　（3）在同样条件下，大多数接触者发病。

　　（4）皮损局限于接触部位，界限清楚。

（5）病程具自限性，去除病因后易于治愈，再接触可再发。

（6）适当的防护措施能有效地减轻病情或避免。

2. 变应性接触性皮炎诊断要点

（1）有明确的职业性变应原接触史。

（2）初次接触不发病，一般情况下从接触到致敏需 5～14 天或更长的时间，致敏后再接触常在 24 小时内发病，反应程度与致敏物的强度和个体素质有关。

（3）在同样条件下，接触者仅少数人发病。

（4）皮损初发于接触部位，界限清楚或不清楚，可向周围及远隔部位扩散，严重时泛发全身。

（5）病程可能迁延，再接触少量致敏物即能引起复发。

（6）以致敏物做斑贴试验常获阳性结果。

（7）对疑为职业性变应性接触性皮变，诊断依据不足者，经动态观察反复证明脱离接触即愈，恢复接触发病者，可以诊断。

（8）为了分清患者接触性皮炎的性质及寻找可能的致敏物质，应做皮肤斑贴试验。

3. 鉴别诊断　因为刺激性皮炎只要认真采取防护措施是可以预防的，故应强调预防。而变应性皮炎相对来说预防比较困难，对一般的防护措施不易奏效，因此往往需调换工种，脱离接触致病物，故在诊断上应尽可能分开。但由于有些物质可以同时具有原发性刺激性和变应性两种作用，亦有些物质在高浓度时为原发性刺激物而在低浓度时则起变应性作用，因此当在临床上一时难明确区分这两类皮炎时，可统一诊断为职业性接触性皮炎，并从积极治疗和保护工人健康出发，暂按变应性接触性皮炎处理。由弱刺激物引起的接触性皮炎有时易与变应性接触性皮炎相混淆，如一个工厂暴发接触性皮炎，且大多数人发病时，一般常提示致病物是刺激物而非变应原，意味着未采取适当的防护措施或接触了尚未认识的新的化合物。只有在个别情况下，才考虑是因为潜在变应原所致。

【治疗及预防】

1. 职业性刺激性接触性皮炎的治疗

（1）立即用水冲洗皮肤上的刺激物，不要等待中和液，以免耽误治疗。冲洗要充分，不要遗漏毛发皱襞等。

（2）根据接触物性质选用中和剂，碱性物质采用弱酸性溶液中和，如 2% 醋酸或 3% 硼酸溶液等；酸性物质则采用碱性溶液中和，如肥皂液或 2%～5% 碳酸氢钠溶液等。但中和时间不宜过长，随后用清水冲去。

（3）按一般接触性皮炎的治疗原则对症处理。如红斑、糜烂、渗液的急性损害宜采用 3% 硼酸溶液等做冷湿敷；无渗液的红斑、丘疱疹损害可用复方炉甘石洗剂或粉剂，每天多次；伴有少量渗液的亚急性损害宜用糊膏或霜剂；浸润增厚或苔藓样变的慢性损害宜外用含有煤焦油或糖馏油软膏或糖皮质激素霜剂。

（4）暂时避免接触致病物及其他促使病情加剧的因素。

2. 变应性接触性皮炎的治疗

（1）一般处理与刺激性皮炎一样，应及时清除皮肤上残留的致敏物，暂时避免接触致敏物及其他促使病情加剧的因素。

（2）局部治疗原则同刺激性接触性皮炎，瘙痒症状明显时，可口服抗组胺药物，如氯苯那敏、赛庚啶等。有时也可用 10% 葡萄糖酸钙 10 mL，维生素 C 或 10% 硫代硫酸钠 10 mL 静脉注射，每天 1 次。皮疹广泛或反复发作显示高度敏感者，可考虑短期使用糖皮质激素，如泼尼松每天口服 40～60 mg，待数天后皮损好转时逐渐减量。亦可选用清热、解毒利湿为主的中草药煎服。

（3）关于劳动能力鉴定问题，本病的发生属迟发性变态反应，即除接触变应原外，还与个体素质有关。一旦过敏极微量即可激发，且这种过敏状态有时可持续较长时间。若反复发病，长期不见好转，影响工作者，可考虑调换工作，脱离有致敏物的环境。

3．预防　为了减少职业性接触性皮炎的发病率，应做好就业前的体检工作，有严重变应性皮肤病或手及前臂等暴露部位有湿疹，严重皲裂等慢性皮肤病患者，不宜接触可诱发或加剧该病的致病物质。对较易发生接触性皮炎的工种应定期做皮肤检查，以便及时发现患者，采取适当的防护措施。

（戚东卫）

第二节　职业性光敏性皮炎

职业性光敏性皮炎（occupational photosensitive dermatitis）是由于接触某些光敏性物质（如煤焦沥青、煤焦油、蒽、氯丙嗪及其中间体等）并受到日光（紫外线）照射而引起的皮肤炎症性病变。

发病必须具备两个条件，首先是皮肤接触到光敏物，然后再经日光或人工光源照射后才能发病，能够产生光敏作用的光能主要是中长波（波长 280～400 nm）紫外线。

【病因及发病机制】

职业性光敏性皮炎是一种由淋巴细胞介导的迟发型超敏反应，即进入皮肤的光敏物质经光能作用转化为半抗原，然后与载体结合形成完全抗原后引起变态反应。因此发病有一定的潜伏期。致病光谱多为长波紫外线，初次接触光变应性物质和照光后并不发病，经过 5～14 天或更长时间再接触和照光时，一般在 24 小时内发病，发病与光照有明显关系。常见的光变应性化合物有卤代水杨酰胺，酚类化合物、氯丙嗪磺胺类、噻嗪类化合物等。

【临床表现】

皮损初发于暴露部位，边缘不清，常迅速向周围扩散，可延及遮盖部位皮肤以及全身。皮疹表现与一般变应性皮炎或急性湿疹无异。即在红斑的基础上出现针头大小的密集丘疹、水疱，严重者可伴有少量渗出。自觉瘙痒，亦可伴灼痛。病程往往较光毒性皮炎长，一般不伴有全身症状。脱离接触，休息两周以上可渐愈，愈后不留色素沉着，恢复接触皮损可再发，少数患者可越发越轻，但亦有个别患者持续发病而演变成"持续光敏反应"者，即使脱离接触，皮损仍迁延不愈。

【诊断与鉴别诊断】

1．诊断要点

（1）发病前有职业性光敏性物质接触史，并受到日光照射。

（2）皮损开始发生在接触部位，以后可向周围扩散，蔓延到身体的其他部位。

（3）同工种、同样条件下仅少数人发病。

（4）皮损开始在接触光敏物质和光照后 5～14 天或更久，致敏后再接触时一般在 24 小时内发病。

（5）病程迁延，在脱离接触后，一般需要两周左右治愈。有时持续数月，愈后一般无明显的色素沉着。

（6）皮肤光斑贴试验常获阳性结果。

2．皮肤光斑贴试验　皮肤光斑贴试验的目的在于发现致病的光敏物，确定光变应原，是诊断职业性光变应性接触性皮炎的重要手段，亦是对化学物进行安全性评价时重要的检测方法之一。为此我们在研制职业性光接触性皮炎的诊断标准时，制定了皮肤光斑贴试验方法及光变应原标准系列。

（1）适用范围：本方法只适用于寻找引起职业性光变应性接触性皮炎的变应原，不适用于职业性光毒性接触性皮炎。

（2）试验材料：

1）光源（320～400 mm）、人工光源均可作为测试光源，如氙弧灯或 UVA 荧光灯管。

2）皮肤光斑贴试验变应原及其浓度，可参考有关资料酌定。

3）其他试验材料：受试者知情同意书、赋形剂闭合性能良好的低敏斑试胶带、抗水性记录笔、放大镜和皮肤光斑贴试验记录表。

（3）方法：

1）测定患者的最小红斑量（MED-UVA），或计算光照量。

2）将两份标准光斑贴试验变应原分别加入药室内，分别贴于上背部中线两侧正常皮肤，其上用不透光的深色致密织物遮盖。

3）24小时后去除两处斑试物，其中一处立即用遮光物覆盖，避免任何光线照射，作为对照；第二处用5%的MED=UVA照射。

4）照射后24、48、72小时观察结果，必要时作第5天、第7天延迟观察。

（4）结果解释：

1）若未照射区皮肤无反应，而照射区有反应者提示为光斑贴试验阳性；若两处均有反应且程度相同时考虑为变应性反应；若两处均有反应但照射区反应程度大，则考虑为变应性和光变应性反应共存。

2）在皮肤光斑贴试验结果的判断中，需注意皮肤光斑贴试验物的异常敏感反应、使用不适当光源引起物理性损伤的假阳性反应；低敏感者所引起的假阴性反应；试验部位出现持续性色素沉着等。

（5）注意事项：

1）职业性光接触性皮炎急性期不宜做皮肤光斑贴试验。在急性期过后2周方可进行试验。

2）受试者在受试前2周及试验期间不得服用糖皮质激素，皮肤光斑贴试验前3天及受试期间宜停用抗组胺类药物。

3）皮肤光斑贴试验前应向受试者说明意义和可能出现的反应，以便取得完全合作。

4）必须嘱咐受试者，如有强烈不适可随时去掉斑试物，并打电话咨询或找医生给予适当的处理。

5）受试期间不宜洗澡、饮酒及搔抓试验部位，并避免激烈运动。

6）推荐的光变应原仅限于职业活动中常见的光敏物，故对于由其他光变应原所致的光敏反应者，尽管避免接触常见光敏物，病情仍有可能得不到控制。

【治疗及预防】

严重的光变应性皮炎反复发作者除给予必要的休息、治疗外，可考虑调换工种，避免接触光敏物质。为了减少职业性光敏性皮炎的发病率，就业前体检应做皮肤科检查，有光敏病史和光敏性皮肤病者，不宜从事接触光敏物质的工作。对从事容易发生光敏性皮炎的工种还应定期做皮肤科检查，注意皮肤的色素变化和有无赘生物等，如有发现注意观察。

（戚东卫）

第三节　职业性黑变病

职业性黑变病（occupational melanosis）是指劳动或作业环境中存在的职业性有害因素引起慢性皮肤色素沉着性疾病。占职业性皮肤病的2%～5%，散发于各行业中。

【病因及发病机制】

1. 病因　职业性黑变病有明显的外因，其外源性致病因素虽然很多，但大致可归纳为三大类：

（1）煤焦油，石油及其分馏产品，如轻油、中油、重油、蒽油、煤焦沥青、汽油、柴油、机油各种润滑油等。

（2）橡胶添加剂及橡胶制品，如防老剂、促进剂等化学原料，橡胶初制品及再生胶、橡胶粉尘、胶浆、胶乳、汽油、硫化过程中逸出的气体，橡胶雨衣、橡胶皮圈、胶鞋、胶片、胶带、胶管、内胎等。

（3）某些颜料、染料及其中间体，如戏剧油彩中大红、朱红和橘色的颜料、立索尔大红、苯绕蒽酮、溴代苯绕蒽酮、蒽醌 –1– 磺酸等。

本病所涉及的行业及工种颇广，如橡胶及与橡胶制品有关的行业（如皮革橡胶、纺织橡胶等）中的配料、炼胶，成型、硫化、检验、涂胶、裁剪、缝纫、磨工、辊轧等工种；焦化、冶金、机械、修理等行业中的炼焦、烧结、清渣、起料、压型、司机、检修、磨片等工种；油田钻探开采、炼油、机械等行业中的原油开采、运输、分馏、机器制造、修理、司机等；印染行业的操作工、检修工、辅助工；制药行业中的配料、合成、提取、烘干、分装等；水产、航运行业中的露天、水上操作工，水手及文艺界演员等等。

对上述行业，工种中接触的化合物的化学结构分析结果，发现它们都是碳氢化合物。

2. 发病机制　职业性黑变病的发病机制迄今尚未明了，从临床资料来看，本病是多因素的，是由复杂的内因和 / 或外因引起的，不同的患者可由不同的外因或内因导致色素代谢障碍而发病。

（1）大多数黑变病患者在发病前，局部常有不同程度的阵发性红斑或瘙痒，但亦有 10%～20% 患者的色素沉着在不知不觉中形成，且反复发作的皮炎并不都继发色沉。提示职业性黑变病与皮炎及所接触化学物性质有关，炎症可以促进巯基氧化，使酪氨酸酶活性增强，从而使色素加深。某些碳氢化合物可能有直接促进黑素代谢，或通过皮炎引起黑变病的作用。

2. 有作者发现职业性黑变病患者的血清酮（或酮蓝蛋白）浓度升高，血清基浓度降低，这是因为决定人体肤色的最主要因素是黑素，在黑素形成的过程中必须有酪氨酸酶的存在，巯基能与酪氨酸酶中的铜离子结合而抑制酪氨酸酶的活性，如果皮肤中巯基减少，与巯基结合的铜离子获得释放，就会减弱对酪氨酸酶的抑制作用，激活酪氨酸酶的活性，加速酪氨酸 – 酪氨酸酶的反应过程，引起色素沉着。

3. 虽然引起职业性黑变病的致病物较多，但不论何种致病物，在接触人群中只有少数人发病，说明本病的发生与个体的内在因素有关，一般认为内分泌紊乱和神经精神因素可能是导致本病的诱因。

【临床表现】

多发生于中年人，女性多见，经常在冬季发病，有较长潜伏期，病情呈渐进性慢性经过。皮损以面部的额、颧、颊、鼻沟、耳前、眼周为主，亦有累及耳后、颈部者（各图 8-3-1）。前臂亦为好发部位，被覆盖部位的色素沉着多发生在腰部，似与易受摩擦有关。少数患者皮疹可泛发，呈全身性，皮损形态多呈网状或斑（点）状，有的呈现以毛孔为中心的小片状色素沉着或融合成弥漫性斑片。皮损形态和发病部位往往有一定关系，如网状主要发生在面颈部，而躯干四肢多呈斑状或点状，毛孔性损害多见于前臂伸侧。皮损形态与接触物之间看不出有明显的关系。皮损呈深浅不一的灰黑色、褐黑色、紫黑色等，表面往往有污秽的外观。色调与接触物之间无明显关系。从临床上观察色调和形态往往有一定关系。网状者多呈棕红色或淡紫色，而斑状或大片弥漫性者则多是黑褐色或灰黑色，除皮肤表现外，有的患者可伴有头痛、头晕、乏力、食欲不振、消瘦等全身症状。

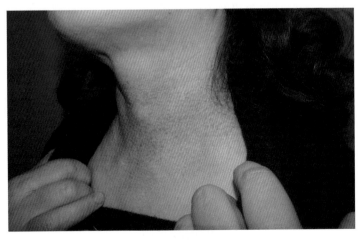

各图 8-3-1　职业性黑变病

典型病例的皮肤表现可分为 3 期：

第一期为红斑期。主要表现为前额、颞部、耳后、颊部出现斑状充血，伴轻度瘙痒。充血程度时轻时重，继之在红斑的基础上出现网状或斑状色沉。

第二期为色素沉着及毛孔角化期。此期的特点是在颜面部、颈部、四肢等处出现明显的斑状或网状色素沉着，多数患者伴有明显的毛孔角化，色素沉着呈毛孔周围性分布。

第三期为皮肤异色症期。此期除了患处皮肤出现弥漫性色素沉着外，亦可见到表皮萎缩及毛细血管扩张。毛孔角化现象减轻或看不到，痒感消失。

皮损的轻重与病期的长短不太一致，有些患者的皮损在短时间内即进入第三期，而有的患者第一、第二期可持续多年。

【组织病理】

表皮轻度角化过度，棘层变薄，基底细胞液化变性，真皮浅层噬色素细胞增多，毛细血管周围有淋巴细胞、组织细胞及噬色素细胞浸润。

【诊断与鉴别诊断】

职业性黑变病的诊断，目前尚无特异性的客观指标，主要根据职业接触史、病程经过、特殊的临床表现、参考作业环境调查等综合分析，除外非职业性黑变病、其他色素沉着性皮肤病和继发性色素沉着症等，方可诊断。

1. 诊断要点

（1）发病前有长期接触致病物的职业史，并在接触期间发病。

（2）多发生于接触煤焦油、石油分馏产品、橡胶添加剂、某些颜料、染料及其中间体等作业环境中。

（3）色素沉着前或初期，常有不同程度的阵发性红斑或瘙痒，待色素沉着较明显时，这些症状即减轻或消失。

（4）皮损形态多呈网状或斑（点）状，有的可融合成弥漫性斑片，界限不清楚；有的呈现以毛孔为中心的小片状色素沉着斑，少数可见毛细血管扩张和表皮轻度萎缩。

（5）皮损颜色呈深浅不一的灰黑色、褐黑色、紫黑色等，在色素沉着部位表面往往有污秽的外观。

（6）色素沉着以面、颈等露出部位为主，亦可发生在躯干、四肢或呈全身性分布。

（7）目前本病尚无特异的化验诊断指标，血清酮及巯基的变化可供参考，但不能作为诊断依据。

（8）皮肤色素沉着消退较慢，停止接触致病物后，经治疗一般在 1～2 年或更长时间方能消退，恢复接触可复发。

2. 鉴别诊断　本病应与下列疾病相鉴别。

（1）光毒性皮炎继发的色素沉着：多发生于夏季，色素沉着在皮炎后很快发生，皮炎表现为红斑，由光敏物与日光作用引起。弥漫性色素沉着分布于身体露出部位，界限清楚。停止接触致病物后，炎症很快消失，色素也消退较快。

（2）艾迪生病：系肾上腺皮质功能减退所致。色素沉着呈咖啡色，尤以面部、皮肤褶皱部位（腋窝、大腿根部、乳房周围、外阴、手掌手纹）为著。口腔黏膜亦可有色素沉着。伴有疲乏、消瘦、食欲减退、低血压等皮质功能低下表现及低血糖、尿 17- 酮降低等现象。

（3）皮肤异色病（Civatle）：好发于中年女性，起病慢，病程长，与季节及日晒关系不大。皮疹为发生于面部和颈侧的大片网状色素沉着，伴点状白斑，萎缩及毛细血管扩张，无自觉症状。

（4）黄褐斑：对称分布于额、眉、颊、鼻等颜面皮肤，系淡褐色至深褐色，边缘较清楚。常与妊娠、口服避孕药、肝病等因素有关。

【治疗】

1. 长期从事接触煤焦油、石油分馏产品及橡胶加工的工人，就业前体检应做皮肤科检查，注意皮肤色素变化。定期体检时，遇有色素沉着应进行鉴别诊断。

2. 患有黑转变和严重的色素沉着性皮肤病者不宜从事橡胶加工及接触矿物油类、某些染（颜）料等工作。

3. 改善劳动条件与生产环境，加强个人防护，尽量减少或避免与可疑致病物的接触。

4. 本病一般不影响劳动能力，但由于患者停止接触后色素沉着可缓慢消退，恢复接触仍可复发，故确诊后应调换工种，避免继续接触致病物，必要时可调离发病环境。治愈后的职业性黑变病患者，亦应避免再次接触致病物。

5. 全身治疗

（1）维生素 C：有抑制黑素形成的作用，因此一直用于黑变病的治疗。我们曾用维生素 C 5 g 加入 10% 葡萄糖注射液 500 mL 内静脉滴注，每天 1 次，共 14 天，然后改用中药，以六味地黄汤为基础，随症加减，每天 1 剂，连服 14 天。28 天为一个疗程，共治疗 3~4 个疗程。

（2）β- 巯乙胺：络合铜离子，抑制络氨酸酶活性，以阻抑黑色素形成。常用 200~400 mg 加入 25% 葡萄糖注射液 20~40 mL 静脉注射，3 周为一疗程，隔 1 周进行下一疗程，可酌情用 3~6 个疗程。无明显副作用。

（3）服用多种维生素及对症治疗。

6. 局部可外用 3% 氢醌霜等。

（戚东卫）

第四节　职业性痤疮

职业性痤疮（occupational acne）是指在生产劳动中接触矿物油类或某些卤代烃类所引起的皮肤毛囊皮脂系统的慢性炎症损害。根据不同的致病因素，本病可分为两大类：即因接触石油、煤焦油及其分馏产品等引起的称为油痤疮（oil acne）；因接触卤代烃类化合物引起的称为氯痤疮（chloracne）。

职业性痤疮是常见的职业性皮肤病之一，其发病率仅次于职业性皮炎。据诊断标准调研组 1987—1988 年到焦油、麻纺、石油及化工等 9 家工厂，共检查 1175 人，平均患病率为 44.9%，其中三氯苯工种的发病率竟高达 93.3%。文献中报道在某些炼油厂的分馏车间发病率可高达 50% 以上，本病虽不危及生命，但对工人的身心健康影响很大，重症患者如处理不当，病情迁延，会出现较多的瘢痕，常严重影响容貌，使一些青年工人不安心在某些容易诱发痤疮的生产岗位上工作。

【病因及发病机制】

在生产中接触的容易致痤疮的物质大概有两大类：一类是石油和煤焦油分馏产品，前者包括原油、各种柴油、润滑油（锭子油、机械油），以及切削油、乳化油、变压油等；后者包活煤焦油、沥青及杂酚油等，另一类是代烃类化合物，包括多氯（溴）苯、多氯（溴）联苯、多氢苯、多氢酚、多氢氧、四氯氧化偶氮苯，二噁英（TCDD）、聚氯乙烯热解物等。凡是在生产劳动中接触上述化合物的操作工人均有可能发生职业性痤疮，此外演员因使用油彩化妆引起的化妆品痤疮，药厂工人因生产某些激素引起的药源性痤疮亦属于职业性痤疮范围。除上述病因外，发病还与年龄、个体素质和个人卫生情况等各种因素有密切关系。

痤疮的发生有四方面的因素：①矿物油对毛囊皮肤结构的化学性刺激，引起毛囊口上皮细胞增殖与角化过度，使皮脂排出发生障碍，油类的刺激性与化学结构中碳链的长短有关，碳链越长，沸点越高，其刺激性越大。②机械性的阻塞作用，如被尘埃、金属屑污染的油质将毛孔阻塞，亦可形成黑头粉刺。③毛囊炎、疖肿可能与继发性细菌感染有关。④油痤疮多发生于青年工人，一方面可能由于其发生与皮脂的生理功能有关，另一方面可能是新工人在预防上缺乏经验，因而容易患病。

　　氯痤疮的发病机制与皮脂腺的鳞状上皮增生以及毛囊外根鞘部位的增粗有关，致病物质通过作用于未分化的皮脂腺细胞，使其转化为角朊细胞，导致细胞增殖角化，产生黑头及囊肿。皮肤接触、摄入或吸入某些卤代芳香族化合物均能导致氯痤疮，曾有因误食被多氯联苯污染的食用油而发生食物中毒的患者出现严重痤疮样皮疹的报道。已知所有致氯痤疮的化学物质都可通过完好的皮肤，其毒性作用从而减少，此类因皮肤接触而造成的全身中毒往往都伴有严重的氯痤疮。

【临床表现】

　　职业性痤疮易发生于脂溢性体质的人，任何年龄、任何接触部位均可发病。一般来讲其潜伏期为1~4个月，脱离接触皮损可好转至痊愈，恢复接触可复发。

　　1. 油痤疮　皮损好发于易受油脂污染及被油类浸渍衣服的摩擦部位，如指背、手背、前臂伸侧、颜面的两颧颊部、眼睑、耳廓、前胸、后背及腰、腹、臀、股等部位。一般于接触数月后逐渐发生。损害有两类：一类是黑头粉刺，皮疹初起时表现为皮肤干燥，毛孔显露扩大，中央嵌一小黑点，毳毛沿毛囊口折断，有的类似毛孔苔藓或角化痤疮样损害，高出皮面，抚之有刺感。损害常密集成群而不融合，进一步发展则毛囊口被角化性黑色脂质栓塞形成较大的黑头粉刺，挤出栓塞物后常留有特殊形态的压模样瘢痕；另一类为丘疹性损害及毛囊炎，前者表现为粟粒到绿豆大小暗红色丘疹，中等硬度，不化脓。后者有明显的炎症现象，基底潮红、浸润明显，可发展为脓疱及囊肿，分布散在或密集，常反复发生，愈后遗留瘢痕。

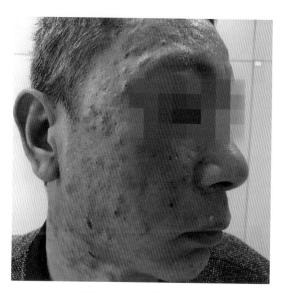

各图 8-4-1　职业性痤疮

　　2. 氯痤疮　皮损好发于眼外下侧、两侧颧部及耳郭前后，亦可波及阴囊、躯干及臂部。皮损以黑头粉刺为主，炎性丘疹较少见。初起时常在眼外下方及颧部出现密集的针尖大的黑点，日久则于耳郭周围、腹部、臀部及阴囊等处出现较大的黑头粉刺，常伴明显的毛囊口角化，间有粟丘疹样皮损。耳郭周围及阴囊等处常有草黄色囊肿，有人认为这种草黄色囊种是氯痤疮的特征性体征之一。（各图 8-4-1）

【诊断与鉴别诊断】

　　1. 油痤疮　发病前要有明确的较长期的接触焦油（或原油）、沥青及高沸点馏分的矿物油（如柴油、机油及各种润滑油）的职业史。

　　2. 氯痤疮　发病前要有明确的较长期的接触多氯苯、多氯萘、多氯酚、某些溴代芳烃及聚氯乙烯热解物的职业史。

　　3. 油痤疮和氯痤疮均发生于经常接触致病物的部位；任何年龄均可发病；同工种同样劳动条件下可有较多的同类患者；脱离接触致病物一定时间后，病情可减轻或痊愈，但囊肿不易消退；恢复接触致病物一定时间后，病情又可加重或复发。

　　4. 油痤疮与氯痤疮是职业性痤疮的两大分类，而不是固定的疹型，诊断时应统一诊断为职业性痤疮，为了处理方便，必要时可在括号内注明致病物。

　　5. 诊断职业性痤疮主要应与寻常痤疮鉴别　寻常痤疮有固有的发病年龄和好发部位，而职业性痤疮则可发生于任何年龄和所有接触部位，这在鉴别诊断上具有重要意义。对青年工人在工作中发生的痤疮，如皮损只限于面部，则鉴别其职业性痤疮还是寻常痤疮有一定困难；若四肢、阴囊等处同时有皮损，则可明确诊断为职业性痤疮。

【治疗】

　　参照寻常痤疮的治疗原则，对症处理，外治法外用治疗痤疮的方法很多，除了一般的外用药物方法外，还包括针灸和其他一些传统外治疗法。外用药物疗法所用的剂型除了酊剂、水剂、粉剂外，还出现了霜剂、涂剂和倒模面膜剂等现代新剂型。

中药倒模面膜是集中药、按摩、理疗于一体的中医外治新疗法，具有温热理疗和皮肤深层清洁作用，并能促进中药的透皮吸收，从而对某些面部皮肤病，特别是皮损广泛的面部痤疮有明显疗效。

杨应成用中药倒膜治疗痤疮，配方为硫黄、大黄、黄柏各 5 g，薄荷、菊花、牡蛎各 6 g，枯矾 10 g，黄连 4 g，冰片 1 g，共研成极细粉，每次用中药粉 2 g，加入霜基质 5 g 调成糊状，洁面按摩后匀涂药糊最后倒石膏模，25 分钟后揭模，6 天 1 次，1 个月为 1 疗程。

【预防与调护】

1. 从事接触石油、焦油类化学物及卤代芳烃化合物的工人，就业前应做皮肤科检查，凡是有明显皮脂溢出或患有严重痤疮者，不宜从事接触焦油、沥青、高沸点馏分的矿物油、多氯苯、多氯萘、多氯酚及某些溴代芳烃化合物的工作。

2. 对从事上述化合物生产的操作工人，应建立定期体检制度，特别注意有无痤疮样皮疹发生，并应鉴别是否与职业有关。做好详细记录，以便于前后对比。

3. 改善生产环境与劳动条件，保持作业环境清洁通风，尽量使生产过程密闭化、管道化，以减少有害气体及粉尘向外逸散。

4. 加强个人防护，穿不透油的工作服，暴露部位涂抹皮肤防护剂，工作服保持清洁，工作后及时洗浴，避免致病物经常刺激皮肤。

5. 本病一般不影响劳动能力，皮损较轻者，在加强防护的情况下，可继续从事原工作。对严重患者，如合并多发性毛囊炎，多发性囊肿及聚合型痤疮，治疗无效者，可考虑调换工作，避免继续接触致病物。

6. 注意及时清除皮肤上存留的致病物。囊肿较大者可考虑进行手术切除。

【参考文献】

杨应成，李英凤. 中药倒模治疗痤疮 130 例 [J]. 中医外治杂志，1996(5)：17.

（戚东卫）

第五节　职业性角化过度

职业性角化过度（occupational hyperkeratosis）是指在生产劳动中由于长期接触有机溶剂碱性物质、中等浓度的酸液及机械性摩擦等原因造成的接触部位的损害，是工矿企业、农业及其他行业劳动者中的一种常见皮肤病。中医称手足皲裂为皲裂疮，是多种原因引起的手足部皮肤干燥粗糙，继而出现裂口的一种皮肤病。本病好发于冬季，常见于成年人及体力劳动者。临床上以手足部皮肤干燥、肥厚，出现裂口为特征，自觉疼痛。由于本病主要表现为皮肤裂口，故中医谓之"皲裂疮"。历代中医对本病均有描述，隋《诸病源候论》称"手足皲裂"："皲裂者，肌肉破也，言冬时触冒风寒，手足破，故谓之皲裂。"《证治准绳·疡医》认为本病内因在"血少肌肤虚故易伤也"。在治疗上提出了"外润以膏泽，内服益气和血之药"的内外合治法。《外科证治全书》称本病为"冬月手足坼裂"，指出了本病多生于冬月。

【病因及发病机制】

中医学认为本病多因风寒燥冻，肌肤骤受所逼，以致血脉阻滞，肌肤失却濡养，燥胜枯槁而成。血虚血少，气血不荣肌肤可为其内在原因，同时本病的发生与手足少汗，或因职业关系，手足经常受到摩擦、压力、破伤、浸渍等有关。本病可表现为其他疾病的并发症，如原患鱼鳞病、掌跖角化症、胼胝，以及手足癣等皮肤病时，均可出现手足皲裂症状。

现代医学认为本病多发生于以手工作业为主的工人和农民中如经常接触矿物油的汽车修理工、机修工、洗罐工、车工、钳工、铣工等，造纸、印刷工人，木工、水泥工、铁厂包装工以及农民等。其可能原因有：

1. 化学性刺激　有机溶剂碱性物质及中等浓度的酸液等对皮肤均有一定的刺激性，可造成接触部位脱皮，破坏正常皮肤的保护膜，致使皮肤出现干燥、粗糙，韧性减弱。

2. 机械性摩擦　以手工作业为主的劳动者，由于两手经常受到摩擦皮肤会失去弹性，出现保护性增厚，此时如在牵拉、震动等环境下工作，皮肤即可出现或加重皲裂。

3. 气候影响　冬季气候干燥，汗腺的分泌不足以滋润皮肤，使表皮变干、变粗，易于皲裂。

4. 经久不愈的患者，亦易于发生角化过度。

【临床表现】

皮损好发于手指、手背、指掌侧、手指关节及甲沟附近，皮损初期表现为皮肤干燥，弹性降低，失去正常的柔韧性，并出现许多浅表裂纹，不痛也不出血。进一步发展皮肤粗糙、增厚，同时出现较深的、与皮肤纹路一致的皲裂，如手指屈面有横纹的关节活动部位，可出现与横纹一致的2～3条皲裂。拇指两侧和示指桡侧是经常使用劳动工具的重要部位，其皮纹较长且各有走向，因此皲裂也各有走向，也较长较重，掌面皮损亦有各种走向，且比皮纹短些。由于较深的皮损可累及真皮，常因活动牵拉而渗血，自觉疼痛，以致影响正常的生产劳动。少数患者可伴感染，随着气候转暖，皮损可逐渐好转，趋于痊愈。（各图8-5-1）

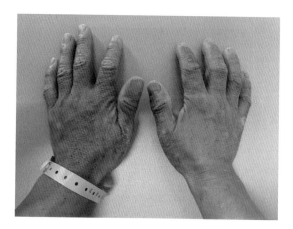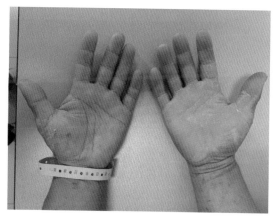

各图8-5-1　职业性角化过度
［重庆市第六人民医院（重庆市职业病防治院）供图］

【诊断与鉴别诊断】

1. 诊断　根据患者明确的职业接触史，工作性质，生产环境及劳动条件，再结合发病季节，皮损特点，一般不难诊断。

2. 鉴别诊断　本病需与下列皮肤病相鉴别：

（1）手癣：是一种浅部真菌病，冬季可伴发皲裂，但夏季可发生水疱。真菌镜检及培养常阳性。

（2）掌跖角化病：是一种遗传性皮肤病，于幼年发病，表现为掌跖角层增厚，目前尚无根治方法。

【治疗】

（一）中医治疗

根据手足皲裂的病因病机，本病中医治疗总的法则是养血润肤。在治疗方法应以外治为主，防治结合，重点在于防护。有明显血虚证者，当配合养血润肤法以内治。

1. 内治法　血虚风燥，肌肤失养。

主症：掌跖皮肤干燥，粗糙、开裂，活动时开裂处出血。遇冷水或碰撞疼痛。伴有面色少华、头晕目眩、形体消瘦等症。舌淡红，苔少，脉细。

治法：养血润肤。

方药：当归饮子。血虚症状明显，加墨旱莲、黑芝麻滋阴养血。

2. 中成药　八珍丸：补气益血。用于气血两虚证。

3. 外治法

（1）皮矾散：地骨皮15 g，白矾10 g，煎汤洗至软后，用腊月羊油60 g熬熟，加轻粉3 g，调匀，外搽。

（2）以萝卜煎洗后，以腊月羊脂燃油滴入裂口处，或以白及研细末，热水调成糊状，滴入裂口。

（3）玉肌散（绿豆250 g，滑石、白芷、白附子各6 g，共为细末），汤调洗搽患处。外涂润肌膏（麻油120 g，当归15 g，紫草3 g，同熬，药枯滤渣，将油再熬，加黄蜡15 g，化尽）涂搽患处。

（4）五倍子为末，牛骨髓同捣拌成膏，外搽涂。

（5）黄蜡膏（清油15 g，加黄蜡适量同煎，溶入光粉，五倍子末少许，熬，冷稠后呈紫色为度），先以热洗，火上烘干，即用膏敷，以纸贴之。

（6）大萝卜1个，内雕空，放入侧柏油15 g，安炉火上炖熟，候冷，取油搽患处。

（7）甘油擦剂（甘油60 mL，红花油15 g，青黛4 g，香水1 g，75%乙醇20 mL，和匀）外搽患处，每天1~2次。

（8）防裂膏（尿素10 g，白及30 g，土大黄15 g，地骨皮20 g，当归30 g，凡士林250 g，研末调入成膏状），外搽，每天2次。

（二）西医治疗

可用热水浸泡10~15分钟，并用刀片刮去过厚的角化表皮，然后涂擦一层角层剥脱剂，如10%尿素软膏，10%水杨酸软膏或0.1%维生素A软膏等。

【医家经验与争鸣】

赵炳南认为本病为气血不和，外受风寒，血脉凝滞，肌肤失养而发病。一般不需内服药，身体虚弱者可内服八珍丸或养血荣筋丸。局部治疗外用三油合剂（蛋黄油、大枫子油、甘草油各等量）。裂口深者，外用黑色拔膏加温热贴。

【预防与调摄】

1. 平日少用碱性强的肥皂洗手。天刚冷即应开始每天用热水浸泡手足，然后外搽防裂油、甘油膏等进行保护。因职业原因引起的皲裂，要加强劳动保护，尽可能避免手足直接接触机油、有机溶剂、酸性溶液、碱性溶液等有关物品。

2. 由其他疾病引发的皲裂，应及时治疗原发疾病。

3. 多年来冬月发生皲裂者，可于三伏天以大蒜适量，捣烂如泥，涂于易发皲裂处，有良好的预防功效。在入冬前后应经常用热水浸泡，以及涂擦油脂类润肤膏。

4. 手足皲裂病程多为慢性，春夏季节病情常可缓解。本病裂口深时容易感染，继发丹毒等，应引起重视。

【参考文献】

赵炳南，张志礼. 简明中医皮肤病 [M]. 北京：中国展望出版社，1983.

（戚东卫）

第六节　职业性痒疹

职业性痒疹（occupational prurigo）是指在劳动或作业环境中，由生物、化学或物理因素引起的、与职业性皮炎不同的、具有特殊疹型和有明显痒感的皮肤病。

【病因及发病机制】

生物性因素主要是指螨类叮咬引起的皮肤损伤，通常称为螨虫皮炎或谷痒症。由于螨类常寄生在谷物或其他农作物软体昆虫的幼虫身上，因此本病多发生于经常接触各种农作物或其制品的农民、仓库保管员、包装工、搬运工及制粉工人等。文献中报道在某些厂矿企业中由于作业环境不洁，导致螨虫生长繁殖，亦可出现群体性发病。引起本病的螨虫种类甚多，在我国常见的主要有：蒲螨科中的虱状蒲螨（崆袋形虱螨）；粉螨科中的粗足粉螨（粉米鲜虫）和腐酪食螨（柯柯豆米蜱虫）及芜螨科的沙螨等。化学性因素引起的痒疹，主要发生在化学性粉尘，金属或矿物性粉末、蒸汽、酸雾或烟尘存在的车间或工种。接触铜屑、搪瓷粉末、玻璃纤维等引起的皮肤瘙痒是化学和 / 或机械性刺激的结果。接触某些动植物的绒毛、茎块、果实等后亦可引起皮肤瘙痒，如羊毛、兔毛、荨麻、木屑、芋芳、洋葱、桃子、麦芒、谷粒等，因此在许多行业的工人以及农民中均可出现此型皮疹。

由化学性、物理性及生物性等因素诱发的接触性荨麻疹亦属职业性痒疹范畴。接触性荨麻疹可涉及化工、制药、科研、医生、护士、清洁工、理发师、美容师、厨师、本工屠宰工等多种行业与工种。

【临床表现】

生物性因素所致职业性痒疹表现为丘疹性荨麻疹样损害，皮疹好发部位常与接触螨虫的方式有密切关系，如粮仓搬运工人的皮损多发生于颈部、肩部及前臂。皮疹少者几个、十几个，多者可遍及躯干、四肢。初起常感局部瘙痒，继之出现水肿性红斑、丘疹、丘疱疹及风团等，呈圆形或椭圆形，孤立散在，境界清楚，粟粒至花生米大小，其顶端常可见到叮咬的痕迹或有针头大小疱壁紧张的小水疱。瘙痒剧烈，夜间尤甚。一般 5～7 天后表面开始平复，痒感减轻。愈后局部留有暂时性色素沉着。若病因未除，则可见到新旧皮疹相间的情况。

化学性因素所致职业性痒疹，主要以暴露部位为主，且与接触物性质及接触方式有密切关系，如为气体、烟雾时则常发生于面颈部，如为粉尘则多发生于颈、腕、腰围等处，如工作服被污染，则可发生于被工作服覆盖的部位。轻者自觉皮肤瘙痒，而无原发性皮肤损害，重者可因搔抓引起继发性损害，如抓痕、血痂、色素沉着，甚至皮肤增厚、苔藓样变，亦可因继发感染而引起毛囊炎、疖肿等。瘙痒多在工作时发生或加剧，离开工作环境则减轻或消失。

接触性荨麻疹是接触某些致病物后发生的速发型皮肤反应。

【诊断与鉴别诊断】

根据病史、接触史及临床表现，本病不难诊断，本病应与接触性皮炎、非职业性瘙痒症及多形红斑等疾病相鉴别。

【预防与调摄】

1. 储粮仓库、货柜等应经常通风，保持干燥；工矿企业开展卫生宣教，搞好环境卫生，防止病原虫滋生，如已被污染，除日晒外需撒药灭虫。

2. 尽量使生产过程机械化、密闭化，减少有害粉尘及气体逸出，避免接触致病物。

3. 加强个人防护，配备必需的个人防护用品，下班后应行淋浴，换穿干净衣服。

4. 根据不同皮损，采取对症治疗。

（戚东卫）

第七节　稻田性皮炎

稻田性皮炎（paddy-field dermatitis）是农业劳动者从事水稻耕作过程中发生的一种皮肤病，由于禽类血吸虫尾蚴或其他理化因素所致引起的皮肤病的总称，以皮肤瘙痒、发热、继发丘疹、水疱，甚则糜烂、渗液等为主症。临床分为两型。其中最常见的为浸渍糜烂型皮炎和禽畜类血吸虫尾蚴皮炎两种。

【病因及发病机制】

本病的发生主要有几种因素：长时间浸水是主要原因，皮肤长期浸水，大量水分进入表皮，表皮组织松软肿胀，致使角质层丧失屏障作用，降低了抵抗外源性刺激物或变应原的能力。机械性摩擦，已经浸渍的皮肤在操作过程中，势必会受到机械性摩擦，形成剥脱及糜烂。水的酸碱度及水温，碱性水易去除皮肤上的脂肪，有利于水分渗入表皮而发生浸渍，水温高亦可促使发病。禽畜类血吸虫尾蚴皮炎又称"鸭怪"，是由鸭、牛、羊等家禽、家畜类血吸虫尾蚴钻入皮肤内所引起的局部炎症反应。

【临床表现】

皮肤上出现红斑、丘疹，自觉剧痒。人在水中含有这种尾蚴的稻田里劳动 5～30 分钟即可发病。病变主要发生在小腿、手背和手臂等与水接触的部位，而陷于泥内的足部皮肤不发病。一般在连续下田工作 3～5 天后发病。初发时在手指或脚趾间及其周围皮肤肿胀发白，起皱，呈浸渍现象。继之表皮剥脱，露出红色糜烂面。在掌跖部可出现针头至黄豆大蜂窝状点状角质剥脱，并感到瘙痒及疼痛。如继续水田劳作，可使表皮剥脱，呈现红色糜烂。掌跖部可现出蜂窝状角质剥脱，有瘙痒及疼痛，严重时可引起甲沟炎、淋巴管炎。如及时停止下水，轻者 1～2 天、重者 4～5 天可愈。

【诊断与鉴别诊断】

根据患者长期从事浸水或者在潮湿环境中工作的职业史及特殊的临床表现，一般不难诊断。

指（趾）间浸渍需要与真菌尤其是念珠菌感染相鉴别。

【治疗】

发生浸渍时可用煅白矾粉（枯矾 10 g、氧化锌 20 g、滑石粉 70 g），糜烂时用 3% 硼酸溶液或 1∶5000 高锰酸钾溶液湿敷，继发感染时使用抗生素。治疗可外用炉甘石洗剂，必要时口服抗组胺药。以干燥、收敛，防止继发感染为原则。

【预防与调摄】

预防稻田性皮炎应调整劳动时间，实行干湿轮作，改进操作方法，实现机械化，治疗病禽，加强个人防护，在下田前，用凡士林等油类擦手足，或用 20% 松香乙醇涂擦，穿水田袜可防尾蚴钻入；收工后用 12.5% 明矾加 3% 生理盐水浸泡 15 分钟预防糜烂发生。

（戚东卫）

第九章　精神、神经障碍性皮肤病

　　精神、神经障碍性皮肤病包括一组因精神行为异常，神经系统功能失调或损伤导致的皮肤及皮肤附属器的疾病，多数病因复杂，病情顽固难愈，其发病与精神因素存在直接或间接的相关性。部分疾病没有原发性皮疹或者其他器质性疾病，如拔毛癖、咬甲癖、人工皮炎、寄生虫病妄想症等。某些疾病的发病可能与神经功能障碍、变态反应、系统疾病、感染或局部刺激有关，患者在病程中可因自身不良习惯和强迫行为而加重，如神经性皮炎、痒疹、瘙痒症、结节性痒疹、皮肤垢着病、穿通性足部溃疡等。

第一节　瘙痒症

　　瘙痒症（cutaneous pruritus）是一种无明显原发性皮肤损害而以瘙痒为主要症状的皮肤感觉异常的皮肤病。其临床特点是：皮肤阵发性瘙痒，搔抓后常出现抓痕、血痂、色素沉着和苔藓样变等继发性损害。临床上有局限性、泛发性两种。局限性者以阴部、肛门周围最为多见，泛发性者可泛发全身。好发于老年及青壮年人，多见于冬季，少数也有夏季发作者。中医称为"风瘙痒"，亦称"痒风"。《外科证治全书·痒风》记载："遍身瘙痒，并无疮疥，搔之不止。"

【病因及发病机制】

　　中医学认为本病多因禀赋不耐，血热内蕴，外感之邪侵袭，则易血热生风，因而致痒；或久病体弱，气血亏虚，风邪乘虚外袭，血虚风燥，肌肤失养而致本病；或饮食不节，过食辛辣、油腻，或饮酒，损伤脾胃，湿热内生，化热生风，内不得疏泄，外不得透达，郁于皮肤腠理而发本病。

　　该病病因与发病机制尚不清楚，现代医学认为本病的病因有两个方面，内因常有感染性疾病、免疫性疾病、肝肾疾病、内分泌和代谢性疾病等；外因包括环境因素与生活习惯两个方面，环境因素如季节、气候、温度、湿度、工作环境等；生活习惯如使用碱性肥皂导致皮肤干燥、穿毛衣或化纤物导致过敏等。

【临床表现】

　　根据皮肤瘙痒症的发病特点、临床特征，可分为全身性瘙痒症及局限性瘙痒症。全身性瘙痒症又分为老年瘙痒症、冬季瘙痒症、妊娠瘙痒症；局限性瘙痒症又分为肛门瘙痒症、女阴瘙痒症、阴囊瘙痒症。

　　1. 全身性瘙痒症　　瘙痒呈全身性，但非同时全身遍痒，可先由一处逐渐波及全身；瘙痒常呈阵发性，夜间加重，影响睡眠；瘙痒程度轻重不一，常因搔抓出现抓痕、血痂等，有时有湿疹样改变、苔藓样变或色素沉着。抓伤皮肤易继发感染而生疖或毛囊炎。

　　（1）老年瘙痒症（pruritus senilis）：老年人因皮肤腺体分泌功能减退、皮肤干燥、退行性等因素，易泛发全身性瘙痒，以躯干部瘙痒最重（各图 9-1-1）。

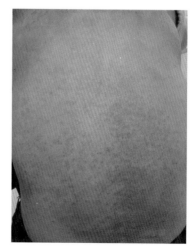

各图 9-1-1　瘙痒症

（2）冬季瘙痒症（pruritus hiemalis）：出现于秋末及冬季气温急剧变化时，由寒冷室外骤入室内时或夜间加剧。一般四肢症状较重，部分区域可出现湿疹样改变或皮肤皲裂。

（3）妊娠瘙痒症（pruritus gravidarum）：瘙痒为弥漫性，发生于孕妇妊娠末期，85%患者因雌激素增多致肝内胆汁淤积所致；二次妊娠发病率47%。部分患者在发生瘙痒后2～3周出现黄疸，产后症状迅速消失。

2. 局限性瘙痒症　瘙痒局限于某一部位，多见于肛门、女阴、阴囊等部位。

（1）肛门瘙痒症（pruritus ani）：为最常见的局限性瘙痒症，因反复搔抓，可致肛部黏膜及皮肤肥厚浸润，有辐射状皲裂、浸渍和湿疹等继发性改变。男女均可发病，多见于中年男性。肛周疾病如肛周尖锐湿疣、扁平湿疣、痔疮、肛门息肉、肛裂和瘘管形成会导致或加重瘙痒。此外，扁平苔藓、银屑病也可累及肛周。

（2）外阴瘙痒症（pruritus vulvae）：主要发生于大小阴唇、阴阜及阴蒂。因长期搔抓，常见局部皮肤肥厚、灰白色浸渍。多与阴道真菌感染、淋病、阴道毛滴虫病或糖尿病、宫颈癌等相关，也有部分因使用安全套、卫生巾等导致。对绝经期妇女，除局部瘙痒外，常伴多汗、失眠、情绪急躁等更年期症状。

（3）阴囊瘙痒症（pruritus scroti）：瘙痒发生在阴囊，也可波及阴茎和肛门。由于经常搔抓，阴囊皮肤可出现糜烂、渗出、结痂等，久之可有皮肤肥厚、色素沉着或苔藓样变等；有时可呈湿疹化或继发性皮炎。

此外由于其他系统性疾病，也会导致瘙痒症的发生，如尿毒症瘙痒、原发性胆汁淤积瘙痒、真性红细胞增多症瘙痒、糖尿病性瘙痒及甲状腺功能异常性瘙痒等。

【诊断与鉴别诊断】

1. 诊断

（1）病史：好发于老年及青壮年人，多见于冬季，少数也有夏季发作者。可因糖尿病、肝胆疾病、内脏肿瘤、感染性疾病、神经障碍性疾病、妊娠等疾病及环境因素、物理或化学性刺激等诱发。患者自觉瘙痒明显，可伴有刺痛感，夜晚可加重。

（2）临床症状：无原发性皮肤损害，由于经常搔抓，患处皮肤常见抓痕、血痂，也可有湿疹样变、苔藓样变及色素沉着等继发性损害。

2. 鉴别诊断　本病可与下列疾病进行鉴别：

（1）虱病：虽有全身皮肤瘙痒，但主要发生在头部、阴部，并可找到成虫或虱卵，有传染性。

（2）疥疮：好发于皮肤皱褶处，皮疹以针尖大小丘疹为主，隧道一端可挑出疥螨。

【治疗】

（一）中医治疗

1. 分型论治

（1）风热血热证：

主症：皮肤瘙痒剧烈，遇热更甚，皮肤抓破后有血痂；伴心烦、口渴，小便色黄，大便干燥。舌质红，苔薄黄，脉浮数。

治法：疏风清热，凉血止痒。

方药：消风散合四物汤加减。

（2）湿热内蕴证：

主症：瘙痒不止，抓破后继发感染或湿疹样变；伴口干口苦，胸胁闷胀，纳谷不香，小便黄赤，大便秘结。舌质红，苔黄腻，脉滑数或弦数。

治法：清热利湿，解毒止痒。

方药：龙胆泻肝汤加减。

（3）血虚肝旺证：

主症：一般以老年人多见，病程较久，皮肤干燥，抓破后可有少量脱屑，血痕累累，如情绪波动可引起发作或瘙痒加剧；伴头晕眼花，失眠多梦。舌红，苔薄，脉细数或弦数。

治法：养血平肝，祛风止痒。

方药：当归饮子加减。

2. 内服中成药

（1）疗癣卡西甫丸：清除碱性异常黏液质，燥湿止痒。用于肌肤瘙痒症、体癣、牛皮癣。

（2）金蝉止痒胶囊：清热解毒，燥湿止痒。用于湿热内蕴所引起皮肤瘙痒症。

（3）润燥止痒胶囊：养血滋阴，祛风止痒，润肠通便。适用于瘙痒症属血虚风燥证者。

（4）肤痒颗粒：祛风活血，除湿止痒。用于瘙痒症属风湿蕴肤、血虚风燥证者。

3. 外治

（1）药物治疗：

1）丹皮酚软膏：有消炎止痒作用。用于湿疹、皮炎、皮肤瘙痒症、蚊虫叮咬红肿等各种皮肤疾患。外用，涂敷患处，每天 2~3 次。

2）黄连膏（《医宗金鉴》）：黄连 9 g，当归 15 g，黄柏 9 g，生地黄 30 g，姜黄 9 g，麻油 360 g，黄蜡 120 g。上药除黄蜡外，浸入麻油内，1 天后用文火熬煎至药枯，去渣滤清，再加入黄蜡，文火徐徐收膏。外搽患处，每天 3~4 次。

（2）非药物治疗：

1）中药熏洗疗法：适用于无明显抓痕、血痂及皮疹无渗出的患者。采用当归、丹参、鸡血藤、白鲜皮、连翘等养血活血、解毒止痒的中药煎剂对皮损部位进行熏洗，每天 1 次，每次 15 分钟。

2）中药蒸汽疗法：适用于皮损肥厚，呈苔藓样变的患者。采用当归、丹参、生地黄、火麻仁、地骨皮、白鲜皮等具有清热解毒、养血润肤作用的中药煎剂熏蒸皮损，每周 3 次，10 次为 1 个疗程。

3）针刺疗法：适用于顽固性瘙痒继发苔藓样变者。根据经络辨证选取背俞穴和相应腧穴进行针灸治疗，以达到活血化瘀通络、养血祛风止痒的作用。每天 1 次，10 次为 1 个疗程。

4）穴位注射疗法：适用于瘙痒顽固者。采用当归注射液或丹参注射液等具有养血活血功效之药物进行穴位注射，每天 1 次，7 天为 1 个疗程。

5）耳针疗法：取枕部、神门、肺区、肾上腺等，埋针或埋豆，2~3 天更换 1 次，双耳交替。

（二）西医治疗

1. 局部治疗　应以保湿、滋润、止痒为主，使用刺激性小的制剂。根据皮损类型、部位等，合理选择外用药物种类（止痒剂、焦油类或糖皮质激素）和剂型。皮肤干燥者，可选用保湿剂或皮肤屏障修复剂；肛门、阴囊、外阴瘙痒症者，外用时注意避免使用刺激性药物。局部皮肤苔藓化、浸润肥厚者，可用普鲁卡因、曲安奈德或复方倍他米松做皮损处皮下封闭治疗。

2. 系统治疗　抗组胺药、钙剂、维生素 C、硫代硫酸钠及镇静催眠等药物，可根据病情选择使用。全身瘙痒症可用盐酸普鲁卡因静脉封闭，对老年瘙痒症可用性激素治疗，男性患者用丙酸睾酮 25 mg 肌内注射，每周 2 次，或服甲基睾酮 5 mg，每天 2 次。女性患者可服用己烯雌酚 0.5 mg，每天 2 次，或黄体酮 10 mg，肌内注射，每天 1 次。

3. 物理治疗　光疗（UVA、UVB 和 PUVA）对炎症性皮肤病及尿毒症、原发性胆汁淤积和真性红细胞增多症等系统疾病引起的瘙痒有效。皮肤干燥者可配合淀粉浴、矿泉浴、熏蒸等治疗。局限性瘙痒症多方治疗无效时，可考虑同位素或浅层 X 线治疗。

（三）中西医结合治疗思路

本病中医治疗以止痒为主，配合祛风、清热、利湿、润燥等方法；西医治疗以抗组胺药、镇静安眠药、钙剂为主。若因内部疾病引起瘙痒者，要及时寻找原因，采用标本兼顾、内服与外用兼治的方法；若瘙痒控制不明显，可加用静脉封闭或激素治疗。对老年瘙痒症，中医养血祛风方法疗效较好。中医外治方法如中药外洗、熏蒸、涂擦、针灸、刺络拔罐等的运用，往往可获异曲同工之妙。随着认识的不断深入，保湿剂的使用十分必要且收效颇佳。

【预防与调摄】

1. 避免热水烫洗，避免使用强碱性洁肤产品洗澡，老年患者洗澡不宜过勤，注意保湿剂的应用，以防皮肤干燥。

2. 调适寒温，调畅情志，避免劳累。

3. 避免用力搔抓、摩擦，不使用刺激性强的外用药物。

4. 忌饮酒类，忌食辛辣发物，多食蔬菜水果。内衣宜柔软、宽松，宜穿棉织品或丝织品，不宜穿毛织品。

【临床研究进展】

有研究表示参与调节中枢性和皮肤性瘙痒的阿片类受体主要包括 μ- 受体和 κ- 受体，其中 μ- 受体介导产生瘙痒，而 κ- 受体介导抑制瘙痒。研究发现在皮肤感觉神经纤维上存在阿片样肽等致痒介质，提示致痒介质可能通过与皮肤感觉神经纤维的受体结合，活化 μ- 受体而导致瘙痒的发生。

【医家经验与争鸣】

徐宜厚认为皮肤瘙痒的病变性质和成因，一是邪气、二是正虚。"痛为实，痒为虚"。即外邪入侵，与卫外的卫气相搏，若阳气充足，邪欲发散，邪气扬出而痒止。若阳气虚弱，邪气乘虚而入，游走在皮肤腠理之间，于是发生淫痒不已。张志礼认为"痒是由风、湿、热、虫等因素客于肌肤或血虚所致"。陈耀章认为："风气通于肝"，肝气不舒，郁而化热，风火泛表发为本病。陈国权辨治皮肤瘙痒症认为五脏六腑皆令人痒，非独心也，认为脾主肌肉，皮肤瘙痒的发作与痊愈皆关乎脾。王文春认为年老体虚，脏腑功能失调，肝肾不足，气血津液亏虚是内因，是发病的基础。在治疗中除了滋阴养血、和营润燥外，切不可忽视了益气之法，只有脏腑之气充盈，才能化水谷之气为精血，并推动其输布于四肢百骸而濡养肌肤。

【参考文献】

[1] 刘彤云，何黎. 老年性瘙痒的病理生理及其治疗 [J]. 皮肤病与性病，2013, 12(6): 331-333.

[2] 徐宜厚. 全身性瘙痒症的辨证论治：附 180 例临床分析 [J]. 中医杂志，1983(5): 27.

[3] 张志礼. 皮肤病的中医辨证及内治原则初步探讨 [J]. 皮肤病防治研究通讯，1997(3): 154.

[4] 陈耀章. 皮肤病从肝论治八法 [J]. 上海中医药杂志，1986(3): 18-19.

[5] 陈国权. 五脏六腑皆令人痒，非独心也 [J]. 中医药通报，2007(1): 28.

[6] 赵党生. 王文春教授诊治老年性皮肤瘙痒症经验 [J]. 甘肃中医学院学报，2014, 31(6): 17.

（欧阳晓勇）

第二节 神经性皮炎

神经性皮炎（neurodermatitis）又称慢性单纯性苔藓（lichen simplex chronicus），是一种常见的以阵发性剧痒和皮肤苔藓样变为特征的慢性炎症性皮肤神经功能障碍性疾病。因皮损状如牛项之皮，厚而且坚，故又称为"牛皮癣"。《外科正宗》说："牛皮癣如牛项之皮，顽硬且坚，抓之如朽木。"其临床特点是：皮损多是圆形或多角形的扁平丘疹融合成片，搔抓后皮损肥厚，皮沟加深，皮嵴隆起，形成苔藓样变，呈阵发性瘙痒。古代文献称之为"摄领疮""干癣""顽癣"等。本病以 20~40 岁青壮年多发，老年人少见，儿童一般不发病。

【病因及发病机制】

中医学认为情志内伤、风邪侵袭是本病的诱发因素，营血失和、气血凝滞则为其主要病机。初起多为风湿之邪阻滞肌肤，或遇热后颈项多汗、硬领摩擦等所致，或因情志不遂，肝火郁滞，或紧张劳累，烦躁焦虑，心肝火旺所致，或病久阴血耗伤，血虚化燥生风，肌肤失养而发。

现代医学认为本病具体病因还不十分清楚，可能与以下原因相关：神经精神功能障碍，患者多伴有精神紧张、焦虑、抑郁等症状，因此一般认为本病的发病与大脑皮质的抑制和兴奋功能失调有关。硬领机械性摩擦、日光照射、长期消化不良或便秘、内分泌紊乱、酒精中毒、感染性病灶的致敏等因素可促发本病。

【临床表现】

本病以 20～40 岁青壮年多发，老年人少见，儿童一般不发病。病程漫长，皮疹反复发作，临床上根据皮肤受累范围大小，分为局限性和播散性。

1. 局限性　多见于中青年，好发于颈部、双肘伸侧、腰骶部、眼睑、会阴、阴囊、肛周等易搔抓部位。皮损特征为局限性分布多角形扁平丘疹；皮损淡红、淡褐或正常肤色；表面可覆有糠秕状鳞屑。经搔抓、摩擦后，皮损融合成片，皮肤肥厚似皮革样变，即"苔藓样变"（各图 9-2-1、各图 9-2-2）。皮损境界清楚，呈圆形、类圆形或不规则形，瘙痒明显。

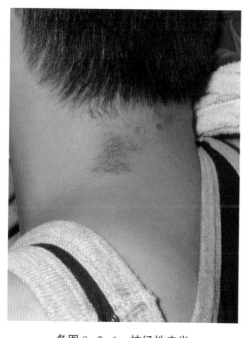

各图 9-2-1　神经性皮炎

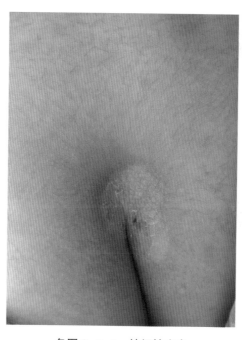

各图 9-2-2　神经性皮炎
（重庆市中医院　龚娟　供图）

2. 播散性　好发于成年人，皮疹分布广泛，既可在正常皮肤上产生，也可在其他疾病基础上产生。皮损多呈苔藓样变，常因搔抓而见抓痕和血痂。自觉阵发性剧烈瘙痒，夜间尤甚；患者常因此失眠而情绪烦躁。也可因外用药使用不当而产生接触性皮炎或继发感染发展而来。

【组织病理】

组织病理可见角化过度，棘层肥厚，表皮突延长，细胞内及细胞间水肿，基层较多色素颗粒。真皮浅层高度水肿，血管及淋巴管水肿、扩张，血管周围有淋巴细胞、白细胞、浆细胞及肥大细胞，少见胶原纤维和张力纤维肿胀。

【诊断与鉴别诊断】

1. 诊断

（1）病史：本病常见于中老年人，可因过劳、情绪波动、多汗、硬领摩擦后出现，也可在其他疾病基础上产生。瘙痒明显，夜间尤甚，可因紧张劳累，烦躁焦虑，睡眠欠佳时加重。

（2）临床症状：皮损特征为局限性分布的多角形扁平丘疹；皮损淡红、淡褐或正常肤色；表面可覆有糠秕状鳞屑。经搔抓、摩擦后，皮损融合成片，皮肤肥厚似皮革样变，即"苔藓样变"，常因搔抓伴抓痕和血痂。

2. 鉴别诊断　本病可与下列疾病进行鉴别：

（1）慢性湿疮：由急性或亚急性湿疮转变而来，皮损可见苔藓化，亦可有渗出倾向。

（2）紫癜风：皮损多为暗红、淡紫或呈多角扁平形丘疹，有蜡样光泽、网状纹，可累及黏膜及指（趾）甲，组织病理切片有鉴别诊断价值。

（3）原发性皮肤淀粉样变：常见于小腿伸侧，皮疹呈高粱至绿豆大小圆形丘疹，密集成片而不融合，或呈念珠状排列。皮内注射 1.5% 刚果红溶液试验阳性，组织病理有特异性。

【治疗】

（一）中医治疗

1. 分型论治

（1）肝郁化火证：

主症：皮疹色红；伴心烦易怒，失眠多梦，眩晕，心悸，口苦咽干。舌边尖红，脉弦数。

治法：疏肝理气，泻火止痒。

方药：龙胆泻肝汤合丹栀逍遥散加减。瘙痒剧烈者，可加用僵蚕、乌梢蛇；心烦失眠者，可加用合欢皮、珍珠母、钩藤等。

（2）风湿蕴肤证：

主症：皮损呈暗红或淡褐色片状，粗糙肥厚，剧痒时作，夜间尤甚。舌淡红，苔薄白或白腻，脉濡缓。

治法：祛风除湿，清热止痒。

方药：消风散加减。若睡眠欠佳者，可加用首乌藤、磁石等；瘙痒剧烈者，可加用刺猬皮、乌梢蛇等。

（3）血虚风燥证：

主症：皮损色淡或灰白，状如枯木，肥厚粗糙似牛皮；心悸怔忡，失眠健忘，女子月经不调；舌淡，苔薄，脉沉细。

治法：养血润燥，息风止痒。

方药：当归饮子加减。若失眠者，加酸枣仁、珍珠母等。

2. 内服中成药

（1）消风止痒颗粒：消风清热，除湿止痒。适用于风湿蕴肤证。

（2）润燥止痒胶囊：养血滋阴，祛风止痒，润肠通便。适用于血虚风燥证。

（3）乌蛇止痒丸：养血祛风，燥湿止痒。适用于风湿邪蕴、肌肤失养者。

3. 外治

（1）药物疗法：

1）七参连湿疹膏：清热燥湿，活血消肿，祛风止痒。用于因风湿热毒瘀阻所致者。适量涂敷患处，每天 3～4 次。

2）丹皮酚软膏：消炎止痒。用于各种湿疹、皮炎、皮肤瘙痒、蚊虫叮咬红肿等各种皮肤疾患，涂敷患处，每天 2～3 次。

（2）非药物疗法：

1）中药熏洗疗法：适用于泛发性神经性皮炎且皮肤干燥者。用鸡血藤、当归、丹参、三棱、莪术、白鲜皮等具有活血化瘀、软坚散结功效的中药煎剂对皮损部位进行熏洗治疗，每天 1 次，每次 20～30 分钟。

2）中药蒸汽疗法：适用于病程长，皮损呈苔藓样变者。用当归、丹参、茯苓、白术、白鲜皮等具有清热解毒、活血化瘀功效的中药煎剂熏蒸皮损，每天 1 次，每次 10~20 分钟。

3）针刺疗法：适用于容易摩擦部位的皮损及瘙痒顽固者，可进行皮损周围毫针围刺治疗。

4）拔罐疗法：躯干、四肢皮损肥厚处可走罐治疗，以疏通经络、行气活血、解毒止痒，每天 1 次，7 天为 1 个疗程。

5）艾灸疗法：适用于浸润肥厚、范围较小的损害，或经过反复治疗皮损变化不明显者。可选用艾条进行局部皮损处灸疗，每天 1 次，7 天为 1 个疗程。

6）火针疗法：用火烧红针尖迅速刺入皮损内，深度至皮损微渗血为度，每周 1~2 次。

7）封包疗法：适用于皮损肥厚者。对局部皮损涂擦中药膏后，采用保鲜膜将皮损处封包 40 分钟，每天 1~2 次。

（二）西医治疗

1. 局部治疗 根据皮损类型、部位等，合理选择药物种类（例如止痒剂、煤焦油或糖皮质激素）和剂型。

2. 系统治疗 可口服抗组胺药、钙剂、维生素 C，配合应用谷维素、维生素 B_1、维生素 B_{12}、复合维生素 B 等。如影响睡眠者可于睡前加用镇静安眠药（如地西泮或多塞平等）；皮损泛发者可用雷公藤多苷片；病情严重者可用普鲁卡因静脉封闭。对有疑似精神障碍患者，需在药物治疗基础上辅以心理指导。

3. 物理治疗 皮损泛发者，可选用药浴、矿泉浴、紫外线治疗、^{90}Sr、^{32}P 局部敷贴或浅层 X 线放射治疗。

（三）中西医结合治疗思路

本病以止痒、消除皮损及减少复发为原则。减少精神紧张、避免局部摩擦，规律生活作息有助于疾病的康复。症状轻者，采用中西医药物外用治疗；瘙痒剧烈者，皮损播散全身，严重影响患者生活质量时，中西医并用，内治或外治结合治疗。

【预防与调摄】

1. 注意生活节律，保证充足的睡眠与休息。

2. 保持精神和情绪的稳定，调整神经系统功能。

3. 避免各种机械性、物理性刺激，避免硬质衣领摩擦。

4. 饮食宜清淡，忌食辛辣发物，戒烟酒及各种刺激性食物。

【临床研究进展】

刘贞富等检测了 41 例神经性皮炎患者的外周血 T_3、T_4、T_8，B 细胞膜表面免疫球蛋白，NK 细胞活性，白介素 -2 活性。结果：T_3、T_4 细胞数、NK 细胞活性和白介素 -2 活性明显比正常人低，T_8 和 B 细胞膜表面免疫球蛋白细胞数明显比正常人高，表明神经性皮炎（播散型较局限型患者明显）患者细胞免疫功能存在异常（免疫抑制性增强）。刘坚等对神经性皮炎患者甲状腺自身免疫性抗抗体及功能研究时发现部分患者甲状腺球蛋白抗体（＋）、甲状腺微粒体抗体（＋）、甲状腺过氧化物酶抗体（＋）、促甲状腺素受体抗体（＋），说明自身免疫因素可导致神经性皮炎的发生。

【医家经验与争鸣】

赵炳南认为神经性皮炎为脾经湿热、肺经风毒客于肌肤腠理之间，兼感风湿热邪所致。热盛则肌肤起瘰，风盛则明显瘙痒，湿性黏腻故时起时伏，且以顽固性内湿为主，故以长期临床实践基础上摸索出的具有搜风祛湿止痒的"全虫方"为基本方进行加减，如急性泛发全身的加海桐皮以祛风止痒；皮损肥厚角化过度的可加养血润燥之品如鸡血藤、当归、白芍等进行加减，取得了很好的临床疗效。朱仁康主张辨证论治，局限性以外治法为主，泛发性以内治法为主，将本病分为三型论治：血热型治宜凉血清热、消风止痒，以经验方"皮癣汤"为主加减治疗，风燥型治宜养血润燥、消风止痒，以"风癣汤"为主进行加减，风盛型治宜搜风清热，以乌蛇祛风汤为主加减治疗。

【参考文献】

[1] 刘贞富，许形华，梁智辉，等. 神经性皮炎患者细胞免疫功能测定 [J]. 中华皮肤科杂志，1996, 29(1): 56–57.

[2] 刘坚，张建团，高小梅. 神经性皮炎患者甲状腺自身免疫性抗体及其功能状态的研究 [J]. 山东医药，2006, 46(10)

[3] 北京中医医院. 赵炳南临床经验集 [M]. 北京：人民卫生出版社，1975.

[4] 中医研究院广安门医院. 朱仁康临床经验集 [M]. 北京：人民卫生出版社，1979.

（欧阳晓勇）

第三节　痒　疹

痒疹（prurigo）是一组急性或慢性炎症性瘙痒性皮肤病的总称。皮损多样，可表现为结节、丘疹、丘疱疹、水疱、抓痕、色素沉着、苔藓化等。发病以夏秋季稍多，季节性不明显。患者多自觉瘙痒难忍。多见于儿童及中年妇女。中医称为"粟疮"，《医宗金鉴·外科心法》中记载："粟疮形如粟粒，其色红，搔之愈痒，久而不瘥，亦能耗血液，肤如蛇皮。"

【病因及发病机制】

中医学认为本病可由外邪侵袭导致，外受风邪，夹湿夹热，浸淫肌肤腠理，导致营卫不和，经脉失疏，气血运行紊乱，风湿热邪与气血相搏结，肌肤失养而发为本病。或过食辛辣发物及肥甘厚味滋腻之品，内伤脾胃，运化失健，湿热内生，蕴阻肌肤所致。或忧思郁怒，七情所困，造成肝气郁结，郁久化火，蕴伏于营血，血热风盛，或火热内蕴，耗阴伤血，血虚风燥，肌肤失于濡养，或病久气滞血瘀，凝塞经脉而致。或因禀赋不耐而致卫表不固，外邪侵袭，或化源不足，气血虚弱，不能濡养肌肤而发此病。

现代医学对本病病因尚未明确，但多认为与变态反应有关。部分患者具有家族性遗传过敏史，伴发荨麻疹、哮喘、枯草热等。此外，虫咬、食物或药物过敏、精神因素、气候变化、胃肠道功能紊乱、内分泌障碍、病灶感染等也可能与本病的发生有关。

【临床表现】

本病病因复杂，其临床包括病种和分类至今尚无完全统一意见。常见临床类型如下：

1. 急性痒疹

（1）急性单纯性痒疹（simple acute prurigo）：又称丘疹性荨麻疹（papular urticaria），夏秋季节多发。发病与某些节肢动物如蚊、蚤、螨等的叮咬有关，也可能由消化道障碍或对某些物质过敏而引发。是一种迟发型变态反应，致敏需10天左右。多累及儿童及青少年，常见一个家庭中多人同时发病。好发于四肢、腰背等部。皮损特征为0.5～2 cm纺锤形淡红色风团样丘疹，有的有伪足，顶端常有小水疱；皮损常分批发生，易群集，少融合；自觉瘙痒。红斑和水疱可在短期内消退，丘疹消退慢，1～2周后逐渐消退，留暂时色素沉着斑。可反复发生，一般无全身症状。局部淋巴结不肿大。

（2）成人急性单纯性痒疹（simple acute prurigo of adult）：又称暂时性或一过性痒疹（prurigo temporanea）。多见于30岁以上女性。发病前常有疲乏、头痛、失眠及胃肠功能失调等全身症状。好发于躯干及四肢伸侧，肘、膝部明显，也可累及头皮、面部、臀部。皮损特征为多发性坚实圆形或顶部略扁平的丘疹；绿豆至豌豆大；淡红或肤色，以后变为黯红或红褐色；散在分布，亦可聚集成簇，但不融合（各图9-3-1）。瘙痒剧烈，搔抓后出现风团样皮损及丘疱疹，反复搔抓可出现苔藓样变、色素沉着。2～3个月可自愈，但有时会复发。

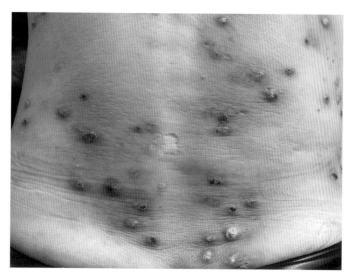

各图 9-3-1 痒 疹
（第四军医大学西京皮肤医院 肖月园 供图）

2. 慢性痒疹

（1）小儿痒疹（prurigo infantilis）：又称 Hebra 痒疹，多在 3 岁前发病，特别是 1 岁左右者。好发于四肢伸侧，常发于丘疹性荨麻疹或荨麻疹皮损消退后，即出现肤色或淡红色丘疹，质硬，称为痒疹小结节，也可出现丘疱疹，对称分布，下肢更甚；反复发作，此起彼伏交替发生。瘙痒剧烈，搔抓继发感染后，可发生脓疱疮及淋巴管炎。多伴颈部、腋窝、肘部及腹股沟处淋巴结肿大，尤以腹股沟淋巴结肿大最为显著，称为痒疹横痃（prurigo agria），但无红、痛及化脓。血液中嗜酸性粒细胞增多。病程长，患儿可有失眠、消瘦、营养不良等，多至青春期逐渐痊愈。

（2）结节性痒疹（prurigo nodularis）：又称疣状固定性荨麻疹（urticaria perstans verrucosa）或结节性苔藓（lichen nodularis）。常见于中年女性。好发于四肢，尤以小腿伸侧多见；面部、掌跖较少累及。皮损特征为坚硬、圆形、红褐色或黑褐色丘疹或结节，表面粗糙；瘙痒剧烈。初起为淡红色丘疹，迅速变成半球形结节，顶部角化明显，呈疣状外观，皮损周围有色素沉着或苔藓样变。慢性经过，可长期不愈。

（3）症状性痒疹：常发生于妊娠妇女或肿瘤（如淋巴瘤或白血病）患者，可能与体内代谢产物等有关。

【组织病理】

表皮轻度角化过度和角化不全，棘层大多肥厚，偶有海绵形成及小水疱，真皮上部结缔组织水肿，血管周围淋巴细胞浸润。

【诊断与鉴别诊断】

1. 诊断

（1）病史：多见于 1~3 岁幼儿及女性。冬夏均可发生，可能与昆虫叮咬、胃肠功能紊乱及内分泌障碍等因素有关。患者自觉瘙痒明显，可伴有刺痛感，夜晚可加重。

（2）临床症状：好发于四肢伸侧，尤以下肢为甚，重者可遍及全身，但很少累及腘窝及掌跖，腹股沟常有臖核。皮损初发为风团或风团样小丘疹，风团消退后逐渐形成坚硬小结节，为圆形粟粒或绿豆大小的淡红、褐黄或似正常肤色的丘疹，质较硬。丘疹间可见分批出现的小水疱及结痂散在分布。

2. 鉴别诊断 本病可与下列疾病进行鉴别：

（1）疥疮：无固定发病年龄，有接触传染史，蔓延迅速，瘙痒以夜间为主，皮疹多在指间、阴部、股及胸腹部，以皮损以丘疹、隧道、结节为主。

（2）疣状扁平苔藓：组织病理未见特殊点，和扁平苔藓、神经性皮炎表现多相同。皮损可见特征性疣状增厚斑块，粗糙不平的表面上，可见散在分布糠状鳞屑，据此可以鉴别。

（3）疱疹样皮炎：皮损多形，水疱、大疱为多数。真皮乳头用免疫荧光检测可见到内有颗粒状沉着的 IgA 和 C3。这种特异性的组织病理结合患者既往有谷胶肠病病史，常可鉴别。

【治疗】

（一）中医治疗

1. 分型论治

（1）风湿郁热证：

主症：多见于病变初期，遍身起红色丘疹，瘙痒无度，抓痕累累，或搔破糜烂；口苦咽干，大便干结，小便黄。舌苔薄白或薄黄，脉弦滑或弦数。

治法：清热除湿，祛风止痒。

方药：消风散加黄柏、苦参、赤芍、木通等。

（2）阴虚血燥证：

主症：多见于病程较长者，皮疹如粟粒，瘙痒无度，日轻夜重，皮肤粗糙干燥，或有脱屑；身体消瘦，夜间盗汗，精神疲惫。舌质红，苔薄或少苔，脉弦细或细数。

治法：滋阴润燥，养血祛风。

方药：四物消风散酌加何首乌、玉竹、胡麻仁、麦冬、地骨皮等。

（3）血瘀生风证：

主症：多见于病程较长者，皮疹为坚实的硬丘疹，瘙痒剧烈，夜间加重，结血痂，皮肤粗糙肥厚，呈苔藓样变，色素沉着。舌质紫暗或有瘀点、瘀斑，苔薄，脉弦涩滞。

治法：活血化瘀，熄风止痒。

方药：桃红四物汤加减。

2. 内服中成药

（1）祛风止痒口服液：养血活血，清热利湿，祛风止痒。适用于风湿热证。

（2）血府逐瘀胶囊：活血祛瘀，行气止痛。适用于风燥血瘀证。

（3）乌蛇止痒丸：养血祛风，燥湿止痒。适用于血瘀生风证。

3. 外治

（1）药物疗法：

1）中药熏洗疗法：可选用苦参、蛇床子、千里光、白鲜皮、地骨皮、黄芩、黄柏、明矾等药煎剂对皮损部位进行熏洗，每天 1 次，每次 15 分钟。

2）中药涂搽疗法：皮损涂搽 10% 百部酊、5% 硫黄洗剂、1% 冰片酊、10% 蛇床子酊或一扫光软膏，每天 1~2 次。

（2）非药物疗法：

1）火针疗法：用火针在酒精灯上烧至通红发白，快速刺入皮损，深度至皮损基底部为度，每 5 天治疗 1 次，6 次 1 疗程。

2）针刺疗法：瘙痒剧烈的皮损，可进行皮损周围毫针围刺治疗。

3）放血拔罐疗法：用乙醇消毒皮肤后，用无菌针头点刺瘙痒皮损处 2~3 下，以微血为度，将火罐拔在渗血皮损处，每罐可出血 0.3~0.5 mL，每次 15 分钟，每 3 天 1 次。

（二）西医治疗

1. 局部治疗

（1）含樟脑或是薄荷脑成分的复方洗剂或溶液，如薄荷炉甘石洗剂、甘霖洗剂等可以止痒的洗剂药。

（2）糖皮质激素制剂，如外用的哈西奈德溶液、丙酸氯倍他索、丙酸倍他米松、卤米松、恩肤霜、复方酮康唑霜、皮炎平、去炎松软膏、0.5% 地塞米松软膏、含糖皮质激素的硬膏外贴如曲安奈德新霉素贴片。

（3）焦油类软膏，如 3%～5% 糠馏油软膏、10% 煤焦油软膏、10% 黑豆馏油软膏等外用。

（4）硫黄浴、糠浴、淀粉浴等。

2. 系统治疗　病情轻者，可给予抗过敏药物如第一代 H_1 受体拮抗药马来酸氯苯那敏，第二代 H_1 受体拮抗药依巴斯汀片、西替利嗪片等，效果不敏感可几种联用。维生素 C、钙剂作为副作用较小的止痒药可以静脉滴注，硫代硫酸钠可静脉注射；伴随有焦虑、失眠的患者，可酌情予少量抗焦虑药、镇静催眠类药，如艾司唑仑，5 mg，每晚 1 次口服；盐酸氟西汀，20 mg，每天 1～2 次口服等。糖皮质激素可酌情给予皮损范围广，病情严重的患者，如地塞米松片，每天 20～30 mg，分为 2～3 次口服；对重症、皮疹泛发患者可试用普鲁卡因静脉封闭治疗。

3. 物理治疗　对于局限性皮损光疗 PUVA 疗效较好，对于泛发性皮损可以采用 UVB。激光治疗、液氮冷冻、手术等有一定的效果。

（三）中西医结合治疗思路

本病中西医结合治疗优势互补，以止痒、消除皮损为原则。在瘙痒剧烈、皮损全身泛发、严重影响患者生活质量时，此时应以西医系统治疗配合局部治疗为主，同时中医辨证论治；在瘙痒减轻、皮损缓解无新发时，可以中医辨证治疗及外治为主，酌情配合使用抗组胺药。

【预防与调摄】

1. 避免虫咬、日晒，注意讲究个人卫生。

2. 避免热水烫洗，尽量避免搔抓。

3. 注意劳逸结合，调畅情志。

【临床研究进展】

Haas 等的研究发现 P 物质（substance P，SP）在结节性痒疹的发病机制中有重要作用，结节性痒疹（PN）的组织病理中可见神经组织增生，同时发现结节性痒疹中 SP 神经纤维密度增加。有霍奇金淋巴瘤以 PN 为首发表现的报道，说明肿瘤与痒疹有关联。有报道 PN 与血液病与慢性肾衰竭、以及 α_1 抗胰蛋白酶的缺乏有关。也有专家认为，痒疹与贫血、肝病、艾滋病病毒感染、肾衰竭、免疫功能缺陷等因素有关。

【医家经验与争鸣】

朱仁康认为本病主症是湿热风毒证，治必须以搜风除湿、清热解毒为主，乌蛇祛风汤加减联合皮损局部注射的方法治疗痒疹，疗效确切，症状改善显著，安全副作用少，复发率低，这种中西结合的治疗方法值得推广。中医学认为本病与风邪关系尤为密切，故临床上常以治风为要，投以内服中药汤剂或散风或熄风，兼以清热、利湿、养血、活血之法，如此则风自去，痒自除，则病向愈。徐宜厚教授主编的《中医皮肤科临床手册》一书中所列之经验方枳术赤豆饮加味内服治疗痒疹，经过长期的临床应用，取得了一定的疗效。

【参考文献】

[1] HAAS S, CAPELLINO S, PHAN N Q, et al. Low density of sympatheticnerve fibers relative to substance P-positive nerve fibers inlesional skin of chronic pruritus and prurigo nodularis [J]. J Dermatol Sci, 2010, 58(3): 193-197.

[2] SESHADRI P, RAJAN S J, GEORGE I A, et al. A sinister itch: prurigonodularis in hodgkin lymphoma [J]. J Assoc Physicians India, 2009, 57: 715-716.

[3] DE D, DOGRA S, KANWAR A J. Prurigo nodulads in healed herpes zoster scar: an isotopic response [J]. J Eur Acad DermatolVenereol, 2007, 21(5): 711-712.

[4] 张学军，高兴华. 皮肤性病学 [M]. 武汉：华中科技大学出版社，2008.

（欧阳晓勇）

第四节　结节性痒疹

结节性痒疹（prurigo nodularis，PN）又称疣状固定性荨麻疹（urticaria perstans verrucosa）或结节性苔藓（lichen nodularis）。为疣状结节性损害，分布于四肢，以小腿伸侧为多。常见于成年女性。结节性痒疹在中医学中属于"马疥、痒风、顽湿聚结"等的范畴，在《诸病源候论·疥候》云："马疥者，皮肉隐嶙，起作根墌，搔之不知痛。"［清］祁坤《外科大成卷之四·血疕》云："血疕形如紫疥，痒痛多血。"《医宗金鉴》有"血疕形如紫疥疮"，赵炳南称之为"顽湿聚结"。

【病因及发病机制】

中医学认为本病可由饮食不节，嗜食肥甘厚腻，生冷之品，致脾胃运化功能失职，湿邪内生，又感受外邪风毒，或受蚊虫叮咬，使其毒液侵入人体，风湿热毒聚结于肌肤，使经络被阻，气血运行失和，在肌肤则表现为剧烈瘙痒性的结节。或因久思郁怒，情志所伤，以至于冲任失调，营血之不足，脉络则瘀阻不通，肌肤失去所养。风湿热邪等蕴结在肌腠之间，日久以发泄，故皮肤剧痒。但湿邪为阴邪，其性重浊，黏滞，易下趋，故本病迁延难愈，病程长且易复发。

病因尚未阐明。部分患者见于蚊虫、臭虫或其他虫类叮咬之后发病，与胃肠功能紊乱及内分泌障碍也可能有一定关系。有人认为本病是局限性慢性单纯性苔藓的变型或不典型的结节性局限性单纯性苔藓。

【临床表现】

初为淡红色丘疹，迅速变为半球形结节，黄豆至蚕豆大小，顶端角化明显，呈疣状外观，表面粗糙，红褐色或黑褐色，散在孤立，触之有坚实感。由于剧烈搔抓，发生表皮剥脱、出血及血痂。结节周围的皮肤有色素沉着或增厚，呈苔藓样变。结节好发于四肢，尤以小腿伸侧为显著（各图9-4-1、各图9-4-2），偶尔可发生于背部。数目不等，可少至数个或多至数十个以上，有时呈条状排列。慢性经过，可长期不愈。

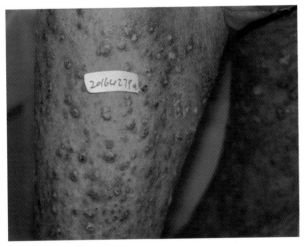

各图9-4-1　结节性痒疹
（重庆市中医院　龚娟　供图）

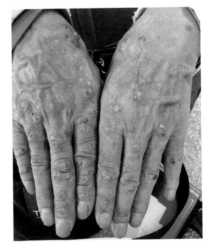

各图9-4-2　结节性痒疹

【组织病理】

表皮角化过度，棘层肥厚，表皮嵴不规则地向真皮增生，形成假上皮瘤状，真皮内显示非特异性炎症浸润，并可见神经组织明显增生。

【诊断与鉴别诊断】

1. 诊断　根据疣状结节性损害、好发于四肢伸侧、剧烈瘙痒等特点进行诊断。

2. 鉴别诊断 本病可与下列疾病进行鉴别：

（1）疣状扁平苔藓：损害为疣状增生之肥厚性斑块，并有细薄鳞屑、斑块为圆形或卵圆形，但其周围散在性分布扁平丘疹，病理检查可以鉴别。

（2）丘疹性荨麻疹：主要临床表现为风团，中央有丘疹及小水疱形成，病程较短，好发于儿童。

（3）寻常疣：损害表面角质增生，呈乳头样，色灰白或污黄，大多无自觉症状，好侵犯儿童及青年。

（4）原发性皮肤淀粉样变：好发于小腿、上臂及上背肩胛间，皮损常呈褐色扁平小丘疹，刚果红局部皮内试验或组织病理检查有助于鉴别。

此外，还要与穿通性皮病（如获得性穿通性皮病）、结节性类天疱疮、多发性角化棘皮瘤、颗粒细胞病、痒疹样大疱性表皮松解症和疥疮结节等相鉴别。

【治疗】

（一）中医治疗

1. 分型论治

（1）湿热风毒证：

主症：皮疹呈半球形隆起，色红或灰褐，散在孤立，触之坚实，剧痒时作伴心烦口渴，小便黄，大便不调。舌质红，苔黄腻，脉滑。

治法：清热除湿，祛风止痒。

主方：全虫方（《赵炳南临床经验集》）加减。湿盛者，酌加地肤子、泽泻、土茯苓等化湿止痒；皮肤干燥者，酌加鸡血藤、丹参养血润肤；苔藓样变者，酌加红花、桃仁活血化瘀；结节明显者，酌加土贝母、三棱、莪术软坚散结；夜寐不安者，酌加茯神、远志、首乌藤、合欢皮养心安神。

（2）血瘀风燥证：

主症：结节坚硬，表面粗糙，色紫红或紫褐，皮肤肥厚，干燥，阵发性瘙痒。舌紫暗，苔薄，脉涩。

治法：养血活血，搜风通络。

主方：四物消风饮（《外科证治全书》）加减。痒甚者，酌加全蝎、乌梢蛇；结节坚实者，酌加皂角刺、穿山甲；心神不宁、失眠者，酌加酸枣仁、珍珠母、首乌藤；纳呆、乏力者，酌加白术、黄芪。

2. 内服中成药 同本章第三节。

3. 外治

（1）自血疗法：指将患者自身血液抽出一部分再经过处理，分量分次注射到其皮肤病变部位或者相关穴位，从而起到治疗的效果。

（2）中药贴敷疗法：结节性痒疹的结节比较顽固，应用某些中药的药效特点直接作用于结节，起到止痒散结的作用。

（二）西医治疗

1. 局部治疗

（1）外用各种剂型的糖皮质激素或焦油类制剂，以及外用0.025%~0.3%辣椒碱乳膏和卡泊三醇。角化显著的可外贴含醋酸曲安奈德及新霉素的肤疾宁等硬膏。

（2）局部封闭治疗：可采用醋酸曲安奈德注射液（5 mg，1 mL）或醋酸泼尼松龙混悬液（2.5%，1 mL），以1%利多卡因注射液稀释后，皮下注射于皮损内。目前较常用的制剂是复方倍他米松（得宝松）注射液，较其他糖皮质激素注射液，其效果更持久，每3~4周注射1次即可，进一步提高了患者的依从性。

2. 全身治疗

（1）抗组胺药以及镇静安眠药物：根据瘙痒的严重程度可单用也可联合应用。

（2）糖皮质激素：临床上单纯激素治疗结节性痒疹，优缺点非常显著，可短期内改善病情，但是复发率较高；长期应用副作用大，不良反应较多。

（3）沙利度胺等：沙利度胺 100～150 mg/d。国内文献曾报道联合治疗，即泼尼松 15 mg/d，晨 8 时顿服；雷公藤多苷 20 mg，每天 3 次；沙利度胺 25 mg，每天 2 次；氨苯砜 25 mg，每天 3 次。应用时需考虑雷公藤多苷和沙利度胺的不良反应。沙利度胺有明显致畸作用，育龄期妇女禁用。

（4）免疫抑制药：如环孢素 A 与硫唑嘌呤治疗顽固性结节性痒疹，有一定疗效。

（5）维 A 酸类药：皮损增生明显、质硬者可口服维胺酯 25 mg，每天 3 次，或异维 A 酸胶囊联合窄谱中波紫外线治疗结节性痒疹，可用于顽固病例。

3. 物理治疗　液氮冷冻，激光治疗，放射性同位素 ^{32}P 和 ^{90}Sr 敷贴或浅 X 线放射治疗，亦都有一定疗效。

（三）中西医结合治疗思路

本病以止痒、消除皮损及减少复发为原则。减少精神紧张、避免局部摩擦、规律生活作息有助于疾病的康复。症状轻者，采用中西医药物外用治疗；瘙痒剧烈者，皮损播散全身，严重影响患者生活质量时，应以西医系统治疗配合局部治疗为主，中医辨证论治并用，内治或外治结合治疗。

【预防与调摄】

1. 避免虫咬、热水烫洗，避免使用强碱性洁肤产品洗澡，老年患者洗澡不宜过勤，注意保湿剂的应用，以防皮肤干燥。

2. 调适寒温，调畅情志，避免劳累。

3. 避免用力搔抓、摩擦，不使用刺激性强的外用药物。

4. 忌饮酒类，忌食辛辣发物，多食蔬菜水果。内衣宜柔软、宽松，宜穿棉织品或丝织品，不宜穿毛织品。

【临床研究进展】

王万卷、胡小平对 30 例结节性痒疹（PN）患者的皮损、非皮损进行了检测，发现结节性痒疹皮损全层皮肤中 CGRP 和 P 物质均有表达，正常皮肤中几无表达，提示结节性痒疹的发病过程中神经肽物质起着重要的作用。陈嵘祎等检测了 34 例结节性痒疹患者和 20 例正常人血清中 TNF-α、FI-sIgG、IgG 亚型和总 IgG 水平，结果提示食物不耐受导致的 TNF-α 上调可能在结节性痒疹的发病过程中起到作用。黄建国等测定 PN 患者血清 MAO 及总 IgE 含量并探究其临床意义，结果显示 PN 患者血清总 IgE 含量及 MAO 含量均高于正常健康人，认为 IgE，MAO 参与了 PN 的发病过程。李仰琪、田歆等通过应用免疫组化方法检测 PN 患者皮损，发现 PAR-2 的激活和表达可能与 PN 皮肤瘙痒发病机制有关。此外，在神经纤维方面，国内外研究发现，结节性痒疹的结节组织内神经纤维增生明显，且以真皮神经肥大为主要特征。也有研究发现 PN 和一些微生物感染密切相关，比如结核分枝杆菌感染、带状疱疹病毒、HIV 病毒感染、细菌感染等。

【医家经验与争鸣】

赵炳南认为本病主症为湿热内蕴，宜分期治疗，治疗总的原则是除湿解毒、疏风止痒、活血软坚，常用全虫方加减，配合活血化瘀药治疗："病情早期以疏风止痒、除湿解毒为主，重用荆芥、防风、苦参、刺蒺藜、白鲜皮、全虫等药。至后期，结节坚硬较大，顽固不愈者，除前法外，宜加用或重用活血软坚之药。"《朱仁康临床经验集》认为主症是湿热风毒证，治必须以搜风除湿、清热解毒："此症由风湿热内蕴，外受毒虫咬螫，气血凝滞，结聚成疣，故必须用搜风除湿，清热解毒，以乌蛇驱风汤为主方。"庄国康认为，结节性痒疹属神经功能障碍性皮肤病，其发作和患者的精神因素关系密切，治疗宜以重镇安神药为主，配合活血化瘀、消肿散结的药物，可获良效。

【参考文献】

[1] 王万卷，胡小平. 结节性痒疹皮损中 P 物质、降钙素基因相关肽的表达 [J]. 西安交通大学学报（医学版），2004, 25(4): 408-409.

[2] 陈嵘祎，廖家，林映萍，等. 结节性痒疹患者血清中食物不耐受 sIgG、IgG 亚型－28－和 TNF-α 水平测定 [J]. 广东医学院学报，2008, 26(6): 597-598.

[3] 黄建国：结节性痒疹患者血清 MAO、总 IgE 测定及其临床意义 [C]. 全国中西医结合皮肤性病学术年会论文汇编，2015.

[4] 李仰琪，田歆，马少吟，等. 结节性痒疹患者皮损中蛋白酶活化受体 2 的表达与分布 [J]. 皮肤性病诊疗学杂志，2014, 21(5): 367-371.

（欧阳晓勇）

第五节　色素性痒疹

色素性痒疹（prurigo pigmentosa）为原因不明的炎症性皮肤病，其特点为突然出现的红斑丘疹，消退后遗留网状及斑状色素沉着。1971 年，首次由 Nagashima 等报道，后获公认并命名为色素性痒疹。

【病因及发病机制】

病因不明。部分病例发生在糖尿病、厌食症，表明代谢与本病有关。也有病例可能与饮食、过度禁食、出汗、摩擦、特应素质、应激等有关。

【临床表现】

多见于日本成年女性，西方较少，春夏多见。损害主要见于颈部和躯干上部等，特征性皮损为瘙痒性淡红色丘疹，融合成网状，有时有水疱出现，皮疹消退后，遗留无瘙痒网状或斑状色素沉着（各图 9-5-1）。若皮疹反复发作，则主要限于色素沉着区域。病情可迁延数年不等。

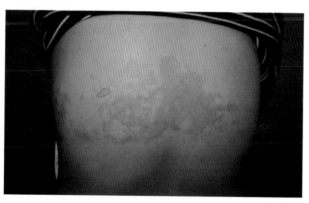

各图 9-5-1　色素性痒疹
（重庆市中医院　龚娟　供图）

【组织病理】

呈非特异性苔藓样组织反应。表皮角化不全，表皮嵴延长，细胞间水肿，基底细胞液化变性，血管周围细胞浸润及血管扩张，色素部位显示色素失禁。偶见外周血中嗜酸性粒细胞增加。

【诊断与鉴别诊断】

依据青年女性发病者多，具有特征性临床症状与好发部位，结合病理显示苔藓样组织反应即可诊断。但需与下列疾病鉴别：

1. 血管萎缩性皮肤异色症　此病有三种特征性表现，即网状色素沉着、皮肤萎缩及血管扩张，可资鉴别。

2. 融合性网状乳头瘤病　好发于胸前，皮损为色素性疣状或乳头瘤状丘疹。病理改变为真皮水肿，乳头瘤样增生，无炎症反应过程。

3. 暂时性棘层松解型皮病　有水疱时需与该病鉴别，但该病病理有棘层松解。

【治疗】

抗组胺药和糖皮质激素治疗多无效果。本病的治疗主要选用四环素类抗生素，如多西环素、米诺环素，或大环内酯类抗生素。外用钙调磷酸酶抑制剂治疗有效。约 1/3 的患者用氨苯砜治疗有效。

【临床研究进展】

Missall 等研究结果提示，色素性痒疹发生可能与幽门螺杆菌感染有关，抗生素根治幽门螺杆菌后皮损可消退。Chao 等研究结果显示，包柔螺旋体可能与色素性痒疹有关，但其结果尚有待证实。Jang 等报道了应用窄谱中波紫外线成功治疗色素性痒疹的个案。文献报道，化学药物如磺胺类（包括氨苯砜、磺胺甲基异噁唑）和异维 A 酸等治疗色素性痒疹有效，但不良反应较多。目前临床倾向使用米诺环素或多西环素，但四环素类药物用量与疗程尚未界定。

【参考文献】

[1] MISSALL T A, PRUDEN S, NELSON C, et al.Identification of Helicobacter pylori in skin biopsy of prurigo pigmentosa [J]. Amj Dermatopathol, 2012, 34(4): 446-448.

[2] CHAO L L, LU C F, SHIN C M. Molecular detection and geneticidentification of borrelia garinii and borrelia afzelii from patientspresenting with a rare skin manifestation of prurigo pigmentostosain Taiwan[J]. Int J Infect dis, 2013, 17(12): e1141-e1147.

[3] JANG M S, BAEK J W, KANG D Y, et al.Successful treatment with narrow banf UVB phototherapy in prurigo pigmentosa associated with pregnancy[J]. Eur J Dermatol, 2011, 21(4): 634-635.

[4] WHANG T, KIRKORIAN A Y, KRISHTUL A, et al.Prurigopigmentosa: report of two cases in the United States and review of the literature [J]. Dermatol Online J, 2011, 17(12): 2.

（欧阳晓勇）

第六节　皮肤垢着病

皮肤垢着病（cutaneous dirtadherent disease）是一种原因不明的神经功能障碍性皮肤病。皮损呈疣状学污垢样色素沉着或油腻的黑褐色痂，青少年女性多发。

【病因及发病机制】

中医认为本病因感受暑湿或胃热熏蒸所致。阳明经多气多血，易于化热生毒，蕴积肠胃，蓄留八脉，形成黑褐色垢着样厚痂。《医宗金鉴·订正伤寒论注》卷九记："阳明主面，热邪蒸越，故面垢也。"

现代医学病因尚不明确，多认为与精神因素、外伤、长期未擦洗、内分泌功能失调及糠秕孢子菌感染相关。

【临床表现】

面垢好发于面颊部、额部及乳头乳晕部。一般发病在一个部位，可为双侧或单侧性分布。皮损初为黄褐色油腻性丘疹、斑片，皮损逐渐增多、融合成疣状污垢样粘着性黑褐色痂，表面皲裂呈树皮状，亦可呈结节状或绒毛状，痂皮厚 1～4 mm，边缘稍薄，边界清楚（各图 9-6-1）。痂与皮肤附着紧密，较难剥除。自觉症状为轻度瘙痒和间断性疼痛。

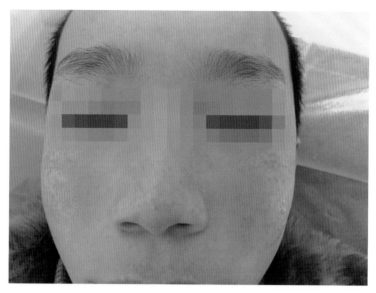

各图 9-6-1　皮肤垢着病
（重庆市中医院　供图）

【实验室检查】

取痂皮做复红染色，在油镜下可见到孢子，用沙堡培养基做培养，可分离出马拉色菌属的真菌，但也有真菌检查阴性的。

【组织病理】

表皮角化过度，角化物质形成团状。真皮浅层小血管周围有少许淋巴细胞浸润，皮脂腺和汗腺增多。

【诊断与鉴别诊断】

1. 诊断

（1）是否有外伤史、长期不清洗史。

（2）好发于青少年女性。

（3）好发于面颊部、额部及乳头乳晕部。

（4）皮疹呈现疣状污垢样黏着性黑褐色痂，表面皲裂呈树皮状。

2. 鉴别诊断　本病可与乳头乳晕角化过度病鉴别：后者用汽油或乙醇擦洗不能清除角化性皮损。

【治疗】

（一）中医治疗

1. 分型论治

（1）阳明热盛证：

主症：皮疹为疣状污垢样黏着性黑褐色痂，表面皲裂呈粗糙树皮样，痂与皮肤附着紧密，较难剥除，痂垢去除后反复出现，伴有轻度瘙痒，口干喜饮，大便干结，小便调。舌质红苔薄黄，脉滑数。

治法：清热生津。

方药：白虎汤加减。

（2）湿热郁蒸证：

主症：皮损处油脂分泌多，形成厚层黑褐色油腻性痂，粗糙皲裂如树皮状，轻度痛痒。舌体胖，舌边尖红，苔薄黄而腻，脉滑数。

治法：清利湿热化浊。

方药：三仁汤加减。

2. 外治

（1）紫草油：适量外涂皮损处，每天 2～3 次。

（2）生肌玉红膏：适量外涂皮损处，每天 2～3 次。

（二）西医治疗

1. 局部治疗　外用他扎罗汀软膏，或 0.1% 依沙吖啶溶液泡洗、棉花蘸汽油或乙醇棉球擦洗。

2. 系统治疗　口服抗真菌药物。

3. 物理治疗　负离子喷雾可软化和脱落痂皮。

4. 心理治疗　针对有心理障碍者。

（三）中西医结合治疗思路

中医学认为该病多系湿热所致，应用清热利湿中药口服，并配合西药外用，心理疏导，短时间内可得到治愈。

【预防与调摄】

1. 避免精神紧张。

2. 注意卫生清洁。

【临床研究进展】

有文献报道，口服维 A 酸类药物有效。该药可以抑制角质形成细胞的增殖，刺激表皮更新。同时可使皮脂合成减少，有利于皮肤垢着病的治疗。而且给药后对患者同时起到安慰剂效应，从而对患者进行了"精神治疗"，此效应的认识有待于在进一步的临床试验中进行探讨。

【医家经验与争鸣】

崔炳南认为，该病可从肝论治。治以疏肝健脾为法，方选逍遥散、柴胡疏肝散等。随证加减。

【参考文献】

[1] 张鞯，陶玥，吴侃，等 . 阿维 A 治疗皮肤垢着病 1 例 [J]. 中国皮肤性病学杂志，2012, 26(9): 854.

[2] 崔炳南 . 逍遥散治疗皮肤垢着病 1 例 [J]. 中国皮肤性病学杂志，2008, 22(7): 422.

（杨　凡）

第七节　人为皮炎

人为皮炎（factitious dermatitis）是患者利用机械性或化学性因素强行将自身皮肤造成的损伤。可表现为红斑、丘疹、水疱、表皮剥失、紫癜、溃疡、瘢痕等，形态多样，常间歇性单个或成对出现，皮损出现在双手容易到达部位。以青少年及年轻人为主，女性多见，多伴有精神障碍。

【病因及发病机制】

现代医学认为人为皮炎是一种与精神障碍有关的皮肤病。患者会因精神抑郁、压抑等心理问题，而又不能面对现实尽力克服，自感束手无策，故通过伤害自己皮肤来宣泄和缓解自己的不良情绪。

【临床表现】

一般患者都具有癔症性格的特征，多以机械性等利器损伤皮肤，或以化学性物质灼烧皮肤。皮疹常位于伸手可及的手、面、颈、胸等部位，主要位于身体左侧，也可对称分布，但常依次出现，逐个依次演变，同一部位反复发生。皮疹形态常常是稀奇古怪的，局部可发生红斑、丘疹、水疱、表皮剥失、抓痕、紫癜、溃疡、坏死或者瘢痕等各种损害（各图 9-7-1）。自觉症状常因皮肤损害程度而异，多为烧灼与疼痛感。患者常刻意隐瞒损伤皮肤行为，并遮掩受损皮肤。

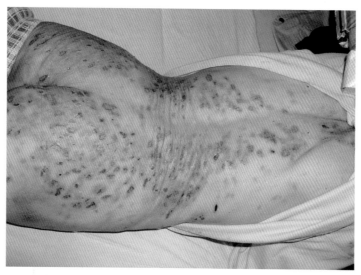

各图 9-7-1　人为皮炎

（重庆市中医院　龚娟　供图）

【诊断与鉴别诊断】

1. 诊断

（1）患者常有癔症性格，容易接受暗示。

（2）皮肤损伤多为不规则，皮损发生在手容易到达的地方。

（3）患者常隐瞒其自伤皮肤的行为，一时不易得到明确的病史，如能从患者的家属中获得明确的病史，这对诊断有重要意义。

2. 鉴别诊断　本病要与芒氏综合征鉴别：后者指为了满足某种无意识的心理需求，患者在别人身上制造皮损。

【治疗】

（一）中医治疗

1. 外治

（1）紫草油：水疱处抽疱后外用，每天 2 次。

（2）生肌玉红膏：表皮剥脱、溃疡处外用，每天 2 次。

（二）西医治疗

1. 局部治疗　抓痕、血痂等局部感染者可选用抗生素软膏外涂，每天 2 次。

2. 系统治疗　有精神症状的，根据心理科和精神科使用相应药物，如氟西汀等。

3. 心理治疗　及早建议就诊心理科及精神科，采取心理治疗，了解可能诱发患者紧张不安的因素，并进行心理疏导、暗示治疗，有效地分散患者的注意力，纠正不良习惯。

【预防与调摄】

1. 避免不良情绪，寻找积极健康的情绪宣泄方式。

2. 定期修剪指甲，避免抓破皮肤。

（杨　凡）

第八节　拔毛症

拔毛症（trichotillomania）是由于人工反复牵拉毛发引起的外伤性脱发。表现为形状不规则的脱发斑，可呈完全性或不完全性脱发，最常见的受累部位为头皮，也见于眉毛或体毛也可发生，该病是一种具有强迫症特点的习惯行为。多见于学龄期儿童与年轻女性，也可见于老年人，男女均可发病。

【病因及发病机制】

中医学认为本病多因饮食不节，脾胃湿热蕴积，化生痰火，蒙蔽脑窍；或因脾虚则运化不足，心神失养，故而拔毛异动。

现代医学病因尚不明确，但多认为其发病与精神心理压力有关，与心境、情感、肢体、环境、神经生物学、精神病理学等都有较大的关系。

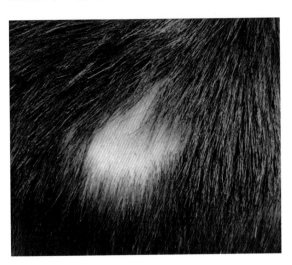

各图 9-8-1　拔毛症

【临床表现】

患者用手指绕起一根或多根发束同时拔起，最常见的部位为头皮的毛发，也可见于眉毛、睫毛、胡须、腋毛或阴毛。不完全性脱发斑内头发长短不一，而未受损区域的毛发正常，用手掌触之可感知断离发梢，拔发阴性（各图 9-8-1）。被拔掉的毛发可以重新长出。损害通常单发，或毛发成片被拔掉。由于这种拔毛行为已经形成不良嗜好，因此长出后又再被拔掉。有些患者伴有食毛癖，咀嚼并吞食拔除的毛发，可形成毛石而导致肠梗阻。拔毛动作局限在某个特殊的时间和地点，拔毛行为可持续性或间歇性，拔毛可持续数年，有心理问题者可出现毁容性秃发。年龄较小者（小于 5 岁）病程多数较短，预后较好。大龄儿童至青春期时发病病情一般较重，预后相对较差。

【组织病理】

退行期或休止期毛囊比例增多；色素沉着管型；毛软化，毛囊扭转、变小和角化不全，伴毛囊壁不均匀增厚；毛囊周围出血。皮肤镜：可见黑点征，断发，新生短发增多等。

【诊断与鉴别诊断】

1. 诊断

（1）多为儿童。

（2）不能克制的反复拔毛的冲动行为。

（3）脱发区域毛发参差不齐。

2. 鉴别诊断　本病可与下列疾病进行鉴别：

（1）斑秃：斑秃的边缘非常清楚，周围的头发容易脱落，无拔发现象。斑秃毛囊周围及下部有淋巴细胞浸润，毛母质细胞变性。斑秃皮肤镜可见头皮局部炎症所致的毛干粗细不一和感叹号发现象。

（2）头癣：除脱发外可见鳞屑、或脓液，病发及鳞屑镜检可见菌丝或孢子。

【治疗】

（一）中医治疗

1. 分型论治

（1）湿热蕴积证：

主症：食积停滞，脘腹胀满或嘈杂似饥，但不欲食，形体纤瘦，时常躁动，用手或镊子无意识拔去头发，口干苦，口臭，大便燥结，舌质红。苔黄腻，脉滑数。

治法：健脾和胃，清心除烦。

　　方药：保和丸合栀子豉汤加减。

（2）心脾两虚证：

　　主症：面色萎黄无华，神目呆滞，动作细微，时弄头发或拔除。舌质淡红，苔少，脉细弱。

　　治法：养心健脾，安神定志。

　　方药：归脾汤加减。

（二）西医治疗

　　1. 局部治疗　外用米诺地尔溶液促使毛囊加速进入生长期。

　　2. 心理治疗　凡有心理原因的患者，及早就诊精神科，以行精神分析和心理治疗。

　　3. 行为疗法　学龄前儿童不需特殊处理。对较大年龄的患儿和成人，可使用行为治疗，如强化训练、惩罚、习惯逆转训练，转移拔毛冲动。

　　4. 药物治疗　如以上治疗无效可考虑抗精神类药物治疗，如氯米帕明、氟西汀、氟哌啶醇等。

（三）中西医结合治疗思路

　　本病预后良好，对于因脾胃湿热蕴积或心脾气虚者配合中药内服，再联合儿科、精神科医生共同合作对消除本病的躯体因素和提高疗效至关重要。

【预防与调摄】

　　生活规律，加强锻炼，增强体质，父母有效陪伴和教育。

（杨　凡）

第九节　捻皮癣

　　捻皮癣（dermatothlasia）是指患者常不受自我控制地经常摩擦、搔抓自己皮肤的一种神经症。皮疹可出现苔藓样变、脱屑、抓痕、血痂、浅表溃疡、色素沉着或色素减退等（各图 9-9-1）。该病的治疗主要采取心理治疗。对本病患者不能责怪，也不能采取强制手段加以制止。应加强思想交流，鼓励其参加集体生活和文体活动 。儿童患病要及时进行纠正，通过耐心说服教育和心理咨询，以纠正患儿心理和精神异常，同时要注意消除儿童精神紧张，转移患儿的注意力，如果病情较为严重可联合精神科医生共同合作对孩子进行心理治疗。

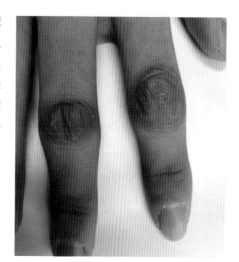

各图 9-9-1　捻皮癣

【参考文献】

赵辨. 中国临床皮肤病学 [M]. 南京：江苏凤凰科学技术出版社，2010.

（杨　凡）

第十节　咬甲癖和剔甲癖

咬甲癖（onychophagia）和剔甲癖（onychtillomania）皆属于一种行为障碍性皮肤病。咬甲癖是指反复啃咬指甲的一种口腔癖好，指、趾甲游离端常呈锯齿状，也可出现甲下出血、甲萎缩、甲软化甚至甲沟炎。剔甲癖为不能控制的摩擦和撕扯指甲的欲望，致使指、趾甲逐渐遭到破坏和残缺。多见于儿童和青春期青少年。咬甲癖中医学称为"食异症"，属"癖症"范畴。

【病因及发病机制】

中医学认为喜食指甲，是肝阴不足，胃火亢盛或肝肾阴亏，肝血不足所致。土反侮木或肝肾阴亏，肝血不足，经筋失去营血之濡养而爪甲不荣。《素问·五脏生成篇》曰："肝之合筋也，其荣爪也。"

现代医学认为咬甲癖的发生通常与心理压力、精神紧张、模仿家庭成员及转移拇指吸吮习惯等有关。

【临床表现】

1. 咬甲癖　被咬指甲顶端可呈凹凸不平，不能覆盖指端，甲端前缘不圆滑，长短不齐，常呈锯齿状。有时整个指甲被啃咬，甲表面常无光泽，可有甲下出血、甲软化、甲萎缩、甲沟炎或甲畸形（各图9-10-1）。

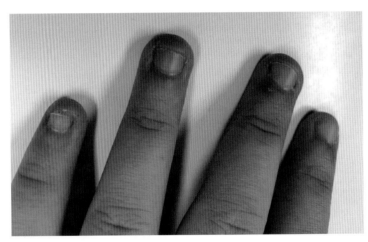

各图9-10-1　咬甲癖

2. 剔甲癖　摩擦或撕扯指甲处，指甲缺失。可伴随其他不良行为问题，如多动、睡眠不安、抽动、吸吮手指、挖鼻孔等。

【诊断与鉴别诊断】

1. 诊断

（1）有焦虑情绪的心理因素。

（2）有经常咬指甲或撕指甲的习惯。

（3）被咬指甲游离边缘呈锯齿状，甲板缩短或缺失。

2. 鉴别诊断　可与甲癣进行鉴别：后者无咬甲和剔甲习惯，甲屑真菌镜检为阳性。

【治疗】

（一）中医治疗

1. 分型论治

（1）胃火亢盛证：

主症：食甲不停，不吃则烦躁不安，平素胃中嘈杂，睡着磨牙，大便干结。舌红有刺，脉弦滑。

治法：清胃火，补肝阴。

方药：白虎汤加减。

（2）肝肾阴亏证：

主症：甲色淡，甲游离端呈锯齿状，甲根部皮肤有逆剥。舌质淡红，苔薄白，脉细。

治法：补益肝肾。

方药：四物汤合六味地黄丸。

2. 外治　在甲部或甲周涂抹黄连使其畏苦，停止咬甲。

（二）西医治疗

1. 局部治疗　氯化喹啉、苦味甲油，涂在指甲处，涂层会释放出苦味剂，从而产生厌恶感。啃甲时涂搽。

2. 系统治疗　有抑郁表现的患者，可联合心理科诊治，选用抗抑郁剂如氯米帕明、氟西汀、舍曲林、氯丙咪嗪等。

3. 行为疗法　行为疗法往往可单独进行或作为其他治疗手段的补充，使患者忘记咬甲习惯，或是代之以其他更积极的习惯。

4. 心理疗法　积极寻找和去除心理因素以缓解焦虑情绪。通常咬指甲症的孩子较紧张、注意力不集中、缺乏社交技能。从社交的意义上来说，人们认为咬指甲是一种不成熟的行为，这种行为通常会遭到长辈或亲戚们的训斥，而咬指甲的孩子会经常受到同龄人的欺负。应通过调查患者在学校和家庭中有无促使他紧张不安的因素，如有应加强对患者的关心和心理疏导，消除或避免让患者紧张的因素。

（三）中西医结合治疗思路

中医学认为该病多系肝肾不足所致，应用补益肝肾中药口服，并配合西药、心理、行为疗法等，消除症状有效的方法是药物治疗与行为心理治疗相结合。

【预防与调摄】

1. 消除紧张不安的因素，避免恐惧心理。

2. 建立健康积极的生活方式，参加有趣的文体活动，以分散注意力。

3. 养成良好的卫生习惯。

【医家经验与争鸣】

张艳平认为推拿能够起到静心安神、移精变气、躯体放松、催眠、行为矫治作用等。推拿时轻柔而有节奏的手法，激发了局部的治疗效应，同时作用于皮肤感受器，借经络系统或神经的应激作用，引起大脑皮质对全身功能的调整，也就实现了身心同治。

【参考文献】

[1] 赵辨. 中国临床皮肤病学 [M]. 南京：江苏凤凰科学技术出版社，2010.

[2] 张艳平. 推拿疗法治疗小儿咬（吮）指甲癖 25 例疗效观察 [J]. 中国中西医结合儿科学，2012, 4(3): 273-274.

（杨　凡）

第十一节　面红及面红恐惧症

面红及面红恐惧症（blushing and exythmphobia）多因暂时性血管扩张所致。常见于强迫性神经官能症或精神衰弱的患者，女性较为多见。面红可伴其他部位的发红。

【病因及发病机制】

中医学认为，面红系指患者面部之颜色红于正常人而言，通常是体内有热的象征。《灵枢·五色》

篇曰："黄赤为热。"《伤寒论》中把面色红称为"热色"。

现代医学对于本病血管扩张的机制尚不清楚，可因情绪激动、自主神经功能紊乱、内分泌影响或血管活性物质直接作用于真皮血管等多种因素而引起。

【临床表现】

1. 感情性面红　有些患者因害羞、愤怒惭愧、紧张、受表扬或挨批评时可发生面红。

2. 绝经期面红　可有阵发性面红，发作短暂，持续 5~15 分钟。最早的症状是面、颈及胸部有温暖感，继而转变为潮红，情绪激动时或餐后尤易出现。可伴有绝经期其他症状。

3. 类癌面红　由于类癌组织能产生 5-羟色胺及激肽等介质，常可引起面、颈、臂、躯干及小腿皮肤潮红。情绪改变、饮食过量、饮酒及腹泻等常可诱发。长期发作可引起皮肤小血管扩张，局部组织增厚，有的出现持久性红斑或皮肤青紫，甚至红斑中央坏死及形成瘢痕。本型可伴胃肠道、呼吸道、心脏及神经系统的症状，与皮肤症状合称为类癌综合征。

4. 饮酒性面红　有些人可因饮酒而引起面红，除面部潮红外，颈、胸、背及上肢等处亦可受累，有时伴荨麻疹及瘙痒。

5. 组胺性面红　患色素性荨麻疹或应用释放组胺的药物，均可引起面、颈、胸及肢体皮肤发红，可持续 15 分钟~2 小时，常伴有头痛及皮肤瘙痒。血、尿中组胺含量增加。

【诊断与鉴别诊断】

1. 诊断　本病常见于强迫性神经症或精神衰弱的患者，女性较为多见。面红可伴其他部位的发红。

2. 鉴别诊断　本病可与下列疾病进行鉴别：

（1）高血压患者面部发红，伴有眩晕。可以通过检测血压进行鉴别。

（2）二尖瓣狭窄患者的面红是两颧紫红，并伴口唇轻度发绀，心慌气短。可以通过心电图检测进行鉴别。

（3）肺结核患者由于低热，两面颧部多呈绯红色，尤以午后为甚。可以通过结核菌素试验检测进行鉴别。

【治疗】

（一）中医治疗

1. 分型论治

（1）阳明经热证：

主症：满脸通红，常伴有高热、大汗、口渴。舌红苔黄，脉洪大等表现。

治法：清热退红。

方药：白虎汤加减。

（2）肝气郁结证：

主症：面部干燥发红，伴有头痛、烦躁、情绪波动易怒、胸胁胀痛、腹部胀满、经期过短、经间期出血、经行眩晕、经行不寐，口苦。舌苔黄，脉弦数。

治法：疏肝解郁。

方药：逍遥散加减。

（3）阴虚内热证：

主症：面部两颧骨潮红，热则脸红，激动时脸红，心里不舒服时脸红，红时脸热，睡眠差，手足发热。舌红，苔薄黄，脉滑稍弱数，尺脉稍沉。

治法：滋阴清热。

方药：知柏地黄丸加减。

（4）脾肾阳虚证：

主症：两颧泛红如妆，伴有形寒肢冷，腰膝或下腹冷痛，久泄久痢不止，或五更泄泻，完谷不化，粪质清冷，或面浮身肿，或小便不利，甚则腹胀如鼓。舌质淡胖，舌苔白滑，脉沉迟无力。

治法：健脾补肾。

方药：附子理中丸加减。

2. 外治

（1）紫云膏：皮肤干燥脱屑可用适量外涂患处，每天 2~3 次。

（2）颠倒洗剂：面部灼热伴有瘙痒者，用 6 层纱布浸泡药液冷湿敷，每天 2 次，每次 10 分钟。

（3）耳穴放血疗法：取耳穴面颊、耳背静脉、内分泌、颧、肺、脾。局部酒精棉消毒，戴无菌胶手套，用 7 号一次性注射器针头，对准穴位，快速进针点刺，刺出血为宜，将血挤出，尽量挤到不出血为止，用无菌干棉球不断沾干，然后用新洁尔灭棉球擦干净。每次取穴 2~3 个，两耳交替取穴。隔天 1 次，10 次为一疗程，一般需 1~3 个疗程。

（二）西医治疗

1. 感情性面红应经常在公共场合锻炼以消除紧张心理。

2. 绝经期面红可应用雌激素或雄激素等药物治疗。

3. 类癌面红可早期用外科手术治疗。

4. 组胺性面红可用抗组胺类药物治疗。

【医家经验与争鸣】

郑邦本认为更年期面红患者病机为阴虚血热，虚热上冲。用犀角（水牛角代）地黄汤凉血退虚热，合用六味地黄汤滋补肾阴。肺主皮毛，面部为人体之表，故用泻白散清泻肺热而疗面红痒。患者激动时面赤，宜用百合、知母、合欢皮、首乌藤安神宁心，控制情绪。白鲜皮、钩藤、忍冬藤、首乌藤合用又可祛风止痒。红藤、徐长卿、土茯苓三药合用解毒祛风通络。

郑冬雪治疗一例面红灼热，食后脘痞，腰酸，脱发，迎风流泪，胸闷气短，舌体胖、舌质红、苔黄腻、舌底脉络迂曲，脉细弦，综观舌、脉、症，辨证属本虚标实，以胃热脾虚、阳郁化火为标，以肝肾亏虚为本。根据急则治其标的原则，先治以升阳散火，清胃健脾，予升阳散火汤合半夏泻心汤加减。患者治疗效果显著。

【预防与调摄】

1. 饮食宜清淡为主，注意卫生，合理搭配膳食。

2. 感情性面红应经常在公共场合锻炼以消除紧张心理。

3. 有其他疾病者应及时对症治疗。

【参考文献】

[1] 郑邦本，王顺德. 面赤痒案，巴渝国医传承：重庆市第四批全国老中医专家学术经验继承文集 [C].
重庆：重庆市中医药学会，2012.
[2] 郑冬雪，刘新敏，程冉. 升阳散火汤妇科应用举隅 [J]. 江苏中医药，2015 (7): 57-59.

（钱　方）

第十二节　寄生虫妄想症

寄生虫妄想症（delusional parasitosis）是一种罕见病，本病患者在过分焦虑的情况下，遇到皮肤偶有不适，总认为被寄生虫感染，便会引起其错误的理解，坐立不安。当医生否认其有皮肤寄生虫存在时，又难以使其相信，常常拒绝看精神病医生。中医学认为属于"恐证"。

【病因及发病机制】

中医学认为本病多因素体不足，后天失养，七情所伤，尤以惊恐伤神有关。肾藏精，在志为恐，肾精亏虚则惊恐不安。脾为气血生化之源，脾虚则气血不足，肝藏血为魂舍，肝血不足则魂不守舍，胆失决断，故遇事善惊恐，胆怯寡断。气血不足，则心神不宁，心主神，神失其养，故心虚惊恐。外受惊恐，恐则气下，更伤气血，恶性循环，惊恐常作。

现代医学认为本病病因有三：①素质因素。患者多具有一些性格缺陷，其人格特征为内向、不善交流、敏感多疑、主观固执，平日对某种寄生虫危害人体的情况一知半解。②心理社会因素。社会、心理因素如婚姻的改变，子女的离别，孤独，在生活或工作中精神受到刺激，均可诱发本病。③药物因素。如果发生于 20~40 岁的年轻人，可能和滥用毒品有关。

【临床表现】

本病主要表现为患者坚信自己感染了寄生虫，80% 的患者感觉瘙痒，也可伴有蚁行感和虫咬感等，患者为了捉住"虫子"而抠抓皮肤（各图 9-12-1），导致大量脱屑，也可以有抓伤，创伤性脱发，接触性皮炎和瘢痕等。

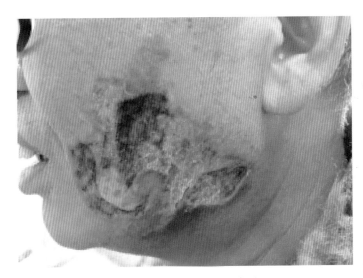

各图 9-12-1　寄生虫妄想症

【诊断与鉴别诊断】

1. 诊断

（1）患者自以为自己感染了寄生虫，其实并没有。

（2）大部分患者感觉瘙痒。

（3）患者抠抓皮肤可以见到皮肤创面。

2. 鉴别诊断　本病可与人工皮炎相鉴别：人为皮炎是有意识自我造成的皮肤损害，心理动机包括为了获得他人的同情、关怀及逃避责任等，大多数患者都否认其损伤皮肤的行为；寄生虫妄想症患者有一定的自知力，皮损是为了提出"活虫"而反复自残所致。

【治疗】

（一）中医治疗

1. 分型论治

（1）肾精亏虚证：

主症：患者总认为寄生虫在皮肤里面，伴有心慌惊恐，虚烦失眠，精神不振，腰膝酸软，记忆力减退，面部烘热。舌干红少苔，脉细弱。

治法：补肾填精。

方药：六味地黄汤合一贯煎加减。

（2）气血亏虚证：

主症：患者怀疑体内有寄生虫，终日惶恐，气短乏力，面色无华，身倦乏力，气短自汗。舌淡苔薄，脉细弱。

治法：补气养血。

方药：八珍汤加减。

（3）胆郁痰扰证：

主症：患者整天提心吊胆怀疑自身有寄生虫，并伴有头眩心悸，心烦不眠，夜多异梦；或呕恶呃逆，眩晕。舌苔白腻，脉弦滑。

治法：和胃清胆。

方药：温胆汤加减。

（二）西医治疗

1. 药物治疗　既往寄生虫妄想症的治疗首选匹莫齐特，其治疗缓解率可达50%，但长期使用可导致锥体外系反应等不良反应（10%~15%），大剂量匹莫齐特可致心脏毒性，严重时甚至导致猝死可能，且不能与大环内酯类抗生素、唑类抗真菌药、蛋白酶抑制剂以及葡萄柚汁等联合使用。因匹莫齐特临床运用受其不良反应的限制，新一代非典型抗精神抑郁药物如利培酮和奥氮平等已应用于临床治疗寄生虫妄想症。

2. 心理治疗　心理治疗是治疗该病的重要方法，常用的有：

（1）行为治疗：包括系统脱敏疗法、暴露疗法等，为治疗特定恐惧症最重要的方法。其原则包括：一是消除恐惧对象与焦虑恐惧反应之间的条件性联系，二是对抗回避反应。

（2）认知行为治疗：认知行为疗法是治疗恐惧症的首选方法。既往的行为治疗方法更强调可观察到的行为动作，长期疗效不甚满意。认知行为治疗在调整患者行为的同时，强调对患者不合理认知的调整，效果更好。

【临床研究进展】

有文献报道，口服多塞平既可止痒又可抗抑郁、抗焦虑；同时给予抗生素抗感染、创灼膏化腐生肌等对症治疗。治疗1个月后，患者痊愈。

【预防与调摄】

1. 树立积极向上的人生观，健康的生活方式，拒绝毒品。

2. 避免饮酒及食用辛辣刺激食物。

3. 避免搔抓、热水烫洗患处。

4. 避免外用刺激性强的药物。

【参考文献】

[1] WOLFGANG H, BARBARA H, FREUDENMANN R W. Morgellons in der-matology[J]. J Dtsch Dermatol Ges, 2010, 8(4): 234-42.

[2] 李慧忠，樊翠明. 寄生虫病妄想 [J]. 国际皮肤性病学杂志, 2002, 28(6): 389-391.

[3] 刘林莉，张正中，牟韵竹，等. 寄生虫妄想症1例 [J]. 临床皮肤科杂志, 2017, 46(3): 193-194.

（钱　方）

第十三节　脊髓空洞症

皮肤脊髓空洞症一般是指脊髓空洞症（syringomyelia）所引起的自主神经功能障碍与营养障碍，出现脊髓空洞症所在病损节段的皮肤营养性障碍、溃疡经久不愈、局部出汗过多或过少，皮肤软组织增厚、肿胀和异样感等表现，相应节段的痛觉和温觉丧失。患者还可出现相应节段的皮肤烫伤。本病中医尚无明确对应疾病。

【病因及发病机制】

中医脏象学说认为："肾主藏精，在体为骨，主骨生髓"，"肝主藏血，在体合筋"，"脾主运化，在体合肌肉，主四肢。"可见本病之证候与肝、脾、肾三脏关系密切。肝肾不足，则筋骨失养，肢体活动不利而渐至废用；脾胃虚弱，则四肢百骸无以为养而肌肉萎缩。因此肝肾不足，髓海空虚，筋骨失养，脾胃虚弱，生化无源，后天失养属病之本，肝肾亏损是脊髓空洞症的基本病机。

现代医学认为脊髓空洞症是多种致病因素引起的综合征。空洞形成的主要原因可能有：①先天发育异常，常伴有颈肋、脊髓后突、脊柱裂、脑积水、扁平颅底、先天性延髓下疝畸形等。②继发性囊性变，常继发于脊髓肿瘤、血管畸形、脊髓损伤出血、脊髓炎等。③原因不明，可能是脊髓良性脊胶质增生后囊性变的结果。

【临床表现】

临床上主要表现为感觉、运动和自主神经功能障碍，一般呈节段性分布，以分离性感觉障碍为特点，即痛、温觉减退或者消失，而深感觉存在，可合并有脊髓长束损害的运动障碍与神经营养障碍。（各图 9-13-1）

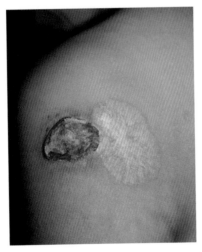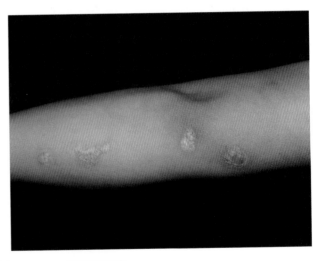

各图 9-13-1　脊髓空洞症
（第四军医大学西京皮肤医院　供图）

【组织病理】

髓内胶质增生和空洞形成是脊髓空洞症的病理特征。空洞多单发，多发少见。脊髓空洞常由一侧后角基底部开始，向腹侧扩展可侵及中央管、侧角、前角、侧索等。空洞大小及形状不规则，壁厚薄多不均匀，内含黄色液体，空洞壁由胶质细胞及纤维组成，空洞周围的神经细胞变性或消失，神经纤维亦发生变性。

【诊断与鉴别诊断】

1. 诊断

（1）多于 20～30 岁发病，儿童及老人发病少。但也有 9 月龄～4 岁发病者。

（2）男女患病比例为 3∶1。

（3）起病缓慢，进展缓慢。偶有发病1~2年后出现肌肉萎缩甚或瘫痪者。

（4）常以上肢自发痛或烫伤、冻伤、外伤不知痛而就诊。

（5）早期呈现一侧或双侧上半身分离性感觉障碍。

（6）上肢特别是手肌萎缩、无力、肌束震颤、腱反射减弱或消失。

（7）可有上肢神经营养障碍，严重者有夏科关节及莫旺综合征。

（8）晚期可出现截瘫、传导束性深感觉障碍、尿便障碍等。

（9）有其他先天性异常，或其他脊髓病史。

2. 鉴别诊断　本病可与下列疾病进行鉴别：

（1）脊髓内肿瘤：早期可出现节段性分离性感觉障碍，髓外肿瘤可有根性感觉异常及相应部位肌肉萎缩、无力。易与本病混淆。但后者多进展较快，不伴有先天性畸形及明显的营养障碍，且多有椎管内不同程度的梗阻可助鉴别。

（2）颈椎病：以神经根性疼痛为突出症状，感觉障碍不呈分离性，肌萎缩很轻，一般无营养障碍，可资鉴别。

（3）神经麻风：可有上肢分离性感觉障碍与肌肉萎缩，常见耳大、尺、膑总及眶上神经粗大，并见散在性色素斑。肢体自主神经功能紊乱与营养障碍较明显。

【治疗】

（一）中医治疗

1. 分型论治

（1）肾阳虚证：

主症：患者腰膝酸软、倦怠乏力、肌肤麻木不知，温痛、肌肉萎缩、多汗或无汗、尿便障碍为主症，兼有腰冷痛、肢体喜暖恶寒或阳痿滑精。舌质淡，舌苔白滑，脉沉迟而无力。

治法：补肾壮阳，填精生髓。

方药：金匮肾气丸加减。

（2）肾阴虚证：

主症：患者肌肤麻木不知，温痛、肌肉萎缩，伴有背腰部热胀感.肢体恶热喜凉，头晕，目干，耳鸣。舌质红，舌苔黄腻，脉微细数。

治法：补肾滋阴、填精生健。

方药：左归饮加减。

（3）气血凝滞证：

主症：病程日久，而有肢体麻木不仁，唇口干燥，皮肤干燥发凉而见肤色晦暗，女性伴有漏下不止，血色暗而有块，淋漓不畅，或月经超前或延后。舌质暗红，脉细而涩

治法：温经散寒，养血祛瘀。

方药：温经汤加减。

2. 内服中成药

（1）大黄䗪虫丸：活血破瘀，通经消癥。适用于气血瘀阻证。

（2）补阳还五丹：补气、活血、通络。适用于脾肾亏虚证。

3. 针灸治疗

（1）针刺疗法：大椎、灵台、脊中、命门、腰阳关、腰俞、夹脊穴等。上肢瘫痪加曲池、外关、合谷，下肢瘫痪加环跳、委中、伏兔、足三里、解溪等，每天针刺1次，30天为一疗程。

（2）梅花针疗法：叩刺华佗夹脊穴，一般每分钟叩刺70~90次，叩刺至华佗夹脊穴局部皮肤明显发红为度，每天1次，30天为一疗程。

（3）电针疗法：取枕项部、风池、天柱、病变相应节段的夹脊穴。吞咽、发音困难取金津、玉液、廉泉。给予电针治疗，每天针刺1次，30天为一疗程。

（二）西医治疗

1. **一般治疗**　采用神经营养药物，过去曾试用放射治疗，但疗效不确切。鉴于本病为缓慢进展性，以及常合并环枕部畸形及小脑扁桃体下疝畸形，而且这些又被认为与病因有关，因此在明确诊断后应采取手术治疗。

手术的理论依据是：①进行颅颈交界区域减压，处理该部位可能存在的畸形和其他病理因素，消除病因，预防病变发展与恶化。②做空洞切开分流术，使空洞缩小，解除内在压迫因素，以缓解症状。

2. **其他治疗**　包括 B 族维生素、血管扩张药、神经细胞代谢功能活化药等，均可应用。

（三）中西医结合治疗思路

西医内科治疗给予 B 族维生素、肌苷、ATP、辅酶以及放射治疗等，疗效均不肯定。外科手术疗法如矫正先天畸形、空洞切开引流减压等，虽然获得一定疗效，但存在着不可忽视的弊端。因此，脊髓空洞症的治疗一直是医学领域的一大难题。现代研究证明，活血化瘀药可以扩张微血管，改善局部血液循环，增加血流量，改善脊髓的营养以促进其修复。在中医辨证论治基础上，随症加减，以充分发挥中医药治疗脊髓空洞症的优势，提高中西医结合治疗的疗效。另外，脊髓空洞症患者常有麻木、瘫痪等感觉及运动障碍，尽早以针灸、按摩、气功以及医疗体育、神经功能康复治疗为主，结合中医辨证论治及其中西医结合治疗，临床实践表明，对改善病情及降低病残程度有帮助。

【临床研究进展】

有文献报道，通过对家兔枕大池注入 Kaolin 制作脊髓空洞症模型，观察脊髓空洞形成前的早期组织学及超微结构变化，并探讨与血管内皮生长因子表达之间的关系，发现 VEGF 高表达在脊髓空洞前状态中的水肿形成中起重要作用。另有文献报道，采用后颅窝减压加硬膜"Y"形剪开蛛网膜粘连探查并松解加肌膜修补硬膜扩大硬膜囊，加服补肾健脾、活血化痰中药治疗本病 30 例，痊愈 14 例，显效 13 例有效 2 例，无效 1 例。

【医家经验与争鸣】

史济柱认为脊髓空洞症之病因病机与肝、脾、肾三脏关系较为密切。肝肾不足，髓海空虚，筋骨失养，脾虚乏源，生化无主，后天失调属病之本，气不畅达，血不盈脉，瘀血内停，痰瘀胶结，经络阻隔，气血失和为病之标。治疗宜急则治标，以行气活血、化瘀通络为主，缓宜治本，以益肾填精、养肝健中为主，或标本兼顾。临证用药，既选用大熟地黄、炙龟甲、鹿角片、补骨脂、蒺藜、枸杞子、山茱萸、杭白芍等益肾填精、滋阴补阳、涵木养肝之品；又有全当归、紫丹参、参三七粉、络石藤、地龙干、蚂蚁粉、宣木瓜、骨碎补等养血活血、逐瘀通络、强壮筋骨之剂；兼备潞党参、炒白术、云茯苓、紫苏梗、春砂仁、大红枣等健脾养胃之辈，并常重用陈胆星，认为能除久病顽痰，具温化痰湿之功。

陈心智对脊髓空洞症自发痛按月圆月缺论治：自发痛月缺时发作或加重，月圆时减轻或消失，伴阳虚表现者辨证为肾阳虚，治宜补肾壮阳，填精生髓止痛，方用金匮肾气丸加减：①月缺时药用熟地黄 41 g，制附子 30 g，桂枝 20 g，山茱萸 25 g，泽泻 20 g，山药 25 g，牡丹皮 25 g，肉桂花 41 g，巴戟天 30 g，人参 20 g，荜茇、延胡索各 15 g。②月圆时药用熟地黄 30 g，制附子 15 g，肉桂 15 g，巴戟天 20 g，余药不变。③平日：药用熟地黄 30 g，制附子 20 g，肉桂 30 g，巴戟天 25 g，余药不变。自发痛月圆时发作或加重，月缺时减轻或消失，伴阴虚表现者辨证为肾阴虚。治宜滋阴补肾，填精生髓止痛，方用左归饮加减：①月圆时药用熟地黄 20 g，山药 20 g，山茱萸 20 g，枸杞子 20 g，茯苓 10 g，黄精 40 g，女贞子 30 g，桑椹 20 g，荜茇、延胡索各 15 g。②月缺时药用黄精 20 g，女贞子 20 g，桑椹 20 g，余药不变。③平日药用黄精 30 g，女贞子 25 g，桑椹 25 g，余药不变。结果：自发痛全部消失，其他症状均有明显改善。

【预防与调摄】

1. 加强营养，多食血肉有情之品，少进辛辣之饮食，伴环枕部畸形者应禁吸烟。

2. 适当运动，增强体质，防止感冒。

3. 要避免皮肤创伤，保护好创面，以防感染。

【参考文献】

[1] 李建峰，张庆俊. 血管内皮生长因子在脊髓空洞前状态中的表达及作用机制探讨 [J]. 中华实验外科杂志，2004(4): 455-456.

[2] 夏长军. 中西医结合治疗脊髓空洞症 30 例 [J]. 新中医，2005, 37(5): 73.

[3] 周大成，史济柱. 治脊髓空洞症 [J]. 上海中医药杂志，1996(8): 18-19.

[4] 陈心智，阎德凤，阎德英. 脊髓空洞症自发痛按月圆缺论治 [J]. 长春中医学院学报，1996, 12(4): 15.

（钱　方）

第十四节　穿通性足溃疡

穿通性足溃疡（perforating lesion of the foot）又名足穿通病和神经营养性溃疡，是发生于足部的一种慢性营养性溃疡性疾病。属于中医"脱疽"的范畴。

【病因及发病机制】

中医认为肾阳亏损，不能温煦四末，或脾肾阳虚，寒邪侵袭，四肢经脉气血不足，寒凝血瘀而发病。若寒邪郁而化热则可出现红肿；热盛则可肉腐为脓；寒邪盛极，血凝脉闭，则可见肢体失荣、枯黑坏疽。

现代医学认为本病为其他系统性疾病的合并症，尤其多见于神经系统的疾病，如中枢神经系统梅毒、脊髓痨、脊柱裂、脊髓空洞症、脊髓前角灰白质炎及多发性神经炎等。本病发生也与动脉硬化、糖尿病和麻风等疾病有关。由于以上疾病致神经营养性病变，加之局部感觉消失和受压，更易有溃疡形成。

【临床表现】

多见于 30～50 岁之间的男性。好发于足跖易受压部位，特别在第 1 和第 5 跖趾关节处多见，足根部亦可受累。初起时患处出现角质增厚的小斑片，形如鸡眼或胼胝，随后轻度红肿，在增厚的表皮下，逐渐软化坏死，形成溃疡或瘘管。溃疡呈漏斗，有恶臭及稀薄的脓液溢出。基底有暗红色的肉芽组织，溃疡的周围绕以增厚的角质，损害常孤立存在（各图 9-14-1）。患处附近皮肤常有汗闭现象，但也有出现局部多汗症者。病程更长，愈后可复发。

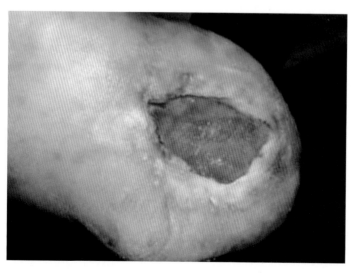

各图 9-14-1　穿通性足溃疡

【诊断与鉴别诊断】

1. 诊断

（1）本病多有其他系统性疾病。

（2）好发于 30～50 岁之间的男性。

（3）易发生于跖趾部易受压部位。

（4）溃疡为无痛性，跖部溃疡周围形成胼胝，较深的溃疡或溃疡继发感染可引起跖骨或跗骨的骨髓炎。

2. 鉴别诊断　本病可与下列疾病进行鉴别：

（1）连续性肢端皮炎：常在外伤后发病，好发于指、趾，反复起水疱、脓疱、糜烂，有灼热、灼痛、轻度瘙痒。

（2）肢端骨质溶解症：为一罕见病，病因不明，有些患者的发病与接触氯化乙烯单体有关，表现为肢端进行性骨溶解，早期有疼痛及功能障碍，特征性 X 线改变为早期骨密度不均，骨小梁排列消失，囊性变，无增生和骨膜反应，溶骨自末节向近端进展，远端骨质溶解，侵及趾环或指掌，有溃破、死骨，趾（指）缺失。

【治疗】

（一）中医治疗

1. 分型论治

（1）湿热毒盛证：

主症：患者趾头坏死，根部溃疡，有脓性分泌物，伴有红肿疼痛，可有全身发热，口干、口苦。舌红，苔黄腻，脉滑数。

治法：清热利湿，活血生肌。

方药：四妙勇安汤加减。

（2）阳虚寒凝证：

主症：患者局部皮肤苍白，皮温偏低，足部溃疡，流出清稀脓液，兼有腰冷痛、肢体喜暖恶寒。舌质淡，舌苔白滑，脉沉迟而无力。

治法：温阳散寒，去腐生肌。

方药：阳和汤加减。

（3）气虚血瘀证：

主症：患者肌肤麻木不知，足部皮肤发黑坏死，疼痛如刺，面色淡白或暗滞，倦怠乏力。舌淡暗或有瘀点，脉沉涩。

治法：补气活血，通络生肌。

方药：补阳还五汤加减。

2. 外治

（1）中药溻渍：溃疡早期，可用清热药外涂或湿敷患处，每天 2 次。

（2）膏剂外敷：生肌玉红膏适合阴证溃疡，可用适量外涂患处，每天 2～3 次。

（3）油剂外敷：紫草油适于溃疡、皮肤糜烂、肿疡、渗液不多及结痂者，外涂患处，每天 2 次。

（4）散剂外敷：冰硼散适合渗出比较多的溃疡面，每天 2～3 次。

（二）西医治疗

1. 局部消除胼胝、清创。

2. 给予 1∶5000 高锰酸钾溶液浸泡。

3. 氦氖激光局部照射。

（三）中西结合治疗思路

目前西医多是采用控制感染、调节神经功能以及妥善处理伤口的模式来进行穿通性足溃疡的治疗，但是单一的西医治疗模式还存在一定的局限性，并难以获得良好的治疗效果，采用中西结合的治疗模式，来促进患者的治疗效果得到进一步的提升。

【预防与调摄】

1. 生活规律，加强锻炼，增强体质，预防系统性疾病。
2. 重视溃疡创面清洁护理。
3. 饮食营养搭配均衡，通过饮食提高身体免疫力，促进足部溃疡愈合。
4. 科学足部运动，适当的足部运动可以帮助患者促进下肢的血液循环。

【参考文献】

宋丹丹，卢任期. 糖尿病致穿通性足溃疡 1 例分析 [J]. 中国误诊学杂志，2010, 10(34): 8540-8541.

（钱　方）

第十五节　股外侧皮神经病

股外侧皮神经病（lateral femoral cutaneous neuropathy）又称"感觉异常性股痛"，是由于股外侧皮神经受损而产生的大腿前外侧皮肤感觉异常及疼痛的综合征。属中医"皮痹""肌痹"范畴。

【病因及发病机制】

中医学认为"风、寒、湿三气杂至，合而为痹"，而致营卫不和，经络阻滞，气血运行失调，气滞血瘀，经络失畅，肌肤失于濡养而发病。

现代医学认为本病病因比较复杂，各种原因如感染、外伤、压迫等致病因素所引起的局部组织损伤，出现局部组织充血、水肿、粘连并引起股外侧皮神经的营养代谢障碍及炎性病变周围神经性疾病。

【临床表现】

多见于 20～50 岁较肥胖的男性。多为一侧受累，表现为股前外侧下 2/3 区感觉异常，如麻木、蚁行感、刺痛、烧灼感、发凉及沉重感等，以麻木最多见。体力劳动、站立过久时可加剧，休息后症状可缓解。查体可有程度不等的浅感觉减退或缺失，主要是痛觉与温度觉减退而压觉存在。少数患者可有色素减退或沉着。有些患者皮肤可呈轻度菲薄，稍干燥，毳毛减少。部分患者腹股沟外侧压痛，无肌无力和肌萎缩等运动神经受累症状。本病通常为单侧性，少数双侧发病。慢性病程，时轻时重，常数月至多年不愈。

【组织病理】

除真皮小血管周围可有轻度炎症细胞浸润外，无特殊变化。

【诊断与鉴别诊断】

1. 诊断

（1）股前外侧下 2/3 区感觉异常，如麻木、蚁行感、刺痛、烧灼感、发凉及沉重感等，以麻木最多见。

（2）查体可有程度不等的浅感觉减退或缺失，主要是痛觉与温度觉减退而压觉存在。

（3）皮节刺激体感诱发电位检查，尤其两侧对比有诊断意义。

2. 鉴别诊断　本病可与下列疾病进行鉴别：

（1）L2 神经根病：股神经病变可同时累及感觉支和运动支，相应支配区肌无力和肌萎缩，肌电图可见股四头肌神经源性损害、股神经传导速度减慢及波幅降低等。L2 神经根病变临床较少见，感觉障碍分布在大腿前内侧，可伴髂腰肌和股二头肌无力等。

（2）根据流行病史、病情经过、病理活检，包括神经纤维染色、抗酸杆菌等综合分析，与早期麻风加以区别。

【治疗】

（一）中医治疗

1. 分型论治

（1）气滞血瘀证：

主症：患者一侧下肢皮肤紫暗，伴有麻木感，蚁行感，尿黄。舌暗红，苔薄白或薄黄，舌下有瘀斑，脉涩。

治法：活血除痹，通络止痛。

方药：身痛逐瘀汤加减。

（2）寒邪闭阻证：

主症：患者一侧下肢皮温低于正常，伴有明显沉重感，发凉感。其痛逢寒加重、得温则减、昼轻夜重。舌淡红，苔薄白或薄黄，脉弦紧。

治法：祛风散寒，温经通络。

方药：乌头汤加减。

（3）脾肾阳虚证：

主症：患者病程日久，一侧下肢麻木疼痛，无力，伴有局部肌肉萎缩，久站症状加剧，可伴有畏寒，腰膝酸软，大便稀溏。舌胖嫩，苔薄白或薄黄，脉浮数。

治法：温脾补肾，通络止痛。

方药：右归丸加减。

2. 针灸治疗

（1）针刺疗法：夹脊穴，每天 1 次，10 次为 1 疗程。

（2）梅花针疗法：阿是穴叩刺，每天 1 次。10 次为 1 疗程。

（3）闪罐疗法：病变部位闪罐法拔罐，每天 1 次。10 次为 1 疗程。

3. 外治

（1）头风摩散：炮附子、青盐各 50 g，共为细末。将局部温水洗浴后，置药物于手心，在患处反复搓摩，每次约 10 分钟，7 次为 1 个疗程。

（2）热敷散：刘寄奴、独活、秦艽、透骨草、伸筋草、五加皮、地骨皮、白鲜皮各 12 g，川乌、草乌、天花粉、红花、桂枝、麻黄、干姜各 9 g，桑枝、木瓜各 30 g，硫黄、轻粉、黄丹各 6 g，艾叶 21 g，牛膝 15 g，大皂角 60 g。与食醋 250 g、葱白 3 段拌匀，装入 20 cm×15 cm 的自制布袋中，隔水蒸 30 分钟，取出药袋热敷于患肢髂前上棘内侧与神经感觉障碍部位。每天 2 次，每次 1 小时，每包药袋用 2 天，每周为 1 疗程，治疗 2 个疗程。

（二）西医治疗

1. 股外侧皮神经病的治疗首先在于探明原发病并积极治疗，解除对该神经的刺激，如治疗糖尿病、动脉硬化、中毒等，肥胖者减肥，嗜酒者戒酒。

2. 对症治疗给予维生素 B_1、维生素 B_2、维生素 B_{12} 或皮质激素以营养神经，消除炎症。

3. 对病情严重难以缓解、病因不明者可施行手术切断神经或施行神经松解术。

（三）中西医结合治疗思路

本病西医认为有自限性，多对症治疗，临床中亦可见病情持续进展或复发病例，建议中医药、针灸、推拿、内服外用，配合现代科技的诊断探明治疗原发病，使治疗有的放矢，更好地解除患者疾苦。

【医家经验与争鸣】

王宝亮教授认为，本证乃是因正虚卫外不固，复感风、寒、湿邪，日久不愈，累及肝肾，耗伤气血所致。其证属正虚邪实，治宜扶正与祛邪兼顾，既应驱散风寒湿邪，又当补益肝肾气血，方选独活寄生汤合玉屏风散加减。

【预防与调摄】

1. 生活规律，加强锻炼，增强体质，均衡饮食。
2. 注意保暖，避免着凉，避开潮湿环境。
3. 注意休息，不可长时间行走或站立。

【参考文献】

[1] 曹非，童萼塘. 神经科疑难问题解析 [M]. 南京：江苏凤凰科学技术出版社，2010.
[2] 丁德光，李家康，罗惠平，等. 温针灸治疗股外侧皮神经炎的疗效分析 [J]. 中国康复医学杂志，2006, 21(6): 516.
[3] 周映帆，宗蕾. 针灸治疗股外侧皮神经炎临床研究 [J]. 西部中医药，2016, 29(11): 142-146.
[4] 周映帆，宗蕾. 王宝亮教授治疗股外侧皮神经炎临床经验 [J]. 中医临床研究，2015, 7(8): 68-69.

（钱　方）

第十章　红斑、丘疹、鳞屑性皮肤病

红斑、丘疹、鳞屑性皮肤病分为两类，一类是以红斑为主，红斑是常见的皮肤原发疹，是由于皮肤血管扩张、充血所致，分非炎症性和炎症性两类。非炎症性红斑由于血管运动神经的功能异常，引起循环障碍，使毛细血管扩张、充血或由于先天性血管异常所致。炎症性红斑是由于真皮炎症所造成。后者根据炎症发生部位又可分为浅在性红斑，其炎症位于真皮上部，深在性红斑，炎症主要在真皮深部和皮下组织。另一类是以丘疹鳞屑为主，鳞屑是常见的皮肤继发损害，这一类疾病除有明显的丘疹鳞屑外，还有红斑、斑块，甚至水疱、脓疱等原发皮损。本章节所讨论的疾病是病因不明的，以红斑、丘疹、鳞屑为主要表现的一类皮肤病，而病因明确的，如物理因素、感染、药物和先天性因素所致的皮肤病在其他章节中讨论。

第一节　银屑病

银屑病（psoriasis）是一种遗传与环境共同作用诱发的免疫介导的慢性、复发性、炎症性、系统性疾病。典型临床表现为鳞屑性红斑或斑块，局限或广泛分布。多数患者冬季复发或加重，夏季缓解。银屑病发病并没有明确的性别倾向。尽管银屑病可始于任何年龄，但儿童比成人少见。银屑病似乎有两个发病高峰期：一个高峰为 30～39 岁，另一个为 50～69 岁。中医称为"白疕"，古代文献记载有"松皮癣""干癣""蛇虱""白壳疮"等病名。

【病因及发病机制】

本病患者大多素体血分蕴热，或外感六淫，或过食辛辣发物，或七情内伤，迫使血热外达于体表，壅滞扰动于腠理络脉之间而成本病。若病久或反复发作，或阴血被耗，气血失和，化燥生风；或经脉阻滞，气血凝结。若血热炽盛，兼感毒邪，蒸灼皮肤，气血两燔，则郁火流窜，泛溢肌肤，形成红皮；若热聚成毒，侵害肌肤，则见密集脓疱；若风寒湿热痹阻经络，深入筋骨，则关节肿痛变形。部分医家提出本病因外邪袭表，致玄府闭郁，气血津液升降输布受阻，使阳气不得外达，郁结成热，化热成毒，客于皮肤，致肌肤失养而发为本病。

《医宗金鉴·外科心法要诀》论白疕："此证俗名蛇虱。生于皮肤，形如疹疥，色白而痒，搔起白皮。由风邪客于皮肤，血燥不能荣养所致。"

现代医学病因尚未完全明确。西医认为病因涉及遗传、免疫、环境、感染等多种因素，通过以 T 淋巴细胞介导为主、多种免疫细胞共同参与的免疫反应，引起角质形成细胞过度增殖、关节滑膜细胞与软骨细胞炎症发生。现有进一步研究表明心理应激事件通过中枢神经系统、外周神经系统和皮肤 HPA 轴调节神经免疫炎症反应，参与银屑病的发生和发展。有研究发现细胞凋亡与本病有一定联系，细胞凋亡是一种促炎症性的细胞死亡方式，它是依赖于半胱氨酸天冬氨酸酶 –1（caspase-1）的经典路径和依赖于半胱氨酸天冬氨酸酶 –4/5/11（caspase-4/5/11）的非经典路径的激活所引起的炎性级联放大反应，最终促使细胞死亡并释放炎症因子白细胞介素 –1β/18（IL-1β/18），凋亡的直接执行蛋白是 GSDMD-N 端结构域。银屑病的发病机制与 caspase-1、IL-18、IL-1β、炎症小体（NL R P3、AIM2）有一定的相关性。

【临床表现】

本病任何年龄均可受累。临床一般分为寻常型、脓疱型、关节病型和红皮病型，其中后三种类型常由寻常型经不适当治疗转化而来。

（一）寻常型银屑病（psoriasis vulgaris）

为临床最多见类型，急性发病。皮损可发生于全身各处，但以四肢伸侧（特别是肘、膝）和尾骶部最常见，常呈对称性。皮损特征为界限清楚的银白色鳞屑性斑块；刮除最上层鳞屑后，可观察到鳞屑成层状，犹如在刮蜡滴（蜡滴现象）；继续刮除鳞屑后露出淡红发亮的半透明薄膜（薄膜现象），剥去薄膜即见点状出血（Auspitz 征），后者由真皮乳头顶部迂曲扩张的毛细血管被刮破所致。皮损初期为红色粟粒至黄豆大的丘疹或斑丘疹，以后渐扩展成斑块，形态各异，可呈点滴状、钱币状、地图状等，也可肥厚呈疣状。有不同程度瘙痒。不同部位皮损有所差异，头皮鳞屑较厚，常超出发际线，头发呈束状；面部皮损多呈脂溢性皮炎样；腋窝、腹股沟等皱襞部位由于多汗和摩擦，呈湿疹样变；约10%银屑病患者累及龟头、包皮内面和颊黏膜等处，龟头处为境界清楚、光滑干燥性暗红斑块；颊黏膜为灰白色环状斑；50%患者可有指（趾）甲损害，特别是脓疱性银屑病患者，表现为顶针状凹陷。（各图10-1-1，各图10-1-2）

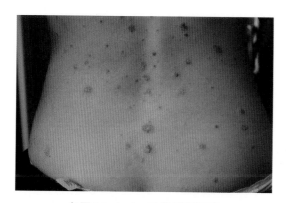

各图 10-1-1　寻常型银屑病

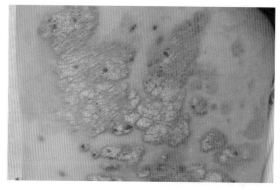

各图 10-1-2　斑块型银屑病

寻常型银屑病根据病情发展可分为 3 期：

（1）进行期：旧皮损无消退，新皮损不断出现，皮损炎症浸润明显，周围可有红晕，鳞屑较厚，针刺、手术、搔抓等损伤可导致受损部位出现典型银屑病皮损，称为同形反应（isomorphism）或 kobner 现象。

（2）静止期：皮损稳定，无新皮损出现，炎症较轻，鳞屑较多。

（3）退行期：皮损缩小或扁平，炎症基本消退，遗留色素沉着或减退斑。

急性点滴状银屑病（acute guttatep soriasis），又称发疹型银屑病，常见于青年，发病前常有咽喉部链球菌感染史。起病急骤，数天可泛发全身，皮损为 0.3～0.5 cm 大鲜红色丘疹、斑丘疹；覆以少许鳞屑，痒感程度不等。经适当治疗可在数周内消退，少数可转化为慢性病程。

（二）脓疱型银屑病（psoriasis pustulosa）

本型较少见，一般分为两种类型：

1. 泛发型　发病急骤，数周内遍及全身。皮损在寻常型银屑病或正常皮肤上迅速出现针尖至粟粒大浅在无菌性小脓疱，淡黄色或黄白色，密集分布，常融合成片状脓湖，迅速发展至全身，伴肿胀、疼痛（各图10-1-3）。有沟纹舌，指（趾）甲肥厚、浑浊。病程数月或更久，可反复周期发作，也可发展为红皮病。常伴高热、关节痛；并发肝、肾系统损害，也可因继发感染、器官功能衰竭而危及生命。

2. 局限型

（1）掌跖脓疱病：皮损限于手掌及足跖，对称分布，成批发生，表现为红斑基础上小脓疱，经

1～2周脓疱干涸，结痂，脱屑；自觉轻度瘙痒。甲常受累，可有点状凹陷、横沟、纵嵴、甲浑浊、甲剥离和甲下积脓。一般情况良好，也可伴低热、头痛等全身不适等症状。病情顽固，对一般治疗反应不佳。

（2）连续性肢端皮炎：罕见。可见银屑病发生于肢端，有时发生在指趾端，脓疱消退后可见鳞屑、痂皮，甲床也可有脓疱，甲板可能会脱落；有地图样舌（各图10-1-4）。

（三）关节病型银屑病（psoriasis arthropathica，PsA）

5%～30% 皮肤银屑病患者可发生 PsA，我国 PsA 患病率为 1.23%。可发生于任何年龄，高峰年龄在 30～50 岁，无性别差异。起病隐袭，约 1/3 呈急性发作，起病前常无诱因。常在寻常型银屑病的基础上出现侵蚀性关节病变，可与皮损同时或先后出现，皮肤病变严重性和关节炎症程度无直接关系；80%PsA 患者有指趾甲病变，主要呈顶针样凹陷（＞20 个）。大小关节均可累及，包括肘膝关节、指趾关节、脊椎和骶髂关节。受累关节疼痛、肿胀、晨僵和功能障碍。根据关节炎症临床特点分为 5 类：①单一和不对称性少关节炎。②远端指（趾）间关节炎。③类风湿关节炎样表现。④残毁型关节炎。⑤脊柱炎和骶髂关节炎。上述类型 60% 可相互间转化或合并存在。病程迁延、易复发，晚期可出现关节强直，导致残疾。

（四）红皮病型银屑病（psoriasis erythrodermicum）

较少见的严重银屑病。皮损表现为全身皮肤弥漫性潮红、浸润肿胀伴大量糠状鳞屑；皮疹间有片状正常皮肤（皮岛）；此时银白色鳞屑及点状出血等银屑病特征往往消失；指（趾）甲混浊变厚，变形，甚至脱落；可伴全身症状，如发热、表浅淋巴结肿大等；病程较长，易反复。（各图10-1-5）

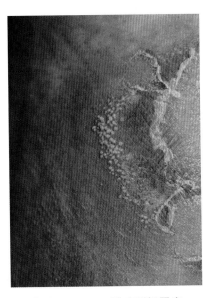 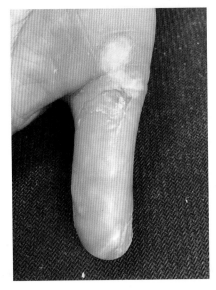 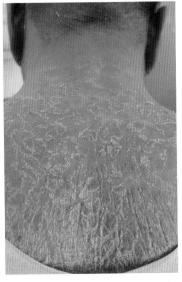

　　　各图10-1-3　脓疱型银屑病　　　　　各图10-1-4　连续性肢端皮炎　　　　各图10-1-5　红皮病型银屑病

【组织病理】

角化过度，角化不全，颗粒层减少或消失；表皮突向下延伸，呈双杵状；真皮乳头上延，其顶端棘层变薄，真皮乳头血管弯曲扩张；表皮角质层或颗粒层内可见 Munro 微脓疡。

【诊断与鉴别诊断】

（一）诊断

1. 寻常型银屑病

（1）皮损初起为针尖至绿豆大小浸润性红色丘疹，逐渐扩大为绿豆至钱币大小的淡红或鲜红色斑疹，进而融合成形态不同的斑片，表面覆盖多层银白色鳞屑，状如云母，刮除鳞屑可见淡红色发光半透明薄膜，剥去薄膜可见点状出血。

（2）好发于头皮、四肢伸侧，常泛发全身。

（3）发于头皮者，境界清楚，皮损处头发成束状排列。

（4）部分患者指甲病变，轻者呈点状凹陷，呈顶针样变，重者甲板增厚，光泽消失。

（5）本病病程长，易于复发，大多数有明显季节性，一般冬重夏轻。

2. 红皮病型银屑病

（1）既往有寻常型银屑病病史，突然或缓慢发展而来。

（2）周身皮肤受累，达到体表面积90%以上。

（3）皮肤潮红肿胀，伴有大量麸皮样脱屑。

（4）可伴有发热、恶寒、头痛、关节痛、浅表淋巴结肿大等症状。

（5）可伴有瘙痒。

（6）发生于手足者，常呈片状角质剥脱。

（7）可伴有口眼、外生殖器部位的黏膜损害。

（8）病程日久指（趾）甲混浊、肥厚、变形，甚至剥离、脱落。

（9）病程漫长，预后欠佳，常复发。

3. 脓疱型银屑病

（1）掌跖脓疱病：

1）多发于40~60岁成人，女性稍多。

2）皮损好发于掌跖部，也可扩展到指（趾）背侧，常对称分布。

3）皮损表现为红斑基础上出现粟粒大小的无菌性脓疱，不易破溃，脓疱经1~2周后即可自行干涸，表面结有污褐色痂皮及鳞屑。

4）皮损可伴有不同程度的瘙痒或疼痛。

5）患者身体其他部位可以见到寻常型银屑病皮损，常伴有沟状舌。

6）患者一般状况较好，病情顽固，易反复。

（2）泛发性脓疱型银屑病：

1）发病急骤，起病时常伴有寒战、高热。

2）皮损以四肢屈侧及皱襞部为多见，可在数日内波及全身皮肤。

3）皮损表现为在寻常型银屑病红斑损害基础上出现针头至粟粒大小的浅在性无菌性小脓疱，常密集分布，可融合成片状"脓湖"。

4）指（趾）甲可出现萎缩、肥厚、浑浊，甲床亦可出现小脓疱。患者舌面常有沟纹。

5）高热、寒战交替发作，常伴关节肿痛、淋巴结肿和双下肢水肿等全身症状。

6）病情缓解后，显露寻常型银屑病皮损。

7）本病病程较长，可发展为红皮病。可因继发感染、电解质紊乱、低蛋白血症等全身衰竭而危及生命。

4. 关节病型银屑病

（1）多数病例继发于寻常型银屑病之后，或与脓胞型银屑病或红皮病型银屑病并发，皮疹多呈蛎壳状。

（2）有关节症状，关节改变常不对称，可同时发生于大小关节，亦可见于脊柱，但以手、腕及足等小关节为多见，多侵犯指（趾）关节，特别是指（趾）末端关节。

（3）关节症状往往与皮肤症状同时加重或减轻。

（4）受累关节弥漫性红肿、疼痛、积液，重者可致不可逆的关节畸形、活动障碍。

（5）可伴有发热、乏力、消瘦等全身症状。

（二）鉴别诊断

本病可与下列疾病进行鉴别：

1. 脂溢性皮炎　皮损好发于头皮、面颈、胸背等部位。典型皮损为红斑基础上的油腻性鳞屑，皮损边界不明显，无薄膜现象及点状出血。

2. 玫瑰糠疹　皮疹好发于躯干和四肢近端，呈圆形或椭圆形，皮疹长轴与皮纹一致，细薄糠秕样脱屑，可有母斑。病程多只有数周，消退后极少复发。

3. 毛发红糠疹　糠状鳞屑性红斑周围常能见到毛囊性角化丘疹，掌跖皮肤常有过度角化。

4. 副银屑病　鳞屑性炎症性丘疹、斑块，长期存在。皮疹发病部位不定，无薄膜现象及点状出血。

5. 二期梅毒疹　二期梅毒发生于感染梅毒 2～4 个月后，皮疹广泛分布于躯干、四肢、掌跖及面部，呈孤立或群集的斑丘疹及丘疹，铜红色，丘疹顶端为扁平或尖顶状，大小不一，表面光滑或有鳞屑。皮疹基本无瘙痒等感觉。

6. 汗疱性湿疹　掌跖脓疱型银屑病需与汗疱性湿疹鉴别。后者原发损害为水疱，炎症明显，瘙痒剧烈。

7. 盘状红斑狼疮　慢性经过，皮损境界清楚，中央轻度萎缩，边缘略高起，形如盘状，损害表面覆有灰褐色黏着性鳞屑，鳞屑下有角质栓，伴毛细血管扩张、色素沉着和色素减退。

8. 甲癣　指（趾）甲银屑病需与甲癣鉴别。甲癣先自游离缘或侧缘发病，甲屑内可查真菌，同时可伴有手足癣。

【治疗】

（一）中医治疗

1. 分型论治

（1）血热证：

主症：本证多见于银屑病进行期，发病急骤，新生点状皮疹迅速出现，后皮疹迅速扩大，皮疹鲜红，鳞屑较多，鳞屑不能掩盖红斑，易于剥离，可见点状出血，同形反应常见，瘙痒明显，常伴有心烦易怒、口干舌燥、咽喉肿痛、便秘溲赤等全身症状。舌质红或绛，舌苔白或黄，脉弦滑或数。

治法：清热解毒，凉血活血。

方药：凉血活血汤合犀角地黄汤加减。

（2）血燥证：

主症：多见于银屑病静止期、消退期。病程日久，皮疹颜色淡红，皮肤干燥、脱屑。可伴口干咽燥，女性月经量少。舌质淡红，舌薄白或少苔，脉细或缓。

治法：养血解毒，滋阴润肤。

方药：当归饮子合养血解毒汤加减。

（3）血瘀证：

主症：病程较长，反复发作，经年不愈，皮损紫暗或色素沉着，鳞屑较厚，可呈蛎壳状，或伴有关节活动不利。舌质暗红，有瘀斑，苔薄，脉细涩。

治法：活血化瘀，养血润燥。

方药：桃红四物汤或活血散瘀汤加减。

（4）毒热炽盛证：

主症：多见于红皮病型或泛发性脓疱型。全身皮肤潮红、肿胀，大量脱皮，或有密集小脓疱，灼热痒痛；伴有壮热、畏寒、头痛、口干、便干溲赤。舌红绛，苔黄腻或少苔，脉弦滑。

治法：清热泻火，凉血解毒。

方药：犀角地黄汤合清瘟败毒饮或解毒凉血汤（赵炳南经验方）加减。

（5）风湿阻络证：

主症：多见于关节病型银屑病。初期关节红肿热痛，后期畸形弯曲，多侵犯远端指（趾）关节。皮疹红斑不鲜，鳞屑色白较厚，抓之易脱，常冬季加重或复发，夏季减轻或消失。可伴畏冷，关节酸痛等症状，瘙痒不甚。皮疹或轻或重，皮损的病情变化多与关节症状的轻重相平行。舌质淡红，苔薄白或腻，脉濡滑。

治法：祛风除湿，和营通络。

方药：独活寄生汤加减。

2．内服中成药

（1）复方青黛胶囊：清热解毒，消斑化瘀，祛风止痒。适用于血热挟瘀，热毒炽盛证；进行期银屑病。

（2）消银颗粒：清热凉血，养血润燥，祛风止痒。用于血热风燥型白疕和血虚风燥型白疕。

（3）苦丹丸：养血润燥，凉血化瘀，祛风止痒。适用于血虚风燥型的寻常型银屑病。

（4）银屑胶囊：祛风解毒。适用于各型银屑病。

3．外治

（1）药物外治：

1）中药涂擦疗法：进行期以安抚保护，凉血解毒为主，如白凡士林、硅霜、芩柏膏、黄连膏、青黛膏，禁用刺激性强的药物。静止期和消退期以润肤止痒，化瘀散结为主，可选用10%的硫黄膏、水杨酸软膏、黄连膏、黑豆馏油软膏等外搽。

2）中药药浴疗法：中药浴、硫黄浴、谷糠浴等均可去除鳞屑、清洁皮肤、润肤止痒，又可改善血液循环和新陈代谢，畅达气血，软坚散结，适用于各型银屑病。大多用于静止或消退期。可选用马齿苋、苦参、侧柏叶、楮桃叶、徐长卿、蛇床子、苍耳子、千里光、黄柏、地骨皮、白鲜皮等煎水，放温后洗浴浸泡，再外搽芩柏膏、黄连膏、青黛膏等，还可以在药浴后配合窄波紫外线光疗。一般1～3天1次。

（2）非药物疗法：

1）毫针疗法：可辨证选择风池、曲池、支沟、血海、印堂、合谷、迎香、百会、足三里、三阴交、大椎、肺俞、膈俞、肝俞等穴，并根据皮损部位选择组穴，分别用捻转泻法、迎随泻法、平补平泻、强刺激捻转，留针30～60分钟，每天或隔天1次，10次1疗程，间隔10天再行第二疗程。

2）艾灸疗法：将艾条一端点燃，在距离患处皮肤约1寸左右进行熏灼局部，灸至皮肤红晕，每天1～2次，每次15～20分钟，10次为1疗程。

3）耳针疗法：主穴：肺俞、神门、内分泌；配穴：心、大肠。留针20～30分钟，隔日1次，10次为1疗程。

4）放血疗法：取患者第1至第12胸椎两侧各旁开0.5～1.5寸处摩擦数次，充分暴露反应点，常规消毒，以三棱针挑破皮肤挤出血1～2滴，以消毒棉签擦去血液，隔天1次，1周为1疗程。

5）埋线疗法：取穴以背部为主，配用四肢穴位。方法：穴位皮肤常规消毒，普鲁卡因埋线点局部麻醉，将三角针穿线后用热盐水清洗，第1次从大椎穴进针至第3胸椎棘突出针；第2次从第4胸椎棘突进针至第7胸椎棘突出针；第3次从第9胸椎棘突进针至第11胸椎棘突出针；第4次从大杼穴进针经风门、肺俞、膈俞；剪断肠线，针口消毒后用2cm纱布固定。

6）拔罐疗法：主穴配大椎、陶道、双侧肝俞或脾俞；配穴曲池、三阴交。方法：蘸有95%乙醇的棉花棒点燃，在罐内绕1周抽出，然后迅速将罐子按在所选部位上，隔天1次，15次为1疗程。常与放血疗法配合使用。

（二）西医治疗

1．局部治疗　皮损＜体表面积3%的可单独采取外用药治疗；对于严重、受累面积大者，除外用药外，还可联合物理疗法和系统治疗。糖皮质激素、维生素D_3衍生物、他扎罗汀联合和序贯疗法为临床一线治疗。实际应用中应注意局部药物刺激性，采用替换疗法。皮损较厚或甲部，可采用封包治疗。

2．系统治疗　一线药物包括甲氨蝶呤（MTX）、环孢素、维A酸类；二线药物包括硫唑嘌呤、羟基脲、来氟米特、麦考酚酯、糖皮质激素、抗生素。MTX主要用于红皮病性、关节病性、急性泛发性脓疱性银屑病及严重影响功能的手掌和足跖、广泛性斑块状银屑病。环孢素对银屑病有确切的疗效，主要用于其他传统治疗疗效不佳的患者。通常短期应用2~4个月，间隔一定时期可重复疗程，最长可持续应用1~2年。阿维A治疗斑块状、脓疱型、掌跖性、滴状、红皮病型银屑病有效，首选治疗泛发性脓疱性银屑病、红皮病型银屑病，单独或与其他治疗联合应用于掌跖脓疱病、泛发性斑块状银屑病。一般不主张使用糖皮质激素，仅用于红皮病型、关节病型及泛发性脓疱型银屑病且使用其他药无效者，并需采用联合治疗。对伴有上呼吸道感染、咽炎、扁桃体炎者，特别是点滴型银屑病者可用青霉素、红霉素治疗。生物制剂用于治疗银屑病关节炎和中重度银屑病。目前国内已用于银屑病临床治疗或正在进行临床试验的生物制剂主要包括肿瘤坏死因子 α 拮抗药 [依那西普（Etanercept）、英夫利西单抗（Infliximab）、阿达木单抗（Adalimumab）]、白介素12/23拮抗药（Ustekinumab）、白介素17 A 拮抗药（Secukinumab）等，其价格昂贵且可能导致潜在感染如结核的发生，因此需严格掌握适应证和禁忌证。

（三）中西医结合治疗思路

寻常型银屑病采用"从血论治"的辨治方法。此处的"血"是指气血津液的"血"，由于我国幅员辽阔，人群特点各不相同，在全国范围内，各位医家根据当地的特点，结合自身的临床实践，总结出不同的辨证思路，如从血论治、脏腑辨证、六经辨证等。通过大样本的临床流行病学调查，发现寻常型银屑病的主要证候为血热证、血燥证和血瘀证3型，其中以血热证最常见。辨证依据主要以皮损特点为主，分型简约，易于掌握，疗效显著，不受地域、季节、年龄、性别等的影响。故此，此辨治思路得到了中医皮肤科同仁的广泛认可。由于本病病程长，病情复杂，临床可能出现各种兼挟证，临床实践中以血的辨证为基础，当出现其他兼夹症状时可参合其他辨证方式。特殊类型的银屑病，如红皮病型、关节型、脓疱型，因伴有全身症状，辨证还需结合卫气营血辨证、病性辨证等。

中医的特色外治疗法也在临床广泛使用，如中药浴疗法、中药膏外涂、针灸拔罐等，故此多数患者可单纯应用中医药治疗。

但是中医药治疗亦有自身的局限性，如疗程相对较长、煎煮汤药费时费力、外用中药膏具有颜色、气味等，有时患者不方便接受中医药治疗，此时可配合西医药进行治疗。再有部分患者皮损顽固难消，可配合外用卡泊三醇等西药软膏，或者紫外线照射等物理治疗；面积较大、抵抗中医治疗者可使用阿维A、环孢素、甲氨蝶呤等西药治疗，以提高疗效。还有部分特殊类型银屑病，如泛发性脓疱型银屑病、红皮病型银屑病，如伴有发热等全身症状，可使用阿维A等西药，较快地控制病情，避免消耗过大，引发其他合并症；关节型银屑病患者，关节痛明显，明显影响生活质量，可使用非甾体抗炎药缓解疼痛，应用免疫抑制药或生物制剂，控制侵蚀性关节损伤的发展。需要注意的是，系统使用西药时，应监测可能发生的副作用，病情稳定后，规范地进行减量。可配合应用中医药治疗，减少病情的反复，减少西药用量，减少副作用的发生。

【预防与调摄】

1. 心理辅导　银屑病属于典型的心身疾病，对患者进行心理辅导是必要且有效的。多与患者沟通，使之保持良好的心态，树立战胜疾病的信心，避免精神过度紧张和焦虑，有利于病情向良好的方向转归。

2. 生活规律　保持充足的睡眠，起居有常，不熬夜，不纵欲，不过劳。

3. 饮食有节　养成良好的饮食习惯，不饮酒，不吸烟。多食新鲜蔬菜、水果、忌食辛辣、腥发、油腻食品。

4. 加强锻炼　适量运动，适量出汗能够辅助病情减轻。

5. 杜绝诱因　在秋冬、冬春季节交替之时，要特别注意预防感冒、咽炎和扁桃体炎。

6. 避免刺激　避免各种物理性、化学性物质和药物的刺激，防止外伤。

7. 外用药物时，须从温和无刺激药物开始，浓度由低到高，不要长期大面积使用皮质类固醇激素类药膏，避免不良反应的发生。

【临床研究进展】

目前有多种治疗银屑病的方法正在研究阶段，这些方法旨在通过多种机制调节银屑病。

1. 靶向作用于 Th17 通路的疗法　Th17 通路中的 IL-23 和 IL-17 在银屑病的发病机制中发挥着关键作用，因此成为药物研发的靶点。Bimekizumab（一种针对 IL-17 A 和 IL-17 F 的人源性单克隆抗体）等 Th17 通路靶向药物用于银屑病正处于研究阶段。

2. 小分子　其他可能的治疗方法包括多种旨在阻断细胞信号传导的小分子；这种信号传导对炎症反应的扩散至关重要。

（1）Baricitinib 是一种口服 JAK1/JAK2 酪氨酸激酶的可逆性抑制剂，一项 II 期随机剂量范围试验已对该药治疗中至重度银屑病进行了评估。在该研究中，271 例患者被随机分配至 Baricitinib 2 mg/d、4 mg/d、8 mg/d、10 mg/d 组或安慰剂组。12 周时，与安慰剂组相比，在 Baricitinib 8 mg 和 10 mg 组中有更多的患者实现了 PASI 评分较基线水平改善 75%（患者比例分别为 17%、43% 和 54%）。不良反应在接受最高剂量 Baricitinib 的患者中更常见，包括感染、淋巴细胞减少、中性粒细胞减少、贫血及肌酸磷酸激酶升高。

（2）1- 磷酸鞘氨醇受体 1（sphingosine 1-phosphate receptor 1，S1PR1）是一种参与淋巴细胞从二级淋巴组织向循环系统移动的受体，靶向作用于 S1PR1 可能是银屑病的另一种有效治疗方法。Ponesimod 是一种也被研究用于治疗多发性硬化的选择性 S1PR1 调节剂，它可诱导 S1PR1 内化，从而抑制 S1P 诱导的淋巴细胞迁出。一项 II 期随机试验纳入 326 例中至重度慢性斑块型银屑病患者，其评估了 Ponesimod，发现在 16 周后接受 Ponesimod 治疗的患者比安慰剂治疗的患者明显更有可能实现 PASI 评分降低 75%。

（3）病例报道显示：克萨波罗（一种外用磷酸二酯酶 4 抑制剂）可改善面部银屑病、间擦部位银屑病和掌跖部位银屑病（表现为手掌和足底的红色斑块、丘疹和深层脓）。

3. 外用钙调磷酸酶抑制剂：外用环孢素对斑块型银屑病较差的疗效历来被归咎于表面吸收较差。一项小型随机试验显示，一种使用脂质体载体以改善角质层穿透性的新型外用环孢素制剂对局限性慢性斑块型银屑病有效。

4. 携带银屑病易感基因的个体在对抗病毒时由于信号通路异常，容易失控过量表达，从而引发银屑病。IL-17 通路关键因子 IkappaBzeta 在银屑病的发病中起重要作用。JAK-STAT 信号通路传导异常参与银屑病发病过程。C/EBPβ 表达水平的降低参与寻常型银屑病的发病过程。

银屑病（尤其是点滴型银屑病）与链球菌感染之间的相关性，促使人们开始探讨扁桃体切除术在银屑病治疗中的作用。鉴于现有数据的局限性，扁桃体切除术应仅用于病情发作与扁桃体炎发作明确相关的特定顽固性银屑病患者。

尚不确定饮食干预在银屑病治疗中的作用。推荐银屑病患者使用补充剂的疗效证据不足，这些补充剂包括鱼油、维生素 D、硒和维生素 B_{12}。

还需要更多研究来探讨特定饮食模式对银屑病的影响。法国的一项网络问卷队列研究发现银屑病的严重程度与地中海饮食（富含水果、蔬菜、豆类、谷物、面包、鱼类、坚果和特级初榨橄榄油）的依从程度呈负相关。但相关数据不足以确定该饮食模式有益。

【医家经验与争鸣】

1. 著名中医皮肤外科教授赵炳南认为"白疕"之名更符合银屑病的特征，"疕"者，如匕首刺入疾病，表示病程缠绵日久，病难速愈之意。并认为银屑病病因病机系"内有蕴热，郁于血分"。赵炳南认为银屑病主要辨证分型为：

（1）血热型：皮疹发生及发展比较迅速，泛发潮红，新出皮疹不断增多，鳞屑较多，表层易于剥离，底层附着较紧，剥离后有筛状出血点，基底浸润较浅，自觉瘙痒明显，常伴有口干舌燥、大便秘结、心烦易怒、小溲短赤等全身症状。舌质红绛，舌苔薄白或微黄，脉弦滑或数（相当于西医所谓银屑病进行期）。法宜清热凉血活血。经验方（白疕 1 号）：生槐花 50 g，紫草根 25 g，赤芍 25 g，白茅根 50 g，生地黄 50 g，丹参 25 g，鸡血藤 50 g。方中生槐花、白茅根、生地黄清热凉血，其中槐花苦微寒，入肝、大肠经，《药品化义》中说"此凉血之功独在大肠也。大肠与肺为表里，能疏皮肤风热，是泄肺金之气也"；赤芍、紫草根、丹参、鸡血藤凉血活血。若风盛者，可加白鲜皮、刺蒺藜、防风、秦艽、乌梢蛇；若挟杂湿邪者，可加薏苡仁、土茯苓、茵陈、防己、泽泻；若热盛者，可加龙胆、大黄、栀子、黄芩、牡丹皮；血瘀者可加红花。

（2）血燥型：病程日久，皮疹呈硬币状或大片融合，有明显浸润，表面鳞屑少附着较紧，强行剥离后基底出血点不明显，很少有新鲜皮疹出现。全身症状多不明显，舌质淡，舌苔薄白，脉沉缓或沉细（相当于西医所谓银屑病静止期）。法宜养血润肤，活血散风。经验方（白疕2号）：鸡血藤 50 g、土茯苓 50 g、当归 25 g、干地黄 25 g、威灵仙 25 g、山药 25 g、蜂房 25 g。方中当归、鸡血藤养血活血润肤；地黄、山药养阴清热；土茯苓、蜂房清解深入营血之毒热；威灵仙性急善走，通十二经，宜通五脏，搜逐诸风。若兼脾虚内湿者，加白术、茯苓、薏苡仁、猪苓、扁豆皮；阴虚血热者，加知母、黄柏、天冬、麦冬、槐花；痒感明显者，加白鲜皮、地肤子；血虚明显者，加熟地黄、白芍、丹参。

2. 著名老中医朱仁康认为"血分有热"为本病的主因。素体蕴热，或性情急躁，心火内生，或恣食鱼腥、辛辣，或外感风热，而致血热内蕴，郁久化毒，外壅肌肤而发病，风盛则燥，故皮损潮红，脱屑；或因素体羸弱，气血不足；或久病伤阴耗血，血虚生风化燥，肌肤失养所致，故皮肤干燥，叠起白屑；或因风热之邪结聚，气血运化失畅；或因久病营血亏耗，气血运行无力；更兼风寒外袭，寒凝血脉而致，皮疹浸润较著，粗糙肥厚。辨证论治分为：

（1）血热型，多见于进行期。治法：凉血清热解毒。方药：土茯苓汤化裁。生地黄、紫草根、生槐花、土茯苓、蚤休、白鲜皮、大青叶、山豆根、忍冬藤、生甘草。外用药物，进行期皮疹宜安抚，可用性质温和、刺激性小的单软膏、凡士林软膏、玉黄膏等治疗，切忌使用刺激性强的角质剥脱剂，或用热水烫洗。若无明显干燥疹痒等不适，可不涂外用药物，仅以内服为主。

（2）血燥型，多见于静止期。治法：养血活血，滋阴润燥。方药：克银一方化裁。生地黄、熟地黄、当归、丹参、桃仁、红花、玄参、天冬、麦冬、火麻仁、甘草。外用配合红粉膏外涂以润肌止痒。

（3）风湿型，多见于关节病型。治法：通络活血，祛风除湿。方药：桂枝芍药知母汤化裁。桂枝、当归、赤芍、知母、桑寄生、防风、桑枝、怀牛膝、忍冬藤、络石藤、鸡血藤、甘草。

（4）毒热型，多见于脓疱型。治法：理湿清热，搜风解毒。方药：五味消毒饮化裁。乌梢蛇、秦艽、漏芦、大黄、黄连、防风、生槐花、土茯苓、苦参、苍术、白术、白鲜皮。宜以清热解毒及安抚之品外用；脓多湿烂时以生大黄、黄柏、贯众煎水湿敷；脓少结痂时以四黄膏外涂。

（5）燔营灼血型，多见于红皮病型。治法：清营凉血，解毒消斑。方药：皮炎汤化裁。生地黄、牡丹皮、赤芍、生石膏、知母、金银花、连翘、淡竹叶、鲜白茅根等。可适当选用香油、紫草油外涂以保护皮肤，防止干燥皲裂。

3. 广州中医药大学禤国维认为，银屑病的病机不外湿、热、毒、瘀四方面，患者或因起居不慎，外感热邪，或因饮食失节，过食肥甘厚味，以致湿热内生，或七情悖逆，五志化火，火热之邪入血，遂成血热血燥之势。久不解而生瘀生毒，病久便有血虚风燥之变。素有脾虚或迭经中西医治疗损伤脾胃者，则成脾虚毒瘀型。这里的毒不专指"热之极谓之毒"，而泛指一切具有令人致病，来势较快，症状较重，顽固难去之病邪。辨证论治分为：①血热毒瘀型，多见于男性进行期。治法凉血解毒。方药乌紫解毒汤合犀角地黄汤。乌梅 20 g，土茯苓 20 g，紫草根 15 g，莪术 10 g，水牛角（先煎）30 g，生地黄 15 g，牡丹皮 15 g，赤芍 15 g，泽兰 15 g，九节茶 15 g，白花蛇舌草 15 g，石上柏 15 g，甘草 10 g。随症加减：瘙痒重加鱼腥草 15 g，白鲜皮 15 g；红皮病型加沙参 20 g，玄参 15 g；关节炎型加入地金牛 15 g，威灵仙 15 g。②血虚毒瘀型，多见于女性。治法养血调经，解毒化瘀。方药乌紫解毒汤合四物汤。乌梅 20 g，土茯苓 20 g，紫草根 15 g，莪术 10 g，当归 10 g，川芎 6 g，生地黄 15 g，熟地黄 15 g，白芍 15 g，赤芍 15 g，泽兰 15 g，九节茶 15 g，甘草 10 g。③脾虚毒瘀型，多见于银屑病静止期，体质较差者。治法扶正祛邪。方药乌紫解毒汤合参苓白术散加减。乌梅 15 g，土茯苓 20 g，紫草根 10 g，莪术 10 g，太子参 20 g，茯苓 5 g，白术 15 g，山药 15 g，薏苡仁 20 g，白扁豆 20 g，泽兰 15 g，九节茶 15 g，甘草 10 g。

4. 湖南中医药大学第二附属医院欧阳恒辨证论治脓疱型银屑病，按正邪消长不同，分高热危笃期、发热缓解期、稳定康复期 3 期论治。

（1）高热危笃期：患者体温多在 40～42℃，全身泛发红斑，密集针状或粟粒状脓疱，脓疱溃破、糜烂、渗出、结痂，呈现螺壳样改变。嗜睡或烦躁不安，口渴引饮，口苦，便秘，尿赤。舌质红绛，舌苔黄厚或起芒刺，脉弦滑数。辨证：热入气营，热毒炽盛，邪盛正实。治法：清热泻火。方药：凉血解毒汤。当归、生地黄、紫草根、牡丹皮、红花、连翘、白芷、黄连、甘草、桔梗。酌加青黛、紫草根、狼毒；并选用西洋参、玄参等扶正护阴之品；遇有神昏、间有全身抖动者，及时投服安宫牛黄丸、紫雪丹之类，以清宫豁痰、熄风镇痉。

（2）发热缓解期：患者体温在 39℃ 以下，红斑、脓疱停止发展，并见少许脱屑。精神疲惫，不欲食，口干但不喜饮。舌质红，少苔，脉细数。辨证：热毒未尽，气阴耗伤，邪盛正虚。治法：清解余毒，益气养阴。方药：竹叶石膏汤、黄连解毒汤合吴鞠通玉女煎加减。竹叶、石膏、半夏、党参、炙甘草、粳米、黄连、黄柏、黄芩、栀子、石膏、麦冬、知母、生地黄、玄参、细辛。

（3）稳定康复期：患者体温降至正常，皮肤红斑脓疱渐次消失，大量脱屑后，皮肤呈现柔润细嫩外观；患者精神极度疲惫，纳少，口干唇燥。舌质红，舌苔少或无苔，脉细数无力。辨证：气阴两虚。治法：助养胃阴。方药：益胃汤合增液汤加减。沙参、麦冬、生地黄、玉竹、冰糖、玄参、麦冬、生地黄、西洋参。

5. 中国中医研究院西苑医院风湿免疫科房定亚认为银屑病病机多为风燥热瘀，蓄而不散，"燥久生热，热久生毒"；关节型银屑病病因多由机体阴阳失调，复感外邪，或因素体阳盛，内有蕴热，复感阳邪内外相合，闭阻经络，窜入关节，腐蚀营血，由此造成皮肤关节等损害。银屑病关节炎急性期多为热毒之邪胶着关节，使气机阻滞，导致关节热，痛如锥刺或如毒虫咬伤，且起病急骤，病情发展迅速。治法清热解毒，活血通痹。方药四妙勇安汤加减。金银花、玄参、生地黄、生甘草、虎杖、白花蛇舌草、山慈菇、鹿衔草、当归、白芍。若关节疼痛明显，关节僵硬，可加蜈蚣、全蝎等虫类药穿筋透骨，逐瘀止痛；关节红肿明显，皮疹色红，脱屑多可加苦参、龙胆；瘙痒明显可加白蒺藜、白鲜皮。

【参考文献】

[1] 张学军，郑捷. 皮肤性病学 [M]. 北京：人民卫生出版社，2018.

[2] PARISI R, SYMMONS D P, GRIFFITHS C E, et al. Global epidemiology of psoriasis: a systematic review of incidence and prevalence [J]. J Invest Dermatol, 2013(133): 377.

[3] 高云逸，张晓彤. 基于玄府理论治疗寻常型银屑病 [J]. 中国中医药信息杂志，2020, 27(3): 113-116.

[4] 郝志敏，顾恒. 银屑病的神经免疫学研究进展 [J]. 中国皮肤性病学杂志，2019, 33(10): 1206-1208.

[5] 王丽雅，朱晓芳. 细胞焦亡与银屑病的研究进展 [J]. 中国皮肤性病学杂志，2020, 34(2): 220-223.

[6] 张学军. 中国银屑病诊疗指南 (2018 简版)[J]. 中华皮肤科杂志，2019, 52(4): 223-230.

[7] PAPP K A, MEROLA J F, GOTTLIEB A B, et al. Dual neutralization of both interleukin 17A and interleukin 17F with bimekizumab in patients with psoriasis: results from be ABLE 1, a 12-week randomized, double-blinded, placebo-controlled phase 2b trial [J]. J Am Acad Dermatol, 2018, 79: 277.

[8] PAPP K A, MENTER M A, RAMAN M, et al. A randomized phase 2b trial of baricitinib, an oral Janus kinase (JAK)1/JAK2 inhibitor, in patients with moderate-to-severe psoriasis [J]. Br J Dermatol, 2016, 174: 1266.

[9] VACLAVKOVA A, CHIMENTI S, ARENBERGER P, et al. Oral ponesimod in patients with chronic plaque psoriasis: a randomised, double-blind, placebo-controlled phase 2 trial [J]. Lancet, 2014, 384: 2036.

[10] LEE E B, LEBWOHL M G, WU J J. Treatment of psoriasis with crisaborole [J]. J Dermatolog Treat, 2019, 30: 156.

[11] ROBBINS A B, GOR A, BUI M R. Topical crisaborole: a potential treatment for recalcitrant palmoplantar psoriasis [J]. JAMA Dermatol, 2018, 154: 1096.

[12] KUMAR R, DOGRA S, AMARJI B, et al. Efficacy of novel topical liposomal formulation of cyclosporine in mild to moderate stable plaque psoriasis: a randomized clinical trial [J]. JAMA Dermatol, 2016, 152: 807.

[13] 张成成, 罗帅寒天. 银屑病免疫信号通路及靶向治疗的研究进展 [J]. 皮肤性病诊疗学杂志, 2019, 26(5): 307-310, 322.

[14] RACHAKONDA T D, DHILLON J S, FLOREK A G, et al. Effect of tonsillectomy on psoriasis: a systematic review [J]. J Am Acad Dermatol, 2015, 72: 261.

[15] FORD A R, SIEGEL M, BAGEL J, et al. Dietary recommendations for adults with psoriasis or psoriatic arthritis from the medical board of the national psoriasis foundation: a systematic review [J]. JAMA Dermatol, 2018, 154: 934.

[16] PHAN C, TOUVIER M, KESSE-GUYOT E, et al. Association between mediterranean anti-inflammatory dietary profile and severity of psoriasis: results from the nutrinet-santé cohort [J]. JAMA Dermatol, 2018, 154: 1017.

（周冬梅）

第二节　玫瑰糠疹

玫瑰糠疹（pityriasis rosea）是一种具有特征性皮损的自限性炎症性皮肤病。椭圆形淡红斑，上覆糠秕状鳞屑，长轴与皮肤纹理或肋骨方向一致，且好发于躯干四肢近端，常可见母斑为其临床特征。多在春秋季节发病，中青年多发，中医称为"风热疮"，《医宗金鉴》称本病为"血疳"。

【病因及发病机制】

中医学认为本病多因血热内蕴，外感风邪，致风热客于肌肤，腠理闭塞，营血失和而发病；或因风热日久化燥，灼伤津液，肌肤失养而致。《医宗金鉴·外科心法要诀》："此证由内热闭塞腠理而成，形如紫疥，痛痒时作，血燥多热。"

现代医学病因目前尚不明确，多认为是病毒感染（人类疱疹病毒 HHV-6、HHV-7）所致。近期的研究表明细胞免疫反应参与本病的发生，如皮肤内浸润的细胞主要为辅助/诱导T淋巴细胞，表皮、真皮乳头内朗格汉斯细胞明显增多，角质形成细胞出现 HLA-DR 抗原的表达。

【临床表现】

多数在躯干或四肢近端某个部位先出现一个直径 1~3 cm 的圆形或椭圆形玫瑰红色斑疹，上覆糠秕状鳞屑，逐渐增大，几日后可达 2~5 cm，称为母斑或先驱斑（herald patch）（各图 10-2-1），多单发，亦可出现 2~3 个，常无自觉症状，易被忽视。1~2 周后，类似小片斑疹逐渐增多，对称分布，边缘略高

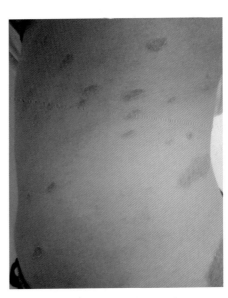

各图 10-2-1　玫瑰糠疹

（第四军医大学西京皮肤医院　肖月园　供图）

出皮面，呈玫瑰红色，上覆细碎糠秕状鳞屑，边缘鳞屑更清楚，如领圈状，称为子斑或继发斑，其长轴与皮纹走向一致，散发或密集，很少融合，此时母斑已变暗淡或趋于消退。少数皮疹可波及面颈部及四肢远端，瘙痒程度不等。部分患者可出现水疱、风团及紫癜，也可累及口腔黏膜。本病有自限性，病程一般6~8周，一般不再复发，少数可复发几次致病程迁延至半年至数年不愈。

本病有一些特殊类型：仅出现母斑无子斑的称为顿挫型；有渗出倾向的称为渗出型；还有丘疹型、水疱型、荨麻疹型、紫癜型、脓疱型、多形红斑型等。

【组织病理】

表现为非特异性炎症。表皮可见棘层肥厚、灶性角化不全、海绵水肿；真皮浅层血管轻度扩张，血管周围可见稀疏的淋巴细胞为主的浸润。

【诊断与鉴别诊断】

1. 诊断

（1）春秋季多见，病前可有感冒病史。

（2）好发于中青年，病程有自限性。

（3）皮损好发于躯干及四肢近端，呈向心性分布，多可见母斑。

（4）皮疹多呈椭圆形，上覆糠秕状鳞屑，其长轴与皮纹走向一致。

2. 鉴别诊断　本病可与下列疾病进行鉴别：

（1）体癣：皮疹呈圆形，边缘略隆起，时可见丘疹、小水疱，渐向外扩大，中心炎症较轻，无本病的皮疹及分布特点。另真菌镜检可见真菌的菌丝及孢子。

（2）二期梅毒疹：皮疹为铜红色或暗红色，典型者有明显颜色差别，掌跖部多可见斑疹。另有不洁性交史，外生殖器硬下疳史。梅毒血清反应呈阳性。

（3）银屑病：好发于四肢伸侧及头皮，红斑大小形态不一，鳞屑呈银白色，奥氏征阳性。病情多冬季加重，易反复，病程较长。

【治疗】

（一）中医治疗

1. 分型论治

（1）风热蕴肤证：

主症：皮疹色红或淡红，上覆糠秕状鳞屑，上身分布为主，可伴有不同程度瘙痒。可伴口干、尿黄。舌红，苔薄白或薄黄，脉浮数。

治法：疏风清热。

方药：消风散或荆防方加减。

（2）血热风热证：

主症：皮疹色红或玫瑰红，上覆少量鳞屑，分布于躯干及四肢近端，部分远端亦可见，多伴瘙痒。口干、口渴，尿黄、便干。舌红，苔薄或薄黄，脉滑数或弦数。

治法：凉血祛风。

方药：凉血消风散加减，血热甚者可合犀角地黄汤或化斑汤。

（3）血虚风燥证：

主症：病程日久，或复发病例，皮疹色淡红，上覆细碎鳞屑，多少不一，皮肤干燥，夜间睡前瘙痒较多。可伴咽干、睡眠不实。舌淡或淡红，苔薄白，脉沉细。

治法：养血润肤。

方药：四物消风饮或当归饮子加减。心脾两虚伴失眠者可用归脾汤加减。

2. 内服中成药

（1）消风散：疏风除湿，清热养血。适用于风热蕴肤证。

（2）润燥止痒胶囊：养血滋阴，祛风止痒。适用于血虚风燥证。

3．外治

（1）紫草油：皮肤干燥脱屑可用适量外涂患处，每天 2~3 次。

（2）丹皮酚乳膏：皮损无渗出者可用适量外涂患处，每天 2 次。

（3）三黄洗剂：部分皮疹带有水疱，外涂或湿敷患处，每天 2 次，结痂后待其自然脱落，或外用紫草油剥脱。

（二）西医治疗

1．局部治疗　弱、中效糖皮质激素霜剂或乳膏外用，每天 2 次。

2．系统治疗　瘙痒明显者，可给予口服抗组胺药物控制症状。

3．物理治疗　NB-UVB 照射，隔天 1 次，1 个疗程 10 次，可促进皮疹消退，一般 5 次以上可见明显疗效。

（三）中西医结合治疗思路

本病西医认为有自限性，多对症治疗，临床中亦可见病情持续进展或复发病例，且伴有明显瘙痒者，此时可以中医治疗为主，可适当配合抗组胺药物止痒，疗效确切。个别孕妇患病，推荐 NB-UVB 照射配合外用药物治疗。

【预防与调摄】

1．生活规律，加强锻炼，增强体质，预防上呼吸道感染。

2．避免饮酒及食用辛辣刺激食物。

3．避免搔抓、热水烫洗患处。

4．避免外用刺激性强的药物。

【临床研究进展】

有文献报道，检测 45 例玫瑰糠疹急性期患者、45 例恢复期患者和 45 名健康人外周血中 IL-17 和 IL-22 的水平，得出结论，玫瑰糠疹急性期及恢复期患者均存在 IL-17 和 IL-22 的表达异常，该疾病可能存在 Th17 细胞亚群失衡。另有文献提示，临床流行病学研究显示病毒感染在发病中占有重要地位，但目前没有明确的证据表明玫瑰糠疹是由单一病原体感染导致的疾病。

【医家经验与争鸣】

赵炳南、张志礼认为本病多因血热、复感风邪，内外合邪，热毒凝结，郁于肌肤，闭塞腠理而发病。或汗出当风，汗衣湿渍肌肤所致。治疗以清热凉血，散风止痒为原则。用白茅根、生地黄、牡丹皮、生槐花、紫草根清热凉血；赤芍凉血活血；白鲜皮、地肤子、防风散风止痒。剧痒者加刺蒺藜、苦参；心烦口渴者加生玳瑁、天花粉；病程长者加鸡血藤、首乌藤、丹参。

欧阳恒认为玫瑰糠疹主要因风热外束或血热风蕴所致，临床多分二证论治。血热风燥，治宜凉血清热，消风止痒。方用凉血清风散加紫草、牡丹皮等。血虚风燥，治宜养血润燥，消风止痒。方用活血润燥生津汤加钩藤、乌梢蛇、地肤子等。

【参考文献】

[1] 周琼艳，叶小磊，许素玲，等．玫瑰糠疹患者外周血 IL-17 和 IL-22 的表达 [J]．中国麻风皮肤病杂志，2016(1)：22-23．

[2] 刘仲荣，陈胡林．玫瑰糠疹与病毒感染 [J]．皮肤科学通报，2017(1)：65-69．

[3] 范瑞强，邓丙戌，杨志波．中医皮肤性病学：临床版 [M]．北京：科学技术文献出版社，2010．

（肖月园）

第三节 白色糠疹

白色糠疹（pityriasis alba）又称单纯糠疹，是一种好发于儿童面部的表浅性鳞屑性色素性减退斑。因皮损轻浅，状如春花散落于面部，故名吹花癣、桃花癣；因部分患者发病与肠道寄生虫有关，故又名虫斑。《外科证治全生集》曰："桃花癣，生面上如钱，瘙痒抓之如白屑，发于春月，故俗名桃花癣，妇女多有之。"

【病因及发病机制】

中医学认为本病多因风热郁肺，随阳气上行头面而发；或饮食失节，虫积内生，脾失健运，气血不足而成。

现代医学病因目前尚不明确，与营养不良、维生素缺乏、曝光、频繁洗浴有关。近年来研究发现，微量元素缺乏与本病的发生关系密切。

【临床表现】

发病与季节有关，多春季发病。好发于儿童和青少年面部（尤其是面颊部），亦可发生于上臂和肩部等处，无性别差异。皮损为圆形或椭圆形色素减退斑片，皮损直径通常在 0.5～2 cm 之间，大小不等，边界略清楚，上覆少量细小糠秕状鳞屑（各图 10-3-1）。一般无自觉症状，部分患者可有轻度瘙痒。病程慢性，可自行消退，但可复发。

【组织病理】

本病组织病理不具有特征性，表现为角化过度、角化不良、棘层肥厚、海绵样水肿和血管周围浸润。尽管没有明确的诊断标准，特征性皮损处病理活检的一些特点有助于诊断，包括基底层黑色素不规则或显著减少，黑素细胞无明显减少，活性黑素细胞减少和黑素小体数量减少以及黑素细胞大小的缩小。

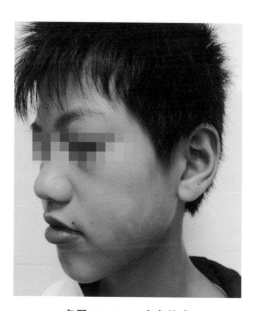

各图 10-3-1　白色糠疹
（中南大学湘雅二医院　张桂英　供图）

【诊断与鉴别诊断】

1. 诊断

根据好发年龄和典型临床表现即可诊断。

2. 鉴别诊断　本病应与以下疾病相鉴别：

（1）白癜风：为常见的后天性色素脱失性皮肤黏膜疾病，任何部位均可发生，边界清楚，损害边缘可见色素增加。表面无细碎鳞屑、无异常感觉。伍德灯检查可见因色素脱失造成的粉笔白色斑片。

（2）贫血痣：为先天性色素减退斑，一般单侧分布，由于病变局部毛细血管稀少，摩擦或加热后白斑周围充血，而白斑本身不发红。

（3）花斑糠疹：又称花斑癣、汗斑，是马拉色菌侵犯皮肤角质层所引起的表浅感染。好发于青壮年男性，以面颈、前胸、肩背等皮脂腺丰富部位多发。皮损表面也可见糠秕状鳞屑。伍德灯下皮损呈棕黄色荧光可鉴别。

【治疗】

（一）中医治疗

1. 分型论治

（1）风热袭肺证：

主症：皮疹初起为淡红色的片状斑，日久呈现淡白色的圆形或椭圆形斑，大小不等，表面干燥，附有细小白色鳞屑，重者可有轻度肿胀、瘙痒；伴鼻燥咽干。舌红，苔黄，脉浮数。

治法：疏风清热，宣肺祛斑。

方药：消风散或桑菊饮加减。

（2）脾虚虫积证：

主症：皮疹淡白，边缘欠清，面色萎黄，无自觉症状，常伴脐周腹痛、食纳不佳。舌质淡，苔白，脉濡细。

治法：健脾和胃驱虫。

方药：香砂六君子汤加减。

2. 内服中成药　辨证选择保和丸、健脾丸等。

3. 外治法

（1）中药涂擦疗法：局部酌用 5% 硫黄霜、大枫子油、普连软膏、黄连膏。

（2）中药贴敷疗法：青黛、黄柏各 20 g，煅石膏 200 g，共研细末，麻油调匀外搽。

（二）西医治疗

可自行消退，一般不必治疗。应尽量去除可能诱因，避免日晒和过度清洗。可外用温和药物加以保护，防晒霜或遮光剂有助于减轻病情。可内服复合维生素 B。

（三）中西医结合治疗思路

本病可自行消退。一般不必治疗。中医认为与风热、虫积有关，若瘙痒明显，可予疏散风热，胃肠道症状明显，可予健脾和胃治疗。如确有微量元素缺乏，可予以补充，寄生虫可予驱虫药物。日常的调护更加重要，饮食均衡，注意卫生，润肤保湿，避免暴晒。

【预防与调摄】

1. 对于有肠道寄生虫的患者，及时驱虫治疗。

2. 注意饮食营养均衡，多食水果蔬菜。

3. 注意加强保湿润肤，勿用碱性过强肥皂。

【临床研究进展】

有文献报道，在对皮肤科诊治的 340 例单纯糠疹患儿血清进行微量元素（包括铜、钙、镁、铁、铅、镉、锌）测定，探讨小儿单纯糠疹发病与这 7 种元素之间的关系。通过对单纯糠疹患儿与同期健康体检儿童进行血微量元素检测对比，发现单纯糠疹不同年龄组患儿血锌水平均显著低于健康体检者，且缺锌者比例高达 56.5%，高于健康对照组。单纯糠疹小儿发病原因与血钙、铜、铁、镁水平无明显关联。另有文献指出缺锌可导致患单纯糠疹的风险增加 15 倍以上，可能是因为锌几乎存在于所有的细胞，其催化功能在黑色素的生成过程起重要作用，因此缺锌可能不利于黑色素的生成。包佑红等指出钙调磷酸酶抑制剂等抗炎药物可以起到良好的治疗及预防复发的疗效。

雷岱锋运用参术健脾汤治疗脾虚虫积型白色糠疹患儿，临床证明参术健脾汤可改善患儿腹胀腹痛、饮食不佳情况，有效治疗面部白斑，缩小皮损面积，效果显著。任翠华等应用甘草锌颗粒治疗白色糠疹 79 例，有效率 87.5%。甘草锌是一种有机锌制剂，由甘草的重要组成成分甘草酸与锌有机结合而成。其中甘草酸具有糖皮质激素样作用，即抗过敏、抗炎及免疫调节作用。据研究锌是维持皮肤正常功能与形态不可缺少的微量元素，可保护皮肤和毛发。韩谨等运用乌梅调中汤治疗小儿面部白色糠疹兼积滞证疗效显著。

【参考文献】

[1] 张志红，钱秋芳，黄迎. 小儿单纯糠疹与血微量元素之间关系探讨 [J]. 检验医学与临床，2011, 8(3): 295-296.

[2] KHAFAGY G M, NADA H R, RASHID L A, et al. Role of trace elements in pityriasis Alba[J]. J Trace Elem Med Biol, 2020, 59: 126422.

[3] 包佑红，常利涛，张鞾，等. 单纯糠疹的诊疗进展 [J]. 国际皮肤性病学杂志，2015, 41(4): 228-229.

[4] 雷岱锋. 参术健脾汤治疗白色糠疹疗效观察 [J]. 皮肤病与性病, 2019, 41(2): 265-267.

[5] 任翠华. 甘草锌颗粒治疗白色糠疹疗效观察 [J]. 中国麻风皮肤病杂志, 2016, 32(11): 694-694.

[6] JEEJEEBHOY K N. Human zinc deficiency [J]. Nutr Clin Pract, 2007, 22(1): 65-67.

[7] 韩谨, 韩谦. 乌梅调中汤治疗小儿面部白色糠疹兼积滞证 61 例临床观察 [J]. 中医药导报, 2012, (10): 37-38.

[8] 刘文玲. 乌梅调中汤治疗小儿面部白色糠疹兼积滞证 120 例临床观察 [J]. 世界最新医学信息文摘, 2016, 16(54): 155.

（周冬梅）

第四节　多形红斑

多形红斑（erythema multiforme）又称多形性渗出性红斑，是一种病因复杂的急性炎症性皮肤病，皮疹具有多形性，虹膜样红斑是其特征性损害，严重者出现全身症状。其好发于春秋季，易复发。中医称此为"雁疮""猫眼疮"。

【病因及发病机制】

中医学认为素体热盛，阳气旺盛，而生内热，血热内蕴；或恣食肥甘、辛辣厚味，伤及脾胃，脾失健运，积湿生热，湿热内蕴；复感风热或风寒之邪，致营卫不和，气血凝滞，拂郁肌肤，而发本病。血热内盛，故发为红；气血凝滞，拂郁肌肤，故其色暗红或紫红色；湿热内蕴故呈水疱、水肿性红斑等改变。《医宗金鉴·外科心法要诀》记载："猫眼疮名取象形，痛痒不常无血脓，光芒闪烁如猫眼，脾经湿热外寒凝。"

现代医学对于本病病因及发病机制尚未完全明确，多认为是抗原-抗体变态反应。变应原的种类很多，如细菌、病毒、真菌的感染，某些药物，食用鱼、虾、蟹等，以及日光、寒冷、外伤等物理因素。另外，某些器官和系统性疾病，如红斑性狼疮、皮肌炎、某些恶性肿瘤、免疫接种、辐射、结节病、月经等，均可并发多形红斑。其中感染因素最为重要，包括病毒、细菌或真菌感染，其中单纯疱疹病毒（HSV）感染最为常见（约占 90%）。肺炎支原体（Mycoplasma pneumoniae）感染是另一重要病因，尤其在儿童中多见。其次为药物因素（不到 10%），尤其重症型病例，应首先考虑药物因素。常见致敏药物为磺胺类药、青霉素类药、非甾体抗炎药、抗癫痫药等。

对于合并单纯疱疹的多形红斑，推测其发病机制为细胞介导的免疫反应。单纯疱疹患者周围血中的巨噬细胞或组织内朗格汉斯（Langerhans）细胞摄取 HSV 后进行处理，形成 HSVDNA 片段，向表皮迁移，沉积于皮肤组织内，引起 HSV 特异性 CD4+ 细胞增殖，并聚集于该处，产生 γ 干扰素，引起炎症级联反应，促进感染 HSV 的角质形成细胞裂解和自体反应性 T 细胞募集，从而导致表皮受损和炎性浸润，即多形红斑的皮肤病变表现。在多形红斑发病机制中，还存在着多种免疫现象，包括由免疫复合物介导的免疫反应等。目前尚不清楚与其他诱因相关的多形红斑是否具有类似的发病机制。

【临床表现】

本病春秋季节易发，多累及儿童和青年女性。常起病较急，可有畏寒、发热、头痛、关节及肌肉酸痛等前驱症状。皮损多形性，可有红斑、丘疹、斑丘疹、水疱、紫癜、风团等。根据皮损形态不同，分为红斑-丘疹型、水疱-大疱型和重症型。

1. 红斑-丘疹型　此型最常见，发病与单纯疱疹病毒感染有关。好发于面颈部和四肢远端伸侧皮肤，眼、口黏膜较少累及。皮损以红斑、丘疹为主，特征性皮损为同心圆状靶形皮损或虹膜样皮损，即皮损中央为紫癜样暗红或紫红斑，严重时出现水疱；周围为隆起的水肿苍白环；最外层为红斑。皮损初起为水肿性鲜红斑，境界清楚，逐渐向周围扩大成靶形皮损，可出现 Koebner 现象。有轻度瘙痒或灼热、疼痛；黏膜损害轻，常局限于口腔黏膜，无显著全身症状。皮损 2～4 周消退，可留暂时性色素沉着斑。

2. 水疱-大疱型　常由红斑-丘疹型发展而来，介于轻症和重症间。皮损由四肢末端开始向心性扩散至全身；以水疱、大疱或血疱为主，周围有暗红色晕。口、眼、鼻及外生殖器黏膜也可出现糜烂，常伴全身症状。

3. 重症型　又称 Stevens-Johnson 综合征，与药物、感染、内脏系统肿瘤、淋巴瘤等有关。发病急骤，有前驱症状。靶形损害常累及躯干、面部，呈典型或不典型靶形皮损，通常有紫癜，迅速扩大融合，泛发全身；黏膜损害广泛而严重，可累及口鼻、眼、外阴、肛门、呼吸道、消化道等处黏膜，有糜烂、破溃、出血及伪膜样改变；伴疼痛、烧灼感；可累及内脏，并发坏死性胰腺炎、肝肾功能损害；也可因继发感染引起败血症，死亡率 5%～15%。（各图 10-4-1，各图 10-4-2）

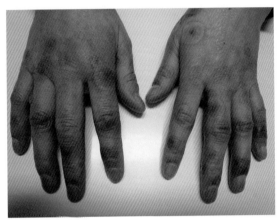

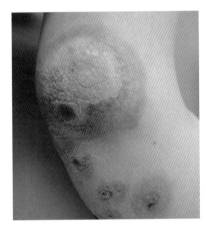

各图 10-4-1　多形红斑（双手部）　　　　　　各图 10-4-2　多形红斑（肘部）
（第四军医大学西京皮肤医院　肖月园　供图）　　（第四军医大学西京皮肤医院　肖月园　供图）

【组织病理】

因临床类型不同而有所差异。基本改变为角质形成细胞坏死，基底细胞液化变性，表皮下水疱形成；真皮上部水肿，血管扩张，红细胞外渗，血管周围淋巴细胞及少数嗜酸性粒细胞浸润。

【诊断与鉴别诊断】

1. 诊断　根据以下要点可对本病诊断。

（1）好发于青壮年，常见于春秋两季。

（2）圆形水肿性红斑伴虹膜样损害，好发于肢端，可累及黏膜。

（3）重症者有发热等全身症状。

（4）组织病理上有个别角质形成细胞坏死。

（5）合并 HSV 感染时皮损部位 HSV 抗原检测阳性。

2. 鉴别诊断　本病可与冻疮、红斑狼疮、大疱性类天疱疮、二期梅毒、固定型药疹等疾病鉴别。

（1）冻疮：多见于冬季，好发于肢体末端暴露部位，皮损为暗红色水肿性斑块，边界不清，不对称，遇热瘙痒，天气转暖才缓解，无典型虹膜样皮损。

（2）天疱疮：正常皮肤上或红斑上发生水疱、大疱，疱壁松弛，容易破裂，形成大片糜烂，尼氏征阳性。病理变化为表皮内水疱，有棘刺松解现象。无典型虹膜样皮损。其病理变化是主要鉴别点。

（3）二期梅毒疹：皮疹为铜红色或暗红色，典型者有明显颜色差别，掌跖部多可见斑疹。另有不洁性交史，外生殖器硬下疳史。梅毒血清反应呈阳性。

（4）固定性药疹：红斑孤立存在，好发于皮肤黏膜交界处和体孔周围，消退后留色素沉着，有服药史。

【治疗】

（一）中医治疗

1. 分型论治

（1）寒湿阻络证：

主症：冬季发病，皮损颜色暗红或紫红，发于颜面及四肢末端，遇寒加重，指（趾）肿胀，四肢厥冷，小便清长。舌质淡，苔白，脉沉紧。

治法：温经散寒，和营通络。

方药：当归四逆汤加减。皮损以上肢为主者，加桑枝、姜黄；以下肢为主者，加木瓜、牛膝；伴关节疼痛者，加羌活、独活、秦艽。

（2）湿热蕴结证：

主症：皮损以红斑为主，鲜红水肿，形如猫眼，中心可有水疱；亦可见丘疹、小风团等多形性损害；或口腔糜烂，外阴湿烂，自觉灼热痒痛；可伴发热，咽干咽痛，头重，身倦，关节酸痛。舌红苔黄腻，脉弦滑或滑数。

治法：清热除湿，解毒消斑。

方药：龙胆泻肝汤合凉血五根汤化裁。皮疹鲜红、灼热加赤芍、牡丹皮；伴咽痛加金银花、连翘、玄参。

（3）火毒炽盛证：

主症：起病急骤，恶寒、高热、头痛，全身泛发红斑、大疱、糜烂、瘀斑，黏膜广泛累及，可见红斑、糜烂、出血、结痂；伴恶心、呕吐、关节疼痛，大便秘结，小便黄赤。舌质红，苔黄，脉滑数。

治法：清热凉血，解毒利湿。

方药：清瘟败毒饮合导赤散加减。高热不退者加紫雪散；大便秘结者加生大黄。

2. 内服中成药

（1）皮肤病血毒丸：清血解毒，消肿止痒。适用于湿热蕴结证。

（2）清开灵口服液：清热解毒，镇静安神。适用于火毒炽盛证。

3. 外治

（1）中药外治：

1）皮损以红斑、丘疹为主者，用三黄洗剂外涂患处，每天3次。

2）水疱、糜烂、渗出明显者，用马齿苋、黄柏、生地榆水煎，冷湿敷患处，每次20分钟，每天3～5次。

3）黏膜糜烂者，用生肌散或锡类散吹撒患处，每天3次。

（2）针灸治疗：取足三里、血海为主穴。寒湿阻络加列缺、合谷等；湿热蕴结加大椎、曲池、阴陵泉等。针刺用泻法，每次留针30分钟，隔天1次，10次为1个疗程。

（二）西医治疗

1. 病因治疗　病因明确者，针对病因治疗。阿昔洛韦等抗病毒药可治疗单纯疱疹病毒感染；若与支原体感染相关，可给予阿奇霉素、红霉素等大环内酯类药物治疗，成人还可应用四环素类或喹诺酮类药物治疗。立即停用可疑致敏药物。假如其触发因素是支原体或HSV感染，一般会在3～5周内自然恢复，不留后遗症。

2. 局部治疗　原则为消炎、收敛、止痒，防止继发感染。无糜烂处，可选用止痒剂和糖皮质激素外用制剂；有渗出、糜烂，可选用抗生素类或清洁类外用药，如3%硼酸溶液、莫匹罗星软膏等。口、眼、外阴等黏膜处，应加强局部护理，可外用抗生素、清洁类或局部麻醉类相关外用制剂，注意防止眼睑粘连和失明。

3. 系统治疗　轻症可予抗组胺药物、维生素C等治疗；明确合并病毒感染者，及时给予抗病毒治疗；对于反复发作的HSV相关病例，需至少给予6个月抗病毒治疗。氨苯砜、沙利度胺和硫唑嘌呤也可以试用于对抗病毒无效者。重症者必须住院治疗，早期予以足量糖皮质激素（1~2 mg/kg 甲泼尼龙），并在病情进展控制后尽快减量停用；静脉滴注人丙种球蛋白效果佳（0.2~0.75 mg/kg，连续 4 天）。选择适当抗生素预防和控制继发感染。同时给予支持疗法，注意维持水、电解质平衡。

4. 预防治疗　全身性抗病毒药物是 HSV 引起或病因不明的复发性多形红斑的一线治疗，通常进行 6 个月的治疗可有效预防 HSV 引起的复发性多形红斑，可选用的药物包括阿昔洛韦（400 mg，每天 2 次）、伐昔洛韦（500 mg，每天 2 次）、泛昔洛韦（500 mg，每天 2 次），必要时可加大剂量或更换药物。但皮疹出现以后应用抗病毒治疗效果欠佳，仅能作为多形红斑抗复发治疗。

（三）中西医结合治疗思路

多形红斑的辨证体现了六淫邪气导致的气血津液的病理变化。重症用卫气营血辨证，体现了毒热邪气由浅入深、由表及里的变化。临床辨明邪气性质、病位，在祛邪的同时注意固护正气。

临床可以中医治疗为主，当出现瘙痒剧烈，可配合应用抗组胺药物、外用皮质类固醇激素药膏；重症多形红斑皮损面积大，出现大疱、表皮松解、糜烂，伴有高热，甚至脏器损伤、电解质紊乱等情况时，当早期足量使用皮质类固醇激素，强有力地控制炎症反应，避免出现严重的合并症，当病情控制后，规范减量，直至停用。

查找病因也是临床需关注的问题，当详细询问病史，了解如季节因素、物理因素（冷、热）、药物因素、感染因素（单纯疱疹）等是否与发病有关，必要时做相关的辅助检查，尽量明确病因，避免可能的诱发因素，减少复发。

【预防与调摄】

1. 寻找并去除致病因素，及时控制感染，停用可疑药物。

2. 忌食鱼虾海鲜及姜、蒜、韭、辣椒等发物。

3. 风寒型者须注意保暖，避免感受风寒及冷水、冷风等寒冷刺激；湿热型者避免炎热潮湿等外界因素干扰。

4. 重症患者，全身肌肤大疱糜烂、渗液，疮面暴露，应注意防止皮损感染，及时换药；并注意床上用品的消毒、更换。

【临床研究进展】

1. 病因　有文献报道，除常见的诱因外，口服曲马多、塞来昔布及外用咪喹莫特、犬小孢子菌感染等也可引起重型多形红斑。在肺炎支原体（MP）感染的病例中，与 MP 感染的患者相比，MP 感染所致的多形红斑具有更多的弥漫性和非典型靶形皮损，更多的黏膜炎症和呼吸道后遗症。在婴儿病例中，疫苗是主要诱因。

2. 发病机制　对于药物诱发性多形红斑，与发生皮损有关的是存在 TNF-α 而非 IFN-γ。然而也有患者在进行 TNF-α 抑制剂治疗时发生多形红斑的情况。关于其发病机制，目前有如下几种观点：①穿孔素/颗粒酶 B 介导的细胞毒杀伤机制。②Fas/Fas L 凋亡相关因子配体的相互作用。③TNF 相关的凋亡诱导配体和类 TNF 弱凋亡诱导剂在角质形成细胞凋亡中的协同作用。④粒溶素的介导。

3. 重症多形性红斑与史蒂文·约翰逊综合征（Stevens-Johnson syndrome，SJS）的异同　目前仍存在争议，我国皮肤性病学教科书及不少文献明确指出，重症多形红斑等于 SJS，明确表示重症药疹中的 EM 型药疹就是 SJS，并且最为常见（54.30%）。但同时有研究表明，从组织病理学上来看，重症多形红斑患者的角质形成细胞坏死较 SJS 少，而真皮炎症和细胞渗出更多见；从症状上看，重症多形红斑的眼部症状仅为结膜充血，SJS 患者眼部症状更复杂。

4. 治疗

（1）系统应用糖皮质激素：有研究认为需要长期服用激素的患者如果发生 SJS 或中毒性表皮坏死松解症（TEN），这类患者病情稳定的时间会延长约 2.2 天。其他参数如发病率及死亡率，与未长期使用激素的患者比较并无差异；在疾病早期予以激素冲击治疗，可以明显减轻患者眼部受累的严重程度。

（2）静脉滴注免疫球蛋白（IVIG）：目前，学界倾向于糖皮质激素与静脉应用免疫球蛋白联合应用，但有研究表明使用 IVIG 并没有明显提高患者的存活率。最近的欧洲指南对于 IVIG 在皮肤科中的应用中建议，在缺乏有循证学依据的替代治疗方案时，若大剂量使用 IVIG 带来的益处大于疾病本身的风险，应当在疾病早期予以使用大剂量 IVIG。

（3）沙利度胺：具有镇静、镇痛、抗炎、抗血管生成、免疫调节和抗肿瘤活性，对 EMM 有效，但可增加 SJS 的病死率。

（4）TNF-α 拮抗剂：在多形红斑型药疹方面取得较好疗效。

【医家经验与争鸣】

赵炳南认为此病与古代文献记载之"血风疮"相似，乃因血热受风所致，治以凉血活血、化瘀消斑，以凉血五根汤加减治疗。亦有因脾肺蕴湿化热，治以健脾祛湿、疏风凉血，以凉血五根汤合除湿胃苓汤加减。若病程日久，反复发作，则致热盛伤阴，治以凉血养阴。

张志礼认为本病多因血热挟湿、外感毒邪，或脾经久蕴湿热、复感寒邪，以致营卫不和，气血瘀滞，郁于肌肤而成。前者治以清热凉血、解毒除湿，以凉血活血汤加减；后者治以健脾除湿、温散寒邪，以当归四逆汤合四君子汤加减。

范永升认为小儿脾土未充，复感温热毒邪，瘀滞肌表，燔灼营阴，外可致络伤血溢，内可毒窜五脏。本病的性质为本虚标实，本虚主要为脾气亏虚，表实主要是热毒、瘀血，可提纲挈领地概括为"虚、热、瘀"。并根据感邪程度，总结出治疗小儿多形红斑的基本法则：在感邪之初或不甚时，常以辛散表邪、宣清郁热，兼调和脾胃之法，常用麻黄连翘赤小豆汤加减；若邪气偏盛，内陷营阴，燔炽气营，急予凉血散瘀、解毒透营之法，常用犀角地黄汤加减；疹退邪去，病情稳定之时，使用健脾和胃、清气养阴，兼以祛邪之法，常以四君子汤加减。

孙翠、张理涛通过对 85 个处方进行数据分析得出用于治疗多形红斑的常用药对多为有补气补血，清热凉血，活血祛寒功效的药对。其中排在前 9 位的药对中含当归的药对有 5 个，可见针对病因来讲，禀赋不耐是根本，多需补气补血，故重用中药当归。在此基础上辨证论治，比如风寒阻络型给予活血祛寒的中药，火毒炽盛型给予清热凉血的中药来治疗。

【参考文献】

[1] SÁNCHEZ-GONZÁLEZ M J, BARBARROJA-ESCUDERO J, ANTOLÍN-AMÉRIGO D, et al. Erythema multiforme induced by tramadol: an allergy assessment [J]. J Investig Allergol Clin Immunol, 2020, 30(4): 290-291.

[2] 李洁，汪荣华. 塞来昔布致重症多形性红斑 1 例 [J]. 中国医院药学杂志, 2020, 02: 241-242.

[3] MAXFIELD LUKE, GASTON DAVID, PECK AURORA, et al. Topical imiquimod and subsequent erythema multiforme [J]. J Am Osteopath Assoc, 2019, 120(1): 45-48.

[4] WEI FANGLI, LIANG GUANZHAO, LIU WEIDA, et al. Erythema multiforme associated with tinea of vellus Hair caused by microsporum canis [J]. Mycopathologia, 2020, 185: 201-203.

[5] AMODE REYHAN, INGEN-HOUSZ-ORO SASKIA, ORTONNE NICOLAS, et al. Clinical and histologic features of mycoplasma pneumoniae-related erythema multiforme: a single-center series of 33cases compared with 100cases induced by other causes [J]. J Am Acad Dermatol, 2018, 79: 110-117.

[6] ZOGHAIB SAMER, KECHICHIAN ELIO, SOUAID KARIM, et al. Triggers, clinical manifestations, and management of pediatric erythema multiforme: a systematic review [J]. J Am Acad Dermatol, 2019, 81: 813-822.

[7] AURELIAN L, ONO F, BURNETT J. Herpes simplex virus (HSV)-associated erythema multiforme (HAEM): a viral disease with an autoimmune component [J]. Dermatol Online J, 2003, 9: 1.

[8] AHDOUT J, HALEY J C, CHIU M W. Erythema multiforme during anti-tumor necrosis factor treatment for plaque psoriasis [J]. J Am Acad Dermatol, 2010, 62: 874.

[9] LERCH MARIANNE, MAINETTI CARLO, TERZIROLI BERETTA-PICCOLI BENEDETTA, et al. Current perspectives on Stevens-Johnson syndrome and toxic epidermal necrolysis [J]. Clin Rev Allergy Immunol, 2018, 54: 147-176.

[10] 叶瑜剑，祝逸平，许爱娥. 重症多形红斑及中毒性表皮坏死松解症 73 例临床分析 [J]. 中华全科医学，2017(10): 1691-1693.

[11] 张学军. 皮肤性病学 [M]. 8 版. 北京：人民卫生出版社，2013.

[12] ORIME MARI. Immunohisto pathological findings of severe cutaneous adverse drug reactions [J]. J Immunol Res, 2017, 2017: 6928363.

[13] 陈仁典，肖诗艺，王莉. 累及眼部的儿童早期重症多形性红斑和 Stevens-Johnson 综合征临床对比分析 [J]. 海南医学，2016, 27(16): 2649-2651.

[14] LEE H Y, DUNANT A, SEKULA P, et al. The role of prior corticosteroid use on the clinical course of Stevens-Johnson syndrome and toxic epidermal necrolysis: a case-control analysis of patients selected from the multinational EuroSCAR and RegiSCAR studies [J]. Br J Dermatol, 2012, 167: 555-562.

[15] 陈伟，单葵. 52 例重症多形红斑和 14 例中毒性表皮坏死松解症回顾性分析 [J]. 皮肤性病诊疗学杂志，2018, 25(4): 204-208.

[16] LEE H Y, LIM Y L, THIRUMOORTHY T, et al. The role of intravenous immunoglobulin in toxic epidermal necrolysis: a retrospective analysis of 64patients managed in a specialized centre[J]. British Journal of Dermatology, 2013, 169(6): 1304-1309.

[17] ENK A H, HADASCHIK E N, EMING R, et al. European Guidelines (S1)on the use of high-dose intravenous immunoglobulin in dermatology [J]. Journal of the European Academy of Dermatology and Venereology, 2016, 30(10): 1657-1669.

[18] ARRUDA J D, SILVA P, MÁRCIO-BRUNO AMARAL, et al. Erythema multiforme induced by alendronate sodium in a geriatric patient: a case report and review of the literature[J]. Journal of Clinical and Experimental Dentistry, 2017, 9(7): e929-e933.

[19] LING XIN, SHI XIN, CHEN LINGLING. Severe erythema multiforme-type drug eruption controlled by tumor necrosis factor-α antagonist: a case study.[J]. Exp Ther Mcd, 2017, 14: 5727-5732.

[20] 北京中医医院. 赵炳南临床经验集 [M]. 北京：人民卫生出版社，2006.

[21] 张志礼. 张志礼皮肤病临床经验辑要 [M]. 北京：中国医药科技出版社，2001.

[22] 吴山，杜羽，范永升. 范永升教授治疗小儿多形性红斑经验 [J]. 浙江中医药大学学报，2018, 42(03): 187-189.

[23] 孙翠，张理涛. 基于中医传承辅助平台分析治疗多形性红斑中药处方用药规律 [J]. 中国中西医结合皮肤性病学杂志，2020, 19(01): 60-65.

（周冬梅）

第五节　扁平苔藓

扁平苔藓（lichen planus，LP）是一种发生于皮肤、毛囊、黏膜和指（趾）甲的常见的病因不明的慢性或亚急性炎症性皮肤病。其典型皮损为紫红色多角形瘙痒性扁平丘疹，好发于四肢屈侧，黏膜常受累，病程慢性。多在每年 12 月份及 1~7 月份发病，男女发病无差别，至少 2/3 的病例在 30~60 岁之间发病。中医称为"紫癜风"。

【病因及发病机制】

中医学认为本病多因风热之邪搏结肌肤，郁而不畅，气滞血瘀而成，或日久耗伤阴血，血虚则生风生燥，肌肤失养。或因素体肝肾不足，阴虚则生内热，虚火上炎于口，或阴虚肝旺，湿热下注于二阴而成。

现代医学病因及发病机制至今尚不明确。免疫（主要为细胞免疫）、遗传（特发性 LP）、病毒感染（丙型肝炎病毒）、精神神经因素（紧张、焦虑）、药物（磺胺类、金或汞制剂）、慢性病灶、酶的异常等可能与本病的发生及加重有关，部分患者合并自身免疫性疾病（如白癜风、天疱疮、溃疡性结肠炎等）。越来越多的研究表明扁平苔藓是 T 细胞介导的针对基底细胞的自身免疫。

【临床表现】

本病好发于四肢屈侧，尤多见于腕屈侧、踝关节周围及股内侧、胫前、手背和龟头。发病突然或隐匿，原发损害为多角形紫红色扁平丘疹，散在或密集分布或互相融合成大小不等、形态不一的斑块，境界清楚，表面有蜡样薄膜。丘疹初发时小如针头，粉红色，继而扩大至直径 0.5～1 cm 或更大。皮损成熟期多为紫红色或紫蓝色，也可暗红或红褐色。急性期损害可发生同形反应。皮疹中央微凹或有一角质栓，用放大镜观察表面可见灰白色有光泽的小斑点及浅而细的网状条纹，称 Wickham 纹。黏膜损害较常见，以口腔及外阴为主，表现为树枝状或网状白色细纹，可形成糜烂及溃疡。头皮受损可致永久性脱发。少数可累及指（趾）甲，出现甲板增厚、粗糙、变薄、甲畸形、暂时或永久性脱甲。由于甲基质灶性破坏，甲皱襞的甲小皮过度向前增长，覆盖且粘连于无甲片的甲床，称甲翼状胬肉。病程慢性，可持续数月至数十年，有不同程度的瘙痒。根据其发病情况，皮疹形态与排列等特点，在临床上可有多种分型。

1. **急性或亚急性泛发性扁平苔藓** 初起可多在前臂内侧有红色扁平丘疹，发展迅速，数日内可遍及全身。丘疹可融合成片，炎症和水肿明显，可有水疱发生，伴剧烈瘙痒。

2. **肥厚性扁平苔藓** 又称疣状扁平苔藓，典型损害为融合形成疣状增殖性肥厚性斑块，紫蓝色或红褐色，伴有多少不等的黏着性鳞屑，好发于胫前、踝部及指（趾）节间关节。

3. **线状扁平苔藓** 常见于儿童，皮损聚集，沿皮节、某一血管或神经呈线条状排列，多见于下肢后侧，也见于胸部。

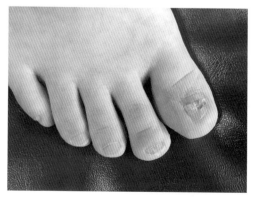

各图 10-5-1　甲部扁平苔藓
（第四军医大学西京皮肤医院　肖月园　供图）

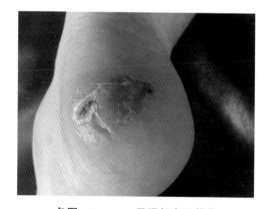

各图 10-5-2　足跟部扁平苔藓
（第四军医大学西京皮肤医院　肖月园　供图）

4. **大疱性扁平苔藓** 在扁平苔藓典型皮损基础上伴有水疱或大疱，尼氏征阴性。水疱通常持续时间较短，可自然消退。

5. **萎缩性扁平苔藓** 损害为萎缩性斑片或斑块，呈紫红色或黄褐色，多见于下肢和躯干。

6. **毛囊性扁平苔藓** 又称毛发扁平苔藓，多见于女性，损害呈毛囊性圆顶或尖顶紫红色丘疹，中央角化过度，形成棘状角栓。其主要发生于头皮，也可发生于眉部、腋窝和耻部，消退后留有瘢痕和永久性脱发。

7. 掌跖扁平苔藓　通常见于掌跖边缘、足跟后缘、足弓内侧，损害为黄色角质增厚的斑块、结节、点状角化性斑丘疹，与胼胝相似，少数患者可在跖及趾部发生水疱，以后形成溃疡，伴永久性指、趾甲脱失。

8. 色素性扁平苔藓　损害为灰蓝色色素沉着斑片，或呈褐黑色斑疹。可有瘙痒。主要累及面颈、上背等日光暴露部位或上肢、腹部及腋窝等屈侧。

此外，还有环状扁平苔藓、类天疱疮样扁平苔藓、光线性扁平苔藓、孤立性扁平苔藓等多种类型。

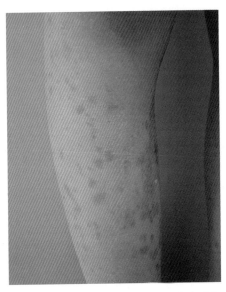

各图 10-5-3　扁平苔藓（腿部治愈后）
（第四军医大学西京皮肤医院　肖月园　供图）

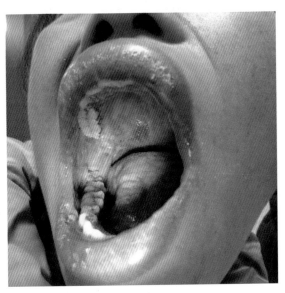

各图 10-5-4　口腔扁平苔藓
（第四军医大学西京皮肤医院　肖月园　供图）

【组织病理】

具有特征性。表现为表皮角化过度，颗粒层楔形增厚，棘层不规则增厚，表皮突呈锯齿状，基底细胞液化变性，真皮上部淋巴细胞呈带状浸润，真皮乳头层可见胶样小体及噬黑素细胞。

【诊断与鉴别诊断】

1. 诊断

（1）好发于成年人，病程慢性。

（2）皮损好发于四肢屈侧，常累及黏膜，以口腔及外阴为主。

（3）典型皮损为多角形或类圆形紫红色扁平丘疹，境界清楚，表面有光泽并保留皮纹，可见白色光泽小点或白色网状条纹。

（4）组织病理见皮角化过度，颗粒层楔形增厚，棘层不规则增厚，表皮突呈锯齿状，基底细胞液化变性，真皮上部淋巴细胞呈带状浸润，真皮乳头层可见胶样小体及噬黑素细胞。

2. 鉴别诊断　本病可与下列疾病进行鉴别：

（1）扁平苔藓样角化病：损害常为单发的平顶丘疹或小斑丘疹，无自觉症状，可自然消退。病理变化常见角化不全，真皮浸润细胞中常有嗜酸性粒细胞及浆细胞，可见日光性弹性纤维变性，而扁平苔藓一般无此变化。

（2）神经性皮炎：皮疹多位于颈项、肘部及腘窝等处，苔藓化明显，无 Wickham 纹及口腔溃疡。

（3）黏膜白斑：易与黏膜扁平苔藓相混，前者略突起，质硬，为灰白色或乳白色边界清楚的斑片，表面有纵横交错的红色细纹，依据组织病理可鉴别。

【治疗】

（一）中医治疗

1. 分型论治

（1）风热相搏证：

主症：皮疹泛发全身，紫色扁平丘疹，瘙痒剧烈。可伴口干、尿黄。舌质红，苔薄，脉浮数。

治法：祛风清热，活血止痒。

方药：消风散加减。瘙痒甚者加乌梢蛇以搜风止痒，心烦者加珍珠母以潜阳安神。

（2）血虚风燥证：

主症：皮疹较局限，色暗红，皮疹融合成片状、线状、环状或疣状等，表面粗糙有糠状鳞屑，瘙痒难忍。可伴头晕心悸，面色少华。舌质淡，苔薄白，脉濡细。

治法：养血祛风，润燥活血。

方药：当归饮子加减。皮损肥厚顽硬者加炮穿山甲、昆布、贝母以软坚散结。

（3）肝肾阴虚证：

主症：虚火上炎则皮疹多发于口腔黏膜，皮疹为点状或网状条纹，甚至出现糜烂、溃疡，局部疼痛难忍。伴咽干、口渴、性情急躁或情绪忧郁；若阴虚湿热下注则皮疹多分布在阴部，表现为紫红而发亮扁平多角形丘疹，可融合成环状，伴有小便短赤、尿道口刺痛等。舌质红，苔黄腻，脉滑数。

治法：补肾滋阴，降火除湿。

方药：麦味地黄汤加减。虚火上升者加生石膏、牛膝以清热降虚火；阴虚湿热下注者加龙胆、车前草以清热利湿；瘙痒剧烈者加乌梢蛇、全蝎以搜风止痒；咽喉干痛者加玄参、射干以清热解毒、生津利咽。

（4）血瘀经脉证：

主症：皮疹增厚、粗糙，融合成疣状肥厚斑块，上覆鳞屑，色褐红或紫红色，自觉剧痒不止。伴有口干、肌肤甲错。舌质紫或有瘀斑，苔少，脉涩。

治法：活血化瘀，通络散结。

方药：通经逐瘀汤加减。肌肤甲错者加大黄、水蛭以破血逐瘀。

2. 内服中成药

（1）秦艽丸：祛风清热，解毒，燥湿，化瘀。适用于风热相搏证、瘙痒甚者。

（2）除湿丸：清热凉血，除湿利水，祛风止痒。适用于肝肾阴虚证之湿热下注者。

3. 外治

（1）药物疗法：

1）西瓜霜：皮损发生在口腔伴有糜烂疼痛者可用适量外涂患处，每天3~5次。

2）月白珍珠散：皮损发生在外阴兼有糜烂者可用适量外涂患处，每天1~2次。

3）大枫子油：皮损肥厚者可用适量外涂患处，每日2~3次。

（2）非药物疗法：

1）针刺疗法：皮损在上肢，取太渊、合谷、列缺、手三里、曲池；皮损在下肢，取风市、委中、足三里、承山、太溪。施平补平泻法，每2天1次。

2）耳针疗法：取脾、心、肾、内分泌。针刺后留针15~30分钟，每2天1次。

（二）西医治疗

1. 局部治疗

（1）糖皮质激素：小面积非肥厚性皮损可外用弱、中效糖皮质激素霜剂或乳膏，每天2次。肥厚性皮损可外用强效、超强效糖皮质激素霜剂或乳膏，每天2次或晚上封包疗法。口腔损害可使用倍他米松溶液（0.6 mg/5 mL）或0.1 mg/mL地塞米松溶液在餐后和睡前含漱。外用糖皮质激素需要注意其可致皮肤萎缩等副作用，故面部及外阴部位皮损不宜长期应用，同时注意可能诱发黏膜等真菌感染。

（2）维 A 酸类　可外用 0.05% 维 A 酸霜，每天 1 次，对肥厚性皮损浓度增加到 0.1%，每天 2 次。对肥厚性及甲损害可外用 0.05% 维 A 酸软膏局部封包，每晚 1 次，连用 1～2 个月。禁用于糜烂或溃疡性扁平苔藓，妊娠前 3 个月内及哺乳期禁用，儿童慎用。

2. 系统治疗　糖皮质激素可用于治疗肥厚型、急性泛发、糜烂溃疡性黏膜损害或进行性甲破坏或脱发者，一般用小或中等剂量相当于泼尼松 30～60 mg/d，分 2～3 次口服，症状缓解或损害消退后逐渐减量至停药。对糖皮质激素不敏感或顽固患者，可使用氯喹或羟氯喹或氨苯砜 50 mg/d，连用 3 个月。

3. 物理治疗　二氧化碳激光或 YAG 激光，用于治疗肥厚性斑块及疣状增生性扁平苔藓；口腔糜烂性扁平苔藓用小剂量准分子激光治疗有效；红斑鳞屑性损害可用氩离子激光器照射。

（三）中西医结合治疗思路

在临床中，单纯西药治疗扁平苔藓虽然有效，但疗程长、易复发，且副作用较多。故对于病情轻者、有激素禁忌证者、病程长且激素疗效不佳者可单独以口服中药汤剂治疗为主，辅以糖皮质激素霜剂或乳膏外用；对于急性泛发、黏膜糜烂溃疡、皮损肥厚等需要西医系统治疗者，配合中医治疗可减轻西药剂量及副作用。

【预防与调摄】

1. 预后良好，病程慢性。若发生在黏膜的损害，少数有发生癌变的可能，应及时予以治疗。
2. 注意休息，消除精神紧张，保持心情舒畅。
3. 忌用可能激惹本病的药物如链霉素、砷剂及磺胺类药物等。
4. 消除感染病灶，限制刺激性饮食。
5. 患处避免热水烫洗及搔抓，以免皮损产生同形反应而扩散。

【临床研究进展】

Th17 细胞是近年来发现的一种辅助性细胞，它是由 $CD4^+T$ 细胞在一些细胞因子的刺激下分化而来。近年来大量研究表明 Th17 细胞相关因子如 IL-17、IL-22、IL-23 在扁平苔藓病变处高表达，它们在介导损伤部位炎细胞浸润及基底膜带的破坏都有重要的作用。

【医家经验与争鸣】

赵炳南、张志礼认为本病由于素体阴血不足，脾失健运，湿蕴不化，复感风热，湿热凝滞，发于肌肤而成，或因肝肾不足，阴虚内热虚火上炎于口而致。认为本病发于皮肤者证属风湿蕴阻，治疗原则为祛风利湿，活血通络。方用止痒合剂加减。

朱仁康认为本病由于风湿蕴聚，郁久化毒，阻于肌腠，气滞血瘀所致。治疗原则以搜风燥湿，清热解毒为主。以乌梢蛇、蝉蜕搜风化毒为主药，佐以荆芥、防风、羌活、白芷驱风止痒，并以黄连、黄芩、金银花、连翘、甘草清热解毒为辅。亦可加用活血化瘀之桃仁、红花、茜草等药活血消风。

【参考文献】

[1] 范瑞强，邓丙戌，杨志波. 中医皮肤性病学：临床版 [M]. 北京：科学技术文献出版社，2010.

[2] 徐宜厚，王保方，张赛英. 皮肤病中医诊疗学 [M]. 北京：人民卫生出版社，2007.

[3] 赵辨. 中国临床皮肤病学 [M]. 南京：江苏凤凰科学技术出版社，2010.

[4] 梁雁，白莉. 扁平苔藓中 Th17 细胞相关因子研究进展 [J]. 中国医学创新，2017(3): 152-154.

[5] 赵炳南，张志礼. 简明中医皮肤病学 [M]. 北京：中国中医药出版社，2014.

[6] 中国中医研究院广安门医院. 朱仁康临床经验集 [M]. 北京：人民卫生出版社，2005.

（张广中）

第六节　小棘苔藓

小棘苔藓（lichen spinulosus）又称棘状角化病、棘状毛囊角化病或小棘毛发苔藓，是一种具有特征性皮损的自限性角化性皮肤病。群集成片毛囊性小丘疹，顶端有根细丝状角质小棘突出、触之粗糙，好发于儿童的颈项、股、臂的伸侧等部位为其临床特征。本病主要见于男性儿童，少见于成年人。中医称为"鸡皮症"。

【病因及发病机制】

中医学认为本病多是由于先天禀赋不足，后天脾湿内蕴，湿聚成痰，郁阻肌肤或气血生化不足，血虚生风，终至血燥或津亏，肌肤失养而成本病。

现代医学病因尚不明确，应用维生素 A 治疗后症状可好转或痊愈，故有学者强调本病与维生素 A 缺乏有关。多种疾病可出现类似小棘苔藓的皮损，故有人认为本病可能是对某些疾病发病过程的一种反应模式，可能是机体对感染、药物、免疫或新陈代谢的一种反应。也有人认为本病可能是毛发苔藓的亚型。

【临床表现】

小棘苔藓主要发于儿童的颈项周围、臀、腹部、大腿、臂的伸侧等部位，对称分布，通常不累及面、手足。皮损为针头大的毛囊性小丘疹，丘疹顶端有一根细丝状干燥性角质丝，可长达数毫米，触之坚硬，呈灰白色或正常皮色。丘疹可分散，但大都群集成片，但不融合，形成直径 2~5 cm 的圆形或卵圆形斑片。无自觉症状或微痒。常于数月后痊愈，少数患者可持续 1 年以上。

【组织病理】

表皮角化过度，毛孔有角栓形成，毛囊周围有轻度淋巴细胞浸润。

【诊断与鉴别诊断】

1. 诊断

（1）好发于男性儿童，病程有自限性。

（2）发于儿童的颈项周围、臀、腹部、大腿、臂的伸侧等部位，对称分布。

（3）皮疹为针头大的毛囊性小丘疹，丘疹顶端有一根细丝状干燥性角质丝。

2. 鉴别诊断　本病可与下列疾病进行鉴别：

（1）瘰疬性苔藓：有结核病史。损害为粟粒大的毛囊性丘疹，散在性发生在儿童躯干。病理改变为结核样结构。

（2）毛周角化病：角化性丘疹的顶端无角质细丝，疏散分布，不群集成片。

【治疗】

（一）中医治疗

1. 分型论治

（1）脾湿内蕴证：

主症：颈、背、肩部或四肢伸侧出现毛囊性丘疹，顶端有细丝，群集成片，轻微瘙痒。伴有食欲不振，腹胀，头身困重，四肢倦怠，大便溏薄。舌淡红、苔白滑，脉濡缓。

治法：健脾除湿，祛风止痒。

方药：参苓白术散加减。腹胀明显者加广木香、大腹皮以理气安中；头重嗜睡者加菖蒲、郁金以行气化痰开窍。

（2）血虚风燥证：

主症：颈项、躯干等处可见毛囊性丘疹，外观呈鸡皮状，触之坚硬。肌肤干燥，瘙痒明显。面色无华，唇色淡白，口渴咽干，大便秘结，小便短少。舌淡、苔薄白少津，脉沉细。

治法：养血滋阴，祛风润燥。

方药：当归饮子加减。瘙痒明显者加蝉蜕、乌梢蛇以搜风止痒；大便秘结者加火麻仁以润燥通便；皮肤干燥明显者加阿胶、熟地黄以养血润燥。

2. 内服中成药

（1）人参健脾丸：健脾除湿。适用于脾湿内蕴证。

（2）当归丸：养血润燥祛风。适用于血虚风燥证。

3. 外治

（1）黄柏霜：角化丘疹呈泛发倾向，伴有微痒时可用适量涂患处，每天 1～2 次。

（2）五倍子膏：丘疹角化明显时可用适量涂患处，每天 1～2 次。

（3）针刺疗法：脾湿内蕴证取穴风池、曲池、足三里、丰隆、中脘、脾俞；平补平泻法，每天 1次。血虚风燥证取穴曲池、血海、三阴交、足三里；用补法，每天 1 次。

（二）西医治疗

1. 局部治疗　外用 3% 间苯二酚软膏、水杨酸软膏、10%～20% 尿素软膏等角质溶解剂，每天 1次，症状可好转或痊愈。

2. 系统治疗

（1）维生素 A：口服或肌内注射 10 万 U/d，分 2～3 次。长期大剂量可致维生素 A 过多症，严重时可有中毒症状发生，表现为食欲不振、皮肤瘙痒、脱发等。

（2）维生素 E：口服，每次 100 mg，每天 2～3 次，长期大剂量使用患者可能出现恶心、头痛、视物模糊等症状，超过 6 个月以上应用该药，容易引起血小板凝聚及血栓形成、血栓静脉炎等。

（三）中西医结合治疗思路

西医认为本病可自然痊愈，以外用药物治疗为主，系统治疗方法单一。中医对本病的治疗方法多样，对于病程长、皮损面积大、瘙痒明显及西药疗效不佳者，可配合中药汤剂或中成药内服及针刺疗法。

【预防与调摄】

1. 本病呈慢性经过，可自然消退，预后良好。

2. 在均衡饮食的基础上，可适当多吃一些富含维生素 A 的食物。

3. 保持心情舒畅，避免紧张焦虑情绪。

【医家经验与争鸣】

马绍尧认为本病因血虚风燥，皮肤失于濡养所致，治疗用养血祛风法。药用：太子参 9 g，煎汤代茶；当归片、乌梢蛇片各 5 片，每天 2 次，吞服。

赵尚华等运用升降散合二陈汤加减治疗小棘苔藓 1 例，证属风燥热郁，脾虚痰蕴。处方为半夏、陈皮、海藻、鳖甲、白芍、茯苓、白术、地龙各 10 g，莪术、蝉蜕、僵蚕、片姜黄各 6 g，酒大黄 3 g。每天 1 剂，水煎服。连服 7 剂后复诊丘疹触之变软，痒感消失，上方去地龙，继服 10 剂后痊愈。

【参考文献】

[1] 范瑞强，邓丙戌，杨志波. 中医皮肤性病学：临床版 [M]. 北京：科学技术文献出版社，2010.

[2] 赵辨. 中国临床皮肤病学 [M]. 南京：江苏凤凰科学技术出版社，2010.

[3] 马绍尧. 现代中医皮肤性病学 [M]. 上海：上海中医药大学出版社，2001.

[4] 赵尚华，靳建云，牛玉洁. 升降散临证应用举隅 [J]. 山西中医，2005(6)：3-4.

（张广中）

第七节 光泽苔藓

光泽苔藓（lichen nitidus）是一种原因未明的少见的慢性炎症性丘疹性皮肤病。针尖至粟米大小的圆形或平顶的坚实发亮的小丘疹，群集发生但不融合，无自觉症状为其临床特征。好发于阴茎、龟头、腹股沟及下腹等处。好发于儿童及青少年，男性略多见。中医称为"光泽癣"。

【病因及发病机制】

中医学认为本病多由于风热之邪外袭，搏结于气血，阻滞于肌肤经络引起；或血虚风燥、痰湿凝聚，郁结肌肤所致。

现代医学认为本病病因目前尚不明确。因本病组织变化有类似结核样结构，病程慢性，故认为与结核有关。也有报道称患者可同时或先后患光泽苔藓与扁平苔藓，提示两者在发病机制上有相关性。也有报道称本病是一种过敏原引起细胞介导的免疫反应。

【临床表现】

光泽苔藓好发于阴茎、包皮、龟头、下腹部、前臂、胸部、大腿内侧面、肩胛部，阴囊及阴唇也可发生，甚至可播散全身，称为泛发性光泽苔藓。皮损多呈一致性，为针头至粟粒大、圆形或平顶的微高出皮面的扁平坚实丘疹，呈正常皮色、淡白色、银白色、粉红色或淡黄色，闪烁发光，群集而不融合，覆有少量的细小白色鳞屑。有时可见微小丘疹排列成线状，即同形反应，少数病例丘疹中央可有点状、脐形凹陷，个别病例口腔颊黏膜和硬腭可见到灰白色扁平小丘疹。掌跖累及时可见多发性细小的角化过度性丘疹，可融合成弥漫性角化过度性斑块，粗糙增厚及皲裂，类似于角化过度性手部湿疹。甲累及时可见甲点状小凹点、甲纵嵴等。本病通常无自觉症状，偶尔有瘙痒。好发于儿童及青少年。病程缓慢，损害可在几周内消退，也可持续数年，最后自然消失，但有时亦可再发。（各图 10-7-1）

各图 10-7-1 光泽苔藓
（第四军医大学西京皮肤医院 供图）

本病有一种变异型，称为光化性光泽苔藓，指损害局限于手背、臂桡侧和颈项部等暴露部位的光泽苔藓。其在临床和组织学上与光泽苔藓相同，常发生在夏季。此外，光泽苔藓还有少见的角皮病型、水疱型、出血型、紫癜型等。

【组织病理】

每个丘疹损害处可见真皮乳头变宽、真皮乳头部局限性球形致密浸润灶，主要由淋巴细胞及组织细胞组成，呈肉芽肿性改变或结核样结构，但无干酪样坏死。浸润灶两侧的表皮突延伸，环抱着浸润灶而呈抱球状。灶内毛细血管扩张，浸润灶上方表皮萎缩，角化不全，基底细胞液化变性，或表皮下有空隙。

【诊断与鉴别诊断】

1. 诊断

（1）好发于儿童及青少年，病程有自限性。

（2）皮损好发于阴茎、包皮、龟头、下腹部、前臂、大腿内侧面、肩胛等部位，群集而不融合。

（3）皮损多呈一致性，为针头至粟粒大、圆形或平顶的微高出皮面的扁平坚实丘疹，无自觉症状。

（4）病理见真皮乳头部局限性球形致密浸润灶，主要由淋巴细胞及组织细胞组成，呈肉芽肿性改变或结核样结构，但无干酪样坏死。浸润灶两侧的表皮突环抱着浸润灶而呈抱球状。

2. 鉴别诊断　本病可与下列疾病进行鉴别：

（1）扁平苔藓：丘疹呈紫红色，可融合，瘙痒明显。组织病理改变有特征性。

（2）瘰疬性苔藓：损害为成片的毛囊性丘疹，呈正常皮色或棕红色，无光泽。常发生于伴有其他结核灶的儿童。组织病理改变两者不同。

【治疗】

（一）中医治疗

1. 分型论治

（1）风热瘀阻证：

主症：病程较短，皮疹较广泛，丘疹呈淡红色或银白色，坚实，闪烁发光，伴心烦，口干。舌红、苔薄，脉弦数。

治法：疏风清热，化瘀消疹。

方药：消风散加减。瘙痒甚者加白鲜皮、白蒺藜祛风止痒。

（2）血虚风燥证：

主症：病程迁延日久，皮损较局限，颜色较淡，皮肤干燥，伴头晕眼花，口干咽燥，舌质淡红，苔薄，脉细。

治法：滋阴养血，祛风润燥。

方药：当归饮子加减。

2. 内服中成药

（1）防风通圣丸：解表通里，清热解毒。适用于风热瘀阻证。

（2）当归片：养血润燥。适用于血虚风燥证。

3. 外治

（1）硫黄霜：皮损较局限者可适量外涂患处，每天2～3次。

（2）三黄洗剂：皮损散在者可适量外洗，每天2～3次。

（3）针刺疗法：取穴曲池、血海、三阴交、足三里。用补法，每10次为1个疗程。

（二）西医治疗

病程有自限性，故常无需治疗。瘙痒严重者，可局部使用强效或超强效的糖皮质激素制剂；泛发而严重者可同时内服抗组胺类药物或维A酸类药物。也有报道使用PUVA、UVA/UVB光治愈的病例。

（三）中西医结合治疗思路

本病西医认为有自限性，且大多无明显症状，故临床上一般局部使用外用药物即可。然而对于病程长、皮损面积大、瘙痒严重者，在外用糖皮质激素制剂的同时，联合中医辨证论治口服中药，每获佳效。

【预防及调摄】

1. 本病病程缓慢，有自愈倾向。

2. 多食新鲜蔬菜和水果。

3. 避免使用刺激性的外用药。

【临床研究进展】

有文献报道，与周围正常皮肤相比，光泽苔藓皮损处共聚焦激光扫描显微镜（CLSM）图像可见真皮乳头部散在分布局限性炎细胞浸润灶，其主要由组织细胞和淋巴细胞组成，下延的表皮突环抱浸润灶。所以光泽苔藓的 CLSM 图像有一定的特征性，可为该病的诊断和鉴别诊断提供有效的帮助。

【医家经验与争鸣】

马绍尧认为光泽苔藓因湿热内阻，气血凝滞而致。治宜清热利湿，活血化瘀。药用生地黄、赤芍、当归、白鲜皮、地肤子、苦参、泽泻、车前草、丹参、三棱、莪术、生甘草。

【参考文献】

[1] 范瑞强，邓丙戌，杨志波. 中医皮肤性病学：临床版 [M]. 北京：科学技术文献出版社，2010.

[2] 赵辨. 中国临床皮肤病学 [M]. 南京：江苏凤凰科学技术出版社，2010.

[3] 马伟，雷冬春，徐丽敏. 光泽苔藓的共聚焦激光扫描显微镜下特征 [J]. 中国皮肤性病学杂志，2012(7): 42-44.

[4] 马绍尧. 现代中医皮肤性病学 [M]. 上海：上海中医药大学出版社，2001.

（张广中）

第八节　线状苔藓

线状苔藓（lichen striatus）又称线状苔藓样皮病，是一种有典型皮损的慢性自限性炎症性皮肤病。由多角形小丘疹排列成线条状。好发于四肢、躯干或颈部。多在春夏季节发病，儿童多见。

【病因及发病机制】

中医学认为本病多由感受风邪，肌肤气血不和，血瘀气滞所致。

现代医学认为本病病因及发病机制尚不清楚。因皮疹沿肢体的血管或神经分布，故有认为与脊髓神经的功能障碍有关，或患处的末梢神经对外来刺激的反应性增强所致。外伤或局部受压等因素也可能为发病的诱因。亦有认为是与病毒感染、遗传和环境等因素有关。研究提示其发病与细胞介导的免疫反应有关。

【临床表现】

多在 5～15 岁间发病，但亦可发生于婴儿及成人，女略多于男。初发疹为散在的针头大或粟粒大小的苔藓样丘疹，呈多角形或圆形，稍隆起，粉红色或灰白，发亮，表面附有少量细薄鳞屑。丘疹迅速增多，群集后便互相融合，呈连续或断续的线状排列，线条宽 0.2～3 cm 不等。本病发疹突然，进展迅速，多数在数天或数周内可达最高峰。个别患者在红斑的基础上出现呈线条状分布的群集性丘疹。若皮损延伸至指趾端，可累及甲，表现为甲板条纹、纵嵴及甲营养不良等改变。约 1/3 的病例合并有轻度异位性皮炎。发病多为单侧性，偶见双侧者。线状排列的皮疹多仅有一条，亦可数条，互相平行排列。多沿着 Blaschko 线分布于四肢、躯干及颈部。常累及一个上肢或下肢或颈部一侧。线状损害可仅有数厘米或长达数十厘米。本病多无自觉症状，偶有瘙痒或轻度疼痛感。病程慢性，持续时间为 4 周至 3 年，通常在 1 年内消失。愈后皮肤恢复正常或遗留暂时色素减退或沉着斑。少数病例可复发。（各图 10-8-1）

【组织病理】

真皮浅表血管周围炎细胞浸润，主要为淋巴细胞和组织细胞，局灶性真皮乳头内可有带状细胞浸润，并可延伸至表皮下部，出现基底层空泡变性和角质形成细胞坏死。表皮出现海绵形成和细胞内水肿，常伴有淋巴细胞外移和局灶性角化不全。棘层可见散在坏死的角质形成细胞和充满朗格汉斯细胞的角质层下海绵状水疱。真皮网状层的小汗腺周围和毛囊周围有较密集的炎细胞浸润，有助于诊断。

【诊断与鉴别诊断】

1. 诊断

（1）多在春夏两季发病，起病突然。

（2）好发于儿童，女性多于男性，有自限性。

（3）由苔藓样小丘疹呈连续或断续的线条状排列，线条宽 0.2～3 cm 不等。

（4）好发于四肢、躯干及颈部，常累及一个上肢或下肢或颈部一侧或环绕躯干或由躯干延伸至一个肢体分布。

2. 鉴别诊断　本病可与下列疾病进行鉴别：

（1）线状扁平苔藓：皮损紫红色，有 Wickham 纹、瘙痒剧烈。组织病理有特征改变。

（2）带状银屑病：丘疹上覆银白色云母状鳞屑，Auspitz 征阳性，无自限性。

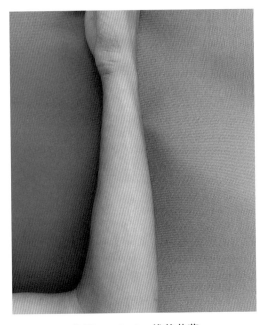

各图 10-8-1　线状苔藓
（第四军医大学西京皮肤医院　肖月园　供图）

【治疗】

（一）中医治疗

1. 分型论治　风热瘀阻证：

主症：急性起病，皮损为群集的粉红色苔藓样丘疹融合排列成线条状，上覆少量细薄脱屑，伴轻度瘙痒，伴心烦，口干。舌红、苔薄黄，脉浮数。

治法：祛风清热，活血化瘀。

方药：消风散加减。口干明显者加天花粉、玉竹以滋阴生津；瘙痒甚者加白鲜皮、全蝎以祛风止痒。

2. 内服中成药　防风通圣丸：解表通里，清热解毒。用于风热瘀阻症。

（二）西医治疗

本病因能自然痊愈，又无明显自觉症状，故一般可不需给予治疗。局部外搽强效糖皮质激素软膏或霜剂、维 A 酸类药膏可促进皮损消退，口服维生素 B_2 也有一定疗效。

（三）中西医结合治疗思路

现代医学认为本病有自限性，症状轻微，可不予治疗或单纯使用外用药膏。对于病程长、自觉症状明显及易复发者可联合中药内服治疗，效果较佳。

【预防与调摄】

1. 本病病程不定，多在 1 年内自愈。

2. 多食富含维生素的新鲜蔬菜和水果。

3. 避免使用热水、肥皂水搽洗及刺激性的外用药。

【临床研究进展】

陈文慧等将 58 例线状苔藓患者随机分为 2 组：治疗组 30 例、对照组 28 例。治疗组予外用他克莫司软膏，对照组予外用丁酸氢化可的松乳膏，均每天 2 次，连续使用 6 周或至皮损消退，并定期进行随访，记录复发情况。结论：外用他克莫司软膏治疗线状苔藓疗效确切，且不良反应发生率低。

张恒坡等将 92 例线状苔藓患者随机分为 2 组，治疗组予外用吡美莫司乳膏，对照组予外用卤米松乳膏，均 2 次 /d，定期观察临床疗效和不良反应。结论：吡美莫司乳膏治疗线状苔藓临床疗效明显，且不良反应少。

郭春芳等发现白色线状苔藓在皮肤 CT 下表现为轻度角化过度，表皮水肿，基底层黑色素减少，局部基底层液化。真皮乳头及浅层可见少至中等量单个核细胞，散在分布少量形态不规则的高反光大细胞，为噬黑素细胞。故儿童四肢突然出现的单侧沿 Blaschko 线分布的色素减退斑，结合皮肤 CT 显示的局部基底细胞液化，炎症背景下可见形态不规则的高反光大细胞，高度提示白色线状苔藓的诊断。

【医家经验与争鸣】

庞云龙治疗线状苔藓 5 例，方法：复方丹参注射液 6 ~ 10 mL 加入 5 % 葡萄糖注射液 250 mL 中静脉滴注，每天 1 次，皮损处外涂皮康霜每天 2 次。15 天皮损全部消退，愈后有轻度色素减退，2 个月时随访恢复正常，随访 2 年无复发。

【参考文献】

[1] 范瑞强，邓丙戌，杨志波. 中医皮肤性病学：临床版 [M]. 北京：科学技术文献出版社，2010.

[2] 赵辨. 中国临床皮肤病学 [M]. 南京：江苏凤凰科学技术出版社，2010.

[3] 陈文慧，刘乐，李伯埙. 他克莫司软膏治疗线状苔藓疗效观察 [J]. 临床皮肤科杂志，2016(5): 74-76.

[4] 张恒坡，曹冰青，尹光文，等. 吡美莫司乳膏治疗线状苔藓疗效观察 [J]. 皮肤病与性病，2017(4): 69-70.

[5] 郭春芳，陈光，李铁男，等. 白色线状苔藓 58 例临床及皮肤 CT 特点分析 [J]. 中国皮肤性病学杂志，2017(10): 36-38.

[6] 庞云龙. 静滴复方丹参、外涂皮康霜治愈 5 例线状苔藓 [J]. 皮肤病与性病，2000(3): 37.

（张广中）

第九节　毛发红糠疹

毛发红糠疹（pityriasis rubra pilaris）又称毛发糠疹、尖锐苔藓、尖锐红苔藓，是一种少见的慢性鳞屑性角化性炎症性皮肤病。好发于头皮、颜面或掌跖部位，以毛囊角化性丘疹、黄红色鳞屑性斑片、掌跖角化过度为临床特征。好发于 10 岁之前和 40 ~ 60 岁之间，男性发病率稍高于女性。中医称毛发红糠疹为"狐尿刺"，又名"狐狸刺"。

【病因及发病机制】

中医学认为本病多由于卫外不固，风热之邪客于肌肤，致气血不和，精微难以输布，肌肤失养而发；或脾胃虚弱，中气不足，致使精微不化，气血生化失职，血虚成燥，肌腠无荣而见皮肤干燥起屑，掌跖糙厚；或因胎中遗传；或由外毒袭表，气血燔灼，毒热炽盛，外发肌表而见身起斑块，搔之起屑，疹红片片而致；病久不愈，耗伤阴血，肺失宣发，肤失温煦，故肌肤干燥，色泽暗红，见红紫斑点，状如芒刺。

《千金翼方·卷二十》曰："凡诸螳螂之类，盛暑之时，多有孕育，著诸物上，必有精汁，其汁干久必有毒，人手触之……则成其疾，名曰狐尿刺，日夜碜痛，不失眠睡。证见初起皮肤干燥，起红紫色斑疹……难以成眠。"

现代医学认为本病病因及发病机制尚不明，遗传因素、维生素缺乏或代谢异常、角化障碍、内分泌功能障碍（甲状腺功能低下或肾上腺 – 脑下垂体功能障碍）、恶性肿瘤（肺癌、肠癌、白血病等）、感染、化学物质刺激、食物等可能与本病的发生有关。

【临床表现】

毛发红糠疹可发生于幼儿及成人的头皮、面颈、臀、躯干及掌跖，亦可见于四肢伸侧或甲板。疾病初起时，头皮先有较厚的灰白色糠状鳞屑，很快累及面部，出现黄红色干性细薄糠秕状鳞屑性损害，似干性脂溢性皮炎，继而可泛发全身。也有半数病例初发部位为掌跖。面部、躯干等可见毛囊性角化丘疹及散在性融合成糠秕状鳞屑性棕红色或橘红色斑片或斑块，典型皮损是第1、第2指关节伸侧面出现的针头至粟米大小、干燥而坚硬，顶部尖锐或呈现圆锥形，淡红色和/或棕红色毛囊角化性丘疹，当中可见贯有毳毛的角栓，剥除后留有小凹。多数丘疹可融合成片，呈"鸡皮"样外观，触摸时有粗糙或刺手感。逐渐发展，丘疹还可融合发展为黄红色或淡红色斑块，边界清楚，好发于两侧肘膝伸侧、髋和坐骨结节处，上覆白色鳞屑，酷似"银屑病"或"扁平苔藓"，但其边缘仍可见到孤立的毛囊角化性丘疹。大部分患者有掌跖角化过度，表面为鳞屑性红斑、干燥、皲裂等。病情严重时皮损融合可形成干燥鳞屑性红皮病，大量的糠状鳞屑脱落，皮肤呈暗红色或橘黄色，光滑而萎缩，其特点是弥漫性红斑间能见到正常皮岛，直径约1 cm，常见于胸部及腋下。此外，甲板混浊增厚、下眼睑外翻、眉毛及头发脱落稀疏等亦可发生。疾病早期可无明显自觉症状，随疾病程度不同可出现皮肤干燥、瘙痒、灼热感，发展至红皮病时可出现疲乏、恶寒热等全身症状。少数病例可合并其他系统疾病。

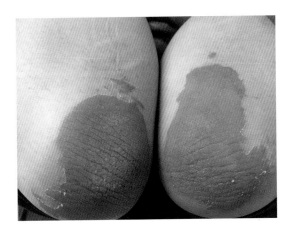
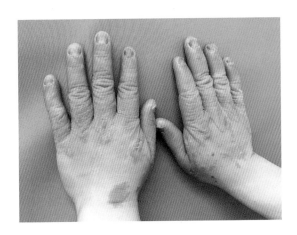
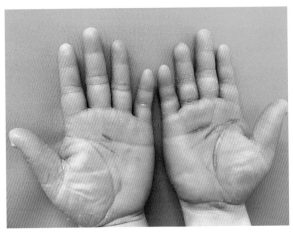

各图 10-9-1　毛发红糠疹
（第四军医大学西京皮肤医院　肖月园　供图）

　　根据发病年龄、皮损部位及分布的不同，一般可将毛发红糠疹分为6个类型。

　　1. **典型成人型**　最为常见，占患病者一半以上。皮损常始于头颈、躯干上部，表现为红斑伴毛囊角化性丘疹。在几周内发展成泛发性红斑，头皮见弥漫性糠秕状干性鳞屑、掌跖角化过度。皮损可从上至下扩展，数月内发展成红皮病，但80%以上患者可在1~3年内痊愈，少有复发。偶见合并肌无力、甲状腺功能减退或并发白血病等。

2．**非典型成人型**　较少见，约占患病者 5%。多慢性经过，皮损整体缺乏典型性，仅局部有显著毛囊性角化性丘疹，而在别处特别在小腿部位可见较多层片状脱屑，常存在局部湿疹样改变。此型较少形成红皮病。

3．**典型幼年型**　多在 5～10 岁发病，约占患病者 10%。皮损特点与典型成人型相似，有的患者有急性感染史，随后很快发生毛发红糠疹。可在 1～2 年内自愈。

4．**幼年局限型**　出生后数年内发病，约占患病者 25%。皮损表现主要为肘、膝部境界清楚的由红斑性毛囊角化性丘疹形成的斑块。头皮、躯干部可见少数散在性鳞屑性红斑，亦可见掌跖角化过度。只有约 30% 的患者 3 年内能自愈。

5．**非典型幼年型**　出生后不久或数年内发病，约占患病者 5%。皮损表现为红斑、角化过度及毛囊性角栓，可发展成红皮病。少数患者伴有肢端硬皮病样变化，常有家族史，很少能自愈。

6．**合并 HIV 感染相关性毛发红糠疹**患者有 HIV 感染，皮损类似毛发红糠疹，面部及躯干上部表现丝状形角化症，常有严重的聚合性痤疮。少数病例有免疫缺陷和低丙种球蛋白血症。

【组织病理】

表皮见角化过度，在毛囊口处有毛囊角质栓和灶性角化不全。部分病例在增厚的角质层的水平方向和垂直方向上都有交替存在的角化过度和角化不全，使角质层呈现方格布样外观，较为特殊。颗粒层稍增厚或仍可见棘层不规则轻度增厚。真皮上部毛细血管扩张，真皮有轻度的淋巴细胞和组织细胞浸润。

【诊断与鉴别诊断】

1．**诊断**

（1）多在夏季及日光暴晒后发病或病情加重。

（2）好发于 10 岁之前和 40～60 岁之间，病程慢性，有自限性。

（3）皮损好发于颈部、四肢伸侧及指背，特征性皮损为棕红色或黄红色毛囊角化性丘疹，丘疹融合成淡红色或橘红色细鳞屑性斑片，周围仍可见毛囊性丘疹。

（4）头面部可见干性鳞屑性皮损，掌跖角化过度。严重者呈脱屑性红皮病，但常有正常皮肤岛。

2．**鉴别诊断**　本病可与下列疾病进行鉴别：

（1）银屑病：头皮为黏着性鳞屑，毛发呈束状。躯干、四肢红斑所覆鳞屑为多层银白色云母状，剥去鳞屑后基底有点状出血。角质层内有中性粒细胞聚集成的 Munro 微脓肿。

（2）扁平苔藓：丘疹色紫红或暗红，顶部扁平、多角形，表面发亮、可见灰白色纹。组织病理有特征改变。

（3）脂溢性皮炎：早期患病头面部皮损不易区别。但脂溢性皮炎的典型皮疹为油腻性鳞屑的黄红色斑片，无毛囊角化性丘疹。

【治疗】

（一）中医治疗

1．**分型论治**

（1）血热证：

主症：疾病初起，头皮、面部或躯干皮疹色泽嫩红、细碎脱屑，可见坚硬之丘疹，自觉瘙痒，或伴口干。舌红或淡红苔薄白或薄黄，脉弦数或浮滑。

治法：清热凉血，疏风解毒。

方药：凉血活血汤合消风散加减。全身弥漫潮红、脱屑者加生石膏、知母、羚羊角粉以清营凉血、泻火解毒；头皮白屑，瘙痒明显者加牛蒡子、蝉蜕、僵蚕以疏风清热。

（2）血燥证：

主症：病程日久，皮损淡红、干燥、脱屑，掌跖角化过度，指、趾甲增厚，可伴口唇干燥，皮肤发紧，便秘，少汗或无汗。舌质淡红，苔薄少，脉沉缓或细。

治法：健脾益气，养血润肤。

方药：健脾润肤汤加减。伤阴者加天冬、麦冬、生地黄以加大滋阴润燥之力；伴脱发损者可加杜仲、桑椹以补益肝肾；病久皮损难消者加桃仁、红花、川芎以活血化瘀。

（3）气血两亏证：

主症：皮肤潮红，上覆糠秕状鳞屑，自觉瘙痒，夜间尤重，口干唇燥，气短懒言。舌淡红，苔少或苔薄，脉细数。

治法：益气养阴，活血散瘀。

方药：增液汤加减。瘙痒甚者加白鲜皮、白蒺藜以祛风止痒。

2. 内服中成药

（1）丹参片：养血活血化瘀。适用于血燥证。

（2）地龙片：清热通络。适用于血热证。

3. 外治法

（1）白杨膏：皮损干燥，状如小刺可用适量外涂患处，每天 2 次。

（2）皮损泛发，干燥粗糙或肥厚，将大枫子油、蛋黄油、甘草油等量混匀后外搽，每天 2 次。

（3）清爽膏：继发红皮症可外用适量，每天 2～3 次。

（4）针刺疗法：取风池、血海、三阴交、脾俞、太溪，用泻法。每天 1 次，10 次为 1 个疗程。

（5）耳针疗法：取肺、神门等，留针 5 天后取出，7 次为 1 个疗程。

（6）病情慢性可用米糠浴、淀粉浴或矿泉浴等物理疗法。

（二）西医治疗

1. 局部治疗　0.025%～0.1% 维 A 酸软膏外用于轻症病例，疗效较佳，但面部、外阴部位浓度宜低，以免刺激皮肤；卡泊三醇软膏或他卡西醇软膏，每天 2 次，2 个月后皮损可消失，但大面积使用应注意可能导致高钙血症。

2. 系统治疗　异维 A 酸［0.5～1 mg/（kg·d）］分次口服，隔 2～3 周适当增加剂量，连服 4 个月为一疗程，停药 2 个月以后还可进行另一个疗程，剂量同上。治疗期间应监测可能发生的不良反应。维生素 A 每天 15 万～30 万 U，分 3 次口服，或肌内注射。连用 2 个月，如无效则停用，如有效可连续用 4～6 个月。本疗法适用于病程长，病情严重及对局部疗法无效的患者，勿用于儿童及孕妇。大剂量长期应用时需注意不良反应。

3. 物理治疗　光化学疗法和光疗，如 PUVA 及窄谱 UVB，单独或联合维 A 酸类治疗，对有些病例取得显著疗效，甚至使红皮病痊愈。

（三）中西医结合治疗思路

毛发红糠疹现代医学病因尚不清楚，西医目前无特效疗法，且治疗周期相对较长、副作用较大。临床上可通过中医辨证论治给予中药汤剂内服，配合外用西药药膏，如维 A 酸类、水杨酸类、维生素 D 类似物等制剂，可避免长期内服维 A 酸类、免疫抑制药、皮质类固醇等药物出现的副作用。

【预防与调摄】

1. 毛发红糠疹发病率不高，一般患者 3 年内能自愈。该病良性经过，很少复发，只极少数患者伴发遗传性综合征或存在免疫缺陷。

2. 忌吃辛辣刺激性食物，少食煎炸食品，注意补充新鲜蔬菜、水果和高蛋白营养。

3. 养成良好生活习惯，保证充足睡眠，保持精神和情绪的稳定，避免工作学习过于紧张。

4. 强紫外线季节避免暴晒。

5. 忌用肥皂擦洗，洗澡不宜过勤，每周 1 次即可。

【医家经验与争鸣】

赵炳南认为本病病因病机主要为脾胃虚弱、中气不足，复感外邪致精微不化、气血生化失源、肌肤失养而发病。方选健脾润肤汤加减：党参、白术、苍术、茯苓、山药、陈皮、丹参、赤芍、鸡血藤、白鲜皮等。

欧阳恒认为本病病因病机是因风邪外侵，郁于肌肤，导致气血不和，肌肤失养；或因先天不足，肾阴亏虚，虚热内生，阻滞气机而致。证分两型：风热外侵、气血不和证，选四物消风饮加减；阴虚内热，气血瘀滞证，选知柏地黄汤合四物汤加减。

【参考文献】

[1] 范瑞强，邓丙戌，杨志波. 中医皮肤性病学：临床版 [M]. 北京：科学技术文献出版社，2010.

[2] 赵辨. 中国临床皮肤病学 [M]. 南京：江苏凤凰科学技术出版社，2010.

[3] 徐宜厚，王保方，张赛英. 皮肤病中医诊疗学 [M]. 2版. 北京：人民卫生出版社，2007.

[4] 赵炳南，张志礼. 简明中医皮肤病学 [M]. 北京：中国中医药出版社，2014.

[5] 欧阳恒，杨志波. 颜面皮肤病中西医结合诊治 [M]. 北京：人民卫生出版社，2003.

（张广中）

第十节　急性苔藓痘疮样糠疹

急性苔藓痘疮样糠疹（pityriasis lichenoides et variolifor-mis acuta）为一种急性、亚急性，好发于儿童及青少年的自限性皮肤病，皮疹可表现为鳞屑性红斑、丘疹、丘疱疹、坏死性溃疡及结痂等多形性损害，痊愈后可留痘疮样瘢痕。根据临床及组织病理学变现，本病像变应性血管炎，但根据又不足。本病又可称为狼疮样型副银屑病（parapsoriasis varioliformis）、急性点滴状副银屑病（acuta guttate parapsoriasis）、急性苔藓样糠疹（acuta pityriasis lichenoids）和 Mucha-Habermann disease。

【病因及发病机制】

病因不明。可能与病毒、细菌、弓形体及支原体等在内的病原体和药物等过敏反应有关。本病还可以与类风湿关节炎、甲状腺功能减退及恶性贫血等自身免疫性疾病相伴发。部分患者发病前可有上呼吸道感染或链球菌性咽喉炎病史，因此认为感染性病原体引发的机体免疫学或超敏反应是苔藓样糠疹的发病机制。致病性免疫反应包括免疫复合物病和细胞介导的超敏反应。许多苔藓样糠疹的患者循环免疫复合物水平可升高。

【临床表现】

急性发病，散在泛发于躯干、四肢、腋窝、臀部，屈侧多见，掌跖、头面部及黏膜少见，部分患者可泛发全身。皮疹初起为淡红色针头到豌豆大小、圆形、有鳞屑的丘疹，不久丘疹中央出现水疱和出血性坏死，暗红色或黑色结痂，痂皮脱落后留有色素沉着或色素减退性光滑的凹陷性痘疮样瘢痕。有时可发生深在性水痘样的水疱，偶见脓疱，伴有烧灼感，水疱可小可大，有时可融合成大疱。皮疹不断成群发出，故同时可见有不同发展阶段的皮疹。通常为密集或散在分布，互不融合。病程长短不一，可呈急性、亚急性及慢性经过，一般 4 周至半年可自行消退，也有长达数年不愈者。本病预后良好，无恶变倾向。自觉症状不显，部分患者发疹前 2~3 天可伴有乏力、发热、头痛、咽痛、关节痛及淋巴结肿大等临床症状。

严重型急性苔藓痘疮样糠疹是急性苔藓痘疮样糠疹（PLEVA）的变型，罕见，其特征为起病急，皮损为弥漫性、融合性、大的坏死溃疡，其直径达几毫米至几厘米，表面覆盖黑色厚痂，常疼痛及瘙痒，伴有高热和全身症状，可合并口腔黏膜损害、肌痛、关节痛、胃肠炎、中枢神经系统症状、肺炎、心肌炎，甚至致死，故又称超急性坏死溃疡性苔藓样糠疹（PLUH）。发病初期表现为典型的 PLEVA 或慢性苔藓样糠疹（PLC），但常数周内出现广泛性皮肤坏死，好发于躯干和间擦部位，多见于 18 岁以下男性。可合并 EB 病毒或巨细胞病毒等感染。病情通常持续数月，伴有连续的发作加重，然后消退或

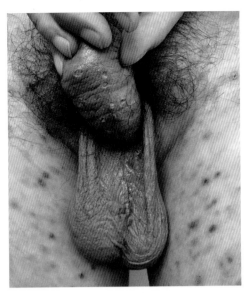

各图 10-10-1　急性苔藓痘疮样糠疹
（第四军医大学西京皮肤医院　肖月园　供图）

转变为典型的 PLEVA，最后愈合留下萎缩性痘疮样瘢痕。（各图 10-10-1）

【实验室检查】

多数患者无特殊变化。皮疹严重患者可致白细胞升高、红细胞沉降率、C 反应蛋白和血清乳酸脱氢酶升高，可见高白蛋白血症等。

【组织病理】

表皮角化不全，部分可见从水肿到广泛的表皮坏死，常有红细胞外渗。表皮内可有水疱，真皮小血管的扩张、充血，血管周围有淋巴细胞，组织细胞浸润，但大多数病例没有血管纤维蛋白样坏死。部分小血管壁增厚，内皮增生。

【诊断与鉴别诊断】

根据病史、临床表现、组织病理和实验室检查的结果进行诊断及鉴别诊断。

1. 水痘　早期为白细胞破碎性血管炎，好发于儿童，丘疹无鳞屑、无出血性坏死和瘢痕形成，经过短暂。而本病血管周围为淋巴细胞浸润。

2. 淋巴瘤样丘疹病　与本病在临床表现及病理组织方面有很多相似之处，有人认为淋巴样丘疹病是本病的变异。但本病的浸润中常可见有异型性细胞。

3. 丘疹坏死性皮肤结核　主要发生于四肢的伸侧，组织象有结核结构，可有干酪样变性。

4. 皮肤变应性结节性血管炎　主要发生于下肢，结节比较大，不易破溃，常与皮肤表浅静脉的走向一致。

5. 种痘样水疱病样皮肤 T 细胞性淋巴瘤（HVLCTCL）　二者共同之处为儿童和青少年多见，皮损可泛发分布，表现为丘疹、丘疱疹和水疱，随后出现坏死、溃疡、结痂，最后留下痘疮样的瘢痕，病情可反复发作并伴有全身症状，两者不同的是，病理学上均表现为淋巴样细胞浸润，本病主要位于真皮乳头层和网状层上部的交界面皮炎，预后良好，而 HVLCTCL 为非典型的淋巴细胞自真皮深部扩展至皮下组织，EB 病毒编码小核糖核酸阳性，TCR 基因克隆性重排阳性，预后不佳，多死于合并感染和疾病本身的进展。

【治疗】

（一）中医治疗

1. 分型论治

（1）脾虚湿盛证：

主症：皮疹色暗，表面干燥鳞屑，原有破溃皮疹干燥结痂。舌淡苔薄白，脉细。

治法：健脾利湿，养血润肤。

方药：生白术 10 g，生枳壳 10 g，厚朴 10 g，薏苡仁 30 g，车前子 30 g，当归 10 g，川芎 10 g，鸡血藤 30 g，首乌藤 30 g，赤芍、白芍各 15 g，丹参 15 g。

（2）素有蕴湿，兼感毒邪，湿毒化热郁于血分证：

主症：皮疹色鲜红，多有新发皮疹，可见破溃、渗出、水疱。舌红，苔黄腻，脉数。

治法：清热凉血，解毒除湿。

方药：白茅根 30 g，牡丹皮 15 g，赤芍 15 g，生地黄 15 g，金银花 15 g，紫花地丁 15 g，野菊花 15 g，大青叶 10 g，鱼腥草 15 g，茵陈 15 g，薏苡仁 30 g，车前子 15 g，泽泻 15 g。

2. 外治　选用黄连膏、化毒散软膏、各种焦油制剂、皮质类固醇软膏、维 A 酸软膏等外用。

（二）西医治疗

1. 内服药治疗

（1）抗生素：用于 PLEVA 以及发热性坏死溃疡性变型（PLUH），四环素 0.25~0.5 g（或 2 g/d），每天 4 次，口服，3~4 周或直至皮损消退，病情稳定 2 周后逐渐减量至完全停药。儿童患者可应用红霉素 30~50 mg/（kg·d）治疗，有效后减量维持约 1 个月。如果继发感染如金黄色葡萄球菌感染，可选用敏感的其他抗生素类药物治疗。

（2）糖皮质激素：PLEVA 和 PLUH 较重患者可用泼尼松 20~60 mg/d 或复方倍他米松（得宝松）1~2 mL，肌内注射，2~3 周可有效控制。

（3）氨苯砜（DDS）：50~100 mg，每晚顿服，待皮疹消退后 2 周减量，每周减 25 mg 至停药。可用于维持治疗或替代激素治疗。注意药物不良反应。

（4）免疫抑制药一般只用于严重病例同时对糖皮质激素治疗无效者。必须注意药物不良反应。

1）甲氨蝶呤（MTX）：一般小剂量开始就有效，2.5~5 mg，每 12 小时 1 次，每周连续用 3 次；或开始每周 15~20 mg，口服，用低剂量做维持治疗。但儿童患者很少使用。

2）环孢素：100 mg，每天 2 次；或 3~4 mg/（kg·d），口服。

（5）雷公藤多苷片：用于治疗严重的病例。

（6）生物制剂：如依那西普等。

（7）抗组胺类药：口服，对症止痒。

（8）其他严重型 PLEVA 患者，排除感染后，系统糖皮质激素联合 PUVA 疗法和口服或静脉注射 MTX 及丙种球蛋白有较好的效果。也可用系统糖皮质激素联合静脉注射用人免疫球蛋白（IVIG）或环孢素治疗。

2. 外治　根据不同皮损分别选用糖皮质激素、煤焦油制剂、保湿霜及维 A 酸霜等治疗。若有坏死溃疡创面应用抗生素软膏抗感染，急性期色红、水疱、溃疡可湿敷依沙吖啶溶液。

3. 物理疗法　窄谱 UVB 照射，隔天 1 次。必要时需要维持治疗。

（吕成志）

第十一节　慢性苔藓样糠疹

慢性苔藓样糠疹（pityriasis lichen-oides chronica）又称滴状副银屑病（parapsoriasis guttata），较为常见。常于青年期开始发病，男女比例为 3:2。

【病因及发病机制】

同"急性苔藓痘疮样糠疹"。

【临床表现】

皮疹为淡红色或褐色分散鳞屑性的红斑、丘疹、斑丘疹，初起为针头到米粒大小，圆形或椭圆形，不融合，光滑，微有浸润，之后浸润较明显，上覆少量不易剥掉的细薄鳞屑，点状出血阴性，中央粘连，边缘稀疏或分离，可呈衣领状外观。损害主要发生于躯干两侧、大腿和上臂以及颈部，屈侧较多（各图 10-11-1），直径为 3~10 mm。躯干上部损害为粉红色或鲜红色皮疹，四肢损害为暗红色。初起损害色较鲜

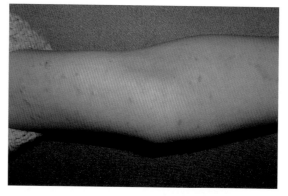

各图 10-11-1　慢性苔藓样糠疹
（重庆市中医院　供图）

红，较久者色淡红。单个损害可经数周（4~6周）后消退，留有暂时性色素消退斑，一般不会遗留萎缩性瘢痕，但可有新的皮疹发生，因此常常可以见到新旧不同时期的皮疹，通常无自觉症状。大多皮疹经数个月或1年左右自愈。也有数年不愈，但不影响健康。

【实验室检查】

通常为良性疾病，罕见病例进展为皮肤T细胞淋巴瘤。故对PLC患者需进行定期随访，若皮损形态发生改变，出现浸润肥厚或皮肤异色病等，需要重复进行病理学检查。

【组织病理】

主要有角化不全，基底细胞空泡变性，界面轻度淋巴细胞呈带状浸润或真皮浅层血管周围淋巴细胞浸润，伴有少量角质形成细胞坏死，有时可见红细胞血管外渗。T细胞以CD3+/CD4+淋巴细胞为多数。

【诊断与鉴别诊断】

本病可与二期梅毒、点滴状银屑病、药疹、扁平苔藓等疾病相鉴别。

1. 二期梅毒　皮疹广泛，分布对称，常累及掌跖，可有黏膜损害、全身淋巴结肿大，梅毒血清反应阳性。组织象在血管周围有许多浆细胞浸润可见。

2. 点滴状银屑病　鳞屑较厚呈云母状，点状出血、薄膜现象、蜡滴现象阳性，皮疹可相互融合，部分患者有甲损害及典型的组织病理象。

3. 扁平苔藓　根据皮疹的颜色、形状、分布、病程和组织象不难鉴别。

4. 药疹　有服药病史。病程短促，停药后易治愈。

【治疗】

尚无特效疗法。治疗可参见急性痘疮样苔藓状糠疹。

（吕成志）

第十二节　离心性环状红斑

离心性环状红斑（erythema annulare centrifugum）是一种皮疹向周围扩大，形状呈多环形损害和鳞屑为特征的红斑性皮肤病。1891年Fox首先描述两个患者发生同一家庭中，称为持久性回状红斑（erythema gyratum perstaris）。离心性环状红斑由Darie于1916年首先命名。本病又名持久性渗出性红斑（erythema exudativum perstans）、持久性轮廓状红斑（erythema marginatum perstans）、持久性图状红斑（erythema figuratum perstens）、持久性红斑（erythema perstans）。Ackerman研究了组织病理学后将其分为浅表型和深在型两种类型，而Weyers认为两型间无关联性，离心性环状红斑主要指浅表型，它作为一个独特的临床病理现象存在。本病为一种原因不明的慢性反复发作的环状红斑性皮肤病，常并发其他疾病。本病可发生于任何年龄，但以50岁为其发病高峰，好发于3~10月份，以夏季为多，无种族特异性，平均病程为11个月，大多数病例可以自行缓解，预后良好；少数病例合并恶性肿瘤，预后则取决于肿瘤状态。

【病因及发病机制】

本病病因不明，可能是对某些抗原的过敏反应。主要可疑的抗原因素和伴发疾病为癣菌疹、白念珠菌、发霉乳酪、蛔虫感染、传染性软疣、EB病毒、药物、甲状腺功能亢进症、桥本甲状腺炎、自身免疫性孕酮皮炎、I型多腺性自身免疫综合征（慢性皮肤黏膜念珠菌病）、淋巴瘤、白血病、血小板增多症、骨髓增生异常综合征、嗜酸性粒细胞增多症、异常蛋白血症、多发性骨髓瘤、冷球蛋白血症、支气管癌、鼻咽癌、前列腺癌、卵巢癌、直肠癌、肝癌、类癌、多发性软骨炎、骨关节炎、结节病、线状 IgA 皮肤病、自身免疫性肝炎、胆囊手术后等。

【临床表现】

从婴儿到老年均可发病，30～50 岁多见，无性别差异。分为浅表型和深在型。浅表型初起为淡红色扁平丘疹，离心性扩大，边缘轻微隆起，内侧可附着黄色鳞屑，中央区皮损消退形成环状，呈淡红色或略带黄色，旧的损害部位可以再生新的损害，呈靶样损害（各图 10-12-1）。皮疹经 1～2 周后消退，局部留有色素沉着。少量不典型皮疹在红斑边缘部有小水疱、毛细血管扩张和紫癜，可有轻度瘙痒。皮疹分布于四肢及躯干，大腿和臀部、上臂多见，很少累及头面、掌跖和黏膜。深在型与浅表型相比，红斑无鳞屑，边缘隆起，较浅表型浸润显著而坚实，无瘙痒等。少数患者可有四肢关节酸痛、咽痛等症状。本病皮疹周期性发作，病程可持续多年，有报道过持续 20 年以上的病例。

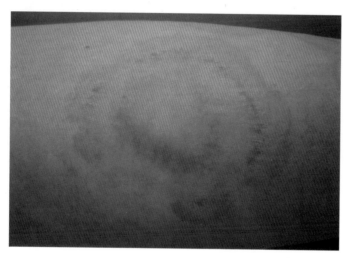

各图 10-12-1　离心性环状红斑
（第四军医大学西京皮肤医院　肖月园　供图）

本病易复发，可自然缓解，如无严重并发症，预后良好。但如果合并内脏恶性肿瘤和严重的系统性疾病，预后需根据并发症严重性和治疗情况而定。

【组织病理】

组织学上按炎症部位深浅分为浅表型和深在型，浅表型炎症位于真皮上部，深在型位于真皮中下部。两型炎细胞均围绕血管呈"袖口状"浸润，浸润较致密，边界清晰，浸润细胞主要为淋巴细胞、组织细胞，偶见嗜酸性粒细胞和载色素细胞、单核细胞。对比两型，深在型表皮基本正常，浅表型表皮可有轻度海绵形成、小水疱，有时可伴轻度灶性角化不全，炎症剧烈时有浅表结痂，以及个别角质形成细胞的坏死和真皮乳头水肿。两型病变可同时存在。

【诊断与鉴别诊断】

根据临床特点以及组织病理学变化，诊断不难，但需与其他反应性的环状红斑病以及有环状皮疹的其他皮肤病相鉴别。

1. 慢性游走性红斑　为 Lyme 病的早期皮肤表现，有蜱虫叮咬病史，初起红斑位于叮咬部位，针尖大小，红斑发展缓慢，直径可达 15 cm 以上，环的宽度较宽，组织病理可发现螺旋体病原。

2. 风湿环状红斑　为风湿热的皮肤表现之一，红斑呈游走性和多发性，变化较快，常在数小时或 2～3 天内消失，红斑无鳞屑。组织病理中炎细胞为多形性，有中性粒细胞浸润，以及其他风湿热的临床表现。

3. 匐行性回状红斑　是癌肿特别是乳腺癌的皮肤表现，损害较广泛，类似木板花纹，皮疹可瘙痒剧烈。红斑发展缓慢，形成同心圆状、水纹状、脑回状等形态。

其他环状皮疹皮肤病如体癣、结核样麻风、环状肉芽肿、二期梅毒、早期的蕈样肉芽肿、结节病、系统性红斑狼疮（SLE）等均有相应的临床、组织病理和实验室检查特征，鉴别不难。

【治疗】

找出病因，根据病因进行治疗，但多数病例病因不明，所以应尽量找寻原发疾病并给予相应治疗，如控制真菌感染、治疗细菌感染和切除肿瘤等。目前主要为对症治疗，局部外用糖皮质激素和他克莫司软膏，口服抗组胺类药物、钙剂和维生素等。其他如氨苯砜、氯化喹啉等药物也可试用。

（吕成志）

第十三节　匐行性回状红斑

匐行性回状红斑（erythema gyratum repens）罕见，曾有学者将本病列入离心性环状红斑，但目前一般认为是一种特殊的临床皮肤病。1952 年，Gammel 首先将其作为一种奇异红斑症进行描述。本病又称甘默尔病（Gammel's disease）。红斑可呈同心圆状、波纹状向外扩展，波及躯干及四肢，多数患者可合并内脏恶性病变，是一种副肿瘤性皮肤病，男性多于女性（2：1），好发于 40 岁后，以白种人为多。

【病因及发病机制】

病因不明，大多数合并内脏的恶性肿瘤，女性则好发于中年以上妇女，多伴发乳腺癌、卵巢癌、子宫癌、肺癌以及起源于支气管和中枢神经系统的恶性肿瘤。皮肤损害是对并发肿瘤抗原的一种免疫反应。对此有以下理论：①形成肿瘤抗原，并与内源性皮肤抗原发生交叉反应。②肿瘤产物可以提高皮肤对自身免疫反应的易感性。③肿瘤抗原与抗体形成免疫复合物，沉积于皮肤组织，导致的皮肤损害。

【临床表现】

初起为小丘疹，离心性扩大，呈环状，环中央开始不断有新的皮疹发生，形成同心圆，向外扩散，相互连接形成水纹状、脑回状，类似木板上花纹。进展期环状红斑发展较快，每天超过 1 cm，边缘稍隆起，呈鲜红色或紫红色，内缘附着细小鳞屑，消退后留有色素沉着，附近淋巴结呈无痛性肿大，血中嗜酸粒细胞可增多。皮疹好发于躯干、四肢，有剧烈瘙痒感，皮损一般先于恶性肿瘤发生，平均为 9 个月，也可同时发生或肿瘤诊断后一年内发生。最常合并的肿瘤为支气管肺癌，其次为乳腺癌、膀胱癌、子宫癌、前列腺癌和消化道恶性肿瘤。本病有 20% 的患者并未发现肿瘤，但是合并其他疾病，包括肺结核、红斑性狼疮、CREST 综合征、乳腺增生、毛发红糠疹、银屑病、药疹、鱼鳞病和掌跖角化症，也有少数病例没有任何并发病。本病的预后取决于合并肿瘤的状态，多数患者恶性肿瘤去除以后，皮肤症状很快好转或消失。

【组织病理】

表现非特异性变化，表皮角化过度、局灶性角化不全、中度片状海绵形成，真皮上部血管周围有轻度淋巴细胞、组织细胞呈围管型浸润，可见嗜酸性粒细胞和载色素细胞。直接免疫荧光试验显示基底膜带有补体 C3、C4 及 IgG 沉着。免疫电子显微镜检查发现免疫沉积物位于致密板的下方。

【诊断与鉴别诊断】

根据本病皮损以及常合并肿瘤等，诊断并不难。鉴别诊断同"离心性环状红斑"。

【治疗】

主要治疗原发的恶性肿瘤以及其他疾病。其次对症治疗皮疹，缓解红斑和瘙痒，可口服抗组胺类药物及外用糖皮质激素药膏。本病的病程及预后与原发肿瘤的性质和恶变程度相关。

（吕成志）

第十四节　慢性游走性红斑

慢性游走性红斑（erythema chronicum migrans，ECM）是由一种属硬蜱科的蜱虫叮吸后出现的红色斑疹或丘疹，为螺旋体或立克次体感染所致莱姆病的早期皮肤表现，多见于儿童及青年，森林地区易患本病，表现为不断扩大的圆形或椭圆形红色斑疹，好发于躯干及四肢近端，自觉患处灼热和瘙痒感，皮损经数周至数月可自然消退。

【病因及发病机制】

主要为螺旋体或立克次体感染，蜱虫为传播的主要媒介，其他还包括蚊、扁虱等。叮咬人体后螺旋体进入皮肤，最初不出现任何临床症状，之后螺旋体在局部繁殖、扩散，产生炎症和免疫反应，皮肤出现游走性红斑。

【临床表现】

1. 皮肤表现　皮损通常在小腿或其他易被蜱叮咬暴露部位，最初出现流感样全身症状，包括发热、乏力、头痛、关节痛、肌肉痛、淋巴结肿大等。皮损多在蜱虫叮咬后7～15天出现，最初在叮咬局部或邻近部位出现红斑，初起为浸润性圆形或椭圆形红色斑块，迅速向周围扩大，最终皮损可达15 cm以上的红色、质硬、宽为1～2 mm环状皮损，有浸润感，部分皮疹中央可见针尖大小红色或暗红色斑疹，为蜱虫叮咬处。皮疹通常为单个，个别多处被咬，有可能出现多个环状皮损。可出现靶形损害，或"牛眼样"外观，伴有剧烈瘙痒或烧灼感，局部淋巴结肿大，皮疹可于数周至数月内完全消失。约1/3患者仅有皮疹，无系统症状；有2/3患者出现其他系统症状，如淋巴结肿大、发热、肌痛等。（各图10-14-1）

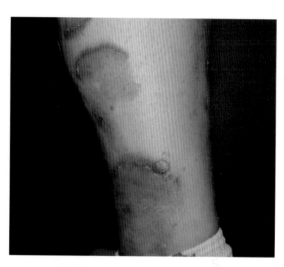

各图 10-14-1　慢性游走性红斑
（重庆市中医院　供图）

2. 皮肤外表现　部分患者可有心脏、神经系统、骨、关节等受累。

【实验室检查】

从血、脑脊液及病变皮肤等标本中可检出螺旋体，采用免疫荧光等方法可于患者血中测出特异性抗体（Lyme抗体），病原体的分离及特异性抗体的检测具有确诊意义。

【组织病理】

真皮上部或中下部血管周围有炎细胞浸润，浸润细胞主要为淋巴细胞、组织细胞，可见浆细胞和嗜酸粒细胞。

【诊断与鉴别诊断】

1. 诊断　有蜱虫叮咬史；皮损特征为逐渐向外扩大的圆形或椭圆形红斑，中心逐渐恢复正常皮色，好多于四肢、躯干部等暴露部位；在皮疹后可出现心脏、关节、神经系统等受累症状；结合实验室检查螺旋体或者其特异性抗体阳性可以做出诊断。

2. 鉴别诊断　本病需与以下疾病鉴别：

（1）离心性环状红斑：开始为淡红色扁平丘疹，离心性扩大成环状，边缘隆起，消退后留有色素沉着，本病消退后皮肤颜色正常，可鉴别。

（2）丹毒：病原菌为溶血性链球菌，表现为界限清楚的水肿性红疹，色鲜红，并稍隆起，压之褪色，可有烧灼样疼痛，常有畏寒、高热、乏力、食欲减退等全身症状，通过血常规、细菌培养可以鉴别。

【预防与治疗】

进入林区注意防护，避免肢体外露，防止蜱虫叮咬。一旦发现被蜱虫叮咬，应及时除去蜱虫，72小时内口服多西环素 200 mg 可预防发病。

本病确诊后应积极治疗，以预防病情进一步发展，治疗原则是足量、足疗程使用抗生素。成人和 8 岁以上儿童推荐服用多西环素 100 mg，每天 2 次，连服 30 天；8 岁以下儿童和孕妇服用阿莫西林；还可选用口服头孢呋辛或静脉滴注头孢曲松或青霉素 G 治疗。应用抗生素治疗过程中应注意过敏反应及胃肠道症状等不良反应。另可给抗组胺药如西替利嗪等药物口服对症止痒。

本病的皮损可自行消退，是莱姆病的早期表现，应积极治疗，若不治疗疏螺旋体可多向播散，造成心脏、关节、神经系统等部位的多器官受累。

（吕成志）

第十五节　持久性色素异常性红斑

持久性色素异常性红斑（erythema dyschromicum perstants）又称灰皮病（ashy dermatosis），是一种少见的慢性色素异常性皮肤病，表现为具有向周围缓慢扩展活动性红斑边缘，其中心遗留持久性灰色或灰蓝色色素沉着。可发生于任何年龄，但以青壮年居多，性别无差异。也有学者认为本病和色素性扁平苔藓是同一疾病。

【病因及发病机制】

病因不明。目前认为可疑致病因素有摄入硝酸铵类食物、对氯化钴过敏、环境、炎症后色素沉着等。慢性炎症使表皮基底细胞长期受损，产生苔藓样反应出现色素失禁，后期真皮乳头层内有较多载色素细胞聚集。也有学者认为本病灰蓝色由真皮内色素在光照下产生，可能与黑素小体的大小、数目、分布、黑素化程度及黑素降解等因素有关。

【临床表现】

皮疹多散在分布于面颈部、躯干和四肢。除头皮、掌跖和黏膜外，其他皮肤均可受累。皮损初起为大小不一的红斑，境界清楚，可逐渐扩大融合，后红斑色转为淡灰色或灰蓝色色素斑。病变活动期，红斑边缘略隆起或原色素沉着斑边缘绕以红晕，呈离心性向周围扩大，形成环状、多环状或不规则状。红斑发展缓慢，数周或数月后消退，留有色素沉着和色素减退。通常无自觉症状，或在活动期有轻度瘙痒。

【组织病理】

1. 早期活动性皮损　表皮海绵形成，表皮基底细胞和棘细胞水肿甚至液化变性，可见胶样小体。真皮血管周围有轻度淋巴细胞和组织细胞浸润，见嗜黑色素细胞，有时可见真皮炎症细胞呈带状浸润。

2. 晚期皮损　真皮炎细胞明显减少，仅见嗜黑色素细胞的异常聚集。

【诊断与鉴别诊断】

1. 诊断　依据红斑后出现灰色或灰蓝色色素沉着斑，境界清楚，活动期红斑边缘隆起或边缘有红晕，可以诊断。

2. 鉴别诊断　需与以下疾病鉴别：

（1）扁平苔藓：临床与组织病理均与本病类似。扁平苔藓初起常见紫红色扁平丘疹、斑片，伴有少许白屑，可见魏氏纹，可出现指甲纵嵴 / 甲分离 / 甲萎缩或口腔黏膜网状白纹等。

（2）固定性药疹：有服药史。每于服药后同一部位出现红斑，亦可出现新的皮损，数目为单个或多个，消退后留下色素沉着，发作越频繁色素沉着越深。以口唇、口周、外阴、肛门等皮肤黏膜交界处，指（趾）间、手足背面、躯干等处多见。

（3）瑞尔（Riehl）黑变病：初起时无红斑出现，弥漫性色素沉着，境界不清，可有角化性毛囊性丘疹。皮疹以面颈和其他暴露部位最为明显。进展时色素斑边缘亦无红晕出现。

【治疗】

目前尚无特效治疗。中医治疗可根据症状、舌脉辨证，属于血瘀证者可试服大黄䗪虫丸。防晒、化学性剥脱、抗生素、外用糖皮质激素、维生素、氯喹等治疗均无肯定疗效。

【预后】

预后良好，可自行缓解消退，但病程可持续多年。

【参考文献】

赵辨. 中国临床皮肤病学 [M]. 南京：江苏凤凰科学技术出版社，2010.

（李伯华）

第十六节 复发性疼痛性红斑

复发性疼痛性红斑是一种以疼痛性水肿性红斑为皮肤表现的疾病。

【病因及发病机制】

尚不明确，物理性损伤或者挫伤可诱发。

【临床表现】

皮疹为一过性非环状红斑，主要分布于四肢关节伸侧面。红斑发作呈非进行性，但可持续 5 年以上。皮疹常伴有严重的自发痛。

【组织病理】

表皮改变无明显特异性，真皮浅中层小血管周围少量淋巴细胞、中性粒细胞浸润。

【诊断与鉴别诊断】

虽然部分患者存在血清学自身抗体阳性，但不能确诊为类风湿关节炎或者系统性红斑狼疮等疾病。临床和组织学均有其特点，可区别于其他红斑类疾病。

【治疗】

激素治疗有效。

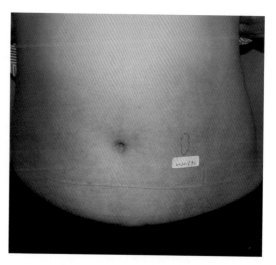

各图 10-16-1 复发性疼痛性红斑
（重庆市中医院 供图）

【参考文献】

赵辨. 中国临床皮肤病学 [M]. 南京：江苏凤凰科学技术出版社，2010.

（李伯华）

第十七节　红皮病

红皮病（erythroderma）是一种严重的炎症性皮肤病。以皮肤大部分（一般累及体表面积的90%以上）或全身皮肤弥漫性潮红、肿胀、浸润，反复大量脱屑为特征。可发生于任何年龄，病因不同，初发年龄不同。中医称红皮病为"红皮""溻皮疮"。

【病因及发病机制】

中医学认为本病多因先天禀性不耐，心火炽盛，燔灼营血；加之外受毒邪，或饮食失节，或情志、劳倦内伤，致使血热、湿热、热毒相合，外发肌肤、内攻脏腑而成。若热毒久羁、气阴受伤则气阴两亏，肌肤失养。一般急性期多为毒热炽盛、气血两燔，慢性期多为余热未清，耗气伤阴损津、肌肤失养。［清］《洞天奥旨》记载："火丹疮，遍身俱现红紫，与发斑相同，然斑随现随消，不若火丹，一身尽红且生疮也。"

引起红皮病的病因繁杂，常见有：①皮肤病，变态反应性皮肤病如湿疹、特应性皮炎等，红斑鳞屑性皮肤病如银屑病、毛发红糠疹等，大疱性皮肤病如天疱疮、大疱性类天疱疮等。②肿瘤引起，如淋巴瘤、内脏肿瘤等。③药物引起，如药疹。④遗传性皮肤病，如先天性鱼鳞病样红皮病等。⑤特发性红皮病，原因不明。

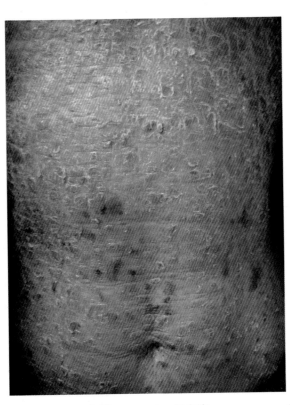

各图 10-17-1　红皮病
（第四军医大学西京皮肤医院　肖月园　供图）

【临床表现】

红皮病是一种累及全身或几乎全身皮肤以及内脏多系统的严重性疾病。

1. **基本损害**　以弥漫性的皮肤潮红、肿胀、浸润、增厚和反复大量脱屑，且累及体表面积大于90%为特点，可伴有发热、寒战、乏力、淋巴结肿大等全身症状及肿胀、瘙痒等皮肤症状。红斑扩展迅速，很快累及全身。急性期皮肤红肿，可有渗出、糜烂、结痂，易继发感染。随着病情的改善，皮损色泽变暗，水肿消退，脱屑逐渐由多到少。病程较长的病例，可出现色素沉着或皮肤异色病样改变。同时可伴有口眼、外生殖器部位的黏膜损害及毛发脱落、甲板的增厚或脱落等。（各图 10-17-1）

2. 本病初起病时由于原发基础病的不同而临床证候有所不同：药物过敏所致者，有明确的用药史，有一定的潜伏期，起病急，红斑扩展迅速，可先表现为麻疹样、猩红热样皮疹，之后发展为红皮。继发于银屑病的红皮多因在急性进行期治疗不当，如外用刺激性很强的药物，或长期大量应用激素后，突然停药所致。湿疹、特应性皮炎、脂溢性皮炎引起者，往往病程长，急性加重时往往伴有皮肤红肿及渗出倾向，出现水疱、糜烂、渗液。毛发红糠疹红皮往往在弥漫性红斑基础上见岛屿状正常皮肤，周围散在特征性毛囊角化性丘疹，掌跖角化明显。继发于恶性肿瘤，如蕈样肉芽肿以及病因不明的患者，发病缓慢，皮肤以浸润、肥厚和反复细小糠秕状脱屑为主，瘙痒剧烈，病程数月乃至数年不等。

3. **系统损害**　红皮病是皮肤科重症，可引起系统损害，严重时出现脏器功能障碍，甚则危及生命。多数病例有淋巴结肿大，以颈部淋巴结、腋淋巴结和腹股沟淋巴结肿大最为常见。肝脾肿大见于

1/3～1/2 患者，以药物过敏和淋巴网状系统肿瘤引起者为常见。由药物引起的红皮病可并发肝损害，严重时出现黄疸，甚至出现肝衰竭。药物可致急性肾衰竭。由于红皮病时水、电解质紊乱，血管通透性改变和血液动力学改变可发生心率增快、心律失常；严重时，出现颈静脉怒张，下肢凹陷性水肿等症状。红皮病肠病出现小肠绒毛萎缩，食物吸收功能减弱，患者食欲减低，伴有腹胀、腹泻、体重减轻。由于皮肤弥漫性炎症反应，分解代谢加快，蛋白质随皮肤大量脱屑而丢失，加之红皮病的胃肠道功能减弱，出现低蛋白血症。皮肤屏障功能遭到破坏，血管通透性明显增加，水分从皮肤大量丢失，水和电解质失衡，引起失水、低血容量、低血钠、低血氯、低血钙、低血钾等一系列变化。

4. 体温调节障碍 由于皮肤广泛炎症反应、毒素吸收和散热功能失常，皮肤的体温调节功能也受到影响，可引起不同程度的发热反应，多数患者为低热或中等度发热，一般为 37.5～38.5℃，药物性红皮发热机会较多。除发热外，也可出现低体温状态，或发热与低体温交替出现。

【实验室检查】

血常规可正常，药物过敏引起或湿疹特应性皮炎引起的红皮病可出现嗜酸性粒细胞总数或百分比升高。慢性红皮病可伴有血红蛋白或红细胞减少。血生化可出现血清总蛋白尤其是白蛋白降低。可能出现电解质紊乱如低钠、低氯等异常。

【组织病理】

1. 急性期 表皮水肿，有海绵形成和角化不全，真皮层水肿明显，血管充血，内皮细胞肿胀，血管周围有非特异性炎细胞浸润，浸润细胞主要为淋巴细胞、组织细胞及少量嗜酸性粒细胞。

2. 慢性期 表皮棘层肥厚，表皮突延长，真皮层血管周围有慢性炎细胞浸润。

同时，不同原因导致的红皮病也有各自特异性，例如药疹导致的红皮病，真皮炎症呈苔藓样浸润，伴有嗜伊红细胞增多，表皮内有散在分布的坏死的角质形成细胞。银屑病引起的红皮病，真皮乳头水肿呈杵状，表皮内有嗜中性粒细胞聚集，角层内出现嗜中性粒细胞微脓肿。淋巴瘤引起的红皮病，真皮内炎症呈苔藓样反应，炎细胞出现多形性，有不典型的单一核细胞，炎细胞有亲表皮性，表皮内可见 Pautrier 微脓肿。落叶性天疱疮引起的红皮病，在表皮棘细胞层上部可发现棘刺松解现象，直接免疫荧光试验出现 IgG 细胞间抗体阳性。毛发红糠疹红皮病毛囊部位角化过度，点状角化不全，基层肥厚，基底层液化变性，真皮上部毛囊周围轻度慢性炎症细胞浸润。

【诊断与鉴别诊断】

红皮病诊断并不困难，重要的是寻找致病原因。不同原因引起的红皮病既有其相同的临床表现，也有其特殊性，因此需要通过详细询问病史、检查寻找线索。对部分原因不明者要长期随访观察。

【治疗】

（一）中医治疗

应积极寻找及治疗原发基础疾患，中医治疗以内治为主，外治为辅。中医治疗总则是：清热解毒、凉血护阴、除湿解毒、养阴清热。

1. 分型论治

（1）火毒炽盛证：

主症：起病急，全身皮肤弥漫潮红、肿胀，继而干燥脱屑，可伴寒战、高热、心烦不安，口渴喜饮。舌红，苔黄，脉滑数。

治法：清热凉血，解毒退斑。

方药：犀角地黄汤合五味消毒饮加减。

（2）湿热毒盛证：

主症：皮肤潮红水肿，鳞屑色黄粘着，甚至渗出糜烂，伴有发热、烦躁，瘙痒剧烈，口干欲饮，大便干或黏，小便黄。舌红，苔黄腻，脉弦滑或滑数。

治法：清热凉血，除湿解毒。

方药：龙胆泻肝汤合茵陈蒿汤加减。

（3）气阴亏虚证：

主症：病变后期，皮疹颜色淡红，皮肤干燥、脱屑，倦怠、乏力，心烦、口渴。舌红，苔黄或少苔、无苔，脉细数。

治法：养阴清热解毒。

方药：解毒养阴汤加减。

2. 内服中成药

（1）清开灵口服液：清热解毒。适用于火毒炽盛证。

（2）生脉饮：益气养阴。适用于气阴亏虚证。

3. 外治

（1）皮损红肿明显甚至糜烂渗出时，可用马齿苋、黄柏煎水局部湿敷，每天 1~2 次。注意湿敷面积不要过大，一般不超过体表面积的 40%，温度不宜过凉，以防着凉感冒。湿敷后可局部外涂甘草油或甘草油调青黛面。

（2）红斑水肿减轻，脱屑减少时，可用马齿苋、苦参、黄柏等中药煎水局部清洗或全身浸浴，水温不宜过高，每天或隔天 1 次。

（3）皮肤肿胀不明显，以干燥脱屑为主时，应予黄芩黄柏软膏、黄连膏等药膏外涂，以止痒、滋润、安抚为主。切勿使用刺激性药物。

（二）西医治疗

1. 积极寻找引起红皮的原因，及时治疗原发基础疾患，分别使用相应的药物。

（1）湿疹、皮炎导致者，可系统使用糖皮质激素、抗组胺药等，要及时摆脱致敏药物。

（2）红皮病型银屑病、毛发红糠疹等可使用阿维 A 等药物。

（3）肿瘤导致者，应使用干扰素、光疗、手术等。

2. 支持疗法　支持疗法非常重要，要采用肠内或肠外方法，及时、足量地补充水、脂肪、白蛋白、电解质、维生素等。

3. 合并感染者，应使用抗生素。

4. 重症者可予输注新鲜血或血浆，或免疫球蛋白（IVIG），增强机体抵抗力。

5. 外用药以保护、止痒、消炎为原则，可外用糖皮质激素类软膏、维生素 E 乳、凡士林等，继发感染时应加用抗生素软膏。用药宜柔和，避免过分刺激。

【预防与调摄】

1. 注意保暖。

2. 注意室内空气流通，定期消毒。

3. 注意皮损和腔口部位的护理，避免刺激、预防感染等。

4. 加强营养，补充足量的蛋白质和维生素，维持水电解质平衡。

【临床研究进展】

中医、中西医结合治疗红皮病有着广阔的前景，尤其是对银屑病红皮病的治疗报道较多。红皮病急性期，毒热炽盛，气血两燔，治宜清热凉血解毒，方药可选用清营解毒汤、犀角地黄汤、清营汤、解毒清营汤等加减。慢性期气阴两亏，阴血不足，肌肤失养，治宜养阴清热解毒，方选解毒养阴汤、四君子汤合增液汤、养血解毒汤等加减。同时还可以辅以药浴、中药灌肠、针灸、高压氧舱等治疗。以往文献中多有中药注射剂的报道，如清开灵注射液、复方丹参注射液、鱼腥草注射液、香丹注射液等，使用时须注意药物不良反应。

【医家经验与争鸣】

1. 赵炳南治疗银屑病红皮病经验　赵炳南认为本病由于湿热俱盛，热在血分，血热蒸灼皮肤，血燥不能荣外而致。治疗初期以清热利湿、凉血活血为主；久病伤阴，气血两亏，故在后期又投以养血、益阴润肤之剂，以使病情很快痊愈。

2. 顾伯华治疗银屑病红皮病经验　顾伯华辨证分为：①火毒炽盛燔灼营血型，治宜凉血清热、解毒利湿。②气阴两亏型，治宜益气养阴，健脾化湿。

3. 张志礼治疗银屑病红皮病经验　张志礼认为银屑病红皮病由于血热偏盛，复受外界毒邪侵扰所致，如外涂刺激性较强的药物或其他不适当的治疗，使血热沸腾，壅郁肌肤，出现全身性弥漫性红斑，大量鳞屑。治疗法则：清热凉血、化斑解毒。

4. 张志礼治疗毛发红糠疹红皮病经验　张志礼治疗毛发红糠疹红皮病分为两型：①急性期属毒热炽盛证，方药解毒凉血汤加减。②后期多为血虚风燥证，方选健脾润肤汤加减。

【参考文献】

[1] 张小薇，贾力. 袁兆庄治疗赤炎疮（红皮病）的经验 [J]. 北京中医，2005(3): 188.

[2] 陈践实，刘延玲，王丽霞. 中西医结合治疗红皮病研究述略 [J]. 实用中医内科杂志，2002, 16(4): 214-215.

[3] 许能，马绍尧. 辨证治疗 25 例红皮病型银屑病的临床观察 [J]. 新中医，1996(02): 47-48.

[4] 刘矗，张志礼. 40 例红皮病型银屑病的中医治疗 [J]. 北京中医，1998(01): 3-5.

[5] 李忻红，关小红，张永熙，等. 外治综合疗法治疗红皮病型银屑病 35 例 [J]. 中医外治杂志，2004(01): 9.

[6] 周择良. 耳根针治疗红皮病型银屑病 [J]. 中国针灸，1996(03): 58.

[7] 高丽华. 中西药加高压氧治疗红皮病型银屑病 40 例 [J]. 中国皮肤性病学杂志，1998(03): 3-5.

[8] 闵仲生. 中西医结合治疗红皮病型银屑病 34 例 [J]. 江苏中医药，2002(12): 26.

[9] 邓丙戌，张志礼，王萍，等. 中西医结合治疗红皮病型银屑病 113 例分析 [J]. 中华皮肤科杂志，1998(02): 3-5.

[10] 邓丙戌，张志礼. 银屑病 [M]. 北京：科学技术文献出版社，2003.

[11] 张永熙，关新生，李忻红. 综合疗法治疗银屑病性红皮病 56 例 [J]. 辽宁中医杂志，2002(06): 343.

[12] 林少健. 中药治疗红皮症型银屑病 12 例 [J]. 江西中医药，2000(05): 35.

[13] 北京中医医院. 赵炳南临床经验集 [M]. 北京：人民卫生出版社，2006.

[14] 顾伯华. 实用中医外科学 [M]. 上海：上海科学技术出版社，1995.

[15] 张志礼. 张志礼皮肤病临床经验辑要 [M]. 北京：中国医药科技出版社，2001.

（李伯华）

第十八节　婴儿落屑性红皮病

婴儿落屑性红皮病（desquamative erythroderma of infancy）是一种发生于婴儿，少见而严重的皮肤病，表现为全身或大面积皮肤弥漫性红斑、肿胀及脱屑，伴有腹泻、营养不良。本病由 Leiner（1908）首先报道，又称 Leiner 病。发病年龄平均出生后 2 个月，男性多于女性，死亡率为 15%。

【病因及发病机制】

病因不明，目前有脂溢性皮炎、营养障碍、感染和遗传学说等。由于本病皮肤病变类似脂溢性皮炎，皮疹初起于脂溢部位，以后扩展至全身，在头皮与眉部有油脂性痂屑，因此被认为是脂溢性皮炎全身型。多数患儿伴有腹泻、消化不良和营养不良，因而认为本病与营养障碍有密切关系，是营养素的缺乏，主要缺乏 B 族维生素和维生素 H，导致肠内菌群生长失调。有人发现本病多见于母乳喂养的婴儿，认为是母乳中缺乏某种营养物质或是对母乳的一种过敏反应。

【临床表现】

初起病时，红斑发生在肛门周围、腹股沟和臀部，继而头皮、面部和皮肤皱褶部位，并迅速扩展至全身。全身皮肤弥漫性潮红、浸润，皮肤增厚，有黄白色鳞屑，鳞屑细小糠秕状，不断脱落，头皮、眉部结油脂性厚痂，指甲增厚黄浊，淋巴结肿大。患儿贫血、腹泻、精神萎靡、全身情况差，有感染时可并发肺炎、败血症等严重疾病。

【实验室检查】

血常规白细胞数增高，多数患者白细胞总数 $10 \times 10^9/L$ 以上，嗜酸性粒细胞增多，低色素性贫血，血浆白蛋白降低，血 IgE 升高，电解质紊乱，大便检查有脂肪球。有免疫功能缺陷时可出现体液免疫或细胞免疫功能低下。

【组织病理】

本病组织学变化类似脂溢性皮炎改变，表现为亚急性皮炎组织象，可见角化过度伴角化不全，棘层肥厚，有细胞内和细胞间水肿，真皮上部毛细血管扩张充血，血管周围有慢性炎症细胞浸润，可见少数嗜酸性粒细胞等非特异性变化。

【诊断与鉴别诊断】

1. 诊断　依据发生于哺乳期婴儿，全身皮肤潮红肿胀，覆有糠状鳞屑、反复脱落，头皮、眉弓可见脂溢性痂屑，常伴有腹泻、消化不良、营养障碍等，可以诊断本病。

2. 鉴别诊断　需要鉴别以下疾病：

（1）葡萄球菌皮肤烫伤样综合征：又称新生儿剥脱样皮炎。是发生在新生儿的一种严重的急性泛发性剥脱性脓疱病，是在全身泛发红斑基底上，发生松弛性烫伤样大疱（尼氏征阳性），大片表皮剥脱似烫伤样外观为特征，伴有高热，全身情况危重，抗菌药物治疗有效。

（2）板层状鱼鳞病：为常染色体隐性遗传。出生时或生后不久即有皮肤发红，迅速发展至全身皮肤，表现为角质性鳞屑广泛分布于整个身体。2~3 周后出现鳞屑脱落。掌跖呈板样角化，常伴出汗困难。约 1/3 患者合并睑外翻、唇外翻。随年龄增长，症状可逐渐减轻。

（3）内瑟顿综合征（Netherton Syndrome）：又称鱼鳞病样红皮病异型。为常染色体隐性遗传，女性多见。婴儿时出现周身皮肤发红或出现迂回线状鱼鳞病，具有特征性竹节样毛发，头发、眉毛干燥无光泽，毛发异常随年龄增长而好转。多伴发特应性素质。

【治疗】

本病要分析引起红皮病病因，及时针对病因治疗。此外注意支持疗法，补充足量液体和多种维生素，维持水电解质平衡，保证摄入足够的热量和蛋白质。纠正消化不良，有感染时要积极控制感染，可输血或输新鲜干冻血浆，增强身体抵抗力，严重者全身应用皮质类固醇治疗和静脉使用免疫球蛋白（IVIG）治疗。

【参考文献】

赵辨. 中国临床皮肤病学 [M]. 南京：江苏凤凰科学技术出版社，2010.

（李伯华）

第十九节　连圈状秕糠疹（远山）

连圈状秕糠疹 [Pityriasis Circinata (Toyama)] 是一种少见的轻度角化性皮肤病，临床以散发大小不一的圆形褐色斑片为特征，无自觉症状或仅有轻度瘙痒。好发于 20~45 岁，以女青年略多见。本病首先由日本远山于 1906 年报道，继则松浦又称其为正圆形秕糠疹。以后伊藤和田中主张命名为正圆形后天性假性鱼鳞病。

【病因及发病机制】

中医认为本病主要是由于肺肾阴虚所致。本病西医病因尚不清楚。有学者认为可能是真菌感染所致，但未被证实。有些病例合并有肺结核、肝癌及肝硬化等慢性消耗性疾病，所以也有人认为本病与营养障碍有关。还有人认为本病的发生与家族遗传密切相关，可视为鱼鳞病的一个亚型。有的患者是在妊娠或月经病的情况下发病的，故也有专家认为其发病与内分泌异常有关。

【临床表现】

皮损为圆形或椭圆形的污褐色斑片，大小不一，其直径一般为 3 ~ 5 cm，大者可达 20 cm 左右。能互相融合形成多圆形或花瓣状斑片，境界明显，边缘不高起，或微高出皮面，表面粗糙或有细小的皱纹（各图 10-19-1）。有的皮疹可略有萎缩，上覆菲薄的秕糠状或鱼鳞状屑，不易剥离，类似轻度的蛇皮状鱼鳞病。同一患者不同部位的皮损颜色大致相同，但往往斑片小的色较深，大的则色较浅。皮

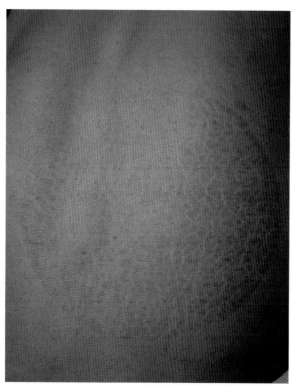

各图 10-19-1　连圈状糠秕疹（远山）
（第四军医大学西京皮肤医院　肖月园　供图）

疹数目不定，可仅见 2 ~ 3 个，亦可多至数十个。皮损好发于腹及腰部，其次为胸、背、臀、上臂及股部，可对称分布。无自觉症状或伴有轻度瘙痒，皮损冬重夏轻，病程慢性经过。症状可持续数年后自然消退，也可能终身不愈。

【组织病理】

表皮轻度角化过度，颗粒层减少，棘层变薄，基底层可有色素沉着。真皮正常或血管周围有少量淋巴细胞和组织细胞浸润。

【诊断与鉴别诊断】

1. 诊断　根据圆形或卵圆形褐色斑片，边界清楚，上覆秕糠状或鱼鳞状鳞屑，无炎症及浸润，可以诊断。

2. 鉴别诊断　本病应与以下疾病鉴别：

（1）鱼鳞病：是一组遗传性角化障碍性皮肤疾病，以四肢伸侧或躯干部皮肤干燥、粗糙、伴有鱼鳞状脱屑为特征。本病多在儿童时发病，寒冷干燥季节加重，温暖潮湿季节缓解。

（2）花斑癣：是由于马拉色菌致病而导致的一种皮肤感染。表现为躯干或者上肢散在棕褐色或红色或白色斑片，表面有细碎鳞屑，伴或不伴有瘙痒感。多汗、油性皮肤、经常处于闷热潮湿环境的人群容易患有此病。真菌镜检可发现马拉色菌。经过抗真菌治疗可痊愈。

（3）斑块型副银屑病：是一种病因不明的红斑鳞屑性皮肤病。临床表现为伴有细小鳞屑的菲薄暗红色斑片和斑块，表面有轻度萎缩或起皱。一般分为大斑块型副银屑病和小斑块型副银屑病。小斑块型副银屑病斑块直径小于 5 cm，多分布于胁肋部和腹部。大斑块型副银屑病斑块直径大于 5 cm，目前认为本型可转变为皮肤 T 细胞肿瘤，需要定期随访。

【治疗】

（一）中医治疗

治以滋阴祛风润燥，可用六味地黄汤合沙参麦冬汤加减。

（二）西医治疗

给予口服维生素 A 或阿维 A 有一定疗效。皮损局部可外涂 5% 水杨酸软膏或 0.1% 维 A 酸乳膏、5%～10% 硫黄软膏或煤焦油软膏、25% 鱼肝油软膏等。紫外线照射可能有效。部分患者皮疹可自然消退。

【参考文献】

[1] 赵辨. 中国临床皮肤病学 [M]. 南京：江苏凤凰科学技术出版社，2010.

[2] 范瑞强，邓丙戌，杨志波. 中医皮肤性病学：临床版 [M]. 北京：科学技术文献出版社，2010.

（李伯华）

第十一章 结缔组织病

结缔组织病（connective tissue disease，CTD）是一组与免疫相关，侵犯全身多系统的组织器官中疏松结缔组织胶原纤维和基质的疾病，本组疾病常出现关节、浆膜及小血管炎症，伴有内脏器官受累，病理上主要表现为胶原纤维广泛的纤维蛋白样变性。临床上具有病程缠绵复杂、治疗困难、患者生活质量较差、病情严重者可危及生命等特点。中医学认为本组疾病属"痹病"范畴，急性期多为风、寒、湿、热、痰浊、瘀血等实邪侵犯机体所致，慢性期以肝肾、脾胃亏虚为主要病机，治疗上把握疾病不同时期的不同病机特点针对性施治，以平为期。

第一节 红斑狼疮

红斑狼疮（lupus erythematosus）是一种累及皮肤及全身多脏器、多系统的自身免疫性疾病，根据临床表现可分为盘状红斑狼疮、亚急性皮肤型红斑狼疮和系统性红斑狼疮。盘状红斑狼疮好发于面颊部，主要表现为皮肤损害，多为慢性局限性；亚急性皮肤型红斑狼疮皮损好发于光照部位，可有不同程度全身症状；系统性红斑狼疮常累及全身多脏器、多系统，预后较差。发病以中青年为最多，男女之比为 1 : 9 ～ 1 : 7。中医可归属为"红蝴蝶疮"范畴。

【病因及发病机制】

中医学认为本病由先天禀赋不足，气血耗伤，肝肾亏损，毒邪侵入所致。

1. 热毒炽盛　肝肾不足，加之日晒和毒邪侵袭，入于肌肤经络，燔灼营血，内侵脏腑，热毒炽盛所致。

2. 阴虚内热　正邪抗争，耗气伤精，气阴两虚，外则肌肤失养，内则脏腑受损。

3. 脾肾阳虚　病久则阴损及阳，而致脾肾阳虚。

此病在整个病程中可出现虚实夹杂、寒热交错等多种现象，可因毒热内攻，五脏俱虚，气血瘀滞，阴阳离决而亡。

【临床表现】

1. 盘状红斑狼疮　皮损多局限于面部，以两颊、鼻部或者耳郭为主（各图 11-1-1）；黏膜也可受累；典型损害为扁平或微隆起的盘状红斑或斑块，表面附有黏着性鳞屑及角质栓。一般无自觉症状，少数患者可有低热、乏力、关节酸痛等症状。

2. 亚急性皮肤型红斑狼疮　皮损好发于光照部位，如面部、颈前 V 型区、躯干和上肢伸侧等（各图 11-1-2）。有两种特征性皮损：丘疹鳞屑型，初起为红色丘疹，逐渐扩大形成不规则的淡红色斑片，覆细薄鳞屑，呈银屑病样或糠疹样损害；环形红斑型，为孤立或散在分布的水肿性红斑，呈环形或多环形。常伴关节痛、低热和肌痛等全身症状。

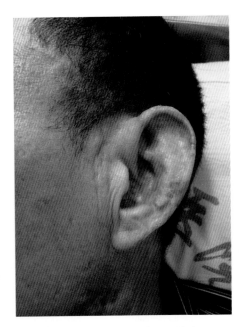

各图 11-1-1　盘状红斑狼疮

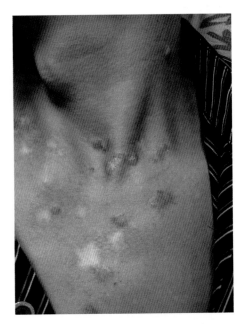

各图 11-1-2　亚急性皮肤型红斑狼疮

3. 系统性红斑狼疮（SLE）　临床表现复杂，以面部蝶形红斑及广泛的内脏受累为特征。多数患者早期可出现长期低热及不同程度的关节痛。

（1）皮肤黏膜损害：面部蝶形红斑为特征性皮疹，表现鼻梁为中心，面颊对称分布的蝶形红斑，日晒后常加重（各图 11-1-3）。亦可见掌红斑和血管炎样皮损、"狼疮发"、雷诺征等表现。黏膜皮损主要表现为口腔溃疡。

（2）系统损害：

肾：主要表现为肾炎或肾病综合征。初期出现蛋白尿、血尿、管型尿、全身水肿，后期出现高血压和尿毒症，肾衰竭，预后较差。

心血管：以心包炎最为多见，出现心前区不适、并可闻及心包摩擦音；心肌炎亦常见，表现为气短、疼痛、心动过速、心脏扩大，甚至心力衰竭。

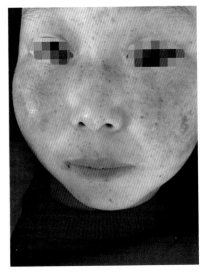

各图 11-1-3　系统性红斑狼疮

呼吸系统：主要为胸膜炎和间质性肺炎，表现为咳嗽、咯白色泡沫痰，严重者出现呼吸困难、胸痛，甚至呼吸衰竭。

消化系统：主要表现为食欲减退，恶心呕吐，腹痛腹泻，类似腹膜炎、肠炎。

神经系统：表现为头痛、癫痫样发作、意识障碍、定向障碍及多发性神经炎的症状。

淋巴系统：有局部或全身淋巴结肿大，以颈部、腋下淋巴结肿大为多见。

血液系统：表现为贫血、白细胞减少和血小板减少，肝脾大，肝功能异常。

眼：可出现结膜炎、角膜溃疡、视网膜出血、视神经乳头水肿等。

本病病程慢性，可持续数年或更长，预后不良。

【组织病理】

角化过度，毛囊口及汗孔有角栓，颗粒层增厚，棘层萎缩，表皮突变平，基底细胞液化变性，PAS染色可见基底膜增厚，真皮上部水肿，血管扩张及轻度红细胞外渗，真皮血管和皮肤附属器周围淋巴细胞为主的灶性浸润。

【诊断与鉴别诊断】

1. 诊断

（1）一般盘状红蝴蝶疮和亚急性皮肤型红蝴蝶疮的诊断依据典型临床表现、实验室检查和组织病理改变做出诊断。

（2）系统性红蝴蝶疮：主要依据2017年美国风湿病学会（ACR）/欧洲风湿病学会（EULAR）的SLE分类标准（草案）做出诊断。

①全身症状：发热＞38.3℃，2分。②皮肤症状：非瘢痕性脱发，2分；口腔溃疡，2分；亚急性皮肤型或盘状红斑狼疮，4分；急性皮肤狼疮，6分。③关节炎/滑膜炎≥2个关节或压痛≥2个关节+晨僵≥30分钟，6分。④神经系统：谵妄，2分；精神症状，3分；癫痫，5分。⑤浆膜炎：胸腔积液或心包积液，5分；急性心包炎，6分。⑥血液系统：白细胞减少，3分；血小板减少，4分；自身免疫性溶血，4分。⑦肾脏：尿蛋白＞0.5 g/h，4分；肾脏活检示Ⅱ型或Ⅴ型狼疮性肾炎，8分；肾脏活检示Ⅲ型或Ⅳ型狼疮性肾炎，10分。⑧免疫学表现：抗磷脂抗体（抗心磷脂抗体IgG＞40 GPL单位或抗β₂糖蛋白Ⅰ IgG＞40 GPL单位或狼疮抗凝物阳性），2分；补体低C₃或低C₄，3分；补体低C₃同时低C₄，4分；高度特异性抗体：抗dsDNA抗体（+）6分，或抗Sm抗体（+）6分。总分≥10分可诊断SLE。

注：以ANA阳性Hep2免疫荧光法≥1∶80为进入标准。每项标准中，如其他病因（感染、肿瘤、药物、内分泌紊乱、其他自身免疫性疾病）较SLE可能性更大，则不评分；既往符合某条标准可以计分；以上标准不需要同时发生；至少出现一个临床标准；在每一项中，取最高分。

2. 鉴别诊断　本病应与下列疾病进行鉴别：

（1）硬皮病：多见于女性，早期皮肤弥漫性肿胀、变硬为主，有蜡样光泽，以后出现萎缩，有色素沉着或色素减退，消化道、肺可受累，肾与心脏病变少见。

（2）皮肌炎：皮损早期表现为眼周紫红色水肿性斑片，四肢无力，近端肌肉酸痛明显，内脏病变少见，偶尔累及心脏，24小时尿肌酸显著升高，部分患者伴有恶性肿瘤。

【治疗】

（一）中医治疗

1. 分型论治

（1）热毒炽盛证：

主症：面部蝶形红斑鲜艳，皮肤紫斑；伴有高热、烦躁不安、头痛、口渴、大便秘结、小便短赤，或见神昏谵语，狂躁乱动。舌质红绛或紫暗，苔黄腻或糙，脉洪数或细数。

治法：清热凉血，化斑解毒。

方药：犀角地黄汤加减。大便秘结，加生大黄；小便短赤，加猪苓、车前子；神昏谵语者，加安宫牛黄丸或紫雪丹；癫狂抽搐者，加天竺黄、钩藤、石决明、羚羊角。

（2）阴虚内热证：

主症：红斑色黯，低热不退，口干唇燥，神疲乏力，耳鸣目眩，关节疼痛，自汗盗汗，头发稀疏，月经不调，小便短赤；或有胸闷心悸，夜难安眠。舌红苔少，脉弦细。

治法：养阴清热，补益肝肾。

方药：六味地黄丸合二至丸加减。关节疼痛者，加秦艽、威灵仙；关节红肿明显者，加忍冬藤、红藤；自汗盗汗者，加黄芪、生牡蛎；夜寐不安者，加首乌藤、酸枣仁；头发稀疏者，加菟丝子、墨旱莲；月经不调者，加当归、益母草；心悸胸闷者，加黄芪、五味子、酸枣仁。

（3）脾肾阳虚证：

主症：红斑不显，面色㿠白，倦怠，形寒肢冷，下肢浮肿，重者全身浮肿，腹胀如鼓，纳呆，恶心，不能平卧；或面如满月，头发稀疏，月经量少或闭经。舌质淡胖或边有齿痕，苔白，脉沉细或濡细。

治法：温肾壮阳，健脾利水。

方药：桂附八味丸合真武汤加减；重者用参附汤加减。

2．内服中成药

（1）雷公藤多苷片或昆明山海棠片：祛风除湿，活血通络。适用于各型。

（2）清开灵注射液：清热解毒，镇静安神。适用于热毒炽盛证。

（3）六味地黄丸、知柏地黄丸：养阴清热，补益肝肾。适用于阴虚内热证。

（4）金匮肾气丸、龟鹿补肾丸：温肾壮阳，健脾利水。适用于脾肾阳虚证。

3．外治

（1）药物疗法：皮损处可外用黄连膏、白玉膏、生肌玉红膏等。

（2）体针疗法：取穴命门、阳关、身柱、灵台、太冲、曲池、百会、足三里等。

（3）耳针法：参照病变部位，检测阳性反应点，对症选穴针刺，亦可埋针。

（二）西医治疗

1．口服药物治疗　抗疟药、糖皮质激素、免疫抑制药、非甾体抗炎药、免疫调节剂等。

2．外用／皮内注射糖皮质激素。

3．其他治疗　血浆置换，静脉注射丙种球蛋白等。

（三）中西医结合治疗思路

本病较为复杂，需联合用药治疗，中药可有效改善患者治疗期间发热、红斑、关节痛等症状，增强患者免疫指标改善情况，减少患者治疗期间激素用量，有效缓解患者的不良反应问题。

【预防与调摄】

1．建立战胜疾病的信心，配合医务人员，积极进行治疗。

2．避免紫外线照射。

3．注意营养，忌食酒类及刺激性食物，水肿时应限制钠盐摄入。

4．避免劳累，注意保暖，急性期应卧床休息。

【医家经验与争鸣】

李中宇认为该病以肺肾阴虚为本，血热瘀毒为标，发作时不仅要清热解毒化瘀，亦应滋阴养血，方用四妙勇安汤加减，而且由于本病长期使用糖皮质激素、免疫抑制药等治疗，还应同时注意固护脾胃。

【参考文献】

[1] 韩曼，姜泉. 中医治疗系统性红斑狼疮的思路与实践 [J]. 中华中医药杂志，2017, 32(10): 4537-4539.

[2] 刘佳，李中宇. 李中宇教授运用四妙勇安汤加减治疗亚急性皮肤型红斑狼疮临床观察 [J]. 辽宁中医药大学学报，2018, 20(04): 124-127.

（闫小宁）

第二节　硬皮病

硬皮病（scleroderma）是一种以皮肤及内脏系统出现胶原纤维硬化为主要特征的结缔组织病。临床表现以皮肤肿胀、硬化，后期出现萎缩为主要特征，病变可局限于某一部位，亦可出现内脏受累。本病多发于中青年，女性发病率高于男性。中医可归为"皮痹""皮痹阻""痹病"范畴。

【病因及发病机制】

中医学认为本病总因与风寒湿之邪趁虚内袭密切相关，病机与肺脾肾有重要关系。

1. **风寒湿阻** 平素营卫不足，复受风寒，致血行不畅，凝滞肌肤而发。

2. **脾肾阳虚** 脾失健运，运化失常；肾精受损，脏腑不和，加之卫外不固，腠理不密，复感风寒之邪伤于血分，致荣卫行涩，经络阻隔，气血凝滞而发。

3. **寒凝阻络** 久病气血不足，外感风寒湿邪，致使寒凝肌腠，日久耗伤精血，脏腑虚损，气血凝涩，经络阻隔，痹塞不通而发。

现代医学认为本病病因尚不明确，可能与免疫、胶原合成异常、血管异常等因素相关。

【临床表现】

临床上根据病变范围及有无系统受累可分为局限性皮痹和系统性皮痹两种类型，具体如下：

1. **局限性皮痹** 早期为大小不一的淡红色水肿性斑片，逐渐扩大，数月后皮肤硬化、中央略凹陷呈淡黄色或象牙白色，表面光滑发亮；皮损形状不一，呈斑块状或线状（各图 11-2-1）；好发部位为额部、胸前、腹部及四肢。一般无自觉症状，病程缓慢。

2. **系统性皮痹** 除皮肤变硬外常伴有指趾缺血伴有关节、肌肉、内脏多系统损害，一般可分为肢端型和弥漫性两种类型。前者占 95% 左右，病变主要在手足、面部，受累部位局限，进展速度较慢，内脏受累较轻，预后较好；后者约占 5%，常有内脏系统损害，预后较差。

（1）肢端型皮痹：初期可有低热，关节疼痛、瘙痒，全身不适，多伴有雷诺现象；皮损初期为非凹陷性水肿，以后肢端硬化、萎缩，有蜡样光泽，指变细、强直、屈伸困难，可出现溃疡、坏死（各图 11-2-2）。面部皱纹消失，表情缺乏，口鼻变小，张口困难，口周呈放射状沟纹，眼睑闭合不全、耳轮变薄（各图 11-2-3）。口咽、外阴等黏膜可出现干燥萎缩。皮肤硬化自手部开始，继之累及前臂、面、颈、躯干。

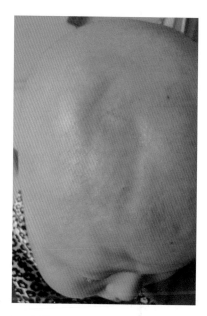

各图 11-2-1 局限性硬皮病

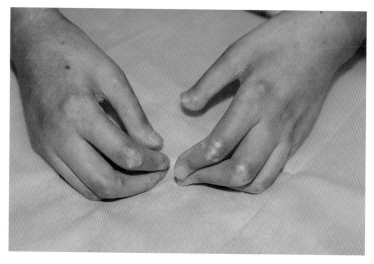
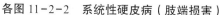

各图 11-2-2 系统性硬皮病（肢端损害）

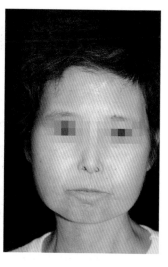

各图 11-2-3 系统性硬皮病（面部损害）

（2）弥漫性皮痹：初期可有低热、乏力、食欲减退、消瘦、关节痛等前驱症状，皮损多数由躯干开始，后累及四肢、面部，对称发生。萎缩较肢端型轻。无雷诺现象，也无肢端硬化和皮肤钙沉着。病情进展迅速，常在很短时间内累及多个内脏系统，以消化系统、呼吸系统多见。一般预后较差，可致死亡。

（3）CREST综合征：临床上以出现皮肤钙质沉着、雷诺现象、指趾皮肤硬化、毛细血管扩张、伴有食管病变等表现为特征者。一般进展缓慢，不累及内脏系统，预后良好。

【组织病理】

早期变化主要为真皮胶原纤维肿胀和均质化。晚期为表皮萎缩、附属器减少或消失。

【诊断与鉴别诊断】

1. 诊断

（1）好发人群：可发生于任何年龄，但青中年女性多见，男女性别比为1∶11～1∶3。

（2）皮损表现：局限性皮痹初起皮损为紫红色斑，逐渐扩大，颜色变淡，皮肤硬化，毳毛脱落，局部无汗，后期皮肤萎缩，色素减退；系统性皮痹可分为水肿期、硬化期、萎缩期。

（3）系统损害：系统性皮痹可侵犯多个内脏系统，以消化系统、呼吸系统多见。

（4）实验室检查：系统性皮痹可出现红细胞沉降率增快，类风湿因子阳性，有抗Scl–70抗体及抗着丝点等自身抗体阳性，X线示指骨末端骨质吸收或软组织钙沉着。

2. 诊断鉴别　本病可与下列疾病进行鉴别：

（1）系统性红斑狼疮：面部多有典型的蝶形红斑，有多脏器损害，肾脏损害较多且重，无肌肉症状，无皮肤发硬表现。

（2）皮肌炎：皮损早期以眼周水肿性紫红斑为特点，四肢无力，近端肌肉酸痛明显，无皮肤发硬表现，内脏病变少见。

【治疗】

（一）中医治疗

1. 分型论治

（1）风寒湿阻证：

主症：皮肤肿胀，似蜡状紧张而发硬，皱纹消失，皮温降低，可伴有瘙痒刺痛、麻木、蚁行感，关节疼痛，活动不利。舌质淡红，苔薄白，脉浮紧。

治法：祛风除湿，温经散寒。

方药：蠲痹汤加减。若风寒较重，加紫苏、细辛；风湿为甚者加秦艽、五加皮。

（2）脾肾阳虚证：

主症：初起皮损处水肿，逐渐变硬萎缩，自觉乏力，畏寒肢冷，关节痛甚至活动受限，腹胀纳呆，大便溏泻，月经不调。舌淡胖嫩或边有齿痕，脉沉细。

治法：温补肾阳，健脾通络。

方药：肾气丸合阳和汤加减。脾阳不足加白豆蔻、黄芪；肾阳虚者加杜仲、巴戟天；大便溏泻或五更泻者加干姜、人参。

（3）寒凝阻络证：

主症：肢端冷紫，四肢皮肤浮肿色白，麻木板硬，面色㿠白，小便清利。舌质紫暗瘀斑，苔白，脉细涩。

治法：温经散寒，活血逐瘀。

方药：黄芪桂枝五物汤合桃红四物汤加减。血虚者加黄精、鸡血藤；气虚者加人参；血瘀者加三棱、莪术；寒凝者加熟附子、制南星。

2. 内服中成药　十全大补丸、人参健脾丸、当归丸、八珍丸、桂附地黄丸、阳和丸、软皮丸等均可选择使用。

3. 外治

（1）中药涂擦疗法：红花 60 g、白酒 250 mL 浸泡 1 周后，取药酒于患处按摩。

（2）中药熏洗疗法：选用大黄、桂枝、川芎、细辛、苏木、红花、肉桂、透骨草、艾叶、伸筋草、徐长卿等药物，水煎浸泡或熏洗患处，每天 1~2 次，每次 15~20 分钟，1 个月为 1 疗程。

（3）热熨疗法：川楝子、椒目等食盐炒后用布包裹，趁热烫熨患处，每天 2 次，每次 15 分钟。

（4）穴位注射疗法：丹参注射液或当归注射液 2 mL，取双侧足三里或手三里穴注射，每穴 1 mL，每周 1~2 次，10 次为 1 疗程。

（5）针灸疗法：

1）局限性皮痹：取阿是穴（皮损局限部位）及皮损处经脉循行的邻近穴位，以毫针针尖向心刺入，阿是穴针距 1~2 cm，留针 30 分钟，皮损处邻近穴位行提泻手法，力使针感传至皮损处，每天 1 次，10 次为 1 疗程。

2）系统性皮痹：主穴取曲池、足三里、中脘、大椎、气海、肾俞、脾俞、肺俞及皮损处阿是穴。根据"实则泻之，虚则补之"的治疗原则，行针刺补泻，隔天 1 次，10 次为 1 疗程。

3）灸法：根据病情选用针刺疗法穴位，采用直接灸（点燃艾条，于穴位之上灸之，以患者感到灼热能耐受为度，每天 1 次，每次 15~30 分钟）或间接灸方式（艾炷放置于姜片或药饼上，每天 1 次，每次 3~7 壮）。

4）梅花针疗法：在患处轻轻叩刺，每天 1 次。

5）耳针疗法：取耳、肺、枕、内分泌、肾上腺、肝、脾、肾、胃等穴位，留针 30 分钟，2 天 1 次。

（二）西医治疗

1. 糖皮质激素，泼尼松每天 30 mg，对肢端型或伴肺肾损害者不宜使用。

2. 秋水仙碱每天 0.5~1.5 mg。

3. 积雪苷，口服或肌内注射。

（三）中西医结合治疗思路

由于本病西医治疗手段较少，且副作用较大，因此以中医治疗为主。急性期使用糖皮质激素、免疫抑制药等控制病情。对于局部病灶以外治法为主，主要选用局部温热作用的治疗；系统性的应内外同治，辨证使用温补阳气、活血化瘀等治法。

【预防与调摄】

1. 注意保暖，避免受寒，防止外伤。

2. 高蛋白、高纤维素饮食。

3. 生活规律、防止精神刺激和精神过度紧张，保持愉快乐观的情绪。

4. 适量运动，如参加太极拳、气功等健身活动。

【临床研究进展】

研究表明本病的发生与遗传、环境因素、免疫的影响、胶原产生过度及成纤维细胞功能异常、血管功能异常均有关。miRNA、组蛋白修饰、DNA 甲基化、蛋白的乙酰化会影响基因的表达，职业性暴露于二氧化硅粉尘、氯乙烯或药物（博来霉素）等也可能诱发本病。靶向治疗和干细胞移植等新的治疗方式的临床效果和安全性还有待研究。

【医家经验与争鸣】

国医大师禤国维认为本病主要由于肝肾不足，气血两虚，寒凝血瘀，痹阻脉络而致肌肤失养，在进展期应以补益气血、温阳散寒、活血通络为主，方用阳和汤、四物汤、当归补血汤等加味；稳定期应以补益肝肾，祛瘀通络为主，方用六味地黄汤加减，可加用灵芝、积雪草等调节免疫。

【参考文献】

[1] 杨书琦，张慧芳，宋书林，等. 系统性硬化症发病机制的研究进展 [J]. 医学综述，2018, 24(01):

17-21.

[2] 丁木云，黄咏菁，李红毅，等. 国医大师褚国维教授分期论治硬皮病经验 [J]. 中医药导报，2019，25(01): 30-34.

（闫小宁）

第三节　皮肌炎

　　皮肌炎（dermatomyositis）是一种以红斑、水肿为皮损特点，伴有肌无力和肌肉炎症、变性的疾病，主要累及皮肤和血管，常伴有关节、心肌等多器官损害。本病各年龄段均可发病，女性患病率高于男性。中医可归属为"肌痹"范畴。

【病因及发病机制】

　　中医认为本病是先天禀赋不足，外受风寒湿热邪气，痹阻肌肉，气血运行不畅，筋肉失去濡养所致。

　　现代医学认为本病病因尚不明确，考虑本病可能与肌肉用力过度、弓形虫感染、病毒感染、自身免疫、遗传等多种因素有关。

【临床表现】

　　本病早期症状为全身乏力及肌肉疼痛、关节痛，有时伴有雷诺现象。有特征性的皮肤损害，如披肩状或 V 形皮疹、Gottron 丘疹，以及以眼睑为中心、伴眶周水肿的暗紫色皮疹，肘、膝关节伸侧、上胸三角区红斑鳞屑性皮疹，面部皮肤异色病样改变，"技工"手、钙质沉着等。后期可出现运动功能障碍，肌肉萎缩、挛缩或纤维化。也可有关节、肺部、心脏等病变，少数患者并发恶性肿瘤。（各图 11-3-1，各图 11-3-2）

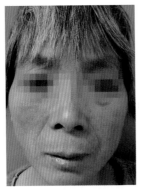

各图 11-3-1　皮肌炎（面部损害）
（第四军医大学西京皮肤医院　肖月园　供图）

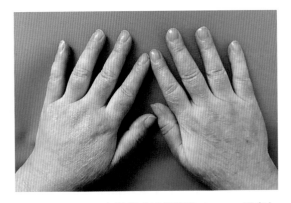

各图 11-3-2　皮肌炎（手部损害 Gottron 丘疹）
（第四军医大学西京皮肤医院　肖月园　供图）

【组织病理】

　　肌肉局灶性、弥漫性炎症，淋巴细胞、浆细胞、组织细胞和巨噬细胞环绕于肌纤维和小血管周围。肌纤维肿胀，横纹消失，肌浆透明化，呈不同程度变性，严重时肌纤维断裂，呈颗粒状及空泡变性以及巨噬细胞吞噬退行性变肌肉的碎片。

【诊断与鉴别诊断】

　　1. 诊断

（1）肌肉对称性软弱无力，有时有吞咽困难或呼吸肌无力。

（2）肌肉活检可见受累的肌肉有变性、再生、坏死、吞噬作用和单一核细胞浸润表现。

（3）血清中骨骼肌酶增高，特别是肌酸激酶、氨基转移酶、乳酸脱氢酶和醛缩酶。

（4）肌电图为肌病表现。

（5）皮肌炎典型皮疹。

2．鉴别诊断　本病可与下列疾病进行鉴别：

（1）系统性硬皮病：病变为非炎症性水肿硬化，可累及内脏，多伴有雷诺现象，运动受限因皮肤及肌肉纤维化，而无肌实质变性。

（2）系统性红斑狼疮：皮肌炎皮损四肢及躯干较广泛，好发于关节伸面，SLE 多发于四肢末端，为小片红斑、紫癜等皮疹，肌肉症状较少，抗 dsDNA 和抗 Sm 抗体阳性，狼疮带实验阳性。

【治疗】

（一）中医治疗

1．分型论治

（1）热毒蕴结证：

主症：高热烦躁，肌肉关节酸痛无力，胸闷心悸，皮肤呈紫红色水肿性斑，可伴瘀点瘀斑。舌质红绛，苔黄厚，脉数。

治法：清热解毒，化瘀通络。

方药：清营汤加减。

（2）寒湿痹阻证：

主症：缓慢发病，全身肌肉关节疼痛酸软无力，皮肤有暗红色斑块、肿胀，形寒肢冷。舌质淡，苔白，脉沉细而缓。

治法：温阳散寒，除湿通络。

方药：当归四逆汤合乌头汤加减。

（3）气血阴阳亏虚证：

主症：疾病迁延不愈，消瘦无力，肌肉萎缩，运动功能障碍，低热不退，倦怠头昏，食少纳差，腹胀便溏。舌质淡，苔白，脉沉细而缓。

治法：补益气血，调和阴阳。

方药：八珍汤合益胃汤加减。

2．内服中成药

（1）补中益气丸：补中益气，升阳举陷。适用于气血亏虚证及疾病恢复期。

（2）大补阴丸：滋阴降火。适用于疾病恢复期及有阴虚症状的患者。

（3）六味地黄丸：滋阴补肾。适用于病程较长，肝肾亏虚的患者。

3．外治

（1）蜡疗：可用于关节肌肉酸痛，或活动受限的部位，每天 1 次。

（2）中药药浴疗法：用于肌肉肿胀疼痛患者，方药：伸筋草 30 g，透骨草 30 g，红花 10 g，煎水泡洗。可配合局部按摩，每天 1 次。

（二）西医治疗

1．口服药物治疗　糖皮质激素口服，急性期使用泼尼松 60～100 mg/d，分 3 次口服；免疫抑制药，如硫唑嘌呤，甲氨蝶呤，环磷酰胺等。

2．其他　血浆置换、蛋白同化剂注射或口服。

（三）中西医结合治疗思路

本病病情复杂，单纯西医治疗副作用较大，应在使用糖皮质激素、免疫抑制药等迅速控制病情的同时，使用中药辨证施治，以降低西药的副反应，同时减少激素逐渐停药的不适症状，扶正固本。可配合使用针灸、推拿、水疗等防止肌肉萎缩。

【预防与调摄】

1. 正常作息，避免劳累。

2. 增强抵抗力，避免感冒等感染。

【临床研究进展】

有文献报道，DNA 甲基化异常，一些非编码 RNA 通过影响细胞因子分泌，参与皮肌炎的发病，未来非编码 RNA 也可作为早期诊断标志或作为治疗该疾病的靶点。

【医家经验与争鸣】

国医大师禤国维认为本病的发生与脾肾不足有关，脾肾亏虚，风湿热邪侵袭皮肤，阻滞经络，气血运行不畅，发为本病，治疗应以六味地黄丸加减。用药多以五加皮、芡实补肾强筋骨，灵芝、鸡血藤、黄芪补气养血活血。

【参考文献】

[1] 赵辨. 中国临床皮肤病学 [M]. 南京：江苏凤凰科学技术出版社，2010.

[2] 杨伊莹，左晓霞，朱红林，等. 皮肌炎 / 多肌炎表观遗传学标志物的研究进展 [J]. 北京大学学报（医学版），2019, 51(2)1-7.

[3] 熊佳，朱培成，李红毅，等. 国医大师禤国维论治皮肌炎经验 [J]. 中国中医药信息杂志，2019, 26(01): 116-118.

（闫小宁）

第四节　重叠综合征

重叠综合征（overlap syndrome，OS）是指具有两种或两种以上同时或先后存在的结缔组织病。本病通常发生在四种传统结缔组织病中，分别是：系统性红斑狼疮（SLE）、系统性硬皮病（SSc）、皮肌炎 / 多肌炎（DM/PM）、类风湿关节炎（RA）。临床特征主要取决于所重叠的结缔组织病病种。青壮年妇女多发。中医称为"重叠皮内伤"。

【病因及发病机制】

中医学认为本病因素体亏虚，复感湿热，邪阻经络，气血瘀滞，致肌肤失养，筋骨痹阻，脏腑受损而成。本病为本虚标实之证，以肾阴虚、肾阳虚为本，湿热、瘀阻为标。

现代医学认为本病发病与细胞免疫、体液免疫紊乱有关。细胞免疫与 T 细胞的免疫异常及调节机制异常有关。

【临床表现】

（一）SLE 相应的重叠综合征

1. SLE 与 SSc 重叠　起初期为典型的 SLE 症状，以后出现 SSc 症状，雷诺现象发生率高。有些患者起病时即有 SLE 和 SSc 双重表现，并能符合这两种疾病的分类标准。

2. SLE 与 RA 重叠　两种疾病可同时或先后出现，除 SLE 的症状外，往往有较严重的关节病变，如关节炎、关节变形和强直等。

3. SLE 与 DM/PM 重叠　除 SLE 的症状外，还有四肢近端肌力降低、肌痛等。

4. SLE 与结节性多动脉炎（PN）重叠　除有 SLE 临床表现，还有特征性的皮肤触痛性结节，多见于下肢，沿动脉分布；多见周围和中枢神经症状、肺部表现、腹痛和肌痛等。

（二）SSc 相应的重叠综合征

1. SSc 与 DM/PM 重叠　除 SSc 的症状外，还有较重的肌痛、肌无力、Gottron 征、曝光部位的皮损等。

2. SSc 与原发性胆汁性肝硬化（PBC）重叠　发生该综合征的 SSc 主要是局限皮肤型，此类患者中 84% 出现 PBC 的临床表现。

3. SSc 与 RA 重叠　患者能同时或先后符合 SSc 与 RA 的分类标准，约 60% 的 SSc 患者有明显的滑膜炎。

（三）其他重叠形式

均可发生表现相应疾病的症状。

本病的预后取决于其类型，重叠综合征预后较单纯的结缔组织病预后差。

【实验室检查】

不同的重叠综合征有不同的实验室检查发现。SLE 和 SSc 重叠：ANA 高滴度阳性。SLE 与 PM 重叠：血清肌浆酶增高，24 小时尿肌酸排出量增加。SSc 与 DM/PM 重叠：抗 PM-Scl 抗体阳性。

【诊断与鉴别诊断】

1. 诊断

（1）好发于青壮年妇女。

（2）患者同时或先后具有两种或两种以上的结缔组织病的共同表现，并符合各自诊断标准。

2. 鉴别诊断　本病可与下列疾病进行鉴别：

（1）混合性结缔组织病：患者可兼有 SLE、SSc、DM/PM、RA 的临床表现，但不能独立诊断为其中任何一种疾病，特异性抗体抗 U1-RNP 抗体阳性。

（2）未分化结缔组织病：结缔组织病患者在疾病的早期阶段，可能仅表现出 1~2 个可疑的临床和实验室特征，通常不足以诊断。

【治疗】

（一）中医治疗

1. 分型论治

（1）肾阴亏虚证：

主症（红斑狼疮与硬皮病重叠）：低热，斑疹淡红，口干舌燥，吞咽困难，形体羸瘦，肌肉疼痛，头昏健忘，耳鸣耳聋，腰膝酸软。舌红少苔，脉细数。

治法：滋阴补肾，甘凉濡润。

方药：首乌地黄汤加减。大便秘结者加火麻仁、瓜蒌仁以润肠通便。

（2）脾肾阳虚证：

主症（红斑狼疮与皮肌炎重叠）：眼周皮疹暗红，肌肉疼痛，关节酸痛，面色㿠白，倦怠头晕，夜尿频多，腰膝酸冷，畏寒肢冷。舌淡苔白，脉沉细。

治法：温补脾肾，调和营卫。

方药：右归丸合桂枝龙骨牡蛎汤加减。肢端冷甚者加制川乌、细辛以温经通络。

（3）湿热阻滞证：

主症（红斑狼疮与干燥综合征重叠）：身热不扬，脘腹痞闷，口干口苦，渴不多饮，小便短赤，大便黏腻。舌红苔黄腻，脉滑数。

治法：除湿清热，健脾和胃。

方药：平胃散合二妙丸加减。脘腹痞闷明显者加枳壳、砂仁以理气化湿。

（4）气滞血瘀证：

主症（红斑狼疮与结节性多动脉炎重叠）：皮下结节，紫斑，甚至溃疡，食少干呕，胸胁胀闷。舌质紫暗，苔少，脉弦涩。

治法：理气通脉，活血祛瘀。

方药：血府逐瘀汤加减。结节严重者加玄参、浙贝母以解毒散结。

2. 内服中成药

（1）左归丸：滋肾补阴。适用于肾阴亏虚证。

（2）右归丸：益气复脉，养阴生津。适用于脾肾阳虚证。

（3）血府逐瘀胶囊：活血祛瘀，行气止痛。适用于气滞血瘀证。

（4）龙胆泻肝丸：清肝胆，利湿热。适用于湿热阻滞证。

3. 外治法

（1）活血散合金黄散：皮下结节，顽固不化时，可用其 1：1 的比例调涂患处，每天 2 次。

（2）针刺疗法：主穴肾俞、命门、气海；配穴足三里、三焦俞、三阴交。施补法，针刺得气后留针 30 分钟，1～2 天 1 次。

（二）西医治疗

主要依据重叠综合征所重叠的临床类型及患者发病的具体情况来考虑相应的治疗方案。

1. 糖皮质激素　对皮疹、浆膜炎、关节炎、肌炎、贫血、白细胞减少等疗效良好。使用时，应早期、足量使用，待症状缓解后，再根据具体情况合理减量。

2. 免疫抑制药　如环磷酰胺等，配合激素使用减少激素用量或用于激素耐药者。

3. 根据患者其他具体情况对症处理。

（三）中西医结合治疗思路

本病根据发病的阶段采用不同的中西医结合治疗方法，急性期以糖皮质激素、免疫抑制药为主，中药治疗为辅，以控制病情。待病情控制后，以最小激素配合中药辨证论治，中西药灵活应用。

【预防与调摄】

1. 注意休息，防止过劳，避免精神刺激。

2. 避免日晒，注意保暖，防治感染。

3. 育龄女性应避免妊娠。

【临床研究进展】

有文献报道，SLE/SSc 皮肤受损的患者年龄偏大，发展为肾小球肾炎的概率低，肺部受损发生率较单纯 SLE 高。

【医家经验与争鸣】

艾儒棣认为本病为本虚标实之证，本虚为脾肾阳虚，标实为风寒湿闭阻肌肤。治疗上以温补脾肾壮阳治其本；以活血通络软坚，祛风除湿散寒治其标为原则。

【参考文献】

[1] 陈玲玲，刘文博，王海龙，等. 重叠综合征研究进展 [J]. 中国卫生检验杂志，2015, 25(08): 1280-1281.

[2] 陈明岭，艾华. 当代中医皮肤科临床家丛书：艾儒棣 [M]. 北京：中国医药科技出版社，2014.

（周　萌）

第五节　干燥综合征

干燥综合征（Sjögren's syndrome，SS）是一种累及全身外分泌腺的自身免疫性疾病。以眼和口腔干燥为特点，主要侵犯泪腺和唾液腺，可累及多个器官而出现复杂的临床表现。本病有原发性和继发性两类，前者有干燥性角膜结膜炎和口腔干燥，不伴其他结缔组织病；后者则伴发结缔组织病或其他疾病。免疫学特征为高滴度的抗 SS-A（Ro）和抗 SS-B（La）抗体。本病在我国人群的患病率为 0.3%～0.7%，以中年女性多见。中医称为"燥毒症"。

【病因及发病机制】

中医学认为因外燥、内燥等因素影响机体津液代谢，导致阴阳偏胜，虚、毒、瘀互相搏结而发为本病。

1. 因邪致燥　燥邪致津液失充，体液外泄，燥盛不已，蕴酿成毒；或久服金药毒，化燥伤阴，致津亏枯涸，发为燥病。

2. 因虚致燥　素体阴虚，精血不足，不能濡润脏腑、四肢百骸，故燥象相伴而生，出现全身阴虚内热诸症；女子有经、带、胎、产之变，精耗血损，故多发本病。

3. 因瘀致燥　瘀血内停，导致气机受阻，水津不布而致燥。

现代医学认为本病病因尚未明了。患者血清中有高频出现的抗 SS-A（Ro）、抗 SS-B（La）抗体，患者唾液腺中小的淋巴细胞浸润灶主要由 B 淋巴细胞与浆细胞组成，较大病变主要由 T 淋巴细胞组成，其组织损伤机制可能是抗体依赖细胞介导的淋巴细胞毒反应，说明本病是以唾液腺和泪腺病变为主的自身免疫性疾病，另外本病的发病还可能涉及遗传、激素和感染等多种因素。

【临床表现】

本病起病及进展缓慢，少数患者为急性发病，发展快。

1. 眼部损害　呈干燥性角膜结膜炎，常表现为眼异物感、灼热感、干燥及易疲劳，反复发生眼红、眼痒、眼痛、畏光、视物模糊，内眦有丝状黏液性分泌物（尤其在睡醒时）及泪液减少，角膜可有许多散在浸润小点、糜烂或溃疡，甚至穿孔合并虹膜脉络膜炎。

2. 口腔损害　较重时表现为口腔干燥，唾液减少，唇干，唇皲裂疼痛，舌红干燥有裂纹，可伴有溃疡、口臭、龋齿和牙龈炎；牙齿可逐渐变黑，继而呈粉末状或小块破碎脱落，最终只留残根，称为"猖獗龋"；约半数患者反复发生腮腺肿痛，严重时可形成松鼠样脸。若腮腺持续肿大，质地坚硬或呈结节状，应警惕恶性淋巴瘤的可能。

3. 皮肤损害　约半数病例表现为皮肤干燥，其皮肤表面附有细薄鳞屑；部分如鱼鳞病样皮损，部分伴全身严重瘙痒，可继发皮肤肥厚、苔藓样变、色素沉着；外生殖器、肛门、阴道等皮肤黏膜可干燥或萎缩；毛发干枯、稀疏、易脆断。可伴发结节性红斑、非血小板减少性紫癜、雷诺现象和血管炎等。

4. 关节损害　大部分患者有关节肿胀或关节炎，有半数患者可合并类风湿关节炎。

5. 系统症状　可伴呼吸道干燥、间质性肺炎、肺纤维化等呼吸道病变，此外还可导致消化道、泌尿道、神经系统等病变。部分患者可出现局部或全身淋巴结肿大、肝脾大、局灶性肌炎、假性淋巴瘤等。

继发性干燥综合征常合并结缔组织病（如系统性红斑狼疮、硬皮病、混合结缔组织病）和相关疾病（如类风湿关节炎）。

本病早期症状较轻时，经对症处理，眼干、口干、皮肤干燥等问题一般可有效缓解，如伴发系统损害时，则预后较差。

【实验室检查】

1. 血液检查　抗 SS-A（Ro）抗体在原发性干燥综合征中阳性率达 70%～75%，抗 SS-B（La）抗体阳性率则为 48%～60%，前者敏感性高，后者特异性较强，有系统性损害的患者两者阳性率更高。可有轻度贫血、白细胞减少、嗜酸性粒细胞增多、红细胞沉降率增快、C 反应蛋白增高。抗核抗体阳性率为 17%～68%，抗 dsDNA 抗体少见。类风湿因子阳性率高，常为 IgM 型。抗唾液腺导管上皮细胞抗体阳性率为 25%，抗甲状腺球蛋白阳性率 30%～40%。

2. 唾液腺功能检测 含糖试验可测唾液分泌量；腮腺造影或腮腺扫描，可判断唾液腺受损程度。

3. 泪腺功能检测 用 Schirmer 试验测定泪流量；或做角膜染色试验观察角膜浅层染色点。

【组织病理】

皮肤做直接免疫荧光检测示表皮基底层和基底层旁有 IgG 沉着。特征性病理为泪腺、腮腺和颌下腺内呈大量淋巴细胞浸润，以 B 淋巴细胞为主。重度病例形成以 B 细胞为主的淋巴结生发中心，腺体萎缩，导管上皮细胞增殖形成"上皮 – 肌上皮细胞岛"，腺管狭窄或扩张，后期被纤维组织替代。

【诊断与鉴别诊断】

（一）诊断

欧洲 2002 年修订的分类标准较具有代表性，具体如下：

1. 口腔症状 3 项中有 1 项或 1 项以上：①每天感到口干，持续 3 个月以上。②成年后腮腺反复或持续肿大。③吞咽干性食物时需用水帮助。

2. 眼部症状 3 项中有 1 项或 1 项以上：①每天感到不能忍受的眼干持续 3 个月以上。②感到反复有沙子进眼或沙磨感。③每天需要人工泪液 3 次或 3 次以上。

3. 眼部体征 下述检查任 1 项或 1 项以上阳性：① Schirmer 试验（+）（≤ 10 mm/5 min）；②角膜染色（+）（≥ 4 分）。

4. 组织学检查 下唇腺病理示淋巴细胞灶≥ 1（指 4 mm³ 组织内至少有 50 个淋巴细胞聚集于唇腺间质者为一灶）。

5. 唾液腺受损 下述检查任 1 项或 1 项以上阳性：①唾液流率（+）（≤ 1.5 mL/15 min）。②腮腺造影（+）。③唾液腺核素检查（+）。

6. 自身抗体 抗 SS-A（Ro）或抗 SS-B（La）抗体（+）（双扩散法）。

（二）具体判定方法

1. 原发性 SS 无任何潜在疾病情况下，有下述 2 条则可诊断：①符合上述标准条目中的 4 条或 4 条以上，但必须含有条目 4 和 / 或 6。②条目 3、4、5、6 条中任 3 条阳性。

2. 继发性 SS 患者有潜在疾病（如任一结缔组织病），符合条目 1 和 2 中任 1 条，同时符合 3、4、5 中任 2 条。

诊断 1 或者 2 均须排除头颈面部放疗史、丙型肝炎病毒感染、AIDS、结节病、淋巴瘤、抗乙酰胆碱药的使用等。

（三）鉴别诊断

本病需与下列疾病相鉴别：

1. 结节病 临床上有肺部特征，胸部影像检查和组织活检为非干酪性肉芽肿。

2. 淋巴瘤 组织病理检查可鉴别。

【治疗】

（一）中医治疗

1. 分型论治

（1）燥盛成毒证：

主症：目赤口干，唇焦燥渴，毛发干燥、稀少而脆，易脱落，关节、肌肉酸痛，兼身热夜甚，偶有壮热。舌质红绛，苔少，脉细数。

治法：清营解毒，养阴润燥。

方药：犀角地黄汤加减。发热甚者，加鲜芦根以清热养阴。

（2）气阴两虚证：

主症：久病体虚，少气懒言，双目干涩，视物不明，口干唇燥，咽干少津，牙齿色枯欠润，皮肤干燥瘙痒，伴五心烦热、形体干瘦、大便秘结。舌质红，边有齿痕，苔少或无苔，脉细或细数。

治法：益气养阴，润燥解毒。

方药：生脉散合沙参麦冬汤加减。皮肤干痒者，加玄参、玉竹润燥止痒。

（3）痰瘀壅滞证：

主症：口、鼻干燥，颈项处可触及大小不等的痰核，腮部肿硬，关节、肌肉酸痛，肢端冰冷，色泽紫暗。舌质暗红，苔少，脉细涩。

治法：活血化瘀，祛痰散结。

方药：血府逐瘀汤加减。颈部淋巴结硬肿者加猫爪草、土鳖虫以化痰软坚散结。

2. 内服中成药

（1）皮肤病血毒丸：清热利湿解毒、凉血活血散瘀。适用于燥盛成毒证。

（2）生脉饮：补气益阴。适用于气阴两虚证。

（3）血府逐瘀胶囊：活血祛瘀，行气止痛。适用于痰瘀壅滞证。

3. 外治

（1）药物疗法：凡唇燥、鼻干者，可选用紫草油外涂，或生肌玉红膏，或胡桃仁油；凡见口、舌糜烂者，可选用锡类散、珠黄散，漱口或洗净后，外掺上方中任一方。

（2）非药物疗法：①毫针法，主穴足三里、中极；口干配合谷、地仓、承浆；眼干配鱼腰、睛明、四白；腮肿配颊车、下关；皮肤瘙痒配曲池、血海。②耳针法：主穴肾、皮质下、内分泌、神门；口干配口；眼干涩配眼；腮肿配腮、脾；关节痛配肝、相应部位。

（二）西医治疗

目前以对症处理为主，眼干者以 0.5% 羧甲基纤维素作为人造泪液。严重者可将泪小管封闭或鼻泪管堵塞。口干可给服枸橼酸或柠檬汁以解渴。避免应用减少唾液分泌的药，如阿托品类、利尿药、某些抗高血压药物、抗抑郁药物及抗组胺制剂等。溴苄环己胺（必嗽平）能增加支气管的分泌，减少其黏稠度，对本病眼及口干燥亦能明显缓解，并可减少皮肤及阴道干燥感，用量：16 mg，每天 3 次。

合并有其他外分泌腺累及的患者常需用糖皮质激素治疗，小剂量泼尼松可减轻症状，较大剂量对肺纤维化或周围神经病变等合并症有效。急性腮腺肿胀应用糖皮质激素亦有帮助。有些病例用免疫抑制药有一定效果。慢性腮腺肿大禁用外科手术或 X 线照射。继发性患者应首先治疗合并的结缔组织病。

（三）中西医结合治疗思路

根据病情常采用中西医联合用药，对于有重要脏器受累者，应使用激素类药物，剂量因病情轻重而定，病情进展迅速者还应联合免疫抑制药。在西药基础上灵活运用中药疗法，不仅可有效改善治疗效果，还可减轻西药所带来的不良反应，减少复发。因此在临床中，依据互补原则，灵活准确地选择中西医结合治疗，才能取得更好的临床效果。

【预防与调摄】

1. 避免用减少唾液腺分泌的药物如阿托品及抗组胺制剂。

2. 龋齿是本病的合并症，应注意口腔卫生。

3. 慢性腮腺肿大禁用外科手术或 X 线照射。

4. 口咽干燥时可含话梅、藏青果以生津止渴，忌食肥甘厚味及辛辣之品。

【临床研究进展】

有文献报道，通过建立唇腺导管上皮细胞体外培养的方法，初步观察了 7 例 SS 患者唇腺导管上皮细胞在体外培养的生长特性，得出 LPS-TLR4-CD14 信号传导通路参与了 SS 的发病，进而揭示感染与 SS 发病有关。袁斯远等人通过分组检测 40 只 8 周龄干燥综合征 NOD 小鼠中的 T、B 淋巴细胞浸润量以及水通道蛋白 5（AQP5）表达水平，得出增液润燥汤能够有效抑制 NOD 小鼠颌下腺中 T 和 B 淋巴细胞浸润，促进 AQP5 的表达。

【医家经验与争鸣】

孟如在辨治本病时提出三大观点：润燥当需益气，治燥尚须兼固脾肾，润燥兼治继发病。本病为阴虚之体，治疗以养阴益气、生津润燥作为主要治疗原则。本病可累及多系统，故除用甘润之品治燥外，调补脾（胃）、肾之气阴亏虚亦较为重要。

马永桢在治疗本病时提出两个观点：其一，补阴为本，守法权变；其二，运脾化湿，输津承液。对于脾虚失运，水湿内盛，津液不得上承而致燥者，马氏善用生薏苡仁、草薢、苍术、白术、茯苓、山药等加减，取其运脾化湿承津之用。

【参考文献】

[1] 张东霞，潘泫，何君，等. 脂多糖对干燥综合征患者唇腺上皮细胞表达 TLR4 及 CD14 的影响 [J]. 中华全科医学，2018, 16(02): 305-308.

[2] 袁斯远，温彬宇，张允岭，等. 增液润燥汤对干燥综合征 NOD 小鼠颌下腺中 T、B 淋巴细胞浸润及 AQP5 表达水平的影响 [J]. 中华中医药杂志，2017, 32(08): 3483-3486.

[3] 范瑞强，邓丙戌，杨志波. 中医皮肤病学：临床版 [M]. 北京：科学技术文献出版社，2010.

（周　萌）

第六节　混合性结缔组织病

混合性结缔组织病（mixed connective tissue disease，MCTD）是指兼有系统性红斑狼疮（SLE）、皮肌炎/多肌炎（DM/PM）、系统性硬皮病（SSc）及类风湿关节炎（RA）的临床表现，但又不能独立诊断为其中任何一种疾病的临床综合征。常见雷诺现象、双手肿胀、关节痛或关节炎、肌炎、肺动脉高压等症状，免疫学特征为高滴度的斑点型抗核抗体（ANA）和 U1- 抗核糖核蛋白（U1-RNP）抗体。好发于 30~40 岁女性。中医称为"混合皮内伤"。

【病因及发病机制】

先天禀赋不足，复感风寒湿之邪。邪阻脉络，致寒凝血瘀；或脾肾阳虚，致阳虚血瘀；或肝肾阴亏，致阴虚血瘀。本病为本虚标实之证，肾虚为本，脉络瘀阻为标。虚、寒、瘀为其特点。

现代医学认为发病机制与 SLE、DM、SSc 等疾病类似，与遗传、病毒感染或其他有害因素作用有关。

【临床表现】

有各种结缔组织病的临床症状，但多种临床表现不是同时出现，不同的患者表现亦不尽相同。

1. **皮肤表现**　早期有雷诺现象及手肿胀。雷诺现象占 84%~87%；手指肿胀呈腊肠样外观，晚期手指皮肤硬化，远端变细，可有坏死和溃疡，不如 SSc 严重。此外，还有面部肿胀似 SSc 早期表现、面部红斑多呈不典型的蝶形红斑、手指背可有类似于皮肌炎 Gottron 征样皮疹、口腔溃疡、结节性红斑等表现。

2. **关节症状**　关节疼痛及僵硬，可有关节肿胀，其临床特点与 RA 相似。

3. **肌肉损害**　四肢近心端肌肉压痛，肌力减退，炎性肌病的表现与典型 PM 相同。

4. **系统损害**　约 85% 患者有肺部损害，主要表现为肺间质纤维化、胸膜炎、肺动脉高压和肺实质损害四大特征；此外，还有心脏损害、肾脏、消化道、神经系统的损害。

关于本病的预后类似 SLE，但较 SSc 好。进行性肺动脉高压及心脏并发症是主要死亡原因。

【实验室检查】

1. **一般检查**　有贫血和白细胞减少，高丙种球蛋白血症，红细胞沉降率加快，血清肌酶升高，免疫复合物增高等。

2. **免疫学检查** ANA 阳性率 100%，多为高滴度、斑点型；抗 U1-RNP 抗体是特征性抗体，阳性率 100%，呈高滴度；约 47% 患者抗 SS-A 抗体阳性，而抗 Sm 和抗 SS-B 抗体阴性。

【组织病理】

特征是广泛的增殖性血管病变，主要见于中小动脉。阻塞性血管损害是主要表现。皮肤间接免疫荧光检查可见表皮棘细胞核有斑点状荧光染色，主要是 IgG 沉积。

【诊断与鉴别诊断】

1. **诊断** Sharp 在 1986 年提出的分类标准具有较高的特异性。标准如下：

（1）肌炎（严重）。

（2）肺部损害：肺一氧化碳弥散功能＜预计值的 70%，或肺动脉高压，或肺活检示血管增殖性损害。

（3）雷诺现象或食管蠕动功能异常。

（4）手肿胀或手指硬化。

（5）抗 ENA 抗体滴度＞1：10000，且抗 U1-RNP 抗体阳性，抗 Sm 抗体阴性。

确定诊断需符合上述四项主要标准，且抗 U1-RNP 抗体滴度＞1：4000，抗 Sm 抗体阴性。

2. **鉴别诊断** 本病需与下列疾病相鉴别：

（1）SLE：抗 ds-DNA 抗体或抗 Sm 抗体阳性。

（2）DM：有典型的双上眼睑暗紫色水肿性斑疹及 Gottron 丘疹，可见抗合成酶抗体、抗 Mi-2 抗体等抗体阳性。

（3）SSc：手指硬化较重，可见抗 Scl-70 抗体、抗着丝点抗体等抗体阳性。

【治疗】

（一）中医治疗

1. **分型论治**

（1）寒凝血瘀证：

主症：指（趾）端苍白、青紫、发红，伴麻木刺痛，肿胀发热，蝶形红斑，皮肤瘀斑，肢端硬冷，关节疼痛。舌暗淡，有瘀斑，苔薄白，脉沉细无力。

治法：活血化瘀，温经散寒。

方药：当归四逆汤加减。关节痛较剧者加独活、秦艽以祛风通络。

（2）阳虚血瘀证：

主症：指（趾）肿胀，活动不利，关节酸痛，畏寒肢冷。舌质淡红且胖，苔薄白，脉细缓。

治法：补肾壮阳，温经和营。

方药：麻桂四物汤加减。阳虚甚者加附子、干姜以补火助阳。

（3）阴虚血瘀证：

主症：指背弥漫肿胀，可见萎缩性红斑，甚者溃疡坏死，面部盘状红斑，发热咽干。舌质红，无苔，脉细数。

治法：养阴清热，益气活血。

方药：益胃汤加减。发热者加板蓝根、生石膏以清热凉血。

2. **内服中成药**

（1）雷公藤多苷片：祛风除湿，活血通络。适用于各证型。

（2）独活寄生丸：养血舒筋，祛风除湿。适用于寒凝血瘀证。

3. **外治**

（1）熏洗疗法：选用透骨草、桂枝、红花、地骨皮等煎水熏洗。

（2）局部皮肤红斑，用白玉膏外搽；肢端发凉麻木，选红灵酒外搽；溃疡者，用红油膏外涂。

（3）针刺疗法、推拿、按摩等疗法，对于改善症状、防止肌肉萎缩等有一定帮助。

（二）西医治疗

本病的治疗目前以 SLE、DM、SSc 及 RA 的治疗原则为基础。

1. 非甾体抗炎药 对轻度的关节炎、肌肉疼痛等有效，如布洛芬。

2. 抗疟药 对皮肤损害有效，如羟氯喹。

3. 糖皮质激素 剂量取决于病情的严重程度，小剂量（15～30 mg）糖皮质激素对发热、贫血、白细胞减少、关节炎、浆膜炎等有效，对重症肌炎、肾损害可大剂量糖皮质激素治疗。

4. 免疫抑制药 对于症状严重者或单用激素疗效差者，可合并使用免疫抑制药，包括环磷酰胺、硫唑嘌呤、甲氨蝶呤等。

（三）中西医结合治疗思路

本病西医以激素、免疫抑制等治疗为主，如治疗效果不佳者，可配合中药治疗。中医主要采取辨病与辨证相结合，急时以温阳化瘀为主，缓时以益肾为主。

【预防与调摄】

1. 避免日晒，防寒保暖。

2. 注意休息，防止过度劳累，调情志，生活规律。

【临床研究进展】

有文献报道，混合性结缔组织病患者在孕期疾病可出现活动，表现为关节炎、短暂性蛋白尿和血小板下降等。

【医家经验与争鸣】

陈效勤将本病分为 3 型。寒凝血瘀型治以活血化瘀、温经散寒，用桂枝红花汤加减。气滞血瘀型以疏肝理气、活血化瘀，用疏肝活血汤加减。脾肾阳虚型治以温补脾肾、活血利尿，用脾肾虚方加减。

【参考文献】

[1] 王大鹏，梁梅英. 妊娠合并混合性结缔组织病临床分析 [J]. 中国妇产科临床杂志，2018, 19(03): 208-210.
[2] 范瑞强，邓丙戌，杨志波. 中医皮肤病学：临床版 [M]. 北京：科学技术文献出版社，2010.

（周　萌）

第七节　红斑狼疮与扁平苔藓重叠综合征

红斑狼疮与扁平苔癣重叠综合征（LE/LP overlap syndrome）是指皮损在临床表现、组织病理、免疫病理方面同时具有红斑狼疮（LE）和扁平苔藓（LP）疾病特征，不能明确诊断两种疾病中的任何一种，称之为 LE/LP 重叠综合征。LE/LP 重叠综合征可有三种皮损：LE 样损害、苔藓样丘疹及疣状损害。本病无中医确切病名，可归属于"红蝴蝶疮""紫癜风"范畴。

【病因及发病机制】

中医学认为本病发病总由先天禀赋不足，肝肾亏虚而成。日光暴晒，外热入侵，热毒入里，内外相搏，瘀阻脉络，内伤脏腑，外伤肌肤而发病。或机体阴血不足，脾失健运，湿蕴不化，外感风热，风湿蕴聚，郁久化毒，发于肌肤。或因肝肾不足，阴虚内热，虚火上炎于口而致，正气不足无力祛邪，致使风湿凝滞，郁于肌肤发为本病。六淫侵袭，劳倦内伤，七情郁结，妊娠分娩，日光暴晒，内服药物都可成为发病的诱因。

现代研究发现本病为病因不明的炎症性疾病，可能与自身免疫、遗传、感染、精神神经因素、药物因素、慢性病灶、内分泌及代谢等因素有关。

【临床表现】

　　LE/LP 重叠综合征的典型临床表现为圆形或卵圆形的斑片或斑块，中心萎缩或色素沉着或色素脱失，有隆起，硬的青紫红色边缘（各图 11-7-1），损害好发于肢端和口腔黏膜，但身体其他部位均可发生损害，有的皮损可见厚的白色或银白色鳞屑（各图 11-7-2），有的中心发生溃疡，溃疡经久不愈，伴有或不伴有毛囊角栓或瘢痕性脱发，常有甲病，表现指（趾）甲纵嵴，甲营养不良和甲脱失，口腔黏膜损害表现为红斑和不规则白网纹，这种网纹与 DLE 的辐射状白纹以及 LP 的 Wickham 纹均不能区别，本病女性发病多于男性，成人多见，可有痛痒症状，临床表现不一。在 SLE 与 LP 重叠中常见有发热、关节痛、光敏感的症状。

【组织病理】

　　真皮乳头有多细胞和少细胞型苔藓样反应混合存在，有程度不一的角化过度，棘层肥厚，表皮萎缩，毛囊改变，连续切片可见基底细胞液化变性。除此之外，有研究报告一些在 LP 与 LE 中不常见的组织病理改变，包括真皮乳头有纤维化倾向和真皮浸润中浆细胞数量增加，口腔损害组织病理可为 LP 或 LE，但在红斑和不规则白网纹处可见角化过度或角化不全、棘层肥厚或萎缩，表皮下炎症浸润，这是在 LE 和 LP 均可见到的非特异性改变。

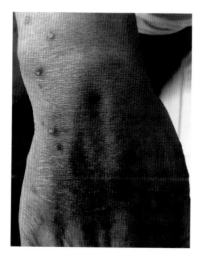

各图 11-7-1　红斑狼疮与扁平苔藓重叠综合征　　　　各图 11-7-2　红斑狼疮与扁平苔藓重叠综合征

【诊断与鉴别诊断】

　1. 诊断

　（1）夏秋季多见，病前可有劳累、受凉、感冒或其他感染病史。

　（2）好发于成年人，病程长，反复发作，皮损好发于肢端及口腔黏膜。

　（3）典型皮损表现为：LE 样损害、苔藓样丘疹及疣状损害。

　2. 鉴别诊断　本病可与下列疾病进行鉴别：

　（1）播散型盘状红斑狼疮：播散型盘状红斑狼疮的皮疹与 LE/LP 重叠综合征的其中的 LE 皮损类似，均可出现红斑，上覆鳞屑，随着病情发展，可出现部分皮损萎缩及色素减退，而盘状狼疮皮损一般出现在面部、头皮及耳部，可出现瘢痕甚至永久性损毁，甚至有出现皮肤鳞癌的可能。

　（2）扁平苔藓样药疹：有较明确的用药史，一般损害出现在曝光部位，有较多鳞屑而不是肥厚，或融合成片，或呈播散性，停药后损害多会逐渐消退。

【治疗】

　（一）中医治疗

　1. 分型论治

　（1）风热相搏证：

主症：皮疹发生突然而快，全身泛发，为粟粒大、多角形散在性紫红色发亮丘疹，瘙痒较剧，可伴有发热、头痛等。舌紫或红，脉弦数。

治法：祛风止痒，活血软坚。

方药：消风散加减。

（2）热毒炽盛证：

主症：皮疹色鲜艳，皮肤紫斑，关节肌肉疼痛，高热，烦躁口渴，抽搐，大便干结，小便短赤。舌红绛，苔黄腻，脉洪数或脉细数。

治法：清热凉血，化斑解毒。

方药：犀角地黄汤合黄连解毒汤加减。

（3）阴虚火旺证：

主症：斑疹暗红，关节痛，足跟痛，伴有不规则发热或持续性低热，手足心热，心烦失眠，疲乏无力，自汗盗汗，面浮红，月经量少或闭经。舌红，苔薄，脉细数。

治法：滋阴降火。

方药：六味地黄丸或知柏地黄丸合大补阴丸、清骨散加减。

（4）脾肾阳虚证：

主症：眼睑、下肢浮肿，胸胁胀满，尿少或尿闭，面色无华，腰膝酸软，面热肢冷，口干不渴。舌淡胖，苔少，脉沉细。

治法：温肾助阳，健脾利水。

方药：附桂八味丸合真武汤加减。

（5）脾虚肝旺证：

主症：皮肤紫斑，胸胁胀满，腹胀纳呆，头昏头痛，耳鸣失眠，月经不调或闭经。舌紫暗或有紫斑，脉细弦。

治法：健脾益气，疏肝解郁。

方药：四君子汤合丹栀逍遥散加减。

（6）气滞血瘀证：

主症：皮肤斑色紫黯，角质栓形成及皮肤萎缩，伴倦怠乏力。舌暗红，苔白或光面舌，脉沉细涩。

治法：疏肝理气，活血化瘀。

方药：逍遥散合血府逐瘀汤加减。

（7）血虚风燥证：

主症：皮疹融合呈片状、线状、环状或疣状等，病程较长，瘙痒难忍。舌苔薄，脉弦细。

治法：养营活血，祛风润燥。

方药：当归饮子加减。

2．内服中成药

（1）六味地黄丸或知柏地黄丸：滋阴补肾降火。适用于阴虚内热证。

（2）金匮肾气丸：温补肾阴，行气化水。适用于脾肾阳虚证。

（3）龟鹿补肾丸：温补肾阳。适用于脾肾阳虚证。

（4）八珍丸（颗粒）：补气益血。适用于脾虚肝旺证。

（5）丹栀逍遥丸：疏肝解郁，健脾和营。适用于脾虚肝旺证。

（6）逍遥丸（颗粒）：疏肝健脾。适用于气滞血瘀证。

3．外治

（1）双黄连口服液：扁平苔藓漱口，每天2～3次。

（2）丹皮酚乳膏：无损者可用适量外涂患处，每天2次。

（二）西医治疗

1. 局部治疗　弱、中效糖皮质激素霜剂或乳膏、钙调磷酸酶抑制剂、维 A 酸软膏，每天 1～2 次。

2. 系统治疗　口服或静脉给予激素联合羟氯喹片。

（三）中西医结合治疗思路

大量临床实践及基础研究证明中药治疗 LE 或 LP 不仅可以改善临床症状、降低复发率和病死率，而且能够减轻西药的毒副作用，在激素与免疫抑制药减量和提高患者的生活质量等方面都有明显的效果，而 LE/LP 重叠综合征的中医药治疗鲜有报道，还有待进一步研究。

【预防与调摄】

1. 生活规律，加强锻炼，增强体质。

2. 避免日晒，对日光敏感者尤应注意。

3. 避免辛辣刺激、吸烟及饮酒。

4. 避免受凉、过度劳累或其他感染。

5. 注意营养及维生素补充。

【临床研究进展】

有研究发现在 LE 及 LP 中均可见胶样小体中有免疫球蛋白及在基底膜带中有线状纤维蛋白原的沉积，但如果在同一标本上可见上述两种，则是 LP 的特征性表现，如果基底膜带无颗粒免疫球蛋白的沉积则更支持为 LP。应用组织化学技术运用 aleimide 衍生的荧光色素测出胶样小体中二硫化物，可将 LP 从 LE 中区别出来，1983 年 Olsen 等用自身皮损作底物做间接免疫荧光，可在颗粒层及棘层发现有 LP 特异性抗原（LPSA），这些方法的应用，将进一步了解本病的本质，而有助于指导对本病的治疗。有学者认为本病与扁平苔藓的共同发病机制均与免疫异常有关，目前国外有使用羟氯喹治疗该病显效的报道。

【医家经验与争鸣】

艾儒棣教授治疗红斑狼疮重视"阴虚"这一根本，以"治病必求其本"为原则，同时兼顾"热毒""瘀滞"在发病中的作用，以"养阴、清热、活血"为治疗大法。赵炳南教授治疗扁平苔藓重视整体观念和阴阳辨证，从几十年的临床中总结出调和阴阳的基础方，以天仙藤、鸡血藤、首乌藤、钩藤四藤配伍，以达到行气活血，疏通经络的作用。王文春提倡"阳有余阴不足"的学术思想，重视滋养先天之阴，在红斑狼疮的治疗中，除凉血解毒、理气活血等诸多治法之外，认为此病初起以阳热症状为主，随着病情发展为热盛伤阴，出现阴虚火旺的症状，认为阴虚伴随发病的始终，因此王氏强调滋阴在本病治疗中的作用，尤其重视滋养先天之阴。

【参考文献】

[1] 黄蓉，吴卫红，邓晓红，等. 红斑狼疮与扁平苔藓重叠综合征 1 例 [J]. 中国皮肤性病学杂志，2016，30(11): 1199-1200.

[2] 李敏，李振鲁. 他克莫司治疗口唇扁平苔藓/盘状红斑狼疮重叠综合征 1 例 [J]. 中国麻风皮肤病杂志，2011，27(01): 59-60.

[3] 陈会茹，李振洁. 艾儒棣治疗系统性红斑狼疮的经验 [J]. 浙江中医杂志，2003(02): 3-4.

[4] 赵炳南，张志礼. 简明中医皮肤病学 [M]. 北京：中国医药科技出版社，2017.

[5] 潘之，王思农，杨桂兰，等. 名老中医王文春治疗系统性红斑狼疮经验撷英 [J]. 西部中医药，2014，27(06): 26-27.

（赵一丁）

第八节　成人 Still 病

成人 Still 病（adult-onset Still's disease，AOSD）是一种以发热、关节痛和 / 或关节炎、皮疹、中性粒细胞增多为特征的临床综合征，严重者可伴系统损害。本病好发于 16 ~ 35 岁，无明显地域及性别差异。中医无确切病名，可归属为"痹病""虚劳""温病"范畴。

【病因及发病机制】

中医认为本病是阴阳失调，虚实夹杂之证。正气亏虚，外感湿热邪毒，流注关节皮肤，正邪交争，发为本病。

现代医学病因尚不明确，可能与遗传、感染及环境因素相关。

【临床表现】

最常见的症状为发热（通常为 39℃以上的弛张热）、咽痛、皮疹（橘红色斑疹、斑丘疹或荨麻疹样皮疹，常与发热伴随出现，热退后皮疹亦消退，也有部分表现为持续瘙痒性皮损）（各图 11-8-1）、关节及肌肉疼痛，软骨及骨组织受到侵蚀破坏，导致受累关节僵直、畸形。少数患者可出现周围淋巴结肿大、肝脾大、腹痛（少数似急腹症）、胸膜炎、心包积液、心肌炎和肺炎、肾脏损害、中枢神经系统异常、周围神经系统损害、急性呼吸衰竭、充血性心力衰竭、心脏压塞、缩窄性心包炎、弥散性血管内凝血、严重贫血及坏死性淋巴结病等。

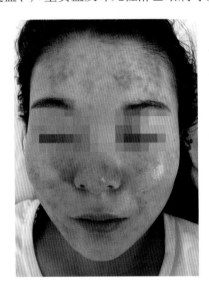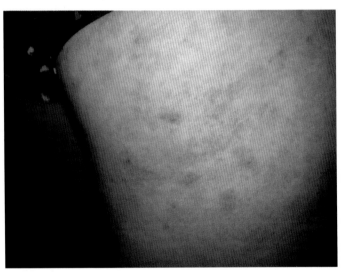

各图 11-8-1　成人 Still 病

【组织病理】

本病一过性的皮损无特异性组织病理表现，持久瘙痒性的皮疹病理表现为表皮上层散在角化不良细胞或坏死角质形成细胞，真皮浅层小血管周围及间质中有炎细胞浸润，以淋巴细胞为主。

【诊断与鉴别诊断】

1. 诊断

（1）发热：呈弛张热，一般在 39 ~ 40℃，可持续 2 周以上。

（2）皮疹：形态多形及多变，可呈斑疹、丘疹、荨麻疹样、猩红热样、麻疹样红斑、多形红斑、环形红斑等形态，大小不一，分布不定，通常与发热伴行，部分患者无热期也可发疹，反复出现。

（3）关节症状：以累及大关节为主，表现为疼痛、活动障碍，肿胀较轻且少，少数呈游走性疼痛，可伴有肌肉痛。

（4）其他：常伴有淋巴结、肝、脾大和肾损害，侵犯心脏者亦有报道。

（5）实验室检查：白细胞总数增加，可至（10～45）×10⁹/L，尤其中性粒细胞增多，核左移，有中度正常细胞性低血色素性贫血，红细胞沉降率增快，类风湿因子、血培养阴性。

2. 鉴别诊断 本病可与下列疾病进行鉴别：

（1）败血症：有原发性感染灶，持续性发热，中毒症状重，皮疹多为出血性，病情无一过性、间歇性发展的特点，血培养阳性，后期可发生中毒性休克和迁徙性病灶，抗生素治疗有效。

（2）血液系统恶性肿瘤：可行骨髓穿刺检查及淋巴结活检，骨扫描、PET-CT、皮肤活检等明确诊断。

（3）类风湿：本病关节症状突出，以侵犯小关节、顽固性关节肿痛与遗留畸形为特点，类风湿因子阳性。

【治疗】

（一）中医治疗

1. 分型论治

（1）邪犯肺卫证：

主症：发热，微恶风寒，口干微渴，咽红肿痛，关节肌肉酸痛，皮疹色淡红。舌边尖红，苔薄白或薄黄，脉浮数。

治法：宣肺解表，透疹解肌。

方药：银翘散加减。

（2）湿热痹阻证：

主症：发热咽痛，日晡尤甚，周身困乏，关节红肿酸痛，遇热加重，皮疹色红，口苦，纳呆或恶心。舌质红，苔黄厚腻，脉濡数。

治法：清热利湿，活络通痹。

方药：四妙丸合三仁汤加减。

（3）气营两燔证：

主症：壮热口渴，气急鼻煽，关节肌肉红肿疼痛，皮疹色紫红，口气臭秽，大便秘结。舌质红绛，少苔，脉洪数。

治法：清气凉营，泻热解毒。

方药：白虎汤合清营汤加减。

（4）气阴两虚证：

主症：低热、骨蒸潮热，午后热甚，口干咽痛，关节肌肉隐痛乏力，皮疹色淡红。舌红少苔，脉细数。

治法：补气养阴，清热除蒸。

方药：青蒿鳖甲汤合大补阴丸加减。

2. 内服中成药

（1）补中益气丸：补中益气，升阳举陷。适用于气虚发热患者。

（2）四妙丸：清热利湿。适用于湿热痹阻证。

3. 外治

（1）针灸：以督脉和膀胱经为主，留针30分钟，每周1～2次。

（2）游走罐：用于背俞穴，走罐约10分钟至皮肤潮红，隔天1次。

（3）中药药浴疗法：生石膏50 g，知母20 g，忍冬藤30 g，络石藤30 g，桑枝30 g，秦艽30 g煎汤1000 mL外洗关节肌肉疼痛处，每天1次。

（二）西医治疗

1. 口服药物治疗 首选非甾体抗炎药（NSAIDs），疗效欠佳者可联合使用糖皮质激素口服，一般用泼尼松0.5～1 mg/（kg·d）；仍不缓解或激素减量复发，加用抗风湿药物（DMARDs），首选甲氨蝶呤

（MTX），也可使用生物制剂、雷公藤多苷、白芍总苷等。

2. 物理治疗　PUVA疗法，每周2~3次。

（三）中西医结合治疗思路

本病有复发倾向，且临床表现较为复杂，需要随时调整、联合用药，在使用糖皮质激素等治疗的同时注意使用中药固护脾胃、养阴和营，减少不良反应的发生，配合使用温水浴、针灸、蜡疗等物理治疗以改善关节肌肉症状。

【预防与调摄】

1. 正常作息，运动适度，避免劳累。

2. 调畅情志，注意保暖，避免外受风寒湿热邪气。

【临床研究进展】

有文献报道，TH1细胞因子如肿瘤坏死因子TNF-α、白细胞介素IL-1、IL-2、IL-6等在疾病发生发展中起着非常重要的作用。在活动性成人Still病患者血清中显著增高，认为CXCL10和CXCL16可作为评价该疾病活动度的重要指标。

【医家经验与争鸣】

国医大师张磊认为本病病因病机较为复杂，在辨证时应审证求因，根据不同的时期和表现，辨六经之证、卫气营血之证、三焦之证及脏腑气血阴阳之证；对于外邪初犯表之证选用银翘散合升降散治疗，外邪阻遏卫气选用藿朴夏苓汤治疗，邪入半表半里选用蒿芩清胆汤或柴胡达原饮治疗。

胡荫奇认为本病的基本病机为正气不足、邪气痹阻，将该病分为进展期与缓解期，强调辨病与辨证相结合，分期制宜，进展期以祛邪为主，辨证选用银翘散、小柴胡汤、三仁汤、清瘟败毒饮等加减治疗；缓解期以扶正为主，辨证选用青蒿鳖甲汤、增液汤、补中益气汤等加减治疗。同时可选用穿山龙、知母、巴戟天等有类激素作用的药物以帮助患者改善症状，平稳撤减激素。

【参考文献】

[1] 中华医学会风湿病学分会. 成人斯蒂尔病诊治指南 [J]. 中华风湿病学杂志，2004, 8(1): 54-55.

[2] GERFAUD-VALENTIN, MAUCORT-BOULCH D, HOT A, et al. Adult-onset still disease: manifestations, treatment, outcome, and prognostic factors in 57patients[J]. Medicine (Baltimore), 2014, 93(2): 91-99.

[3] HAN J H, SUH C H, JUNG J Y, et al. Association of CXCL10 and CXCL13 levels with disease activity and cutaneous manifestation in active adult-onset Still's disease[J].Arthritis Res Ther, 2015, 17: 260.

[4] 许二平，李亚南，张磊. 国医大师张磊辨治成人斯蒂尔病经验 [J]. 中华中医药杂志，2017, 32(10): 4484-4487.

[5] 曾真，王义军. 胡荫奇中医辨证治疗成人斯蒂尔病经验 [J]. 环球中医药，2015, 8(8): 981-983.

（赵一丁）

第九节　嗜酸性筋膜炎

嗜酸性筋膜炎（eosinophilic fasciitis）是一种累及肢体皮肤深筋膜，以筋膜疼痛性肿胀、硬化为特征的结缔组织病。本病好发于男性，多在冬秋季节初发，任何年龄均可发病。中医归属为"皮痹"范畴。

【病因及发病机制】

中医学认为本病是先天禀赋不足，后天调摄失度所致。脾胃气血亏虚为本，外受风寒湿热邪气，痰浊、瘀血停聚关节、筋膜等处为标，肌肤失养而致病。

现代医学病因尚不明确，考虑本病可能与季节性抗原（某些变应原、病毒等）有关的一种免疫性疾病。

【临床表现】

起病时常伴有低热、肌肉酸痛、乏力等症。皮损初期为弥漫性水肿，后硬化并与下部组织紧贴。患处凹凸不平，呈橘皮样外观（各图 11-9-1）。皮损多对称出现，可侵犯内脏及血液系统。早期肢体受损处出现红肿、僵硬、沿浅表静脉走行的凹陷性条状沟及色素沉着、色素缺失等。皮肤外损害最常见表现为关节痛、关节炎、关节挛缩和腕管综合征。少见雷诺现象、指尖溃疡及内脏受累。

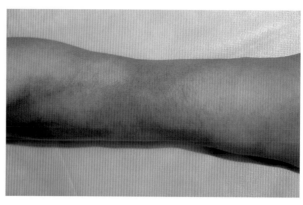

各图 11-9-1 嗜酸性筋膜炎

【组织病理】

深筋膜炎症、水肿，伴有淋巴细胞、浆细胞和组织细胞浸润，嗜酸性粒细胞呈散在或簇集，可在血管周围浸润，后筋膜呈弥漫性增厚、纤维化、硬化。直接免疫荧光可见筋膜处有 IgG 或 IgM 沉积。

【诊断与鉴别诊断】

1. 诊断

（1）发病前有过度劳累病史，且呈急性发作。

（2）皮肤肿胀、硬结和皮肤皮下组织增厚，呈"沟槽征"或"橘皮样"改变。

（3）末梢血嗜酸性粒细胞明显增高。

（4）皮肤组织病理提示深筋膜炎症，伴嗜酸性粒细胞浸润，而表皮及真皮无异常改变。

2. 诊断鉴别　本病可与下列疾病进行鉴别：

（1）硬皮病：病变部位为皮下组织，一般不累及肌肉筋膜，但可累及内脏，大多有手足、面部受累，多伴有雷诺现象，无外周血嗜酸性细胞的增多。

（2）多发性肌炎：以侵犯肌肉为主，少见筋膜受累，肌酸激酶值常增高。

【治疗】

（一）中医治疗

1. 分型论治

（1）风寒湿痹证：

主症：皮肤肿胀，而后逐渐变硬，患处凹凸不平，呈橘皮样外观；伴有肌肉关节疼痛，屈伸不利，遇寒加重。舌质淡，苔白，脉弦紧或濡。

治法：散寒除湿，养血通络。

方药：薏苡仁汤加减。

（2）气血亏虚证：

主症：发病前有过度劳累病史，皮肤肿胀，而后逐渐变硬，患处凹凸不平，呈橘皮样外观；乏力，低热，自觉肌肉酸痛。舌质淡胖，苔薄白，脉细弱。

治法：补气健脾，养血通络。

方药：补中益气汤或八珍汤加减。

2. 内服中成药

（1）补中益气丸：补中益气，升阳举陷。适用于气血亏虚证。

（2）十全大补丸：温补气血。适用于气血亏虚证。

3．外治

（1）蜡疗：用于病变皮损局部。每天 1 次。

（2）拔罐疗法：用于背俞穴，皮损面积较大的可行走罐治疗，隔天 1 次。

（二）西医治疗

1．口服药物治疗　糖皮质激素口服，一般用泼尼松每天 30～60 mg；对糖皮质激素抵抗或不敏感者可联合使用免疫抑制药及抗组胺药物。

2．物理治疗：PUVA 疗法，每周 2～3 次。

（三）中西医结合治疗思路

本病西医认为有自限性，多口服糖皮质激素或对症治疗；对于有复发倾向的可以中医治疗为主，配合使用光疗、蜡疗等物理治疗。

【预防与调摄】

1．正常作息，运动适度，避免劳累。

2．避免局部受压，注意保暖。

【临床研究进展】

有文献报道，嗜酸性筋膜炎患者血液系统疾病的发生率可达 10%，最常见的是再生障碍性贫血；也有嗜酸性筋膜炎与实体肿瘤相关的报道，如乳腺癌、脉络膜黑色素瘤、结直肠癌等；也可能与自身免疫性疾病相关，如桥本甲状腺炎、系统性红斑狼疮、克罗恩病、Graves 病、肾小球肾炎、类风湿关节炎等。本病患者筋膜和肌肉组织中浸润的细胞含有 $CD8^+T$ 淋巴细胞，外周血高丙种球蛋白血症，组织活检可发现 IgG 和 C3 在筋膜沉积，且有姐弟共同患病的报道。提示本病可能与细胞毒性免疫反应、免疫反应异常及遗传因素有关。

【医家经验与争鸣】

刘健认为本病属本虚标实，治宜健脾化湿、活血通络。用药多以陈皮、厚朴、茯苓、薏苡仁、山药等燥湿、利湿、健脾药为主，配合丹参、桃仁、红花、鸡血藤、全蝎、桑枝、路路通等活血通络，佐以黄芪、当归、太子参、扁豆、炒谷芽、炒麦芽、焦山楂等补气生血，健脾和胃。

【参考文献】

[1] 赵辨. 中国临床皮肤病学 [M]. 南京：江苏凤凰科学技术出版社，2010.

[2] 任婷婷，李鸿斌. 嗜酸性筋膜炎的临床表现与治疗 [J]. 中国全科医学，2016, 19(15): 1809-1811.

[3] 何贤松，俞欣，周迪，等. 嗜酸性筋膜炎 [J]. 浙江中西医结合杂志，2016, 26(12): 1150-1152.

[4] 方妍妍，董文哲，刘健，等. 刘健从脾论治嗜酸性筋膜炎经验 [J]. 江西中医药大学学报，2017, 29(5): 15-16.

（赵一丁）

第十二章　免疫性大疱性皮肤病

免疫性大疱性皮肤病是一组以皮肤黏膜出现大疱、水疱为临床特征的疾病。组织病理表现为表皮内或表皮下水疱。免疫荧光检查可见免疫复合物沉积。其发病机制复杂，一般认为机体免疫系统对自身抗原发生免疫反应而导致皮肤原发性损伤。多数病程较长治疗困难。西医治疗以糖皮质激素、免疫抑制药为主，长期应用药物副作用明显。因此中西医结合治疗是目前治疗的有效手段。

第一节　表皮内水疱病

天疱疮

天疱疮（pemphigus）是一类由表皮细胞松解引起的自身免疫性、大疱性皮肤病。其临床特征为皮肤及黏膜成批出现松弛性水疱或大疱，疱壁薄易破裂，尼氏征阳性。本病多见于中年人，男性多于女性，无明显季节性。中医称为"天疱疮"，古医籍中记载"火赤疮""蜘蛛疮"与本病类似。

【病因及发病机制】

中医学认为本病多由心火脾湿所致。《外科正宗》曰："天疱者，乃心火妄动，脾湿随之，有身体上下不同，寒热天时微异。上体者风热多于湿热……下体者湿热多于风热……"《医宗金鉴·外科心法要诀》亦记载："此证由心火妄动，或感酷暑时邪，火邪入肺，伏结而成……上体多生者，属风热盛……下体多生者，属湿热盛……"可见，天疱疮核心病机是心火脾湿，即心火妄动，脾湿内停，蕴蒸化热；外感风热、暑湿等六淫邪气，内外相合，不得疏泄，外越肌肤而成。根据发病部位不同又有差异，如发于上部者多为风热，发于下部者多为湿热。在疾病后期，可因湿热化燥，久病耗气，或寒凉之品损伤脾胃，终致气阴两伤。

现代医学认为本病病因尚不清楚，但其发病机制主要为表皮棘细胞间桥粒的结构蛋白即 Dsg 与抗 Dsg 抗体结合引起表皮细胞间黏附功能障碍，导致棘层松解，从而产生水疱。常见的天疱疮抗原为 Dsg1 和 Dsg3，其中 Dsg1 主要分布在皮肤，而 Dsg3 主要分布在黏膜部位。

【临床表现】

根据临床特点及病理学上发生棘细胞松解的部位不同，将天疱疮分为寻常型、增殖型、红斑型、落叶型四个类型，其中以寻常型最为多见。

1. 寻常型天疱疮（pemphigus vulgaris）　是最常见和最严重的类型，常见于中年人，儿童罕见。好发于口腔、胸背、头部，甚至泛发全身，几乎所有患者均可以出现口腔黏膜受累，可以为首发表现或唯一受累部位（各图 12-1-1）。典型皮肤表现为在外观正常或红斑皮肤上发生水疱或大疱，疱壁薄，松弛而有皱褶，尼氏征阳性，水疱破溃

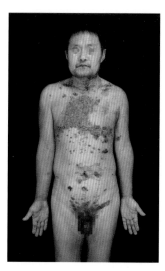

各图 12-1-1　寻常型天疱疮

后常形成糜烂、渗液、渗血，随病情变化表面结痂，糜烂面易继发感染而出现异味，病情严重者皮损可融合成片。本型起病急，进展快，病情较重，严重者皮损泛发全身，继发严重感染、大量体液丢失、低蛋白血症、恶病质等并发症，可危及生命。

2. 增殖型天疱疮（pemphigus vegetans）　本型较少见，为寻常型天疱疮的亚型，好发于腋窝、腹股沟、乳房下等皮肤皱褶部位，或见于外阴部、口腔、鼻腔、阴唇、肛门等皮肤黏膜处，四肢远端亦可出现皮损，其中口腔黏膜损害出现较晚，症状较轻（各图12-1-2）。皮损初期为松弛性水疱，疱壁薄，易破裂，尼氏征阳性，与寻常型相似，继而在糜烂面渐渐出现肥厚乳头样肉芽增殖，在皱褶部位可出现继发细菌或真菌感染，伴有臭味；陈旧的皮损表面干燥，呈乳头瘤状增生。本型病程慢性，预后较好。

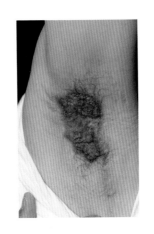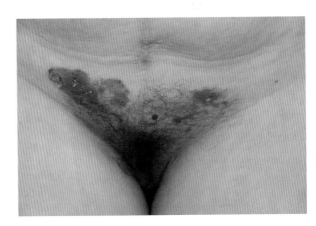

各图 12-1-2　增殖型天疱疮

3. 落叶型天疱疮（pemphigus foliaceus）　本型多累及中老年人。初期皮损多局限，以头面、躯干为主，对称性分布，口腔黏膜受累少，且症状轻微（各图12-1-3）。常常在红斑基础上发生水疱，疱壁更薄，更易破裂，尼氏征阳性，易形成红色、湿润微肿的糜烂面，表面覆有黄褐色、油腻性痂和鳞屑，如落叶状，痂皮中心附着边缘游离，易于剥脱；有时痂下分泌物被细菌分解，可产生异味。本型较寻常型病情轻，预后较好。

4. 红斑型天疱疮（pemphigus erythematosus）　本型是落叶型天疱疮的亚型。好发于暴露及皮脂腺丰富部位，如头面、躯干上部及上肢等部位（各图12-1-4），下肢很少累及，一般无黏膜损害；早期头面及胸背部皮损以红斑鳞屑为主伴角化过度，面部皮损类似红斑狼疮损害，有蝶形样红斑、湿润渗出，去痂皮后，可见表皮糜烂面，躯干部类似脂溢性皮炎皮损，有脂溢性鳞屑，黄痂；本型也可出现水疱、尼氏征阳性、糜烂、结痂等天疱疮典型皮损。本型患者预后较好，少数可发展为落叶型。

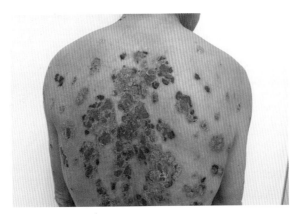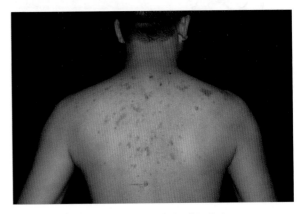

各图 12-1-3　落叶型天疱疮　　　　　　　　各图 12-1-4　红斑型天疱疮

【实验室检查】

本病特异性检查为通过 ELISA 检测患者血清中存在的抗 Dsg1 和抗 Dsg3 抗体，且抗体水平与临床症状呈正相关性。

【组织病理】

本病基本病理变化为棘层松解，表皮内裂隙和水疱形成，水疱或裂隙内可见棘层松解细胞。不同类型天疱疮发生棘层松解的部位不同：寻常型和增殖型位置较深，位于基底层上方，寻常型尤为明显，基底细胞呈"碑石"状（亦称"绒毛"状），可以波及附属器如毛囊、汗腺导管，增殖型以表皮增生为主，可见棘层肥厚或乳头瘤样增生，表皮内可见嗜酸性粒细胞脓肿；落叶型和红斑型则在颗粒层或角层下见棘层松解性水疱和棘层松解细胞，颗粒层细胞中偶可见角化不良细胞。

取患者皮肤进行免疫荧光检查，可以在棘细胞间见到 IgG 和 C3 沉积，呈网状沉积，部分亦可见到 IgA 或 IgM 沉积。其中寻常型和增殖型荧光沉积在棘层下方（各图 12-1-5，各图 12-1-6），落叶型和红斑型荧光沉积在棘层上方或颗粒层（各图 12-1-7、各图 12-1-8）。

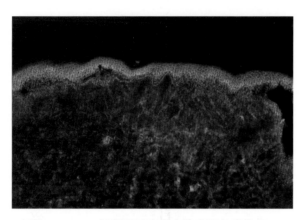

各图 12-1-5 寻常型天疱疮皮肤直接免疫荧光 IgG

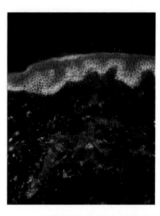

各图 12-1-6 寻常型天疱疮皮肤直接免疫荧光 C3

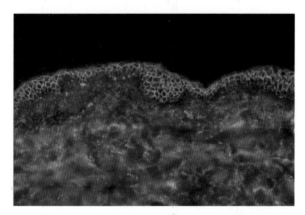

各图 12-1-7 红斑型天疱疮皮肤直接免疫荧光 IgG

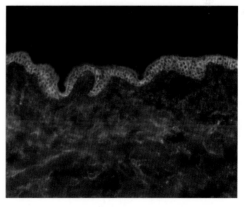

各图 12-1-8 红斑型天疱疮皮肤直接免疫荧光 C3

【诊断与鉴别诊断】

1. 诊断 天疱疮的诊断主要根据以下要点：①多见于中年人，儿童罕见。②典型皮损为正常皮肤或红斑基础上出现水疱、大疱，疱壁薄，尼氏征阳性。③皮肤病理检查见到棘层松解，表皮内裂隙和水疱形成，水疱或裂隙内可见棘层松解细胞。④免疫荧光检查见到棘细胞间 IgG 和 C3 呈网状沉积，或见到 IgA、IgM 沉积。⑤血清检测抗 Dsg1 和抗 Dsg3 抗体水平升高。

2. 鉴别诊断 本病可与下列疾病进行鉴别：

（1）大疱性类天疱疮：多见于老年人，水疱紧张，疱壁厚，不易破裂，尼氏征阴性，极少黏膜损害，组织病理检查为表皮下水疱。

（2）大疱性多形红斑：多发于儿童与青年，红斑基础上出现大疱，易破，疱液浑浊，多血性，好发于四肢，躯干部位。

（3）大疱性表皮松解型药疹：发病前常有用药史，现在皮肤上出现红斑，继而出现水疱、糜烂，尼氏征阳性，同时影响口腔、眼、生殖器等黏膜部位，病情进展迅速，死亡率高，需高度重视，积极救治。

【治疗】

（一）中医治疗

1. 分型论治

（1）热毒炽盛证：

主症：发病急骤，水疱迅速扩大，破裂糜烂，糜烂面鲜红，自觉身热，心烦，口渴欲饮，便秘。舌质红绛，苔黄，脉细数。

治法：凉血清营，清热解毒。

方药：犀角地黄汤合黄连解毒汤加减。大便秘结者加生大黄以通腑泄热；高热烦躁者加龙骨、牡蛎镇静安神；红斑面积大者可加紫草、大青叶凉血消斑。

（2）心火脾湿证：

主症：皮损处糜烂渗出流水较多，疲倦肢乏，食欲不振，心烦口渴，口舌糜烂，便秘或腹泻，尿黄。舌质红，苔黄腻，脉濡数。

治法：清心泻火，健脾除湿。

方药：除湿胃苓汤加减。高热者加生石膏、知母清热除烦；纳呆胸闷者加陈皮、鸡内金、木香运脾除湿；心火炽盛者加栀子、黄连解毒泻心。

（3）气阴两伤证：

主症：病程日久，水疱时起时伏，以鳞屑、结痂为主，口渴不欲饮，烦躁少眠，消瘦乏力，咽干唇燥，懒言。舌质淡或有裂纹，少苔，脉沉细。

治法：益气养阴，清热解毒。

方药：益胃汤合沙参麦冬汤加减。心烦失眠者加百合、知母养阴清心除烦；大便不通者加牛蒡子、决明子解毒通便；唇燥咽干者加天花粉、芦根、葛根清热生津。

2. 内服中成药

（1）雷公藤片或雷公藤多苷片：祛风除湿，活血通络。适用于各证型急性发作期，用药期间注意观察患者白细胞数及肝功能。

（2）知柏地黄丸：滋阴降火。适用于气阴两伤证。

（3）生脉口服液：补气敛汗，养阴生津。适用于气阴两伤证。

3. 外治

（1）紫草油：用于皮肤或黏膜部位破溃、糜烂处，适量外搽，每天2～3次。

（2）若破溃、糜烂面积较大者，可用黄柏、地榆各30 g，煎水湿敷患处，每天2次。

（3）渗液减少后或原来渗液不多时，可外涂青黛散麻油调敷或黄连素锌氧油。

（4）若皮损干燥，以干痂、鳞屑为主时，可用紫草、当归等制成润肤类膏药，促进皮损愈合。

（5）口腔糜烂者，可用金银花、甘草各等份煎水含漱，此时应注意局部有无真菌感染。

（二）西医治疗

1. 局部治疗　主要外用中、强效糖皮质激素乳膏，每天2次；若破溃、糜烂明显者应注意护理，预防继发感染；口腔合并真菌感染者，可用制霉菌素片制成漱口液含漱。

2. 系统治疗

（1）糖皮质激素：是治疗天疱疮的首选药物，具体使用剂量与疾病类型、病情严重程度相关，一般给予相当于泼尼松 0.5～2.0 mg/（kg·d）剂量激素，寻常型可以稍高，尤其是疾病进展较快或病情较重时，可加倍使用剂量甚至冲击治疗。根据治疗后有无新发水疱来判定疗效，如在治疗后 1 周内无明显新发水疱，表明激素剂量足够，维持 1 周左右均无新发水疱时可逐渐减量，减量过程不宜过快，应缓慢减量，避免病情反复；反之应加量或联合其他免疫抑制药治疗；在皮损基本消退后可给予小剂量泼尼松（≤7.5 mg/d）维持治疗。

（2）其他免疫抑制药：可帮助提高临床疗效、减少糖皮质激素用量以及在糖皮质激素减量过程中预防复发，可在治疗初始或糖皮质激素治疗效果不显或减量过程中联合使用。常用的药物如环磷酰胺（CTX），每次用量 600～1000 mg，静脉滴注，每月 1 次，连续 2～3 次后根据病情可停用、连续使用或延长间隔时间，总量不超过 9～12 g；或口服甲氨蝶呤（MTX），每周 1 次，每次 10～25 mg，病情稳定后减量维持；或口服环孢素 2～2.5 mg/（kg·d），与激素联合使用可减少其用量，尤其是当患者有活动性消化道溃疡、出血或糖尿病患者血糖水平控制欠佳时可增加剂量单独使用，一般 ≥5 mg/（kg·d）；或口服硫唑嘌呤 50～200 mg /d。在使用免疫抑制药时，应注意其每种药物的副作用，监测相应指标，同时应避免两种免疫抑制药联合使用。

（3）静脉注射人血丙种免疫球蛋白：可以抑制天疱疮抗体的致病作用和炎症介质的产生，同时也可以中和病原微生物，对治疗原发病和预防继发感染均有较大帮助，与糖皮质激素或免疫抑制药联用可提高疗效，减少继发感染等并发症，促进皮损愈合，一般剂量应 ≥400 mg/（kg·d），3～5 天为一个疗程。

3. 对症治疗　天疱疮常常合并继发感染、水电解质紊乱、低蛋白血症等，应积极对症治疗。尤其是继发感染，是天疱疮死亡的最主要原因。重点是预防继发感染，积极处理创面，避免不必要的长期大剂量使用糖皮质激素及其他免疫抑制药，若有感染症状时应积极寻找感染病原物并控制感染。

（三）中西医结合治疗思路

本病常常采取中西医结合治疗。西医主要通过运用糖皮质激素、免疫抑制药等药物控制病情，尤其是在急性期病情进展较快时，对于快速控制病情和抢救患者起着重要作用。中医主要是协助治疗，尤其是在病情稳定后激素减量时对于稳定病情和缓解激素副作用方面具有较大作用。

【预防与调摄】

1. 在治疗过程中严密观察使用激素、免疫抑制药的副作用。

2. 卧床休息，经常翻动身体，适当下床行走，防止发生压疮。

3. 预防全身和局部感染，尤其注意眼、口腔、生殖器等局部损害的护理。

4. 皮损结痂或层层脱落时，可用麻油或紫草油湿润，促进皮损愈合，使之自然脱落，不可人为干预，也不宜水洗。

5. 小面积破溃、糜烂者，不需包扎，每天清创换药后暴露即可；大面积破溃、糜烂者可用中药湿敷；破溃处外用抗菌剂，防止继发感染；可外用碱性成纤维细胞生长因子或重组人表皮生长因子促进糜烂面愈合。

6. 口腔内糜烂或溃疡可用利多卡因、制霉菌素和生理氯化钠溶液配成含漱液，每天漱口 2～3 次。

7. 头皮糜烂或溃疡对治疗较抵抗，愈合时间较长，可剪短头发，外用激素软膏联合抗生素软膏促进皮损愈合。

8. 眼部需每天用 0.9% 氯化钠溶液冲洗数次，防止球睑结膜粘连，可外用抗生素眼膏或滴眼液预防和治疗局部感染。

9. 饮食方面应以高蛋白、高维生素、低盐饮食为主，避免营养不良，出现低蛋白血症。

【医家经验与争鸣】

赵炳南认为该病是由于脾虚湿盛，气阴两伤，虚热、湿热交织蕴久生毒，内伏于血分所致。治疗原则是健脾益气，养阴除湿。毒热明显时佐以解毒清热。

张志礼认为本病多因心火脾湿蕴蒸，兼感风热暑湿之邪，以致火邪侵肺，不得疏泄，熏蒸不解，外越皮肤而发。治疗上急性期以清热除湿、凉血解毒为主，同时兼顾健脾益气；后期以养阴益气为主，佐以除湿解毒或清热解毒。临床上可分为四型治疗：湿毒化热，郁于血分型，治宜清热除湿，凉血解毒；心火炽盛，脾湿内蕴型，治宜泻心凉血，清脾除湿；脾虚湿盛兼感毒邪者，治宜健脾益气，除湿解毒；毒热伤津，气阴两伤型，治宜益气养阴，清解余热。

艾儒棣认为天疱疮表现复杂，病情较重，从病机分析，其病系湿邪与火毒蕴结，化火则酿脓，入血则成红斑，故治疗清热凉血，泻火解毒，健脾除湿并重；当火毒渐去，湿热留滞，病虽缓，仍有死灰复燃可能，重在恢复脾脏升清降浊功能以绝邪聚之源，故用健脾除湿解毒之法；后期邪气已衰，正气亦伤，由于病久患者气阴两虚，治宜扶助正气，益气养阴，健脾解毒以复原。

（谭　强）

疱疹样天疱疮

疱疹样天疱疮（pemphigus herpetiformis）曾称为嗜酸性细胞海绵形成，是天疱疮的一种亚型。其临床特征为红斑、丘疹、风团，群集性水疱、大疱，伴剧烈瘙痒。本病好发于中老年人，无明显性别差异。本病属中医"天疱疮"范畴。

【病因及发病机制】

中医学认为本病主要是由于思虑过度或饮食不节，损伤脾胃，脾虚湿热毒邪郁阻肌肤所致。

现代医学认为本病为天疱疮的一种亚型，发病机制相似。

【临床表现】

本病临床表现类似于疱疹样皮炎，好发于胸腹、背部及四肢近端，对称分布，皮损呈多形性，可见红斑、丘疹、风团、水疱，以红斑为主，呈环形或多环形，群集性小水疱，约 0.5 cm 大小，疱壁紧张，尼氏征常阴性。黏膜部位较少见。自觉剧烈瘙痒。多数病例经治疗后可长期控制，少数可转变为寻常型、落叶型或红斑型天疱疮。（各图 12-1-9）

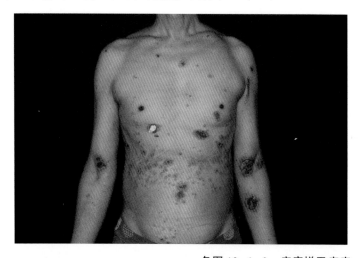

各图 12-1-9　疱疹样天疱疮

【组织病理】

本病病理变化早期为表皮嗜酸性海绵水肿，即表皮内海绵水肿甚至水疱形成，可见嗜酸性粒细胞浸润，还可见嗜酸性粒细胞小脓肿，水疱内可见棘层松解细胞；真皮中性粒细胞和嗜酸性粒细胞浸润，可在乳头层形成中性粒细胞微脓肿。

皮肤直接免疫荧光检查，可以在棘细胞间见到 IgG 和 / 或 C3 沉积。间接免疫荧光：血清中有循环抗表皮细胞间物质自身抗体，但滴度较低。

【诊断与鉴别诊断】

1. 诊断 疱疹样天疱疮主要根据临床表现、皮肤病理和免疫病理检查明确诊断。

2. 鉴别诊断 本病可与下列疾病进行鉴别：

（1）疱疹样皮炎：基本损害为环形红斑、丘疹和水疱，尼氏征阴性，瘙痒剧烈。水疱在表皮下，真皮乳头有中性粒细胞微脓肿，IgA 和 C3 呈颗粒状沉积在真皮乳头内。

（2）红斑型天疱疮：本型天疱疮水疱位于颗粒层或棘层上部，无表皮内和角质层下微脓肿，嗜酸性细胞浸润少见。

（3）大疱性类天疱疮：多见于老年人，水疱紧张，疱壁厚，不易破裂，尼氏征阴性，极少黏膜损害，组织病理检查为表皮下水疱，BP180 或 BP230 阳性。

【治疗】

（一）中医治疗

1. 分型论治

（1）湿热毒蕴证：

主症：疾病早期，新发较多皮疹，以红斑水疱为主，心烦口渴，口舌糜烂，口臭，便秘或腹泻，尿黄。舌质红，苔黄腻，脉濡数。

治法：清热利湿解毒。

方药：银地土苓汤加减。

（2）脾虚毒恋证：

主症：病程日久，偶有新发皮损，口渴不欲饮，困倦疲乏，纳差腹胀，大便质稀。舌质淡或有齿印，苔薄腻，脉细濡。

治法：健脾养阴，清热余毒。

方药：五味异功散加减。

2. 中成药 参苓白术散：健脾渗湿。适用于脾虚湿热证。

3. 外治法

（1）皮损少时，可用 1% 甲紫外涂或 1% 甲紫糊膏包扎。

（2）若破溃、糜烂面积较大者，可用黄柏、地榆各 30 g，煎水湿敷患处，每天 2 次。

（3）渗液减少后或原来渗液不多时，可外涂青黛油或黄连素锌氧油。

（二）西医治疗

本病首选糖皮质激素治疗，根据病情轻重程度给予相应的剂量，可参考"天疱疮"用法，也可联合免疫抑制药使用；氨苯砜也是本病常用药物，一般每天 100 ～ 300 mg，可单独用于轻症患者，也可与糖皮质激素联用，可减轻糖皮质激素副作用，两者联用是安全、快速、有效的方法。

（三）中西医结合治疗思路

采用中西医结合，中药可以减少毒副作用，预防并发症，有利于提高疗效，缩短疗程。糖皮质激素与氨苯砜联用疗效好，轻症患者可以单独应用氨苯砜；糖皮质激素也可与环磷酰胺或硫唑嘌呤联用。皮损控制后糖皮质激素宜小剂量维持。

【预防与调摄】

1. 卧床休息，经常翻动身体，防止发生压疮。

2. 注意保暖，保持皮肤清洁，预防继发感染和并发症。

3. 高蛋白、高维生素、低盐饮食，禁食辛辣、鱼腥及酒类。

4. 皮损结痂或层层脱落时，可用麻油湿润，轻轻揩之，不宜水洗。

（谭 强）

IgA 天疱疮

IgA 天疱疮（IgA pemphigus）属于自身免疫性表皮内疱病。临床表现为红斑基础上松弛型的脓疱或水疱，排列成环形或旋涡，好发于躯干、四肢、腋窝、腹股沟等皱褶部位，其次是头皮，少数患者累及黏膜，大部分患者伴有明显瘙痒，好发于中老年人。根据脓疱发生的部位本病分为两种不同的亚型：角层下脓疱病（SPD）型和表皮内嗜中性皮病（IEN）型。本病属中医"天疱疮"范畴。

【病因及发病机制】

中医学认为本病主要是由于思虑过度或饮食不节，损伤脾胃，脾虚湿热毒邪郁阻肌肤所致。

现代医学认为本病病因尚不明确，发病机制主要为循环和结合的 IgA 抗体与表皮中的桥粒蛋白反应，导致表皮细胞间黏附功能障碍，导致棘层松解，由于 IgA 有中性粒细胞趋化作用，从而产生脓疱或水疱。SPD 亚型显示抗体主要与 Dsc1 反应，IEN 亚型则存在抗 Dsg1 和 Dsg3 的 IgA 抗体。

【临床表现】

本病临床主要表现为红斑基础上松弛型的脓疱或水疱，皮疹中央可结痂，并向周围扩展，形成花环样的外观，部分患者表现为环状斑块，极少数患者表现为荨麻疹、瘢痕或粟丘疹样损害（各图 12-1-10）。部位以躯干、四肢、腋窝、腹股沟等皱褶部位为主，部分患者出现头皮、掌跖及黏膜部位损害，其中黏膜部位以口腔黏膜为主，生殖器、鼻腔、结膜极少受累。本病呈慢性经过，可反复发作。

根据脓疱发生的部位，本病分为两种不同的亚型：角层下脓疱病（SPD）型和表皮内嗜中性皮病（IEN）型。角层下脓疱病（SPD）型主要表现为红斑基础上的松弛性脓疱，皮疹中央可结痂，并向周围扩展，形成环状或花环样的外观，好发于躯干、四肢及皱褶部位，少数患者累及口腔、肛周黏膜、皮肤，少数患者出现全身皮肤广泛受累。表皮内嗜中性皮病（IEN）型主要表现为全身泛发的脓疱、结痂，特征性地表现为红斑周围水疱，形成向日葵样的外观，多伴剧烈瘙痒。

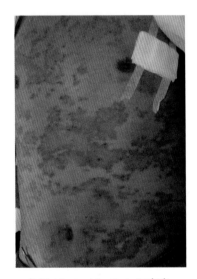

各图 12-1-10　IgA 天疱疮

【组织病理】

本病的组织病理主要表现为表皮内或角层下水疱，可伴棘层松解，有中性粒细胞浸润，部分患者可出现嗜酸性粒细胞浸润，淋巴细胞浸润少见。SPD 型中，水疱主要位于角质层下方的表皮上部，而在 IEN 型中，水疱主要位于表皮下方或累及表皮全层，有时可累及毛囊。

直接免疫荧光检查可见表皮角质形成细胞间 IgA 沉积（各图 12-1-11），部分患者同时存在 IgA、IgG 或 IgA、IgG、C3 的沉积，少数患者同时存在 IgM 沉积。SPD 型中 IgA 主要沉积在表皮上层细胞表面。而 IEN 型中 IgA 主要沉积在表皮下层细胞表面或表皮全层。

【诊断与鉴别诊断】

1. 诊断　IgA 天疱疮的诊断主要依据以下几点：①皮疹表现为红斑基础上的环形松弛型脓疱、水疱或环状斑块。好发于躯干、四肢及皱褶部位，伴明显瘙痒。②好发于中老年人，病程慢性，可反复发作。③组织病理可见角层下或表皮内水疱，伴中性粒细胞浸

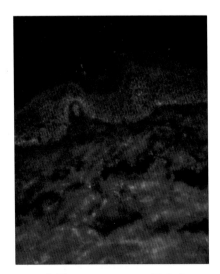

各图 12-1-11　IgA 天疱疮
皮肤直接免疫荧光 IgA

润。④直接免疫荧可见表皮角质形成细胞间 IgA 沉积。

2. 鉴别诊断 本病可与以下列疾病进行鉴别：

（1）角层下脓疱性皮病：本病的临床表现及病理表现很难与 SPD 型 IgA 天疱疮进行鉴别，但免疫荧光检测 IgA 抗体可将二者进行区分。

（2）脓疱型银屑病：临床可表现为全身多发脓疱，病理提示表皮内脓疱。患者多有银屑病的病史及家族史。免疫荧光检测提示 IgA 抗体阴性。

（3）大疱型脓疱疮：临床表现为散在或多发脓疱，可见半月形积脓，分泌物涂片和培养提示金黄色葡萄球菌。

【治疗】

（一）中医治疗

参考"天疱疮"和"疱疹样天疱疮"。

（二）西医治疗

1. 首选氨苯砜，多在 24～48 小时内出现临床效果。

2. 口服和外用糖皮质激素。

3. 维生素 A 衍生物。

4. 免疫抑制药、生物制剂、丙种球蛋白、血浆置换。

【预后及转归】

本病可并发炎症性疾病和肿瘤，文献中报道有淋巴增生性疾病、血液系统肿瘤、溃疡性结肠炎、干燥综合征、内脏实体肿瘤等。经适当的治疗 IgA 天疱疮通常愈合无瘢痕。研究表明，病变复发与口服泼尼松突然停止有关，因此建议用药过程中逐渐减量。但当 IgA 天疱疮并发其他疾病，包括恶性肿瘤、胃肠道疾病等，疾病的预后往往取决于这些并发症的进展。

【预防与调摄】

1. 优质蛋白饮食，补充营养。

2. 避免长期卧床，适当翻身，避免压疮的产生。

3. 避免强烈的日光照射和过热的环境。

4. 保持皮肤清洁，预防皮肤感染。

5. 积极处理并发症。

【参考文献】

[1] KRIDIN K, PATEL P M, JONES V, et al. IgA pemphigus: a systematic review[J]. J Am Acad Dermatol, 2019, S0190-9622(19): 33151-33152.

[2] MARIA P A, NASSER CLDV, NOGUEIRA MLDS, et al. Non-classical forms of pemphigus: pemphigus herpetiformis, IgA pemphigus, paraneoplastic pemphigus and IgG/IgA pemphigus[J]. An Bras Dermatol, 2014, 89(1): 96-106.

（刘明明）

副肿瘤性天疱疮

副肿瘤性天疱疮（paraneoplastic pemphigus）是一种少见而严重的肿瘤相关性自身免疫性大疱性皮肤病，属于天疱疮的一种，主要特点为黏膜病变和良恶性肿瘤，其中黏膜病变主要表现为难治性、疼痛性、持续性口腔炎，主要为口腔黏膜的糜烂，病变可累及所有口咽黏膜表面，伴唇红受累，最常见的肿瘤为非霍奇金淋巴瘤，其次为慢性淋巴细胞白血病、Castleman 病、胸腺瘤、Waldenstrom 巨球蛋白血症等。其中非霍奇金淋巴瘤和慢性粒细胞白血病最多，Castleman 病为儿童和青年最常见的肿瘤，本病发病年龄较广，好发于中老年人。本病属中医"天疱疮"范畴。

【病因及发病机制】

中医学认为本病多由心火脾湿蕴蒸所致，兼感风热暑湿之邪，以致火邪侵肺不得疏泄，熏蒸不解，上越于口，外越皮肤而发。

现代医学认为本病的发病原因及发病机制尚不明确，体液免疫与细胞免疫共同参与了本病的发生，目前认为肿瘤产生针对包斑蛋白和周斑蛋白的特异性抗体，这些循环抗体结合于桥粒和半桥粒斑蛋白，它们破坏细胞膜，导致桥粒和半桥粒的斑蛋白暴露，最终导致自身抗体产生，出现表皮细胞间黏附功能障碍，从而导致棘层松解。

【临床表现】

本病临床表现多样，病变累及黏膜和皮肤，而口腔黏膜损害通常为最显著的临床表现，而且多先于皮肤损害出现，主要表现为难治性、疼痛性、持续性口腔黏膜的糜烂，病变累及所有口咽黏膜表面，伴唇红受累。其他的黏膜表现包括眼部、鼻腔、生殖器等。部分患者出现食管、气管、支气管受累，后者有时伴闭塞性细支气管炎，成为致死的原因之一。（各图 12-1-12）

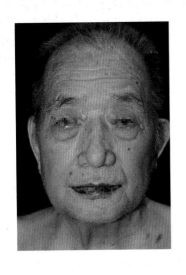
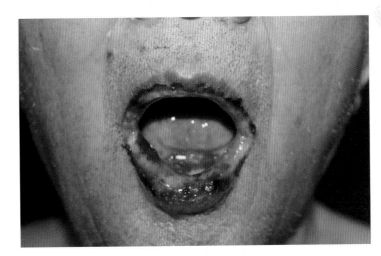

各图 12-1-12　副肿瘤性天疱疮

皮肤表现呈多形性损害，通常为丘疹、鳞屑性损害，继而出现水疱，也可表现为多形红斑样、中毒性表皮坏死松解症样、天疱疮样、扁平苔藓样、大疱性类天疱疮样，好发于躯干和四肢近端和掌跖部位（各图 12-1-13），偶尔可见出现甲损害，皮疹可伴不同程度瘙痒。除皮疹外患者通常还出现饮食摄入不足引起全身不适、身体虚弱和体重减轻。

除皮肤黏膜外，本病可以累及肺，出现呼吸困难。神经系统损害以重症肌无力为主要表现。

本病伴发良恶性肿瘤，大约 1/3 的患者有确诊的肿瘤病史，大多数患者仍需要仔细检查才能确诊，主要表现为非霍奇金淋巴瘤，其次为慢性淋巴细胞白血病、Castleman 病、胸腺瘤、Waldenstrom 巨球蛋白血症、霍奇金淋巴瘤等。儿童和青少年主要与 Castleman 病相关，除此之外，还可以出现实体肿瘤，如乳腺癌、结肠癌、胰腺癌、前列腺癌和皮肤癌等。

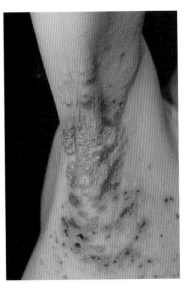

各图 12-1-13　副肿瘤性天疱疮

【实验室检查】

通过 ELISA 检测患者血清中存在的抗 Dsg1 和抗 Dsg3 抗体。

肿瘤相关筛查：血常规、流式细胞学检查、LDH、血清蛋白电泳、免疫固定电泳、肿瘤标志物、胸、腹、盆腔 CT 等。

【组织病理】

病理表现多样，主要表现为棘层松解，角质形成细胞坏死，基底细胞空泡变，伴淋巴细胞浸润。

直接免疫荧光可见表皮全层角质形成细胞间 IgG 和深层补体沉积，基膜带补体沉积。特异性的检查为以鼠膀胱为底物进行间接免疫荧光染色，可见细胞间 IgG 沉积。（各图 12-1-14，各图 12-1-15）

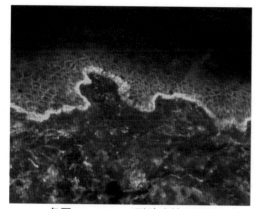

各图 12-1-14 副肿瘤性天疱疮
皮肤直接免疫荧光 IgG

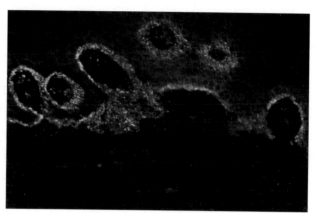

各图 12-1-15 副肿瘤性天疱疮
皮肤直接免疫荧光 C3

【诊断与鉴别诊断】

1. 诊断　本病的诊断由 Sapadin 和 Anhalt 最早对本病定义如下：

（1）在隐匿或确诊的肿瘤基础上出现疼痛性黏膜糜烂和多形性皮疹。

（2）组织病理改变包括角质形成细胞坏死、棘层松解以及基底细胞空泡变。

（3）直接免疫荧光检查见角质形成细胞间 IgG 和补体沉积，伴真表皮交界处补体线状或颗粒状沉积。

（4）间接免疫荧光显示自身抗体以典型的天疱疮模式结合于皮肤和黏膜，也可结合单纯上皮、柱状上皮和移行上皮。

（5）循环自身抗体可免疫沉淀分子量为 250、230、210、190 和 170 kD 的大分子复合物，它们来源于从角质形成细胞提取的多肽。

目前认为，以鼠膀胱为底物进行间接免疫荧光染色可见细胞间 IgG 沉积，此法对本病有极高的特异性和敏感性。

2. 鉴别诊断　本病可与下列疾病进行鉴别：

（1）天疱疮：表现为红斑基础上的松弛性水疱，可伴口腔黏膜糜烂，唇红基本不受累，激素治疗有效。组织病理表现为棘层松解，不伴界面改变。直接免疫荧光提示棘细胞见 IgG 和补体沉积，大鼠膀胱间接免疫荧光阴性。

（2）黏膜类天疱疮：表现为口腔、眼及其他黏膜部位红斑、糜烂、水疱，激素治疗有效，预后留有瘢痕，组织病理表现为表皮下水疱。

（3）多形红斑：表现为口腔及生殖器红斑、糜烂，全身靶形红斑样损害。呈自限性，常反复，激素治疗有效，组织病理表现为界面皮炎伴角质形成细胞凋亡。

（4）药疹：多有明确的用药史，表现为全身多形性皮疹，可伴口腔糜烂，激素治疗有效。组织病理可见表皮坏死、界面破坏，伴嗜酸性粒细胞浸润。直接及间接免疫荧光阴性。

（5）扁平苔藓：表现为紫红色丘疹、斑块，也可出现水疱，可累及唇红及口腔黏膜。激素治疗有效。组织病理表现为苔藓样界面皮炎，伴颗粒层楔形增厚。直接及间接免疫荧光阴性。

【治疗】

（一）中医治疗

1. 内治法　参考天疱疮。

2. 外治法

（1）口腔黏膜：唇红部破溃、糜烂处可外用紫草油外涂。口腔黏膜糜烂可用金银花、甘草各等份煎水含漱。

（2）皮肤：破溃、糜烂处可外用黄柏、地榆等煎汤局部湿敷。

（二）西医治疗

1. 切除实体瘤或控制相关的血液肿瘤。

2. 对症治疗口腔黏膜及皮肤损害。

3. 系统使用糖皮质激素。

4. 免疫抑制药、生物制剂、血浆置换、静脉注射免疫球蛋白等。

本病的治疗旨在治疗肿瘤和控制黏膜病变，目前尚无标准的治疗方法，治疗的关键因素是同时切除实体瘤或控制相关的血液肿瘤。对于伴发良性肿瘤的患者，切除原发的肿瘤灶，大部分患者能取得明显的好转或痊愈。皮疹多在6~18个月才能完全消退。对于伴发恶性肿瘤的患者，尚无统一的治疗标准，手术和特异性的化疗可能使肿瘤及皮疹缓慢消退，但口腔损害治疗困难，往往存在治疗抵抗。文献中报道的其他治疗有系统使用糖皮质激素、硫唑嘌呤、霉酚酸酯、环孢素、利妥昔单抗、环磷酰胺、血浆置换和静脉注射免疫球蛋白等，但治疗结果不一。对于治疗抵抗的患者，本病的预后较差。

（三）中西医结合治疗思路

本病可中西医联合治疗，西医以切除实体肿瘤或控制血液肿瘤为主，中医可根据患者全身及局部症状进行辨证施治，在治疗后期，对缓解药物的副作用也有一定的帮助。

【预后及转归】

本病的预后不一，有文献报道，1年、2年和5年的生存率分别为49%、41%和38%。在一项回顾性、多中心的研究中发现非霍奇金淋巴瘤的预后较差，而Castleman病和胸腺瘤的预后较好，而存在多形红斑样病变是降低生存率的主要标准，尤其是在严重的黏膜病变患者中。成功切除实体瘤或化疗缓解血液肿瘤对本病至关重要，因为肿瘤细胞产生的自身抗体参与了黏膜病变的发病机制。胸腺瘤和Castleman瘤全切除6~8周内循坏中的自身抗体逐渐减少，这与皮肤病变的改善有关。然而，肿瘤的不完全切除或复发与本病的复发和死亡有关，另外免疫抑制药的使用可能会增加感染性并发症，导致脓毒症的风险，这也是本病重要死亡原因之一。

【预防与调摄】

1. 加强口腔清理与护理。

2. 优质蛋白饮食，补充营养。

3. 保持皮肤清洁，预防皮肤感染。

4. 积极处理并发症。

【参考文献】

[1] OHZONO A, SOGAME R, Li X, et al. Clinical and immunological findings in 104 cases of paraneoplastic pemphigus[J]. Br J Dermatol, 2015, 173(6): 1447-1452.

[2] LEHMAN V T, BARRICK B J, PITTELKOW M R, et al. Diagnostic imaging in paraneoplastic autoimmune multiorgan syndrome: retrospective single site study and literature review of 225 patients[J]. Int J Dermatol, 2015, 54(4): 424-437.

[3] MARUTA C W, MIYAMOTO D, AOKI V, et al. Paraneoplastic pemphigus: a clinical, laboratorial, and therapeutic overview[J]. An Bras Dermatol, 2019, 94(4): 388-398.

（刘明明）

第二节　表皮下水疱病

大疱性类天疱疮

大疱性类天疱疮（bullous pemphigoid）是最常见的自身免疫性表皮下大疱性皮肤病。其临床特征主要为疱壁厚、疱壁紧张不易破溃的大疱，皮肤组织病理表现为表皮下水疱，直接免疫荧光在基底膜带可见 IgG 和 C3 沉积。本病多见于老年人，男性多于女性，无明显季节性。中医称为"天类疱"，古医籍中记载"火赤疮"与本病类似。

【病因及发病机制】

中医学认为本病多由湿热所致，或兼脾虚，或夹血热。《医宗金鉴·外科心法要诀》记载："火赤疮由时气生，燎浆水疱遍身成，治分上下风湿热，泻心清脾自可宁。"因此，本病的中医病因病机与天疱疮类似，感受外感时气，尤以湿邪为主，或由脾虚湿蕴化热，或心火血热旺盛、与湿相合，熏蒸于肌肤而成。

本病病因尚不清楚，现代医学认为其是一种免疫介导的疾病，与 BP180 抗原和 BP230 抗原相关，尤其是 BP180 抗原，更为常见。

【临床表现】

本病在发病初期，常表现为红斑、丘疹，伴有瘙痒，类似湿疹或荨麻疹样改变，可持续数周或数月，无特异性，易误诊。随着病情发展，逐渐在红斑或正常皮肤上出现水疱、大疱，常呈对称分布，好发于躯干和四肢屈侧，口腔及黏膜部位亦可累及，但较为少见。水疱疱壁厚，紧张不易破溃，疱液清亮，尼氏征常阴性，水疱破溃后可出现糜烂及结痂。另外，本病在间擦部位可出现增殖性斑块。血常规检查，约 50% 的患者可发现嗜酸性粒细胞增多。（各图 12-2-1）

【实验室检查】

本病特异性检查为通过 ELISA 检测患者血清中存在的抗 BP180 抗体或抗 BP230 抗体。

【组织病理】

本病基本病理变化为表皮下大疱，疱顶皮肤正常，疱内可见嗜酸粒细胞，真皮血管周围可见炎细胞浸润，以嗜酸性粒细胞、淋巴细胞及中性粒细胞为主。皮肤直接免疫荧光主要在基底膜带见到 IgG 和 C3 呈线状沉积（各图 12-2-2、各图 12-2-3），少见 IgA 或 IgM 沉积；盐裂皮肤试验可见 IgG 和 C3 沉积于表皮侧；间接免疫荧光亦显示基底膜带 IgG 呈线状沉积。

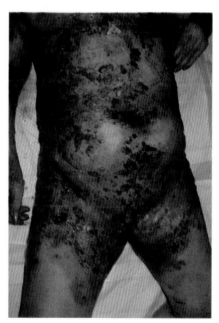

各图 12-2-1　大疱性类天疱疮

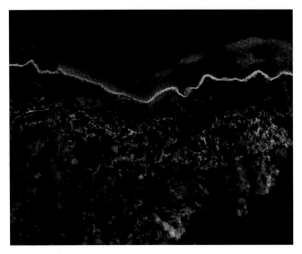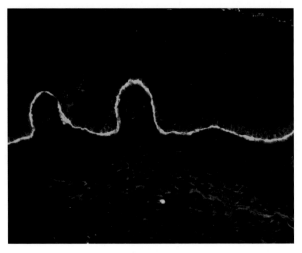

各图 12-2-2　大疱性类天疱疮皮肤直接免疫荧光 IgG　　各图 12-2-3　大疱性类天疱疮皮肤直接免疫荧光 C3

【诊断与鉴别诊断】

1. 诊断　大疱性类天疱疮的诊断主要根据以下要点：①多见于老年人。②典型皮损为正常皮肤或红斑基础上出现水疱、大疱，疱壁厚、紧张不易破溃，尼氏征阴性。③皮肤病理检查见到表皮下大疱。④免疫荧光检查见到基底膜带 IgG 和 C3 呈线状沉积，或见到 IgA、IgM 沉积。⑤血清检测抗 BP180 或抗 BP230 抗体水平升高。

2. 鉴别诊断　本病可与下列疾病进行鉴别：

（1）天疱疮：多见于中老年，水疱松弛，疱壁薄，易破裂，尼氏征阳性，常伴黏膜损害，组织病理检查为表皮内水疱。

（2）获得性大疱性表皮松解症：多见于老年人，好发于四肢易摩擦部位，皮损亦为红斑基础上出现大疱，愈合后遗留瘢痕，通过盐裂试验检测发现 IgG 沉积在真皮侧，而大疱性类天疱疮沉积在表皮侧。

【治疗】

（一）中医治疗

1. 分型论治

（1）脾虚湿热证：

主症：水疱较厚，疱壁较厚，不易破裂，疲倦肢乏，食欲不振，大便不成形，尿黄。舌苔薄黄腻，脉滑数。

治法：健脾益气，除湿清热。

方药：参苓白术散合六一散加减。纳呆腹胀明显者加陈皮、木香运脾除湿；湿邪较盛者加苍术、厚朴；热邪偏重者加栀子、连翘解毒。

（2）血热夹湿证：

主症：病情进行性加重，水疱增多，破裂糜烂，自觉身热，心烦失眠，口渴。舌红，苔黄腻，脉数。

治法：凉血清营，解毒除湿。

方药：犀角地黄汤合黄连解毒汤加减。大便秘结者加生大黄、牛蒡子以通腑泄热；高热烦躁者加龙骨、牡蛎镇静安神；红斑面积大者可加紫草、白茅根凉血消斑。

2. 内服中成药

（1）雷公藤片或雷公藤多苷片：祛风除湿，活血通络。适用于各证型急性发作期，用药期间注意观察患者白细胞数及肝功能。

（2）参苓白术散：健脾渗湿，适用于脾虚湿热证。

3. 外治

（1）紫草油：用于皮肤或黏膜部位破溃、糜烂处，适量外搽，每天 2～3 次。

（2）若破溃、糜烂面积较大者，可用黄柏、地榆各 30 g，煎水湿敷患处，每天 2 次。

（3）渗液减少后或原来渗液不多时，可外涂青黛散麻油调敷或黄连素锌氧油。

（4）若皮损干燥，以干痂、鳞屑为主时，可用紫草、当归等制成润肤类膏药，促进皮损愈合。

（二）西医治疗

1. 局部治疗　主要外用强效糖皮质激素乳膏，如卤米松或丙酸氯倍他索，最高剂量可用至 30～40 g/d；若破溃、糜烂明显者应注意护理，预防继发感染；口腔合并真菌感染者，可用制霉菌素片制成漱口液含漱。

2. 系统治疗

（1）糖皮质激素：是治疗大疱性类天疱疮的首选药物，具体使用剂量可参考"天疱疮"用药。总的说来，大疱性类天疱疮的糖皮质激素用量小于天疱疮，尤其是当外用强效激素取得满意疗效时，可减少或避免系统给予糖皮质激素治疗，防止对老年患者产生不良反应。

（2）其他免疫抑制药：为了有效控制病情、减少糖皮质激素用量以及在糖皮质激素减量过程中预防复发，可联合使用其他免疫抑制药，如环磷酰胺（CTX）、甲氨蝶呤（MTX）、硫唑嘌呤、吗替麦考酚酯等，具体用法与天疱疮类似。

（3）其他药物治疗：对于病情较轻的患者，可以给予米诺环素 0.1 g/d 或 1～2 g/d，与烟酰胺联用可取得满意效果，一般连续使用 1～2 个月；氨苯砜也可能有效；这类药物也可与糖皮质激素联用。

（4）生物制剂：主要针对难治性患者，可选用利妥昔单抗或英夫利西单抗，可取得满意疗效。

3. 对症治疗　大疱性类天疱疮常常合并继发感染、水电解质紊乱、低蛋白血症等，应积极对症治疗。主要是继发感染和低蛋白血症，需要重点关注；由于本病多见于老年患者，因鼓励患者适当运动，避免长期卧床继发血栓形成。

（三）中西医结合治疗思路

本病与天疱疮一样，常常采取中西医结合治疗方案。西医主要通过运用糖皮质激素、免疫抑制药等药物控制病情，尤其当病情发展较快，有较多新发皮损时，对于快速控制病情起着重要作用。中医主要是在稳定病情和缓解激素副作用方面具有较大作用，前期协同增效，后期主要通过调理尽量减少和预防复发。

【预防与调摄】

1. 在治疗过程中严密观察使用激素、免疫抑制药的副作用。

2. 卧床休息，经常翻动身体，适当下床行走，防止发生压疮。

3. 预防全身和局部感染，加强皮损的护理。

4. 皮损结痂或层层脱落时，可用麻油或紫草油湿润，促进皮损愈合，使之自然脱落，不可人为干预，也不宜水洗。

5. 小面积破溃、糜烂者，不需包扎，每天清创换药后暴露即可；大面积破溃、糜烂者可用中药湿敷；破溃处外用抗菌剂，防止继发感染；可外用碱性成纤维细胞生长因子或重组人表皮生长因子促进糜烂面愈合。

6. 饮食方面应以高蛋白、高维生素、低盐饮食为主，避免营养不良，出现低蛋白血症。

【临床研究进展】

冯瑞瑶、李小鹏、席建元等报道运用解毒除湿颗粒（金银花、生地黄、连翘、白术、苍术、黄芩、栀子、土茯苓、黄芪、甘草）联合醋酸泼尼松治疗大疱性类天疱疮，与单纯运用醋酸泼尼松治疗相比，在改善皮损、瘙痒程度及疗效方面均有明显优势。陈金穆，黄小兵，谢培煜等报道运用金匮肾气丸联合甲泼尼龙琥珀酸钠治疗大疱性类天疱疮，可提高疗效和安全性，减少不良反应，值得临床推广应用。

【参考文献】

[1] 冯瑞瑶，李小鹏，席建元，等.解毒除湿颗粒治疗大疱性类天疱疮湿热毒蕴证的临床观察[J].湖南中医药大学学报，2019(1): 112-116.

[2] 陈金穆，黄小兵，谢培煜，等.金匮肾气丸联合糖皮质激素治疗大疱性类天疱疮的临床疗效[J].皮肤病与性病，2018(1): 108-109.

（俞　晨）

瘢痕性类天疱疮

瘢痕性类天疱疮是（cicatricial pemphigoid）类天疱疮的一种特殊类型，又称良性黏膜类天疱疮（benign mucosal pemphigoid）或者口腔类天疱疮（oral pemphigoid），其特征是黏膜上的水疱损害发生破裂，形成带血痂的斑块或者永久性的瘢痕，最常发生于眼结膜和口腔黏膜。皮肤组织病理同类天疱疮，主要表现为表皮下水疱，直接免疫荧光检查可见基底膜带有线状 IgG、C3 沉积。本病多见于中老年人，70 岁左右的老年人发病率最高，女性几乎是男性的 2 倍，无明显季节性。

【病因及发病机制】

本病病因尚不清楚，现代医学认为是一种自身免疫性疱病，是类天疱疮的一种亚型。本病皮损的发生，认为多由于自身抗体与黏膜和皮肤的基底膜带结合所致，这些自身抗体主要识别基膜带半桥粒黏附复合物特殊的结构成分。

【临床表现】

本病临床主要表现为黏膜部位发生水疱后遗留永久性瘢痕，以口腔黏膜和眼结合膜最常见，慢性病程，通常无全身症状。依据皮疹累及部位和范围可分为泛发型和局限型两种。泛发型主要侵犯上呼吸道黏膜（如鼻腔、咽喉）、消化道黏膜或食管、外生殖器黏膜（尿道口、阴道）、肛门黏膜等，多伴有眼部损害；局限型好发于头、颈部，也可见于躯干上部，一般不侵犯黏膜。最常见于眼部，表现为反复发生张力性大疱，不规则的糜烂、溃疡和 / 或急性卡他性结膜炎，愈后留有萎缩性瘢痕，难以消退。临床中水疱的出现常伴有疼痛不适，但很少在睑板结膜上能看到水疱和糜烂。而瘢痕形成可无任何先驱症状，随着瘢痕的形成，穹隆收缩、睑球结膜粘连、眼睛活动困难。结膜皱缩、干燥、下睑内翻倒睫。在最后阶段，角膜干燥、混浊，甚至溃疡、穿孔，最后虹膜脱出，眼球萎缩，终至失明。

【实验室检查】

本病特异性检查为通过 ELISA 检测患者血清中存在的抗 BP180 抗体或抗 BP230 抗体。

【组织病理】

本病基本病理变化为表皮下疱，疱液及真皮浅层中等密度的混合细胞浸润，可有中性粒细胞、淋巴细胞、浆细胞及嗜酸性粒细胞。晚期真皮浅层纤维化明显。直接免疫荧光检查可见基膜带有线状 IgG、C3 沉积，有时可见 IgA、IgM。

【诊断与鉴别诊断】

1.诊断　瘢痕性类天疱疮的诊断主要根据以下要点：①多见于老年人，女性患病率更高。②典型皮损为黏膜部位发生水疱后遗留永久性瘢痕，眼部及口腔最常见。③皮肤病理检查为表皮下疱，直接免疫荧光检查可见基膜带有线状 IgG、C3 沉积。④血清检测抗 BP180 或抗 BP230 抗体水平升高。

2.鉴别诊断　本病可与下列疾病进行鉴别：

（1）天疱疮（黏膜受累）：多见于中老年，水疱松弛，疱壁薄，易破裂，尼氏征阳性，以黏膜损害为主要表现，但躯干或四肢无明显皮损时，可根据组织病理检查为表皮内水疱相鉴别。

（2）线状 IgA 大疱性皮病：组织病理中虽也可见明显的中等密度的中性粒细胞、淋巴细胞、组织细胞浸润，但真皮内无瘢痕形成。

（3）获得性大疱性表皮松解症：本病也可出现水疱和瘢痕，病理亦显示为表皮下疱，但皮损多在肢端易摩擦部位，盐裂皮肤试验提示免疫沉积物常分布在真皮侧。

【治疗】

（一）中医治疗

未发现本病在中医古籍中有相应记载，临床上局部皮损主要采用西药治疗，皮损较多或全身症状突出时，可参考大疱性类天疱疮分型辨证论治，同时给予理气化痰、软坚散结类药物。

（二）西医治疗

1. 局部治疗

（1）眼部损害：局部外用糖皮质激素软膏、滴眼液，或结膜下注射糖皮质激素混悬液，严重时需配合手术治疗。

（2）口腔损害：清除坏死组织，可用糖皮质激素或四环素漱口液、喷雾等，口腔合并真菌感染者，可用制霉菌素片制成漱口液含漱。气管或食管因瘢痕造成狭窄需配合食管扩张、气管插管及手术治疗。

（3）皮肤损害：主要外用强效糖皮质激素乳膏，如卤米松或丙酸氯倍他索，最高剂量每天可用30~40 g。

2. 系统治疗

（1）糖皮质激素：适用于泛发性皮损和有显著咽喉和食管黏膜损害者，泼尼松每天口服 40~60 mg，皮损控制后减量维持，平均用药 5 年，停药后易复发。具体使用剂量可参考"天疱疮"用药。

（2）氨苯枫：每天 50~150 mg，单用或与小剂量泼尼松合用。

（3）其他免疫抑制药：为了有效控制病情，可联合使用其他免疫抑制药，如环磷酰胺（CTX）、甲氨蝶呤（MTX）、环孢素、硫唑嘌呤、吗替麦考酚酯等。最终的目标是在保持免疫抑制的同时减少全身类固醇的剂量。通常需要长期治疗和监测。

（4）其他药物治疗：对于病情较轻的患者，可以给予米诺环素 0.1 g/ 次或 1~2 g/ d，与烟酰胺联用可取得满意效果，一般连续使用 1~2 个月；或较少使用秋水仙碱、磺胺吡啶或磺胺甲氧吡啶。

（三）中西医结合治疗思路

本病主要采取中西医结合治疗方案。西医主要通过运用糖皮质激素、免疫抑制药等药物控制病情，尤其当病情发展较快，有较多新发皮损时，对于快速控制病情起着重要作用。中医主要是在患者全身症状突出时，结合四诊资料辨证论治，改善患者不适症状，提高生活质量。

【预防与调摄】

1. 在治疗过程中严密观察使用激素、免疫抑制药的副作用。

2. 适当的黏膜破溃、糜烂处的护理对于促进愈合和减少瘢痕尤其重要。

3. 饮食方面应以高蛋白、高维生素、低盐饮食为主，避免营养不良，出现低蛋白血症。

【参考文献】

DEDEE F MURRELL M A, BMBCH M D, FACD A, et al. Definitions and outcome measures for mucous membrane pemphigoid: recommendations ofaninternational panel of experts[J]. J Am Acad Dermatol, 2015(72): 168-174.

（俞　晨）

疱疹样皮炎

疱疹样皮炎（dermatitis herpetiformis）属于遗传性自身免疫性表皮下大疱性皮肤病。本病和肠病密切相关，是相同遗传倾向的自身免疫病的不同表现。本病主要表现为全身广泛分布的丘疱疹样损害，多伴剧烈瘙痒。任何年龄均可发病，中青年多发，男性多于女性，部分患者有家族史。本病相当于中医古籍中的"火赤疮""天疱疮"的范畴。

【病因及发病机制】

中医学认为本病多因脾失健运，脾虚湿盛，外感风邪，风湿相搏，郁久化热发于肌肤。

现代医学认为本病的病因尚不明确，目前发现主要与遗传因素和环境因素相关，本病存在遗传易感性，患者遗传易感基因主要与 HLA-B8、HLA-DR3、HLA-DQw2 相关，环境因素主要为饮食中的谷蛋白。发病机制目前认为主要是摄入的谷胶或谷胶敏感性肠病所摄入的蛋白质，肠道产生特异性 IgA 抗谷胶抗体或特异性抗体，抗体能与皮肤的正常或异常的组织抗原成分结合，或真皮乳头的 IgA 沉积本身就是循环免疫复合物沉积，结合的 IgA 主要通过补体替代途径激活补体系统，产生 C3、备解素、B 因子，导致中性粒自吸泵聚集及其蛋白酶的释放，引起真皮乳头胶原溶解，最终导致表皮与真皮分离。

【临床表现】

本病临床多表现为全身多发的丘疹、水疱，疱壁紧张，周边红晕，尼氏征阴性，常聚集成群或排列成环形、匐行形或地图形，多对称分布，好发于肩、颈、背、臀和四肢伸侧，多伴剧烈瘙痒，有时可伴烧灼或疼痛感，患者因反复搔抓，局部可见抓痕及血痂，甚至出现苔藓样变，反而很少见到完整水疱，偶尔可见大疱及荨麻疹样斑块，极少累及口腔，溴、碘类药物可能诱发该病的发生或复发。（各图 12-2-4）

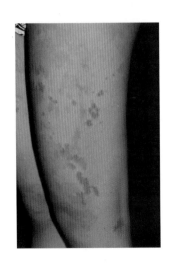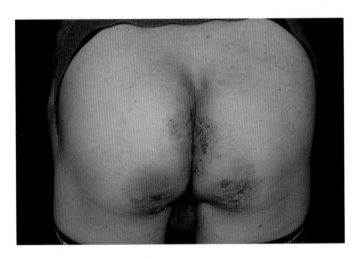

各图 12-2-4　疱疹样皮炎

患者多表现为不同程度的肠道病变，主要累及部位为小肠，表现为腹痛、腹泻、腹胀和吸收不良等消化道症状，部分患者无明显的消化道症状，在进食谷胶食物后也会出现肠道病变的加重。

【实验室检查】

血常规可见嗜酸性粒细胞升高。

少数患者血清中 IgA 抗体升高、IgM 抗体降低，谷胶敏感性肠病患者中 90% 可检测到抗肌内膜抗体。

碘化钾软膏斑贴实验阳性，氟、氯、溴等元素有同样作用。

白细胞组织表面相容性抗原（HLA）测定发现 HLA-B8、HLA-DR3、HLA-DQw2 阳性。

【组织病理】

组织病理表现为表皮下水疱，水疱位于真皮乳头部位，疱内可见中性粒细胞浸润，真皮浅层及血管周围可见淋巴细胞、中性粒细胞、组织细胞浸润，核尘最具特征性，有时可见嗜酸性粒细胞浸润。

直接免疫荧光下真皮乳头 IgA 呈颗粒状沉积是本病的特异性表现，也有报道本病也可出现真皮乳

头的 IgA 纤维状沉积，或基膜带 IgA 颗粒状沉积。（各图 12-2-5）

电镜可见基板和真皮之间裂隙，基板破坏，基板下方 IgA 沉积并与锚纤维结合。

【诊断与鉴别诊断】

1. 诊断　本病的诊断主要依据以下方面：①全身多发丘疹、水疱伴剧烈瘙痒。②伴不同程度谷胶敏感性肠病。③组织病理提示表皮下水疱，水疱位于真皮乳头部位，疱内可见中性粒细胞浸润。④直接免疫荧光提示真皮乳头 IgA 呈颗粒状沉积。⑤氨苯砜治疗效果显著，停药反复。

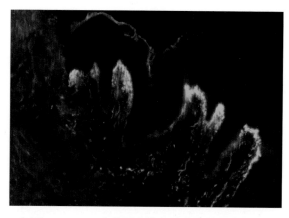

各图 12-2-5　疱疹样皮炎皮肤直接免疫荧光 IgA

2. 鉴别诊断　本病可与下列疾病进行鉴别：

（1）线状 IgA 皮病：多见于儿童，典型的表现为红斑边缘的水疱、大疱，病变常累及黏膜，多伴瘙痒和灼热感。组织病理表现为表皮下水疱，疱内可见中性粒细胞浸润，基底细胞空泡变，伴或不伴嗜酸性粒细胞浸润。直接免疫荧光提示基底膜带 IgA 线状沉积。

（2）大疱性类天疱疮：表现紧张性水疱，可伴不同程度瘙痒。病理提示表皮下水疱，疱内嗜酸性粒细胞浸润。BP180/230 抗体阳性。直接免疫荧光提示基底膜带 IgG、补体沉积。

（3）获得性大疱性表皮松解症：表现为外伤后的水疱、大疱，愈后留有瘢痕。组织病理表现为表皮下水疱，不伴明显炎症。直接免疫荧光提示基底膜带 IgG 沉积。

【治疗】

（一）中医治疗

1. 内治法　辨证主要为脾虚湿盛，外感风邪证。

主症：全身多发丘疱疹，反复发作，剧烈瘙痒，伴见眠差，食少，四肢沉重。舌质不红，苔白或腻，脉弦滑微数。

治法：健脾祛湿，疏风清热止痒。

方药：健脾除湿汤加减。

2. 外治法：

（1）祛湿散 30 g，雄黄 3 g，冰片 1.5 g，明矾 3 g。鲜芦荟取汁蘸擦，每天 2～3 次。

（2）如意金黄散 30 g，化毒散 1.5 g，冰片 1.5 g。植物油调擦，每天 2～3 次。

（二）西医治疗

1. 避免食用含有谷胶的饮食及含碘剂、溴剂的药物。

2. 首选口服氨苯砜，瘙痒症状多在用药 48～72 小时缓解，停止治疗后皮疹可在 24～48 小时内复发。

3. 氨苯砜不耐受者可选择磺胺类药物，包括磺胺吡啶、柳氮磺胺吡啶。

4. 四环素类药物，包括四环素、米诺环素。

5. 外用糖皮质激素。

6. 抗组胺药、免疫抑制药、生物制剂。

（三）中西医结合治疗思路

本病可采用中西医联合治疗，在使用西药的同时，中医可根据患者全身及局部症状进行辨证施治，同时可缓解西药产生的一些副作用。

【预后及转归】

本病可持续数年甚至终生，不含谷胶的饮食可减轻患者的临床症状或延长部分患者的临床缓解期。

【预防与调摄】

1. 避免食用含有谷胶的饮食。
2. 保护、清洁皮肤，避免继发感染。
3. 避免搔抓、热水烫洗。
4. 避免使用强刺激药物。

（刘明明）

线状 IgA 大疱性皮病

线状 IgA 大疱性皮病（linear IgA bullous dermatosis）是一种少见的累及皮肤和黏膜的慢性获得性自身免疫性表皮下大疱病。以红斑、水疱为主的多形性皮疹、并呈环形分布为其临床特征。儿童型通常在 10 岁以前发病，成人型好发于 60 岁以上老人，男女发病率基本相同。相当于中医"火赤疮"范畴。

【病因及发病机制】

中医学认为本病多因先天不足，脾虚湿盛、心火妄动或嗜食肥甘厚味、脾失健运、水湿内停，外感风热毒邪而成。

现代医学认为 97 kD 蛋白抗原参与了该病的发生，机体在一定因素刺激下产生针对基底膜带 97 kD 蛋白抗原的 IgA 抗体，引起抗原抗体反应，从而导致皮肤的免疫损害。另外可能与胃肠道疾病、恶性肿瘤、感染和药物相关。

【临床表现】

儿童和成人均可发病。皮损特点为正常皮肤或红斑上出现水疱，呈环状或弧形排列，多发于躯干和四肢，皮疹多形性（各图 12-2-6）。自觉瘙痒。可累及黏膜。数年后部分患者病情可自然缓解。

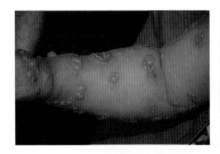
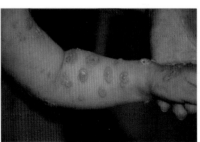
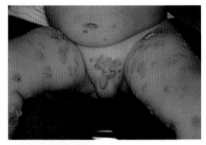
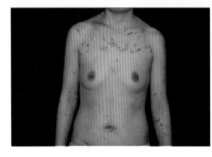
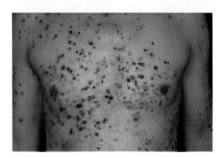

各图 12-2-6　线状 IgA 大疱性皮病
（第四军医大学西京皮肤医院　供图）

【组织病理】

表皮下水疱，真皮乳头内中性粒细胞及少量嗜酸性粒细胞浸润。直接免疫荧光显示基膜带线状 IgA 及 C3 沉积（各图 12-2-7、各图 12-2-8）。

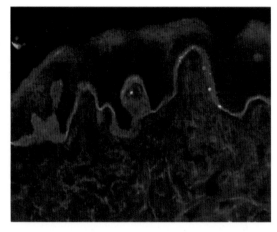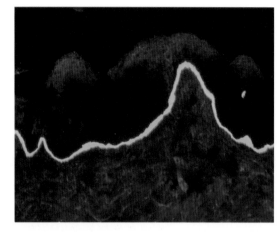

各图 12-2-7　线状 IgA 大疱性皮病皮肤直接免疫荧光 IgA
（第四军医大学西京皮肤医院　供图）

【诊断与鉴别诊断】

1. 诊断

（1）儿童和成人发病、正常皮肤或红斑上出现呈环状或弧形排列的水疱，尼氏征阴性，自觉瘙痒。

（2）组织病理和免疫荧光检查可以确诊。

2. 鉴别诊断　本病可以与下列疾病进行鉴别：

（1）疱疹样皮炎：多发于青壮年，皮损多形性，小水疱呈环状排列，不易溃破，伴有风团、红斑、丘疹，好发于躯干、腰背，自觉剧烈瘙痒，尼氏征阴性，组织病理检查为表皮下水疱。

（2）大疱性类天疱疮：多见于老年人，水疱紧张，不易破裂，创面易于愈合，极少有黏膜损害，尼氏征阴性，组织病理示水疱位于表皮下。免疫病理可见基底膜带 IgG 和 / 或 C3 呈网状沉积。

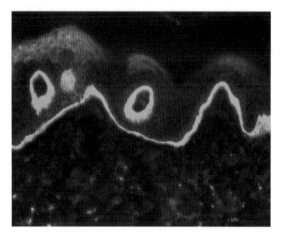

**各图 12-2-8　线状 IgA 大疱性皮病
皮肤直接免疫荧光 C3**
（第四军医大学西京皮肤医院　供图）

（3）获得性大疱性表皮松解症：表现为肢端易摩擦和受压部位轻微外伤或摩擦后出现糜烂和水疱、疱壁紧张，尼氏征阴性。愈后常遗留瘢痕、萎缩、粟丘疹和甲改变。直接免疫荧光示在水疱周围皮肤基底膜带有 IgG、C3、C4 呈线状沉积。

【治疗】

（一）中医治疗

1. 分型论治

（1）心火脾湿证：

主症：起病急，皮肤可见红斑、水疱、血疱、或水疱破溃，糜烂明显，常伴纳呆、腹胀便溏等症。舌边尖红，苔白，脉滑。

治法：健脾利湿，清热泻火。

方药：四君子汤合导赤散加减。

（2）湿热证：

主症：皮肤可见红斑、水疱，或伴有风团、自觉瘙痒。舌红，苔黄腻，脉滑数。

治法：清热利湿祛风。

方药：萆薢渗湿汤加减。

2. 内服中成药

（1）参苓白术散：健脾渗湿。适用于心火脾湿证。

（2）黄连上清丸：清热解毒，降火镇痛。适用于心火脾湿证。

（3）二妙丸：燥湿清热。适用于湿热证。

3. 外治

（1）中药湿敷：水疱较多，糜烂、瘙痒明显时，可选用清热解毒的中药水煎后冷湿敷，如马齿苋、生地榆、黄柏、金银花、白鲜皮等，每天 2～3 次。

（2）紫草油：糜烂面可适量外搽患处，每天 2～3 次。

（二）西医治疗

1. 局部治疗：中强效糖皮质激素外用，每天 2 次。

2. 系统治疗：氨苯砜、磺胺吡啶、四环素、烟酰胺口服，必要时可选用糖皮质激素、丙种球蛋白、甲氨蝶呤等药物。

（三）中西医结合治疗思路

西医认为本病为自限性疾病，病程 3～6 年，治疗上应避免过度。急性期以西医治疗为主配合中医辨证治疗。缓解期以中医治疗为主、局部可配合外用糖皮质激素药物。

【预防与调摄】

1. 增强体质、保持充足睡眠、保持乐观情绪。

2. 保持全身及衣物清洁，贴身衣物宜柔软、舒适；避免皮损处感染，以免加重病情。

3. 忌食辛辣刺激及辛膻发物。

（李文彬）

妊娠疱疹

妊娠疱疹（herpes gestationis）是一种以水疱形成为主的瘙痒性大疱性自身免疫性皮肤病。以丘疹、红斑、靶形损害、紧张性水疱等多形性皮疹、瘙痒剧烈为其临床特征，好发于腹部、前臂、大腿、乳房及臀部，通常发生于妊娠期或产褥期。本病往往产后 1～2 个月自行缓解，再次妊娠则复发。相当于中医"火赤疮"范畴。

【病因及发病机制】

中医学认为本病多因妊娠期冲任气血聚养胚胎，胎气日盛，腠理络脉营血偏虚，邪热内蕴，熏蒸于肌肤，卫气壅遏，营弱卫强而失和，母体不耐内外风热湿邪而发；或妊娠后母体多虚，脾虚运化失司，易化湿生热，加之内外之邪相互搏击于肌肤而发；或妊娠后期母体肝肾不足，冲任亏虚，营卫不和，肌肤失养而发。

现代医学认为妊娠疱疹抗原可能与大疱性类天疱疮 BPAG2 为同一成分，此抗原的胞外区与转膜区 NC16 A 域毗邻，为免疫显性表位，抗体的反应多局限于此。妊娠因子是一种抗基底膜抗体，妊娠疱疹抗原与自身抗体结合，激活补体，释放炎性介质和溶酶体酶，使基底膜的透明板溶解或断裂形成表皮下水疱。

【临床表现】

本病剧烈瘙痒，开始皮损常在脐周，后扩散至腹部、股部、四肢、掌跖等处。病程早期皮损为丘疹、斑块、靶形损害、环形风团，随后出现水疱和大疱，疱溃后形成糜烂和痂皮，痂皮脱落后形成色素沉着。间隔数天至数周发作 1 次。20% 患者可有黏膜损害。本病多发生在第 1 或第 2 次妊娠时，多数患者所生婴儿正常，可有早产、流产和死胎；月经来潮时有轻微发作，口服避孕药可以引起本病的复发或恶化。

【组织病理】

表皮内细胞水肿、基底细胞变性坏死，或表皮下水疱形成、疱内有较多嗜酸性粒细胞及嗜中性粒细胞。真皮内血管周围有较多嗜酸性粒细胞浸润。直接免疫荧光示红斑及周围皮肤基底膜带有 IgA 及 C3 呈线状沉积。

【诊断与鉴别诊断】

1. 诊断

（1）孕妇四肢及腹部发生红斑、水疱，伴剧烈瘙痒。

（2）产后皮损消退、再次妊娠复发。

（3）组织病理和免疫荧光检查可以确诊。

2. 鉴别诊断　本病可以与下列疾病进行鉴别：

（1）妊娠痒疹：发生于妊娠的第 3～4 月内或妊娠晚期，表现为淡红色或正常皮色的丘疹，一般无水疱；好发于躯干、四肢及臀部等处，对称分布，瘙痒剧烈。

（2）妊娠期瘙痒性荨麻性丘疹斑块：发生于妊娠晚期，表现为水肿性丘疹和斑块，好发于皮损腹部、大腿、臀部；黏膜部位很少受累，瘙痒剧烈、可自然消退。

（3）妊娠丘疹性皮炎：可发于在妊娠各期，皮损以红色或暗红色丘疹为主，泛发全身，丘疹 7～10 天可消退，新疹不断出现，直到分娩结束才能痊愈。

（4）妊娠性多形疹：发生于妊娠晚期。有多形性皮疹，但很少出现水疱，无大疱发生，直接免疫荧光检查阴性。

【治疗】

（一）中医治疗

1. 分型论治

（1）风热挟湿证：

主症：发病急，皮损多形，可见丘疹、斑块、靶形损害、环形风团。舌红苔薄黄，脉浮数。

治法：祛风清热，解毒止痒。

方药：消风散加减。

（2）脾虚积热证：

主症：皮肤可见红斑、水疱，自觉瘙痒严重，或水疱破溃，皮肤糜烂、渗出明显，同时伴有纳差等症。舌边尖红，苔白，脉滑。

治法：健脾利湿，清热泻火。

方药：六君子汤合玉女煎加减。

（3）肝肾不足证：

主症：皮肤可见少量淡红斑、水疱，入夜痒甚，同时伴有眩晕耳鸣、畏光羞明、性情烦躁等症。舌边尖红或暗，苔薄白，脉弦细。

治法：滋补肝肾，调畅情志。

方药：六味地黄汤加减。

2. 内服中成药

（1）参苓白术散：健脾渗湿。适用于脾虚证。

（2）六味地黄丸：滋阴补肾。适用于肝肾不足证。

3. 外治

（1）中药湿敷：水疱较多，糜烂、瘙痒明显时，可选用清热解毒的中药水煎后冷湿敷，如马齿苋、生地榆、黄柏、金银花、白鲜皮等，每天 2～3 次。

（2）炉甘石洗剂：皮损以丘疹、斑块、环形风团为主时，可外用，每天 2～3 次。

（3）紫草油：糜烂面可适量外搽患处，每天 2～3 次。

（二）西医治疗

1. 局部治疗　外用糖皮质激素软膏。

2. 系统治疗　病情较轻者给予抗组按药或镇静药，重症者可酌情使用糖皮质激素、丙种球蛋白等药物。

（三）中西医结合治疗思路

西医认为本病有自限性，常在分娩后自然缓解、治疗以对症治疗为主。同时联合中医辨证治疗，但应注意药物对妊娠和胎儿的影响。中医外治安全有效，可在妊娠各期使用。

【预防与调摄】

1. 规律作息，保证充足睡眠、补充营养。

2. 忌食辛辣刺激食物。

3. 避免再次妊娠或口服避孕药。

4. 保持全身及衣物清洁，贴身衣物宜柔软、舒适；加强心理疏导。

【临床研究进展】

妊娠疱疹是一种较少见的，与妊娠相关的自身免疫性大疱病，如何在妊娠期安全用药非常关键。西医治疗轻症患者主要以对症治疗为主，补充钙剂、维生素 C 及多种维生素；重症者可酌情使用糖皮质激素，但需要注意治疗时机，尽量避免在早孕期使用，以减少对胎儿的危害；对产后数月仍有广泛水疱者，可使用免疫抑制药，但要避开哺乳期。同时有报道指出大多数患者口服避孕药后可引起疾病复发，故对曾患本病的患者禁用避孕药。而采用中医药治疗，如果辨证准确，用药得当，常可取得较好疗效，减少复发频率。但应注意：忌食腥发、刺激之品。

（李文彬）

获得性大疱性表皮松解症

获得性大疱性表皮松解症（epidermolysis bullosa acquisita，EBA）是一种少见的非遗传性慢性大疱性自身免疫性皮肤病。表现为轻微外伤即可引起大疱，好发于关节伸侧和肢端容易受摩擦部位。多发于中年女性。相当于中医"天疱疮"。

【病因及发病机制】

中医学认为本病多因禀赋不耐、脾失健运或嗜食肥甘厚味、水湿内停、郁久化热，湿热内蕴，外犯肌肤而病。病久则耗伤气阴，肌肤失养。

现代医学认为本病血循环中存在针对基底膜带锚纤维的抗Ⅶ型胶原抗体、抗原抗体结合后激活补体、活化炎症细胞等免疫反应，最终导致真表皮分离形成水疱。

【临床表现】

根据临床表现将本病分为 3 型：经典型、大疱性类天疱疮样型、瘢痕性类天疱疮样型。

1. 经典型　表现为肢端易摩擦和受压部位轻微外伤或摩擦后出现糜烂和水疱、疱壁紧张，尼氏征阴性。愈后常遗留瘢痕、萎缩、粟丘疹和甲改变。

2. 大疱性类天疱疮样型　表现为躯干、皮肤皱褶处和四肢屈侧在红斑基础上出现紧张性大疱、疱周有红晕、尼氏征阴性。部分患者只出现红斑或风团样斑块。愈后不留瘢痕。

3. 瘢痕性类天疱疮样型　表现为口腔、食管、肛门等多处黏膜均出现糜烂、愈后遗留瘢痕。（各图 12-2-9）

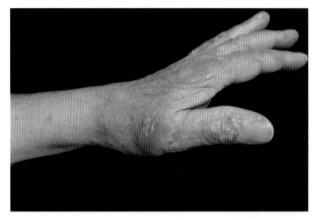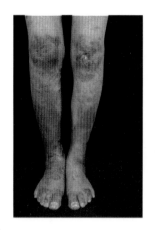

各图 12-2-9 获得性大疱性表皮松解症
（第四军医大学西京皮肤医院 供图）

【组织病理】

表皮下水疱、真皮内有不同程度的炎性细胞浸润。直接免疫荧光示在水疱周围皮肤基底膜带有 IgG、C3、C4 呈线状沉积。间接免疫荧光血清中可检测到抗Ⅶ型胶原抗体。免疫电镜可见 IgG 沉积在致密板下方。

【诊断与鉴别诊断】

1. 诊断

（1）成年人易摩擦部位出现水疱、瘢痕、粟丘疹，无大疱性表皮松解症家族史。

（2）结合组织病理、直接免疫荧光、免疫电镜等特点可诊断。

2. 鉴别诊断　本病可以与下列疾病进行鉴别：

（1）天疱疮：多见于中年人、黏膜受累严重、皮损为外观正常的皮肤或红斑上出现松弛性大疱、疱壁薄、易破形成糜烂面，尼氏征阳性；组织病理示表皮内水疱、直接免疫荧光示棘细胞间有 IgG 沉积。

（2）大疱性类天疱疮：多见于老年人，黏膜及皮损受累同获得性大疱性表皮松解症，但愈后不留瘢痕。免疫电镜示大疱性类天疱疮的 IgG 沉积靠近表皮侧，获得性大疱性表皮松解症 IgG 沉积靠近真皮侧。

（3）大疱性表皮松解症：具有遗传性，主要累及皮肤，水疱为自发性，多由机械性创伤引起。

（4）迟发性皮肤卟啉症：是一种光敏性皮肤病，皮损好发于暴露部位如面、颈、手足，表现为水疱、大疱、糜烂和溃疡，愈后可致皮肤肥厚、瘢痕、色素沉着。血浆卟啉浓度升高。

5. 大疱性系统性红斑狼疮：多有系统性红斑狼疮的临床表现和自身抗体谱。免疫荧光和获得性大疱性表皮松解症相似。

【治疗】

（一）中医治疗

1. 分型论治

（1）脾虚湿蕴证：

主症：疱壁紧张，疱破溃后形成糜烂面；伴口渴不欲饮，倦怠乏力，腹胀便溏。舌质淡胖，苔白腻，脉沉缓。

治法：健脾除湿。

方药：除湿胃苓汤合参苓白术散加减。

（2）气血不足证：

主症：病程日久，疱干结痂，或遍体层层脱屑，状如落叶，瘙痒入夜尤甚；伴神疲无力，气短懒言。舌质淡红，苔少，脉沉细。

治法：益气养血。

方药：八珍汤加减。

2．内服中成药

（1）参苓白术散：健脾渗湿。适用于脾虚湿蕴证。

（2）八珍丸：补气益血。适用于气血不足证。

3．外治

（1）中药湿敷：水疱较多，糜烂、瘙痒明显时，可选用清热解毒的中药冷湿敷，如马齿苋、生地榆、黄柏、金银花、白鲜皮等，每天2～3次。

（2）炉甘石洗剂：皮损以丘疹、斑块、环形风团为主时，可外用，每天2～3次。

（3）紫草油：糜烂面可适量外搽患处，每天2～3次。

（二）西医治疗

1．局部治疗　局部可外用硼酸湿敷，外用糖皮质激素软膏。

2．系统治疗　重症者可酌情使用糖皮质激素、免疫抑制药，生物制剂。

（三）中西医结合治疗思路

西医对本病无特效方法，患者应避免皮肤外伤与摩擦，局部以对症治疗为主，皮疹严重可给予系统治疗。疾病全程均可采用西医及中医辨证治疗、中医治疗有助于减少西药的疗程，并降低西药的不良反应。

【预防与调摄】

1．避免皮肤外伤和摩擦、防治皮肤感染、加强营养和支持、避免日晒。

2．忌食辛辣刺激及辛膻发物。

（李文彬）

"十三五"国家重点图书出版规划项目

Dermatovenereology
of Chinese and Western Medicine

中西医皮肤性病学

·下册·

主　审（按姓氏笔画排序）：

王玉玺　王宝玺　艾儒棣　朱文元　段逸群　秦万章　徐宜厚　高天文　禤国维

主　编　杨志波　李元文　谢红付　王　刚　李　斌

副主编（按姓氏笔画排序）：

刁庆春　刘　巧　刘红霞　闫小宁　李铁男　李领娥　杨素清　张理涛　陈达灿

范瑞强　周小勇　周冬梅　祝柏芳　曾宪玉

总秘书　肖月园

秘书组（按姓氏笔画排序）：

安月鹏　李　欣　张予晋　赵一丁　龚　娟　蔡玲玲

CS | K 湖南科学技术出版社

图书在版编目（CIP）数据

中西医皮肤性病学 : 上、下册 / 杨志波等主编. —长沙 :
湖南科学技术出版社，2020.12
　　ISBN 978-7-5710-0873-4

　　Ⅰ．①中… Ⅱ．①杨… Ⅲ. ①皮肤病－中西医结合疗
法②性病－中西医结合疗法 Ⅳ．①R750.5

　　中国版本图书馆 CIP 数据核字(2020)第 243976 号

ZHONGXIYI PIFUXINGBINGXUE XIACE
中西医皮肤性病学 下册

主　　编：杨志波　李元文　谢红付　王　刚　李　斌
责任编辑：邹海心
文字编辑：唐艳辉
出版发行：湖南科学技术出版社
社　　址：长沙市湘雅路 276 号
网　　址：http://www.hnstp.com
湖南科学技术出版社天猫旗舰店网址:
　　　　　http://hnkjcbs.tmall.com
邮购联系：本社销售部 0731-84375808
印　　刷：长沙超峰印刷有限公司
厂　　址：宁乡市金洲新区泉洲北路100号
邮　　编：410600
版　　次：2020 年 12 月第 1 版
印　　次：2020 年 12 月第 1 次印刷
开　　本：890mm×1240mm　1/16
印　　张：40
字　　数：1169 千字
书　　号：ISBN 978-7-5710-0873-4
定　　价：500.00 元(上、下册)
（版权所有·翻印必究）

中西医皮肤性病学编委名单

（按姓氏笔画排序）：

刁庆春 (重庆市中医院)

于希军（内蒙古医科大学附属医院）

王　丹（江西中医药大学附属医院）

王　刚（第四军医大西京皮肤医院）

王　畅（湖南中医药大学第二附属医院）

王一飞（上海中医药大学附属岳阳中西医结合医院）

王月美（河北医科大学附属石家庄市中医院）

王军文（湖南中医药大学第二附属医院）

文　谦（江西中医药大学第二附属医院）

叶建州（云南中医药大学第一附属医院）

田　毅（湖南中医药大学第二附属医院）

白彦萍（国家卫建委中日友好医院）

匡　琳（湖南中医药大学）

吕成志（大连市皮肤病医院）

吕海鹏（厦门市中医院）

吕新翔（内蒙古医科大学附属医院)

向亚平（中南大学湘雅三医院）

向丽萍（湖南中医药大学第二附属医院）

刘　巧 (江西中医药大学第二附属医院)

刘　宇（第四军医大西京皮肤医院）

刘　毅（重庆市中医院)

刘业强（上海市皮肤病医院）

刘红霞 (新疆医科大学附属中医医院)

刘志军（南华大学附属第一医院）

刘彤云（昆明医科大学第一附属医院）

刘拥军（黑龙江中医药大学附属第二医院）

刘学伟（河南中医药大学第一附属医院）

闫小宁（陕西省中医医院）

米　兰（湖南中医药大学第二附属医院）

安月鹏（黑龙江中医药大学附属第一医院）

许　斌（武汉市中西医结合医院）

严张仁（江西中医药大学附属医院）

李　吉（中南大学湘雅医院）

李　凯（第四军医大西京皮肤医院）

李　凯（武汉市中西医结合医院）

李　欣（上海中医药大学附属岳阳中西医结合医院）

李　波（大连市皮肤病医院）

李　斌（上海市皮肤病医院）

李广瑞 (中国中医科学院望京医院)

李元文 (北京中医药大学东方医院)

李文彬（陕西省中医医院）

李红毅（广州中医药大学第二附属医院）

李芳梅（广西国际壮医医院）

李伯华（首都医科大学附属北京中医医院）

李咏梅（上海中医药大学附属龙华医院）

李美红（陕西省中医医院）

李铁男（沈阳市第七人民医院）

李祥林（运城市中医医院）

李梅娇（海南省中医院）

李领娥（河北医科大学附属石家庄市中医院）

李福伦（上海中医药大学附属岳阳中西医结合医院）

杨　凡（贵州中医药大学第二附属医院）

杨　柳（南方医科大学中医药学院）

杨文信（西南医科大学附属中医医院）

杨志波（湖南中医药大学第二附属医院）

杨顶权（国家卫健委中日友好医院）

杨素清（黑龙江中医药大学附属第一医院）

肖月园（第四军医大西京皮肤医院）

旷燕飞（湖南省疾病预防控制中心）

吴佳理（贵阳市第二人民医院）

邱桂荣（江西中医药大学附属医院）

闵仲生（南京中医药大学附属医院）

汪海珍（湖南中医药大学第二附属医院）

沈　慧（湖南中医药大学第一附属医院）

宋　坪（中国中医科学院）

张　永（广西来宾市张永中医诊所）

张　苍（首都医科大学附属北京中医医院）

张广中（首都医科大学附属北京中医医院）

张丰川 (北京中医药大学东方医院)

张予晋（湖南中医药大学第二附属医院）

张志勇（河北省邯郸市中医院）

张虹亚（安徽中医药大学第一附属医院）

张艳晖（江西省中西医结合医院）

张桂英（中南大学湘雅二医院）

张晓杰（山东中医药大学附属医院）

张峻岭（天津市中医药研究院附属医院）

张理涛（天津市中医药研究院附属医院）

陈　平（江西省中西医结合医院）

陈达灿（广州中医药大学第二附属医院）

陈丽红（北京中医药大学附属厦门医院）

陈利远（贵阳市第二人民医院）　　　　　高继鑫（第四军医大西京皮肤医院）

陈明岭（成都中医药大学附属医院）　　　席建元（湖南中医药大学第一附属医院）

陈明亮（中南大学湘雅医院）　　　　　　唐　挺（贵州中医药大学第一附属医院）

陈信生（广州中医药大学第二附属医院）　唐志铭（徐州市中医院）

陈晋广（台州市中心医院）　　　　　　　唐海燕（重庆市中医院）

陈晴燕（沈阳市中西医结合医院）　　　　唐雪勇（重庆市中医院）

范瑞娟（运城市中医医院）　　　　　　　陶茂灿（浙江中医药大学附属第一医院）

范瑞强（广州中医药大学第二附属医院）　黄　宁（福建中医药大学附属第二人民医院）

欧阳晓勇（云南中医药大学第一附属医院）黄咏梅（西宁市第一人民医院）

罗文辉（株洲市中心医院）　　　　　　　曹　毅（浙江中医药大学附属第一医院）

周　萌（广西壮族自治区皮肤病医院）　　龚　娟（重庆市中医院）

周　斌（湖南省儿童医院）　　　　　　　龚丽萍（江西中医药大学附属医院）

周小勇（武汉市中西医结合医院）　　　　戚东卫（重庆市中医院）

周冬梅（首都医科大学附属北京中医医院）梁　育（江西中医药大学附属医院）

赵一丁（陕西省中医医院）　　　　　　　蒋谷芬（湖南中医药大学第二附属医院）

赵党生（深圳市宝安纯中医治疗医院）　　鲁建云（中南大学湘雅三医院）

赵湛君（河北省内丘市中医院）　　　　　曾宪玉（武汉市中西医结合医院）

胡伟才（益阳市中心医院）　　　　　　　曾碧君（湖南中医药大学第二附属医院）

俞　晨（第四军医大西京皮肤医院）　　　谢红付（中南大学湘雅医院）

祝柏芳【TCM Skin Clinic（UK）】　　　廉治军（大连市皮肤病医院）

贾　敏（贵州中医药大学第一附属医院）　蔡玲玲（北京中医药大学东方医院）

钱　方（深圳市中医院）　　　　　　　　谭　城（南京中医药大学附属医院）

徐　丽（北京中医药大学枣庄医院）　　　谭　强（第四军医大西京皮肤医院）

徐晓芃（湖南省人民医院）　　　　　　　谭丽娜（中南大学湘雅三医院）

高　琳（第四军医大西京皮肤医院）　　　翟晓翔（上海市第七人民医院）

高贵云（湖南航天医院）　　　　　　　　魏跃钢（南京中医药大学第一临床医学院）

参编人员名单（按姓氏笔画排序）：

于　旺（天津市中医药研究院附属医院）　罗鸯鸯（湖南省儿童医院）

马　欣（上海市皮肤病医院）　　　　　　赵　涛（第四军医大西京皮肤医院）

王大光（南京医科大学第一附属医院）　　赵建红（第四军医大西京皮肤医院）

王延婷（西安国际医学中心）　　　　　　郝军峰（第四军医大西京皮肤医院）

王建锋（安徽中医药大学第一附属医院）　胡文韬（贵州中医药大学第一附属医院）

孔宇虹（北京中医药大学东方医院）　　　钱琳翰（北京市联合丽格第一医疗美容医院）

田阳子（第四军医大西京皮肤医院）　　　徐　薇（第四军医大西京皮肤医院）

付思祺（中南大学湘雅二医院）　　　　　高美艳（第四军医大西京皮肤医院）

刘明明（第四军医大西京皮肤医院）　　　郭艳阳（第四军医大西京皮肤医院）

李　冰（第四军医大西京皮肤医院）　　　黄　慧（广州暨南大学附属华侨医院）

李　硕（河南中医药大学第一附属医院）　黄启腾（山东中医药大学附属医院）

李园园（浙江中医药大学附属第一医院）　龚　坚（江西中医药大学第二附属医院）

杨镓宁（四川省人民医院）　　　　　　　谭宣丰（西安交通大学第二附属医院）

陈　慧（第四军医大西京皮肤医院）　　　薛小文（安徽省亳州宝璋医院）

陈凤鸣（第四军医大西京皮肤医院）

褚 序

中医药学是中华传统文化的瑰宝，中西医应当互补，互相不能取代，经历充分的碰撞、沟通、融合后，会构建出崭新的人类医学体系，这是历史发展的必然规律。中医、西医、中西医结合从业人员是中国医学事业的三支力量。在临床上，我国的医务人员通常依据病人病情的需要，采取相应的中西医治疗方法，以合理的医疗费用取得最佳的疗效，形成了我国特有的医疗体系。

医学是科学与人文融合的学科。医学不是纯科学，医学离不开哲学，也离不开经验，医学总是吸取了其他学科的精华而不断发展进步。中医思维、西医思维、中西医结合思维是在不同的历史时期和文化背景下形成的医学思维。医学思维能力的发展则要求拥有尽可能全面的知识结构。时代呼唤学贯中西的通才，既能够传承中华传统医学的精华，又能够在中国医学原创思维的指导下有所创新。

回顾医学史，我们不难发现，每个历史时期均有困扰人类的不同皮肤病、性病，诸如梅毒、麻风等都曾经何等肆虐，给人类健康造成了很大危害。随着历史的进步，医学的发展，许多病种已经有了很好的治疗方法或在很大程度上得到了控制。但是这并不意味着疾病谱的缩小和人类探索疾病规律脚步的停止。

随着我国经济的不断发展和人民生活水平的显著提高，人们对自身容貌的关注，使得皮肤美容学方兴未艾，对医疗技术手段提出了更高的要求；由于生活、工作节奏加快，环境污染诸多因素的影响，很多与自身免疫、内分泌等相关的疾病，例如结缔组织疾病、湿疹、荨麻疹、脱发等的发病率居高不下。一些常见多发病，如特应性皮炎、银屑病、白癜风等迄今都未找到十分理想的治疗方法。这些都给我们皮肤性病学科界同仁提出了一个个难题，亟待我们去解决。

医学学科建设是卫生事业的基石。中医皮肤病学术体系，萌芽于秦汉，发端于晋唐，发展于宋元，兴盛于明清，近现代在理论与实践两方面不断充实，取得了长足的进步。中医在皮肤病的治疗领域中很有优势，特别在许多慢性及疑难性皮肤病的治疗中，中医药治疗更有其独到的手段和优势。近年来，一方面，越来越多的临床试验证实了中医药有着较好的疗效；另一方面，利用现代的实验、检验方法，中医药在皮肤性病领域取得了很多成果，揭示了中医药对某些疾病的作用机制，显示了中医药对皮肤性病治疗的美好前景。

《中西医皮肤性病学》是一本大型参考书。该书组织全国中西医皮肤科界 100 余名专家共同编写，历时 2 年，稿凡数易，终成著作。本专著超过 180 万字，其中含病种近 600 种，涵盖了皮肤科临床常见疾病、部分少见病、少数罕见疾病。本专著有几个突出优势：①内容丰富，有传承、有创新，亦有突破。②图文并茂，便于读者一目了然认识疾病。③中西并重，促进中西医互相学习。本书的出版，为提高中医、西医、中西医结合三支医疗力量的临床思维能力和实践水平，提高我国皮肤性病学科的学术发展水平和国际医疗核心竞争力做出了重要贡献。故乐为之序。

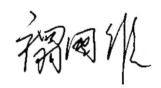

秦　序

中医皮肤病病名的相关记述最早出现于公元前 14 世纪；16 世纪，欧洲医学著作中开始出现"皮肤"等文字记载；直到 19 世纪西方医学传入我国，中西医结合治疗皮肤病开始萌芽。时至今日，中西医结合的方法已广泛运用于临床皮肤病的防治中，中西医结合皮肤性病学科也在全国各个学会的推动下蓬勃发展。

《中西医皮肤性病学》是在"十三五"国家重点出版物出版规划项目的背景下，由中华中医药学会皮肤科分会主委杨志波联合国内百余位中西医皮肤科界专家共同编撰而成。该专著在传承经典的同时推陈出新，囊括近年来中西医结合治疗皮肤性病的最新研究成果，是一部具有实用价值的工具型学术专著。

本书深入浅出、内容详实。从皮肤的正常生理功能到病理变化，从皮肤外科到皮肤美容，从皮肤科临床常见病到少见病……涵盖了学科几大重要板块。总论部分专设中西医结合皮肤性病学诊疗思路章节，从中医之"辨证"谈到西医之"辨病"，以"病证结合"的诊疗思路，将中医与西医融汇贯通，为皮肤科医师提供临床实践新方向。各论部分层层细分、图文并茂。除却概述、病因及发病机制、诊断、治疗等经典板块外，书中新增临床研究进展、医家经验与争鸣等板块，既突出现代医学的优势，又呈现中医的各家争鸣，两种思维方式的交互将碰撞出全新的火花。

在中医药现代化趋势下，《中西医皮肤性病学》将中医和西医两架马车并驾齐驱，中医个体化治疗的特色与西医病理诊断的优势相结合，再借鉴国内外最新研究进展和诊疗经验，形成一部集经典、创新、前沿为一体的专业型著作。无论是对皮肤科临床医师还是科研工作者来说，都具有重要的指导意义和参考价值。

上海市名中医、复旦大学附属中山医院终身教授

中国中西医结合学会皮肤性病专业委员会名誉主任委员

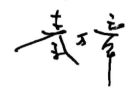

于 2020 年 12 月

前　言

近两世纪前，西学东渐，中国医学界经历了中西之争。中医的生存曾一度受到威胁，经中医先辈们不懈努力，其不但没有被取缔，反而经过办学、办报等方式得以规范、发展。中医的教育模式从单一的师承转变为学院为主、师承为辅的方式，且新中国成立后在国家政策引导下，全国的西医学习中医，国家建立中西医结合学会，学校开设中西医结合专业课程。中西医以其各自的临床疗效、不同领域的优势，为百姓的医疗保健做着应有的贡献。2003 年的"非典"、今年的"新冠"，无不是两种医学模式通力配合下，为国民的健康保驾护航，在国际疫情防控严峻的形势下，我国的疫情得到了非常高效且良好的控制，使国家经济复苏，百姓安居乐业。在中国，中西医两种医学模式并存为主，多种民族医学为辅，乃百姓之福。

2019 年中国中医药大会上，习近平强调，要遵循中医药发展规律，传承精华，守正创新，加快推进中医药现代化、产业化，坚持中西医并重，推动中医药和西医药相互补充、协调发展，推动中医药事业和产业高质量发展，推动中医药走向世界，充分发挥中医药防病治病的独特优势和作用，为建设健康中国、实现中华民族伟大复兴的中国梦贡献力量。在"十三五"国家重点出版物出版规划项目实施中，《中西医皮肤性病学》专著及网络出版物作为医学学科皮肤亚专业仅有的两个项目之一，其编写及面世不仅扩大"十三五"出版规划的社会影响力，也充分发挥国家规划的示范、引领作用。步入全面建设小康社会的决胜阶段，在人民生活富足、民主意识增强、文明思想进步、健康观念树立、爱国情操浓烈、逐梦精神高涨的大好形势下，皮肤病作为临床常见疾病的大病种，越来越受到民众的重视，有关皮肤病的诊疗规范以及网络科普、出版物的推广势在必行。

皮肤病的诊疗，中西医各有独到之处。西医的病因病机分析、诊断病理手段、疾病分类分型以及抗菌、抗炎等方面的优势，与中医对于慢性复发性皮肤病的辨证论治、人病同治、同病异治、异病同治、三因制宜、治病求本等思想以及中药疗效范围广、作用靶点多、简便廉验、应用灵活的优势很好地结合，将是国际皮肤医学界值得效仿的诊疗模式。因此，编撰中西医皮肤性病学专著能为皮肤科领域医师提供更多、更好的诊疗思路参考。中西医皮肤科各取所长，提升皮肤疾病诊疗水平，为皮肤科事业发展篇章书写浓重的一笔。

杨志波

2020 年 12 月

编写说明

　　《中西医皮肤性病学》专著系"'十三五'国家重点出版规划"项目，由中华中医药学会皮肤科分会主委杨志波与湖南科学技术出版社联合申请，组织全国中西医皮肤科界 100 余名专家共同编写。

　　本专著设总论 11 章，各论 26 章，附录 5 篇。其中含病种近 600 种，涵盖了皮肤科临床常见疾病、部分少见病、少数罕见疾病。总论包括除皮肤科简史及基础知识外，皮肤病理、外科及美容的内容单独设章编写，与时俱进，以体现皮肤科这三个重要的临床组成部分，并增设中西医皮肤性病学诊疗思路一章，专论中西医皮肤科各自的优势特点以及中西医结合在皮肤性病的诊疗思路，与各论呼应，以彰显本专著特色。各论按传统皮肤性病分类设计章节，分类较细，如职业性皮肤病、非感染性肉芽肿、组织细胞及肥大细胞增生性疾病、不同人群及系统疾病的皮肤病表现等，单独设立章节进行编写，使这些内容更加条理清晰，便于临床熟悉掌握。各论体例按照无题概述、病因及发病机制、临床表现、组织病理、诊断与鉴别诊断、治疗、预防与调摄、临床研究进展、医家经验与争鸣的顺序编写。主要参考国内外皮肤科名著、文献，以及中医各家思想、专著，结合自身经验心得编写，其中部分疾病自古无明确记载的未编写相应中医内容。附录包括皮肤病性病常用方剂及中药、西医外用药处方、相关指南及专家共识、中英文名词对照及索引以及参考书目五部分，便于读者检索及参考。

　　本专著较以往的中医皮肤病学、中西医结合皮肤性病学专著有几个突出优势：①内容丰富，病种多，大部分内容都是国内的知名专家编写，有传承、有创新，亦有突破。②图文并茂，近 800 幅临床图片插入文内，更便于读者一目了然认识疾病。③中西并重，避免了中医从业者读中医专业书籍不了解、不认识临床少见病，而西医从业者读本书又能够了解中医是如何认识疾病及诊治疾病的。因此，其适用于中西医医师临床参考。

　　本专著单纯字数超过 180 万字，工作量巨大，诚挚的感谢各位编者的支持和参与。在编写过程中，图片的收集方面，特别感谢上海市皮肤病医院刘业强教授、天津中医药研究院张理涛教授、武汉第一医院段逸群教授、重庆市第一医院刁庆春教授、沈阳市中西医结合医院李铁男教授、第四军医大学西京皮肤医院、陕西省中医医院闫小宁教授、中南大学湘雅二医院张桂英教授、浙江省中医院陶茂灿教授为本专著的图片补充工作做出的贡献。历时 2 年，百余位专家共同编写，虽经反复校对，纰漏在所难免，图片亦未完备，望广大医务工作者及读者多提宝贵意见，以利修改提高。

《中西医皮肤性病学》编委会

2020 年 12 月

目 录

总 论

各 论

第十三章　无菌性脓疱性皮病

含有黄白色或带有绿色色调的非透明液体的隆起性皮肤损害被称之为脓疱。脓疱往往富含嗜中性粒细胞，可位于角层下、表皮内或表皮下。脓疱的成因包括：①细菌、病毒、真菌、原虫等微生物感染。②物理因素、系统或外用药物、接触化学物质等。③见于非感染性、病因不明、可以形成脓疱的皮肤病。本章讨论的无菌性脓疱性皮病，主要为非感染性脓疱病。除了本章叙述的 4 个疾病外，这类患者常见的还包括：脓疱型银屑病、急性泛发性发疹性脓疱病、连续性肢端皮炎、掌跖脓疱病、角层下脓疱病、IgA 天疱疮、脓疱性血管炎、婴儿肢端脓皮病、新生儿中毒性红斑、暂时性新生儿红斑黑变病、坏疽性脓皮病、Sweet 综合征、白塞病、自身炎症性疾病等。

从中医的典籍中，可以找到类似于以上关于脓（疱）的成因的论述。

首先，"寒邪客于经络之中，则血泣，血泣则不通，不通则卫气归之，不得复反，故痈肿。寒气化为热，热胜则腐肉，肉腐则为脓"（《黄帝内经·灵枢》）"……诸疮久不瘥，成，而重为热毒气停积生脓，常不绝，故谓之脓也。"（《诸病源候论》）"倘利久热伤其荣，荣为火化，血腐为脓。"（《医宗金鉴》）综上，血、肉经热毒腐化是脓形成的机制之一，也是感染性疾病脓疱或脓肿形成的机制。

其次，能与无菌性脓疱病相对应的疾病中医名称是"登豆疮"。无菌性脓疱病不似黄水疮及黄水疮类疾病如脓疥疮、痱疮等。黄水疮和黄水疮类疾病属于感轻之症，病未深入营卫，从皮毛即可治愈。无菌性脓疱病则病情迁延，缠绵难愈，重者毒入营血可出现发热、乏力等全身毒血症状。《重订广温热论》（二十四）热病疮候："此由表虚里实，热气盛则发疮，重者周布遍身，若疮色赤头白，则毒轻；色紫黑，则毒重。其形如登豆，故名登豆疮。"《诸病源候论》："夫内热外虚，为风湿所乘，则生疮。所以然者，肺主气，候于皮毛；脾主肌肉。气虚则肤腠开，为风湿所乘；内热则脾气温，脾气温则肌肉生热也。湿热相搏，故头面身体皆生疮。其疮初如，须臾生汁。热盛者，则变为脓。随瘥随发。"结合以上中医典籍中的论述，无菌性脓疱病是表虚腠理不密不能抗六淫于外，内生湿热火毒外窜肌肤与外感六淫搏结于肌肤所致。无菌性脓疱病所包括各病种均可参照此病机辨证施治。

第一节　角层下脓疱病

角层下脓疱病（subcorneal pustular dermatosis）是一种罕见的慢性复发性脓疱性皮肤病，病理上以富含嗜中性粒细胞的角层下脓疱为特征。临床常表现为起始于皱褶部位的无菌性脓疱或水疱，可呈环状或多环状排列。好发于 40 岁以上患者，女性更为常见。该病在中医属于"登豆疮"范畴。

【病因及发病机制】

中医学认为角层下脓疱病是由于心火脾湿内蕴，复感湿热毒邪，内外之邪郁于肌腠，不得疏泄而成。

现代医学认为本病病因及发病机制尚不明确。一部分患者的表皮内和血液中发现针对自身抗原 Dsc1 的 IgA 抗体，这部分患者已被归类为角层下脓疱病型 IgA 天疱疮。亦有该病与副蛋白血症、多发性骨髓瘤、坏疽性脓皮病、炎症性肠病、自身免疫性疾病、非小细胞肺癌、CD30[+] 渐变大细胞淋巴瘤、支原体肺炎等疾病相关的文献报道。

【临床表现】

角层下脓疱病表现为反复对称发生在腋下、腹股沟、腹部、乳房下和四肢屈侧的水疱－脓疱疹，伴随轻微的自觉症状。少见黏膜、面和掌跖受累。常无系统症状。（各图13-1-1）

疾病发作时，数小时内，可在正常皮肤或轻微发红皮肤上批次出现小、孤立、松弛性脓疱或迅速转变成脓疱的水疱。少数患者感觉瘙痒或烧灼感。脓疱中的脓液可特征性地聚集在脓疱的下半部分，类似于脓疱疮的"半月征"表现。数天后脓疱破裂、干燥，形成薄的鳞屑和痂皮。脓疱经过反复发生、消退、融合、扩展，可形成环状、弧形或匐行性排列模式。

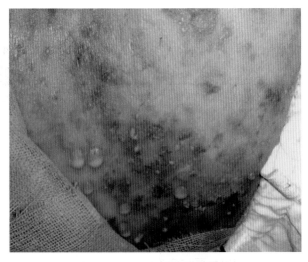

各图13-1-1　角层下脓疱病

【组织病理】

含有多形核白细胞的角层下脓疱，偶有嗜酸性粒细胞，真皮血管周围亦以嗜中性粒细胞浸润为主。脓疱下表皮病理变化很轻微。

【诊断与鉴别诊断】

1. 诊断　仔细询问病史，尤其是银屑病既往病史、家族疾病史、服药史。疱液细菌培养、真菌镜检和培养是无菌性脓疱病必须做的检查，排除感染是首要的。条件允许的情况下，血清蛋白电泳有利于鉴别单克隆 γ 球蛋白血症，皮肤标本的免疫荧光检测有利于鉴别 IgA 天疱疮和其他自身免疫性大疱性皮病。角层下脓疱病的诊断要点：

（1）好发于皱褶部位的松弛性脓疱，可融合扩展为环状皮疹。

（2）无银屑病既往病史和家族史，无服用可疑药物病史。

（3）找不到感染的实验室证据。

（4）病理表现为缺乏棘层病理改变的角层下脓疱。

2. 鉴别诊断　本病可与下列疾病鉴别：

（1）IgA 天疱疮：皮疹分布范围广，可累及头面部。直接和间接免疫荧光可发现针对棘细胞间抗原的 IgA 自身抗体。

（2）泛发性脓疱型银屑病：儿童发病率更高，往往有发热等全身症状，病理表现有海绵样脓疱形成。

（3）急性泛发性发疹性脓疱病：有服药史，皮疹泛发，伴随全身症状。病理表现有嗜酸性粒细胞浸润，血管炎表现。

【治疗】

（一）中医治疗

1. 分型论治

（1）湿热毒蕴证：

主症：皮疹累及多个解剖部位甚至泛发全身，红斑色鲜红或暗红，脓疱充盈饱满。皮疹向外扩展，成弧状或环状，伴有轻度瘙痒。舌质红，苔黄腻，脉滑数。

治法：清热解毒，健脾除湿。

方药：黄连解毒汤、五味消毒饮或导赤散等加减。

（2）脾虚湿阻证：

主证：脓疱松弛，破溃渗出，互相融合密集成片。皮疹反复发作，迁延日久。舌质淡红且胖嫩，苔薄白，脉濡细。

治法：清化湿热，扶脾固本。

方药：泻黄散加减或参苓白术散加减。

2. 外治

（1）紫草油：糜烂重的患者，可以用紫草油制纱布衣包敷。其他皮疹可以直接外用，每天2次。

（2）三黄洗剂或马齿苋煎液　红肿渗出皮损，湿敷，每天2~3次。

（二）西医治疗

1. 局部治疗　联合糖皮质激素外用或光（化学）疗法。

2. 系统治疗　首选氨苯砜50~200 mg/d，副作用包括高铁血红蛋白血症、溶血性贫血、粒细胞缺乏症、超敏反应综合征、肝肾毒性、外周运动神经病变等。治疗前必须检测葡萄糖-6-磷酸脱氢酶。治疗的第一个月每周检测血常规、肝肾功能。之后，每月检测一次。氨苯砜治疗无效者可以选择秋水仙碱、阿维A、柳氮磺胺吡啶等。

（三）中西医结合治疗思路

疾病多发于女性，慢性难治，严重影响患者的生活质量，要求中医药联合有效的西医方法进行治疗，希望能达到增强疗效、减少复发的效果。

【预防与调摄】

情绪、药物、气候、感染等均可诱发疾病，患者可以尝试寻找自身的发病规律，从中找出可能的诱发因素，加以避免。

【临床研究进展】

角层下脓疱病的疱液中含有IL-8、TNF-α、C5a、IgA，并且可与TNF-α相关疾病并发，因此TNF-α在角层下脓疱病的发病机制中可能发挥了一定的作用。抑制或减少TNF-α效果的生物制剂益赛普、英夫利昔，治疗难治性角层下脓疱病患者获得成功。中医药治疗角层下脓疱病亦有成功的报道，但是由于诊断标准不一或联用西药，所以难以通过文献回顾评价其疗效。

【参考文献】

[1] 刘海燕，陈明岭，郝平生，等. 中西医结合治疗角层下脓疱病验案 [J]. 河南中医，2012(32)：1710.

[2] PAULA JEAN WATTS, AMOR KHACHEMOUNE. Subcorneal pustular dermatosis: a review of 30 years of progress[J]. Am J Clin Dermatol, 2016, (17): 653-671.

[3] 范瑞强，邓丙戌，杨志波. 中医皮肤性病学：临床版 [M]. 北京：科学技术文献出版社，2010.

（周小勇）

第二节　婴儿肢端脓疱病

婴儿肢端脓疱病（acropustulosis of infancy）的特征性表现为反复批次发生于婴儿肢端的瘙痒性水疱-脓疱。好发于2~12个月龄的婴儿，发病率没有性别和种族的差异。

【病因及发病机制】

本病病因不明。历史上曾认为婴儿肢端脓疱病与疥疮有关。现在少有文章论述婴儿肢端脓疱病的病因和发病机制。

【临床表现】

疾病开始于出生后1年内，偶尔在出生时，反复发生持续可达3年。每2~3周发生一批新皮损，单个皮损可持续 7~10 天。初发皮疹为红色丘疹，24 小时内扩大衍变成水疱 - 脓疱疹。皮疹主要分布于肢端，包括掌跖、手足侧缘、手指、足趾，也可发生在手腕、足踝、前臂、躯干和面部。皮疹有较强的瘙痒感。

【病理表现】

角层下嗜中性粒细胞浸润形成的脓疱，可伴有大量嗜酸性粒细胞。

【诊断】

和角层下脓疱病一样，排除感染是首要的。

1. 婴幼儿肢端反复发生无菌性脓疱。

2. 病理表现为角层下脓疱。

【治疗】

早期患者口服抗组胺药，外用糖皮质激素。氨苯砜 1~2 mg/（kg·d）治疗该病有一定的效果。

（周小勇）

第三节　嗜酸性脓疱性毛囊炎

嗜酸性脓疱性毛囊炎（eosinophilic pustular folliculitis）临床表现为倾向于形成环状斑块的丘疹脓疱疹，组织病理以毛囊皮脂腺单位内或周围嗜酸性粒细胞为主的浸润为特征，常伴随嗜酸性粒细胞微脓肿形成。免疫抑制相关嗜酸性脓疱性毛囊炎和婴儿相关嗜酸性脓疱性毛囊炎是嗜酸性脓疱性毛囊炎的变种。免疫抑制相关嗜酸性脓疱性毛囊炎又分为 HIV 相关和非 HIV 所致免疫缺陷相关性嗜酸性脓疱性毛囊炎。男女性别比为 5：1。可发生于任何年龄，发病高峰年龄是 30 多岁。

【病因及发病机制】

早期，经典型主要见于日本的报道。在临床，中国亦可见该类患者。其他亚型见于 HIV 患者、婴儿、恶性肿瘤患者、医疗相关。在疱液中可发现多种与嗜酸性粒细胞趋化相关的细胞因子。

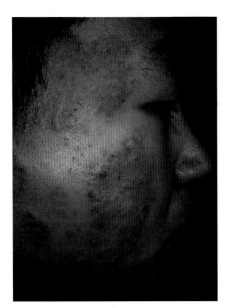

各图 13-3-1　嗜酸性脓疱性毛囊炎

【临床表现】

面部是最常发生部位，也是绝大多数患者的起始发病部位（各图 13-3-1）。对称发生，常累及躯干和上臂外侧，偶发于腿和头皮。亦有广泛受累的报道。20% 的患者累及掌跖，类似掌跖脓疱病。典型皮疹为群聚性丘疹脓疱疹向外周扩散，中央消退，形成直径 3~5 cm 环状或斑块，可伴瘙痒。成群脓疱不断发生，病程慢性迁延，3~4 周发作一次，每次持续 1~2 周。

免疫抑制患者相关嗜酸性脓疱性毛囊炎皮疹呈细菌感染性毛囊炎样表现，散在分布于周身，慢性病程。婴儿 / 新生儿嗜酸性脓疱性毛囊炎皮疹以头皮为主，也见于身体其他部位，病程有自限性，一般为 3 个月~5 年。

【组织病理】

外毛根鞘变性，嗜酸性粒细胞密集浸润毛囊。

【诊断】

1. 临床以毛囊性丘疹脓疱疹为特征。

2. 组织病理显示毛囊炎，并见大量嗜酸性粒细胞浸润。

【治疗】

1. 经典型首选吲哚美辛 25～75 mg/d，HIV 相关亚型首选抗逆转录病毒药物治疗。免疫抑制药相关及儿童亚型首选局部治疗和抗生素治疗。

2. 系统治疗药物包括氨苯砜、环孢素、四环素族、大环内酯类、糖皮质激素等。

3. 局部治疗包括糖皮质激素、他克莫司、吡美莫司、吲哚美辛等药物和光疗。

4. 有中成药雷公藤多苷成功治疗嗜酸性脓疱性毛囊炎的个案报道。

【参考文献】

NOMURA T, KATOH M, YAMAMOTO Y, et al. Eosinophilic pustular folliculitis: a proposal of diagnostic and therapeutic algorithms[J]. J Dermatol, 2016(43): 1301-1306.

（周小勇）

第四节　疱疹样脓疱病

疱疹样脓疱病（impetigo herpetiformis）是脓疱型银屑病的一个变种，少见，严重时可危及生命。临床以妊娠期突然发生无菌性脓疱，分娩后缓解为特征。疾病于下次妊娠仍可复发。也有人认为它是一个独立的疾病。

【病因及发病机制】

与角层下脓疱病类似，中医学认为疱疹样脓疱病是因表虚里实，内外湿热之邪郁于皮肤而成。

现代医学尚未明确疱疹样脓疱病的病因病机。遗传因素可能影响疾病的发生。已有发现患者存在 IL-36 RN（编码 IL-36 受体拮抗物质的基因）突变的报道。甲状旁腺功能减退可能在疾病的发生中发挥了一定的作用，与血钙、磷降低有关。

【临床表现】

疾病可发生于妊娠期和分娩后，但主要发生于妊娠 6 个月后。下次妊娠复发的可能性很大。口服避孕药或月经周期的改变与疱疹样脓疱病也具有相关性。

皮疹初发部位是在皱褶部位如腋窝、乳房下。表现为红斑基础上的脓疱，1 天之内脓疱融合形成大的干燥性斑块，皮疹离心性扩展到四肢，但不累及面和掌跖。自觉瘙痒或疼痛。可伴随发热、寒战、乏力、腹泻、恶心、关节痛等。如果低钙严重可出现手足抽搐、精神错乱、惊厥症状。最常见的实验室检查异常包括白细胞和嗜中性粒细胞升高，红细胞沉降率升高，缺铁性贫血，低白蛋白血症。其次，可发现血钙、磷和维生素 D 水平下降。（各图 13-4-1）

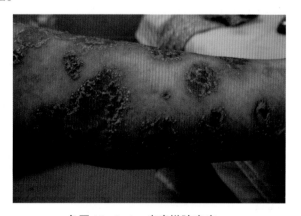

各图 13-4-1　疱疹样脓疱病

【组织病理】

疱疹样脓疱病的组织病理表现与脓疱型银屑病的相同。

【诊断与鉴别诊断】

1. 诊断

（1）发生于妊娠期。

（2）起病迅速，无菌性脓疱从皱褶部位往外周扩展，合并发热、乏力、恶心等全身症状。

（3）分娩后临床症状快速缓解。

（4）实验室有白细胞升高、低钙血症等表现。病理表现出经典的脓疱性银屑病的特征。

2. 鉴别诊断　本病可与下列疾病鉴别：

（1）角层下脓疱病：一般没有发热、乏力等全身系统症状。病理上缺乏海绵样脓疱，棘层增生的表现。

（2）急性泛发性发疹性脓疱病：有服药史，皮疹泛发，伴随全身症状。病理表现有嗜酸性粒细胞浸润，血管炎表现。

【治疗】

（一）中医治疗

中医治疗可以借鉴角层下脓疱病。

（二）西医治疗

疱疹样脓疱病严重时可危及生命。患者症状越严重，持续的时间越长，出现胎盘功能不全的危险性越高。因此，必须积极治疗，严密监测胎儿生命征象。

1. 局部治疗　可以选用弱效糖皮质激素、甘草油等。

2. 系统治疗　首选糖皮质激素，轻症患者 20～40 mg/d，重症患者 40～60 mg/d。仍不能控制可选择环孢素 A 2～3mg（kg·d）。抗生素如头孢菌素类、大环内酯类，可能有一定的效果。

3. 光疗　对于系统治疗不能充分控制的患者，窄谱 UVB 是一个补充。

（三）中西医结合治疗思路

由于该病可以危及孕妇和胎儿的安全性，不要轻率地拒绝西医治疗。糖皮质激素可以增加腭裂的风险，但是患者多在妊娠的后期发病，临床医师应该更加关注孕妇治疗的安全风险。在疾病得到有效控制后，可以逐渐过渡到中药。

【预防与调摄】

高蛋白饮食，不可盲目忌口。

【医家经验与争鸣】

瞿幸等对一位有 8 年疱疹样脓疱病病史的患者行妊娠前治疗，结果患者成功妊娠并顺利分娩。其治则为清热凉血解毒，方用清营汤加减，清开灵静脉滴注。

【参考文献】

NAMAZI N, DADKHAHFAR S. Impetigo herpetiformis: review of pathogenesis, complication, and treatment[J]. Dermatology Research and Practice, 2018(4): 1-4.

（周小勇）

第十四章 真皮胶原及弹力纤维病

皮肤结缔组织主要由七类胶原、弹力纤维、糖蛋白、糖脂精密构建而成。真皮皮肤基质成分主要有胶原、弹力纤维、透明质酸等。弹力纤维为维持皮肤结缔组织正常功能发挥了重要的作用，人体组织器官外形及部分物理性特征都与弹力纤维密切相关。皮肤弹性、张力度等参数直接反映了皮肤对物理压力等多种因素的反应调节能力，在受外力作用下能恢复到正常状态。虽然不同人之间弹力纤维、胶原纤维等生理特性有明显不同，但同时，多数人都随着年龄增加而功能降低。弹力纤维主要由弹力蛋白以及与其线状、板层状交联一起的微纤维蛋白共同构成。弹性蛋白酶及丝氨酸蛋白酶调节弹性纤维的降解。随着年龄增长，微纤维蛋白和弹力蛋白的构成比也发生改变。儿童微纤维蛋白占50%，在成人下降至15%。真皮内弹力纤维的质量受遗传及病理性因素影响。在某些炎症性皮肤病之后，弹力纤维破坏、降解，可为局限性或累及全身皮肤组织。最典型的就是弹力纤维降解后皮肤明显松弛，导致了皮肤松弛症的发病。其他弹力纤维相关的疾病有弹性纤维性假黄瘤、白色纤维丘疹病、真皮中层弹性组织溶解症、项部菱形皮肤、结节性类弹力纤维病等。部分皮肤病同时累及真皮胶原纤维及弹力纤维，或其他多种结缔组织，如回状颅皮及萎缩纹等。弹力纤维等真皮基质因多种原因降解，可刺激表皮增生，并逐步被其包绕，随着角质形成细胞的代谢而一同排出体外，经典的穿通性疾病有穿通性毛囊炎，匐行性穿通性弹性纤维病和反应性穿通性胶原病等。

穿通性皮肤病及真皮弹性纤维病临床比较少见，中医古籍及现代中医名家对此类疾病鲜有论述，当代临床皮肤中医师应该在临床中努力探索潜在有效的中医疗法。

第一节 穿通性毛囊炎

穿通性毛囊炎（perforating folliculitis）属于穿通性皮肤疾病之一。皮肤穿通性疾病以表皮贯通后，真皮内弹力纤维、胶原纤维等成分经表皮排出为主要特点。穿通性毛囊炎多累及四肢伸侧，临床表现为播散性红色毛囊丘疹，排出物主要为卷曲的毛发为其临床特征。

【病因及发病机制】

多由于各种刺激因素作用于毛囊，毛囊漏斗异常角化损伤毛囊后，毛干滞留在毛囊内。卷曲的毛发有能够通过机械性刺激真皮，可引起毛囊破裂。本病在严重肾功能不全、糖尿病或高血压控制不良以及硬化性胆管炎患者中更多见。

【临床表现】

皮损时好时而复发，且无明显季节性，本病好发于中青年，多无明显症状，典型者皮损常分布于四肢近端伸侧，偶见于躯干、颈部及臀部等部位，临床表现为较明显角化性、毛囊性丘疹，互不融合，其中央可见白色锥形角质栓。

【组织病理】

高度扩张的毛囊，其中见毛囊角栓，毛囊漏斗部见管腔状结构，其中充满嗜碱性坏死物质，为变性弹性纤维和炎性细胞等结缔组织，偶见卷曲的毛发在其中。穿通部位内及相邻真皮内，可见中性粒细胞、淋巴细胞等炎性浸润，偶见多核巨细胞。

【诊断与鉴别诊断】

1. 诊断

（1）好发于中青年，多伴严重肾功能不全、糖尿病、高血压控制不良以及硬化性胆管炎。

（2）红色角化性、毛囊性丘疹，互不融合，中央可见白色锥形角质栓。

（3）排出物主要为卷曲的毛发。

2. 鉴别诊断　本病须与下列疾病进行鉴别：

（1）Kyrle病：分布广泛，丘疹可聚集形成斑块。组织学上，角质栓可见于毛囊外，穿通常在角质栓底部，无弹力纤维变性。

（2）反应性穿通性胶原病：以变性胶原被排出体外为特征。组织学上，表现为弹坑样角栓，弹坑中可包含角蛋白、多形态核素细胞碎片和变性的结缔组织。角化过度、角化不全，棘层不规则增厚，特征性组织病理改变为角栓底部有垂直穿过表皮的胶原纤维。

【治疗】

1. 局部治疗　局部角质剥脱剂和维A酸。

2. 系统治疗　系统应用异维A酸、阿维A。

3. 物理治疗　补骨脂素长波紫外线（PUVA）治疗。

【预防与调摄】

1. 避免摩擦。

2. 积极治疗肾病、糖尿病、高血压等慢性疾病，严格防止并发症。

3. 避免接触特殊化学成分。

【临床研究进展】

最近文献报道，穿通性毛囊炎在严重肾功能不全、糖尿病或高血压控制不良以及硬化性胆管炎患者中更为常见。抓挠、胆汁酸或维生素A缺乏是原因之一。服用维莫非尼可诱导角质形成细胞分化或增殖途径改变导致本病发生。

【参考文献】

[1] SHIRAISHI K, MASUNAGA T, TOHYAMA M, et al. A case of perforating folliculitis induced by vemurafenib [J]. Acta Derm Venereol. 2019, 99(2): 230-231.

[2] KARPOUZIS A, GIATROMANOLAKI A, SIVRIDIS E, et al. Acquired reactive perforating collagenosis: current status[J]. J Dermatol, 2010, 37(7): 585-592.

（谭　城）

第二节　匐行性穿通性弹力纤维病

匐行性穿通性弹力纤维病（elastosis perforans serpiginosa，EPS）以真皮层内弹力纤维增多、变性及经表皮穿通排出为特征。临床表现为淡红色或正常肤色的丘疹结节，呈环状、匐行状排列于颈部、腋窝、上肢、四肢伸侧，可分为特发性、反应性和药物性3个亚型，中青年多发。

【病因及发病机制】

EPS常见于唐氏综合征、骨质疏松症、硬皮病、老年性痴呆、皮肤松弛症、糖尿病、穿通性毛囊炎和慢性肾衰竭等，也可继发于长期青霉胺治疗之后。家族性EPS可能属常染色体显性遗传皮肤病。摩擦、冻伤也有可能导致真皮弹力纤维变性而从表皮穿通排出。临床上可分为3个亚型：①特发性，可能与遗传有关。②反应性，常与先天性和结缔组织疾病相关，如唐氏综合征、弹性纤维性假黄瘤（PXE）等。③药物诱发性，与长期青霉胺治疗有关。

【临床表现】

皮损为淡红色或正常肤色的丘疹结节，可伴有角化，直径 2～5 mm，排列成环状、匐行状、马蹄状或不规则形状。环形皮损中央可见不同程度萎缩。多分布于颈部、腋窝、面部、四肢伸侧，颈部最常见，龟头和黏膜区域少见。个别丘疹可扩大，呈火山口状外观。部分皮损可能会持续很长时间后自行消退，皮损消退后仍可能会出现新发皮损，呈匐行性向外扩展。少数皮疹消退后，可能会留下浅色瘢痕。

【组织病理】

真皮浅层弹力纤维局灶性增加。穿通区见线形或螺旋形的管道经真皮向上延伸至表皮开口，管道附近的真皮上部弹力纤维增多、增粗。表皮开口可见变性的嗜碱性物质，混合其中的炎细胞形成的物质类似角栓。其周围有时可见淋巴细胞、巨噬细胞和多核巨细胞组成的异物肉芽肿。

【诊断与鉴别诊断】

1. 诊断　EPS 在临床少见，需要仔细询问家族史、合并症、潜在疾病（尤其是结缔组织疾病）和青霉胺治疗用药史综合考虑，其诊断要点如下：

（1）颈部、腋窝、面部、四肢伸侧的淡红色或正常肤色的角化性丘疹结节，直径 2～5 mm，排列成环状、匐行状、马蹄状或不规则形状。环形皮损中央可见不同程度萎缩。

（2）伴见唐氏综合征、骨质疏松症、硬皮病、老年性痴呆、皮肤松弛症、糖尿病、穿通性毛囊炎和慢性肾衰竭等系统疾病或结缔组织疾病。

（3）组织病理以真皮层内弹力纤维增多、变性并经表皮穿通排出为特征。

2. 鉴别诊断　本病须与下列疾病进行鉴别：

（1）穿通性毛囊炎：临床多为角化性、毛囊性丘疹，互不融合，以卷曲的毛发经表皮排出为特征。

（2）Kyrle 病：皮损分布广泛，丘疹可融合形成斑块。组织学上，病变毛囊内见角质栓，角质栓底部常为表皮穿通之处，以角化不全和角化过度组织经表皮排出为特征。

（3）反应性穿通性胶原病：表现为针头大丘疹，后逐渐扩大，直径达 5～6 mm，有皮革样硬度。皮肤病理见表皮内弹坑样角栓，其中以变性胶原被排出体外。

【治疗】

病变持续时间较长后可自行消退。可尝试如下方法：液氮冷冻疗法，电离子治疗和刮治，局部皮质类固醇、维甲酸、乙醇、水杨酸等，还可尝试窄波 UVB 脉冲染料激光和二氧化碳激光治疗等。咪喹莫特、他扎罗汀据报道有一定疗效。

【预防与调摄】

EPS 可并发多种疾病。因此临床应详细询问患者病史，排查并积极治疗原发病。

【临床研究进展】

EPS 虽被分为 3 个亚型，但发病机制尚不明确。Ramirez-Bellver 和 Bergman 在变性弹力纤维中见免疫球蛋白沉积，提示免疫性发病因素。

【参考文献】

[1] SI-HYUNG LEE, YURI CHOI, SOO-CHAN KIM. Elastosis perforans serpiginosa[J]. Ann Dermatol, 2014, 26(1): 103-106.

[2] MONTESU M A, ONNIS G, GUNNELLA S, et al. Elastosis perforans serpiginosa: causes and associated disorders[J]. Eur J Dermatol, 2018, 28(4): 476-481.

[3] RAMÍREZ-BELLVER J L, BERNÁRDEZ C, MACÍAS E, et al. Dermoscopy and direct immunofluorescence findings of elastosis perforans serpiginosa[J]. Clin Exp Dermatol, 2016, 41(6): 667-670.

（谭　城）

第三节　反应性穿通性胶原病

反应性穿通性胶原病（reactive perforating collagenosis）是一种以变性胶原经表皮排出体外为特征的穿通性皮肤病。临床分儿童型（遗传性）和成人型（获得性）。本病多为常染色显性或隐性遗传，常自幼儿发病；成人型多伴有其他系统疾病，可引起全身瘙痒。

【病因及发病机制】

病因及发病机制至今不清。搔抓可能引起表皮轻微创伤，并引起真皮乳头处组织变性坏死，这也解释了临床中为何会出现同形反应。此外，在部分伴糖尿病的患者中，局部组织缺氧可能导致胶原变性分解，真皮内小血管供血不足和炎细胞浸润加重胶原坏死、变性，进而排出体表；部分患者发病与自身系统疾病相关。

【临床表现】

儿童型（遗传性）与遗传相关，最早9月龄发病，每年反复发作1~2次。成人型（获得性）多于18岁后发病，且常无家族史。

发病前有不同程度搔抓或其他诱因。皮损好发于四肢、躯干的伸侧，可累及臀部、头皮、眉毛、面颊、前额等（各图14-3-1）。初起为一个或多个针尖大肤色丘疹，后渐增大，4~6周内直径可达5~6 mm。有皮革样硬度，中央见脐凹，角化物填充其内，随后脐凹渐增宽、角质栓亦增大，呈棕褐色不易撕去。有时见Köebner现象，皮损可排列成线状或不规则，本病可反复发作数年后自愈，留有暂时色素减退区。疣状穿通性胶原瘤罕见，多有外伤史，皮损单发，无家族史，可能是反应性穿通性胶原病的一种亚型。皮肤镜下反应性穿通性胶原病表现为中央无结构区和一个白色边缘。

【组织病理】

表皮呈杯状（漏斗状）下陷，内含由角化上皮、角化不全细胞及变性的胶原等组成的角质栓，在杯形结构的两侧可见棘层肥厚和角化过度。真皮浅层有淋巴细胞等炎症细胞浸润。角栓底部的表皮变薄，局部可见垂直穿过表皮的胶原纤维。

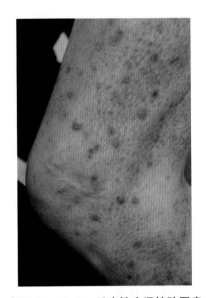

各图14-13-1　反应性穿通性胶原病
（上海市皮肤病医院　刘业强　供图）

【诊断与鉴别诊断】

1. 诊断　本病罕见，临床易误诊。1994年Faver提出诊断标准：

（1）发病年龄≥18岁。

（2）脐样凹陷丘疹、结节或皮损中心角化过度。

（3）病理以嗜碱性胶原纤维经表皮穿通排出。

2. 鉴别诊断　本病可与下列疾病进行鉴别：

（1）穿通性毛囊炎：组织病理见毛囊口扩张，其中充满角化不全性角栓且伴见嗜碱性物质和卷曲毛发。

（2）匐行性穿通性弹性纤维病：组织病理可见真皮浅层尤其是真皮乳头内弹性纤维增多、变性，经表皮排出。

（3）毛囊和毛囊旁角化过度症：组织病理可见表皮下陷，内含嗜碱性角栓，角栓内含有嗜碱性团块而无弹性纤维组织，可贯穿表皮全层，到达真皮，在穿通的基底部有肉芽肿性炎症反应。

（4）穿通性环状肉芽肿：组织病理表现为真皮胶原纤维变性，并有渐进性坏死，坏死区周围有组织样细胞和淋巴单一核细胞浸润。

【治疗】

目前本病尚无特效治疗方法，伴有原发病或诱因，应积极治疗原发病并去除诱因。轻者对症处理；重者止痒、调节表皮异常角化、控制炎症。同时也要帮助患者调整心态。

【预防与调摄】

Karpouzis 等报道 62% 部分获得性反应性穿通性胶原病并发糖尿病等内科疾病。故临床考虑诊断本病前，应详细询问患者病史，排除并积极控制原发病、减轻并发症。

【临床研究进展】

研究显示，反应性穿通性胶原病 TGF-β_3 和细胞外基质蛋白表达增加。多元跨膜受体 – 晚期糖基化终产物受体（RAGE）在 ARPC 的发病机制中可能起重要作用。

【参考文献】

[1] KARPOUZIS A, GIATROMANOLAKI A, SIVRIDIS E, et al. Acquired reactive perforating collagenosis: current status [J]. J Dermatol, 2010, 37(7): 585-592.

[2] GAMBICHLER T, BIRKNER L, STUCK M, et al. UP regulation of transforming growth factor β-3 and extracellular matrix proteins in acquired reactive perforating collagenosis[J]. J Am Acad Dermatol, 2009, 60(3): 463-469.

[3] AKOGLU G, SUNGU N, KARAISMAILOGLU E, et al. Expression of the receptor for advanced glycation end products in acquired reactive perforating collagenosis[J]. Indian J Dermatol Venereol Leprol, 2017, 83(4): 432-435.

（谭　城）

第四节　皮肤松弛症

皮肤松弛症（cutis laxa, CL）是指因皮肤等组织细胞外基质中的弹力纤维减少或结构异常引起。该病的典型特征为非衰老性皮肤弹性下降、松弛及下垂，面颈部皮肤多见。同时，患者还可伴血管、心脏、肺功能障碍。一般分为先天性和获得性。

【病因及发病机制】

1. 先天性皮肤松弛症　主要分常染色体显性遗传型（autosomal dominant cutis lata, ADCL）、常染色体隐性遗传型（autosomal recessive cutis lata, ARCL）、X 染色体连锁遗传型（X-linked cutis lata, XLCL）、伴其他综合征型（cutis lata associated with other sydromes）四种类型。

（1）常染色体显性遗传型（ADCL）：系编码弹力纤维（elastin）或锚定素 5（fibulin-5）基因突变造成的弹力纤维缺陷。

（2）常染色体隐性遗传型（ARCL），又包括 5 种亚型：ARCL ⅠA 型锚定素 5 基因突变致蛋白折叠异常；ARCL ⅠB 型，位于 11 q13.1 的锚定素 4（FBLN4、EFEMP2）基因突变所致；ARCL Ⅱ型有两种形式：ARCL ⅡA（Debre 型）和 ARCL ⅡB。ARCL ⅡA 是编码Ⅴ型 H+ATP 酶的 α2 亚单位（ATP6 V0 A2）基因突变导致其编码的Ⅴ型 H+ATP 酶（高尔基体上的一种质子泵）缺陷。ARCL ⅡB 是吡咯啉 –5– 羧化还原酶 1（PYCR1）基因突变，导致线粒体脯氨酸代谢异常；ARCL Ⅲ型，与乙醛脱氢酶 18 家族成员 A1（ALDH18 A1）基因突变相关。

（3）X 连锁遗传型（XLCL）/ Menkes 病：为编码一种铜离子转运酶的 ATP7 A 基因突变，造成铜代谢缺陷。

（4）伴其他综合征型：其中大多数为常染色体隐性遗传，但多累及其他器官而另列一组。①骨发育不良老年性皮肤（Gerodermia osteodysplastica）又名瓦尔特·迪斯尼侏儒症（Walt Disney dwarfism），常染色体隐性遗传，为编码 GORAB（旧称 SCYLBP1）蛋白（存在于皮肤与成骨细胞）的基因缺陷，使高尔基体转运功能受损。②皱皮综合征（wrinkly skin syndrome），常染色体隐性遗传，PYCR1 基因突变或 ATP6 V0 A2 基因突变所致。③ Urban-Rifkin-Davis 综合征，又称 1 C 型常染色体隐性遗传型皮肤松弛症，致病基因位于 19 q13.2，系编码 LTBP4 的基因突变。

2. 获得性皮肤松弛症（Acquired CL，ACL）是一种罕见的隐匿性起病的疾病，多发生在成年期，可能与多种疾病和药物有关。

【临床表现】

1. 先天性皮肤松弛症 皮肤松弛、多发性疝、憩室、胃黏膜脱垂及肺气肿等。此外，患者还可伴有体毛稀少、牙齿稀疏、腭垂延长、咽部黏膜增厚等临床表现。（各图 14-4-1）

出生时或出生后不久皮肤水肿，后渐松弛、下垂、多褶皱，逐渐加重。可累及全身皮肤，以颈、面部和皮肤褶皱部位最明显。幼儿呈老年人外貌。过度皮肤褶皱可使皮肤形成有蒂的皮肤悬垂，上眼睑皮肤下垂可妨碍视线，下眼睑下垂可形成外翻。

肺气肿程度不等，轻者无症状，严重者致死。肺气肿病情程度与皮肤病变程度一致。肺气肿明显者可出现呼吸困难，平卧时更明显。肺功能检查不

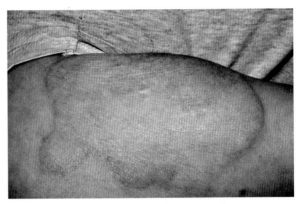

各图 14-4-1　皮肤松弛症
左上肢皮肤松弛并下垂，表面呈羊皮纸样。边界较清楚

正常，X 线检查可见透明度增加、横膈扁平、肋间隙增宽等典型征象。有时伴有支气管周围纤维化，易并发支气管肺炎。

结缔组织发育缺陷形成的多发性疝和憩室为另一种常见的临床表现。患者可发生膈疝、脐疝、腹股沟疝、胃肠道多发性憩室、胃黏膜脱垂、直肠黏膜脱垂、膀胱多发性憩室等。临床上相应产生各种不同的症状，如腹痛、腹胀、呕血、腹泻、便秘、便血以及尿频、尿急、血尿等膀胱刺激症状。胃肠道 X 线检查可见胃、十二指肠、小肠、结肠憩室形成。胃镜检查可见胃黏膜多褶皱和脱垂。膀胱造影可见一些大小不等之憩室膨出阴影。

心血管方面有时可见到心界扩大，左右心室肥厚，主动脉和其他大血管扩张或伴有先天性卵圆孔未闭。心电图检查可出现心室肥厚，束支传导阻滞。严重者可并发肺心病和充血性心力衰竭。

此外，还可见到眼角膜环状血管翳，体毛稀少，牙齿疏松，舌面龟裂，腭垂延长，咽部黏膜增厚，喉部声带松弛延长而致声音嘶哑，外生殖器呈婴儿型，青春期后男性往往有阳痿症状等。

2. 获得性皮肤松弛症 临床表现与先天性皮肤松弛症基本相似。但一般在成年后发病。发病前有湿疹、荨麻疹、多形性红斑等病史，有报道发于青霉素药疹后。面部表现不同，先天性皮肤松弛症患者面部畸形主要为钩状鼻和上唇特长，而获得性皮肤松弛症患者鼻外形大多正常，一般不伴有毛发稀少、牙齿稀疏、婴儿型外生殖器等发育上的缺陷。家族遗传史亦有助鉴别，获得性皮肤松弛无家族发病史。本型患者可合并皮肤肥大细胞增生症。获得性局限性皮肤松弛症一般为皮肤肉芽肿性疾病，如结节病、梅毒等引起的继发性改变。有时也发生于弹力纤维假黄瘤或多发性神经纤维瘤之后。常在出生后不久即有皮肤松弛症。病变部位一般在腹或胸部。常伴有腹部肌肉发育不良、胸部畸形和纵隔疝等。

【组织病理】

以地衣红特染弹力纤维。正常情况下，弹力纤维通常由真皮向表皮方向伸入真皮乳头体内，并环绕皮脂腺和毛囊。皮肤松弛症患者弹力纤维明显减少（各图 14-4-2），甚至缺乏，尤以真皮中部为明显。弹力纤维除数量减少外，形态也不正常，纤维大多变短、增粗、粗细不一致，有的呈梭形，外形

可能模糊不清，高倍镜下见颗粒状变性和断裂（各图 14-4-3）。

肺呈肺气肿改变，肺泡扩大，壁断裂，肺泡壁和肺动脉的弹力纤维增粗变短，外形模糊、断裂、颗粒状变性。主动脉和大血管壁增厚，结构较正常的疏松，结缔组织中有空隙。弹力纤维染色见弹力纤维增粗、变短、外形模糊，颗粒状变性，有时伴有粥样动脉硬化改变。

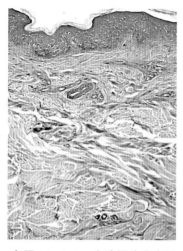

各图 14-4-2　皮肤松弛症病理
真皮浅层、中层弹力纤维明显减少，
甚至局灶性消失
（Van Gieson Stain, ×100）

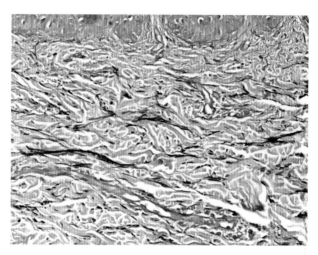

各图 14-4-3　皮肤松弛症病理
皮损边沿真皮弹力纤维断裂
（Van Gieson Stain, ×400）

【诊断与鉴别诊断】

1. 诊断　根据本病典型的临床表现，诊断一般不难。

2. 鉴别诊断　本病需与以下疾病相鉴别：

（1）Ehlers-Danlos 综合征（即皮肤弹性过度）：为皮肤弹性过度而非松弛，脆性增加，易形成瘢痕，皮肤外观基本正常。

（2）弹力纤维假黄瘤的皮肤松弛以颈两侧及褶皱处最为明显，面部外形一般正常，具有典型特征性黄色皮疹而可以区别。

（3）神经纤维瘤的皮肤松弛为柔软的局限性隆起，不对称，还伴有其他表现如咖啡斑等。

（4）真皮中层弹性组织溶解症：主要累及年轻女性，皮肤表面呈萎缩性褶皱，组织病理学改变为选择性真皮中层弹性组织缺乏。

（5）肉芽肿性皮肤松弛症：是皮肤 T 细胞淋巴瘤的一种特殊类型，组织病理学改变为真皮内有许多吞噬淋巴细胞的多核巨细胞、异形淋巴细胞浸润，以及 Pautrier 微脓肿，广泛的弹力纤维变性。

【治疗】

无特殊治疗，也无法阻止疾病的进展。美容上的缺陷可做整形术，形成疝时可做修补术。对症处理以减轻患者的痛苦。呼吸功能测定可早期确诊是否存在肺气肿。有报道氨苯砜控制获得性皮肤松弛症急性肿胀的成功案例。

【临床研究进展】

编码人弹力纤维基因 ELN 长度 45 kb，定位于 7 q11.2。弹力纤维起始被合成为弹力纤维原，排列形成弹力纤维网。由依赖铜的赖氨酸氧化酶介导分子间交联使排列稳定。在 X 连锁皮肤松弛症患者中已经描述了赖氨酸氧化酶活性减低和铜代谢广泛异常。近来，发现编码 ATP7 A 的基因突变，ATP7 A 是负责铜转运的 P 型 ATP 酶家族中的一员。ATP7 A 介导胃肠道铜的转运，从细胞运出多余的铜，转运细胞内储存的铜到亚铜酶。在常染色体隐性方式中赖氨酸氧化酶缺陷已被报道，但是它的分子基础仍然不明。

【参考文献】

[1] 石武娟. 薛珊珊. 常染色体隐性遗传性皮肤松弛症的相关基因研究进展 [J]. 天津医药, 2018, 46(09): 1027-1032.

[2] KARIMINEJAD A, AFROOZAN F, BOZORGMEHR B, et al. Discriminative features in three autosomal recessive cutis laxasyndromes: cutis laxaIIA, cutis laxaIIB, and geroderma osteoplastica[J]. Int J Mol Sci, 2017, 18(3): 635.

[3] BERK D R, BENTLEY D D, BAYLISS S J, et al. Cutis laxa: a review[J].J AmAcadDermatol, 2012, 66(5): 842.e1-17.

（谭　城）

第五节　弹力纤维假黄瘤

弹力纤维假黄瘤（pseudoxanthoma elasticum, PXE）是皮肤、眼睛和心血管系统的弹力纤维进行性钙化，导致颈部、腋窝、腹股沟和腘窝等皮肤屈曲部黄色丘疹为特征。目前研究显示发病与 ATP 结合和 C6（ABCC6）基因突变密切相关。

【病因及发病机制】

遗传因素与本病发病虽然密切相关，但是其表型各异，遗传模式未定。通常认为可能属常染色体显性遗传皮肤病。目前研究结果显示与 ABCC6 基因功能异常相关。该基因位于人 16 号染色体短臂上，编码一跨膜 ATP 结合的阴离子转运蛋白，至今已发现 43 种突变体。ABCC6 基因突变导致弹力纤维假黄瘤具体机制还在研究中。另外，弹力纤维异位钙化机制仍不清楚，发现钙化程度与食物中摄入的钙、磷浓度有关。

【临床表现】

本病主要累及皮肤、眼和心血管系统。

1. 皮肤　皮肤通常在儿童或青少年时期最早累及。皮损首见于颈部，渐及腋窝、肘窝、腘窝、腹股沟等身体屈曲部。典型皮损表现为 1～5 mm 大小不一的黄色菱形或不规则丘疹，逐渐融合呈斑块，严重者呈"鹅卵石样""皮革样"外观。皮损多无明显自觉不适，持久者皮损可弥漫性增厚、下垂和松弛而出现"猎犬"样外观。黏膜损害可累及口腔内侧、颊黏膜、硬腭和阴道黏膜，为黄色斑块。（各图14-5-1）

2. 眼　眼部病变常两侧对称，常出现于 20～40 岁的患者，多于皮肤病变数年后发生，当二者同时出现时，称其为 Groenblad-Strandberg 综合征。Bruch 膜逐渐钙化可导致黄斑样变、彗星病变、血管样条纹、脉络膜新生血管、出血和瘢痕形成，严重者可致失明。

3. 心血管系统　多在皮损出现后数年出现。主要表现为脉搏减慢、缺血性脑卒中和下肢间歇性跛行。少数人还会出现高血压和心绞痛。

4. 其他　15% 患者会出现消化道、胃肠道或泌尿道出血，表现为呕血和黑便。少数患者还可伴发糖尿病、乳房钙化、肺功能改变等。

【组织病理】

皮损的组织学改变包括弹力纤维的碎裂、聚集和钙化，病变主要在真皮中部，上部和下部较轻（各图 14-5-2）。眼底的血管样条纹，是由于 Bruch 膜中弹力纤维的断裂所致；血管病变可累及各级血管，主要累及大动脉，肠系膜动脉和肢端动脉，动脉中膜层增厚和弹力纤维退行性改变所致。

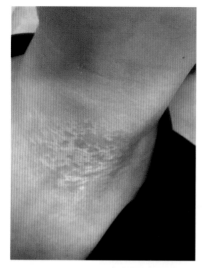

各图 14-5-1　弹性纤维假黄瘤
颈部黄色斑块，部分区域形成网状

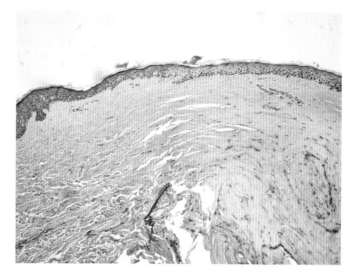

各图 14-5-2　弹力纤维假黄瘤真皮层胶原断裂
表皮正常，真皮层胶原断裂均一化无定形物质（HE 染色，×40）

【诊断与鉴别诊断】

1. 诊断

（1）皮肤受累（屈曲部皮肤黄色鹅卵石样斑块）。

（2）弹力纤维变性、钙化等皮肤组织病理学特征。

（3）特征性眼病：血管样条纹、黄斑病。

（4）非皮损性皮肤（弹力纤维钙化或血管样条纹）的特征性组织病理学特征。

（5）一级亲属本病发病史。

2. 鉴别诊断　本病应与下列疾病相鉴别：

（1）播散性弹力纤维瘤：弹力纤维假黄瘤多见于户外工作者，皮损发生于暴露部位，不伴有心血管、眼底损害。皮肤组织病理学主要在真皮上 1/3 处。

（2）珠蛋白生成障碍性贫血和镰状细胞病：皮肤黄色丘疹和眼底病变与弹力纤维假黄瘤的表现类似，血红蛋白电泳有助于鉴别诊断。

【治疗】

弹力纤维假黄瘤目前尚无有效治疗方法，多为对症支持疗法。一旦确诊，需避免或减少诱因，如吸烟和心血管疾病的危险因素，避免血小板抑制剂和其他导致出血的因素。

1. 皮肤　皮损症状严重者，可考虑整形治疗。

2. 眼　有报道采用血管内皮生长因子抑制剂（如贝珠伐单抗）玻璃体内介入治疗，以阻止脉管样新生血管形成。为避免接触性损伤，光动力疗法已少用。

3. 血管和全身表现　在动脉狭窄的情况下，可以进行标准手术旁路或经皮血管成形术。

4. 遗传咨询及产前诊断　该病在兄弟姐妹中有 25% 的发病率，产前需检测 ABCC6 基因是否突变并进行患病风险评估。

【预防与调摄】

定期临床检查，MR 血管造影及超声探查血管树、双眼眼底检查等，改变生活方式（如戒烟、减肥、适度运动等）以减少心血管疾病的危险，尽量避免服用非甾体抗炎药和抗血小板药物，以尽量减少出血的风险。

【临床研究进展】

最近有研究显示部分膳食添加剂与本病发病相关。早期高钙摄入与本病严重程度正相关，亦有文献指出口服磷酸盐结合剂可阻止磷从肠道吸收钙离子，可能对本病有利。

【参考文献】

[1] ROACH E S, ISLAM M P. Pseudoxanthoma elasticum[J]. Handb Clin Neurol, 2015(132): 215-221.

[2] MARCONI B, BOBYR I, CAMPANATI A, et al. Pseudoxanthoma elasticum and skin: clinical manifestations, histopathology, pathomechanism, perspectives of treatment[J]. Intractable Rare Diseases Research, 2015, 4(3): 113-122.

（谭　城）

第六节　皮肤弹性过度

皮肤弹性过度（cutis hyperelastica）是由 Ehlers 和 Danlos 两位学者先后描述影响结缔组织的皮肤综合征，故也称为埃勒斯 - 当洛斯综合征（Ehlers-Danlos syndrome，EDS）。临床上除了皮肤外，常可累及关节、心血管系统、胃肠道等组织器官。本病常具有家族遗传性，多见于早产儿和婴儿，迄今报道不超过 200 例。

【病因及发病机制】

本病病因尚不明确，发病机制较复杂。有研究认为，本病与胶原纤维合成异常及血浆中某些酶的缺陷有关。分子遗传学研究显示，本病可能与 COL5 A1、COL5 A2、TNXB、COL3 A1、PLOD1、COL1 A1、COL1 A2 和 ADAMTS-2 等基因的突变引起相应的编码蛋白的功能异常有关。

【临床表现】

EDS 是一种以皮肤表现为主，常可累及关节、心血管系统、胃肠道等其他结缔组织的综合征。患者皮肤、关节可过度伸展是本病的最主要特征。此类症状最早出现于婴儿期或幼儿期学习走路时表现出来，后症状逐渐加重。患者皮肤弹性明显高于常人，在皱褶部皮肤尤为明显，拉起皮肤后放松，皮肤可恢复其原来位置。皮肤摸之有天鹅绒样感觉。皮肤弹性过度易致皮肤撕裂伤，且缝合后易再裂开，创口愈合较慢而易形成萎缩性瘢痕。

EDS 患者关节屈伸过度，轻者功能异常仅见于指间关节，严重者其四肢大关节常在轻度外伤后即可发生半脱臼，并伴膝关节反屈和脊柱后侧凸。

除皮肤关节外，患者眼距宽，眼内眦皮赘，眼周血肿和眼底血管纹。此外，还可出现大血管单发或多发性动脉瘤，腹股沟疝，胃肠道憩室，先天性心血管畸形，先天性肾脏发育不全等多系统多脏器病患。不常见的皮肤其他改变有皮下结节及肢端青紫。

根据临床表现、遗传方式等的不同，EDS 可分为以下几个亚型：

1. 经典型　常染色体显性遗传，由 V 型胶原异常而引起，临床主要表现为皮肤松弛，瘢痕形成，关节过度伸展，皮肤和血管脆性增加等经典临床表现。

2. 关节活动过度型　常染色体显性遗传，致病基因及蛋白尚未探明。临床主要以关节症状为主，如关节过伸、半脱位等，同时伴有皮肤松弛等表现。

3. 脉管型　常染色体显性遗传，由 III 型胶原纤维异常引起，临床可见静脉曲张，皮肤和血管脆性增加，动脉破裂等表现。

4. 脊柱后凸侧弯型　常染色体隐性遗传，由赖氨酸羟化酶缺失而引起，主要表现为脊柱侧凸，关节过伸，肌肉松弛等。

5. 关节松弛型　常染色体显性遗传，I 型胶原链缺失而引起，临床表现为关节活动过度，易脱位，皮肤松弛和脆性增加等。

6. 皮肤脆性病型　常染色体隐性遗传，由 I 型胶原酶缺失引起，以皮肤松弛和下垂，脆性增高为主，同时可合并有疝气的发生。

【组织病理】

表皮角化过度，颗粒层增加，棘细胞层增厚。真皮上部弹性纤维数量增加，真皮下部除有弹性纤维数量增加外，可出现肿胀、断裂等退行性改变。胶原纤维数量减少，排列紊乱或呈涡轮状。真皮内血管增多，血管周有慢性炎细胞浸润。皮下脂肪组织减少。

【诊断与鉴别诊断】

1 诊断

（1）有遗传倾向。

（2）男女均可发病，男性多见，多在婴儿及幼儿期出现。

（3）皮肤和血管脆性增加，皮肤弹性过度，关节伸展过度。

（4）常合并眼、骨、心血管系统等其他内脏系统相应病变。

2. 鉴别诊断　本病可与下列疾病进行鉴别：

（1）皮肤松弛症：以皮肤松弛，过度伸展，伴有弹性减退为主要特征，因此临床上呈"皮肤过大"和早老的外观，组织学上可见显著的弹性纤维碎裂与减少，但无皮肤弹性过度和关节伸展过度的 EDS 特征性表现，组织学上也有差异。

（2）Turner 综合征：除皮肤弹性增加外，常伴有侏儒症、前额部斑状脱发、短颈、肘外翻以及生殖器官发育不良等表现。

（3）成骨不全：是一种全身性结缔组织遗传病，又称脆骨病。其经典临床表现为骨脆性增加、蓝色巩膜或浅蓝色巩膜、进行性听力下降，可与 EDS 合并存在，从临床症状上较易区分。

【治疗】

EDS 目前尚无特效治疗方法，以预防外伤和对症处理为主。患者应注意护膝，避免冲撞，防止外伤。对于出现外伤者，应做好细致的术后护理，包括延期拆线可有效地改善术后瘢痕的外观。对于合并有心血管系统和胃肠道系统症状的患者应及早进行专科对症处理。可对具有突变家族史和疾病复发危险的孕妇做好产前诊断筛查，并对妊娠风险做好评估。维生素 C 可增加皮肤抵抗力，增强肌肉强度，有报道成人用量采用 2~4 g/d 治疗，儿童可在医生指导下酌情减量。

【预防与调摄】

避免外伤，合并其他系统症状者，及时对症处理。

【临床研究进展】

目前本病的病因和发病机制不明。EDS 的临床亚型从经典的 10 种分型归纳为现在的 6 种分型，但其临床定义和病理学分类有待于进一步的研究探讨。对本病的治疗无特效方法，以对症治疗为主，Mantie 等提出营养支持疗法，对本病引起的面部皱纹 Mueller 等提出用激光疗法改善。

【参考文献】

[1] PARAPIA L A, JACKSON C. Ehlers-Danlos syndrome-a historical review[J]. British journal of haematology, 2008, 141(1): 32-35.

[2] MAO J R, BRISTOW J. The Ehlers-Danlos syndrome: on beyond collagens[J]. Journal of Clinical Investigation, 2001, 107(9): 1063-1069.

[3] 朱坤举. 王培光. 张学军. Ehlers-Danlos 综合征及其致病基因研究进展 [J]. 国际遗传学杂志, 2010(2): 113-116.

[4] 赵辨. 中国临床皮肤病学 [M]. 南京：江苏凤凰科学技术出版社, 2010.

[5] 陈青. 韩文霞. 廖琳, 等. Turner 综合征 [J]. 山东医药, 2010, 50(17): 107-108.

[6] 石长贵, 张颖, 袁文. 成骨不全治疗研究进展 [J]. 脊柱外科杂志, 2013, 11(3): 178-181.

[7] PAEPE A D, MALFAIT F. The Ehlers-Danlos syndrome: a disorder with many faces[J]. Clinical Genetics, 2012, 82(1): 1-11.

[8] MANTLE D, WILKINS R M, PREEDY V. A novel therapeutic strategy for Ehlers-Dantos syndrome based on nutritional supplements[J]. Medical Hypotheses, 2005, 64(2): 279-283.

[9] MUELLER D F, ZIMMERMANN A, BORELLI C. The efficiency of laser for the treatment of Ehlers-Danlos syndrome[J]. Lasers Surg Med, 2005, 36(2): 76-78.

（闵仲生）

第七节　项部菱形皮肤

项部菱形皮肤（cutis rhomboidalis nuchae），又称为农民颈（peasant's neck），是一种长期受过度日光曝晒所致的皮肤退行性疾病，也有学者认为本病是一种老年性皮肤营养不良的表现。本病属日光性弹性组织变性综合征的一种临床表现，主要好发于老年男性，特别是长期户外作业人群，自觉症状不明显，以项部皮肤肥厚、皮沟深陷、皮嵴隆起、皮纹显著、色素沉着等为主要特征。

【病因及发病机制】

本病多发生于光照时间较长的地区，且好发于农民、水手等曝光时间较长的工种，浅肤色尤其是白种人多好发，由此推测本病与日光照射和黑素细胞功能受损有关。

【临床表现】

本病好发于中老年人群，以男性为主，多见于长期过度日光曝晒的工种。呈慢性经过，患者一般无明显自觉症状。项部皮肤增厚、柔软、皮沟加深、皮嵴隆起、皮纹显著、局部可形成菱形或三角形，皮损处干燥、粗糙、色素沉着明显，呈黄褐色或红褐色。除项部外，侧颈部、肩胛部、前胸部、前臂伸侧等暴露区域也可以出现类似的症状。

【组织病理】

表皮萎缩，基底细胞层色素颗粒明显增多。真皮内胶原纤维增生，呈嗜碱性改变。汗腺、皮脂腺、毛囊有不同程度萎缩。

【诊断与鉴别诊断】

本病应与神经性皮炎及慢性湿疹鉴别。

【参考文献】

赵辨. 中国临床皮肤病学 [M]. 南京：江苏凤凰科学技术出版社，2010.

（闵仲生）

第八节　结节性类弹力纤维病

结节性类弹力纤维病（nodular elastoidosis）又称老年性粉刺、法韦尔-拉库科特综合征（Favne-Racouchot syndrome，FRS），是一种真皮退行性疾病。本病多见于白种人，好发于 50 岁以上、户外日晒较多的男性患者，国外报道 50 岁以上男性发病率约 6%，也有报道 20 岁发病者，国内报道较少。FRS可与其他退行性病变同时发生，如项部菱形皮肤、老年疣、老年角化病等。

【病因及发病机制】

病因及发病机制目前尚不明确，可能与日光照射、物理因素、放射治疗等相关，也有学者认为可能与吸烟有关，有研究证明吸烟与光照具有协同作用，吸烟者非暴露部位的皮肤弹性组织改变与暴露处的皮肤弹性组织改变相似，这表明吸烟可以加强紫外线照射对真皮结缔组织的损伤并且促进疾病的发展。

【临床表现】

本病以粉刺、囊肿、弹性纤维变性三联征为特点，皮损主要发生于光暴露部位，如面颈部、手背，尤其是眶周、颊区，通常对称分布，有时可累及胸部、前臂等非典型部位。单侧发病者多由于长期职业性单侧日晒或放疗所致。病变皮肤表现为黄色的斑块，弹性差，皱纹多而呈橘皮样外观，伴散在、多发的黑头粉刺及囊肿，炎症反应不明显。

【组织病理】

表皮萎缩变性，表皮与真皮上部之间有一狭窄的正常结缔组织带，此带下方胶原纤维呈嗜碱性变，皮脂腺和毛囊轻度萎缩，血管周围有不同程度的炎症反应。弹力纤维染色见真皮弹性纤维数量增加，伴有肿胀、弯曲和颗粒状变形。

【诊断与鉴别诊断】

本病可与黑头粉刺痣鉴别。

【治疗】

局部外用或口服维 A 酸类药物是常见的治疗方法，严重时可用皮肤磨削术或激光除皱术，囊肿较大可手术切除。

【参考文献】

[1] PATTERSON W M, FOX M D, SCHWARTZ R A. Favre-Racouchot disease[J]. International Journal of Dermatology, 2010, 43(3): 167-169.

[2] FRANCÈS C, BOISNIC S, HARTMANN D J, et al. Changes in the elastic tissue of the non-sun-exposed skin of cigarettesmokers[J]. Br J Dermatol, 1991, 125(1): 43-47.

[3] BREIT S, FLAIG M J, WOLFF H, et al. Favre-Racouchot-like disease after radiation therapy[J]. J Am Acad Dermatol, 2003, 49(1): 117-119.

[4] SUTHERLAND A E, GREEN P J. Favre-Racouchot syndrome in a 39-year old female following radiation therapy[J]. J Cutan Med Surg, 2014, 18(1): 72-74.

（闵仲生）

第九节　肢端角化性类弹力纤维病

肢端角化性类弹力纤维病（acrokeratoelastoidosis，AKE）是一种少见的发生于手足部的皮肤病，又名手足胶原斑、肢端角化弹性组织变性。由 Costa 于 1953 年首先报道。2014 年前全世界范围内仅报道了约 40 例 AKE，且多为家族型。

【病因及发病机制】

目前病因尚不清楚，Bogle MA 等猜想该病的角化性丘疹是由于中间丝蛋白在成熟为表皮角蛋白之前过度产生并积累在颗粒层致密带所致。Hight 将本病分为两型，①家族型：幼年或青少年发病，可能是常染色体显性遗传，与 2 号染色体有关。②成人型：成人期发病，与创伤和光照有关，此型较多见。

据文献报道，该病发病无明显性别、种族差异。

【临床表现】

好发于青少年或中年，皮损通常局限于手足部皮肤，多数皮疹发生于背侧与掌侧交界线附近，及大拇指和示指的连线上，也可发生在指关节背侧、手腕和甲皱襞，偶尔发生在小腿胫前皮肤。（各图14-9-1）

临床特征为具有光泽的角化性丘疹，类圆形或多角形，早期呈淡黄色，半透明，后逐渐变成白色、肤色或淡褐色，直径 2～4 mm 不等，质地较硬，分布不规则，亦可呈线状分布，境界清楚，密集时呈"铺路石"样外观，皮损可融合成黄色或肉色的角化性斑块。大多数患者无明显自觉症状。本病病程缓慢，可持续数年不消退。

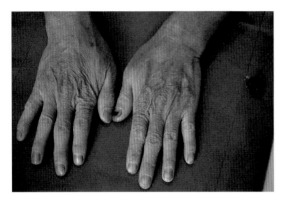 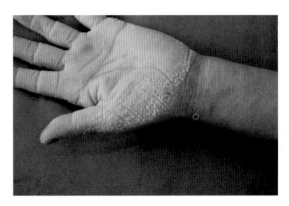

各图 14-9-1 肢端角化性类弹力纤维病
（上海市皮肤病医院　刘业强　供图）

【组织病理】

病理特征为表皮显著角化过度，棘层肥厚，真皮上部血管周围有轻度炎性细胞浸润，特征性改变为真皮下部弹性纤维明显断裂、变性、稀疏。

【诊断与鉴别诊断】

本病应与局灶性肢端角化过度、疣状肢端角化病、边缘角化性类弹力纤维病及持久性豆状角化过度症鉴别。

【治疗】

目前本病尚无特效治疗方法。当患者症状明显或出于美观考虑时可根据病情选择治疗方案，药物治疗包括维 A 酸、糖皮质激素、水杨酸、焦油制剂等外用，口服阿维 A 是证实有效的，但是停药后容易复发。非药物治疗可选择冷冻和激光治疗。Erbil 等曾应用 Er：YAG 激光治疗 1 例 AKE 患者，皮疹部分消退，半年内未见新发皮疹。激光的有效性还需要更多样本来验证。

【参考文献】

[1] COSTA O G. Akrokerato-elastoidosis: a hitherto undescrease[J]. Dermatologica, 1953, 107(3): 164-168.

[2] ALKAHTANI H S, ALHUMIDI A A, AL-HARGAN A H, et al. A sporadic case of unilateral acrokeratoelastoidosis in saudi Arabia: a case report[J]. Journal of Medical Case Reports, 2014, 8(1): 143.

[3] BOGLE M A, HWANG L Y, TSCHEN J A. Acrokeratoelastoidosis[J]. J Am Acad Dermatol, 2002, 47(3): 448-451.

[4] VASCONCELOS B N, FONSECA J C, OBADIA D L. Case for diagnosis[J]. An Bras Dermatol, 2011, 86(3): 601-602.

[5] ERBIL A H, SEZER E, KOC E, et al. Acrokeratoelastoidosis treated with the erbium: yag

laser[J]. Clin Exp Dermatol, 2008, 33(1): 30-31.

（闵仲生）

第十节 边缘性角化类弹力纤维病

1959年，Burks等描述了一种累及手部非对称性、慢性进行性皮肤病，为位于手背掌侧交界线的线状"蜡样"斑块，命名为手部退行性胶原斑（degenerative collagenous plaques，DCPH）。到1965年，Koscard又报道了相似的病例，称为掌缘角化病（keratoelastoidosis marginalis，KM）。

【病因及发病机制】

虽然发病机制不明，但长时间的紫外线照射、繁重的体力劳动和反复的手外伤可能促发本病。

【临床表现】

为手背侧和掌侧交界线的皮肤上有线状分布的角化过度性斑块（各图14-10-1）。

【组织病理】

表皮有角化过度伴棘层肥厚，真皮变化主要在乳头层下部，并延长突然终止于真皮网状层和皮下组织之间，在此区域内可见退行性胶原纤维和弹性纤维，随后有胶原纤维的扭曲和变性，并混有碎片及弹性纤维增厚。Jordaanden等提出，在真皮内还存在嗜碱性弹性组织变性团块。

【鉴别诊断】

1. 肢端角化类弹性纤维病（AKE） 两种病的区别主要是发病年龄和皮损的分布。AKE发病年龄较早，常在儿童或青少年期发病，皮损局限于手足部，无外伤或日光暴露等诱发因素。

2. 局限性肢端角化过度（focal acral hyperkeratosis） 主要见于10岁以下黑人，组织病理变化局限于表皮，显示为角化过度，而真皮正常。

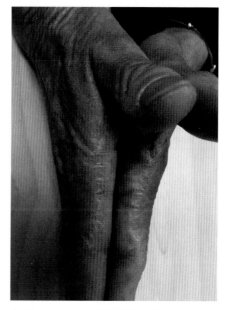

各图14-10-1 边缘性角化类弹性纤维病
（上海市皮肤病医院 刘业强 供图）

【治疗】

尽管治疗效果大多不佳，可尝试局部外用高效皮质类固醇、他扎罗汀和维A酸，口服异维A酸和冷冻疗法。

【参考文献】

[1] MORTIMORE R J, CONRAD R J. Collagenous and elastotic marginal plaques of the hands[J]. Australas J Dermatol, 2001, 42(3): 211-213.

[2] 赵辨. 中国临床皮肤病学[M]. 2版. 南京：江苏凤凰科学技术出版社, 2017.

[3] DOWD P M, HARMAN R R, BLACK M M.Focal acral hyperkeratosis[J].BrJ Dermatol, 1983, 109(1): 97-103.

[4] BHOBE M, TAMBE S, JERAJANI H, et al. Keratoelastoidosis marginalis of the hands: a reportintwo farmers[J]. Indian Dermatol Online J, 2016, 7(3): 195-197.

（闵仲生）

第十一节 特发性真皮中部弹力纤维溶解症

特发性真皮中部弹力纤维溶解症（mid-dermal elastolysis）为一少见的特发性、非炎症性获得性皮肤病。1977 年，Shelley 和 Wood 首先描述此病。1989 年，Rae 等根据其组织病理特征而命名为真皮中层弹力纤维溶解症。

【病因及发病机制】

病因不明，目前有多种猜测，包括紫外线照射、炎症、免疫反应等。

【临床表现】

中青年女性最常受累，皮疹可发生于光照和非光照部位，其好发部位为躯干、四肢近端、颈肩部等，较少累及手和面部。

临床上分为两型：Ⅰ型皮损表现为境界清楚的细皱纹性斑片，Ⅱ型为毛囊周围突起的软丘疹。也可见两型皮损同时存在。

【组织病理】

表皮正常或轻度变薄，基底细胞排列整齐。病变主要在真皮中部。弹性组织用 Verhoeff 或地衣红染色，显示真皮中层内弹性组织全部消失，毛囊周围弹性纤维尚存在，血管周围可见少了弹性纤维。真皮乳头层弹性纤维正常，真皮中其他成分如胶原纤维、血管、成纤维细胞等均正常。

【治疗】

尚无特效疗法。避免光照，外用遮光剂，可能会减少发病。药物治疗均是经验性的，可应用秋水仙碱、维生素 E、羟氯喹；局部外用维 A 酸，糖皮质激素已确认无效。

【参考文献】

[1] TANG B, ZHU B, LIANG Y, et al.Asiaticoside suppresses collagen expression and TGF-β/smad signaling through inducing smad 7 and inhibiting TGF-βRI and TGF-βRII in keloid fibroblasts[J].Archives for Dermatological Research, 2011, 303(8) : 563-572.

[2] HE S, LIU X, YANG Y, et al.Mechanisms of transforming growth factor β1/smad signaling mediated by mitogen-activated protein kinase pathways in keloidfibroblasts[J]. British Journal of Dermatology, 2010, 162(3): 538-546.

[3] 卢井发，赵玉昆，罗迪青.真皮中层弹性组织溶解 [J]. 中华皮肤科杂志, 2010, 43(1) : 69-71.

[4] PATROI I, ANNESSI G, GIROLOMONI G. Mid-dermal elastolysis: a clinical, histology, and immunohistochemieal study of 11 patients[J]. J Am Acad Dermatol, 2003, 48(6) : 846-851.

[5] 赵辨. 中国临床皮肤病学 [M]. 2 版. 南京：江苏凤凰科学技术出版社 , 2017.

[6] ROTHFLEISCH J E. Mid-dermalelastolysis[J].DermatolOnlineJ, 2001, 7(1) : 15.

（闵仲生）

第十二节 回状颅皮

回状颅皮（cutis verticis gyrata）又称皱褶性厚皮病（pachydermia plicaturee），因头皮肥厚并皱褶呈脑回状而得名，其特点为颅皮过度生长，呈条状肥厚而折叠，状如脑回。

【病因及发病机制】

根据发病原因，回状颅皮分为原发性回状颅皮和继发性回状颅皮。

1. 原发性回状颅皮　为先天发育缺陷，头皮发育退化所致，常伴有小头畸形、智力障碍、脑瘫和癫痫等神经精神系统疾病以及白内障、斜视、色素性视网膜炎和失明等眼科疾病。

2. 继发性回状颅皮　是因头皮或全身发生某种疾病，继而头皮发生肥厚皱褶，则称为继发性回状颅皮，常继发于：①头皮急性或慢性炎症性疾病，如脓皮病、银屑病、湿疹等。②头皮外伤。③头皮肿瘤，如神经纤维瘤、痣、纤维瘤等。④先天性颅皮结缔组织过度生长。⑤全身性疾病，如肢端肥大症、特发性肥厚性骨关节炎、天疱疮、结节性硬化症、梅毒、原发性系统性淀粉样变、白血病、黏液性水肿等。⑥为某些综合征的皮肤表现，如特纳综合征、克兰费尔特综合征、努南综合征、Beare-Stevenson 综合征和脆性 X 综合征等。

【临床表现】

本病主要见于男性，除原发性回状颅皮、先天性颅皮结缔组织过度生长、肿瘤和痣在出生时或出生后不久即有外，其他原因所致出现较晚，通常青春期后至 30 岁前发病。

头皮肥厚，发生折叠，形成嵴状隆起和折沟，2～20 条不等，宽约 1 cm，沟深 1 cm 左右，外观呈脑回状，其上头发正常，以枕部及顶部常见。一般继发性的肿厚常较轻，分布常不对称，边界也较模糊（各图 14-12-1）。

【组织病理】

组织病理表现因病因而异，原发性回状颅皮主要为单纯表皮和真皮肥厚，有胶原纤维增加，而继发性回状颅皮组织病理表现与原发疾病相关，如神经纤维增生或慢性炎症改变等。

【鉴别诊断】

1. 脑回状真皮内痣　出生后即发生，5～10 岁突然增大，为非对称性质硬的肿块，有脱发，无智力障碍。

2. 皮肤松垂　皮肤伸牵时沟嵴并不会消失。

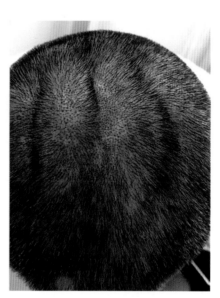

各图 14-12-1　回状颅皮
（上海市皮肤病医院　刘业强　供图）

【治疗】

根据致病原因而选用不同治疗方法。原发性回状颅皮可手术切除，或加植皮或头皮还原术。头皮受累范围较大者，可以分阶段进行组织扩张和局部皮瓣重建术，或者选择部分切除病变最集中的部分。较小的局部褶皱可以直接切除缝合，但要注意避免因褶皱切除，头皮位置移动而出现眉毛、眼睑和发际线变形。继发性回状颅皮应先治疗原发疾病，如为良性肿瘤或良性增生所致，可手术切除，若为炎症、创伤所致，应抗炎、处理创伤。由全身性疾病所致者，则应治疗全身性疾病。

【参考文献】

[1] ADÔRNO I F, SANTOS RFT, NUNES T F, et al. Primary essential cutis verticis gyrata[J]. Radiol Bras, 2019, 52(4): 276-277.

[2] 赵辨. 中国临床皮肤病学 [M].2 版. 南京：江苏凤凰科学技术出版社，2017.

[3] GARCÍA-ARPA M, FLORES-TERRY M A, GONZÁLEZ-RUIZ L, et al. Primary essential cutis verticis gyrata: a scalp condition that may appear in various disorders[J]. Sultan Qaboos Univ Med J, 2018, 18(4): e560-e562.

[4] SAHU P, DAYAL S, GERA G, et al. Cutis verticis gyrata-A rare presentation of primary systemic Amyloidosis[J]. Int J Trichology, 2018, 10(3): 141-143.

[5] 吴志华. 皮肤科治疗学 [M].3 版. 北京：科学出版社，2017.

（唐志铭）

第十三节　白色纤维性丘疹病

白色纤维性丘疹病（white fibrous papulosis）由 Shimizu 于 1985 年首先描述，是一种以颈部出现互不融合的非毛囊性扁平丘疹，无自觉症状为特征。本病主要见于日本男性，亦可少见于欧洲女性。

【病因及发病机制】

病因不明，可能与皮肤老化有关，而与日晒无明显关系。

【临床表现】

本病多发生于 50 岁以上的中老年人，男性稍多，临床表现为颈部及背部上 1/3 处多发性、非毛囊性扁平丘疹，呈圆形或卵圆形，境界清楚，数目从几个到上百个不等，互不融合，散在分布，呈黄白色，直径 2～3 mm，质硬，表面光滑。皮损亦可少见于上胸部及上臂处。起病后皮疹持续存在，不能自行消退，无自觉症状。（各图 14-13-1）

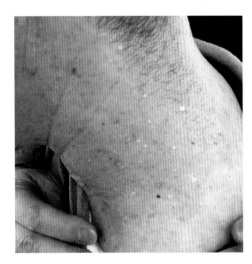 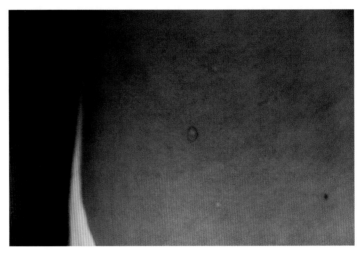

各图 14-13-1　白色纤维性丘疹病
（上海市皮肤病医院　刘业强　供图）

【组织病理】

真皮乳头层及网状层上部胶原纤维增生，可呈均质化改变，弹力纤维可以正常或减少或缺失，真皮无黏蛋白沉着。

【鉴别诊断】

1. 弹性纤维性假黄瘤　为弹性纤维先天遗传性缺陷，皮疹发生较早，一般出现于儿童期或青年期。皮疹好发于颈部和腋下，为沿皮纹出现的菱形黄色斑块，外观像皮革样或鹅卵石样，无自觉症状。本病常伴有皮肤松弛、眼底改变和心血管、胃肠道等其他器官系统病变。组织病理显示为真皮中部弹性纤维变性、肿胀、数量增多并发生钙化。

2. 真皮乳头层弹性组织溶解症　本病多见于 60 岁以上的老年女性，主要表现为颈部和锁骨上部淡黄色非毛囊性圆形或卵圆形丘疹，质软，对称分布，可融合成卵石样或鸡皮样斑块。病程慢性，进行性发展，无自觉症状。组织病理显示为真皮乳头层弹性纤维溶解消失，但无纤维化。

【治疗】

本病无特效治疗方法，有报道用 1550 nm 调 Q 脉冲铒镱共掺光纤激光进行治疗取得了较好的疗效，可酌情选用。

【参考文献】

[1] NOWICKA D, WOŹNIAK Z, MAJ J, et al. White fibrous papulosis of the neck[J]. Postepy Dermatol

Alergol, 2019, 36(6): 775-777.

[2] 赵辨. 中国临床皮肤病学 [M].2 版. 南京：江苏凤凰科学技术出版社, 2017.

[3] LUEANGARUN S, PANCHAPRATEEP R. White fibrous papulosis of the neck treated with fractionated 1550-nm erbium glass laser: a case report[J]. J Lasers Med Sci, 2016, 7(4): 256-258.

（唐志铭）

第十四节　萎缩纹

萎缩纹（striae atrophicae）又称膨胀纹（striae distensae），因妊娠发生者称妊娠纹（striae gravidarum），以皮肤出现原发性条纹状萎缩，初起颜色淡红，日久转为淡白色为特征。

【病因及发病机制】

本病主要是由于皮肤弹性纤维变性而脆弱，再加之受过度伸张使之断裂而发生。

1. 肾上腺分泌糖皮质激素过多，如库欣综合征，或长期内服或外用糖皮质激素。糖皮质激素能抑制成纤维细胞功能，并分解弹性纤维蛋白，使弹性纤维变性、断裂。

2. 局部皮肤张力增加，有如青春期迅速长高、肥胖、腹水、妊娠等。

【临床表现】

皮肤损害呈境界清楚的波浪形条纹状萎缩，多条互相平行，初起微高，色淡红或紫红，逐渐转为浅白色，微凹，柔软而有光泽，表面平滑而有细微皱纹，有时隐约可见皮内血管纹理，无自觉症状。（各图 14-14-1）

1. 青春期萎缩纹　主要发生于青春期男女，女性发病率高于男性，均有 17- 酮类固醇排泄量增多。一般是在长出阴毛以后短期内出现，好发于股内侧面以及肘、膝上方，在女性则臀、乳房部亦多见。皮损为不规则性条纹，长数厘米、宽 1 cm 左右，初起呈铅红色，微高如风团样，不久变光滑低平，至 16~17 岁时成为正常肤色的不显眼的长纹。发生此纹者一般较易罹患痤疮且症状严重。

2. 糖皮质激素性萎缩纹　萎缩纹较粗大，分布较广，除上述青春期萎缩纹分布的部位以外，也可累及面部等其他部位。因长期外用糖皮质激素形成的局部萎缩纹主要见于股部内侧面和腹股沟部，这可能是由于该部多汗、摩擦、促进了药物的吸收所致；当应用封包法时，此纹也常发生于别的部位。终止糖皮质激素治疗后，此纹可以消失或变得不明显。

3. 妊娠纹　主要见于腹壁皮肤，也可见于乳房。发生于 90% 的妊娠妇女，通常出现在妊娠中期，表现为粉红到紫红色萎缩带，分娩后变得苍白和不明显。

【组织病理】

表皮萎缩，真皮变薄、胶原纤维变性并分离，网状层弹性纤维稀少，卷曲或呈块状。早期可有明显炎症，如真皮水肿及血管周围淋巴细胞浸润。在较陈旧的皮损，在真皮浅层可见许多与皮肤表面平行排列的较直的胶原束，杂有许多直而细的弹性纤维。

【治疗】

本病尚无特效的治疗方法，应尽可能找出发病原因，力争作病因治疗。早期外用维 A 酸类药物可

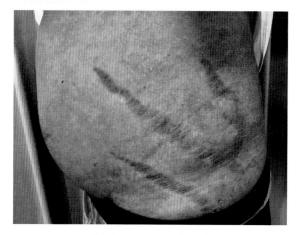

各图 14-14-1　萎缩纹

改善萎缩纹的外观，能减少其长度及宽度。585 nm 的脉冲染料激光能改善红纹的外观，308 nm 准分子激光能改善白纹的白斑。

【参考文献】

[1] 赵辨. 中国临床皮肤病学 [M].2 版. 南京：江苏凤凰科学技术出版社，2017.

[2] RABINERSON D, MELZER H, GABBAY-BEN-ZIV R. Striae gravidarum-etiology, prevalence and treatment[J]. Harefuah, 2018, 157(12): 787-790.

[3] 吴志华. 皮肤科治疗学 [M].3 版. 北京：科学出版社，2017.

[4] FORBAT E, AL-NIAIMI F. Treatment of striae distensae: an evidence-based approach[J]. J Cosmet Laser Ther, 2019, 21(1): 49-57.

（唐志铭）

第十五节　虫蚀状皮肤萎缩

虫蚀状皮肤萎缩（vermiculate atrophoderma）又称虫蚀状痤疮（acne vermiculata），是萎缩性毛发角化症的一种类型，以毛周角化并继发萎缩性改变为特点，主要表现为面部出现虫蚀状萎缩性小凹。

【病因及发病机制】

本病具体病因不明，是一种遗传性缺陷病，有家族易患倾向，可能是由于先天缺陷导致毛囊、皮脂腺及周围角化异常，是先天性毛囊不良性皮肤病，可与先天性心脏、神经纤维瘤病、智力障碍、Down 综合征、Rombo 综合征及 Marfan 综合征伴发。

【临床表现】

常于幼年（5～12 岁）发病，女性稍多，皮疹大多始发于双侧颞部，初起为多数针尖大小的毛囊性丘疹，逐渐于丘疹顶部出现一角质栓，角栓脱落后遗留直径 1～3 mm 圆形或不规则形微凹的皮色萎缩斑点而成为典型的损害，即多数密集的虫蚀状萎缩性小凹，直径约 2 mm，深约 1 mm，形状不规则（各图 14-15-1）。小凹间有狭嵴相隔，使局部外观呈蜂窝状和筛孔状，小嵴表面光滑、有蜡样光泽，其间可见稀疏分布的黑头粉刺和粟丘疹样皮损。皮损数目多少不一，无融合，皮损之间皮肤正常。皮损对称分布，可由颞部向颈部、耳前、口周、前额等部扩展，并可伴有弥漫性脱发。

【组织病理】

表皮轻度萎缩，毛囊扩大伴角栓充填，真皮内可见上皮囊肿，皮脂腺稀少、萎缩，真皮血管与毛囊周围有淋巴细胞浸润，胶原纤维肿胀及嗜碱性变性，后期胶原纤维发生萎缩。

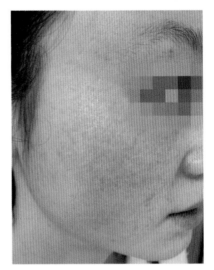

各图 14-15-1　虫蚀状皮肤萎缩
（第四军医大学西京皮肤医院　肖月园　供图）

【鉴别诊断】

本病需与痤疮凹陷性瘢痕相鉴别。后者主要是由于青春期青少年面部发生痤疮后，在疾病愈合过程中而形成的凹陷性萎缩性瘢痕，可伴有色素沉着。

【治疗】

本病无特效疗法。在毛囊角栓性丘疹期可选用异维 A 酸、维生素 A 和维生素 E 内服，并外用角质松解剂如 0.05%～0.1% 维 A 酸霜、20% 尿素霜、3%～5% 水杨酸软膏等，均有助于去除角栓、减少萎缩斑的发生。对于萎缩性小凹可应用皮肤磨削术和 / 或注射皮肤填充剂。

【参考文献】

[1] 赵辨. 中国临床皮肤病学 [M].2 版. 南京：江苏凤凰科学技术出版社，2017.

[2] HARPER J I, SIDWELL R U. Vermiculate atrophoderma in a boy with Marfan syndrome[J]. Br J Dermatol, 1999, 141(4): 750–752.

[3] 吴志华. 皮肤科治疗学 [M].3 版. 北京：科学出版社，2017.

[4] MICHAËLSSON G, OLSSON E, WESTERMARK P. The rombo syndrome: a familial disorder with vermiculate atrophoderma, milia, hypotrichosis, trichoepitheliomas, basal cell carcinomas and peripheral vasodilation with cyanosis[J]. Acta Derm Venereol, 1981, 61(6): 497–503.

（唐志铭）

第十六节　阿洪病

阿洪病（anihum）又称自发性趾（指）脱落症（dactyloysis spontanea）、箍指症、断指（趾）症，是指围绕趾（指）出现自发性、慢性进行性的环状收缩带，导致血供障碍引起指（趾）末节坏死，最终形成指（趾）断离的疾病。通常发生于第 5 趾，主要表现为环状深沟、坏死、溃疡、疼痛。系热带的一种地方病。本病是一种热带地区的地方病，多见于非洲热带的黑人，男性多于女性，发病年龄以 30～50 岁最多，我国罕见。

【病因及发病机制】

具体病因未明，可能与遗传素质、慢性外伤、感染、过度角化、血管异常、感觉受损等有关，单个或多个因素联合导致易感患者对很小的刺激即表现出过度纤维形成。

【临床表现】

一般从一侧某一趾（指），最常见的是第 5 趾的第 1 趾间关节屈侧横沟开始，逐渐发生线形缩窄，并向侧面与背而进行性地扩展，横沟逐月加重，形成环形深沟，导致动脉狭窄，血供减少，患趾（指）出现坏死、溃烂、疼痛，并有恶臭分泌物。收缩环的远端趾（指）头因淋巴和静脉回流受阻而红肿呈球状，与近端仅有一线相连，最终因骨质吸收而完全脱离。本病病程缓慢，一般在发病 5～10 年以后在关节部位发生患趾（指）脱落。（各图 14-16-1）

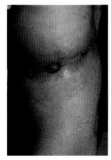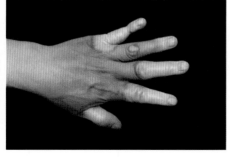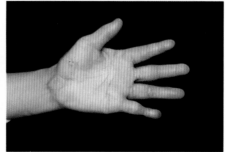

各图 14-16-1　阿洪病

（第四军医大学西京皮肤医院　供图）

【组织病理】

尽管通常不需要活检来确定诊断，但是如果活检，则可发现具有纵向结缔组织的真皮纤维化。电子显微照片有与瘢痕 loid 组织相似的发现。

【鉴别诊断】

1. 残毁性掌跖角皮症　多为常染色体显性遗传，婴幼儿期发病，女性多见，主要临床表现为弥漫性掌跖角化过度，手足背海星状角化损害，肘、膝部线状角化性损害及趾（指）缩窄残毁。

2. 条纹状掌跖角皮症　为常染色体显性遗传，婴幼儿期发病，临床表现多种多样，主要表现为手掌沿手指辐射状条纹形的角化过度，皮损多分布于摩擦和着力的部位，肘、膝关节伸侧也可受累。部分患者皮肤脆性增加，外伤后皮肤容易被撕裂。有时可累及指（趾）甲和毛发，如甲纵嵴形成和甲小皮过度角化。本病也可伴发假性趾（指）断症。

3. Meleda 病　本病为常染色体隐性遗传，一般在出生时或婴儿早期发病，主要表现为掌跖发红，角化过度，表面有鳞屑，部分患者可发生指节垫和假性趾（指）断症。患者往往有体格发育不良，可伴有短指、多汗、口角炎、口角红斑和脑电图异常。

【治疗】

治疗上避免局部外伤，预防继发感染。早期形成收缩环时，可进行 Z 字形手术切除收缩带或皮质类固醇激素如倍他米松皮损内注射。晚期患者或病情严重，患趾（指）已无功能者，可行趾（指）截除术。

【参考文献】

[1] 赵辨. 中国临床皮肤病学 [M]. 2 版. 南京：江苏凤凰科学技术出版社, 2017.

[2] SOUSA I, FERNANDES A, TÁVORA I. Ainhum or dactylolysis spontanea: a missing toe[J]. Acta Med Port, 2016, 29(1): 79.

[3] BARVE D J, GUPTA A. Ainhum: a spot diagnosis[J]. Indian J Surg, 2015, 77(Suppl 3): 1411–1412.

（唐志铭）

第十五章　皮肤血管及皮下脂肪疾病

血管炎是指组织病理学上血管壁及其周围组织的炎症性改变，包括血管内皮肿胀、红细胞外溢、血管壁及周围有纤维蛋白样物质沉积和炎症细胞浸润，严重者有血栓形成，甚至整个血管的破坏。脂膜炎是一组累及皮下脂肪组织不同程度的炎症浸润、水肿、液化或变性坏死的炎症性疾病。本章介绍几种临床较为常见的皮肤血管炎及脂膜炎，通过学习主要掌握各病的概念、临床表现和常用治疗方法，熟悉各病的诊断要点、病因病机、实验室检查，了解各病的鉴别诊断、预防与调摄。

第一节　过敏性紫癜

过敏性紫癜（anaphylactoid purpura）是皮肤、黏膜下出现瘀点或瘀斑的一种超敏反应性毛细血管和细小血管炎。本病以非血小板减少性皮肤紫癜、伴关节痛、腹痛或肾脏病变为特征。多发生于儿童和青少年，男性多于女性，冬春季节发病率较高。因皮损呈大小青紫斑点，色状若葡萄，中医称为"葡萄疫""肌衄"等。《诸病源候论》称为"斑毒病"。

【病因及发病机制】

本病总由禀赋不耐，脏腑蕴热，灼伤脉络，离经之血溢于肌肤则为紫斑，累及脏腑则发为腹痛、尿血、便血等症。或兼因风热侵袭，热毒内蕴，灼伤脉络，迫血妄行；或湿热蕴结，熏蒸肌肤，郁于胃肠，痹阻关节；或素体脾虚，气虚不固，统血无权，血不循经；或久病失调，肝肾阴亏，虚火内生，血随火动；或脾肾阳衰，气化无力，统摄失司，血溢脉外所致。《外科正宗·杂疮毒门》曰："葡萄疫，其患多生小儿，感受四时不正之气，郁于皮肤不散，结成大小青紫斑点，色若葡萄，发在遍体头面，乃为腑证。"

现代医学病因目前尚不明确，发病机制可能是由于细菌（溶血性链球菌）或病毒感染，或由食物（牛奶、鸡蛋、鱼虾等）、药物等引起的Ⅲ型变态反应。在免疫复合物中含有IgA抗体。

【临床表现】

好发于儿童和青少年，90%患者为10岁以内的儿童。皮损部位多见于小腿和足踝部的伸侧，重者波及全身，累及黏膜。出现针尖至黄豆大小的瘀点或瘀斑，关节酸痛，腹部症状及肾脏损害等综合征作为主要表现。依据受累部位的表现和病情程度，临床分为以下四型：

1. 单纯型紫癜　又名皮肤型，即仅有皮肤紫癜，是临床上最轻的一种。表现为起病突然，皮损为针尖至黄豆大的出血性瘀点、瘀斑，可以相互融合，皮疹在5~7天颜色变淡、逐渐消退，但可以反复发生（各图15-1-1）。个别患者（主要是儿童）

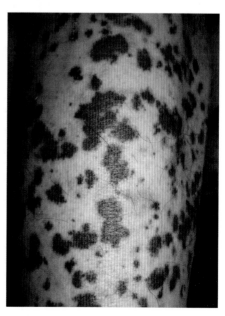

各图 15-1-1　过敏性紫癜

亦可以出现风团、水疱、溃疡或坏死等多形性损害。好发于四肢伸侧和臀部皮肤，也有发于颈部和躯干。多对称性分布，分批出现，2～3周后消退，易反复发作，一般在数月或数年后渐止，全身症状无或轻，预后较好。

2. 关节型紫癜　病前常有发热、咽喉疼痛和乏力、纳差等症状，皮疹除紫癜外，还有红斑、风团、水疱及血疱，可以有黏膜出血，部分患者同时伴有关节肿痛（以膝关节常见）等症状，多为踝、膝、腕、肘等关节受累，往往有小腿下部肿胀。此型多发于20～30岁青年，男性多见。皮损多在数周内消失，容易复发，可持续2～3年。

3. 腹型紫癜　也称胃肠型紫癜，皮疹与关节型紫癜类似，包括瘀点、瘀斑、风团，偶发水疱，患者同时伴有程度不等的腹痛、恶心、呕吐等症状，严重者可有便血、肠套叠、肠穿孔等消化道症状，甚至休克、死亡。本型老年人和儿童居多。约1/10病例可以无皮疹表现，常造成临床上误诊为急腹症。

4. 肾型紫癜　是指临床上除皮肤紫癜外，有血尿等肾损害，二者可以同时发生，或在紫癜8周内发生。肾损害表现多为镜下血尿，有时有肉眼血尿、蛋白尿、管型尿，直至肾功能不全皆可发生，病程长短不一，可以复发，或转为慢性肾病。紫癜性肾病的预后取决于肾组织病变；局灶性肾炎型较常见，预后较好；弥漫性肾小球肾炎型少见，病情险恶；慢性肾小球肾炎型成年人居多，呈反复发作，慢性病程，最后导致进行性肾衰竭。

【实验室检查】

白细胞数正常或在发病初期轻度或中度升高，红细胞沉降率增快，部分患者毛细血管脆性试验（束臂试验）阳性。累及肾脏时出现镜下血尿，或急性肾炎改变。累及胃肠道粪隐血试验阳性。部分患者血清IgA增高。

【组织病理】

真皮浅层毛细血管和细小血管出现白细胞碎裂血管炎变化。表现为血管的内皮细胞肿胀，管壁有纤维蛋白沉积、变性和坏死，周围有中性粒细胞浸润，有核碎裂（核尘）、水肿及红细胞外渗。严重者还可出现管腔闭塞。直接免疫荧光显示皮损处血管壁有IgA、C3和纤维素沉积。

【诊断与鉴别诊断】

1. 诊断

（1）冬春季节多发。发病前常有上呼吸道感染、低热、咽痛与全身不适等前驱症状。

（2）多发生于儿童和青少年，男性多于女性，易复发。

（3）单纯型紫癜仅有皮肤紫癜；关节型紫癜除紫癜、红斑、风团、水疱及血疱外，同时伴有膝、踝、腕、肘、指关节肿痛；腹型紫癜的皮疹与关节型紫癜类似，同时伴有程度不等的腹痛、恶心、呕吐等，严重者可出现便血甚至肠套叠、肠穿孔等消化道症状；肾型紫癜除皮肤紫癜外，有血尿、蛋白尿及管型，直至肾功能不全等肾损害表现。

2. 鉴别诊断　本病可与下列疾病进行鉴别：

（1）血小板减少性紫癜：紫癜皮损为大片皮下瘀斑，有出血倾向。血小板计数明显减少，出血时间延长。可检测到抗血小板自身抗体。

（2）变应性皮肤血管炎：好发于青、中年。主要累及真皮浅层小血管及毛细血管的炎症性皮肤病。同时存在紫癜、丘疹、水疱、血疱、坏死、溃疡和表浅小结节是其特征。

【治疗】

（一）中医治疗

1. 分型论治

（1）热毒伤络证：

主症：起病急骤，紫癜见于下半身，以下肢和臀部呈对称性密集分布，鲜红色或紫色斑疹，压之不褪色；伴发热，咽红，全身不适，或见关节肿痛、腹痛、便血、尿血。舌红，苔薄黄，脉浮数。

治法：清热解毒，凉血安络。

方药：银翘散合犀角地黄汤加减。尿血者，加仙鹤草、茜草以凉血止血；腹痛者，加炙延胡索、橘核、乌药以行气止痛；便血者，加地榆炭、槐角以清热凉血安络；关节肿痛者，加木瓜、鸡血藤以清热祛湿活络止痛。

（2）湿热痹阻证：

主症：皮肤紫斑缠绵不愈，足踝皮肤紫癜多见关节周围，可见水疱、血疱或糜烂；伴有纳差、腹胀、腹痛，关节肿胀灼痛，四肢沉重，偶见尿血。舌红，苔黄腻，脉滑数或弦数。

治法：清热利湿，通络止痛。

方药：四妙丸合五神汤加减。伴关节痛者，加虎杖、桑枝、土茯苓以清热祛湿利关节；腹痛者，加延胡索、山楂、木香以行气散瘀止痛；血尿者，加蒲黄、大蓟、小蓟以凉血散瘀止血。

（3）脾气亏虚证：

主症：病程较长，迁延日久，斑色紫黯，分布稀疏；伴面色萎黄，神疲乏力，纳差腹胀，头晕心悸，或有腹中隐痛，便血或大便发黑。舌淡红，苔薄白，脉细弱。

治法：健脾益气，摄血止血。

方药：归脾汤加减。纳呆者，加砂仁、焦三仙、鸡内金以行气消食和胃。

（4）肝肾阴虚证：

主症：起病缓慢，皮肤紫斑时发时止，或紫癜已退，仍有腰背酸软、五心烦热、颧红咽干、潮热盗汗、头晕耳鸣，持续镜下血尿，或见管型、蛋白尿。舌淡红，少苔，脉细数。

治法：滋阴益肾，凉血散瘀。

方药：知柏地黄汤加减。血尿重者，加仙鹤草、茜草、藕节、血余炭、蒲黄炭以凉血散瘀止血。

（5）脾肾阳虚证：

主症：斑色暗淡，反复发作，病程日久，遇寒反复；伴面色苍白不华，神倦乏力，形寒肢冷，腰膝酸软，纳少腹胀或腹痛喜按。舌淡胖，苔薄白，脉沉迟。

治法：补肾健脾，益气摄血。

方药：金匮肾气丸合四君子汤加减。阳虚明显者，加制附子、细辛、吴茱萸以温补肾阳。

2. 内服中成药

（1）十灰散：凉血止血。适用于血热妄行之肌衄。

（2）人参归脾丸：益气补血，健脾摄血。适用于脾肾阳虚，脾不统血证。

3. 外治

（1）中药：紫草 30 g，地榆 30 g，连翘 20 g，仙鹤草 30 g，水煎外洗湿敷患处。

（2）三黄洗剂外搽，每天 2 次。

（3）云南白药保留灌肠：适用于胃肠型紫癜。

（4）针刺疗法：取足三里、曲池、气海、内关、天枢、筑宾等穴，毫针刺入，平补平泻手法刺激，留针 20 分钟，每天 1 次，10 次 1 疗程。

（二）西医治疗

1. 局部治疗　皮肤紫癜可外用炉甘石洗剂。

2. 系统治疗

（1）单纯型服用抗组胺药及维生素 C、钙剂、芦丁等降低血管通透性的药物。

（2）关节型可用羟氯喹、氨苯砜或秋水仙碱等抗炎药，疼痛明显时可用非糖皮质激素类解热镇痛药，皮质类固醇可抑制发热及关节炎。

（3）肾型、腹型等病情严重的病例可以使用糖皮质激素联合环磷酰胺等免疫抑制药。消化道出血、腹部症状明显时给予止血剂（如巴曲酶、酚磺乙胺、维生素 K_1），同时加用 H_2 受体拮抗药，如西咪替丁、雷尼替丁。

3. 物理治疗　可酌情选用红外线照射、电磁波、氦氖激光等物理疗法。

（三）中西医结合治疗思路

近年来，随着西医临床分型、组织病理分型的进展，过敏性紫癜中医的证候分型也应相应调整，使中医宏观辨证与西医微观病理有机相结合；使用中医辨证论治与西医常规治疗相结合的方法治疗本病取得了一定成效，尤其是中医药在治疗紫癜肾炎方面具有良好的优势和特色，对缓解临床症状、缩短病程、改善预后等均有满意效果。

【预防与调摄】

1. 积极寻找过敏因素，防治上呼吸道感染、去除感染病灶（如龋齿、扁桃体炎等），避免摄入腥膻发物及易致敏药物。

2. 急性期应卧床休息，避免剧烈活动，清淡饮食，消化道出血多者应限制饮食或禁食。

【临床研究进展】

研究发现，多数过敏性紫癜患者血清 IgA 和 IgE 浓度明显升高，在患者血清中可检测出 IgA 循环免疫复合物，且免疫复合物多沉积于表皮血管壁，导致血管炎。血清 IgE 浓度升高可以认为过敏性紫癜发病与变态反应有一定的关系。

【医家经验与争鸣】

朱仁康《中医外科学》分为风热伤营、湿热蕴结、阴虚火旺、统摄无权、脾肾阳虚五个证型。赵炳南、张志礼主编《简明中医皮肤病学》分为血热型和脾虚型 2 个证型。

【参考文献】

曹红，江华. 过敏性紫癜患儿急性期与恢复期血清 IgG、IgA、IgM、CRP 水平变化分析 [J]. 中国实验诊断学，2013, 17(05): 908-909.

（赵党生）

第二节　变应性皮肤血管炎

变应性皮肤血管炎（allergic cutaneous vasculitis）是指侵犯真皮毛细血管及小静脉为主的坏死性血管炎。以紫癜、溃疡坏死和结节伴有发热、关节痛等为主要特征。好发于中青年，女性多于男性。中医文献中尚未见到与之相应的病名，但根据皮损表现多数医家认为属中医的"热毒流注"及"丹"类的范畴。

【病因及发病机制】

素体血热毒盛，加之风热侵袭，致气血凝滞，郁而化热，热搏肌肤，灼伤脉络；或过食辛辣肥甘厚味，酿生湿热，气滞血瘀湿阻经络，损伤肌肤；病久气血虚弱，正虚毒滞难化，疮口难敛。

现代医学认为本病是由细菌（主要是 A 族链球菌、金黄色葡萄球菌、结核分枝杆菌）或病毒（如肝炎病毒、单纯疱疹病毒、流感病毒等）感染、异性蛋白、药物或化学品（如杀虫剂、除草剂及石油产品）等致病因子引起的变态反应。并通过电镜结合免疫荧光研究进一步证实本病属 III 型免疫复合物性疾病。参与免疫反应的免疫球蛋白主要有 IgG、IgM、IgA 及 C3，通过补体系统、纤维蛋白溶解系统及血小板的凝聚作用使真皮血管及毛细血管发生纤维蛋白样坏死。

【临床表现】

皮损多见于下肢和臀部，也可以发生在其他部位，常对称分布。皮肤损害表现多形性，表现为红斑、丘疹、紫癜、水疱与血疱、结节、糜烂溃疡、坏死、结痂等，但以紫癜、溃疡坏死和结节为

主要特征（各图15-2-1）。皮损消退处遗留萎缩性瘢痕与色素
沉着。可反复成批发生，迁延数月甚至数年。自觉轻度瘙痒或
烧灼感，部分有疼痛，可伴有发热、不适、关节酸痛等全身症
状。病情严重时可以累及全身各脏器，如关节、肾、胃肠道、
肺及中枢神经系统等，出现关节痛、腰痛、腹痛、便血、胸腔
积液等，称为系统性变应性血管炎。

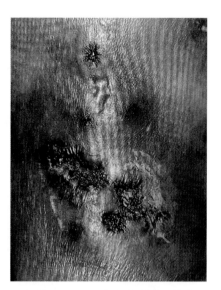

各图15-2-1　变应性皮肤血管炎

【组织病理】

真皮浅层的毛细血管炎和细小静脉炎，管壁纤维素样变性，
周围有中性粒细胞浸润，有核碎裂、红细胞外溢等现象。有血
栓形成特别是中性粒细胞浸润和核尘的程度更重。直接免疫荧
光显示早期皮损处血管壁有IgG、IgM和C3沉积。

【诊断与鉴别诊断】

1. 诊断

（1）好发于中青年，女性多于男性。

（2）皮损多见于下肢和臀部，也可以发生在其他部位，
常对称分布。

（3）皮损表现为红斑、丘疹、紫癜、水疱与血疱、结节、糜烂溃疡、坏死、结痂等。皮损消退处
遗留萎缩性瘢痕与色素沉着。伴有发热、不适、关节酸痛等全身症状。

（4）可反复成批发生，迁延数月甚至数年。

2. 鉴别诊断　本病可与下列疾病进行鉴别：

（1）过敏性紫癜：多发生于儿童及青年，皮肤、关节、胃肠道和肾脏与多器官常同时受侵害，皮
损形态较单一，无多形性损害，以可触及的风团性紫癜和瘀斑为特征，尿中可出现蛋白和红细胞，可
有消化道出血等。

（2）色素性紫癜性皮病：皮疹初起为针尖大鲜红色瘀点，后渐融合成片，呈棕红色，一般无自觉
症状或有轻度瘙痒。

（3）多形性红斑：表现为四肢远端伸侧的水肿性红斑，外观靶样或环状虹膜样改变。黏膜容易
受累。

（4）静脉性溃疡：有下肢静脉曲张或下肢深静脉血栓形成病史，溃疡发于足靴区，周围皮肤有明
显的色素沉着等淤积性皮炎表现。

（5）血栓性浅静脉炎：沿浅静脉走行方向发生索条样痛性结节，急性期红肿疼痛较明显，慢性期
红肿减退，疼痛亦减轻。多伴有静脉曲张。无明显全身症状。

【治疗】

（一）中医治疗

1. 分型论治

（1）血热毒盛证：

主症：发病急，病情重，下肢、躯干泛发紫癜性斑丘疹、血疱甚至坏死溃疡，皮损颜色鲜红或紫
红，伴小腿肿胀，自觉灼热，痒痛相兼，发热乏力，或衄血便血，便干尿黄。舌红苔黄，脉滑数。

治法：清热凉血，解毒消斑。

方药：四妙勇安汤加减。热毒盛者加水牛角、生地黄、紫草、白茅根以凉血消斑。

（2）血瘀湿阻证：

主症：病变进入慢性期，小腿紫斑反复发作，或起血疱、溃疡，灼热刺痛，关节肿胀刺痛，大便
黏滞不爽，小便黄浊。舌质暗红，苔腻，或有瘀斑，脉涩。

治法：化瘀利湿，解毒散结。

方药：活血通脉汤加减。湿盛者加苍术、黄柏、赤苓皮、冬瓜皮以利湿清热。

（3）气血两虚证：

主症：皮损出现慢性溃疡，肉芽不新鲜，生长缓慢，疼痛较轻，伴有肢软乏力，低热，或有浮肿等。舌质淡有齿痕，苔薄白，脉细弱。

治法：补气养血，解毒生肌。

方药：顾步汤加减。肉芽生长缓慢者加白术、白及、茯苓、山药以益气养血、生肌长肉。

2. 内服中成药 雷公藤多苷片：除湿解毒，活血消肿。适用于多种证型。

3. 外治

（1）金黄膏或玉露膏外涂，每天 1 次。

（2）坏死溃疡者，可外涂溃疡油或生肌玉红膏。

（3）针刺疗法：主取足三里、阳陵泉、三阴交。血热毒聚者配梁丘、血海、曲池、合谷以凉血解毒；血瘀湿阻者配阴陵泉、太溪、委中以利湿化瘀通络。每天 1 次，留针 30 分钟。

（二）西医治疗

1. 局部治疗 皮肤紫癜可外用炉甘石洗剂等对症处理。

2. 系统治疗

（1）发作频繁者首选沙利度胺（75～150 mg/d）或氨苯砜（100～150 mg/d）。此类药物具有稳定溶酶体膜的作用，对许多血管炎性的疾病有效。

（2）皮损范围广泛、症状较重者需要使用糖皮质激素治疗，如泼尼松 15～30 mg/d 口服。或与沙利度胺等联合应用。

（3）病情进展迅速并伴有系统损害者，可用糖皮质激素与免疫抑制药合用效果优于单用激素，包括环磷酰胺、甲氨蝶呤、硫唑嘌呤等。

（4）抗生素：对有感染者，可选用红霉素、头孢菌素、氨苄西林等以抗菌消炎，清除病灶。

（5）抗组胺药物：能减轻体内组胺的作用，常用去氯羟嗪、马来酸氯苯那敏、赛庚啶、西替利嗪等。

（6）其他：维生素 C 和钙剂对改善细胞膜的通透性，减少渗出，均有明显的辅助作用。

（三）中西医结合治疗思路

变应性皮肤血管炎除爆发型及严重内脏损害外，一般预后良好，可于数周内恢复。对重症患者合并内脏损害者，可在中医辨证施治的同时配服皮质激素，可尽快控制病情、缓解症状、提高疗效。

【预防与调摄】

1. 注意休息，多食新鲜蔬菜水果。

2. 皮损处忌用热水烫洗和搔抓。

【临床研究进展】

雷公藤多苷起活血通络与抗炎作用，丹参起活血化瘀、改善微循环作用。两者联合应用使血清 β_2-MG 下降，能很好改善变应性皮肤血管炎患者的皮肤及肾脏病变，临床效果满意。另有文献提示采用沙利度胺对变应性皮肤血管炎患者进行治疗，观察组治疗总有效率为 97.06%，明显高于对照组泼尼松的 76.47%，差异具有统计学意义。

【参考文献】

[1] 彭希亮，倪文琼，张永红. 雷公藤多苷联合丹参注射液治疗变应性血管炎及对血清 β_2-MG 影响 [J]. 中国中西医结合皮肤性病学杂志，2015, 14(03): 154-156.

[2] 马腾驹. 分析沙利度胺在治疗变应性皮肤血管炎中的临床效果 [J]. 中国现代药物应用，2017, 11(10): 98-100.

（赵党生）

第三节　急性发热性嗜中性皮病

急性发热性嗜中性皮病（acute febrile neutrophilic dermatosis）是以四肢、颈面部出现疼痛性红色结节或斑块伴发热及外周血中性粒细胞增多为临床特征的一种全身疾病的皮肤表现。因是由 Sweet 首先报道的，故又称为 Sweet 综合征或 Sweet 病。多为急性发病，好发于中年女性。中医学文献中尚未见到明确的病名记载，但根据其表现属于中医"丹"类病证的范畴。

【病因及发病机制】

中医学认为本病总由血热火毒为患。素体血分有热，外受风温、风热之邪郁阻肌肤，或湿热火毒蕴蒸肌肤而发。

现代医学病因目前尚不明确。可能是感染或其他原因引起的一种过敏反应，少数患者可能合并白血病等恶性肿瘤。因此一般认为本病是一种全身疾病的皮肤表现。主要由细菌、真菌等抗原与相应的抗体形成免疫复合物，引起血管及其周围炎症。又因皮损处有免疫球蛋白及补体 C3 沉积，血清中循环免疫复合物增高，又认为本病是白细胞碎裂性血管炎的亚型。

【临床表现】

本病根据发病机制与合并疾病的不同，在临床上分为 5 种类型：经典型、合并肿瘤型、合并炎症疾病型、合并妊娠型以及药物相关型。多为急性发病，夏季多发。皮损好发于中年女性的四肢伸侧和面、颈项部，躯干及口腔黏膜亦可累及。可两侧分布，但不对称。皮肤损害为水肿性隆起的斑块或结节，颜色鲜红或紫红，边界清楚；皮损渐扩大增多，隆起成环形或半环形；周边可形成针尖大小或更大的颗粒样外观，似假性水疱（各图 15-3-1）；较陈旧的皮损出现结痂与鳞屑；皮损部位自觉疼痛、灼热感。部分患者伴有发热（＞38℃）、关节痛、肌肉痛等症状；可合并的疾病包括上呼吸道和胃肠道感染、白塞病、肿瘤（特别是白血病）等。少数患者有眼结膜炎、口腔溃疡及肾损害表现（如蛋白尿、血尿、氮质血症）等。或有怀孕、接种疫苗史；持续 3～6 周可自行消退，但易复发。

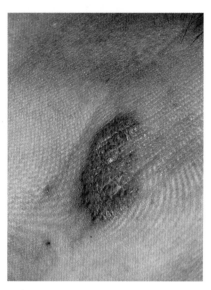

各图 15-3-1　急性发热性嗜中性皮病

【实验室检查】

外周血白细胞总数增高，中性粒细胞数升高；可有红细胞沉降率加快；部分患者血清中可检测到抗中性粒细胞胞质抗体。

【组织病理】

显示真皮乳头水肿，浅层及中层毛细血管扩张，内皮细胞肿胀，小血管周围有大量密集的中性粒细胞浸润，可见核固缩和核碎裂，炎症反应强烈时表皮真皮可分离及水疱形成。少数患者小血管壁可有轻微的纤维蛋白样物质沉积。

【诊断与鉴别诊断】

1. 诊断

（1）急性发病。多数患者有上呼吸道感染和炎症性肠病、白塞病、血液系统或内脏肿瘤等病史，或有妊娠、接种疫苗史。

（2）好发于中年女性的四肢伸侧和面颊、颈项部，躯干及口腔黏膜亦可累及。可两侧分布，但不对称。

（3）皮损为疼痛性红色结节或斑块。部分患者伴有中度发热伴外周血中性粒细胞增多、关节痛、肌肉痛等症状。

2. 鉴别诊断 本病可与下列疾病进行鉴别：

（1）变应性皮肤血管炎：皮损好发生在下肢、臀及踝部，以紫癜样斑丘疹为特点，同时存在风团、紫癜、水疱与血疱、结节、坏死、溃疡等多形性皮损。

（2）多形性红斑：皮损好发于手足背、耳、面颊部，呈多形性，有水肿性红斑、丘疹、水疱，并见特征性虹膜样损害，除重症患者外，一般无发热。

（3）持久性隆起性红斑：皮损好发于腕、肘、膝、踝等四肢伸侧受压部位，斑块为红色或紫色，对称发生，病程长，持续不消退。

（4）坏疽性脓皮病：特别是表现为播散性丘疹脓疱型的坏疽性脓皮病，在发病初期与 Sweet 病很相似，但是容易破溃是其特点，此外组织病理学检查也是鉴别要点。

【治疗】

（一）中医治疗

1. 分型论治

（1）风热毒蕴证：

主症：红色斑块发于面部和颈部，斑色鲜红，略高出皮肤表面，甚则发生水疱，灼热疼痛；伴有发热头痛，口干咽痛，便干尿黄。舌质红，苔薄黄，脉滑数。

治法：清热祛风，凉血解毒。

方药：普济消毒饮加减。咽痛者，加生地黄；大便干结者，生大黄、芒硝。

（2）湿热毒蕴证：

主症：发于躯干、下肢，斑块红肿，灼热疼痛，周边有丘疱疹、水疱、脓疱或结痂；伴有发热、关节痛，或周身肌肉痛，腹胀纳差，口苦口黏，大便黏滞不爽，小便短赤。舌质红，苔黄腻，脉弦滑。

治法：清热除湿，解毒消斑。

方药：龙胆泻肝汤或化斑解毒汤加减。关节肿痛者，加防己、赤小豆、丝瓜络、鸡血藤以清热利湿消肿止痛。

2. 内服中成药 雷公藤多苷片：祛风解毒，除湿消肿。适用于多种证型。

3. 外治

（1）中药马齿苋 30 g、蒲公英 30 g、野菊花 30 g，水煎待凉，湿敷患处，每次 10~15 分钟，每天 3~5 次。

（2）三黄洗剂外搽，或青黛散、金黄散用银花露、菊花露调敷，每天 2 次。

（3）针刺疗法：取大椎、风池、曲池、梁丘、血海、足三里、合谷穴，以清热凉血、解毒除湿。用泻法，每天 1 次，留针 30 分钟，7 天为 1 疗程。

（4）耳针疗法：选取肺、心、神门、脾穴，留针 20 分钟，隔天 1 次。

（5）刺络拔罐疗法：无菌梅花针叩刺后留罐 5~10 分钟，隔天 1 次。

（6）火针疗法：皮损局部阿是穴，由中心向外缘点刺，隔天 1 次。

（二）西医治疗

1. 局部治疗：皮肤紫癜可外用炉甘石洗剂等对症处理。

2. 系统治疗

（1）皮损范围广泛、症状较重者首选糖皮质激素治疗，口服泼尼松 15~30 mg/d。

（2）发作频繁者选氨苯砜 100~150 mg/d，分 3 次口服。

（3）合并有细菌感染者，选用红霉素、头孢菌素、氨苄西林等以抗菌消炎，清除病灶。

3. 物理治疗 可酌情选用红外线照射、氦氖激光、电磁波等物理疗法。

（三）中西医结合治疗思路

Sweet 病除有严重的内脏合并症外，一般预后良好。合并内脏损害的重症患者，在辨证服用中药的同时配合皮质激素，可尽早控制病情、提高疗效。

【预防与调摄】

1. 饮食宜清淡易消化，忌食辛辣肥甘厚味。
2. 皮损处忌热水烫洗和搔抓，以防加重和继发感染。

【临床研究进展】

多数学者认为急性发热性嗜中性皮病是对细菌感染发生的一种过敏反应，可能是一种对细菌感染引起的某种抗原与相应抗体形成的免疫复合物激活补体吸引中性粒细胞的积聚，引起血管及周围组织的炎症反应，提示本病是一种局部的 Arthus 的反应。另有文献提示急性发热性嗜中性皮病患者并发潜在的恶性疾病，这些恶性疾病中 85% 为血液病，最常见的为急性髓细胞性白血病和骨髓增生异常综合征。

【参考文献】

[1] 牛慧卿，杨洪涛，朱金鸽，等. 急性发热性嗜中性皮病 26 例临床分析 [J]. 中国麻风皮肤病杂志，2011, 27(05): 366-367.

[2]Chen S, Kuo Y, Liu Y, et al.Acute myeloid leukemia presenting with Sweet syndrome: a case report and review of the literature [J]. Pediatr Neonatol, 2017, 58(3): 283-284.

（赵党生）

第四节　荨麻疹性血管炎

荨麻疹性血管炎（urticarial vasculitis）是一个原因不明的免疫炎症性疾病，属于嗜中性粒细胞性血管炎，皮损为风团样损害，但持续时间长；可有不规则的发热，伴有低补体血症、关节炎和腹部不适等；部分患者可有符合系统性红斑狼疮诊断的临床表现。可仅有皮损，也可同时有皮损和低补体血症。好发于中年女性。中医学文献中尚未见到明确的病名记载，但根据其表现属于中医"丹"类范畴。

【病因及发病机制】

本病总因风热毒瘀滞于肌肤或血分所致。患者素体禀赋不耐，感受风热之邪，郁而化热，搏于肌肤而发红斑，入于血分，则生瘀斑、紫癜；或因饮食不节，恣食辛辣肥甘，脾失健运，内生湿热，复感于风邪，郁而化火，血热生风而成红斑、紫癜。

现代医学认为本病病因目前尚不明确。可能是因寒冷刺激、病毒、细菌、寄生虫等引起的超敏性血管病变。

【临床表现】

起病前伴有不规则发热，有时可达 38~39℃，之后躯干或四肢近端起鲜红色或暗红色水肿性红斑或风团性皮损（各图 15-4-1），少数患者有紫癜、瘀斑，持续时间 24~72 小时，甚至数天不消退。少数病例可有血管性水肿，也可出现网状青斑、结节和大疱，但无坏死。皮疹消退后可遗留色沉斑或脱屑。可伴有关节疼痛、腹部不适等；自觉瘙痒或灼热感，部分病例皮损处可有疼痛；常伴有关节疼痛及关节炎，主要见于四肢关节，可出现关节肿胀。也可有腹部疼痛、淋巴结肿大等。晚期出现肾脏损害，少数患者可发生

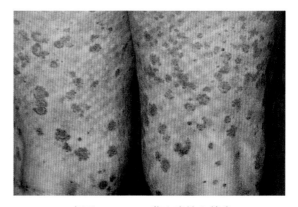

各图 15-4-1　荨麻疹性血管炎

癫痫、脑膜炎及视神经炎等。低补体血症性血管炎全身症状更重，容易发生化脓性感染，如肺炎等；可有全身浅表淋巴结肿大、肝脾大、恶心、腹痛、腹泻、肺部病变、肾小球肾炎和眼部损害等。少数低补体血症荨麻疹性血管炎在随访过程中可诊断为 SLE。补体正常的患者与 SLE 无关；无低补体血症一般可经数周到数月痊愈，低补体血症者及伴肾脏、肺部等内脏损害者病程长。

【实验室检查】

外周血白细胞正常或升高，中性粒细胞比率增加。红细胞沉降率加快。低补体血症性荨麻疹性血管炎补体降低，C4 下降尤为明显。组织病理为白细胞碎裂性血管炎。

【诊断与鉴别诊断】

1. 诊断

（1）前驱症状有不规则发热。或近期有药物服用史、病毒感染史，少数患者有 SLE 等结缔组织病或肿瘤史。

（2）好发于中年女性。

（3）皮损为超过 24 小时的风团样损害，可出现紫癜、结节和水疱，自觉瘙痒、灼热或疼痛，消退后遗留色素斑或脱屑。

2. 诊断鉴别　本病可与下列疾病进行鉴别：

（1）荨麻疹：风团在 24 小时内消退，消退后不留痕迹。荨麻疹型药物疹风团消退时间可超过 24 小时，也可有关节疼痛、皮损处疼痛等，和本病临床表现有类似之处，但其起病前有明确的服药史。

（2）多形红斑：特征性皮疹为具有虹膜样外观的红斑，可有黏膜损害，严重者可形成大面积表皮坏死，炎症反应比荨麻疹性血管炎重。

（3）系统性红斑狼疮：抗 dsDNA 抗体阳性，除关节炎、皮损等外在表现之外，还有更严重的全身性系统性的损害。

【治疗】

（一）中医治疗

1. 分型论治

（1）风热犯肺证：

主症：皮疹为风团样损害，焮红，扪之灼热，瘙痒剧烈或有触痛，喜凉恶热，咽痛，身热汗出，口干欲饮，小便短赤，大便干结。舌红，苔黄，脉浮数。

治法：祛风清热，解毒退斑。

方药：银翘散加减。口干舌燥者加生石膏、生地黄、牡丹皮以清热养阴。

（2）气血两燔证：

主症：皮疹为风团样损害、紫癜和瘀斑，色暗红，压之不褪色，瘙痒剧烈，触痛明显，喜凉恶热，身热夜甚，口渴或不渴，小便短赤，大便干结。舌红或暗红，苔黄，脉数。

治法：清热解毒，凉血退斑。

方药：化斑汤加减。紫癜者加生地黄、牡丹皮、赤芍以凉血消斑，水疱者加茯苓、白茅根以利水渗湿。

（3）热郁少阳证：

主症：皮疹为风团样损害，或有紫癜、水疱等，自觉瘙痒剧烈或疼痛，恶寒发热，或有关节疼痛、腹痛，口干口苦，不欲饮食。舌淡或红，苔白或腻，脉弦。

治法：和解少阳，凉血退斑。

方药：小柴胡汤加减。口干舌燥者加生石膏以清热养阴；紫癜者加生地黄、桃仁、牡丹皮、赤芍以凉血活血；关节疼痛者加桂枝、白芍缓急止痛。

2. 内服中成药

（1）银翘解毒丸：疏风清热。适用于风热犯肺证。

（2）小柴胡颗粒（丸）：和解少阳。适用于热郁少阳证。

3. 外治

（1）可选用清热解毒类中药如三黄洗剂、马齿苋洗剂等外洗、湿敷。

（2）针灸疗法：主穴内关、曲池、血海、足三里，配穴合谷、尺泽、曲泽、三阴交、委中，施泻法，每天1次。

（3）刺络拔罐疗法：取大椎、风池、足三里、膈俞、血海、委中、曲池、十宣等穴，每次选3~4个穴位刺络后拔罐，隔天1次。

（二）西医治疗

1. 局部治疗　皮肤紫癜可外用炉甘石洗剂等对症处理。

2. 系统治疗

（1）糖皮质激素：为治疗本病的有效药物，泼尼松 30~40 mg/d，分3次口服。

（2）病情严重者选氨苯砜 100~150 mg/d，分3次口服。

（3）维生素C和钙剂可改善细胞膜的通透性，减少渗出，有辅助治疗作用。

3. 物理治疗　可酌情选用红外线照射、氦氖激光、电磁波等物理疗法。

（三）中西医结合治疗思路

糖皮质激素早期应用可预防肾脏损害等内脏合并症。若联合内服清热凉血中药可提高疗效，减少激素用量和激素副作用。

【预防与调摄】

1. 减少寒冷刺激，避免剧烈运动，保持消化道通畅。

2. 饮食清淡，忌食辛辣鱼腥发物。

【临床研究进展】

荨麻疹性血管炎能够从患者血管周围淋巴细胞浸润到白细胞，从而导致患者出现碎裂性血管炎症状，并且该种疾病病理组织呈谱系性改变，主要临床症状为水肿性红斑以及风团现象。

【参考文献】

占承志，司成，刘细荣. 荨麻疹性血管炎临床表现和组织病理探讨 [J]. 皮肤病与性病，2018，40(03)：369-371.

（赵党生）

第五节　白塞病

白塞病（Behcet's disease）是一种以血管炎为病理基础的多系统疾病，是口腔阿弗他溃疡、外生殖器溃疡和虹膜炎三联综合征，故又称眼、口、生殖器综合征。口腔、眼、生殖器、皮肤为本病的好发部位，也可出现多系统病变。常见于20~40岁的青壮年，男性发病率高于女性。中医称为"狐惑病"，《金匮要略·百合狐惑阴阳毒》中记载："狐惑之为病，状如伤寒，默默欲眠，目不得闭，卧起不安。蚀于喉为惑，蚀于阴为狐。不欲饮食，恶闻食臭，其面目乍赤、乍黑、乍白……"

【病因及发病机制】

中医学认为本病多因肝、脾、肾俱不足，湿热蕴结，或上热下寒、寒热错杂，循经走窜而发病。肝脾二经湿热，久而蕴毒，热毒壅盛，不得透泄，冲斥上下，循经走窜于口咽、二阴、眼目、四肢等处，湿毒侵袭而致溃疡；或湿热久羁，热伤阴液，劫灼肝肾之阴，或劳倦内伤，精血暗耗，均可导致肝肾阴虚，虚火妄动，孔窍失去滋润而致病；或久病阳虚，或阴损及阳，或过服苦寒药物，致脾肾阳虚，寒湿凝滞，故病情反复难愈；或素体阳虚，或过食苦寒，湿邪内生，久郁化热，循孔窍上循下注，热灼孔窍，而致溃烂。

现代医学病因尚不明确。目前认为本病涉及多种病因，与微生物感染、遗传、环境污染和免疫异常有关。病理基础是血管炎，全身血管均可受累，以小血管和静脉为主，10%～20%的患者合并大中血管炎，是致残致死的主要原因。

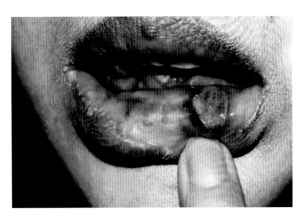

各图 15-5-1　白塞病（口腔溃疡）

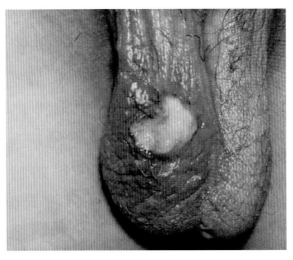

各图 15-5-2　白塞病（生殖器溃疡）

【临床表现】

轻症患者无全身症状，或偶感疲劳无力、关节酸痛、头痛头晕、食欲下降、体重减轻。本病病程慢性，多数预后良好。

1. 口腔溃疡　整个病程中口腔溃疡的发生率达95%以上，多为首发表现，口腔溃疡开始为红色丘疹，其后出现黄色伪膜，最后发展为疼痛性溃疡，溃疡呈圆形或卵圆形，境界清楚，中心为淡黄色坏死基底，周围为鲜红色晕（各图15-5-1）。单发或多发，最常累及舌、唇、颊黏膜、牙龈，较少累及扁桃体、腭部、咽喉部。也可发生于食管和鼻腔。一般1～2周后消退，不留疤痕，溃疡较深者愈后留有瘢痕。

2. 生殖器溃疡　一般发生于口腔黏膜或皮肤病变之后，少数可为初发。女性发生率高于男性。损害与口腔溃疡相似，常伴有疼痛。男性主要发于阴囊、阴茎和尿道（各图15-5-2），女性主要见于大小阴唇。

3. 眼部病变　一般发生较晚。男性较女性患者眼部病变发生率高且病情严重。开始有剧烈的疼痛和畏光。按病变部位可分为眼球前段病变和后段病变。前段病变主要表现为前色素膜炎、虹膜睫状体炎、巩膜炎和角膜炎，一般无严重后遗症；后段病变主要表现脉络膜炎、视盘炎、视神经萎缩和玻璃体出血等，常导致青光眼、白内障和失明。眼球后段的视网膜血管炎引起的色素层炎具有诊断意义。眼部病变可反复发作。

4. 皮肤症状　绝大多数均有皮肤病变。皮损类型较复杂，常见的有：

（1）结节性红斑样皮损：好发于下肢（尤以小腿多见），为多处蚕豆至核桃大小的皮下结节，呈暗红色、淡红或紫色，自觉疼痛和压痛。皮损可不断出现，极少破溃。

（2）毛囊炎样皮损：见于头面、胸背、下肢、阴部等处。皮损为丘脓疱疹，周围红晕较宽，可反复发作，细菌培养阴性，抗生素治疗无效。

（3）针刺反应：用生理盐水皮内注射、无菌针头皮内刺入及静脉穿刺等均可在受刺部位于24～48小时出现毛囊样皮损或脓疱。48小时左右最明显，后逐渐消退，有诊断价值。

（4）其他：丘疹、脓疱、疖、脓肿、多形红斑样皮损、血栓性静脉炎损害、溃疡、急性发热性嗜中性皮病样损害、大疱性坏死性血管炎和坏疽性脓皮病性损害等。

5. 其他系统损害　可出现关节症状、动静脉血管病变、胃肠道、肺、心、肾、附睾及神经系统等病变。关节多累及大关节为主，表现为疼痛性多发性、游走性、不对称性、非侵蚀性、关节炎。血管病变一般为复发性浅表性或深在性血栓性静脉炎、动脉瘤和动脉闭塞。胃肠道受累的特征为疼痛、出血和肠穿孔。肺部可发生肺微动脉瘤。肾脏受累可发生肾小球肾炎。神经病变受累通常出现在病程晚期，常提示预后差。脑膜炎具有一定的诊断价值。

【实验室检查】

可有不同程度贫血、白细胞增多、红细胞沉降率增快，部分患者 C 反应蛋白升高、IgA 升高。

【组织病理】

基本病变为白细胞碎裂性血管炎和淋巴细胞性血管炎，不同部位、不同时期取材活检，血管病变改变较大。

【诊断与鉴别诊断】

1. 诊断　本病病情表现复杂，为累及多系统、多脏器的症候群，诊断标准不一。1990 年白塞病国际研究小组的诊断标准为：

（1）主要标准：复发性口腔溃疡至少 12 个月内复发 3 次。

（2）次要标准：①复发性生殖器溃疡。②眼部损害：前或后葡萄膜炎；裂隙灯检查到玻璃体内有细胞；视网膜脉络膜炎。③皮肤损害：红斑结节样损害；丘疹脓疱样损害或假性毛囊炎；青春期后出现的痤疮样结节且排除其他原因。④针刺反应阳性。

主要标准加次要标准中的至少两点即可诊断。

2. 鉴别诊断　本病可与下列疾病进行鉴别：

（1）炎症性肠病皮肤表现：

1）溃疡性结肠炎：大约 1/3 的溃疡性结肠炎患者中可出现皮肤损害，皮肤损害类型包括阿弗他口炎、结节性红斑、坏疽性脓皮病、增殖性脓皮病、多形性红斑、坏死性白细胞碎裂性血管炎、血栓性静脉炎、急性发热性嗜中性皮病等。

2）克罗恩病：皮肤表现与溃疡性结肠炎中所见大致相似，但具有肠病直接累及皮肤及黏膜。

（2）引起口腔溃疡的其他疾病：如口腔单纯疱疹、天疱疮、口腔癌、重症多形红斑等。

（3）急性女阴溃疡：女性患者仅有外阴溃疡者，需和急性女阴溃疡相鉴别。后者部分患者的病变局部可分离出粗大杆菌，严重的溃疡大而深，愈合后形成明显的瘢痕。

【治疗】

（一）中医治疗

1. 分型论治

（1）肝脾湿热证：

主症：溃疡以外阴为主，表面颜色暗红，有少量脓性分泌物，外阴红肿疼痛；可有下肢结节、斑块，伴行走困难，口干，胸闷纳呆。舌体胖，舌质红，苔黄或黄腻，脉沉。

治法：清热解毒，利湿消肿。

方药：四妙丸合除湿胃苓汤加减。胸闷、纳呆、舌苔厚腻者，加藿香、佩兰以芳香燥湿。

（2）肝肾亏虚证：

主症：口腔、外阴长期溃疡、反复发作，双眼发红，视力减退，下肢出现红斑结节，头晕目眩，腰膝酸软，手足心热。舌质红，苔薄白，脉沉细弦。

治法：滋补肝肾，清热除湿。

方药：知柏地黄丸加减。腰膝酸软者，加女贞子、墨旱莲以滋补肝肾。

（3）脾肾阳虚证：

主症：口腔、外阴溃疡长期不愈，溃疡平塌不起，覆有灰白色膜，皮疹遇寒加重。全身乏力，少气懒言，手足不温，纳差，小便清长，大便泄泻，伴面目、肢体浮肿，腰膝酸软。舌质淡胖，苔白滑，脉沉细。

治法：温阳补肾，健脾除湿。

方药：金匮肾气丸合四君子汤加减。疲乏便溏者，加白术、干姜以温补脾阳。

（4）寒热错杂证：

主症：皮损反复发作。面色㿠白，唇色暗淡。口干、咽干、纳差，心下痞硬满，可伴干呕，烦躁不安，夜寐不宁，大便稀溏。舌淡，苔厚腻，脉滑。

治法：益气和胃，消痞止呕。

方药：甘草泻心汤加减。心烦不寐者，加黄连、酸枣仁以清心安神。

2. 内服中成药

（1）三妙丸、四妙丸：清热利湿，通络化瘀。适用于肝脾湿热证。

（2）乌梅丸：清上温中。适用于寒热错杂证。

3. 外治

（1）口腔溃疡：①养阴生肌散、西瓜霜、锡类散、珠黄散、冰片各 0.6 g、人工牛黄粉 0.6 g、珍珠 0.3 g 共研细末外用，每天数次。②金莲花片，每次 1 片，口含，每天 3～5 次。

（2）外阴部溃疡：①苦参洗剂、蛇床子水剂外洗、湿敷。②黄连膏外敷，或者外用青黛散，金黄散。

（3）针刺疗法：①毫针，取合谷、肺俞、内关、少冲、风池、足三里。方法：施平补平泻法，留针 10～15 分钟，每天 1 次。10 次为 1 疗程。②粗针法：神道透至阳，中枢透悬枢。方法：针后得气留针 4 小时，隔天 1 次，5 次为 1 个疗程。

（二）西医治疗

1. 局部治疗　生殖器溃疡用 1∶5000 高锰酸钾清洗后用抗生素软膏；口腔溃疡用糖皮质激素软膏；眼角、结膜炎用糖皮质激素眼膏或滴眼液。

2. 系统治疗

（1）生殖器、口腔溃疡和皮肤损害：选用沙利度胺、羟氯喹或氨苯砜效果较好，要注意其副作用。

（2）眼部损害：可系统或联合局部给予糖皮质激素。

（3）严重病例或有内脏损害：糖皮质激素联合免疫抑制药。

3. 物理治疗　可酌情选用红外线照射、氦氖激光、电磁波等物理疗法。

（三）中西医结合治疗思路

白塞病轻症患者的治疗以缓解症状、减轻痛苦为务，此期可以中药为主配合局部用药，辅以对症处理。常服扶正祛邪中药及时预防重要脏器病变，眼部病变时选择有效方法减少致残率，如激素、免疫抑制药配合中药减轻西药副作用及减轻激素撤药中的反跳现象。

【预防与调摄】

1. 加强营养，保持心情舒畅，增强体质。

2. 注意休息，避免感冒及外伤。

3. 保持局部清洁、干燥，忌用刺激性强的外用药物。

【临床研究进展】

将 HLA-B51 基因遗传易感性理解为中医的先天禀赋不足，对白塞病发病机制中的虚、血瘀、湿热进行了初步现代医学认识。通过肝脏分泌的 C- 反应蛋白（CRP）在心血管疾病、精神改变中的作用，例证了五行学说及相关中医理论在白塞病脏器累及方面的统一性，对白塞病的中医发病机制通过现代医学初步阐述，以促进中西医结合学科在白塞病中的认识。另有文献提示益气解毒祛瘀方联合沙利度胺治疗 40 例气虚瘀毒证的白塞病患者，以单用沙利度胺为对照组，结果治疗组总有效率为 95%，大于对照组的 85%，治疗组对降低炎症指标及延长口溃间歇时间优于对照组。

【参考文献】

[1] 陈永，李亚明，管剑龙. 白塞病的中西医结合病理机制 [J]. 中国中医基础医学杂志，2018, 24(01):

28-30.

[2] 曲环汝，奚善君，曹左媛，等. 益气解毒祛瘀方联合沙利度胺治疗白塞病临床观察 [J]. 上海中医药杂志，2016, 50(05): 48-50.

（赵党生）

第六节　坏疽性脓皮病

坏疽性脓皮病（pyoderma gangrenosum）是一种少见的非感染性嗜中性粒细胞性皮病，以复发性、疼痛性、坏死性溃疡为特征，常伴有炎症性肠病等系统性疾病。本病可发于任何年龄，多见于 40～60 岁，少见于儿童。

【病因及发病机制】

中医学认为本病总因湿热之邪郁久化毒，耗气伤阴，正虚无力托毒外出而成正虚邪恋之态。

现代医学对于本病确切发病机制不清，因本病约 50% 患者合并相关的免疫性疾病，最常见的是炎症性肠病、关节炎或骨髓增生性疾病，因此本病可能是一种免疫性疾病，体液免疫和细胞免疫异常均和该病的发生相关。免疫荧光检查证实血管壁内 IgG、IgA、IgM 和 C3 沉积，提示免疫复合物沉积和补体激活在本病中发挥作用。也有认为是一种 Arthus 现象或 Schwartzman，或为 IFN-γ 介导的疾病，皮外伤常为本病的诱因之一。此外，中性粒细胞趋化性降低，单核细胞吞噬功能异常，约见于 50% 的患者。

【临床表现】

经典的坏疽性脓皮病的临床表现为溃疡，其临床表现、皮损部位和合并的疾病各不相同。皮损初起时常为一疼痛性丘疹、丘脓疱疹、水疱、脓疱或小结节，周围为紫红色或暗红色斑，很快中心形成坏死，形成大小不等的溃疡。当溃疡充分发展时，基底形成脓性肉芽面，边缘不规则、潜行性，呈青铜色，溃疡周边可不断出现卫星状排列的紫色丘疹、脓疱，发生溃疡后于中心溃疡融合，向周围远心性扩展（各图 15-6-1）。溃疡的边缘开始上皮再生，溃疡愈合后遗留筛孔状色素性萎缩性瘢痕。皮损可单发或多发，散在或丛集，好发于下肢、臀部或躯干，尤其是胫前，创伤部位也是好发部位。皮损一般有剧烈的疼痛和压痛，疼痛可先于皮损发生，疼痛的加重和缓解常先提示病情即将加重或缓解。病程经过可快可慢，病程进展快者，皮肤溃疡可在数日内迅速扩大，轻缓者溃疡经数周到数月缓慢发展。

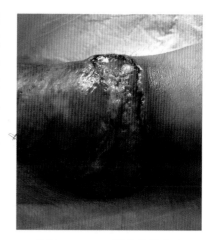

各图 15-6-1　坏疽性脓皮病

本病常伴有系统症状，包括发热、不适、肌肉疼痛。约 50% 的患者伴有相关的系统性疾病，最常见的是炎症性肠病。部分患者伴有关节症状，表现为关节疼痛，严重者发展为进行性畸形性关节炎。

本病儿童发病少，约 1/4 儿童坏疽性脓皮病无潜在疾病。皮损可发生于外生殖器、头、面和颈部。

本病表现为四种亚型：

（1）溃疡型：经典型，有溃疡及潜行性边缘。皮损从周围绕有红晕的炎性丘疹、脓疱或结节发展而来，数天后形成溃疡。常开始于下肢或躯干，常合并的疾病包括炎症性肠病、关节炎和单克隆免疫球蛋白病。

（2）脓疱型：该型常发生于炎症性肠病的急性加重期，随炎症性肠病病情缓解而消退。常表现为发生于正常皮肤上的散在疼痛性脓疱，周围绕以红晕，发生于四肢伸侧，可发展为经典的溃疡型。

（3）大疱型：即不典型型，通常发生于急性髓细胞性白血病、骨髓发育不良或骨髓增生异常性疾病，如慢性髓细胞性白血病。皮损为迅速发生的浅表出血性大疱，病变较浅，疼痛也较轻，可发生浅表糜烂，可形成溃疡，愈后留有瘢痕。好发于面部和上肢，尤其是手背。其临床表现与浅表大疱型Sweet 综合征有重叠。

（4）增殖型或浅表肉芽肿型：表现为非疼痛性浅表性筛状溃疡，溃底部清洁，常无紫色潜行性边缘。皮损多单发，好发于躯干，缓慢进展。常继发于外伤，如手术。一般不伴有潜在的系统性疾病。

【组织病理】

该病的组织病理因皮损的类型、位置、时间等不同而具有不同的表现，无特异性诊断价值，对排除其他的可能病因有帮助。典型表现包括：表皮内可出现以嗜中性粒细胞积聚而形成的脓疱，中央表皮和真皮坏死、溃疡，真皮全层乃至皮下组织密集的以嗜中性粒细胞为主的炎性细胞浸润，其外有混合炎性细胞和慢性炎性细胞浸润。可见血管炎改变或表现为淋巴细胞性血管炎。本病是否是血管炎尚有争议。

【诊断与鉴别诊断】

1. 诊断　坏疽性脓皮病的临床表现和组织病理无特异性，诊断为排除性诊断。根据以下临床特点诊断。

（1）好发于中年人。

（2）皮损初起为丘疹、脓疱，周边紫红斑，很快形成疼痛性、坏死性溃疡，基底为脓性肉芽，周边为筛状色素性萎缩性瘢痕，伴剧烈疼痛。

（3）好发于下肢、臀部或躯干。

（4）多伴有发热、不适、肌痛或关节疼痛。

（5）排除其他感染性疾病。

2. 疑似病例的确诊　建议对疑诊为坏疽性脓皮病的患者全面评估和检查：

（1）详尽的病史和体格检查；用药史。

（2）活动性皮损行活检，标本取样深至脂肪层、足够大，并同时行特殊染色和感染性病原体培养（细菌、分枝杆菌、真菌）。必要时行免疫组化和 PCR 检测。

（3）胃肠道检查：大便隐血和寄生虫检查，结肠镜，活检，肝功能，必要时行肝炎评估。

（4）血液系统检查：全血细胞分析，周围血涂片，骨髓检查。

（5）血清学检查：血浆蛋白电泳，免疫固定电泳，抗核抗体，抗心磷脂抗体，抗中性粒细胞抗体，VDRL。

（6）胸片和尿液分析。

3. 鉴别诊断　本病可与下列疾病进行鉴别：

（1）感染性溃疡：取皮损活检分别行真菌和细菌的特殊染色和培养，排除细胞、真菌和分枝杆菌。增殖型坏疽性脓疱病应和梅毒性肉芽肿性溃疡相鉴别，行梅毒血清学检查可以鉴别。

（2）急性发热性嗜中性皮病：早期的坏疽性脓皮病组织病理和急性发热性嗜中性皮病表现类似，急性发热性嗜中性皮病不发生溃疡，发生突然，愈后无瘢痕。

【治疗】

（一）中医治疗

1. 分型论治

（1）湿热蕴毒证：

主症：新发丘疹、脓疱、溃疡，溃疡周边红肿明显，溃疡基底脓性分泌物多，伴有剧烈疼痛，口干欲饮，小便黄，大便干结或黏滞。舌红，苔黄或腻，脉滑。

治则：清热凉血，除湿解毒。

方药：四妙勇安汤合仙方活命饮加减。

（2）正虚邪恋证：

主症：新发丘疹、脓疱少，溃疡久不愈合或缓慢扩大，溃疡周边色暗，基底分泌物晦暗，疼痛轻，口干不欲饮。舌淡，苔薄白，脉沉或细。

治则：清热解毒，益气养阴。

方药：托里消毒散合生脉饮加减。

2. 内服中成药

（1）西黄丸：益气补血，扶正固本，软坚散结，活血化瘀。适用于湿热蕴毒证疼痛明显的患者。

（2）四妙丸：清热利湿。适用于湿热蕴毒证患者。

（3）八珍丸：补气益血。适用于正虚邪恋证患者。用法：每次 8 丸，每天 3 次。

3. 外治

（1）紫草油：适用于溃疡周边红肿疼痛明显伴脓性肉芽者，每天 2~3 次。

（2）复方黄柏液：适用于溃疡周边红肿疼痛明显伴脓性肉芽者，间断湿敷，每次 15~20 分钟，每天 4~5 次。

（3）黄连膏：适用于溃疡期伴周围红斑明显的皮损，脓性分泌物多者宜黄连膏厚敷，每天 1 次。

（4）回阳玉龙膏：适用于溃疡久不愈合、溃疡周边红肿疼痛不明、脓性分泌物色晦暗者，每天 1 次。

（二）西医治疗

应根据病情的严重程度、分型及伴随的原发性疾病进行治疗。积极治疗原发疾病。糖皮质激素是本病治疗的首选药物，对继发感染者可联合抗生素系统治疗。进展期用糖皮质激素未能控制病情者，可联合免疫抑制药治疗。

1. 局部治疗

（1）糖皮质激素：是局部治疗的首选药物，可外擦中强效糖皮质激素乳膏，或曲安奈德注射液溃疡边缘封闭治疗，每 2~4 周治疗 1 次。

（2）他克莫司乳膏：有报道对早期皮损有效。

2. 系统治疗

（1）糖皮质激素：疗效最好，应根据病情的严重程度和病程选用合适的剂量，适用于病情较重的急性病例或外用治疗效果不佳的患者。一般泼尼松 40~80 mg/（kg·d），症状控制后迅速减量。

（2）抗生素：磺胺嘧啶或柳氮磺胺嘧啶有效，柳氮磺胺嘧啶，口服，每次 1~4 g，每天 4 次。米诺环素每次 50~100 mg，每天 2 次。

（3）氨苯砜：口服，每天 150~200 mg，尤其适用于慢性病例。

（4）秋水仙碱：口服，每次 0.6 mg，每天 3 次。

（5）沙利度胺：口服，每天 50~100 mg。

（6）环孢素：根据病情严重程度予 2.5~5 mg/（kg·d）口服，注意监测血药浓度。对进展极快的病例，可一开始即联合应用环孢素，以控制病情。

（7）他克莫司：根据病情严重程度予 0.1~0.2 mg/（kg·d）口服。

（8）TNF-α 拮抗剂：英夫利昔单抗 5 mg/kg 静脉注射，分别在 0 周、2 周和 6 周注射；依那西普 50~100 mg/ 周；阿达木单抗首次剂量 80 mg，之后每周或每两周 40 mg。

（9）甲氨蝶呤：25~50 mg 口服或静脉注射，每周 1 次。也可选用硫唑嘌呤、麦考酚吗乙酯、环磷酰胺等免疫抑制药。

3. 其他　有报道用高压氧舱治疗的病例，止痛快。对溃疡采取外科清创有争议。

（三）中西医结合治疗思路

本病急性发作及皮疹泛发者，一般应积极采用西医治疗控制病情。对迁延不愈者联合中医治疗可加快溃疡面愈合，缩短病程，减少激素和免疫抑制药的应用。

【预防与调摄】

1. 注意休息，避风寒，避免劳累。避免进食生冷油腻。避免外伤。

2. 对诊断为坏疽性脓皮病患者应积极排除可能的原发性疾病，包括炎症性肠病、单克隆丙种球蛋白血症、强直性脊柱炎等。

【临床研究进展】

有作者开展了 TNF-α 拮抗药治疗不伴炎症性肠病的坏疽性脓皮病的多中心临床研究，均为之前采用糖皮质激素、氨苯砜或环孢素、甲氨蝶呤等治疗无效的患者，共 10 例患者入组临床观察，其中 7 例患者采用英夫利昔单抗，剂量为每 4～6 周 5～7.5 mg/kg；1 例患者联合英夫利昔单抗联合依那西普 50 mg 每周 2 次；1 例患者采用高利单抗，剂量为 50 mg，4 周 1 次；1 例患者采用阿达木单抗，剂量为 40 mg，2 周 1 次。经过 2～7 个月治疗（平均 3 个月），7 例患者皮疹完全消退，2 例患者部分消退，1 例患者无效。10 例患者中 4 例停用了糖皮质激素等药物，2 例患者联合 6～10 mg/d 的泼尼松治疗。未发现严重的副作用，作者认为对糖皮质激素治疗反复的坏疽性脓皮病患者，TNF-α 拮抗剂可替代环孢素作为二线药物。

【参考文献】

[1] 向楠，张云鹤，艾儒棣，等.中西医结合治疗巨大型坏疽性脓皮病 1 例 [J].中国皮肤性病学杂志，2016, 30(5): 538-539.

[2] 董雨，王雨，王广宇，等.中医辨证治疗坏疽性脓皮病典型病例报告及理论探讨 [J].世界中医药，2015, 8(10): 1215-1218.

[3] 朱学骏，王宝玺，孙建方，等.皮肤病学 [M]. 2 版.北京.北京大学出版社，2011.

[4] ROUSSET L, DE MASSON A, BEGON E, et al.Tumor necrosis factor-alpha inhibitors for the treatment of pyoderma gangrenosum not associated with inflammatory bowel diseases: a multicenter retrospective study[J].Journal of the American Academy of Dermatology, 2018, 26(2): 173-178.

（曾宪玉）

第七节 脓疱性血管炎

脓疱性血管炎（pustular vasculitis）指组织病理学表现为表皮内海绵状脓疱，脓疱下方的真皮内血管伴有中性粒细胞浸润、核碎裂和红细胞外渗，但无血管壁的纤维素样沉积或经典的白细胞碎裂性血管炎表现。其包括一组疾病，包括肠关节炎皮病综合征（bowel arthritis dermatosis syndrome）、白塞病、急性脓疱性细菌疹，IgA 相关的血管炎，Reiter 病、卡介苗预防接种后脓疱性血管炎和脓疱性药物反应等。

【病因及发病机制】

为免疫复合物引起的一种血管炎，可能是某种因素引起中性粒细胞趋化亢进，表皮中产生中性粒细胞趋化因子而吸引中性粒细胞至表皮聚集，发生无菌性脓疱病。

【临床表现】

表现为红斑或紫斑基础上的无菌性脓疱，多伴有全身症状。可以发生脓疱性血管炎的皮肤病有：

1. 急性泛发性脓疱性细菌疹　本病常突然发病，初发于掌、跖，很快泛发全身，以肢端为多，约直径 8 mm 的无菌性脓疱病，经过 1～4 周后自然消退。无复发倾向。

2. 白塞病　皮肤外伤后 24 小时内可见脓疱形成和轻度血管炎，是由于免疫复合物沉积于血管壁，趋化中性粒细胞而发生本病。

3. 肠道疾病相关性皮病关节炎综合征（bowel-associated dermatosis-arthritis syndrome，BADAS） 为肠道内细菌过多增生相关的血清病样疾病。本病于 1971 年提出，一例肥胖患者行空肠回肠吻合术，产生肠盲襻，出现脓疱性皮肤血管炎和血清病样反应。后发现消化性溃疡、贲门失迟缓症、缩窄性和炎症性肠病患者手术后形成盲襻也可发生同样的综合征。肠吻合术后，在盲端肠管内细菌异常增殖，肠道菌尤其是大肠埃希菌释放抗原肽聚糖，刺激机体产生抗体。循环免疫复合物沉积皮肤引起血管损伤，沉积于关节滑膜而发生组织损伤。

皮损开始为小的红斑，然后形成丘疹，48 小时内在紫色基底上发生脓疱或水疱，或坏死性血管炎，最后中心坏死。也可发生结节性红斑和脂膜炎样损害。常见于上肢及躯干上部，皮损的分批发生可能和同形反应有关。脓疱直径 0.5～1.5 cm，常分批出现，每批持续 2 周左右，数月后再发。常伴有发热、肌痛、腹泻、腹部疼痛性痉挛和关节疼痛、关节炎、腱鞘炎、肾炎等全身症状。皮损可先于系统症状和体征发生。

4. 播散性淋球菌感染 又称淋球菌性皮肤关节炎综合征。在播散性淋球菌血症时，有发热、寒战、伴多关节炎和游走性关节炎。常见白细胞增高。皮损开始为红斑、丘疹或小水疱，周围有红晕，很快变为脓疱或大疱，可有出血或坏死。典型皮损为发生于紫癜基础上的疼痛性脓疱，持续数天后消退，留下小的浅表性瘢痕。属于感染性血管炎。

5. 类风湿关节炎 在类风湿因子阳性的患者中，可发生局限性脓疱性血管炎，可有类风湿嗜中性皮病，甚至坏疽性脓皮病性的损害，多发生于有严重关节炎患者，同时有发热等全身症状。

【组织病理】

表皮见角质下或棘层海绵状脓疱，真皮血管内皮细胞肿胀，血管周围有致密的中性粒细胞浸润、核碎裂。

【治疗】

1. 抑制中性粒细胞趋化和活性药物 秋水仙碱、氨苯砜、碘化钾、沙利度胺，四环素族、红霉素等也可选用。

2. 有感染因素者应系统使用抗生素。

3. 对发生于肠道吻合术后的患者，纠正肠解剖学的异常可解除症状和体征。

【预防与调摄】

本病是一个感染或免疫诱发的免疫复合物沉积引起的疾病，可见于多个疾病的病程中，并非一个独立疾病，应积极治疗可能的诱因如感染或原发的自身免疫性疾病。

（曾宪玉）

第八节　持久性隆起性红斑

持久性隆起性红斑（erythema elevatum diutinum）以好发于肢体伸侧的紫红色到棕红色丘疹、斑块和结节为特点的慢性皮肤病，属于变应性皮肤血管炎的一个亚型，早期为白细胞碎裂性血管炎，陈旧性皮损表现以纤维化为主。常对称发生。多发于成人。

【病因及发病机制】

本病发病机制不明，由抗原慢性暴露和高循环抗体所致的免疫复合物沉积可能是本病潜在的发病机制。可以和很多系统性疾病并发，如感染、自身免疫性疾病、良性及恶性血液系统疾。感染常见于β-溶血性链球菌感染、乙型肝炎病毒、HIV 及梅毒，将链球菌抗原注射到真皮可以诱发出特征性皮损。

本病最常合并的自身免疫性疾病包括类风湿关节炎、韦氏肉芽肿、炎症性肠病、复发性多软骨炎、系统性红斑狼疮。血液系统疾病包括浆细胞恶性增生性疾病（IgA单克隆丙种蛋白病，多发性骨髓瘤）、骨髓发育不良、骨髓增生性疾病等。偶见伴发癌症。

【临床表现】
典型皮损好发于四肢伸侧，特别是手足、肘膝关节伸侧，其次是臀部、手掌、耳或面部。也有报道发生于指（趾）甲，或发生于阴囊。初发时常为成群的小丘疹及结节，可有瘀点和紫癜样损害，丘疹逐渐变硬、坚实，缓慢扩大融合成特征性斑块。新发皮疹多为鲜红色，逐渐变为紫红色或棕红色（各图15-8-1）。圆形或卵圆形，可融合成不规则形斑块，表面光滑，偶可发生水疱、大疱、溃疡，形成坏疽性脓皮病样表现（各图15-8-2）。发生于指趾甲表现为甲下出血性损害、甲松离和甲沟炎；发生于阴囊的多为溃疡性损害。多对称发生，也可单侧发生。皮损持续数周至数月，皮疹不断新发，可迁延数年。当皮损自然消退后，可出现萎缩、色素脱失或色素增加。

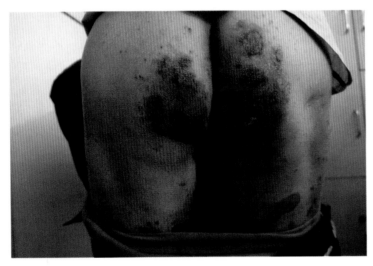 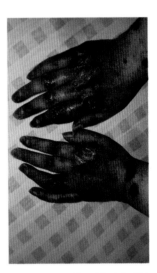

各图15-8-1 持久性隆起性红斑　　　　　　各图15-8-2 持久性隆起性红斑

大部分病例无自觉症状，可有瘙痒、烧灼感、疼痛等。大部分病例在5~10年自行缓解。

【组织病理】
急性期的皮损为真皮中、上部白细胞碎裂性血管炎：小血管内皮细胞肿胀，血管壁及其周围有纤维蛋白样变性，血管周围中性粒细胞浸润及核碎裂，伴有混合淋巴细胞和少量嗜酸性粒细胞浸润，间质中有明显的嗜中性粒细胞浸润。充分发展的皮损表现为真皮全层有嗜中性粒细胞、核尘、嗜酸性粒细胞、组织细胞和浆细胞组成的结节性或弥漫性混合炎性细胞浸润，炎症常可延及皮下脂肪；陈旧性皮损表现为纤维化、毛细血管增生，组织细胞、淋巴细胞和浆细胞浸润，脂质沉积于细胞外为本阶段特征性表现。

【诊断与鉴别诊断】
1. 诊断
（1）好发于成人，病程慢性。
（2）特征性皮损为四肢伸侧的红色、紫红色或棕红色的丘疹、斑块和结节。
（3）组织病理：早期为白细胞碎裂性血管炎，中期为真皮全层的混合炎性细胞浸润，晚期为纤维化、血管增生，可见细胞外脂质沉积。
（4）自觉症状不明显，可有瘙痒、烧灼感和疼痛。
2. 鉴别诊断　本病可与下列疾病进行鉴别：
（1）早期病损需与急性发热性嗜中性皮病相鉴别，后者组织病理也表现为白细胞碎裂性血管炎，其典型皮损为多发的暗红色隆起的斑块，表面呈乳头状假性水疱，或表面有小水疱和脓疱。常伴有发热和皮损处疼痛。随着病程的发展，持续隆起性红斑皮损演变为紫红色或棕红色结节和斑块。

（2）面部肉芽肿：主要发生在面部，皮损为孤立的单发或多个散在丘疹结节，结节柔软，隆起，淡红色或暗红色，其上可见明显扩大的毛囊开口。组织病理为真皮以嗜中性粒细胞、嗜酸性粒细胞为主的混合炎性细胞浸润，表皮下有一明显的无浸润带。

【治疗】

1. 局部治疗　外用强效糖皮质激素或皮损内注射糖皮质激素可缩小皮损，适用于皮损较局限的患者。

2. 系统治疗　氨苯砜和磺胺类药物对本病有较好的疗效，但停药后常复发。非甾体抗炎药、四环素、羟氯喹、秋水仙碱、烟酰胺有效。较少系统使用糖皮质激素。

3. 其他　有报道采用其他治疗无效的病例手术切除后未再复发。有报道对伴有 IgA 副球蛋白血症的患者给予间隙性血浆置换获得成功。

【预防与调摄】

由于本病原因不明，对诊断为持久隆起性红斑的患者应积极排查可能的自身免疫性疾病和感染性疾病。

【临床研究进展】

一例发生于非好发部位包括手掌、足和指甲的不典型的持久隆起性红斑的患者，随着病情的进展诊断为 B 细胞淋巴瘤，因此作者建议对非典型的持久隆起性红斑应排除恶性肿瘤，尽管恶性肿瘤与本病没有高频的直接联系。有研究发现表现为慢性的、发生于肢体伸侧的、组织病理表现为嗜中性皮病的持久性隆起性红斑与 IgA 型 C-ANCA 相关，认为 IgA 型 C-ANCA 可作为本病的一个诊断性指标，同时也为深入探讨本病的病因提供了一个较好的方向。

【参考文献】

[1] AHMAD S, DELAROSA M, KLEINMAN W. Primary surgical treatment of erythema elevatum diutinum[J]. The Journal of hand surgery, 2018, 44.

[2] FUTEI Y.A case of erythema elevatum diutinum associated with B-cell lymphoma: a rare distribution involving palms, soles and nails[J]. Br J Dermatol, 2000, 142(1): 116-119.

[3] SHIMIZU S, NAKAMURA Y, TOGAWA Y, et al. Erythema elevatum diutinum with primary sjögren syndrome associated with IgA antineutrophil cytoplasmic antibody[J]. Br J Dermatol, 2008, 159(3): 733-735.

[4] CRICHLOW S M, ALEXANDROFF A B, SIMPSON R C.et al. Is IgA antineutrophil cytoplasmic antibody a marker for patients with erythema elevatum diutinum? A further three cases demonstrating this association[J]. Br J Dermatol, 2011, 164(3): 675-677.

（曾宪玉）

第九节　面部肉芽肿

面部肉芽肿（granuloma faciale）又称为面部嗜酸性肉芽肿，是一种少见的累及小血管炎的白细胞碎裂性血管炎，皮损主要发生于面部，特征性损害为棕红色丘疹、斑块或结节，无任何系统性症状。近年来认为属于变应性皮肤血管炎。本病多发于中年白人男性，也见于黑人和亚洲人种的男性和女性。

【病因及发病机制】

本病确切发病机制不清，可能与某些感染、紫外线照射、免疫学异常、恶性肿瘤（如前列腺癌）免疫荧光检查证实血管壁内 IgG、IgA、IgM 和 C3 沉积，提示免疫复合物沉积、补体激活在本病中发挥作用。也有认为是一种局限性 Arthus 现象，或为 IFN-γ 介导的疾病。

【临床表现】

本病好于面部，最常见于颧、颊、前额、鼻、下颌或耳前，尤其是鼻部。近年来也有报道发生于面部以外的其他区域，如耳、头部、前臂、手背和躯干，但少见。皮损为孤立单发或多个散发丘疹、结节或斑块，紫红色或褐红色，结节柔软、隆起，直径数个毫米至几厘米，较大的结节中央凹陷成碟状或环状。表面光滑，可有鳞屑，无结痂，一般不形成溃疡，可有毛细血管扩张，其上可见扩大的毛囊开口（各图 15-9-1）。无系统性被侵犯的报道。

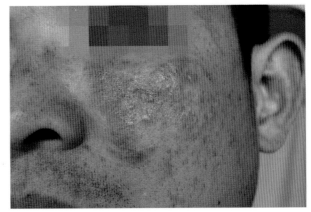

各图 15-9-1　面部肉芽肿
（上海市皮肤病医院　刘业强　供图）

【组织病理】

表皮变薄，真皮乳头及毛囊周围有一明显的无浸润带，形成 Grenz 带，无浸润带下有明显的炎性细胞浸润，早期标本为中性粒细胞、核沉和红细胞外溢。晚期损害表现为混合炎性细胞浸润，包括较多嗜酸性粒细胞和淋巴细胞、组织细胞等，可出现明显的纤维化。经典的面部肉芽肿具有白细胞碎裂性血管炎的表现，但可能不典型，或需要多次切片才能发现。

【诊断与鉴别诊断】

1. 诊断

（1）好发于中年白人男性。

（2）典型的皮损为好发于面部的孤立的、无症状的、紫红色或褐红色结节、斑块，质地柔软，表面可见明显扩大的毛囊开口。无自觉症状。

（3）组织病理：真皮乳头可见无浸润带，其下方见以嗜酸性粒细胞为主的混合炎性细胞浸润，包括嗜中性粒细胞、淋巴细胞、组织细胞和成纤维细胞。

2. 鉴别诊断　本病可与下列疾病进行鉴别：

（1）Jessner 淋巴细胞浸润症：好发于头颈部、上背部，皮损为单个或多个无症状的红色丘疹、斑块，成环状时中央常是正常的。组织病理可见少许淋巴细胞移入表皮或呈界面皮炎样改变，真皮浅、深部血管周围淋巴细胞浸润。

（2）结节病：原因不明的系统性肉芽肿皮肤病，皮肤损害见于 1/3 患者，表现为红褐色至紫色的丘疹、斑块，好发于面、唇、颈、上背部和四肢。组织病理以非干酪性坏死的上皮性肉芽肿为特征，周围通常无或很少淋巴细胞浸润。

（3）持久隆起性红斑：发生在面部以外的面部肉芽肿需与持久隆起性红斑相鉴别。后者为发生四肢伸侧的褐红色或紫红色丘疹、结节和斑块，尤其好发于关节伸侧。组织病理为白细胞碎裂性血管炎，但没有浸润带，浸润的细胞早期以嗜中性粒细胞为主，后期为淋巴细胞、组织细胞和嗜中性粒细胞浸润，后期也看见明显的纤维化。

【治疗】

本病治疗抵抗，大多数治疗为个案或数个病例的治疗经验报道。

1. 局部治疗　皮损内注射曲安奈德常作为一线的治疗，可以和氟尿嘧啶联合皮损内注射。他克莫司可以选择使用。

2．系统治疗　包括氨苯砜、氯法齐明等。有报道对复发性面部肉芽肿采用利妥昔单抗，每月 1 次，共 6 个月治疗取得成功。

3．其他　手术切除、CO_2 激光治疗等，有遗留瘢痕可能，可复发。毛细血管扩张明显者可采用 585 nm 脉冲燃料激光治疗。

【预防与调摄】

本病可能为免疫复合物沉积导致的疾病，应积极寻找可能的原因。

【临床研究进展】

有研究发现本病可能属于 IgG-4 相关硬化性皮肤病。作者对来自 25 个面部肉芽肿的 31 个样本的组织病理进行分析，并采用免疫组化的方法检测 IgG-4、IgG-4 抗体和 T 细胞亚群分布。结果发现所有患者的组织病理表现均为不同比率的嗜酸性粒细胞和组织细胞浸润，16 例患者可见闭塞性血管炎，8 例患者见轮辐射状纤维化这一 IgG-4 相关硬化性皮肤病的典型改变。免疫组化检查发现：来自 6 例患者的 7 个切片符合 IgG-4 相关硬化性皮肤病的特征，即 IgG-4/IgG 比率 > 40%，高倍镜下每个视野下的 IgG-4 绝对计数 > 50。提示本病属于 IgG-4 相关硬化性皮肤病的局限型。

【参考文献】

[1] NORRIS D L, APIKIAN M. Treatment of laser resistant granuloma faciale with intralesional triamcinolone acetonide and 5-Fluorouracil combination therapy[J]. Journal of cutaneous and aesthetic surgery, 2015, 8(2): 111-113.

[2] BAKKOUR W. Rhinophyma-like granuloma faciale successfully treated with carbon dioxide laser[J]. Br J Dermatol, 2014, 170(2): 474-475.

[3] WELSH J H, SCHROEDER T L. Granuloma faciale in a child successfully treated with the pulsed dye laser[J].Journal of the American Academy of Dermatology, 1999, 41(2 Pt 2): 351-353.

[4] KAVAND S, LEHMAN J S. Granuloma faciale and erythema elevatum diutinum in relation to Immunoglobulin G4-related disease: an appraisal of 32 cases[J]. American journal of clinical pathology, 2016, 145(3): 401-406.

（曾宪玉）

第十节　韦格纳肉芽肿

韦格纳肉芽肿（Wegener granulomatosis）是一种泛发性系统性中等大及小血管的坏死性肉芽肿性血管炎，包括上、下呼吸道坏死性肉芽肿和局灶性坏死性肾小球肾炎三联征。发病无性别差异，大部分病例发于白种人。好发于成人，通常在 25～55 岁。病因不明，如不治疗，大多死亡，约 90% 的病例在诊断 2 年内死亡。

【病因及发病机制】

发病机制不清，可能是由于对抗原刺激发生过激的免疫反应所致。其病理学改变与遗传及环境因素相关。金黄色葡萄球菌可能和肺部及鼻部的韦格纳肉芽肿发病相关，鼻部携带的金黄色葡萄球菌可能与本病的复发有关。

【临床表现】

典型的韦格纳肉芽肿可以累及任何器官和系统，但通常累及上呼吸道、肺和肾。

40% 的患者伴有皮肤和黏膜症状，其中 10% 患者以皮肤黏膜表现为初发症状。最常见的皮损为可触及的紫癜、之后出现口腔溃疡。牙龈通常发红、增生且易出血。也可表现为皮下疼痛性结节、溃疡，结节性损害可成群分布，多发生在四肢伸侧，质硬，轻度疼痛，红色或紫红色，中央坏死形成溃疡。结节性损害多发生于四肢，也可发生在面部和头皮。也可有脂膜炎、皮下结节性损害。

高达 90% 以上的病例累及上呼吸道、下呼吸道，其中 7% 以上的病例可有鼻、鼻窦、气管或耳发生 1 个或数个结节，临床表现为复发性鼻出血、黏膜溃疡、鼻中隔穿孔和马鞍鼻。肉芽肿也可发生于口腔、牙龈和舌部，牙槽残嵴可坏死，舌部出现溃疡，上颚可穿孔，口腔溃疡是第二常见的体征，草莓状齿龈增生是韦格纳肉芽肿特征性表现。肺部受累表现为呼吸困难、咳嗽、咯血和胸膜炎，胸片表现为不规则浸润影和结节影。可有仅限于上呼吸道而无肾脏受累的局限，此型预后较好。

局灶性坏死性肾小球肾炎为本病进展严重的一个症状，约 20% 的患者以肾脏受累为首发症状，但最终约 75% 的患者发展为肾小球肾炎，病情进展快，在不用环磷酰胺的情况下，肾衰竭是本病常见的死亡原因。其他易受累的器官包括骨骼肌肉系统（70%）、眼（30%~60%）、神经系统（25%~50%）、胃肠道系统（5%~10%）及心脏（12%）。本病不经治疗，平均生存期为 5 个月，病程 2 年的死亡率大于 90%。环磷酰胺治疗可明显改变其预后。

【实验室检查】

符合炎性改变，包括红细胞沉降率及 C 反应蛋白升高、贫血及白细胞增多。可有类风湿因子阳性。发生肾小球病变时可出现尿沉渣异常、血尿、红细胞管型，同时伴有进行性肾衰竭。80% 的韦格纳肉芽肿患者抗蛋白酶 3（抗 PR3）的特异性胞质型抗中性粒细胞抗体（C-ANCA）阳性，只有约 10% 患者的抗髓过氧化物酶中性粒细胞浆抗体（抗 MPO）阳性，检查 C-ANCA 可提高本病的早期诊断率，活动期 ANCA 的阳性率（75%~88%）高于非活动期（43%），ANCA 滴度与病情变化一致，其对本病诊断的特异性和敏感性分别是 99% 和 66%。局灶性韦格纳肉芽肿 ANCA 可阴性，其预后比 ANCA 阳性的韦格纳肉芽肿好。

【组织病理】

大部分为非特异性改变，约 50% 的病例表现为白细胞碎裂性血管炎和 / 或肉芽肿性血管炎。肉芽肿的特点是中心为坏死区，血管炎呈增生性改变，周围有浆细胞、淋巴细胞、巨细胞和中性粒细胞的浸润，嗜酸性粒细胞少。皮肤紫癜和丘疹性损害常表现为伴有血栓形成的坏死性血管炎，皮肤结节、溃疡性损害常表现为伴或不伴坏死性血管炎的坏死性肉芽肿。

【诊断与鉴别诊断】

1. 诊断　累及上呼吸道（鼻、鼻窦和喉部）和 / 或下呼吸道（气管、支气管和肺）的坏死性肉芽肿性炎症；前者常为口腔溃疡、鼻部脓性或血性分泌物，后者表现为胸痛、咳嗽、咯血，胸片示结节、混合型浸润或腔隙。

（1）局灶性坏死性肾小球肾炎。

（2）可累及皮肤和黏膜的系统性血管炎。

（3）C-ANCA 阳性。

（4）组织病理：白细胞碎裂性血管炎和 / 或肉芽肿性血管炎。

在病变早期，三联征未全部表现出来时，诊断仍有困难。

2. 鉴别诊断　本病可与显微镜下多动脉炎鉴别：也属于 ANCA 相关血管炎，皮损以可触及的紫癜为主，伴有发热、体重减轻和关节疼痛、肌痛等全身症状，系统性损害为免疫性新月体性坏死性肾小球肾炎和肺毛细血管炎，上呼吸道和眼的病变少见。其 60% 的患者抗 MPO 抗体阳性，30% 的患者抗 PR3 抗体阳性。组织病理中无肉芽肿性炎症改变。

【治疗】

1. 标准治疗方案为系统使用糖皮质激素联合细胞毒剂，如环磷酰胺、硫唑嘌呤、苯丁酸氮芥或甲氨蝶呤，以环磷酰胺疗效最好。静脉注射环磷酰胺也可缓解病情：每月 1 次，持续 6 个月，之后采用小剂量维持治疗。

2. 对严重的难治性血管炎或存在环磷酰胺禁忌时，可以采用 IVIg 或血浆置换。

3. 为了减少呼吸道金黄色葡萄球菌感染或鼻腔的金黄色葡萄球菌导致的复发，可以联合服用甲氧苄啶 – 磺胺甲噁唑（复方新诺明）。

4. 局限型韦格纳肉芽肿不伴严重的脏器受累和生命危险时，可采用糖皮质激素联合甲氨蝶呤治疗。

5. 生物制剂：英夫利昔单抗和利妥昔单抗对糖皮质激素联合环磷酰胺治疗抵抗的患者有较好疗效，利妥昔单抗在远期疗效和控制复发方面更有优势，患者 PR3-ANCA 抗体水平高与用利妥昔单抗治疗后复发有正相关性。

【预防与调摄】

注意个人卫生，减少鼻腔金黄色葡萄球菌定植。由于肾脏受累是本病导致死亡的主要原因，对疑诊韦格纳肉芽肿的患者应密切监测尿液分析和肾功能，及时采用环磷酰胺可显著减低本病的死亡率。

【临床研究进展】

有研究发现韦格纳肉芽肿肾脏组织中浸润的炎性细胞高表达 MHC I 类相关抗原 A（NKG2 D）的配体，提出抗内皮细胞抗体（AECA）通过 SAPK/JNK 途径上调 MHC I 类相关抗原 A 及相关炎症因子的表达，参与了韦格纳肉芽肿的肾脏病变的改变。

【参考文献】

[1] DE M M, COHEN P, PAGNOUX C, et al. Infliximab or rituximab for refractory Wegener's granulomatosis: long-term follow up. A prospective randomised multicentre study on 17 patients[J]. Clin Exp Rheumatol, 2011, 29(1 Suppl 64): 63-71.

[2] JOSHI L, LIGHTMAN S L, SALAMA A D, et al. Rituximab in refractory ophthalmic Wegener's granulomatosis: PR3 titers may predict relapse, but repeat treatment can be effective[J]. Ophthalmology, 2011, 118(12): 2498-2503.

[3] HOLMÉN C, ELSHEIKH E, CHRISTENSSON M, et al. Anti endothelial cell autoantibodies selectively activate SAPK/JNK signalling in Wegener's granulomatosis[J].Journal of the American Society of Nephrology, 2007, 18(9): 2497-2508.

（曾宪玉）

第十一节　结节性血管炎

结节性血管炎（nodular vasculitis）又称 Whitfield 硬红斑，又称伴血管炎的小叶脂膜炎，是慢性复发性小叶脂膜炎伴有脂肪间隔的血管炎。中医称为"梅核火丹"。

【病因及发病机制】

中医学认为本病总由阴阳失调，气血凝滞所致。风湿痰核结聚，兼感毒热之邪，导致阴阳不调，气血失和，经络阻滞肌肤而发病。

现代医学认为本病是多种抗原性触发因子包括感染（如链球菌、分枝杆菌和 HCV）和药物等引起超敏反应，导致皮下组织的血管炎和小叶脂膜炎。发病机制可能与变应性皮肤血管炎相似，所不同的是侵及的血管为脂肪间隔的血管。

【临床表现】

多发生于中年女性，略肥胖或有静脉淤积，伴有红绀。皮损为暗红色的皮下结节或较大的浸润斑块。多位于下肢，特别是小腿后外侧，不对称，伴疼痛，发展慢（各图 15-11-1）。有时呈急性经过，表面皮肤红热。结节可破溃，发生溃疡，留下萎缩性瘢痕。皮损愈合缓慢，2~4 周消失，遗留的纤维性结节，则消失很慢。在一个阶段内可反复发作。慢性经过，反复发作常达数年。不侵犯其他器官，预后好。

【组织病理】

主要侵犯脂肪间隔的小、中等大小的动脉，有时可累及大动脉，甚至相应管径的静脉。早期病变可有血管的白细胞碎裂性血管炎，导致局部缺血性改变，随之发生炎症和脂肪细胞的损失；血管阻塞，导致大片的化脓性的脂肪小叶的坏死，随之皮损的发展，脂肪坏死增多，形成脂肪囊或微囊，脂肪囊的边缘为细小的颗粒性的嗜酸性物质伴有脂肪细胞核的固缩。化脓性改变随着往表皮穿透的路径向皮肤表面发展，形成溃疡。以后在坏死脂肪组织附近形成肉芽肿性炎症，混合的炎细胞，其中包括多核巨细胞、上皮样细胞，甚至结核样肉芽肿改变。最终纤维化。

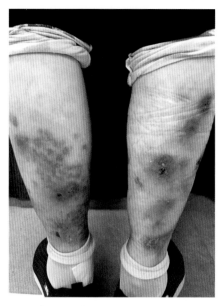

各图 15-11-1　结节性血管炎
（上海市皮肤病医院　刘业强　供图）

【诊断与鉴别诊断】

1. 诊断

（1）多见于略肥胖或有静脉淤积的中年女性。

（2）皮损为暗红色的皮下结节或较大的浸润斑块，伴疼痛，可见溃疡或萎缩性瘢痕。

（3）病理特征是有皮下脂肪的动脉和静脉的血管炎，造成皮下组织的局部缺血。

2. 鉴别诊断　本病可与下列疾病鉴别：

（1）结节性多动脉炎：主要侵犯小、中等大肌性动脉的节段性坏死血管炎，而不侵犯静脉或淋巴管。皮肤表现为真皮或皮下结节，最常位于足、踝部附近、小腿，并向心性地发展至大腿、臀部、上肢和手部，结节常有触痛、压痛及自发痛，由于侵犯局部血管，局部组织缺血，产生瘀斑、坏死、溃疡。

（2）变应性血管炎：累及毛细血管、微静脉、微动脉的小血管坏死性血管炎，儿童和成人均可累及，常见损害是可触及性紫癜，紫癜性斑疹上可发生血疱、脓疱、坏死及溃疡，可伴有发热、乏力及关节痛，红细胞沉降率快，可伴有内脏损害。

（3）排除结核：进行结核菌素试验及胸部 X 线检查，如阴性，则进行皮损结核分枝杆菌的 DNA 检测。

【治疗】

（一）中医治疗

1. 分型论治

（1）湿热内蕴，气血凝滞证：

主症：皮下结节或斑块，色鲜红，坚硬，触之疼痛；伴口干口苦，大便干燥，小便黄赤。舌红，苔黄，有瘀斑，脉弦滑。

治法：清热利湿，活血散瘀。

方药：栀子金花丸加减。

（2）阴阳不调，气血失和证：

主症：皮下结节或斑块，色暗红，自觉疼痛且触痛；伴发热，周身不适，倦怠乏力，纳食不佳等全身症状。舌质淡红，苔薄白或少苔，脉沉细。

治法：调和阴阳气血。

方药：养血荣筋丸加减。

2. 中成药

（1）大黄䗪虫丸：活血破瘀，通经消癥。适用于湿热内蕴，气血凝滞证。

（2）复方秦艽丸：祛风湿，清湿热，止痹痛。适用于阴阳失调，气血失和证。

3. 外治 结节处青黛散调麻油外擦。

（二）西医治疗

1. 用支持性治疗如穿弹力袜、抬高、卧床休息、治疗相关的静脉供血不足和非甾体抗炎药、糖皮质激素可使症状暂时缓解。

2. 有报道抗生素、磺胺类药物、氨苯砜等有效。碘化钾是有效的治疗方法之一。

3. 病情较重者，除上述治疗外，无需其他西医系统用药，参考中医治疗。

（三）中西医结合治疗思路

西医认为结节性血管炎的发病病因不明，尚无特殊治疗方法。可选用糖皮质激素控制病情。因结核病引起者，选用全疗程规律抗结核治疗；因其他细菌感染引起者，可选用抗生素治疗。中医认为本病总由阴阳失调，气血凝滞所致。早期以清热利湿、活血化瘀为主，后期则重在调和阴阳气血治疗。

【临床研究进展】

有文献报道，皮肤变应性结节性血管炎患者活动期血清 IFN-γ 水平升高，并且随着病情的缓解而下降，提示其发病可能与 Th-1 优势应答有关。形成致敏 T 淋巴细胞介导的对血管壁的直接损伤，呈细胞免疫异常。

【医家经验与争鸣】

禤国维认为，湿瘀阻滞、血络损伤，是皮肤血管炎发病的病机关键。提出本病以外感湿邪蕴阻肌肤，郁而化热，热盛肉腐，气血凝滞，血络损伤所致，日久迁延成毒，而成"湿、瘀、毒"阻滞之复杂病机。禤氏强调，"瘀血阻络，血络损伤"是本病发生最根本原因，故活血、化瘀、通络之法是本病最根本治法，贯穿本病治疗始终。

【预防与调摄】

1. 生活规律，加强锻炼，增强个人体质。

2. 适当休息，抬高患肢，避免患肢过劳。

3. 忌食辛辣、醇酒之物。

4. 积极寻找病因，对感染病灶进行及时治疗。

【参考文献】

陆小年，苏婕，陈明华，等. 皮肤血管炎患者血清白介素 -4 和 γ 干扰素水平与疾病活动性的相关研究 [J]. 临床皮肤科杂志，2004, 33(4): 219-220.

（黄咏梅）

第十二节　结节性多动脉炎

结节性多动脉炎（polyarteritis nodosa，PAN）系少见的全身性疾病，以坏死性血管炎为特征，主要侵犯小型到中型动脉。内脏病变以肾脏为主，常伴有发热、多汗和关节酸痛等症状。中医称为"脉痹"，脉痹病名出自《素问·痹论》。

【病因及发病机制】

中医学认为本病主要是由于先天不足，外受风寒湿邪，入于脉络，或气血两虚，脉道不通，血流不畅，日久脉络瘀滞，闭塞或阴虚阳亢至肝风内动，发为本病。《素问·痹论》曰："风寒湿三气杂至，合而为痹也。"

现代医学认为本病病因目前尚不明确，可能与以下因素有关：①感染。患者常有潜在的链球菌、乙肝或丙肝病毒感染。乙肝病毒感染占总体病例的比重目前为 5%～7%，确定有无合并肝炎病毒感染对本病的治疗和预后有指导意义。②其他相关疾病。本病可伴随系统性红斑狼疮、炎症性肠病、毛细胞白血病、家族性地中海热和 Cogan 综合征（非梅毒性间质性角膜炎和前庭内耳综合征）和静脉吸毒等。

【临床表现】

1. 皮肤型　常有复发性真皮或皮下结节，最常位于足、踝部附近、小腿，并向心性发展至大腿、臀部、上肢和手部。偶发于躯干、面、头皮及肩。两侧发生，不对称。直径 0.5～2 cm，结节单个或成群发生，成群的结节多在网状青斑处发生。结节硬，呈红色，边缘不整，伴疼痛。持续 1 周或更久而消失。由于侵犯局部血管，局部组织缺血，产生瘀斑、坏死或溃疡，可有关节肌肉疼痛，夜间显著。

2. 系统型　最具诊断价值的损害是直径 5～10 mm 的皮下结节，单个或成群分布，常沿血管分布。结节上方的表皮正常或有红斑。结节疼痛，并有搏动性。常发于双小腿及足踝。可发生网状青斑、大疱、丘疹、猩红热样损害和荨麻疹样损害，或深在性的软组织肿瘤样的肿块，也可发生瘀斑和指（趾）的周围性的坏疽。

经典的系统性 PAN 可以累及全身所有血管。皮肤、周围神经、胃肠道及肾脏更易受累。血常规检查可有进行性正细胞贫血，白细胞计数升高，有蛋白尿、血尿和管型。患者血清中抗中性粒细胞胞质抗体（C-ANCA）可阳性。

【组织病理】

真皮与皮下组织交界处及皮下组织的中、小动脉的炎症性坏死性闭塞性全层动脉炎，伴有灶性脂膜炎改变。根据皮损发展的不同时期，动脉的变化可分变性期、炎症期、肉芽肿形成期、纤维化期。部分病例直接免疫荧光可见 C3 和 IgM 沉积于血管壁。

【诊断与鉴别诊断】

1. 诊断　主要依据：①特征性的皮肤损害，皮下结节及网状青斑。②常有多系统受累，有发热、体重下降、乏力、肌痛、关节痛等。③多项实验室检查异常，如白细胞增高，嗜中性粒细胞升高、血小板增多、正细胞性贫血、红细胞沉降率快、C 反应蛋白增高、血清 γ 球蛋白增高、HBsAg 阳性、高丙种球蛋白血症、冷球蛋白血症及血尿、蛋白尿、管型尿等。④皮肤、肌肉、神经、肾组织等活检示中小动脉的炎症、坏死性和阻塞性全动脉炎。血管造影术发现有血管壁的动脉瘤性扩张也有助于诊断疾病。P-ANCA 阳性率只有 20%。

2. 鉴别诊断　本病可与下列疾病进行鉴别：

（1）显微镜下多血管炎：多见于中年男性，皮疹为下肢可触及性紫癜、红斑，有发热、体重减轻和关节痛等系统性症状，常伴有原发性肺泡出血和新月形肾小球肾炎。血中 ANCA 常阳性，预后也较结节性多动脉炎好。

（2）青斑样血管炎：多见于女性，皮疹为局灶性疼痛性紫癜，常发生溃疡和结痂，形成白色萎缩和瘢痕，好发于小腿和足踝部。病理为表皮萎缩，真皮浅层血管扩张，管壁增厚或玻璃样变，管腔内纤维蛋白栓塞和血栓形成。

【治疗】

（一）中医治疗

1. 分型论治

（1）风湿入络，血分蕴热证：

主症：结节小而多，多见于四肢，皮色鲜红、疼痛，下肢乏力，关节疼痛。舌质红，苔黄腻，脉弦数。

治法：疏风通络，清热凉血。

方药：疏风清热饮加减。下肢关节疼痛较甚者加木瓜、杜仲以滋阴益肾，通络止痛。

（2）气滞血瘀，瘀阻经络证：

主症：可见成群的结节，周围绕以网状青斑，可有瘀斑、坏死、溃疡、疼痛等。舌紫暗，苔黄，脉涩。

治法：理气活血，化瘀通络。

方药：桃红四物汤加减。结节严重伴疼痛明显者，加玄参、浙贝母以清热解毒散结。

2. 内服中成药

（1）复方丹参片：活血化瘀，理气止痛。适用于风湿入络，血分蕴热证。

（2）昆明山海棠片：祛风除湿，舒筋活络，清热解毒。适用于胸阳不通，心血瘀阻证。

3. 外治

（1）皮损广泛者，透骨草、忍冬藤、鸡血藤、丝瓜络、威灵仙各 60 g，清风藤、络石藤、杜红花、夏枯草各 30 g，煎水外洗，每天 1 次。

（2）皮损局限者，青黛散调麻油外搽，每天 1～2 次。

（3）艾灸疗法、火疗，亦会取得一定疗效。

（二）西医治疗

未经治疗的典型 PAN 可致命，死亡通常由肾衰竭或心血管或胃肠道的合并症所致。死亡常发生在疾病的早期。伴有乙肝或丙肝的 PAN 患者应该给予干扰素和其他抗病毒治疗作为初始治疗。不伴乙肝或丙肝的 PAN 患者，全身应用糖皮质激素仍是主要治疗方法，应用糖皮质激素和细胞毒性药物治疗已将 5 年生存率提高到 75% 以上。糖皮质激素的最初用量为约 1 mg/（kg·d）。一旦病情缓解，就应该减量。3～6 个月的治疗后，患者病情缓解后，糖皮质激素可逐步减量至停药。

环磷酰胺可与糖皮质激素联合使用，有时也可单独使用。初始推荐剂量为 2 mg/（kg·d）一次给药。严重病例可给予两倍剂量。然后调整口服剂量以维持全血白细胞数量在（3～3.5）×10⁹/L，中性粒细胞计数应超过 1.5×10⁹/L。当病情平稳超过一年，环磷酰胺可逐渐减量至停药。治疗需 18～24 个月。环磷酰胺冲击疗法可降低毒性，尤其长期恶性。

（三）中西医结合治疗思路

西医认为本病复杂多样，尤以皮肤型结节性多动脉炎呈良性、慢性、复发性过程。本病急性期首选皮质类固醇并配合中医中药治疗，症状好转后，逐渐停用激素，继续用中医中药进行调理，巩固疗效，可以减少长期服用激素类药物带来的副作用。

【预防与调摄】

1. 去除感染病灶，避免应用致敏药物。

2. 卧床休息，避免不良刺激，保持精神舒畅。

3. 忌食辛辣发物。

【临床研究进展】

有文献报道，年龄＞65 岁、高血压、需外科干预的胃肠道病变是死亡的独立危险因素，而皮肤型 PAN 或者非 HBV-PAN 患者具有更高的复发率。另有文献提示，合并肢端坏疽的 PAN 嗜酸性粒细胞增多者更常见，更易合并血栓形成，这可能与高嗜酸性粒细胞造成血液的高黏滞状态相关。

【医家经验与争鸣】

朱仁康治疗本病以活血化瘀、通经活络为主，药用当归、桃仁、红花、赤芍活血化瘀，佐以香附、陈皮理气，气为血之帅，气行血亦行；牛膝、地龙通经活络；昆布、海藻、山豆根、夏枯草、重楼等软坚散结。

赵炳南认为本病初期属寒湿凝聚、气血瘀滞，治宜温通散寒以治其标；中期多见气阴两虚，治宜补益气血、活血通络佐以辛温大法，标本兼治；后期虚火上炎，治宜养阴为主。

【参考文献】

[1] 邹雅丹，高辉，郭倩，等.难治性乙型肝炎病毒相关性多动脉炎 [J].中华风湿病学杂志，2018(3)：195-197.

[2] 李淼，孙玉兰，徐东，等.结节性多动脉炎合并肢端坏疽患者的临床特点分析 [J].中华风湿病学杂志，2018(4)：246-250.

（黄咏梅）

第十三节　青斑样血管病

青斑样血管病（liveoud vasculopathy）又称白色萎缩，是一种真皮小血管的慢性、复发性、节段性、透明性、血栓性皮肤病。临床主要表现为紫癜、溃疡以及瓷白色萎缩性瘢痕，主要发生于小腿、足部，伴有疼痛，多见于中青年女性，部分患者有夏重冬轻的特点。中医文献对本病没有明确的记载，多与"湿毒疮""葡萄疫""血痹""脉痹"有相近之处。

【病因及发病机制】

中医认为本病早期多由于湿邪留于小腿、足部，困阻气机，而导致气血瘀阻，瘀久化热而成；后期久病耗伤气血，肌肤失于濡养而出现白色萎缩性瘢痕等。《疡科心得集·辨湿毒疮肾脏风疮论》："湿毒疮，生于足胫之间，状如牛眼，或紫或黑，脓水淋漓，止处即溃烂，久而不敛。"

现代医学认为本病发病机制不明，可能的致病因素有机体高凝状态、纤维蛋白溶解障碍以及免疫系统疾病相关。可能与血小板活化、凝血因子 V 异常、纤溶异常等有关。可能为静脉功能不全、毛细血管压增高等，逐渐导致局部皮肤缺血、坏死，形成溃疡、白色萎缩性瘢痕。可与鲜红斑痣、轻型珠蛋白生成障碍性贫血、冷球蛋白血症、SLE 和硬皮病合并存在。

【临床表现】

皮损主要发生于双小腿、足踝部，极少数见于上肢等其他部位（各图 15-3-1）。早期典型表现为反复发作的局灶性紫癜，逐渐形成溃疡。

1. 小的剧烈疼痛性溃疡，常形成于白色萎缩的斑片中。

2. 较大的结痂性浅表性溃疡，愈合缓慢，可有针尖大小的毛细血管扩张，色素沉着，溃疡愈合后留下白色萎缩性瘢痕。其皮疹多样，除此之外还可出现水疱、坏死、下肢肿胀等，可伴有瘙痒。

【组织病理】

早期真皮浅层血管扩张，血管内皮细胞增生、水肿，红细胞外渗。最具特征的是真皮浅层小血管纤维蛋白样变性、透明血栓形成，血管周围多形核细胞及核尘较少，无白细胞碎裂性血管炎表现。晚期表现为表皮萎缩，表皮突消失、变平，真皮内胶原纤维增生，呈硬皮病样外观，乳头层下血管壁增厚，内膜透明变性。

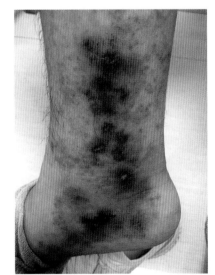

各图 15-13-1　青斑样血管病（白色萎缩）
（上海市皮肤病医院　刘业强　供图）

【诊断与鉴别诊断】

1. 诊断

（1）多见于中青年女性，部分患者有夏重冬轻的特点。

（2）局灶性疼痛性紫癜性损害，可有水疱，常发生溃疡和结痂。

（3）发生于小腿、足踝部，伴有疼痛。

（4）病理为表皮萎缩，真皮浅层小血管纤维蛋白样变性、透明血栓形成。

2. 鉴别诊断　本病可与下列疾病鉴别：

（1）变应性血管炎：见各表 15-13-1。

各表 15-13-1　　　　　　　　　　　　**青斑样血管病与变应性血管炎的鉴别**

区别	青斑样血管病	变应性血管炎
发病季节	有，夏重冬轻	无
发病部位	踝关节、足背附近	下肢
发病机制	血管内皮功能，纤溶凝血系统	免疫反应
病理改变	血管栓塞，透明变性，炎症细胞无或少	血管壁纤维素样变形，管壁及管周中性粒细胞浸润为主，有核尘激素，免疫抑制药等
治疗	抗血小板和抗凝，激发内纤溶活性，改善血液流变学，高压氧等	

（2）萎缩性苔藓：是一种病因未明的慢性炎症性皮肤黏膜疾病，皮损的特征为多数境界清楚的瓷白色硬化性丘疹和斑块，晚期可形成白色萎缩斑，好发于女阴和阴茎包皮部位。病理特点为角化过度伴角栓，棘层萎缩伴基底细胞水肿、液化变性，真皮浅层纯一变性。

（3）萎缩性丘疹病：为由于小、中动脉闭塞引起的进行血管病或血管内皮炎，是一种致死性皮肤肠道闭塞性动脉炎综合征，主要累及皮肤、胃肠道和神经系统。皮损位于躯干及四肢近端，早期丘疹中央有淡蓝或黑色，后期损害瓷白色瘢痕。

【治疗】

（一）中医治疗

1. 分型论治

（1）湿热瘀阻证：

主症：双下肢瘀点、瘀斑，溃疡，或伴有水疱，色暗红，下肢沉重，或身体困重，大便黏腻，小便黄赤，妇女月经不调，带下色黄臭秽。舌红苔黄腻，脉滑数。

治法：清热利湿，活血化瘀。

方药：四妙散合桃红四物汤加减。疼痛较重加川楝子、延胡索、三棱、莪术等；湿重加藿香、佩兰等。

（2）气血两虚证：

主症：双下肢瘀点、瘀斑与白色萎缩同时出现，或伴有破溃、坏死久不愈合，面色淡白或晦暗，体倦乏力，少气懒言，疼痛喜按。舌淡苔白，脉细弱。

治法：益气养血。

方药：八珍汤加减。

2. 内服中成药　雷公藤总苷片：除湿解毒，活血消肿。适用于多种证型。

3. 外治

（1）紫癜者以红花、丹参、牡丹皮、当归等煎汤药浴；溃疡者外用九一丹、黑虎丹、生肌玉红膏或生肌白玉膏等；白色萎缩者外用红花油等。

（2）艾灸疗法、火疗等，温经通脉，亦会有一定疗效。

（二）西医治疗

1. 避免局部外伤等，以预防溃疡的发生，同时抬高患肢，使用弹力绷带等辅助治疗。

2. 抗血小板药物　如小剂量阿司匹林、双嘧达莫等。

3. 抗凝药物　如华法林、肝素等。

4. 血管扩张性药物　如烟酸、硝苯地平、己酮可可碱等。

5. 激发内纤溶活性的药物　低分子右旋糖酐有时能短期缓解疼痛。

6. 溃疡继发感染需抗生素治疗，感染控制后溃疡较大者可行皮瓣移植术。

7. 其他　如光疗、高压氧治疗、免疫抑制药、前列腺素以及免疫球蛋白等。

（三）中西医结合治疗思路

西医认为青斑样血管病发病病因不明，中医也没有具体病名与之相应，可能与多种原因导致血液系统高凝状态相关。临床主要表现为紫癜、溃疡以及瓷白色萎缩性瘢痕，主要发生于小腿、足踝部，伴有疼痛。西医治疗上以抗凝药、血管扩张性药物、激发内纤溶活性的药物等治疗。中医初期多认为与"湿""热""瘀"相关，治疗上以清热利湿、活血化瘀为主；后期多与"虚"相关，治疗上以补益气血为主。

【预防与调摄】

1. 生活规律，加强锻炼，增强体质。

2. 避免饮酒及食用辛辣刺激食物。

3. 避免搔抓、热水烫洗患处。

4. 避免外用刺激性强的药物。

【临床研究进展】

有研究表明血浆中脂蛋白 a 升高并不能作为诊断青斑样血管病的特异性指标，可能参与本病的发生与发展。

【医家经验与争鸣】

魏跃钢认为本病病在血脉，常因湿热下注，瘀阻血脉而见肿胀，局部气血运行不畅而发紫斑，瘀阻经络，不通则痛，瘀毒日久则发溃疡、坏死等。可参考痹病治疗原则，即祛邪通络。

【参考文献】

[1] 赵辨，张振楷，倪容之，等. 临床皮肤病学 [M].3 版. 南京：江苏凤凰科学技术出版社，2001.

[2] 俞颖哲. 误诊为变应性血管炎的青斑样血管病 3 例并文献复习 [D]. 杭州. 浙江大学，2016.

[3] 荆可. 青斑血管病患者临床特点、生活质量及血浆脂蛋白 a 水平的分析 [D]. 北京：北京协和医学院，2017.

[4] 魏跃钢. 魏跃钢治疗白色萎缩验案 1 则 [J]. 江苏中医药，2016, 48(6): 52-53.

（黄咏梅）

第十四节　冷球蛋白血症

冷球蛋白血症（cryoglobulinemia）是指血液中出现遇冷沉淀（4℃）、复温（37℃）后又溶解的蛋白，引起血流障碍而引起一系列皮肤和全身系统症状。

【病因及发病机制】

中医学无此病类似文献记载，属于"寒疮"或"寒痹"范畴。本病多因素体阳气虚寒，加之环境寒冷，导致寒凝血滞而发。

现代医学认为本病分为原发性、继发性和家族性 3 种。原发性病因尚不明确，家族性与遗传相关，继发性常见于：①感染性疾病，如 EB 病毒感染、丙型肝炎病毒感染、梅毒、黑热病、瘤型麻风、亚急性细菌性心内膜炎等。②自身免疫性疾病，如系统性红斑狼疮、多发性肌炎、硬皮病、干燥综合征、结节性多动脉炎。③恶性肿瘤，淋巴增生性疾病如淋巴瘤、慢性淋巴细胞性白血病、多发性骨髓瘤、淋巴肉瘤和肝癌等。④某些皮肤病，如变应性血管炎、天疱疮、疱疹样皮炎、皮肤卟啉病、肢端发绀症、网状青斑等。

冷球蛋白分为两类三型：第一类为单株型（Ⅰ型），由一种单株的冷球蛋白组成，其组成大多是 IgM 或 IgG，很少是 IgA，偶尔可出现冷 Bencejone 蛋白。第二类是混合性冷球蛋白，大多数是免疫复合物。混合性冷球蛋白由不同类型的 Ig 组成，最常见的是 IgM-IgG，其他有 IgG-IgG、IgA-IgG、IgG-IgM-IgA 等。混合性冷球蛋白又分两型：①单株成分型（Ⅱ型），由两种或两种以上 Ig 构成，其中一个是单株，最常见的 Ⅱ 型冷球蛋白是 IgM-IgG。②多株成分型（Ⅲ型），由两种或两种以上 Ig 构成，其中任何一个都不是单株，最常见的是 IgM-IgG。低温条件下球蛋白发生沉淀以及免疫复合物沉积是冷球蛋白血症的主要致病机制，后者在血管和组织中沉积并激活补体而引起弥漫性血管炎，故常累及皮肤、淋巴结、肝、脾和神经系统损害。

【临床表现】

主要表现为血管炎的临床症状，可以累及多个系统。

1. 皮肤　主要表现为散在的红斑、丘疹、紫癜和瘀斑，可见血痂、溃疡和瘢痕，并有色素沉着。也可表现为寒冷性荨麻疹、肢端动脉痉挛、网状青斑等，严重者可发生指（趾）坏疽，自觉疼痛、瘙痒和烧灼感，口腔黏膜常见溃疡等。

2. 关节　1/3 以上的患者可有不同程度的关节受累，手、膝等多个关节出现疼痛，对称或不对称，偶有关节红肿，主要见于混合型冷球蛋白血症。

3. 肾脏　1/5 患者可有肾脏受累，常表现为急性和慢性肾小球肾炎，严重者可出现肾病综合征或肾衰竭而引起死亡。

4. 神经系统　主要表现为周围神经病变，如单侧或双侧感觉及运动障碍，如感觉异常或麻木，腱反射消失、肌萎缩、肌力减退，往往对称性自远端开始逐渐进展，个别病例于数年后症状可消失，肌电图符合周围神经损害。中枢神经系统损害较少见，有偏瘫、脑血管意外、昏迷和精神异常等。

5. 其他　在伴有多发性骨髓瘤和巨球蛋白血症患者中可有出血倾向、间歇性畏寒和发热，可有眼结膜和视网膜静脉的血栓形成，局部血管闭塞可致视力和听力障碍，肠系膜动脉的透明血栓阻塞可致肠梗阻而引起急腹痛。大多数患者症状轻微，反复发作，持续多年。

【实验室检查】

1. 冷球蛋白测定　90% 以上 Ⅰ 型和 80% 以上 Ⅱ 型患者血清中冷球蛋白含量 > 1 mg/mL（正常人含量为 5.88 ± 5.33 μg/mL），80% 以上 Ⅲ 型患者则 < 1 mg/mL。

2. 免疫球蛋白测定　IgM 常增高，部分患者 IgG 和 IgA 增高。

3. 血清补体　Ⅰ 型正常，混合性冷球蛋白血症患者补体常降低。

4. 红细胞沉降率常增快，血红蛋白降低，血小板减少，血凝障碍，梅毒血清学试验假阳性反应，γ 球蛋白增高，类风湿因子常阳性且滴度较高，脑脊液中含冷球蛋白。

5. Coombs 试验阳性，抗核抗体阳性等。

【组织病理】

表皮无明显变化，真皮和皮下组织血管内（主要是小静脉）有耐淀粉酶的 PAS 阳性透明物质沉积，少数病例出现血管栓塞和管壁周围炎细胞浸润。可以是白细胞碎裂性血管炎，也可以是混合性或淋巴细胞性血管炎。直接免疫荧光显示血管壁有 Ig、补体和纤维蛋白原沉积。

【诊断与鉴别诊断】

1. 诊断   血清中冷球蛋白血症显著增高，即可诊断。对某些伴发疾病的诊断尚可提供有价值的参考。但需注意一些暂时性冷球蛋白血症的现象。在类固醇激素等药物治疗后，或是原发伴随疾患经过治疗或自发的好转后，原发存在的冷球蛋白常不易检出。

2. 鉴别诊断   本病可与下列疾病进行鉴别：

（1）寒冷性多形红斑：冬春寒冷季节发病，皮损好发于面部、双耳、四肢远端暴露部位，也可累及臀部、两侧髋和腰部等处。皮损数目较多，为散在性水肿性丘疹或周围有水疱的水肿性紫红色斑等，多伴有瘙痒，环境温度升高后皮损可自行消退，无内脏受累。

（2）冷凝集素综合征：由于血清中存在高效价的冷凝集素，受冷后小血管内发生自身红细胞凝集现象，突出症状为发绀，伴麻木和刺痛，可伴有轻度溶血性贫血和阵发性血红蛋白尿。

（3）冷纤维蛋白原血症：主要发生血栓和皮肤内脏器官的出血，下肢出现溃疡的大片坏死，冷纤维蛋白原检测阳性。

【治疗】

（一）中医治疗

1. 分型论治   寒凝血瘀证：

主症：双下肢出现紫红斑片，或有破溃，遇冷疼痛，得暖则痒，畏寒肢冷，坐凳受限。舌淡胖有齿痕、苔薄白，脉沉细或弦。

治法：温阳散寒，活血通络。

方药：阳和汤加减。畏寒肢冷加炮附子，便秘加肉苁蓉，出现水疱加木瓜、秦艽，疼痛甚加稀莶草。

2. 外治法   溃疡者可配合外用麝香回阳膏外敷。

（二）西医治疗

1. 血浆过滤   通过血浆交换过滤借以去除免疫球蛋白或免疫复合体，达到迅速减少循环性冷球蛋白的目的，从而可迅速缓解急性寒冷诱发的症状，用于有严重 Raynaud 现象，远端坏死或肾脏、中枢神经系统有累及时，方法为每天过滤血浆 400～600 mL，直到出现持续的临床改善，一般 2～4 周，之后每周 2 次直到冷球蛋白水平维持在稳定的低水平。

2. 免疫抑制药   常用的是一些烷化剂，如苯丁酸氮芥 2 mg，每天 2 次；环磷酰胺 50 mg，每天 3 次，左旋苯丙氨酸氮芥，每天 0.25 mg/kg。尚可应用长春新碱 2 mg 静脉注射，每周 1 次。这些化学药物的作用在于通过对分裂细胞的毒性作用，维持循环冷球蛋白的水平不使其升高。

3. 其他   泼尼松 30～45 mg/d，在控制发热、皮损、关节痛中可有不同程度的疗效，但不影响循环性冷球蛋白水平及肾或神经系统疾病的进展。羟基氯喹偶见效。青霉胺是一种巯基抑制剂，能使免疫球蛋白中的二硫键断裂，从而使 IgM 解聚，并影响到免疫球蛋白的合成，但临床应用中所报道的疗效尚不肯定。

（三）中西医结合治疗思路

本病病因复杂，难以治愈，以改善症状为主要目的，明确诊断后以西医治疗为主，以皮肤表现为主，无明确肾脏损害时可配合中医辨证治疗。

【临床研究进展】

近年发现在 90% 的 Ⅱ 型和 Ⅲ 型冷球蛋白血症中发现 HCV 感染，它可能是引起本病的启动因子，并对免疫系统发生慢性刺激，因此治疗首先必须根除 HCV 感染。可单用干扰素 α 或与利巴韦林联用，近来还有报道抗 CD20 抗体成功治疗了与 HCV 相关的冷球蛋白血症病例。

【预防与调摄】

1. 生活规律，加强锻炼，增强体质。

2. 注意保暖，避免受凉。

3. 避免长时间行走站立。

【参考文献】

[1] 吴朝，霍娜，李俊，等. 丙型肝炎病毒相关的混合性冷球蛋白血症性血管炎 1 例 [J]. 中华肝脏病杂志，2016, 24(7): 539-540.

[2] 赵辨. 中国临床皮肤病学 [M].2 版. 南京：江苏凤凰科学技术出版社，2017.

[3] 中华人民共和国卫生部. 中药新药临床研究指导原则：第三辑 [S], 1997.

[4] 张绪仓. 阳和汤配合西药治疗冷球蛋白血症股臀皮肤血管炎 82 例 [J]. 陕西中医，2008, 29(10): 1327-1328.

（黄咏梅）

第十五节　恶性萎缩性丘疹病

恶性萎缩性丘疹病（malignant atrophic papulosis）又名 Degos 病（Degos'disease）、Kohlmeier-Degos 病（Kohlmeier-Degos'diseae）、致死性皮肤和胃肠道小动脉栓塞症（lethal cutaneous and gastrointestinal anteriolar thrombosis），为由于小、中动脉闭塞引起的进行性血管病或血管内皮炎，是一种致死性皮肤肠道闭塞性动脉炎综合征。

【病因及发病机制】

病因不明，可能与凝血异常、纤维溶解抑制功能异常、自身免疫及病毒感染有关。

【临床表现】

开始为淡红色斑，很快形成小的红色圆形、光滑、坚实的半球形丘疹，丘疹通常直径 5 mm，有时可达 15 mm。丘疹很快变平、坏死，中心凹陷呈脐窝状，形成不规则的斑片，损害一般不超过 10 mm×3 mm。或有时中央有溃疡、坏死。损害中央显示出具有特征性的瓷白色萎缩，上可覆非黏着性的鳞屑性痂，周围有 1～2 mm 宽的玫瑰红色或紫色的充血圈，或有细小的毛细血管扩张，最后发生萎缩，周围留下线状边缘。皮损无自觉症状。主要发生于躯干及四肢近端，也可发生于阴茎。一般不发生于掌跖、面部、头皮。极少数可有胃肠道症状，出现在皮肤症状之前。（各图 15-15-1）

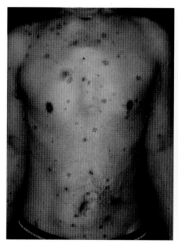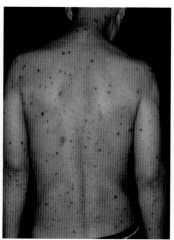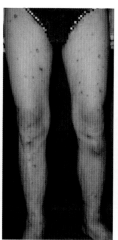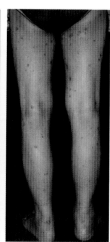

各图 15-15-1　恶性萎缩性丘疹病
（第四军医大学西京皮肤医院　供图）

最常累及的系统是胃肠道（60%）和中枢神经系统。缺血性梗死发生于肠道可有急腹症的症状，而多发性肠穿孔所致的暴发性腹膜炎可引起死亡，是本病常见的死亡原因。22% 病例可累及神经系统，发生脑梗死、脊髓梗死和外周神经病变等。

还可发生眼部损害，如巩膜外层炎、睑下垂、复视、眼球震颤等。

临床可分为两型：①系统型或恶性型，可导致死亡，有累及不同器官的多发性血栓性梗塞性损害。②皮肤型或良性型，有特征性皮肤损害，但无系统累及的证据。

【组织病理】

本病累及细小动脉。早期皮损浅深层血管、神经和皮肤附件周围慢性炎细胞浸润，可有中性粒细胞，真皮深部血管内皮细胞增生、内膜增厚，伴血栓形成，血管壁可有纤维素样坏死；充分发育的损害中央可见胶原组织成楔形变性，其下方可见闭塞的细小动脉，附件周 2 围有中性粒细胞和嗜酸性粒细胞浸润，血管周围有密集的淋巴细胞浸润，上方表皮坏死；后期损害。在真皮楔形硬化的区域内可见大量黏蛋白沉积，浸润细胞极少，皮肤附件消失，表皮萎缩。

【诊断与鉴别诊断】

1. 诊断　根据皮损主要位于躯干及四肢近端，早期丘疹中央见淡蓝或黑色，后期损害见瓷白色瘢痕，即应考虑本病，结合组织病理，中央硬化性或渐进性坏死区，其基底部有闭塞的小动脉等特点进行诊断。

2. 鉴别诊断　本病可与下列疾病进行鉴别：

（1）皮肤变应性血管炎：皮疹呈多样性，包括红斑、丘疹、风团、紫癜、水疱、大疱、脓疱、血疱、斑块、浅表小结节、坏死、溃疡等损害。

（2）急性痘疮样苔藓样糠疹：是一种起病急，好发于儿童和青少年，皮疹为鳞屑性红斑、丘疹、丘疱疹、坏死溃疡和结痂等多形性损害，愈后可留下痘疮样瘢痕为特征的自限性疾病。

【治疗】

糖皮质激素一般无效，对神经系统症状有部分疗效。阿司匹林、双嘧达莫、抗凝治疗可能有效，Degos 报道肝素对部分病例短期有效。也可用抗血小板药物、纤溶药物。也有试用华法林、右旋糖酐、氯喹、免疫抑制药、血浆置换等方法。

对肠穿孔应进行外科手术。

【临床研究进展】

近年研究发现，干扰素（IFN）- α 和 C5 b-9 在恶性萎缩性丘疹病患者内皮细胞高表达，并认为抑制 C5 或者 IFN-α 可能有助于治疗。几乎所有的 Degos 病例中，皮损免疫组化显示，血管周围有特征性 C5 b-9 的沉积。C5 b-9 可作用于血管内膜靶细胞，并完全激活和促进内膜细胞的凋亡，这在 Degos 病的皮肤发病和皮肤外并发症发展中也发挥重要作用。

【参考文献】

[1] 韩大伟，王涛，刘跃华. 恶性萎缩性丘疹病的研究进展 [J]. 国际皮肤性病学杂志，2016, 42(5): 413-416.

[2] 于敏，栗玉珍. 恶性萎缩性丘疹病的研究进展 [J]. 疑难病杂志，2016, 15(9): 986-989.

（黄咏梅）

第十六节　色素性紫癜性皮病

色素性紫癜性皮病（pigmented purpuric dermatosis）又称色素性紫癜性皮疹，毛细血管炎。这是一组紫癜性皮肤病。本病与中医文献记载的"血疳"相似。

【病因及发病机制】

《医宗金鉴》"血疳"记载"此症由风热闭塞腠理而成。形如紫疥，痛痒时作"。多因内有蕴热，外受风邪，风热闭塞腠理，热伤血络，迫血妄行，溢于脉外，而见发斑。日久耗血伤阴，肌肤失养则皮肤粗糙作痒。

本病病因不明。属淋巴细胞围管性毛细血管炎。重力和静脉压升高是重要的局部诱发因素。运动可能是激发因素。有人认为毛细血管扩张性环状紫癜可能是某些全身性疾病的一种表现，但大多数本病患者均健康。血管周围浸润的淋巴细胞 $CD4^+$ 与 $CD1a^+$ 的朗格汉斯细胞接触，提示为细胞介导的免疫反应，未发现有免疫复合物的沉积。本病偶可由药物或食物添加剂引起，如止痛药、抗抑郁药等。

【临床表现】

1. 进行性色素性紫癜性皮病　本病以青壮年男性多见，但也可发生于包括儿童在内的任何年龄。极少数病例具有家族性发病。初起为群集的针尖大小红色瘀点，后密集成形态不规则的斑片，并逐渐向外扩展，中心部由于含铁血黄素的沉积逐渐转变为棕褐色，但新的瘀点不断发生，散在于陈旧皮损内或其边缘，呈辣椒粉样小点，此为本组疾病的特点。

2. 色素性紫癜性苔藓样皮病／皮炎　为细小铁锈色苔藓样丘疹，伴有色素性损害，可融合成境界不清的含有不同颜色丘疹的斑块。好发于小腿，亦有发生于大腿及躯干下部者。多见于 40～60 岁。尤以男性为多。本病与进行性色素性紫癜性皮病的不同之处是皮损的分布和出现苔藓样的丘疹，本病的丘疹常群集形成斑块。本病可合并有卟啉症，类似的损害亦可发生于口腔黏膜。

3. 毛细血管扩张性环状紫癜　又称 Majocchi 病。本病可发生于任何年龄，男女均可，但以青春期及青壮年多见。极少数病例可有家族内发病。初起呈紫红色环状斑疹，直径 1～3 cm，斑疹中出现点状暗红色毛细血管扩张或胡椒粉样小点。皮损由于含铁血黄素沉积而可呈紫色、黄色或褐色。有些皮损中央可有轻度萎缩。单个损害持续数月或数月不变，或中心逐渐消失，边缘缓慢地向四周扩展形成环状、半环状、弧形或同心圆样损害，有中央轻微萎缩的现象。有时陈旧的皮疹消失，而邻近又出现新的皮疹。皮疹数不定，几个或甚多。开始时对称发生于小腿，然

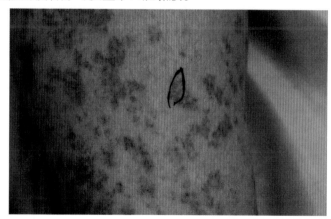

各图 15-16-1　色素性紫癜性皮病
（上海市皮肤病医院　刘业强　供图）

后向上发展至大腿，并可延至臀部、躯干和上肢。患者无静脉淤积现象，无自觉症状。由于皮疹的反复发生，病程可达数年，有自愈倾向。皮损无自觉症状。（各图 15-16-1）

【组织病理】

早期真皮上部和真皮乳头内毛细血管内皮细胞肿胀，管腔变窄，毛细血管周围有大量淋巴细胞、组织细胞，偶有少量中性粒细胞浸润，有红细胞外溢。浸润细胞可侵及表皮，棘细胞层轻度海绵形成及散在的角化不全。陈旧损害炎症浸润不如早期明显，见毛细血管管腔扩张，内皮细胞增殖，不再有红细胞外溢，但常见有不同量的含铁血黄素。

【诊断与鉴别诊断】

1. 诊断　根据上述临床表现，可以确诊。

2. 鉴别诊断　本病可与下列疾病进行鉴别：

（1）过敏性紫癜：侵犯皮肤或其他器官的毛细血管及毛细血管后静脉的一种过敏性小血管炎。最早描述为具有四联症状：间隙性发作的可触及性非血小板减少性紫癜、关节炎、胃肠道累及和肾小球受累。

（2）特发性血小板减少性紫癜：是由免疫机制引起的血小板被破坏过多和巨核细胞生成血小板减少所致的皮肤黏膜及内脏出血性疾病。皮肤和黏膜发生广泛，严重的出现群集瘀点、大片瘀斑，甚至血肿，于碰撞部位更多见，任何器官均可出血。

（3）淤积性皮炎：好发于静脉曲张者小腿胫前的下1/3处及两踝附近，亦可累及足背，可呈现急性、亚急性或慢性湿疹表现，病情顽固，因处置不当或继发感染加剧病情，严重时可诱发自身敏感性皮炎。

【治疗】

（一）中医治疗

1. 分型论治

（1）血热生风证：

主症：起病迅速，皮疹为针头至粟粒大小的圆形或多角形丘疹，颜色鲜红，对称分布，瘙痒明显。舌质淡，苔薄黄，脉弦数。

治法：凉血祛风，和营活血。

方药：四物消风散加减。瘙痒重加白蒺藜，热象明显加牡丹皮、紫草。

（2）血热生瘀证：

主症：皮疹以红色或紫红色丘疹和斑丘疹为主，有灼热感，渐转为暗棕色，或伴有瘙痒。舌质红或紫，苔黄，脉弦数。

治法：清热凉血，活血化瘀。

方药：凉血五根汤加减。热象明显加生地黄，皮损色紫加红花、当归，瘙痒明显加白鲜皮、荆芥。

（3）血燥伤阴证：

主症：病程较长，皮损部位色素沉着，粗糙、干燥、脱屑，或丘疹密集粗厚而瘙痒，口干、唇燥；舌质红，少苔，脉细数或涩。

治法：养血润燥，滋阴生津。

方药：养血润肤饮加减。口干多饮者加玄参、白芍，色素沉着明显者加丹参。

2. 外治法　透骨草、仙鹤草、蒲公英、石菖蒲、红花、黄柏、大黄各30 g，水煎成2000 mL，外洗患处。

（二）西医治疗

1. 可单纯穿弹力袜，内服维生素C、芦丁，外用糖皮质激素制剂，主要用于瘙痒病例，也可应用活血化瘀类中药。

2. 化学疗法（PUVA）治疗进行性色素性紫癜性皮病和色素性紫癜性苔藓样皮病有效。

（三）中西医结合治疗思路

本病多呈慢性病程，多对症治疗，临床中亦可见病情持续进展或复发病例，且伴有明显瘙痒者，此时可以中医内服治疗为主，可适当配合抗组胺药物止痒，疗效确切。

【临床研究进展】

有文献报道，27例患者中男女比例为1.7∶1，15例（55.56%）合并有基础疾病，18例（66.67%）皮损位于双下肢，6例患者（22.22%）累及四肢，臀部和躯干，糖皮质激素、雷公藤多苷、沙利度胺、氨苯砜等不同药物联合治疗后21例患者皮损消退，6例患者皮损大部分消退。其中19例患者出现反复复发。另有文献提示，观察肝素钠乳膏（海普林）治疗进行性色素性紫癜性皮病，方法采用随机对照观察方法对 478 例进行性色素性紫癜性皮病和 207 例色素性紫癜性苔藓样皮炎患者应用肝素钠乳膏外涂患处，同时配合内服药物治疗，并与单纯应用内服药物治疗对照。结果：进行性色素性紫癜性皮病对照组有效率为 43.91%，治疗组有效率为 79.44%，差异有显著性；色素性紫癜性苔藓样皮炎对照组有效率为 32.00%，治疗组为 73.83%，差异有显著性。结论：肝素钠乳膏可以作为糖皮质激素替代制剂治疗色素性紫癜性皮肤病。

【预防与调摄】

1. 生活规律，适当运动，加强护肤。
2. 避免饮酒及食用辛辣刺激食物。
3. 避免搔抓、热水烫洗患处。
4. 避免外用刺激性强的药物。

【医家经验与争鸣】

赵炳南、张志礼认为本病由风热闭塞腠理而成。"形如紫疥，痛痒时作。"多因内有蕴热，外受风邪，风热闭塞腠理，热伤血络，迫血妄行，溢于脉外，而见发斑。日久耗血伤阴，肌肤失养则皮肤粗糙作痒。治疗以清热凉血，活血消斑为原则。用紫草根、茜草根、板蓝根、白茅根、生地黄、牡丹皮凉血清热；丹参、赤芍、红花、鸡血藤活血通络；当归、白芍养血补血。

顾伯华认为中医一般分为 2 型，即血热及气虚。血热者，素体热盛，或感受湿热之邪，热邪迫血妄行，溢于脉外发于皮下而成紫斑；气虚者乃脾胃气虚，中气不足，血失统摄之权，血无以固藏，溢于脉外成为紫斑。

【参考文献】

[1] 范瑞强，邓炳戌，杨志波. 中医皮肤性病学 [M]. 北京：科学技术文献出版社，2010.

[2] 李红霞，王跃进. 进行性色素性紫癜性皮病 27 例临床分析 [J]. 中国皮肤性病学杂志，2011, 25(6): 448-449.

[3] 胡刚，冯捷，马慧群，等. 肝素钠软膏（海普林）治疗色素性紫癜性皮肤病疗效观察 [J]. 中国皮肤性病学杂志，2007(27): 1.

（黄咏梅）

第十七节　嗜酸性蜂窝织炎

嗜酸性蜂窝织炎（eosinophilic cellulitis）是皮损类似急性蜂窝织炎，病理有明显嗜酸性粒细胞浸润、组织水肿和火焰现象的综合征，是一种少见的嗜酸性细胞增多性疾病。发病无性别及种族差异，成人多见，少见于儿童及新生儿。

【病因及发病机制】

现代医学病因尚不明确，可能为对一些抗原的超敏反应引起的特发性皮肤改变，其抗原可能包含细菌、病毒、真菌、寄生虫、虫咬、药物等。

【临床表现】

本病特征为四肢和躯干蜂窝织样水肿性红斑或风团样皮损，伴瘙痒，反复发作。初期皮损见于四肢或躯干部，单个或多个小片红斑，很快发展为大片红色斑块，境界多较清楚，伴痒或微痛。在 2 ~ 3 天内，迅速扩展至整个肢体，偶有水疱、大疱等，严重者皮肤继发细菌性蜂窝织炎样损害，伴疼痛，抗生素治疗无反应。晚期表现为真皮内或皮下浸润性肉芽肿样肿块或结节，红斑消退，部分斑块在消退前有绿色改变。中央可消退，边缘为玫瑰红色或紫色，可有环状斑块。有时也可类似硬皮病样外观（各图15-17-1）。一般持续时间为3～6周，肿块消退后常可遗留硬节及皮肤萎缩，常不留瘢痕。本病一般全身状况不受影响，可伴有发热、关节痛等系统症状。可自然消退，但常反复发作。病程可持续数周至数年。

本病皮损偶可发生于面部，亦有报道皮损沿Blaschko线分布。

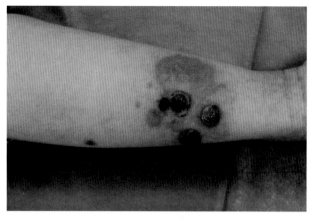

各图 15-17-1　嗜酸性蜂窝织炎
（上海市皮肤病医院　刘业强　供图）

【组织病理】

典型的组织病理表现为真皮水肿，伴有明显的嗜酸性粒细胞浸润，可以看到嗜酸性颗粒状物质黏附在胶原上，形成所谓的"火焰征"。

按病情进展组织病理可有3期。①急性期：真皮水肿，偶见表皮下水疱，真皮全层密集嗜酸性粒细胞，混有淋巴、组织细胞浸润，炎细胞的浸润也可仅在血管周围。②亚急性期：真皮有弥漫性组织细胞及嗜酸性粒细胞浸润，嗜酸性细胞及大量嗜酸性颗粒附着于胶原素，形成斑块状浸润，即形成"火焰征"。③消退期："火焰征"持续存在，异物巨细胞、组织细胞等呈栅栏状围绕在"火焰"周围。

【诊断与鉴别诊断】

1. 诊断

（1）四肢和躯干瘙痒性蜂窝织样水肿性红斑或风团样皮损，反复发作。

（2）病理象：皮损活检有明显嗜酸性粒细胞浸润、组织水肿和火焰样图像。

（3）血及骨髓中嗜酸性粒细胞增多，红细胞沉降率及白细胞计数一般正常。

2. 鉴别诊断　本病可与下列疾病进行鉴别：

（1）蜂窝织炎　蜂窝织炎皮损一般有红肿压痛，常常伴有高热，外周血中性粒细胞增高，组织病理学显示皮下脂肪中大量中性粒细胞浸润，抗生素治疗有效。

（2）荨麻疹性血管炎　荨麻疹性血管炎常常伴有补体减少和肾脏受累，组织病理学改变可见白细胞碎裂性血管炎。

【治疗】

1. 系统性糖皮质激素治疗有效，且目前认为糖皮质激素系统治疗是本病的一线治疗方案，口服泼尼松每天20～30 mg，可使皮损在几周内消退。亦有仅外用糖皮质激素有效的报道。

2. 其余也有报道用羟嗪、泼尼松治疗无效后，用氨苯砜治疗有效；也有报道用多西环素治疗有效。

【预防与调摄】

本病皮损表现不典型，若皮损类似蜂窝织炎，予抗生素治疗效果欠佳，且病情反复者，需引起警惕，考虑为嗜酸性蜂窝织炎，进一步检查以明确诊断，早诊断早治疗。

【临床研究进展】

其他有效的治疗方法包括口服抗组胺药、中波紫外线（UVB）或补骨脂素长波紫外线（PUVA）也可能有效，部分顽固病例口服小剂量环孢素、他克莫司治疗获愈。本例患者皮损表现为疱壁较厚的脓疱，质硬，属于中医的"痈疽"病，由于其颜色暗红发紫，皮温不高，无明显自觉症状，辨证为阴毒。治疗原则拟温经活血散结、清热利湿解毒之法，予以四妙勇安汤与阳和汤加减治疗，并口服小剂量糖皮质激素，取得了比较理想的疗效，也体现了中医辨证治疗皮肤疑难杂症的优势。

【参考文献】

[1] 赵辨. 中国临床皮肤病学 [M]. 南京：江苏凤凰科学技术出版社，2010.

[2] OHTSUKA T. Oral tacrolimus treatment for refractory eosinoph ilic cellulitis[J]. Clin Exp Dermatol, 2009, 34(8): e597-598.

[3] 刘瓦利, 杨蓓蓓, 李理, 等. 嗜酸性蜂窝织炎一例 [J]. 实用皮肤病学杂志, 2013, 6(06): 362-363.

（刘　毅）

第十八节　变应性肉芽肿病

变应性肉芽肿病（allergic granulomatosis）又称变应性肉芽肿病伴血管炎（Churg-strauss 综合征），是一种初发哮喘、发热、外周血嗜酸性粒细胞增高和伴有血管外肉芽肿改变的罕见的累及多系统的坏死性血管炎，大部分病例可出现皮肤损害，表现为可触及的紫癜、血疱、坏死性网状青斑、浸润性结节、无痛性丘疹、游走性红斑、风团样皮损、溃疡等。皮损往往成批出现，自行复发和缓解。此病可出现在各年龄段，但大多为中青年成人，男性稍多于女性。

【病因及发病机制】

病因尚不明确，有报道预防接种（乙肝疫苗）、脱敏和突然停用糖皮质激素可能与该病的发作有关。发病机制不明确，曾认为免疫复合物的沉积可能是引起本病的机制，现在认为 Th2 反应介导的嗜酸性粒细胞是引起本病的效应细胞。同其他 ANCA 相关性血管炎一样，人们怀疑 ANCAs 在 Churg-Strauss 综合征的发病机制中起作用，但其确切机制、触发因素仍不清楚，一项研究发现，尽管 ANCA 滴度与疾病活动性的相关性极差，但 ANCA 消失可反映疾病缺乏活动性。

【临床表现】

哮喘和坏死性血管炎总是存在。一般最初发生哮喘、嗜酸性粒细胞增高、轻度发热，经过数月或数年发生弥漫性血管炎。40%～70% 的患者有皮肤损害，包括瘀点、瘀斑、丘疹、水疱、红斑、荨麻疹样皮疹、溃疡，皮肤坏死和大疱相对少见，偶可见下肢网状青斑、触痛性结节。上呼吸道受累常见表现为过敏性鼻炎，有时伴鼻窦炎、鼻息肉。肺部损害，胸片常有肺部受累，表现短暂的片状浸润、散在结节或弥漫性间质性疾病，支气管肺泡灌洗显示肺泡嗜酸性粒细胞增多，部分患者胸腔积液富含嗜酸性粒细胞。除肺部损伤外，系统受累常侵犯心脏、神经系统、肠道和肾脏。心脏受累引起的充血性心力衰竭是最常见的死亡原因。

【组织病理】

表现为小血管的血管炎，不仅累及浅表细小静脉，也累及较深、较大血管。其共同特征为血管外肉芽肿形成；其余可表现为内脏和皮肤组织内大量弥漫性嗜酸性粒细胞浸润，有上皮样细胞、巨细胞与浆细胞的浸润；小动脉、小静脉的坏死性血管炎。皮损可出现以上所有改变，但也可不同时出现以上表现。肉芽肿改变中含有嗜酸性粒细胞和中性粒细胞浸润伴白细胞碎裂，纤维素样坏死。血管内无或极少有免疫复合物的沉积。

【诊断与鉴别诊断】

1. 诊断　诊断需要根据临床表现、实验室检查、组织病理学改变和胸部 X 线检查等综合判断。1990 年美国风湿病学会提出了诊断依据：①哮喘。②嗜酸性粒细胞增多＞10%。③单发或多发神经病变。④非固定性肺浸润。⑤鼻窦异常。⑥血管外嗜酸性粒细胞，血管外肉芽肿。符合上述 6 条中的 4 条可诊断，此标准做出诊断的敏感性为 85%，特异性为 99.7%。

2. 鉴别诊断　本病可与下列疾病进行鉴别：

（1）结节性多动脉炎：均可出现有哮喘，但多结节性多动脉炎主要累及中小动脉，浸润的炎症细胞以中性粒细胞为主，而变应性肉芽肿病主要累及小动脉和静脉，浸润的炎症细胞以嗜酸性粒细胞为主。

（2）韦格纳肉芽肿病：患者表现为上呼吸道溃疡增生性病变、胸痛和咯血，而不是哮喘，且少见嗜酸性粒细胞显著增多。

【治疗】

单用糖皮质激素治疗有效，90% 的病例可得到缓解；对于顽固病例可加用细胞毒药物治疗。可单用环磷酰胺或与糖皮质激素联合治疗。也有报道用 IFN-α 治疗有效。

【预防与调摄】

本病临床表现多样、多变，早期可能和很多疾病相似，容易误诊误治，故应加强对本病的认识，早诊断明确，及早选择正确治疗方法。

【临床研究进展】

该病临床少见，国外报道其发病率为 2.2～6.8/ 百万。目前糖皮质激素系统治疗仍为治疗的首选，当激素治疗效果不良、或有危及生命的并发症时，可加用环磷酰胺等免疫抑制药，也可考虑联合静脉滴注丙种球蛋白治疗。有报道 1 例慢性反复发作性皮肤水疱的变应性肉芽肿患者，口服泼尼松 50 mg，每天 1 次及静脉滴注环磷酰胺 400 mg，1 次 /2 周，冲击治疗，控制原发病；加控制哮喘的药物，1 个月后哮喘控制，皮损好转，疗效良好。

【参考文献】

[1] 赵辨. 中国临床皮肤病学 [M]. 南京：江苏凤凰科学技术出版社，2010.

[2] JEAN L BOLOGNIA, JOSEPH L JORIZZO, RONALD P RAPINI. 皮肤病学 [M]. 2 版. 朱学骏，王宝玺，孙建方，等译. 北京：北京大学医学出版社，2015.

[3] ORMEROD A S, COOK M C. Epidemiology of primary systemic vaseulitis in the australian capital territory and south-eastern new south wales[J]. Intern Med J, 2008, 38 (11) : 816-823.

[4] OZAKI Y, TANAKA A, SHIMAMOTO K, et al. Effective intravenous immunoglobulin therapy for Churg-Strauss syndrome (allergic granulomatous angiitis) complicated by neuropathy of the eighth cranial nerve: a case report[J]. J Med Case Rep, 2012, 6 (1) : 310.

[5] 王芳，柯宜均，马晓蕾，等. 表现为慢性反复发作性皮肤水疱的变应性肉芽肿病 1 例 [J]. 中国皮肤性病学杂志，2013, 27(09): 925-926.

（刘　毅）

第十九节　结节性红斑

结节性红斑（erythema nodosum）是一种具有自限性的炎症性脂膜炎。其临床特征表现为下肢伸侧散在疼痛性红斑、结节，结节多略高于皮面，皮肤表面光滑紧张，颜色鲜红至紫红色或黄色，大小不等，多在春秋季节发病，多见于中青年女性。中医称为"瓜藤缠"，《医宗金鉴·外科心法要诀》："此证生于腿胫，流行不定，或发一二处，疮顶形似牛眼，根脚漫肿，轻则色紫，重则色黑……若绕胫而发，即名瓜藤缠，结核数枚，日久肿痛。"

【病因及发病机制】

中医学认为本病主要是由于素有蕴湿，湿郁化热，湿热下注，壅结于血脉肌肤、经络而发，气血凝滞而致；或体虚之人，气血不足，卫外不固，感寒湿之邪，寒湿凝结阻滞血脉，气血瘀滞而成。

现代医学认为其发病与多种因素有关，主要与感染、药物、雌激素、其他疾病等相关，最常见的促发因素为链球菌性咽炎、药物（尤其是口服避孕药）、结节病。其确切的病机仍不清楚，因病理变化中主要以淋巴细胞浸润为主，故认为其发生可能是机体对某些病原微生物（细菌、真菌）抗原的一种迟发性过敏反应，但也有认为是一种免疫球蛋白沉积于脂肪间隔内的小静脉所致的免疫复合物疾病。

【临床表现】

1. 急性结节性红斑　突然发生对称分布的红色疼痛性结节，常发生于双侧小腿胫前、膝部、踝部，也可发于下肢其他部位，很少侵及上肢、面部等身体其他部位，结节略高于皮面，皮肤表面光滑紧张，周围水肿，直径 1～10 cm，2～50 个以上，有压痛，颜色鲜红，数天后红斑结节常变扁平，第 2 周表面颜色由鲜红变暗紫红色，呈瘀斑样，最后变为黄色。皮损经数周后可自然消退，不发生溃疡、瘢痕及萎缩，常反复发作。病初常有前驱症状：乏力、头痛、低热伴肌痛、关节酸痛及全身不适。

2. 慢性结节性红斑　即迁移性结节性红斑，多发于妇女小腿的结节性损害，初起为孤立的真皮深部或皮下结节，可逐渐增多，损害常单侧发生，多发于小腿下侧缘，亦可发生于腓肠肌部、大腿、臀部。持续时间长，结节可数月不消退，病程可持续数年。结节有轻度压痛或无疼痛，不发生溃疡、瘢痕等，可伴关节痛，一般无其他系统症状。（各图 15-19-1）

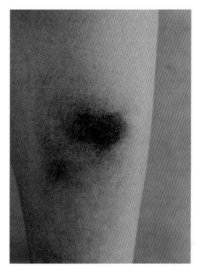

各图 15-19-1　结节性红斑
（上海市皮肤病医院　刘业强　供图）

【组织病理】

其组织病理特点为脂肪小叶间隔型脂膜炎。急性结节性红斑早期，表现为脂肪间隔水肿，有淋巴细胞浸润，伴有中性粒细胞和少许组织细胞。脂肪间隔内的中小血管，管壁不同程度水肿，内膜增生，管腔可部分闭塞。间隔内浸润细胞以淋巴细胞、组织细胞为主，可见 Miescher 结节（组织细胞围绕细小静脉或卫星形裂隙周围呈放射状排列），是结节性红斑病理上的特征性表现。陈旧性损害表现为脂肪间隔增宽及间隔周围纤维化和脂肪萎缩。慢性结节性红斑病理类似于急性结节性红斑后期。

【诊断与鉴别诊断】

1. 诊断

（1）春秋季好发，多见于中青年女性，病程有自限性。

（2）好发于下肢伸侧，很少侵及上臂、面颈部，常对称分布。

（3）皮损表现为疼痛性红斑、结节。

2. 鉴别诊断　本病可与下列疾病进行鉴别：

（1）硬红斑：多发生于小腿屈面，豌豆到指头大小的深在硬结，初起时皮肤表面可无任何改变，轻微疼痛，可破溃；组织病理有结核样结构。

（2）变应性血管炎：好发于下肢，皮损常有水疱、血疱、坏死、结节、紫癜、溃疡。

（3）结节性脂膜炎：多发于腹部、臀部，发疹时全身症状明显，结节可坏死破溃，流出油状液体，遗留下皮下萎缩；病理组织有特异变化。

【治疗】

（一）中医治疗

1. 分型论治

（1）湿热蕴结证：

主症：起病急促，双小腿结节鲜红，自觉灼热，疼痛明显；伴发热、咽痛、肌肉关节疼痛，小便黄赤，口干口苦。舌红苔黄，脉浮数或滑数。

治法：清热利湿，疏经通络。

方药：萆解渗湿汤加减。

（2）气滞血瘀证：

主症：病程日久未愈，结节逐渐成紫红色或暗红色，疼痛或压痛明显，硬度增加；伴口干口苦，大便秘结。舌红或紫红有瘀点，苔薄黄，脉涩。

治法：行气活血，散瘀化结。

方药：桃红四物汤加减。

（3）脾虚血瘀证：

主症：双小腿结节暗红不鲜或淡红，反复发作，日久不愈，双足浮肿，倦怠乏力，纳少，大便溏稀。舌苔淡白，脉细弱。

治法：健脾利湿，化瘀散结。

方药：北芪化瘀汤。

（4）肝肾不足证：

主症：双下肢结节淡红，或暗红，病程日久；伴头晕乏力，腰膝酸软，五心烦热。舌淡或绛，脉细数无力。

治法：滋阴养肝，活血散结。

方药：秦艽鳖甲汤。

2. 内服中成药

（1）龙胆泻肝胶囊：清肝胆，利湿热。适用于湿热蕴结证。

（2）复方丹参片、血府逐瘀片、小金胶囊：活血化瘀，理气止痛。适用于气滞血瘀证。

（3）六味地黄丸：滋阴补肾。适用于肝肾不足证。

3. 外治

（1）局部红肿热痛者外用芙蓉膏，每天 3 次。

（2）皮损暗红、灼热不明显者外用紫草消肿膏，每天 3 次。

（3）玉露膏外搽，每天 3 次。

（4）针刺疗法：取足三里、阳陵泉、三阴交、昆仑，实证用泻法，虚证用补法，每天 1 次或隔天 1 次。

（二）西医治疗

1. 局部治疗　对症处理、湿敷。

2. 系统治疗　急性期有明显感染者，可使用抗生素治疗；疼痛严重者可口服止痛药或非甾体抗炎药，如吲哚美辛、双氯芬酸钠等；或碘化钾治疗，剂量 $300 \sim 900$ mg/d，因可引起甲状腺功能减退，症状控制后，应逐渐减量停用。

3. 物理治疗　穿弹力袜。

（三）中西医结合治疗思路

本病西医认为有自限性，多对症治疗，临床中亦可见病情持续进展或复发病例，且伴有明显疼痛者，此时可以中医治疗为主，适当配合西药止痛，疗效较好。

【预防与调摄】

1. 积极寻找病因，若有感染者，可对感染病灶进行及时治疗。

2. 急性期尽量卧床休息，抬高患肢，以减轻局部肿痛。

3. 忌食辛辣、醇酒之物。

4. 避免受寒及过度劳累，或激烈体育活动。

【临床研究进展】

有文献研究结节性红斑患者与健康对照人群外周血单核细胞中 Toll 样受体 9（TLR9）和核因子 - κ B（NF-κB）的表达情况，并分析其在结节性红斑中的临床意义。结节性红斑患者 52 例作为疾病组；健康体检者 41 名作为对照组。采用实时荧光定量聚合酶链反应检测外周血单核细胞中 TLR9 和 NF-κB 的 mRNA 水平。结果显示疾病组外周血中 TLR9 mRNA 水平较对照组明显降低，差异有高度统计学意义（$P < 0.01$），疾病组 NF-κB mRNA 水平较对照组明显升高，差异有高度统计学意义（$P < 0.01$）。疾病组中 TLR9 与 NF-κB 的 mRNA 水平存在线性正相关关系（$r=0.89$，$P < 0.01$）。结论表示与正常人群相比，结节性红斑患者 TLR9 mRNA 水平明显降低，NF-κB mRNA 水平明显升高，提示 TLR9 和 NF-κB 可能参与了结节性红斑的发病过程。

有文献报道桂枝芍药知母汤治疗寒湿入络型结节性红斑疗效显著，可有效缓解寒湿入络型结节性红斑的疼痛，促进红斑的消退，疗效显著，值得临床推广应用。

【医家经验与争鸣】

赵炳南认为本病多因湿热下注，滞凝气血，气血运行不畅，经络阻滞而致。所以治疗原则以清热除湿、活血破瘀、软坚散结为主。多应用其经验方治疗（鬼箭羽 15 g，丹参 15 g，牡丹皮 10 g，三棱 10 g，莪术 10 g，木瓜 12 g，防己 10 g，厚朴 8 g，伸筋草 15 g，红花 6 g，鸡血藤 15 g），热甚者加紫草、茜草、忍冬藤；结节坚实者加土贝母、夏枯草；热甚伤阴者加玄参、生地黄、白芍。

朱仁康认为本病由于湿热下注于血脉经络之中，致气血运行不畅，气滞则血瘀，瘀阻经络，不通则痛，瘀乃有形之物，因此结节如梅核。结节新起鲜红，热甚则灼热而肿，湿甚则足踝浮肿，瘀久则结节趋于暗紫。治疗本病应多从血分来考虑用药，治宜通络祛瘀、行气活血，予通络活血方（当归尾、赤芍、桃仁、红花、泽兰、茜草、青皮、香附、王不留行、地龙、牛膝各 9 g，水煎服）。加减法：①结节初起，鲜红赤肿，小便黄，大便秘，舌质红，脉滑数，加生地黄、牡丹皮、大青叶、金银花以凉血清热。②斑块大，色紫暗，舌质淡，脉细滑，加麻黄、桂枝以温经通络；久而不散者加炙穿山甲、海藻、山慈菇以软坚散结；溃而难敛者加党参、炙黄芪、熟地黄以培补气血。③足踝浮肿，久而不消者，宜重用黄芪、防己、陈皮以利水行气。④关节酸痛加威灵仙、秦艽、木瓜以祛风胜湿。

【参考文献】

[1] 赵辨. 中国临床皮肤病学 [M]. 南京：江苏凤凰科学技术出版社，2010.

[2] 范瑞强，邓丙戌，杨志波. 中医皮肤性病学：临床版 [M]. 北京：科学技术文献出版社，2010.

[3] 杨宪鲁，王海燕，汤华，等. 结节性红斑患者外周血单核细胞 Toll 样受体 9 和 NF-κB 的表达和意义 [J]. 中国医药导报，2018，15(26): 106-108.

[4] 刘拥军，房树新，周婧. 加味桂枝芍药知母汤治疗寒湿入络型结节性红斑疗效观察 [J]. 中国烧伤创疡杂志，2018，30(06): 418-421.

[5] 中国中医研究院广安门医院. 朱仁康临床经验集：皮肤外科 [M]. 北京：人民卫生出版社，2005.

[6] 北京中医医院. 赵炳南临床经验集 [M]. 北京：人民卫生出版社，2006.

（刘　毅）

第二十节　硬化性脂膜炎

硬化性脂膜炎（sclerosing panniculitis）又称脂肪皮肤硬化症（lipodermatosclerosis）、皮肤脂肪硬化症（dermatoliposclerosis）、硬皮病样皮下组织炎（hypodermatitis sclerodermiformis）、静脉淤积性脂膜炎（venous stasis panniculitis）、硬化性萎缩性蜂窝织炎（sclerous atrophic cellulitis），是一种皮下脂肪炎症性疾病。典型皮损为穿袜部位有明显的木质样硬结性损害，该硬结是皮下脂肪纤维化的结果，临床较少见，可分为急性期和慢性期。

【病因及发病机制】

本病病因不明，可能与多种因素共同作用有关。小腿静脉功能不全，造成长期静脉压升高，组织缺氧，血管壁通透性增高，纤维蛋白原等大分子物质渗出，纤溶活性降低。静脉回流障碍导致白细胞栓塞和内皮细胞损伤，血管周围纤维素沉积，促使成纤维细胞、内皮细胞和肥大细胞活化，最终使皮下筋膜和脂肪间隔纤维性增厚。

【临床表现】

本病好发于 40 岁以上中年女性，多为职业需长期站立者，于小腿中下 1/3 处多见，常双侧发生，以左小腿严重，常伴有下肢静脉功能不全，病程较长，经过慢性，皮损逐渐向踝部发展为其特征性改 变

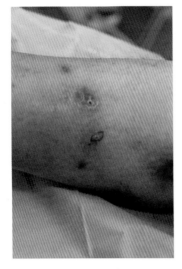 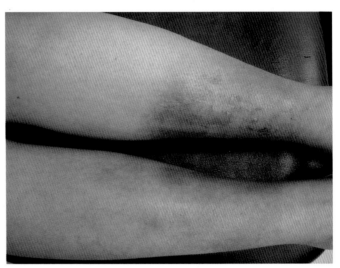

各图 15-20-1　硬化性脂膜炎　　　　　　　　　各图 15-20-2　硬化性脂膜炎
（上海市皮肤病医院　刘业强　供图）　　　　　（第四军医大学西京皮肤医院　肖月园　供图）

（各图 15-20-1，15-20-2）。临床上分急性期和慢性期。

1. 急性期　皮肤局部出现疼痛性淡红斑、肿胀和结节，伴触痛，局部温度升高，常两侧分布，之后出现境界清楚的硬性炎性斑块，形似结节性红斑和慢性蜂窝织炎，患者全身无发热等表现。此后皮损颜色转暗，可见鳞屑。部分病例在病程中缺乏急性期表现。

2. 慢性期　由急性期演变而来，也可无急性期或隐匿性发病。发展融合成大片木质样硬性斑块，病变皮肤增厚，色素沉着，局部萎缩凹陷，触之坚硬，进行性皮下脂肪硬化使小腿下 1/3 处出现硬性收缩带，外形似倒置的啤酒瓶状，常伴有静脉曲张性溃疡。

【组织病理】

本病在病理上属小叶性脂膜炎，伴脂肪坏死，即病变主要累及脂肪小叶的炎症性疾病，其组织学表现随病期有不同变化。病变早期皮下脂肪组织间隔的胶原束之间见稀少的淋巴细胞浸润，小叶中央缺血性坏死，表现为小而淡染无核的脂肪细胞，称"鬼影细胞"；中期可有脂肪坏死，间隔增宽、纤维化、淋巴细胞、浆细胞、泡沫样组织细胞等混合炎性细胞浸润，其特征为出现脂肪微囊肿，表现为小囊肿，有像羽毛状的脂肪残余成分衬于囊壁内，称脂膜性脂肪坏死；后期炎细胞减少、消失，纤维间隔透明变性，硬化显著，真皮层纤维增生或萎缩，静脉管壁增厚，血管周围有混合炎性细胞浸润，有出血和含铁血黄素沉着，乳头层毛细血管周围有纤维素沉积。

【诊断与鉴别诊断】

1. 诊断　本病临床特征是病变从踝部向小腿近端逐渐进展，有静脉或淋巴回流异常，分急性期和慢性期，组织学上可见"鬼影细胞"和脂膜性脂肪坏死。病理活检有助于确诊，下肢静脉彩超有助于

了解下肢静脉功能，结合典型临床表现及组织病理检查即可诊断。

2. 鉴别诊断　本病可与下列疾病进行鉴别：

（1）蜂窝织炎：指疏松结缔组织的弥漫性化脓性炎症，病理表现为真皮及皮下组织有广泛的急性化脓性炎症改变，有中性白细胞、淋巴细胞浸润，血管及淋巴管扩张，有时可见血管栓塞，毛囊、皮脂腺、汗腺被破坏。

（2）结节性红斑：发生于真皮血管及脂膜的急性炎症性皮肤病，皮损好发于小腿伸侧，不破溃，愈后无萎缩性瘢痕，病理表现为间隔性脂膜炎伴有血管炎。

（3）结节性脂膜炎：又称特发性小叶性脂膜炎，是一种原发于脂肪层的急性或亚急性炎性反应，具有复发性和非化脓性的特征，伴发热及全身症状为特征，可导致肝肾和骨髓受累，组织学改变以脂肪细胞的变形和坏死为特点。

【治疗】

本病治疗困难，纤维化损害为不可逆性，目前治疗以改善局部血液循环为主，总体治疗效果不明显。可采用加压疗法如弹力袜。人工合成的蛋白同化激素和雄激素类药物如司坦唑醇，可增强血管内纤维蛋白溶解活性，减少毛细血管周围纤维蛋白。多数学者认为口服司坦唑醇（2～5 mg，每天 2 次），3 周内可缓解疼痛，8～10 周可减轻硬化，但用药期间需监测血压和肝功能。其次可应用抗生素、皮损内注射糖皮质激素、外科手术、超声波疗法和静脉激光等治疗。

【预防与调摄】

控制体重，避免久站久坐，如工作需要建议使用弹力袜或弹力绷带。对于硬化性脂膜炎患者，需注意卧床休息，加压绷带、抬高患肢有助于改善症状，同时积极治疗原发疾病。

【临床研究进展】

有文献总结硬化性脂膜炎已报道的相关发病因素，包括有年龄、性别、身高、体重指数、下肢血管循环障碍、淋巴管功能不全、纤溶系统异常、创伤及感染等，且在治疗方面达那唑、氧雄龙作为另一种合成蛋白同化激素，同样有一定效果。另有文献报道分别给予硬化性脂膜炎患者使用达那唑和复方丹参片、硝苯地平、己酮可可碱、阿司匹林联合弹力袜治疗后，皮损出现肿胀减轻、硬结变软的倾向。其中己酮可可碱是黄嘌呤衍生物，可改善红细胞变形能力，刺激纤维蛋白溶解，改善血液流动性，促进缺血组织微循环，还通过调节 TNF-α 和抑制胶原代谢来有效保护血管内皮伤，因此可用来治疗本病，一般给药剂量为 400 mg，每天 3 次。

【参考文献】

[1] 赵辨. 中国临床皮肤病学 [M]. 南京：江苏凤凰科学技术出版社，2010.

[2] 刘影，陈德宇. 硬化性脂膜炎的研究进展 [J]. 中国皮肤性病学杂志，2015(2): 197-199.

[3] 陈文静，王晓华，薛汝增，等. 硬化性脂膜炎 5 例临床分析 [J]. 中国皮肤性病学杂志，2011, 25(12): 952-953.

（刘　毅）

第二十一节　嗜酸性脂膜炎

嗜酸性脂膜炎（eosinophilic panniculitis）是一种嗜酸性粒细胞显著浸润于皮下脂肪组织的炎症性病变。病变主要在脂肪间隔内，也可累及脂肪小叶，并常波及真皮层，与嗜酸性蜂窝织炎（Wells 综合征）相似，亦可见到嗜酸颗粒碎片呈现"火焰征象"。目前认为嗜酸性脂膜炎属病理性诊断，是与全身状况相关的一种反应过程，不是一个独立疾病，多数有原发疾病。

【病因及发病机制】

有文献认为嗜酸性脂膜炎是炎症性或免疫反应性病变。在炎症反应中，中性粒细胞、淋巴细胞和肥大细胞均可产生趋化因子，趋化嗜酸性粒细胞到皮下组织的病变区。本病病因不明，可由节肢动物叮咬、感染（颚口线虫、病毒、细菌、肝吸虫等）、药物等因素引起，此外可见于白细胞碎裂性血管炎、结节性红斑、特应性皮炎、接触性皮炎、Wells 综合征、狼疮性脂膜炎、深在性硬斑病等，极少数伴恶性肿瘤（淋巴瘤、白血病或实体瘤）。

各图 15-21-1　嗜酸性脂膜炎
（上海市皮肤病医院　刘业强　供图）

【临床表现】

临床主要表现为结节和斑块，亦可出现紫癜、风团样丘疹、脓疱，呈多形性，但以皮下结节最常见（各图 15-21-1）。皮损可单发或多发，多累及四肢，尤以下肢多见，其次为躯干和面部。皮损可有触痛或非接触性疼痛，严重者有坏死与结痂，大面积损害可出现发热等不适。嗜酸性脂膜炎可见于结节性红斑、免疫复合物性血管炎、特应性皮炎、恶性肿瘤等疾病。本病病程缓慢，易反复发作，但有自限性。

【组织病理】

病变累及脂肪小叶和间隔并有特征性的弥漫性嗜酸性粒细胞浸润，可伴有数量不等的中性粒细胞、淋巴细胞和单核细胞浸润。有时可见脂肪组织坏死。可见如同嗜酸性粒细胞性蜂窝织炎所见的"火焰征象"，即部分破碎的嗜酸性粒细胞碎屑黏附于纤维蛋白样变性或渐进性坏死的胶原纤维周围，其外可有组织细胞与异物巨细胞环绕成栅栏状。这些病变有时可扩展至真皮网状层，也可累及脂肪组织下浅筋膜，血管变化一般不明显。

【诊断与鉴别诊断】

1. 诊断　嗜酸性脂膜炎的诊断主要依据是局部皮下有触痛性结节或斑块等表现，以及组织病理见脂肪组织内有大量嗜酸性粒细胞浸润。

2. 鉴别诊断　本病可与下列疾病进行鉴别：

（1）嗜酸性粒细胞增多综合征：表现为血液和 / 或骨髓嗜酸性粒细胞持续增多，真皮血管周围显著的嗜酸性粒细胞和单核细胞浸润，血管壁可见内皮细胞增生，管腔闭塞，而皮下脂肪组织变化不明显。

（2）嗜酸性筋膜炎：病变主要发生在深筋膜，真皮一般不受累。组织病理表现为深筋膜的炎症、水肿，筋膜内以嗜酸性粒细胞浸润为主，伴有淋巴细胞、浆细胞和组织细胞浸润，筋膜呈弥漫性增厚和纤维化硬化。

（3）嗜酸性蜂窝织炎：成人多见，偶见儿童甚至新生儿，常侵犯四肢，表现似急性细菌性蜂窝织炎，后期皮损逐渐变为无痛性硬性斑块，一般无全身症状。病变主要位于真皮，病理检查中特征性改变为胶原纤维间出现嗜酸性粒细胞及其分泌颗粒、组织细胞沉积，形成"火焰样图像"。

【治疗】

本病尚无特效治疗方法。应针对可能的病因进行治疗，积极排除恶性肿瘤等导致的嗜酸性脂膜炎，有基础病者同时治疗基础病。内用药物治疗通常首选糖皮质激素，多数患者治疗效果良好，部分合并感染的病例可同时加用抗感染药物治疗。

【临床研究进展】

有文献显示，糖皮质激素联合环孢素 A，可减少激素用量，从而减轻或避免激素的不良反应。亦有报道使用氨苯砜取得了良好的疗效。另有文献报道使用干扰素 - α 皮损内注射治疗本病取得较好疗效，随访至今未复发，考虑机制可能与干扰素 - α 直接抑制嗜酸性粒细胞的作用，减少 Th2 细胞介导的 IL-5、GM-CSF、嗜酸性粒细胞衍生的神经毒素以及嗜酸性粒细胞阳离子蛋白的产生，抑制嗜酸性粒细胞的趋化及免疫调节功能有关，具体作用机制及远期疗效尚有待进一步研究。

【参考文献】

[1] 赵辨. 中国临床皮肤病学 [M]. 南京：江苏凤凰科学技术出版社，2010.

[2] 徐俊涛，刘菡，周慧. 11 例嗜酸性脂膜炎临床分析 [J]. 中国麻风皮肤病杂志，2015, 31(4): 221-222.

[3] AKTAS E, NAZAN TASLIDERE CRAVING CANDZER. Eosinophilic panniculitis with full response to dapsone therapy: a case report[J]. Turk J Dermatol, 2010, 4: 94-96.

[4] 周慧，刘菡，徐俊涛. 嗜酸性脂膜炎 1 例与相关文献浅析 [J]. 中国中西医结合皮肤性病学杂志，2016, 15(4): 250-251.

（刘 毅）

第二十二节 外伤性脂膜炎

外伤性脂膜炎（traumatic panniculitis）又称外伤性脂肪坏死（traumatic fat necrosis），是一种由于各种类型的外源性伤害包括物理和化学因素引起的皮下脂肪的变化。脂肪细胞较为脆弱，外伤后易出现皮下脂肪坏死，继而导致炎症反应，造成局部痛性结节或斑块。一般来说，外伤的强度不一定与皮肤损伤的发展或强度有关。有时本病由人为因素造成，潜伏期长短不一，好发于女性，最常见 20～60 岁女性，以 50 岁左右发病率最高，尤其是肥胖女性的躯干和乳房部位。

【病因及发病机制】

本病由外伤导致，但具体发病机制尚不明确，可能与血管损伤，毛细血管破裂，引起脂肪细胞坏死有关。

【临床表现】

外伤性脂膜炎的临床表现是非特异性的，表现为皮下坚实的硬性结节或斑块，伴不同程度触痛，皮损离心性扩大并与深部组织粘连，表面皮肤水肿呈橘皮样外观，颇似癌肿（各图 15-22-1）。在广泛液化的情况下，坏死组织可通过表面伤口排出。

【组织病理】

皮下组织坏死，有炎细胞浸润，由泡沫细胞、组织细胞等组成脂肪肉芽肿、脂囊性脂肪坏死以及形成微脓肿或异物肉芽肿。早期损害为脂肪坏死，囊腔形成，邻近脂肪中有较多炎症浸润，晚期病变可表现出纤维化、脂膜改变或营养不良性钙化沉积。

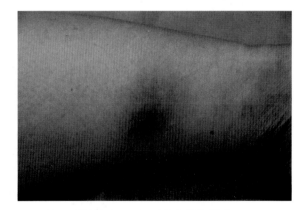

各图 15-22-1 外伤性脂膜炎
（上海市皮肤病医院 刘业强 供图）

【诊断】

本病结节或斑块好发于胸部，离心性扩大并与皮肤粘连，表面皮肤呈橘皮样外观，应做组织活检确诊，以排除其他皮肤或皮下病变。外伤史有助于诊断，虽然通常是轻微的甚至是未被注意到的。

【治疗】

外伤性脂膜炎通常是一种自限性疾病，可以采取保守治疗缓解症状，部分患者可能需要手术治疗，如有顽固性疼痛或局部并发症。

【临床研究进展】

有文献研究了外伤性脂膜炎的一种特殊类型——手术后脂膜炎的组织病理学特征。手术后脂膜炎是一种泡沫细胞持续存在的小叶性脂膜炎，同时有皮肤和皮下脂肪改变，表现多方面的组织反应的手术创伤。

【参考文献】

[1] 赵辨. 中国临床皮肤病学 [M]. 南京：江苏凤凰科学技术出版社，2010.

[2] MORENO A, MARCOVAL J, PEYRI J. Traumatic panniculitis[J]. Dermatologic Clinics, 2008, 26(4): 481-483.

[3] SHELLAGI N, RODRIGUES G. Traumatic panniculitis of the right thigh: a case report[J]. Oman Medical Journal, 2011, 26(6): 436-437.

[4] GRASSI S, ROSSO R, TOMASINI C, et al. Post-surgical lipophagic panniculitis: a specific model of traumatic panniculitis and new histopathological findings[J]. Giornale Italiano di Dermatologia e Venereologia, 2013, 148(4): 435-441.

（刘　毅）

第二十三节　寒冷性脂膜炎

寒冷性脂膜炎（cold panniculitis）又称 E Frigore 脂肪坏死（adiponecrosis E Frigore），是由寒冷直接损伤局部皮下脂肪组织引起的局限性脂膜炎。本病好发于婴幼儿和低龄儿童，尤其末梢血液循环功能不良者，表现为皮下结节或斑块。中医没有相对应的确切病名。

【病因及发病机制】

中医学认为本病多因冬令时节或寒冷潮湿环境，加之患者平素气血虚弱，寒邪侵袭，耗伤阳气，以致气血运行不畅，气血凝滞而成。

现代医学认为本病的发病机制尚不完全清楚，目前认为寒冷所致的物理性损伤是直接的致病因素。由于局部组织温度降低，导致细胞内冰晶形成，从而引起细胞内成分的机械损伤。其损伤程度取决于寒冷暴露时间、寒冷程度和细胞内有无冰晶形成。此外，还与皮下脂肪组织中饱和脂肪酸含量过多，凝固点较高有关。还有观点认为这是机体对外界寒冷刺激的一种迟发性变态反应。

【临床表现】

本病为一种局限性脂膜炎。新生儿、儿童及成人均可发生，婴幼儿最常见，尤其是末梢血液循环功能不良者。多见于冬季，暴露于寒冷环境 2~3 天后发生。在暴露部位发生疼痛性或无痛性境界清楚的皮下结节和斑块，表面皮肤青红色或发绀，局部温度降低，皮疹界限清楚，伴有轻度瘙痒、疼痛。好发于大腿、臀部和面部（各图 15-23-1）。如果该部位保温，皮下斑块和结节可缓慢变软，数周后消退，可遗留暂时性色素沉着，严重者有浅表溃疡形成。

儿童吸吮冰棒可引起面部寒冷性脂膜炎，面部损害类似流感

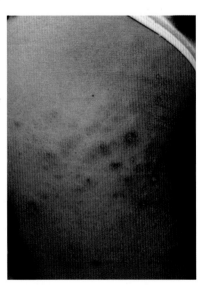

各图 15-23-1　寒冷性脂膜炎
（上海市皮肤病医院　刘业强　供图）

嗜血杆菌性蜂窝织炎样表现。阴囊寒冷性脂膜炎多见于青春期前 9～14 岁儿童，体重超重或肥胖者，表现阴囊肿胀，肿块坚实疼痛。大腿或臀部寒冷性脂膜炎可因裤薄不保暖去溜冰、骑马、滑雪受冷后发生骑马脂膜炎，常见于女性大腿外上方区。

【组织病理】

初起为真皮和皮下交界处血管周围有淋巴细胞和组织细胞浸润，以后脂肪细胞破裂融合成囊样结构，周围除淋巴细胞和组织细胞浸润外，还有少数中性粒细胞、嗜酸性粒细胞和泡沫细胞，形成小叶性脂膜炎改变。

【诊断与鉴别诊断】

1. 诊断

（1）好发于面部及四肢暴露部位，也可见于臀部和下腹部。

（2）遇冷 2～3 天后，局部出现境界清楚的皮下结节和斑块，表面呈青红色或发绀，局部温度低。

（3）数天后皮下结节变软、消退，而不留痕迹。

2. 鉴别诊断　本病可与下列疾病进行鉴别：

（1）类固醇激素后脂膜炎：大剂量全身性类固醇激素治疗停用后，皮下出现结节性损害，伴有瘙痒和压痛感，与寒冷刺激无关。

（2）结节性脂膜炎：损害为对称发生的皮下结节和斑块，局部皮温不低或升高，伴有发热等全身症状，与寒冷刺激无关。

（3）冷球蛋白血症性股臀部皮肤血管炎：好发于中年女性股外侧，特别是股臀部肥胖者，寒冷季节发病，夏季消退，临床上可表现为多形红斑型、青斑样血管炎型和红斑结节型，组织病理有血管炎的表现，患者冷球蛋白检查阳性。

【治疗】

（一）中医治疗

1. 分型论治

（1）寒凝血瘀证：

主症：局部麻木冷痛，肤色青紫或暗红，皮下结节和斑块，或有水疱，瘙痒，手足不温。舌质淡，舌苔白，脉沉或沉细。

治法：温经散寒，活血通脉。

方药：当归四逆汤加减。

（2）瘀滞化热证：

主症：疮面有水疱、甚则表面坏死结痂，溃烂流脓，四周红肿灼热，疼痛，伴发热，口渴。舌质红，舌苔黄，脉数。

治法：清热解毒，活血止痛。

方药：四妙勇安汤加减。

（二）西医治疗

1. 局部治疗　肝素钠软膏、他克莫司软膏外用，每天 2 次。

2. 系统治疗　症状严重者，可予复方甘草酸苷片、雷公藤多苷片、白芍总苷胶囊等口服。

（三）中西医结合治疗思路

本病具有一定自限性，离开寒冷环境，给予保暖措施后，可自然消退，故无需特殊治疗。部分症状严重或持续不退者，可中西医结合治疗。中医多以温经散寒药物辨证论治，西医以抗炎、调节免疫、改善循环为主。

【预防与调摄】

1. 预防是本病治疗的关键。寒冷季节应注意防寒保暖，避免皮肤长期暴露于寒冷的环境中。

2. 给予足够热量和丰富维生素饮食。

3. 加强皮肤护理，防止继发感染。

【临床研究进展】

有文献报道本病可因脂肪细胞中的脂肪在寒冷作用下结晶引起，并认为寒冷的强度和持续时间、风速、海拔和环境湿度可决定此类疾病的病理类型。

【参考文献】

[1] 赵辨. 中国临床皮肤病学 [M]. 南京：江苏凤凰科学技术出版社，2010.

[2] 欧阳恒，杨志波. 实用皮肤病诊疗手册 [M]. 4版. 北京：人民军医出版社，2013.

[3] QUESADA-CORTÉS A, CAMPOS-MUOZ L, DÍAZ-DÍAZ R M.Coldpanniculitis[J].Dermatol Clin, 2008, 26(4): 485-489.

[4] 何勤国，邵经政，张玉麟. 寒冷性脂膜炎 [J]. 皮肤病与性病，1991, 13(1)：24-25.

[5] 吕静，江阳，刘娟娟，等. 寒冷性脂膜炎 1 例 [J]. 中国皮肤性病学杂志，2015, 29(3): 326-327.

（严张仁）

第二十四节　新生儿硬化病

新生儿硬化病（sclerema neonatorum）又称新生儿硬肿病，寒冷损伤综合征，是指新生儿由于寒冷等原因引起的以皮下脂肪硬化和水肿为特征的一种综合征。多发生在寒冷季节，常见于早产儿或虚弱婴儿，发生于产后第一周或稍后，常伴有低体温，重者伴有多脏器功能衰竭，预后不良，死亡率高。本病与中医古医籍中的"五硬"相似。

【病因及发病机制】

中医认为新生儿先天禀赋不足，气血未充，元阳不振，失于温煦，为发病之内因。气候寒冷，早产儿护理保暖不当，复感寒邪；或感受他病，气血运行失常为发病之外因。亦有感受温热之邪而发病者。本病的病变脏腑在脾肾，阳气虚衰、寒凝血瘀是本病的主要病机。

现代医学认为本病病因不明。可能与寒冷、血液循环功能不全、严重的致命性原发内脏疾患（如严重感染、先天性心脏病及其他严重的发育缺陷）等因素有关。新生儿体温调节中枢发育不成熟，体表面积与体重的比例较成人大，皮下脂肪中不饱和脂肪酸含量较成人少，饱和脂肪酸比例相对较高，早产儿更高。当体温降低时饱和脂肪酸容易发生凝固。由于水分的丧失，结缔组织内胶体状态发生变化也促使本病发生。婴儿出生时受冷，引起末梢血管收缩，末梢循环不良是发生本病的主要因素。外周循环衰竭时，体温下降导致皮下脂肪凝固变硬。

【临床表现】

多发生在寒冷季节，早产儿多见，有早产、窒息、产伤、感染、热量供给不足等病史。夏季发病大多由严重感染和缺氧引起。患儿出生 1 周内发病，常病情严重，亦有出生即已存在皮肤木质样硬化。开始常发生于下肢和臀部，很快进行性对称性地发展至腹部、胸背部、肩部、上肢，严重时波及全身皮肤，但掌跖和外殖器部位不受累。受累部位皮肤增厚、干燥、黄白色，呈蜡样外观，间有青紫色，触之硬而冷，不能捏起，指压无凹陷（水肿型硬化，压之有时可见凹陷）。肢体活动受限，面具脸，全身皮肤呈半冰冻状态，少数病例累及内脏脂肪。患儿体温低、脉搏微弱，常合并严重并发症，如肺炎、腹泻、黄疸、出血和败血症而死亡。

【组织病理】

真皮结缔组织增生、皮下脂肪层增厚，脂肪细胞增大和脂肪小叶间结缔组织水肿增宽。增大的脂肪细胞内见放射状排列的针形结晶，偏振光显微镜下呈双折光，组织细胞或多核巨细胞内很少有针形结晶。少数病例脂肪小叶或间隔有坏死和轻度炎症反应。

【诊断与鉴别诊断】

1. 诊断

（1）本病常见于早产儿，合并其他疾患。

（2）出生时受冷，皮肤变硬，黄白色如蜡样，严重者呈半冰冻状态，体温低、脉弱，全身情况差，常死于合并症。

2. 鉴别诊断　本病可与下列疾病进行鉴别：

（1）Turner 综合征：常出生时即有，为发生于女婴手背和足背的坚实性非凹陷性水肿，出生时低体重，颈部皮肤无褶皱。

（2）新生儿水肿：常为早产儿、未成熟儿，出生后数日到 1 周发病。背部、肩部、小腿发展至全身，以下半身显著，外生殖器、掌跖亦可受侵犯。可凹性浮肿，苍白或青紫色。组织病理表现为皮下组织水肿，淋巴管、血管扩张，无脂肪坏死。常合并严重并发症，预后差。

（3）新生儿皮下肪坏死：多见于足月产或过期产，有异常分娩史的新生儿。出生后 2~3 周发病，以臀部、大腿、臂、面部的深在性结节为主，皮损坚硬，呈红色或紫红色坏死。组织病理表现为脂肪肉芽肿改变，脂肪细胞显著，脂肪细胞内见针状结晶。预后良好。

【治疗】

（一）中医治疗

1. 分型论治

（1）阳虚寒凝证：

主症：肌肤硬紧而冷，多从肢末始发，逐渐扩散。面色苍白，僵卧少动，反应极差，气息微弱，哭声低怯，吸吮困难，皮肤暗红，尿少或无。舌淡苔少，脉沉无力，指纹不显露。

治法：温阳散寒。

方药：参附汤合黄芪桂枝五物汤加减。

（2）寒凝血瘀证：

主症：肌肤硬紧，其色暗红或紫红，形寒气冷，面色晦暗，手足拘僵，唇干色青。舌苔光，舌质青紫，脉微，指纹青紫。

治法：温经散寒，活血通脉。

方药：当归四逆汤加减。

（3）脾肾两虚证：

主症：硬肿渐消，患处肌削肤糙，精神不振，面色白，肢末欠温，乳少不安，小便清短。舌淡苔微薄，脉沉无力，指纹淡滞。

治法：健脾补肾，益气养血。

方药：人参养荣汤加减。

2. 中成药

（1）生脉注射液：益气养阴。适用于阳虚寒凝、阳气虚衰证。

（2）复方丹参注射液：活血化瘀，理气止痛。适用于各种证型。

（3）川芎嗪注射液：活血化瘀。适用于各种证型。

3. 外治法

（1）红油膏：外敷患处，每天 2 次。

（2）中药药浴：可用附子 30 g，桂枝 30 g，干姜 30 g，甘草 30 g，丹参 30 g，赤芍 30 g。煎水制成 2000 mL 药液。温度从 36℃渐增至 39℃。将患儿仰卧盆中浸浴，每次 10~20 分钟，每天 1~2 次。

（二）西医治疗

快速复温，以尽早减少低体温状态对机体造成的损害。给予足够热量、丰富的维生素，保持水电解质平衡，选用抗生素预防继发感染，重症病例应用糖皮质激素、抗凝和血管活性药物治疗，及时处理各种并发症。

（三）中西医结合治疗思路

本病病情严重，预后多不良。临床需要早期发现，及时治疗。病情严重病例，采用中西医结合方法积极进行救治，对提高治愈率、降低病死率有一定作用。

【预防与调摄】

1. 做好围生期保健和宣教，加强产前检查，防止妊娠并发症。避免早产、低出生体重儿及产伤。

2. 注意防寒保暖，寒冷季节和地区应为产房装配保暖设备，新生儿一旦娩出即用预暖的毛巾包裹，使新生儿体温稳定，特别对高危儿做好体温监护，保证供给足够热量。

3. 积极治疗引起新生儿硬化症的基础疾病，如感染、颅内出血、畸形等。

【临床研究进展】

有文献报道，川芎嗪注射液能有效缩短新生儿硬肿症患儿硬肿消退时间，并能有效降低患儿血清 β_2 微球蛋白（β_2-MG）、白介素 –6（IL-6）水平的影响，提示川芎嗪注射液辅助治疗新生儿硬肿症有较好临床疗效。

【参考文献】

[1] 赵辨. 中国临床皮肤病学 [M]. 南京：江苏凤凰科学技术出版社, 2010.

[2] 闫敬来. 急症中西医诊疗技术 [M]. 北京：科学出版社, 2009.

[3] 乔晓瑞. 川芎嗪注射液辅治新生儿硬肿症对血清 β_2 微球蛋白及白介素 –6 水平的影响 [J]. 实用中医药杂志, 2008(24)7: 823–824.

[4] 任青，蒋敬荟，张勇军，等. 川芎嗪注射液对新生儿硬肿症血胱抑素 C 的影响 [J]. 中国中西医结合杂志, 2016, (36)8: 908–911.

（严张仁）

第二十五节　全身性脂肪营养不良

脂肪营养不良综合征是以皮下脂肪组织缺乏或萎缩伴各种代谢紊乱为主要特征的一组疾病的总称。脂肪萎缩可以是先天性的，也可以是获得性的，可以是全身性的，也可以是部分性的。全身性脂肪营养不良（total lipodystrophy）按病因可分为先天性全身性脂肪营养不良（congenital generalized lipodystrophy，CGL），即贝拉尔迪恩利综合征（Berardinelli syndrome）和获得性全身性脂肪营养不良（acquired generalized lipodystrophy，AGL），即劳伦斯–塞普综合征（Lawrence-Seip syndrome）。临床发病率估计不足百万分之一，但代谢紊乱的合并症往往较重，预后不良。

【病因及发病机制】

先天性全身性脂肪营养不良为系统性疾病，多发生在父母近亲结婚的后代，其病因与发病机制不清。多数学者认为本病是一种常染色体隐性遗传病，可能与编码 1–酰基甘油–3–磷酸盐–O–酰基转移酶 2 的基因（AGPAT2）及编码 Seipin 蛋白的基因（BSCL2）突变有关。也有学者认为本病与下丘脑 –垂体功能紊乱有关。

获得性全身性脂肪营养不良可能无遗传基础，病因可能与感染和自身免疫相关。这主要是由于约

1/3 病例在出现全身性脂肪营养不良前已有明确的相关疾病，包括感染、自身免疫性或结缔组织疾病。

【临床表现】

先天性全身性脂肪营养不良主要表现为：①出生时或出生后不久出现的广泛皮下脂肪组织的缺乏，全身代谢性脂肪组织如皮下、骨髓、胸腔及腹腔内脂肪组织几乎完全消失。②儿童期表现为食欲亢进、生长加速、甲状腺功能正常的高代谢状态、性早熟、骨龄提前、肝大（腹部显著隆起），部分有智力低下。骨骼生长过快，身高超过同龄人，肌肉组织增生，肌肉显露明显，具有男性型体型。外生殖器增大，伴阴蒂或阴茎增大，易被误诊为性早熟。肝脾大使腹部明显膨隆，常有脐疝。肝大禁食后可变小，可引起肝硬化、肝衰竭。青春期前后发生胰岛素抵抗性糖尿病，出现糖尿病性肾脏、视网膜、神经等病变。③成年期身高超过预测高度。患者基础代谢率高，食欲亢进，全身性多汗。虽全身脂肪消失，但皮肤仍保持其固有弹性，坐立、走路均正常。有高甘油三酯血症，可发生皮肤发疹性黄瘤。有泛发性多毛症，甚至出生时就有，头发多而弯曲，前发际几乎长到眉毛部位。有轻至中度精神发育迟缓、间歇性精神分裂症、偏瘫等。所有患者因面部脂肪缺损均有特征性憔悴面容。大部分头颅长，关节特别是手和足关节变大。有广泛性色素沉着，尤其腋下和腹股沟褶皱部位，可伴有线状表皮增厚，有黑棘皮病样外观。部分病例有肥厚性心肌病、周围性肺动脉狭窄、肾脏病变如非低补体性肾病综合征、肾肥大，患者不易怀孕，成人常死于糖尿病并发症或肝、心脏病变。

糖耐量降低是本病特征性表现，有高胰岛素血症，糖尿病胰岛素抵抗在早期就可发生，但无危及生命的酮症酸中毒。高甘油三酯血症大部分因血糖升高造成。腹部 CT 扫描和超声检查可发现内脏周围脂肪减少，肝脏脂肪增加。脑部 CT 扫描可见脑室增大，X 线检查有灶性骨损害（骨硬化及囊肿），MRI 检查发现这种骨损害是由于骨髓脂肪缺损所造成。

获得性全身性脂肪营养不良临床表现与 CGL 类似，儿童或青春期发病，非常罕见。脂肪萎缩开始于局部，然后泛发全身，或开始即为泛发性。青春期开始出现皮下脂肪减少，肌肉组织逐渐显著，并逐渐出现肝大、多毛、黑棘皮及代谢紊乱，脂肪萎缩可累及面部、四肢、躯干及腹内脂肪，但眶后及骨髓腔内脂肪正常。可合并重度胰岛素抵抗、高胰岛素血症、糖尿病、高甘油三酯血症、脂肪肝、低瘦素及低脂联素血症等代谢紊乱。糖尿病发生较早，肝损害较严重，常死于肝衰竭或咯血。

【组织病理】

皮下脂肪和内脏脂肪萎缩、消失。但有报道真皮增厚，甚至有硬皮病样改变。

【诊断与鉴别诊断】

1. 诊断　根据临床分类及表现，结合组织病理不难诊断。

2. 鉴别诊断　本病可与矮妖精貌（leprechaunism）综合征鉴别：本病也有泛发性皮下脂肪减少或缺失，皮肤有皱纹、松弛、黑棘皮病、多毛、腔口部位皮肤褶皱、角化过度、甲营养不良、厚唇及牙龈增生。也有胰岛素抵抗，但无性器官肥大或肝病。有肌肉废用性萎缩、骨龄推迟、生长迟缓，常早年死亡。

【治疗】

本病治疗困难。目前尚无法恢复失去的脂肪细胞或预防长期糖尿病引起的并发症。治疗的目的主要是纠正代谢紊乱及祛除导致脂肪异常分布的病因。改善生活方式和饮食习惯对患者是有益的。少食多餐可不断补充热量，糖尿病饮食及使用降糖药物可控制血糖水平。降血脂药和血浆去除术可控制高脂血症。脂联素、瘦素等脂肪因子的替代治疗可以影响脂肪因子的水平，有助于恢复食欲，对全身性脂肪营养不良患者有重要的价值。

芬氟拉明（Fenfluramine）可降低高代谢状态，抑制食欲，对皮肤症状有缓解作用，但远期疗效不明。选择性多巴胺阻滞剂匹莫齐特（Pimozide）有助于脂肪恢复和降低下丘脑释放因子水平。患者有需求时可行整形美容手术改善外观。

【预防与调摄】

先天性者无有效预防措施，应避免近亲结婚。获得性者主要防止感染和自身免疫性疾病以预防本病发生。

【临床研究进展】

有文献报道 AGPAT2 是第一个被确认的可以导致先天性全身脂肪营养不良症的致病基因。AGPAT2 的缺失影响了脂肪分化发育，对脂滴的大小及形态产生影响，进而引起脂肪细胞的分化异常。AGPAT2 突变引起的 CGL 患者除了有 CGLs 的统一临床表现，还常伴发早发性高血压。患者往往在青壮年期就发生高血压，且用血管紧张素抑制剂治疗有效。

【参考文献】

[1] 赵辨. 中国临床皮肤病学 [M]. 南京：江苏凤凰科学技术出版社，2010.

[2]WILLIAM D JAMES, TIMOTHY G BERGER, DIRK M ELSTION. 安德鲁斯临床皮肤病学 [M].11 版. 徐世正，译. 北京：科学出版社，2015.

[3] 赵向府，庄晓明. 脂肪营养不良综合征 [J]. 首都医科大学学报，2013, 34(2): 315-323.

[4]CHAN J L, ORAL E A. Clinical classification and treatment of congenital and acquired lipodystrophy[J].Endocr Pract, 2010, 16(2): 310-323.

[5] 魏苏宁，苏雪莹，徐国恒. 脂肪营养不良症的分子机制及临床特点 [J]. 生理科学进展，2015, 46(5)5: 347-353.

（严张仁）

第二十六节　部分性脂肪营养不良

部分性脂肪营养不良（partial lipoatrophy）又称部分性脂肪萎缩，包括进行性脂肪营养不良（progressive lipodystrophy）、家族性科伯林 - 邓尼甘综合征（Kobberling-Dunnigan syndrome）和伴有里格尔异常胰岛素缺乏型（insulinopenic form with the Rieger anomaly）。

进行性脂肪营养不良

进行性脂肪营养不良（progressive lipodystrophy）在获得性部分性脂肪营养不良中最常见，又称巴拉克尔－西蒙斯综合征（Barraquer-Simons syndrome）。大多数为欧洲人后裔，女性发病率是男性的 4~8 倍。

【病因及发病机制】

病因不明，常发生于发热性病毒感染后或非特异性发热后。亦可发生于中脑或间脑损伤，使垂体前叶激素分泌增加或由于中胚叶间质紊乱。本病与免疫性肾病、系统性硬皮病、系统性红斑狼疮和高滴度甲状腺抗体相关，说明部分病例发病机制与免疫有关，50% 的病例合并肾小球肾炎和低补体血症（C3 降低）。脂肪组织的异常分布机制不明，神经元介导的局部因素可能起重要作用。

【临床表现】

本病隐匿性发病，脂肪的丢失首先出现在面部，然后扩展至颈部、上肢、胸部、腹部，向下发展至髂嵴水平，下肢脂肪可正常或异常堆积，为进行性弥漫性皮下脂肪消失，局部无自觉不适或炎症表现。身体上半部因皮下脂肪消失显得异常消瘦，两颊凹陷，形成僵尸样外观。下半身（臀部及下肢）皮下脂肪可增生或过度肥胖，因此身体上下部显得极不相称。有下半身过度肥胖者称为 Laignel-Lavastine&Viard 型，无下半身皮下脂肪增生者称为 Weir-Mitchell 型。成人型病变主要在头部和胸部，最初鼻旁和颊部皮肤水肿，以后脂肪萎缩消失。尽管全身多处脂肪萎缩，但肌肉间的、腹腔内的、肾周围的、骨髓腔的、眶周、纵隔脂肪一般正常。脂肪丢失可在数月或数年内发生。本病常合并其他自身免疫性疾病，如皮肌炎、甲状腺炎、恶性贫血、类风湿关节炎、肾小球毛细血管性肾小球肾炎等，一些患者可有黑棘皮及卵巢高雄激素表现。

【组织病理】

受累部位皮下脂肪几乎完全消失。

【诊断与鉴别诊断】

根据临床表现，结合组织病理可以诊断。本病需与其他脂肪代谢不良性疾病相鉴别。

【治疗】

无有效治疗方法。可试用纯胰岛素针剂直接注入萎缩区，有些患者可逐渐出现局部脂肪组织增长，恢复正常形态。如病变较局限或由于职业需要可行局部脂肪埋植或注射填充剂等整形术。有些患者适当注意休息和加强营养，并配合按摩和理疗后，可重新获得失去的脂肪。

【预防与调摄】

尚无有效预防措施，适当注意休息，加强营养，适度按摩患处。

【临床研究进展】

有文献报道部分患者可检出抗核抗体和抗双链 DNA 抗体，约 2/3 患者可有补体 C3 降低，代谢紊乱、胰岛素抵抗大多不严重，一般无肝大。糖尿病发生率在 7% 左右，显著低于其他类型脂肪萎缩。约 20% 的患者可合并膜性增生性肾小球肾炎，多在初次诊断后 8～10 年发病，可导致肾功能不全，死于肾衰竭。

婴儿腹部离心性脂肪营养不良

婴儿腹部离心性脂肪营养不良（lipodystrophia centrifugalis abdominalis infantilis）是一种好发于婴儿腹部及腹股沟的局限性皮肤及皮下脂肪萎缩症。病因不明，无家族史。发病年龄不限于婴儿，有半数以上 2 岁后发病者。因此，Lee 等建议改称幼年腹部离心性脂肪营养不良。

【病因及发病机制】

病因不明。免疫组化研究发现有与脂肪组织变性相关的凋亡机制参与。

【临床表现】

特征性改变为腹部皮下脂肪消失，引起皮肤凹陷。初起为淡紫蓝色斑，渐变暗红色，境界清楚，表面萎缩凹陷，周围绕有红晕，皮下血管清楚可见，皮损缓慢地离心性向周围扩展。可累及腹部大部分区域或腹股沟处，甚至可延伸胸背。但颜面颈围、上下肢臀部常不受累。皮损可单侧性分布。病程缓慢，9～13 岁时后有停止发展的趋势，在 1～2 年内几乎所有病例恢复正常。无明显全身症状及自觉症状。

【组织病理】

表皮萎缩变薄，真皮胶原纤维减少，无变性，皮下脂肪消失，有轻度炎症反应。

【诊断与鉴别诊断】

1. 诊断　根据临床表现，结合组织病理可以诊断。

2. 鉴别诊断　本病可与下列疾病进行鉴别：

（1）斑状萎缩：好发于青年女性，皮损多发性，不限于腹部。初起可为圆形或椭圆形微红或紫暗红斑疹，境界清楚，表面色淡、干燥、皱缩稍凹的斑片，最终呈灰白色，松弛性扁平隆起。组织病理有弹性纤维断裂、消失，皮下脂肪无显著改变。

（2）进行性特发性皮肤萎缩：本病多见于青壮年人，女性多见。皮损好发于躯干部，呈圆形、卵圆形或不规则形斑片，青紫色或深棕色，皮肤发硬，有些萎缩而凹陷，但表面光滑，其下可见浅表血管。病理变化为胶原纤维均质化，凹陷区真皮变薄，皮下脂肪无显著改变。

【治疗】

本病为自限性疾病，无需特殊治疗。患者病情严重者可用下列方法治疗。

1. 局部治疗　应用多磺酸黏多糖乳膏或糖皮质激素软膏外用。

2. 系统治疗　口服维生素 E 或小剂量糖皮质激素。

3. 物理治疗　光化学疗法。

【预防与调摄】

1. 加强护理，可减少继发感染的机会。做好食具、皮肤及口腔清洁卫生。保证充分睡眠，安排适当户外活动，定期进行生长监测。

2. 应根据患儿病情程度、消化功能强弱及对食物耐受能力，逐步调整饮食。患儿需要的热能和蛋白质一般应大于同年龄或同身高的正常小儿，以供给赶上正常应有水平的生长发育所需要的热量。

【临床研究进展】

本病治疗困难，大部分患者 13 岁时皮损停止发展或自行消退。有文献报道应用维生素 E、多维钙、复方丹参片、短期抗生素，局部应用皮质激素，病情停止发展。还有文献报道早期局部及系统使用糖皮质激素治疗可能有效，补骨脂素长波紫外线（PUVA）对软化萎缩区皮损并阻止其进一步扩大有效。

【参考文献】

[1] 赵辨. 中国临床皮肤病学 [M]. 南京：江苏凤凰科学技术出版社，2010.

[2] WILLIAM D JAMES, TIMOTHY G BERGER, DIRK M ELSTION. 安德鲁斯临床皮肤病学 [M].11 版. 徐世正，译. 北京：科学出版社，2015.

[3] 赵向府，庄晓明. 脂肪营养不良综合征 [J]. 首都医科大学学报，2013, 34(2): 315-323.

[4] 朱莹泉，陈浩，李博一，等. 糖尿病性脂肪萎缩的识别、特征及处理 [J]. 实用糖尿病杂志，2018, 14(1): 8-10.

[5] 刘宇，王雷，廖文俊，等. 婴儿腹部离心性脂肪营养不良 [J]. 临床皮肤科杂志，2015, 44(10): 632-633.

[6] IMAMURA S. Lipodystrophia centrifugalis abdominalis infantilis: statistical analysis of 168 cases[J]. Pediatr Dermatol, 2012, 29(4): 437-441.

[7] CHANG S E, BAE G Y, JEONG Y I, et al. Lipodystrophia centrifugalis abdominalis in Korea[J]. Pediatr Dermatol, 2004, 21(5): 538-541.

（严张仁）

第十六章　皮肤脉管性疾病

脉管性疾病是所有血管或淋巴管异常的总称，为临床常见疾病之一，涉及多个临床学科。皮肤脉管有血管和淋巴管，血管分动脉、静脉和毛细血管，根据管径大小，动脉和静脉有大、中、小和细之分，淋巴管有毛细淋巴管和集合淋巴管。皮肤脉管可因多种因素如遗传、内脏疾病、内分泌激素影响、血液内成分和凝血因子异常、自身免疫、细菌感染、药物、物理因素、损伤、循环障碍和重力等发生病变。该疾病临床表现各异：轻者可表现为孤立性病灶，不影响健康，甚至不治而愈；重者可表现为多发弥漫性病灶，合并严重并发症（包括致残）。同时，该病的复杂性给临床医生在选择最佳治疗方案时带来不少困难。近年来，随着研究的不断深入，人们对脉管性疾病的临床特点有了进一步的认识，并在疾病分类以及治疗方面达成了部分共识。本章就该疾病的临床特点以及中西医治疗作讲述。

第一节　毛细血管扩张

毛细血管扩张（telangiectasia）是一种不正常的、持续的、可视性的皮肤小血管扩张，具体表现为皮肤或黏膜表面的毛细血管、细动脉和静脉呈持续性细丝状、星状或蜘蛛网状扩张，形成浅红色至深紫色斑状、点状、线状或星状损害，压之褪色，其分布可持久不变、缓慢扩展或增多，部分可自行消退，任何年龄均可发病，两性受累，损害可发生于任何部位。

毛细血管扩张分原发性和继发性两类，前者原因不明，后者继发于其他疾病。原发性毛细血管扩张见于血管性母斑、血管瘤、血管角皮瘤、匍行性血管瘤、遗传性出血性毛细血管扩张、蜘蛛状毛细血管扩张等。继发性毛细血管扩张常见于因持久日光暴晒或长期接触风、冷、热的农民、海员、运动员、炊事员和其他野外工作者等；肝硬化患者和孕妇的蜘蛛痣；中老年人的血管瘤；红斑狼疮、硬皮病、皮肌炎等结缔组织病，其他诸如皮肤异色病、雷诺病、静脉曲张、酒渣鼻、糖尿病性类脂质渐进性坏死、基底细胞瘤、结节病、硬化病、甲状腺功能亢进症等均可伴毛细血管扩张。

一般不需要治疗，但是也可以选择应用美容化妆、轻微的电透热法、注射硬化剂和激光或强脉冲光治疗。现就一些特发性毛细血管扩张分述如下。

颜面毛细血管扩张

颜面毛细血管扩张是指面部单发或多发的持续扩张的毛细血管，形成红色或紫红色斑状、点状、线状或星芒状损害。

【病因及发病机制】

本病的病因不明，目前的研究多认为是后天各种损伤因素形成的，有环境、年龄、气候、某些皮肤疾病如酒渣鼻的并发症、生活习惯（如经常揉搓鼻翼两侧）、面部护理不当（使用去角质产品等）。最新研究发现吸烟是引起毛细血管扩张的最重要因素。另外，女性和皮肤白皙的人更易出现此症。

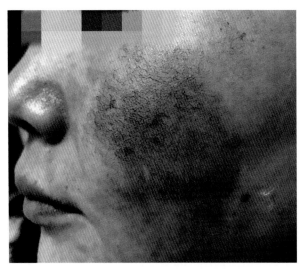

各图 16-1-1　颜面毛细血管扩张
（第四军医大学西京皮肤医院　肖月园　供图）

【临床表现】

本病较多见于女性，和女性就诊率高相关，初发时不易察觉，大多无症状，多发于面颊部、嘴唇两侧、鼻翼两侧，颜色深浅不一，多数为单发线状、点状单一损害，鼻翼两侧多发，一般不扩散，局限于皮肤，无系统性病变（各图16-1-1）。

【诊断与鉴别诊断】

1. 诊断

（1）无明显炎症表现。

（2）色淡红、鲜红或紫红。

（3）压之不褪色。

2. 鉴别诊断　本病可与下列疾病相鉴别：玫瑰痤疮、激素依赖性皮炎等由原发病炎症导致的血管扩张，仅为毛细血管扩张，局限于皮肤。

【治疗】

1. 物理治疗　该病仅影响美观，目前染料脉冲激光、强脉冲光子嫩肤治疗有效，但有复发可能。

2. 系统治疗　无需系统治疗。

【预防与调摄】

1. 生活规律，加强锻炼，避免吸烟、饮酒。

2. 避免过多紫外线照射。

3. 谨慎科学选择护肤方式及产品。

【参考文献】

[1] MEKIĆ S, HAMER M A, WIGMANN C, et al. Epidemiology and determinants of facialtelangiectasia: a cross-sectional study[J]. Miss Selma Mekic, 2020, 34(4): 821-826.

[2] 吴楠，刘勇. 脉管性疾病的分类及其激光治疗 [J]. 中国美容整形外科杂志, 2014, 25(8): 484-486.

[3] 赵辨. 中国临床皮肤病学 [M]. 南京：江苏凤凰科学技术出版社, 2010.

泛发性特发性毛细血管扩张

泛发性特发性毛细血管扩张（generalized essential telangiectasia）多见于成年妇女，儿童也可以发生，以四肢（尤其腿部）、躯干大面积小静脉和毛细血管扩张不伴其他皮肤损害为特征的一种疾病。

【病因及发病机制】

本病病因不明。根据 Shelley 报道 1 例口服四环素而治愈；Ayres 报道 1 例在根治副鼻窦感染后皮疹可消退，提示细菌感染可能为病因。家族性发病亦有报道，提示常染色体显性遗传，称此为遗传性良性毛细血管扩张。

【临床表现】

本病多见于 40~50 岁的妇女，常于较大儿童或青年时期发病，皮疹始发于小腿，逐渐扩展至大腿、腹部、臀部、臂部，呈广泛大片性毛细血管扩张，扩张的毛细血管一般呈线状，亦见细小血管瘤，散在或互相融合，呈全身性、单侧性、或局限于腿、臂、躯干，或沿皮神经分布。一些患者累及结膜和口腔黏膜。临床可有皮肤、黏膜和眼内出血。尽管 Cheketts 1997 年报道 1 例女性患者由西瓜胃（watermelon stomach）引起胃肠道出血外，一般认为本病无系统性病变，亦无其他皮肤损害。

【组织病理】

真皮上部毛细血管扩张、充血，管壁仅由内皮细胞组成，因碱性磷酸酶活性缺乏，表明扩张的毛细血管是毛细血管襻的静脉部分。

【诊断与鉴别诊断】

1. 诊断要点

（1）本病好发于成年妇女，儿童也可发生。

（2）好发部位为四肢，尤其腿部容易受累，表现为大片的毛细血管扩张。病情严重时，躯干部也可以受累。

（3）本病仅表现为毛细血管扩张、广泛分布，无内脏损害。

2. 鉴别诊断　本病可与遗传性出血性毛细血管扩张相鉴别：遗传性出血性毛细血管扩张伴系统性损害的毛细血管扩张，其末梢小动脉和毛细血管襻动脉段的内皮细胞中含有活性的碱性磷酸酶，而本病缺乏。

【治疗】

1. 物理治疗　该病多数仅为美容问题，用染料脉冲激光治疗有效，但可复发。

2. 系统治疗　部分病例治疗感染病灶和应用抗生素有效。

【预防与调摄】

1. 生活规律，加强锻炼，增强体质，预防上呼吸道感染，排查隐匿性感染。

2. 避免饮酒及食用辛辣刺激性食物。

3. 避免搔抓、热水烫洗患处。

4. 避免外用刺激性强的药物。

单侧痣样毛细血管扩张

单侧痣样毛细血管扩张（unilateral nevoid telangiectasia）发生于单侧，常表现为局限于三叉神经或上颈椎皮节，有时沿 Blaschko 线分布的细小线状毛细血管扩张。本病分为先天性和获得性两种。

【病因及发病机制】

本病很少见于男性，可能与雌激素水平增高有关。有报道受累皮肤雌激素受体和黄体酮受体增加（这种雌激素水平上升，是染色体镶嵌，在雌激素相对过剩时即可显现出来，后者可解释皮损沿 Blaschko 线分布）。但一些学者根据青年男性患者雌激素水平正常或降低，雌激素受体亦正常，怀疑雌激素的致病作用。获得性单侧痣样毛细血管扩张发生于雌激素水平相对高的群体，如妊娠妇女、青春发育期、酒精性肝硬化患者、肝炎（乙型或丙型肝炎）患者、男性肾上腺皮质功能亢进者及性激素治疗者。

【临床表现】

先天性患者于出生后不久即出现皮损，获得性患者大多数在 10~30 岁出现症状，女性发病率高，男性罕见，皮损常位于三叉神经和 C3、C4 支配区域或其附近，且右侧多于左侧，常呈线状、带状或扇形分布，扩张的毛细血管呈点状、星状、线状或网状，亦可混合存在。偶可累及口腔与胃黏膜。部分妊娠引起的获得性患者可于分娩后自然消退。

【组织病理】

真皮中上部，亦可深入真皮深部，可见许多扩张的毛细血管，但内皮细胞不增生。

【诊断与鉴别诊断】

1. 本病呈单侧性分布。

2. 本病常局限于三叉神经或上颈椎皮节，有时沿 Blaschko 线分布毛细血管扩张。

3. 处于妊娠、青春发育、酒精性肝硬化、肝炎（乙型或丙型肝炎）等雌激素增多时期。该病临床表现较典型，一般根据病史及皮疹特点即可明确诊断。

【治疗】

1. 系统治疗　一般无需治疗，鉴于雌激素水平增高与本病发生有关，用抑制卵泡形成的药物可减轻病情。

2. 物理治疗　必要时可做电凝术或激光治疗。

【预防与调摄】

1. 先天性者无需特殊治疗，必要时物理治疗即可。

2. 后天性者，需查找有无诱因，在排除妊娠、青春发育等生理性原因外，应警惕酒精性肝硬化、肝炎的可能，尤其对于男性患者。

3. 生活规律，加强锻炼，增强体质。

4. 避免饮酒及食用辛辣刺激食物。

蜘蛛状毛细血管扩张

蜘蛛状毛细血管扩张（spider angioma）为一种状似红色蜘蛛的局限性皮疹，故亦称蜘蛛痣（spider nevus），它是由略高于皮面、状如蜘蛛体的红色丘疹和放射状扩张的毛细血管即所谓的蜘蛛脚构成，皮疹直径从数毫米到 1.5 厘米不等。好发于面颈部、躯干上部和双手。痣体有动脉性搏动，所以也称动脉性蜘蛛痣（arterial spider nevus）。

【病因及发病机制】

蜘蛛痣可以是痣性（发育不良）或获得性，约 15% 的完全正常人可发生蜘蛛状毛细血管扩张，更常见于儿童，约 2/3 妊娠妇女和肝病患者可发生本病，其血浆雌激素水平增高，有血管扩张和新血管形成。研究证明有 P 物质水平上升，推测其在发病机制中有重要作用。酒精是本病发病的另一个重要因素。肝硬化患者有全身高循环血流动力学，蜘蛛痣是此种循环的皮肤表现。高达 40% 的铝厂工人在上胸、背和肩部发生蜘蛛状毛细血管扩张，可能与厂内气体和尘埃有关。

【临床表现】

蜘蛛状毛细血管扩张的皮疹大小不等，皮疹直径从数毫米到 1.5 cm 不等，中央粟粒大鲜红色丘疹，略高于皮面，称蜘蛛体，以玻片压诊法见有搏动，体旁为放射状扩张的毛细血管，血液从蜘蛛体流入蜘蛛脚，再进入周围毛细血管（各图 16-1-2）。当压迫中央蜘蛛体，扩张的毛细血管可暂时消退。皮损好发于躯干上半部，尤其是面、颈，其次是躯干上部、上肢、前臂和手背，偶然发生于下肢和外伤部位，常位于一侧，单发或多发，唇、鼻黏膜亦可发生相似损害，但缺乏明显的典型形态，故与遗传性出血性毛细血管扩张难以区别。

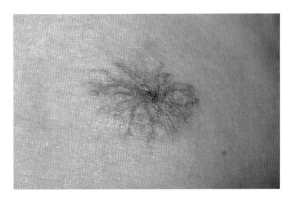

各图 16-1-2　蜘蛛痣

其他方面健康儿童可有蜘蛛痣，一小部分可自行消退，大多持续存在。

女性在妊娠最初几个月即可出现蜘蛛痣，并伴掌红斑，2/3 妊娠妇女可有 1~2 个部位损害，亦有多发性，数目有增加倾向，直至妊娠足月，分娩后 6 周内常消退，或在下一次妊娠时在同一部位复发，亦可持续存在。

蜘蛛痣可发生于肝硬化、丙型肝炎、肝脏恶性疾病和其他肝功能不良者，常伴掌红斑。

【组织病理】

蜘蛛痣体的血管是上升小动脉，终于表皮下薄壁壶腹，蜘蛛脚为薄壁纤细的动脉分支，虽然它与血管球细胞有关，但并非真性动静脉吻合。无明显炎症性改变。

【诊断与鉴别诊断】

1．诊断

（1）典型皮疹表现：中央略高于皮面的红色丘疹，周围多个小的放射状扩张血管，状似蜘蛛。

（2）损害中央有搏动。

（3）直径约数毫米至 1.5 cm。

（4）好发于躯干上半部，尤其是面、颈部。

（5）好发于儿童、妊娠期妇女或肝病患者。

2．鉴别诊断　本病应与遗传性出血性毛细血管扩张鉴别：遗传性出血性毛细血管扩张皮损呈斑状、点状或线状，无搏动现象。

【治疗】

1．系统治疗　有肝病者应积极治疗基础疾病，若患者为铝厂工人应尽快脱离工作环境。

2．物理治疗　本病属美容问题，幼儿和妊娠妇女有可能自行消退，故一般不必治疗。可采用电烧灼、二氧化碳激光、多功能电离子治疗，但可留有瘢痕，近年来用脉冲染料激光治疗，一般无瘢痕后遗症。用上述方法去除中心痣体即可，但可复发，多次治疗仍复发者可考虑局部切除。

【预防与调摄】

1．健康儿童及妊娠期妇女无需特殊治疗，必要时物理治疗即可。

2．若非儿童和妊娠期妇女，应积极寻找诱因，如是否有肝病基础疾病或生活环境因素。

3．对诱因明确的肝病患者和铝厂工人应积极去除诱因，如治疗原发病，脱离工作环境。

4．生活规律，加强锻炼，增强体质。

5．避免饮酒及食用辛辣刺激食物。

静脉湖

静脉湖（venous lakes）又名老年性唇部血管瘤（senile heamangioma of lip）、静脉血管曲张（venous varix），是小的深蓝色略突出的柔软皮疹，好发于老年的口唇、耳朵或者面部，为慢性日光损伤所致的显著静脉扩张。

【病因及发病机制】

发病机制尚不明确。

【临床表现】

本病好发于老年人暴露部位的皮肤和黏膜，如口唇、耳、面、头、颈、前臂和手背等处，皮损为直径 2～10 mm 的丘疹，呈深蓝色、紫色或黑色，为柔软隆起的疱状损害，易压缩，长期压迫可部分或完全排空其中的血液，损伤后可引起严重出血。（各图 16-1-3）

【诊断与鉴别诊断】

1．好发于老年人的暴露部位，比如口唇、耳、面、头、颈、前臂和手背等处。

2．皮损为直径 2～10 mm 的丘疹，呈深蓝色、紫色或黑色，为柔软隆起的疱状损害。

3．易压缩，长期压迫可部分或完全排空其中的血液。

该病皮疹较典型，根据患者年龄、分布部位、皮疹特点不难诊断，无需鉴别。

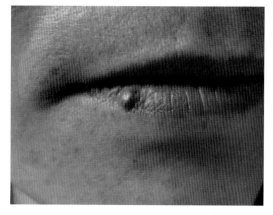

各图 16-1-3　静脉湖

【组织病理】

真皮浅层高度扩张的血管腔隙和数个互相连接的静脉血管腔，腔内充满红细胞，管壁内衬单层扁平且长的内皮细胞，管壁为厚层纤维组织，部分纤维组织由薄层不连续的平滑肌纤维替代，周围真皮内见老年性弹性纤维变化。

【治疗】

静脉湖大多数为轻微的美容问题，少数因损伤而反复出血者可做手术切除、液氮冷冻、电烙铁术和氩激光治疗。

【预防与调摄】

1. 生活规律，加强锻炼，避免过度日光紫外线照射。
2. 避免饮酒及食用辛辣刺激食物。

（陈晋广）

第二节　脉管发育畸形

脉管发育畸形（vascular malformation）是血管或淋巴管的先天发育畸形，其发生是由于胚胎发育时期血管生成过程的异常，从而导致血管结构的异常。可以单独累及动脉、静脉及淋巴系统，也可以同时累及多个脉管系统；病变常见于皮肤软组织，也可以累及内脏等深部组织；临床症状可仅与脉管畸形有关，也可包涵在合并其他症状的复杂的疾病综合征中。1982年，John B.Mulliken首次提出基于血管内皮细胞生物学特性的分类方法，将此前传统意义的"血管瘤"重新分为血管瘤和脉管畸形，并阐述了两者最本质的区别，即血管瘤存在血管内皮细胞的异常增殖，而脉管畸形则无此现象，此观点被广泛认同，从而成为现代分类的基础。根据1996年在罗马召开的国际脉管性疾病研究学会（International Society for the Study of Vascular Anomalies，ISSVA）会议上正式提出的最新分类，脉管畸形主要分为单纯性脉管畸形（毛细血管畸形、静脉畸形、淋巴管畸形、动静脉畸形）与混合性脉管畸形（2种或2种以上脉管畸形共存于同一皮损）。

鲜红斑痣

鲜红斑痣（nevus flammeus）是一类由新生的血管畸形所组成的良性肿瘤，又称毛细血管扩张痣或葡萄酒色斑，为最常见的毛细血管畸形。多发生于婴儿或儿童。暗红色或青红色斑片，形状不规则，压之易褪色为其临床特征。头面部多见。中医称为"血瘤"，《诸病源候论》称本病为"赤疵"。

【病因及发病机制】

中医学认为本病多因禀赋不足，气血未充，经脉阻塞，壅于肌肤；或心火妄动，气血失和，复加风邪外束，阻遏经络所致。《诸病源候论》："面及身体皮肉变赤，与肉色不同，或如手大，或如钱大，亦不痒痛，谓之赤疵。此亦是风邪搏于皮肤，血气不和所生也。"

现代医学认为本病病因目前尚不明确，属于先天性血管畸形，发病机制包括两个部分：先天性（基因突变）及后天性（血流动力学及血管新生）。

【临床表现】

表现为一个或数个淡红色或暗红色斑疹或斑片，形状不规则，不高出皮面，压之部分或完全褪色。红斑颜色常随气温、情绪等因素而变化。常在出生时或出生后不久出现，好发于面、颈和头皮，也可累及四肢和躯干，大多为单侧性，偶或为双侧性，可随年龄增长而增大及颜色变深，亦可高出皮面，或其上发生结节状损害。发生于枕部、额部或鼻梁部第中位者往往能自行消退，而累及一侧者且较大或广泛的病损常终身持续存在，可隆起或形成结节，或伴有其他血管畸形，如蛛网膜血管瘤，结膜、虹膜或脉络膜血管瘤，后者可导致青光眼或视网膜剥离。（各图16-2-1）

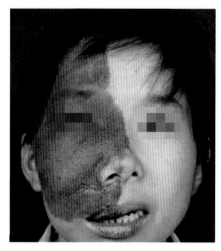

各图16-2-1　面部鲜红斑痣

临床可分三型。①粉红型：病变区平坦，呈浅粉红至红色，指压完全褪色。②紫红型：病变区平坦，呈浅紫红至深紫红色，指压褪色至不完全褪色。③增厚型：病变增厚或有结节增生，指压不完全褪色至不褪色。

【组织病理】

表现为真皮中上部毛细血管扩张及成熟的内皮细胞，随年龄增长，毛细血管扩张也增加，皮损隆起或呈结节状者，可延及真皮深层及皮下组织，但血管内皮细胞不增生。周围有排列疏松的胶原纤维，管腔内充满红细胞。

【诊断与鉴别诊断】

1. 诊断　单纯鲜红斑痣根据病史、临床表现即可诊断，必要时病理检查可以确诊，影像学检查（MRI或CT扫描）可以了解皮下病变的深度和范围。

（1）出生时即有或出生后不久发生。

（2）好发于面、颈和头皮，大多为单侧性。

（3）皮损为一个或数个暗红色或青红色斑片，形状不规则，不高出皮面，压之易褪色。

2. 鉴别诊断　本病可与下列疾病进行鉴别：

（1）血管痣：皮损为红色针尖至豌豆大小微高出的丘疹或小结节，压之不褪色。

（2）婴儿血管瘤：6月龄内患儿需与婴儿血管瘤相区别，早期两者都可表现为红斑，但婴儿血管瘤有明确的增生过程，皮损可逐渐隆起，呈鲜红颗粒状。

（3）毛细血管畸形-动静脉畸形：该病为家族遗传性，可伴有全身多发的红斑，同时伴有深在的动静脉畸形病灶。

【治疗】

（一）中医治疗

1. 分型论治

（1）气血不和证：

主症：皮疹范围较为局限，色泽淡红，边缘不整齐，压之褪色。舌质淡红，少苔，脉细数。

治法：理气活血，通络退斑。

方药：血府逐瘀汤加减。

（2）血络瘀阻证：

主症：皮疹为鲜红色或绛红色斑片，波及范围较大，表面光滑，变化甚少。舌质正常或微暗，苔少，脉涩。

治法：活血通络，滋阴退斑。

方药：桃红四物汤加减。

2. 中成药

（1）大黄䗪虫丸：活血祛瘀，消癥通经。适用于血络瘀阻证。

（2）肖氏瘿瘤丸：软坚散结，活血祛瘀。适用于血络瘀阻证。

3. 外治　范围局限者可选用五妙水仙膏涂搽。

（二）西医治疗

治疗比较困难，可选用 585 nm 或 595 nm 脉冲染料激光，因其穿透深度有限，对紫红色或增厚型效果不佳，需要长期、多次治疗才能取得较为理想的效果；光动力治疗作为治疗鲜红斑痣的新技术，具有照射和皮损消退均匀，治疗次数少，疗效安全可靠等优点，尤其对大面积、病灶集中的鲜红斑痣患者具有明显的优势；此外，可根据皮损部位、大小、形状选用浅层 X 线照射治疗、冷冻治疗、硬化剂注射治疗、手术治疗等。

（三）中西医结合治疗思路

本病目前多采用激光治疗，可配合中医药外治。

【临床研究进展】

1. 鲜红斑痣的病因尚未完全明确，有研究提供了神经因素、血管因素、细胞因子因素、基因因素方面的假说。神经因素，鲜红斑痣易出现在三叉神经分布区域，有研究显示，鲜红斑痣皮损中神经密度显著下降，血管 / 神经比例显著升高；血管因素，有研究表明真皮血管的扩张可能与血管失去周围的支持有关；细胞因子因素，有研究发现鲜红斑痣中血管内皮生长因子和其受体表达都增加；基因因素，大部分鲜红斑痣是散发，但也有一些表现为家族聚集性，其遗传方式符合常染色体显性遗传，家族遗传病史是其发病的高危因素。

2. 鲜红斑痣的危险因素　临床与鲜红斑痣发病风险具有相关性的因素是家族遗传病史；获得性鲜红斑痣的患者出生时表现正常，儿童期或者成年后出现，较少见，外伤是获得性鲜红斑痣的最常见诱因。

3. 鲜红斑痣的临床治疗难度较大，多数无法实现完全消除，可能与疗效有关的临床因素包括治疗年龄、病变部位、治疗次数和病变血管的特性；近期的研究显示，激光联合局部应用抗血管生成剂疗法已显示出减少血管生成的信号，以及提高临床效果的潜力。

4. 近年来治疗鲜红斑痣的最佳手段是脉冲染料激光，尽管会产生暂时的紫癜，但很少留下色素沉着、色素减退或瘢痕；对于婴幼儿鲜红斑痣，利用长波长、长脉宽、高频和动态冷却喷雾的改良脉冲染料激光治疗可以达到最大限度的变淡或清除。

【医家经验与争鸣】

肖梓荣治疗血管瘤，在辨证论治的基础上，强调以活血化瘀为主，佐以软坚散结为法，用肖氏瘿瘤丸治疗。

【预防与调摄】

1. 日常留心鲜红斑痣的病情，若有异常情况需及时就诊。

2. 部分患者若疗效不理想，也可以使用遮盖霜，遮蔽病变部位，达到美容的目的。

3. 日常注意鲜红斑痣部位的防护，尽可能避免创伤和感染，防止形成瘢痕。

4. 由于具体病因尚未完全明确，目前缺乏有效的方法预防鲜红斑痣。

【参考文献】

[1] CH'NG S, TAN S T. Facial port-wine stains: clinical stratification and risks of neuro-ocular involvement[J].J Plast Reconstr Aesthet Surg, 2008, 61(8): 889-893.

[2] 彭黎军，郎育红. 鲜红斑痣的病因及激光治疗方法研究进展 [J]. 实用医药杂志，2011, 28(09): 846-848.

[3] VURAL E, RAMAKRISHNAN J, CETIN N, et al. The expression of vascular endothelial growth factor and its receptors in port: wine stains[J].Otolaryngol Head Neck Surg, 2008, 139(4): 560-564.

[4] 张晓梅. 鲜红斑痣的基础理论及激光治疗研究进展 [J]. 中华整形外科杂志，2008, 24(1): 87-89.

[5] 曹梁，余文林，李勤. 激光治疗鲜红斑痣的疗效影响因素及展望 [J]. 中华皮肤科杂志，2015(8): 593-595.

[6] GAO L, PHAN S, NADORA D M, et al.Topical rapamycin systematically suppresses the early stages of pulsed dye laser-induced angiogenesis pathways[J].Lasers Surg Med, 2014, 6(9): 679-688.

[7] SEUKERAN D C, COLLLINS P, SHEEHAN-DARE R A. Adverse reactions following pulsed tunable dye laser treatment of port wine stains in 701 patients[J].Br J Dermatol, 1997, 136(5): 725-729.

[8] CHAPAS A M, EICKHORST K, GERONEMUS R G. Efficacy of early treatment of facial port wine stains in newborns: a review of 49 cases[J].Lasers Surg Med, 2007, 39(7): 563-568.

（罗文辉）

静脉畸形

静脉畸形（venous malformation）是静脉异常发育产生的静脉血管结构畸形，由大量充满血液的血窦和薄壁静脉构成，又称海绵状血管瘤，是静脉的先天畸形。出生时即存在。以柔软的皮下肿块，可高出皮面，呈结节状或分叶状，边界不太清楚，多呈淡紫或紫蓝色，状似海绵为其临床特征。头面部多见。中医称为"血瘤"。

【病因及发病机制】

中医学认为本病多因禀赋不足，气血未充，经脉阻塞，壅于肌肤；或心火妄动，气血失和，复加风邪外束，阻遏经络所致。《诸病源候论》："面及身体皮肉变赤，与肉色不同，或如手大，或如钱大，亦不痒痛，谓之赤疵。此亦是风邪搏于皮肤，血气不和所生也。"

现代医学认为本病病因目前尚不明确，属于先天性血管畸形。

【临床表现】

出生时即存在或出生后数周发生，大部分可以被发现，少部分在幼年或青春期才被发现，不会自行消退，好发于头皮和面部，可累及口腔或咽部黏膜，亦可发生于身体其他部位，其生长速度与身体生长基本同步（各图16-2-2）。为大而不规则、柔软、可压缩、无搏动的皮下肿块，肿块体积大小可随体位改变或静脉回流快慢而发生变化。损害一般较大，单个或多发，可高出皮面，表面不规则，呈结节状或分叶状，边界不太清楚，多呈淡紫或紫蓝色，挤压后可缩小，状似海绵，表面皮肤正常或与肿瘤粘连而萎缩，常伴有毛细血管瘤。位于眼睑、口唇、舌等部位的瘤体，常影响外观，皮损在一年内逐渐增大，亦可逐渐缓解，但难以完全消退。累及消化道常可引起慢性出血和贫血，尸检还发现其他脏器受累。

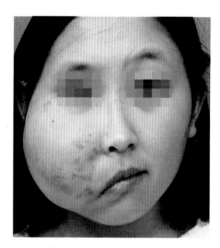

各图16-2-2　面部静脉畸形

【组织病理】

表现为真皮深层和皮下组织内存在大而不规则的腔隙，甚似静脉窦，充以红细胞及纤维样物质，腔壁为单层内皮细胞，很少增生，较大血管腔隙可见外膜细胞增生，管壁增厚，形成乳头状结构，突向管腔。在小的腔隙内可见血栓或钙化。

【辅助检查】

包括瘤体穿刺、X线平片、B超、MRI、瘤体造影、选择性动脉造影。

1. 瘤体穿刺　从瘤体中央处穿刺，很容易抽到回血；但是，也无法完全排除非血管而血供十分丰富的疾病包块。

2. X线平片　可用于确定瘤体范围及骨质的变化，可以确定静脉畸形内钙化灶及静脉石。

3. B超　病灶表现为明显的液性暗区。主要应用于硬化治疗中的穿刺引导。

4. MRI　由于静脉畸形内有丰富的血液及流动性，用 MRI 在加权下能清楚显示静脉畸形的范围，以及与周围组织紧密的关系。常作为首选的检查项目。

【诊断与鉴别诊断】

1. 诊断　根据病史及详细的体格检查可以确诊大部分静脉畸形，但对于分布不明确的病灶，可以进行相应的检查，如病理检查、影像学检查（MRI 或 CT 扫描）、瘤体穿刺、瘤体造影等。

（1）出生时即存在或出生后数周发生。

（2）好发于头皮和面部，可累及口腔或咽部黏膜。

（3）皮损为柔软的皮下肿块，损害一般较大，单个或多发，可高出皮面，呈结节状或分叶状，边界不太清楚，多呈淡紫或紫蓝色，挤压后可缩小，状似海绵。

2. 鉴别诊断　本病可与下列疾病进行鉴别：

（1）血管平滑肌瘤：多见于成年女性，好发于下肢皮下组织，单发，疼痛（受刺激后肌肉收缩所致），病理表现为界限清楚的实体性肿瘤，由血管和平滑肌组成。

（2）血管脂肪瘤：多见于成年男性，质地柔软，位于皮下，可以推动，单发或多发，有波动感，皮色不变，多无自觉症状。

（3）血管纤维瘤：多见于成年，好发于鼻旁，通常单发，表现为皮肤色或淡红色丘疹。

【治疗】

（一）中医治疗

1. 分型论治

（1）血热瘀滞证：

主症：皮疹初起如瘤，色红，或肿胀，或患处有热感。舌质红，少苔，脉细数。

治法：凉血活血，滋阴退斑。

方药：芩连二母汤加减。

（2）血络瘀阻证：

主症：出生即有，或出生后不久即发生，皮疹为鲜红色或绛红色斑片，局限一处，表面光滑，变化甚少。舌质正常或微暗，苔少，脉细少。

治法：活血通络，凉血退斑。

方药：桃红四物汤加减。

（3）寒凝血瘀证：

主症：病久或瘤色紫黯，或兼畏寒，疼痛，入夜更甚。舌质暗红，少苔，脉细涩。

治法：温经散寒，活血化瘀。

方药：通窍活血汤加减。

（4）气虚血瘀证：

主症：皮疹初起为圆形或半圆形隆起，色鲜红或暗红，质软如绵，压之变小变平。舌质淡红，少苔，脉细涩。

治法：益气活血，通络退斑。

方药：四君子汤加减。

2. 中成药

（1）大黄䗪虫丸：活血祛瘀，消癥通经。适用于血热瘀滞证。

（2）肖氏瘰瘤丸：软坚散结，活血祛瘀。适用于血络瘀阻证。

3. 外治　静脉畸形体积不大者，可以穿刺抽出血液，压迫止血，外敷清凉膏或紫色消肿膏，并加压包扎固定，常能使瘤体消失。范围局限者可选用五妙水仙膏涂搽。

（二）西医治疗

激光治疗或手术切除仅对部分有效，对皮损较深或面积较大者均不理想。非手术治疗包括血管内硬化治疗、激光治疗、铜针留置术、电化学及患肢压迫治疗等。手术切除治疗包括单纯手术切除、硬化后手术切除、热凝及其他治疗后手术及相关的修复重建手术，但手术不是静脉畸形的首选治疗方法，在必要的情况下才使用。

（三）中西医结合治疗思路

对部分激光、手术等治疗效果不理想的患者可配合中药内服、外治。

【临床研究进展】

家族遗传性静脉畸形的发病机制研究已较为透彻，皮肤黏膜静脉畸形是由定位于染色体 9 p21 的 TEK 突变引起，该突变为细胞内激酶区域的精氨酸被色氨酸替代（R849 W）；在散发型静脉畸形患者中，只有近 50% 患者能检测到 TEK 基因突变，但其中 80% 突变表现为激酶区域的亮氨酸被苯丙氨酸替代（L914 F）。球细胞静脉畸形是另一种特殊类型的静脉畸形，其突变位点位于 1 p21-22 区域内。

【预防与调摄】

1. 静脉畸形如增大时，也可发生破溃、继发感染，最后形成瘢痕，因此日常要注意静脉畸形部位的防护，患者应尽量避免啼哭、烦躁等刺激及外伤。

2. 由于具体病因尚未完全明确，目前缺乏有效的方法预防静脉畸形。

【参考文献】

中华医学会整形外科分会血管瘤和脉管畸形学组. 血管瘤和脉管畸形诊断和治疗指南 (2016 版)[J]. 组织工程与重建外科杂志, 2016, 12(2): 67.

（罗文辉）

疣状血管畸形

疣状血管畸形（verrucous vascular malformation）是一种具有典型特征、罕见的先天性血管畸形，是毛细血管瘤、海绵状或混合性血管瘤的一种类型，以蓝红色界限清楚的丘疹、斑块或结节性损害，晚期表面发生角化过度性疣状改变为临床特征。

【病因及发病机制】

现代医学认为本病病因目前尚不明确。

【临床表现】

表现为蓝红色界限清楚的丘疹、斑块或结节性损害，质软，表面增生，皮损出生时或至儿童期开始即已存在，大多数位于下肢、足或股部，但也可累及胸部和前臂，晚期表面发生角化过度性疣状改变。本病进展缓慢，有时形成卫星状结节。（各图 16-2-3）

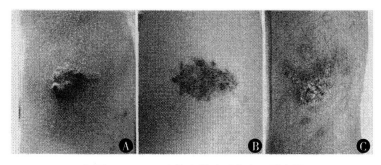

各图 16-2-3　疣状血管畸形患者下肢皮损

A 右侧膝关节伸侧褐色斑块，边界清楚，形状不规则，表面粗糙，其上有大小不一的黑色丘疹；B 左侧小腿屈侧一暗红色斑块，其上有暗红色、黑色丘疹及疣状增生；C 右小腿外侧一斑块，基底呈暗红色，表面质硬，凹凸不平，呈乳头状。

【组织病理】

组织学为表皮角化过度，乳头瘤样增生，棘层不规则肥厚，真皮和皮下组织内毛细血管和静脉畸形。（各图 16-2-4）

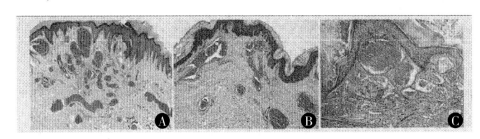

各图 16-2-4 疣状血管畸形患者皮损组织病理像（HE 染色）

A、B 表皮角化过度，棘层增厚，表皮突延长，真皮乳头及浅中部可见大量增生扩张的薄壁血管，管腔内充满红细胞（A：×40，B：×100）；C 表皮角化过度伴角化不全，棘层增厚，表皮突延长，相互融合真皮乳头及浅中部可见成团的增生扩张的似海绵状管腔、窦状腔隙及薄壁血管，其内可见红细胞（C：×100）。

【诊断与鉴别诊断】

1. 诊断

（1）皮损出生时或至儿童期开始即已存在。

（2）蓝红色界限清楚的丘疹、斑块或结节性损害，晚期表面发生角化过度性疣状改变。

（3）组织病理：表皮角化过度，乳头瘤样增生，棘层肥厚，真皮和皮下组织内毛细血管和静脉畸形。

2. 诊断鉴别 本病可与下列疾病进行鉴别：

（1）肢端血管角化瘤：见于儿童期和青春期女性，多有冻疮史，好发于指、趾背侧，膝和肘部，分布对称，皮损表现为针头大斑丘疹，呈暗红色或紫色，表面角化，粗糙，压之有时可褪色。部分紫红色或黑褐色结节，表面角化过度或呈疣状，中央见毛细血管扩张或血痂，外伤后易出血。组织病理病变仅累及真皮中层。

（2）炎性线状疣状表皮痣：是疣状表皮痣的少见类型，初发时常为细小、分散的红斑或疣状丘疹，皮损扩大、融合，形成线状或带状分布的红斑样、疣状丘疹及斑块，表面有鳞屑或结痂，自觉瘙痒，多见于下肢，单侧性，组织病理有区别。

（3）疣状扁平苔藓：疣状增殖性肥厚性斑块，紫蓝色或红褐色，伴有多少不等的黏着性鳞屑，对称分布，剧烈瘙痒；典型病理可助鉴别。

【治疗】

较小时宜做手术彻底切除。国外最新报道 Nd：YAG1064 nm 激光联合 CO_2 激光或脉冲染料 595 nm 激光治疗疣状血管畸形有着良好的应用前景。

【预防与调摄】

1. 血管畸形不破溃，疣状血管畸形是不会经常出血的。疣状血管畸形患者及其家人在日常的护理中，尤其是婴幼儿血管畸形患者，家长应给孩子勤剪指甲，以免孩子抓破疣体部位；此外，家长在给患儿洗澡的时候注意，不要用力揉搓孩子的疣体部位，以免孩子疣体部位破溃出血。

2. 饮食方面宜低脂低胆固醇食品，不宜吃辣椒、油炸、烧烤等刺激性食品。

（罗文辉）

淋巴管畸形

淋巴管畸形（lymphatic malformation）是常见的一种先天性脉管畸形疾病，由淋巴管扩张形成，过去称为"淋巴管瘤"。大多数病变在出生后 1～2 年被发现，好发于头颈部，常见于儿童及青少年。巨囊型和混合型表现为质柔、可压缩的肿块，微囊型表现以白色或暗红颗粒状小圆形泡状突起为临床特征。根据其临床特征及组织结构，可分为巨囊型、微囊型和混合型三型。

【病因及发病机制】

现代医学认为本病病因及发病机制目前尚不明确，可能属于淋巴管先天性增生和扩张。一般认为其病变内皮细胞均可能来源于脉管系统发育的早期。在胚胎期，静脉丛中的中胚层首先形成原始淋巴囊，淋巴囊再逐渐形成有功能的毛细淋巴管，毛细淋巴管相互吻合成网，逐渐汇集成一系列由小到大的各级淋巴管，在此过程中，由于某种原因可使淋巴管系统紊乱，造成淋巴管非恶性的异常生长和扩张，即形成淋巴管畸形组织。

【临床表现】

淋巴管畸形（LM）可以发生在全身任何部位，以主要淋巴系统所在区域最为常见，头、颈部及腋下发病率最高，腹股沟、纵隔、腹膜后次之，躯干及四肢发病率最低（各图 16-2-5）。根据淋巴管囊腔的大小将淋巴管畸形分为大囊型、微囊型和混合型三型。巨囊型 LM 由一个或多个体积 ≥ 2 cm³ 的囊腔构成（即以往所称的囊肿型或囊性水瘤），囊腔之间可以相通或不相通，囊腔中含有水样的透明液体，皮损好发于口腔和四肢，为一边界不清、深位、多房性柔软组织肿块，直径可达 10 cm 以上，表面皮肤正常，触诊柔软，有波动感，有时不透光或呈琥珀色，往往在出生时或婴儿期出现；而微囊型 LM 则由多个体积 < 2 cm³ 的囊腔构成（即以往的毛细血管型和海绵型），病灶相对较实心，可发生于任何年龄段，但常在出生时已存在或至儿童期发病，一些患者到成年后方出现临床症状，皮损表现为高出皮肤或黏膜面、针头至豌豆大小水疱样损害，边界清楚，散在分布，或线状排列，或群集成蛙卵样结构，口腔黏膜的淋巴管畸形有时与微静脉畸形同时存在，出现黄、红色小疱状突起，称为淋巴管-微静脉畸形，发生于唇、下颌及颊部者，有时可使患处显著肥大畸形，发生于舌部者常呈巨舌症，引起颌骨畸形、开牙合、牙移位、咬合紊乱等，舌黏膜表面粗糙，呈结节状或叶脉状，有黄色小疱状突起；两者兼而有之的则称为混合型 LM。淋巴管畸形的临床表现受病变的类型、范围和深度的影响差异很大，可表现为皮肤黏膜上充满液体的小泡，或表现为巨大肿物。

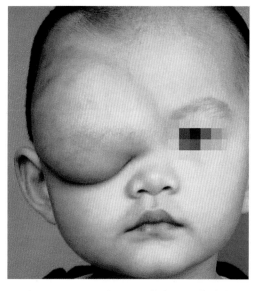

各图 16-2-5 右上睑、额部淋巴管畸形

【组织病理】

内皮细胞组成的壁薄、形态不规则及大小各异的淋巴管腔内充满淋巴液，周围则有大量的成纤维细胞、白细胞、脂肪细胞和肌细胞等。但是，在其整个病理过程中，无 LM 内皮细胞数量的增加，而且其形态和功能也表现正常，仅淋巴管管腔直径发生变化。

【辅助检查】

包括瘤体穿刺、超声检查、MRI、CT 检查。

1. 超声检查　结合病史和体征后怀疑为淋巴管畸形时，应常规先行超声检查，以明确瘤体的部位、性质、大小及其与周围组织的关系，为手术或药物注射治疗提供依据，并可用于监测预后情况。

2. MRI　可提供比较可靠的客观图像并鉴别淋巴管和血管。

3. 诊断性穿刺　若穿刺抽出淡黄色清亮淋巴液即可诊断为淋巴管畸形，若抽出陈旧性血液结合细胞学检查，则可诊断为淋巴管瘤伴出血。

【诊断与鉴别诊断】

1. 诊断　淋巴管畸形的临床症状多比较典型，结合超声、诊断性穿刺及 MRI 检查，必要时辅以 CT 检查及活检，基本可以确诊。

（1）病变常在出生后 1~2 年被发现。

（2）大囊型皮损表现为边界不清、深位多房性柔软组织肿块；微囊型皮损表现为高出皮肤或黏膜面、针头至豌豆大小水疱样损害，边界清楚，散在分布，或线状排列，或群集成蛙卵样结构，刺破后有透明液体渗出。

（3）结合超声、诊断性穿刺及 MRI 检查，必要时辅以 CT 检查及活检，基本可以确诊。

2. 鉴别诊断　本病可与海绵状血管瘤进行鉴别：可依据组织病理或电镜观察加以鉴别。

【治疗】

以往认为手术是最主要的治疗手段，目前的治疗方法多种多样，包括手术切除、激光治疗、硬化剂注射治疗等。但是，目前尚无一种方法可以治疗所有类型的淋巴管畸形。临床上可根据病变类型和病变范围选择其中一种方法或几种方法联合应用。口腔黏膜的微囊型淋巴管畸形适用激光治疗、平阳霉素注射或几种方法联合治疗。累及口腔和面颈部的淋巴管畸形的治疗困难较多，弥漫性病变手术切除后易复发，并发症发生率高。病变内注射平阳霉素、溶血性链球菌制剂（OK-432）可用于淋巴管畸形的治疗，大囊型病变的疗效明显优于微囊型病变。围手术期硬化治疗可提高微囊型病变的治愈率。

【临床研究进展】

1. 在近期的一项研究中，雷帕霉素（西罗莫司）用于治疗大范围淋巴管畸形已取得成功，13 名泛发性淋巴管异常 /Gorham-Stout 综合征患者中有 12 人观察到疗效，11 名大的淋巴管畸形患者中有 10 名对治疗有反应。

2. 西地那非对于部分患者可以不同程度地减少巨大淋巴管畸形的体积和硬度，但在其他方面并无改善。

【预防与调摄】

淋巴管畸形被认为是淋巴系统的良性病变，生长缓慢，很少自然消退，但在遭受创伤、感染及发生囊内出血或不适当治疗后，常突然增大。如生长在特殊部位，则可能导致毁容、畸形，压迫重要器官引起功能障碍，造成长期后遗症，甚至危及生命。故对该病需采取积极恰当的医疗干预措施。

【参考文献】

[1] TRIANA P, DORE M, CEREZO V N, et al. Sirolimus in the treatment of vascular anomalies[J]. Eur J Pediatr Surg, 2017, 27(1): 86–90.

[2] SWETMAN G L, BERK D R, VASANAWALA S S, et al. Sildenafil for severe lymphatic malformations[J]. N Engl J Med, 2012, 366: 384.

[3] Koshy J C, Eisemann B S, Agrawal N, et al. Sildenafil for microcystic lymphatic malformations of the head and neck: a prospective study[J]. Int J Pediatr Otorhinolaryngol, 2015, 79(7): 980–982.

获得性淋巴管扩张

获得性淋巴管扩张（lymphangiectasia）又称获得性淋巴管瘤（acquired lymphangiomas），为获得性即继发性淋巴管扩张。

【病因及发病机制】

获得性或继续性淋巴管扩张，是以往正常的深部淋巴管在损伤后引起的浅表淋巴管扩张，它不是真正的新生物或错构瘤。可见于乳腺癌淋巴清扫术及放射治疗后。髂腹股沟和骨盆手术、妇科癌肿如宫颈癌放疗、前列腺癌强化治疗后癌肿阻断了一个肢体的淋巴回流；回流受阻影响瘢痕形成，如复发性感染、放疗、硬皮病、瘢痕疙瘩、腹股沟淋巴结结核和反复创伤等，使得淋巴引流破坏并阻塞，产生回压或回流，同时也由于支撑结缔组织变性，致使真皮上层淋巴管扩张。有报道长期使用青霉胺治疗致胶原和弹性硬蛋白缺陷，引起皮肤病变，损伤真皮支持结构，导致损伤区内淋巴管扩张（如手背和膝部），其他病因有面中部长期外用强效糖皮质激素制剂、混合性皮肤卟啉病皮损部位及生殖器官部位的 Crohn 病。

【临床表现】

乳腺癌根治术和放疗后皮损发生于同侧臂、腋窝、胸和背部。髂、腹股沟，盆腔手术，放疗后皮损累及大腿、耻骨、会阴、男性阴囊和阴茎处。皮损为局部水肿（淋巴性），表面有充满液体的张力性薄壁水泡，呈半透明，直径 2~10 mm，或为肉色扁平结节，单个损害散布于整个淋巴结水肿的肢体，或群集如浅表性淋巴管畸形，有时表面疣状损害极像尖锐湿疣，这些损害可作为感染入口，引起继发感染，如复发性丹毒，局部皮肤潮湿、浅表侵蚀、起褶皱。损害可自发性流出乳白色液体，乳糜性排出物刺激表皮产生红斑，会阴部渗出可被误诊为尿失禁。

青霉胺诱发的皮肤损害呈现出血性斑，上面除有淋巴管扩张外，可有粟丘疹。

【组织病理】

真皮乳头层和网状层有许多扩张的淋巴管，真皮水肿和单一核细胞浸润，肉色扁平结节处为水肿性息肉样表现，内含扩张淋巴管。

【诊断与鉴别诊断】

1. 诊断

（1）肿瘤淋巴清扫术及放射治疗后，如乳腺癌、宫颈癌、前列腺癌等。

（2）放射部位的同侧或相邻部位出现局部水肿（淋巴性），表面有充满液体的张力性薄壁水疱，呈半透明，直径 2~10 mm，或为肉色扁平结节或乳糜样渗出物。

（3）必要时做组织病理检查。

2. 鉴别诊断　本病可与局部肿瘤复发或并发淋巴性肿瘤鉴别：为肿瘤复发，该病为感染为主。

【治疗】

1. 系统治疗　首先应去除病因，如源于青霉胺局部使用糖皮质激素制剂的，应停药、降低剂量、改用低效糖皮质激素制剂，复发性丹毒和结核用抗生素或抗结核药。合并感染时局部和全身应用抗生素。

2. 局部治疗　减少潜在的淋巴水肿和控制感染。受累区使用压力绷带，以减少乳糜性排出物，难以应用压力绷带的生殖器部位可做单纯外科切除；皮疹亦可采用冷冻、电烙术、氩激光、可调染料激光治疗，如有癌肿浸润和压迫，局部切除肿瘤，并做淋巴管重建术。

【预防与调摄】

1. 乳癌根治术后和放疗等高风险诱因后，应警惕该疾病的发生，争取早诊断，早治疗，及时接触水肿，控制感染。

2. 避免饮酒及使用辛辣刺激食物。

（陈晋广）

先天性大理石样毛细血管扩张

先天性大理石样毛细血管扩张（cutis marmorata telangiectatica congenita），是一种罕见的先天性血管畸形，又称先天性泛发性静脉扩张征、Van Lohuizen 综合征、先天性网状青斑，表现为局限性或泛发性青灰色网状血管性斑纹，皮损出生后即有，遇冷或应激后更加明显，男女均可发病，但多见于女性。以静脉扩张、大理石样皮肤、浅表溃疡、毛细血管扩张和多系统异常为其临床特征。

【病因及发病机制】

现代医学病因目前尚不明确，属于先天性的毛细血管和静脉血管的联合畸形，大多散发，偶有报道家族性发病，提示本病是以皮肤表现为主的常染色体显性遗传性疾病，但表现率有很大差异。

【临床表现】

表现为出生时皮肤出现不同程度红色网状斑，红斑颜色在不同患者或同一患者不同部位可由淡红色到紫红色不等，皮损包围处皮肤正常，或呈淡红色，或为紫色，皮损可广泛分布，但很少呈全身性，

好发部位依次是四肢、躯干、面和头部，呈局限性、单侧性、节段性，因浅表静脉持久扩张，皮肤呈大理石样表现，网状皮损在哭闹、运动、低温时加重，扩张静脉更明显，其上部皮肤日益萎缩。部分患者出生时皮损上可有小片浅表溃疡和坏死，上覆浆液性痂，愈后留有萎缩和瘢痕。

除部分患者皮损可持久存在外，大多数皮损在儿童期能自行消退，溃疡迅速愈合，网状红斑在出生后第一年消退较快，此后变慢，皮损愈明显则愈持久。毛细血管扩张局限，起始皮疹较淡及无溃疡者最终可完全消退。

除少数严重先天性缺陷外，大多数预后良好，多数皮损能自行消退。

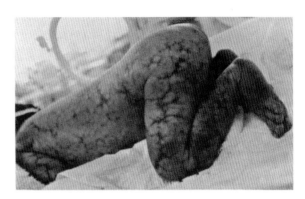

各图 16-2-6　先天性大理石样毛细血管扩张
患儿全身皮肤改变，躯干部及四肢可见表皮血管广泛扩张曲张，呈青灰色网状斑片，不高出皮面

【组织病理】

病理改变无特异性，角化过度，有显著的毛细血管扩张，有时有静脉扩张、血管纤维变性、淋巴管扩张、静脉血栓形成，有些病例病理变化不明显或无异常。

【诊断与鉴别诊断】

1. 诊断　根据出生时即有广泛或局限性、红或紫色网状皮损，伴先天性系统损害等特点，结合组织病理而确诊。

（1）出生时即有。

（2）好发部位依次是四肢、躯干、面和头部，呈局限性、单侧性、节段性。

（3）皮损为淡红色到紫红色网状斑，大理石样皮肤，多系统异常。

（4）结合组织病理可确诊。

2. 鉴别诊断　本病可与下列疾病进行鉴别：

（1）生理性大理石样皮肤：是人体皮肤对冷的生理反应，保暖后能消退。

（2）新生儿红斑狼疮：可有先天性网状红斑、萎缩和毛细血管扩张，但常累及头面部，皮损两侧对称，另有外周血液学、血清免疫学和 ECG 等异常。

（3）弥漫性真性静脉扩张症：婴儿期或青春期前发病，呈现蓝色静脉扩张和增粗，皮下组织肿胀，累及单个肢体或肢体的一部分，患肢可增长或缩短，并可形成血栓和静脉石。

【治疗】

多数患者皮损可在 2 岁内自然消退，因此早期不需要治疗，持续性皮肤损害试用可调性脉冲染料激光，亦可用大剂量维生素 E 治疗，溃疡处需局部或系统使用抗生素。纠正少见的其他先天性异常。

【预防与调摄】

1. 生活中不要吃刺激性食物，多吃蔬菜水果。

2. 平时注意保暖，避免受凉。

3. 避免皮肤外伤。

（罗文辉）

色素血管性斑痣性错构瘤病

色素血管性斑痣性错构瘤病（phakomatosis pigmentovascularis）是皮肤血管瘤合并黑色素细胞痣或表皮痣的一种综合征，以皮肤血管瘤（主要是鲜红斑痣）和色素性斑疹共生为临床特征，临床少见。

【病因及发病机制】

现代医学认为本病目前病因及发病机制不清，推测与基因突变有关，普遍认为色素和血管痣性皮损的形成是由于胚胎期神经嵴血管舒缩神经细胞和黑色素细胞发育异常所致，其上黑色素细胞异常出现在真皮中，造成太田痣或蒙古斑，异常的毛细血管增多导致鲜红斑痣，如伴有系统损害，可能还与胚胎间质来源细胞的异常有关。

【临床表现】

传统临床分为四型。Ⅰ型，鲜红斑痣合并表皮痣；Ⅱ型，鲜红斑痣合并真皮色素病（异位性蒙古斑），伴有或不伴有贫血痣；Ⅲ型，鲜红斑痣合并斑痣，伴有或不伴有贫血痣；Ⅳ型，鲜红斑痣合并真皮色素病（异位性蒙古斑）和斑痣，伴有或不伴有贫血痣。以第Ⅱ型最为常见。每型又根据有无系统损害分为a、b两组，a组无系统性损害，b组有系统性损害。本病可合并Sturge-Webwer综合征，可伴有颅内和内脏血管瘤，以及癫痫发作，也可伴有眼睛病变。（各图16-2-7）

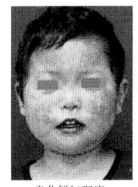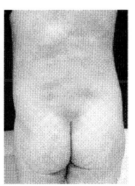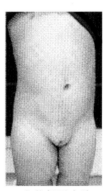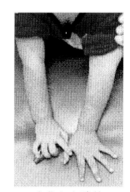

| 患儿鲜红斑痣，眼黑变 | 患儿躯干大片蒙古斑 | 患儿躯干大片蒙古斑 | 患儿左上肢的毛细血管扩张 |

各图16-2-7　色素血管性斑痣性错构瘤

【诊断与鉴别诊断】

1. 诊断

（1）出生时即有皮损。

（2）鲜红斑痣。

（3）真皮色素病和/或斑痣。

（4）无或伴有系统性损害。

2. 鉴别诊断　本病主要与下列疾病相鉴别：鲜红斑痣、玫瑰色痣、先天性大理石样毛细血管扩张。

【治疗】

本病一般不需治疗，但当患者的皮损尤其是面部皮损较单一太田痣和鲜红斑痣重，且随着时间有逐渐加重趋势，严重影响患者的身心健康时，建议及早治疗。治疗根据患者皮损严重程度选择合适的激光，如调 Q 开关红宝石或翠绿宝石激光治疗太田痣、蒙古斑、咖啡斑和伊藤痣等色素性病变，脉冲染料激光治疗血管性病变。

【临床研究进展】

Chiu 等发现系统性损害可随着患儿的生长发育逐渐出现，同一患者也可以相继出现多个系统损害，因此对于儿童 PPV 患者应及早进行全面的体检和定期随访。

【参考文献】

[1] CHIU H H, CHEN G S, WU C S, et al. Phakomatosis cesioflammea with late-onset glaucoma and aced nevus spilus-like lesion-15 years of fllow-up[J]. Int J Dermatol, 2009, 48(4): 416－418.

[2] SEN S, BALA S, HALDER C, et al. Phakomatosis pigementovascularis presenting with Stuige-Weber syndrome and Klippel-Trenaunay syndrome[J]. Gangopadhyay Indian J Dermatol, 2015, 60(1): 77－99.

（罗文辉）

第三节　紫　癜

紫癜（purpura）是由红细胞外渗引起的皮肤或黏膜颜色改变。本病属于"血证"范畴，中医古籍中所记载的"肌衄""斑毒"等病症，与本病有相似之处。

紫癜的分类困难，发生紫癜的原因很多，一般归纳为血管系统病变和凝血功能障碍两大类，但紫癜往往是多种因素共同作用的结果，故根据形态学和病因学分类均有局限性。本节介绍下列分类法，并就其中部分疾病做一叙述。

1. 血小板疾病

（1）血小板减少：原发性或继发性。

（2）血小板增多症。

（3）血小板功能异常。

2. 凝血性疾病

（1）遗传性：血友病或获得性凝血因子缺乏和功能不良。

（2）约物：抗凝约物。

（3）代谢性：凝血因子合成障碍、维生素 K 缺乏。

（4）血栓形成倾向。

（5）弥散性血管内凝血和暴发性紫癜。

（6）继发于系统性疾病。

3. 其他血管内原因或微血管闭塞

（1）血管内蛋白异常：干燥综合征。

（2）冷球蛋白血症。

（3）栓子、晶体、脂肪、感染。

4. 物理性血管原因性紫癜

（1）血管内压力增高：咳嗽、呕吐。

（2）血管周围支撑组织减少：老年性紫癜、糖皮质激素性紫癜。

（3）遗传性结缔组织疾病。

（4）脉管系统异常。

（5）血管损害性周围紫癜：如丛状血管瘤、靶样含铁血黄素沉积性血管瘤。

5. 有炎症的紫癜

（1）非血小板性：毒物和药物诱发的紫癜。

（2）接触性紫癜。

（3）合并感染的紫癜。

（4）毛细血管炎：色素性紫癜性皮肤病、特发性、药物诱发。

（5）炎症性紫癜、血管炎：过敏性紫癜、急性出血性水肿。

（6）其他炎症性皮肤病偶尔伴有紫癜。

6. 外源性和其他原因的紫癜

（1）物理性和人工原因。

（2）伴全身性疾病的多因素性紫癜。

（3）易挫伤综合征和单纯性紫癜。

（4）阵发性指部血肿。

（5）自身红细胞致敏综合征。

特发性血小板减少性紫癜

特发性血小板减少性紫癜（idiopathic thrombocytopenic purpura，ITP）是由免疫机制引起的血小板破坏过多和巨核细胞生成血小板减少所致的出血性疾病。以广泛的皮肤黏膜及内脏出血，血小板减少，骨髓巨核细胞发育成熟障碍，血小板生存时间缩短及抗血小板自身抗体出现为特征，可分为急性和慢性两种。属中医学"血证""肌衄""紫斑"等范畴。

【病因及发病机制】

中医认为本病多为外感热毒之邪，或进食辛辣之物，火热毒邪内伏营血，或阳明内热炽盛，复感六淫邪气，灼伤脉络，迫血妄行；或心脾两虚，血失统摄，溢于脉外；或劳倦过度，摄生不当，耗伤正气，肾虚则脾失温煦，脾虚则统摄无权；或阴虚内热，相火易动，血随火动而溢于脉外；或久病入络，或离经之血不能排出体外，留积体内，蓄积成瘀血，瘀血阻滞，血行不畅，致血不循经，溢于脉外。

本病的病因病机有血热、阴虚、气不摄血及瘀血等不同，病位在血脉，与心、肝、脾、肾关系密切，病理性质有虚实之分，热盛迫血为实，阴虚火旺、气不摄血为虚；若病久不愈，导致瘀血阻滞者，则为虚实夹杂。

现代医学认为本病病因及发病机制尚不明确，目前多认为与免疫有关，而体液免疫是其中心环节。另与感染因素、遗传因素、肝脾功能、雌激素等相关。

【临床表现】

1. 急性型　起病急骤，可有发热、畏寒。出血严重，通常为全身性皮肤黏膜出血。起病时先在肢体出现瘀点和瘀斑，尤以下肢为多见，瘀斑大小不一，分布不均，病情严重者部分瘀斑可以融合成片或形成血疱。瘀斑也可以发生中心坏死性改变。口腔黏膜可发生血疱和出血。急性型严重者可突然发生广泛的皮肤黏膜出血致皮肤大片瘀斑、血肿，或消化道、泌尿道出血，偶因视网膜出血而失明，甚至因颅内出血而危及生命。轻型病例一般仅见皮肤散在瘀点和瘀斑。急性ITP并发颅内出血者占3%~4%，其中因颅内出血死亡者约占1%。急性型病程多为自限性，一般4~6周，痊愈后很少复发。

2. 慢性型　一般病程在半年以上，可长达数月至数年。以青年女性发病较多。起病缓慢，出血往往较轻，以反复发作的皮肤瘀点为主。有时仅有鼻血。女性患者可以月经过多为主要临床表现。大多数患者无其他症状和体征。反复发作者常有轻度脾大。出血量多且持续时间较长者可伴有贫血。

【实验室检查】

1. 外周血血小板减少，急性型低于 $20 \times 10^9/L$，慢性型多在 $(30 \sim 60) \times 10^9/L$，出血时间延长，血块退缩不良，慢性失血者可出现缺铁性贫血，血小板有时出现幼稚型。

2. 骨髓象巨核细胞数正常或明显增多，伴成熟障碍，其中未成熟型增多更显著。

3. 血小板相关抗体（PAIgC、PAIgM、PAIgA）、血小板相关补体（PAC3）、免疫复合物常增高。

【诊断与鉴别诊断】

1. 诊断

（1）皮肤黏膜出现瘀点、瘀斑。

（2）多次检查有血小板减少。

（3）脾脏不大或轻度增大。

（4）骨髓检查巨核细胞数增多或正常，伴成熟障碍。

（5）以下5点中应具备任何一点：①糖皮质激素治疗有效。②切脾有效。③PAIg增多。④PAC3增多。⑤血小板寿命缩短。

（6）排除继发性血小板减少症。

2. 鉴别诊断　本病可与下列疾病进行鉴别：

（1）过敏性紫癜：皮损好发于四肢伸侧，表现为针头至黄豆大小瘀点、瘀斑，压之不褪色，对称分布，成批出现，严重者可发生水疱、血疱，坏死甚至溃疡，不伴血小板减少。

（2）血栓性血小板减少性紫癜：皮肤黏膜出现瘀点、瘀斑，以微血管病性溶血性贫血、血小板聚集消耗性减少，以及微血栓形成造成肾脏、中枢神经系统损害为特征。

（3）药物和感染性血小板减少性紫癜：以皮肤黏膜出血症状及血小板减少为临床特征，前者多有用药史，后者有感染的原发病症状和体征。

【治疗】

（一）中医治疗

本病急性期以血热等实证居多，慢性期以虚证居多，治以清热凉血止血、补益气阴、活血化瘀为主，参以补益肝肾等方法，以标本兼治。

1. 分型论治

（1）血热妄行证：

主症：起病急骤，皮肤紫斑，色泽新鲜。紫斑以下肢最为多见，形状不一，大小不等，有的甚至相互融合成片。发热，口渴，便秘，尿黄。常伴有鼻衄、齿衄，或有腹痛，甚者尿血、便血。舌质红，苔薄黄，脉弦数或滑数。

治法：清热凉血。

方药：犀角地黄汤加减。

（2）阴虚火旺证：

主症：紫斑较多，颜色紫红，下肢尤甚，时发时止。可伴头晕目眩，耳鸣，低热颧红，心烦盗汗，齿衄，鼻衄，月经量多。舌红少津，脉细数。

治法：滋阴降火，清热止血。

方药：茜根散或玉女煎加减。肾阴亏虚而火不甚者，用知柏地黄汤加减。

（3）气不摄血证：

主症：斑色暗淡，多散在出现，时起时消，反复发作，过劳则加重。可伴神情倦怠，心悸，气短，头晕目眩，食欲不振，面色苍白或萎黄。舌质淡，苔白，脉弱。

治法：益气摄血，健脾养血。

方药：归脾汤加减。气损及阳，兼见阳虚之象，合用保元汤。

（4）瘀血阻滞证：

主症：肌衄，斑色青紫，鼻衄、吐血、便血，血色紫暗。可伴面色黧黑，毛发枯黄无泽，月经有血块。舌质紫暗或有瘀斑、瘀点，脉细涩或弦。

治法：活血化瘀止血。

方药：桃红四物汤加减。

2. 中成药

（1）乌鸡白凤丸：补气养血，调经止带。适用于气血两虚型。

（2）知柏地黄丸：滋阴降火。适用于阴虚火旺型。

（3）牛黄解毒片：清热解毒。适用于血热型。

（二）西医治疗

1. 一般治疗　卧床休息，减少活动，避免外伤。

2. 系统治疗

（1）糖皮质激素为 ITP 的首选治疗。

（2）手术、介入治疗：若经正规的糖皮质激素治疗无效或不能使用糖皮质激素者，可考虑脾切除术治疗。

（3）免疫抑制药：经糖皮质激素治疗及手术治疗仍疗效不佳或不宜采用这两种治疗方法时可使用免疫抑制药，也可以与糖皮质激素联合使用。

（4）发病与幽门螺杆菌（Hp）相关者，可抗 Hp 治疗。

（5）急症处理：血小板输注、丙种球蛋白输注、血浆置换、大剂量甲泼尼龙等。

（三）中西医结合治疗思路

本病属自身免疫性疾病，肾上腺皮质激素能抑制抗体的产生和免疫反应，为本病临床治疗之首选。中药治疗本病具有改善出血症状明显，稳定性好，无毒副作用等特点，已被广泛应用于临床，但单纯中药治疗具有起效慢，疗程长，疗效机制不明确等不足，而单纯激素治疗又有明显副作用，因此在西医常规给予激素及对症治疗的基础上，配合中药内服，可有效改善患者的临床症状，提高血小板数目，同时可降低药物的副作用和不良反应，疗效明显提高。

【预防与调摄】

1. 积极参加体育活动，增强体质，提高抗病能力。

2. 注意预防呼吸道感染、麻疹、水痘、风疹及肝炎等疾病，否则易于诱发或加重病情。

3. 避免外伤跌仆碰撞，以免引起出血。

4. 忌辛辣刺激食物，饮食宜清淡，富于营养，易于消化。呕血、便血者应进半流质饮食，忌硬食及粗纤维食物。

【临床研究进展】

有文献报道，检测 30 例慢性 ITP 患者及 10 例同期健康体检者外周血中 Th17 细胞的比例及血浆中 IL-17、IL-23、IL-6 和 TGF-β1 的表达水平，得出结论：ITP 患者外周血 Th17 细胞比例较正常对照组显著升高，血浆中 IL-17、IL-23、IL-6 和 TGF-β1 水平明显高于正常对照组。在 ITP 发生和发展中，Th17 细胞亚群比例增高可能是一个重要的决定因素，Th17 细胞相关的细胞因子及转录调控因子水平的变化与 ITP 发病密切相关，推测 Th17 有望成为治疗 ITP 的新靶点。

【医家经验与争鸣】

周仲瑛认为 ITP 无论是脾肾气虚、统摄无权，或肝肾亏虚、阴血不足，均有瘀热内蕴、血溢脉外之标证，强调了“血热出血”在病机中有一定的重要性。治疗上遵从《血证论》“止血、消瘀、宁血、补虚”的学术思想，以凉血化瘀为基本治法，根据临床辨证分别运用“清血分之热、散血中之瘀、解血分之毒、止妄行之血”等法。

以李振华、郭子光等为代表，主要强调内因之“脏腑亏虚”，如李振华认为 ITP 病机以脾气虚弱，运化无力，气不摄血为主，治疗可以健脾益气、补血摄血为基本治法，对于病情较为顽固者，则需守法守方，方能获愈；郭子光认为 ITP 主因是肝气虚损，疏泄不及，加之脾失统血，久病及肾。针对慢性型 ITP，当以养肝健脾、活血化瘀、益肾填精之法较为适宜。

张琪、颜德馨等强调 ITP"有虚有实"，主张分期辨治，如张琪认为 ITP 初期多属热毒蕴结、中、后期则损脾及肾、统摄无权，或相火妄动、热迫血行，属本虚标实之候，初期可以治以清热解毒、凉血止血之法，中后期多用健脾补肾之法，使统摄得司，血自然得止；颜德馨认为 ITP 急性型多因营血热毒，或胃热灼络，慢性型则多因脾虚不摄，或肾虚火旺。急性型多以凉血止血为法，慢性型则应以健脾摄血或滋阴降火为法。

【参考文献】

[1] 乔桂华，齐晓宏. 中医辨证施治皮肤科疑难病 [M]. 北京：科学技术文献出版社，2006.

[2] 赵辨. 中国临床皮肤病学 [M].2 版. 南京：江苏凤凰科学技术出版社，2017.

[3] 王潇，周郁鸿，陈小红，等.Th17 细胞在特发性血小板减少性紫癜发病中的作用和意义 [J]. 中国实验血液学杂志，2016, 24(6): 1833-1836.

[4] 曹远芳，李达. 国医大师辨治免疫性血小板减少性紫癜经验集锦 [J]. 新中医，2014, 46(7): 236-237.

继发性或症状性血小板减少性紫癜

继发性血小板减少性紫癜（secondary thrombocytopenic purpura）又称获得性血小板减少性紫癜，是因药物、有毒物质、感染和某些疾病引起的血小板减少而发生的紫癜，以皮肤黏膜出血症状及血小板减少为特征。它不是一种单独的疾病，而是原发病的一种临床表现。中医将本病归属于"血证发斑""斑疹"等范畴。

【病因及发病机制】

中医学认为本病是由于体内阴阳失衡，外来毒物在体内滞留，损伤气血；或误食有毒之品，或暴饮暴食直接中伤脾胃，影响脾胃运化功能，使气血生化无源，气虚无以统血；或药毒蓄积发热，热迫血液妄行；或素有疾病，耗损气血，致血液外溢。

现代医学认为本病涉及的病因很多，就发病机制可概括为以下几点：

1. 血小板生成减少　①感染性血小板减少。②再生障碍性贫血。③骨髓增生异常综合征。④骨髓占位性病变。

2. 血小板破坏过多　①药物免疫性血小板减少症。②脾功能亢进。③溶血性尿毒症综合征。④先天性被动免疫性血小板减少性紫癜。⑤巨大血管瘤。

3. 血小板耗损过多　①血栓性血小板减少性紫癜。② DIC。

4. 血小板稀释。

【临床表现】

症状性血小板减少性紫癜可有各种基础疾病的临床表现，以及服用药物史或有毒物质使用史，并伴有血小板减少引起的出血症状，临床可分为急、慢性两型。前者起病突然，短期内出现广泛的皮肤黏膜瘀点、瘀斑、口腔黏膜血疱、牙龈浮肿和出血，亦可见鼻衄、黑便、血尿和月经过多等，严重眼底出血者可致失明。颅内大出血并不多见。慢性型则发病迟缓，临床症状较轻。

【实验室检查】

1. 血常规：血小板明显减少，常低于 10×10^9/L，有时甚至低至 1×10^9/L，偶尔红细胞和中性粒细胞亦有减少，可能是药物引起红细胞或粒细胞的特异性抗体所致。

2. 骨髓象：骨髓巨核细胞数通常正常或增加，有少数病例巨核细胞数减少，其余各系基本正常。

【诊断与鉴别诊断】

1. 诊断

（1）发病前有用药史或有毒物质使用史。

（2）有皮肤黏膜等出血症状，如瘀斑、瘀点、便血等。

（3）有引起血小板减少的原发疾病存在，部分伴淋巴结肿大、肝脾肿大，发热等。

（4）实验室检查血小板减少。

2. 鉴别诊断　本病可与下列疾病进行鉴别：

（1）特发性血小板减少性紫癜：ITP表现为皮肤黏膜出血，有时伴鼻衄、齿衄，甚则便血、尿血，是由血小板自身抗体所致的血小板减少性疾病，排除继发性血小板减少性紫癜，无可疑用药史，数日内难以自发恢复，常反复发作。

（2）过敏性紫癜：皮损好发于四肢伸侧，表现为针头至黄豆大小瘀点、瘀斑，压之不褪色，对称分布，成批出现，严重者可发生水疱、血疱，坏死甚至溃疡。不伴血小板减少。

【治疗】

（一）中医治疗

1. 分型论治

（1）毒伤血络证：

主症：肢体紫癜，皮肤斑疹隐隐，甚则鼻衄、齿衄、咳血、尿血、便血。可伴发热口渴。舌红苔黄，脉弦数。

治法：凉血通络。

方药：犀角地黄汤合十灰散加味。

（2）毒热内盛证：

主症：斑疹隐隐，或见九窍出血。发热恶寒，或见高热，神识昏蒙，口干喜饮，大便干结，小便黄赤。舌质红绛，苔黄腻，脉弦数。

治法：清热解毒。

方药：玉女煎合泻心汤加味。

（3）气不摄血证：

主症：发病缓慢，斑疹隐而不现。伴气短懒言，肢体倦怠，月经过多，食欲不振，形体消瘦。舌质淡，苔薄白，脉细弱。

治法：益气摄血。

方药：归脾汤加减。

2. 中成药

（1）金莲清热颗粒：清热解毒，生津利咽，止咳祛痰。适用于毒伤血络型。

（2）安宫牛黄丸：清热解毒，镇惊开窍。适用于毒热内盛型。

（3）人参归脾丸：益气补血，健脾养心。适用于气不摄血型。

（二）西医治疗

积极寻找和去除病因，有效地治疗基础疾病，如脾功能亢进者可做脾切除术，糖皮质激素对部分患者有效。

（三）中西医结合治疗思路

本病祛除病因后，对症治疗可有效控制症状，同时配合中药口服，可加速体内有毒物质代谢，缩短病程，提高疗效。

【预防与调摄】

本病由药物或接触有毒物质引起者，嘱患者尽量避免接触有毒物质及药物；当由有毒药物引起本病时，应积极治疗，以免病情恶化。

【参考文献】

[1] 薛博瑜. 中西医结合内科学 [M]. 北京：中国中医药出版社，2006.

[2] 赵辨. 中国临床皮肤病学 [M].2 版. 南京：江苏凤凰科学技术出版社，2017.

血栓性血小板减少性紫癜

血栓性血小板减少性紫癜（thrombotic thrombocytopenic purpura）是一种严重的弥散性血栓性微血管病，以微血管病性溶血性贫血、血小板聚集消耗性减少，以及微血栓形成造成肾脏、中枢神经系统器官损害为特征。该病临床的五大特征，即血小板减少性紫癜、微血管病性溶血、中枢神经系统症状、发热以及肾脏损害。

【病因及发病机制】

中医认为本病可因热毒壅盛、湿热熏灼、气虚不摄、阴虚火旺等损伤血络，引起血不循经，瘀积不行、阻滞脉络而成瘀血。本病出血部位广泛，涉及脏腑众多，既可在皮肤鼻龈，又可在肠道等处，甚者可扰及神明，其病机复杂，虚实兼夹，乃属正虚邪实、虚实夹杂之证。

现代医学将本病分为原发性和继发性两类。原发性者病因未明，占本病 90%，又可分为先天性和特发性，先天性者因遗传性缺乏一种蛋白酶，特发性者有自身免疫机制，存在自身抗体而致蛋白酶缺乏。继发性者常与感染有关。

【临床表现】

发病前可有前驱症状，如乏力、肠道不适和发热等，大多起病较急或呈暴发型，进展迅速，典型的临床表现有五大类症状。

1. 血小板减少性紫癜　皮肤黏膜出现瘀点、瘀斑，多发性溢血、血性大疱和出血性坏疽、鼻出血、齿龈出血、咯血、视网膜出血、月经过多、血尿、黑便，严重者可发生颅内出血。

2. 微血管病性溶血性贫血　皮肤苍白、黄疸和血红蛋白尿。

3. 中枢神经系统症状　90% 的患者有多种神经精神症状，常见有头痛、头晕、感觉异常、耳聋、定向力障碍、视力障碍、肢体麻木、痉挛、惊厥、精神错乱、瘫痪、谵妄、失语、嗜睡昏迷、抽搐等，症状可突然发生，历时数小时而恢复，常反复发生，变化不定。

4. 肾脏损害　肾功能损伤、蛋白尿，也可出现氮质血症和急性肾衰竭。

5. 发热　多为中等度发热，亦可有高热。

其他还可有恶心呕吐、腹痛腹泻、肝脾大、胸膜炎、关节痛和 Raynand 现象等。

急性起病者发作达数月，慢性者可持续数年之久，少数患者可呈反复发作和缓解交替出现。

【实验室检查】

1. 血常规常有血红蛋白降低，血小板可低于 $8 \times 10^9/L$，血细胞数可增多，外周血涂片见大量异形红细胞，有特征性的裂红细胞、破碎红细胞、红细胞碎片、幼稚红细胞、巨大血小板。网织红细胞增加。

2. 骨髓红细胞增生明显活跃，巨核细胞数正常或增多，幼稚巨核细胞数增多。

3. 血清胆红素及间接胆红素增加，乳酸脱氢酶升高。

4. 有蛋白尿，管型尿，镜下血尿，肾功能减退。

【组织病理】

皮肤、皮下组织、骨髓及全身各器官的细小血管和小动脉管腔内有透明血栓，主要由血小板和纤维蛋白构成，并含红细胞、血管性血友病因子（von Willebrandfactor，vWF）、补体和免疫球蛋白。血管内皮细胞肿胀，胞质内含纤维。大脑皮质和脑干出现多发性小梗死灶。

【诊断与鉴别诊断】

1. 诊断

（1）有血小板减少引起的皮肤黏膜出血症状、溶血性贫血、发热、中枢神经受累和肾损害。

（2）实验室检查见血小板减少等。

（3）组织病理见小血管内血栓形成。

2. 鉴别诊断　本病可与下列疾病进行鉴别：

（1）弥散性血管内凝血：表现为严重出血、血小板减少、凝血因子减少等，无 TTP 严重的溶血性贫血和一过性多变性的神经精神症状。

（2）系统性红斑狼疮：有皮肤损害、关节症状、肾损害、神经症状，并有溶血性贫血，狼疮细胞阳性。但外周血中无畸形和破碎红细胞。

【治疗】

（一）中医治疗

1. 分型论治

（1）热毒壅盛夹瘀证：

主症：肌肤瘀斑密集，吐血、便血、尿血。壮热不退，头痛剧烈，面红目赤，心烦口渴，狂躁不安，甚或神昏谵语，惊厥，失语，或小便短赤，大便秘结。舌绛或紫暗有瘀斑，苔黄，脉洪数或弦数。

治法：清热解毒，活血化瘀止血。

方药：清瘟败毒散合血府逐瘀汤加减。

（2）湿热血瘀证：

主症：肌肤瘀斑密布，色红。发热，身黄目黄，小便黄或赤，胁下积块，鼻衄齿衄不止，甚者吐血、尿血。舌红或舌有瘀斑，苔黄厚，脉滑数。

治法：清热利湿，活血化瘀止血。

方药：千金犀角散加减。

（3）气虚血瘀证：

主症：起病缓慢，瘀斑渐发，色淡。气短乏力，心悸懒言，纳呆食少，或有鼻衄、齿衄、呕血，症较轻微。舌淡胖，苔白，脉缓弱。

治法：益气摄血，活血化瘀止血

方药：四君子汤合血府逐瘀汤加减。

（4）阴虚火旺夹瘀证：

主症：皮肤瘀斑，或有鼻衄、咯血等。低热，盗汗，头晕耳鸣，两目干涩，视物不清，五心烦热，心悸失眠。舌质红，有瘀斑或瘀点，苔少，脉弦细数。

治法：滋阴清热，活血化瘀止血。

方药：杞菊地黄丸合血府逐瘀汤加减。

2. 中成药

（1）安宫牛黄丸：清热解毒，镇惊开窍。适用于热毒炽盛型。

（2）清开灵或醒脑静注射液：清热解毒，镇静安神。适用于热毒炽盛者。

（3）云南白药胶囊：化瘀止血，解毒消肿。适用于血瘀出血者。

（二）西医治疗

本病原发性者病因未明，继发性者应着重去除病因：

（1）血浆置换疗法为首选的治疗方法。

（3）血浆置换治疗可与糖皮质激素联合应用，以显著改善预后。

（3）脾切除适用于血浆置换效果欠佳或复发者。

（4）抗血小板药物。

（5）免疫抑制药。

（三）中西医结合治疗思路

在本病的治疗过程中，配合中药内服，可有效改善患者的临床症状，补正益气，同时可降低药物的副作用和不良反应，疗效明显提高。

【预防与调摄】

1. 积极参加体育活动，增强体质，提高抗病能力。

2. 忌辛辣刺激食物，饮食宜清淡。

【临床研究进展】

有文献报道，组织型纤溶酶原激活物（tissue-type plasminogen activator，t-PA）活性的减低亦与TTP的发生相关，t-PA将纤维蛋白酶原转化为纤溶蛋白酶，纤溶蛋白酶可以广泛降解vWF多聚体，亦可裂解血小板和血管壁之间的黏附分子。因此，组织纤维蛋白溶酶原激活物活性的减低阻止了类似于一种金属蛋白酶（a disintegrin and metalloprotease with thrombospondin 1 repeats 13，ADAMTS-13）的机制，最终引起微血管血栓的形成从而产生一系列的病理变化，说明t-PA活性降低是引起特发性TTP的可能原因之一。

【医家经验与争鸣】

丁济南认为本病属中医的"血证""发斑"及"虚劳"等范畴。以气虚热盛为主，邪热耗伤津液；出血之后，阴液日亏，致阴虚阳亢，化热生痰，痰热交结，内闭心包，引动肝风，而致神昏抽搐。治疗应急宜益气摄血，清热开窍祛风。血暴出者用人参、党参、黄芪、炙升麻等益气摄血，升阳固本，解燃眉之急，对血热妄行者宜清热解毒，凉血止血，予犀角地黄汤；神昏抽搐者用紫雪散、安宫牛黄丸等凉开之剂；风邪对机体的损害，常以荆芥、防风祛风解表，抗病毒、抗过敏之意。

【参考文献】

[1] 赵辨. 中国临床皮肤病学 [M].2 版. 南京：江苏凤凰科学技术出版社，2017.

[2] 张之南. 血液病学 [M].2 版. 北京：人民卫生出版社，2011.

[3] 刘峰，麻柔. 中西医临床血液病学 [M]. 北京：中国中医药出版社，1998.

[4] 杨艳，董春霞，杨林花. 血栓性血小板减少性紫癜发病机制研究现状 [J]. 血栓与止血学，2016, 22(1): 118-120.

[5] 施惠君，罗仁夏. 丁济南治血栓性血小板减少性紫癜 [J]. 上海中医药杂志，1988(10): 14.

血小板增多性紫癜

血小板增多性紫癜（thrombocythemic purpura）又称出血性血小板增多症性紫癜，是因血小板持续增多，超过正常最高限值，临床表现出血、血栓形成的一种少见病。本病分原发性和继发性两类。

【病因及发病机制】

现代医学认为，原发性血小板增多性紫癜是巨核细胞在体内克隆性增殖，生成血小板过多。50%的患者因JAK2基因V617F突变引发，同时伴有其他造血细胞轻度增生。

继发性血小板增多症的原因有：生理性如剧烈运动与分娩后；脾切除、脾萎缩和脾静脉血栓形成后；炎症性疾病；骨髓增生性疾病和恶性肿瘤；急性失血、烧伤、外伤及手术后；贫血；反跳性血小板增多症；骨质疏松、慢性肾病、糖原贮积病、结节病等。

以上因素导致血小板极度增多，而血小板质的异常和功能缺陷活化血小板产生血栓素，引起血小板强烈聚集及释放，形成微血管栓塞，进而发展为血栓形成；微循环中血栓形成，凝血因子消耗过度，血管壁因栓塞坏死而遭破坏，继发性纤溶亢进；加上老年患者血管退行性变，均可造成出血。

【临床表现】

1. 原发性血小板增多性紫癜　多见于成年人，发病年龄在40岁以上，起病缓慢，当血小板计数

超过 1000×10^9/L 时，患者可出现血小板栓塞、血栓形成和出血症状。

出血多为胃肠道及鼻黏膜的自发性出血，20% 的患者可见皮肤黏膜瘀点、瘀斑、坏死及溃疡。少数患者可发生血尿、月经过多等症状。

血栓常见于四肢动静脉栓塞，临床出现雷诺现象、指（趾）部疼痛、麻木，甚至坏死、溃疡，也有表现为红斑性肢痛病。肝、脾、肠系膜、肾和门静脉血管栓塞，可出现腹痛等症状。下肢静脉血栓脱落，可并发脑血管血栓形成和致死性肺梗死。

2. 继发性血小板增多性紫癜　有基础病的症状，但通常无血栓形成、栓塞病变和出血症状。

【实验室检查】

1. 血常规检查　原发性血小板增多性紫癜患者血小板计数常高于 1000×10^9/L，多数患者白细胞及中性粒细胞增多，红细胞多为轻度增加。

2. 血涂片　血片中血小板聚集成堆，大小不一，见巨型、异型、球型血小板，偶伴巨核细胞碎片和裸核。

3. 骨髓象见各系列细胞增生，尤其是巨核细胞系数量显著增多。

4. 出血时间延长，毛细血管脆性试验阳性，血块凝缩不佳或过度收缩。血小板的黏附性减低，血小板第Ⅲ因子有效性降低。

5. 继发性者血小板计数小于 600×10^9/L，多为暂时性，患者 C 反应蛋白和血清 IL-6 水平显著高于正常人。

【诊断与鉴别诊断】

1. 诊断

（1）原发性血小板增多性紫癜国内制定的诊断依据为：①临床上有出血、脾大、血栓形成引起的症状和体征。②血小板计数大于 1000×10^9/L。③血片中血小板成堆，有巨大血小板。④骨髓增生活跃或以上，或巨核细胞增多、体大、胞质丰富。⑤白细胞计数或中性粒细胞增加。⑥血小板肾上腺素和胶原聚集试验可减少，并排除继发性血小板增多症即可确诊。

（2）继发性者常继发某种病理或生理因素，血小板计数常小于 1000×10^9/L，且形态、功能和寿命多正常，血栓和出血少见，C 反应蛋白和血清 IL-6 水平升高，无骨髓自发性进一步分化为晚期巨核系祖细胞生成。

2. 鉴别诊断　本病可与下列疾病进行鉴别：

（1）特发性血小板减少性紫癜：ITP 表现为皮肤黏膜出血，有时伴鼻衄、齿衄，甚则便血、尿血，是由血小板自身抗体所致的血小板减少性疾病，血检可见血小板减少。

（2）真性红细胞增多症：临床可有出血倾向，最常见于皮肤瘀斑、牙龈出血，伴血小板增多时，可有血栓形成和梗死，红细胞增多和红细胞容量增高时易鉴别。

【治疗】

1. 继发性血小板增多者应注重病因治疗。

2. 原发性者治疗原则是控制血小板数量、止血和防治血栓。

（1）可选用骨髓抑制药物，如白消安、氮芥、苯丁酸氮芥、环磷酰胺、三尖杉酯碱和羟基脲。

（2）放射性核素 ^{32}P 口服或静脉注射。

（3）血小板减少剂 Anagrelide 和 α-干扰素可作为二线药物，α-干扰素更适用于妊娠患者。

（4）血栓形成或栓塞时可用肝素或低分子肝素治疗，阿司匹林、双嘧达莫等能抗血栓形成。

【预防与调摄】

1. 饮食清淡，合理搭配膳食。

2. 加强体育锻炼，增强体质，提高自身免疫功能，生活规律。

【参考文献】

赵辨. 中国临床皮肤病学 [M]. 2 版. 南京：江苏凤凰科学技术出版社，2017.

血管内压增高性紫癜

血管内压增高性紫癜（purpura due to raised intravascular pressure）俗称压力性紫癜。多因突然剧烈咳嗽或呕吐用力迸胀后致皮肤血管内压增高致紫癜。

【病因及发病机制】

血管内压增高性紫癜发病机制多为上呼吸道感染、剧烈咳嗽、呕吐、运动、分娩等因素使局部肌肉收缩，小血管、毛细血管内压突然增高、静脉回流受阻、缺氧，导致血管破裂出血而产生，该病多发生于儿童、妇女，可能与毛细血管脆性较高等因素有关，由于发病较突然，易引起患者恐惧，在临床上也较易误诊。

【临床表现】

本病多见于儿童，皮损为针尖大小、群集或散在的瘀点或瘀斑。紫癜的位置、形状、严重程度等可因用力或受压部位、时间不同而不同，如绳勒后局部或远端出现紫癜；吮吸空腔物品产生负压导致压力性紫癜；地震等事故中胸部受压可出现压力性紫癜；阵咳后眼结膜下出血；穿紧身网格衣物可出现网状紫癜。患者多无自觉症状，仅有因压迫而产生的压迫感及疼痛，在压迫解除后即消失。

【诊断与鉴别诊断】

1. 诊断

（1）发病有剧烈咳嗽、呕吐、哭闹、惊厥以及其他屏气动作。

（2）皮肤黏膜上见针尖大小瘀点或瘀斑。

（3）血常规检查及凝血功能检查，无血小板减少或增高、白细胞计数正常、凝血功能无异常等阴性结果可排除其他疾病。

2. 鉴别诊断　本病可与下列疾病进行鉴别：

（1）精神性紫癜：系由人为因素和精神异常所造成的一种紫癜损害。紫癜分布在以自己的手指所能接触的部位，如大腿、乳房、前臂内侧，而背部少见。患者对自身的红细胞皮试反应阴性。

（2）湿疹样紫癜：皮损为带橘红色的边界清楚的紫癜性斑疹，相互融合成连圈状，上附有鳞屑，常先发于外踝附近及足背，约 2 周后向上蔓延至下肢、下腹部、臀部、前胸部和腋窝。一般颜面、掌跖部无疹。常在 3~6 个月后自行消退，但可复发。组织病理可鉴别。

【治疗】

1. 本病不需特殊治疗，皮损可于压力消失后数日内消退，可针对剧烈咳嗽、呕吐、便秘等进行对症治疗，如镇咳、使用止吐剂等，防止血管内压力骤增。

2. 对于事故中由于长期外力压迫导致的血管内压力增多性紫癜，应注意有无挤压综合征。

【预防与调摄】

1. 避免突然用力、长期或强烈压迫，以防止血管内压力骤增。如剧烈咳嗽者使用镇咳药，呕吐者使用止吐剂。

2. 强烈哭闹的婴儿予以安抚，必要时予以镇定剂等。

【参考文献】

[1] 赵辨. 中国临床皮肤病学 [M]. 2 版. 南京：江苏凤凰科学技术出版社，2017.

[2] 郑岳臣，涂亚庭，陈兴平. 于光元皮肤性病学诊断与鉴别诊断 [M]. 上海：上海科学技术出版社，2011.

老年性紫癜

老年性紫癜（senile purpura）是发生于老年人皮肤和皮下组织的一种紫癜。暗紫色瘀点或瘀斑，形态不规则，境界清，常伴有表皮破损，皮损周围皮肤萎缩变薄，缺乏弹性，毛发稀疏或缺乏，可见毛细血管扩张为其临床特征。本病多见于老年人，女性多于男性。

【病因及发病机制】

中医学认为本病主要是由于年老气虚或阴虚血瘀所致。若情志不畅，肝气郁结，日久气郁化火，肝阴耗损，年老肾精不足，水不涵木，导致精血不能互生，肝肾阴虚，虚火内生，血随火动，络破血溢，渗出于肌肤之间；年老体弱，肾精不足，阴损及阳，肾阳不足，虚寒内生，血寒不与气俱行而成紫斑；年老久病，正气亏虚，不能推动血液的运行而血瘀。

现代医学认为由于衰老，暴露部位长期受日光照射，以及皮肤变薄与松弛，皮肤和皮下组织萎缩，缺少弹性，小血管周围的胶原蛋白组织变性而失去支撑，轻微的外伤可致血管破裂出血，产生紫癜，甚至表皮产生破裂。

【临床表现】

患者多为老年人，女性患者较男性为多，亦见于早老综合征患者。主要发生于易受外伤的暴露部位，如背，前额，小腿，上胸 V 形区及前臂伸面，偶尔也发生于面部。在轻微外伤和压迫后，或自然发生，直径由数毫米至数厘米大小的暗紫色瘀点或瘀斑，形态不规则，呈线状或几何图形，境界清，无炎症反应，亦无自觉症状，常伴有表皮破损。紫癜颜色很少变化，历时数周或更长，自行消退后留有色素沉着，常反复发生。损害部位周围皮肤变薄，毛发稀疏或缺乏，可见毛细血管扩张，皮肤缺乏弹性，压脉带试验常呈阳性。（各图 16-3-1）

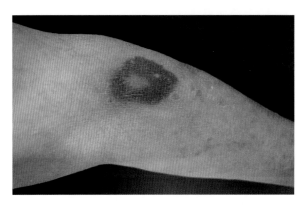

各图 16-3-1 老年性紫癜
（沈阳市中西医结合医院 李铁男 供图）

【组织病理】

表皮与真皮萎缩，真皮上层弹性纤维变性，小静脉破裂处可见红细胞外溢，毛细血管正常，无炎症反应。

【实验室检查】

1. 血常规 血小板计数正常。

2. 凝血功能 止血功能正常。

3. 毛细血管脆性试验阳性。

【诊断与鉴别诊断】

1. 诊断

（1）多见于 60 岁以上的老年男性或女性。

（2）皮肤紫斑，直径为 1～4 cm，多见于暴露部位，如面部、颈部、下臂、手及小腿的伸侧，部分受累皮肤有萎缩现象。

（3）实验室检查：血小板计数正常，压脉带试验阳性，止血功能正常。

2. 鉴别诊断 本病可与下列疾病进行鉴别：

（1）皮肤瘙痒症：多见于老年人，全身皮肤瘙痒，无原发皮疹，往往经过搔抓而出现紫癜，老年性紫癜一般无自觉症状，仅有瘀点、瘀斑。

（2）过敏性紫癜：多发生于青少年和青年，皮损好发于四肢伸侧，表现为针头至黄豆大小瘀点、瘀斑，压之不褪色，对称分布，成批出现，严重者可发生水疱、血疱、坏死甚至溃疡。

【治疗】

（一）中医治疗

1. 分型论治

（1）肝肾阴虚证：

主症：病程长，反复发作，皮肤青紫斑点或斑块，伴手足心热、口干、头晕目眩、两目干涩，耳鸣，腰膝酸软，夜寐多梦。舌红少津，脉弦细数。

治法：滋补肝肾，凉血止血。

方药：杞菊地黄丸加减。

（2）脾肾阳虚证：

主症：皮肤紫斑，气短乏力，畏寒肢冷，面色㿠白，腰酸，便溏，下肢浮肿。舌体胖大、边有齿痕，脉沉迟。

治法：温补脾肾止血。

方药：黄土汤加仙茅、淫羊藿、补骨脂。

（3）瘀血阻络证：

主症：皮肤青紫斑点，色暗，有时伴有身痛、头痛。舌质紫暗，有瘀斑、瘀点，脉细涩。

治法：活血化瘀止血。

方药：血府逐瘀汤加减。

2. 中成药

（1）六味地黄丸：滋阴补肾。适用于阴虚证。

（2）金匮肾气丸：温补肾阳，化气行水。适用于偏肾阳虚证。

（二）西医治疗

1. 局部治疗　维A酸制剂外涂患处，每天1～2次。

2. 系统治疗　予维生素E、维生素C、蛋白同化激素，慎用糖皮质激素，避免引发新的紫癜。

（三）中西医结合治疗思路

该病目前报道不多，西医学无特殊治疗方法，西医治疗效果欠佳，口服中药能明显改善症状及预后，故中医辨证施治不失为一有效治疗措施。

【预防与调护】

改善营养，注意保护皮肤，避免外伤及防止新损害。

【参考文献】

[1] 赵辨. 中国临床皮肤病学 [M]. 2版. 南京：江苏凤凰科学技术出版社，2017.

[2] 范瑞强，邓丙戌，杨志波. 中医皮肤性病学：临床版 [M]. 北京：科学技术文献出版社，2010.

[3] 刘玉峰，廖文俊. 疑难皮肤性病学 [M]. 北京：科学技术文献出版社，2006.

暴发性紫癜

暴发性紫癜（purpura fulminans）广义地指任何类型有广泛皮肤紫癜者，是一种罕见的急性、严重、常致死的皮肤大面积瘀斑，并发展成出血性皮肤坏死，可伴有皮肤血管闭塞的疾病。主要临床特征有瘀斑融合成片，皮损常位于四肢，尤其是受压和受伤部位，边界清楚，边缘不规则，伴有寒战、高热、严重全身不适、血压下降、昏迷和弥散性血管内凝血等全身症状。本病多见于儿童。

【病因及发病机制】

中医学认为本病主要是由于风热或温热毒邪入营血所致。

现代医学认为本病病因尚不明确，新生儿及儿童通常伴发或继发于一些感染性疾病。如猩红热、链球菌性咽峡炎、扁桃体炎、肺炎球菌性脓毒血症、脑膜炎球菌性败血症、水痘、麻疹、败血症等。其他原因有先天蛋白 C 和蛋白 S 缺乏及功能异常、活动的 HHV-6 复制、香豆素应用、胆汁郁积、肾病综合征、肾透析、骨髓移植、肝素致皮肤坏死，年长儿童也见于抗心磷脂综合征、血管炎、毒素和毒物中毒。

【临床表现】

本病多见于儿童，最早可在出生后 12 小时内发病，常在细菌和病毒感染后 5~10 天突然起病，多数在四肢，尤其是受压和外伤部位出现瘀斑融合成片，边界清楚，边缘不规则，无瘀点，损害可迅速增大，相互连接，亦可有血性大疱和中央坏死，表面结有黑色厚痂，可发展成坏疽，皮损亦可累及躯干和头面部。可出现寒战、高热、严重全身不适、血压下降、昏迷和弥散性血管内凝血等全身症状，起病后 2~3 天内可因内出血、休克而死亡。中枢神经系统和视网膜亦有形成血栓的危险，并有严重肝、肾、肺和肾上腺等系统损害。（各图 16-3-2）

【组织病理】

表皮和部分真皮往往广泛坏死，坏死处附近的血管由血小板纤维蛋白血栓所阻塞，血管周围无炎症，有红细胞外渗，大量出血处可见小血管壁的灶性坏死，大疱处表皮与坏死真皮分开。此外，有些内脏如小肠、膀胱、脑、浆膜面、肾上腺和肺有小血管血栓和出血性坏死。

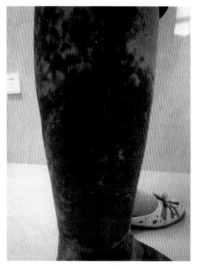

各图 16-3-2　暴发性紫癜
（第四军医大学西京皮肤医院
肖月园　供图）

【实验室检查】

1. 血常规　提示贫血，白细胞计数增多，血小板计数正常或减少。

2. 凝血功能检查　凝血时间延长，凝血酶、凝血酶原、凝血激酶等凝血因子消耗。

3. 鱼精蛋白副凝固试验　阳性。

【诊断与鉴别诊断】

1. 诊断

（1）儿童发病，感染史。

（2）皮肤出现暴发性、泛发性及有触痛的大片瘀斑，且进展迅速。

（3）可出现高热、寒战等全身中毒症状，严重者 2~3 天内可休克。

（4）实验室检查：血常规提示贫血，白细胞增高，血小板减少，凝血因子 V、Ⅶ、Ⅷ 及凝血酶原、纤维蛋白原降低，血中可检出纤维蛋白原和纤维蛋白的分解产物。

2. 鉴别诊断　本病可与下列疾病进行鉴别：

（1）过敏性紫癜：皮损好发于四肢伸侧，表现为针头至黄豆大小瘀点、瘀斑，压之不褪色，对称分布，成批出现，严重者可发生水疱、血疱，溃疡甚至坏死。很少出现大面积瘀斑，血小板计数和凝血因子正常。

（2）变应性皮肤血管炎：本病常累及足踝或小腿，表现为可触及的紫癜，可有嗜酸性粒细胞增高，红细胞沉降率加快，组织病理典型表现为真皮上部以小血管为中心的节段性分布的白细胞碎裂性血管炎。

（3）血栓性血小板减少性紫癜：以微血管病性溶血性贫血、血小板聚集消耗性减少，以及微血栓形成造成肾脏、中枢神经系统器官损害为特征，暴发性紫癜无肾脏及中枢神经系统异常。

【治疗】

（一）中医治疗

中医治疗原则为凉血清营解毒，主要由于风热或温热毒邪入营血所致。临床症状：皮损常对称发生于下肢，亦可累及上肢、躯干和面部，为突然出现的大片触痛性瘀斑，并有融合倾向，在瘀斑上可有出血性大疱和凝固性坏死，边缘与正常皮肤分离，常伴有寒战、高热、虚脱等。舌红，苔黄，脉数。中医治以凉血清营解毒，方用清营汤或犀角地黄汤加减。

（二）西医治疗

暴发性紫癜起病急骤，病情险恶，治疗方案如下：

1. 一旦确诊，立即给予新鲜冰冻血浆 10～15 mL/（kg·2 h）。

2. 蛋白 C 缺乏者给予浓缩蛋白 C 和重组活化蛋白 C，直至皮损痊愈。

3. 出现弥散性血管内凝血时可用肝素静脉滴注、血小板和凝血因子、右旋糖酐 40，用升压药物控制血压。

4. 坏疽性病变用高压氧、局部清创和抗感染治疗，坏疽肢体应考虑截肢术。

【预防与调摄】

1. 防止可能的诱因，居室不宜过冷和潮湿，温度要适宜。

2. 预防感染，加强锻炼身体，增强体质，提高自身免疫功能，生活规律。

3. 加强营养，不可贪冷饮和过食肥甘厚味之品，忌食辛辣食物和忌烟、酒。

4. 早诊断，早治疗，积极治疗原发病。

【参考文献】

[1] 赵辨. 中国临床皮肤病学 [M]. 2 版. 南京：江苏凤凰科学技术出版社，2017.

[2] 范瑞强，邓丙戌，杨志波. 中医皮肤性病学：临床版 [M]. 北京：科学技术文献出版社，2010.

[3] 郑岳臣，涂亚庭，陈兴平. 于光元皮肤性病学诊断与鉴别诊断 [M]. 上海：上海科学技术出版社，2011.

[4] 刘玉峰，廖文俊. 疑难皮肤性病学 [M]. 北京：科学技术文献出版社，2006.

（王　丹）

第四节　血栓性浅静脉炎

血栓性浅静脉炎（superficial thrombophlebitis）是临床上常见的周围血管疾病，男女均可发病，好发于四肢，其次是胸腹壁，少数呈游走性发作，此起彼伏，可在多处交替发病。中医认为此病多为湿热痹阻，属"赤脉""青蛇毒""恶脉""黄鳅痈""脉痹"范围。

【病因及发病机制】

中医认为本病多由湿热之邪外侵，或寒湿凝滞，蕴久化热，致使气血运行不畅，湿热瘀血留滞于脉络所致。

本病病因遵循 Virchow 三大定律，血管内皮损伤因素，包括浅静脉注射、静脉置管、外伤、感染等；血流瘀滞因素，包括肢体制动、静脉曲张等；血液高凝因素，包括肿瘤、妊娠、感染、静脉炎等。

【临床表现】

以肢体浅静脉呈条索状突起、色赤、形如蚯蚓、硬而疼痛为特征，以四肢及胸腹壁多见（各图 16-4-1）。部分患者可有触痛性条索状结节，部分患者也有受累静脉区域红肿的表现。另外有患者局部症状并不明显，有时只表现出单独的胸痛、呼吸困难等肺栓塞症状。

【组织病理】

肢体血栓性浅静脉炎的病理类型可分为 3 种：

1. 增殖型 静脉壁增厚，血栓少，呈硬索条状，静脉周围炎症反应轻，闭塞静脉范围小，软化再通较慢。多见于踝前静脉炎、前臂静脉炎。

2. 充血炎症型 静脉周围炎明显，皮肤有色素沉着，过去称为粘连性浅静脉炎。

3. 血柱血栓型 浅静脉内血栓形成范围广泛，起病急骤，局部症状及全身反应均较重。临床上少数病例可两型或三型同时存在。胸腹壁血栓性浅静脉炎多发于肥胖而又缺乏锻炼的妇女。静脉内膜受损后形成血栓。继发血管壁炎症反应，可累及静脉周围组织，静脉壁和周围结缔组织呈急性纤维素样变性和坏死，发生渗出肿胀，继之被胶原纤维所替代。血栓在浅静脉内蔓延，可连累其属支，包括终末小静脉丛。当炎症消退后，血栓发生机化，静脉壁呈透明样变性，使静脉处于部分或完全闭塞状态，最后遗留厚壁纤维化

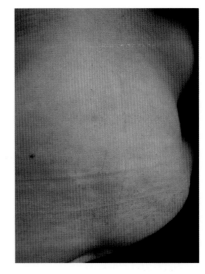

各图16-4-1 胸腹壁血栓性静脉炎（Monder病）
（第四军医大学西京皮肤医院 肖月园 供图）

静脉，也可并发周围淋巴管炎。游走性血栓性浅静脉炎主要侵袭中、小浅静脉，具有血栓形成、静脉壁炎症反应的组织学形态，静脉壁有结缔组织浸润，偶见巨细胞，受累血管邻近组织都无明显炎症反应，被血栓堵塞的管腔，可因机化而再通，有时同时伴有内脏静脉受累，可涉及颅内静脉窦、肾静脉、门静脉和肠系膜静脉等，其中以肠系膜静脉多见。

【诊断与鉴别诊断】

1. 诊断

（1）好发于下肢，尤以小腿多见，也可累及上肢、胸及腹壁等处。

（2）发病的初始阶段，以白细胞浸润为主，并逐渐延展至周围组织，特别是皮肤及皮下组织。

（3）临床表现为患区局部红肿、疼痛，活动时加重，皮肤温度高，触痛明显，可触及痛性条索状或串珠样结节。

（4）病程可为急性或慢性，常反复发作。

2. 鉴别诊断 本病可与下列疾病进行鉴别：

（1）小腿臁疮：多发于小腿中下1/3交界处前内外侧，溃疡发生前患部长期皮肤瘀斑、粗糙，溃烂后疮口经久不愈或虽已经收口，易因局部损伤而复发。此病俗称老烂腿。

（2）结节性红斑：皮损主要发生于小腿伸面，鲜红色、散在分布的结节，突出皮面，压之不褪色，常有发热、咽喉及关节疼痛等症状，多见于青年女性。

（3）硬红斑：起病缓慢，结节发生于小腿屈侧皮下，常只有数个，较大而不规则，可破溃形成瘢痕，组织病理学结节改变。

【治疗】

（一）中医治疗

1. 分型论治

（1）肝郁气滞证：

主症：胸腹壁单侧竖行条索物，质韧，伴轻压痛。局部疼痛，伴胁肋满痛不适，口干苦，尿黄，便干或初始硬。舌红或暗红，苔白，脉弦或弦紧。

治法：疏肝解郁，活血止痛。

方药：逍遥散合桃红四物汤加减。

（2）血瘀阻络证：

主症：有硬结或条索状物，皮肤有色素沉着，不红不热，针刺样疼痛。舌质暗红，或有瘀斑、瘀

点，苔薄白，脉沉细涩。

治法：活血化瘀，通络散结。

方药：当归拈痛汤加减。

2．内服中成药

（1）毛冬青片：清热，活血，通脉。适用于各证型。

（2）复方丹参片：活血化瘀，理气止痛。适用于各证型。

（3）血塞痛片：活血祛瘀，通脉活络。适用于各证型。

3．外治

（1）病变初期局部红肿、疼痛明显，可选用如意金黄散外敷。也可用鱼石脂膏外敷：选择鱼石脂膏沿血管走行每天 2 次外敷患处，可起清热解毒、消肿散结、通络止痛、凉血消肿的作用。后期红肿、疼痛不明显时，可用熏洗疗法，用当归尾、白芷、乳香、没药、羌活、桃仁、红花、赤芍、紫草、海桐皮、威灵仙等各 20 g，水煎，先熏后洗患处。也可以外敷阳和解凝膏或回阳玉龙膏。

（2）其他疗法：如针灸疗法，阳陵泉、阴陵泉、足三里、内庭、三阴交、地机、血海等穴位。火针放血治疗。

（二）西医治疗

1．局部治疗

（1）多磺酸黏多糖乳膏外涂。

（2）红外线灯照射患处，有消炎、镇痛、促进血液循环的作用。

（3）硫酸镁湿热敷，适用于静脉炎Ⅱ度和Ⅲ度期。能促使局部血管扩张、血流加速而促进药物的吸收，减少对血管内壁的刺激，减轻水肿对局部组织的损伤；还可降低神经细胞的兴奋性而起止痛作用。

2．系统治疗

（1）非甾体抗炎药：非甾体抗炎药主要用于减轻浅静脉血栓患者局部疼痛等症状。

（2）抗感染药：适用于合并外伤及软组织感染的浅静脉血栓患者应使用抗生素，对于合并有糖尿病等因素的浅静脉血栓患者应进行预防性抗感染药物治疗。

（3）抗凝药：肝素钠、链激酶、尿激酶等药物有抗凝、溶栓、抗血小板聚集的作用。其中的低分子肝素钠可以预防血栓形成，防止血液凝固，其中含有高活性的抗凝血因子，具有高效活血及血管壁通透性高等优势。

3．物理治疗

（1）患肢弹力袜或弹力绷带加压。

（2）红外线照射可以促进炎性代谢产物的吸收，既有效地降低神经末梢兴奋性，降低疼痛感，又可以扩张周围小血管，提高免疫力。

4．手术治疗

（1）早期小切口微创行大隐静脉高位结扎联合剥脱术安全性高且疗效满意。

（2）Trivex 微创旋切术治疗合并急性 STP 的下肢静脉曲张安全、有效，且较传统手术具有微创不留瘢痕、治疗更彻底、操作简易、手术时长缩短、恢复快等优势。

（三）中西医结合治疗思路

血栓性静脉炎的治疗把中医的整体观，辨证论治的优势，与西医的微观辨病相结合，把中药的活血化瘀、清热利湿、行气通络药物与西药的消炎、止痛、溶栓药物相结合，宏观与微观相结合、辨证与辨病相结合，并尽早进行手术治疗并结合中西医特色外治疗法及物理疗法。中西医结合治疗的疗效好于单纯的西医治疗。

【预防与调摄】

1．病变早期不宜久站、久坐，应穿长筒弹力袜或使用弹性绷带包裹小腿，防止下肢水肿的发生。

2. 急性发作期应卧床休息，适当抬高患肢，以减轻疼痛和水肿。

3. 手术后患者或长期卧床患者，应多做深呼吸咳嗽动作，术后多做下肢运动。尽早下床活动。若为输液患者应尽可能避免刺激性液体。

4. 积极治疗下肢静脉曲张，已有静脉血栓形成者应尽早处理，防止血栓向近端延伸。

5. 避免肢体受凉，忌食辛辣刺激性食物，勿吸烟。

【医家经验与争鸣】

侯玉芬教授认为肢体血栓性浅静脉炎的中医病机为"湿""热""瘀"相互作用，致使气血运行不畅，留滞脉中而发病，治疗应从整体观念出发，辨证求因、审因论治，内治与外治相结合，选择恰当手术时机，及早行下肢静脉曲张手术，祛除潜在发病隐患，是提高治愈率的有效方式。

崔公让教授认为它的病因病机主要为湿热外侵、气血瘀滞、脉络滞塞不通，中医辨证为湿热下注。他在临床常采用芍药甘草汤加味治疗该病，处方：赤芍 60 g，生甘草 30 g，当归 20 g，陈皮 30 g，金银花 30 g，玄参 30 g，两头尖 12 g。此方重用赤芍、生甘草。

【参考文献】

[1] 吴梦涛，李凡东，金星. 血栓性浅静脉炎的新见解 [J]. 中国普外基础与临床杂志，2012(09)：101-103.

[2] DECOUSH, FRAPPE, ACCASSAT, et al.Epidemiology, diagnosis, treatment and management of superficial vein thrombosis of the legs[J]. Best PractRe Clin Haematol, 2012, 25 (3): 275-284.

[3] 尚德俊，侯玉芬，陈柏楠. 周围静脉疾病学 [M]. 北京：人民军医出版社，2001.

[4] 谭鸿雁，谭霞. 胸腹壁血栓性浅静脉炎 114 例分析 [J]. 中国中西医结合杂志，1996, 2(2): 125.

[5] 王嘉桔. 王嘉桔周围血管疾病学术研究 [M].北京：人民军医出版社，2001.

[6] SOBREIRA M L, YOSHIDA W B, LASTORIA. Superficial thrombophlebitis: epidemiology, physiopathology, diagnosis and treatment[J]. J Vasc Bras, 2008, 7(2): 131-143.

[7] 王新华. 周晔. 田香哲. 血栓性浅静脉炎的预防及护理 [J]. 河南外科学杂志，2008, 14(4): 127.

[8] 程雪桦，王小平. 原发性下肢静脉曲张合并血栓性浅静脉炎的中西医治疗 [J]. 世界中医药，2018, 13(2): 994.

[9] 杨康，张玥，张玉冬，等. 侯玉芬教授治疗肢体血栓性浅静脉炎经验浅谈 [J]. 亚太传统医药，2015, 11(18): 56-57.

[10] 吴建萍，崔炎，刘辉. 崔公让教授芍药甘草汤加味治疗急性期血栓性浅静脉炎 [J]. 中医研究，2009, 22(6): 57-58.

（张　永）

第五节　静脉曲张综合征

静脉曲张综合征（venous varicose syndrome）是一组慢性难治性皮肤病，包括静脉曲张、静脉功能不全、坠积性皮炎、小腿静脉性溃疡的一组临床表现。

【病因及发病机制】

静脉曲张综合征的发病机制是下肢静脉壁薄弱，静脉瓣膜功能不全，静脉长期瘀血，加之患者长期从事站立及重体力劳动，使静脉内压力持久增高，导致静脉扩张，血液含氧量降低，静脉压升高，毛细血管损伤，通透性增加，液体外渗，组织水肿，进行性纤维化，小动脉及淋巴管阻塞，以及皮肤氧合作用降低，继而皮肤出现色素沉着、肥厚和苔藓样变，最终引起继发性溃疡。

【临床表现】

明显的下肢静脉曲张、坠积性皮炎或湿疹样变，最终形成皮肤难治性溃疡，溃疡反复感染还会进一步引起血栓性静脉炎或复发性蜂窝织炎。

【组织病理】

静脉扩张、延长、迂曲成团，血液回流受阻、淤积，血管壁损伤，通透性增加，造成患肢水肿，引起坠积性皮炎和慢性湿疹，继之皮肤色素沉着、肥厚和苔藓样变，最终引起继发性溃疡。

【诊断与鉴别诊断】

1. 诊断　根据小腿内侧上半部有不同程度的静脉曲张，下半部尤其是踝部有水肿、色素沉着、继发湿疹样变或慢性皮肤溃疡，一般诊断不难。

2. 鉴别诊断　本病可与下列疾病进行鉴别：

（1）梅毒性树胶肿：好发于小腿，为单发皮下无痛性结节，继而中央软化，坏死形成，具有特征性的溃疡。结合梅毒血清反应及病理检查可以区别。

（2）色素性紫癜性苔藓样皮炎：好发于40～60岁男性两小腿胫前区，也可累及大腿。皮损为细小铁锈色苔藓样丘疹，伴有紫癜性损害，可融合成斑片，有不同程度瘙痒。但无静脉曲张、肢体水肿、湿疹样变及皮肤溃疡等改变，易于鉴别。

【治疗】

（一）中医治疗

1. 分型论治

（1）血瘀络热证：

主症：小腿青筋怒张扭曲，并生结节条索，肿硬疼痛，皮肤色素沉着，可见紫癜暗斑。

治法：凉血通络。

方药：四妙勇安汤合五味消毒饮加减。

（2）热毒壅盛证：

主症：下肢皮肤焮红灼热，肿胀疼痛，或恶寒发热，或溲黄便干。舌红苔黄，脉滑数。

治法：清热解毒。

方药：黄连解毒汤合犀角地黄汤加减。

（3）湿热浸渍证：

主症：皮肤红肿，水疱糜烂，渗出瘙痒，或生疮疡，溃脓腐臭，小便黄赤，大便不爽。舌质红、苔黄腻，脉濡数。

治法：清热燥湿。

方药：导赤散合三仁汤加减。

（4）水湿泛滥证：

主症：下肢肿胀坚实，皮肤光亮或粗厚，自觉酸沉无力，站立行走加重。舌淡胖，苔白腻，脉沉有力。

治法：利水渗湿。

方药：五苓散合平胃散加减。

（5）瘀热互结，血虚生风证：

主症：小腿皮肤紫暗，似乌靴样，干燥粗糙，遍布鳞屑，瘙痒难忍。舌红苔黄，脉浮数。

治法：滋阴润燥止痒，活血化瘀。

方药：地黄饮子合凉血消风散加减。

（6）气阴两虚证：

主症：年老体虚，青筋松软，下肢沉胀，行走乏力，或疮疡后期，脓水不多，疮面晦暗，久不收口。舌淡苔白，脉沉细弱。

治法：益气养阴。

方药：补阳还五汤合血府逐瘀汤加减。

2.内服中成药

（1）润燥止痒胶囊：养血滋阴，祛风止痒。适用于瘀热互结，血虚生风证。

（2）血府逐瘀胶囊：活血祛瘀，行气止痛。适用于瘀热互结，血虚生风证或气阴两虚证。

（3）湿毒清胶囊：养血润肤，祛风止痒。适用于湿热浸渍证。

3.外治　根据分期分型，随证加减应用中药或湿敷或熏洗治疗。

（二）西医治疗

1.非手术疗法

（1）弹力绷带加压包扎。

（2）局部并发湿疹样皮炎时，则弱、中效糖皮质激素霜剂或乳膏外用，每天2次或其他抗过敏消炎乳膏外涂，瘙痒明显者，可给予口服抗组胺药控制症状。

（3）下肢溃疡的处理：必须彻底清除不良肉芽组织，在用庆大霉素（针剂）清拭后，可用重组人表皮生长因子（rhEGF）局部均匀喷湿创面，给药剂量以创面不流失为度，再以1%磺胺嘧啶银霜纱布覆盖（生理盐水纱布亦可），每天换药1次，至创面愈合为止。

2.手术治疗

（1）溃疡切除植皮。

（2）下肢静脉交通支结扎加浅静脉硬化疗法治疗原发性下肢静脉瓣膜功能不全。

（3）介入治疗下肢静脉曲张伴顽固性溃疡，是在血管造影指引下电凝曲张的浅静脉和交通支，以治疗浅静脉曲张和顽固性溃疡。

（4）大隐静脉高位结扎剥离术。

（5）筋膜外交通静脉结扎。

（三）中西医结合治疗思路

静脉曲张综合征广义的概念，应是下肢静脉曲张后相互混杂，共同存在于一个患病的肢体上的多种血管、皮肤疾病的总称。中西医结合治疗根据不同的时期、不同的症状表现来分期分型治疗，辨证与辨病相结合，随症治疗，兼顾改善局部微循环、改善下肢静脉循环、消肿、杀菌、止痒等方面，从而达到更好的疗效。

【预防与调摄】

1.弹力绷带加压包扎。

2.下肢抬高、锻炼。

3.防止局部外伤、受冻、烫和晒等刺激。

4.如果有脚癣，则积极治疗，去除诱发因素。

【临床研究进展】

静脉的压力增高，会传递至毛细血管，从而导致其扩张、通透性增加，血浆蛋白和红细胞漏出，液体和大分子外渗，白细胞趋化以及炎症反应发生，导致组织水肿、皮下组织纤维变性，加之细菌感染，最终导致组织缺氧和溃疡。

【医家经验与争鸣】

王小平认为该病以"瘀"为主，不同时期又兼有湿热毒蕴或者气血阴阳亏虚；治疗上主张"通脉道，祛瘀阻，利湿热，补气血"。

奚九一认为本病是多种邪气相互作用所致，祛邪之法是治疗本病首选的方法，而静脉淤血是客观的病理结果，已难改变，故不主张应用大量的活血药。在具体治疗上，则依患者病程长短，禀赋差异，邪气偏重之不同，结合病机，辨证施治。

【参考文献】

[1] 朱铁山，马东来，王宝玺. 静脉曲张综合征合并白色萎缩与鲜红斑痣1例 [J]. 中国麻风皮肤病杂志，2002, 18: 283.

[2] 赵辨. 中国临床皮肤病学 [M]. 2版. 南京：江苏凤凰科学技术出版社，2017.

[3] NICOLAIDES A N, HUSSEIN M K, SZENDRO G, et al. The relation of venous ulceration with ambulatory venous pressure measurements [J]. J Vascsurg, 1993, 17(2): 414.

[4] ARAKI C T, BACK T L, PADBERG F T, et al. The significance of calf muscle pump function in venous ulceration [J]. J Vasc Surg, 1994, 20(6): 872.

[5] WELKIE J F, COMEROTA A J, KATZ M L, et al. Hemodynamic deterioration in chronic venous disease [J]. J Vasc Surg, 1992, 16(5): 773.

（张　永）

第六节　血栓闭塞性脉管炎

血栓闭塞性脉管炎（thromboangiitis obliterans，TAO）又称 Buerger 病，是血管的炎性、节段性和反复发作的闭塞性疾病，多侵袭四肢中、小动脉，以下肢多见，男性青壮年好发。

血栓闭塞性脉管炎，属于中医学"脱疽"范畴，初起患趾（指）苍白、怕冷、发凉、麻木、步履不便；继则疼痛剧烈，夜间尤甚；日久趾（指）色如煮熟红枣，渐色黑腐烂，溃烂蔓延，五趾（指）相传，最终导致肢端脱落，亦是中医外科险恶疾病之一。

【病因及发病机制】

中医学认为导致脉管炎疾病的内因包括：情志太过、房劳损伤、素体阳虚等；外因则主要由于感受寒邪，致肢体筋脉拘挛，寒凝血瘀，脉道不利，气血无法濡养筋脉，两者合而发病。烟毒及外伤也可诱发。

TAO 的确切病因仍然不清楚，但目前主要病因已经相对明确，吸烟、感染、炎症等引起机体免疫异常，促进与 TAO 发病相关细胞因子的产生，影响内皮细胞的表达并导致内皮细胞受损，同时 TAO 患者凝血止血功能异常，加速了疾病的发生和发展。

【临床表现】

早期主要表现为局部缺血、间歇性跛行，进而表现为皮温下降、疼痛，如出现静息痛则提示病情严重，晚期出现溃疡、坏疽，如果治疗效果不佳，则截肢难以避免。

TAO 属于中医学"脱疽"范畴，初起患趾（指）苍白、怕冷、发凉、麻木、步履不便；继则疼痛剧烈，夜间尤甚；日久趾（指）色如煮熟红枣，渐色黑腐烂，溃烂蔓延，五趾（指）相传，最终导致肢端脱落，亦是中医外科险恶疾病之一。

【组织病理】

该病的发生发展常始于动脉，后累及静脉，由远端向近端呈节段性分布发展，两段之间血管较正常。活动期受累动静脉出现管壁全层的非化脓性炎症，内皮细胞和成纤维细胞增生；淋巴细胞浸润，中性粒细胞较少浸润，巨细胞偶见；管腔被血栓堵塞。后期炎症消退，血栓机化，新生毛细血管形成。动脉周围有广泛的纤维组织形成，包埋静脉和神经。侧支循环虽逐渐建立，却不足以代偿，因而可见病变区各组织的缺血性改变。

【诊断与鉴别诊断】

1. 诊断　患者多为有吸烟史的青壮年男性。①起病隐匿，早期进展缓慢，多次发作后症状逐渐加重，主要临床表现为患肢怕冷，皮温降低，皮肤苍白或发绀，感觉异常及疼痛，早期因血管壁炎症刺激末梢神经后，因动脉阻塞造成缺血性疼痛，即间接性跛行或静息痛。②病情发展，导致组织营养障碍，疼痛加重，昼轻夜重，严重缺血者患肢末端出现溃疡或坏疽。③患肢远侧动脉搏动消失或减弱。④患者可有受冷冻，居地潮湿，长期大量吸烟，外伤等病史。⑤动脉造影可显示阻塞部位、程度、范围，动脉滋养血管显影形如弹簧状，沿闭塞动脉延伸，动脉造影管壁不规则，管腔狭窄或闭塞，呈阶段性改变。⑥血流图波幅减低，流入容积速度下降，流入时间延长。病变过程分为 3 期，即初期（局部缺血期）、中期（营养障碍期）及后期（坏死期）。

2. 鉴别诊断　本病可与下列疾病进行鉴别：

（1）糖尿病性坏疽：有糖尿病病史，多为湿性坏疽，范围较大，蔓延迅速，并有糖尿病阳性，空腹血糖增高和多饮、多食、多尿等。

（2）雷诺现象：多见于青年女性，好发于上肢，两侧对称，遇冷、情绪激动时，手指突然苍白、青紫，继而潮红，然后恢复正常，常呈阵发性发作。

【治疗】

（一）中医治疗

1. 分型论治

（1）寒凝阻络证：

主症：患趾怕冷，麻木，肤凉，遇冷加重，得温则缓，肤色苍白或潮红，触之发凉，行走时小腿酸胀疼痛，多走则疼痛加剧，稍歇痛减，间歇跛行，趺阳脉搏动减弱。舌质淡，舌苔白腻，脉沉细。

治法：温阳散寒，活血通络。

方药：阳和汤合麻黄附子细辛汤加减。

（2）气虚血瘀证：

主症：患趾酸胀疼痛，行走站立加重，间歇跛行加重，患趾皮色黯红或紫黯，皮肤发凉干燥，肌肉萎缩，趺阳脉搏动消失。舌质黯红或有瘀斑，舌苔薄白，脉弦或涩或沉细。

治法：活血化瘀，行气止痛。

方药：补阳还五汤合血府逐瘀汤加减。

（3）湿热瘀阻证：

主症：患趾潮红或紫红，局部胀痛剧烈，怕冷不明显，沉重乏力加重，肢端可有轻度溃疡或坏疽，呈湿性坏疽。胸闷纳呆，身热口干，便秘溲赤。舌质红，苔黄腻，脉滑数。

治法：清热利湿，活血解毒通络。

方药：四妙勇安汤合四妙丸加减。

（4）热毒伤阴证：

主症：皮肤干燥，汗毛脱落，趾甲增厚变形，肌肉萎缩，趾干黑坏疽，伴发热，口干，烦躁，便秘溲赤。舌红，苔黄，脉弦数。

治法：清热解毒，养阴活血。

方药：黄连解毒汤合五味消毒饮加减。

2. 内服中成药

（1）复方丹参滴丸：活血化瘀，理气止痛。适用于各证型。

（2）通塞脉片：活血通络，益气养阴。适用于气虚血瘀证。

（3）血府逐瘀胶囊：活血祛瘀，行气止痛。适用于气虚血瘀证或热毒伤阴证。

（4）通脉灵胶囊：活血化瘀，通脉止痛。适用于各证型。

3. 外治

（1）云南白药用黄酒或醋调成糊状外敷患肢，每天 1 次。

（2）中药熏洗：脉络寒凝型，方选阳和汤加减；脉络血瘀型，方选活血散瘀汤（《医宗金鉴》）加减；脉络瘀热型，方选四妙勇安汤加味；脉络热毒型，方选黄连解毒汤加味。

（3）艾灸：组选取三阴交、悬钟、血海、梁丘为主穴，阴陵泉、阳陵泉为配穴，以及患处为阿是穴。

（4）针灸：选腰部双侧 L3～S1 夹脊穴，脊柱正中旁开各 1 寸，取 1.5 寸毫针，缓慢刺入 0.5～0.8 寸，电针加强刺激。

（二）西医治疗

1．一般治疗　主要包括戒烟及药物治疗。目前戒烟被认为是唯一潜在的可预防疾病进展的疗法。药物治疗的常用药物包括扩血管药及抗血小板药物。常用的扩血管药物主要有前列腺素（PGI2）及类似物、$5\text{-}HT_2$ 受体拮抗剂、血管内皮素 –1 受体拮抗剂等，可部分缓解缺血性疼痛等症状。

2．手术治疗

（1）交感神经节切除术。

（2）动脉切开取栓及血管内膜剥脱术。

（3）动脉旁路移植术。

（4）经皮腔内血管成形术。

（5）血管腔内射频消融术。

（6）干细胞移植。

（三）中西医结合治疗思路

中药与西药联合治疗，比单纯西药治疗效果突出，患者的血黏度下降，血液动力学指标发生了改变，对于血栓溶解和吸收有很大的帮助。可有效改善机体体液免疫因子水平、细胞免疫因子水平及血脂水平，从而显著改善机体的体液免疫、细胞免疫及血脂代谢，对患者炎症改善和循环改善较好，极大程度恢复机体劳动力。

【预防与调摄】

1．终身禁烟。

2．饮食宜清淡避免刺激性食物，可给予高蛋白、高维生素、高热量、易消化的食物。

3．保护患肢，切勿赤足行走，避免外伤，鞋子必须合适，穿棉制或羊毛制的袜子，每天勤换袜子。

4．避免寒冷、潮湿的环境。

【临床研究进展】

TAO 患者在烟草刺激下，可能迅速启动过度的免疫 / 炎性反应，释放多种炎症因子，即便后期除去烟草刺激，炎症反应依然可以继续，炎性因子释放后可激活内皮细胞的多条生物学通路，参与内皮细胞介导的血栓形成。

研究表明，TAO 作为一种炎性疾病，在细胞分子水平，至少有四个主要部位的炎症反应，包括内皮细胞、血小板、白细胞和感觉神经元，可能参与 TAO 发病机制。在 TAO 疾病的病理变化中，中小型血管的微环境变化依赖于这些细胞相互作用。

【医家经验与争鸣】

奚九一在诊治脉管炎过程中能突破传统活血化瘀法的束缚，独辟蹊径提出了"因邪致瘀、祛邪为先、分病辨邪、分期辨证"的学术思想，并在最近十年内与扶阳思想相结合形成"温清并用"的创新思想。

曹烨民临证中以扶阳为本病治法之根基，温经扶阳之法贯穿始终。其常选仲景温经助阳名方麻黄附子细辛汤以扶阳，使表里之邪得以疏散，体内之阳气得以流转顺畅，最终瘀阻得通、肢节得养，则疼痛自止。曹烨民强调本病急性期应祛邪为先，清热、利湿、解毒、祛瘀为主以治标；稳定期清补并用，扶阳固本、兼清热毒以标本同治。

【参考文献】

[1] 陈淑长. 实用中医周围血管病学 [M]. 北京：人民卫生出版社, 2005.

[2] 李雅倩, 陈周, 陈全, 等. 血栓闭塞性脉管炎发病机制研究新进展 [J]. 广东医学, 2017, 38(20): 3213-3218.

[3] 陈孝平, 汪建平. 外科学 [M]. 8 版. 北京：人民卫生出版社, 2013.

[4] 吴在德, 吴肇汉. 外科学 [M]. 7 版. 北京：人民卫生出版社, 2009.

[5] 张广利. 中药外洗治疗血栓闭塞性脉管炎 [J]. 中医外治杂志, 2002, 11(2): 28.

[6] 杜景辰, 李令根. 电针夹脊穴治疗血栓闭塞性脉管炎 [J]. 针灸临床杂志, 2011, 27(10): 43-45.

[7] 邵长刚, 刘冰, 魏争. JAK2/STAT3 介导的内皮细胞黏附在 TAO 发病机制中的作用 [J]. 医学综述, 2016, 22(2): 245-248.

[8] Fazeli B, Rezaee S A. A review on thromboangiitis obliterans pathophysiology: thrombosis and angiitis, which is to blame?[J]. Vascular, 1900, 19(3): 141-153.

[9] 许永城, 汪佳, 曹烨民. 奚九一扶阳结合祛邪思想治疗血栓闭塞性脉管炎临床验案举隅 [J]. 中西医结合心血管病杂志, 2017, 5(22): 14-15.

[10] 张国奇. 曹烨民扶阳固本法为主治疗血栓闭塞性脉管炎经验 [J]. 上海中医药杂志, 2017, 51(3): 23-25.

（张　永）

第七节　闭塞性动脉硬化

闭塞性动脉硬化（arteriosclerosis obliterans，ASO）是外周血管常见慢性疾病，男女均可发病，以男性多见，是全身性动脉粥样硬化在肢体局部的表现，主要累及大、中动脉，重者可出现肢端的溃疡、坏疽。

闭塞性动脉硬化是常见的慢性肢体动脉闭塞性疾病，属于中医学的"脉痹""脱疽"等范畴。多见于 40 岁以上的中老年人，男性多于女性。常合并冠心病、高血压病、脑血管病和糖尿病等。

【病因及发病机制】

［隋］《诸病源候论》曰："脉痹，则血凝不流""经脉所行皆起于手足，虚劳则血气衰损，不能温其四肢故四肢逆冷也""夫血得温则宣流，得寒则凝结"。宋代《圣济总录》曰："痹则血凝不流""脉痹血道壅涩。"

中医学认为 ASO 发病原因有痰浊阻络、气虚血瘀、气滞血瘀、寒瘀痹阻等，其主要病机为气血瘀滞不通，脉道阻塞。

现代医学研究发现，30% 的脑血管病患者及 25% 的缺血性心脏病患者合并存在下肢 ASO。吸烟、糖尿病、血脂紊乱、高血压、高同型半胱氨酸血症等因素增加下肢 ASO 患病的危险性。

【临床表现】

动脉硬化性血管疾病是一种全身性疾病，常伴有脑血管病，冠心病，高血压和糖尿病，为常见的慢性肢体动脉闭塞性疾病，尤多见于老年患者。动脉硬化斑块阻塞血管可遍及心、脑、肾和四肢等部位。四肢动脉硬化闭塞症最常见，病变部位主要在髂股动脉、锁骨下动脉。肢体动脉的阻塞可造成肢体缺血，产生肢体发凉、怕冷、麻木、苍白、疼痛、营养障碍、间歇性跛行、静息痛等，严重者可见肢体溃疡和坏疽等症状。

【组织病理】

闭塞性动脉硬化症是一种由于动脉血管内膜粥样病变，管腔狭窄或闭塞，导致肢体供血不足的缺血性疾病。其主要病理改变为肢体动脉内膜脂质沉积，粥样斑块形成及钙化，血管壁增厚、硬化、迂曲、失去弹性，血管狭窄、闭塞、血栓形成，致使远端血流量进行性减少或中断。

【诊断与鉴别诊断】

1. 诊断　四肢动脉硬化闭塞症最常见，病变部位主要在髂股动脉、锁骨下动脉。肢体动脉的阻塞可造成肢体缺血，产生肢体发凉、麻木、苍白、疼痛等症状。继而出现间歇性跛行、静息性疼痛，重者肢端可发黑坏疽。对出现以上症状的患者可进行下肢动脉造影术或者多层螺旋 CT 血管造影（MSCTA）来确诊。

2. 鉴别诊断　本病可与下列疾病进行鉴别：

（1）脉管炎：非动脉粥样硬化性、节段性狭窄及闭塞的炎性血管疾病，主要影响四肢中小动静脉和神经。治愈难、易复发、预后差，多见于吸烟男性。

（2）雷诺病：年轻女性多见，冬季多发。阵发性，冷水试验、局部降温试验、缚臂试验、握拳试验、甲皱微循环及动脉造影等辅助检查可以确诊。

（3）硬皮病：对称性指（趾）逐渐变细，皮肤光亮绷紧，继而向躯干、面和颈部蔓延。

【治疗】

（一）中医治疗

1. 分型论治

（1）湿热下注证：

主症：肢体发红、肿胀、疼痛，肢体大片瘀斑，紫红，瘀痛，肢端感染，红肿，灼痛，伴有发热或低热。舌红苔白腻或黄腻；脉象弦数或滑数。

治法：清热利湿，活血化瘀。

方药：四妙勇安汤合四妙丸加减。

（2）气虚血瘀证：

主症：乏力，气短或气喘，出虚汗，肢体发凉、怕冷，麻木，瘀痛，肢体疼痛固定，皮肤瘀斑、瘀点，青紫色，瘀肿；间歇性跛行痛加重。舌有瘀点、瘀斑，或舌质红绛、紫暗；脉象弦涩或沉细。

治法：补气活血，温阳通络。

方药：补阳还五汤加减。

（3）寒凝血瘀证：

主症：患肢特别怕冷，冰凉，局部皮肤苍白或潮红色。舌质淡，舌苔薄白，脉沉细或迟。

治法：温阳散寒，活血化瘀通脉。

方药：阳和汤加减。

2. 中成药

（1）参附注射液：回阳救逆，益气固脱。适用于寒凝血瘀证。

（2）血塞通片：活血祛瘀，通脉活络。适用于气虚血瘀证与寒凝血瘀证。

（3）大黄䗪虫丸：活血破瘀，通经消癥。适用于湿热下注证、气虚血瘀证、寒凝血瘀证等各证型。

3. 外治　中医外治法具有作用直接、见效快、副作用少的特点。

（1）中药熏蒸疗法：能促进局部与周围血液循环及淋巴循环，改善组织营养的同时，通过中草药煎煮产生的气雾来熏蒸患处，使药物有效成分透过皮肤进入血液循环，能显著提高其疗效。常用的成方有当归四逆汤、补阳还五汤、四妙勇安汤等配以活血化瘀、温经通络的药物加减。同时配合中西药联合用药，疗效更佳。

（2）针刺疗法：取穴双侧髀关、血海、足三里、阳陵泉、阴陵泉、三阴交、昆仑透太溪、心俞、膈俞、肾俞。

（二）西医治疗

1. 局部治疗　主要是手术治疗，主要有杂交手术治疗下肢广泛动脉硬化闭塞、SilverHawk 腔内斑块切除术、动脉旁路移植、腔内介入治疗、自体干细胞移植、经皮腔内动脉成形术（PTA）、硬化斑块切除术、激光血管成形术等手术。

2. 系统治疗　前列地尔脂微球载体注射液、前列地尔注射液、丹参酮注射液等。

3. 物理治疗　氦氖激光局部理疗。

（三）中西医结合治疗思路

中西医结合，西医手术药物配合中药内服外洗、针灸等多种中医疗法能够有效促进下肢病变动脉的恢复，改善组织供血，是治疗下肢动脉硬化闭塞症较好的方法。

【预防与调摄】

1. 预防：戒烟，防止受冷、受潮、外伤。

2. 护理：足部按摩，步行锻炼，注意保暖。

3. 保持心情舒畅，饮食上给予易消化、高蛋白、高维生素、低脂肪饮食，禁食生冷、辛辣等刺激性、难消化饮食。

【临床研究进展】

研究表明，绝大多数的肢体闭塞性动脉硬化患者发生动脉血栓栓塞是由于斑块破裂引起的血栓形成所导致的。其中有 30%～40% 跟高危险性斑块的表面侵蚀有关，动脉粥样斑块的破裂与原位血栓形成阻塞动脉内腔导致急性动脉血栓栓塞的发生密切相关。当斑块发生破裂后的促凝血因子暴露在血流中，在炎性介质刺激下，循环中的血小板黏附到损伤的内皮细胞上，与纤维蛋白相结合。即使没有可见的斑块存在，在血流改变和炎性反应等促血栓形成的潜在危险共同作用下，血栓也会完全闭塞动脉管腔。

【医家经验与争鸣】

陆德铭将闭塞性动脉硬化症辨证分为五型：寒湿阻络型、血脉瘀阻型、湿热毒盛型、热毒伤阴型、气血两虚型。尚德俊等将本病分成五型：①阴寒型，治宜温经散寒、活血通脉，方选阳和汤加减。②血瘀型，治宜活血化瘀、通络止痛，方选活血通脉饮加减。③湿热下注型，治宜清热利湿、活血化瘀，方选四妙勇安汤加味。④热毒炽盛型，治宜清热解毒、养阴活血，方选四妙活血汤。⑤脾肾阳虚型，治宜补肾健脾、活血化瘀，方选补肾活血汤。

【参考文献】

[1] 中国中西医结合学会周围血管病专业委员会. 动脉硬化闭塞症诊断及疗效标准 (2016 年修订稿)[J]. 北京中医药 , 2016, 35(10): 909-910.

[2] 徐驲，张腾云 , 邓鹏. 刘中勇教授治疗脉痹经验 [J]. 中医药通报 , 2013, 12(2): 25-27.

[3] VIRMANI R, KOLODGIE F D, BURKE A P, et al. Lessons from sudden coronary death: a comprehensive morphological classification scheme for atherosclerotic lesions[J]. Arterioscler Thromb VascBiol, 2000, 20(5) : 1262.

[4] WASSERMAN E J, SHIPLEY N M. Atherothrombosis in acute coronary syndromes: mechanisms, markers, and mediators of vulnera-bility[J]. Mt Sinai J Med, 2006, 73(1): 431.

[5] 尚德俊，王嘉桔 , 张柏根. 中西医结合周围血管疾病学 [M]. 北京 : 人民卫生出版社 , 2004.

（张　永）

第八节 红斑性肢痛症

红斑性肢痛症（erythromelalgia）是一种阵发性的血管扩张性疾病，以皮肤烧灼感、红斑和局部皮肤温度升高为特点的疾病。常影响肢端，尤其是下肢。男女均可发病，男性偏多。本病属于中医学"血痹"的范畴。

【病因及发病机制】

中医学认为本病多因脾失健运，水湿内停，蕴久化热，兼有湿热侵犯肢体，下注于肢末，瘀滞经络，气血凝滞，痹阻不通而发病；或因情志不畅，气郁化火，耗伤阴液，郁火聚结，痹阻肢体脉络，气血运行不畅而发病。

现代医学认为本病病因目前尚不清楚，可分为原发性和继发性两种。原发性可能由于前列腺素代谢异常或涉及血管活化物质影响，导致皮肤红斑和痛觉过敏，或血小板聚集和血栓形成。继发性常见于真性红细胞增多症和血小板增多的骨髓增生性疾病、高血压及红斑狼疮等。

【临床表现】

本病的特点是肢端烧灼感、红斑和皮温高，以灼痛、刺痛或跳痛为主。最好发于一天中较晚些时候，常持续到深夜，并影响睡眠。这些症状通常是阵发性，但偶有持续发作。90%的患者有足部受累，25%有手部受累，而头部和颈部较少受累。介于32℃和36℃之间很小的温度改变即可诱发疼痛。其他加重因素包括运动、站立、行走、发热、肢体下垂。降温和抬高肢体常可减轻症状。受累部位表现以红肿为主，其他还包括手足发绀、网状青斑、面部潮红、皮肤坏死和溃疡。主要有三种类型，包括：1型，与血小板增多症有关；2型，原发性或特发性；3型，血小板增多症以外的其他潜在因素。

【组织病理】

1型红斑性肢痛症，血管可出现内膜增生或血栓闭塞。但一般不需要活检，组织学表现为非特异性。

【诊断与鉴别诊断】

1. 诊断 患者有遇热后疼痛发作，局部温度增加、皮肤发红，脉搏有力，抬高或冷却患肢可缓解疼痛等特点，诊断不难。

2. 鉴别诊断 本病可与下列疾病进行鉴别：

（1）雷诺病：本病因情绪紧张或接触冷物后引起肢端小动脉痉挛，临床以阵发性肢端皮肤发白、发绀、潮红、伴刺痛和麻木感，温暖后恢复正常，是一种血管功能障碍性疾病。

（2）雷诺现象：发病早期临床表现和雷诺病基本相同，多继发于结缔组织病，发生率最高为硬皮病，混合性结缔组织病次之。也常见于系统性红斑狼疮及皮肌炎。

（3）肢端青紫症：本病病因不明，常有家族史，多见年轻女性发病率高，冬季发病。临床表现为遇冷后手足部皮肤呈对称性持续青紫色、湿冷，过暖后逐渐变为红色，症状缓解，常易患冻疮。

【治疗】

（一）中医治疗

1. 分型论治

（1）血热证：

主症：肢端阵发性血管扩张，局部皮温升高，肢体肿胀，发红，充血，血管搏动明显，剧烈疼痛且肢体下垂，行走、遇热时加重，遇冷则减轻，伴多汗、口干、大便秘结、小便黄。舌质红绛，苔黄，脉洪数。

治法：清热凉血，化瘀止痛。

方药：犀角地黄汤加减。

（2）湿热证：

主症：发病急缓不定，双足灼热疼痛，沉重微肿，酸胀麻木，胸闷，纳呆，周身困倦无力，便溏。舌红苔黄腻，脉滑数。

治法：清利湿热，化瘀止痛。

方药：四妙散加减。

（3）血瘀证：

主症：发病缓慢且病程长久，手指手掌，足趾足底斑片状红斑，压之褪色，间歇性灼痛，行走遇热加剧，神疲烦躁。舌质暗紫，舌下青筋，脉沉细涩。

治法：行气活血，化瘀通络。

方药：身痛逐瘀汤加减。

2. 内服中成药

（1）复方丹参片：活血化瘀，理气止痛。适用于血瘀证。

（2）龙胆泻肝丸：清肝胆，利湿热。适用于湿热证。

3. 外治

（1）如意金黄膏：用醋将金黄散调成糊状外敷患处，每天1次。可用于急性发作期。

（2）溻渍疗法：急性疼痛发作时，可予冰块或冷水浸泡湿敷。

（二）西医治疗

1. 局部治疗　糖皮质激素和硝酸甘油软膏。

2. 系统治疗　阿司匹林可以有效治疗1型红斑性肢痛症和血小板增多症，也可考虑其他药物如羟基脲。阿米替林常为一线药物。

（三）中西医结合治疗思路

本病西医多对症治疗，急性疼痛发作时，可内服止痛类、血管收缩类西药，配合清热解毒、活血通络中药，外用冰块或冷水浸泡湿敷，迅速缓解疼痛，疼痛控制后，可减少或停用西药，运用中医辨证施治巩固疗效。

【预防与调摄】

1. 避免站立时间过久，抬高患肢。

2. 避免长期内服偏湿热之性的药品，忌食辛辣、醇酒发物。

3. 避免双足过暖，保持情绪稳定。

【临床研究进展】

有文献报道，选择下肢受累的红斑性肢痛症患者22例，给予前列地尔10μg和神经妥乐平7.2 IU静脉输注，1次/天，治疗12天；同时连续硬膜外腔泵注：罗哌卡因250 mg+芬太尼0.2 mg+0.9%氯化钠稀释至100 mL，输注速率2 mL/h，PCA剂量0.5 mL/次，锁定时间15分钟，治疗10天，前4天泵内另加地塞米松5 mg。结果与治疗前比较，前列地尔和神经妥乐平联合连续硬膜外阻滞治疗红斑性肢痛症安全、有效。

【医家经验与争鸣】

郑绍周认为本病主要病机是血分有热，致病因素主要有火（热）、毒、湿三邪，病理产物为瘀。辨证论治应首分急性发作期、缓解期，一般而言急性发作期表现为足部红肿灼痛剧烈，热毒之象明显，湿热与血热并存，多为实证或虚实夹杂证，邪实为发病主因。缓解期表现为痛势不著或有如常人，为有热邪伏于血分，多因体内正气不足而不能与邪气相争，非为邪去正安之象。治疗原则上，急性发作期实则泻之，虚实夹杂则攻补兼施，在此基础上，辨火（热）、毒、湿三邪之轻重而有针对性地用药。实证当以清热解毒凉血，佐以化瘀通络止痛；虚实夹杂证当以养阴清热利湿，佐以凉血化瘀通络。缓解期多为虚实夹杂或虚证，当在养阴清热利湿、凉血化瘀通络的基础上加以益气补肾之品。

奚九一同样认为首先根据病情的缓急，将该病分为急性期和好转缓解期。"急则治其标，缓则治其本。"在急性期主要以祛邪为主，应用大量清热凉血宁络的中药治疗，集中药力，遏其病势，使邪去则正复；好转缓解期，由于病势已得到遏制，主要应用益气养阴清热的药物治疗，顾护正气，防止复发。

【参考文献】

[1] 冉菊红，王艳萍，马民玉. 前列地尔和神经妥乐平联合连续硬膜外阻滞治疗红斑性肢痛症 [J]. 中国实用神经疾病杂志，2016, 19(5): 40-41.

[2] 王丹，赵铎. 郑绍周治疗红斑性肢痛症经验 [J]. 光明中医，2013, 28(1): 20-21.

[3] 闫少庆，曹烨民，奚九一. 奚九一治疗红斑性肢痛症经验介绍 [J]. 上海中医药杂志，2007(8): 9-10.

（文　谦）

第九节　淋巴水肿

淋巴水肿（lymphoedema）是指淋巴排泄量不足（淋巴引流障碍和不足），引起富含蛋白的组织间液积聚，致软组织肿胀，而产生的水肿性疾病。该病可归属于中医"大脚风""象皮肿""水肿""蹒病"等范畴。

【病因及发病机制】

中医学认为本病主要由感受暑湿、风毒、寒湿之气或脾阳虚损，运化无力，水湿停留于脉中，聚而为湿，流注于肢体，发为本病。

现代医学认为淋巴水肿病因复杂，可分为原发性和继发性。淋巴通道固有异常引起的淋巴水肿称原发性淋巴水肿。继发性淋巴水肿是由淋巴系统以外的因素引起明确的病理过程，随后引起淋巴通路阻塞或管腔闭塞而产生的淋巴水肿，往往是多种因素共同作用的结果。

【临床表现】

在疾病发展初期表现并不明显，仅有轻微浮肿表现，有时不易被发现；在病变后期，皮肤水肿明显，水肿有充实感，不易按压出凹陷，皮肤可出现肥厚，角化过度，褶皱明显，苔藓样或橘皮样改变常出现在病变后期；晚期可出现"象皮肿"。淋巴水肿可并发肢体肿胀，肢体有不适合沉重感，活动受限，功能受损，皮肤增厚引起假性硬皮病样改变，影响小关节活动和引起关节病变。

【组织病理】

早期在真皮网状层和皮下组织有较多淋巴液积聚，真皮淋巴管先天缺乏（遗传性）和破坏（如丹毒后），胶原纤维肿胀、分离，以后表皮增厚，角化过度，乳头瘤样增生，棘层增生，基底膜增厚，真皮上部血管增生，胶原纤维增加，弹性纤维消失，血管及淋巴管周围有肥大细胞、巨噬细胞、浆细胞和淋巴细胞浸润，红细胞外渗，大量纤维蛋白沉积。

【诊断与鉴别诊断】

1. 诊断　有特征性皮肤改变的明显淋巴水肿，诊断无困难，轻型病例有时难以确诊，慢性非炎症性，不对称性肢体水肿应疑及淋巴水肿，可作淋巴管闪烁造影来帮助诊断。

2. 鉴别诊断　本病可与脂肪水肿进行鉴别：脂肪水肿为小腿、大腿和髋部非凹陷性脂肪肿胀，常于青春期或青春期后发病，好发于女性，位于小腿，两侧对称，足部不受累，在踝部成倒肩样外观，有触痛，易挫伤，抬高肢体无改变，一般小腿淋巴引流正常。

【治疗】

（一）中医治疗

1. 分型论治

（1）湿热阻滞证：

主症：患侧肢体肿胀，伴疼痛，可有局部皮肤紧张，按之可见凹陷，皮肤色红。舌质红或红绛，苔黄腻，脉滑数。

治法：清热利湿，活血通络。

方药：萆薢渗湿汤合五神汤加减。

（2）瘀血阻滞证：

主症：患肢肿胀，肢体增粗变硬，皮肤增厚、粗糙，形状如象皮。舌质淡暗或有瘀斑，苔薄白，脉弦或沉涩。

治法：活血化瘀，利湿软坚。

方药：血府逐瘀汤或桃红四物汤加减。

2. 外治　中药外敷：芒硝、冰片（比例为 100 : 1）混合后装在布袋中，敷于患处，每天 1 次。

（二）西医治疗

1. 继发性者应查明病因，给予相应治疗，如驱丝虫、抗结核、抗感染等。

2. 原发性淋巴水肿早期可应用弹力袜和绷带，适当按摩和运动，抬高患肢。

3. 物理治疗：磁波热疗可活化巨噬细胞，清除大分子物质，减少纤维增生，刺激胶原酶，改变组织黏性和坚硬度。

（三）中西医结合治疗思路

本病西医治疗以对症治疗为主，原发性淋巴水肿使用弹力袜和绷带及继发性淋巴水肿去除病因后，仍有水肿者，可配合中医治疗，疗效确切。

【预防与调摄】

1. 调动患者对治疗的积极性和依从性，控制体重，防止外伤和感染。

2. 使用护腿、套袜等，抬高患肢。

【临床研究进展】

有文献报道，观察淋巴管静脉吻合术及保守治疗的 28 例患者，发现应用淋巴管静脉吻合术治疗中度淋巴水肿，可明显增加治疗效果，改善症状，提高生活质量。

【医家经验与争鸣】

陈柏楠认为水湿内停是本病的主要病机，在疾病的急性期应当以利水消肿、活血化瘀为先，到恢复期则加强健脾益气作用，同时兼活血化瘀。湿为阴邪，故在治疗中加以温阳药治之，在临床中兼顾阳气治疗上收到了很好疗效。

武权生认为水湿虽为下肢淋巴水肿形成之关键，然亦不可忽视病邪之滋生化源，且病程日久，易于反复，常气血同病，多脏受累，因果相干，同时需重视发病过程中所生湿、热等实邪对水肿形成的直接作用。急性期多为气滞血瘀、湿热内蕴，恢复期则以气血亏虚、脉络瘀阻为主。瘀血阻滞，三焦水道不利，往往可使水肿顽固难愈，故脉络瘀阻为主要病机，贯穿本病发生发展之始终。

【参考文献】

[1] 刘大海, 刘卓, 韩冬梅. 淋巴管静脉吻合术治疗下肢中度淋巴水肿的治疗效果初探 [J]. 血管与腔内血管外科杂志, 2016, 2(3): 215-217.

[2] 宋奎全. 陈柏楠治疗下肢淋巴水肿经验 [A]. // 中国中西医结合学会周围血管疾病专业委员会. 2009 全国中西医结合周围血管疾病学术交流会论文集 [C]. 中国中西医结合学会周围血管疾病专业委员会, 2009.

[3] 董娟娟, 齐容, 张小花, 等. 武权生教授从气血辨治妇科恶性肿瘤根治术后下肢淋巴水肿经验 [J]. 光明中医, 2016, 31(20): 2941-2943.

（文　谦）

第十节　网状青斑

网状青斑（livedo reticularis）是以皮肤上有特征性网状或树枝状分布的青紫色斑，并因冷加剧的一种疾病，是生理性血管收缩对寒冷的反应。在正常健康个体，网状青斑的诱因有多种，它可以是系统系基础疾病的一个反应。青年女性多发。属于中医学"紫斑症"范畴。

【病因及发病机制】

中医学认为本病多因起居失宜，腠理空虚，外邪乘袭致营卫失和，气血凝滞或邪气久恋耗伤正气，气不行血，脉络瘀阻日久迂曲形成网状斑纹。《素问·痹论》曰："病久入深，荣卫之行涩，经络时疏，故不通。"

现代医学认为网状青斑是由于皮肤血液供给区域小动脉痉挛，血黏稠度增高和／或血栓，毛细血管和细血管扩张及血管内血液停滞，导致去氧血积聚在静脉丛所致，可分为生理性、特发性或原发性、继发性。

【临床表现】

本病好发于足、下肢，偶尔累及躯干和上肢，皮损为红色、青紫色网状或树枝状斑纹，斑纹间皮肤正常或苍白，可有轻度水肿，一般无自觉症状，遇冷时皮损加重，或诉有麻木、隐痛或刺痛感（各图16-10-1）。

【组织病理】

网状青斑的组织病理学改变决定于其基础疾病。由血管痉挛所致的特发性或生理性网状青斑，病理检查无异常。继发性网状青斑可以看到一些病理改变如血管炎、血管壁内钙质沉积、血管内嗜酸性血栓、血管内血栓形成、胆固醇裂隙和晶体沉积。只有取到受累小动脉才能明确其组织病理学改变。

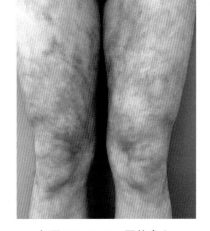

各图16-10-1　网状青斑
（第四军医大学西京皮肤医院　肖月园　供图）

【诊断与鉴别诊断】

1. 诊断　皮损为红色、青紫色网状或树枝状斑纹，遇冷时加重，可诊断本病。

2. 鉴别诊断　本病应与火激红斑鉴别：本病是由温度过高引起的一种皮肤病，开始是可逆性的网状青斑，如果长期持续暴露于高温状态，就会产生相同模式的固定性网状色素沉着。

【治疗】

（一）中医治疗

1. 分型论治

（1）血亏寒凝证：

主症：双足底网络状青紫伴疼痛，呈冷痛或掣痛感，夜间尤甚。痛剧时不能行立，患肢麻木、发凉或灼热，裸露或置于冷水中或活动后诸症加重；抬高或加温后症状减轻。伴面色少华。舌淡，苔薄白，脉细缓无力。

治法：养血温经，祛瘀止痛。

方药：当归四逆汤加减。

（2）气虚血瘀证：

主症：足、手背部等出现花斑，初起为淡红色，逐渐转为暗红色及褐色。间夹有正常皮肤，无瘙痒。手脚凉，浸泡热水后皮肤花斑可明显减轻。纳可，二便调。舌质淡黯，边有齿痕，苔白或微黄，脉沉细缓。

治法：益气活血，行气止痛。

方药：补阳还五汤加减。

2. 内服中成药　大黄䗪虫丸：活血破瘀，通经消癥。适用于气虚血瘀证。

3. 外治　中药熏洗：苏木 50 g，桂枝 50 g，红花 20 g，姜黄 30 g，艾叶 30 g，独活 30 g。水煎熏洗患肢。

（二）西医治疗

网状青斑是一种临床体征，其本身并不需要治疗。继发性者应寻找病因，治疗基础疾病和停用致病药物。

（三）中西医结合治疗思路

本病中医治疗可取得较好效果，继发性网状青斑西医以治疗原发病为主，在临床中，应用西药治疗原发病的同时，可配合中药口服，能取得更好的疗效。

【预防与调摄】

注意保暖，防止受凉。

【临床研究进展】

药物可导致网状青斑，包括金刚烷胺、去甲肾上腺素和干扰素等，其中金刚烷胺报道较多。徐思嘉等报告 1 例金刚烷胺致网状青斑。金刚烷胺所致网状青斑目前机制仍不明确。有学说表明金刚烷胺所致网状青斑由血管痉挛引起，即一定剂量的金刚烷胺与交感神经的兴奋有关，同时金刚烷胺可抑制去甲肾上腺素释放乙酰胆碱，从而引起血管痉挛，最终导致网状青斑出现。

【医家经验与争鸣】

李廷冠认为本病因禀赋不足，脾肾阳虚，营卫不和，风寒乘袭，阻于脉络而致，可用和营法治疗，即用调和营血的药物，使经络疏通，血脉调和通畅，从而消肿止痛，使有形之积消散无形。

【参考文献】

[1] 徐思嘉，王岚琦，曹华，等. 金刚烷胺诱发网状青斑 [J]. 临床皮肤科杂志，2015，44(12)：789-791.

[2] 莫小勤，李颖，梁少华. 李廷冠教授运用和营法治疗外科病验案 4 则 [J]. 河北中医，2013，35(03)：327-328.

（文　谦）

第十一节　肢端青紫症

肢端青紫症（acrocyanosis）是遇冷后手足部皮肤呈对称性、持续性青紫色，凉冷、多汗，温暖后能缓解为特征的疾病。本病始于青春期，女性多见，常于冬季发病。属中医学"脉痹"范畴。

【病因及发病机制】

中医认为本病多因禀赋不耐或情志不畅，复加外寒袭于肢端，血行不畅，阳气痹阻而发病。

现代医学认为，肢端青紫症可分为原发性和继发性。原发性者病因不明。继发性者见于自身免疫性疾病，如结缔组织疾病、原发或继发性抗心磷脂抗体综合征、冷凝集素病等。

【临床表现】

皮疹多位于手指，其次为足趾，并可扩展至腕和踝部，个别可累及面部的鼻、唇、颊、颏和耳，遇冷后皮肤呈红绀色或青紫色，常杂有斑点。原发性者发病短暂，但常在冬季甚至整个冬季呈持续性存在，患处皮肤凉冷，可伴掌趾多汗，触之湿冷，有时指（趾）端变苍白，因肢端缺氧而有麻木感或感觉异常，温暖后患处逐渐变为红色。

【组织病理】

真皮上层毛细血管增生，真皮水肿和纤维化，小动脉壁增厚，见细小动脉因内皮细胞增生和透明蛋白血栓而使管腔闭塞。

【诊断与鉴别诊断】

1. 诊断　临床有手足末端皮肤青紫，扪之有冷湿感，脉搏正常，无静脉栓塞，冬季发病或加剧，因温暖而缓解，诊断不难。

2. 鉴别诊断　本病可与雷诺病鉴别：指（趾）端出现阵发性苍白、青紫、潮红，伴有麻木或疼痛，寒冷或情绪变化后加重，温暖后症状消失。

【治疗】

（一）中医治疗

1. 分型论治

（1）阳虚寒凝证：

主症：手足指（趾）紫黯、怯冷、神疲，平时身体较虚弱，面色萎黄。舌淡边有瘀点苔薄，脉濡。

治法：温经散寒，和血通脉。

方药：阳和汤加减。

（2）肝郁气滞证：

主症：手足指（趾）端青紫，气温降低或遇冷水后，症状加重，手指麻木不仁，面色萎黄，月经不调，色黑，量少衍期。舌淡紫苔腻，脉细。

治法：疏肝解郁，活血通脉。

方药：柴胡疏肝散加减。

（二）西医治疗

1. 局部用药　烟酸衍生物和米诺地尔。

2. 系统用药　血管扩张剂，但不常有效。

3. 继发者着重纠正病因和治疗基础疾病。

（三）中西医结合治疗思路

本病中医治疗可取得较好效果，在临床中，可首选使用中药辨证治疗。

【预防与调摄】

1. 注意保暖，防止受凉。

2. 有规律地锻炼，戒烟，忌饮茶和咖啡。

【临床研究进展】

肢端青紫症多继发于自身免疫性疾病等，近期发现一组织胞浆菌病患者，服用两性霉素 B 后继发肢端青紫症的病例。

【医家经验与争鸣】

朱良春认为本病可由阳虚内寒，脉络瘀滞而致，治疗以益气通阳、温经散寒、活血行气为法。

【参考文献】

[1] CHITTIBOYENA S, CHAITANYA Y, KARTHIKEYAN E, et al. Development of acrocyanosis associated with pain and increased creatinine level in histoplasmosis patient: medication therapy[J]. Aging Medicine, 2018, 1(2):220-223.

[2] 陈淑媛. 著名老中医朱良春治疗肢端青紫症的经验 [J]. 上海中医药杂志, 1983(5): 9.

（文　谦）

第十二节　雷诺病

雷诺现象是肢端小动脉由情绪、寒冷刺激及其他因素所引发的痉挛、缺血性反应，皮肤相继呈现苍白、青紫和潮红等色彩变化，局部温度低，自觉疼痛和麻木，并在温暖后可恢复正常为特征的血管功能障碍性疾病，特发性者原因不明，称雷诺病（Raynaud disease）。多见于 40 岁以下女性，男女之比为 1∶5。本病属中医"痹证""血痹"范畴。

【病因及发病机制】

中医学认为本病多因情志不舒，气机郁滞，血行不畅，或素体阳虚，外受寒凉，导致脉络拘急，血凝涩不行，肌肤指端失于温养，闭塞不通所致。《素问·举痛论》所述："寒气客于脉外则脉寒，脉寒则缩蜷，缩蜷则脉绌急，绌急则外引小络，故卒然而痛。"

现代医学认为，雷诺病病因不明，发病机制集中在由内皮细胞、平滑肌细胞和神经末梢构成的功能单位，一体化神经血管系统对一系列可溶性介质和物理刺激反应决定了血管收缩和扩张之间的平衡。

【临床表现】

雷诺现象和雷诺病早期临床表现基本相同。典型的临床症状分为三期，缺血期在精神压力、激动、多虑、恐惧、局部和全身遇冷后指（趾）小动脉痉挛，严重时累及掌动脉，导致局部缺血，出现皮肤苍白，常见于手部。发作时局部温度降低、出汗多，触之有冷湿感，自觉刺痛和麻木感，可出现运动障碍，表现笨拙和僵硬。缺氧期受累部位缺血继续加重，毛细血管扩张瘀血，皮肤发绀而呈紫色，皮温低、疼痛。充血期血管痉挛接触，动脉充血致皮肤潮红、皮温回升，可有刺痛。一般持续 10 多分钟，少数可持续 1 小时以上，局部温暖后自动缓解。（各图 16-12-1）

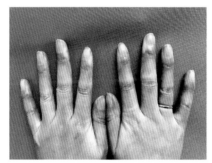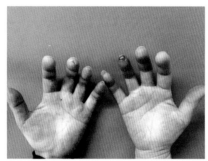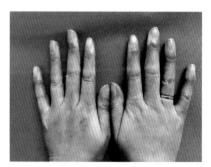

各图 16-12-1　雷诺病
（第四军医大学西京皮肤医院　肖月园　供图）

【组织病理】

早期组织学无异常，以后可有血管内膜增生、管腔狭窄、动脉炎及血管内血栓形成。

【诊断与鉴别诊断】

1. 诊断　雷诺病的诊断标准是肢端皮肤颜色改变间歇性发作；缺乏器质性周围动脉闭塞的证据；对称即两侧分布；排除任何引起血管痉挛的疾病、职业、创伤和药物史；无免疫学异常；女性、发病年龄在 25 岁以下，自儿童起有对冷不耐受史，甲皱襞毛细血管正常。

2. 鉴别诊断　本病可与下列疾病进行鉴别：

（1）肢端青紫症：本病遇冷后手足部皮肤呈对称性、持续性青紫色，凉冷、多汗，温暖后能缓解。

（2）冻疮：本病好发于冬季，受冷后，手足部出现皮肤发红、发绀、湿冷多汗，可持续数周，并伴剧烈瘙痒。

【治疗】

（一）中医治疗

1. 分型论治

（1）寒凝血瘀证：

主症：双手指（或单侧）发凉怕冷，时而苍白，潮红，遇冷后加重呈紫红或青紫色，得温后缓解，伴有手指麻木，手指僵硬，时有疼痛。舌质淡或暗，苔白，脉沉、细、涩。

治法：温经散寒，活血通络。

方药：当归四逆汤加减。

（2）气滞血瘀证：

主症：素日手指肤色无明显异常，但常有于生气或忧思不悦后出现肤色变白，继而青紫，最后潮红缓解。不发时以指端发凉为主，往往伴有两肋胀满不舒，太息。女子可见月经失调，痛经。舌质紫暗或有瘀斑、瘀点，脉弦或紧。

治法：活血化瘀，理气通络。

方药：血府逐瘀汤加减。

（3）阳虚血瘀型：

主症：双手指或单手指发凉、麻木、疼痛，肤色苍白或紫红，指体呈削竹状，手指变细，皮肤干燥伴有全身畏寒怕冷，神疲倦怠，或大便溏泻，或有五更泄，腰膝酸软。舌质淡，苔白，脉沉细涩。

治法：健脾补肾，温阳化瘀。

方药：桂枝汤合四逆汤加减。

2. 外治　中药熏洗：生草乌 10 g，桂枝 15 g，胆南星 10 g，川花椒 10 g，姜黄 10 g，红花 10 g，海桐皮 20 g，透骨草 30 g，水煎外洗患处。

（二）西医治疗

1. 局部治疗　局部可外用血管扩张剂，常用 1%～2% 硝酸甘油软膏或 1%～2% 烟酸己酯软膏，每天 2～3 次。

2. 系统治疗　钙通道组织剂，常采用硝苯地平 5～10 mg，每天 3 次，或缓释剂 20～60 mg/d。α受体阻滞药，莫西赛利 4 mg/ 次，每天 3 次。

3. 手术治疗　药物治疗无效的严重病例，皮肤组织有营养障碍者可做指（趾）、上胸及腰交感神经切除术、动脉重建术。

（三）中西医结合治疗思路

本病西医多采用钙通道阻断剂扩张周围血管，疗效不明显。中医药治疗雷诺病有较好的效果，因此可辨证进行中医治疗为主，配合西药治疗本病。

【预防与调摄】

1. 避免接触冷水及冷的物体。

2. 避免待在冷、湿、有风的环境中，加强御寒保暖措施，增添衣物，戴厚棉制或羊皮连指手套。着棉鞋，能足够保暖。

3. 禁烟，饮少量酒。

4. 避免外伤和精神刺激，消除思想顾虑，稳定情绪，适量应用镇静剂或抗焦虑药物。

【临床研究进展】

雷诺病的治疗目前缺乏针对性的治疗方法。近期对当归四逆汤联合硝苯地平片治疗雷诺病进行 Meta 分析，发现当归四逆汤加减联合硝苯地平治疗雷诺病具有较好的临床疗效。

【医家经验与争鸣】

陈以国认为本病以阳郁为主，兼有上气不足，清阳不升，治疗以舒阳郁，调气血为原则，选用四逆散加味治疗。

【参考文献】

[1] 黄萍萍, 杨爽, 杨梦霞, 等. 当归四逆汤联合硝苯地平片治疗雷诺病的 Meta 分析 [J]. 中国中医药现代远程教育, 2018, 16(13): 57-59.

[2] 刘丽莎, 陈以国. 陈以国教授治疗雷诺病临证经验 [J]. 辽宁中医药大学学报, 2014, 16(03): 197-198.

（文　谦）

第十三节　　马歇尔 - 怀特综合征

马歇尔 - 怀特综合征（Marshall-White syndrome）是一种血管收缩皮肤出现缺血性白斑的疾病。多见于有神经质的中年男子，多为青年，且女性并不少见。

【病因及发病机制】

马歇尔 - 怀特综合征病因不明，可能是皮肤毛细血管功能失调，血管痉挛，由血管收缩构成良性生理反应而出现缺血性白斑。

【临床表现】

皮损好发于四肢、手掌和足背（各图 16-13-1），可四肢同时受累，或双上肢、双下肢、单个肢体发病，个别亦可泛发全身，皮损为直径 1～2 cm 圆形或类圆形淡白斑，境界清楚，周边皮肤正常或呈粉红色，偶见蓝紫色，皮疹密集分布，但不融合，白斑处温度较周边粉红色皮肤要低。若将患肢下垂或裹压脉带一段时间，白色斑疹及周边粉红色更显著；相反抬高或上举患肢，松开压脉带，白斑色泽变淡或消失，夏季症状相对明显。

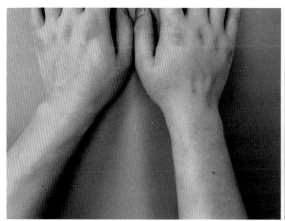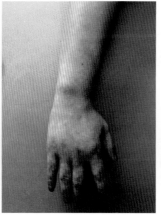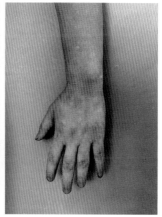

各图 16-13-1　马歇尔-怀特综合征
（第四军医大学西京皮肤医院　肖月园　供图）

【诊断与鉴别诊断】

用血压计的袖带绷紧肱动脉后，在前臂和手部出现大理石样斑点，结合临床表现，即可诊断。

【治疗】

一般不需治疗，亦可试用血管扩张药。

（文　谦）

第十七章   角化性皮肤病

角化性皮肤病是以表皮角化过度为主要变化的一组皮肤病。这类疾病多与遗传相关，临床表现多为受累皮肤呈弥漫性或局限性角质增生、增厚、粗糙、干燥或有脱屑，患者可无自觉症状或者有瘙痒感、疼痛感，组织病理变化以角化过度为主。在治疗方面，多数情况下应以对症治疗及皮肤护理为主。通过学习，应掌握常见角化性皮肤病的基本知识，如概念、中西医病因及发病机制、临床表现、诊断及中医分型、中西医结合治疗等，熟悉少见角化性皮肤病的诊断及中西医结合治疗，了解角化性皮肤病的鉴别诊断、预防调摄及相关临床研究进展。

第一节   剥脱性角质松解症

剥脱性角质松解症（keratolysis exfoliativa）是一种掌跖部角质层浅表性剥脱性皮肤病，中医典籍中将其归在鹅掌风范围内，现在中医皮肤病学界已将鹅掌风严格界定为手足浅部真菌感染，剥脱性角质松解症中医目前尚无明确表述。

【病因及发病机制】

中医学认为本病的病因多为外感或内生湿热，湿热蕴久，耗伤阴血，化燥生风而致血虚风燥，肌肤失养。

现代医学对本病的病因目前尚不清楚。部分学者认为本病与真菌感染相关，但很多患者并没有真菌感染灶；另有部分学者认为本病可能是遗传相关疾病，并与局部多汗相关。

【临床表现】

本病主要累及掌跖部，偶尔也可见于手、足背侧，对称分布，皮损初起为由表皮角质层与下方分离形成的针头大小的白点，无明显炎症变化，并逐渐向四周扩大，类似疱液干涸的疱膜，可经自然破裂或经撕剥成为薄纸样鳞屑，其下方皮肤正常。皮损不断扩大，最终融合成整片可剥脱的鳞屑，无自觉症状。本病易在温暖炎热季节复发，往往合并局部多汗。本病通常有自限性。

【诊断与鉴别诊断】

1. 诊断   根据皮损特点，且无明显炎症变化，无自觉症状，诊断不难。

2. 鉴别诊断   本病应与癣菌疹、掌跖部接触性皮炎及掌跖部湿疹相鉴别。

（1）癣菌疹：与感染相关，患者通常有手足癣病史，继发细菌感染。

（2）掌跖部接触性皮炎：通常有明确的接触史，皮损呈明显炎症反应。

（3）掌跖部湿疹：急性期皮损多为丘疱疹，痒感较重，可因搔抓形成点状糜烂面，慢性期时皮疹呈干燥暗红斑，局部浸润肥厚，边缘较清楚，冬季加重。

【治疗】

（一）中医治疗

1. 分型论治   血虚风燥证：

主症：起病较缓，发于掌跖部，皮损初起为针头大白点，由无明显炎症变化，逐渐向四周扩大，类似疱液干涸的疱膜，容易自然破裂或经撕剥成为薄纸样鳞屑，其下方皮肤正常。最终融合成整片可剥脱的鳞屑，无瘙痒感。

治法：养血润燥养肤。

方药：当归饮子合桃红四物汤加减。

2．中成药　当归养血丸。

3．外治法　中药当归、白芷、甘草、香油调制呈润肤膏，洗手泡足后外用。

（二）西医治疗

1．系统治疗　本病治疗较困难，但常有自限性，一般不系统用药。

2．局部治疗　煤焦油制剂、维A酸霜、低浓度的角质剥脱剂、温和的润肤剂是常用的外用制剂。

（三）中西医结合治疗思路

本病主要由外感或内生湿热蕴久，耗伤阴血，而致血虚风燥，肌肤失养，中医治疗以养血润燥养肤为主。皮损平素应在润肤剂的基础上加用煤焦油制剂、维A酸霜、低浓度的角质剥脱剂等外用制剂。

【预防与调摄】

本病与局部多汗相关，可适当规避多汗的病因，减少局部刺激，洗手泡足后多用润肤制剂。

（张理涛）

第二节　毛周角化病

毛周角化病（keratosis pilaris）是一种慢性毛囊角化性皮肤病。其特征是毛囊口内有一个小的角栓，内可含卷曲毛发，皮损常高于皮肤，类似"鸡皮"外观，摸之碍手，发病率高于50%，轻型患者常于儿童期发病，至青春期后皮疹加重，成年后皮疹可逐渐好转，故本病可被认为是生理性的。本病属中医学"皮刺"范畴。

【病因及发病机制】

中医学认为因先天禀赋特异，肺之宗气输布无力，肺主气，在体合皮毛，肺之阴津滋养不足，皮毛失于濡养；或因肝郁脾虚后天气血津液代谢失养而发病。

现代医学对本病病因目前尚不清楚。可能与常染色体显性遗传、维生素A缺乏、内分泌代谢障碍及应用激素相关。

【临床表现】

本病好发于上臂外侧、大腿伸侧和臀部。皮损大多开始于儿童期，至青春期发病率最高，皮损为针头大小而顶部尖锐的正常色或暗红色的毛囊性丘疹，丘疹顶端有一个灰褐色角栓，内含卷曲的毛发，剥去角栓后，其顶端留下一个微小的杯状凹陷，凹陷中很快有新的角栓长出（各图17-2-1）。有的患者皮损角栓不明显，而为多数大如针头的角化性丘疹。

皮损发生于毛囊口处，不相融合，散在分布或簇集成群，类似"鸡皮"。

本病有家族性，常冬重夏轻，一般无自觉症状，有时轻度瘙痒。

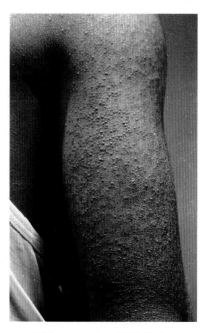

各图 17-2-1　毛周角化病

【组织病理】

毛囊口扩大，有角质栓，可见一根或多根扭曲的毛发，毛囊周围轻度炎性细胞浸润，表皮角化过度，真皮可有轻度炎性细胞浸润。

【诊断与鉴别诊断】

1. 诊断　根据好发年龄、好发部位以及伴有角栓的毛囊性丘疹，类似"鸡皮"，诊断不难。

2. 鉴别诊断　本病应与小棘苔藓、毛发红糠疹、维生素 A 缺乏症相鉴别。

（1）小棘苔藓：常发于儿童颈部和臀部，皮损为针头大的丘疹，每个丘疹顶端有一根丝状角质小棘突。

（2）毛发红糠疹的皮疹为棕红或黄红色毛囊性坚实丘疹，丘疹可融合成斑块，上覆糠秕状鳞屑，可与之鉴别。

（3）维生素 A 缺乏症的毛囊性丘疹较大，皮肤干燥明显，常伴有夜盲症和干眼症，实验室检查示维生素 A 水平降低，不难鉴别。

【治疗】

（一）中医治疗

1. 分型论治

（1）肺阴不足证：

主症：皮损好发于前臂或大腿外侧，丘疹如"鸡皮"，皮肤淡红，丘疹中心角栓干枯，多伴有口咽干燥，舌质嫩红，苔少，脉细数。

治法：益肺养阴润肤。

方药：沙参麦冬汤加减。酌加当归、生地黄、白鲜皮。

（2）肝郁脾虚证：

主症：皮损细小坚硬，暗红色或正常肤色的小丘疹，常无自觉症状，或轻微瘙痒，多伴胸闷口苦，急躁易怒；以脾虚为主的多见形体肥胖，丘疹中心角栓油渍感重，伴见大便稀溏，舌体胖大，脉沉弦。

治法：疏肝理脾。

方药：逍遥散加减。酌加三棱、莪术、白鲜皮。

2. 中成药　逍遥丸：疏肝健脾。适用于肝郁脾虚证。

3. 外治法　苍术膏：苍术 1000 g，三棱 50 g，莪术 50 g，当归 100 g，白鲜皮 100 g，水煎浓缩加蜂蜜 2000 g 收膏，每天 2 次，每次 20 g，50 天为一个疗程。

（二）西医治疗

1. 系统治疗　一般不需治疗，重者内服维生素 A、维生素 E 可缓解症状。

2. 局部治疗　可局部外用维 A 酸软膏、水杨酸软膏、尿素软膏、糖皮质激素软膏等，行矿泉浴亦可使症状改善。

（三）中西医结合治疗思路

本病因先天禀赋特异，肺之阴津滋养不足，皮毛失于濡养；或因肝郁脾虚后天气血津液代谢失养而发病，中医治疗以益肺养阴润肤及疏肝理脾为主。皮损平素应在润肤剂的基础上加用维 A 酸软膏、水杨酸软膏、尿素软膏等外用制剂。

【预防与调摄】

1. 注意皮肤保湿及护理，局部可用润肤霜。

2. 调节饮食，少食油腻辛辣发物及甜食，多食富含维生素 A、维生素 E 的食物。

（张理涛）

第三节 毛囊角化病

毛囊角化病（keratosis follicularis）又称达里埃病（Darier's disease），是以角化性丘疹、油腻性痂皮及增殖性损害为特征的慢性皮肤病，皮损多以毛囊为中心发病。本病可发于任何年龄，但多于少年时发病，成年时加重；男性发病比例较高；夏季病情可加重，冬季缓解；本病呈慢性病程，发展缓慢，较难治愈。本病属中医学"毛囊风"范畴。

【病因及发病机制】

中医学认为因素体阴血亏虚，血虚生风化燥，不能濡养肌肤，肌肤失养而致本病；肾气亏虚，蒸化失司，水湿内蕴，湿困脾阳，脾失健运；或情志不遂，肝气郁滞，易致脾失健运，使湿聚成痰，泛于肌肤；或日久蕴湿生热，湿热交蒸，熏蒸肌肤，而发本病。

现代医学认为本病是由常染色体显性遗传引起的，是编码肌浆网和内质网的钙离子 2 型 ATP 酶（SERCA2）的 *ATP2 A2* 基因突变而致。

【临床表现】

皮损常对称分布，好发于躯干、头皮、面部等皮脂溢出部位和腋窝、腹股沟及四肢屈侧等间擦部位，也可发生于掌跖部及黏膜部位，甚至可以累及指（趾）甲及甲床（各图 17-3-1）。

约 70% 的患者发病年龄在 6～12 岁，青春期（11～15 岁）是一个高发期。皮损初起为细小、坚实、正常肤色的毛囊性丘疹，不久就滋生出油腻性的痂皮在丘疹顶端，去除痂皮后丘疹的中央可见漏斗状的小凹窝，随后丘疹逐渐增大融合，形成增生性损害，呈疣状、乳头瘤样或蕈状斑块样增生，常伴有恶臭。

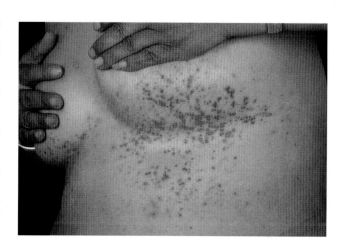

各图 17-3-1　毛囊角化病

本病多无自觉症状或轻度瘙痒，病情进展缓慢，病程长，常对日光敏感，出汗、高温及封闭皆可使病情加重，一般夏季加重，冬季缓解。本病不能自愈。

【组织病理】

本病典型的病理变化为特殊形态的角化不良，形成圆体和谷粒；基底层上棘层松解，形成基底层上裂隙和隐窝，可有乳头瘤样增生、棘层肥厚和角化过度，真皮呈非特异性炎性细胞浸润。

【诊断与鉴别诊断】

1. 诊断　本病常多见于青春期的青少年，可能有家族遗传病史。典型的皮损常以毛囊性丘疹、油腻性痂皮、增殖性损害为主，常伴有恶臭，常于日晒后加重，夏季加重，冬季缓解，另外结合特异的病理表现，可以诊断为此病。

2. 鉴别诊断　本病应与黑棘皮病、脂溢性角化、融合性网状乳头瘤病相鉴别。

（1）黑棘皮病：皮损为深色柔软的乳头瘤样丘疹，无油腻性痂皮及增殖性损害，皮损多局限于颈部、腋下、腹股沟等屈侧部位，恶性型患者常合并内脏肿瘤。

（2）脂溢性角化：好发于中老年人，好发部位为面部、手背、躯干和上肢，多为褐色扁平斑丘疹，表面光滑或呈乳头瘤样改变。

（3）融合性网状乳头瘤病：常于青年期发病，好发于两乳之间及两肩胛之间，为黄棕色扁平丘疹，常逐渐融合成网状斑片，可资鉴别。

【治疗】

（一）中医治疗

1. 分型论治

（1）血虚风燥证：

主症：皮损好发于头面、颈胸及四肢屈侧，伴有油腻性结痂，皮损多触之较硬，状如蟾皮，趾、指甲脆薄而裂，多伴口燥咽干，小便短黄等症，舌质红，苔少，脉细数。

治法：养血祛风润燥。

方药：养血祛风汤酌加天花粉、玉竹等。

（2）脾肾不足证：

主症：初起小丘疹，很快覆盖油腻性结痂，常融合成疣状斑块，皮损处有皲裂、肿胀、浸渍及渗出，伴有恶臭，趾、指甲可有碎裂及缺损，多伴腰膝酸重，纳呆，肢体困倦，小便清长，耳鸣等症，舌体胖大有齿痕，舌苔白腻，脉沉缓，尺脉弱。

治法：补肾健脾化湿。

方药：加减金匮肾气丸酌加枳实、大腹皮等。

（3）肝脾不调证：

主症：皮损一般为细小、坚实、正常肤色的小丘疹，常无自觉症状，或轻微瘙痒，皮损多位于脂溢渗出部位、间擦部位及黏膜部位，多伴胸闷、口苦、善太息、急躁易怒、周身乏力、腹胀纳少、气短懒言、便溏等症，舌质淡，脉沉弦无力。

治法：疏肝理脾。

方药：逍遥散加减酌加蒲公英、苦参等。

（4）湿热蕴结证：

主症：皮损上油腻性结痂逐渐增厚，出现增殖性皮损，有脓性分泌物并伴有恶臭，多伴口苦、烦躁、脘腹胀满、不欲饮食、小便短赤、大便不爽等症，舌红苔黄腻，脉滑数。

治法：清热利湿。

方药：湿热方酌加蒲公英、龙胆等。

2. 中成药　香附丸、济生肾气丸、苦参胶囊。

3. 外治法　皮损为油腻性结痂、渗出伴有恶臭者，可用黄柏、大黄、蒲公英、苍术、苦参、青黛等，煎汤外洗；皮损为丘疹、干燥、脱屑者，可用润肤油或润肤膏。

（二）西医治疗

1. 系统治疗　轻症患者一般不需要系统治疗，重者内服维A酸治疗，部分患者用环孢素可控制严重发作，若继发感染，应积极控制感染。

2. 局部治疗　可局部外用糖皮质激素制剂、维A酸软膏、水杨酸软膏、煤焦油制剂等；用曲安奈德局部注射可使皮损获得迅速但暂时性的缓解；对肥厚型皮损，冷冻、激光或切除后植皮均可考虑。

（三）中西医结合治疗思路

本病因血虚风燥、肝肾不足、肝脾不调、湿热蕴结而发病，中医治疗以养血祛风润燥、补肾健脾化湿、疏肝理脾、清热利湿为主。对于严重伴感染的皮损应中西医结合治疗为主，轻型皮损可中医辨证内服结合西药制剂外用治疗，可维持皮损，不致皮损加重。

【预防与调摄】

1. 注意皮肤护理及卫生，减少局部摩擦，防止继发感染。

2. 注意防晒，避免日光暴晒。

3. 调整饮食，少食油腻、辛辣发物及甜食，多食富含维生素A的食物及新鲜水果蔬菜。

（张理涛）

第四节　汗孔角化病

汗孔角化病（porokeratosis）是一种皮损以边缘堤状疣状隆起、中央轻度萎缩为主要特征的慢性进行性角化性皮肤病，与遗传相关。本病男性较多见，初发于幼年，但也有成年发病者，一般无自觉症状，皮损往往持续存在，病程缓慢。中医因其皮损似"鸟啄样"外观，故称之为"鸟啄疮"。

【病因及发病机制】

中医学认为本病素体肾精亏虚，精血同源互化，以致肝血不足，肝肾不足，肌肤失养而发本病；情志不调，肝失疏泄，气机郁滞，肝郁乘脾，或劳倦伤脾，或先天肾气不足，影响后天脾气运化，皆致脾虚，则后天气血生化失源，而致血虚，血虚生风，肌肤失养而致本病。

现代医学认为大部分为常染色体显性遗传，与表皮细胞不正常的克隆增生有关。目前认为甲羟戊酸激酶基因 *MVK* 突变是导致播散型浅表性光化性汗孔角化症的致病因素。

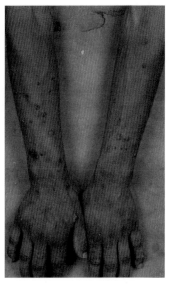

各图 17-4-1　播散性浅表性汗孔角化病

【临床表现】

皮损好发于四肢、面部、颈肩部及外阴，也可累及头皮及口腔黏膜。

皮损开始为小的角化性丘疹，缓慢地向周围扩展成环形、地图形、匐行形或不规则形的边缘清楚的斑片，边缘呈堤状、有沟槽的角质性隆起，皮损呈棕色或灰褐色，中心部分有轻度萎缩，缺乏毳毛。皮损形态不一，可从细小的角化性丘疹直至巨大的疣状斑块，可因边缘狭窄，颜色深形成一圈黑线，或向单一方向扩展成线状，或因中央发生新疹而形成多环状。皮损数目也从单个至百余个不等。（各图 17-4-1，各图 17-4-2，各图 17-4-3）

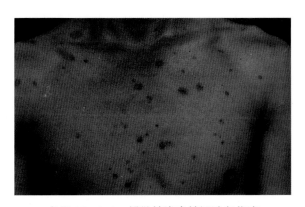

各图 17-4-2　播散性浅表性汗孔角化病

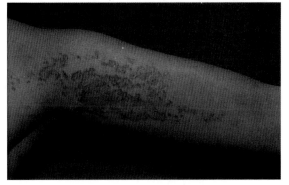

各图 17-4-3　带状汗孔角化病

本病男性较多见，初发于幼年期，但也有成年发病者，一般无自觉症状，皮损往往持续存在，进展缓慢。本病有恶变可能性，且恶变常发在线状型，且大多数在下肢。

【组织病理】

皮损中央部位的表皮棘层萎缩或正常，角化过度嵴呈充有角蛋白的凹陷，中央有角化不全柱，呈"鸡眼样层板"，即圆锥形板层，此为本病最有特征的组织相。真皮可见非特异性血管周围炎性细胞浸润。

【诊断与鉴别诊断】

1. 诊断　皮损以边缘堤状疣状隆起、中央轻度萎缩为主要特征；组织病理为角化不全柱，呈"鸡眼样层板"，即圆锥形板层，此为本病最有特征的组织相，结合临床可以诊断此病。

2. 鉴别诊断　本病应与扁平苔藓、疣状表皮痣相鉴别。

（1）扁平苔藓：皮损为多角形紫红色扁平丘疹，境界清楚，表面有蜡样薄膜，可见白色网状条纹，好发于四肢屈侧，黏膜常受累，并伴瘙痒。

（2）疣状表皮痣：发病年龄较早，多为单侧性疣状隆起性损害，病理上有疣状及乳头瘤样增生，以资鉴别。

【治疗】

（一）中医治疗

1. 分型论治

（1）肝肾亏虚，肌肤失养：

主症：皮损以边缘堤状疣状隆起、中央轻度萎缩，皮损多无自觉症状，常伴有头晕目眩，耳鸣，健忘，腰膝酸软，口燥咽干，失眠多梦等，舌红，少苔，脉细数。

治法：补肝益肾润燥。

方药：六味地黄丸酌加杜仲、黄芪等。

（2）脾虚血虚风燥证：

主症：皮损开始为小的角化性丘疹，缓慢地向周围扩展成环形、地图形、匐行形或不规则形的边缘清楚的斑片，边缘呈堤状、有沟槽的角质性隆起，皮损呈棕色或灰褐色，中心部分有轻度萎缩，可有轻微瘙痒，常伴周身乏力，食少便溏，脘腹胀满，气短懒言等，舌淡苔白，脉缓或弱。

治法：健脾养血祛风。

方药：四物消风汤酌加黄芪、木香等。

2. 中成药　归芍地黄丸、当归丸。

3. 外治法　可选用黄柏霜或10%五倍子膏外涂，每天2次；可用苦参、艾叶、防风煎汤外洗，每天2次。

（二）西医治疗

1. 系统治疗　轻症患者一般不需系统治疗，重者内服维A酸治疗，与日晒相关患者口服氯喹。

2. 局部治疗　可局部外用维A酸软膏、水杨酸软膏、氟尿嘧啶或者咪喹莫特乳膏封包治疗；另可考虑光动力、二氧化碳激光、冷冻、激光等治疗。

（三）中西医结合治疗思路

本病因肝肾亏虚、脾虚血虚风燥致肌肤失养而发病，中医治疗以补肝益肾润燥、健脾养血祛风为主。对于严重的皮损应中西医结合治疗为主，轻型皮损可中医辨证内服结合西药制剂外用治疗，可维持皮损，不致皮损加重。

【预防与调摄】

1. 注意皮肤护理及卫生。

2. 部分患者发病与日照相关，应尽量避免或减少光线照射，户外活动时应外用遮光剂。

3. 局部不宜用碱性肥皂擦洗或热水过度烫洗，忌用刺激性过强的外用药物涂抹患处。

（张理涛）

第五节　掌跖角化病

掌跖角化病（palmoplantar keratoderma）是一组以手掌和足跖皮肤角化过度为特点的疾病。角化病常被称为角化过度、角皮病和胼胝。掌跖角化病的特征为掌跖部过度角蛋白形成。大多为先天性，常有家族史，也可以是后天获得的。掌跖角化病常以临床特征分类，如弥漫性、局限性、条纹状及点状等。

弥漫性掌跖角化病

弥漫性掌跖角化病（diffuse palmoplantar keratoderma）又称遗传性掌跖角化病、对称性掌跖角化病或 Thost-Unns 综合征。特征是显性遗传，先天性掌跖表皮角质层显著增厚，一般对称发病。可见于一切种族。

【病因及发病机制】

中医学认为本病是先天肝肾禀赋不足，气血不和，手足肌肤失养所致。

现代医学认为本病属常染色体显性遗传。多数研究提示，本病的基因位于 12 染色体，编码角蛋白 1 的区域内。有学者发现本病的遗传基因也可在 17 染色体上，与酸性角蛋白基因所在的染色体区域相同。

【临床表现】

多从生后开始发病，持续终生。开始掌跖皮肤稍厚，约半岁后掌跖有弥漫性角化过度，境界清楚，周围有红晕，色淡黄，表面光滑、干燥、发硬，冬季可有皲裂，如发生皲裂则感疼痛。皮损对称分布，亦有仅发于跖部者，缺乏自觉症状。指（趾）甲可增厚，毛发一般正常，可伴有掌跖多汗，常常是夏天角化减轻，在冬天则皮肤增厚、干燥、皲裂。患者常有家族史，部分患者可合并先天性鱼鳞病或其他先天性异常如假性趾（指）断症、指（趾）端溶骨症等。（各 17-5-1）

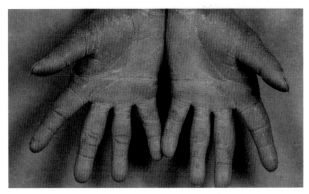

各图 17-5-1　弥漫性掌跖角化病
（天津市中医药研究院附属医院　张理涛　供图）

【组织病理】

组织相为非特异性，表皮显示角化过度、颗粒层增厚、棘层增厚，真皮浅层有轻度炎症细胞浸润。

【诊断与鉴别诊断】

1. 诊断

（1）患者幼年发病，常有家族史。

（2）轻者仅有掌跖皮肤粗糙，重者掌跖出现弥漫性角化性斑块，表面光滑、色黄，酷似胼胝或疣状增厚。

（3）部分患者可合并鱼鳞病或其他先天性异常。

2. 鉴别诊断　本病可与下列疾病进行鉴别：

（1）胼胝：弥漫性掌跖角皮病幼年发病，而胼胝发病明显较晚；并且胼胝皮损仅局限于受压或摩擦部位。

（2）胼胝性湿疹：弥漫性掌跖角皮病无明显自觉症状，而胼胝性湿疹发病较晚且有炎症及瘙痒症状。

【治疗】

（一）中医治疗

根据中医辨证，该病在冬季以养血润燥，温阳通络，活血化瘀为主。局部可用明矾、皂刺、猪牙皂、地骨皮、木鳖子、血竭等煎汤泡洗。或用上述汤剂饮片煎液，或洗液中加上述汤剂颗粒冲剂泡洗。

亦有学者认为，顽固性角化肥厚皮肤病，久病不愈，外邪久滞成毒，深遏皮肤肌腠，难散难除，故应着重从"毒"立论，以虫药毒性之偏以毒攻毒，取虫药善行之性入络剔毒，即所谓"仗蠕动之物，以松透病根"（《临证指南医案》），直捣病所。常用的虫类药有乌梢蛇、蛇蜕、全蝎、蜂房、蝉蜕、僵蚕、蜈蚣等，治以解毒散结，通络化瘀。

（二）西医治疗

1. 系统治疗

（1）维A酸类，需要终身用药，但因有骨毒性，故应用有一定局限性。一般认为在服药期间角化肥厚损坏会有所减轻，但停药后即复发。如口服阿维A酯每天0.6 mg/kg，并调整剂量以达到满意的临床疗效，维持1年，维持量5～35 mg/d，平均为27.5 mg/d；或口服异维A每天0.5～1.0 mg/kg，分2～3次服。如与外用维A酸乳膏联合治疗，则效果更佳。

（2）β-胡萝卜素可抑制角质细胞增生，达到平衡状态后细胞脱落增加。每天1.0～2.5 mg/kg治疗6周后，病情可明显改善，但停药后会有不同程度的复发。

（3）Menni等用口服辅酶和生物素10 mg/d 2个月，然后再用50 mg/d共2个月治疗3例患者，结果掌跖皮肤变薄变软，手活动度和触觉改善。

2. 局部治疗

（1）外用角质松解剂。可外用10%～20%水杨酸软膏，通过溶解角质层细胞结合物而达到角质松解作用，最后使增厚的角层脱落；6%水杨酸丙二醇凝胶；10%氯化钠亲水性软膏，10%～20%尿素软膏外用和30%尿素溶液浸泡也有效。

（2）外用0.1%维A酸霜或0.25%地蒽酚软膏，最好采用晚间封包治疗，也有角质剥脱的效果。

（3）糖皮质激素软膏治疗或硬膏外贴。

局限性掌跖角化病

局限性掌跖角化病（keratoderma circumscribed palmoplantar）罕见，属隐性遗传，Ebling等认为可能是多种遗传基因综合征的表现之一。

多在儿童期发病，皮损为跖部、指尖和小鱼际隆起受压处触痛性胼胝状硬结，常伴精神障碍、颊黏膜白斑和角膜营养不良性改变，甲受累可出现弯甲、甲下角化过度。（各图17-5-2）

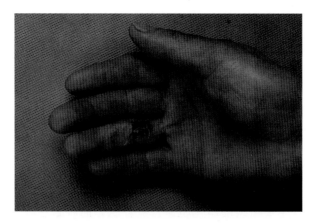

各图17-5-2　局限性掌跖角化病
（天津市中医药研究院附属医院　张理涛　供图）

点状掌跖角化病

点状掌跖角化病（keratoderma punctate palmoplantar）又称掌跖播散性角皮症、播散性角质瘤等，是一种常染色体显性遗传病，以掌跖部位出现散在性持久的暗黄色半透明状角化性丘疹为特点，多有家族史，男女发病率无差异。

【病因及发病机制】

本病是掌跖角化病的一个特殊类型，属常染色体显性遗传。为位于 15 号染色体的 *AAGAB* 基因突变所致。

【临床表现】

可发于各年龄，但以 15～30 岁为多，持续终生不愈。皮损为多数圆形或卵圆形，暗黄色坚硬的角质性丘疹，直径 2～10 mm，受外伤后有增大倾向，中心受外力剥落后形成喷火口形凹陷。散发于掌跖及指（趾）部，或群集成片状、线状，在足跟与其他压力部位损害较多，一般位于足跖者较手掌者大，在少数患者，皮损可不限于掌跖，而同时累及手足背、肘膝甚至其他部位。本病不伴发多汗症，有时可伴发指（趾）甲营养不良，如甲纵裂、弯甲或脱甲。

【组织病理】

表皮高度角化过度，其下方基底层被压陷低于表皮水平，颗粒层和棘层增厚，真皮内无明显炎性细胞浸润。

【诊断与鉴别诊断】

1. 诊断

（1）常染色体显性遗传性疾病，常有家族史。

（2）通常发病较晚，皮损表现为掌跖部位散在性暗黄色坚硬的角化性丘疹。

（3）少数患者可同时累及手背、足背、肘、膝等。

2. 鉴别诊断　本病可与下列疾病进行鉴别：

（1）汗孔角化症：其中心部位有时也可呈过度角化的斑块，形态类似点状角皮症，但点状汗孔角化症多数皮损表现为较小的点状角化丘疹，身体其他部位可见典型汗孔角化症丘疹。

（2）砷角化症：往往有砷剂中毒史，或长期服用砷制剂的病史。部位往往局限于掌跖部，且发病在成年期，无家族史等可以区别。

【治疗】

同"弥漫性掌跖角化病"。

【临床研究进展】

贾月琴等对一个汉族 PPPK 家系经 DNA 测序发现，*CELA1* 基因 c.419 delC 杂合移码突变可能是该家系致病突变位点。

条纹状掌跖角化病

条纹状掌跖角化病（striate palmoplantar keratoderma）是掌跖角化病的一种特殊类型，表现为沿手指辐射状的条纹状角化过度。本病临床上较少见。

【病因及发病机制】

属常染色体显性遗传。目前研究确定本病与编码桥粒锌蛋白 I 和桥斑蛋白的基因发生突变有关。

【临床表现】

本病在青春期或成年早期发病，体力劳动常可诱发本病或使之加重。主要表现为手掌和指掌的线状或环状角化及足跖岛屿状角化过度。皮损多分布于着力部位，有时可以累及膝、肘关节的伸侧。在弥漫性掌部角化过度的基础上，可出现皲裂，偶可伴有甲纵嵴、甲小皮角化过度、颊黏膜乳头瘤样损害、牙齿异常、羊毛状发和假性断指（趾）等，但一般不伴有系统损害。

【组织病理】

本病的组织病理改变为非特异性，主要表现为表皮显著角化过度，棘层肥厚，轻度乳头瘤样增生，但无表皮松解性角化过度。电镜下可见角质形成细胞中有紧密堆积的张力微丝和大量的透明角质颗粒。

【诊断与鉴别诊断】

1. 诊断

（1）一般均在青春期以前发病，多发生于手部。

（2）有家族史。

（3）表现为沿手指辐射状的条纹状角化过度。

2. 鉴别诊断 本病可与下列疾病进行鉴别：

（1）疣状痣：两者均为先天性、呈带状分布的皮损，并且组织病理上均有表皮角化过度，颗粒层增厚，棘层肥厚，但疣状痣常有明显乳头瘤样增生，而条纹状掌跖角皮病则一般没有或仅有轻度乳头瘤样增生。

（2）斑块型汗孔角化病：该病好发于男性，皮损多见于手足等受压或摩擦部位，可以是单个或多个孤立的角化损害，中心皮肤干燥光滑、轻度萎缩，边缘堤状隆起，组织病理上有特征性的鸡眼样板（角化不全柱），可资鉴别。

【治疗】

本病的治疗可局部外用 6%～10% 水杨酸软膏等角质剥脱剂，必要时可手术去除增厚的角质。

进行性掌跖角化病

进行性掌跖角化病（progressive palmoplantar keratoderma）又称 Greither 综合征，为弥漫性非表皮松解性常染色体显性遗传性掌跖角化病的少见变型。

【病因及发病机制】

其发病原因不明。

【临床表现】

多从 2 岁以后出现掌跖部角化增厚，以后症状逐渐加重，范围逐渐加大，可累及手足背及四肢远端。角化过度较轻，呈弥漫性，而手足的侧缘及背面角化过度却较明显，臂和腿部也可不规则地出现角化过度斑片。部分病例可有雷诺现象，同时可伴多汗症及腱反射亢进，而甲通常不受累。（各图 17-5-3）

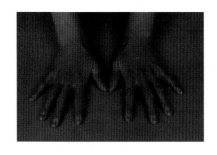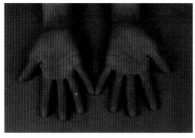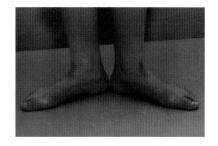

各图 17-5-3 进行性掌跖角化病

（天津市中医药研究院附属医院 张理涛 供图）

【诊断与鉴别诊断】

1. 诊断

（1）发病较晚，多从 2 岁后发病。

（2）掌跖角化过度以侧缘及背面明显。

（3）可合并雷诺现象，多汗症及腱反射亢进。

2. 鉴别诊断 本病可与下列疾病进行鉴别：

（1）Meleda 病：为隐性遗传病，常伴发身体的其他缺陷，有典型的甲受累，且皮损终身持续扩展。

（2）进行性对称性红斑角皮病：皮损好发于露出部位，如四肢伸侧（肘、膝和指关节伸侧）等部位，对称分布，为局限性红斑，上覆白色糠状鳞屑，自觉瘙痒。

【治疗】

同"弥漫性掌跖角化病"。

残毁性掌跖角化病

残毁性掌跖角化病（mutilating palmoplantar keratoderma）由 Vohwinkel 于 1929 年首次报道，故又称为 Vohwinkel 综合征，其特征为掌跖角皮症、假性阿洪和不同程度耳聋。本病多见于女性和白人。

【病因及发病机制】

多为常染色体显性遗传，致病基因位于 GJP2 编码区域，合并耳聋的典型 Vohwinkel 综合征是由连接蛋白 26 基因突变导致的。伴发鱼鳞病的病例被认为是兜甲蛋白基因突变导致的。

【临床表现】

在婴儿期或幼儿期发病。临床表现为掌跖呈丘疹状、蜂巢状和星鱼状的角化过度，主要累及手、足、腕部、前臂、肘和膝的伸侧。指（趾）骨的指（趾）间关节会出现弯曲挛缩和纤维缩窄带（假指趾断症）以及自离断。在典型病例常伴发感觉神经性耳聋。偶可伴发先天性鱼鳞病。其他临床表现包括斑秃、甲营养不良和甲畸形。（各图 17-5-4）

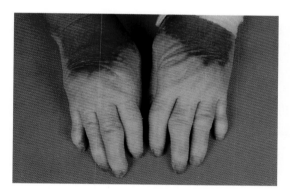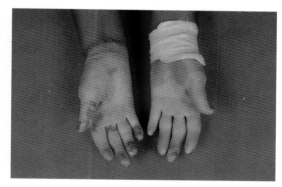

各图 17-5-4　残毁性掌跖角化病
（天津市中医药研究院附属医院　张理涛　供图）

【组织病理】

表皮角质层高度角化过度，颗粒层增厚和棘层肥厚，真皮浅层有炎细胞浸润。

【诊断与鉴别诊断】

1. 诊断

（1）幼儿期发病，女性多见。

（2）弥漫性掌跖角化过度，手、足背海星状角化损害和肘、膝部线状角化性损害，趾（指）缩窄残毁。

2. 鉴别诊断　本病可与下列疾病进行鉴别：

（1）Meleda 病：为隐性遗传病，一般在出生时或婴儿期患病，掌跖部位弥漫性红斑、鳞屑和角化过度，有指甲和体格发育不良，但无手、足背海星状角化损害及趾（指）缩窄残毁。

（2）弥漫性掌跖角化病：为显性遗传，幼年发病，表现为掌跖弥漫性角化过度，境界清楚，可合并假性趾（指）断症，但缺乏手、足背海星状角化损害及趾（指）缩窄残毁现象。

【治疗】

口服阿维 A 对本病有明显的近期疗效。

应用润滑剂对皮肤角化有一定的软化作用，应用水胶体敷料可减轻皲裂所致的疼痛。可采用 30% 尿素浸泡角化区，再用钝的锉刀刮除角化物；也可用水杨酸和含糖皮质激素的尿素霜交替外用。对疼痛较剧的缩窄环，必要时可考虑做手术切除。

表皮松解性掌跖角化病

表皮松解性掌跖角化病（epidermolytic palmoplantar keratoderma）又称为 Vorner 病，是掌跖角皮病的最常见类型之一。为常染色体显性遗传。

【病因及发病机制】

表皮松解性掌跖角皮病是由编码角蛋白 9 的基因突变造成的。此型掌跖角皮病与恶性肿瘤无相关性，但有一个大家族中多个成员高发乳腺癌和宫颈癌。现认为这是由同源染色体 17 q21 上的角蛋白 9 基因和 BRCA1 基因突变造成的。

【临床表现】

通常于出生后几周或几个月内发病。患者表现为掌跖对称发生的弥漫性、境界清楚的黄色角化斑块，斑块边缘可见红斑性损害。有时可伴有多汗，甚至出现疼痛性大疱。偶尔伴发指节垫。

【组织病理】

组织学表现为角化过度、乳头瘤样增生，颗粒层和棘层增厚，伴有特征性的表皮松解性角化过度，即核周胞质空泡化，并累及颗粒层和棘层上部，有嗜酸性胞质内包涵体样角蛋白聚集。有时还伴有真皮浅层周围淋巴细胞和组织细胞浸润。电镜可见核周角蛋白聚集和胞质空泡形成。

【诊断与鉴别诊断】

本病可与以下疾病鉴别：

（1）大疱性鱼鳞病样红皮病：常在出生后 1 周内出现弥漫性红斑，伴水疱和大疱，一般数月后红斑消退，出现广泛鳞屑和局限性角化性疣状丘疹，尤以皱褶处明显，随年龄增长皮损有减轻倾向。

（2）弥漫性掌跖角化病：主要依据组织病理，无亲表皮松解现象。

【治疗】

外用卡泊三醇有效，口服阿维 A 也可暂时奏效，但停药后又会复发，故需长时间维持治疗。

【临床研究进展】

目前已在 85 个 EPPK 家系中检测到了 29 种不同的 KRT9 基因突变。KRT9 基因突变热区位于杆状功能域 1A 区前端的 15 个氨基酸和 2 B 区末端的 10~11 个氨基酸，这两个区域是 2 段在进化上高度保守的氨基酸序列。

随着 EPPK 家系数或散发病例数报道的增加，新检出突变位置不一定局限在 HIM 和 HTM。Fuchs. Telem 等报道一例 KRT9 基因突变为 p.［LeullVal；Leull-Glnl72 del］的类型，突变位点除了涉及 1 A，还累及了 K9 非螺旋区的头部，打破了人们常规认为 KPT9 基因突变位点通常在 1 A 和 2 B 区域的观念。

【参考文献】

[1] 贾月琴，王少伟，朱应玉，等. 一个点状掌跖角皮症家系的分子遗传学研究［J］. 中华医学遗传学杂志，2017, 34(3): 369-372.

[2] LIU N, SHI H, KONG X, et al. Mutation analysis and prenatal diagnosis of keratin 9 gene in a large Chinese family with epjdermolytic palmoplantar keratoderma[J]. Chinese Journal of Medical Genetics, 2014, 31(1): 48-51.

[3] FUCHS-TELEM D, PADALON-BRAUCH G, SARIG O, et al. Epidemolytic palmoplantar keratodema caused

by activation of a cryptic splice site inKRT9[J]. Clin Exp Dematol, 2013, 38(2): 189-192.

（张峻岭）

第六节　对称性进行性红斑角化病

对称性进行性红斑角化病（symmetrical progressive erythroker-atoderma）又称对称性进行性先天性红皮症或 Gottron 综合征。历代中医古籍对本病缺乏记载，现代中医根据其临床表现的特点称之为"手足硬红皮"。男女发病率均等。

【病因及发病机制】

原因尚未完全清楚，有的患者家族中数代患病，可能与常染色体显性遗传有关。亦有认为与毛发红糠疹系同一疾病。中医认为本病为血虚风燥、血热风燥及肝肾亏虚而致。

【临床表现】

患者常在出生后不久发病，皮损开始为一侧掌跖弥漫性红斑及角化过度，附着片状角质性鳞屑，境界清楚，后皮损逐渐扩大累及手背、足背、胫前、肘膝等处，面、胸和腹部一般不受累。皮损在青春期波及范围最广，以后可逐渐消退。病程经过缓慢，常呈进行性，冷、热、风等环境因素或情绪波动可为发病或病情加重的诱因。（各图 17-6-1）

【组织病理】

为非特异性变化，表皮角化过度伴角化不全，棘层增厚，真皮浅层少许炎细胞浸润。

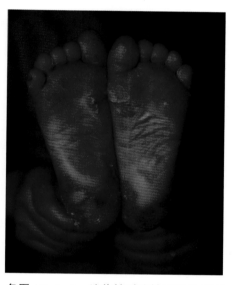

各图 17-6-1　遗传性对称性红斑角化病

【诊断与鉴别诊断】

1. 诊断

（1）多在出生后不久就出现。

（2）开始为双侧掌跖部发生弥漫性红斑及角化过度损害，附有片状角质性鳞屑，边界清楚，有时边界有色素沉着。皮疹可逐渐扩大，累及手足背、肘、膝或四肢远端，偶尔见于面部、臀部。

（3）环境因素改变或情绪波动可加重本病，青春期发展至高峰，以后逐渐缓解。

（4）指（趾）甲可增厚，失去光泽。

2. 鉴别诊断　本病可与下列疾病进行鉴别：

（1）毛发红糠疹：其在颈侧、四肢伸侧及指背具有特征性棕红或淡红色毛囊角化性丘疹，病理上毛囊口角化过度尤为显著，与本病不难鉴别。

（2）可变性红斑角化病：两者鉴别通常较困难，国外学者 van Steensel 等认为两种疾病可能是同一疾病谱的不同发展阶段，但后者皮损形态、大小、位置可变，容易受环境、精神等因素影响，面部、胸腹部更易受累。

（3）遗传性掌跖角化病：也属常染色体显性遗传，严重时掌跖角质增厚，表面光滑、色黄，酷似胼胝，且皮损很少累及四肢、面部，可资鉴别。

【治疗】

（一）中医治疗

治宜滋补肝肾、凉血养血、清热祛风。

1．分型论治

（1）肝肾亏虚证：

主症：幼年发病，双侧掌跖部发生弥漫性红斑及角化过度损害，附有片状角质性鳞屑。可伴口眼干燥，头晕耳鸣，腰膝酸软，五心烦热，盗汗遗精，全身乏力。舌红，脉细数。

治法：滋补肝肾。

方药：六味地黄汤加减。

（2）血热风燥证：

主症：双侧掌跖部发生弥漫性红斑及角化过度损害，附有片状角质性鳞屑。可伴有身热夜甚，烦躁不眠，目赤，女性月经量多色红，舌质红绛，脉细数。

治法：清热凉血祛风。

方药：凉血五根汤加减。

（3）血虚风燥证：

主症：弥漫性红斑及角化过度损害，附有片状角质性鳞屑。可伴有面色淡白无华，四肢麻木，心悸，失眠，头晕，乏力，女性月经血少色淡，舌质淡，脉虚细。

治法：补血养血祛风。

方药：四物消风饮加减。

2．外治法：透骨草、地骨皮、王不留行、明矾适量煎汤外洗。

（二）西医治疗

本病无特效疗法。口服异维 A 酸能修复减少的角质小体和消除角化过度及游走的红斑，但停药后可复发。外用糖皮质激素和 PUVA 可有一定的疗效，抗组胺药物对瘙痒性红斑性皮损有效。

（三）中西医结合治疗思路

本病西医认为无特效治疗方法，治疗困难，易反复。可以尝试以中医治疗为主，配合中药局部泡洗，外用糖皮质激素和 PUVA 可收到良好疗效。

【临床研究进展】

ZHOU 等对一个中国 PSEK 患者的 *GJB2* 、*GJB3* 、*GJB4* 、*GJB6* 、*ARS* 及 *LOR* 基因进行测序未发现突变，认为 PSEK 具有遗传异质性。但 PSEK 的致病基因尚未最终确定，需进一步研究。

【参考文献】

ZHOU F, FU H, LIU L, et al. No exonic mutations at *GJB2, GJB3, GJB4, GJB6*, ARS(Component B), and *LOR* genes responsible for a Chinese patient affected by progressive symmetric erythrokera - todermia with pseudoainhum [J]. The International Society of Dermatology, 2014, 53 (9)：1111－1113.

（张峻岭）

第七节　乳头乳晕角化过度症

乳头乳晕角化过度症（hyperkeratosis of the nipple and areola）是一种罕见的、散发的、良性的皮肤疾病，以乳头和 / 或乳晕疣状角化过度及黑褐色色素沉着为特点。

【病因及发病机制】

病因尚不明确，国内外许多学者认为可能与性激素水平有关。也有学者认为该病为先天性疾病。但目前尚无有关基因和遗传学方面的研究报道，家族中直系亲属同时患病也鲜见报道。

【临床表现】

临床表现为乳晕扩大，皮肤肥厚粗糙，呈乳头状增生，黑褐色色素沉着，皮肤沟纹加深加宽，无明显不适感或有轻微瘙痒。本病虽然尚无癌变或死亡的报道，但是对于发病年龄较大，特别是病变仅累及单侧、伴自觉症状、反复治疗均无效的患者，诊断时应仔细检查双侧乳房及淋巴结，并定期随访。（各图 17-7-1）

【组织病理】

表皮角化过度，棘层肥厚，不规则增生，基底层细胞黑素增多，真皮浅层稀疏分布淋巴细胞。

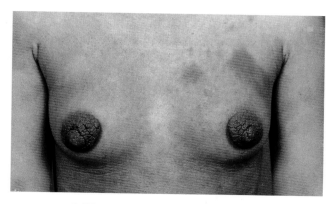

各图 17-7-1　乳头乳晕角化过度症

【诊断与鉴别诊断】

1．诊断

（1）乳头和/或乳晕疣状角化过度及黑褐色色素沉着。

（2）组织病理表现为表皮角化过度，棘层肥厚、不规则增生，基底层细胞黑素增多，真皮浅层稀疏分布淋巴细胞。

2．鉴别诊断　本病可与下列疾病进行鉴别：

（1）皮肤垢着病：皮疹好发于面部和乳晕周围，皮损为污垢样黏着性黑褐色痂，表面皲裂呈树皮状。乳晕周围则呈褐色小丘疹样色素沉着，或似轻度鱼鳞病样网状褐色色素沉着。

（2）黑棘皮病：是以皮肤角化过度、色素沉着及乳头瘤样增生为特征，多发生于皮肤皱褶部位，如颈项、腋窝、腹股沟、乳头下、脐窝等处，天鹅绒状改变为其特征性皮损。

（3）鱼鳞病：多见儿童时发病，其共同特点为四肢伸侧或躯干部发生大量干燥粗糙如鱼鳞片状的角化性鳞屑，可见深重斑纹，寒冷干燥季节加重，温暖潮湿季节缓解。

（4）乳房 Paget 病：起源于乳头区大乳管内，再浸至乳头，乳头初起瘙痒或感灼热痛，渐发展为湿疹样病变。病理组织切片可看到有 Paget 细胞。多见于老年女性，通常只发生在单侧乳头或乳晕。

【治疗】

目前尚无特效疗法。

大部分患者可不治疗，病变范围较大并伴有明显症状，或影响患者心理健康者可局部外用 0.025% ～0.05% 维 A 酸软膏、水杨酸软膏、糖皮质激素类软膏、卡泊三醇软膏等。口服可选用阿维 A 和糖皮质激素类药物，其他方法包括液氮冷冻、CO_2 激光治疗、麻醉下刮除皮损等，少数病例可行手术切除。

（张峻岭）

第八节　疣状肢端角化病

疣状肢端角化病（acrokeratosis verruciformis）是一种常染色体显性遗传性疾病，因基因 *ATPZA2* 突变造成，常同时伴发毛囊角化病，有时可见在同一家族的不同成员中分别患有这两种病。皮损为多发性角化过度性扁平疣状丘疹，质地坚实，直径 1 mm 至数毫米，暗红褐色或正常肤色，常密集成群，多在 20 岁以前发病，男女均可发生。

【病因及发病机制】

疣状肢端角化症被认为是一种常染色体显性遗传性疾病，可以伴发毛囊角化病，或家族中有毛囊角化病患者，有学者认为是同一遗传性角化异常疾病引起的不同临床表现，但也有学者认为文献中描述的疣状肢端角化症实际上包含着两种完全不同的疾病，即真性疣状肢端角化病和肢端毛囊角化病，两者皮疹形态相同，仅能依靠组织病理学改变鉴别。

【临床表现】

本病常对称发生于肢端的手足背部，也可蔓延至手指屈侧、腕、前臂、肘、膝、掌、跖等部位，但颜面及躯干部一般不被累及，皮损为多发性角化过度性扁平疣状丘疹，质地坚实，直径 1 mm 至数毫米，暗红褐色或正常肤色，常密集成群，颇似扁平疣，但较之更扁平，皮疹经摩擦可以发生水疱，一般无自觉症状，也有少数患者皮疹酷似寻常疣。患者可有掌跖部皮肤弥漫性增厚及甲板厚、浑浊。发病后皮损逐渐增多，持续终生不消退，已有转变成鳞癌的报道。

【组织病理】

有明显的角化过度，乳头瘤样增生，表皮呈轻度乳头瘤样增生，乳头顶部隆起如塔状，表皮嵴轻度下凹，多在同一水平。颗粒层及棘层增厚，但角化不全不明显，真皮浅层稀疏淋巴组织细胞浸润。

【诊断与鉴别诊断】

1. 诊断

（1）在肢端尤其在手足背部有多数坚实的角化性疣状扁平丘疹。

（2）幼时发病。

（3）长期存在以及有明显的家族史。

（4）病理为明显的角化过度，乳头瘤样增生，表皮呈轻度乳头瘤样增生，乳头顶部隆起如塔状，表皮嵴轻度下凹，多在同一水平。

2. 鉴别诊断　本病可与下列疾病进行鉴别：

（1）扁平疣：无遗传性，不累及掌跖，发病年龄较晚，病程短，表皮浅层细胞有空泡形成。

（2）疣状表皮发育不良：皮损分布广泛，表皮细胞有广泛的空泡形成，核内可发现病毒包体。

（3）脂溢性角化病和灰泥角化病：发病晚，皮损大，分布部位及病理改变也不同。

（4）持久性豆状角化过度病：组织病理上有马尔匹基层变平和真皮浅层致密的带状细胞浸润。

【治疗】

1. 避免日光曝晒。

2. 电灼、CO_2 激光、液氮治疗。

3. 外用 0.1% 维 A 酸软膏、5% 氟尿嘧啶软膏。

4. 外科手术薄层切除。

【参考文献】

[1] 周芳，李慧忠，顾有守，等. 散发型疣状肢端角化症 [J]. 皮肤性病诊疗学杂志，2015, 22(5): 355-356.

[2] 黎兆军，李顺凡. 疣状肢端角化症 1 例 [J]. 临床皮肤科杂志，2004, 33(9): 558.

[3] 赵辨. 中国临床皮肤病学 [M]. 南京：江苏凤凰科学技术出版社，2010.

（李　波）

第九节　扁平苔藓样角化病

扁平苔藓样角化病（lichen planus-like kemtosi）又称良性苔藓样角化症，1966 年由 Lumpkin 等首先描述，称为单发的扁平苔藓，后 Shapiro 等将其命名为扁平苔藓样角化病。1975 年 Mehregan 证实老年雀斑样痣（日光雀斑样痣）可演变为本病。该病好发于中老年人，皮损多累及躯干，临床表现为略高出皮面的红褐色丘疹或斑块。多为椭圆形，境界清楚。一般无自觉症状，通常为单个皮损，多发皮损少见。

【病因及发病机制】

Berman 等认为本病是退形性变的日光性角化病的炎症阶段。但不少作者持有不同的观点。目前扁平苔藓样角化病的病因和发病机制尚不清楚，多数学者认为本病是炎症性病变。

Prieto 等认为朗格汉斯细胞参与扁平苔藓样角化病和扁平苔藓的发病过程。Jang 等研究发现，扁平苔藓样角化病皮损中浸润的淋巴细胞以 CD8 和 CD20 为主。可能由非特异性的浸润细胞引起，本病多见于中老年人。

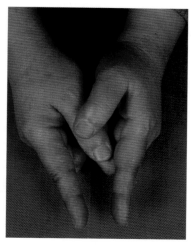

各图 17-9-1　扁平苔藓样角化病

【临床表现】

扁平苔藓样角化病皮损好发于面部、胸部和肩部等暴露部位，常为单发的暗紫褐色角化性皮疹，鳞屑较多，类似于银屑病的皮损，边界呈细珠状隆起，不侵犯黏膜（各图 17-9-1）。

【组织病理】

表皮角化过度，灶性角化不全，棘层肥厚，表皮嵴延长，基底层黑素增加，基底细胞液化变性，真皮可见弹性纤维变性，有浆细胞、中性粒细胞和嗜酸性粒细胞浸润。

【诊断与鉴别诊断】

1. 诊断

（1）本病多见于中老年人。

（2）好发于面部、胸部和肩部等暴露部位，皮损为暗紫褐色肥厚性丘疹或小斑块，多为圆形，常单发，直径 5～20 mm 不等，表面平滑或轻度疣状，可有少许鳞屑，无自觉症状，不侵犯黏膜。

（3）组织病理为表皮角化过度，灶性角化不全，棘层肥厚，表皮嵴延长，基底层黑素增加，基底细胞液化变性，真皮可见弹性纤维变性，有浆细胞、中性粒细胞和嗜酸性粒细胞浸润。

2. 鉴别诊断　本病可与下列疾病进行鉴别：

（1）脂溢性角化病：常为多发，病理上有乳头瘤样增生，肿瘤病变基底位于同一水平面上，两端与正常表皮相连。

（2）扁平苔藓：特征性损害为紫红色光滑发亮的多角形扁平丘疹，表面有 Wickham 纹，瘙痒剧烈，常累及口腔黏膜以及指（趾）甲。病理上为正角化过度，无角化不全。

（3）慢性苔藓样角化病：常见于四肢，主要表现为条状或网状角化性丘疹，病程慢性，无自愈倾向，若发生在面部，常为脂溢性皮炎样表现。

【治疗】

外用 2.5%～5% 氟尿嘧啶霜。必要时手术切除。冷冻治疗。口服阿维 A 加外用氯倍他索霜封包。

【参考文献】

[1] 渠涛，付兰琴，左亚刚，等. 扁平苔藓样角化症 3 例 [J]. 临床皮肤科杂志，2006，35(2)：74-76.

[2] 赵辨. 中国临床皮肤病学 [M]. 南京：江苏凤凰科学技术出版社，2010.

（李　波）

第十节　持久性豆状角化过度病

持久性豆状角化过度病（hyperkeratosis lenticularis perstans）又称费莱格尔病（Flegel's disease），罕见，患者多在 30～50 岁发病，无性别差异，部分可伴有糖尿病和甲状腺功能亢进。HLP 病因不明，尽管有学者认为该病是常染色体显性遗传病，但大多数病例是散发的。典型皮损为红棕色的角化过度性丘疹，直径 1～5 mm，表面粗糙呈疣状，去除痂皮后留下红色基底，有点状出血。皮损一般无自觉症状，少数可有轻度瘙痒。

【病因及发病机制】

曾有学者指出本病是常染色体显性遗传性疾病，但迄今未发现其明确致病变异的基因位点，因其临床和组织学与 Kyrle 病有许多相似之处，故本病是否为独立性疾患仍有争论。

【临床表现】

皮损为红棕色的角化过度性丘疹，直径 1～5 mm，表面粗糙呈疣状，去除痂皮后留下红色基底，有点状出血，无渗出，皮损一般无自觉症状，少数可有轻度瘙痒。皮损好发于手、足背和小腿下部，此外也可见于前臂、小腿上部、大腿、手掌和足跖，并可融合成片，持续终生不退（各图 17-10-1）。患者多为男性，在 30～60 岁间发病，部分伴有甲状腺功能亢进或糖尿病。

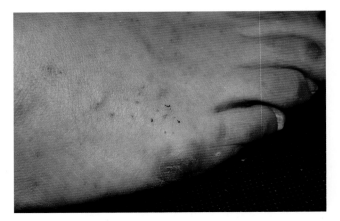

各图 17-10-1　持久性豆状角化过度病
（第四军医大学西京皮肤医院　供图）

【组织病理】

表皮角化过度，有时伴角化不全，其下方表皮萎缩，颗粒层变薄或消失，马尔匹基层变平，在损害边缘有不规则棘层肥厚，呈乳头瘤状凸起，尖似塔尖，在其下方真皮乳头中有带状单核细胞浸润，真皮乳头部浅表毛细血管扩张，新老皮损无巨大的角栓。

【诊断与鉴别诊断】

1. 诊断

（1）常有家族史。

（2）30～60 岁发病。

（3）疣状角化性丘疹，分布以四肢为主。

（4）病理有特征性塔尖样角化过度表现。

2. 鉴别诊断　本病可与下列疾病进行鉴别：

（1）汗孔角化病：主要根据组织病理改变鉴别，该病有角化不全柱（鸡眼样板），而真皮浅层无单一核细胞呈带状浸润。

（2）灰泥角化病：两者皮损均可位于四肢远端。但该病皮损为无红斑基础上的灰白色丘疹，组织病理上有表皮增生，而真皮无单一核细胞呈带状浸润。

（3）Kyrle 病：该病的丘疹较大且与毛囊有关，组织病理上表现为巨大的角栓带，并有角化不全细胞组成的角栓穿通表皮深达真皮。

（4）Darier 病：两者的病理改变有明显的区别，该病的基底层上有裂隙形成（棘层松解），并可见圆体细胞和谷粒细胞。

【治疗】

1. 口服阿维 A 类药物，但均容易复发。

2. 外用 5% 氟尿嘧啶霜、维 A 酸软膏。

3. 外用卡泊三醇软膏。

4. 外用角质还原剂如 5% 硫黄煤焦油软膏或 5% 硫黄水杨酸软膏。

【参考文献】

[1] 罗益金，翁伟丽，林宝珠，等. 持久性豆状角化过度症的临床、病理及免疫组化特征研究 [J]. 岭南皮肤性病科杂志，2008, 15(1): 6-8.

[2] 赵辨. 中国临床皮肤病学 [M]. 南京：江苏凤凰科学技术出版社，2010.

[3] 马东来，邓理，方凯. 持久性豆状角化过度症 1 例 [J]. 临床皮肤科杂志，2005, 34(3): 167-168.

（李　波）

第十一节　家族性水源性肢端角化病

在 1996 年，首先由 English 和 Me Collough 描述两个姐妹在她们的手掌和手指的边缘长有对称，肉色及白色的丘疹，接触到水后，就会变成半透明白色丘疹；他们将此病命名为暂时性反应性丘疹性半透明肢端角皮症，随后英文文献先后报道了 39 例，所用的名称有"水源性掌跖角皮症""水源性角皮症"等。与水接触后皮肤病灶的发展，是水源性肢端角化病的最突出的特点。故认为是一种新型的肢端角化病，但也可能是以前所知角化病的一种变型。家族性水源性肢端角化病（familial aquagenic acrokeratoderma）多在 9～33 岁发病，且几乎均为女性患者。本病通常无家族史，但有人认为本病可能为常染色体隐性遗传性皮肤病。

【病因及发病机制】

因水激惹而引起的一过性的反应性皮肤角化丘疹，与遗传有关。

【临床表现】

发病部位为双手掌，典型的皮损出现在短暂的浸泡热水或冷水后，而在拭干后 30～60 分钟即可减退或消失。但跖部皮损罕有影响，皮损包括半透明白色或黄色水肿性丘疹或斑片和带白色角化过度斑，有些患者也有可见扩张的汗腺孔和掌部多汗，可有疼痛、烧灼感和 / 或瘙痒等症状，也有无症状的。（各图 17-11-1）

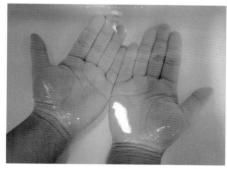
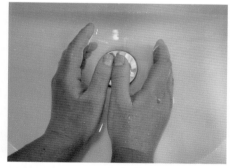
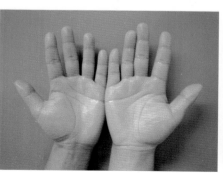
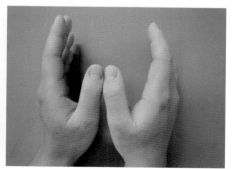

各图 17-11-1　家族性水源性肢端角化病

（第四军医大学西京皮肤医院　肖月园　供图）

【组织病理】

皮损组织病理检查对本病的诊断意义不大，表现为表皮角质层、棘层增厚或汗孔扩大等改变。变化不一，可为正常的表皮和真皮到表皮角化过度伴汗腺管扩张。一般可见表皮灶性角化过度、颗粒层增厚、棘层肥厚、上皮脚延长、汗管口扩张，而真皮无炎症反应。

【诊断与鉴别诊断】

1. 诊断

（1）好发于青少年女性。

（2）典型的临床表现包括掌跖部浸水后局部皮肤肿胀烧灼感，出现半透明的白色丘疹和斑片。

（3）脱水后损害可自然消失。

2. 鉴别诊断　本病可与遗传性半透明丘疹性肢端角化症相鉴别：是一种常染色体显性遗传性皮肤病，多有发质较细和特应性体质，有家族史。患者掌跖皮疹为持久性半透明黄白色丘疹和斑片，无自觉症状，青春期发病，皮损浸水后出现褶皱。

【治疗】

1. 外用 20% 水杨酸软膏和 10% 尿素软膏。

2. 外用 20% 六水氯化铝软膏。

3. 口服抗组胺药物。

4. 紫外线照射或注射肉毒素。

【参考文献】

[1] 席海英. 水源性肢端皮肤角化症相关病例及文献回顾 [J]. 实用医技杂志，2008, 15(17): 2298–2299.

[2] 赵辨. 中国临床皮肤病学 [M]. 南京：江苏凤凰科学技术出版社，2010.

[3] 谭城，朱文元，闵仲生，等. 水源性肢端角化病 [J]. 临床皮肤科杂志，2008, 37(5): 275–276.

（李　波）

第十二节　绝经期皮肤角化病

绝经期皮肤角化病（climacteric keratoderma）是发生于绝经期妇女掌跖部位的局限性角化性皮肤病。1891 年由 Baooke 首先描述，1934 年 Hax-thausen 更详细地报道了本病的临床表现，并提出本病的发生与围绝经期有关，故又称 Haxthausen 病。本病仅发生于女性，尤其是肥胖妇女，常在绝经期前后（40～60 岁）发病。在掌跖部，尤其在受压部位如足跟、足跖边缘部位出现疏散分布，边缘明显的圆形或椭圆形角化性扁平丘疹，无炎症表现，缓慢增大，并融合成片，最后蔓延至整个掌跖部。

【病因及发病机制】

可能与内分泌、尤其是性激素分泌的变化有关，但迄今未能确定是何种性激素所致。

【临床表现】

在掌跖部，尤其在受压部位如足跟、足跖边缘部位出现疏散分布，边缘明显的圆形或椭圆形角化性扁平丘疹，无炎症表现，缓慢增大，并融合成片，最后蔓延至整个掌跖部，角化增厚斑表面可发生皲裂而易继发感染，局部疼痛致行走不便，冬季症状加重，而在轻症患者则仅表现为掌跖部鳞屑（各图 17-12-1）。

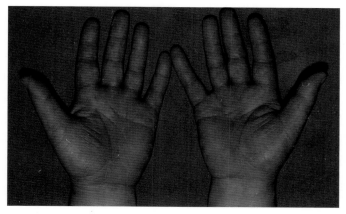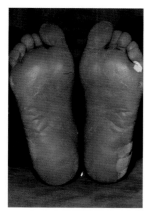

各图 17-12-1　绝经期皮肤角化病
（天津市中医药研究院附属医院　张理涛　供图）

【组织病理】

为非特异性表现，表皮明显角化过度伴角化不全，颗粒层增厚、棘层肥厚、海绵水肿形成伴淋巴细胞外渗，真皮上部血管周围有淋巴细胞浸润。

【诊断与鉴别诊断】

1. 诊断

（1）绝经期妇女发病。

（2）在掌跖部，尤其在受压部位如足跟、足跖边缘部位出现疏散分布，边缘明显的圆形或椭圆形角化性扁平丘疹，无炎症表现，缓慢增大，并融合成片，最后蔓延至整个掌跖部。

2. 鉴别诊断　本病可与下列疾病进行鉴别：

（1）先天性掌跖角化病：常有家族史，在出生时或青年期发病。

（2）获得性掌跖角化病：常伴发于银屑病、毛发红糠疹、慢性接触性皮炎、皮肤真菌感染及职业皮肤病。

【治疗】

1. 过度肥胖者减肥。

2. 局部外用角质溶解软膏，如 10% 水杨酸软膏、6% 杨酸凝胶、20%～30% 尿素霜、0.25% 蒽林软膏及 0.05%～0.1% 维 A 酸软膏等。0.05% 雌二醇霜可用于角质剥离无效者。

3. 小剂量 X 线局部多次照射可以暂时改善症状。

4. 少数患者长期内服雌激素如己烯雌酚，可使皮损消退；有甲状腺功能减退者可试服甲状腺素片。

5. 也可试服维 A 酸类药物治疗，阿维 A 比异维 A 酸更有效。

【参考文献】

赵辨. 中国临床皮肤病学 [M]. 南京：江苏凤凰科学技术出版社，2010.

（李　波）

第十三节　砷角化病

砷角化病（arsenical keratosis）多有砷剂（如中药雄黄、砒霜）服用史或长期食用含砷量超标的饮用水、长期从事接触砷剂（焦油、沥青、烟灰、煤球）工作等因素。砷剂进入体内后与含硫基的蛋白质结合，表皮角蛋白因含有较多疏基，故含砷量高，同时由于砷剂抑制了疏基的活性而使酪氨酸酶的活性增加，因而可产生较多的黑素。角化损害主要发生于掌跖部，表现为：点状角化型；鸡眼状角化型；疣状角化型；皮角样型；角化斑（丘）疹型；其他少见型包括有汗孔角化症样、老年疣状、苔藓样、毛囊炎样及毛细血管扩张样，同一患者可以有多种角化病变存在。除了角化性皮损外，躯干、四肢等处还可见到色素异常改变，常为色素沉着（弥漫褐色斑），杂有色素脱失（白斑），称为砷黑变病。特别是在脐部的五彩纸屑样色素沉着，是慢性砷中毒的典型佐证。

【病因及发病机制】

砷剂进入体内后与含硫基的蛋白质结合，表皮角蛋白因含有较多疏基，故含砷量高，同时由于砷剂抑制了疏基的活性而使酪氨酸的活性增加，因而可产生较多的黑素。砷以三种潜在的氧化状态：非金属、三价砷、四价砷存在于有机或无机复合物中，三价砷是最常见的并且对人有危害性。这些复合物的毒性取决于靶组织中砷的积聚和它的代谢和排泄。有机砷快速排泄，三价无机砷是最主要的严重性化学性毒性复合物。因为砷在肝中通过甲基化代谢和解毒，所以那些伴有肝病的患者发生砷相关中毒的危险性更大。

砷诱导的角化和恶性肿瘤机制不是完全明确。砷与特定组织蛋白中的疏基反应，随后影响了对细胞代谢必需的各种酶。砷已经被发现导致染色体突变、染色体破坏、姐妹染色体交换、*P53* 突变。

【临床表现】

角化损害主要发生于掌跖部，表现为：①点状角化型，似掌跖点状角化病和寻常疣表现，其上散有色素脱失，有时仅可摸到粗糙的角化点而不易看到。②鸡眼状角化型，为本病的典型皮损，多对称分布于双侧掌跖，为鸡眼状角化突起，中央略凹陷，并常融合成片。③疣状角化型，似寻常疣，但多发而对称分布，可融合成片。④皮角样型。⑤角化斑（丘）疹型，多发生于躯干，褐色，米粒到指甲大，表面粗糙，基底呈皮色或暗红色。⑥其他少见型包括有汗孔角化症样、老年疣状、苔藓样、毛囊炎样及毛细血管扩张样，同一患者可以有多种角化病变存在。除了角化性皮损外，躯干、四肢等处还可见到色素异常改变，常为色素沉着（弥漫褐色斑），杂有色素脱失（白斑），称为砷黑变病。特别是在脐部的五彩纸屑样色素沉着，是慢性砷中毒的典型佐证。

砷角化病可以癌变，如鲍恩病、侵袭性鳞状细胞癌、浅表性多中心基底细胞癌。砷角化病和砷诱导的鲍恩病通常持续多年，进展为侵袭性鳞状细胞癌的机会被认为相对罕见。然而发生于砷角化的侵袭性鳞状细胞癌更有破坏性，而且有很大可能发生转移（各图 17-13-1）。

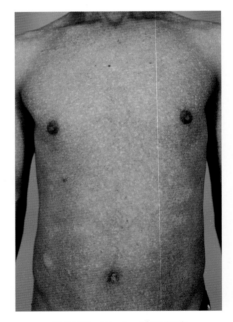

各图 17-13-1　砷角化病

【实验室检查】

血、尿液、毛发、皮肤组织内含砷量均增高。

【组织病理】

表皮角化过度（在点状角化和鸡眼状角化型中还可见到角化不全），伴有轻至中度的角质形成细胞发育不良，表皮突向下不规则延伸，真皮上部有慢性炎细胞浸润，也可出现真皮胶原的嗜碱性变性，角质形成细胞轻度异型性，核深染。可有色素失禁。

【诊断与鉴别诊断】

1. 诊断

（1）有不同形式的接触砷及砷化合物史。

（2）临床表现为掌跖角化及躯干、四肢色素异常。

（3）尿、发和皮肤组织内含砷量增高。

2. 鉴别诊断　本病可与下列疾病进行鉴别：

（1）斑点状掌跖角化病：去除角栓后，易于形成小火山口状凹陷，而砷角化病不遗留凹陷。

（2）掌跖汗孔角化病：多突然发生并在数周后消失，但数个月或数年后又可复发。

【治疗】

1. 二巯丙磺酸钠 0.25 g/d，肌内注射，用药 3 天，休息 4 天为一疗程，可重复使用数个疗程；或用二巯丙醇每次 2.5 mg/kg，每天 1～3 次，肌内注射，用药 3 天，停药 4 天为一疗程，一般可用 2～3 疗程。

2. 口服青霉胺 0.2～0.3 g，每天 3 次，用药 5～7 天，停药 2～3 天。

3. 10% 硫代硫酸钠 10 mL，静脉注射，每天 1 次。

4. 皮损局部可外用 2.5% 二巯丙醇软膏或糖皮质激素软膏。

5. 局部治疗　可选用外科手术切除、冷冻治疗、电干燥法和刮除术、局部化疗，治疗手段应根据患者的砷角化部位、大小、程度和组织学特点来选择，国内外有报道以维 A 酸类药物治疗取得较好疗效，本药还可减少内脏癌形成的危险性。

【参考文献】

[1] 张洁琳，李琛，柳曦光. 砷角化病一例 [J]. 实用皮肤病学杂志，20012, 5(2): 116-117.

[2] 赵辨. 中国临床皮肤病学 [M]. 南京：江苏凤凰科学技术出版社，2010.

[3] 陆原，陈达灿，李清，等. 消银灵胶囊致砷角化 1 例 [J]. 中医麻风皮肤病杂志，2010, 26(3): 214-215.

（李　波）

第十八章　遗传性皮肤病

遗传性皮肤病是一组由于遗传物质改变而导致的皮肤疾病，常具有上下代之间呈垂直传递或家族聚集性以及终身性的特征。遗传性皮肤病可分为单基因遗传性皮肤病和多基因遗传性皮肤病，本章主要讨论前者，也称为经典遗传性皮肤病。已报道的单基因遗传性皮肤病有300余种，多数单基因遗传性皮肤病的致病基因已被阐明。中医认为肾为先天之本，肾气的充足与否，肾阴肾阳是否平衡与五脏气血的功能如何，均会影响遗传性皮肤病的发生与发展。所以中医药对遗传性皮肤病的治疗，着重于调和肾与五脏气血之功能。

第一节　鱼鳞病及鱼鳞病样皮肤病

寻常型鱼鳞病

寻常型鱼鳞病（ichthyosis vulgaris）是一种常染色体显性遗传病，又称为单纯性鱼鳞病、干皮病、光泽鱼鳞病。中医属于"蛇身""蛇皮"范畴，如《诸病源候论·蛇身候》记载："蛇身者，谓之皮肤上如蛇皮而有鳞甲，世谓之蛇身也。"赵炳南教授称本病为"藜藿之亏"症。

【病因及发病机制】

中医学认为本病多因先天禀赋不足，后天脾胃虚弱，而致血虚风燥，或瘀血阻滞，肌肤失养而成。《诸病源候论·蛇皮候》记载："蛇皮者，由风邪客于腠理者也。人腠理受于风则闭密，使血气涩浊，不能荣润，皮肤斑剥，其状如蛇鳞，世呼蛇体也，亦谓之蛇皮也。"

现代医学认为本病为常染色体显性遗传，其致病基因定位于1 q21，但仍未克隆出致病基因。患者表皮中丝聚合蛋白减少甚至缺乏，可能与丝聚蛋白原合成转录后调控异常有关。

【临床表现】

本病出生时症状不显著，常在婴幼儿时期发病，一般冬重夏轻。多累及下肢伸侧，尤以小腿伸侧最为显著，四肢屈侧及皱褶部位多不累及。典型皮损是淡褐色至深褐色，菱形或多角形鳞屑，鳞屑中央固着，边缘游离，如鱼鳞状。病情轻者仅表现为冬季皮肤干燥，表面有细碎的糠样鳞屑。通常无自觉症状。常伴有掌跖角化、毛周角化和特应性皮炎。（各图18-1-1）

【组织病理】

表现为中度板层状角化过度、颗粒层减少或消失，真皮正常或血管周围有散在淋巴细胞浸润，皮脂腺和汗腺缩小并减少。电子显微镜下可见透明角质颗粒异常，并伴有丝聚合蛋白缺乏。

【诊断与鉴别诊断】

1. 诊断

（1）幼年发病，通常有家族史，呈常染色体显性遗传。

（2）多累及下肢伸侧，尤以小腿伸侧最为显著。

（3）典型皮损是淡褐色至深褐色菱形或多角形鳞屑，鳞屑中央固着，边缘游离，如鱼鳞状。

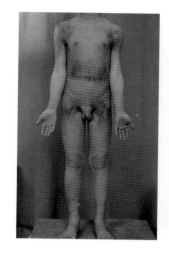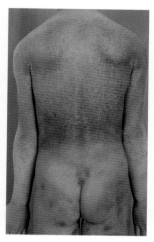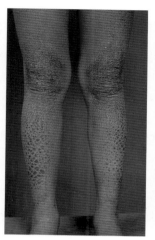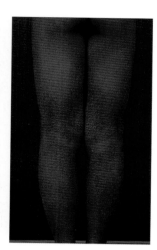

各图 18-1-1　寻常型鱼鳞病
（天津市中医药研究院附属医院　张理涛　供图）

2. 鉴别诊断　本病可与下列疾病相鉴别：

（1）获得性鱼鳞病：一般发病较晚，常继发于恶性肿瘤（特别是淋巴瘤）、麻风、甲状腺疾病或严重营养不良，可在其他表现出现数周或数月后才表现出来，常累及躯干和四肢，屈侧很少有皮损，原发病治疗后皮损常获得改善。

（2）鳞状毛囊角化病：在片状鳞屑的中央有一与毛囊孔相一致的小黑点，有时鳞屑脱落后，中央的小黑点仍然存在，不久又出现同样鳞屑。好发于腰、臀部及股外侧。

【治疗】

（一）中医治疗

1. 分型论治

（1）血虚风燥证：

主症：皮肤干燥粗糙，上覆灰白至浅褐色细小鳞屑，冬重夏轻，可伴轻度瘙痒，面色无华，偶有头晕心悸。舌质淡，苔薄白，脉细。

治法：养血润燥，活血祛风。

方药：当归饮子加减。

（2）瘀血阻滞证：

主症：皮肤弥漫角化，干燥粗糙，上覆深褐色鳞屑，可伴双手掌跖角化，甚则皲裂疼痛。面色晦暗，双目黯黑。舌质紫暗或有瘀斑，脉涩。

治法：活血通络，祛瘀生新。

方药：血府逐瘀汤加减。

2. 内服中成药

（1）鱼鳞病片：养血，祛风，通络。用于鱼鳞病。

（2）血府逐瘀胶囊：活血通络，去瘀生新。用于鱼鳞病瘀血阻滞证。

3. 外治

（1）桃仁、当归、鸡血藤、黄精、白及、荆芥、王不留行各 30 g，水煎外洗，每天 1 次。

（2）杏仁 30 g，桃仁 30 g，猪油 60 g，捣烂如泥，涂搽患处，每天 2 次。

（二）西医治疗

1. 局部治疗：以温和、保湿、轻度剥脱为原则，10% 尿素软膏的效果较佳，3% ~ 10% 乳酸、40% ~ 60% 丙二醇水溶液也有一定疗效。另外，盐水浴可通过盐水与角质层的作用而有利于本病。

2. 系统治疗：大剂量口服维生素 A 对本病有一定帮助，但要注意监测长期、大量使用维生素 A

846

可能带来的副作用。

（三）中西医结合治疗思路

本病轻者多以外用药物治疗为主，可在采用养血、活血、祛风方药水煎外洗的基础上，外用能增加皮肤水合程度、改善皮肤角化程度的软膏，一般可使症状得以缓解，控制病情的发展。病情重者，在外用药物的基础上，可辨证使用中药内服，以补气健脾、活血化瘀、养血润肤为主要治则。

【预防与调摄】

1. 洗浴不能过勤，尽量避免使用碱性大的肥皂或沐浴液。洗浴后可外涂护肤性油脂，以保护皮肤、减少鳞屑。

2. 注意气候变化，避免风寒刺激皮肤。

3. 忌食辛辣刺激性食物，多食蔬菜水果。

【临床研究进展】

有学者通过光学显微镜检查发现约半数患者缺乏颗粒层，通过电子显微镜检查发现约半数患者缺乏包含丝聚合蛋白原的透明角质颗粒。有学者应用补肝肾益精血、透热活血行气的方法治疗寻常型鱼鳞病，近期有效率超过80%。

【参考文献】

[1] PHILIP F, STEVEN B. Absence of the granular layer and keratohyalin define a morphologically distinct subset of individuals with ichthyosis vulgaris [J]. Experimental Dermatology, 2010, 11(4): 327-336.

[2] 张爱奇，许庆梅. 中药治疗鱼鳞病 60 例临床观察 [J]. 内蒙古中医药，2016(12): 15.

X 连锁鱼鳞病

X 连锁鱼鳞病（X-linked ichthyosis）又称为类固醇硫酸酯酶缺乏症，仅由杂合子的母亲传给男性，为 X 染色体连锁隐性遗传。本病几乎全部见于男性，在男性新生儿中的发病率为 1/5000～1/2000，女性一般为携带者而发病极少。

【病因及发病机制】

本病的发生与类固醇硫酸酯酶基因（STS）缺乏、突变有关，该基因位于 Xp22.3 上，约 90% 患者 STS 基因完全丧失，其余 10% 表现为部分缺失和点突变。患者的表皮、角质层、白细胞及成纤维细胞中缺乏类固醇硫酸酯酶，使硫酸胆固醇积聚，角质层细胞紧密结合，影响正常脱落而形成鳞屑。

【临床表现】

通常在出生时或生后不久发病，典型皮损为黏附于皮肤上的、大的、多角形、暗褐色鳞屑，常对称分布于四肢、躯干和颈部。身体屈侧可受累或不受累，但颈部几乎常常受累，皮肤呈脏污状，常称之为"脏颈病"。部分患者会出现无症状的角膜混浊，男性患者中隐睾症的发病率大大增加，但与发育时睾丸下降不良无关。（各图 18-1-2）

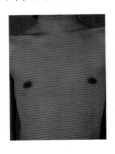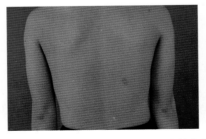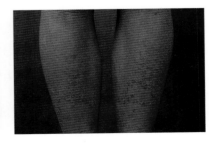

各图 18-1-2　X 连锁鱼鳞病
（天津市中医药研究院附属医院　张理涛　供图）

【组织病理】

表现为角化过度，颗粒层正常或轻度增厚，可见到毛囊角化过度，汗腺减少。真皮内有以淋巴细胞为主的炎性细胞浸润。电子显微镜下可见增大的透明角质颗粒，角质层细胞中含有大量的黑素小体。

【诊断与鉴别诊断】

1. 诊断

（1）病史：婴儿期发病，仅男性受累，冬重夏轻，病情不随年龄的增长而减轻。

（2）典型皮损：干燥粗糙的皮肤上附有黄褐色至黑色的大鳞屑，有"肮脏"的感觉，以面颈头皮最为严重。

（3）辅助检查：组织病理学检查有意义，也可检测到患者表皮细胞、成纤维细胞和白细胞内的类固醇硫酸酯酶活性降低。

2. 鉴别诊断　本病可与下列疾病相鉴别：

（1）先天性鱼鳞病样红皮病：在皮肤弥漫性潮红的基础上出现鱼鳞病样损害，以身体屈侧为著，多在夏季加重。

（2）鳞状毛囊角化病：在片状鳞屑的中央有一与毛囊孔相一致的小黑点，有时鳞屑脱落后，中央的小黑点仍然存在，不久又出现同样鳞屑。好发于腰、臀部及股外侧。

（3）黑棘皮病：成人多见，常累及腋窝、腹股沟及外阴等皮肤皱褶及生理性色素深的部位，皮损呈褐色斑片。病理学可见乳头瘤样增殖，常并发内脏肿瘤。

【治疗】

基本同"寻常型鱼鳞病"。润肤剂（特别是丙二醇制剂）、局部角质松解剂和外用维A酸类药物单独或联合治疗有效。通常不必系统应用维A酸类药物。

【预防与调摄】

1. 避免近亲结婚。

2. 防止皮肤过度干燥，禁用碱性重的肥皂及刺激性药物。

3. 余同"寻常型鱼鳞病"。

【临床研究进展】

目前有学者联合运用细菌人工染色体标记-磁珠鉴别/分离技术（BoBs）、荧光原位杂交（FISH）技术和微阵列单核苷酸多态性芯片（SNP-array）等分子遗传学技术有助于本病的诊断及遗传咨询。BoBs技术能快速、准确提示微缺失，通过SNP-array验证，与传统细胞学技术相结合，可显著提升产前诊断的水平。

【参考文献】

[1] 徐两蒲，张敏，黄海龙，等 . X-性连锁鱼鳞病两家系基因检测及产前诊断 [J]. 中华围产医学杂志，2018, 21(5): 293-300.

[2] 金克勤，王春茶，吴远桥，等 . BoBs 技术产前诊断 X 性连锁遗传鱼鳞病一例 [J]. 中国优生与遗传杂志，2016, 24(9): 28-29.

板层状鱼鳞病

板层状鱼鳞病（lamellar ichthyosis）是一种罕见的遗传性角化性皮肤病，其发病率约为1/30万。

【病因及发病机制】

本病为常染色体隐性遗传，可由多个基因的突变引起，首先明确的致病基因位于14 q11，其编码的谷氨酰氨转移酶1（TGM1）参与了角质形成细胞终末分化过程中的套膜形成。TGM1基因突变后活性下降或缺失，影响了细胞的套膜形成，使皮肤的屏障功能受损，出现代偿性的角化过度。

【临床表现】

患者通常在出生时就表现出临床症状，通身被一层火棉胶样膜包裹，数周后，火棉胶样膜逐渐演变为泛发的大片鳞屑。皮损特征为大片状、灰色的盘状鳞屑，周边游离，中央黏着于皮肤。部分患者因面部皮肤受紧张牵拉而导致睑外翻、唇外翻，严重的睑外翻还会引起睫毛脱落、结膜炎及继发于角膜炎的眼睑闭合不全等。

【组织病理】

表现为非特异性改变，中度角化过度，部分呈局灶性角化不全，颗粒层正常或稍增厚，棘层中度肥厚，真皮上层有炎症细胞浸润。

【诊断与鉴别诊断】

1. 诊断

（1）病史：出生时即有，部分患者可持续终生。

（2）典型皮损：大片状、灰色的盘状鳞屑，周边游离，中央黏着于皮肤。重症者鳞屑较厚、较黑，可有眼睑口唇外翻、掌跖角质增厚。

（3）辅助检查：组织病理示中度角化过度、灶性角化不全，颗粒层正常或稍增厚，棘层肥厚，真皮上层炎症细胞浸润。

2. 鉴别诊断　本病可与下列疾病相鉴别：

（1）鳞状毛囊角化病：在片状鳞屑的中央有一与毛囊孔相一致的小黑点，有时鳞屑脱落后，中央的小黑点仍然存在，不久又出现同样鳞屑。好发于腰、臀部及股外侧。

（2）Rud 综合征（鱼鳞病样红皮病侏儒综合征）：属常染色体隐性遗传，除了寻常型鱼鳞病或鱼鳞病样红皮病外，主要还有智力发育低下、癫痫等，由神经外胚层发育不良和内分泌障碍所致的多种临床症状。

【治疗】

外用维生素 D_3 衍生物、他扎罗汀和各种保湿剂有效，重症患儿常常需要从幼童时期即开始以维 A 酸类药物进行系统治疗。

【预防与调摄】

同"寻常型鱼鳞病"。

【临床研究进展】

板层状鱼鳞病具有遗传异质性，目前已发现 *TGM1*、*ABCA12*、*CYP450*、*ALOXE3*、*ALOX12B* 等致病基因，其中以 *TGM1* 基因突变最为常见，可导致促进表皮正常角化的转谷氨酰胺酶活性减低或者缺失，从而影响角质包膜的形成。有学者对阿维 A 治疗板层状鱼鳞病的相关文献进行系统性分析后指出，阿维 A 可有效治疗板层状鱼鳞病，成人的初始剂量为 10 mg /d，而儿童（年龄小于 12 周岁）为 0.5 mg /（kg·d），但在治疗前，应详细告知患儿家长可能发生的不良反应。长期服药过程中，除注意监测肝肾功能和血脂变化外，对于儿童患者应特别注意的是对生长发育的影响，一旦发生骨骼损害，则不可逆转。

【参考文献】

[1] FACHAL L, RODRÍGUEZ-PAZOS L, GINARTE M, et al. Characterization of TGM1 c.984+1G>A mutation identified in a homozygous carrier of lamellar ichthyosis[J]. Int J Dermatol, 2012, 51(4): 427-430.

[2] GUENTHER L C, KUNYNETZ R, LYNDE C W, et al. Acitretin Use in Dermatology [J]. J Cutan Med Surg, 2017, 21(3_suppl): 2S-12S.

[3] 林玲，张丽丹，张锡宝，等. 阿维 A 长期治疗儿童板层状鱼鳞病一例 [J]. 中国麻风皮肤病杂志，2018, 34(6): 355-357.

先天性非大疱性鱼鳞病样红皮病

先天性非大疱性鱼鳞病样红皮病（non-bullous congenital ichthyosiform erythroderma，NBCIE）与板层状鱼鳞病同属于常染色体隐性鱼鳞病（autosomal recessive congenital ichthyosis，ARCI），但临床上，较板层状鱼鳞病常见，其发病率约为 1/20 万。

【病因及发病机制】

病因不清，有研究表明，部分患者的 17 p13.1 上两个邻近的脂氧化酶基因，即 *ALOX12B* 和 *ALOXE3* 发生了突变。近期还发现，位于染色体 5 q33.3 上的 *NIPAL4* 基因突变也可导致本病。

【临床表现】

患者出生时通常被包裹在火棉胶膜内，随后就出现裂纹和剥脱，并逐渐发展为泛发性红皮病和持续性脱屑，症状伴随终生。本病的典型皮损常见于重症患者，表现为严重的大面积红皮病症状，伴弥漫性白色、粉末状的细小鳞屑，可伴发睑外翻、瘢痕性秃发。此外，本病有癌变的可能，包括基底细胞癌和鳞状细胞癌。

【组织病理】

组织病理学缺乏诊断意义，与板层状鱼鳞病相比，主要表现为局限性或弥漫性角化不全，表皮棘层肥厚更加明显，常伴颗粒层增厚。

【诊断与鉴别诊断】

1. 诊断

（1）病史：出生时即有，持续终生。

（2）典型皮损：大面积红皮病症状伴弥漫性白色、粉末状的细小鳞屑，可伴发睑外翻、瘢痕性秃发。

（3）辅助检查：组织病理示局限性或弥漫性角化不全，表皮棘层肥厚更加明显，常伴颗粒层增厚。

2. 鉴别诊断　本病可与下列疾病相鉴别：

（1）板层状鱼鳞病：典型的板层状鱼鳞病皮损为大片状、灰黑色的盘状鳞屑，周边游离，中央黏着于皮肤，而先天性非大疱性鱼鳞病样红皮病的典型皮损为明显的红皮病表现和细小白色鳞屑。电镜下角质层出现胆固醇裂隙对板层状鱼鳞病有诊断意义，而大量脂滴出现则在先天性非大疱性鱼鳞病样红皮病中更为常见。

（2）Netherton 综合征：皮损相似，但 Netherton 综合征常合并明显发育停滞、反复发作性皮肤或全身系统感染、自觉瘙痒、血浆中 IgE 水平明显升高及毛干异常。

【治疗】

基本同板层状鱼鳞病。应特别注意给予红皮病样患者足够液体、能量，保证水电解质平衡。口服维 A 酸类药物可以减少脱屑。

【预防与调摄】

同"寻常型鱼鳞病"。

【临床研究进展】

常染色体隐性鱼鳞病（ARCI）主要包括先天性非大疱性鱼鳞病样红皮病（NBCIE）与板层状鱼鳞病（LI），通常认为 NBCIE 和 LI 是 ARCI 疾病谱中的两极，二者具有相同的遗传基础，主要依据鳞屑和红斑程度的不同来区分。ARCI 在遗传学上存在较强的异质性。目前已经发现该病有 9 个致病基因，即 *TGM1*、*ALOXE3*、*ALOX12B*、*ABCA12*、*NIPAL4*、*CYP4F22*、*PNPLA1*、*CERS3* 及 *LIPN*。与其他致病基因比较，*NIPAL4* 基因突变所引起的 ARCI 虽然在临床表现上区别不大，但在超微结构上却颇具特征性。由其他基因突变所引起的 ARCI 在电镜下最常见的发现是位于角质层的脂滴、脂环或胆固醇裂隙，而 *NIPAL4* 基因突变所致 ARCI 则以位于表皮颗粒层的异常板层小体（空泡形成）及核周细长的膜状物为显著特点。

【参考文献】

[1] SUGIURA K, AKIYAMA M. Update on autosomal recessive congenital ichthyosis: mRNA analysis using hair samples is a powerful tool for genetic diagnosis[J]. J Dermatol Sci, 2015, 79(1): 4-9.

[2] 汪丹，何永萍，李仲桃，等. 先天性非大疱性鱼鳞病样红皮病 1 例及其家系突变基因的检测 [J]. 中国皮肤性病学杂志, 2016, 30(11): 1116-1119.

先天性大疱性鱼鳞病样红皮病

先天性大疱性鱼鳞病样红皮病（bullous congenital ichthyosiform erythroderma，BCIE）是一种少见的常染色体显性遗传的角质化紊乱症，又称表皮松解性角化过度症、显性先天性鱼鳞病样红皮病，以表皮松解的水疱和角化过度为特征。

【病因及发病机制】

本病通常是由编码基底层以上的角蛋白 1（K1）和角蛋白 10（K10）基因发生突变导致，这些基因突变可造成角蛋白的合成或降解缺陷，影响基底层上角质形成细胞内张力微丝的正常排列与功能，进而造成角化异常及表皮松解。

【临床表现】

患儿出生时即有皮肤发红，铠甲般鳞屑覆于体表。鳞屑脱落后留下湿润面，并出现广泛的松弛性大疱，水疱破后形成糜烂面，愈后不留瘢痕。随着年龄增长，水疱和红皮表现逐渐消失，表现为疣状角化过度，特别是四肢的屈侧部位和间擦部位。掌跖角质增厚，头皮皮损类似头癣，有时可见甲营养不良。本病随年龄增长，症状逐渐减轻。（各图 18-1-3）

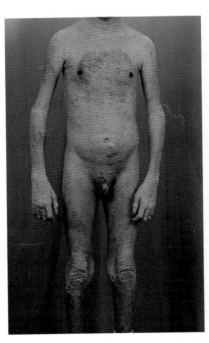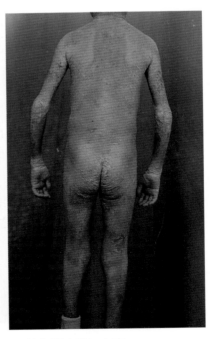

各图 18-1-3　先天性大疱性鱼鳞病样红皮病
（天津市中医药研究院附属医院　张理涛　供图）

【组织病理】

表皮呈特征性的表皮松解性角化过度，主要表现有：显著角化过度，颗粒层明显增厚，颗粒层细胞内含有较多粗大的透明角质颗粒，棘层肥厚，颗粒层及棘层上部有网状空泡化，表皮内可见微小水疱或大疱，真皮浅层中度慢性炎症细胞浸润。

【诊断与鉴别诊断】

1. 诊断

（1）病史：出生时即有皮损，一般随年龄增长而症状减轻。

（2）典型皮损：全身性红斑、水疱和角化性鳞屑，肢体的屈侧和皱襞部位损害较为严重，表皮剥脱糜烂，鳞屑呈疣状增厚；在颈部手足背摩擦部位可有逐渐增厚形成的线型疣状损害。

（3）辅助检查：组织病理示典型的表皮松解性角化过度组织相，角质形成细胞内外水肿程度与临床炎症程度一致，即使无水疱的鳞屑皮损和疣状损害也有明显的表皮颗粒状变性。

2. 鉴别诊断　本病可与下列疾病相鉴别：

（1）金黄色葡萄球菌性烫伤样皮肤综合征：多见于出生后 1～5 周的婴儿，最初常有明显或隐匿的葡萄球菌感染灶，数天后全身陆续泛发红斑，触痛并出现皮肤松弛及大疱，尼氏征阳性，表皮大片剥脱，呈烫伤样表现，伴有发热，1～2 周内痊愈。表皮松解角化过度症除了泛发性红斑和大疱糜烂，还有角化性鳞屑，反复脱落发生，皮损范围更广，以肢体屈侧和间擦部位为重，病程迁延慢性，结合组织病理特征性的表皮颗粒状变性，二者可以鉴别。

（2）遗传性大疱性表皮松解症：是一组以皮肤黏膜起疱为特征的遗传性疾病，多数有家族史，其中单纯性大疱性表皮松解症的患者在出生时或婴儿早期出现局限至泛发的紧张性水疱、糜烂和结痂，可见粟丘疹；皮损多发生于受压及摩擦部位。表皮松解角化过度症婴儿期出现红斑、水疱、糜烂和鳞屑，但角化性鳞屑明显，无粟丘疹，皮损以肢体屈侧和皱褶为重，组织病理为角化过度和棘层松解，因此可以根据皮损、皮损分布及组织病理的特征与本病相鉴别。

【治疗】

治疗方法类似板层状鱼鳞病，可外用及口服维 A 酸。化脓性感染常见，如疱液内分离出化脓性病原菌，需加用合适的抗生素。外用糖皮质激素软膏可减轻症状，但不宜久用。

【预防与调摄】

同"寻常型鱼鳞病"。

【临床研究进展】

有学者将 BCIE 分为严重掌跖角化过度型（severe palm /sole hyperkeratosis，PS）和非严重掌跖角化过度型（no severe palm /sole hyperkeratosis，NPS）两型，认为 PS 型突变大多是由 *KRT1* 突变引起，NPS 型突变大多是由 *KRT10* 突变引起。BCIE 主要依靠角蛋白的基因分析和皮肤活检来进行诊断。有家族史的胎儿也可以用这种检测进行产前诊断。BCIE 的表型与基因突变之间的关系非常复杂，除与不同基因的突变有关外，还与突变的位置、等位基因的表达、环境以及患者的年龄等因素相关。相对于皮肤活检，基因捕获测序技术能够为研究基因突变与临床表型之间关系提供快速、方便、准确的手段。只有明确 BCIE 患者的基因突变，了解各基因型和表型之间的关系，才能明确 BCIE 的发病机制，为患者和家属的遗传咨询提供更可靠的依据。

【参考文献】

[1] KUROSAWA M, TAKAGI A, TAMAKOSHI A, et al. Epidemiology and clinical characteristics ofbullous congenital ichthyosiform erythroderma (keratinolytic ichthyosis) in Japan: results from a nationwide survey[J]. J Am Acad Dermatol, 2013, 68(2): 278-283.

[2] 律玉强，史传奎，张开慧，等. 新一代测序技术确诊一例先天性大疱性鱼鳞病样红皮病 [J]. 中国皮肤性病学杂志, 2018, 35(3): 434-436.

[3] ABDUL-WAHAB A, TAKEICHI T, LIU L, et al. Intrafamilial phenotypic heterogeneity of epidermolytic ichthyosis associated with a new missense mutation in keratin 10[J]. Clinical and Experimental Dermatology, 2016, 41(3): 290-293.

火棉胶样婴儿

火棉胶样婴儿（collodion baby）是一种罕见的遗传病，Hallopeau 等 1892 年首先用"colloidion baby"这一名称描述一种婴儿出生时即有的皮肤临床表现。本病亦称为新生儿鱼鳞病、Hebra 脂溢性鱼鳞病和先天性鱼鳞病等。

【病因及发病机制】

火棉胶样婴儿是属于几种遗传型的混合型，以后可以演变为各型鱼鳞病，如板层状鱼鳞病、X 连锁遗传鱼鳞病、常染色体显性遗传鱼鳞病等。某些综合征的早期也表现为火棉胶样婴儿。

【临床表现】

婴儿出生时全身被覆一层羊皮纸样或胶样薄膜，膜光亮如同上过釉一般，无弹性，紧束于全身，使体位受限，固定于一定体位，并可致眼睑外翻。生后 24 小时内，包被的薄膜开始出现裂隙或脱落，脱屑自皲裂部位开始，于 15～30 天内累及全身，头颅和肢端最晚脱屑。受累婴儿常早产，轻者鳞屑脱落后可好转或恢复为正常皮肤，病情严重者预后差，如吸吮困难、吸入性肺炎、继发感染后败血症、体温过低或高钠性脱水等，易导致死亡。

【组织病理】

主要有角化过度，灶性角化不全和角质栓。

【诊断与鉴别诊断】

1. 诊断

（1）病史：出生时即有皮损，婴儿一般为早产和低体重。

（2）典型皮损：全身皮肤干硬，表面光亮紧绷似火棉胶样薄膜，面部表情缺乏，眼睑口唇外翻，耳朵变形，四肢和指趾处于屈曲的功能状态而不能伸直。

（3）辅助检查：组织病理示角化过度，灶性角化不全和角质栓。

2. 鉴别诊断　本病可与下列疾病相鉴别：

（1）胎儿鱼鳞病：又称为丑胎，患儿出生时全身就覆盖着盔甲样的褐黄色的角化性斑块，眼口严重外翻，鼻和耳朵变形或缺如，呼吸喂养受到明显限制而存活率很低。而胶样婴儿的眼口外翻较轻，皮肤似薄膜状外观，而非斑块样厚和僵硬。严重的胶样婴儿出现胎儿鱼鳞病的症状时，可用组织超微结构的电镜检查进行两者的鉴别。

（2）表皮松解性角化过度病：在出生时或出生后不久出现广泛的皮损，其中有一型由于细胞松解的水疱位于浅表部分，故几乎无水疱可见，也无红斑，而只有全身浅表的脱屑。而胶样婴儿全身的皮肤光亮而有紧绷感，使眼口外翻，面无表情，肢体半屈，脱屑为大片状，不难与本病区别。

【治疗】

患儿必须置于育儿箱，保持适当湿度，预防皮肤皲裂处的感染。避免使用角质溶解剂。根据患儿皮损的转变，采用相应的治疗措施。

【预防与调摄】

同"板层状鱼鳞病"。

【临床研究进展】

可能引起火棉胶样婴儿的基因突变类型较多，无法预料，大多数为 *TGM1* 基因突变，其他如 *ALOX12B*、*ALOXE3*、*ABCA12*、*STS*、*FLJ39501*、*KRT1*、*KRT10* 基因突变等，也有可能是未知基因。本病没有特效治疗方案，皮肤、黏膜护理及预防感染是治疗关键。本病预后与病情的轻重有关，如出生时的一般情况较为严重，如合并有严重感染、吸入性肺炎、脱水、低体温等，极易导致死亡。

【参考文献】

[1] 唐志平，赵恬，张芳，等. 先天性鱼鳞病基因遗传学研究进展 [J]. 皮肤性病诊疗学杂志，2013(6)：447-451.

[2] 孙学梅，冯钰淑，徐胜男. 先天性鱼鳞病：火棉胶婴儿 1 例报道 [J]. 山东医学高等专科学校学报，2017(1): 84-85.

回旋形线状鱼鳞病

回旋形线状鱼鳞病（ichthyosis linearis circumflexa）是一种常染色体隐性遗传病，既往亦称为 Netherton 综合征，后来逐渐认识到，该综合征可包含多种不同皮肤病变，如泛发性红皮病性鱼鳞病、持续性皮肤剥脱症及泛发性红皮病性鱼鳞病等。

【病因及发病机制】

本病是由于染色体 5 q33.1 上的丝氨酸蛋白酶抑制剂 Kazal 5 型（*SPINK5*）基因发生突变所致，至今已检测出 50 多个不同的基因突变位点，这些突变位点分布于整个基因，且大部分是某例患者所特有的。

【临床表现】

大部分患者在出生时或生后不久即出现泛发性红皮病和脱屑，但通常不出现火棉胶样膜。随着病情发展，皮损逐渐演变为泛发性游走性环状或多环状红斑及鳞屑，周边有明显的"双边"鳞屑，具有特异性。其泛发性红斑及干燥纤细的鳞屑，犹如银屑病。躯干和四肢近端的皮疹呈多形匐形性损害，原有老皮损消退后，在其他部位又可发生新的环状损害，不留萎缩、瘢痕或色素沉着。皮损在青春期可减轻，但很少自动消失。可有毛发异常，毛发短、脆、无光泽，眉毛、睫毛稀疏或缺乏。牙齿、甲可正常。

【组织病理】

表皮呈现明显角化过度伴角化不全，颗粒层减少或消失，呈棘皮症或乳头瘤样表现。真皮中可见血管扩张，血管周围可见淋巴细胞密集浸润或呈带状分布。

【诊断与鉴别诊断】

1. 诊断

（1）病史：出生时即有皮损，青春期可减轻，但很少自动消失。

（2）典型皮损：发病初表现为新生儿红皮病，后皮损逐渐转变为匐行性或环形鳞屑和红斑，皮损边缘呈现特异性双边状。

（3）辅助检查：组织病理示非特异性改变，棘层增厚，表皮突伸长，损害边缘有角化不全，中央则呈角化过度，可有颗粒层增厚及角化不良。

2. 鉴别诊断　本病可与下列疾病相鉴别：

（1）红皮病型银屑病：患者一般有银屑病病史，皮损检查可出现蜡滴现象、薄膜现象和点状出血现象，有助于鉴别。回旋形线状鱼鳞病患儿在出生时或出生后不久即出现新生儿红皮病表现。

（2）变异性红斑角化病：虽然二者均可出现迁移性、匐行形红斑，但变异性红斑角化病的特点是短暂性、多变性斑片。

【治疗】

主要采取对症治疗。通过合理、单独或联合使用局部软化剂、角质剥脱剂、维 A 酸和糖皮质激素常可获得较好的疗效。

【预防与调摄】

同"板层状鱼鳞病"。

【临床研究进展】

有研究表明，Netherton 综合征（NS）是由 *SPINK5* 突变引起的，导致激肽释放酶 5（KlK5）和激肽释放酶 7（KlK7）活性不受调节，KlK5 抑制剂已被认为是一种潜在的治疗 NS 的方法。目前仍以对症治疗为主，有报道局部外用 0.05% 卡泊三醇、他克莫司、吡美莫司对本病有一定治疗作用。

【参考文献】

[1] WHITE G V, EDGAR E V, HOLMES D S, et al. Kallikrein 5 inhibitors identified through structure based drug design in search for a treatment for Netherton syndrome [J]. Bioorg Med Chem Lett, 2019, 29(6): 821-825.

[2] 宋萌萌, 周隽, 吴文育, 等. 迂回线状鱼鳞病一例 [J]. 中华皮肤科杂志, 2010, 43(8): 567.

获得性鱼鳞病

获得性鱼鳞病（acquired ichthyosis）相对于遗传性鱼鳞病而言，可发生在某些系统性疾病的任何年龄患者，也可以是一些恶性疾病的重要副肿瘤表现。

【病因及发病机制】

虽然部分患者的发病为特发性，但大多数可伴有系统性疾病或为药物反应所致，主要有以下几方面：

（1）恶性肿瘤：有 Hodgkin 和非 Hodgkin 淋巴瘤，多发性骨髓瘤、白血病、蕈样肉芽肿、乳腺癌、肺鳞癌、宫颈癌、结肠癌、网状细胞肉瘤、肠平滑肌肉瘤、Kaposi 肉瘤、横纹肌肉瘤等，以淋巴瘤（特别是 Hodgkin 病）最为多见。

（2）感染：有麻风、艾滋病、Ⅱ型 HTLV 感染等。

（3）免疫性疾病：有皮肌炎、系统性红斑狼疮、结节病等。

（4）遗传病：有 Haber 综合征、Shwachman 综合征。

（5）内分泌疾病：有甲状腺功能减退、甲状旁腺功能亢进、全垂体功能减退。

（6）药物反应：有别嘌呤醇、甲氰咪胍、丁酰苯、氯苯吩嗪、烟酸、萘氧啶、三苯乙醇、维 A 酸等。

（7）其他：有营养缺乏、放射治疗、正圆形糠秕疹、小棘苔藓等。

【临床表现】

本病在临床表现上类似于寻常型鱼鳞病。其病情波动往往与所伴发的系统性疾病的病程一致，即系统性疾病的消退伴鱼鳞病症状的改善，而系统性疾病复发伴鱼鳞病症状的复发。（各图 18-1-4）

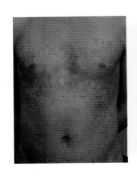 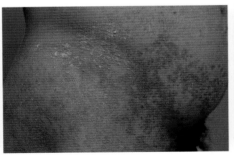 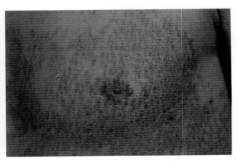

各图 18-1-4　获得性鱼鳞病
（天津市中医药研究院附属医院　张理涛　供图）

【诊断与鉴别诊断】

根据病史、临床表现可以诊断。临床上需与其他鱼鳞病相鉴别。

【治疗】

首先需治疗原发病，皮损治疗基本同"寻常型鱼鳞病"。

【预防与调摄】

同"寻常型鱼鳞病"。

【临床研究进展】

近期研究表明，获得性鱼鳞病可以是某些恶性肿瘤的副肿瘤特征，一些治疗肿瘤的靶向药物也可以引发获得性鱼鳞病，如有学者报道了一名白血病患者在服用第三代酪氨酸激酶抑制剂帕纳替尼时，出现了鱼鳞病样皮疹，推测帕纳替尼通过抑制各种酪氨酸激酶受体来破坏表皮生长途径，从而导致获得性鱼鳞病的发生。临床上亦有服用抗结核药物氯法齐明致获得性鱼鳞病的报道，可能与氯法齐明会造成体内及皮肤中维生素 A 含量下降，导致皮肤干燥、角质分化异常有关。

【参考文献】

[1] VALCHEV G, ALAIKOV T, SHIVAROV V. Acquired ichthyosis as a paraneoplastic feature of ALK-negative anaplastic large cell lymphoma[J]. Br J Haematol, 2019, 184(6): 893.

[2] XU H, BUSAM K J, MAURO M J, et al. Ponatinib-induced ichthyosiform drug eruption: insights into acquired ichthyosis[J]. Dermatol Online J, 2017, 23(10): 5.

[3] 赵嫄，李卫星，熊朝刚，等. 氯法齐明致获得性鱼鳞病一例报告并文献复习 [J]. 中国防痨杂志，2016, 38(11): 1010-1012.

（张虹亚）

第二节　大疱性表皮松解症

大疱性表皮松解症（epidermolysis bullosa，EB）是一组由于遗传缺陷造成的疾病，以皮肤和黏膜在轻微物理性损伤下出现水疱为显著特征。根据水疱分布于皮肤的位置将 EB 分为 3 种类型，分别为单纯型大疱表皮松解症（simplex EB），营养不良型大疱表皮松解症（dystrophic EB），交界型大疱表皮松解症（junctional EB）。患者多年幼发病，遗传性、皮肤脆性增加及大疱形成是本病的三个特点，中医称本病为"天疱疮"。

【病因及发病机制】

中医学认为本病病因多为肾元不足，禀赋不充，胎中亏损，脾肾两虚所致；或因禀受胞中遗湿、遗热、遗毒，复受外界损伤而发。《外科枢要·论天疱疮》提道："天疱疮属元气不足，邪气所乘……受症在肝肾二经……"

现代医学认为本病是由于表皮、表皮和真皮连接或真皮乳头上层结构蛋白的基因突变所致，其中涉及 10 多个编码结构蛋白的基因突变，突变蛋白的位置决定水疱发生的部位及临床分型。（各表 18-2-1）

各表 18-2-1　　　　大疱性表皮松解症的类型和各自的靶蛋白、结构和裂隙部位

EB 类型	靶蛋白	靶结构	裂隙或大疱的超微结构部位
单纯型 EB	角蛋白 5 和 14	角蛋白张力微丝	基底细胞下半部
JEB	层粘连蛋白 332（5） BPAG2（XVII 型胶原）	锚丝、半桥粒	透明板
DDEB	VII胶原	锚状纤维	致密板下带
RDEB	VII胶原	锚状纤维	致密板下带

【临床表现】

1. 单纯型大疱性表皮松解症　主要包括泛发型和局限型，泛发型较常见，为常染色体显性遗传，儿童通常在出生时或出生后 24 小时内起病，其特征为手部、肘部、膝部和足部的关节以及其他易反复损伤的部位发生水疱、大疱和粟丘疹，损害稀少，不会引起严重萎缩，尼氏征阴性。通常黏膜和甲不被累及。皮损出现几个月内可逐渐改善，在患儿开始爬行时和儿童期可能复发。局限型的特征是手足部反复发作水疱，夏季加重，常伴有多汗症，愈后不留瘢痕。有一些特殊类型，以泛发、环形或多环形分布的群集水疱为表现的疱疹型 EB，伴有先天性散在的色素沉着性和色素减退性斑疹的伴斑驳色素沉着单纯型 EB，伴肌营养不良的单纯型 EB。

2. 交界型大疱性表皮松解症　又称 Letalis 型大疱性表皮松解症或 Herlitz 型大疱性表皮松解症。该型较罕见，为常染色体隐性遗传，出生时即见严重的泛发性水疱和广泛的剥脱，严重可致死，但手部损害相对稀少，伴特征性口周和鼻周的肥厚性肉芽组织，皮损愈合不留瘢痕或粟丘疹形成，但糜烂可持续多年。常见牙齿发育不良。喉部和支气管损害可导致呼吸窘迫，甚至死亡。其他系统性并发症包括胃肠道、胆囊、角膜和阴道疾病。婴儿期患者如存活会出现生长迟缓，且常见中度至严重的顽固性贫血。有一些特殊交界型，伴出血严重的皮肤黏膜损害和胃幽门梗阻的幽门闭锁交界型 EB，出现指部并指、挛缩、前鼻孔狭窄等损害的瘢痕性交界型大疱性表皮松解症。（各图 18-2-1）

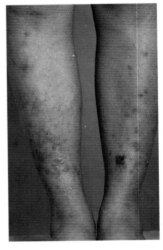

各图 18-2-1　交界型大疱性表皮松解症
（天津市中医药研究院附属医院　张理涛　供图）

3. 营养不良型大疱表皮松解症　主要包括显性遗传型和隐性遗传型，显性型的皮肤表现较轻，皮损以肢端及易受摩擦、创伤部位为主，大疱为张力性，疱液可呈血性。愈后留有轻度萎缩性瘢痕，表皮呈皱纹纸样。甲床受侵，指甲畸形或脱落，甲床成为瘢痕。口腔黏膜常有损害，但很轻。还可出现脱发、粟丘疹，患者的一般健康状况不受影响。隐性型临床表现更为严重，出生时即有水疱及糜烂，粟丘疹、萎缩、瘢痕、贫血、生长迟缓等同时存在，尼氏征阳性，四肢末端破坏性损害可导致挛缩和严重变形，口腔黏膜损害严重，伴有水疱、糜烂和瘢痕，结膜常有受累，包括重症泛发型、其他泛发型、反相型、胫前型、新生儿大疱性表皮松解症。（各图 18-2-2）

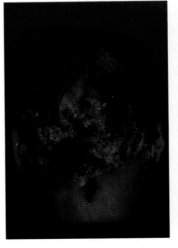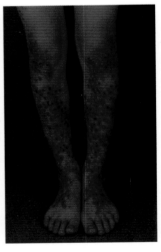

各图 18-2-2　营养不良型大疱性表皮松解症
（天津市中医药研究院附属医院　张理涛　供图）

【组织病理】

单纯性大疱性表皮松解症最初的改变是基底细胞液化变性，继之表皮与真皮分离，出现表皮下疱，真皮乳头完整无损，很好地保持着其原有形态，真皮浅层及疱内的炎性细胞很少甚至没有；交界性大疱性表皮松解症是表皮下疱，偶见基底层坏死的角质形成细胞，真皮内炎症细胞很少或无，电镜示水疱位于透明板；营养不良性大疱性表皮松解症为表皮下疱，疱内常有红细胞，真皮内炎症细胞很少或无，疱上方的表皮大致正常，电镜下水疱位于致密板下带。

【诊断与鉴别诊断】

1. 诊断

（1）有家族遗传史。

（2）患者幼年发病。

（3）主要皮损为机械性脆性皮肤、张力性大疱、糜烂结痂、萎缩性瘢痕。

2. 鉴别诊断　本病可与下列疾病进行鉴别：

（1）葡萄球菌烫伤样综合征：两者临床表现为大疱为主，尼氏征阳性，大疱性表皮松解症是以摩擦、易受压力部位为主的大小不等的水疱、血疱；后者为红斑基础上发生松弛性大疱，为金黄色葡萄球菌感染，细菌培养可支持诊断。

（2）获得性大疱性表皮松解症：本病的机械性大疱与显性营养不良型大疱性表皮松解症需鉴别，但获得性大疱性表皮松解症无家族发病史，起病晚和直接免疫荧光阳性示 IgG 以连续略微宽的线状模式沿表皮基底膜带分布。故可以鉴别。

【治疗】

（一）中医治疗

1. 分型论治

（1）脾肾亏虚证：

主症：表现为松弛的大疱，身体瘦弱，毛发稀疏，牙齿不健，指（趾）甲营养不良，手足不温。舌质淡，脉细。

治法：温补脾肾，益气养血。

方药：人参养荣丸加减。

（2）脾虚湿盛型证：

主症：水疱大小不等，毛发、指（趾）甲不受累。舌质淡边有齿痕，苔薄白，脉沉弦或缓。

治法：健脾除湿，利水消肿。

方药：除湿胃苓汤加减。

（3）心火炽盛，脾湿内蕴证：

主症：水疱、大疱伴糜烂、渗出；或有口舌糜烂；可伴胃纳呆滞，发热心烦，小便短赤，大便干结。舌红苔黄（或腻），脉弦滑数。

治法：泻心凉血，清脾除湿法。

方药：清脾除湿饮加减。

2. 内服中成药　人参养荣丸：温补脾肾，益气养血。适用于脾肾亏虚证。

3. 外治

（1）紫草油：紫草油浸湿纱布覆盖水疱破溃处，每天 1 次。

（2）中药湿敷：外用复方黄柏液外敷水疱或糜烂处，每天 1~2 次。

（二）西医治疗

1. 局部治疗　使用温和、广谱的抗生素乳膏抗感染，局部外用氯化铝可以改善多汗症。

2. 系统治疗　人工敷料或人造皮肤用于治疗慢性皮肤创伤；EB 绝大多数皮肤外合并症可以通过手术或药物治疗。

3. 物理治疗　红光照射糜烂处促进创面修复，每天 1 次。

（三）中西医结合治疗思路

目前对于各型遗传性 EB 尚无特异的治疗方法，西医治疗方法主要是预防机械损伤、感染，调节电解质平衡、对症处理及预防并发症等。临床中病情反复时可以配合中医治疗，减少水疱出现。

【预防与调摄】

1. 谨慎使用填充绷带和避免穿紧身衣物。

2. 避免机械性外伤。

3. 避免搔抓、热水烫洗患处。

4. 避免外用刺激性强的药物。

【临床研究进展】

有一些文献报道，如将编码层粘连蛋白 332（5）的基因转入患者的角质形成细胞，将这些细胞接种到免疫缺陷小鼠后，上皮无大疱形成。基因治疗有可能成为新的治疗方法。近年研究发现，隐性营养不良型大疱性表皮松解症患者存在回复突变所致的片状外观正常皮肤。这种现象称为回复镶嵌现象，也称为天然基因治疗。即回复的角质形成细胞体外培养移植到受损皮肤。假如结合患者特异性诱导性多能干细胞方法，可以有机会培养出大片健康皮肤移植物；另外，回复体来源的诱导性多能干细胞还可以分化为造血细胞和间质干细胞，骨髓移植后归巢到水疱区域，即"从皮肤到血细胞，再修复皮肤"。

【医家经验与争鸣】

欧柏生运用经方治疗"天疱疮"，提出了从"心"辨证、从"水"辨证，尤其是"辨少阴之水"的辨证思路，开创了运用温热之品治疗天疱疮之先河，为中医治疗天疱疮提供了新的学术见解。

【参考文献】

[1] ORTIT-URDA S, THYAGARAJAN B, KEENE D R, et al. PhiC31 integrase-mediated nonviral genetic correction of junctional epidermolysis bullosa[J]. Human Gene Ther, 2003, 14: 923-8.

[2] 柳琦，张汝芝. 回复镶嵌现象与隐性营养不良型大疱性表皮松解症治疗的研究进展 [J]. 国际皮肤性病学杂志, 2015(3): 103-105.

[3] 陈章文，盘丹萍. 欧柏生运用经方治疗天疱疮经验琐谈 [J]. 湖北中医杂志, 2018, 8(40): 16-20.

（杨文信）

第三节　先天性外胚层缺损及皮肤发育不良

先天性外胚层缺损及皮肤发育不良（ectodermal dysplasia）是一组在临床和遗传学方面的异源性遗传性皮肤病，基本特征是在胚胎发育期有一个或多个表皮或黏膜附属器（头发、皮脂腺、甲、齿或黏液腺）的发育异常、缺如、不完善，或延迟发育。但一般将这组疾病根据其有无小汗腺的波及而分为无汗性及有汗性外胚叶发育不良两型。

有汗性外胚层发育不良

有汗性外胚层发育不良（hidrotic ectodermal dysplasia）常称 Clouston 综合征，是一种常染色体显性遗传病，主要有角化障碍、毛发、甲及齿发育不良的遗传综合征，然汗腺并不缺乏或减少，常伴掌跖角化症，其小汗腺尚活跃。

【病因及发病机制】

本病可能为染色体显性遗传，也有可能与妊娠期亲代一方生殖细胞成熟过程中发生基因突变有关。病因为 *GJB6* 基因突变，此基因位于染色体 13 q11-q12.1 的近着丝点区域，它编码缝隙连接蛋白 30。

【临床表现】

患者婴儿期毛发正常，青春期后头发出现稀疏、脆弱或秃发，眉毛脱落或纤细，睫毛短而少，毳毛、阴毛、腋毛稀疏或缺乏。面容如常，无典型马鞍鼻，外汗腺功能正常。甲发育不良，主要表现为生长缓慢，甲增厚，常变色。可出现杵状指，掌跖角化化病，晚年患者掌跖角化上也可出现鳞癌。部分病例有骨骼改变，指趾畸形，白内障，癫痫发作或智力障碍等，甚至听觉丧失，神经性耳聋罕见。

【组织病理】

临床表现不同，组织病理表现不同，掌跖角化病典型表现是角化过度、颗粒层增厚和棘层肥厚。头皮表现表皮轻度角化过度，真皮浅层血管周围有少量、非特异性炎细胞浸润，真皮毛囊及皮脂腺数目减少，汗腺正常。

【诊断与鉴别诊断】

1. 诊断

（1）男女发病机会相等或男性多见，女性偶有。

（2）临床三联征秃发、甲营养不良、掌趾（跖）角化过度或牙发育不全。

2. 鉴别诊断　本病应与无汗性外胚层发育不良鉴别：临床表现脱发，还有闭汗，特殊面容和皮肤萎缩，有汗性外胚叶发育不良汗腺及皮脂腺正常，故可鉴别。

【治疗】

目前无有效疗法，主要是局部对症治疗。角化过度可外用角质松解剂，维 A 酸制剂和糖皮质激素软膏、润肤膏治疗，伴有疼痛的患者可以通过消融法去除甲母质。

无汗性外胚层发育不良

无汗性外胚层发育不良（anhidrotic ectodermal dysplasia）又称少汗性外胚叶发育不良、Ghrist-Sieman-Touraine 综合征，其特征为部分或完全无汗腺和头发，牙齿少或全无等。它是一种以汗腺、牙齿、毛发等外胚层来源的器官发育不全为主要特征的先天性遗传性疾病。

【病因及发病机制】

本病遗传方式有三种，常染色体隐性遗传、显性遗传、X 连锁隐性遗传模式，其中男性患者占 90%，故 X 连锁隐性遗传模式最常见，报道有三个基因与发病有关，它们是 *EDA1*，EDA 受体（EDAP）和 EDAR 相关的死亡结构域（EDAEADD），它们都参与核因子 NF-κB 的活化。本病的常染色体的显性基因定位于 2 q11-q13。

【临床表现】

本病的主要表现是少汗或无汗，少毛，部分或完全无牙。本病完全型者面颊骨高而宽，而下半部脸窄小，眉弓突出，鼻梁下塌如马鞍鼻。鼻尖小而上翘，鼻孔大而显著。眉毛稀少，眼睛上斜，唇厚，上唇尤为突出，有如早老症。口周、眼周有放射状沟（如先天性梅毒），面颊上可有毛细血管扩张，面颊和前额有皮脂腺瘤。有报道乳腺和乳头缺如。

全身毛发稀少，常有秃发，全秃者少见，可见头部毛发变细、稀疏。皮肤软、薄、干燥而光滑。乳齿和恒齿部分或全部缺如，可见圆锥形齿。约有 1/3 的患者指甲缺损或变薄而脆、有嵴。如果无汗或明显少汗则患者耐热差，在热的环境中或劳动后极度不适，进热食或感染后可引起发热，许多患者在婴儿或儿童期最初出现不明高热，其中部分患者会因儿童时期的高热出现智力低下的后遗表现。

仔细检查其家族中女性带病者，可发现不全型患者，但有时一家中完全型可只见于女性而不全型可见于男性。锥状尖牙可为本病的唯一特征，可能还有先天秃发或无汗。（各图 18-3-1）

【组织病理】

表皮薄而扁平。小汗腺可全缺或发育不全，在面部和腹部尤为显著。毛囊、皮脂腺、大汗腺缺乏、发育不全或正常。真皮结缔组织一般大体正常，但胶原纤维及弹力纤维可为破碎或稀疏的，有部分病例上呼吸道黏液腺也可以缺如。

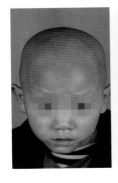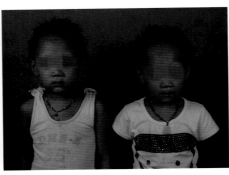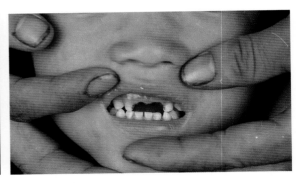

各图 18-3-1　无汗性外胚层发育不良
（天津市中医药研究院附属医院　张理涛　供图）

【诊断与鉴别诊断】

1. 多发于男性。

2. 临床表现　少汗或无汗；对热耐受差，易发热；毛发皮脂腺缺乏或稀少；指甲发育不全，变薄而脆；牙齿缺损；特殊面容；伴体格发育和智力障碍。

3. 辅助检查　不全型应仔细检查汗腺功能并做皮肤活检以助诊断。

4. 女性为基因携带者，一般正常或轻度异常。

【治疗】

无特效疗法，对症治疗。

【预防与调摄】

可以通过控制环境温度、使用外源性方法预防高热，患者只能适当限制体力劳动，选择适当职业，气温高的城市易地生活。

【临床研究进展】

目前研究已有 4 种基因定位：

（1）常染色体显性：由 2 q11-13 区的外胚层发育不良受体 *EDAR* 基因（GeneID 10913）突变引起。

（2）常染色体隐性：由 *EDAR* 基因（GeneID 10913）以及位于 1 q42.3-q43 区、与程序性细胞死亡相关的 *EDARADD* 基因（GeneID 128178）变异引起。

（3）X 连锁隐性：由 Xq12-q13.1 区的 *EDI* 基因（GeneID 1896）变异引起。

（4）X 连锁隐性伴免疫缺陷：其基因为 17 q11.2 区的 *NLK nemo-likekinase* 基因（GeneID 51701）

【参考文献】

[1] ITIN P H, FISTAROL S K. Ectodermal dysplasias[J]. Am J MedGenet C Semin Med Genet, 2004, 131: 45-51.

[2] BUONI S, ZANNOLLI R, Macucci F, et al. Hypohidrotic ectodermal dysplasia and intrathoracic neuroblastoma[J]. YediatriDermatol, 2007, 24: 267-271.

[3] LEI K, HE X Y.Research progress in the genes and proteins of hypohidrosis ectodermal dysplasia[J]. Int J Stomatol, 2009, 36: 120-122.

外胚层发育不良、缺指畸形、唇裂及腭裂综合征

外胚层发育不良、缺指畸形、唇裂及腭裂（ectrodactyly, ectodermal dysplasia and clefting, EEC）综合征，又称唇腭裂虾爪综合征，是一类以先天性缺指（趾）、并指（趾）或手足裂，外胚叶发育不全，

伴或不伴腭裂的唇裂三联征为主要临床表现的综合征型唇腭裂，该病还可累及全身各个系统。

【病因及发病机制】

目前 EEC 综合征的病因尚未明确，主要以常染色体显性遗传为主，但也可见散发，*p63* 基因是 EEC 综合征的致病基因。

【临床表现】

本病临床表现复杂，主要表现为手足先天性缺指（趾）、并指（趾）或手足裂。外胚层发育不良。伴或不伴腭裂的唇裂。肢端异常主要是患者第 3 指或第 3、第 4 指缺如，后者的不对称掌面呈龙虾爪。外胚层发育不良的主要表现为汗腺发育不全，皮肤干燥，遇热不能正常出汗，出现发热；睫毛、眉毛和头发稀疏；乳牙和恒牙完全或部分缺失，牙齿形态异常且排列不齐；指甲混浊、变厚、表面凹凸不平；且具有典型外胚叶缺损面容。其他的伴发症状还包括角膜炎，生殖器、肾脏、输尿管和膀胱畸形，传导性耳聋和发育迟缓等。

【诊断与鉴别诊断】

1. 诊断　需具备三大典型临床表现方可诊断：

（1）手足先天缺指（趾）。

（2）患者有外胚层发育不良症状。

（3）唇裂或唇裂合并腭裂，无单纯腭裂。

2. 鉴别诊断　本病可与下列疾病进行鉴别：

（1）AEC 综合征：本病是一类表现为睑缘粘连、外胚层发育不全及腭裂或伴有唇裂症状的疾病。其与 EEC 综合征可通过是否有睑缘黏连及有无指（趾）缺失相鉴别。

（2）Rapp-Hodgkin 综合征：本病是以无汗型外胚叶发育不全和唇腭裂为主要临床表现的疾病，可以通过有无指（趾）缺失与 EEC 综合征进行鉴别。

【治疗】

目前对 EEC 综合征尚无有效的根治方法，主要治疗仅仅是根据临床表现、多学科协作进行对症治疗以及预防性的治疗，肢体畸形或可通过外科手术纠正。

【预防与调摄】

致病基因的定位以及产前诊断仍是预防此疾病的关键所在，对于高风险的准父母进行超声诊断及胎儿 DNA 检测有着重要的临床意义。

局限性真皮发育不良

局限性真皮发育不良（local dermal hypoplasia）又称 Goltz 综合征，是一种少见的外胚叶和中胚叶组织多发性异常、局灶性真皮发育不全。本病女性多见，男女比例约 1：9。本病临床表现复杂，常伴有多器官受累，其中，皮肤、骨骼、眼、口腔及精神、神经系统为主要受累系统和器官。

【病因及发病机制】

本病主要是由于基因突变引起，但有些病例有家族史，其家系谱显示 X 连锁显性遗传，类似色素失禁症的遗传方式，因此，临床上多见于女性病例。

【临床表现】

主要表现为机体各系统和器官发育不全，皮肤损害主要表现为真皮发育不良，形成菲薄、萎缩的皮肤，并常见沿 Blaschko 线分布的色素改变；淡黄色丘疹或结节的脂肪瘤样皮损；口周、肛周部位出现乳头状瘤样斑块；同时可有甲萎缩、毛发稀疏或斑秃。80% 患者有骨缺损，骨改变最常见的是指、趾骨异常，可有无指、缺指或并指。脊柱也常受累，表现为侧凸、后凸、脊柱裂和锁骨发育不全等。本病眼部损害常表现为视力进行性下降、斜视、畏光、小眼畸形、视网膜色素改变、虹膜缺损、脉络膜缺损等。本病患者亦可伴有智力低下、生长发育迟缓。

【组织病理】

本病皮肤组织病理改变主要表现为真皮发育不良，真皮全层胶原束稀疏、脂肪组织上移取代真皮纤维结缔组织。

【诊断与鉴别诊断】

1. 诊断　本病多见于女性，典型临床表现为沿 Blaschko 线带状排列的皮肤异色病表现、脂肪疝，骨骼畸形，X 线检查有特征性的骨改变可诊断。

2. 鉴别诊断　本病可与下列疾病进行鉴别诊断：

（1）色素失禁症：色素沉着多为不规则的泼溅样或涡轮状，色素沉着和色素减退皮损一般不同时存在，无脂肪瘤和萎缩表现。而本病患者色素沉着斑、色素减退斑和萎缩斑混合存在，伴有脂肪疝形成。

（2）浅表脂肪瘤样痣：两者均可在真皮内出现大量脂肪细胞，但浅表脂肪瘤样痣的胶原纤维无明显变细及明显减少，通过病理可鉴别。

【治疗】

本病以对症治疗为主，目的在于提高患者生活质量。骨骼畸形可行外科处理，乳头状瘤样损害和色素改变可行冷冻治疗和激光治疗，可部分得到改善。

【临床研究进展】

有研究提示本病与 *PORCN* 基因突变有关，有学者进一步将基因定位于 Xp11.23 处。有学者总结 *PORCN* 基因相关突变，发现该基因有约 68 种不同位点的突变，12 种基因重排。本病呈 X 连锁的显性遗传方式。

【参考文献】

[1] BORNHOLDT D, OEFFNER F, Konig A, et al. PORCN mutations infocal dermal hypoplasia: coping with lethality [J]. Hum Mutat, 2009, 30(5): 618-628.

[2] LOMBARDI M P, BULK S, CELL J, et al. Mutation update for the PORCN gene[J]. Hum Mutat, 2011, 32(7): 723-728.

（杨文信）

第四节　先天性发育异常

副　耳

副耳（accessory auricles），又称小耳、耳赘或软骨性痣，是软骨组织的错构瘤，由于在胚胎发育期耳结节或围绕第 2、3、4 腮裂的软组织因异常发育而致，是一种较常见的外耳畸形。

【病因及发病机制】

本病为常染色体单基因显性遗传，有时有不规则显性遗传的表现方式。

【临床表现】

副耳多位于从耳屏前到口角的连线上，或耳轮的上缘附近，或胸锁乳突肌前缘线上，大小不一，可单发或多发，可单侧或双侧。发生于颈部的，是副耳中相对少见的一种，也称颈耳（cervical auricle），可以并发支气管瘘。国内有发生于鼻咽部、鼓室及咽鼓管内的报道，发生于颈部的病例较少。副耳内多长有软骨，常常与正常耳朵的软骨相连，有时也伸入到面颊部的组织中，但没有任何功

能。（各图 18-4-1）

本病一般根据其特殊的部位及其临床表现容易诊断。组织病理上，副耳组织中可见正常表皮、真皮和软骨，有时可见大量脂肪组织，软骨组织多位于脂肪组织中。

【组织病理】

副耳病理组织中可见正常表皮及真皮、软骨，有时可见大量脂肪。

【治疗】

多数人的副耳在七八岁时就不再继续生长，影响美观的可以采取局部手术切除，也可激光治疗。

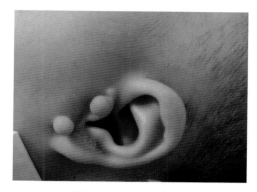

各图 18-4-1　副　耳
（第四军医大学西京皮肤医院　肖月园　供图）

先天性下唇瘘管

先天性下唇瘘管（congenital fistulas of the lower lip）罕见，系唇组织在胚胎发育过程中形成凹陷，唇上皮盖覆其底部。多位于唇红部，女性多见，下唇多于上唇，瘘管深部常与黏液腺相通。本病可单独发生，也可与唇腭裂者同时发病，成为口面指（趾）综合征的一部分。

【病因及发病机制】

为常染色体显性遗传，家族中连续几代可见。部份病例与 ABO 血型和 21 号染色体畸变有关。其发生可能系在胚胎期间，下唇中央沟两旁的侧沟未能如期闭合所致。

【临床表现】

瘘管常见于下唇红唇部，多为两个。各位于中线两旁，也可为单个位于红唇中央或在中线一侧，也可位于一侧或两侧口角部，但位于上唇和唇系带部则属罕见。发生于上唇者瘘管口可位于人中部皮肤。瘘管口为圆形凹陷或横向裂隙，周缘略隆起呈乳头状。窦道较细，直径约 2 mm。垂直向下穿通口轮匝肌向深部发展，窦道长短不一，短者如浅凹，长者可达 20 mm。末端多呈盲端止于口腔黏膜下，与周围骨性结构无关。

【治疗】

外科手术为首选。

甲状舌骨导管囊肿

甲状舌骨导管囊肿（thyroglossal duct cysts）是指在胚胎早期甲状腺发育过程中，甲状舌管退化不全、不消失而在颈部遗留形成的先天性囊肿。甲状舌管囊肿的发生与性别无显著关系，男女均可发生，可发生于任何年龄，但以青少年为多见。

【病因及发病机制】

偶有家族发病的报道，多为常染色体显性遗传方式，也有隐性遗传方式。甲状舌管囊肿是一种先天性、发育性囊肿，源于甲状舌管的残余上皮，由于胚胎期甲状腺形成过程中的甲状舌管退化不全，遗留在颈深部组织内，而管腔内被覆上皮产生分泌物积聚而形成。

【临床表现】

囊肿可发生于颈前正中舌盲孔至胸骨切迹之间的任何部位，以舌骨体上下最常见，有时可偏向一侧。囊肿多呈圆形，生长缓慢，多无自觉症状，以偶然发现为多。囊肿质软，边界清楚，与表面皮肤和周围组织无粘连，位于舌骨下方的囊肿，在囊肿与舌骨体之间有时可扪及一坚韧的条索状物，囊肿可随吞咽及伸舌等动作而上下移动；若囊肿位于舌盲孔附近时，当其生长到一定程度可使舌根部抬高，发生吞咽、言语功能障碍。

囊肿可经过舌盲孔与口腔相通而容易继发感染，当囊肿继发感染时，可出现疼痛，吞咽时尤甚。颈部检查可见囊肿表面皮肤发红，界限不清，当囊肿自行破溃或经皮肤切开引流时可形成甲状舌管瘘，此时因内容物引流囊肿可消失。临床上亦可见出生后即存在的原发甲状舌管瘘。甲状舌管瘘的瘘口较小，长期流出淡黄色的黏液或脓性黏液，当瘘口被阻塞时可导致瘘管的急性炎症发作。

【组织病理】

组织学上甲状舌骨囊肿其囊壁多样，可以是立方上皮、柱状上皮或假复层鳞状上皮，但囊壁无平滑肌，常伴额内衬上皮和导管。

【诊断与鉴别诊断】

1. 诊断　甲状舌管囊肿多可根据颈前囊性肿物的部位及伸舌移动、穿刺可抽出透明微混浊的黄色稀薄或黏稠性液体等症状和体征做出初步诊断。B超及CT等影像学检查则有助于进一步明确诊断，并了解囊肿的确切大小、形状及与周周组织的关系。

2. 鉴别诊断　要与颈中线的其他肿块相鉴别，如颏下慢性淋巴结炎和淋巴结核、异位甲状腺、甲状腺锥状叶、囊性水瘤、脂肪瘤、皮脂腺囊肿等。

【治疗】

手术彻底切除囊肿或瘘管是根治甲状舌管囊肿或瘘管的主要方法，由于囊肿及瘘管同舌骨体的密切关系，手术时应切除与之相连的舌骨体中份，以防止复发。

若为囊肿癌变，伴有颈淋巴结转移时，则需行颈淋巴结清扫术。术后病理类型为乳头状癌或滤泡状癌者，可采用甲状腺素抑制治疗。如为鳞状细胞癌，则术后可行放射治疗。

残留性多指症

残留性多指症（rudimentary polydactyly）指在正常指面长出一附加指，俗称六指。本病为常染色体显性遗传，但男性发病明显多于女性。

【病因及发病机制】

本病为常染色体显性遗传，但男性发病明显多于女性。在人类轴后多指中发现4个基因位点（*PAPA1*、*PAPA2*、*PAPA3*、*PAPA4*）。

【临床表现】

残留性多指症即正常手指以外的手指赘生，表现为正常手指表面出现的一附加赘生物，是手及上肢先天性畸形中最常见的一类，约占先天性上肢畸形的39.9%，其发生率为0.1%。残留性多指症分为桡侧多指、中央多指及尺侧多指。尺侧多指（轴后多指）有两种不同的表现型，即A型和B型。在A型中，赘生的手指形成完好，与小指相连或以赘生的掌骨与小指相连；而在B型中，多指完全是残留的。本病临床表现为出生时或出生后不久出现的肤色丘疹，逐渐增大。

【组织病理】

组织病理表现为表皮角化过度，真皮乳头内大量触觉小体，真皮网状层内大量神经纤维增生。

【诊断与鉴别诊断】

1. 诊断　临床上本病主要需与获得性肢端纤维角皮瘤鉴别，后者为后天发病，组织病理学上表现为真皮内有许多增生的胶原纤维，并与表皮垂直走行，无神经纤维束增多。

2. 鉴别诊断　组织病理上本病主要需与神经纤维瘤鉴别，后者常有多发性的咖啡斑，肿瘤往往迟发且数目较多，组织病理表现为肿瘤组织主要由大量呈波浪状的梭形细胞组成，并常可见较多的肥大细胞。

【治疗】

本病一般不需治疗，如从美容考虑，可行手术切除。

遗传性并指症

遗传性并指症（hereditary comptodactyly）是指相邻手指互相融合连为一体。为较常见的先天性畸形，常与并趾、多指（趾）、指（趾）或前臂（小腿）缩窄环以及同侧胸大肌发育不良或缺如等畸形合并存在的疾病。

【病因及发病机制】

常染色体显性遗传和性联遗传均有关系。

【临床表现】

本病常起于儿童期，波及小指，有时波及无名指和中指，引起近端指间关节持久性屈曲。并且不侵及掌指关节及掌部腱膜。本病常进展很慢，且常与漏斗胸、脊柱侧弯及眼睑下垂相伴发。有一家庭病例中曾发现本病与氨基甲磺酸尿症相伴发。

指弯曲症是一种性联常染色体显性遗传病。患病的女性于出生时即有拇指掌指关节的屈曲性畸形及小指近端指间关节的屈曲畸形。有些手指呈鹅颈弯头样畸形及掌指关节伸展过度。

【诊断与鉴别诊断】

本病常与手掌的 Dupuytren 挛缩症相混淆，偶或两病可同时出现，也有报告称本病是 Marfan 综合征及眼齿指增生不良症的一部分，与常染色体显性遗传和性联遗传均有关系。与手掌的 Dupuytren 挛缩症不同之点是：本病常起于儿童期，波及小指，有时波及无名指和中指，引起近端指间关节持久性屈曲，并且不侵及掌指关节及掌部腱膜。本病常进展很慢，且常与漏斗胸、脊柱侧弯及眼睑下垂相伴发。有一家庭病例中曾发现本病与氨基甲磺酸尿症相伴发。

【治疗】

可行手术切除。

成人早老症

成人早老症（adult progeria）也叫白内障－硬皮病－早老综合征，系一种先天性常染色体隐性遗传性疾病，由德国 Werner 博士于 1904 年首先报道，以老人样面容、身材矮小、青少年白发、青年白内障、四肢硬皮病样皮肤改变、骨质疏松、组织钙化、糖尿病和性腺发育不全为主要特征。

【病因及发病机制】

本病系常染色体隐性遗传性疾病，多见于有血缘婚姻的子代，尤以堂兄妹间结婚者的子代居多。本病基因定位于 8 p12～p11。

【临床表现】

学龄期或青春期生长突然停滞，四肢和躯干同时发育停滞，故可保持均匀对称、身材矮小体型。鼻梁高耸，呈特有的鸟嘴样尖鼻（鹰钩鼻）。本病主要累及皮肤及结缔组织，内分泌及代谢系统，免疫系统和神经系统。

1. 皮肤　呈老年人外貌，明显早衰。皮肤变化发生在 18～30 岁。四肢皮肤、皮下组织和肌肉可发生向心性弥漫性萎缩，极似硬皮病。皮肤拉紧呈过度伸展样外观，并与皮下组织紧密结合在一起。这种改变上肢多于下肢，但躯干改变不甚明显。面部皮肤紧绷，眼球突出，鼻尖削如鹰嘴，口角和眼角有放射状皮肤皱纹。耳部皮肤萎缩耳部尖小，使面部成"鸟样外观"。

局限性角质增生亦为本病的常见皮损，多发生于手掌、足底部，有时可因发生胼胝（或鸡眼）而引起局部疼痛。在足外侧踝部及跟腱部等易受压迫之处可形成溃疡，而且不易治愈。其他皮损尚有毛细血管扩张、皮肤色素脱失性萎缩和全身性软组织钙化，后者通常为血管周围钙化。

2. 毛发　毛发灰白和脱落为本病的特点之一。脱发可为弥漫性稀疏或全脱。有时睫毛、腋毛、阴毛也脱落。至 40 岁时全部头发均可变白或成为秃头。

3．眼　多在 20～35 岁时发生，进展快，常为双侧性。临床表现为青年白内障、虹膜睫状体炎、色素性视网膜炎、蓝色角膜和虹膜毛细血管扩张症等。白内障是本病的主要特征之一，多发生在 20～30 岁，故称青年白内障。晶体浑浊呈星芒状，常为双侧性，多先出现于晶状体的后极。

4．骨关节病变　由于四肢皮肤萎缩、拉紧，皮下组织纤维化及局部血管供血障碍，结果可致受累关节运动受限，肢端萎缩及强直变形。另外，本病的特征性异常表现为全身性骨质疏松。由于全身性发育过早停滞，故常出现手脚过小、四肢短小并伴有肌肉组织消瘦等。

5．内分泌异常　本病偶有内分泌功能紊乱表现，例如伴有糖尿病视网膜病，糖尿病的发生又可加重血管病变，偶尔还可发生糖尿病昏迷。本病还常发生性功能低下，男性表现为性器官发育不全、性欲低下，女性表现为月经过早来潮，月经过少，过早闭经，大小阴唇、阴道、内生殖器及乳房发育不良或不全。

6．神经系统异常　1/3 的患者有轻度神经系统症状，其中最重要的表现是累及肢体远端的肌病型肌萎缩，远端深部腱反射消失，部分病例可出现感觉异常。约半数患者有智力低下，可伴有幼儿型情绪。少数病例可有精神症状和癫痫大发作。本病并发非癌肿性肿瘤的发生率较高，其中最常见的为脑膜瘤和神经鞘肉瘤。

7．五官病变　近半数患者有异常高调的说话声。喉镜检查可见声带上或其附近血管有萎缩性、扩张性或隆起的浅表性改变，声带有黏膜充血区，这种黏膜改变即可造成高调声音。

8．心血管病变　常为全身性，主要特征为严重的心血管病变，表现为局部供血不足，如冠心病等。

本病合并恶性肿瘤的机会较多，可高达 9.7%～25%，其中有肝癌、纤维肉瘤、黑色素瘤、乳腺癌和肉瘤等，因此被认为与恶性肿瘤有某些相关作用。

【组织病理】

表皮角化过度，表皮萎缩，棘细胞层次减少，基底层色素增加，皮肤附属器减少或萎缩。真皮胶原纤维出现透明样变、增粗、排列紊乱，弹性纤维数量正常或减少。真皮血管内皮细胞增生，管腔狭窄，血管周围慢性炎症，以淋巴细胞浸润为主。皮下脂肪被透明变性的结缔组织所代替，皮下动脉壁有纤维化和增厚，管腔变窄。

【诊断与鉴别诊断】

诊断应注意本综合征与肌紧张营养不良的区别，后者肌肉萎缩以颞肌最为明显，患者呈"斧头"面容，严重时下颌肌和颈部肌群可严重萎缩，肌紧张反应是二者的最重要鉴别点。还应注意本综合征与硬皮病、指端硬化症及伴掌皮肤硬化的肢端硬化症相鉴别。根据这些疾病有无毛发变白、过早秃发以及有无沃纳综合征的特征性面容与体型，比较容易鉴别。

【治疗】

目前无特效疗法，只能对症治疗并发症，尤其应及时长期对症治疗动脉硬化、冠心病。可应用扩血管药物加降血脂制剂，以延缓病变的发展。可用蛋白同化激素促进或维持第二性征，抑制骨质疏松的发展速度及减轻萎缩。对于白内障，必须特别谨慎地施行手术治疗，以免引起角膜变性、继发性青光眼和完全失明。由本综合征所引起的糖尿病有抗胰岛素倾向，适当控制饮食和口服降糖药物通常足以控制血糖。一旦确诊为本综合征，就应仔细检查是否合并肿瘤，以便及时手术切除。

儿童早老症

儿童早老症（progeria），又称哈钦森综合征（Hutchinson-Gilford syndrome），是一种少见的遗传性疾病，发病特点为发育迟延，在婴儿时期就发生进行性老年性退行性改变，主要影响皮肤、骨骼、关节及心血管系统。

【病因及发病机制】

本病的发生可能由于遗传因素。亦可能因结缔组织细胞不能对生长激素起反应，以致胶原发生老化而发生动脉硬化。皮肤成纤维细胞在培养基中生成减慢，存活期缩短，有丝分裂活性 DNA 合成和形成克隆能力下降，DNA 修复缺陷等亦是早老原因之一。

【临床表现】

本病特点为发育异常，可自婴儿或幼童开始发生进行性老年性退行性改变，亦有始于某些疾病之后者。但是面中部雷诺现象和钩状鼻常提示有本病的可能性，通常是到 1 岁左右症状逐渐加重，第二年各种特殊性体征显现。

1. 生长发育迟缓　身材矮小，体重下降且和身高不成比例。头部较大，额部前凸而颊部瘦削，鼻尖突出呈钩状而像鸟喙，耳尖突起而耳垂小，眼呈鸟眼样外观，牙齿发育延迟，下颌骨较小，面部所占面积与头部其他部位比较相对较小，故呈特殊面貌。颈部短而细，胸呈梨形，锁骨短而发育不良，两脚分开的宽度大，姿势呈骑马状，走路时拖着两脚，髋外翻，拇指细，关节永久性强直。

2. 皮肤早老　皮肤表现为变薄，疏松，干燥，多皱。许多部位有棕色点状色素沉着。下腹部、大腿和臀部的皮肤呈硬皮病样。皮下脂肪极少，因而浅表静脉明显，出汗减少，脱发呈普遍性，眉毛和睫毛缺如，指甲营养不良。

3. 早发心血管病　患者极易并发高血压及动脉粥样硬化，甚至 4~5 岁时即患高血压，8~9 岁时即可出现动脉粥样硬化，因此常有心绞痛、肾动脉硬化、肾功能不全、脑血管意外等并发症，常在 20 岁前因上述并发症而死亡。

4. 骨骼异常　骨骼表现有骨质疏松、骨骼溶解、骨骼发育异常、髋关节缺血坏死、先天性髋关节脱位以及骨愈合受损。

【组织病理】

组织病理显示表皮萎缩、真皮变薄、胶原纤维透明变性、皮下脂肪组织消失可明确诊断。

【诊断与鉴别诊断】

1. 垂体性侏儒　身材短小，但智力正常，无早老外貌及早年心血管病。
2. 全身性脂肪营养不良综合征　虽消瘦、皮肤干燥及心脏肥大，但身材超过正常且肌肉发达。
3. Werner 综合征　为成人早老症，发病年龄不同。

【治疗】

本病无特效治疗方法，应尽量避免外伤。有内分泌功能低下者，应予对症处理，如重组人生长激素、睾丸酮、女性患者可用雌性激素等治疗。亦可用 ACH 及甲状腺素等，效果均不显著。血脂高及有动脉粥样硬化者，应进低脂饮食，给予抗动脉粥样硬化药物。皮肤干燥变硬者可内服烟酸、维生素 E、B 族维生素。有些发育畸形可行外科矫形手术。

厚皮性骨膜病

厚皮性骨膜病（pachydermoperiostosis）又称特发性肥大性骨关节病，可分为原发性和继发性。原发性多见于男性，临床表现为颜面、前额、头部皮肤肥厚，呈皱褶状，四肢骨骼及指骨关节肥大，手指及足趾呈杵状，四肢疼痛，行动笨拙。继发者以中年以后女性多见，皮肤改变不显著，骨病变明显。

【病因及发病机制】

原发性厚皮性骨膜病主要见于男性，是一种具有不同外显率的常染色体显性遗传病。

继发性厚皮性骨膜病可能也是一种遗传疾病，但常由于严重的肝病、支气管癌或上皮样癌、支气管扩张、肺脓肿或由胃癌、食管癌、胸腺癌等所继发。

【临床表现】

1. 原发性厚皮性骨膜病　本型多见于男性，常在青春期后不久发病。面部、前额、头部皮肤肥厚，呈皱褶状。前额改变特别突出，额横纹增深。头部呈回状颅皮，眼睑特别是上眼睑增厚松弛，耳及口唇亦肥厚变大，手足皮肤也肥厚，但无皱褶。面部和头皮的皮脂腺活跃，分泌明显增多，手、足发生多汗症等导致患者极感不适。

四肢骨骼及指骨关节肥大，手指及足趾呈杵状，踝、膝关节有积液。患者感四肢疼痛，行动笨拙。

皮肤及关节的病变逐渐加重，持续5～10年后即终身维持不变，亦偶有加重。皮脂腺过度增生。许多患者发生智力迟钝，极严重者可致劳动丧失，寿命缩短。

2. 继发性厚皮性骨膜病　本型多见于中年女性，皮肤改变不显著，骨病变明显，而且病程进展快，自觉疼痛。原发病减轻后，骨骼及皮肤病变也减轻。

【组织病理】

长骨，尤其是胫骨、腓骨、桡骨及尺骨的骨干有增生性骨膜炎，引起弥漫性不规则的骨膜增生，使病骨周径增加而长度不增。周围血循环减少，真皮的胶原纤维增生，皮肤附属器明显肥大，真皮内酸性黏多糖也增加。

【诊断与鉴别诊断】

需与以下疾病相鉴别：

（1）家族性杵状指：常染色体显性遗传，起病缓慢，常在青春期后发病，指（趾）甲均可受累。

（2）甲状腺性杵状指：指趾皮肤增厚，呈杵状，可伴有突眼及胫前黏液性水肿，常发生于甲状腺功能亢进症患者或成年男性甲状腺功能减退症者。

（3）肢端肥大症：系功能性垂体肿瘤所致，表现为颅骨、手、足过度生长，可发生舌增大和回状颅皮，蝶鞍X线拍片异常。

【治疗】

本病的治疗以对症处理为主，无特殊治疗方法。

（陈信生）

第五节　其他遗传性皮肤病

神经纤维瘤病

神经纤维瘤病（neurofibromatosis，NF）又称冯·雷克林豪森病（von Recklinghausen disease），神经纤维瘤病为常染色体显性遗传病，是基因缺陷使神经嵴细胞发育异常导致多系统损害。25%～50%的患者有阳性家族史，男性多见。主要特征为皮肤牛奶咖啡斑和周围神经多发性神经纤维瘤，外显率高。中医称之为"气瘤"。

根据其临床表现可分为以下几种类型：

NF1型：即传统的神经纤维瘤病，占85%以上的病例，许多神经纤维瘤和咖啡牛奶斑，多不伴发中枢神经系统损害，可见Lisch小结。

NF2型：中枢或听力型（acoustic），双侧听神经瘤，无Lisch小结，咖啡牛奶斑和皮肤神经纤维瘤很少。

NF3型：混合型，具有Ⅰ型和Ⅱ型特征。

NF4型：变异型，弥漫性咖啡牛奶斑和皮肤神经纤维瘤，Lisch小结，中枢神经系统肿瘤存在或缺失。

NF5 型：节段型或局限型，咖啡牛奶斑和神经纤维瘤局限于身体的特定部位。

NF6 型：仅有咖啡牛奶斑。

NF7 型：迟发型，在 30 岁以后发病。

【病因及发病机制】

中医学认为先天禀赋不足，肺气不宣，或劳伤肺气，卫疏腠理不固，多受外寒，营卫不和，痰气凝结而成；亦可由忧郁伤肺，致气浊而不清，湿痰气郁，聚结为瘤，阻滞经络而发于肌肤。

本病 NF1 型至 NF4 型均为常染色体显性遗传，但外显率不一，由畸变显性基因引起的神经外胚层叶异常，常表现为不全型和单纯型，25%～50% 的患者有阳性家族史，男性多见。NF5 型被认为是由形成合子后的体细胞突变引起，通常不遗传。

【临床表现】

（一）皮肤损害

1. 皮肤色素斑　常出生时即有，偶或出生后数个月至 1 年内发生，常为多发，除掌跖外可不规则疏散分布于体表任何部位，因大多数呈咖啡色故称牛奶咖啡斑，呈卵圆形或不规则形，大小不一，常随年龄增长而增大、增多。腋窝或腹股沟处雀斑样色素沉着也为本病的特征，称为 Crowe 征。

2. 神经纤维瘤　可分为皮肤型、皮下型和丛状型。①皮肤型为粉红色、橡胶样有蒂或无蒂肿瘤，数个至 1000 个以上，直径可从数毫米至数厘米或更大；身体各部位均可受累，但龟头累及罕见，女性的乳晕和乳头神经纤维瘤对 NF1 型有诊断意义。②皮下神经纤维瘤可硬如象皮。皮肤型和皮下型在儿童期开始发生，青春期和妊娠期时数量增多，在整个成年期可持续缓慢地变大和增多。③丛状型为先天性，对 NF1 型有诊断意义。（各图 18-5-1）

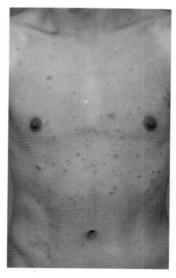
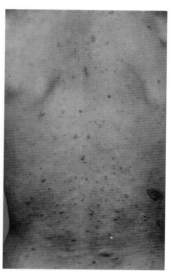

各图 18-5-1　神经纤维瘤病
（天津市中医药研究院附属医院　张理涛　供图）

（二）皮肤外损害

1. 口腔损害　可有口腔肿瘤，发生于上颚、颊黏膜、舌和唇部；或为巨舌症。

2. 神经病变　神经缺陷可为局限性或弥漫性、中枢性或神经性。脑神经中最常见受累的是听神经，双侧听神经瘤可引起感觉神经性耳聋。视神经胶质瘤的发生率约占 NF1 型病例的 15%，出现于儿童期，80% 的患者无症状，大多数病例为非进行性，可引起突眼、视力下降或眼球活动受限。其他中枢神经系统病变包括脑积水、脑异位、神经胶质小结、神经管闭合疾病、脊髓脊膜膨出、脑和脊髓肿瘤，以及神经鞘瘤、室管膜瘤、星形细胞瘤和脑膜瘤。周围神经损害可引起感觉异常、神经根痛或臂丛麻痹，而中枢神经系统损害则出现颅内压增高、脑神经麻痹、癫痫、智力障碍、共济失调等。

3. 眼病变　Lisch 小结为虹膜的黑素细胞错构瘤，呈半透明褐色斑点，平均每只眼有 25 个，常为双侧性，不影响视力；大多数需要通过裂隙灯检查才能见到；在儿童期开始出现。其他眼部损害包括脉络膜错构瘤、眼睑神经纤维瘤、双侧视神经萎缩和青光眼等。

4. 骨骼损害　蝶骨发育不良，长骨皮质变薄（伴有或不伴有假关节），脊柱后侧凸，胫骨弓形，巨头，矮身材。

5. 内分泌异常　可伴有肢端肥大症、黏液性水肿、性早熟或延迟、Addison 病、甲状旁腺功能亢进、甲状腺髓样癌、嗜铬细胞瘤。

6. 内脏病变　神经纤维瘤可生长于胸腔、纵隔、腹腔或盆腔等不同部位而出现不同相应表现，如消化道受累可引起胃肠出血或梗阻、肾血管狭窄导致高血压等。

7. 恶变　神经纤维肉瘤或称恶性神经鞘瘤可发生于神经纤维瘤病患者，但不常见，在皮肤神经纤维瘤病中，恶性神经鞘瘤尤为罕见。

【组织病理】

1. 咖啡牛奶斑　表皮内角质形成细胞和黑素细胞中色素增加，黑素细胞和基底细胞内可见散在巨大球形黑素颗粒，直径可达 5 μm，多巴（dopa）反应示黑素细胞密度和活性增加。

2. 肿瘤性皮损　神经纤维瘤无包膜，可扩展至皮下脂肪组织，界限常明显，由神经衣和神经鞘细胞组成。瘤内尚有很多增生的神经轴索和丰富的小血管。神经鞘细胞呈细长索形或略弯曲成波形，胞界不清楚，胞质染伊红色，两端有明显的长短不一排列成波形或涡轮状，间有少许成纤维细胞。在特殊染色下，显示瘤内无弹性纤维，肥大细胞较多见，常有细长神经纤维穿插其中。

【诊断与鉴别诊断】

NF1 型神经纤维瘤病的诊断需具备以下标准中 2 条或 2 条以上：①在青春期前患者有 6 个或 6 个以上的直径＞ 5 mm 的咖啡牛奶斑，而在成人则最大直径应＞ 15 mm。②2 个或 2 个以上的任何类型的神经纤维瘤或一个丛状神经纤维瘤。③腋部或腹股沟区出现雀斑样色素沉着。④视神经胶质瘤。⑤2 个或 2 个以上 Lisch 小结。⑥明显骨损害，如伴有或不伴有假性关节的长骨皮质球形发育异常或变薄。⑦直系亲属罹患此病。

NF2 型神经纤维瘤病的诊断至少需要具备以下 1 条：① CT 和 MRI 检查证明双侧第 8 对脑神经瘤。②直系亲属患有 2 型神经纤维瘤病和任意一侧的第 8 对脑神经发生肿瘤，或有 2 种以上肿瘤，如神经纤维瘤、脑膜瘤、神经胶质瘤、神经髓鞘瘤或幼年后囊下晶状体浑浊。

【预防及治疗】

发病初期中医治以理气化痰，活血散结，久病后正虚气郁者治以益气活血，行气散结。如皮损严重妨碍美容、影响功能，或肿瘤肿大、疼痛并疑有恶变时可予以手术切除。咖啡牛奶斑可优选激光（脉冲染料、YAG、红宝石）治疗。有癫痫发作者应仔细检查病灶，必要时行神经外科手术切除，但可能复发。该病在妊娠期间常病情恶化，并可发生顽固性高血压。

结节性硬化症

结节性硬化症（tuberous sclerosis）又称 epiloia、布尔内维尔病（bourneville disease），是一种侵犯皮肤、神经等系统，以条叶状色素减退斑、面部血管纤维瘤、癫痫、智力障碍为主要表现的常染色体显性遗传病。发病率在 1/300 0000 ~ 1/30 000，常在 5 岁前发病。根据其临床症状，亦属于中医儿科"五软""痫证"范畴。

【病因及发病机制】

本病为常染色体显性遗传，表现度不一，大部分病例是由于自发突变所致。本病具有遗传异质性，约一半的家族与染色体 9 q34 上的 TSC1 基因有关，另一半与 16 p13.3 上的 TSC2 基因有关，两组的临床表现无明显差异。TSC1 和 TSC2 分别编码肿瘤抑制蛋白错构瘤蛋白和瘤球蛋白，这两种蛋白可以相互作用，有调节细胞增殖和分化的作用。这两个序列没有同源性，但两种基因突变所引起的症状却相同。目前认为此病的根本病变可能开始于胚胎初未分化的原始胚层，所形成的病态细胞在发育分化过程中散居到内、中、外胚层，后来演变成了不同器官中的不同病变。

【临床表现】

（一）皮肤损害

1. Pringle 皮脂腺瘤　组织病理是一种血管纤维瘤。见于 75% 的患者，常出现于 3 ~ 10 岁间，有

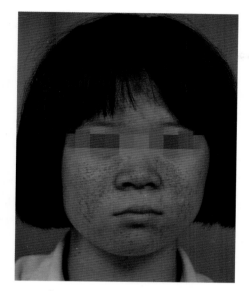

各图 18-5-2　结节性硬化症
（天津市中医药研究院附属医院　张理涛　供图）

时甚至更晚才出现，到青春期后变得更为广泛，其后保持不变。常为坚韧、散在的带黄色的毛细血管扩张性丘疹，直径 1～10 mm，从鼻唇沟延伸至颊下、颈部、间或见于耳部，数量多而明显，在极少数情况下可形成大的菜花样肿块。多数患者损害仅限于鼻或下颌的两侧。（各图 18-5-2）

2. 甲周纤维瘤（Koenen 瘤）　见于 15%～20% 的患者，常在青春期或其后出现。从甲周长出的鲜红色赘生物光滑、坚韧，常呈 5～10 mm 长，常为多发。类似的肿瘤还可发生于嘴唇、上颚和齿龈。

3. 鲨鱼皮样斑　见于 20%～30% 的患者，常在青春期后出现，是一种不规则增厚的并稍高起的软斑块，皮色或淡黄色，表面可呈橘皮样外观，常位于腰、骶部，单个或多发，大小 1～10 cm 不等。

4. 卵圆形或条叶状白色斑　1～3 cm 长，在滤过紫外线下检查最易被发现，是本病最常见的皮肤表现，见于 90% 的患者，常在出生时或婴儿期发生，多发在躯干部，特别是臀部，数个或数十个散在分布。因其可早在婴儿期且在其他皮肤症状出现前出现，故可对发生抽搐的婴儿提供正确的诊断依据。

此外，可见到纤维性斑块，皮肤色或黄褐色，表面光滑，隆起，硬如象皮，位于额和头皮处。常在 2～3 岁内出现，也可在出生时即有，此后极为缓慢地增大。还可见咖啡牛奶斑、皮赘或软纤维瘤以及头发、眉毛和睫毛变白等。

（二）皮肤外损害

1. 神经系统表现　癫痫和智力障碍是本病常见的神经系统表现，也是患者就诊的主要原因。常见于婴儿或儿童早期，因之常在皮损发生之前几年即出现，很少于青春期或成年后才发作。癫痫发作严重程度不一。60%～70% 的患者有智力障碍，而且可逐步发展，但如整个儿童期发育均正常，则其后甚少再恶化。有些患者虽智力正常，但可有明显行为异常现象。

2. 眼部病变　8%～40% 的患者可有眼部症状，最特征的眼部病变是视网膜星形细胞错构瘤（或视网膜晶体瘤），可沿血管如白色条状物或靠近视盘处呈小的圆形肿瘤。较少影响视力，常无症状，盲点或黑内障对其有诊断意义。

3. 肾脏病变　40%～80% 的患者有肾脏病变，肾囊肿和血管平滑肌脂肪瘤是常见的肾损害，前者较常见于儿童，常无症状，后者以成人多见，一般无临床症状，多发性者具有诊断意义。两者均为单发或多发、单侧或双侧。

4. 肺部病变　囊性变和淋巴管血管平滑肌瘤是累及肺部的两种病变，发生率＜1%，女性占大多数，可表现为呼吸困难、咳嗽、自发性气胸、乳糜性胸腔积液等，常为进行性。目前已证实，本病肺部病变与性激素密切相关，异常增殖的平滑肌细胞上有雌、孕激素受体。

5. 心血管病变　心脏彩超对婴儿患者有诊断价值，发现约 43% 的患儿有心脏横纹肌瘤，其可阻塞血流、引起心律失常和妨碍收缩；宫内心衰可能导致胎儿水肿、死产或新生儿死亡。

6. 消化系统疾病　约 1/4 的患者有肝脏错构瘤，年龄较大女性常见，不易有破裂出血等并发症。胃肠道息肉也是本病常见表现之一，其中直肠错构瘤性息肉发生在 3/4 患者，有辅助诊断的意义。

7. 骨骼病变　45%～80% 的患者有骨骼病变、骨骼囊性变和硬化症。全身骨骼均可受累，常无症状，以颅骨硬化症和指（趾）骨纤维囊性改变较为常见，其他巨指趾、先天性骨折等也有报道。

8. 其他病变　累及脾脏、肾上腺、甲状腺、甲状旁腺、胰腺、性腺等均有报道。

本病的预后取决于器官的受累情况及病变程度。在婴儿期即发病及发病较重者，其预后较差。有

3% 的患者在第 1 年即死亡，28% 的患者在 10 岁内死亡，75% 的患者在 25 岁前死亡。常死于癫痫或继发性感染，间或死于肿瘤、心衰或肺部纤维化。

【实验室检查】

1. 头颅平片可见脑内结节性钙化或巨脑回压迹，CT 发现侧脑室结节和钙化、皮层和小脑结节有确诊意义。

2. EEG 显示高波幅失律及各种痫性波。

3. 脑脊液检查正常。

4. 蛋白尿和镜下血尿提示肾损害。

【组织病理】

表皮萎缩变平，真皮胶原纤维增生，毛细血管扩张或增生。有些损害内成纤维细胞增大，呈星状，似神经胶质细胞。增粗的胶原纤维围绕表皮附属器呈层状排列。弹性纤维断裂、消失。有时可见神经组织增生，皮脂腺肥大，陈旧皮损内毛囊因受压而萎缩。

面部血管纤维瘤表现为纤维组织的错构性增生，皮肤附属器伴发萎缩或被挤压。偶尔可见皮肤附属器被同心圆排列的胶原层所包绕挤压。

甲周及甲下纤维瘤仅见血管纤维组织，于明显纤维化处可见星状成纤维细胞，似神经胶质细胞。

鲨鱼皮样斑可表现为：相互交织的致密的胶原纤维束，走向不规则，弹性纤维破裂，或呈块状，或减少，似结缔组织痣；若位于真皮深层，粗的胶原束形成团块，似局限性硬皮病。

条叶状脱色斑处黑素细胞的酪氨酸酶活性降低，细胞数量正常，但对 dopa 反应呈弱阳性。电子显微镜下黑素细胞及角质形成细胞内的黑素小体变小，黑化程度降低。

【诊断与鉴别诊断】

1992 年国际结节性硬化症协会委员会提出的诊断标准如下：

首要特征：①面部血管纤维瘤。②多发性甲周纤维瘤。③皮层结节。④室管膜下结节或巨细胞星形细胞瘤。⑤突向脑室的多发性钙化的室管膜下结节。⑥多发性视网膜晶状体瘤。

第二特征：①一级亲属受累。②心脏横纹肌瘤。③其他视网膜错构瘤或色素缺失斑。④脑部结节。⑤非钙化性室管膜下结节。⑥鲨鱼皮样斑。⑦前额斑块。⑧肺部淋巴血管平滑肌瘤。⑨肾血管平滑肌脂肪瘤。⑩肾囊肿。

第三特征：①色素减退斑。②"Confetti"皮肤损害（碎纸屑样白斑）。③肾囊肿。④乳牙或恒牙随机分布的牙釉质凹陷。⑤错构瘤性直肠息肉。⑥骨囊肿。⑦肺部淋巴血管平滑肌瘤病。⑧脑部白质"移行束"或异位。⑨牙龈纤维瘤。⑩其他器官错构瘤。⑪婴儿痉挛。

明确诊断为 TS：1 个首要症状，2 个第二特征或 3 个第二特征加 2 个第三特征。

可能为 TS：1 个第二特征加 1 个第三特征，或者 3 个第三特征。

怀疑为 TS：1 个第二特征或 2 个第三特征。

【预防及治疗】

目前本病无特效疗法，一般采取对症治疗。面部血管纤维瘤、甲周纤维瘤必要时可用磨削术、激光、液氮冷冻、电灼等疗法治疗。氩激光对血管瘤组织较好，而 CO_2 激光对较多纤维组织较好。对癫痫者可使用各种抗癫痫药物。对于颅内病变引起颅内高压需采用手术缓解。对有症状的肾脏病变可采用选择性肾动脉造影栓塞、部分肾切除等方法。对有症状的肺部病变或肺功能进行性恶化，可使用醋酸甲羟孕酮或卵巢切除术。

色素失禁症

色素失禁症（incontinentia pigmenti）的女性与男性的发病比为 20：1。有特征性皮肤改变，可伴眼、骨骼和中枢神经系统畸形和异常。

【病因及发病机制】

本病是一种 X 连锁显性遗传性疾病，目前证实为定位于 X 染色体长臂的 Xq11（IP1）和 Xq28（*IP2*）突变引起。核因子（NF）-κB 基因调节体（NEMO）基因突变在抑制肿瘤坏死因子诱导的细胞凋亡中起作用，显示其是发生本病的原因。在本病患者受累皮肤的基底层上皮内，嗜酸性粒细胞趋化因子（一种 NF-κB 活化的趋化因子）呈强表达。这种表达伴有表皮上嗜酸性粒细胞聚集，提示这种趋化因子具有致病作用。

【临床表现】

本病是一种罕见的系统性疾病，女性发病倾向明显。因异常基因位于 X 染色体上，女性因存在于另一条 X 染色体上的正常基因将其掩盖，故症状表现不甚严重，而男性仅一个 X 染色体，因而病情严重，常在胎儿期即死亡。

患者于出生后 1 周左右，于躯干两侧出现荨麻疹样、水疱样、疣状皮炎样改变。继发色素性斑疹，常好发于躯干、上臂及大腿。色素沉着如撒胡椒面或喷泉样，损害不沿皮纹或神经分布。色素可持续数年，消退后不留痕迹，或留有淡的色素脱失斑。

本病皮肤损害临床可分三期。第一期：红斑和大疱，排列成行，出生时即有或出生后 2 周内显著，常波及四肢和躯干，不累及面部；第二期：角化过度的疣状皮疹和斑块组成的损害，见于 2/3 的患者，是继水疱后在相同的部位出现的皮疹。疣状损害类似线状表皮痣，多数通常在 1 岁消失，少数持续数年。有广泛播散、不规则分布或漩涡状的色素沉着。第三期：为奇特的网状色素沉着，以躯干部损害最显著。典型者乳头处色素沉着过度，腹股沟和腋部色素沉着最有特征性。此后几年，损害可逐渐减轻乃至完全消退，至成年期通常不易察觉。其他的皮肤改变包括假性秃发、慢性萎缩性肢端皮炎样的皮肤萎缩、甲萎缩、甲营养不良、甲下肿瘤伴其下的溶骨性损害及掌跖多汗。70%～80% 的患者有皮肤外表现，多累及牙齿、中枢神经系统、眼睛和骨骼。（各图 18-5-3）

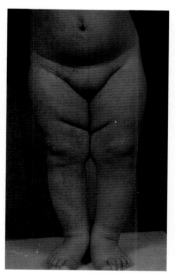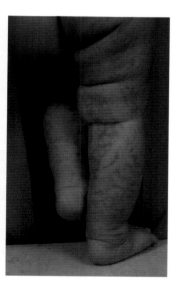

各图 18-5-3　色素失禁症
（天津市中医药研究院附属医院　张理涛　供图）

【实验室检查】

1. 血常规检查　红斑期时血嗜酸性粒细胞计数升高显著（中性粒细胞趋化性缺陷和 IgE 升高的免疫功能障碍，水疱期可有明显的血嗜酸性粒细胞升高）。

2. 超声波、荧光眼底血管造影及视网膜血流图检查，有助于发现眼部病变。

【组织病理】

第一期：水疱位于表皮内，有海绵水疱形成，属皮炎型水疱，疱内或疱周表皮中具有许多嗜酸性粒细胞，水疱间的表皮内侧常有涡轮状排列的角质形成细胞和散在的角化不良细胞。真皮内轻度慢性炎症浸润，有多数嗜酸性粒细胞和单一核细胞浸润。

第二期：表皮棘层肥厚，呈不规则乳头瘤样增生，角化过度，常有表皮内角珠，并有呈涡轮状排列的角质形成细胞和散在的角化不良细胞。真皮内轻度慢性炎症浸润，常含有少数载黑素细胞。

第三期：色素沉着区内真皮上部的载黑素细胞内有广泛的黑色素沉积，同时伴基底层色素减退，细胞空泡化和变性，但有些病理基底层细胞内可有大量黑色素。

【诊断与鉴别诊断】

女婴有大疱和线状结节，或大疱和疣状损害合并出现，有特征性的色素沉着斑点出现故容易诊断。应该与大疱表皮松解症及儿童期大疱性类天疱疮相鉴别。与 Franceschetti-Jadasson 综合征的区别是，后者的色素沉着呈网状分布而不是斑点状和涡轮状，并且无牙齿异常和眼部损害。与脱色性色素失调症（无色素性色素失禁症或 Ito 黑素减少症）的区别在于该病是常染色体显性遗传病，无水疱期和疣状期，皮损为色素减退，并有中枢神经系统异常的高发生率。

【预防及治疗】

目前无特殊治疗。用红宝石激光治疗婴幼儿色素沉着无必要，并且可能加重病情。通常皮损在 2 岁后开始逐渐消退，到成年期除有一些原有并发症外，几乎无任何不适。在水疱期应注意防止继发感染，可外用含肾上腺皮质激素类的抗生素软膏。

【临床研究进展】

目前基因调节体（NEMO）基因突变导致了 IP 已经明确，IP 是否与 *G6PD* 基因有关及相关机制需要进一步研究。

家族性慢性良性天疱疮

家族性慢性良性天疱疮（familital chronic benign pemphigus）是一种罕见的不规则的常染色体显性遗传性皮肤病。其临床特征是在颈、腋、腹股沟等部位反复出现水疱、糜烂等症状，尼氏征阳性，伴臭味，无全身症状，反复发作，通常发生在青春期后，无性别和种族的差异。本病是 Howard Hailey 与 Hugh Hailey 兄弟二人 1939 年首先报告，故又称 Hailey-Hailey 病。相当于中医病名的"皱褶疱疮"，属"天疱疮"范畴。

【病因及发病机制】

本病总因先天禀赋不足，后天脾虚不能健运，湿浊内停，兼之暑湿或湿热之邪外袭，则内外湿热相搏，郁于肌肤而发。

1. 湿热毒盛　感受湿热之邪，或饮食不节，偏嗜肥甘厚腻，酿湿生热化毒，发为本病。
2. 脾虚湿蕴　脾胃素虚，其运化功能失常，水湿内停日久湿阻，即为本病。

【临床表现】

本病多在青春期发病，好发于颈、项部、腋窝、脐周、腹股沟、外阴、会阴、肛周、股内侧、腘窝等容易摩擦部位，可局限一两处，也可泛发（各图 18-5-4）。少数患者可有黏膜损害，主要累及口腔、喉、食管、外阴及阴道。初起时，在外观正常皮肤或红斑上发生松弛性群集水疱和大疱，开始疱液澄清，而后变混浊，尼氏征阳性，也可阴性。疱破后露出糜烂面，并结成厚痂。有时皮疹中心干燥，炎性边缘逐渐向外扩大，形成环状或片状糜烂、结痂或渗出性损害，有腥臭。不典型的病例在小腿部有疣状角化过度性损害、苔藓样斑块、瘙痒性丘疹损害和类似类天疱疮的大疱性反应。常有瘙痒，并伴有腥臭，有时自觉疼痛，特别是发生裂隙时。

损害的发生与机械性外伤、压力和紫外线照射相关。冬天症状常减轻甚至消失，夏天则趋于加重。皮疹经过数周可自行消退，以后又往往在原处复发。

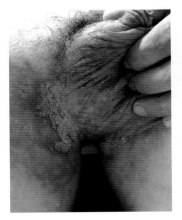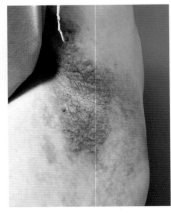

各图 18-5-4　家族性慢性良性天疱疮
（第四军医大学西京皮肤医院　肖月园　供图）

本病病程较长，预后良好，50岁以后病情常减轻，但痊愈者少见。

【组织病理】

基底层上裂隙形成和大部分表皮内出现部分性或完全性棘刺松解为本病的特征。后者呈塌砖墙样（dilapidated brick wall）外观。较成熟损害内有水疱和大疱形成，衬以单层基底细胞的乳突（绒毛）向上突入水疱腔或裂隙内。直接免疫荧光检查阴性。电子显微镜检查示张力细丝与桥粒分离，核周电子致密物聚集，角质形成细胞周围有许多延长和分枝的微绒毛，桥粒减少。

【诊断与鉴别诊断】

1. 诊断　根据家族史，临床表现结合常规病理检查、免疫病理检查诊断不难。

2. 鉴别诊断　主要的鉴别诊断包括各型天疱疮、脓疱病和Darier病。

（1）寻常性天疱疮：好发于中年人，损害为全身性，60%患者病前有口腔黏膜损害，病变部位在棘层，因而在皮肤上可出现大小不一的浆液性水疱，薄而易破，遗留愈合缓慢的糜烂面，有油腻性痂皮，无家族史。直接免疫荧光棘细胞间IgG沉积，皮损及血液中可测到天疱疮抗体。

（2）毛囊角化病：病理组织学上不易鉴别，但临床上，本病具有发生于脂溢区的角化过度的毛囊性丘疹的特点，常常伴有甲萎缩等。

【治疗】

（一）中医治疗

1. 分型论治

（1）湿热毒盛证：

主症：皮肤鲜红，斑上水疱疱液混浊，水疱溃破后有渗液，糜烂面鲜红，痂皮较厚，自觉瘙痒，附近淋巴结可肿大。可伴有口干渴，心烦，疲倦乏力。舌质红，苔黄腻，脉弦滑或濡数。

治法：清热利湿解毒。

方药：黄连解毒汤合茵陈五苓散加减。

（2）脾虚湿蕴证：

主症：水疱反复发作，疱液较清，红晕不明显，痂皮较少。可伴有面色苍白，体倦乏力，纳呆，大便溏。舌质淡红，苔薄白，脉濡或细。

治法：健脾渗湿。

方药：参苓白术散加减。

2. 中成药

（1）龙胆泻肝丸：清肝胆，利湿热。适用于湿热毒蕴证患者。

（2）参苓白术散：健脾除湿和胃。用于本病脾虚湿蕴证。

3. 外治法

（1）皮疹为水疱、糜烂，渗液较多者，可用金银花、地榆、苦参、九里明、野菊花、马齿苋、蒲公英各30 g，煎水待温外洗或湿敷。

（2）皮疹为红斑、水疱，渗液不多，伴瘙痒者，可用三黄洗剂外搽。

（3）渗液不多，痂皮较厚者，外涂青黛散油。

（4）夏日皮肤皱褶部位潮红而痒者，可外扑六一散、石珍散或青黛散。

（二）西医治疗

系统使用有效的抗金黄色葡萄球菌的抗生素、外用抗生素药物或抗真菌药物可得到改善。糖皮质激素外用、内服或合并使用亦有效。严重者可用环孢素、口服维A酸和氨苯砜。皮肤磨削法和CO_2激光气化治疗有效。特别严重者可进行皮肤移植。

【预防与调摄】

1. 不宜吃腥荤发物，宜食易消化的富有营养的食品。

2. 注意卫生护理，衣物要通爽透气；对伴发系统疾病长期卧床者，应经常翻身、擦背，预防感染及压疮发生。

3. 尽可能避免搔抓与烫洗，若有糜烂、渗出，应用湿敷剂湿敷，并用油剂外搽，尽快促进皮损干燥结痂，防止化脓感染。

着色性干皮病

着色性干皮病（xeroderma pigmentosa，XP）是一种常染色体隐性遗传性皮肤病，发病率约 1∶25 万。两性发病相当，父母常为近亲结婚。患者对日光高度敏感，有畏光现象。光暴露部位皮肤萎缩、大量的雀斑样色素加深斑，继而出现新生物，可有多系统累及，许多患者可伴有眼球、神经系统等病变。

【病因及发病机制】

最早由 Murulz Kaposi 等于 1870 年命名，是第一个与 DNA 损伤修复缺陷有关的人类疾病，可累及各种族人群。患者细胞存在 UV 照射后 DNA 损伤修复功能缺陷，患者的皮肤部位缺乏核酸内切酶，不能修复被紫外线损伤的皮肤的 DNA，因此在日光照射后皮肤容易被紫外线损伤，先是出现皮肤炎症，继而可发生皮肤癌。患者发生皮肤癌的可能性几乎是 100%。

着色性干皮病并非一个独立疾病。通过成纤维细胞融合技术并检测 DNA 修复，目前分为 8 种亚型，7 个互补组（A～G）和 1 个变异型（XPV）。变异型最轻，皮肤肿瘤发生较晚（40 岁左右发生），很少有神经系统异常，C 组、E 组较轻，其他组较重。

XPA 组：最为严重，约占 XP 的 25%，是位于 9 q34.1 的 *XPA* 基因突变所致。*XPA* 基因是一种锌指蛋白，能够与受损 DNA 特异性结合。

XPB 基因（又称 *ERCC3*），属于螺旋酶，位于 2 号染色体 q21，起 DNA 螺旋酶和 ATP 酶的作用。

XPC 基因位于染色体 3 p25.1，编码 DNA 结合蛋白，对基因组非转录区修复是必需的，在损伤识别的第一步起关键作用。

XPD 基因（又称 *ERCC2*）代表另一种螺旋酶，位于染色体 19 q13.2，XPD 蛋白具有 5'-3' 解链酶活性，参与损伤 DNA 的解链。

XPE 基因突变导致典型野生型，位于染色体 11 q12-q13，编码二聚体蛋白，参与损伤 DNA 的识别。

XPF 基因（又称 *ERCC4*），位于染色体 16 p13.3，这种类型罕见，主要见于日本人。XPF 蛋白具 5' 核酸内切酶活性，参与损伤 DNA 的剪切。

XPG 组罕见，*XPG* 基因又称（*ERCC5*），位于染色体 13 q32-33，XPG 蛋白具 3' 核酸内切酶活性，参与损伤 DNA 的剪切。

XPV 基因（又称 *POLH*），位于染色体 6 p21.2-6 p12，编码 DNA 聚合酶，可以绕过损伤 DNA 合成完整的子链 DNA。

近期，在 XP 皮肤肿瘤患者中，证实有活化癌基因 *N-ras*，*Ha-ras* 和 *C-myc*。这些与 UV 导致的 DNA 损伤有关。

【临床表现】

1. 皮肤病变　出生时皮肤正常，一般在出生后 6 个月至 3 岁发病。但大多数患者在 20 岁前即进入肿瘤期。有些患者发展缓慢，但也有一些在几年内即发生许多肿瘤，初期的皮损发生在曝光部位，光敏感最为常见，日晒部位发生水疱、大量雀斑，伴有色素减退和萎缩、皮肤干燥、毛细血管扩张、瘢痕形成和日光角化病。雀斑淡至暗棕色，针头至 1 cm 以上大小，可互相融合而形成不规则的色素沉着斑片，最初入冬可见其色较淡，其后即持久不退，其间逐渐夹杂有毛细血管扩张及小血管瘤。常见疣状角化，可自行消退或恶化。严重的慢性光化性损伤使皮肤呈异色病样外观。可在前 3～4 年即出现第一个恶变的肿瘤，多为基底细胞癌，数量很多，有时可为着色性。鳞癌也常见，黑素瘤也不少见，且为多发性，可因广泛转移而早年死亡。XP 患者发生皮肤肿瘤的风险是正常人的 1000 倍。肿瘤发展的平均时间为 8 年。最易发生在面部、颈部和头部。有时尽管组织学上有恶变，但病程慢，甚至可活至成年期。其他纤维肉瘤和血管肉瘤少见。（各图 18-5-5）

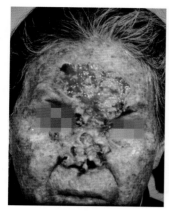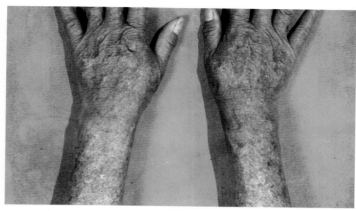

各图 18-5-5　着色性干皮病
（天津市中医药研究院附属医院　张理涛　供图）

毛发及指甲常正常，但齿可有缺陷。本病常在 10 岁前死亡，2/3 患者于 20 岁前死亡。鳞癌及黑素瘤广泛转移是死亡原因之一。许多患者常因易发生感染而死亡。轻症或适当治疗的患者有时可活过中年。

2. 眼部损害　见于 80% 的患者。包括畏光性结膜炎、睫毛缺失、角膜溃疡、瘢痕形成和穿孔、眼睑外翻和内翻，以及发生在眼睑部位的鳞状细胞癌、基底细胞癌和黑素瘤。*XPA* 组眼部损害更多见。

3. 神经系统改变　可累及 18% 的患者，常见小头、智力障碍、舞蹈手足徐动症、小脑性共济失调和感觉神经性耳聋等。

4. 其他　口腔结构的严重萎缩和癌症亦可能系暴露于日光中所致，可有张口困难，舌尖部可出现毛细血管扩张和其他病变，如鳞癌。内脏恶性肿瘤的危险性比正常人群高 10～20 倍。

【组织病理】
早期病理变化为非特异性，可有角化过度马尔匹基层变薄，表皮突部分萎缩，部分伸长，基底细胞层黑素不规则集聚，黑素细胞正常或增多。中期的病理变化似日光性角化病，角化过度与色素增深更加明显。表皮部分萎缩，部分棘层肥厚，甚至呈非典型性向下生长。表皮细胞核排列紊乱。真皮上部胶原纤维嗜碱性变和日光性弹性纤维病样改变。真皮内有较多的黑素颗粒及嗜黑素细胞。到晚期则表现为肿瘤的组织改变。

【诊断与鉴别诊断】
根据临床表现即可确诊。但发病较晚者应与着色性干皮病样综合征相鉴别。后者要到 30～40 岁才发病，表皮内 DNA 修复复制过程正常，但紫外线照后 DNA 合成较差。早期或轻症皮损应与雀斑相鉴别，还应与罗斯蒙德-汤姆森综合征（Rothmund-Thomson syndrome）、Petuz-Jeher 综合征及科凯恩综合征（Cock-ayne syndrome）相鉴别。

【预防及治疗】
一旦确诊，尽量避免日晒并使用遮光剂保护皮肤，如 25% 二氧化钛霜和 5%PABA 液。尽早切除肿瘤，面部损害切除后有时应进行整形植皮。患者家属应仔细检查，以便及早发现轻症患者进行保护和预防。

近年研究发现芳香维 A 酸，每天 0.2～0.5 mg/kg 口服，可有效减少皮肤肿瘤的形成。另外，目前新的治疗方法是用 T4 内切核酸酶 V 能够特异识别环丁烷嘧啶二聚体，可用于着色性干皮病的酶替代治疗。

（汪海珍）

遗传性对称性色素异常症

遗传性对称性色素异常症（hereditary symmetrical dyschroma-tosis）1929 年由 Toyama 命名，又称对称性肢体色素异常症（symmetric dyschromatosis of the extremities）和 Dohi 对称性肢端色素沉着症。为常染色体显性遗传性疾病。临床特征是位于肢端尤其是手足背面的色素沉着和色素减退的网状斑，无自觉症状。亚洲人中较常见，男稍多于女。

【病因及发病机制】

常染色体显性遗传。Zhang 等及 Miyamura 等在 2003 年先后阐述并证实，1 号染色体长臂 1qll–1 q21 区间内双链 RNA 特异性腺苷脱氨酶基因的突变是导致本病的原因。

【临床表现】

两侧手、足背对称分布，可延及前臂及小腿。表现为点状至黄豆大小的褐色斑疹，间杂以色素减退斑，互相交织呈网状。面部如额、鼻、颊及耳部等处可有雀斑样损害。在婴儿期和儿童早期发病，青春期停止发展，持续终生。夏季皮损加重，无自觉症状。（各图 18-5-6）

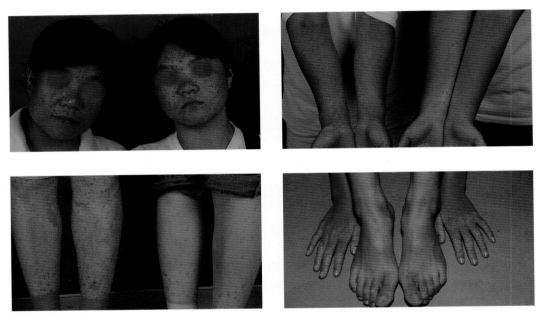

各图 18-5-6   遗传性对称性色素异常症
（天津市中医药研究院附属医院   张理涛   供图）

【组织病理】

色素减退斑区基底层黑素颗粒减少，而色素沉着斑区黑素颗粒增加。真皮上层有少数淋巴细胞浸润。

【诊断与鉴别诊断】

1. 诊断   根据典型临床表现及家族遗传发病的特征诊断。

2. 鉴别诊断   本病可与下列疾病进行鉴别：

（1）着色性干皮病：除色素改变外，还有皮肤干燥、萎缩、毛细血管扩张及皮肤潮红等表现。

（2）网状肢端色素沉着（北村）：在肢端有雀斑样褐色斑，皮损略凹陷，呈网状，但无色素减退斑。

【治疗】

无特效治疗方法。

【预防与调摄】

夏季避免日晒。

【临床研究进展】

吉津等发现 1 例患者存在 *ADAR1* 基因 c.1162 G ＞ T 突变。高杰等发现一家系 2 例患者存在 *ADAR1* 基因第 13 号外显子 c.3232 C ＞ T 突变。

【参考文献】

[1] 吉津，郭琴，章若画，等. 一例散发遗传性对称性色素异常症 ADAR1 基因新突变 [J]. 中国麻风皮肤病杂志，2018, 34(06): 321-323.

[2] 高杰，崔红宙，王霆，等. 遗传性对称性色素异常症一家系 ADAR1 基因突变检测 [J]. 中国麻风皮肤病杂志，2018, 34(05): 275-277.

遗传性泛发性色素异常症

遗传性泛发性色素异常症（dyschromatosis universalis hereditaria）于 1933 年 Lchikawa 和 Hiraga 首次命名。为常染色体显性遗传性皮肤病。临床特征是界限清楚、深浅不一的色素沉着斑点，间杂有大小不一的色素减退斑或色素脱失斑，主要累及躯干和四肢近端。男女无明显差异。

【病因及发病机制】

常染色体显性遗传。有研究显示，*ABCB6* 基因和 *SASH1* 基因突变与本病发病相关。

【临床表现】

泛发全身，以躯干尤其是腹部为主，为豌豆大小、形态不规则的色素沉着和色素减退性斑疹，约半数患者面部表现雀斑样色素沉着。80% 以上 6 岁以前发病，少数出生即有。极少数患者出现掌跖部位的色素改变，偶尔有报道口腔黏膜被累及。

【组织病理】

色素沉着区表皮基底细胞甚至棘层细胞黑素增加，并可继发色素失禁，色素减退区黑素明显减少甚至缺如。

【诊断与鉴别诊断】

1. 诊断　根据典型临床表现及家族遗传发病的特征诊断。

2. 鉴别诊断　本病可与下列疾病进行鉴别：

（1）遗传性对称性色素异常症：本病主要表现为肢端尤其是手、足背、面部色素沉着和色素减退斑。既往认为二者为同一种疾病的不同亚型，区别在于皮疹发生的范围不同，分属泛发型和肢端型。但近来随着家系全基因扫描分析发现两者存在着不同的基因突变位点。故可认为二者是两个致病基因不同的疾病。

（2）白癜风：仅表现为色素脱失斑，其组织病理显示黑素细胞及黑素颗粒均减少。

【治疗】

无特效治疗方法。

【临床研究进展】

近年来，有多个合并症被相继报道，如肾衰竭、原发性卵巢早衰等。

【参考文献】

[1] 姚磊，曾磊，付旭辉，等 .SASH1 基因新杂合错义突变与遗传性泛发性色素异常症一家系相关 [J] 中华皮肤科杂志，2016, 49(2): 77-81.

[2] ROJHIRUNSAKOOL S, VACHIRAMON V. Dyschromatosisuniversalishereditaria with renal failure [J]. Case Rep Dermtol, 2015, 7(1) : 51-55.

[3] JAYANTHI N S, ANANDAN V, JAMEELA W A, et al. A case report of dyschromatosis universalis

hereditaria(DUH) with primary ovarian failure(POF)[J]. J Clin Diagn Res, 2016, 10(3): 1-2.

木村网状肢端色素沉着

木村网状肢端色素沉着（reticular acropigmentation kita-mura）于 1943 年 Kitamura 和 Akamatsu 首次报道本病。本病为常染色体显性遗传性疾病。临床特征为肢端伴有萎缩的雀斑样色素斑点，形成不规则网状外观。

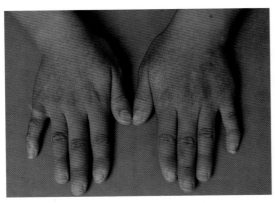

各图 18-5-7　木村网状肢端色素沉着
（天津市中医药研究院附属医院　张理涛　供图）

【病因及发病机制】

常染色体显性遗传。Schnur 等认为先天性角化不良是网状色素沉着疾病的原型。最常见的遗传形式是 X 连锁，杂合子女性表现各异。

【临床表现】

先发于手足背及四肢远端，可以扩展至面部、眼睑、颈部、上臂、下肢、躯干上部（各图 18-5-7）。为微凹的雀斑样色素斑，形成不规则有棱角的网状外观。浅棕色至深褐色，直径 1～4 mm。日光照射可加重。掌跖皮肤可以有凹点和皮嵴断裂。无色素减退斑。始发于儿童期，随后可波及到身体其他部位。

【组织病理】

表皮角化过度、表皮突轻度延长，或表皮轻度萎缩，基层及棘细胞层下方黑素增多；无真皮上部色素失禁。

【诊断与鉴别诊断】

根据典型临床表现、家族遗传发病及组织病理特征诊断。可与遗传性对称性色素异常症、遗传性泛发性色素异常症鉴别。

【治疗】

无特效治疗方法。

【预防与调摄】

夏季避免日晒。

【临床研究进展】

Suzuki 等报道遗传性对称性色素异常症有 16 个 *ADAR* 基因新突变，遗传性泛发性色素异常症和本病无 ADAR 基因突变，提示三者是不同的疾病。

【参考文献】

SUZUKI N, SUZUKI T, INAGAKi K, et al. Mutation analysis of the ADAR1 gene in dyschromatosis symmetrica hereditaria and genetic differentiation from both dyschromnatosis universalis hereditaria and acropigmentatio reticularis[J]. J Invest Dermatol, 2005, 124(6): 1186-1192.

屈曲部网状着色异常

Dowling 等于 1938 年首次提出屈曲部网状着色异常（reticular pigmented anomaly of flex-ure），也称 Dowling-Degos 病或黑点病（darkdot disease）。可有家族史，为常染色体显性遗传性疾病。临床特征是皱褶部位网状色素沉着，以腋下、腹股沟、乳房下等皱褶部位多见。

【病因及发病机制】

常染色体显性遗传，其遗传位点定位于 17 p13.3。

【临床表现】

累及腋窝、腹股沟及乳房下，表现为深棕色平滑的网状斑，表皮不增厚，无黑棘皮病天鹅绒样的皱纹。多从 20～30 岁开始，逐渐发展。大多无明显自觉症状。其他特征有颈部散在黑头粉刺样损害（图 18-5-8），口周围小凹陷，可伴有色素沉着，以口角最明显。

【组织病理】

变薄的表皮向下延长，伸出色素性丝状表皮嵴，但黑素细胞不增加，真皮内可见载黑素细胞增多。电镜检查在角质形成细胞内有正常黑素颗粒聚集。

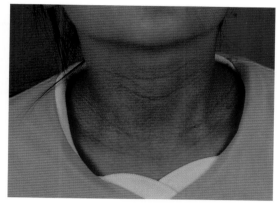

各图 18-5-8 屈曲部网状着色异常
（天津市中医药研究院附属医院 张理涛 供图）

【诊断与鉴别诊断】

1. 诊断　根据典型临床表现、家族遗传发病及组织病理特征诊断。

2. 鉴别诊断　本病可与下列疾病进行鉴别：

（1）木村网状肢端色素沉着：多于儿童期发病，皮损常见于足背、手背、掌跖，表现为微凹的雀斑样色素斑点。

（2）黑棘皮病：皮损出现部位与皱褶部网状色素异常相似，但呈天鹅绒样外观，组织病理改变呈乳头瘤样增生。

【治疗】

无特效治疗方法。

【临床研究进展】

Wenzel 等报道 1 例采用 Er：YAG 激光治疗有较好的疗效。

【参考文献】

[1] Li C R, XING Q H, Li M, et al. A gene locus responsible forreticulate pigmented anomaly of the flexures maps to chromosomel 7p13.3[J]. J Invest Dermatol, 2006, 126(6): 1297-1301.

[2] WENZEL J, TAPPE K, GERDSEN R, et al. Successful treatment of Dowling-Degos disease with er: YAGlaser[J]. Dermatol Surg, 2002, 28: 748-750.

网状色素性皮病

网状色素性皮病（dermatopathia pigmentosa reticularis）于 1958 年由 Hauss 和 Oberste-Lehn 首次发现，是一种罕见的遗传性疾病。临床特征是网状色素沉着、非瘢痕性秃发和甲营养不良。

【病因及发病机制】

为常染色体显性遗传，是一种外胚层发育不良性疾病。Lugassy 等对患有 Naegeli-Franceshetti-jadassohn 综合征及网状色素性皮病家族的研究发现，其基因角蛋白 14（KRT14）中 E1 到 V1 区域发生了杂合无义突变及移码突变，并认为所有的突变导致早期翻译的终止，基底细胞层细胞凋亡活动增加，为二者发病的重要机制。

【临床表现】

累及颈部、躯干及四肢。表现为网状色素沉着斑、非瘢痕性脱发及甲营养不良。婴儿期或儿童期好发，通常在 2 岁左右发病。还可见掌跖角化过度，皮肤纹理消失，多汗或少汗，色素减退斑等症状。

【组织病理】

棘层萎缩变薄，真皮浅中层血管周围中等量淋巴细胞浸润，可见大量嗜色素细胞。

【诊断与鉴别诊断】

1. 诊断　根据典型临床表现诊断。

2. 鉴别诊断　本病可与先天性角化不良进行鉴别：先天性角化不良为 X 连锁隐性遗传病，具有网状色素沉着、甲萎缩的表现，同时还具有黏膜白斑、持续流泪、骨髓造血功能异常和易感肿瘤的特征，不伴有脱发。

【治疗】

无特效治疗方法。

【临床研究进展】

Goh 等通过对伴有纤维瘤病的网状色素性皮病患者分析发现，KRT14 m RNA 基因 c373 位点发生杂合错义突变，而非无义突变。

【参考文献】

[1] LUGASSY J, ITIN P, ISHIDA-YAMAMOTO A, et al. Naegeli-Franceschetti-Jadassohn syndrome and dermatopathia pigmentosa reticularis: two allelic ectodermal dysplasias caused by dominant mutations in KRT14[J]. Am J Hum Genet, 2006, 79(4): 724-730.

[2] GOH B K, COMMON J E, GAN W H, et al. A case of dermatopathia pigmentosa reticularis with wiry scalp hair and digital fibromatosis resulting from a recurrent KRT14 mutation[J]. Clin Exp Dermatol, 2009, 34(3): 340-343.

先天性皮肤异色病

先天性皮肤异色病（congenital poikiloderma）1868 年由 Rothmund，1923 年由 Thomson 分别报道，又称 Rothmund-Thomson 综合征。为常染色体隐性遗传性疾病。临床特征为出生后 3～6 个月内先在头面部以后相继蔓延到全身的皮肤异色症样改变，毛细血管扩张、皮肤萎缩及网状色素沉着，可伴有或无光敏感、白内障。

【病因及发病机制】

常染色体隐性遗传。发病机制尚不明了，一些患者与 *RECQ4* 基因突变有关，该基因是 DNA 解旋酶家族的一员，部分患者有染色体镶嵌现象及 8 号染色体三体现象。

【临床表现】

开始于面部，逐渐发展至四肢及臀部（各图 18-5-9）。皮肤表现为毛细血管扩张，棕色色素沉着，皮肤萎缩，呈网状或大理石样外观。多于出生后 3～6 个月发病，约 33% 患者有光敏感，约 80% 的患者可有不同程度的毛发脱落，白内障多发生在 4～6 岁。部分患者可出现智力低下、体格发育不全（如牙齿，骨骼，生殖器）等。肿瘤发病率升高，可见骨肉瘤、皮肤肿瘤、血液系统肿瘤等。

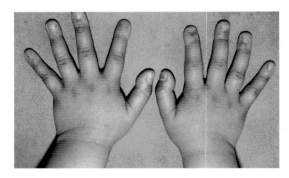
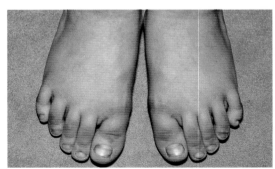

各图 18-5-9　先天性皮肤异色病
（天津市中医药研究院附属医院　张理涛　供图）

【组织病理】

多显示非特异性改变，表皮变薄，可有基底细胞液化变性，真皮上部带状炎性细胞浸润，毛细血管扩张等，早期与色素失禁症相似。

【诊断与鉴别诊断】

根据发病时间、病情进展以及临床表现等进行诊断。

本病可与 Bloom's 综合征鉴别：临床特征为面部毛细血管扩张性红斑、光敏感、出生前后持续发育迟缓等，易患各种恶性肿瘤。无网状色素沉着或色素减退，无性腺功能减退，无幼年性白内障。

【治疗】

无特殊治疗方法。本病累及多个脏器及组织，应由多科室进行综合性治疗。

【临床研究进展】

王思思等发现 1 例 Rothmund-Thomson 综合征患儿基因外显子区域和剪切位点区域有两处杂合突变点：c. 2492–2493 de1（缺失突变），c. 1391–2 A > C（腺嘌呤 > 胞嘧啶），导致 p.H831 fs（移码突变），splicing（剪切突变），对蛋白功能可能有较大影响。

【参考文献】

王思思，易晓青，肖延风 .Rothmund-Thomson 综合征伴 RECQL4 基因突变 1 例 [J]. 中国儿童保健杂志，2019, 27(1): 113–114.

（张志勇）

第十九章 皮肤附属器疾病

皮肤附属器疾病包括皮脂腺、汗腺、毛发、指（趾）甲方面的疾病，皮脂腺主要是在头面部、胸背部及外阴部位较多，皮脂腺的生长发育及分泌受年龄、内分泌、各种代谢等因素影响。汗腺疾病包括顶泌汗腺及外泌汗腺疾病、汗液排泄过多过少、汗腺异常等。毛发疾病一般可分为毛发脱落、毛发过多、毛发变色、毛发变质等。而甲病则包括甲床、甲周及甲板部分的疾病。

第一节　脂溢性皮炎

脂溢性皮炎（seborrheic dermatitis）是一种发生在头皮及面部为主的慢性疾病，表现为头皮白屑层层飞扬，颜面皮肤多脂油腻，淡红色斑片，叠起白屑，脱去又生，以毛囊口棘状隆起，糠状鳞屑为特征，一般无自觉症状，或有轻度瘙痒，病程长，青壮年患者最多，或在乳儿期发生。相当于中医学的"白屑风""面游风"。

【病因及发病机制】

中医学认为本病主要因素体湿热内蕴、感受风邪所致。湿为重浊之邪，常挟风、热等，以热为多，湿热互结，循经上行，加之恣食肥甘油腻、辛辣之品，以致脾胃运化失常，化湿生热，湿热蕴阻肌肤而成；风热之邪外袭，郁久耗伤阴血，阴伤血燥；或平素血燥之体，复感风热之邪，血虚生风，风热燥邪蕴阻肌肤，肌肤失于濡养而致。《外科正宗》："白屑风多生于头、面、耳、项发中，初起微痒，久则渐生白屑，叠叠飞起，脱之又生，此皆起于热体当风，风热所化。"

现代医学认为本病发病原因尚不清楚。可能与遗传性皮脂分泌增多，在此基础上发生马拉色菌大量繁殖，致使皮肤原有的微生态环境发生变化，主要是游离脂肪酸比例增加而发病。此外，遗传因素、精神因素、饮食不当、嗜烟酒、B族维生素缺乏等均可不同程度影响本病的发生和发展。

【临床表现】

本病好发于各个年龄段，以青年人及新生儿居多，好发于皮脂溢出部位，以头、面、胸及背部多见（各图 19-1-1）。油性皮脂溢出症，多见于青壮年，发生在头皮和颜面等处。皮肤表现为油腻发亮，手摸之有油黏的感觉，鼻部如涂上一层油，毛囊口扩大，能挤出黄白色的粉汁。头皮毛发油腻，或头屑多，20～40 岁最重。干性皮脂溢出症，多发于头皮部，头皮有堆叠飞起的油腻鳞屑，抓之如下雪样飘落。婴儿多发生在出生后的 3～10 周，在头皮、面部，包括眉弓、鼻唇沟、耳周以及褶皱部位出现油腻性细小的鳞屑性红色斑片，易结成淡黄色痂，有不同程度的瘙痒。本病多病程缓慢，但常有急性发作。

【实验室检查】

无特殊检查，部分患者头皮可检出芽生孢子菌。

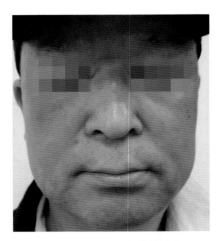

各图 19-1-1　脂溢性皮炎

【诊断与鉴别诊断】

1．诊断

（1）本病多见于青壮年及新生儿，病程多慢性。

（2）好发于头皮和颜面等处，有红斑、脱屑、瘙痒。

（3）皮肤表现为油腻发亮，手摸之有油黏的感觉，或头皮有堆叠飞起的油腻鳞屑，抓之如下雪样飘落。

2．鉴别诊断　本病可与下列疾病进行鉴别：

（1）头皮银屑病：皮损多在肘、膝关节的伸侧面，头皮也可发生，但损害为边界清楚的红斑，其上堆集很厚的银白色鳞屑，搔抓后可见到露水珠样出血点，身体其他部位有典型银屑病皮损。

（2）白癣：多见于儿童，头部有灰白色鳞屑斑片，其上有长短不齐的断发，发根有白色菌鞘；真菌检查呈阳性，Wood 灯光下呈亮绿色荧光。

（3）玫瑰糠疹：好发于躯干四肢及四肢近端，通常不累及头部。皮损常为小片状椭圆形、细小鳞屑性斑片，皮损长轴多与皮纹一致，且常有"母斑"出现。无好发于皮脂溢出部位倾向。

【治疗】

（一）中医治疗

1．分型论治

（1）湿热蕴结证：

主症：皮损为潮红斑片，有油腻性痂屑，甚至糜烂、渗出；伴口苦口黏，脘腹痞满，小便短赤，大便臭秽；舌质红，苔黄腻，脉滑数。

治法：清热利湿，健脾和胃。

方药：龙胆泻肝汤加减。

（2）风热血燥证：

主症：多发于头面部，为淡红色斑片，干燥、脱屑、瘙痒，受风加重，或头皮瘙痒，头屑多，毛发干枯脱落；伴口干口渴，大便干燥；舌质偏红，苔薄白或黄，脉细数。

治法：祛风清热，养血润燥。

方药：消风散合当归饮子加减。常用苦参、威灵仙、当归、生地、川芎、荆芥、防风、大胡麻、石菖蒲、苍术、蛇舌草、生山楂。皮损颜色较红者，加牡丹皮、金银花、青蒿；瘙痒较重者，加白鲜皮、刺蒺藜；皮损干燥明显者，加玄参、麦冬、天花粉。

2．内服中成药

（1）防风通圣丸：清热解毒、解表通里。对热毒壅盛、大便秘结的患者疗效较好。

（2）龙胆泻肝丸：清肝胆，利湿热。用于肝胆湿热的患者。

3．外治

（1）干性皮损在头皮者，用白屑风酊外搽，每天3次。

（2）干性皮损在面部者，用痤疮洗剂外搽，每天2次。

（3）湿性皮损有少量渗出者，可用马齿苋、黄柏、大青叶、龙葵各30g，或单味30g，煎汤，放凉后外洗或湿敷患处，每次30分钟，每天2～3次；湿敷后外搽青黛膏。或用脂溢洗方（苍耳子30g、苦参15g、王不留行30g、明矾9g）煎水洗头。

（4）针灸疗法：取合谷、曲池、大椎、血海、足三里，施泻法，隔天1次，10次为1疗程。

（二）西医治疗

1．局部治疗　旨在减少脂溢、溶解皮脂、抗菌、抗真菌及止痒。常用的药物为含有抗真菌药的复方制剂，如复方咪康唑乳膏、复方益康唑霜，外用钙调磷酸酶抑制剂（如他克莫司、吡美莫司）等用于严重患者或低强度糖皮质激素治疗无效者；头皮部位可使用2%酮康唑洗剂或二硫化硒洗剂。

2．系统治疗　可口服B族维生素、抗组胺药物。有真菌感染或泛发性损害时可用伊曲康唑

886

100 mg/d，连服 2～3 周；有细菌感染者可用四环素或红霉素；范围大、炎症明显，甚至有红皮病倾向者，在无禁忌证情况下，可短期应用小剂量糖皮质激素，如泼尼松 15 mg/d，并可短期加用雷公藤多苷片 20 mg，每天 3 次。

（三）中西医结合治疗思路

本病是临床上常见病、多发病，轻者可用中医辨证内服方药或口服 B 族维生素制剂及局部外治。中医认为本病以脾胃湿热、血热风燥为主要病机，治宜清热燥湿、凉血润燥；重者中西医并用综合治疗，可短期加用糖皮质激素治疗，待病情有效控制后减量、停用；继续中药辨证内服、外用。

【预防与调摄】

1. 忌食荤腥、油腻；少食甘甜、辛辣以及浓茶、咖啡、酒等；多食水果、蔬菜。
2. 生活规律，睡眠充足，保持大便通畅。
3. 避免搔抓、烫洗，不用刺激性强的肥皂外洗。

【临床研究进展】

张晓静认为抗真菌治疗可通过减少马拉色菌量而缓解脂溢性皮炎皮肤炎症，苦参的有效成分苦参碱在体外有较强的抑制马拉色菌的作用，选取患者分别用苦参碱洗剂和酮康唑洗剂治疗并进行临床观察，结果发现，苦参碱洗剂和酮康唑洗剂总疗效无差异，无统计学意义，但在抑制油脂分泌和抑制瘙痒方面差异有统计学意义，苦参碱组优于酮康唑组。

【医家经验与争鸣】

著名中医皮肤科专家朱仁康认为本病内因为平素血燥之体，复因过食辛辣厚味、油腻、酒类，致脾胃运化失常，内蕴积热或湿热，外受风邪而致。又有在剧烈运动之后，头面汗出，腠理开疏，又以冷水淋头，外风乘虚而袭，此即所谓肌热当风，风邪侵入汗孔，转为化燥，肌肤失养而成。如风邪郁久，则耗血伤阴；而血虚阴伤，肌肤失于濡养，则愈生风化燥。二者互为因果。

广东省中医院国医大师禤国维治疗脂溢性皮炎擅长用养阴清热法，认为本病以阴虚者为主，故治疗以补肝肾、养阴血为主，其代表方为加味二至丸，具有滋肾阴而改善内环境，祛湿热而抑菌消炎的双重功效，达到标本兼治之目的。

【参考文献】

[1] 张晓静，蔡玲玲. 苦参碱洗剂治疗脂溢性皮炎 52 例 [J]. 环球中医药，2016, 9(4): 486-488.
[2] 朱仁康. 中医外科学 [M]. 北京：人民卫生出版社，1987.
[3] 范瑞强，邓丙戌，杨志波. 中医皮肤性病学 [M]. 北京：科学技术文献出版社，2010.

（魏跃钢）

第二节 痤疮

痤疮（acne vulgaris）是一种以颜面、胸、背等处见丘疹顶端如刺状，可挤出白色碎米样粉汁为主的毛囊、皮脂腺的慢性炎症。临床特点是：丘疹、脓疱等皮疹多发于颜面、前胸、后背等处，常伴有皮脂溢出。多见于青春期男女。中医文献中又称"肺风粉刺""粉刺""面疮""酒刺"，俗称"青春疙瘩""青春痘"。

【病因及发病机制】

中医学认为本病早期以肺热及肠胃湿热为主，后期有痰瘀。素体阳热偏盛，肺经蕴热，复受风邪，熏蒸面部而发；或过食辛辣肥甘厚味，肠胃湿热互结，上蒸颜面而致；病久则脾气不足，运化失常，湿浊内停，郁久化热，热灼津液，煎炼成痰，湿热瘀痰凝滞肌肤而发。《医宗金鉴·外科心法要诀》："此证由于肺经血热而成。每发于面鼻，其碎疙瘩，形如黍屑，色赤肿痛，破出白粉汁，日久成白屑，形如黍米白屑。"

现代医学多数认为本病与雄激素、皮脂腺和毛囊内微生物密切相关。青春发育期雄激素分泌增多，皮脂腺合成和排泄皮脂增多，并能使毛囊漏斗部角化增殖，造成毛孔堵塞，形成脂栓即粉刺。毛囊内存在的痤疮棒状杆菌等分解淤滞的皮脂，产生游离脂肪酸，后者有致炎作用，使毛囊壁损伤破裂，粉刺内容物进入真皮，出现炎症性丘疹或脓疱、结节、囊肿等损害。此外，遗传、饮食、胃肠功能、环境因素、化妆品及精神因素亦与发病有关。

【临床表现】

好发于颜面、颈、胸背等处。皮损初起为针头大小的毛囊性丘疹（各图 19-2-1）或为白头粉刺、黑头粉刺，可挤出白色或淡黄色脂栓，因感染而成红色小丘疹，顶端可出现小脓疱。愈后可留暂时性色素沉着或轻度凹陷性瘢痕（各图 19-2-2）。严重者称聚合型痤疮，感染部位较深，出现紫红色结节、脓肿、囊肿，甚至破溃形成窦道和瘢痕，或呈橘皮样改变，常伴皮脂溢出。临床最常见的为寻常痤疮，但还可见一些特殊类型的痤疮，如聚合性痤疮、爆发性痤疮、坏死性痤疮、婴儿痤疮、月经前痤疮、药物性痤疮和职业性痤疮等。有轻度瘙痒，炎症明显时伴疼痛。病程长短不一，青春期后可逐渐痊愈。临床部分患者发病时间可延长，持续到成人。皮疹反复发生，常因饮食不节、月经前后而加重。

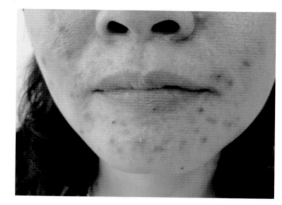

各图 19-2-1 痤 疮

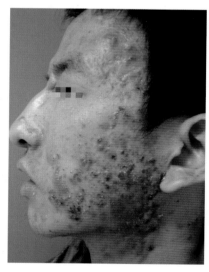
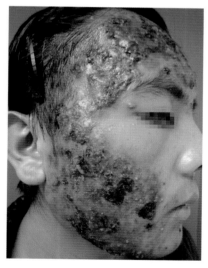

各图 19-2-2 痤 疮

（第四军医大学西京皮肤医院 肖月园 供图）

【组织病理】

粉刺含有角化细胞、皮脂和某些微生物，阻塞在毛囊口内。丘疹是毛囊周围以淋巴细胞为主的炎症浸润，同时可见一小部分毛囊壁开始碎裂。脓疱是毛囊壁破裂后在毛囊内形成的、内容较多的中性粒细胞。结节发生于毛囊破裂部位，是由皮脂、游离脂肪酸、细菌和角化细胞自毛囊进入真皮而成。毛囊周围的浸润可发展成囊肿，其中有很多中性粒细胞、单核细胞、浆细胞和少数异物巨细胞浸润。

在痊愈过程中，炎症浸润被纤维化所取代而形成瘢痕。

【诊断与鉴别诊断】

1. 诊断

（1）患者多为青年男女，可反复发作。

（2）好发于颜面及上胸背部等皮脂腺丰富部位。

（3）皮损有黑头粉刺、毛囊性丘疹、结节等，对称分布。

2. 鉴别诊断　本病可与下列疾病进行鉴别：

（1）玫瑰痤疮：多见于壮年人；皮疹分布以鼻准、鼻翼为主，两颊、前额也可发生，不累及其他部位；无黑头粉刺，患部潮红、充血，常伴有毛细血管扩张。

（2）职业性痤疮：常发生于接触沥青、煤焦油及石油制品的工人，同工种的人往往多发生同样损害；丘疹密集，伴毛囊角化；除面部外，其他接触部位如手背、前臂、肘部亦有发生。

（3）颜面播散性粟粒性狼疮：多见于成年人；损害为粟粒大小淡红色、紫红色结节，表面光滑，对称分布于颊部、眼睑、鼻唇沟等处；用玻片压之可呈苹果酱色。

【治疗】

（一）中医治疗

1. 分型论治

（1）肺经风热证：

主症：丘疹色红，或有痒痛，或有脓疱；伴口渴喜饮，大便秘结，小便短赤。舌质红，苔薄黄，脉弦滑。

治法：疏风清肺。

方药：枇杷清肺饮加减。

（2）肠胃湿热证：

主证：颜面、胸背部皮肤油腻，皮疹红肿疼痛，或有脓疱；伴口臭、便秘、溲黄。舌质红，苔黄腻，脉滑数。

治法：清热除湿解毒。

方药：茵陈蒿汤加减。

（3）痰湿瘀滞证：

主症：皮疹颜色暗红，以结节、脓肿、囊肿、瘢痕为主，或见窦道，经久难愈；伴纳呆腹胀。舌质暗红，苔黄腻，脉弦滑。

治法：除湿化痰，活血散结。

方药：二陈汤合桃红四物汤加减。

（4）冲任失调证：

主症：皮损好发于额、眉间或两颊，在月经前增多加重，月经后减少减轻，伴有月经不调，经前心烦易怒，乳房胀痛，平素性情急躁。舌质淡红苔薄，脉沉弦或脉涩。相当于有高雄激素水平表现的女性痤疮。

治法：调和冲任、理气活血。

方药：逍遥散或二仙汤合知柏地黄丸加减。

2. 内服中成药

（1）黄连上清丸：清热通便，散风止痛。适用于肺经风热或心火炽盛引起的痤疮。

（2）一清胶囊：清胃解毒。适用于胃火炽盛引起的面部痤疮。

（3）金花消痤丸：清肺胃实热，通利二便。主治肺胃热盛，以丘疹、粉刺、少量脓疱为主的痤疮。

（4）清热暗疮片：清热解毒，凉血散瘀。用于痤疮（粉刺）。

（5）丹参酮胶囊：抗菌消炎。用于轻中度寻常痤疮。

3. 外治

（1）皮疹较多者可用颠倒散茶水调涂患处，每天 2 次，或每晚涂 1 次，次晨洗去。

（2）脓肿、囊肿、结节较甚者，可外敷金黄膏，每天 2 次。

（3）姜黄消痤搽剂：清热祛湿，活血消痤。用于湿热郁肤所致的粉刺。用棉签蘸取药液涂患处，每天 2～3 次。

（4）体针：取穴大椎、合谷、四白、太阳、下关、颊车。肺经风热证加曲池、肺俞；肠胃湿热证加大肠俞、足三里、丰隆；月经不调加膈俞、三阴交。中等刺激，留针 30 分钟，每天 1 次，10 次为 1 个疗程。

（5）耳针：取穴肺、内分泌、交感、脑点、面颊、额区。皮脂溢出加脾；便秘加大肠；月经不调加子宫、肝。耳穴压豆，每次取穴 4～5 个，2～3 天换豆 1 次，5 次为 1 个疗程。

（6）刺络拔罐：可取大椎、肺俞等穴，用三棱针点刺放血后加拔罐 3 分钟，每周 1～2 次。

（二）西医治疗

1. 局部治疗　外用抗生素，包括 1%～2% 的红霉素、林可霉素及其衍生物克林霉素、氯霉素或氯洁霉素、夫西地酸等，由于外用抗生素易诱发痤疮丙酸棒状杆菌耐药，故不推荐单独使用。建议和过氧化苯甲酰或外用维 A 酸类联合应用。也可外用异维 A 酸类药物，如阿达帕林凝胶等。

2. 系统治疗　首选四环素类，如多西环素、米诺环素等，不能使用时可考虑选择大环内酯类如红霉素、阿奇霉素、克拉霉素等。重度痤疮或其他治疗效果不好的中重度痤疮，瘢痕性痤疮可口服异维 A 酸，但该药有明确的致畸作用，育龄期女性应慎用。

（三）中西医结合治疗思路

痤疮是临床上常见的损容性皮肤病，以丘疹、粉刺为主者，宜宣肺清热；红斑明显者，宜清肺凉血；以结节、囊肿瘢痕为主者，以祛湿化痰活血通络散结为法，脓肿明显者，宜加清热解毒、透脓之品；女性患者兼有月经不调者，配合疏肝调理冲任；重症者，配合西药如抗生素、维 A 酸制剂等治疗；囊肿结节、瘢痕者配合针灸、激光等治疗。

【预防与调摄】

1. 经常用温水、硫黄皂洗脸，皮脂较多时可每天洗 2～4 次。

2. 忌食辛辣刺激性食物，如辣椒、酒类；少食油腻、甜食；多食新鲜蔬菜、水果；保持大便通畅。

3. 不要滥用化妆品，有些粉质化妆品会堵塞毛孔，造成皮脂淤积而成粉刺。

4. 禁止用手挤压粉刺，以免炎症扩散，愈后遗留凹陷性疤痕。

【临床研究进展】

徐爱琴用中药结合调周法治疗女性迟发性痤疮，方剂组成（下称痤疮平方）蒲公英 20 g，野菊花 12 g，浙贝母 10 g，生地黄、虎杖各 15 g，黄芩 10 g，金银花 15 g，连翘 10 g，桑白皮 20 g，凌霄花 10 g。功效：清热解毒，活血散结。调周法：即根据妇女月经周期的不同时段，分别采用温阳、活血、养阴、理气的方法，与上方加减治疗。具体如下：经前期：调理冲任、解毒散结。痤疮平方与二仙汤化裁。药用：仙茅、淫羊藿各 6 g，蒲公英 20 g，金银花 15 g，野菊花 12 g，乌药、浙贝母各 6 g，生地黄、地丁各 15 g，黄芩、虎杖、凌霄花各 10 g。月经期：活血调经，解毒散结，痤疮平方与逍遥散化裁。药用：柴胡 8 g，黄芩 10 g，当归 6 g，生地黄 15 g，赤芍、益母草、茺蔚子各 10 g，蒲公英 20 g，金银花 15 g，野菊花 12 g，浙贝母、连翘各 10 g。经后期：滋肾养阴，解毒散结。痤疮平方与二至丸化裁。药用：女贞子、墨旱莲各 20 g，黄柏 6 g，生地黄、桑白皮各 15 g，浙贝母 10 g，野菊花 12 g，蒲公英 20 g，连翘 12 g，金银花 15 g，虎杖、凌霄花各 10 g。经间期：活血理气，解毒散结，痤疮平方与桃红四物汤化裁。药用：桃仁、红花各 6 g，当归尾、赤芍各 10 g，川芎 6 g，生地黄 15 g，蒲公英 20 g，连翘 12 g，金银花 15 g，虎杖、黄芩、野菊花各 10 g。

齐沫黄等 探讨火针焠刺和暗疮针穿刺排脓治疗青少年囊肿型痤疮的疗效，结果显示，两组治疗后痤疮积分有显著性差异，火针焠刺组总有效率为94.12%，暗疮针穿刺治疗组有效率为90.63%。

【医家经验与争鸣】

北京中医医院著名皮外科专家赵炳南认为痤疮因肺胃湿热于内，外感毒邪而发，治宜清肺胃湿热，解毒散邪，方用枇杷清肺饮加减，药用枇杷叶、桑白皮、栀子、野菊花、黄芩、黄连、苦参、赤芍、白茅根、生槐花等。赵氏的学生著名皮肤病专家张志礼将痤疮分为肺胃湿热型、湿热蕴结型、湿毒血瘀型及冲任不调型四种类型：①肺胃湿热型方用枇杷清肺饮加减，药用枇杷叶、桑白皮、黄芩、黄连、栀子、金银花、连翘、蒲公英、野菊花、熟大黄、牡丹皮、生薏苡仁、车前子等。②湿热蕴结型方用五味消毒饮合梅花点舌丹加减，药用金银花、连翘、野菊花、紫花地丁、栀子、夏枯草、黄芩、牡丹皮、赤芍、大黄、乳香、没药等。③湿毒血瘀型治宜除湿解毒、化瘀软坚，药用土茯苓、生薏苡仁、白术、鬼箭羽、三棱、莪术、红花、川贝母、龙骨、牡蛎等。④延迟性痤疮与冲任不调相关，治宜调补冲任，清热化瘀，方用金菊香方加减，药用益母草、香附、生地黄、牡丹皮、地骨皮、桑白皮、黄芩、生栀子、金银花、野菊花、熟大黄。

国医大师禤国维认为痤疮的发病多为肾之阴阳失调，阴虚火旺，或肺胃虚热郁滞，上攻头面而成。

【参考文献】

[1] 徐爱琴. 中药结合调周法治疗女性迟发性痤疮临床观察 [J]. 中医药学刊, 2006, 24(10): 1955-1956.

[2] 齐沫黉，林彬彬，谢中练，等. 火针焠刺治疗 34 例青少年囊肿型痤疮临床观察 [J]. 中国美容医学, 2016, 25(6): 92-94.

[3] 北京中医医院. 赵炳南临床经验集（第二辑）[M]. 北京：人民卫生出版社, 2006.

[4] 张志礼. 张志礼皮肤病临床经验辑要 [M]. 北京：中国中医药出版社, 2002.

[5] 禤国维，范瑞强. 中医皮肤科临证精粹 [M]. 广州：广东人民出版社, 2006.

（魏跃钢）

第三节　玫瑰痤疮

玫瑰痤疮（acne rosacea）是发生于鼻及面部中央以红斑和毛细血管扩张为特点的慢性皮肤病，临床特点是鼻及颜面中央部持续性红斑和毛细血管扩张，伴丘疹、脓疱、鼻赘。多发生于中年人，男女均可发病，以女性为多见。因鼻色紫红如酒渣，故名酒渣鼻。中医文献又称之为"酒齄鼻""赤鼻"，俗称"红鼻头""酒糟鼻"。西医又称为酒渣鼻（rosacea）。

【病因及发病机制】

中医学认为本病由肺胃积热上蒸，复遇风寒外袭，血瘀凝结而成；或发于嗜酒之人，酒气熏蒸，热毒凝结于鼻，复遇风寒之邪，交阻肌肤所致；病久热毒日久瘀阻鼻面，气滞血瘀，毒邪聚而不散所致。

现代医学认为本病可能有一定的遗传因素，多与皮脂溢出、胃肠功能紊乱、毛囊虫寄生、嗜食辛辣、饮酒及冷热刺激有关，致使颜面血管舒缩功能失调，长期扩张而发本病。

【临床表现】

皮损以红斑为主，好发于鼻尖、鼻翼、两颊、前额等部位，少数鼻部正常而只发于两颊和额部。依据临床症状可分为三型：

1. 红斑型　颜面中部特别是鼻尖部出现红斑，开始为暂时性，时起时消，寒冷、饮酒、进食辛辣刺激性食物及精神兴奋时红斑更为明显，以后红斑持久不退，并伴有毛细血管扩张，呈细丝状，分布如树枝。

2. 丘疹脓疱型 在红斑基础上出现痤疮样丘疹或小脓疱，无明显的黑头粉刺。毛细血管扩张更为明显（各图 19-3-1），如红丝缠绕，纵横交错，皮色由鲜红变为紫褐，自觉轻度瘙痒。病程迁延数年不愈，极少数最终发展成鼻赘型。

3. 鼻赘型 临床较少见，多为病期长久者。可见鼻部结缔组织增生，皮脂腺异常增大，致鼻尖部肥大，形成大小不等的结节状隆起，称为鼻赘。且皮肤增厚，表面凹凸不平，毛细血管扩张更加明显。

一般无明显自觉症状。病程慢性，至后期则很难治愈，往往中年发病。部分患者皮脂中可查到蠕形螨（毛囊虫）。

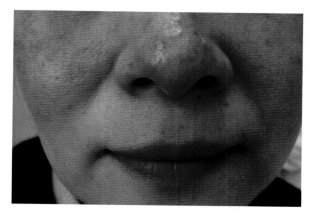
各图 19-3-1 玫瑰痤疮

【组织病理】

组织病理学改变因病期而不同。红斑与毛细血管扩张期主要表现为真皮内毛细血管扩张，血管周围非特异性炎症浸润。丘疹皮损中可见真皮内弥漫性炎细胞浸润，毛囊或皮脂腺周围有大量淋巴细胞，掺杂少量组织细胞和浆细胞，部分有上皮样细胞和巨细胞，有时可见毛囊周围炎伴毛囊内脓肿形成。鼻赘期主要是皮脂腺增多，腺体增大，腺口扩张并充满角质和皮脂，并有皮下结缔组织增生和血管扩张，血管周围慢性炎细胞浸润或毛囊内脓肿形成。

【诊断与鉴别诊断】

1. 诊断

（1）好发于中年人，病程慢性。

（2）皮损好发于鼻尖、鼻翼、两颊、前额等部位。

（3）皮疹早期为红斑、毛细血管扩张、丘疹、脓疱，后期为鼻赘。

2. 鉴别诊断 本病可与下列疾病进行鉴别：

（1）痤疮：多发于青春期男女；常见于颜面、前胸、背部，鼻部常不侵犯；皮损为散在性红色丘疹，可伴有黑头粉刺。

（2）脂溢性皮炎：分布部位较为广泛，不只局限于面部；有油腻性鳞屑，不发生毛细血管扩张；常有不同程度的瘙痒。

【治疗】

（一）中医治疗

1. 分型论治

（1）肺胃热盛证：

主症：多见于红斑型。红斑多发于鼻尖或两翼，压之褪色；常嗜酒，伴口干、便秘。舌质红，苔薄黄，脉弦滑。

治法：清泄肺胃积热。

方药：枇杷清肺饮加减。

（2）热毒蕴肤证：

主症：多见于丘疹脓疱型。在红斑上出现痤疮样丘疹、脓疱，毛细血管扩张明显，局部灼热；伴口干，便秘。舌质红，苔黄，脉数。

治法：清热解毒凉血。

方药：黄连解毒汤合凉血四物汤加减。

（3）气滞血瘀证：

主症：多见于鼻赘型。鼻部组织增生，呈结节状，毛孔扩大。舌质略红，脉沉缓。

治法：活血化瘀散结。

方药：通窍活血汤加减。

2．内服中成药

（1）银翘解毒片：疏风解表，清热解毒。适用于红斑期兼有风热表证者。

（2）黄连上清丸：清热通便，散风止痛。适用于红斑或丘疹脓疱期。

（3）大黄䗪虫丸：活血破瘀，通经消癥。适用于鼻赘期。

3．外治

（1）鼻部有红斑、丘疹者，可选用一扫光或颠倒散洗剂外搽，每天3次。

（2）鼻部有脓疱者，可选用四黄膏外搽，每天2～3次。

（3）鼻赘形成者，可先用三棱针刺破放血，再用颠倒散外敷。

（4）针刺疗法：取印堂、迎香、地仓、承浆、颧髎、大迎、合谷、曲池，取坐位，轻度捻转，留针20～30分钟，每天1次。

（5）其他疗法：可使用冷冻疗法、多功能电离子手术治疗机去除毛细血管扩张。

（二）西医治疗

1．局部治疗　可选用克林霉素凝胶、过氧苯甲酰凝胶、氯霉素洗剂、夫西地酸乳膏、莫匹罗星软膏、甲硝唑或替硝唑凝胶等外用。

2．系统治疗　丘疹脓疱期推荐口服抗生素及抗厌氧菌类药物治疗，常用多西环素、米诺环素、甲硝唑或替硝唑，对于阵发性红斑可用羟氯喹，鼻赘期可应用异维A酸。

3．其他治疗　划痕及切割术：对毛细血管扩张及较小的鼻赘损害可以采用切割术治疗。根据鼻部毛细血管扩张程度、病变表面皮肤粗糙程度及局部皮损增生肥大程度调节三锋刀或五锋刀露出的刀刃长短。左手食指、拇指固定鼻部，在鼻部作"十"字形划破皮肤，每划破10～15次，即刻用纱布压迫止血1次，当创面出现无数个丝状乳头，宛如杨梅状时，划破即停止，术毕加压包扎1周。术后不满意，间隔3～6个月可行第2次手术。对于巨大鼻赘（鼻瘤）损害，可采用切削术或切除术治疗。

（三）中西医结合治疗思路

本病以清泄肺胃积热、理气活血化瘀为基本治疗原则。早期及时治疗控制病情的发展，宜清泻肺胃，凉血活血；红斑期、丘疹脓疱期以清热泻火解毒为主，配合抗生素、B族维生素药物联合应用；鼻赘型可采用药物加针灸、激光、外科手术等综合治疗。

【预防与调摄】

1．避免过冷、过热、不洁物等刺激及精神紧张，保持良好的心态和生活习惯。

2．忌食辛辣、酒类等刺激性食物和肥甘厚腻之品。

3．保持大便通畅。

【临床研究进展】

焦芳芳观察长脉宽1064 nm Nd：YAG激光联合加味枇杷清肺饮治疗肺胃热盛型酒渣鼻的临床疗效。将92例肺胃热盛型酒渣鼻患者随机分为观察组和对照组，两组各46例。观察组用长脉宽1064 nm Nd：YAG激光联合加味枇杷清肺饮口服治疗，对照组单纯口服加味枇杷清肺饮治疗，比较两组的临床疗效及不良反应。结果：总有效率观察组为95.65%，对照组为80.43%，两组比较差异具有统计学意义（$P < 0.05$）。

【医家经验与争鸣】

成都中医药大学艾儒棣认为该病病位在肺胃。病机为肠胃湿热，上熏于肺，肺经风热，或过食辛辣、嗜酒，内热炽盛，郁于肌腠间，郁久化热生虫，加之外邪侵袭，内外交阻，气滞血瘀与湿热秽浊交织成齇。该病的治疗重在去浊脂、消红斑。治法以疏风清热、健脾除湿、杀虫止痒为主。

【参考文献】

[1] 焦芳芳，朱金土. 激光联合枇杷清肺饮治疗肺胃热盛型酒渣鼻 46 例 [J]. 江西中医药大学学报，2017，29(2): 46-48.

[2] 易景媛，何昕，刘鸿畅，等. 艾儒棣教授治疗酒齄鼻经验 [J]. 云南中医中药杂志，2014，35(1): 1-3.

（魏跃钢）

第四节　颜面播散性粟粒性狼疮

颜面播散性粟粒性狼疮（lupus miliaris disseminatus faciei）是发生在颜面部的慢性皮肤病，主要表现为粟粒至绿豆大红色结节，愈后留有凹状萎缩性瘢痕。因其组织学有结核样浸润，过去曾被认为系血行播散性皮肤结核，但由于本病不伴有其他部位结核，结核菌素试验常阴性，病损中找不到结核菌，而某些细胞免疫检查异常，故又认为与结核无关。在古代中医文献中尚无相应病名，根据临床表现拟命名"面豆疮"为中医病名。

【病因及发病机制】

中医学认为本病主要由平素体虚，外邪入侵，气机不畅，郁久化火，灼津为痰，痰热蕴结，上熏蒸于颜面，日久伤及血分，而致血瘀，痰热瘀阻而成红色硬结，发为本病。

一些学者认为本病系一种血行播散的皮肤结核，属于寻常狼疮的变型或结核疹。但结核菌素试验经常阴性，部分患者体内不伴有其他结核，皮损中找不到结核分枝杆菌，病程有自限性。故认为本病真正原因未定。

【临床表现】

本病好发于青年与成年人，主要累及颜面部的面颊、眼睑、鼻旁等部位，对称分布，极少数患者可发生在颈部、肩部和四肢。本病特征性损害为粟粒至绿豆大半球形或略带扁平的坚实丘疹、结节（各图 19-4-1），淡红色或红褐色，或紫红色，质地柔软，有的表面光滑呈半透明状，用玻片压诊可呈苹果酱色。孤立散在或数个互相融合，特别在下眼睑处可形成堤状。有的损害顶端有针头大黄色脓点、痂屑。愈合后留有色素性凹陷性萎缩性瘢痕。一般无任何自觉症状，或有轻微灼热感。结核菌素试验经常阴性，病程慢性，一般经数月或数年渐渐消失。

【组织病理】

真皮中、下层常见结核浸润，常见干酪样坏死，浸润内胶原纤维和弹力纤维变性或消失，血管内可有血栓形成和阻塞现象，表皮改变为继发性，可有棘细胞空泡变性，基底细胞内色素增加。

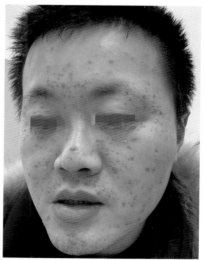

各图 19-4-1　颜面播散性粟粒性狼疮

【诊断与鉴别诊断】

1. 诊断

（1）好发于青年与成年人，病程有自限性。

（2）皮损为颜面部的面颊、眼睑、鼻旁等部位，对称分布。

（3）皮疹为为粟粒至绿豆大半球形或略带扁平的坚实丘疹、结节。

2. 鉴别诊断　本病可与下列疾病进行鉴别：

（1）寻常痤疮：好发于青春期，有多种形态皮疹如红丘疹、粉刺、脓疱等，眼周一般无皮疹。

894

（2）酒渣鼻：鼻部及周围可见红斑、毛细血管扩张、毛孔扩张和局部增生，无萎缩性瘢痕，玻片压诊无苹果酱色改变。

（3）汗腺囊瘤：鼻及眼睑部正常颜色的多数小圆形丘疹，夏季突起，凉爽时部分或完全消失，刺破时有少量汗液排出，病理改变为真皮内有不规则的卵圆形汗腺管囊肿，无结核性浸润。

【治疗】

（一）中医治疗

1. 分型论治

（1）热毒瘀结证：

主症：见于发病早期。症见粟粒至绿豆大丘疹，疹色淡红或紫红，表面光滑或透明，或见顶端有脓点，伴轻微灼热痒痛，或心烦口渴。舌质红，脉数。

治法：清热解毒，化瘀散结。

方药：仙方活命饮合五味消毒饮加减。

（2）阴虚痰瘀证：

主症：病程较长，疹色暗红或溃破，或相互融合成结节，可伴有潮热盗汗。舌红苔少，脉细数。

治法：清热养阴，活血软坚。

方药：海藻玉壶汤合青蒿鳖甲汤加减。

2. 内服中成药

（1）连翘败毒丸：清热解毒，消肿止痛。适用于热毒蕴结证。

（2）内消瘰疬丸：软坚散结。适用于痰瘀互结证。

3. 外治

（1）鲜山药、蓖麻仁各 30 g，捣烂成糊状外贴患处，每天 1 次。

（2）成脓时外涂利福平软膏。

（3）溃疡期可用生肌膏外敷。

（4）针刺疗法：针刺穴位：合谷、曲池、曲泽、迎香、四白等。

（二）西医治疗

1. 局部治疗　糖皮质激素外用可减轻症状。

2. 系统治疗　口服糖皮质激素、四环素、氨苯砜、氯喹及维 A 酸药物有效，抗结核药物无效。

（三）中西医结合治疗思路

本病中医总的治法为：清热解毒，活血化瘀，滋阴降火，软坚散结，在治疗方法上应内外结合，以内治为主可配合中西医结合治疗。一般预后良好，但皮损愈合后常遗留萎缩性瘢痕，影响颜面美观，有些患者有自愈倾向。临床治疗除内服中药等方法外，可辅以抗炎治疗，如给予雷公藤多苷和小剂量四环素内服，不但抑菌，还可以起到双向免疫调节作用，可获一定疗效。

【预防与调摄】

1. 讲究卫生，养成良好的卫生习惯，避免结核杆菌的传播。

2. 尽量避免辛辣煎炸食物，少吃荤腥动风发物之品，必要时忌鱼虾海鲜、牛羊肉等。

3. 积极参加体育锻炼，增强体质，提高抗病能力，同时不要过度疲劳，尽量少熬夜，保证充足的睡眠。

【预后与转归】

一般预后良好，但皮损愈合后常遗留萎缩性瘢痕，影响颜面美观，个别患者有自愈倾向。

【临床研究进展】

黄祖银采用中西医结合治疗颜面播散性粟粒性狼疮，方法：①口服四环素片，第 1 周，每次 0.5 g，每天 4 次，以后每周递减至每天维持 0.25 g。②口服泼尼松片，第 1 周每次 10 mg，每天 3 次，以后每周递减至每天维持 5 mg。③维生素 C，每次 0.2 g，每天 3 次。④中药生大黄，每次 10～15 g 加水

150 mL，煎沸后，再煎 5 分钟将药渣滤出后，煎出液分 2 次服，使大便为稀软便，每天 1～2 次为宜，大便次数多时减量或停服。

【医家经验与争鸣】

目前中医有关这方面的报道较少，西医病因尚不明确，越来越多的学者认为本病与结核分枝杆菌感染无关，因为皮损内并无结核分枝杆菌存在，结核菌素实验常为阴性，抗结核药治疗无效。有学者认为本病系皮脂腺脂质的一种肉芽肿样反应。

【参考文献】

黄祖银. 中西医结合治疗颜面播散性粟粒性狼疮 13 例报告 [J]. 井冈山医专学报，1999, 6(4): 75.

（魏跃钢）

第五节　头部脓肿性穿掘性毛囊周围炎

头部脓肿性穿掘性毛囊周围炎（perifolliculitis capitis abscedens et suffodiens）是头部的毛囊炎及毛囊周围炎在深部融合后相互贯穿形成的脓肿。以结节、脓肿、瘘孔相互沟通，愈后留有瘢痕为其临床特征。多发生于成年男性，慢性经过，反复发作，中医称为"鳝拱头"，《医宗金鉴》称本病为"蝼蛄疖"。

【病因及发病机制】

中医学认为本病多由素体虚弱，复感风湿热邪，蕴结肌肤，郁久化腐成脓，脓毒流窜而成。《医宗金鉴·外科心法要诀》："有因胎中受毒者，其疮肿势虽小，而根则坚硬，溃破虽出脓水，而坚硬不退，疮口收敛，越时复发，本毒未罢，他处又生，甚属缠绵难敛。……亦有暑热成毒者，大如梅李，相联三、五枚，溃破脓出，其口不敛，日久头皮串空，亦如蝼蛄串穴之。……有因疮口开张，日久风邪袭入，以致疮口周围作痒，抓破津水，相延成片，形类黄水疮者……"

现代医学认为本病病因目前尚不明确，可能与毛囊闭锁、细菌感染、免疫因素等多种因素相关。

【临床表现】

皮损常见于头顶及上枕部。初起为数个毛囊炎和毛囊周围炎形成的结节，结节因炎症迅速发展为卵圆形或线状隆起，并软化形成相互沟通的脓肿，脓肿破溃后形成多个窦道及瘘孔。压迫皮损可见多处瘘孔有脓液排出，呈"筛状溢脓"，愈后遗留瘢痕，常伴有毛发脱落（各图 19-5-1）。反复发作，缠绵难愈。

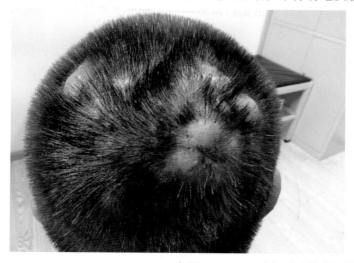
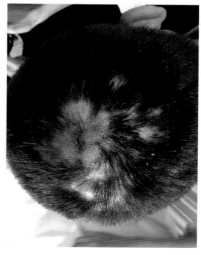

各图 19-5-1　头部脓肿性穿掘性毛囊周围炎

【组织病理】

早期表现为毛囊炎和毛囊周围炎，可见广泛的中性粒细胞、淋巴细胞及组织细胞浸润。脓肿破坏皮损周围组织后，肉芽组织形成，可见淋巴样细胞及浆细胞，毛囊残余处可见异物巨细胞。脓肿破溃后，可见被有表皮的窦道，皮损愈合处可见广泛的纤维化。

【诊断与鉴别诊断】

1. 诊断

（1）成年男性多发，初起头部，尤其头顶及上枕部。

（2）皮损由最初的数个毛囊炎和毛囊周围炎，向深部发展形成炎性结节、脓疱，破溃后形成互相沟通的瘘孔，压迫皮损可见多处瘘孔有脓液排出，愈后遗留瘢痕，常伴有毛发脱落。

（3）慢性经过，反复发作。

2. 鉴别诊断　本病可与秃发性毛囊炎鉴别：秃发性毛囊炎其皮损较小，毛囊炎症相对较轻，可迅速变为小脓疱，干涸结痂，脱痂后形成瘢痕，散在分布于头部，无穿掘性损害。

【治疗】

（一）中医治疗

1. 分型论治

（1）湿热蕴蒸证：

主症：初起头顶可见数个大小不等的脓肿，破溃后互相沟通形成瘘孔，有脓液排出，常伴有疼痛拒按，毛发脱落。舌质红，苔黄腻，脉滑数。

治法：清热除湿，解毒消肿。

方药：五味消毒饮加减。

（2）正虚邪恋证：

主症：脓肿此起彼伏，缠绵难愈。愈后遗留瘢痕，常伴有倦怠乏力，食少纳呆。舌质淡，苔黄腻，脉弦滑。

治法：益气透脓，消肿散结。

方药：托里透脓汤加减。

2. 内服中成药

（1）梅花点舌丹：清热解毒，消肿止痛。适用于湿热蕴蒸证。

（2）大黄䗪虫丸：活血破瘀。适用于正虚邪恋证。

（3）西黄胶囊：解毒消肿。适用于肿痛明显。

3. 外治

（1）三黄洗剂、马齿苋洗剂：适量外涂患处，每天2～3次。

（2）金黄膏、太乙膏：患处外敷，每天2次。

（3）火针：对结节、囊肿可行围刺法或多处点刺法，轻压以排除脓毒和瘀血。施术后24小时内保持局部干燥。4次为1个疗程，每周1次。

（4）耳尖放血：取患者双侧耳尖点刺放血，每周3次。

（5）刺络拔罐：选取大椎、肺俞、膈俞、太阳、尺泽、委中。用三棱针点刺穴位使血自然流出，再以闪火法拔罐。每次选2穴，每周2～3次。

（6）挑治：在背部胸椎旁开0.5～3寸丘疹样阳性反应点处，用三棱针挑断部分纤维，放出少许血液。每周1～2次。

（二）西医治疗

本病以抗菌、消炎、对症治疗为主。

1. 局部治疗　脓肿形成者可手术切开排脓；窦道严重者可手术切除；瘢痕形成者可使用糖皮质激素进行皮损内注射。

2．系统治疗　口服抗生素，可获得一定疗效。联合应用异维 A 酸，使用 6～12 个月，病情可好转。

3．物理治疗　早期可浅层 X 线照射等治疗。

（三）中西医结合治疗思路

本病目前尚无特效疗法，多对症治疗。因本病缠绵难愈，需中西医治疗手段联合使用。中药内服联合抗生素控制感染，外用中药、针刺、放血、拔罐等疗法结合切开引流，局部注射糖皮质激素，以减轻瘢痕形成。还可联合光疗等物理疗法控制病情。

【预防与调摄】

1．生活规律，加强锻炼。

2．保持心情舒畅。

3．避免饮酒及食用生冷腥膻辛辣刺激食物。

4．避免搔抓挤压患处。

【临床研究进展】

宋丽新等报道了 20 例患者使用米诺环素口服，待炎症消退后手术切除瘢痕，取得满意效果。牛兵报道 16 例用异维 A 酸胶囊联合罗红霉素治疗取得了较好疗效。何玉红等报道了使用异维 A 酸（泰尔丝）、聚维酮碘、复方倍他米松注射液（得宝松）、红光物理疗法治疗 7 例，经后期随访 4 例患者未复发，3 例患者轻度复发。郝继报道免疫促进剂头孢地尼、匹多莫德、复方黄柏液及那氟沙星软膏联合治疗了 2 例，疗效显著，基本痊愈。张云杰等对 22 例患者采用 ALA-PDT 疗法治疗后痊愈率 90.9%，患者满意率 100%，不良反应小。

【医家经验与争鸣】

赵炳南、张志礼认为本病多因素体虚弱，复感风湿热邪，蕴结肌肤，郁久成脓而成。治疗以清热解毒，托里透脓为原则。内服托里透脓汤加减，外用芫花水剂、黑布化毒膏，破溃后用甲字提毒药捻蘸紫色疽疮膏，肉芽新生后外用甘乳膏贴敷。

朱仁康认为本病可由湿热上壅，化火成毒所致。治疗以清热解毒为原则。内服黄连上清丸，外用金黄散蜂蜜调敷，内有蓄脓者可先用重升丹药捻，破溃后用千捶膏外敷治疗。

【参考文献】

[1] 宋丽新，李泰然，张士发，等．米诺环素加手术切除治疗头部脓肿性穿掘性毛囊周围炎疗效观察 [J]．中国麻风皮肤病杂志，2012, 28(5): 379.

[2] 牛兵．异维 A 酸治疗脓肿性穿掘性头部毛囊周围炎 16 例 [J]．临床研究，2013, 11(18): 238.

[3] 何玉红，杨甜．头部脓肿性穿掘性毛囊周围炎 7 例临床分析 [J]．现代医学，2014, 42(4): 433 – 435.

[4] 郝继．免疫促进剂联合治疗头部脓肿性穿掘性毛囊周围炎 2 例临床观察 [J]．药物与临床，2015, 20(20): 61.

[5] 张云杰，邹先彪，刘少卿，等 .5- 氨基酮戊酸光动力治疗头部脓肿性穿掘性毛囊周围炎疗效观察 [J]．中国美容医学，2013, 22(3): 364-365.

[6] 赵炳南，张志礼．简明中医皮肤病学 [M]．北京：中国中医药出版社，2016.

[7] 中国中医研究院逛安门医院．朱仁康临床经验集：皮肤外科 [M]．北京：人民卫生出版社，2017.

（刘拥军）

第六节　项部瘢痕疙瘩性毛囊炎

项部瘢痕疙瘩性毛囊炎（follilculitis keloidalis）又称毛发部乳头状皮炎，是一种发生于枕后及颈项部的慢性化脓性硬结性瘢痕性皮炎。以反复发生毛囊性丘疹、脓疱，脓液较少，硬结成块，彼此融合成瘢痕疙瘩样增厚为临床特征。多发生于中青年男性，病程缠绵，经久不愈。中医称为"肉龟"，出自《疡医大全》。

【病因及发病机制】

中医学认为本病多由素体湿热内蕴，外感毒邪，湿毒搏结，阻滞经络，郁结肌肤而成。《医宗金鉴·外科心法要诀》："惟胖人项后发际，肉厚而多折纹，其发反刺疮内，因循日久，不瘥，又兼受风寒凝结，形如卧瓜，破烂津水，时破时敛，俗名谓之肉龟。"

现代医学认为本病病因目前尚不明确，可能与金黄色葡萄球菌、链球菌感染及反复摩擦等因素相关。

【临床表现】

皮损为发生在枕后部及颈项部的化脓性毛囊炎。初期反复发生毛囊性丘疹、脓疱，脓液较少，硬结成块，日久彼此融合成瘢痕疙瘩样增厚，常伴有皮脂溢出、毛发脱落，可见数根毛发聚集于一个毛囊孔中，自觉轻度瘙痒（各图19-6-1）。病程缠绵，经久不愈。

【组织病理】

早期表现为毛囊周围有中性粒细胞、淋巴细胞、组织细胞和浆细胞浸润，逐渐发展为毛囊周围脓肿。陈旧损害显示慢性肉芽组织。愈合处可见许多粗大的硬化性胶原束。

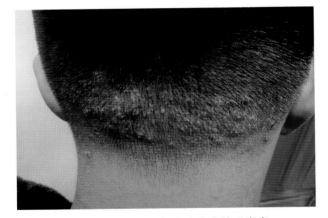

各图 19-6-1　项部瘢痕疙瘩性毛囊炎

【诊断与鉴别诊断】

1. 诊断

（1）多发生于中青年男性枕后部及颈项部的化脓性毛囊炎。

（2）初期反复发生毛囊性丘疹、脓疱，脓液较少，硬结成块，日久彼此融合成瘢痕疙瘩样增厚，常伴有皮脂溢出、毛发脱落，可见数根毛发聚集于一个毛囊孔中，自觉轻度瘙痒。

（3）病程缠绵，经久不愈。

2. 鉴别诊断　本病可与头部脓肿性穿掘性毛囊炎及毛囊周围炎进行鉴别：皮损常见于头顶及上枕部。初起为数个毛囊炎和毛囊周围炎形成的结节，结节隆起并软化形成相互沟通的脓肿，脓肿破溃后形成多个窦道及瘘孔。压迫皮损可见多处瘘孔有脓液排出，呈"筛状溢脓"，愈后遗留瘢痕，常伴有毛发脱落。本病见于枕后部及颈项部，无明显的穿凿性损害，脓液较少，但瘢痕增生严重。

【治疗】

（一）中医治疗

1. 分型论治

（1）湿热内蕴证：

主症：初期反复发生粟粒大小丘疹、脓疱，脓液较少，局部红肿，硬结成块，日久彼此融合成瘢痕疙瘩样增厚，自觉痛痒不适，常伴有毛发稀疏或脱落，口干不欲饮。舌质红，苔黄腻，脉濡数。

治法：清热解毒，除湿消肿。

方药：仙方活命饮加减。

（2）正虚邪恋证：

主症：病程较长，缠绵难愈。皮损融合，形成条状隆起，肿胀不甚，时破时敛，愈后遗留瘢痕，常伴有倦怠乏力，少气懒言。舌质淡，少苔，脉细弱。

治法：益气养阴，解毒散结。

方药：解毒养阴汤合托里透脓汤加减。

2. 内服中成药

（1）西黄胶囊：解毒消肿。适用于肿痛明显。

（2）大黄䗪虫丸：活血破瘀。适用于正虚邪恋证。

（3）八宝五胆药墨：清火解毒，消肿止痛。适用于痈疽疮疡，无名肿毒。

3. 外治

（1）金黄膏、玉露膏：初期患处外敷，每天 2 次。

（2）千捶膏、黑布化毒膏：硬结瘢痕处外敷，每天 2 次。

（3）火针：对皮损处可行围刺法或多处点刺法，轻压以排除脓毒和瘀血。施术后 24 小时内保持局部干燥。4 次为 1 个疗程，每周 1 次。

（二）西医治疗

本病以抗菌、消炎、对症治疗为主。

1. 局部治疗　瘢痕形成者可使用糖皮质激素进行皮损内注射，瘢痕增厚严重者可施行手术切除。

2. 系统治疗　口服抗生素，可获得一定疗效。

3. 物理治疗　X 线照射治疗。

（三）中西医结合治疗思路

本病目前尚无特效疗法，一般推荐中西医结合对症治疗。

【预防与调摄】

1. 注意保持局部清洁卫生。

2. 保持心情舒畅。

3. 避免饮酒及食用生冷腥膻辛辣刺激食物。

4. 避免搔抓挤压患处。

【临床研究进展】

郭微等报道了 1 例患者采用部分切除肿物联合药物、加压等方法。即在愈合早期，使用康复新液快速修复创面，采用血栓通静点，卤米松外用阻止胶原合成，积雪苷软膏外用并局部加压，取得满意效果。陈晓栋等报道 13 例采用手术切除联合术后单次浅表电子束照射治疗，较大面积的瘢痕疙瘩样皮损，效果满意。

【医家经验与争鸣】

赵炳南、张志礼认为本病多因内蕴湿热，外感毒邪，阻隔经络，郁于肌肤而成。治疗内服连翘败毒丸、秦艽丸、大黄䗪虫丸等，外用如意金黄散、黑布化毒膏。

【参考文献】

[1] 郭微，杨顶权，尤立平，等. 米诺环素加手术切除治疗头部脓肿性穿掘性毛囊周围炎疗效观察 [J]. 实用皮肤病学杂志，2010, 3(3): 155-156.

[2] 陈晓栋，顾黎雄，吴晓琰，等. 手术切除联合术后单次浅表放疗治疗项部瘢痕疙瘩性毛囊炎疗效观察 [J]. 临床皮肤科杂志，2011, 40(3): 177-178.

[3] 赵炳南，张志礼. 简明中医皮肤病学 [M]. 北京：中国中医药出版社，2016.

（刘拥军）

第七节   化脓性汗腺炎

化脓性汗腺炎（suppurative hidradenitis）是一种发生于腋窝、外生殖器、臀部及肛周等大汗腺的慢性化脓性炎症。以大汗腺处广泛蔓延的硬性结节，继而化脓形成潜行性溃疡，有复杂的交通性窦道和瘘管为临床特征。多在青春期后发病，慢性病程，愈后遗留瘢痕，长期不愈有恶变可能。中医称"蜂窝漏""串臀瘘"，《诸病源候论·漏腋候》称本病为"漏腋"。

【病因及发病机制】

中医学认为本病主要由于湿热内蕴，汗液浸渍，搔破染毒，气滞血凝而成；或脾失健运，痰湿内生，蕴结不散而发。《诸病源候论·漏腋候》："腋下常湿，仍臭生疮。"

现代医学认为本病病因复杂，可能与肥胖、多汗、局部卫生欠佳、搔抓、体内激素失衡以及细菌感染等诸多因素有关。病原菌主要为金黄色葡萄球菌、链球菌、厌氧菌和厌氧链球菌。细菌侵入大汗腺后向周围蔓延扩散，形成多个硬结、脓肿，破溃后窦道和瘘管相互通连，反复发作。

【临床表现】

皮损为发生在腋窝、外生殖器、臀部及肛周等处大汗腺的慢性化脓性炎症。初期为与汗腺毛囊一致的皮下硬性小结节，结节可融合成大的斑块，破溃流脓后形成潜行性溃疡，有复杂的交通性窦道和瘘管。常伴有发热、全身不适、淋巴结疼痛肿大（各图 19-7-1）。慢性病程，愈后遗留瘢痕，长期不愈有恶变可能。

【组织病理】

早期表现为大汗腺及其周围中性粒细胞为主的炎性细胞浸润，并可见密集成团的球菌。以后小汗腺也可受累，血管周围有较多淋巴细胞及浆细胞浸润。最后腺体被破坏，周围有异物巨细胞浸润。真皮形成窦道和广泛纤维化，边缘处表皮呈假上皮瘤样增生。

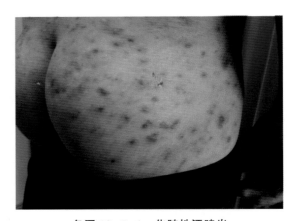

各图 19-7-1   化脓性汗腺炎

【诊断与鉴别诊断】

1. 诊断

（1）多在青春期后发病，好发生于腋窝、外生殖器、臀部及肛周等大汗腺的慢性化脓性炎症。

（2）初期为与汗腺毛囊一致的皮下硬性小结节，结节可融合成大的斑块，破溃流脓后形成潜行性溃疡，有复杂的交通性窦道和瘘管。

（3）慢性病程，愈后遗留瘢痕，长期不愈有恶变可能。

2. 鉴别诊断   本病可与下列疾病进行鉴别：

（1）疖：发病部位不定，毛囊性浸润明显，肿势局限，呈圆锥形，破溃后顶部有脓栓，易化脓、易溃、易敛，病程短。化脓性汗腺炎无中心脓栓，硬结互相融合，破溃形成瘘孔，愈后遗留瘢痕。

（2）淋巴结炎：发病部位在感染灶附近受累区域淋巴结，结节较大，表现光滑、无粘连，炎性浸润较深，有压痛，病情因感染灶炎症消散而缓解，可逐渐缩小或消退。

（3）复杂性肛瘘：多有肛门直肠脓肿病史，一般窦道较深，瘘管有内口，与直肠相通，脓液和分泌物不断流出，常伴有肛周湿疹。化脓性汗腺炎窦道比较浅，而且不与直肠相通，无内口，但有条索状融合倾向。

（4）丘疹坏死性结核疹：好发于四肢伸侧，也可见于臀及躯干，皮疹为粟粒至绿豆大红褐色或紫红色丘疹，中央有坏死，形成溃疡，愈后留有萎缩凹陷性瘢痕，丘疹、结痂、溃疡及瘢痕常同时存在。

【治疗】

（一）中医治疗

1. 分型论治

（1）湿热蕴结证：

主症：发病早期可见皮下硬性小结节，结节可融合成大的斑块，局部红肿，灼热疼痛，破溃流脓，形成溃疡、窦道和瘘管。常伴有恶寒发热，倦怠不适，臀核疼痛肿大，口干渴，小便黄赤，大便干结。舌质红，苔黄腻，脉滑数。

治法：清热解毒，消肿散结。

方药：五味消毒饮加减。

（2）心脾两虚证：

主症：久病体弱，缠绵难愈。皮损融合，肿胀不甚，肉芽不鲜，时破时敛，脓水时多时少，愈后遗留瘢痕。常伴有面色苍白，心悸气短，倦怠乏力，少气懒言，纳呆便溏。舌质淡，苔薄白，脉细弱。

治法：补养心脾，解毒除湿。

方药：归脾汤合托里透脓汤加减。

2. 内服中成药

（1）西黄胶囊：解毒消肿。适用于肿痛明显。

（2）大黄䗪虫丸：活血破瘀。适用于正虚邪恋证。

（3）八宝五胆药墨：清火解毒，消肿止痛。适用于痈疽疮疡，无名肿毒。

3. 外治

（1）金黄散、双柏散，马齿苋洗剂：初期水调患处外敷，每天2次。

（2）八二丹：溃后有脓者可用药线引流。

（3）生肌膏：脓尽后皮损处外敷，每天2次。

（4）火针：对皮损处可行围刺法或多处点刺法，轻压以排除脓毒和瘀血。施术后24小时内保持局部干燥。4次为1个疗程，每周1次。

（二）西医治疗

本病以抗菌、消炎、对症治疗为主。

1. 局部治疗　局部应保持清洁卫生，可用0.1%雷夫奴尔溶液、0.5%新霉素溶液等清洗患处，每天2次。早期损害可用热敷或用莫匹罗星软膏，每天2次；对已成脓者，应切开排脓；对顽固性病例，可施行手术切除后皮瓣移植植皮治疗。

2. 系统治疗　急性炎症期可使用抗生素，短期口服糖皮质激素。异维A酸每天2 mg/kg口服有效，依曲替酯每天1.5 mg/kg口服，但常有复发。

3. 物理治疗　X线照射治疗。

（三）中西医结合治疗思路

本病目前尚无特效疗法，一般推荐中西医结合治疗。慢性化脓性汗腺炎易复发，保守治疗效果差，应早期诊断，及时对病变处进行手术切除、植皮，再予抗菌治疗，配合中药口服外用，可取得较好的疗效。

【预防与调摄】

1. 注意保持局部清洁卫生。

2. 穿着宽松舒适的衣服。

3. 避免饮酒及食用生冷腥膻辛辣刺激食物，控制体重。

4. 避免搔抓挤压患处。

【临床研究进展】

魏巍等报道了1例会阴部化脓性汗腺炎患者，采用早期确诊，早期手术，配合中医辨证施治，内外治法兼用取得满意疗效。侯俊杰等报道1例采用间断式去顶开窗法手术切除皮损，术后早期中药内服、外用治疗臀部化脓性汗腺炎，效果满意。王天夫报道13例肛周化脓性汗腺炎患者，根据患者的临床症状及特点，结合超声及MRI检测可准确诊断肛周化脓性汗腺炎；通过术中超声检测，彻底切开窦道并广泛切除病灶周围汗腺组织是肛周化脓性汗腺炎的有效治疗方法，可防治创面感染、促进创面愈合、防止术后复发。

【参考文献】

[1] 魏巍，贾建东.中西医结合治疗会阴部化脓性汗炎1例报告[J].湖南中医杂志，2013，29(10)：91-92.

[2] 侯俊杰，李大勇，李世征.中西医结合治疗臀部化脓性大汗腺炎1例[J].中国中西医结合外科杂志，2016，22(6)：627-628.

[3] 王天夫.肛周化脓性汗腺炎的诊疗方案探讨[J].中国烧伤疮疡杂志，2017，29(5)：348-350.

（刘拥军）

第八节　毛囊闭锁三联征

毛囊闭锁三联征（follicular occlusion triad，FOT）是由聚合性痤疮、化脓性汗腺炎和头部脓肿性穿掘性毛囊周围炎3种独立性皮肤疾病组成。以慢性、复发性、深在性、破坏性毛囊炎及毛囊周围炎、脓肿、窦道、瘢痕形成为临床特征。多发生于青壮年，常有家族史。

【病因及发病机制】

中医学认为本病主要由于先天禀赋不耐，肺热熏蒸，或饮食不节，过食辛辣、油腻之品致脾失运化，痰湿内蕴，瘀久化热，壅滞肌肤，复感毒邪，热盛肉腐成脓。

现代医学认为FOT的发病机制为毛囊闭锁。毛囊角化过度，毛囊口阻塞，毛囊内物质潴留，导致深部毛囊和毛囊周围炎。继发细菌感染后，使病情复杂化，形成脓肿、窦道及瘢痕；本病还可能与体内抗原-抗体反应引起组织破坏有关。FOT为常染色体显性遗传。

【临床表现】

皮损为发生在面部、前胸、后背、臀部及四肢的聚合性痤疮（各图19-8-1）；腋窝、外生殖器、臀部及肛周等处的化脓性汗腺炎；头部的脓肿性穿掘性毛囊周围炎发生在同一患者身上。具有丘疹、结节、囊肿、脓肿、窦道，有脓血流出，形成损容性瘢痕等共同临床表现。常伴有全身不适、淋巴结疼痛肿大。病程迁延日久，容易反复。

【组织病理】

早期发病时表现为毛囊口角化过度、毛囊栓塞、毛囊内有潴留物质。感染后有中性粒细胞、淋巴细胞和组织细胞的广泛浸润，毛囊皮脂腺内因皮脂、代谢产物及炎性物质大量堆积，逐渐形成脓肿。毛囊和周围结构完全被破坏，并累及大汗腺。组织结构被破坏后，肉芽组织增生，

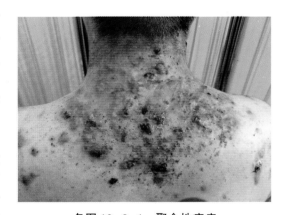

各图19-8-1　聚合性痤疮

伴有淋巴细胞、浆细胞以及异物巨细胞浸润。皮下组织发生脓肿时，可形成有表皮的窦道。愈合区内可见广泛纤维化，甚至形成瘢痕组织。

【诊断与鉴别诊断】

1. 诊断

（1）患者主要为青壮年男性，有家族史。

（2）患者同时具有典型的聚合性痤疮、化脓性汗腺炎、头部脓肿性穿掘性毛囊周围炎的临床表现。

（3）慢性病程，容易反复。

2. 鉴别诊断　本病可与下列疾病进行鉴别：

（1）瘰疬性皮肤结核：是结核杆菌所致，常伴有其他组织或器官的结核病。好发于颈部、腋下、上胸部、腹股沟等处淋巴结。初起为深在性无痛坚硬可移动的皮下结节，表面皮色正常，逐渐多数结节联结成串，与皮肤粘连，表面呈深红色，软化破溃后排出干酪样稀薄脓液，形成溃疡及瘘管，溃疡边缘菲薄不整，愈后遗留瘢痕。抗结核治疗有效。

（2）三期梅毒：有不洁性交，早期梅毒史。三期梅毒皮肤黏膜损害可分为结节性梅毒疹，树胶肿，近关节结节，皮损数目少而不对称，常发生在易受外伤部位，全身症状轻微。树胶肿性浸润硬结破溃后形成特异的肾形或马蹄形溃疡，底部有硬固性浸润，边缘常继续扩延，破坏力大，常造成组织缺损，器官破坏，甚至致残。

【治疗】

（一）中医治疗

1. 分型论治　湿热瘀结证：

主症：面部、前胸、后背、臀部及四肢的聚合性痤疮；腋窝、外生殖器、臀部及肛周等处的化脓性汗腺炎；头部的脓肿性穿掘性毛囊周围炎，具有丘疹、结节、囊肿、脓肿、窦道，有脓血流出，形成瘢痕等损害。常伴有周身不适，臀核疼痛肿大。舌质暗，苔黄腻，脉滑数。

治法：清热利湿，解毒消肿，化瘀散结。

方药：仙方活命饮合海藻玉壶汤加减。

2. 内服中成药

（1）西黄胶囊：解毒消肿。适用于肿痛明显。

（2）八宝五胆药墨：清火解毒，消肿止痛。适用于痈疽疮疡，无名肿毒。

3. 外治

（1）金黄散、双柏散，马齿苋洗剂：初期水调外敷患处，每天 2 次。

（2）八二丹：溃后有脓者可用药线引流。

（3）生肌膏：脓尽后皮损处外敷，每天 2 次。

（4）火针：对皮损处可行围刺法或多处点刺法，轻压以排除脓毒和瘀血。施术后 24 小时内保持局部干燥。4 次为 1 个疗程，每周 1 次。

（二）西医治疗

1. 局部治疗　局部应保持清洁卫生。选择敏感的抗生素外用制剂克林霉素凝胶、夫西地酸或莫匹罗星软膏，每天 2 次；皮损细菌培养阴性者，可予复方倍他米松 5 mg，加 2% 利多卡因 2 mL 局部注射治疗；对已成脓者，应切开排脓；对继发的鳞状细胞癌应尽早行广泛手术切除。

2. 系统治疗　急性炎症期可使用抗生素，口服阿莫西林 0.5 g/ 次，每天 3 次或阿奇霉素 0.5 g/ 次，每天 1 次，短期口服糖皮质激素泼尼松 10 mg/ 次，每天 3 次。口服异维 A 酸 10 mg/ 次，每天 3 次；口服氨苯砜 5 mg/ 次，每天 3 次。

3. 物理治疗　X 线照射治疗。

（三）中西医结合治疗思路

本病目前尚无特效疗法，应早期明确诊断，及时治疗。主要是采用维 A 酸、抗生素、糖皮质激素和免疫抑制药等联合治疗，配合中药口服外用，可取得较好的疗效。

【预防与调摄】

1. 注意保持局部清洁卫生。
2. 坚持遵守医嘱系统治疗。
3. 避免饮酒及食用生冷腥膻辛辣刺激食物。
4. 避免搔抓挤压患处。

【临床研究进展】

戴明等报道了 1 例 FOT 患者，采用仙方活命饮合海藻玉壶汤加减，外用中药熏蒸、泡洗，联合口服米诺环素 0.1 g/ 次，每天 1 次，雷公藤多苷 20 mg/ 次，每天 2 次取得满意疗效。张松楠等报道 3 例毛囊闭锁三联征采用维 A 酸类及抗生素等治疗稳定病情后，再行局部病灶切除及植皮术。即对于重型毛囊闭锁三联征患者，可内科治疗控制病情，外科完整切除病灶可以达到根治目的。

【医家经验与争鸣】

阙华发治疗毛囊闭锁三联征的临床经验，病因病机以肾虚为本，湿（痰）热瘀结为标；诊治特点为辨证为先，标本兼治，根据病程分阶段治疗；用药特点为习用桂附，调和阴阳。

【参考文献】

[1] 戴明，周小勇，江萍. 中西医结合治疗不全型毛囊闭锁三联征一例 [J]. 实用皮肤病学杂志，2012，5(5): 298-299.

[2] 张松楠，毕新岭，贲道锋，等. 内外科综合治疗重型毛囊闭锁三联征 3 例并文献复习 [J]. 临床皮肤科杂志，2015, 44(6): 392-394.

[3] 李淑娟，阙华发. 阙华发治疗毛囊闭锁三联征验案 [J]. 山东中医杂志，2016, 35(9): 829-830.

（刘拥军）

第九节　石棉状糠疹

石棉状糠疹（pityriasis amiantacea）曾称为石棉状癣，是在头皮发生的慢性弥漫性脱屑性疾病。以头皮灰白色鳞屑堆积成厚痂类似石棉状为其临床特征。多发生于青少年，慢性经过。中医称为"白屑风"，出自《医宗金鉴》。

【病因及发病机制】

中医学认为本病多由素体血热，嗜食肥甘辛辣之品，湿热互结，复感风邪，循经上行蕴结于头而成；或血热风邪外侵，郁久化燥，肌肤失养而成。《医宗金鉴·外科心法要诀》："肌热当风，风邪侵入毛孔，郁久燥血肌肤失养，化成燥证也。"

现代医学认为本病病因目前尚不明确，可能是干性型伴有退行性改变的皮脂溢出；或者由毛囊角化等因素所致。

【临床表现】

皮损常见头皮毛发近端有纯白色石棉状毛发鞘包围毛发，可上下移动，日久呈灰白色，脱落后形成糠秕状鳞屑，堆积成叠瓦状，可将近端毛发黏着成块（各图 19-9-1，各图 19-9-2）。毛囊口纯白色石棉状棘状隆起包围毛发，一般头皮和毛发不受影响，可伴有轻度瘙痒。病程呈慢性经过。

【组织病理】

表现可见皮脂腺萎缩，毛囊口角质增生。

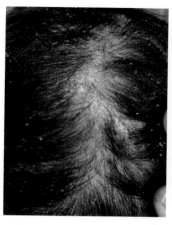
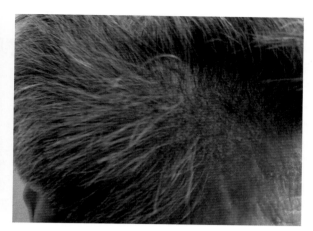

各图 19-9-1　石棉状糠疹　　　　各图 19-9-2　头皮石棉状糠疹

【诊断与鉴别诊断】

1. 诊断

（1）青少年多发。

（2）毛发近端有纯白色石棉状毛发鞘包围毛发，可上下移动，堆积成叠瓦状的糠秕状鳞屑和毛囊口棘状隆起。一般头皮和毛发不受影响，可伴有轻度瘙痒。

（3）病程呈慢性经过。

2. 鉴别诊断　本病可与下列疾病进行鉴别：

（1）头部银屑病：头部皮损表面覆有多层银白色鳞屑，基底炎症浸润较明显，剥离鳞屑可见点状出血，皮损处毛发成束状，但无白色发鞘，身体其他部位常有同样的银屑病损害。

（2）白癣：灰白色皮屑呈卫星状分布，头发无光，发干下部有白色菌鞘，易折断，真菌检查呈阳性。滤过紫外线检查，显亮绿色荧光。

（3）脂溢性皮炎：头部弥漫性灰白色糠秕样鳞屑，炎症较明显，易继发湿疹化，毛发稀疏，无白色发鞘，可自觉瘙痒。

【治疗】

（一）中医治疗

1. 分型论治　风热血燥证：

主症：头皮毛发近端有纯白色石棉状毛发鞘包围毛发，可上下移动，日久呈灰白色，脱落后形成糠秕状鳞屑，堆积成叠瓦状，可将近端毛发黏着成块。毛囊口纯白色石棉状棘状隆起包围毛发，一般头皮和毛发不受影响，可伴有轻度瘙痒。舌质红，苔薄黄，脉数。

治法：祛风除湿，养血润燥。

方药：祛风换肌丸加减。

2. 内服中成药　润燥止痒胶囊：养血滋阴，祛风止痒，润肠通便。适用于伴瘙痒者。

3. 外治

（1）三黄洗剂、侧柏叶洗剂：适量外涂患处，每天 2～3 次。

（2）透骨草、苦参各 30 g，红花、白鲜皮、明矾各 15 g 水煎洗头，每天 1 次。

（二）西医治疗

本病以局部对症治疗为主。

1. 局部治疗　硫化硒液洗头，每周 2 次。痂皮较厚者可选择外用 5%～10% 硫黄软膏、5% 水杨酸软膏或 0.1% 维 A 酸软膏。

2. 系统治疗　可口服维生素 B_6 治疗。

（三）中西医结合治疗思路

本病目前多以局部对症治疗为主。中药外洗常用祛风润燥除湿之品，可与角质剥脱药物联合应用。

【预防与调摄】

1. 生活规律，加强锻炼。

2. 保持头部清洁。

3. 合理膳食，避免饮酒及食用生冷腥膻辛辣刺激食物。

【临床研究进展】

贺安报道了 20 例患者外用吡硫翁锌气雾剂，疗程 8 周，安全有效。韩琼、黄蜀报道 1 例用使用火针治疗石棉状糠疹取得了较好疗效。柴淑英、孙莉等报道了使用泽它洗剂，主要活性成分为 1% 煤焦油，每周清洗头部 3 次，2 周为 1 个疗程，治愈率高，复发率低，修复头发，改善发质，无明显副作用。

【参考文献】

[1] 贺安. 吡硫翁锌气雾剂治疗石棉状糠疹的疗效观察 [J]. 中国中西医结合皮肤性病学杂志，2014，13(3): 159-160.

[2] 韩琼，黄蜀. 黄蜀主任医师使用火针治疗石棉状糠疹 1 例 [J]. 中医外治杂志，2014，23(5): 15.

[3] 柴淑英，孙莉. 泽它洗剂治疗石棉状糠疹疗效观察 [J]. 临床皮肤科杂志，1999，28(1): 43.

（刘拥军）

第十节　斑　秃

斑秃（alopecia areata）是具有遗传倾向的个体在 T 细胞介导的自身免疫机制作用下，由环境因素和精神因素促发的一种慢性炎症性、非瘢痕性脱发。临床表现为境界清楚的圆形或卵圆形脱发斑，斑秃初起局部可见皮肤轻度红斑。任何年龄均可发病，儿童、年轻人多见。我国斑秃发病率约为 0.1%，90% 患者为轻度斑秃。中医称为"鬼舐头""油风"。

【病因及发病机制】

中医学认为本病早期与血热、肝郁、血瘀有关，后期与肝肾不足和气血亏虚有关。《外科正宗》："油风乃血虚不能随血荣养肌肤，故毛发根空，脱落成片，皮肤光亮，痒如虫行，此皆风热乘虚攻注而然"。

现代医学认为本病病因尚不完全清楚，目前认为与遗传、自身免疫、环境因素和精神因素有关，可能属于多基因疾病范畴，斑秃的发病是自身因素与环境共同作用的结果。

【临床表现】

为单个或多个突发的圆形、卵圆形或不规则的脱发，可累及所有毛发，头发最常受累。病程分为活动期、静止期与恢复期。在疾病活动期，脱发区可见"惊叹号"样发，边缘甚至全部头发易于拔出而无痛感，称为拉发试验阳性。静止期脱发斑大小无变化，拉发实验阴性，恢复期可见新生的细软灰白毳毛，逐渐变成正常粗细和颜色。一般无自觉症状，少数病例发病初期可有轻微瘙痒或灼热刺痛等感觉异常。本病常累及指甲，表现为顶针样甲。可合并遗传过敏性疾病、自身免疫相关疾病（如亚急性甲状腺炎、白癜风、银屑病、扁平苔藓）等疾病。本病有自愈倾向，但易反复发生。

临床常见分型包括：单灶性斑秃，约 20%，单片斑状脱发；多灶性斑秃，约 60%，2 片以上的斑状脱发；急性弥漫性斑秃，3～6 个月内大量毛发弥漫脱落，以头发为主。特殊分型包括：网状斑秃，多灶性斑状脱发相互融合成片，形成网状；匐行性斑秃，又称蛇形斑秃（ophiasis），临床表现为发际线毳毛减少或消失，发际线上移，其他部位毛发逐渐变细变稀或消失；全秃，头发全部脱落，一般不累及其他部位毛发；普秃，累及头发、腋毛、阴毛等，甚至全身毳毛脱落（各图 19-10-1）。根据斑秃的面积占头发区的面积比值分为轻度斑秃（小于 25%）、中度斑秃（小于 25%～50%）和重度斑秃（大于 50%）。

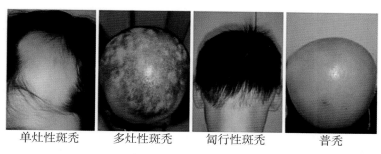

単灶性斑秃　　多灶性斑秃　　匍行性斑秃　　普秃

各图 19-10-1　斑　秃

【辅助检查】

皮肤镜特征是黄点征、黑点征、断发和惊叹号发，其中黄点征、断发、黑点征对斑秃诊断较敏感，惊叹号发具有一定特异性，短毳毛增多可用于判断疾病恢复。上述特征可与其他脱发类型鉴别。

【组织病理】

早期特点是毛球及血管周围较为致密的以淋巴细胞为主的浸润，以 CD4$^+$ 和 CD8$^+$T 细胞为主。后期以明显增厚、有褶皱玻璃样基底膜的退行期毛囊，以及以纤维性条索为特点的休止期毛囊，炎症细胞明显减少，在原毛乳头部位可见噬黑素细胞及黑素。（各图 19-10-2）

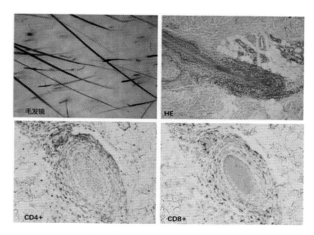

各图 19-10-2　斑秃病理

【诊断与鉴别诊断】

1. 诊断

（1）好发于年轻人，病程有一定自限性。

（2）常见于头发，可累及全身毛发。

（3）皮损为境界清楚的圆形或卵圆形脱发斑，局部皮肤一般正常，常无自觉症状。

（4）可合并遗传过敏性疾病和自身免疫性疾病。

2. 鉴别诊断　本病可与下列疾病进行鉴别：

（1）拔毛癖：是一种以习惯性拔出自己的头发为特征的强迫性疾病，常见于女童和青少年，家长可发现患儿有拔发现象，在座椅周围地面、抽屉里面或枕头下方可发现毛根异常的头发，脱发斑的形状怪异，以头顶为主。皮肤镜下可见扭曲发、火焰样发和出血点，而斑秃的部位不固定，不完全性脱发斑内头发长短不一，用手掌触之可感知断离发梢，拉发实验阳性。

（2）头癣：好发于儿童，脱发不完全，头发多易折断，残留发根，并附有鳞屑，断发中易查到真菌，也可通过毛发镜、Wood 灯、真菌镜检或培养来鉴别。

（3）梅毒性脱发：皮疹为片状或虫蚀状脱发，可伴有其他部位二期梅毒疹，有冶游史或输血史，血清学 RPR 和 TPPA 可鉴别。

（4）假性斑秃：表现为圆形、椭圆形或不规则的脱发斑，头皮萎缩光滑发亮，逐渐出现毛囊萎缩和永久性脱发，脱发区境界清楚但边缘不规则。

【治疗】

（一）中医治疗

1. 分型论治

（1）肝郁血瘀证：

主症：发病前有情绪波动，毛发逐渐脱落，伴头皮刺痛和胸胁胀痛，或伴女性月经失调、急躁不安、性格忧郁。舌黯淡，苔薄，脉弦涩。

治法：疏肝解郁，活血化瘀。

方药：逍遥散合桃红四物汤加减。

（2）血热风燥证：

主症：病情发展迅速，头发突然成片脱落，多数脱发前头皮忽觉烘热或瘙痒，或伴心情烦躁、失眠多梦、唇色鲜红。舌红，苔薄黄，脉数。

治法：凉血熄风，养阴护发。

方药：凉血消风散加减。

（3）肝肾不足证：

主症：病程日久，或新生毛发发根不固，反复脱落，毛发干枯色黄或细软易断，严重者全身毛发脱落，伴面色不华、畏寒肢冷、头昏目眩、腰膝酸软、耳鸣失眠。舌淡，苔薄，脉沉细。

治法：补益肝肾，养血益精。

方药：七宝美髯丹加减。

（4）气血两虚证：

主症：产后或久病之后，头发呈斑块状脱落，逐渐加重，可互相融合，呈片状脱落，或伴头昏目眩，少气懒言，倦怠乏力，心悸气短，多梦健忘，口唇指甲色白。舌淡，脉细弱。

治法：健脾益气、养血生发。

方药：人参养荣汤加减。

2. 内服中成药

（1）加味逍遥丸/逍遥颗粒：疏肝解郁。适用于肝郁证。

（2）丹参酮胶囊：抗菌消炎，活血化瘀。适用于血瘀或血热证。

（3）活力苏口服液：补血益气，滋补肝肾。适用于肝肾不足证。

（4）八珍颗粒：补气益血。适用于气血亏虚证。

3. 外治

（1）梅花针：可直接改善斑秃区的血液微循环，刺激毛囊生发功能恢复，从而使毛发再生。方法：均匀用力从斑秃区边缘向中心顺时针叩刺，每天或隔天1次。

（2）毫针针刺：取穴分为近端取穴和远端取穴。常选取的局部腧穴有阿是穴、百会、上星、头维、四神聪、风池、大椎、翳风、生发穴（风池与风府连线的中点）、防老穴（位于百会穴后1寸）、健脑穴（位于风池穴下0.5寸）；远端则根据气血亏虚、肝肾不足之病机配穴，多取安眠穴（合谷与三间连线的中点）、合谷、肝俞、肾俞、足三里、阴陵泉、丰隆、太溪、血海、三阴交等。方法：斑秃区多采用局部围刺，针尖刺向斑秃区域，多施泻法，远端穴位多平补平泻，隔天1次。

（3）火针：多采用毫火针，在斑秃区针刺，深度控制在3～4 mm，针距5 mm左右，每周1次。

（4）皮肤滚针：多采用0.3～0.5 mm的皮肤滚针，医用乙醇消毒后在斑秃区来回滚动3～5遍，隔天1次。

外搽：酊剂药物可选补骨脂、侧柏叶、苦参、丹参、干姜等，每天1～2次。

（5）外洗：复方姜汁当归洗剂，每晚1次。三黄洗剂，每天1～2次。

（二）西医治疗

1. 局部治疗

（1）外用药物：如强效糖皮质激素软膏、哈西奈德溶液、米诺地尔、维A酸等。

（2）接触免疫治疗：常用二苯基环丙烯酮（DPCP），适用于全秃或普秃，不良反应主要是严重的接触性皮炎。

（3）皮损内注射：用复方倍他米松注射液，每次注射数点，每点不超过0.1 mL，深度3～4 mm，也可以与利多卡因注射液混合注射，每3～4周1次，总量1～2 mL。曲安奈德注射液，每点不超过0.5 mL，每1～2周1次，总量5 mL，其余方法同上，常见不良反应是皮肤萎缩。

（4）红外线疗法：选用670 nm或640 nm左右红光连续或脉冲照射患区，每周2次，3个月为一疗程。

2. 系统治疗

（1）重症斑秃可口服泼尼松初始每天30～40 mg，毛发再生后逐渐减量维持，但减药或停药后易出现病情反复。

（2）轻中度患者可口服复方甘草酸苷每次50～75 mg，每天3次，2～6个月可见效，疗效确切且不良反应少。

（3）对于难治性重症斑秃可以尝试柳氮磺吡啶、硫唑嘌呤、环孢菌素、甲氨蝶呤或托法替尼等药物治疗，注意监测这些的安全性和副作用。

（4）营养补充药物如胱氨酸、B族维生素、谷维素和辅酶Q10等作为辅助治疗药物，可以配合服用。

（三）中西医结合治疗思路

轻症斑秃具有自愈倾向，可单独采取局部治疗，而重症斑秃，如全秃、普秃等，需要及时应用系统药物治疗。西医治疗起效快，但疗效难以持久、复发率高，故本病强调综合疗法，包括心理与药物治疗结合、内治与外治结合、中西医疗法结合等。

【预防与调摄】

1. 注意劳逸结合，保持心情舒畅、情绪稳定，坚持治疗。

2. 饮食均衡，避免饮酒及辛辣刺激食物。

3. 讲究头发卫生，不滥用护发品，减少使用电吹风和染发。

【临床研究进展】

有学者认为，斑秃发生是由头皮微环境的炎症因素到达一定的阈值后，引起区域的毛囊退行性变，所以斑秃患者之间的病因各有不同，只是最后的共同结果为毛囊退行性变。斑秃可能不是一种独立疾病，而是各种炎症因素导致毛囊快速退行性变的一种现象。另外，它可能是由炎症细胞因子致病的免疫相关性疾病，而非经典的自身免疫性疾病。

有报道称JAK抑制剂、浓缩生长因子、阿达木单抗、阿巴西普、辛伐他汀/依折麦布等在治疗斑秃上取得了较好的疗效，但目前尚缺乏大样本的高质量随机对照试验。

【医家经验与争鸣】

禤国维认为斑秃的主要病因是肝肾不足，其一是先天禀赋不足，其二是后天所致肝肾不足。治疗方面，总结出以六味地黄汤为基本方的经验方：熟地黄、山茱萸、山药、牡丹皮、茯苓、泽泻、菟丝子、丹参、松针各15 g，蒲公英20 g，甘草10 g。另一病因风盛血瘀为标。治疗方面，以六味地黄丸为基础方，内生之风邪加白蒺藜、牡蛎潜阳熄风；外感之风邪加桑叶、蔓荆子疏散头面部风邪。

王琦基于"体病相关论"阐释了斑秃与过敏体质之间的密切相关性，以"辨体－辨病－辨证"的三辨诊疗模式为临床理论指导，不仅关注患者之病兼以调患者之体。在诊疗过程中先辨识患者的过敏体质，再根据斑秃的病症以及不同病程中证型的变化加减用药，调理过敏体质专用药为乌梅、蝉蜕、野生赤芝、制何首乌，四药相配，驱散风热之邪又能养阴生津，收中有散，每获良效。

【参考文献】

[1] 章星琪. 斑秃发病机理探讨 [J]. 皮肤性病诊疗学杂志, 2015, (2): 144-147.

[2] KASSIRA S, KORTA D Z, CHAPMAN L W, et al. Review of treatment for alopecia totalis and alopecia universalis[J]. Int J Dermatol, 2017, 56(8): 801-810.

[3] 吴盘红, 李红毅, 禤国维, 等. 禤国维教授治疗斑秃临床经验介绍 [J]. 新中医, 2012, (1): 134-136.

[4] 朱丽冰, 王济, 王琦. 国医大师王琦从过敏体质论治斑秃经验 [J]. 中医学报, 2018, 33(2): 240-243.

（杨顶权）

第十一节　雄激素性秃发

雄激素性秃发（androgenic alopecia）又称脂溢性脱发、男性型脱发，是一种具有雄激素依赖的遗传性脱发。特征为前发际线后退或头顶部毛发稀少，常伴头部皮脂溢出、头皮屑增多、头皮瘙痒、头皮毛囊炎、头皮红斑和头皮异味。本病可有家族史，我国男性发病率约为 20%，女性约为 5%，现有患者约 1.3 亿，青春期后男性多发，有低龄化趋势，中医称为"蛀发癣"。

【病因及发病机制】

中医学认为本病多因湿热内蕴、上蒸巅顶，致毛发黏腻脱落；或素体血热复感风邪，风盛则燥，耗伤阴血，不能上巅顶濡养毛发；或肝气郁结，脾失健运，毛窍气血失养；或禀赋不足，思虑过度，劳伤肝肾，致毛发失养，干枯脱落。《外科证治全书》："蛀发癣、头上渐生秃斑，久则运开，干枯作痒。"

现代医学认为本病病因目前不明确，其中雄激素代谢异常，包括睾酮、5α-还原酶、二氢睾酮的含量，以及毛囊雄激素受体的敏感性，是雄激素性秃发病的主要因素，还包括遗传因素、精神因素、微循环、感染因素等共同作用，导致头顶对雄激素代谢产物敏感的毛发生长期缩短、休止期延长，最终造成头顶毛囊微小化、毳毛化，表现为头顶毛发变细、变稀、变短，最终形成秃顶。头顶毛发减少及伴随症状，严重影响患者的形象和自信心。

【临床表现】

雄激素性秃发主要表现为 3 种模式，最常见类型是双侧额角或前发际线后移，呈 M 型或 C 型逐渐向头顶延伸；其次头顶毛发稀少，最终呈 U 型脱发；还有头旋为中心的毛发稀少（各图 19-11-1）。这三种脱发类型可以单独出现或重叠出现。男性颞部和枕部一般不受累，女性以头顶和颞部毛发稀少为主。雄激素性秃发可伴有头皮出油、瘙痒、毛囊炎等症状。病程缓慢，范围、程度因人而异，女性多表现为头顶毛发稀疏，额部发际线不后移。本病晚期，部分患者病程日

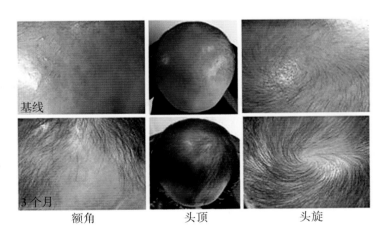

各图 19-11-1　雄激素性秃发

久，毛囊因长期营养不良而萎缩变性，最终可形成瘢痕而不可逆转。目前国际上雄激素性秃发常用分型有 Hamilton-Norwood 分型、Ludwig 分型和 BASP 分型，亚洲人常用 BASP 分型，比较简单实用，男女通用，还可以分级。

【辅助检查】

皮肤镜下，脱发区毛干粗细不同，直径差异大于20%，毛囊单位中毛发数目减少。早期病变毛囊口周围可有略为凹陷的褐色晕即毛囊周征，进展期时可有黄点征，发生率低于斑秃，女性患者除上述征象外，严重者存在无毛干的毛囊开口和头皮色素沉着。根据雄激素秃发的模式，可以选择单侧额角、头顶百会穴、头旋和枕秃等分别代表不同脱发区域相对固定点，治疗前后均可以做皮肤镜检查，可以帮助判断疗效。（各图 19-11-2）

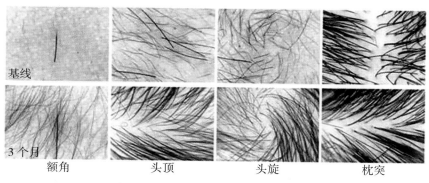

各图 19-11-2　雄激素性秃发镜下图

【组织病理】

典型的病理特征是毛囊周期改变和毛囊微小化，主要表现为生长期缩短，空巢期延长，退行期、休止期与生长期毛囊的比例增加，毳毛和未定类型的毛发数目增加。终末期均为毳毛样变的毛囊，毛囊索条增多。

【诊断与鉴别诊断】

1. 诊断

（1）可有家族史，发病时间多数 6 个月以上，青年男性多发。

（2）双侧前额及头顶毛发稀疏，常伴头发油腻、头皮多屑、头皮瘙痒等伴随症状。

（3）早期可借助毛发镜检查帮助诊断。

2. 鉴别诊断　本病可与下列疾病进行鉴别：

（1）休止期脱发：表现为弥漫性脱发，包括枕部，洗头或梳头时有大量脱发，拉发实验阳性，脱落的头发为休止期杵状发，可由于产后、发热、创伤、药物、内分泌疾病、营养不良等因素诱发。皮肤镜下可见大量新生毳毛，毛发直径差异小于20%，可与雄激素性脱发鉴别。

（2）匍行性斑秃：表现为整个发际线后移，头顶毛发基本正常或散在小块斑秃，病情发展缓慢，可伴有眉毛、鬓角或体毛减少和缺失。毛发镜下头皮基本正常，可见黄点征、黑点征和散在新生发。

【治疗】

（一）中医治疗

1. 分型论治

（1）脾胃湿热证：

主症：平素喜食肥甘厚味，头发稀疏油湿，头皮光亮潮红，较多鳞屑或瘙痒，或伴口干口苦、烦躁易怒、消化不良。舌红，苔黄腻，脉滑。

治法：健脾祛湿，清热护发。

方药：萆薢渗湿汤加减。

（2）肝郁脾虚证：

主症：头发稀少油腻，心烦易怒，腹胀，便溏，女性伴有痛经，白带增多。舌质暗，舌体胖，有齿痕，脉弦滑。

治法：疏肝健脾，活血生发。

方药：柴胡疏肝散加减。

（3）血热风燥证：

主症：头发干燥，稀疏脱落，头皮瘙痒，鳞屑叠起，或伴口干咽燥、五心烦热。舌红，苔微黄或干，脉细数。

治法：凉血养血、祛风润燥。

方药：当归饮子加减。

（4）肝肾不足证：

主症：多有家族史，患者体弱或脑力劳动过度，头发脱落日久，头皮光亮或遗留少量细软毛发，伴失眠眩晕、记忆力差、腰膝酸软、夜尿频多。舌淡，苔少，脉沉细。

治法：补益肝肾，养血生发。

方药：七宝美髯丹加减。

2．内服中成药

（1）四妙丸：清热健脾利湿。可用于脾胃湿热证。

（2）除脂生发片：清热凉血润燥。可用于血热风燥证。

（3）九味肝泰胶囊：疏肝健脾，化瘀通络。可用于肝郁脾虚证。

（4）精乌胶囊：补肝肾，益精血。可用于肝肾不足证。

3．外治

（1）祛脂生发酊外搽，每天2次。

（2）皮肤康洗剂，可以控油、止痒、去屑，每天1次。

（二）西医治疗

雄激素性秃发治疗需要遵循早期、长期、规范、联合和个体化的原则，多数患者3个月脱发减少，6个月疗效明显，12个月疗效显著，此后可以酌情减药或调整治疗维持疗效，停药1年后新发毛发逐渐恢复起始状态并继续加重，因此雄激素性秃发根据患者要求，需要长期维养。

1．局部治疗　2%~5%米诺地尔酊外用，每天2次，初始2~8周，由于头发休止期缩短，可有大量休止期脱发，8周后生发作用出现。二硫化硒洗剂或酮康唑洗剂，可控油、止痒、去屑，每周2~3次。

2．系统治疗　非那雄胺，Ⅱ型5α-还原酶抑制剂，降低血清和头皮中二氢睾酮水平，逆转毛囊萎缩过程，每天1mg，需连续服用1年以上。不良反应有性欲减退，停药后可恢复正常。女性患者可服用抗雄激素药物如醋酸环丙孕酮、螺内酯等。

3．物理治疗　选用640nm或670nm左右红外线连续或脉冲照射患区，每周2次，3个月为一疗程。

4．毛发移植　中重度患者药物治疗效果欠佳，处于稳定期可选择毛发移植，将自身枕部毛发移植至额顶部。

（三）中西医结合治疗思路

中医从整体上调节机体内分泌功能、改善微循环和纠正异常体质，用药个体化，不良反应小，适合轻中度患者，西药用法简单，起效快，效果更强。中西医结合治疗可以优势互补，提高患者依从性，对于重度患者，中西药效果均不理想，可考虑毛发移植、佩戴假发或医学文饰改善外观。

【预防与调摄】

1．生活规律，避免熬夜、用脑过度，保持大便通畅。

2．戒烟少酒，避免高糖、高脂及辛辣刺激食物。

3．保持头发清洁，可常用指腹按摩患处，勿长期戴帽，避免用力抓搔或机械刺激。

【临床研究进展】

浓缩生长因子（concentration growth factor，CGF）是近年来提出的一种新型血小板浓缩产物，经过特殊的变速离心方式制备形成，不同的离心速度使其对比其他血小板活性物质富含更多的生长因子，可增强血管生成、细胞外基质重塑以及促进细胞的增殖和分化。CGF含有多种高浓度生长因子以及CD34阳性细胞群，其中的主要成分血小板衍生生长因子（PDGF）、转化生长因子（TGF）、血管内皮生长因子（VEGF）、表皮生长因子（EGF）、胰岛素样生长因子（IGF）和肝细胞生长因子（HGF）能有效刺激毛囊细胞生长、改善头皮微环境及头皮血供。生长因子局部注射可以显著增加 AGA 患者的毛发密度、毛发厚度及毛发韧度，该治疗安全性好，疗效从第一次注射开始后的 3～5 个月内达到最优，未来可能成为治疗脱发的有效手段。

有学者以 96% 乙醇、丙二醇为溶剂和促渗剂，羟丙基壳聚糖为成膜剂制成浓度为 0.25% 的非那雄胺局部给药制剂，可有效降低皮肤中 DHT 浓度（约降低 50%），与口服给药效果相当，但该制剂中含 55% 的乙醇，虽然可促进非那雄胺进入皮肤，但长期使用对皮肤伤害较大。

近年来，男性雄激素性脱发（MAA）被认为与动脉粥样硬化、冠心病、前列腺增生等疾病相关，有学者检测了 430 例 MAA 患者（MAA 组）及 617 名体检健康者（正常对照组）共 52 项实验室指标，结果 MAA 组胰岛素、游离前列腺特异性抗原（f-PSA）、f-PSA/总前列腺特异性抗原（t-PSA）比值、载脂蛋白 E（apo E）及全血黏度水平均明显高于正常对照组，提示脱发可能与代谢综合征有一定的关联性。研究表明雄激素性脱发是一种多基因疾病。许多研究明确地确定了雄激素性脱发的两个主要遗传风险位点，即 X 染色体 AR EDA2 R 位点和染色体 20 p11 位点，随着生物学机制的建立，新的靶向治疗可能出现。

【医家经验与争鸣】

路志正擅从脾胃论治，提出"持中央，运四旁，怡情志，调升降，顾润燥，纳化常"十八字诀作为调理脾胃甚至一切疾病的准则。脂溢性脱发作为当今社会的常见病、顽固病，一个重要的病因就是脾失健运，湿浊蕴结头皮可见头皮有脂性分泌物，治疗当以清热健脾祛湿为大法。而治湿莫先于调气，气行则湿动，气滞则湿阻。祛湿不在渗利而在气化，气机运转则滞者消而新者生。是以化湿于舒展气机之中、调气于升降之内。在治病用药的过程中还要顾护阴液、阴精、阴血。润燥只是阴液、阴精、阴血的外候，通过其表象调整药物的寒凉、燥润。"纳化常"可理解为人体对外界一切的吸收采纳和适应的过程，临证要时时谨记纳化常态。

陈达灿临床上多从（肝）肾、脾、湿热三方面论治，治法上强调以平补肝肾、益气健脾为主，兼顾清热祛湿，方用六味地黄丸合二至丸、四君子汤加减。皮脂腺分泌旺盛，头发油腻，湿热偏重者，可加土茯苓、茵陈、生山楂、布渣叶、白花蛇舌草等以加强清热除湿祛脂之力。头皮瘙痒甚者，加白鲜皮、地肤子、僵蚕以祛风止痒。头发焦黄干枯，头屑较多，偏血虚（热）风燥者，可加赤（白）芍、牡丹皮、当归、鸡血藤、紫草、白蒺藜、侧柏叶以养（凉）血祛风润燥。精神紧张、失眠多梦者，可加牡蛎、首乌藤、合欢皮、酸枣仁以安神解郁。

成肇仁认为本病虽以实证见证为多，却仍有里虚之虞。只有祛邪与扶正兼顾才能将疗效发挥至最大限度。雄激素性秃发病位在头，须借助风药引药上行，使诸药之功合力作用于病位所在。临床还须根据病位归经选用适当的风药，偏于巅顶部加用藁本，后头部则加羌活，两额角则加柴胡。另外五志七情过激，皆反伤本脏肾。与雄激素性秃发相关联的主要是肝、心、脾三脏，如肝气郁结或思虑过度皆可化火伤阴动风，脾虚则湿困，郁而生热，湿热亦可上攻，日久或耗伤本脏之阴血津液或阻碍精血上达，毛发营养乏源即成脱发之证。以柴胡、郁金为代表的疏肝理气条达佛郁之品与大枣、龙眼肉为代表的补血养心安神定志之品皆为治疗脱发的辅佐用药。

【参考文献】

[1] 高华超，刘军权. 浓缩生长因子在雄激素源性脱发治疗中的研究进展 [J]. 中华临床实验室管理电子杂志, 2018, 6(4): 193-198.

[2] MONTI D, TAMPUCCI S, BURGALASSI S, et al.Topical formulations containing finasteride. Part I: in vitro permeation/penetration study and in vivo pharmacokinetics in hairless rat[J]. Journal of Pharmaceutical Sciences, 2014, 103(8): 2307-2314.

[3] 龚健，刘芳，高鹏，等. 男性雄激素性脱发患者相关实验室指标的变化 [J]. 检验医学, 2018, 33(8): 674-678.

[4] LOLLI F, PALLOTTI F, ROSSI A, et al. Androgenetic alopecia: a review[J]. Endocrine, 2017. 57(1): 9-17

[5] 王玉春，王万方. 从路志正教授的湿病学理论谈脂溢性脱发 [J]. 医学信息，2014(33): 348-348.

[6] 刘维. 陈达灿教授论治脂溢性脱发经验撷萃 [J]. 中医药学刊，2004, 22(1): 10-11.

[7] 王芷乔. 成肇仁教授治疗脂溢性脱发经验举 [J]. 中医药导报，2012, 18(2): 32-33.

（杨顶权）

第十二节　休止期脱发

休止期脱发（telogen effluvium）是一种由于毛囊周期紊乱，以大量休止期毛发同步脱落为特征的弥漫性、非瘢痕性脱发。休止期脱发在弥漫性脱发中的最常见，女性多发。

【病因及发病机制】

正常成人头皮毛囊 90%～95% 处于生长期，不会发生同步脱落，但在某些诱因，如发热、产后、药物、失血、休克、营养不良、外科手术和严重精神因素作用下，导致处于生长期的毛囊有丝分裂终止，快速进入休止期，可发生大面积同步脱落。其中缺铁、缺锌、低蛋白和营养不良主要是影响毛母质快速分裂的细胞合成 DNA 和蛋白质，应激可释放 P 物质、促肾上腺皮质激素和神经生长因子等，均可诱导毛囊从生长期进入退行期。

【临床表现】

潜伏期常为 2～4 个月，特征是头发弥漫性脱落，每天脱发量 > 300 根，患者可发现梳头或洗头时、枕头或衣服上脱落的头发增加，拉发实验阳性，落发呈杵状，处于休止期。除去病因多在半年内自行恢复。

临床分型包括急性休止期脱发和慢性休止期脱发。急性休止期脱发多见于产后，潜伏期 8～13 周，胎次越多脱发越严重。慢性休止期脱发可无明显病因，常累及中年女性，也可继发于持续性诱因，如甲状腺功能减退症、重度贫血，呈渐进性，病程可达数年，病情时好时坏。

【辅助检查】

皮肤镜下可见无毛干的毛囊开口，亦可有短的新生毛发（各图 19-12-1）。该病的特点是毛干直径的差异 < 20%，可与雄激素性脱发鉴别。

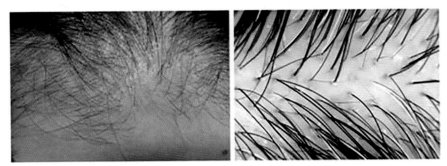

各图 19-12-1　休止期脱发皮肤镜下特征

【组织病理】

急性休止期脱发为正常头皮表现，无明显异常的组织病理改变。慢性休止期脱发者休止期的毛囊比例增加，退行期和休止期毛囊可达全部毛囊的 20%～30%，毛干粗细的差异不大。

【诊断与鉴别诊断】

1. 诊断

（1）常有明确诱因。

（2）头发呈弥漫性脱落。

2. 鉴别诊断　本病可与下列疾病进行鉴别：

（1）生长期脱发：细胞毒药物到达一定剂量诱发，在较短时间内，正常生长的头发大量脱落。

（2）雄激素性脱发：女性雄激素性脱发可表现为头顶弥漫性脱发，但无明确诱因，拉发实验阴性，皮肤镜下毛发直径的差异大于20%，可与本病鉴别。

【治疗】

本病无特殊治疗方法，多数病因去除后，预后良好。可局部外用5%米诺地尔酊，使休止期缩短，加速生长期的发生。

【预防与调摄】

1. 规律作息，劳逸结合。避免各种不良因素刺激。

2. 饮食均衡，戒烟少酒，避免高糖、高脂及辛辣刺激食物。

3. 讲究头发卫生，减少使用电吹风和染发烫发。

【临床研究进展】

关于发病机制，有学者认为造成休止期脱发的机制有以下5种：①即刻生长期逸出，如应激造成生长期缩短提前进入休止期。②延迟生长期逸出，如产后脱发。③即刻休止期逸出，如外用米诺地尔导致休止期变短。④短生长期综合征，即生长期短导致毛发呈短发状态，如先天性少毛症和外胚层发育不良。⑤延迟休止期逸出，即休止期延长，如季节性脱发。

另有学者主张可以归纳为3种：①毛干过早脱出，如使用米诺地尔时导致提前进入生长期和休止期缩短，而发生的早期脱发。②毛干同步脱出，如产后脱发和季节性脱发，分别是生长期延长和休止期延长。③毛囊提早进入休止期，如药物、节食和自身免疫等病理性因素造成生长期毛囊提前进入休止期。

【参考文献】

[1] HEADINGTON J T. Telogen effluvium: new concepts and review[J]. Arch Dermatol, 1993, 129(3): 356-363.

[2] REBORA A. Telogen effluvium revisited[J]. G Ital Dermatol Venereol, 2014, 149(1): 47-54.

（杨顶权）

第十三节　瘢痕性脱发

瘢痕性脱发（cicatricial alopecia）是一组少见的炎症性脱发性疾病，其特点是毛囊永久性破坏，临床表现为瘢痕区毛囊开口消失，伴或不伴表皮萎缩，组织学上毛囊皮脂腺结构消失而被纤维组织替代，发生毛发的永久性脱失。瘢痕性脱发分为原发性瘢痕性脱发（primary cicatricial alopecia，PCA）和继发性瘢痕性脱发（secondary cicatricial alopecia，SCA）。原发性瘢痕性脱发是指一组以毛囊为主要炎症性破坏对象的瘢痕性脱发，炎症细胞以毛囊隆突区的毛囊干细胞为目标进行破坏。根据其突出的炎性浸润分为四组：淋巴细胞性PCA、中性粒细胞性PCA、混合性PCA及非特异性细胞炎症模式。继发性瘢痕性脱发是由炎症过程或周围组织的机械损伤引起的，随后也会影响和破坏毛囊。

【病因及发病机制】

原发性瘢痕性脱发的病因和发病机制仍不是很清楚，主要是毛囊干细胞所在部位即隆突区发生了不可逆的破坏。随着对 PCA 发病机制的研究进展，逐渐出现新的学说，如毛囊干细胞自我维护损伤、脂肪代谢改变、神经性炎症理论、环境和基因因素等。

继发性瘢痕性脱发的病因主要有以下几种类型：

1. 物理或化学性损伤　烧伤、有毒物质、腐蚀性物质、局部缺血、压迫、牵引、拔毛癖等。

2. 电离辐射。

3. 感染　细菌感染、病毒感染、真菌感染（头癣，尤其是由嗜食动物病原体引起的深部毛丝菌病）等。

4. 恶性肿瘤及良性肿瘤　原发性肿瘤、转移瘤、淋巴增生性疾病、表皮和器质性痣等。

5. 遗传性皮肤病　先天性表皮发育不全、外胚层发育不良、鱼鳞病、大疱性表皮松解症、毛囊角化病、色素失禁症、皮肤黏膜透明蛋白变性等。

6. 肉芽肿性疾病　结节病、类脂质渐进性坏死等。

7. 自身免疫性疾病　移植物抗宿主病、硬皮病、硬化性苔藓、水疱性皮肤病（瘢痕性类天疱疮）等。

8. 沉积性皮肤病　皮肤淀粉样变性、黏蛋白增多症等。

9. 炎症性疾病　银屑病、石棉状糠疹等。

【临床表现】

患处形成萎缩性瘢痕，表面毛囊口缺失，毛发不再生长。原发性瘢痕性脱发可能的初期表现包括持续的无毛区，毛囊消失，毛发再生不足，以及孤立的剩余毛发的存在。小面积的脱发和毛囊周围隆起可能是原发性瘢痕性脱发主要的也是唯一的体征，患者可能仅表现为毛发密度弥漫性减少以及轻微的毛发周围红斑和鳞屑，而并不出现块状脱发。

【辅助检查】

皮肤镜下可见毛囊开口消失、毛囊周围红斑、毛囊周围角化过度、毛囊管型、簇毛、毛细血管扩张等（各图 19-13-1）。

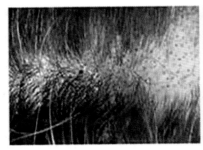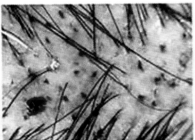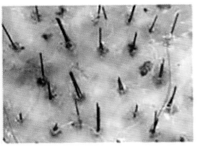

各图 19-13-1　瘢痕性脱发皮肤镜检查

【组织病理】

临床明确的病例可能不需要从病变的周边仍有毛发的区域进行活检。然而对于原发性瘢痕性脱发，通常推荐进行组织学检查，特别是在疾病的早期，以确认可疑的临床诊断并确定炎性浸润的类型和密度。

【诊断】

1. 特殊病史　发病年龄、首次出现或反复出现、现有病变的进展、新的病变和其他病变的范围、是否为活动期脱发、弥漫性脱发或局限性脱发、既往的治疗及持续时间、感觉障碍并记录频率、妇科病史及状况、更年期、服用药物情况（包括激素）、家族史、其他身体状况、是否有其他可能与瘢痕性脱发相关的病史、美容史和发型习惯。

2. 临床检查

（1）头皮检查：脱发程度、模式、瘢痕、炎症迹象、毛囊周围红斑和角化过度、脓疱、糜烂 /
溃疡。

（2）皮肤镜检查：毛囊开口消失、毛囊周围红斑、毛囊周围角化过度、毛囊管型、簇毛、毛细血
管扩张。

（3）拉发试验、疾病活动性。

（4）检查全部皮肤，包括黏膜及指甲。

3. 病程和治疗反应的标准化记录和评估。

4. 实验室和微生物检验

（1）抗核抗体、dsDNA 抗体、甲状腺功能检查（LPP、FFA）、肝功能检查、肝炎检查（LPP 和临
床疑似肝炎）、铁蛋白水平（如果怀疑弥漫性黄疸）等。

（2）如果怀疑合并感染或重叠感染（结皮、渗出、结垢、脓疱），则要进行细菌和 / 或真菌培养。

5. 脱发部位毛发边缘活检。

【治疗】

一些疾病在早期为非瘢痕性脱发，而在晚期则会发展为永久性脱发，如雄激素性脱发和牵引性脱
发，这些通常早期是非瘢痕性的，但若疾病活动多年以后，将发生毛囊的永久性脱落。非瘢痕性脱发
为可逆性脱发，经治疗可完全恢复正常。但瘢痕性脱发为不可逆性，一旦发生则不能恢复，早期诊断
治疗成为关键。

目前原发性瘢痕性脱发主要的治疗目的是减轻症状和减缓或阻止疾病的进展，治疗的选择取决于
炎症浸润的类型以及疾病的程度和活动性。治疗淋巴细胞性 PCA 的一般原则是免疫抑制，而对中性细
胞性 PCA 则是抗生素或氨苯砜治疗。

瘢痕性脱发的手术治疗包括毛发移植、头皮缩减术、组织扩张和皮瓣手术。决定手术治疗的标准
是 PCA 的稳定性，因为只有在瘢痕性脱发稳定 1～2 年后手术才可获得满意疗效。计划手术前还需要
考虑其他一些因素：接受治疗的患者将来患雄激素性秃发的可能性，供区和脱发区面积比，脱发区的
血管供应情况，头皮松弛度，患者的治疗反应及手术后瘢痕的位置等。根据以上因素应制订个性化手
术治疗方案。

另外，最近一些新兴技术的发展也为瘢痕性脱发患者带来了希望，如毛发文饰技术等。

对于稳定期的瘢痕性脱发，可以采用毛发移植联合医学文饰方法治疗。

【临床研究进展】

目前较新的治疗 LPP 药物是 PPARγ 受体激动剂，其使用基于最近的发病机制学说：功能异常的
PPARγ 受体是引发 LPP 炎症的触发因子。报道中 LPP 患者应用各种治疗方法包括口服强的松、抗疟
药、MMF，未能控制疾病的活动，最后改为 1 次 / d 服用盐酸吡格列酮（PPARγ 受体激动剂）15 mg，
治疗 8 个月后症状和体征均有好转，头皮活检显示炎性浸润减轻。Thiazolidinediones 或 glitazones 通过
增加核受体 PPAγ 的活性起作用，具有抗炎、抗增殖、免疫调节作用，包括下调促炎症核转录因子、
蛋白水解酶和白细胞介素。因此，其有助于毛囊皮脂腺单位中的脂质生成，并对活动阶段的 LPP 有抗
炎、免疫调节活性。

瘢痕性脱发的手术治疗会受到一定的限制，由于瘢痕处血管供应受损，头发移植的存活率降低；
疾病具有复发的可能，会导致新的瘢痕性脱发斑。最近报道富血小板血浆疗法提供移植毛发生长因子
和增加移植生存率。毛发移植要在 PCA 稳定一定时期后实施，并于术后随访，如有复发应及时给予有
效治疗。

【参考文献】

杨淑霞. 原发性瘢痕脱发发病机制和治疗研究进展 [J]. 中国医学文摘，2016, 33(4): 496-502.

（杨顶权）

第十四节　额部纤维性脱发

额部纤维性脱发（frotal fibrosing alopecia）又称绝经后前额纤维化性脱发，是一种获得性瘢痕性脱发。目前认为是毛发扁平苔藓的一种临床变异，特征是额部或额顶部的头发呈带状退行性变。本病多发生于绝经后女性，发病率呈上升趋势。

【病因及发病机制】

病因尚不清楚，或与激素水平、遗传倾向、环境因素和自身免疫有关。有研究认为受累部位的毛囊存在一定程度的雄激素依赖，并可能存在独特的生物学标记，使局部发生淋巴细胞浸润和纤维化变性。

【临床表现】

发病年龄 55～84 岁，病程较长。特征为前额发际线发生对称性退行性改变，中间型毛发和毳毛消失，病变毛囊周围轻度红斑，局部头皮萎缩，毛囊口减少或消失。部分患者可伴眉毛脱落及面部黄色丘疹。拉发实验阴性。一般无自觉症状。

【辅助检查】

毛发镜检查可见额顶部毛囊周围红斑，毛囊角化过度、白点征和毛囊口消失，在瘢痕区可见"单根发"（各图 19-14-1）。

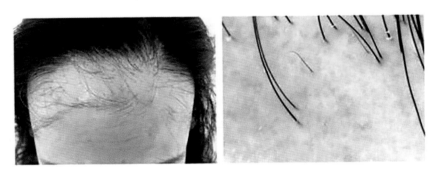

各图 19-14-1　额部纤维性脱发皮肤镜检查

【组织病理】

毛囊峡部和漏斗部淋巴细胞浸润，与毛发扁平苔藓类似，但炎症程度较轻，较少损伤基底细胞，外毛根鞘破坏后毛干和毛小皮周围绕有纤维条索，血管和其他附属器周围无炎症细胞浸润，毳毛周围无皮脂腺增生。

【诊断】

1. 见于绝经后女性。

2. 前额发际线对称性上移。

【治疗】

本病缺乏有效治疗方法。

【临床研究进展】

5-α 还原酶抑制药（非那雄胺，度他雄胺）、羟氯喹、类维生素 A 类抑制剂在临床取得一定疗效，紫外线 B 光疗、激光和 JAK 通路相关药物是近年来的新兴方法，仍需要进一步验证。

【参考文献】

TAVAKOLPOUR S, MAHMOUDI H, ABEDINI R, et al. Frontal fibrosing alopecia: an update on the hypothesis of pathogenesis and treatment[J]. Int J Womens Dermatol[J], 2019, 5(2): 116-123.

（杨顶权）

第十五节　无毛症

无毛症又称先天性秃发（congenital alopecia），是一种非常少见的常染色体隐性遗传性脱发疾病。曾被命名为先天性普秃（alopecia universalis congenita，AUC），主要表现为出生时所有毛发全部缺失，或出生时可有稀疏的头发，但 1 周后开始脱落且不再长出。部分患者在大约 2 岁后出现泛发性丘疹性损害，称为伴丘疹性损害的无毛症（alopecia congenita with papular lesions，APL）。

【病因及发病机制】

致病基因为定位于染色体 8 p21.3 的无毛基因（hairless，*hr*）。*hr* 基因编码一种核受体辅阻遏蛋白，可通过直接阻遏 Wnt 通路抑制因子（Wise 和 Soggy）的表达调节毛囊生长周期。

【临床表现】

1. 先天性普秃　是常染色体隐性遗传性疾病，主要表现为出生时头发、眉毛、睫毛、腋毛、阴毛及其他体毛在内的所有毛发全部缺失，部分患者出生时可有稀疏的头发，但 1 周后开始脱落且不再长出（各图 19-15-1）。通常皮肤、汗腺、甲、牙齿等不受累，无其他器官系统异常。该疾病没有明显的种族和性别差异。

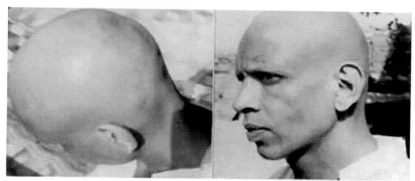

ALUNC 巴基斯坦患者，头发、眉毛、睫毛、面部汗毛均缺失

各图 19-15-1　先天性普秃患者临床表现

2. 伴丘疹性损害的无毛症　也是一种常染色体隐性遗传的秃发，临床表现与 AUC 类似，但 APL 还伴有几乎遍布全身的丘疹。患儿胎毛脱落后无新生毛发长出，且包括头发、眉毛、睫毛、腋毛等在内的全部毛发缺如，在大约 2 岁后开始出现粟丘疹样丘疹。

【组织病理】

组织病理可见头皮内毛囊缺如，皮脂腺分布稀疏，无炎症反应；丘疹的病理改变为粟丘疹。

【治疗】

目前无特殊治疗，遗传学的检查和产前诊断可以减少有缺陷后代的出生。

【参考文献】

AHMAD W, FAIYAZ UL HAQUE M, BRANCOLINI V, et al. Alopecia universalis associated with a mutation in the human hairless gene[J]. Science, 1998, 279(5351): 720-724.

（杨顶权）

第十六节　少毛症

少毛症（hypotrichosis）是一种临床罕见的毛发疾病，分先天性与后天性、全身性与局部性。

【病因及发病机制】

先天性少毛症，为单基因遗传性疾病，可分为常染色体显性遗传、常染色体隐性遗传、X 连锁显性遗传、X 连锁隐性遗传；后天性少毛症常见于内分泌功能障碍性疾病，如腺垂体功能减退症、黏液性水肿和性功能减退等。

【临床表现】

先天性少毛症，出生时或出生不久即出现毛发局限或弥漫性缺失或稀少，伴毛发纤细、干燥、粗糙、质地脆，眉毛、睫毛、毳毛均可累及，少数患者到青春期可逐渐好转或恢复正常。本病既可以单独发病，也可以作为其他遗传性疾病或综合征的临床表现之一。

后天性少毛症，出生时毛发正常，一般青春期后出现毛发脱落、稀少，常见胡须、腋毛、阴毛受累。（各图 19-16-1）

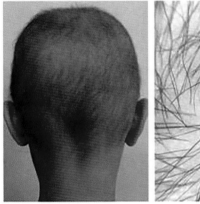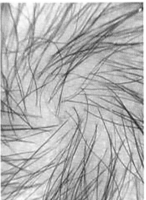

各图 19-16-1　少毛症

【组织病理】

头皮活检可发现毛囊稀少、缺如及毛球部萎缩。

【治疗】

先天性少毛症无特殊治疗，后天性少毛症治疗原发疾病。

第十七节　多汗症

多汗症（hyperhidrosis）是指局部或全身皮肤出汗量异常过多的现象。真正全身性多汗症少见，即使是全身性疾病所致的多汗症也主要发生在某些部位。中医称为"汗证"。

【病因及发病机制】

中医学认为本病多由脾胃湿热，熏蒸肌肤，迫津外泄；或阳气偏虚，腠理不固，津液外溢；或气血运行失调，津液输布失常，外泄于肌表；血脉瘀阻，瘀而化热，迫津外出所致。

现代医学认为多汗症的原因大致上可分为疾病性和功能性两种。前者多见于内分泌失调和激素紊乱，如甲状腺功能亢进症、垂体功能亢进症、妊娠、糖尿病、神经系统疾患、发热性疾病，以及一些遗传性综合征等。功能性多汗症则大多与精神性因素有关，如精神紧张、情绪激动、愤怒、恐惧及焦虑等，为交感神经失调所致。多汗的机制可能是神经的损伤或情绪波动使神经的冲动增加，导致乙酰胆碱分泌量增多而产生多汗；由于支配汗腺神经的敏感性增高，使其对正常强度的神经性和非神经性刺激发生异常反应而出现多汗。

【临床表现】

多汗症可分局限性多汗症和全身性多汗症。

1. 局限性多汗症　常初发于儿童或青春期，男女两性均可发生，部分有家族史，可持续数年，有成年后自然减轻的倾向。多汗部位主要为掌跖、腋窝、腹股沟、会阴部，其次为鼻尖、前额和胸部，其中以掌跖、腋窝部最常见（各图19-17-1）。汗液异常过多，甚至可沿掌跖和腋毛滴下，由于汗液过多来不及蒸发，掌跖和腋窝皮肤可浸渍而发白。多汗可呈短暂或持续性，情绪波动时更明显，无明显季节性。掌跖多汗往往伴有手足潮冷或发绀现象，跖部多汗常因汗液分解而产生特殊的臭味。由于腋窝多汗系小汗腺分泌增加所致，通常并无异味，不同于大汗腺引起的腋臭。

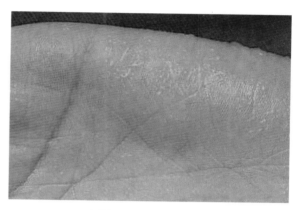

各图 19-17-1　多汗症

鼻尖、前额和胸部的多汗，往往与刺激性食物有关，常在进食辛辣食品、热咖啡、热茶、饮烈性酒等时发生，又称为味觉性多汗症。交感神经亢进和感觉神经疾病亦可出现味觉性多汗症。

2. 全身性多汗症　主要是由于其他疾病引起的广泛性多汗，如感染性高热，因神经系统的调节或口服退热剂而大量出汗。内分泌失调和激素紊乱，如甲状腺功能亢进症、垂体功能亢进症、肢端肥大症、糖尿病、低血糖、妊娠和绝经期也可引发全身性多汗。中枢神经系统包括大脑皮质、基底神经节、脊髓及周围神经的损害，帕金森病、嗜铬细胞瘤、水杨酸中毒、虚脱等亦可导致全身性多汗。

【诊断与鉴别诊断】

1. 诊断

（1）常初发于儿童或青春期，无明显性别差异，往往有家族史。

（2）局部多汗部位主要为掌跖、腋窝、会阴部，其次为鼻尖、前额和胸部，其中以掌跖、腋窝部最常见。

（3）汗液异常过多，甚至可沿掌跖或腋毛滴下，掌跖多汗往往伴有手足潮冷或发绀现象。

（4）多汗可呈短暂或持续性，情绪波动时更明显，无明显季节性。

2. 鉴别诊断　本病可与下列疾病进行鉴别：

（1）色汗症：由于某些原因汗液被着色，汗出沾染衣服，遗留色渍。

（2）臭汗症：是指分泌的汗液有特殊的臭味或汗液经分解后产生臭味。

【治疗】

（一）中医治疗

1. 分型论治

（1）湿热蕴阻证：

主症：皮肤潮湿多汗，口淡乏味而黏，四肢沉重或有关节疼痛，或见有腹胀饱满，小便短少，大便不干，女子带下黏稠。脉弦滑或沉缓。

治法：健脾除湿止汗。

922

方药：萆薢渗湿汤加减。关节疼痛，加秦艽、威灵仙；腹胀饱满，加砂仁、鸡内金。

（2）阳气不足证：

主症：畏寒肢冷，食少，自汗。舌淡苔薄白，脉细弱。

治法：益气固表止汗。

方药：玉屏风散合参苓白术散加减。食欲差，加鸡内金、陈皮；汗多，加五味子、乌梅。

（3）气血失和证：

主症：身体或左或右，或上或下，汗出如雨，病者以年高体弱者居多。

治法：补气益血。

方药：十全大补汤加减。

（4）气血瘀滞证：

主症：身体某处汗出如雨，时轻时重，可有局部疼痛，手足皮肤青紫，日久者皮肤增厚。舌质紫暗或有瘀点，脉沉涩。

治法：理气活血。

方药：血府逐瘀汤加减。

2. 内服中成药

（1）参苓白术丸：健脾除湿。适用于湿热蕴阻证。

（2）玉屏风颗粒：补气固表。适用于阳气不足证。

（3）十全大补丸：补气补血。适用于气血失和证。

（4）血府逐瘀胶囊：行气活血。适用于气血瘀滞证。

3. 外治法

（1）外洗：手足多汗症用明矾或枯矾25 g，五倍子30 g，葛根25 g，防风15，荆芥20 g，水煎至1500 mL，浸泡30分钟，每天1次。

（2）外涂：局部外涂5%明矾溶液，每天3次。

（3）药袋外扑：全身性多汗症可用麻黄根20 g，枯矾20 g，龙骨20 g，赤石脂15 g，共研细末装在布袋内，每天1~2次外扑患处。

4. 针灸疗法

（1）毫针法：全身性多汗，取合谷、后溪、复溜、鱼际；局限性多汗，颜面一侧多汗取安眠穴（翳明、风池两穴连线上，靠近风池2/3处），头颈面多汗取大椎、合谷、复溜，手足多汗取合谷、复溜、阴郄。方法：虚者补法，实者泻法，每天1次。

（2）耳针法：心、肾、肺、神门、交感、皮质下、降压沟。方法：针后留针30分钟，其间行针5次，2天1次。

（3）脐疗法：取五倍子，或何首乌，研细末，温开水调糊敷贴在脐部，外盖消毒纱布，次晨除去。

（4）穴位注射法：手掌多汗取内关、合谷。足跖多汗取三阴交、太溪。方法：用0.25%普鲁卡因注射液，针刺得气后，每穴缓慢推入1 mL，2~3天1次。

（5）穴位埋针法：①取鱼际、复溜。②取耳穴心、肾、胃、肺。方法：严密消毒后，取消毒过的揿针刺入，外盖胶布固定，并嘱每天按压3~4次，每次3~5分钟，1周1次。

（二）西医治疗

1. 内服药　对全身性多汗症主要是治疗相关的原发疾病。精神因素所致的多汗症，可根据精神因素持续时间的长短，选择时效不同的镇静剂（剂量宜偏小，大剂量易出现催眠作用），如长效的苯巴比妥15~30 mg，每天2次；中效的异戊巴比妥30~50 mg，每天3次。氯美扎酮0.1~0.2 g，每天3次。亦可选用氯丙嗪、多塞平、利血平、谷维素等。

2. 外用药　局限性多汗症可选用以下外用制剂：20%~25%氯化铝溶液，0.5%醋酸铝溶液，3%~5%甲醛溶液，5%明矾溶液，5%鞣酸溶液。由于是对症治疗而不是根治，所以应该根据多汗的程度和对药物治疗的反应决定使用次数，做到个体化用药，以根据局部接近正常出汗的湿度为原则。使用次数过多，会出现局部干燥、轻度皲裂或者严重刺激现象。

3. 其他疗法

（1）物理疗法：对严重的掌跖多汗症可考虑用浅层 X 线照射，以抑制汗腺分泌。但汗腺存在于皮肤深层，对 X 线不敏感，若破坏过度，可引起皮肤过分干燥和萎缩，甚至引起放射性皮炎，所以除对严重的掌跖多汗症可考虑使用外，一般不用。

（2）直流电导入：有报道应用钙离子直流电导入治疗多汗症收到较好疗效，直流电水浴治疗手足多汗亦有作用。

（3）手术疗法：腋部多汗症可在腋部汗腺最活跃部分做手术治疗。通过胸腔镜行第 2、第 3 肋交感神经切除，可有效治疗多汗症，但这种方法可造成无汗，故应慎用。

【预防与调摄】

1. 饮食应节制，忌食辛辣之物及饮醇酒。

2. 保持心情愉快，避免情绪激动，注意劳逸结合。

3. 足部多汗者，应及时清洗，勤换鞋袜，注意鞋袜的通风透气。

【医家经验与争鸣】

1. 李志善等用牡蛎散加味治疗小儿多汗症 32 例　方法：采用牡蛎散加味（牡蛎、黄芪、麻黄根、浮小麦）。结果：总有效率为 93.75%。提示：本方有益气固表、收敛止汗的功效。

2. 张传濡用参附养荣汤治疗多汗症 31 例　药物组成：人参（或用党参 20 g 代替）、制附片各 3 g，当归、白芍、生地黄各 10 g，干姜 2 g。水煎服，每天 1 剂，上午下午各服 150～200 mL，7 天为 1 疗程。偏于气虚阳弱，酌加黄芪、白术各 10～15 g，防风或桂枝各 6 g；偏于血虚阴伤，酌加熟地黄、酸枣仁、枸杞子、阿胶各 10～15 g，牡蛎 20～30 g；偏于血滞火动，酌加丹参 15～30 g，黄连 3 g，知母、黄柏各 10 g。31 例患者经过治疗，多汗症全部得以控制，出汗情况趋于正常。服药最少 5 剂，最多 28 剂，平均 15 剂。

3. 谭健用健脾化湿汤治疗多汗症 52 例　方剂组成：黄芪 50 g，茯苓、白术、扁豆、浮小麦各 30 g，猪苓、五加皮、川木瓜、糯稻根各 15 g。加减法：阳虚者加淫羊藿、熟附片各 15 g；伴惊悸者加龙骨、牡蛎各 30 g，可随年龄大小酌情加减。每天 1 剂，水煎服，10 天为一疗程。结果：痊愈 27 例，有效 23 例，无效 2 例，总有效率为 96.2%。

4. 黄淑玲用益气固表、健脾敛阴法治疗 2 型糖尿病多汗症　将 120 例 2 型糖尿病合并多汗症患者随机分为治疗组和对照组各 60 例，均用西药将血糖控制在理想范围。治疗组加用玉屏风散合生脉散加味（由黄芪、防风、白术、党参、麦冬、五味子、山药、茯苓、糯稻根、浮小麦、白芍、大枣组成）治疗。对照组加用维生素 B₁、甲钴胺、谷维素治疗。4 周为 1 疗程，共治疗 3 疗程。结果：治疗组在控制血糖、改善出汗症状方面明显优于对照组，两组比较，差异有非常显著性意义（$P < 0.01$）。结论：益气固表，健脾敛阴法治疗 2 型糖尿病合并多汗症效果较好，可明显改善多汗症状。

【参考文献】

[1] 李志善，韩养正. 牡蛎散加味治疗小儿多汗症 32 例 [J]. 陕西中医，2001，22(5): 282.

[2] 张传濡. 参附养荣汤治疗多汗症 31 例 [J]. 南京中医药大学学报，1995，11(2): 56.

[3] 谭健. 健脾化湿汤治疗多汗症 52 例 [J]. 实用中医药杂志，1999，15(6): 18.

[4] 黄淑玲. 益气固表健脾敛阴法治疗 2 型糖尿病多汗症 60 例疗效观察 [J]. 新中医，2004，36(12): 28.

（赵湛君）

第十八节   无汗症

无汗症（anhidrosis）是指皮肤表面局限性或全身性无汗或少汗。汗液正常分泌生理过程中的任一环节出现障碍均可导致无汗或少汗，少汗可为无汗症病谱中的一部分。

【病因及发病机制】

中医学认为本病多因阴液亏损，无津作汗所致；或因阳虚不能蒸化津液，肺气虚不能宣散皮毛，亦可无汗；或因先天之精不足，导致汗出无源，皮肤枯槁而无汗；或因寒邪束表，闭塞腠理，玄府不通，阳气怫郁，卫气开合失常致汗不能出，诚如《温病条辨》说："其有阴精有余，阳气不足，又为寒邪肃杀之气所搏，不能自出者。"

现代医学认为无汗症的病因分为全身性无汗和局限性无汗两种情况。全身性无汗通常系先天性因素或全身性疾病所致，前者主要为汗腺发育不良所致，如先天性外胚叶发育不良；后者主要是汗腺的萎缩导致，如干燥综合征、系统性硬皮病、糖尿病性神经损害、尿毒症、尿崩症、黏液性水肿、网状细胞增多症及多发性骨髓瘤等。还有大剂量抗胆碱能药物的应用，如阿托品、颠茄、东莨菪碱等药物亦可导致全身性无汗。局限性无汗通常是继发性或症状性的，常见于某些皮肤病及神经系统疾病。皮肤病如特应性皮炎、局限性硬皮病、维生素 A 缺乏症、放射性皮炎、斑片型皮肤淀粉样变及麻风的皮损区等；神经系统疾患如脊髓空洞症、横贯性脊髓炎、小儿麻痹症、交感神经节切除及 ROSS 综合征等。

【临床表现】

全身性皮肤或某些部位终年无可见的汗液，全身性无汗症患者在炎热的季节体温往往升高、不适和烦躁。先天性外胚叶发育不良的患者，除汗腺发育不全导致全身性无汗外，往往合并皮脂腺、毛发及指（趾）甲等各方面的异常。局部无汗症皮损部位无汗或少汗，可出现干燥、粗糙、皲裂或鱼鳞病样外观。

【诊断与鉴别诊断】

1. 患者全身皮肤或某些部位，终年没有可见的汗液。

2. 全身性无汗常感全身不适，极易疲劳，在运动中更甚，气候炎热，体温往往升高，全身灼热难忍。

3. 先天性无汗还会合并皮肤枯槁，少毛，缺牙，鞍鼻，眉稀等。

4. 局限性无汗常有皮肤干燥、粗糙等症状。

【治疗】

（一）中医治疗

1. 分型论治

（1）阴液亏损证：

主症：无汗，肌肤灼热，盛夏全身亢热难忍，口干咽燥，颧红，手足心热，或见便干如羊粪；兼见气短，无力，疲乏，肢麻等；舌红，苔光剥，脉细数。

治法：滋阴生津，和营益汗。

方药：增液汤合桂枝汤加减。

（2）阳虚气弱证：

主症：无汗兼见身寒肢冷，腰酸，无力，舌质淡红，苔少，脉弱。

治法：助阳益气，和营通腠。

方药：再造散加减。

（3）先天津乏证：

主症：自幼无汗，并见皮肤干燥枯槁，毛发稀少，指甲变形缺损，牙齿异常诸症，舌质裂纹，苔少，脉细数无力。

　　治法：补肾益精，和血调营。

　　方药：复方参地汤加减。

　　（4）寒闭腠理证：

　　主症：突然全身无汗，病期较短，兼见身寒，皮肤起粟如鸡皮状，或有痒感，舌质淡红，苔薄白，脉紧。

　　治法：散寒开腠，升阳达表。

　　方药：麻桂各半汤加减。

　　2. 外治　一般无须外治，皮肤枯槁干燥脱屑明显，特别是先天性无汗者，必要时可外涂甘草油或归蜡膏。

　　3. 针灸疗法

　　（1）毫针法：局部无汗取太阳、颧骨、下关、颊车；全身无汗取外关、足临泣、胃俞、足三里、合谷、曲池。方法：局部无汗施泻法；全身无汗施平补平泻法，2天1次。

　　（2）七星针疗法：取背部督脉及双侧膀胱经区域；方法：自上而下，自内到外，逐一叩刺，直至皮肤潮红、微渗血为度，然后用火罐在上述区域拔罐并留5分钟，2天1次。

　　（二）西医治疗

　　先天性或遗传性因素所致的全身性无汗症，尚无有效治疗方法，只能指导患者采取自我保护措施，如避免高温环境和避免剧烈运动等。对系统性疾病导致的全身性无汗症，主要是积极治疗原发疾病。局限性无汗引起的皮肤干燥、皲裂等，可局部外用保湿剂和润肤剂，如硅油乳膏、尿囊素霜、维生素E霜及甘油、羊毛脂等。

【预防与调摄】

　　1. 在酷暑季节应将患者安置于干燥通风，凉爽安静的环境。

　　2. 避免剧烈活动。

【参考文献】

[1] 王铁刚. 止汗祛臭擦剂治疗局部臭汗症 242 例 [J]. 中国美容医学，1999, 8(3): 142.

[2] 罗建华. 消痔灵局部注射治疗臭汗症 103 例 [J]. 皮肤病与性病，2002, 24(4): 29.

[3] 武子龙，郭新娅. 米兰乳霜治疗臭汗症 139 例临床观察 [J]. 云南中医中药杂志，1996, 17(3): 27-28.

（赵湛君）

第十九节　臭汗症

　　臭汗症（bromhidrosis）是指分泌的汗液有特殊的臭味或汗液经分解后产生臭味的病症。通常以腋窝、足部、会阴部为多。中医称为"狐臭"，《外科正宗》称本病为"体气""狐气"。

【病因与发病机制】

　　中医学认为本病多因秉受于父母，秽浊之气从腋下而出；或因其湿热郁于腠理，臭汗外溢而成。《诸病源候论》说："腋下常湿仍臭生疮，谓之漏腋，此亦是气血不和，为风邪所搏，津液蕴瘀，故令湿臭。"

　　现代医学认为外泌汗腺引起的臭汗症，多由细菌分解汗液和皮肤表面污物所引起，往往与多汗症伴发；顶泌汗腺引起的臭汗症系细菌与顶泌汗腺分泌物中的有机物作用后产生不饱和脂肪酸所致。临床上发现，患者大多有家族史，故臭汗症与遗传因素有关。

【临床表现】

臭汗症多见于多汗、汗液不易蒸发和顶泌汗腺所在的部位，如腋窝、腹股沟、足部、肛周、外阴部、脐部及女性乳房等，以足部及腋部臭汗症最为多见。

足部臭汗症常与足部多汗症伴发，有刺鼻的臭味，尤以夏季不洗脚更甚。腋部臭汗症俗称狐臭，夏季出汗时更甚，常见于青壮年。女性多见，轻重不等，到老年时可减轻，常有遗传性，同时伴有色汗，以黄色多见。多数患者外耳道有柔软的耵聍，少数患者的外阴、肛门和乳晕等部位也可散发出此种特殊臭味。

【诊断与鉴别诊断】

1. 诊断

（1）患者多为青年男女，以女性更为常见。

（2）病变部位集中在腋窝、脐窝、阴部和足部等处。

（3）夏天臭气加重，冬天减轻，乃至闻不到。

（4）青年发育期臭气最浓，随着年龄增长臭气减轻，乃至消失。

2. 鉴别诊断　本病可与臭汗恐惧症鉴别：臭汗恐惧症常发生于有洁癖的男性，其深信有一种妨碍社交的臭味，实际上是无臭的。

【治疗】

（一）中医治疗

1. 分型论治

（1）湿热蕴积证：

主症：双腋、外阴、乳晕散发异常气味，运动出汗时更甚。口苦口干，大便稀烂不畅。舌红苔黄腻，脉弦数或滑数。

治法：清肝利湿除臭。

方药：柴胡清肝利湿汤。口干加玄参；大便不畅加大黄。

（2）阴虚内热证：

主症：运动时双腋下散发臭气，多汗，手足心热，心烦口干，多梦失眠，大便干结。舌红少苔，脉细数。

治法：养阴清热敛汗。

方药：生地麦冬饮。失眠多梦，加酸枣仁、首乌藤；大便干结加大黄。

2. 内服中成药

（1）龙胆泻肝丸：清肝胆，利湿热。适用于湿热蕴积证。

（2）六味地黄丸：滋阴补肾。适用于阴虚内热证。

3. 外治

（1）荆芥 30 g，藿香 30 g，丁香 15 g，黄连 15 g，枯矾 20 g，大黄 30 g，煎水外洗局部。

（2）密陀僧散或加枯矾粉外撒局部。

（3）枯矾 30 g，蛤蚧壳粉 15 g，樟脑 15 g。共研细末外擦，早、晚各 1 次。

（二）西医治疗

病情较轻者可不必治疗。

1. 1% 聚维酮碘溶液，或 1∶8000 高锰酸钾溶液，或 0.5% 的新霉素溶液局部湿敷或浸泡，有助于局部杀菌和减轻臭味。

2. 体气严重者可选择激光或手术治疗。

【预防与调摄】

1. 少吃或不吃有强烈辛辣刺激性的食品，戒除烟酒。

2. 局部勤用温水洗涤，勤换内衣。

【医家经验与争鸣】

1. 王铁刚用"止汗祛臭擦剂"治疗局部多汗症 242 例，其中足臭汗症 184 例，腋臭汗症 58 例。"止汗祛臭擦剂"由明矾、枯矾、密陀僧、煅牡蛎、麻黄根等组成。上药共研为细末，等量混匀，取药粉 200 g，75% 乙醇加至 1000 mL，浸泡 1 周后过滤，分装备用。外擦多汗处，每天 1 次，以局部干燥少汗或无汗为度。结果：足臭汗症 184 例，总有效率 100%；腋臭汗症 58 例，总有效率 91.4%。

2. 罗建华用消痔灵局部注射治疗臭汗症 103 例。消痔灵注射液与利多卡因（100 mg/5 mL）注射液以 3∶1 混合而成。患者仰卧上肢外展抱头位，腋窝与床沿平行，局部常规消毒，用 6 号半针头的 10 mL 注射器抽药，针头斜面朝上紧贴真皮层进针，缓慢注药。注药后的皮肤略隆起，稍发白，毛孔粗大，每侧注药量 7~15 mL，注完后，用 110 cm 宽的胶布在注射部位远端稍紧缠绕上臂 5 小时，然后用纱布在注射处适度挤压，术后服 3 天四环素，2 个月后复诊。结果：87 例（84.15%）患者的臭味全部或基本（在大汗时仍有少许味）消失，其中 29 例在 3~5 年后疗效仍然保持。6 例（5.18% 单侧仍有轻度臭味。5 例（4.19%）双侧仍有轻度臭味。5 例（4.19%）认为无效。

3. 武子龙采用中西药结合研制而成的米兰乳霜治疗臭汗症 139 例。临床观察结果显示：米兰乳霜治疗 117 例狐臭组显效率达 81%，有效率达 99.15%。治疗 22 例足臭组有效率达 100%。

【参考文献】

[1] 王铁刚. 止汗祛臭擦剂治疗局部臭汗症 242 例 [J]. 中国美容医学，1999，8(3)：142.
[2] 罗建华. 消痔灵局部注射治疗臭汗症 103 例 [J]. 皮肤病与性病，2002，24(4)：29.
[3] 武子龙，郭新娅. 米兰乳霜治疗臭汗症 139 例临床观察 [J]. 云南中医中药杂志，1996，17(3)：27.

（赵湛君）

第二十节　色汗症

正常汗液通常是无色的，由于某些原因造成的汗液被着色即称为色汗症（chromhidrosis）。色汗症是一种很少见的疾病，约 10% 的正常人大汗腺可分泌少量色素，多为黄色。中医称为"色汗"。

【病因及发病机制】

中医学认为多由脾胃湿热，汗出兼感邪毒，致腠理毛孔汗渍变色。此外，表虚营卫失和，水湿侵袭，湿热交蒸，均可造成黄汗；肝经湿热下注，可致阴囊潮湿而黄汗外渗。

现代医学认为本病的确切发生机制尚不十分清楚，目前认为可能是大汗腺的功能紊乱，色汗的分泌是对肾上腺素刺激的反应，刺激使大汗腺肌上皮收缩，分泌大量脂褐素所致，也可能由可产生色素的细菌引起。

【临床表现】

发生部位为颜面、腋窝、脐部及外阴部。汗液颜色不一，以黄色最多见，腋窝黄色汗常合并有腋臭。其次还可见蓝色、褐色、黑色和绿色。也有伴发血色者称为血汗。蓝汗和绿汗可见于从事制铜业的工人。色汗呈持续性或间断性出现，情绪激动如恐惧、愤怒、焦急等促发或加重。（各图 19-20-1）

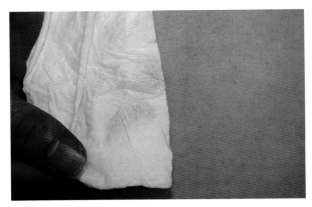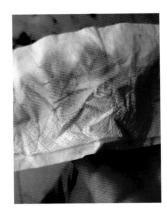

各图 19-20-1　色汗症（红汗）
（第四军医大学西京皮肤医院　肖月园　供图）

【诊断与鉴别诊断】

应排除外源性染料、涂料、棒状杆菌或毛孢子菌污染所致的假性色汗症，显微镜检查可鉴别之。

【治疗】

（一）中医治疗

1. 分型治疗

（1）湿热交蒸证：

主症：黄汗，兼有身肿，发热，汗出而渴，脉沉迟。

治法：温化水湿，固表扶阳。

方药：黄芪芍药桂枝苦酒汤加减。发热，加黄连、黄芩；口干，加牡丹皮、天花粉。

（2）阳郁不宣证：

主症：黄汗，兼身痛，恶风，夜寐不安，烦躁，胫冷，小便不利。舌淡红苔白，脉沉。

治法：益气行阳，调和营卫。

方药：桂枝加黄芪汤加减。烦躁，夜寐不安，加柴胡、首乌藤。

（3）湿热下注证：

主症：阴囊汗出，色黄染衣。伴有痒和腺臭气味，衣厚或衣紧则局部灼热难忍，黄汗不止。舌质红，苔薄黄微腻，脉弦数。

治法：清肝火，祛湿热。

方药：龙胆泻肝汤加减。黄汗不止加黄柏、车前子；大便干加大黄。

2. 内服中成药

（1）黄芪口服液：益气活血，固表止汗。适用于湿热交蒸证。

（2）玉屏风颗粒：益气固表止汗。适用于阳郁不宣证。

（3）龙胆泻肝丸：清肝胆，利湿热。适用于湿热下注证。

3. 外治

（1）枯矾或香莲散外扑。

（2）六一散 30 g，枯矾 6 g，冰片 1 g，分别研细和匀，纱布包扑患处，每天 1～2 次。

（3）香莲外洗液外洗，尤对腋窝、阴囊等处黄汗更有效。

（二）西医治疗

西医尚无有效疗法，轻者通常不需治疗，严重者可治疗多汗。疾病所致的色汗症，主要是治疗原发性疾病。

【预防与调摄】

1. 热体汗出时，应以温水洗浴，切忌冷水淋洒或雨湿淋露。

2. 治疗期间，不宜过食辛辣燥热、葱蒜酒酪，避免病情加重。

（赵湛君）

第二十一节　血汗症

血汗症（haematohidrosis）临床上罕见，至今全世界仅报道约 80 例。本病通常为血液或血液色素混合于汗液排出。好发的部位为眼睑、额部、胸部及生殖器等处。中医称为"血汗"，又名"汗血"。

【病因及发病机制】

中医学认为本病多血热迫血妄行，随汗而出；或因阴血亏虚，阳乘阴而外泄发为皮肤血汗。

现代医学认为本病一般见于鼠疫、血友病、月经异常或严重神经疾患的患者。

【诊断与鉴别诊断】

1. 汗出色赤如血，染赤衣衫。

2. 好发部位为眼睑、额部、胸部及生殖器部位。

【治疗】

（一）中医治疗

1. 分型治疗

（1）血热证：

主症：汗血兼见身热，烦渴，大便干结，尿黄等。舌红，脉数。

治法：清热降火，和气宁血。

方药：凉血地黄汤加减。

（2）血虚证：

主症：血汗兼见口干咽燥，手足心热，头晕，目眩，心悸，肢麻，唇指色淡等。舌光剥，脉细数无力。

治法：滋阴清热，养血补血。

方药：增液汤合四物汤加减。

2. 外治　京墨研细末，醋调之，外涂患处，每天 2~3 次。

（二）西医治疗

西医主要治疗原发疾病。所报道的病例中不乏无系统性疾病的患者，有人称之为特发性血汗症，通常不需治疗。

【预防与调摄】

1. 患病期间，应重视个人卫生，勤于洗浴，贴身内衣不仅要勤换，而且以棉织品为好。

2. 力求戒除烦恼焦虑，保持心情舒畅；忌食辛辣酒酪、肥甘炙煿食物。

（赵湛君）

第二十二节　甲部疾病

甲，包括指、趾甲，是皮肤的附属器之一，是覆盖在指（趾）末端伸面的坚硬角质，由多层紧密的角化细胞构成。甲的颜色、形状、质地等发生明显异常均可称为甲病。

【病因及发病机制】

《灵枢·邪客》提出："五谷入于胃也，糟粕、津液、宗气，分为三隧。故宗气积于胸中，出于喉咙，以贯心脉，而行呼吸焉。营气者，泌其津液，注之于脉，化以为血，以荣四末，内注五脏六腑，以应刻数焉。卫气者，出其悍气之剽疾，而先行四末，分肉皮肤之间，而不休者也。"《素问·六节脏象论》提出："肝者，其华在爪，其充在筋，以生血气。"甲为筋之余，受肝胆气血荣养而生，而肝肾同源，精血互生，肝肾亏虚，禀赋不足，甲失所养，出现甲病。甲病，或为肝木太过，风热外泄；或气虚气滞，瘀血阻络；或肝血不足，血不养筋；或阴虚火旺，血燥筋枯而致。

甲在胎儿 3 个月左右开始生长，至 5 个月左右可长成形。甲的结构包括甲板、甲床、甲根、甲廓、甲母质。指甲的平均生长速度为 3 mm/ 月，而趾甲为 1 mm/ 月。优势手的指甲生长速度常比非优势手更快。随着年龄的增加，指甲的速度逐渐趋于缓慢，25 岁以后每年减慢 0.5%。局部或系统性疾病、营养状况、环境及生活习惯等均可影响甲的形状及生长速度，从而导致甲部疾病的发生。通过甲体征的临床检查，可以确定甲器官的哪个位置被特定疾病进程影响。甲母质功能异常、甲床疾病、甲板色素异常均可出现甲体征改变。临床上甲部疾病分为甲真菌病（详见第四章第四节）和非甲真菌病。非甲真菌感染导致的甲形态及结构异常，其病因多样，可分为原发性甲病、继发性甲损伤及邻近组织病变所致的甲病等，约占所有甲病的 50%。

【临床表现】

甲部特殊的解剖结构决定病变的部位更加隐蔽，通过甲板的形态和颜色改变反映出来，甲损害的类型、程度与甲母质和甲床的病变有关。

1. 常见的自觉症状 一般无明显瘙痒疼痛等表现，甲沟炎等伴有细菌性感染可出现疼痛表现。

2. 甲体征 为甲病的客观体征。甲体征可被分为 3 类：甲母质功能异常导致的体征；甲床疾病导致的体征；甲板色素沉着导致的体征。

【实验室检查】

1. 真菌镜检及培养 主要用于排除和诊断甲真菌病。

2. 皮肤镜 皮肤镜不仅能观察甲板，还能观察到近端甲皱襞、甲母质、甲床及甲游离缘的细微结构和血管情况，据此可确诊及鉴别诊断，同时对疾病活动程度及治疗效果进行评价。

3. 甲活检 常用甲活检手术有以下几种方式：①甲板活检。②甲皱襞活检。③甲母质活检。④甲床活检。⑤纵行甲活检，是甲活检最常用的方式。甲活检是一种创伤性操作，术前必须排除甲板真菌感染，且当患者皮损与甲损害并存时，应选择皮肤活检而非甲活检。

4. 基因检测 主要用于不能根据临床表现诊断的儿童性甲病。

【诊断】

诊断甲病变应首先排除由全身疾病特别是内科和皮肤科疾病所致。故必须询问有关病史，检查皮损并同时检查指（趾）甲。若无全身疾病，甲部的病变常可单独诊断。

【治疗】

（一）中医治疗

1. 分型论治 甲病病位在甲，总与肝、肾、脾相关，以调养肝血，行气活血为治疗原则，气血足则甲得以荣养，促进健康指（趾）甲生长从而代替病甲。根据病因病机临床从以下四型论治。

（1）肝郁生风证：

主症：此型患者可见厚甲症：甲肥厚增大，质坚硬如石，色泽亦欠润泽；甲胬肉症：近端甲床与甲背皱褶融合，甲板出现纵沟或纵嵴；杵状甲：指趾末端肥大呈鼓槌状，甲板也明显增大，游离缘显著向掌面弯曲。患者可伴有气急心烦，胸胁胀满，口苦目眩，舌红，脉弦。

治法：疏肝理气，清热疏风。

方药：清肝解郁汤加减。

（2）气虚血瘀证：

主症：此型见于虚劳诸证，常见甲病有翻甲，亦称反甲或匙状甲，甲板中部凹陷，四周翘起，状如汤匙；钩甲：甲板肥厚，过长而弯曲，状如鸟爪。患者常伴有气短、乏力、胸闷、舌黯，脉细涩。

治法：益气养血，活血通络。

方药：补阳还五汤加减。

（3）肝血不足证：

主症：常见有薄甲：甲板菲薄，生长速度亦缓慢；甲萎缩：甲板变薄，萎缩；脱甲：甲板由甲根开始逐渐与甲床分离；白甲：甲的一部分或全部变白。此型患者常伴有头晕眼花，耳目失聪，面色㿠白或萎黄，气短心悸诸症。

治法：补血养血，养筋柔肝。

方药：补肝汤加减。

（4）阴虚血燥证：

主症：常见的甲病有甲剥离：爪甲甲板变白发空，从指甲游离缘与甲床分离；甲横沟：甲板出现横行凹陷的沟线；甲凹点：甲板上见如顶针样的小凹点；黑甲：甲板呈带状或全部变灰黑色。此型患者多伴口干口渴，腰膝酸软，盗汗心悸诸症。

治法：滋阴养血，填精柔甲。

方药：六味地黄丸加减。

2. 外治

（1）乌倍散：［隋］《诸病源候论》中记载了"甲疽""代甲"病证，认为"由筋骨热盛，气涩不通，故肿结生脓，而爪甲脱"。［清］《外科大成》认为"大抵甲疽，惟宜剔甲，则不药可愈。先用陈皮煎汤浸洗，次用木绵旋折，塞入甲内，渐渐添之，甲起以刀剪去之，搽乌倍散。"

方药：草乌（五钱）、白丑（一两）、龙骨（二钱五分）、文蛤（全者四两）。先将三味捶碎，入文蛤同炒，至焦黑色，只用五倍子为末，麻油敷，湿则干掺。

（2）甘乳药捻：赵炳南先生认为此方可有收干、生肌之功效，治疗嵌甲后甲和甲缘软组织破口久不收敛。按需要长度剪成小段，用镊子夹持插入疮口内，于疮口外留 0.5～1 cm 长为度。

方药：甘石粉、龙骨、赤石脂、海螵蛸、乳香等。上为极细末（水飞甘石最适宜），棉纸捻成药线。

（3）平胬丹：方药：乌梅肉（煅存性）4.5 g、月石 4.5 g、扫盆（轻粉）1.5 g、冰片 0.9 g。

可用于疮面胬肉突出的甲胬肉，掺药其上，能使胬肉平复。

（二）中西医结合治疗思路

为了加强疗效，可采取中西医结合治疗，用中药调和阴阳，荣养爪甲，促进健甲生长，同时针对原发病治疗，加快疾病康复。

【参考文献】

[1] 何娅，刘应辉，张静，等. 甲真菌病与非真菌性甲病的鉴别诊断 [J]. 皮肤性病诊疗学杂志，2014，21(30: 261-263.

[2] 方洪元，朱德生. 皮肤病学 [M]. 北京：人民卫生出版社，2009.

甲肥厚

甲肥厚（onychauxis）又称厚甲，是以甲肥大、变厚为特征的甲病。厚甲可分为先天性厚甲和获得性厚甲两种，前者以厚甲、掌趾角化、毛囊角化为其临床特征，发病无季节性，一般出生或出生后 2～3 个月发病；后者以甲真菌病、银屑病、甲外伤后指（趾）甲肥大、变厚为临床特征。

【病因及发病机制】

甲肥厚可由于甲母质功能异常引起甲肥大（nail hypertrophy），或可由于甲床病理改变造成厚甲（pachyonychia）。

【临床表现】

先天性厚甲以厚甲、掌跖角化、毛囊角化为其临床特征，发病无季节性，一般出生或出生后2~3个月发病，全部指（趾）甲变黄变厚，随年龄增长，甲肥厚加重，颜色变为褐色，甲远端翘起，甲下有硬性角质样物质填充。可有明显的甲横沟，严重时可引起甲脱落，反复脱落后可致甲床萎缩，甲缺失。掌跖角化也在婴幼儿时期开始发病。在角化发生前，摩擦部位可发生疼痛性大疱性损害，角化损害可为片状角化性斑块，也可为弥漫性角化，并随年龄增长角化逐渐加重，常因皲裂而有疼痛感。肘、膝、臀及四肢伸侧可见毛囊性角化性丘疹及斑片，偶见在角化的基底上有疣状增生或角化性结节性损害。常伴掌跖多汗，毛发异常。口腔黏膜及舌黏膜发生角化过度、增厚，类似白色海绵状痣的表现，可引起声音嘶哑，但一般不发生恶变。少数患者伴有角膜角化增厚，引起视力障碍，也可有智力障碍。先天性厚甲临床上可分为四型：

Ⅰ型：又称杰达斯索恩-列文道斯基综合征（Jadassohn-Lewandowsky syndrome），最为常见。特征为：①出生时或出生后不久所有指（趾）甲变厚、变色，常可见甲板脱落。②掌跖角化，呈小片状，少数可完全角化。③疼痛性大疱，易发生在胼胝下。④口腔黏膜白斑。⑤声音嘶哑。⑥毛发异常，如多毛、扭曲发、少毛、斑秃及其他毛发营养不良的表现。⑦掌跖多汗。

Ⅱ型：又称杰克逊-劳勒综合征（Jackson-Lawler syndrome），除Ⅰ型症状外，尚有胎生牙及多发性囊肿。此型一般无口腔黏膜白斑。

Ⅲ型：此型罕见，厚甲及掌跖角化较轻，有角膜白斑、白内障等。

Ⅵ型：除Ⅲ型症状外，还有咽喉损害、智力障碍及色素沉着。

获得性厚甲以甲真菌病、银屑病、湿疹、毛发红糠疹、甲外伤后等疾病甲肥大、变厚为临床特征，也可见于健康老年人。（各图19-22-1）

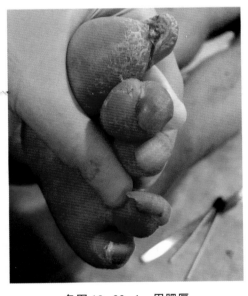

各图 19-22-1　甲肥厚
（浙江中医药大学附属第一医院　陶茂灿　供图）

【诊断要点】

1. 无明显季节性，先天性厚甲可有家族史，获得性厚甲一般继发于甲真菌病、湿疹、银屑病、外伤等。

2. 先天性厚甲幼年起病，病情迁延。

3. 皮损好发于指（趾）甲，常多个累及。先天性厚甲可伴掌跖角化、毛囊角化等。获得性厚甲伴原发病损害或明显诱因。

4. 病甲肥大、增厚。

【治疗】

1. 先天性厚甲　一般采取对症治疗，有口服阿维A治疗取得较好疗效的报道。

2. 获得性厚甲　首先应当针对原发病治疗，同时可采取局部治疗。

（1）非真菌性厚甲：角质溶解剂涂病甲，如水杨酸、尿素制剂、乳酸洗液等。或局部麻醉后拔除病甲，拔甲后用刀片分段切除表层甲床，避免切除过深而造成指（趾）甲难以生长。

（2）真菌性厚甲：首先采取药物治疗，包括口服药物及外用药物，若累及甲母质，一般都需配合口服药物。口服药物注意定期监测肝功能。手术适用于单发指甲及以远端累及为主，局部麻醉后拔除病甲，拔甲后用刀片或止血钳搔刮甲床表面的条状的纤维组织，直至纤维组织刮除干净后冲洗包扎。术后换药第3天，可在甲床表面涂用抗真菌软膏。

【临床研究进展】

有研究表明 *KRT6 A* 基因 *N171 S* 突变是导致维吾尔族Ⅰ型先天性厚甲症的新生突变。有学者运用聚合酶链式反应扩增 *KRT6 b*、*KRT17* 基因热变区，通过基因测序及比对发现 *KRT17* 基因突变与Ⅱ型先天性厚甲症临床表型有一定相关性。

【预防与调摄】

1. 积极尽早治疗原发病及对症治疗。
2. 生活规律，积极锻炼，增强体质。

【参考文献】

[1] 赵辨. 中国临床皮肤病学 [M]. 南京：江苏凤凰科学技术出版社，2010.

[2] 曹静，孙乐乐，付希安，等. Ⅱ型先天性厚甲症一家系 KRT 基因突变检测 [J]. 中国麻风皮肤病杂志，2017, 33(2): 70-73.

[3] 雷观鲁. 用擦皮法 (Dermabrasion) 和维生素甲酸治疗先天性厚甲症 [J]. 国外医学：皮肤病学分册，1980(1): 38.

[4] 赵亮. 老年人厚甲症的外科治疗 [J]. 世界最新医学信息文摘，2016, 16(59): 19.

反　甲

反甲（koilonychias）又称匙状甲（spoon nail），以甲板中间凹陷，四周翘起，形成匙状为其临床特征。反甲有遗传性、症状性和特发性不同类型，后者是由于职业因素长期接触碱性物质或矿物油等引起。另外，缺铁性贫血、缺氧、SLE、雷诺病、冠心病、风湿热和甲状腺功能亢进或低下的患者也常见反甲。发病无明显性别差异，严重程度与季节相关，一般冬季加重，夏季减轻。

【病因及发病机制】

反甲可能与局部血液循环相关，由于外因或内因导致四肢局部血液循环变差，指甲营养缺失，半胱氨酸量减少，进而使甲床萎缩，真皮结缔组织纤维化，使已经变薄的甲体受到牵拉而形成反甲。

【临床表现】

病甲表现为甲板变薄，中间凹陷，四周翘起，形成匙状（各图 19-22-2）。严重者可出现局部疼痛、出血，而影响生活。

【诊断要点】

1. 严重程度与季节相关，多冬重夏轻或冬愈夏发。
2. 发病无明显性别差异。
3. 病甲表现为甲板变薄，中间凹陷，四周翘起。

【治疗】

以针对原发病及对症治疗为主。对于破溃出血，可局部外用抗生素预防感染。必要时拔除病甲。

【预防与调摄】

1. 积极治疗原发病及对症治疗。
2. 生活规律，积极锻炼，增强体质。
3. 在寒冷环境中工作时，注意做好手足保暖措施。

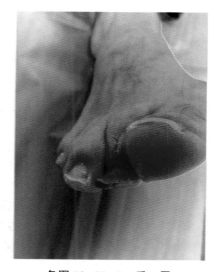

各图 19-22-2　反　甲

（浙江中医药大学附属第一医院　陶茂灿　供图）

4. 勤修指（趾）甲，以防趾甲断裂翻转。

5. 接触碱性物质及矿物油等物质时注意佩戴橡胶手套或做好其他防护措施。

【参考文献】

赵辨. 中国临床皮肤病学 [M]. 南京：江苏凤凰科学技术出版社，2010.

甲凹点

甲凹点（nail pitting），也称甲凹陷，是指甲表面出现小凹陷，一般如针尖大小，正常人偶尔也可出现。

【病因及发病机制】

甲凹点是由于近端甲母质的局灶性角化异常导致背侧甲板角化不全细胞群。这些细胞群容易脱落，留下凹陷。导致甲凹点的疾病包括银屑病、斑秃和湿疹。

【临床表现】

甲凹点表现为甲板表面出现针尖大小点状凹陷，凹陷的深度和宽度与甲母质受损程度呈正相关，甲凹点的长度取决与甲母质受损时间长度呈正相关（各图 19-22-3）。深的顶针状凹陷最常见于银屑病，是该病的典型甲改变。斑秃的甲凹点较少见，凹点往往规则地排列成横行或竖行。不规则的较大甲凹点可见于手部湿疹、手癣及扁平苔藓。某些病例可能与遗传有关。

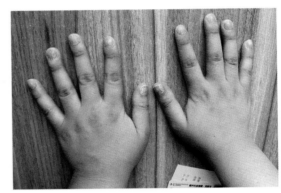

各图 19-22-3 甲凹点
（浙江中医药大学附属第一医院 陶茂灿 供图）

【治疗】

主要针对原发病治疗。

为了加强疗效，可采取中西医结合治疗，用中药调和阴阳，荣养爪甲，促进健甲生长，同时针对原发病治疗，加快疾病康复。

【预防与调摄】

1. 积极治疗原发病及对症治疗。

2. 生活规律，积极锻炼，增强体质。

【参考文献】

赵辨. 中国临床皮肤病学 [M]. 南京：江苏凤凰科学技术出版社，2010.

甲横沟

甲横沟（transverse furrows of nail）又称博氏线（Beau's Line），即甲板出现横行凹陷的沟线，是由甲板蛋白质形成过程中暂时性受阻所致，常见于全身或局部因素影响甲母质活动数天后。

【病因及发病机制】

现代医学认为系统性疾病如急性传染病、Stevens-Johnson 综合征，局部疾病如甲沟炎等，外伤、过度修剪指甲或 X 线损伤等均可导致本病的发生。

【临床表现】

本病表现为甲根部或中部出现一条或数条横行凹陷的沟纹，表面失去光泽，状如波浪，逐渐前移至甲缘（各图 19-22-4）。急性传染病、Stevens-Johnson 综合征或用免疫抑制药治疗时，通常所有甲受波及；而甲沟炎、肠病性肢端皮炎、外伤、过度修剪指甲和 X 线损伤所造成的甲横沟只限于少数甲。甲横沟也可由习惯性抽搐畸形引起，多发生于拇指甲，患者经常习惯性用其他手指损伤拇指甲上皮及甲板，造成甲上皮脱落，甲板中部纵形凹陷及其旁很多横形沟嵴，或只见横嵴。如果甲母质受抑制时间较长（1～2周），甲横沟可使甲板完全分开。现发现锌缺乏、甲状腺功能亢进以及妊娠时也可出现甲横沟。

各图 19-22-4　甲横沟
（第四军医大学西京皮肤医院　肖月园　供图）

【诊断】

结合甲的临床表现及致病原因即可诊断。

【治疗】

若为系统性疾病导致，结合周身皮损改变及病史，治愈其原发病，则甲板可随之渐愈；若为个人生活习惯或环境因素导致，改变致病因素，则甲板可随之恢复。

【参考文献】

赵辨. 中国临床皮肤病学 [M]. 南京：江苏凤凰科学技术出版社，2010.

甲纵嵴

甲纵嵴（longitudinal crista of nail）表现为甲板中央出现显著的纵形沟纹或嵴状隆起，甲板远端可伴有裂隙或分层，而全身症状常不明显。轻度甲纵嵴常见于正常情况下，随着年龄增长变得更为明显。

【病因及发病机制】

现代医学认为本病大多由于维生素或钙的吸收不良引起，也可见于扁平苔藓、慢性湿疹、斑秃、甲状腺功能减退和末梢循环障碍等疾病。指甲油中的某些色素、溶剂和促渗剂，如乙醇、苯类、酮类等，长期使用会损伤甲板，导致脆甲、甲纵嵴、黄甲和甲营养不良等损害。

【临床表现】

甲纵嵴表现为甲板上沿甲的长轴出现深浅不等的线状纵行条纹，一条或多条，从近端甲皱襞一直到游离缘，甲板变薄、变脆，甲远端常破裂或分离，主要发生于大拇指和食指（各图 19-22-5）。甲纵嵴有时可与甲纵沟同时存在，有时嵴顶凹陷为一浅沟。

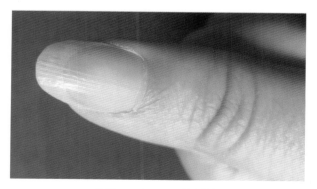

各图 19-22-5　甲纵嵴
（浙江中医药大学附属第一医院　陶茂灿　供图）

【诊断】

结合甲的临床表现及致病原因即可诊断。

【治疗】

以治疗原发病为主。若为接触所致，应减少接触可能损伤甲板的物质。

【参考文献】

赵辨. 中国临床皮肤病学 [M]. 南京：江苏凤凰科学技术出版社，2010.

甲纵裂

甲纵裂（longitudinal split of nail）是指甲板中央沿甲长轴方向有一条裂开的口即甲纵裂，甲板较正常人薄。除偶有疼痛外，一般无自觉症状。

【病因及发病机制】

现代医学认为引起甲纵裂的原因很多，外伤、长期接触水、潮湿与干燥环境交替以及脆甲等均可引起甲纵裂。另外一些系统性疾病和皮肤病也可引起甲纵裂，如雷诺病、肝病、缺铁性贫血、维生素缺乏、糖尿病、硬皮病、斑秃、先天性梅毒、银屑病、扁平苔藓、甲髌骨综合征等。

【临床表现】

临床上可表现为甲板纵向裂开，可伴有薄甲或脆甲，常见于拇指甲，也可见于其他指甲。甲纵裂的方向为由前向后，有的纵裂前宽后窄，呈楔形。纵裂可与甲纵沟或甲纵嵴同时存在。除偶有疼痛外，一般无自觉症状。

【诊断】

结合甲的临床表现及致病原因即可诊断。

【治疗】

以治疗原发病为主。若为外伤或环境所致，应避免再次伤害可能以及改变可能致病环境。

【参考文献】

赵辨. 中国临床皮肤病学 [M]. 南京：江苏凤凰科学技术出版社, 2010.

脆 甲

脆甲（onychorrhexis）的发生率通常随年龄增加而增加，指（趾）甲变脆，易裂开。

【病因及发病机制】

病因尚不明确。甲母质的慢性疾病，经常接触酸、碱、有机溶剂或洗涤剂等均引起脆甲。慢性炎症性和角化异常性皮肤病，如银屑病、慢性湿疹、扁平苔藓、鱼鳞病、Darier 病和寻常型天疱疮、外伤引起的部分甲母质损伤等也可发生脆甲。另外周围循环紊乱、低色素性贫血、黏液性水肿和甲状旁腺功能低下等也可引起脆甲。

【临床表现】

临床上表现为甲板菲薄、变脆，好像被砂纸磨过一样，易脆裂。在游离缘可发生孤立或多数裂片，有的呈层状。甲板也可见纵行裂纹。严重者可造成甲板松解和破坏。

【治疗】

1. 病因治疗　积极治疗原发疾病。
2. 对症治疗　包括修剪指甲、改善甲周血液循环、护甲霜的应用等。
3. 补充营养　补充某些维生素（如维生素 A、维生素 E 等）对脆甲的恢复有帮助。
4. 手术治疗　手术切除或拔甲。

【参考文献】

赵辨. 中国临床皮肤病学 [M]. 南京：江苏凤凰科学技术出版社, 2010.

甲分离

甲分离（onycholysis）是甲板从甲床的自发性的分离，甲板本身没有炎症及其他明显变化，可累及一个或多个甲，好发于女性。

【病因及发病机制】

常见诱因包括皮肤病（引起甲下角化过度的皮肤病、化脓性肉芽肿、卟啉病、天疱疮、大疱性表皮松解症）、甲下肿瘤、外伤（如慢性职业性损伤、急性意外损伤、甲下血肿、修甲、剔甲癖）以及某些药物（如应用去甲金霉素或四环素治疗中发生日光性甲分离，或在光化学疗法中口服补骨脂素衍生物而引起甲分离）。局部外用化学制剂，如溶剂、杀虫剂和含有酚或福尔马林的甲化妆品（甲硬化剂），也可引起甲分离。

【临床表现】

主要表现为单个指甲的甲分离，一般从游离缘开始逐渐向近端延伸，很少累及两侧的边缘，少数情况下，也可由近端向远端扩延或在甲板中央出现游离状剥离（各图19-22-6）。常无痛、痒等自觉症状。在甲缘处，甲板与甲床分离，可以清晰地看到甲板与甲床的分离线。银屑病和甲真菌病发生甲分离时，甲床处可有许多角质及污秽物。

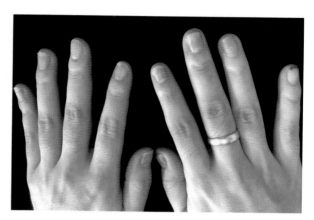

各图 19-22-6　甲分离
（浙江中医药大学附属第一医院　陶茂灿　供图）

【诊断要点】

1. 好发于成年女性。

2. 在甲缘处，甲板与甲床分离，可以清晰地看到甲板与甲床的分离线。

3. 甲板本身没有炎症及其他明显变化，可累及一个或多个甲。

【治疗】

1. 病因治疗　积极治疗原发疾病。

2. 对症治疗　包括修剪指甲、改善甲周血液循环、护甲霜的应用等。有提示应用阿维A或者其他的维A酸类药物来进行治疗的报道。

3. 补充营养　补充某些维生素（如维生素A、维生素E等）对甲分离的恢复有帮助。

4. 手术治疗　手术切除或拔甲。

【参考文献】

[1] 王侠生，廖康煌. 杨国亮皮肤病学 [M]. 上海：上海科学技术文献出版社，2005.

[2] WILLIAM D JAMES, TIMOTHY G BERGR, DIRK M ELSTON. 安德鲁斯临床皮肤病学 [M].10 版. 徐世正，译. 北京：科学出版社，2008.

[3] 赵辨. 中国临床皮肤病学 [M]. 南京：江苏凤凰科学技术出版社，2010.

[4] 马国安，王宝娟，刘丽霞，等. 肥厚伴不完全甲剥离一例 [J]. 中华皮肤科杂志，2006,39(8): 469.

甲脱落

甲脱落（nail loss）是影响甲母质的一种急性无痛性非炎症性疾病，是由于甲母质暂时停止活动，甲板出现一横向断裂，近端甲板脱失，但远端甲板仍然连接于甲床的脱甲病。

【病因及发病机制】

本病常见于外伤、长期泡水、X 线损伤、病毒感染（尤其是手足口病）、严重全身疾病等。甲脱落可以由于甲母质损伤引起甲病（onychomadesis），或由于甲床的损伤造成全甲分离（total onycholysis）。前者甲板从甲根部松动，此类甲脱落通常可以恢复。一些全身性疾病、细菌性甲沟炎、甲母质炎症或

大疱性皮肤病时亦可引起甲脱落。（各图19-22-7）

【临床表现】

甲板出现一横向断裂，近端甲板脱失，但远端甲板仍然连接于甲床。

【诊断与鉴别诊断】

根据典型临床表现结合病因诊断不难。临床中常需寻找致病因素而区分相应疾病。

【临床研究进展】

有文献报道，甲横沟、甲脱落是由于甲板蛋白形成过程中暂时性受阻所致，常见于全身或局部因素影响甲母质活动数天后，通常所有甲波及，常见于急性传染病、Stevens-Johnson综合征等。另有文献提示，手足口病可能是引起甲脱落暴发的主要原因，同时指出甲脱落不是因为手足口病时的发热症状引起，也不与热峰高低有关，与微量元素的缺乏也无统计学意义。

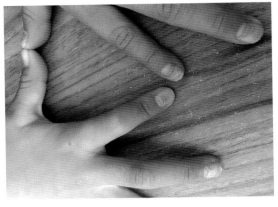

各图 19-22-7　甲脱落
（浙江中医药大学附属第一医院　陶茂灿　供图）

【治疗】

1. 病因治疗　积极治疗原发疾病，如儿童手足口病等。
2. 对症治疗　包括修剪指甲、改善甲周血液循环、护甲霜的应用等。
3. 补充营养　补充某些维生素（如维生素A、维生素E等）对甲脱落的恢复有帮助。

【参考文献】

[1] 赵辨. 中国临床皮肤病学 [M]. 南京：江苏凤凰科学技术出版社，2010.

[2] 李垣君，张金桃，朱冰，等. 120例儿童甲脱落病例相关因素分析 [J]. 中华皮肤科杂志，2013，46(8)：583-585.

甲逆剥

甲逆剥（hangnail）即手指头的倒拉刺、倒刺，表现为甲皱襞或甲小皮或甲侧缘裂开并翘起的呈三角形或细条状表皮，摩擦时伴有疼痛。

【病因及发病机制】

可能与外伤、干燥等相关。儿童皮肤较娇嫩，容易长倒刺，小儿长倒刺多是由于咬指甲或粗糙物体的摩擦造成。另外，长倒刺也有可能是由于营养不均衡，缺乏维生素引起皮肤干燥造成的。维生素缺乏多伴有其他症状，如：缺乏维生素B可致脂溢性皮炎、唇干裂；缺乏维生素A可致毛囊过度角化；缺乏维生素C可导致伤口愈合差、容易裂开等。如果只是单纯的甲周倒刺，并不是缺乏维生素导致的。

【临床表现】

逆剥、"倒刺"主要表现为甲皱襞或甲小皮或甲侧缘裂开并翘起的呈三角形或细条状表皮，摩擦或用手撕开会引起疼痛、出血（各图19-22-8）。另外，还是甲沟炎的诱发因素，致病菌多为金黄色葡萄球菌，可引起甲沟一侧组织红肿热痛，严重时可形成脓肿，出现搏动性跳痛，炎症可向甲周或甲下扩散，如治疗不及时可引起指骨骨髓炎。因此，平时不要养成逆剥"倒刺"的习惯。

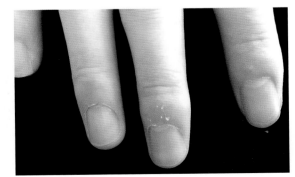

各图 19-22-8　甲逆剥

【治疗】

1. 局部治疗　出现倒刺不要直接用手拉掉，可用指甲刀剪去。若在干燥的季节，充分做好手部皮肤护理，如在给手涂上无刺激、含油分的护肤霜。注意手部卫生，避免倒刺引起甲沟炎。

2. 某些并发症的处理　如果出现感染，早期治疗可用热敷，涂以鱼石脂粉，口服抗生素；如有脓肿形成，应立即切开引流，指甲下有脓肿时应行拔甲术引流。中医外治在针对甲周不同程度的感染方面，有众多行之有效、便廉的方法，详见甲沟炎的中医治疗。

【预防与调摄】

1. 不要揭下或咬掉倒刺，这可能会导致皮肤撕裂和感染。

2. 用锋利且清洁的指甲剪整齐地剪掉倒刺。

3. 每次洗完手后都立即使用护手霜涂抹均匀。

【参考文献】

赵辨. 中国临床皮肤病学 [M]. 南京：江苏凤凰科学技术出版社，2010.

嵌 甲

嵌甲（onyxis）又称内生甲（ingrown nail）或倒甲，病变常见于脚趾，表现为甲侧缘过度生长嵌入甲皱襞。

【病因及发病机制】

嵌甲的病因分为先天性因素和后天性因素。先天性因素主要包括天生甲面过宽，指、趾骨生长异常等。后天性因素主要包括：①不适当修剪甲缘，如指、趾甲剪得太短，旁边的软组织因为没有指、趾甲覆盖而向上生长，结果指、趾甲长出来后就陷入到软组织内。②经常穿不合适的鞋子，嵌甲在不穿鞋的人群中极为罕见，最可能的解释是因为趾甲受外来的压力，穿鞋时受鞋帮的限制，趾被挤向第2趾方向，在趾甲的外侧形成压力，而鞋本身则压迫趾甲的内侧，这一外在压力将甲皱襞压向趾甲锐利缘，造成局部皮肤的破溃，皮肤表面的细菌、真菌进入开放性伤口，导致嵌甲 – 甲沟炎。③生物力学的失衡，如足外翻、运动造成趾头的挤压等。④皮肤相关性的疾病，如甲真菌病、银屑病、扁平苔藓累及甲病变等，因各种原因致甲床向甲基质的上皮移行中断，导致甲床与甲沟的正常解剖结构连续性发生改变、畸形，最终形成嵌甲。

【临床表现】

病变常见于踇趾甲，因甲板过度增生，使其侧缘嵌入甲沟内，可致异物炎症反应和继发感染，特征表现为局部组织红肿、疼痛，甚至破溃渗出及肉芽组织增生，常发生在指、趾一侧，有时双侧可同时发生，多见于 20～30 岁的青年人，约 95% 嵌甲发生在大踇趾，使患足负重困难而影响行走，进而影响患者的日常生活质量。（各图 19-22-9）

【诊断与鉴别诊断】

注意与钩甲相鉴别，前者是甲侧缘长入甲沟组织内，后者是甲过长弯曲呈鸟爪状改变。

【治疗】

嵌甲的治疗方法多种多样，主要根据病情分期和病变程度来选择相应的治疗方案。主要分为保守治疗、外科治疗、替代治疗和联合治疗。轻度至中度病变伴轻度至中度疼痛、轻度红肿、无脓性分泌物，可采用保守治疗；中、重度病变伴有剧烈疼痛、明显红肿和脓性分泌物需要手术干预。

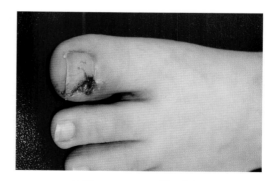

各图 19-22-9　嵌　甲

（浙江中医药大学附属第一医院　陶茂灿　供图）

保守治疗旨在缓解症状，防止向内生长的指、趾甲恶化，并防止复发，适用于轻中度的嵌甲。主要有修甲术、沟槽甲板法、SE 线治疗、角度校正技术等，其他保守治疗方法还有棉花芯插入法、牙线技术、改良创可贴法、支具治疗等。

手术治疗的目的是消除指、趾甲中的嵌甲部分（与基质破坏相结合），从而减轻症状，防止复发。手术减少复发的关键包括：切除甲板边缘的同时，一定要切除相对应的甲基质和甲床；若伴有甲旁皮肤肥大，应同时将肥大的甲旁皮肤梭形切除；对于损坏严重的，可行甲周皮肤大 U 形切除；切除甲基质要深达指、趾骨，因指、趾骨生发基质层呈环形围绕甲根，甲根水平的深浅层均有生发细胞存在。外科治疗适用于中、重度的嵌甲。此外，甲下埋线技术可适用于轻至中度甲沟炎，疗效良好。

替代治疗包括二氧化碳激光器、射频、电烙器、减压技术、指甲矫正术（B/S 贴片矫正）、3 TO（VHO-Osthold brace）等治疗方法。指、趾甲矫正术是指使用弹性钢丝或塑料将变形卷曲的甲板得以舒展，是一种改变甲板形状的方法。

某些并发症的处理：无感染时可行手术拔除嵌入的趾甲侧缘。继发感染时，用消毒杀菌药物，如 0.1% 依沙吖啶溶液或呋喃西林液浸泡或湿敷。

【预防与调摄】

正确修剪趾甲，修剪趾甲时应横剪，将甲剪成方形，勿从侧缘半环形修剪。注意选择合适的鞋可预防嵌甲的发生。如果局部出现甲周红肿、疼痛，应尽早处理，以免延误最佳治疗时机。甲真菌病引起的嵌甲，则应首先积极治疗和控制真菌感染，注意局部卫生。

【参考文献】

赵辨. 中国临床皮肤病学 [M]. 南京：江苏凤凰科学技术出版社，2010.

甲胬肉

甲胬肉（pterygium unguis）指先天性甲胬肉。

【病因及发病机制】

中医学认为本病病因病机为心肺两经蕴热，风热外袭，内外合邪，热郁血滞，脉络瘀阻；嗜食五辛酒浆，脾胃蕴积湿热，邪热壅滞；忧思劳碌，五志过极，气郁化火，心火上炎，克伐肺金，致生胬肉。

现代医学认为，目前甲胬肉病因不明，无家族史。获得性甲胬肉见于外周循环障碍（雷诺病）、瘢痕性类天疱疮、重症扁平苔藓、系统性硬化症和 X 线损伤等。

【临床表现】

甲胬肉多见于指甲，常开始于 1 个指甲，以后逐渐扩展至其他指甲。甲上皮不正常的向前生长，覆盖萎缩或缺如的甲板，可与甲床相互融合。（各图 19-22-10）

【诊断与鉴别诊断】

甲胬肉的诊断主要根据临床表现即可确诊。

【治疗】

（一）中医治疗

本病有风热、实热、虚热之分，实者宜泻，虚者宜补。

1. 心肺风热证：

主症：胬肉初生，渐见胀起。舌质红，苔薄黄，脉浮数。

治法：祛风清热。

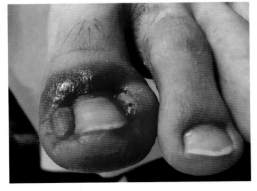

各图 19-22-10　甲胬肉

　　方药：栀子胜奇散加减。大便秘结者，去羌活、荆芥穗，酌加大黄、枳实以通腑泻热。

　　2. 脾胃热盛证：

　　主症：胬肉头尖高起，体厚而大，生长迅速，口渴欲饮，便秘尿赤。舌质红，苔黄，脉洪数。

　　治法：泻热通腑。

　　方药：泻脾除热饮加减。去方中黄芪加连翘、夏枯草以增清热去火、祛瘀消滞之功；无便秘者，去大黄、芒硝；湿热偏重，苔黄腻者，去黄芪，加茵陈、川木通、土茯苓清热利湿。

　　3. 心火上炎证：

　　主症：胬肉高厚，心烦多梦，或口舌生疮，小便短赤。舌尖红，脉数。

　　治法：清心泻火。

　　方药：泻心汤合导赤散加减。小便赤热者，加车前子、滑石、泽泻以清热利尿。

　　（二）西医治疗

　　首先应治疗原发病，以手术治疗为主。

　　（三）中西医结合治疗思路

　　甲胬肉的治疗，中西医均有优势。必要时可将中西医治疗结合，以进一步提高疗效。

【参考文献】

赵辨. 中国临床皮肤病学 [M]. 南京：江苏凤凰科学技术出版社，2010.

白　甲

　　白甲（leukonychia）又称白甲病，是指甲板变白。

【病因及发病机制】

　　中医学认为，甲为筋之余，属皮之部，有根结位于指端背而属阳，受肝血濡养属木，其征兆能反映脏腑、气血的变化。故而本病主要是由于气血肝肾不足所致。

　　现代医学认为，甲板变白是由于变白的甲下方不紧贴血运丰富的甲母质组织，变白的甲板下方是由于含有空气，或是由于含有角化不全的细胞，细胞内含有透明角蛋白。

　　1. 甲板有白点可发生于正常人，亦可由局部微小外伤、霉菌感染、扁平苔藓和系统性疾病所致。

　　2. 线状白甲可为遗传性，也可发生于少数甲，为近端甲周外伤波及甲母质，多因不适当或过多修剪甲造成。部分白甲可发生于结核、肾炎、霍奇金病、冻疮、肝硬化、溃疡性结肠炎、慢性砷中毒、软骨病、心内膜炎、咬甲及毛线虫病。

　　3. 所有甲出现规则的白色横线为砷或铊中毒的特点。类似的横线也见于烟酸缺乏病。

　　4. Darier 病的典型表现是甲板或甲床的纵白线。

　　5. 全白甲为家族性疾病，为常染色体显性遗传。

　　6. 接触硝酸、亚硝酸盐和浓氯化钠溶液可引起甲变白。真菌性白甲多侵犯趾甲。

【临床表现】

　　甲板有白点的为点状白甲，最为常见，限于指甲；有白色条纹的为线状白甲；所有甲出现规则的白色横线为砷或铊中毒的特点。类似的横线也见于烟酸缺乏病。甲板或甲床的纵白线为 Darier 病的典型表现。完全变白的为全白甲；接触硝酸、亚硝酸盐和浓氯化钠溶液可引起甲变白；真菌性白甲多侵犯趾甲。（各图 19-22-11）

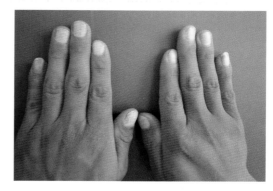

各图 19-22-11　白　甲

（第四军医大学西京皮肤医院　肖月园　供图）

【诊断与鉴别诊断】

1. 诊断　根据典型临床表现，白甲诊断基本明确。

2. 鉴别诊断　本病需与甲癣鉴别：结合真菌镜检及培养、荧光染色等可鉴别。

【治疗】

（一）中医治疗

以益气养血、补益肝肾为治则。

1. 肝郁气滞证：

主症：白甲，伴有心烦易怒，胸胁胀痛，夜寐不安，女子月经不调。舌质正常或淡红，苔薄，脉弦。

治法：疏肝理气。

方药：逍遥散加减。心烦易怒者，加牡丹皮，栀子；月经不调者，加益母草；发于脚趾者，加牛膝。

2. 肝肾不足证：

主症：多见于有家族史的患者，病史较长，可伴有头晕耳鸣，失眠健忘，腰膝酸软。舌质红，少苔，脉细弱。

治法：滋补肝肾。

方药：六味地黄丸加减。神疲乏力者，加党参、白术；真阴亏损者，加阿胶。

3. 气滞血瘀证：

主症：多有外伤。舌质紫或有瘀斑、瘀点。苔薄白，脉涩。

治法：活血化瘀，通经活络。

方药：通窍活血汤加减。外伤后发者，加乳香、没药；局部刺痛者，加穿山甲、白芷。

（二）西医治疗

迄今尚无有效治疗方法，为提高患者生活质量，可行染甲术。

（三）中西医结合治疗思路

白甲的治疗，中医具有一定优势，应用中医整体观念，辨证论治可取得一定疗效。迄今西医尚无有效治疗方法，为提高患者生活质量，可行染甲术。

【临床研究进展】

白甲症中的一种，早在 1997 年，就有研究证实甲母质中存在黑素细胞。目前虽然国内外对白甲病已有一些散在的病例报道，但其病因病机尚不清楚，正常指甲的生长周期是每 3 个月 1 cm，所以在一定程度上指甲的变化可以反映个体近 3 个月的身体状况。

【参考文献】

[1] 赵辨. 中国临床皮肤病学 [M]. 南京：江苏凤凰科学技术出版社，2010.

[2] 李斌，陈达灿. 中西医结合皮肤性病学 [M]. 3 版. 北京：中国中医药出版社，2017.

[3] KLARQUIST J, DENMAN C J, HERNANDEZ C, et al. Reduced skin homing by functional Treg in vitiligo[J]. Pigment Cell Melanoma Res, 2010, 23(2): 276-286.

（曹　毅）

第二十章 非感染性肉芽肿

非感染性肉芽肿是指非病原体感染、巨噬细胞以及其衍生细胞局限性浸润和增生所致边界清楚的结节状疾病。肉芽肿性皮炎是指非感染性肉芽肿疾病发生于皮肤表面，皮肤结节病是肉芽肿性皮炎的原型，多种疾病与其表现相似，如皮肤 Crohn 病，某些异物反应等。环状肉芽肿、与之密切相关的环状弹性纤维溶解性巨细胞肉芽肿、类脂质渐进性坏死是栅栏状肉芽肿的典型代表。

本章所讨论的疾病虽然病因互不相同，且常常不明，但是却又相似的组织学表现。

结节病最常累及肺。皮肤损害见于 1/3 患者，可为本病的首发体征，结节性红斑是与急性暂时性结节病相关的非特异性皮肤损害，偶见瘢痕部位发生中央萎缩及色素减退。皮肤 Crohn 病好发于臀部及生殖器，可见暗红色肿胀性红斑、溃疡，与肠道 Crohn 病的病变不连续，故曾被称为"转移"，近 20% 患者皮损出现前并无胃肠道 Crohn 病史。可见窦道和瘘管。环状肉芽肿主要皮损为群集性小丘疹，环状排列，常对称分布于肢端。可见中央色素沉着。临床分型：局限型、泛发型、穿通型、皮下型、巨大型、丘疹型、线状型、斑点及斑片型。

感染性肉芽肿疾病中特征之一为上皮样结节，其中结节病的组织学以非干酪性坏死的上皮样肉芽肿为特征，结节周围淋巴组织少（"裸结节"），而皮肤 Crohn 病的组织学为非干酪样坏死性肉芽肿，结节周围可见较多的淋巴细胞。栅栏状肉芽肿，是非感染性肉芽肿疾病特征之二，结节性浸润在真皮浅层为环状肉芽肿；而结节性浸润发生在皮下，可见于类风湿性结节。

口面部肉芽肿是一种慢性无干酪性坏死的肉芽肿病，主要在口腔和面部，无全身病变。异物肉芽肿是异物引起的一种过敏性反应，仅发生于有异物过敏体质者，非机体组织的各种物质（如钴、铍及某些注入人体的染料）引起的皮肤异物反应（肉芽肿性炎症反应），可为丘疹、小结节、色素反应、炎症反应等。

环状弹性纤维溶解性巨细胞肉芽肿，又称光线性肉芽肿，好发于头颈部及其他日光暴露部位，可见无症状环形斑块，斑块边缘红色隆起，中央轻度萎缩及色素减退。组织学特征为典型栅栏状肉芽肿罕见，多核巨细胞体积大且量多，无渐进性坏死、无黏蛋白或脂质沉积及无血管变性。类脂质渐进性坏死的发病机制不清，主要发生于胫前，可见紫红色至红褐色斑块，边缘隆起可触及，中央为黄褐色萎缩伴毛细血管扩张，外伤可诱发溃疡，伴发糖尿病的比例为 14%～65%，病理可见栅栏状肉芽肿，呈"层状"外观，血管周围常见浆细胞浸润。

第一节 结节病

结节病（sarcoidosis）又称肉样瘤病、Besnier-Boeck-Schaumann 病、Boeck 肉样瘤、Besnier 冻疮样狼疮、Schaumann 良性淋巴肉芽肿，是一种病因不明的多器官系统疾病。一般认为是感染、化学刺激、变态反应、自身免疫和遗传因素引起的肉芽肿病变。临床表现具有多样性。

本病遍布全世界，至今为止尚无确切的流行病学资料。

【病因及发病机制】

病因尚未清楚，有些学者认为结节病属于一种综合征，具有许多可能的致病因素，如结核分枝杆菌、真菌感染、铍的影响等。而另外一些学者则认为此病本身是一种单一性疾病，有其特定的直接病因。下面分别简要介绍各个发病机制。

1. 非感染因素 曾有研究认为木屑、某些化学物质、一些药品等与结节病有关。如铍、锆、硅、滑石粉等可引起局部的肉芽肿反应，有时与结节病的肉芽肿难以区别。另外保泰松、磺胺、注射用肉毒素等偶尔可引起肉芽肿样反应，但是这种局部的肉芽肿性反应与多系统的结节病有着本质的区别。到目前为止还没有可致局部肉芽肿性反应的物质引起多系统性结节病的报道。

2. 感染因素 结核分枝杆菌、痤疮丙酸杆菌、伯氏疏螺旋体（Borrelia Burgdorferi，BB）等是结节病病原学研究中涉及最多的。曾有较多研究发现在结节病的病损中存在以上病原菌的 DNA 或在患者血清中发现相关抗体，因此结节病曾被认为与上述病原菌有关，但其后的众多研究并未进一步证实上述结果，也未复制出相关动物模型。

此外，病毒（腮腺炎病毒、流感病毒、疱疹病毒、EB 病毒等）、支原体、衣原体、真菌等病原体亦被认为可能与结节病有关，但在多数患者中不能得到证实。

3. 遗传因素 结节病具有种族和家庭聚集倾向，提示遗传因素在结节病发病中可能起一定作用。研究较多的是人类白细胞抗原（human leucocyte antigen HLA）与结节病的关系，目前公认 HLA 等位基因的多态性与结节病有关。最早发现 HLA-Ⅰ类分子与结节病有关，其中 HLA-B7、HLA-B8 与结节病的关系最为密切，HLA-B7 和 HLA-B8 各自单独表达增加时，仅提示结节病易感性增加，而当 HLA-A03、B07、DRBI15 组合表达频率增加时，常提示结节病呈慢性过程。近年来的研究较多着眼于 HLA-Ⅱ类分子与结节病的关系，在不同国家研究结果不完全一致。

另外 T 细胞受体（T cell receptor，TCR）、免疫球蛋白（immunoglobulin，Ig）、血管紧张素转换酶（angiotensin converting enzyme，ACE）及一些细胞因子如肿瘤坏死因子（tumor necrosis factor，TNF）、白介素（interleukin，IL）、趋化因子受体（chemokine receptor，CR）等的基因多态性与结节病的关系亦引起了学者们的重视。初步研究结果表明以上基因可能与结节病的易感性、病程、预后等有关，但不同国家的研究结果并不一致。

总之，遗传因素在结节病的发生、临床表现及预后中均可能起一定作用，但目前所知候选基因还很少，对于候选基因在结节病中的作用还未完全明确，尚需进一步研究。

4. 免疫因素 很多学者认为结节病的发生是由某种抗原引起的，其肉芽肿的形成是机体对病变部位持续存在的抗原所产生的迟发型变态反应。结节病患者体内免疫异常表现和肉芽肿形成的免疫学机制如下：

（1）病变部位免疫学异常的主要表现：研究发现结节病病损中有较多 CD4 T 细胞及单核巨噬细胞聚集（一方面是由于血液循环中的细胞向病变部位聚集，另一方面是细胞因子引起局部增殖），而且其中 IN-Y：IL-2 等细胞因子的表达亦增加。另外结节病患者支气管肺泡灌洗液（BALF）中淋巴细胞比例增加。另外，肺泡巨噬细胞（AM）在结节病患者的 BALF 中明显增加。实验证明，CD4 T 细胞和 AM 在体内均处于激活状态。以上结果提示结节病患者病损局部细胞免疫反应增强。

（2）系统免疫学异常：

1）细胞免疫反应下降：结节病患者外周血 T 细胞总数是下降的，CD4 T 细胞下降，CD8 T 细胞升高，CD4/CD8 T 细胞比值下降。

2）体液免疫反应增强：结节病患者体内循环免疫复合物（CIC）和血清免疫球蛋白增加。有些患者体内还出现自身抗体等。

3）多种细胞因子分泌增加：研究表明体内多种细胞因子分泌增加，如参与黏附（如 L 选择素等）、趋化（如 IL-8 等）以及激活增殖（IL-2、IL-4 等）的细胞因子参加。

（3）结节病肉芽肿形成的免疫学机制：持续的抗原可导致抗原呈递细胞和活化的 T 细胞持续产生

的炎症介质，从而使淋巴细胞和单核细胞不断聚集到病变部位，后者分化出的巨噬细胞、上皮样细胞和多核巨细胞在细胞因子的作用下逐步形成肉芽肿，早期会有大量炎细胞浸润，随着病程发展，肉芽肿显著增加，炎细胞则逐渐减少。

【临床表现】

结节病为全身性疾病，除心脏外，其他脏器尤其是肺、淋巴结、皮肤等均可受累。本病可以发生于任何年龄，但是以 20～40 岁居多，儿童和老年人少见，女性略多于男性，本病常常没有征兆，在不知不觉中出现症状，大概有半数患者在体检中发现。一般症状有疲劳、低热、盗汗、虚弱不适等，临床上多数发病缓慢，少数起病较急。（各图20-1-1）

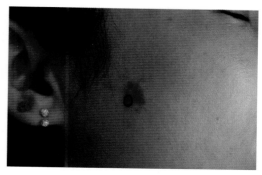

各图 20-1-1　结节病
（上海市皮肤病医院　刘业强　供图）

（一）皮肤表现（又称皮肤结节病）

皮损呈多形性，可有丘疹、结节、斑块等，但以一种形态为主。初期可为丘疹或小结节，黄红色、棕红色或紫红色，浸润明显，质硬实，发展后可融合成斑块，皮疹可中心消退形成环状或呈匐行性、也可溃疡结痂或呈冻疮样狼疮型、肥厚性瘢痕样。皮疹表面可见毛细血管扩张。愈后可留萎缩性色素斑。损害可发生在皮下，表现为皮下结节，与表皮粘连，表皮呈浅黄色。

1. 丘疹型　此型最为常见，损害为针头至豌豆大小的小结节，又称粟粒样肉样瘤。主要分布于面部、颈部及肩部。玻片按压时，显出类似狼疮结节的淡黄色小点，消退后不留痕迹，有时遗留色素斑、萎缩及瘢痕。

2. 斑块型　Hutchinsoni 首先报道了这独特的斑块状损害，为表面扁平而轻微高起的大的分叶状结节性浸润性斑块，病程一般慢性，头皮受损后可致永久性脱发。该型常见于面颊、四肢和躯干，多对称分布。

3. 银屑病样肉样瘤　往往在躯干及四肢发生边界清楚的斑块，其上面有银屑病样的鳞屑。

4. 冻疮样狼疮型　多见于 40～50 岁中年女性，好发于身体末端，如鼻、耳、颊以及指（趾）端、手背等处，常对称分布。呈现浸润较浅的青红或紫红色的斑块。皮损很少自行消退，而且具有很大的毁形性。

5. 皮下结节型　0.5～3 cm 大小的坚实的皮下结节，与皮肤粘连，表皮呈轻度淡紫色，常见于躯干，面部少见，无自觉症状。病理学检查对诊断是必要的，此型一般见于中年人，常伴有系统损害。

6. 瘢痕型　损害发生于原有纹身或者扁平瘢痕部位。此型不痒，表面光滑，色泽棕黄或者紫红色，慢性经过，部分可自行消退。

7. 红皮病型或者红斑型　弥漫性分布的浸润性红斑及鳞屑性斑片，边界不清，紫红色，浸润显著和脱屑，面部的红斑和酒渣鼻相似。

8. 结节性红斑型　是结节病中很常见的非特异性皮肤表现，多见于青年女性，某些结节病患者以多发性关节痛伴发热、红细胞沉降率增快、X 线检查肺门淋巴结肿大。面部、背部及四肢伸侧发生可见疼痛性皮下结节。此型的预后良好，病程短，皮损消失快。

9. 黏膜型　口腔的硬颚、咽部、悬雍垂及扁桃体针头大丘疹，群集融合形成扁平的斑块，睑结膜及泪腺发生小结节。

10. 大结节型　皮疹为单个或者是数个结节，比豌豆大，起初为黄红色，后呈紫红色，皮损分布于面部、躯干和四肢近端。病程长，随着皮损扩大，皮损中央萎缩或纤维化，表面有毛细血管扩张。

11. 环状型　此型多见于前额、面部和颈部。早期为斑块或者结节，向四周扩大而中央消退的环状，中央色素减退或瘢痕形成，边缘高起，黄红色，有时环不完整或者环的附近有小结节。

12．其他皮肤损害结节病可合并有皮下钙质沉着、痒疹、多形性红斑、脱发及毛囊炎表现。皮肤萎缩、角化过度、色素增加或减退也可由本病引起。

（二）系统损害

1．肺结节病　是结节病的最常见表现，约占 90%，也是致残、致死的主要原因。胸部 X 线改变显著而临床症状轻微，病变演化有明显的规律性：初期有肺门 / 纵隔淋巴结肿大，而后渐缩小但肺内间质性病变逐渐明显；而后期肿大的肺门 / 纵隔淋巴结完全消退，仅留有肺内间质性病变。

2．肺外结节病

（1）眼部：有 25%～50% 的患者伴有眼部损害，主要表现为肉芽肿葡萄膜炎、虹膜肉芽肿结节、视网膜脉络膜炎等，可以有眼部不适、畏光及流泪，可导致青光眼、白内障及失明。

（2）心脏：心肌受累可有传导障碍及心律失常，最常见的心律改变有病窦综合征、窦性心动过缓、房室传导阻滞及频发的期前收缩，是结节病猝死的重要原因。

（3）神经结节病包括中枢性和末梢性，前者预后较差，也为结节病重要致死原因之一。好发于间脑，可以出现颅压增高的意识障碍、头痛、抽搐等。面神经受损多见，可见以麻木为主的各种局灶症状。

（4）消化系统：腮腺病变的发生率约占 4%，表现为腮腺肿大，若同时伴有颌下、颈部淋巴结肿大以及泪腺肿大，称为米库利奇综合征（Mikulicz syndrome）。肝脏病变主要表现为肝大和肝功能异常（主要是 ALP 和胆红素升高），重症患者可呈肝硬化样表现，肝活检具有诊断意义。

（5）结节病的风湿性表现：

1）关节炎：急性关节炎是结节病最常见的风湿性表现，为对称性、游走性多关节炎，常累及膝、踝、近端指关节、腕和肘关节，主要表现为关节疼痛和活动受限，持续 2～3 周，消退后不留后遗症。慢性关节炎很少见，关节炎持续可有关节破坏和功能丧失。

2）骨损害：常见于手、脚骨，也可见于颅骨、椎骨及长骨，多无症状，与慢性皮肤病变相关，广泛侵犯手时，可形成弥漫性海绵性增厚，晚期或广泛病变时有溶骨性改变，甚至引起病理性骨折。

3）肌肉损害：肌肉病变分为肌病型和肌瘤型，前者有四肢近端肌力降低和肌萎缩，CPK 可正常或升高，后者可触及多发性、大小不一的结节，可有压痛和瘤性痉挛。

（6）结节病合并其他疾病：淋巴瘤患者（尤其是霍奇金淋巴瘤）合并结节病的报道，又称为结节病 - 淋巴瘤综合征；近年来也有艾滋病合并结节病的报道。也有 IFN-α 治疗和造血干细胞移植引发的报道。

【实验室检查】

1．血液检查　活动进展期可有白细胞减少、贫血、红细胞沉降率增快。部分患者血清球蛋白部分增高，以 IgG 增高者多见，其次是 IgG、IgM 增高较少见。血浆白蛋白减少。血钙增高，血清尿酸增加，血清碱性磷酸酶增高。血清血管紧张素转化酶（SACE）活性在急性期增加，对诊断有参考意义，血清中白介素 –2 受体（IL-2R）和可溶性白介素 –2 受体（sIL-2R）升高，对结节病的诊断有较为重要的意义。部分患者 α₁– 抗胰蛋白酶、溶菌酶、β₂– 微球蛋白（β₂-MG）、血清腺苷脱氢酶（ADA）、纤维连结蛋白（Fn）等升高，在临床上有一定参考意义。

2．结核菌素试验　部分患者对 100 U 结核菌素的皮肤试验无反应或极弱反应。

3．结节病抗原试验　以急性结节患者的淋巴结或脾组织制成 1∶10 生理盐水混悬液为抗原。取混悬液 0.1～0.2 mL 皮内注射，10 天后注射处出现紫红色丘疹，4～6 周后扩散到 3～8 mm，形成肉芽肿，为阳性反应。切除阳性反应的皮肤作组织诊断，阳性率为 75%～85%。有 2%～5% 假阳性反应。因无标准抗原，故应用受限制，近年逐渐被淘汰。

4．活体组织检查　取皮肤病灶、淋巴结、前斜角肌脂肪垫、肌肉等组织作病理检查可助诊断。在不同部位摘取多处组织活检，可提高诊断阳性率。

5．支气管肺泡灌洗液检查（BALF）　结节病患者 BALF 检查在肺泡炎阶段淋巴细胞和多核白细胞计数明显升高，主要是 T 淋巴细胞增多，CD4⁺T、CD4⁺T/CD8⁺T 比值明显增高。此外 B 细胞的功能也明显增强。BALF 中 IgG、IgA 升高，特别是 IgG1、IgG3 升高更为突出。

6. 经纤维支气管镜肺活检（TBLB）　结节病 TBLB 阳性率可达 63%～97%，0 期阳性率很低，Ⅰ 期 50% 以上可获阳性，Ⅱ、Ⅲ 期阳性率较高。

7. X 线检查　异常的胸部 X 线表现常是结节病的首要发现，大部分患者伴有胸片的改变。

8. 胸部计算机体层扫描（CT）　普通 X 线胸片对结节病诊断的正确率仅有 50%，甚至有少数胸片正常的人肺活检为结节病。因此，近年来 CT 已广泛应用于结节病的诊断。能较准确估计结节病的类型、肺间质病变的程度和淋巴结肿大的情况。尤其是高分辨薄层 CT，为肺间质病变的诊断更为精确，其层厚为 1～2 mm。

9. ⁶⁷镓（⁶⁷Ga）肺扫描检查　肉芽肿活性巨噬细胞摄取 ⁶⁷Ga 明显增加，肺内结节病肉芽肿性病变和肺门淋巴结可被 ⁶⁷Ga 所显示，可协助诊断，但无特异性。

10. 其他检查　T 细胞亚群检查以及血管紧张素转换酶（ACE）测定：CD4⁺T 下降，CD8⁺T 增加；约有 60% 的患者 ACE 活性可升高。

【组织病理】
脂肪小叶及间隔内上皮样细胞结节状浸润，其内可见较多多核巨细胞，大部分呈裸结节，中央无干酪样坏死，周围纤维间隔包裹。各型皮肤损害的差异在于结节内位置有所不同。丘疹型的结节散布于整个真皮内，斑块型局限于真皮中上部，红皮病型则位于真皮上部。皮下结节型则主要位于皮下组织内。血管狼疮型和冻疮型的血管扩张现象更为明显。

【诊断与鉴别诊断】
1. 主要依据
（1）X 线胸片：有肺门淋巴结肿大，肺内网状、结节状、片状阴影。
（2）组织病理：特征性改变是边界清楚的上皮细胞岛含有少到中量的多核巨细胞。上皮细胞岛周围很少淋巴细胞浸润，故又称裸结节，结节中心无干酪样坏死。皮肤损害各型的上皮细胞岛位置有不同。如丘疹型的肉芽肿散布于整个真皮内，斑块型的肉芽肿局限于真皮上中部，红皮病型的肉芽肿局限于真皮上部，皮下结节型肉芽肿主要位于皮下组织。
（3）Kveim 试验阳性。
2. 参考依据
（1）皮损多形性，常随不同受累脏器出现不同症状。应注意排除结核、淋巴系统肿瘤或其他肉芽肿性疾病。
（2）血清血管紧张素转换酶（SACE）活性升高。
（3）高钙血症、高钙尿症，碱性磷酸酶、血浆免疫球蛋白可升高。
3. 鉴别诊断
（1）颜面粟粒性结核与面部的丘疹型结节病：后者除了面部外，分布得更广泛。一般不形成溃疡，病程更持久，活检的组织相和 Kveim 试验有助于区别。
（2）红斑狼疮、光线性肉芽肿与面部环形、斑块型和结节状结节病：红斑狼疮可见萎缩、毛细血管扩张和黏着鳞屑，病理上有显著区别。而光线性肉芽肿主要见于面部，受日光的影响较明显，Kveim 试验阴性，病理上无上皮细胞结节。
（3）斑块型、皮下结节型结节病和淋巴细胞瘤，网织细胞增生症区别，它们临床形态很相似，但是组织学有明显的不同。
（4）结节病与结核样型麻风混淆，后者伴有神经粗硬和感觉障碍，病理上可见神经组织有炎细胞浸润。

此外还要与冻疮、多形红斑、面部肉芽肿、环状肉芽肿等相鉴别。

【治疗】

1. 治疗原则依据病期、部位和程度的不同给予不同的治疗方案。

2. 皮质类固醇一般认为是治疗本病的首选药物。应用糖皮质激素的适应证：全身症状明显的活动性结节病；病情发展很快的急性进行性患者；肺部弥漫性结节病并影响到肺功能；侵犯心脏、眼部和中枢神经系统的结节病；脾大，脾功能明显亢进；明显而持续的高血钙患者。

（1）系统疗法：急性期、伴有内脏病变者以及皮损广泛者，可给予泼尼松龙 30～40 mg/d，口服，症状控制后缓慢减量，一般维持半年至 1 年。

（2）局部疗法：局限或顽固不退的皮损，局部外用皮质类固醇软膏或给予皮损内注射皮质类固醇。

3. 抗疟药物　氯喹 0.25 g，每天 2 次，2 个月后改为 0.25 g/d，隔天服，共半年。或羟氯喹 0.1 g，3 次/d，3 个月后改为 0.1 g，每天 2 次，连用半年。

4. 免疫抑制药　与皮质类固醇合用可促进病变的改善和消退，如甲氨蝶呤。

5. 维 A 酸　异维 A 酸对某些结节病患者有较好疗效，常用的剂量为 0.5 mg/（kg·d），一般于 6 周或者更长时间后起效。

6. 抗生素　米诺环素、多西环素对于一些皮肤结节病患者有较好的疗效，剂量 100 mg/d，每天 2 次，3 个月后达到最大疗效。

7. 褪黑素　具有免疫调节作用，体内能抑制肿瘤细胞和其他多种类型细胞的增生，也可以抑制成纤维细胞的生长，对结节病有一定的治疗效果。

8. TNF 抑制物　TNF 因子在肉芽肿形成中具有重要作用。

【预防与调摄】

如果症状比较外在的话，那么皮肤清洁比较重要，不要经常去挠、抓，造成后续的感染，如果是在其他的部位，及早就医，尽早地发现病症。急性起病者，经治疗或自行缓解，预后较好；而慢性进行性，侵犯多个器官，引起功能损害，肺广泛纤维化，或急性感染等预后较差。死亡原因常为肺源性心脏病或心肌、脑受侵犯。

【临床研究进展】

有文献报道结节病患者会同时出现两种或两种以上的多种皮损。因此，结节病仅依靠临床做出正确诊断比较困难。结节病的皮肤镜特征是橘黄色小球或无结构区域、其间可见白色线条和白色瘢痕样色素减退及线状血管、线状分支状血管。既往文献报道结节病皮损的临床表现不同，但皮肤镜表现有共同特征。多数表现为半透明橘黄色结构、线状血管及中央瘢痕样区域，少数仅存在前两种表现，无中央瘢痕样区域。所以皮肤镜可以作为皮肤结节病的有效辅助检查。

【参考文献】

[1] BALAKRISHNAN N, RENU G, RAMESH BT. Polymorphous cutaneous sarcoidosis associated with peripheral vascular disease ant its dermatoscopic findings[J]. Indian Dermatol Online J, 2018, 9(4): 256-258.

[2] PANDHI D, SONTHALIA S, SINGAL A. Mortimer's malady revisited: a case of polymorphic cutaneous and systemic sarcoidosis[J]. Indian J Dermatol Venereol Leprol, 2010, 76(4): 448.

[3] KRASOWSKA D, SCHWARTZ R A, WOJNOWSKA D, et al. Polymorphous cutaneous and chronic multisystem sarcoidosis[J]. Acta Dermatovenerol Alp Panonica Adriat, 2008, 17(1): 26-30.

[4] PELLICANO R, TIODOROVIC-ZIVKOVIC D, GOHANT J Y, et al. Dermoscopy of cutaneous sarcoidosis[J]. Dermatology, 2010, 22(1): 51-55.

（陈晋广）

第二节 环状肉芽肿

环状肉芽肿（granuloma annulare，GA）是一种少见的良性炎症性皮肤病。常常发生于患 1 型糖尿病的儿童和青年，皮损多见于双手或足部，但有时也会扩散到手臂、颈部和躯干部。本病主要发生于真皮和皮下组织，病理显示灶性胶原纤维变性及栅栏状肉芽肿形成。

【病因及发病机制】

本病病因未明，本病可能与病毒感染、遗传、虫咬、日晒、甲状腺炎、糖尿病和肿瘤有关。还有一些在类风湿关节炎、血管炎、克罗恩病等其他系统疾病中也有环状肉芽肿的表现。还有一些报道与药物如别嘌呤醇、氨氯地平等有关，还可能与情绪紧张、昆虫叮咬、外伤、紫外线照射等有关。还有在疫苗接种部位也可以出现环状肉芽肿。总之，环状肉芽肿的发病可能与多种因素有关，在某些患者可能是偶然并发，发病机制未明，目前多认为是免疫复合物性血管炎和细胞介导的迟发性超敏反应。

【临床表现】

1. 多见于青年和儿童。

2. 好发于手背、上臂、足和小腿等部位。

3. 临床分型 可分为局限型、泛发型、穿通型、皮下型；较少见的类型有巨大型、丘疹型、线状型、斑点或斑片状皮疹等。其中局限型最为常见。

4. 皮疹表现多样性，可以表现为环状、匐行状，弓形、播散性、巨环形、穿通性、皮下结节型以及丘疹等。典型皮疹为皮色、象牙色或淡红色的坚实丘疹，缓慢向四周发展，形成中心消退的环状或弧形损害，边缘多为丘疹，紧密排列，表面光滑，皮损直径 0.5 ~ 5 cm，数目一个或几个，也可泛发全身。

5. 一般无自觉症状，病程慢性，多数患者在 2 年内自然消退，少数可持续多年，愈后不留瘢痕。（各图 20-2-1）

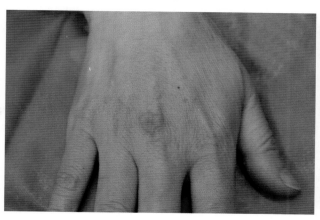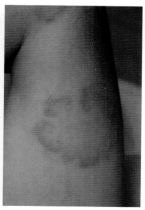

各图 20-2-1 环状肉芽肿
（上海市皮肤病医院 刘业强 供图）

【病理组织】

表皮无显著改变，真皮网状层有灶性胶原纤维变性、炎症反应和纤维化。小病灶区可见胶原纤维不同程度的变性，界限不清，有淋巴细胞、组织细胞、成纤维细胞浸润，并可见新生的胶原纤维，因而病变处胶原纤维排列紊乱，不规则。大病灶区中心为胶原纤维变性，数量少，一个或者是数个不等，界限清楚。周围见栅栏状或放射状排列的组织细胞、淋巴细胞、成纤维细胞等浸润。

【诊断与鉴别诊断】

1. 诊断 根据病史、家族史、临床表现及组织病理学检查结果可诊断。

2. 鉴别诊断　本病可以与下列疾病相鉴别：

（1）结节病：本病具有多系统累及倾向，有特殊组织病理，可见上皮样肉芽肿、Kveim 试验多为阳性、胸部 X 线检查异常、血清血管紧张素转化酶活性升高。

（2）扁平苔藓：本病皮损为多角形紫红色丘疹，有 Wickham's 纹，常伴有瘙痒，组织病理有特征性改变。

（3）类脂质渐进性坏死：本病好发于双下肢胫前，皮损中央萎缩，呈暗黄色，表面光滑，常见毛细血管扩张。组织病理特点是胶原纤维变性广泛，黏蛋白较少或者缺如，有类脂质沉积，常伴发糖尿病。

（4）色素性荨麻疹：为先天性疾病，幼年发病，在棕褐色斑上出现风团，时隐时现，明显瘙痒，有明显的组织学病理。

【治疗】

本病并无有效的根治手段，所有的治疗目的是促进皮疹消退，停药后可能复发。许多轻症环状肉芽肿患者表现不明显且能自然消退，所以无需治疗。口服糖皮质激素有一定的疗效，但是由于环状肉芽肿患者可能发生糖尿病，所以全身使用糖皮质激素时要注意血糖的变化，密切监测血糖。

1. 局部治疗　适用于皮疹数目少的患者。

（1）皮质类固醇：多用中、强效皮质类固醇，辅以强渗透促进剂外搽或封包，如丙酸氯倍他索霜、氯氟舒松霜等。或 1% 泼尼松龙混悬液 1～2 mg/ 次，皮损内注射，每周 1 次，共 3～4 次。

（2）其他：病情顽固者可选用冷冻、激光或手术切除等方法。

2. 系统治疗　适用于播散型或长期不愈者。

（1）皮质类固醇：泼尼松龙 3 mg/d，口服，可有效，但停药后部分患者复发。

（2）其他：环孢素 A、异维 A 酸、氨苯砜、抗疟药、苯丁酸氮芥、英夫利昔单抗以及大量的烟酰胺等均有一定的疗效，可以酌情选用。

【预防与调摄】

避免一些可控因素，比如结核病、糖尿病史、昆虫叮咬、外伤、日光暴晒等，如果已患结核病、糖尿病，要定期复查，观测是否有环状肉芽肿的发生，如果有，应该积极治疗，一定要避免外界因素刺激皮肤，饮食宜清淡，忌辛辣刺激性食物，以免延缓疾病痊愈。

【临床研究进展】

口服补骨脂素加紫外光疗法（PUVA）证实治疗 GA 有效，Browne 等的回顾性研究显示 66% 的病例在 PUVA 治疗后改善或完全消退，但在长期随访中只有不足三分之一的患者长期缓解。全身浸 8- 甲氧基补骨脂素（8-MOP）溶液后照射 UVA 可作为一种替代方法以减少全身副作用。适用于顽固性环状肉芽肿的治疗，皮损缓解后应适当延长治疗时间以减少复发。

【参考文献】

[1] BROWNE F, TURNER D, GOULDEN V. Psoralen and ultravioleta in the treatment of granuloma annulare[J]. Photodermatol Photoimmunol Photomed, 2011, 27(2): 81-84.

[2] 王逸飞，谬秋菊，徐秀莲. 环状肉芽肿发病的机制与治疗进展 [J]. 中国麻风皮肤病杂志，2019(01): 57-60.

（陈晋广）

第三节　口面部肉芽肿病

肉芽肿性唇炎

唇部局部反复或慢性肿胀肥厚，最终发展成巨唇，称为肉芽肿性唇炎（cheilitis granulomatosa）。

【病因及发病机制】

肉芽肿性唇炎确切病因不明，可能与感染（链球菌、分枝杆菌、单纯疱疹病毒等）、过敏反应（对钴、桂皮、可可、香旱芹油精等）、自主神经系统调节的血管舒缩紊乱、遗传因素等有关。亦有文献报道可能与慢性根尖周病、鼻咽部炎症等有关。女性患者可能与月经周期有关。

【临床表现】

1. 大多在青年或中年发病。男女性别无明显差异。起病及进程缓慢，一般无创伤及局部感染病史。

2. 上下唇均可发病，但上唇较多。一般先从唇的一侧开始，唇红黏膜正常色。肿胀局部柔软，有垫褥感。肿胀以无痛、无瘙痒、压之无凹陷性水肿为特征，类似于血管性水肿。

3. 病初肿胀可以完全消退，随后转为周期性发作，缓解期肿胀不消退。随病程发展蔓延至全唇并波及邻近皮肤。唇肿至平常的 2～3 倍，形成巨唇，并出现左右对称的纵行裂沟，呈瓦楞状。裂沟中可有渗出液，唇红区呈紫红色。肿胀区皮肤初发色淡红，反复发作后转为暗红色。除口唇肿胀外，面部的其他部位亦可以出现肿胀，如颊、鼻、颌、眶周组织等。牙、舌、龈、颊黏膜大致正常。局部淋巴结可肿大。

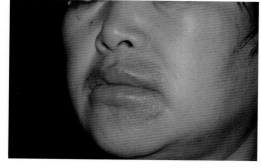

各图 20-3-1　肉芽肿唇炎
（第四军医大学西京皮肤医院　供图）

4. 局部多有刺麻，疼痛感。（各图 20-3-1）

【组织病理】

最主要改变为慢性肉芽肿性炎细胞浸润，真皮上部最明显，向下可扩展到真皮深部甚至肌层。浸润细胞通常为淋巴细胞、浆细胞、上皮样细胞，有时为嗜酸性粒细胞和多核巨细胞。

【诊断与鉴别诊断】

1. 诊断　根据唇部突发性弥漫性实质性肿胀，缓解期不完全消退、面神经麻痹、裂纹舌，称为梅－罗综合征，其病理学检查诊断不难。

2. 鉴别诊断　本病可以与下列疾病相鉴别：

（1）血管性水肿：多有过敏史，发病快，自行消退，微硬有弹性，潮红，无压痛。

（2）腺性唇炎：唇腺增生肥大，唇内侧粗糙感，有小结，挤压有黏液性分泌物溢出。病理显示为固有层非特异性炎症细胞。

（3）良性淋巴增生性唇炎：唇部糜烂，溃疡，干燥，瘙痒，疼痛，有的伴有黄色黏液流出和结痂。组织病理显示由成滤泡状细胞与组织细胞组成。

（4）干燥脱屑型唇炎：唇红干燥，脱屑为主，裂沟，出血，有血痂，裂沟经久不愈。

（5）湿疹糜烂型唇炎：唇红糜烂，淡黄色渗出液，疼痛，甚痒。

【治疗】

1. 一般治疗　首先应该调整饮食，饮食宜清淡，忌辛辣刺激性食物。

2. 氯法齐明对于多数人都有效，100 mg，2 次/d，口服 10 天；再每周 2 次，连服 4 个月，维生素及氯喹无效。

3. 皮质类固醇暂时有效，停药后易反复。

4. 对于病情稳定的患者，可以考虑黏膜整形术进行唇部修复，手术修复辅以皮损内注射糖皮质激素有很好的效果。

【预防与调摄】

1. 要多吃水果、蔬菜等富含 B 族维生素的食物，要注意及时补充人体所需的维生素及矿物质等，还应养成科学的作息习惯，避免长期处于疲劳和体力透支的状态，良好的人体机能可以促进人体的抵抗力增强。

2. 本病的发病与遗传相关，所以孕妈妈应该及时注意补充胎儿发育所需要的各类维生素，另一方面应定期孕检，及时了解胎儿的情况，从孕期做起，有效地预防遗传因素导致的发病。

3. 在唇部使用劣质和不合适的唇膏等也会导致此病的发生，所以在日常生活中要根据自己的体质，选择适合自己的唇膏，避免使用一切劣质、成分不明和卫生条件不许可的唇膏类物品。

【临床研究进展】

肉芽肿唇炎患者中口唇肿胀对说话、吞咽及外貌产生比较严重的影响时，也可以考虑以外科手术的方式将多余组织切除。该研究中，肉芽肿皮损内注射盐酸利多卡因注射液及醋酸曲安奈德注射液疗效较显著，但因样本数量较少，缺乏代表性。

【参考文献】

[1] NOCINI P F, PROCACCI P, ALBANEASE M, et al. Tongue flap to treat a severe case of Miescher's cheilitis granulomatosa[J]. Minerval Stomatol, 2013, 62(8 Suppl 1): 79-86.

[2] 李不言，卢宪梅，孙勇虎. 36 例肉芽肿唇炎临床及病理分析 [J]. 中国麻风皮肤病杂志，2019(01)：13-16.

梅尔克松-罗森塔尔综合征

梅尔克松 - 罗森塔尔综合征（Melkersson-Rosenthal syndrome，MRS）简称-梅罗综合征，因最早由瑞士 Melkersson（1928 年）和德国 Rosenthal（1931 年）报告而命名。以复发性口面部肿胀、复发性面瘫、裂舌三联征为临床特征。肉芽肿性唇炎是其表现之一。

【病因及发病机制】

病因不明，可以同时伴发的疾病有巨结肠、耳硬化病和颅咽管瘤，这些都支持神经营养学说。结节病、牙周感染、食物或接触过敏反应都曾考虑与本病相关。也有人认为是结节病（类肉瘤病）的变异型。本病可能与先天性因素有关，曾报道同胞兄弟姐妹中同时或先后发病。对患者的亲属进行调查发现不少人有皱襞舌。

【临床表现】

本病世界各地均有报道。男女发病率大致相等。在儿童或青年时出现症状。临床上有三大特征，即巨唇、面神经麻痹和皱襞舌。

1. 巨唇　范围及程度不等，有的仅有轻度肥厚，有的可达正常组织的 1 至数倍。早期为唇部突然发作的弥漫性肿胀，类似血管神经性水肿，但一般不伴有荨麻疹或其他部位的水肿病变。肿胀呈实质性，压之无凹陷。肿胀持续进行，程度逐渐加重，也可反复发作，间歇期不等，也可早期为间歇性而后变为持续性。随着病情的发展，唇组织从质地柔软到增厚变硬，触之有橡皮样感觉，但有弹性。外观皮肤色泽正常。有时黏膜脱屑、裂口或者发生水疱和脓疱。肿胀的范围一般为弥漫性，边缘不清楚，轻者仅限于唇部，重者可波及上唇、下唇、颊部，有时牙龈、鼻眼睑甚至头皮也可受累。颊黏膜肿胀时可在黏膜面上留有较深的牙齿压迹。巨唇一般为肉芽肿性唇炎，也可为腺性唇炎、剥脱性唇炎或者单纯的实质性肿胀。

2. 面神经麻痹　约见于 30% 本病的患者单侧性，多数先有唇部肿胀，也有先发生面瘫，面瘫可于短期内恢复，也可持续存在，经数月甚至数年才发生唇部水肿。除面神经受累外，少数患者可累及其他脑神经，如嗅神经、前庭蜗神经、咽神经、舌下神经等，有的患者由于多数神经受累表现为多发性硬化。

3. 皱襞舌　皱襞舌的发生率很高。由于无客观症状常被忽略，轻者须仔细观察才能被发现。有的可表现为萎缩性舌炎、肉芽肿性舌炎或白斑病改变。后者极少发展成真性癌。

4. 其他　皮肤表现有多汗症、肢端发绀、大理石样皮肤、肢端动脉痉挛症等，伴发其他病症有巨结肠、耳硬化，甚至弥漫性硬化症等。

【组织病理】

组织病理学检查显示结核样肉芽肿，伴有淋巴水肿，血管周围浸润常见。为非特异性，可见轻到中等角化过度，上皮细胞空泡化。真皮病变早期为组织水肿，炎细胞浸润，主要为淋巴细胞，伴少数组织细胞和浆细胞，弥漫分布，以真皮的乳头层和血管周围较明显。后期呈肉芽肿性病变，可见上皮样细胞和朗格汉斯巨细胞，四周有淋巴细胞，有时上皮样细胞和炎细胞呈不规则分布。

【诊断与鉴别诊断】

依靠梅 - 罗综合征的三联典型症状（巨唇、面神经麻痹和皱襞舌），可以作出临床诊断。出现两项主症即可诊断为不全型梅 - 罗综合征，三项主症俱全可诊断为完全型梅 - 罗综合征。

早期病例只有巨唇或巨唇合并皱襞舌者，需和其他原因引起的巨唇进行鉴别：血管性水肿创伤和各种类型的感染 Ascher 综合征等，在临床上，还应考虑淋巴管瘤、血管瘤、神经纤维瘤和结节病。典型的梅-罗综合征往往有同时或先后发作的三联征，而后者常为单发症状。

【治疗】

1. 早期面瘫可用皮质类固醇，尤其是面瘫出现后的前两周对无激素禁忌证者应抓紧足量使用，服用激素剂量较大时，应注意用氯化钾片补钾，以免因使用大剂量激素引起低钾，但补钾过量会产生高钾血症症状，所以要以血钾化验指标为依据。对于那些伴有复发性面瘫的患者，面神经减压术可能有效。

2. 唇部肿胀区可局部注射泼尼松龙注射液。每 3 天 1 次，每次 0.5 mL，但注射疗程不宜超过 1 个月。对长期唇肿，可考虑手术、激光等治疗措施，以改善外形和功能，外科手术内注射糖皮质激素比单独使用糖皮质激素效果更好。

3. 裂纹舌可用 2% 碳酸氢钠液、氯己定液、3% 复方硼酸液等于进食后含漱。含漱时务必将舌背拱起，充分暴露沟裂，冲洗清除食物残渣，防止继发感染。

4. 氯法齐明 100 mg，2 次 /d，口服 10 天；再每周 2 次，连服 4 个月。或采用沙利度胺可以改善个别患者的状况。

【预防与调摄】

结节病、牙周感染、食物或接触过敏反应都曾考虑与本病相关。所以存在以上情况时，要定期复查。

【临床研究进展】

据报道，糖皮质激素与米诺环素联合应用效果颇佳。对于肿胀明显且反复发作或对糖皮质激素治疗不耐受的患者，可考虑手术治疗。近年来，有通过外科介入面神经减压术和利用 TNF-α 成功治疗 MRS 的报道。

【参考文献】

[1] STEIN S L, MANCINI. AU Meikersson-Rosenthal syndrome in childnood: successful management with combination steroid and minocycline therapy[J]. J Am Acad DermatoL, 1999, 41(5): 740-748.

[2] MIGNOGNA M D, POLIO A, LEUCI S, et al. Clinical behaviour and long-term therapeutic response in orofacial granulomatosis patients treated with intralesional triamcinolone acetonide injections alone or in combination aline or in combination with topical pimecrolimus 1%[J]. J Oral Pathol Med, 2013, 42(1): 73-81.

[3] DAI C, Li J, YANG S, et al. Subtotal facial nerve decompressionn for recurrent facial palsy in Melkersson-Rosenthal syndrome[J]. Acta Otolaryngol, 2014, 134(4): 425-428.

（陈晋广）

第四节　异物肉芽肿

非变态异物反应常为单发，也可多发，和异物侵入的部位有一定关系，异物进入后发生皮疹的时间较短，常见的异物为丝线、尼龙线、石蜡、硅、淀粉等；变应性异物反应又称异物肉芽肿（foreign body grsnuloma），为异物引起的一种过敏反应，仅发生于有异物过敏体质者，从异物进入人体到发生皮疹的时间一般较长，皮疹常为多发，形态可分为丘疹、小结节、色素沉着、炎症反应等，钴、铍及某些注入人体的染料可以引起这类反应。常见的有硅肉芽肿、锆肉芽肿、铍肉芽肿、汞肉芽肿、硅化物肉芽肿、淀粉肉芽肿、毛发肉芽肿、油性肉芽肿、植物肉芽肿。

【病因及发病机制】

引起皮肤异物肉芽肿性反应的物质种类甚多。广义异物包括金属碎片、非金属矿石、玻璃、植物性淀粉、化纤、棉丝物质、寄生性幼虫、真菌、物理性爆炸粉尘、难吸收的药物性油质或刺激性强烈的化学药剂或内源性角蛋白内、囊肿或畸胎瘤破裂后内容物、组织坏死钙化沉积物等，均可引起炎症肉芽肿反应，即由非机体组织的各种物质进入人体皮肤组织引起机体的组织反应（皮肤异物反应），为肉芽肿性炎性反应。

【临床表现】

因入侵的异物的种类、性质等因素，有不同的皮损，常见有丘疹、结节、斑块、色素沉着等，红或紫红，或正常肤色，质地坚硬，难以自行消散（各图20-4-1）。少数皮损可因炎症反应强烈或组织坏死，可自行破溃排出异物或坏死物。因皮下植入物而形成硬性肿块或结节，可多年不消，或致局部萎缩。（各图20-4-2）

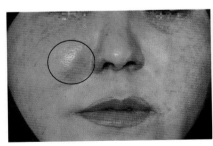 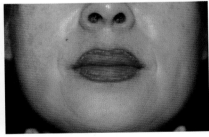

各图20-4-1　异物肉芽肿　　　　　　　　　　各图20-4-2　异物肉芽肿
（第四军医大学西京皮肤医院　供图）　　　（沈阳市中西医结合医院　李铁男　供图）

根据异物的不同，形成的肉芽肿不同，一般可以分为：

1. 铍肉芽肿　为红色或紫红色高起结节，结节可破溃或不破溃，皮肤伤口常经久不愈，软组织肿胀，形成硬结。有时可发生皮炎、溃疡和肉芽肿样病变。病程慢性经过，皮疹经久不吸收。全身症状一般不明显，局部可有轻度压痛。肺部铍沉着症早期一般无症状，晚期可伴有咳嗽气急、不同程度的呼吸困难。严重者可发生呼吸衰竭甚至死亡。

2. 硅肉芽肿　皮疹表现为丘疹或大小不等的结节，呈蓝色或蓝黑色，线状排列或散在分布。以面部或暴露部位为多见。一般不形成溃疡。皮疹可以自然吸收。

3. 锆肉芽肿　皮疹发生于用药部位，为持久性软的淡红褐色丘疹或小结节，米粒至蚕豆大，呈半球状隆起，表面光滑而有光泽，质较柔软。病情发展缓慢，无自觉症状或有瘙痒感。有时皮疹外观很类似皮肤结节病。

4. 汞肉芽肿　急性炎症反应和坏死在早期（数周到数月）常见并可自然愈合，接着在原处逐渐发生异物肉芽肿和纤维化，表现为丘疹、结节或包块，表面可有溃疡，可无症状或有痒感，可伴不适和发热等系统症状。可发生系统汞吸收，致血液和尿液中汞浓度升高，严重者可出现系统中毒症状，并可致死。

5. 硅化物肉芽肿　常见美容注射硅胶等。临床上在注射的部位可见大小不等的丘疹或结节，色泽正常或淡褐色、淡红棕色。无自觉症状或有轻度压痛。慢性经过。一般不破溃。自行吸收的机会不多。

6. 淀粉样肉芽肿　为小结节或小斑块，浸润较为明显，质地坚实。自觉症状不明显或有局部疼痛，一般无全身症状。

7. 毛发性肉芽肿　主要有皮肤结节、压痛，有时形成脓肿、瘘管等。

8. 植物性肉芽肿　主要有皮肤结节，部分刺激性强的植物进入皮肤，可以立即导致烧灼感、水肿或坏死等。某些棕榈刺可以穿入深部，引起骨和关节的损伤。

【组织病理】

1. 典型异物反应　为巨噬细胞及异物巨细胞包围异物，四周有淋巴样细胞和浆细胞浸润，尚可见异物。如缝线、液状石蜡油、硅盐、毛发等均可引起异物反应。

2. 异物过敏反应　可出现上皮样细胞构成的结核样结节，巨细胞及干酪样坏死可有可无，但缺乏或少有吞噬异物现象，锆铍或文身颜料可引起异物过敏反应。

3. 特异性异物肉芽肿　如文身肉芽肿可见颜料颗粒，硅肉芽肿为非结核性肉芽肿，为多数巨噬细胞和多核细胞的炎症浸润，可见折光性强的针状硅结晶。

【诊断与鉴别诊断】

1. 诊断　根据病史，皮损特点及组织病理特征即可诊断。

（1）皮肤有外伤史，与受伤部位一致的皮损。

（2）局部皮肤出现丘疹、结节、斑块、色素沉着等。

（3）组织病理学检查：肉芽肿的主要细胞成分是上皮样细胞和多核巨细胞，具有诊断意义。

2. 鉴别诊断　本病可以与以下疾病相鉴别：

（1）结节病：本病起病前一般无外伤史，肺门淋巴结往往肿大，血清血管紧张素转换酶水平升高。病理上为上皮样细胞组成的结节境界清楚，周围有完整的网状纤维包绕。

（2）环状肉芽肿：本病多见于儿童和青年人，皮损好发于四肢远端的伸侧，多数在2年左右可自然消退，部分皮损在活检后自愈。组织病理上表现为栅栏状肉芽肿改变。

（3）孢子丝菌病：外伤病史，皮疹结节或暗红色浸润性斑块，表明可呈轻度疣状增生，挤压有少许分泌物，逐渐扩大与皮肤粘连，并沿淋巴管蔓延，脓液和真菌培养可见孢子生长。

（4）梅毒肉芽肿以及结核肉芽肿：有明确的梅毒感染病史以及结核感染病史。

【治疗】

1. 做好防护，避免皮肤外伤后被铍的混合物、硅粒，含有锆、汞元素的物质从伤口进入，一旦被感染，应该立即清洗伤口并且包扎。

2. 某些类型的异物肉芽肿（如硅肉芽肿、锆肉芽肿）不经治疗也可自行吸收。

3. 汞肉芽肿首先需及时手术切除含汞病灶，手术前后可行放射线检查，对判断手术范围和是否切除干净有用；其次要检查中枢神经系统和肾功能以了解有无系统中毒症状，如中毒症状明显，可用 N- 乙酰基 -D、L- 青霉胺、乙二胺四乙酸钙及二巯基丙醇等螯合剂治疗；对自我汞注射者需开展精神治疗。

4．孤立性的皮下结节可手术切除。

【预防与调摄】

引起皮肤异物肉芽肿性反应的物质种类甚多。广义异物包括金属碎片、非金属矿石、玻璃、植物性淀粉、化纤、棉丝物质、寄生性幼虫、真菌、物理性爆炸粉尘，故预防的重点应针对病因进行。

1．到正规美容医疗机构就诊，避免异物反应。

2．出现外伤等皮肤损害时，及时到正规医疗机构彻底清理创口。

3．远离有溅射、喷射危险的场所。

4．相关特殊工作注意防护（要佩戴口罩、戴手套、穿防护服），如装修、锻造等。

【临床研究进展】

近年来，随着皮肤软组织填充技术的高速发展，注射填充抗衰老操作数量急速增长，与之相关的不良反应也不断剧增。由透明质酸及胶原引起异物肉芽肿。激素局部封闭效果不佳，一般采用切开引流或透明质酸酶溶解，但目前认为肉芽肿的形成和生物膜密切相关，因此透明质酸酶的应用存在争议。硅酮或者聚丙烯酰胺注射引起的异物肉芽肿，激素局部封闭治疗是首选治疗。部分学者认为对于具有炎症倾向的肉芽肿性病灶都应在抗感染（大环内酯联合喹诺酮或者四环素）前提下才考虑激素局封。有病例报道单纯口服米诺环素（100 mg/d）治疗有效。对于早期皮损，切开或穿刺引流填充材料可能有效，但该类肉芽肿炎症细胞浸润明显且广泛，与正常组织界限不清，一般不建议采取手术切除。

【参考文献】

[1] LEMPERLE G, GAUTHIER-HAZAN N. Foreign body granulomas after all injectable dermal fillers: part 2. Treatment options[J]. Plast Reconstr Surg, 2009, 123(6): 1864-1873.

[2] NARINS R S, COLEMAN W R, GLOGAU R G. Recommendations and treatment options for nodules and other filler complications[J]. Dermatol Surg, 2009, 35(Suppl 2): 1667-1671.

[3] CROCCO E, PASCINI M. SUZU N, et al. Minocycline for the treatment of cutaneous silicone granulomas: a case repon[J]. J Cosmet Laser Ther, 2016, 18(1): 48-49.

（陈晋广）

第二十一章　色素性皮肤病

　　皮肤颜色的变化取决于以下两个因素：①皮肤内各种色素的含量，即皮肤内黑素、类黑素、胡萝卜素以及皮肤血液内氧合血红蛋白与还原血红蛋白的含量多少，如上述色素含量增多，皮肤颜色就会变深。②皮肤解剖学上的差异，主要是皮肤的厚薄，特别是角质层和颗粒层的厚薄。除此之外，药物、金属、异物及其他代谢产物的沉着也可影响皮肤颜色的改变。

　　虽然影响皮肤颜色的因素是多方面的，但是黑素是决定皮肤颜色的主要因素，是皮肤成为褐色、黑色的主要色素。黑素是酪氨酸在酪氨酸酶作用下产生的，黑素的代谢包括黑素的生成、转移与降解三个过程，其中任何一个环节发生障碍，均可影响黑素的代谢，导致皮肤颜色的变化。

　　本章介绍的主要是黑素细胞、黑素生成异常所造成的皮肤病，包括色素增加性皮肤病和色素减少性皮肤病。

第一节　色素增加性皮肤病

雀　斑

　　雀斑（freckle）好发于曝光部位，主要是面部的黄褐色点状色素沉着性皮肤病。本病好发于女性，自幼出现，随年龄增长而逐渐增多，青春期达高峰，成年后停止发展，日晒可使本病加重。中医也称为"雀斑"。

【病因及发病机制】

　　多认为与遗传相关，以常染色体显性遗传为特征。接受日光、X线、紫外线照射后，能使表皮中黑素体迅速变成氧化型而使皮疹颜色加深，形态变大，数目增多，形成雀斑。

【临床表现】

　　常见于女性，5岁左右儿童即可出现，随着年龄增长，皮疹数目增多，青春期达高峰。因本病跟日晒有关，故皮疹多发于暴露部位，如面部，特别是鼻背及两颊部，也可见于颈、肩、上肢和手背。皮损为针头到米粒大圆形或椭圆形黄褐色或黄棕色斑点（各图21-1-1），数目可几个到数百个不等，对称分布，孤立不融合。无自觉症状。但皮疹的轻重随季节而变化，夏季皮疹增大，数目增多，颜色加深，而冬季皮疹变小，数目减少，颜色减淡。

【组织病理】

　　表皮基底层黑素颗粒增加，黑素细胞形态变大，

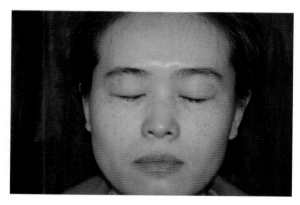

各图21-1-1　雀　斑

树枝状突起明显，而黑素细胞数量并未增多。

【皮肤 CT 检测 】

皮疹区域基底层色素显著增加，真皮一般无明显色素颗粒沉积。

【诊断与鉴别诊断 】

1. 诊断

（1）幼年发病，有家族史。

（2）皮损发于面部、手背等暴露部位。

（3）对称分布，孤立不融合的黄褐色或黄棕色斑点。

（4）无自觉症状。

2. 鉴别诊断　本病可与下列疾病进行鉴别：

（1）雀斑样痣：多见于儿童，成人也可发病，可发生于任何部位，与日晒无关。皮疹颜色深，分布不对称。

（2）着色性干皮病：是以光敏感、雀斑和皮肤癌为特征的疾病。雀斑样黑褐色色素斑点发生更早，在 2 岁前就可起病，颜色更深，不随季节而变化，冬季持续存在。常伴有皮肤干燥、毛细血管扩张和皮肤角化性损害。

【治疗 】

1. 局部治疗　可用脱色剂如 3% 氢醌霜或 3% 过氧化氢溶液，腐蚀剂如 30%～50% 三氯醋酸，但部分患者可形成瘢痕。

2. 物理治疗　强脉冲光治疗、Q 开关激光 532 nm、694 nm 或 755 nm 激光等。

3. 手术治疗　皮损严重者也可行皮肤磨削术治疗。

【预防与调摄 】

避免日光照射，夏季外出宜打遮阳伞，戴宽沿帽，外搽遮光剂。

【参考文献 】

[1] 赵辨. 中国临床皮肤病学 [M]. 2 版. 南京：江苏凤凰科学技术出版社，2017.

[2] 张学军. 皮肤性病学 [M]. 北京：人民卫生出版社，2016.

（李铁男）

黄褐斑

黄褐斑（melasma）是发生于面部的对称性色素沉着性皮肤病。以发生于面颊部，大小、形状不一，边界清楚的淡褐色或深褐色斑为临床特征。多发于中青年女性，常在春夏季加重，秋冬季减轻。属中医学"面尘""黧黑斑"范畴。

【病因及发病机制 】

中医学认为本病的发生多以肝、脾、肾三脏失调、气血不能上荣于面为主要病机。

（1）肝郁气滞：情志不舒，肝郁气滞，郁久化热，灼伤阴血，颜面气血失和而发病。

（2）脾虚湿蕴：饮食不节，伤及脾胃，脾失健运，脾虚湿阻，水湿内停上泛，熏蒸面部所致。

（3）肝肾不足：肝血不足，肾水亏虚，不能容养颜面肌肤而致。

（4）气滞血瘀：冲任不调或慢性疾病，气血运行不畅，气滞血瘀，肌肤失养而成斑。

《外科正宗·女人面生黧黑斑》曰："黧黑斑者，水亏不能制火，血弱不能华肤，以致火燥结成斑黑，色枯不泽。"《诸病源候论·面黑皯候》曰："面黑皯者，或脏腑有痰饮，或皮肤受风邪，皆令气血不调和，致生黑皯。"

现代医学认为，本病的发生与紫外线照射、化妆品、妊娠、内分泌紊乱、口服避孕药、过度疲劳、某些慢性疾病、遗传等相关。

【临床表现】

皮损常对称分布于面部，以颧部、前额、面颊最为明显，亦可累及鼻部和口周，但不累及眼睑。为淡褐色、深褐色或淡黑色色素沉着斑，大小不等，形状不规则，发生在面颊两侧的可呈蝴蝶形（各图 21-1-2）。皮损边界清楚或不清，表面光滑，无自觉症状。本病好发于中青年女性，春夏季日晒后颜色加深，秋冬季减轻。

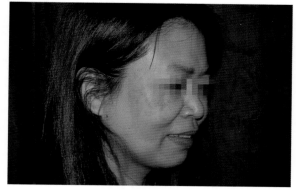
各图 21-1-2 黄褐斑

【实验室检查】

无特异性。

【组织病理】

表皮各层黑素显著增加。表皮黑素细胞数量正常或略增加，真皮乳头层可有少数噬黑素细胞及黑素颗粒。

【皮肤 CT 检测】

皮损区域表皮基底层色素含量显著增加，部分患者可伴真皮浅层多少不一的色素颗粒沉积。

【诊断与鉴别诊断】

1. 诊断

（1）好发于中青年女性。

（2）面部淡褐色、深褐色斑片，形状不规则，日晒后加重。

（3）无自觉症状。

2. 鉴别诊断　本病可与下列疾病进行鉴别：

（1）雀斑：淡褐色或深褐色斑点，散在分布，不融合。发病早，有家族史。

（2）瑞尔黑变病：皮损呈灰褐色或青灰色，可呈网状，好发于前额、颧部、颈及耳后，也可累及躯干及四肢。病理检查可见基底层液化、色素失禁、真皮部较多嗜黑素细胞。

（3）颧部褐青色痣：灰褐色、黑灰色或黑褐色粟粒至黄豆大小斑点，边界清楚，孤立不融合，好发于颧部、颞部。

【治疗】

（一）中医治疗

1. 分型论治

（1）肝郁气滞证：

主症：黄褐色斑片，伴烦躁易怒，胸胁胀满，口苦咽干，乳房胀痛，月经不调或有痛经。舌红，苔薄白，脉弦。

治法：疏肝解郁，理气活血。

方药：逍遥散或柴胡疏肝散加减。

（2）脾虚湿蕴证：

主症：灰褐色斑片，如尘土附着；伴倦怠乏力，腹胀纳差，大便稀薄。舌淡胖有齿痕，苔白腻，脉濡弱。

治法：健脾益气，祛湿消斑。

方药：参苓白术散加减。心脾两虚者，选用归脾汤。

（3）肝肾不足证：

主症：黑褐色斑片，伴头晕耳鸣，腰膝酸软，五心烦热。舌红少苔，脉细数。

治法：补益肝肾，滋阴养颜。

方药：六味地黄丸加减。

（4）气滞血瘀证：

主症：黧黑色斑片，面色晦暗；或伴有慢性肝病，胸胁胀痛，月经色紫暗或有血块。舌紫或有瘀斑，苔薄，脉涩或弦。

治法：理气活血，化瘀消斑。

方药：桃红四物汤加减。

2. 内服中成药

（1）逍遥丸：疏肝解郁，理气活血。适用于肝郁气滞证。

（2）柴胡疏肝丸：疏肝解郁，理气活血。适用于肝郁气滞证。

（3）六味地黄丸：补益肝肾，滋阴养颜。适用于肝肾不足证。

（4）参苓白术丸：健脾益气，祛湿消斑。适用于脾虚湿蕴证。

（5）大黄䗪虫丸：活血化瘀消斑。适用于气滞血瘀证。

3. 外治法

（1）药物疗法：

1）玉容散（《外科证治全书》）：甘松、山柰、茅香各 15 g，白僵蚕、白及、白蔹、白附子、天花粉、绿豆粉各 30 g，防风、零陵香、藁本、皂角各 9 g，白芷 30 g，共研细末，每天早晚蘸末擦面。

2）茉莉花籽粉外擦，每天 1～2 次。

3）云苓粉外用，每天 1～2 次。

（2）非药物疗法：

1）针灸：取肝俞、肾俞、风池为主穴，迎香、太阳、曲池、血海为辅穴。配穴：肝郁加内关、太冲；脾虚加足三里、气海；肾虚加三阴交、阴陵泉。毫针刺入，留针 20 分钟，每天 1 次，10 次为 1 疗程。

2）面膜：应用不同中药配制面膜，先进行手法按摩，然后将中药面膜均匀涂在面部色斑上，中药面膜可用温水调或加石膏粉温水调散，30 分钟后洗去，注意保护眼鼻。常用中药当归、丹参、益母草、白芷、白及、僵蚕、白附子、白术等。

（二）西医治疗

1. 系统治疗

（1）维生素 C：每次 0.1～0.3 g，口服，每天 3 次。

（2）维生素 E：每次 0.1 g，口服，每天 2～3 次。

（3）氨甲环酸：每次 0.25～0.5 g，每天 3 次，连用 1～2 个月。年龄较大、血液黏度高的患者慎用。

2. 局部治疗

（1）局部药物治疗：

1）2%～5% 氢醌霜、15%～20% 壬二酸霜、0.025%～0.1% 维 A 酸霜外用。

2）果酸化学剥脱。

（2）局部物理治疗：

1）药物离子导入，超声波导入。

2）谨慎选用脉冲染料激光等激光和光子治疗。

（三）中西医结合治疗思路

黄褐斑好发于中青年女性面部，影响美观。因病因尚未明确，西药疗效不佳，中药治疗有效，临床以中医药治疗为主，西药为辅。轻者可仅外用脱色剂氢醌、壬二酸霜、维 A 酸霜；中重度者通过辨证施治中药内服、联合维生素 C、维生素 E 等口服、配合针灸等治其本，中药面膜、氢醌等外用，果酸化学剥脱等治其标，达到标本兼治，尽快祛除病灶的目的。

【预防与调摄】

1. 避免过多日晒，外出时应涂防晒霜。
2. 面部忌滥用化妆品。
3. 育龄妇女尽量避免口服避孕药。
4. 调畅情志，保持愉快的心情。

【临床研究进展】

目前普遍认为黄褐斑的发生与紫外线暴露、性激素水平异常和遗传易感性等因素相关。近年研究结果表明皮肤屏障功能破坏、炎症反应、血管增生扩张在黄褐斑发病过程中也起到了重要作用，因此在治疗中还需保护和修复屏障功能，去除炎症，恢复血管功能，才能更有效地治疗黄褐斑。

【医家经验与争鸣】

赵炳南、张志礼认为本病多因肾气不足，肾水不能上承；或因肝郁气结，肝失条达，郁久化热，灼伤阴血致使颜面气血失和而发病。

艾儒棣认为黄褐斑的发生与肝、脾、肾三脏功能失调有密切关系。脾胃乃气血生化之源，脾胃虚弱则气血生化乏源，气血不足，肌肤失之濡养，虚热内生，肝肾之阴受损，肝气郁结不散，气血不能濡养肤表，阻于肌肤所致。

【参考文献】

[1] 李斌，陈达灿. 中西医结合皮肤性病学 [M]. 北京：中国中医药出版社，2017.
[2] 杨志波，范瑞强，邓丙戌. 中医皮肤性病学 [M]. 北京：中国中医药出版社，2010.
[3] 黄骏，许爱娥. 黄褐斑发病机制研究进展 [J]. 中国中西医结合皮肤性病学杂志，2016(6): 382-384.
[4] 赵炳南，张志礼. 简明中医皮肤病学 [M]. 北京：中国中医药出版社，2014.
[5] 宋坪，杨志波. 中医临床诊疗指南释义皮肤病分册 [M]. 北京：中国中医药出版社，2015.

（李铁男）

瑞尔黑变病

瑞尔黑变病（Riehl melanosis）是以发生于面部为主的弥漫性色素沉着性皮肤病。以面部等暴露部位发生灰褐色网状色素沉着斑为临床特征。多见于中青年女性。属中医学"鼾黑斑""面尘"的范畴。

【病因及发病机制】

中医学认为本病多因脾虚不能化生精微，气血亏虚，肌肤失养；肝气郁结，气机不畅阻于肌肤；或因肾虚水亏不能制火，以致燥结所致。《医宗金鉴》记载："此证由忧思抑郁，血弱不华，火燥结滞而生于面上，妇女多有之。"

现代医学认为与患者接触光敏性物质如煤焦油、某些含矿物油及烃类化合物的化妆品等，经日光照射后在暴露部位发病，或与某些内分泌功能紊乱有关。

【临床表现】

好发于面部，以颧颞部、前额、颊、耳后、颈部多见。为网状排列的灰褐色色素沉着斑，边界不清（各图 21-1-3）。多见于女性。无明显自觉症状。

【组织病理】

基底细胞液化变性，真皮乳头层可见明显的色素失禁和噬黑素细胞。

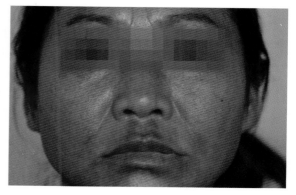

各图 21-1-3　瑞尔黑变病

【诊断与鉴别诊断】

1. 诊断

（1）多见于成年女性。

（2）好发于面部的网状灰褐色色素沉着斑。

（3）无明显自觉症状。

2. 鉴别与诊断　本病需要与黄褐斑、Addison 病、焦油黑变病等鉴别。

【治疗】

（一）中医治疗

1. 分型论治

（1）肝郁气滞证：

主症：黑褐色斑片，伴胸胁满闷，烦躁易怒。舌红，苔薄白，脉弦滑。

治法：疏肝理气，活血祛斑。

方药：逍遥散加减。

（2）脾虚不运证：

主症：面及四肢有褐色斑片，食少纳差，食后腹胀，倦怠乏力，便溏。舌质淡胖，边有齿痕，苔白，脉沉细。

治法：健脾益气，调和气血。

方药：四君子汤加减。

（3）肾虚水亏证：

主症：黑褐色斑片，面色晦暗，神疲乏力，头昏耳鸣，腰膝酸软。舌红少苔，脉沉细。

治法：滋阴补肾，养颜消斑。

方药：六味地黄丸加减。

2. 内服中成药　六味地黄丸：滋阴补肾，养颜消斑。适用于肾虚水亏证。

3. 外治

（1）云苓粉涂擦患处，每天 1~2 次。

（2）茉莉药籽粉涂擦患处，每天 1~2 次。

（3）中药面膜倒膜治疗。

（二）西医治疗

1. 全身治疗

（1）维生素 C：每次 0.1~0.3 g，口服，每天 3 次。

（2）氨甲环酸：每次 0.25~0.5 g，每天 3 次，连用 1~2 个月。年龄较大，血黏度高的患者慎用。

（3）硫代硫酸钠：0.64 g 溶于 0.9% 氯化钠注射液 100 mL 中，每天 1 次静脉滴注。

2. 局部治疗：3% 氢醌霜、15% 壬二酸霜外用。

（三）中西医结合治疗思路

该病临床疗效不佳，中西医结合治疗是主要的治疗措施。轻者可仅外用脱色剂氢醌；中重度者通过辨证施治中药内服健脾益气、滋阴补肾、调和气血、养颜消斑，联合维生素 C、氨甲环酸等口服，配合中药面膜、中药外涂、脱色剂氢醌等外用，内外结合，标本兼治，达到缓解病情的目的。

【预防与调摄】

1. 积极寻找病因，避免使用含有光敏物质的化妆品及接触焦油等光敏性物质。

2. 避免日光曝晒。

【参考文献】

[1] 陈德宇. 中西医结合皮肤性病学 [M]. 北京：中国中医药出版社，2012.

[2] 杨志波，范瑞强，邓丙戌. 中医皮肤性病学 [M]. 北京：中国中医药出版社，2010.

[3] 赵炳南，张志礼. 简明中医皮肤病学 [M]. 北京：中国中医药出版社，2014.

（李铁男）

摩擦黑变病

摩擦黑变病（friction melanosis）是由于长期反复机械性刺激致局部皮肤色素沉着的皮肤病。以易受摩擦的骨隆起处发生网状、淡褐色、暗褐色斑为临床特征。多见于体型消瘦女性。属中医"黧黑斑"范畴。

【病因及发病机制】

中医学认为本病多因素体禀赋亏虚，兼受外力长期反复机械性刺激，致脾气虚衰，化生无力，气血亏虚，血弱无华而发病。或因长期情志不畅，兼有机体长期受外力机械性刺激，致肝郁气滞，气滞血瘀不能荣润肌肤。

现代医学认为本病病因不明，发病可能与易感个体局部皮肤受到反复强力摩擦和压迫等机械性刺激所致。

【临床表现】

本病好发于易受摩擦的骨隆突处如锁骨、肋弓、肩胛、脊柱、肘、膝、胫前等部位。为网状、淡褐色、暗褐色境界较清楚的斑（各图 21-1-4），呈带状或斑片状分布，色素沉着以骨隆突处显著。无明显自觉症状。

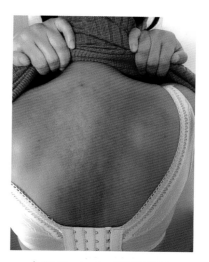

各图 21-1-4　摩擦黑变病

【组织病理】

真皮上层尤其乳头层下可见较多噬黑素细胞。

【诊断与鉴别诊断】

1. 诊断

（1）长期有机械刺激的病史。

（2）在易受摩擦的部位出现网状、淡褐色、暗褐色色素沉着斑。

（3）多见于体型消瘦女性。

（4）无明显自觉症状。

2. 鉴别诊断　本病需要与斑状皮肤淀粉样变鉴别：斑状皮肤淀粉样变皮损为色素性丘疹，组织病理显示真皮乳头层淀粉样蛋白沉积。

【治疗】

（一）中医治疗

1. 分型论治

（1）肝郁气滞证：

主症：外力长期刺激部位皮肤呈暗褐色的带状或斑状色素沉着，弥漫性分布。伴有胸闷胁胀，头晕耳鸣，口苦咽干，心情抑郁。舌暗红有瘀点，脉弦。

治法：疏肝解郁，活血化瘀。

方药：柴胡疏肝散合桃红四物汤加减。

（2）脾胃气虚证：

主症：外力长期刺激部位皮肤色素异常，以淡褐色的带状或斑状色素沉着为主，弥漫性分布。伴

964

有自汗，神疲，少气懒言，食少，脘腹胀满，食后胀甚。舌淡，苔白，脉弱。

治法：健脾益气，和血消斑。

方药：四君子汤合黄芪汤加减。

2. 内服中成药

（1）疏肝解郁胶囊：疏肝解郁，行气活血。适用于肝郁气滞证。

（2）人参健脾丸：健脾益气。适用于脾胃气虚证。

3. 外治

（1）古方玉容散（《医宗金鉴》）加减：甘松、山奈、香茅、白僵蚕、白及、白附子、天花粉、防风、香白芷共研细末，香油调成糊状后擦于患处，每天2次。

（2）古方摩风膏（《医宗金鉴》）加减：黄连、细辛、当归、杏仁、防风、松脂各五钱，白芷、黄蜡各一两，麻油四两，先将蜡油溶化，前药共研细末，慢火熬膏，贴太阳穴，每天2次。

（二）西医治疗

局部可外用3%氢醌霜，15%壬二酸霜。

（三）中西医结合治疗思路

中西医治疗疗效均不佳。轻者可仅外用氢醌霜，壬二酸霜；中重度者在外用脱色剂基础上，通过辨证施治中药内服疏肝解郁，健脾益气，和血消斑，达到缓解病情的目的。

【预防与调摄】

1. 停止摩擦刺激。

2. 避免使用尼龙、人造丝等搓澡巾用力搓澡，使用柔软浴巾。

【参考文献】

[1] 赵辨. 中国临床皮肤病学 [M]. 2版. 南京：江苏凤凰科学技术出版社，2017.

[2] 王侠生，廖康煌. 杨国亮. 皮肤病学 [M]. 上海：上海科学技术文献出版社，2006.

（李铁男）

焦油黑变病

焦油黑变病（tar melanosis）是由于长期暴露于焦油及其衍生物引起的局部皮肤炎症性和色素过多性疾病。主要见于长期接触煤焦油和石油及其加工产品的工人和使用含此类化学物质的化妆品之女性。属中医学"黧黑斑"范畴。

【病因及发病机制】

中医学认为本病多由于先天禀赋不耐，血热内蕴，皮毛腠理失固，复感染邪毒，毒热蕴瘀肌肤不得宣泄而发病。或因外感邪毒过盛，日久机体失于调理，脾虚气弱，瘀血内结，新血不生，气虚血燥，肌肤失养而致。

现代医学认为焦油及其衍生物中含有蒽、菲、萘类化合物有显著的光敏作用，故光敏性与光毒性反应是本病的重要发病机制。

【临床表现】

好发于面、颈、手及前臂背侧等曝光部位，初为红斑、水肿、水疱，伴灼热和瘙痒。急性期后可见脱屑、毛囊性丘疹和黑头粉刺，呈痤疮样炎性反应。继续发展为弥漫性或网状的青灰色到暗褐色色素沉着（各图21-1-5、各图21-1-6）。可伴头晕、乏力、纳差、消瘦等全身症状。

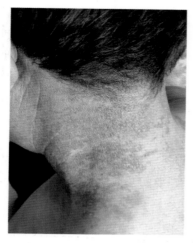

各图 21-1-5 焦油黑变病

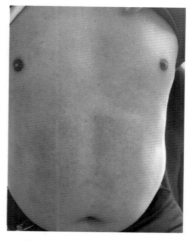

各图 21-1-6 焦油黑变病

【组织病理】

毛囊性角化过度，表皮下层细胞水肿变性，真皮上部噬黑素细胞内充满黑素颗粒，毛细血管扩张及淋巴细胞浸润。

【诊断与鉴别诊断】

1. 诊断

（1）有长期暴露于焦油及其衍生物和日光的病史。

（2）发生于暴露部位的典型的皮肤表现。

2. 鉴别诊断 本病需要与瑞尔黑变病、黄褐斑等鉴别。

【治疗】

（一）中医治疗

1. 分型论治

（1）毒热侵袭证：

主症：暴露部位尤其是眶周和颧颞部、手和前臂的背面可见炎性红斑、水肿、鳞屑、毛囊性丘疹、粉刺，多伴有灼热和痒感。可伴身热、头痛、口渴。舌质红苔薄，脉滑数。

治法：清热解毒。

方药：普济消毒饮加减。

（2）气虚血燥证：

主症：暴露日久色素沉着愈显，并见毛细血管扩张、苔藓样丘疹、毛囊口扩大、角化及毛囊周围色素沉着。可伴头晕目眩，消瘦，倦怠乏力，男子阳痿，女子经量稀少或闭经。舌淡黯，苔薄，脉沉细。

治法：补气养血润燥。

方药：归脾汤加减。

2. 内服中成药 清热解毒软胶囊：清热解毒。适用于毒热侵袭证。

3. 外治

（1）三黄洗剂：大黄、黄柏、黄芩、苦参。皮肤红斑、水肿、脱屑、毛囊性丘疹、粉刺可适量外涂患处，每天2~3次。

（2）白术醋剂：白术和醋。皮肤色沉明显，并见苔藓样丘疹，毛囊周围色素沉着，可适量外涂患处，每天2次。

（二）西医治疗

寻找可能的致病因素并去除，急性期对症治疗，色素沉着治疗同瑞尔黑变病。

（三）中西医结合治疗思路

中西医结合治疗是主要的治疗措施。轻者可仅外用氢醌霜、壬二酸霜；中重度者在外用脱色剂基础上，全身治疗以中医治疗为主，辨证施治，联合维生素 C、氨甲环酸等口服，配合局部中医外治，达到标本兼治，尽快消除局部症状的目的。

【预防与调摄】

1．脱离接触环境。

2．避免日晒。

3．治愈后应调离原岗位，避免再接触。

【参考文献】

[1] 赵辨. 中国临床皮肤病学 [M]. 2 版. 南京：江苏凤凰科学技术出版社，2017.

[2] 王侠生，廖康煌. 杨国亮. 皮肤病学 [M]. 上海：上海科学技术文献出版社，2006.

（李铁男）

咖啡斑

咖啡斑（cafeaulait spots）为界限清楚的色素沉着斑。大小形状不一，好发于面部及躯干部。出生或出生不久即发生。

【病因及发病机制】

或与某些遗传性皮肤病相关。

【临床表现】

皮损多发生于面部及躯干部，为散在分布、界限清楚、大小由数毫米至数厘米不等、形状为卵圆形或不规则的淡褐色斑（各图 21-1-7），可单发，也可多发。随着年龄增长，皮损可增大，数目可增多。无自觉症状。

本病多伴发神经纤维瘤病、结节性硬化病和 Albright 综合征。

【组织病理】

基底层黑素细胞数量和活性增加，黑素细胞内有巨大的黑素体。

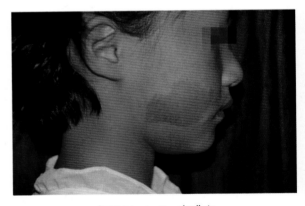

各图 21-1-7　咖啡斑

【诊断与鉴别诊断】

1．诊断

（1）出生或出生后不久即发生。

（2）界限清楚的淡褐色斑片。

（3）好发于面部、躯干部。

（4）无自觉症状。

2．鉴别诊断　本病可与下列疾病进行鉴别：

（1）雀斑：好发于暴露部位的淡褐色或深褐色斑点，病理基底层黑素细胞不增加。

（2）神经纤维瘤病：神经纤维瘤病患者约 90% 具有咖啡斑。如果斑片最大直径在 1.5 cm 以上，数量超过 6 个时，则患者常有神经纤维瘤病。

【治疗】

不需治疗。也可选用脉冲染料激光治疗，如波长 532 nm 和 694 nm 的 Q 开关激光，或波长 510 nm 的脉冲激光治疗，但可能复发。

【参考文献】

[1] 赵辨. 中国临床皮肤病学 [M]. 2 版. 南京：江苏凤凰科学技术出版社，2017.
[2] 王侠生，廖康煌. 杨国亮. 皮肤病学 [M]. 上海：上海科学技术文献出版社，2006.

（陈晴燕）

色素性毛表皮痣

色素性毛表皮痣（pigmented hairy epidermal nevus）又称 Becker 痣、Becker 黑变病，为色素增加的多毛斑片。以色素增加性斑片或轻度增高的丘疹，表面毛发增多为临床特征。好发于青年男性。

【临床表现】

本病好发于一侧肩部、胸部、上背部或上肢近端。常在强烈曝晒后发生，为突然发生的色素增加斑，缓慢的离心性发展，至手掌大小或更大，为均匀一致的淡黄色或深棕色斑片，边缘清楚但不规整，其周围平坦，皮损中央表面常见粟粒大毛囊性丘疹及毛发增多，并逐渐增粗变黑（各图 21-1-8）。毛囊性丘疹提示竖毛肌增生，是本病的临床特征之一。本病一般无自觉症状，男女发病比例为 5∶1，多在儿童期及青春期前后出现。

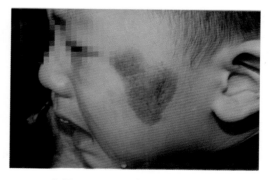

各图 21-1-8 色素性毛表皮痣

【组织病理】

表皮增厚，表皮突和真皮乳头延长。表皮中黑素明显增加，黑素细胞数量可略增多。真皮中可见噬黑素细胞。可伴竖毛肌纤维束增粗。

【诊断与鉴别诊断】

1. 好发男性，儿童期及青春期前后出现。
2. 好发于一侧肩部、胸部、上背部或上肢近端。
3. 棕色色素沉着斑可达数个手掌大小，表面有粗毛和毛囊性丘疹。

【治疗】

一般不需治疗。如果患者有需求，可采用 Q 开关激光及强脉冲光治疗。

【参考文献】

[1] 赵辨. 中国临床皮肤病学 [M]. 2 版. 南京：江苏凤凰科学技术出版社，2017.
[2] 王侠生，廖康煌. 杨国亮. 皮肤病学 [M]. 上海：上海科学技术文献出版社，2006.

（陈晴燕）

黑 子

黑子（lentigo）是指皮肤或黏膜上的褐色或黑色斑点，又称雀斑样痣。损害常为少数散在分布的针尖至米粒大褐色或黑色斑点，不限于曝光部位为临床特征。多发于幼年。古代医书称为黑子或黑子痣。

【临床表现】

可发生于皮肤的任何部位及眼结膜和皮肤黏膜交界处，以颈部和躯干上部多见。皮损为小而边界清楚、颜色一致的褐色或黑褐色斑点，直径为 1～5 mm，表面光滑（各图 21-1-9），可散发、单发或多发，互不融合。与日晒和季节无关。婴幼儿至成人均可发生，不能自行消退，无自觉症状，一般不恶变。根据发生的部位，也可称为肢端黑子、唇部黑子、生殖器黑子等。黑子可以作为独立疾病，也可是某些遗传性综合征的特点之一，如面中部黑子病、色素沉着-息肉综合征等。

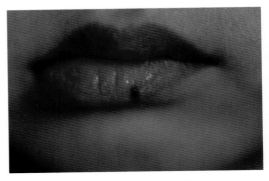

各图 21-1-9　黑　子

【组织病理】

表皮突轻中度延长，角质形成细胞内黑素增多，基底层黑素细胞数量增多。真皮乳头层可见噬黑素细胞。基底层或真皮乳头偶可见巨大黑素小体。

【诊断与鉴别诊断】

1. 诊断

（1）幼年发病。

（2）可发生于任何部位的皮肤、眼结膜和皮肤黏膜交界处的褐色或黑色斑点。

（3）与日晒无关。

（4）无自觉症状。

2. 鉴别诊断　本病可与雀斑进行鉴别：雀斑有家族史，好发于面部、手背等暴露部位，皮损对称分布，与日晒有关，夏季明显，冬季减轻或部分消退。

【治疗】

一般不需治疗。必要时可行激光、冷冻、切除或试用脱色剂氢醌霜等。

【参考文献】

[1] 赵辨. 中国临床皮肤病学 [M]. 2 版. 南京：江苏凤凰科学技术出版社，2017.

[2] 王侠生，廖康煌. 杨国亮. 皮肤病学 [M]. 上海：上海科学技术文献出版社，2006.

[3] 高天文，王雷，廖文俊. 实用皮肤组织病理学 [M]. 北京：人民卫生出版社，2018.

（陈晴燕）

日光性黑子

日光性黑子（solar lentigines）又称老年性黑子、日光性雀斑样痣。为发生于老年人的长期曝光部位的灰色、暗棕色或黑色的斑疹或斑片。

【临床表现】

可发生于中老年人的长期曝光部位，如手背、额部、颊部。损害为灰色、暗棕色或黑色圆形或椭圆形或不规则形斑疹或斑片，直径一般为 1～5 mm，常不超过 1 cm，表面光滑，色泽均匀，边界清楚，散在分布（各图 21-1-10）。肤色浅的人，特别是受高剂量日光照射的人，可以在更早的年龄出现皮损。无自觉症状，为慢性良性过程。可

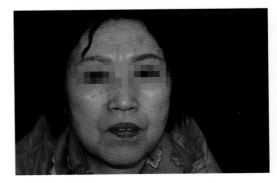

各图 21-1-10　日光性黑子

伴有脱色斑、光化性紫癜和皮肤其他的慢性光化性退行性改变。

【组织病理】

表皮突延长，表皮厚度大致正常或变薄。表皮特别是基底层角质形成细胞的黑素增多。表皮黑素细胞数量正常或增多，但不呈巢状。真皮可见日光性弹力纤维变性，噬黑素细胞可较显著。

【诊断与鉴别诊断】

1. 诊断

（1）发生于老年人。

（2）皮损发生于曝光部位，如手背、面部。

（3）灰色、暗棕色或黑色的斑疹或斑片。

（4）无自觉症状。

2. 鉴别诊断　本病可与下列疾病进行鉴别：

（1）脂溢性角化病：皮损为高于皮面的扁平丘疹，表面粗糙，有明显的角化过度。

（2）恶性黑子：为单个色素斑，颜色褐黑，色素分布不均匀，边缘不规则。

【治疗】

一般不需治疗，如需要治疗可采用二氧化碳激光或液氮冷冻治疗。

【预防与调摄】

避免日光曝晒，夏季外出宜打遮阳伞，戴宽沿帽，外搭遮光剂。

【参考文献】

[1] 赵辨. 中国临床皮肤病学 [M]. 2版. 南京：江苏凤凰科学技术出版社，2017.

[2] 王侠生，廖康煌. 杨国亮. 皮肤病学 [M]. 上海：上海科学技术文献出版社，2006.

[3] 高天文，王雷，廖文俊. 实用皮肤组织病理学 [M]. 北京：人民卫生出版社，2018.

（陈晴燕）

泛发性黑子病

泛发性黑子病（generalized lentiginosis）又称泛发性雀斑样痣，系指从婴儿开始，间隙出现逐渐增多的多发性黑子。临床分两型：发疹性黑子病和多发性黑子综合征。

【病因及发病机制】

发病机制不清。有报道多发性黑子综合征有家族史，属常染色体显性遗传。

【临床表现】

发疹性黑子病：可在数周内出现大量黑子，以后可转变成色素痣。常见于青少年。但不伴发其他发育异常表现。

多发性黑子综合征：是以多发性黑子伴多种先天性缺陷为特征的显性遗传性疾病。黑子好发于躯干上部、颈部，也可发生于头皮、面部、四肢、掌跖、生殖器官等处，不累及黏膜。皮损为 2~8 mm 的黑褐色斑点（各图 21-1-11），出生后不久或幼儿期出现，随年龄增长数目增多，颜色加深。同时可伴发其他皮肤异常，心脏异常如肺动脉或主动脉狭窄、心电图异常、心肌疾病等，智力及生长发育迟缓、身体矮小、神经

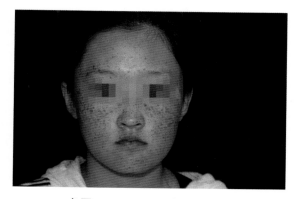

各图 21-1-11　泛发性黑子病

性耳聋、头面畸形、眼距过宽、性腺发育不全等。

【组织病理】

表皮轻度角化过度，棘层不规则增厚，皮突延长，基底层色素增加，真皮浅层可见噬色素细胞。

【诊断与鉴别诊断】

1. 诊断

（1）多发性黑子。

（2）心脏异常如肺动脉、主动脉狭窄等。

（3）发育异常。

2. 鉴别诊断　本病需要与泛发性脂溢性角化病鉴别。

【治疗】

无有效疗法。

【参考文献】

[1] 赵辨. 中国临床皮肤病学 [M]. 2 版. 南京：江苏凤凰科学技术出版社，2017.

[2] 王侠生，廖康煌. 杨国亮. 皮肤病学 [M]. 上海：上海科学技术文献出版社，2006.

（陈晴燕）

色素沉着-肠息肉综合征

色素沉着-肠息肉综合征（pigmentation polyposis syndrome）又称口周色素沉着肠道息肉综合征或波伊茨-耶格综合征（Peutz-Jeghers syndrome）。是以口唇和口腔黏膜色素沉着斑和肠道息肉为特征的综合征。男女均可患病。

【病因及发病机制】

为常染色体显性遗传，在家族中有不同程度的外显性，有的仅表现为典型的色素沉着斑或胃肠道息肉。

【临床表现】

在婴幼儿期，偶有成人后发病。皮疹好发于口周、唇部（特别是下唇）、口腔黏膜、面部，也可见于生殖器黏膜、指（趾）末端、手掌及足背。为粟粒至豆粒大小、群集分布，互不融合的黑褐色或黑色斑（各图 21-1-12），数目少则十多个，多则难以计数。部分患者仅有黏膜色素斑而无皮肤表现，下唇、颊黏膜的色素斑更具诊断价值。

通常在 10～30 岁时出现胃肠道息肉，但以小肠息肉为主，特别是空肠和回肠，常多发。患者可出现反复发作的腹痛、呕吐、腹泻、便血、肠套叠，甚至发生肠梗阻。有报道本病癌症发生的风险比普通人群高出

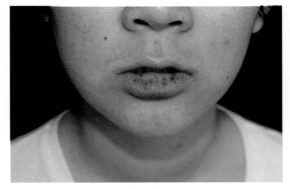

各图 21-1-12　色素沉着-肠息肉综合征

10～18 倍，也有人认为这种息肉的本身就应看作是癌前期病变而给予足够的重视。

【组织病理】

色斑处示表皮基底层内黑素增多，黑素细胞增加，真皮浅层有噬黑素细胞。息肉常为良性腺样错构瘤。

【实验室检查】

胃肠道 X 线、胃镜、乙状结肠镜检查筛查息肉，必要时进行息肉的病理检查以排除癌变。大便隐血检查筛查胃肠道出血，血常规检查存在贫血，提示有胃肠道出血的可能。有报道胰腺癌发生率为10%，也应考虑筛查胰腺癌。

【诊断与鉴别诊断】

1. 诊断

（1）婴幼儿发病。

（2）唇和口腔黏膜等部位的黑褐色或黑色斑。

（3）肠道息肉。

2. 鉴别诊断　本病可与下列疾病进行鉴别：

（1）雀斑：雀斑主要分布于面颊部，不累及黏膜，斑色较浅，日晒加重，冬季减轻。

（2）黑子：分布稀疏散在，不累及黏膜。

【治疗】

色素斑可不治疗。如需要时可用 694 nm 红宝石激光治疗。肠道息肉可采取保守疗法，对症处理。如病情严重出现急腹症症状或疑有癌变时，可采取外科手术治疗，选择性肠段切除。

【参考文献】

[1] 赵辨. 中国临床皮肤病学 [M]. 2 版. 南京：江苏凤凰科学技术出版社，2017.

[2] 王侠生，廖康煌. 杨国亮. 皮肤病学 [M]. 上海：上海科学技术文献出版社，2006.

[3] WILLIAM D. JAMES, TIMOTHY G. BERGER, DIRK M. ELSTON. Andrews' Diseases of the skin-clinical dermatology[M]. 11th Ed. Elsevier Inc, 2011.

（陈晴燕）

太田痣

太田痣（nevus of ota）又称眼上腭部褐青色痣（nevus fusco-ceruleus ophthalmomaxillaris）、眼皮肤黑素细胞增生病（oculoderma melanocytosis），是一种主要累及同侧三叉神经眼支、上颌支走行部位的良性色素性皮肤病。主要表现为颞部、颊部青褐色、蓝黑色斑片状损害，好发于有色人种，黄种人患病率较黑种人高，白种人少见，国内发病率为 0.2% ~ 0.6%，男女比例约为 1 : 3。发病年龄在婴儿期及青春期有两个峰段，其中 1 岁以内发病占 61.35%。

【病因及发病机制】

迄今为止太田痣的发病机制尚不完全清楚，可能是由于胚胎时期黑素细胞凋亡异常，黑素细胞由神经嵴向表皮移行时，因某种原因未能通过表皮、真皮交界，停留在真皮内而形成的病变。目前多数学者认为太田痣的发病与遗传因素、雌激素调节紊乱和神经精神因素有关。

【临床表现】

有报道 2/3 的患者出生时即有眼部损害，而皮肤损害可在 10 多年后才出现。损害发生于一侧面部，特别是三叉神经第一、第二支所支配的部位，故最常见于眶周、颞部、鼻部、前额和颧部。约数厘米大小的色素斑可为灰蓝色、青灰色、灰褐色、黑色或紫色，斑片着色不均，呈斑点状或网状，界限不清楚。一般呈褐色斑状或呈网状，而蓝色较为弥漫。色斑颜色还常随年龄的增长而加深，在斑中偶有结节表现（各图 21-1-13、各图 21-1-14）。约 2/3 患者同侧巩膜有蓝染或褐色斑点（各图 21-1-15），有时睑结合膜、角膜也有色素斑，少数患者口腔和鼻黏膜也有类似损害（各图 21-1-16）。5% ~ 10% 病例为双侧性。少数患者可伴发伊藤痣、持久性蒙古斑或鲜红斑痣。太田痣极少恶变，有几例累及眼部的太田痣发生脉络膜、虹膜、眶部或脑部原发性恶性肿瘤的报道。

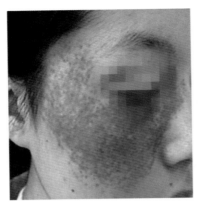 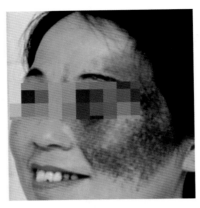

各图 21-1-13　太田痣（色斑结节）　　　各图 21-1-14　太田痣（色斑结节）

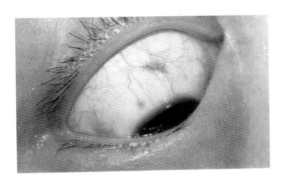 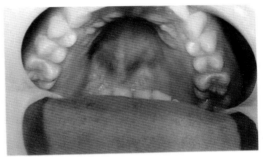

各图 21-1-15　太田痣（巩膜蓝染）　　　各图 21-1-16　太田痣（口腔黏膜损害）

【组织病理】

充满黑素颗粒的黑素细胞散布于真皮中上部胶原纤维束之间，与蒙古斑相似，黑素细胞较蒙古斑更多，位置较表浅，多位于真皮网状层中上部。在稍隆起和浸润的色素斑处黑素细胞量更多，往往丛集排列，类似蓝痣，而结节性损害的组织相和蓝痣不能区别。

【辅助检查】

1. 皮肤镜　鉴于该病多发于面部，病理检查因其创伤性不易被接受。近年来皮肤镜和反射式皮肤共聚焦激光扫描显微镜成像（RCM）技术逐渐成为色素性皮肤病诊断及鉴别诊断的重要方法。

皮肤镜下可见多种色素沉着（青灰色、灰褐色、棕黄色）混杂分布。

2. 皮肤CT　有研究发现太田痣RCM成像显示表皮、真表皮交界处未见色素颗粒，真皮浅中层胶原纤维束间可见高折光棱形细胞，据此可排除黄褐斑、雀斑等累及表皮的色素性皮肤病，对鉴别诊断有重要意义。

【诊断与鉴别诊断】

根据临床表现不难诊断。

本病可与下列疾病进行鉴别：

（1）蒙古斑：多见于婴幼儿，好发于腰骶部，为出生时即有的蓝灰色斑，多数患儿皮疹可在5岁以内逐渐消退。

（2）蓝痣：多发于手足背的蓝灰色结节，圆顶，表面光滑，通常为单个损害，偶可多发。

（3）咖啡斑：出生时或出生后不久出现的边界清楚的淡褐色斑，全身任何部位均可发生。

【治疗】

太田痣严重影响美容，往往给患者造成巨大的心理压力，故医者无论采取何种治疗方法均需顾及其美容效果。以往传统治疗方法包括液氮冷冻治疗、药物化学剥脱、皮肤磨削、植皮等，多因其无法彻底治愈，且伤及真皮和周围组织，容易形成瘢痕，色素代谢异常等副作用以及治疗过程痛苦等原因被逐渐淘汰。

激光治疗技术可以通过设定特别的波长和脉宽，选择性作用于色素颗粒，使其气化碎裂，进而被吞噬细胞吞噬排出体外，同时真皮中的其他组织细胞不受破坏。因此激光治疗往往具有更好的美容效果和更高的安全性，目前临床多选用波长 694 nm Q 开关红宝石激光、波长 755 nm 翠绿宝石激光、Nd：YAG 激光等。随着激光技术的发展，脉宽缩短至皮秒级的激光设备正成为激光治疗的新选择，也为部分患者带来新的希望。

【参考文献】

[1] 赵辨. 中国临床皮肤病学 [M]. 南京：江苏凤凰科学技术出版社，2010.

[2] 朱学骏，涂平. 皮肤病的组织病理诊断 [M]. 北京：北京医科大学出版社，2001.

[3] 孙秋宁，刘洁. 协和皮肤镜图谱 [M]. 北京：人民卫生出版社，2015.

[4] 相文忠，宋秀祖，许爱娥. 太田痣与颧部褐青色痣皮肤共聚焦激光扫描成像特征分析 [J]. 中国中西医结合皮肤性病学杂志，2016, 15(3): 148–150.

[5] 曾颖，董继英，王棼，等. 太田痣激光治疗的进展 [J]. 中国激光医学杂志，2018, 27(3): 178–182.

（张晓杰）

蒙古斑

蒙古斑（mongolian spot）是婴幼儿出生时即有的大小不等，圆形、椭圆形或不规则的蓝灰色斑，多发于腰骶及臀部，也可见于其他部位，多数患儿随年龄增长皮疹可消退。早在 1885 年国外学者 Edwin Baelz 认为婴儿皮肤上色素斑是亚洲蒙古人种的特征，因而将该病命名为蒙古斑。有数据显示有色人种患病率远远高于白种人。

【病因及发病机制】

本病发病与遗传因素有关，胚胎时期黑素细胞产生于神经嵴，11 周左右开始向表皮移行，在此过程中部分黑素细胞未能穿过真皮与真表皮交界而停留在真皮深层可导致蒙古斑的发生，也称真皮黑变病（dermal melanosis）。因色素颗粒位于真皮较深处，由于光线的廷德耳效应（tyndall effect），故透过皮肤时呈特殊的灰青色或蓝色。

【临床表现】

色素斑多发于腰骶部中央、臀部，有时发生在背、肩部，损害为圆形、椭圆形或不规则形，0.5～12 cm 大小，呈灰青色、暗蓝色或灰褐色斑，斑片色泽一致，边缘不规则。常为单个，偶有多个（各图 21-1-17）。合并皮肤血管痣（多为鲜红斑痣）为色素血管性斑痣性错构瘤病（phakomatosis pig-mentovascular，PPV），临床少见。90% 以上黄种人婴儿患有蒙古斑，大部分病例 5 年内逐渐消退，少数可持续到成年期，特别是多发性损害者。

【组织病理】

表皮正常，真皮中下部可见其长轴与皮肤表面平行的树

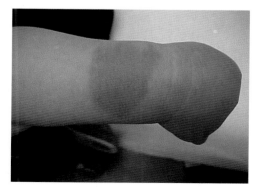

各图 21-1-17　蒙古斑

枝状或纺锤状细胞，胞浆内有黑素颗粒，散布于真皮胶原纤维之间。电子显微镜示大部分黑素细胞含完全黑素化的黑素小体，少数黑素细胞含Ⅲ期或Ⅳ期黑素体。

多巴（Dopa）染色阳性，说明不是真皮中的噬黑素细胞。

【诊断与鉴别诊断】

1. 诊断

（1）出生时即有。

（2）多见于腰骶部、臀部，偶见于股侧或肩部。

（3）浅灰色、暗蓝或褐色圆形或椭圆形斑，几年内消退，不留痕迹。

2. 鉴别诊断　本病可与蓝痣进行鉴别：蓝痣颜色较深，边界清楚，圆顶状结节，病理见噬黑素细胞。

【治疗】

本病大部分可自然消退，不会恶变，不必治疗。不能消退，影响美观者可选择 Q 开关激光治疗。

【参考文献】

[1] 艾琼华，许煜和，赛福鼎. 1441 名婴儿的蒙古斑分布 [J]. 人类学学报，1996, 15(3): 263-265.

[2] 马琳. 儿童皮肤病学 [M]. 3 版. 北京：人民卫生出版社，2014.

[3] 赵辨. 中国临床皮肤病学 [M]. 南京：江苏凤凰科学技术出版社，2010.

[4] 朱学骏，涂平. 皮肤病的组织病理诊断 [M]. 北京：北京医科大学出版社，2001.

（张晓杰）

伊藤痣

伊藤痣（nevus of ito）又名肩峰三角肌褐青色痣（nevus fuscoceruleus acromiodeltoideus），是由伊藤于 1954 年首先描述的类似太田痣的色素斑。

【病因及发病机制】

本病发病机制不完全清楚，因皮疹分布于后锁骨上神经和臂外侧神经支配区域，提示黑素细胞可能来源于神经组织。

【临床表现】

皮损表现为一侧肩、颈、锁骨上区、肩胛及上臂外侧的淡青色、蓝灰色、青褐色至蓝黑色斑，主要分布于一侧后锁骨上神经和臂外侧神经支配区域，偶可发生于双侧。色斑中偶见粟粒大的丘疹或结节（各图 21-1-18）。皮损的颜色在日晒后或青春期加重。

各图 21-1-18　伊藤痣
（第四军医大学西京皮肤医院　供图）

【组织病理】

本病组织病理学改变与太田痣相似。主要表现为真皮网状层胶原纤维之间散在菱形、树枝状黑素细胞，相比蒙古斑黑素细胞数目较多，位置较表浅。多巴染色黑素细胞可呈阳性、弱阳性或阴性。

【诊断与鉴别诊断】

依据发于一侧肩、颈、锁骨上区、肩胛及上臂外侧的淡青色、蓝灰色、青褐色至蓝黑色斑，临床诊断并不困难。

本病可与下列疾病进行鉴别：

（1）太田痣：两者临床表现和组织病理完全相同，太田痣主要分布于三叉神经第一、第二支所支配的部位，如眶周、颞部、鼻部、前额和颧部。有学者认为伊藤痣是发生于躯干、四肢的太田痣。

（2）蒙古斑：多发生于尾骶部，出生即有，可随年龄增长逐渐消退。

（3）色素性毛表皮痣：也称 Becker 痣，好发于肩背以及肩部，皮损表面常见粟粒样毛囊性丘疹及硬毛。病理检查显示无痣细胞。

【治疗】

治疗同太田痣。可选择波长 694 nm Q 开关红宝石激光、波长 755 nm 翠绿宝石激光、Nd：YAG 激光等。

【参考文献】

[1] 赵辨. 中国临床皮肤病学 [M]. 南京：江苏凤凰科学技术出版社，2010.

[2] 朱铁君. 色素性皮肤病 [M]. 北京：北京医科大学、中国协和医科大学联合出版社，1996.

[3] 朱学骏，涂平. 皮肤病的组织病理诊断 [M]. 北京：北京医科大学出版社，2001.

（张晓杰）

颧部褐青色痣

颧部褐青色痣（nevus fuscoceruleus zygomaticus）又称获得性双侧太田痣样斑，是颜面部对称分布的青褐色、灰黑色、灰褐色或黄褐色斑点状色素沉着，曾认为是太田痣的一个变种。Hori 于 1984 年首次报道，故又被称为 Hori 氏痣。1987 年孙启璟等首先描述本病，在他们调查的 2677 人中，发病率男性为 0.2%，女性为 1.21%。

【病因及发病机制】

本病病因及具体发病机制不完全清楚，多数学者认为与遗传因素、环境因素及雄激素受体敏感性有关。

1. 遗传因素　目前文献报道病例中黄种人多见，白种人较少，提示该病可能存在种族特性。部分患者家族表现出遗传易感性。

2. 环境因素　有报道证实日晒，外用化妆品可使本病加重。

3. 雄激素受体敏感性　妊娠可使患者原有皮疹加重，有文献发现患者雄激素受体阳性，而其血液中各种激素水平与对照组无显著差异。

【临床表现】

本病多见于青年女性，发病年龄多在 25～45 岁，男女比例为（1：12.8）～（1：17.7），20.9%～25% 的患者有家族史。本病好发于颧部、颞部，少数可见于眼睑、鼻翼部，为圆形、椭圆形或不规则形，边界比较清楚，粟粒至黄豆大小，孤立不融合的灰褐色、黑灰色或黑褐色斑点，数目不等，数个到数十个，一般有 10～20 个，绝大多数双侧对称分布（各图 21-1-19）。眼和口腔黏膜无损害。患者无自觉症状。多为中青年女性，起病年龄多在 15 岁之后，年龄峰值位于 26～30 岁间，且皮疹随年龄增加而增多，日晒、妊娠等可加重皮损。

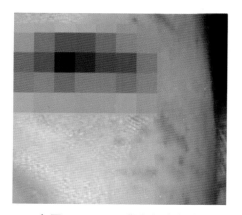

各图 21-1-19　颧部褐青色痣

【组织病理】

表皮正常。主要变化在真皮上部，胶原纤维间散在细小梭形黑素细胞，长轴与胶原纤维平行。黑素细胞间存在部分噬黑素细胞，免疫组化显示 HMB45 阳性，多巴胺染色阳性。电子显微镜显示，真皮黑素细胞内含有许多大小不

一的 Ⅰ～Ⅴ期的黑素小体，其中以Ⅲ期多见，直径 150～300 nm，数量较少。

【诊断与鉴别诊断】

本病根据发于颧部、颞部的边界比较清楚，粟粒至黄豆大小，孤立不融合的灰褐色、黑灰色或黑褐色斑点的临床表现，其诊断并不困难。

本病可与下列疾病进行鉴别：

（1）太田痣：双侧太田痣临床少见，发病年龄早，大多在出生时或 1～2 岁前发生，最常见于眶周、颞部、鼻部、前额和颧部。

（2）黄褐斑：皮损为淡黄色、暗黑色或深咖啡色斑，深浅不定，斑片形状不一，或圆形、条形、蝴蝶型。典型皮损位于颧骨的突出部位和前额，亦可累及眉弓、眼周、鼻背、鼻翼以及上唇、下颌等部位。色素深浅随季节、日晒及内分泌等因素而变化，精神忧郁熬夜、疲劳等可加重色素沉着。

（3）雀斑：雀斑的发病年龄早，多在 5 岁以内发生，皮损为黄褐色斑点，相对较小，有明显的季节性，夏重冬轻，组织病理仅为基底层黑素增多。

太田痣、蒙古斑、伊藤痣、颧部褐青色痣的鉴别诊断见各表 21-1-1。

【治疗】

颧部褐青色痣传统治疗方法包括外用祛斑药物、冷冻或化学剥脱术等治疗，但疗效不肯定，有色素减退或脱失的风险。目前临床采用 Q 开关激光治疗取得了较好的疗效，治疗原理基于激光选择性光热作用，破坏黑素细胞并逐渐被真皮吞噬细胞转运或清除。常用激光仪器包括 694 nmQ 开关红宝石激光、波长 755 nm 翠绿宝石激光、Nd：YAG 激光等。

各表 21-1-1　　　　太田痣、蒙古斑、伊藤痣、颧部褐青色痣疾病鉴别诊断表

	皮疹表现	好发部位	临床特点	组织病理特点
太田痣	约数厘米大小的灰蓝色至灰黑色斑，着色不均，界限不清楚	最常见于眶周、颞部、鼻部、前额和颧部	约 2/3 患者同侧巩膜有蓝染或褐色斑点	与蒙古斑相似，黑素细胞较蒙古斑更多，位置较表浅，多位于真皮网状层中上部
蒙古斑	常为单个椭圆形或不规则形灰青色至灰褐色斑，斑片色泽一致，边缘不规则	多发于腰骶部中央、臀部	90% 以上黄种人婴儿患有蒙古斑，大部分病例 5 年内逐渐消退，少数可持续到成年期	真皮中下部可见其长轴与皮肤表面平行的树枝状或纺锤状细胞，胞浆内有黑素颗粒；多巴（Dopa）染色阳性
伊藤痣	一侧肩、颈、锁骨上区、肩胛及上臂外侧的淡青色至蓝黑色斑	主要分布于一侧后锁骨上神经和臂外侧神经支配区域，偶可发生于双侧	色斑中偶见粟粒大的丘疹或结节；皮损的颜色在日晒后或青春期加重	与太田痣相似，相比蒙古斑黑素细胞数目较多，位置较表浅。多巴染色黑素细胞可呈阳性、弱阳性或阴性
颧部褐青色痣	为圆形、椭圆形、边界比较清楚，孤立不融合的灰褐色至黑褐色斑点，多双侧对称分布	颧部、颞部，少数可见于眼睑、鼻翼部	眼和口腔黏膜无损害，皮疹随年龄增加而增多	胶原纤维间散在细小梭形黑素细胞，长轴与胶原纤维平行。黑素细胞间存在部分噬黑素细胞，免疫组化显示 HMB45 阳性，多巴染色阳性

【参考文献】

[1] HORI Y, KAWASHIMA M, OOHARA K, et al. Acquired, bilateral nevus of ota-like macules[J]. Journal of the American Academy of Dermatology, 1984, 10(6): 961-964.

[2] 赵辨. 中国临床皮肤病学 [M]. 南京：江苏凤凰科学技术出版社，2010.

[3] 龙庭凤. 颧部褐青色痣与黑素细胞和性激素相关性的研究 [D]. 昆明：昆明医学院，2007.

[4] 何黎，邹勇莉，张林，等. 颧部褐青色痣与黄褐斑和太田痣的临床、组织学初探 [J]. 中国皮肤性病学杂志，2003, 17(1): 25-27.

（张晓杰）

泛发性痣样色素沉着

　　Wende 在 1919 年首先报道泛发性痣样色素沉着病（generalized nevoid pigmentation），皮损特点为在泛发的过度色素沉着上伴有不同程度色素的较浅色区，状如"雨滴现象"或"水磨石"外观（各图 21-1-20）。本病尚无特殊的治疗方法。

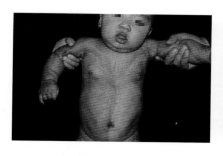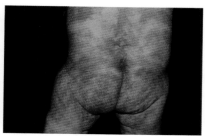
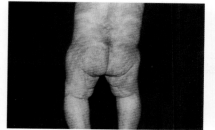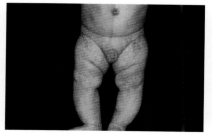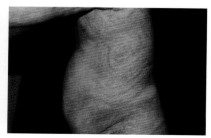

各图 21-1-20　泛发性痣样色素沉着

（张晓杰）

特发性多发性斑状色素沉着症

　　特发性多发性斑状色素沉着症（pigmentation macularis multiplex idiopathica）又称特发性多发性斑状黑变病，是一种比较少见且原因不明的色素障碍性皮肤病。本病多见于 10～30 岁，男女都可罹患，病程长，数月至数年不等。

【病因及发病机制】

　　现代医学认为本病病因目前尚不明确，多认为和外伤刺激皮肤所继发性导致的皮肤色素代谢障碍有关。

【临床表现】

　　好发于躯干和四肢非暴露部位，为多发性色素斑，指甲大小，圆形或不规则形，境界不很清楚。色素斑青灰或棕灰色，表面光滑，无自觉症状（各图 21-1-21）。

【组织病理】

　　病理组织可见表皮下层黑素颗粒轻度增加，真皮上层有较多的载黑素细胞，及非特异性单一核细胞浸润。

【诊断与鉴别诊断】

根据临床表现，结合皮损特点与组织病理诊断不难。

本病可与下列疾病进行鉴别：

（1）色素性荨麻疹：皮损处划痕或摩擦后，色素斑处潮红并形成风团，即 Darier 征阳性。一般儿童期发病者居多，斑疹较小，可有斑丘疹、丘疹或结节等其他损害，境界较清楚。

（2）神经纤维瘤病：躯干部色素沉着斑大小不一，形状不一，境界常鲜明，可见多数柔软的突出皮面的疝状肿瘤。

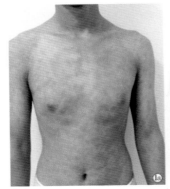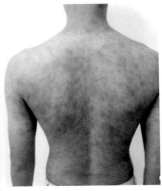

各图 21-1-21　特发性多发性斑状色素沉着症

【治疗】

一般不需治疗，对症处理可外用氢醌类制剂并给予大量维生素 C。

【预防与调摄】

1. 避免过多日晒，在春夏季节外出时应使用遮光剂或物理防晒。
2. 注意劳逸结合，锻炼身体，保证充足睡眠，以减少慢性疾病的发生率。
3. 调畅情志，减轻精神负担，规律而适宜地饮食。
4. 多食含维生素 C 的蔬菜、水果，戒烟。

【参考文献】

[1] 徐磊，树瑜. 特发性多发性斑状色素沉着症 1 例 [J]. 中国皮肤性病学杂志，2002, 16(3): 185-186.
[2] 赵辨. 中国临床皮肤病学 [M]. 南京：江苏凤凰科学技术出版社，2010.

（李领娥）

线状或旋涡状痣样过度黑素沉着病

线状或旋涡状痣样过度黑素沉着病（linear and whorled nevoid hypermelanosis，LWNH）的特征是漩涡形及纹状色素沉着过度的斑疹沿着 Blaschko 线分布。偶尔伴发系统异常。

【病因及发病机制】

LWNH 是一个种散发性疾病，没有性别的差异。它被认为是一种罕见的疾病，可能是对其认识不足。

确切的发病机制不是十分明确。胚胎发育时体细胞的镶嵌可能是其潜在的病因。线性的色素沉着带可能反映了克隆迁移及胚胎黑色素细胞前体（成黑素细胞）的增殖。

【临床表现】

在出生后 1 年内出现漩涡形和纹状棕色色素沉着。部分患者皮损初发时有扩展，而在 2～3 岁时皮损稳定。其线形色素沉着过度有持续的倾向（各图 21-1-22）。LWNH

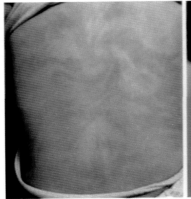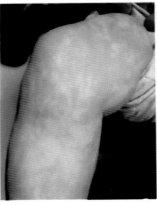

各图 21-1-22　线状或旋涡状痣样过度黑素沉着病

通常是一种良性的疾病，没有皮肤外的累及，尽管也有报道认为 LWNH 有心血管、神经系统、骨骼肌肉及其他相关的缺陷。LWNH 皮肤外异常的发生率还不是十分清楚。

【诊断与鉴别诊断】

鉴别诊断包括其他沿着 Blaschko 线分布的色素沉着过度特征的疾病。色素失禁症（IP）的色素沉着过度期（第三期）是最类似的疾病。然而，色素失禁症的漩涡形的色素沉着常在特征性的炎性水疱及疣状期（第一期和第二期，分别的）之后出现。除此之外，色素失禁症主要见于女性患者，而 LWNH 可见于男孩和女孩。而且，LWNH 与第三期色素失禁症相比，有不同的组织学表现。LWNH 具有基底层角质形成细胞中黑素增多的特征，在一些病例中，黑素细胞的密度有轻微的增加。真皮噬黑素细胞极少。这些与色素失禁症第三期相比较，在色素失禁症第三期的表皮色素沉着处有显著的噬黑素细胞。其鉴别诊断还包括早期的表皮痣，因为表皮痣最初表现为沿 Blaschko 线的色素沉着纹，没有任何可触及的皮疹。随着时间发展表皮痣隆起。在此阶段，它的组织学特征与 LWNH 不同。有时，患者随着体细胞的镶嵌现象可以同时有色素沉着纹和色素减退纹，这被部分临床医生描述为"线形痣样色素沉着"。一个母亲及其孩子患病最初以"家族性 LWNH"报道（组织学发现表皮黑素增加但是受累皮肤没有色素失禁），随后发现其有少汗性外胚层发育不良，且伴有减效 NEMO 突变导致的免疫缺陷。

【治疗】

治疗迄今尚无有效治疗措施。化妆品遮盖可能对部分患者有帮助。

【预防与调摄】

1. 避免过多日晒，在春夏季节外出时应使用遮光剂或物理防晒。
2. 注意劳逸结合，锻炼身体，保证充足睡眠，以减少慢性疾病的发生率。
3. 调畅情志，减轻精神负担，规律而适宜的饮食。
4. 多食含维生素 C 的蔬菜、水果、戒烟。
5. 避免使用碱性洁肤产品和外用刺激性强的药物。

【参考文献】

朱学骏 . 皮肤病学 [M]. 2 版 . 北京：北京大学医学出版社，2015.

（李领娥）

炎症后色素沉着

炎症后色素沉着（postinflammatory hyperpigmentation）是在皮肤炎症或受伤后的（如烧伤、摩擦）一种获得性的黑素沉着过度。它可以发生于身体任何部位，包括皮肤表面或黏膜及指甲内。色素沉着局限于炎症部位，在红斑消退后出现。尽管这种现象十分普遍并且是良性的，但是可以给患者在美容上和心理上带来一定影响。

【病因及发病机制】

在表皮炎症后色素沉着过度中，黑素产生增加和 / 或黑素传递给角质形成细胞增多。已知炎症介质如前列腺素 E_2 和 D_2 可以增加小鼠的色素产生，可能在人类也起着一定作用。在真皮的色素沉着过度中，黑色素通过受损的基膜进入真皮，被吞噬并残留于噬黑素细胞内。也有可能在表皮受伤后，巨噬细胞迁移至表皮，并吞噬黑素体。这些巨噬细胞会返回真皮，而黑色素

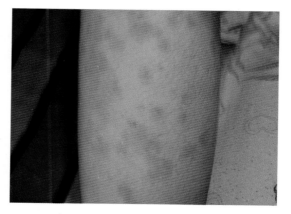

各图 21-1-23　炎症后色素沉着

无限期地滞留其中。

【临床表现】

无症状的色素沉着斑疹和斑块，颜色从褐色到黑褐色（表皮黑色素）或蓝灰色到褐灰色（真皮黑色素）。可能有炎症性疾病的原发病灶或没有原发病灶的证据。然而，即使没有发现原发病灶，通过色素沉着过度皮损的大小、形状以及分布情况可以为病因提供基本线索。持续的炎症或紫外线照射可加剧炎症后色素沉着过度。

通常导致表皮色素沉着的疾病包括痤疮、脓皮病、特应性皮炎、银屑病（各图 21-1-23）及玫瑰糠疹。相反，伴随基底层的空泡变性及真皮表皮交界处的炎症，如扁平苔藓、苔藓样药物疹、红斑狼疮和固定性药疹，都与噬黑素细胞相关，即皮肤黑变病。一般而言，假如潜在的疾病能被有效治疗，炎症后表皮色素沉着过度最终会消退。然而，肤色深的患者消退需要数月甚至数年。皮肤黑变病有时是持久的。

各表 21-1-2 　　　　　　　　　　**炎症后色素沉着相关疾病临床鉴别表**

	炎症性疾病	临床特点
常见	寻常痤疮	头 / 颈部，躯干上部，小于 1cm 毛囊周围皮炎
	特应性皮炎	特应性；累及婴儿的面部、前臂、四肢屈侧；抓痕特应性褶皱；干皮病；苔藓样变
	慢性单纯性苔藓	好发部位：颈、踝、肘前和腘窝
	新生儿脓疱病	黑婴；脓疱出现先于色素沉着
	脓疱病	面部，儿童多见
	虫咬皮炎	好发于暴露部位，皮疹通常小于 1cm，下肢多发蚤咬
不常见	刺激性变应原性接触性和光接触性皮炎	初发部位取决于病原学和暴露的形式，光化性皮炎与光暴露部位处线性色素沉着过度相关
	玫瑰糠疹	好发于躯干、四肢近端，皮损沿皮纹分布，椭圆形
	银屑病	好发于肘部和膝盖，可累及头皮、指甲
	多形性日光疹	上肢伸侧，上胸部，面部，有季节性
	DLE	累及面部和甲皱襞、口腔，瘢痕性皮损，中央色素减退周围色素增加，毛囊角栓
	扁平苔藓	累及腕、骶骨前的甲和口腔
	持久性色素异常性红斑	颈部、四肢和躯干，圆形或椭圆形，皮损沿皮纹分布，少见于浅肤色人群
	持久性特发性发疹性色素沉着斑	与色素异常性红斑是同一种病
	环状固定性药疹	好发部位：口周，肢端和生殖器，反复接触致敏药物后皮疹在同一部位反复发作
	麻疹样药疹	泛发，孤立的皮损，有药物接触史
	病毒疹	泛发，孤立的皮损，有病毒感染症状
	硬斑病	躯干和四肢，除滴点状变型外皮损呈大片状，也可呈节段型的，伴有皮肤发硬和萎缩
	Pasini 和 Pierini 皮肤萎缩	躯干、大面积、cliff 征、无硬结

【组织病理】

色素沉着过度是由于表皮和 / 或真皮的黑色素数量增加。表皮型炎症后色素沉着过度是表皮角质形成细胞中色素增加。真皮型炎症后色素沉着过度则是真皮巨噬细胞中黑素沉积。

【诊断与鉴别诊断】

前面已提及，色素沉着过度的类型及其分布、大小、形状都有助于确定先前的炎症性皮肤病（各表 21-1-2），为了更全面地发现原发损害及所有药物治疗情况（处方药、非处方药、替代药），进行周全的检查是十分必要的。对于没有病史或没有证据表明先前有炎症的患者，应考虑以下疾病，如：持久性色素异常性红斑、黄褐斑、花斑癣以及 Pasini 和 Pierini 皮肤萎缩。有时，活检可以帮助诊断。

【治疗】

如果潜在的皮肤病被成功地治疗，最终大多数患者的炎症后色素沉着过度会好转，尤其是那些表皮黑素过度病的患者。

此外，光防护包括每天应用广谱遮光剂是有帮助的。如果增加的色素仅限于表皮，局部使用氢醌（2%～4%）3～6 个月可以使皮损变白。与黄褐斑治疗一样，由氢醌、维 A 酸以及皮质类固醇组成的联合治疗比单一疗法更有效。局部的壬二酸及 α- 羟酸是另外的治疗选择。

激光治疗可以试用但是其有局限性，尤其对那些褐色或黑色皮肤类型的患者可能导致色素减退。当色素沉着主要在真皮中，脱色剂疗效甚微。Q 开关红宝石激光，翠绿宝石激光或 Nd：YAG 激光可去除真皮色素，但是疗效不稳定。

【预防与调摄】

1. 积极治疗原发病灶，避免炎症进一步发展。
2. 避免使用已知过敏药物及化学结构相类似的药物。
3. 避免暴晒。外出时注意遮阳防护，如使用宽边帽子、遮阳伞、太阳镜等。
4. 避免食用黄泥螺、无花果、灰菜、磺胺类药物等易导致光敏感的蔬果和药物。

【参考文献】

朱学骏. 皮肤病学 [M]. 2 版. 北京：北京大学医学出版社，2015.

（李领娥）

融合性网状乳头瘤病

皮肤乳头瘤病（cutaneous papillomatosis）又称 Gougerot-Carleaud 综合征。本病分三型，即点状色素性疣状乳头瘤病（punctate pigmented verrucous papillomatosis）、融合性网状乳头瘤病（confluent and reticulated papillomatosis）及钱币状融合性乳头瘤病（nummular and confluent papillomatosis）。本病好发于两乳房之间，皮损为有色素的疣状或乳头瘤状丘疹，可有瘙痒。

【病因及发病机制】

本病病因不清楚，有认为是遗传性角化缺陷病；或认为与酵母菌有关，因表现对糠秕孢子菌的寄生呈异常反应；或认为新陈代谢，尤其维生素 A 的代谢不良；或认为和内分泌功能紊乱有关，因为有些病例伴甲状腺功能异常、Cushing 综合征、垂体性发育不良、多毛症、月经不调，但不能肯定，大部分病例并无内分泌失调的现象。也有人认为本病和假性黑棘皮病是同类疾病。

【临床表现】

1. 皮损常发生于乳房之间、上腹部或肩胛间，逐渐增多，可蔓延向上至颈侧，向下至耻骨或骶骨部，常以脊柱为长轴排列成菱形，以乳房之间及脐周为最严重（各图 21-1-24）。腋部受累时，表现为患处皮肤呈灰棕色，丘疹不明显，平行的皮肤皱褶增深，汗腺开孔扩大伴角化。颈部受累的皮肤增厚、粗糙，纹理增粗，色素沉着，但无乳头瘤样丘疹形成。黏膜不累及。

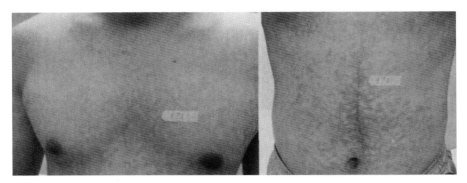

各图 21-1-24　融合性网状乳头瘤病

2. 本病特征为直径约 5 mm 的扁平疣状或乳头瘤状丘疹，具有色素。皮损相邻丘疹可相互融合，周围可形成不规则网状。皮疹相互融合成细网状或漩涡状者称为融合性网状乳头瘤病；少数病例皮疹紧密融合成圆形、卵圆形、钱币状称为钱币状融合性乳头瘤病。

3. 一般无自觉症状，可有瘙痒，钱币状的损害常伴瘙痒。

【组织病理】

类似黑棘皮病。有角化过度及乳头瘤样增生，部分表皮突增宽，互相吻合，棘层肥厚只限于两个延伸的乳头之间。某些损害中有色素增多。真皮血管周围见非特异性慢性炎症细胞浸润。

【诊断与鉴别诊断】

根据起病于青春期，基本损害为色素性的轻度粗糙的丘疹，好发于乳房之间、上腹部、肩胛间，常融合成网状，可以诊断。需要与黑棘皮病、疣状表皮发育不良、花斑癣、毛囊角化病等相鉴别，有时还要与扁平疣、脂溢性角化相鉴别。

【治疗】

无有效疗法。局部外用角质溶解剂如 5% 硫黄水杨酸软膏或 0.1% 维 A 酸软膏，可减轻症状。如发现圆形糠秕孢子菌时，可按花斑癣治疗。

【预防与调摄】

1. 注意个人卫生，保持皮肤清洁干燥。

2. 调节饮食结构，清淡饮食，多吃高纤维饮食。

【参考文献】

[1] 赵辨. 中国临床皮肤病学 [M]. 南京：江苏凤凰科学技术出版社，2010.

[2] 王侠生，杨国亮皮肤病学 [M]. 上海：上海科学技术文献出版社，2005.

（李领娥）

意外粉粒沉着病

意外粉粒沉着病（accidental tattoos）是指由于意外事故致使某些有色粉粒进入皮肤，形成播散性色素沉着。

【病因及发病机制】

本病主要是因职业或各种意外事故使泥沙、煤渣、火药、石末等粉粒异物高速度地飞溅射入正常皮肤或随外伤进入皮肤引起的各种色素沉着。

【临床表现】

1. 煤粉沉着症 在暴露易擦伤部位皮肤见蓝灰色的不规则线形条纹。黑色煤粉粒随进入真皮内的深度不一，可出现从灰青色到青黑色的色素沉着，此是由于光线的 Tyndall 效应散射而引起的变化（各图 21-1-25）。

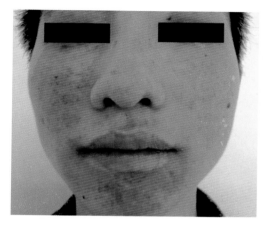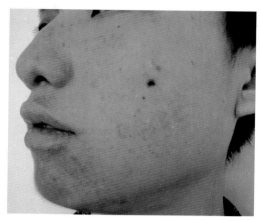

各图 21-1-25 意外粉粒沉着病

2. 泥沙沉着症 泥沙碎石可爆入皮肤或随污秽的擦伤埋在皮肤内，形成灰蓝色或黑色的丘疹或斑疹，其中含有二氧化硅的土壤颗粒或玻璃颗粒进入皮肤后，常于数个月或数年后，在真皮或皮下形成硬结，即硅肉芽肿（silicagranuloma）。

3. 火药沉着症 火药粉末、碎粒飞溅爆入皮肤可形成散在的灰黑色斑点，眼结膜、角膜亦可累及。

【诊断与鉴别诊断】

主要好发于暴露部位，如面颈部、手足部等。患者有意外事故病史，临床表现根据事故中进入皮肤中的粉尘性质、颜色和深浅不同而不同。

【治疗】

传统治疗意外粉粒沉着病一般采用挑除、切除、磨削术、二氧化碳激光等方法。

在治疗初期，挑除皮损内大颗粒物是必须的，手术切除易留下影响美容的瘢痕。对于大量微细颗粒以及大颗粒物沾染周围组织形成的色素，采用磨削术及二氧化碳激光术，均为有创治疗，不适宜深达真皮的损害。近年来，随着医疗激光设备的普及，传统方法联合 1064 nm 激光治疗意外粉粒沉着病是一种较好的方法。激光利用选择性光热作用原理对含有色素的组织结构进行选择性的清除，而附近组织不会有过多的热损伤，最终达到清除色素且不留瘢痕的目的。

对较大异物颗粒去除，可采用高频电离子电灼术，在瞬间划开皮肤的同时，血管因电灼而闭合，术中患者创面不出血，较传统的刀片或针刺挑除法有一定的优势。深达真皮层且长径＞0.5 mm 的颗粒去除后，有细小瘢痕形成。

1064 nm 激光一般用于较深在的黑素类皮肤病的治疗，如太田痣、纹眉、纹身等的治疗，无论是对内源性黑素还是外源性黑素，均有较好的清除作用。1064 nm 激光属无创或微创治疗，愈后不形成瘢痕，一般须行多次治疗。

【预防与调摄】

上述职业中应加强安全操作和劳动保护措施，一旦发生意外事件在抢救同时需注意用生理盐水冲洗伤口，并立刻用消毒刷子刷洗破伤的皮肤，可使这些粉粒被刷洗出来。异物进入皮肤产生的色素斑常永不消失。只有某些较小的粉末颗粒日久可被排出或吸收，一般按进入皮肤深浅不同常需细心加以挑除、切除或整形。其他治疗方法同"文身"。

【参考文献】

[1] 赵辨. 中国临床皮肤病学 [M]. 南京：江苏凤凰科学技术出版社，2010.

[2] 王侠生. 杨国亮皮肤病学 [M]. 上海：上海科学技术文献出版社，2005.

[3] 胡浪，曹索奇. 电灼术联合 Q 开关 Nd: YAG 激光治疗意外粉粒沉着病一例 [J]. 实用皮肤病学杂志，2013, 10(6): 285.

（李领娥）

文　身

文身（tattoo）是外来不溶性的色素机械性地引入真皮而使皮肤产生一种永久性的色素斑。

【病因及发病机制】

一般所指的文身系装饰性文身，又称为墨绒法（刺花），是人工地将各种图案事先画好在人体上，然后用一些不溶的颜料，如墨汁、蓝靛或朱红等刺入皮内，使其成为永久性的色素斑。相传在公元前4000 年即已开始，在古代常用于宗教或婚姻仪式，或是某些人的一种风尚，以男子为较多。在某些国家和地区沿用至今，以表示为某一团体成员，也见于水手和某一特殊职业的人中，也有将精神病患者和罪犯进行文身以示显目。此外，尚有为了掩盖皮肤缺陷而采用的治疗性文身和由于一些异物粉粒随爆炸飞溅或外伤进入皮肤的外伤性文身，以及一种特殊类型的文身，如阴虱所致的皮肤青斑，是由于随注入皮肤的酶使血红蛋白转化成不溶性的胆色素所致。

【临床表现】

1. 专业性文身　有机颜料注入相同的真皮深度，表皮中几乎没有，颜色边界清楚，染色均匀一致，色彩丰富。其中红色颜料为汞剂，黄色为镉，绿色为铬，蓝色为钴。红色和黄色较易随时间而消退。专业性文身的颜料颗粒一般在理化性质上比业余性文身更稳定（各图 21-1-26）。

2. 业余性文身　颜料分布不均匀，可分布在真皮的不同深度。多采用灰色或蓝黑色，常用的颜料为碳素或印度墨水，国内常用国产墨汁，其色素较印度墨水易破碎。文身边缘不锐利，颜色图案不鲜亮。

3. 美容性文身　多以文唇线、眉线和眼线为最常见。常采用棕色、黑色或红色墨水，墨水中往往含有 Fe^{2+} 或 Fe_2O_3。

4. 外伤性文身　异物进入皮肤内的深度不一，可表现出自灰青至黑色不同的色素沉着。数月或数年后，某些异物在真皮或皮下组织内可包裹形成肉芽肿，查体可扪及硬结。

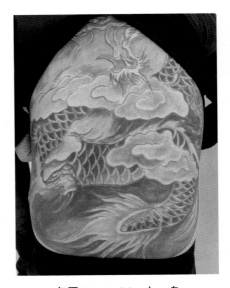

各图 21-1-26　文　身

5. 并发症

（1）由于文身引起某些疾病的传播，如结核、麻风、梅毒和脓皮病等。

（2）文身刺激引起某些疾病的同形反应，如瘢痕疙瘩、扁平苔藓、银屑病和盘状红斑狼疮等。

（3）对文身色素的异物反应、光敏反应，患者可能原先对汞、铬或钴有接触过敏，表现为过敏性皮炎或过敏性肉芽肿反应，即文身肉芽肿。

【组织病理】

一般文身表现为真皮中的颜料颗粒，不仅弥漫性分布于巨噬细胞内，而且有游离在细胞外的，无任何炎症反应。在过敏性皮炎病例中，真皮示明显的炎症性浸润，浸润细胞主要为淋巴样细胞，并有组织细胞、嗜酸性粒细胞和少数浆细胞。颜料颗粒主要见于巨噬细胞内。表皮显示棘层肥厚和海绵形成。

文身肉芽肿的组织病理显示为类似结节病的上皮样细胞肉芽肿，颜料颗粒在细胞外，也可为"非肉样瘤性"异物肉芽肿，由淋巴样细胞、巨噬细胞和异物巨细胞构成，颜料颗粒同时存在于细胞外和吞噬细胞、异物巨细胞内。

【诊断与鉴别诊断】

根据文身多为青黑色（刺入颜料不同色泽各异）的皮肤颜色变化，皮肤上为不同的图案，可永久存在而不消失来诊断。

【治疗】

（一）基本原理

基于选择性光热作用原理，在文身治疗中，进入皮肤的颜料颗粒或异物颗粒是治疗的靶色基，颜料颗粒的热弛豫时间大约为 1 微秒，目前选用的调 Q 激光脉宽为几十至几百纳秒，都低于颜料颗粒的 TRT。被激光粉碎的颜料颗粒被巨噬细胞吞噬，并由淋巴系统清除。研究表明，当临床观察到文身完全祛除时，组织病理同样显示在真皮巨噬细胞内外无残留的颜料颗粒。

（二）一般治疗原则

1. 颜料颜色与吸收光谱　文身中，不同颜色颜料颗粒具有不同的吸收光谱，因此需要根据文身颜色选择不同波长的激光。红色文身最好用 532 nm 或 510 nm 波长（绿光）；绿色最好用调 Q 红宝石激光或调 Q 紫翠玉激光（红光）；黑色文身吸收可见光到近红外光谱，对红色和近红外光均有很好的反应，而对绿色光反应较差（由于穿透深度不够）。

需引起注意的是，目前文身颜料的成分越来越复杂，表现为相同颜色的文身，由于化学成分不同对调 Q 激光的治疗反应也不同，有时甚至可能是由不同颜色的颜料混合而成的，因此对激光治疗的反应也无法预见。有报道某些美容性文身在治疗后出现一次甚至多次颜色的转变，所以建议先选择一小片区域进行试验性的治疗，再确定整个文身区域的治疗方案。

2. 波长与治疗效果　波长越长的激光，黑素吸收越少，但穿透深度越深。对于深肤色患者，使用 1064 nm 波长的激光不仅可以到达更深的靶色基，还可以减少表皮黑素对治疗效果的干扰，降低对含黑素的角质形成细胞和黑素细胞的损伤，减少色素减退发生的风险。因此，选择合适的波长可以产生最好的疗效和最小的不良反应。

3. 文身类型和治疗效果　专业性文身因含有更多的墨汁，因此所需治疗次数相应多些。对于色素浓度高或有多种色彩的装饰性文身而言，重金属色素很难去除，需要几种波长的激光联合，治疗次数有可能会达 10 次以上，还不一定能清除所有文身。业余性文身色素较稀且大多含碳素或印度墨水，各种调 Q 激光对其治疗效果都较好，需要治疗的次数比专业性文身少。文唇线的美容性文身常含有红色的三氧化二铁，激光会促使其还原成黑色的氧化亚铁，而使唇线转变为黑色，因此需要多种波长激光的轮流治疗。此外，颜料颗粒进入真皮越深，一般需要治疗的次数越多，治疗剂量也越大。

（三）操作原则

治疗时激光手柄应垂直于治疗部位，光斑间应重叠 10% 左右。达到有效的激光治疗能量时，治疗部位的组织即刻变成灰白色。如果出现明显的表皮破损情况，则应降低激光治疗能量。由于残存的颜料颗粒更少而且位置更深，原则上以后每次治疗所需的能量比前一次要高，但激光能量的确定仍应结合治疗当时皮肤的反应。

1. 术前准备

（1）详细了解患者的过敏史，尤其是文身时局部有无过敏情况。

（2）仔细检查文身部位有无瘢痕，并告知患者当文身颗粒去除后，瘢痕可能变得更为明显。

（3）让患者了解整个治疗过程，根据不同的文身情况制订合适的治疗方案，告知患者需进行多次治疗，每次治疗间隔为 4～6 个月。但不是所有的文身都可以完全去除的。对某些特殊的文身，有必要先进行小区域试验性治疗。

（4）治疗前剃除文身部位的毛发，并用生理盐水棉球清洁治疗部位。

（5）调 Q 激光治疗前一般不需麻醉，儿童和个别痛阈低的患者可在治疗前 1~2 小时局部外用利多卡因霜以减轻疼痛感。

2．不同激光的疗效

（1）调 Q 红宝石激光（波长 694.3 nm）：该激光为黑素较多吸收，穿透深度较好，对黑色、蓝色和绿色文身疗效佳，其次为红色和黄色文身。暂时性色素减退很常见，需数月才能恢复。1%~5% 的患者会发生色素沉着。可根据光斑大小、文身颜色及类型选择合适的能量密度。

（2）调 QNd：YAG 激光（波长 1064 nm 和 532 nm）：该激光 1064 nm 波长对于表皮黑素影响少、穿透又深，因而对调 Q 红宝石激光或调 Q 紫翠玉激光治疗效果差的一些患者有较好的疗效，而且引起色素减退的可能小。用其治疗黑色、蓝色及绿色文身效果较好，对黄色和红色文身疗效均不太理想。532 nm 波长可用于清除红色文身，一般需 4~5 次治疗，疗效较理想。由于血红蛋白吸收了激光能量，会产生紫癜。

（3）调 Q 紫翠玉激光（波长 755 nm）：由于通过光导纤维传送，光斑能量均匀，疗效与调 Q 红宝石激光类似。清除黑色、蓝色、大多数绿色文身效果较好，对红色文身及黄色文身的效果则相对差一些。

（4）脉冲二氧化碳激光（波长 10600 nm）：类似于连续二氧化碳激光，但由于脉宽更短，组织暴露时间短，因此对组织的热损伤更少。虽然无选择性破坏黑素和文身色素颗粒的作用，但可在调 Q 激光治疗前去除表皮，帮助清除顽固性文身，以及用于那些使用调 Q 激光可能会发生系统性过敏反应的人。

3．术后护理

（1）治疗后，治疗局部会出现红肿，可采用纯净水冷喷或冰水湿敷等方法，一般一天内可消退。

（2）在创面愈合期间防止继发感染非常重要。调 Q 激光治疗后，治疗局部会形成一层痂皮，一般 1~2 周后痂皮自行脱落。在痂皮脱落前，治疗局部应尽可能不接触水，不外用化妆品，不要自行剥离痂皮，每天可外用 1~2 次抗生素软膏（如金霉素眼膏、新霉素软膏等）。

（3）激光治疗后尽量避免日晒以减少炎症后色素沉着，可外用防晒霜。

4．不良反应及防治　　调 Q 激光治疗与以往传统的治疗方法（手术切除、磨削、冷冻、化学腐蚀等）不同，治疗本身基本不会造成瘢痕。有可能发生的不良反应主要包括以下几个方面：

（1）近期不良反应：

1）紫癜：高能量的激光可能间接损伤染料颗粒附近的血管，从而引起紫癜。较多见于 532 nm 波长治疗时，因血红蛋白吸收较多激光能量，一般 7~10 天消退。亦见于调 Q 红宝石及紫翠玉激光治疗后。

2）水疱：一般发生于能量较高、患者肤色较深时，基本上也在 7~10 天消退。

3）系统性过敏：与传统的破坏性治疗方法不同，调 Q 激光治疗不是将文身颗粒直接从身体去除，而是将文身颗粒打成碎片，再由真皮巨噬细胞吞噬清除，因此可能会触发过敏反应，尤其在文身时局部有过敏反应的患者更易发生，所以这类患者不建议采用调 Q 激光治疗。过敏反应主要表现为荨麻疹或湿疹，严重时甚至可发生过敏性休克。

（2）远期不良反应：

1）色素减退：因含黑素的角质形成细胞或表皮黑素细胞受损所致的继发性色素减退较为常见，较多见于调 Q 红宝石激光治疗后，亦可见于 532 nm 波长的激光及调 Q 紫翠玉激光治疗后，且随着治疗次数和治疗剂量的增加，发生概率逐步增高。1064 nm 波长的激光对表皮黑素细胞的损伤最小，故很少产生色素减退，因而更适合于治疗深肤色患者。就个体而言，深肤色患者较浅肤色患者更易发生色素减退。激光治疗后产生的色素减退多为暂时性，一般需 3~12 个月才能逐步消退。

2）色素沉着：部分患者激光术后可因激光后的炎症反应而产生继发性色素沉着，多见于深肤色患者及较短波长的激光治疗后，一般于 6 ~ 9 个月后逐渐消退。有时文身颜料颗粒在激光作用下可发生化学反应，从而使颜色加深，例如治疗红色文眉时就可能发生这种情况。

3）皮肤纹理改变：某些患者文身处就有小瘢痕存在，因有文身颜料覆盖而不明显，当激光祛除文身颜料后，就可能看到小的瘢痕。因此术前拍照和仔细临床检查非常重要。此外术中损伤表皮，术后护理不当，引起继发感染，都有可能导致继发性瘢痕产生。

【参考文献】

卢忠. 皮肤激光医学与美容 [M]. 上海：复旦大学出版社，2008.

（李领娥）

第二节 色素减少性皮肤病

白癜风

白癜风（vitiligo）是一种常见的原发性、局限性或泛发性皮肤、黏膜色素脱失性疾病，以患处皮肤、黏膜色素脱失、变白为主要临床特征。脱色斑大小不同，形态各异，境界明显，局限或泛发，除色素脱失外，一般无自觉表现。本病初发年龄以 10 ~ 30 岁人群为主，男女发病率大致相等，我国患病率在 0.1% ~ 2.7% 之间，中医称为"白癜""白驳风"，《医宗金鉴》称本病为"白驳风"。

【病因及发病机制】

中医学认为本病总由肝、脾、肾三脏失调而致气血不和，脉络瘀阻，兼因风邪袭腠，搏于肌肤，或虚或瘀，以致肌肤不得气血荣养。情志内伤，肝气郁结，复感风邪，夹湿搏于肌肤，以致气血失和，不能荣养肌肤。肝肾亏虚，或亡精失血，不能荣养肌腠。跌仆损伤，或化学灼伤，以致气机郁滞，络脉瘀阻，毛窍闭塞，肌肤腠理失养，酿成白斑。

现代医学认为本病病因和发病机制尚不完全清楚，属于多因性疾病，病因常因人而异。近年来的研究发现，本病的可能致病因素有以下几个方面：

1. 遗传因素　家系调查表明遗传因素与白癜风发病有关，为常染色体显性遗传，有一定的外显率。近期研究表明本病是一种多基因遗传病。

2. 神经精神因素　精神创伤或者生活压力等紧张性精神事件是白癜风发病或加剧的重要因素之一。精神因素可导致机体的应激，使神经内分泌激素和神经递质水平增高；神经因素尚可以通过免疫系统影响黑素细胞。

3. 黑素细胞自毁　某些酚化合物、高活性基因等能破坏黑素细胞，有很强的脱色活性。黑素细胞自身保护机制遭到破坏或者大量毒性物质积聚，可导致黑素细胞损伤、破坏、死亡而发生白癜风，如曝晒或长期接触某些酚类化合物等。

4. 免疫发病学说　本病可能是一种自身免疫性疾病，患者的免疫功能异常涉及细胞免疫和体液免疫的改变，特别是体内 T 淋巴细胞发挥特异性免疫可致黑素细胞损伤或破坏。

5. 其他因素　白癜风患者血液及皮肤中铜或铜蓝蛋白水平降低，外伤、日光曝晒等亦可诱发白癜风。

【临床表现】

全身任何部位均可发病，好发于易受摩擦及阳光照射的暴露部位及褶皱部位，掌跖、黏膜及视网膜也可累及。初期皮损为指甲至钱币大小，近圆形、椭圆形或不规则形的色素脱失斑，境界多明显。也有少数情况下，白斑中混有毛囊性点状色素斑，可以增多、扩大并相互融合形成岛屿状。皮损区毛发可失去色素完全变白。白斑除色素脱失外，无萎缩、脱屑等变化，多对称分布，一般无自觉症状。在进展期，白斑向正常皮肤移行，有时机械刺激如压力、摩擦，其他如烧伤、外伤后也可继发白癜风（同形反应）。初发于手掌缘侧者有发展成肢端性白斑倾向，初发于脐部者有发展成泛发性白斑倾向。本病可以分为两型、两类和两期：

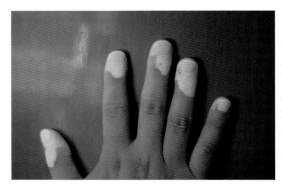

各图 21-2-1　白癜风（肢端 Wood 下）
（第四军医大学西京皮肤医院　肖月园　供图）

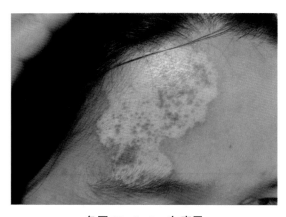

各图 21-2-2　白癜风
（第四军医大学西京皮肤医院　肖月园　供图）

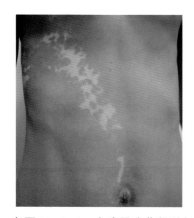

各图 21-2-3　白癜风（节段型）
（第四军医大学西京皮肤医院　肖月园　供图）

1．两型

（1）寻常型：包括单发或群集性白斑，大小不一，局限于某一部位；或散在多发，多对称分布；或泛发、累及体表面积 50% 以上；或发于人体肢端或末梢、面部、指（趾）部等（各图 21-2-1，各图 21-2-2）。

（2）节段型：白斑为一片或数片，沿某一片神经节段支配的皮肤区域走向分布，呈节段性（各图 21-2-3）。

2．两类

（1）完全性白斑：为纯白或瓷白色，病变处黑素细胞消失，没有黑素生成能力，药物口服或者外涂无效。

（2）不完全性白斑：脱色不完全，白斑中有色素点，病变处黑素细胞减少或功能减退，还有黑素再生能力，药物治疗有效。

3．两期

（1）进展期：近一年内白斑增多，原有白斑逐渐向正常皮肤扩大、移行，境界模糊不清，易产生同形反应并加重病情。

（2）稳定期：近一年内白斑停止发展，境界清楚，边缘色素加深。

【组织病理】

表皮明显缺少黑素细胞及黑素颗粒，基底层多巴染色阳性的黑素细胞完全缺失。真皮可见淋巴细胞、组织细胞及嗜黑素细胞。进展期皮损内黑素细胞密度降低，周围黑素细胞异常增大；稳定期白斑皮损处无黑素细胞，多巴染色阴性。真皮浅层可见淋巴细胞、组织细胞及嗜色素细胞。

【诊断与鉴别诊断】

根据后天性纯白或瓷白色色素脱失斑，境界清楚，无鳞屑，无萎缩，无自觉症状等易于诊断。

本病可与下列疾病进行鉴别：

（1）单纯糠疹：常见于儿童，好发于面部，表现为局限性色素减退斑，非色素脱失斑，边界不清，表面可见细碎鳞屑，部分患者伴有轻度瘙痒，可自行消退。

（2）花斑糠疹：常发生于颈、躯干、上肢，表现为圆形或卵圆形浅色斑，表面可有鳞屑，真菌涂片阳性。

（3）无色素痣：出生时或出生不久后出现局限性或泛发性减色斑，境界模糊，边缘呈锯齿状，沿神经节段分布，周围几乎无色素增殖晕，持续终生不变。

（4）贫血痣：好发于躯干，一般单侧分布，呈圆形、卵圆形，边界清楚的苍白色斑，摩擦患部时周围皮肤充血，白斑本身不发红，可与白癜风鉴别。

（5）炎症后色素减退：有湿疹、皮炎、银屑病等原发疾病史，色素减退局限在原发疾病皮损部位，一般为暂时性，可自行恢复。

【治疗】

（一）中医治疗

1. 分型论治

（1）肝郁气滞证：

主症：发病时间短，皮损呈乳白色圆形或椭圆形，数目多少不定，可局限也可散发，边界可不清，亦可呈节段性分布；患者发病前或有精神刺激，心烦易怒，胸胁胀痛，夜眠不安，月经不调。舌淡红，苔薄，脉弦滑。

治法：疏肝解郁，活血祛风。

方药：逍遥散加减。心烦易怒、口苦咽干，加郁金、牡丹皮、栀子；月经不调，加香附、益母草；胸胁胀满不舒，加川楝子、紫苏梗；发于头面，加蔓荆子、菊花；发于躯干，加郁金、枳壳；发于下肢，加木瓜、川牛膝。

（2）肝肾不足证：

主症：发病时间长，平素体虚或有家族史，白斑局限于一处或泛发各处，静止而不扩展，境界清楚，边缘整齐；伴头晕耳鸣，失眠健忘，腰膝酸软。舌质红，少苔，脉细无力。

治法：滋补肝肾，养血祛风。

方药：六味地黄丸加减。神疲乏力者，加党参、黄芪、白术；腰背酸楚者，加杜仲、桑寄生、续断；妇女伴有崩中下血者，加阿胶；男子遗精者，加生龙骨、生牡蛎；亦可选用色黑入肾的药物，如熟地黄、黑芝麻、玄参、墨旱莲、制首乌等。

（3）气滞血瘀证：

主症：白斑局限一处或泛发全身，或有外伤、跌仆史，病程日久。白斑呈地图形、斑片状，境界清楚而易辨，局部可有刺痛。舌质紫黯有瘀点或瘀斑，苔薄白，脉涩滞。

治法：行气活血，祛风通络。

方药：通窍活血汤加减。跌仆损伤后引发者，加乳香、没药；局部刺痛者，加穿山甲、姜黄；发于下肢者，加川牛膝、威灵仙；病程日久者，加苏木、蒺藜、补骨脂。

2. 内服中成药

（1）白驳丸：滋补肝肾，养血祛风。用于肝肾不足证白癜风。

（2）白灵片：活血化瘀，增加光敏作用。用于气滞血瘀证白癜风。

（3）白癜风胶囊：益气行滞，活血解毒，利湿消斑，祛风止痒。适用于肝郁气滞证及气滞血瘀证白癜风。

3. 外治

（1）药物疗法：

1）白灵酊：活血化瘀，增加光敏作用。用于白癜风。涂擦患处，每天 3 次，3 个月为一个疗程。

2）补骨脂酊：调和气血，活血通络。用棉球蘸药涂于患处，并摩擦 5～15 分钟，每天 1 次。

3）复方卡力孜然酊：温肤散寒，祛风燥湿，舒筋活络，活血化瘀。外用适量，搽患处。每天 3～4 次，搽药 30 分钟后，局部日光浴或紫外线照射 15～30 分钟。

（2）针罐疗法：

1）梅花针：皮损局部用梅花针叩刺，可配合外用药物涂擦。

2）火针：患者取卧位，皮损处常规消毒，选用 0.25 mm×0.25 mm 毫针 1～3 根，在酒精灯上烧红针尖至发白，迅速在皮损区内点刺。1 周 1 次。

3）普通针刺：患者取卧位，皮损处常规消毒，选用 1 寸毫针，术者以左手拇指或食指按压穴位，用右手持针，紧靠左手指甲缘，以拇、食指下压力快速将针刺入皮肤，然后右手边捻转针柄边将针体刺入皮损区。隔天 1 次。

4）灸法：暴露皮损，点燃艾条一端后熏灸，灸火距皮肤 0.5～1 寸，采用温和悬灸法，每次 30 分钟，灸至皮肤变潮红为佳，每天 1 次。

5）罐法：皮损处常规消毒，右手持沾有 95% 酒精棉球的止血钳，左手持玻璃罐，将点燃的酒精棉球迅速探入罐底，立即抽出，迅速拔在皮损部位，留罐 10 分钟，3 天 1 次。

（二）西医治疗

1. 系统治疗　系统应用糖皮质激素，适用于近 6 周～3 个月内出现新皮损或原皮损扩大的进展期白癜风患者。可口服泼尼松片，每次 5 mg，每天 3 次或每天 15 mg 顿服，连服 1～3 个月，无效中止。见效后每周递减 5 mg，至隔日 5 mg，维持 3～6 个月。也可用复方倍他米松注射液肌注，每次 1 mL，20～30 天一次，1～4 次或酌情更多。

2. 光疗

（1）局部光疗：NB-UVB 每周治疗 2～3 次，起始剂量为最小红斑量的 70%。也可采用 308 nm 单频准分子光、308 nm 准分子激光，每周治疗 2～3 次，治疗起始剂量参考 NB-UVB。

（2）全身 NB-UVB 治疗：适用于皮损散发或泛发的非节段型或混合型白癜风。每周 2～3 次，初始剂量与局部照射剂量相同。

光疗可以联合其他治疗方法，其疗效优于单一疗法，如联合激素口服或外用、外用钙调神经磷酸酶抑制剂、口服中药制剂、外用维生素 D_3 衍生物、移植治疗等。

3. 移植治疗　适用于稳定期白癜风患者（稳定 6 个月以上），常用的移植方法包括自体表皮片移植、微小皮片移植、自体培养黑素细胞移植、单株毛囊移植等，与光疗联合治疗可提高疗效。

4. 外用药物治疗

（1）局部外用糖皮质激素：适用于白斑累及面积＜3% 体表面积的进展期皮损。超强效或强效激素，可连续外用 1～3 个月；或予强弱效或弱中效激素交替治疗。如果连续外用激素治疗 3～4 个月无复色，需更换其他治疗方法。

（2）钙调神经磷酸酶抑制剂：包括他克莫司软膏及吡美莫司软膏。治疗时间连续应用 3～6 个月，特殊部位如眶周可首选应用，黏膜部位和生殖器部位也可使用。

（3）维生素 D_3 衍生物：包括卡泊三醇软膏及他卡西醇软膏。每天 2 次外涂，可与外用激素和钙调神经磷酸酶抑制剂联合治疗。

（三）中西医结合治疗思路

白癜风的治疗原则分为进展期和稳定期：进展期以祛邪泻实为主，可疏肝解郁、祛风通络；稳定期以补益肝肾、化瘀通络为主。白癜风的治疗周期较长，中西医结合的综合疗法是本病目前治疗的主要策略。轻者可以局部外用糖皮质激素、钙调神经磷酸酶抑制剂、维生素 D_3 衍生物、中药外用制剂为主；中重度者，可在此基础上联合使用中药口服、紫外线光疗或激光治疗；快速进展期者，可以系统应用糖皮质激素联合中药口服，能减轻糖皮质激素的不良反应。对复色治疗的各种方法抵抗的稳定期患者，可以进行手术移植治疗。

【预防与调摄】

1. 应避免诱发因素如外伤、曝晒和精神压力，特别是在进展期。

2. 避免精神紧张、劳累，坚持治疗，树立信心。

3. 适当进行日光浴，有助于白癜风的恢复。

4. 忌食酸辣刺激性食物，少食含丰富维生素 C 的食物。

【临床研究进展】

有文献在国际上首次发现辛伐他汀可通过抗氧化作用保护白癜风黑素细胞抵抗氧化应激损伤，并阐明辛伐他汀可以依赖甲羟戊酸而非胆固醇的方式活化 MAPK 通路、上调 p62 表达，以及二者间的交互作用共同激活 Nrf2-ARE 信号通路，发挥其对氧化应激下黑素细胞的抗氧化保护作用，为辛伐他汀应用于临床白癜风治疗提供了新的理论依据。有医者观察 20 例白癜风患者单用 0.1% 他克莫司软膏治疗，20 例患者用毫火针联合 0.1% 他克莫司软膏治疗的疗效，在治疗 4 周、8 周、12 周时观察皮损面积变化及皮肤共聚焦激光扫描显微镜下白斑区黑色素细胞变化情况，得出结论：两种治疗均有疗效，但毫火针联合外用 0.1% 他克莫司软膏效果更显著。

【医家经验与争鸣】

赵炳南、张志礼认为本病多因七情内伤，肝气郁结，气机不畅，复感风邪，搏于肌肤，致气血失和而发本病。治疗以养血疏风，中和气血。用当归、赤芍、川芎、红花养血活血；黄芪益气；鸡血藤、首乌藤养血通络；白蒺藜、防风疏风；补骨脂、黑豆皮补肾乌须；陈皮理气和中。

庄国康认为本病是由肾气不足，肾精亏乏而致。气血生化无源，风邪客于肌表，气血失和，气滞血瘀而发病。治疗以滋补肝肾、活血化瘀为主。用熟地黄、何首乌、黑芝麻、桑椹子、菟丝子滋补肝肾；茜草、赤芍、桃仁、红花、当归尾活血化瘀。

欧阳恒认为本病多由肝肾不足、气血失和，久病成瘀所致，在辨证论治的指导下，采用取类比象的方法，以药物的外观颜色反其皮损之色，即"以色治色法"来指导临床用药。具体治疗以补益肝肾、调和气血、活血通络为主，选用黑色、紫色或紫红色等黑类药物治疗白癜风。如用紫铜矿、紫丹参、紫河车、紫背浮萍等紫黑色药物，用之针对白癜风之白斑，而发挥治"白"的作用。

【参考文献】

[1] 李春英. 第四军医大学西京医院李春英教授团队研究揭开辛伐他汀治疗白癜风的新机制 [J]. 医学争鸣, 2017, 8(5): 2.

[2] 杨敏，郭菲，姚乐，等. 毫火针联合 0.1% 他克莫司软膏治疗白癜风临床观察 [J]. 中华中医药杂志, 2018, 33(12): 5708-5710.

[3] 赵炳南. 简明中医皮肤病学 [M]. 北京：中国中医药出版社, 2014.

[4] 颜志芳. 庄国康教授学术经验传承及重潜搜风法治疗瘙痒性皮肤病的研究 [D]. 北京：中国中医科学院, 2016.

[5] 刘志军. 消白合剂治疗白癜风特色浅识 [J]. 中医药学刊, 2004, 22(11): 2156-2157.

特发性点状色素减少症

特发性点状色素减少症（idiopathic guttate hypomelanosis）又称为播散性豆状白皮病，不同种族、男女均可发病，发病年龄为 10～63 岁。圆形或不规则形乳白色斑，无自觉症状。

【病因及发病机制】

本病病因尚不明确，光线可能是一种继发因素。考虑到本病的发病率随年龄增长而升高，故认为皮肤的退行性变化是一个主要的致病因素。

【临床表现】

主要分布在四肢、躯干，也可发生于面部。临床上表现为境界清楚的斑点状白斑，边缘无着色过深现象，表面光滑，直径 2～6 mm，呈圆形或不规则多角形。白斑一旦出现，其大小不变，损害数目随年龄增长而增多，数目一个至数百个。无自觉症状（各图 21-2-4）。

【组织病理】

脱色处角质可增厚，多巴反应减弱，黑素细胞减少，黑素颗粒明显减少甚至缺如。真皮一般正常。

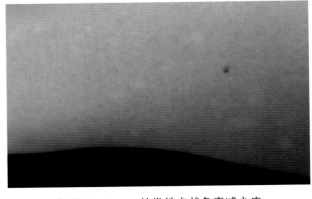

各图 21-2-4   特发性点状色素减少症

【诊断与鉴别诊断】

在皮肤迅速出现点状白斑，特别是初期即表现为脱色完全、境界清楚、散在性、斑点状不融合的白斑时，应多考虑是特发性点状色素减少症。

本病可与下列疾病进行鉴别：

（1）结节性硬化症：伴发的色素减少斑，其病理与本病相似，但色素减少斑常为小叶状，边界不清楚，有结节性硬化症的其他表现。

（2）滴状硬斑病：除色素减少外，皮损有萎缩表现。初起有硬结，伴有红或紫的色调，病理改变不同。

【治疗】

目前无有效治疗方法。

【预防与调摄】

注意防晒。

【临床研究进展】

有文献报道，特发性点状色素减少症在皮肤镜下具有相对独特的形态特征，其花瓣样轮廓、表面的皮纹变浅与反光增强等特征可给其他色素减退疾病鉴别诊断提供帮助。

【参考文献】

[1] 赵辨. 中国临床皮肤病学 [M]. 南京：江苏凤凰科学技术出版社，2010.

[2] 孔祥君，张峻岭，聂振华. 特发性点状色素减少症 52 例皮肤镜特征分析 [J]. 中国皮肤性病学杂志，2015, 29(7): 689-690.

斑驳病

斑驳病（piebaldism）是一种少见的先天性常染色体显性遗传性疾病。由 Morgan 于 1876 年首次报道。累及黑素母细胞的分化。过去曾称为部分白化病，此名称现已不用，因本病和白化病发病机制是不同的。

【病因及发病机制】

本病属常染色体显性遗传性疾病。白斑处黑素细胞缺乏或减少，因病变累及黑素母细胞，使其在胚胎期不能迁移至皮肤，或不能分化为黑素细胞所致。Fleischman 等证实斑驳病是由肥大细胞/干细胞生长因子受体（c-kit）基因突变引起的基因病。

【临床表现】

额部中央、横跨发际线的三角形或菱形白斑，白斑处头发多呈白色，有时额部白发为本病的唯一表现。此外白斑还可累及躯干、上肢，偶见于面部，多呈双侧而不对称分布。白斑中央可见岛屿状色素沉着区，白斑损害是静止稳定的，境界清楚，白斑边缘无色素加深，不累及黏膜（各图 21-2-5）。

【组织病理】

白斑及额部白发未发现黑素细胞，角质形成细胞中无黑素体，棘层中可见少数透明细胞，白斑内朗格汉斯细胞形态及数目正常。

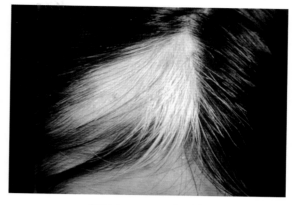

各图 21-2-5 斑驳病

【诊断与鉴别诊断】

根据家族史，结合患者额部白发及病理表现可诊断。

本病可与下列疾病进行鉴别：

（1）白癜风：后天发病，白斑区色素完全脱失，周围常有色素沉着晕，皮损形态及大小可随病程的延长而增多、减少或消失。

（2）无色素痣：白斑出生后时有或出生不久发生，白斑分布持续终生不变，境界模糊，边缘呈锯齿状，沿神经节段分布。

【治疗】

本病尚无有效的药物疗法，可考虑手术治疗。

【预防与调摄】

对于斑驳病患者，应积极进行产前诊断，阻断疾病在家系中的遗传。

【临床研究进展】

Njoo 等认为外科治疗如自体表皮移植有满意疗效且是首选方法。Horikiwa 等证实用皮肤磨削小片表皮移植的斑驳病患者的前额白发 1 年内可得到恢复。

【参考文献】

[1] FLEISCHMAN R A, SALTMAN D L, STASTNY V, et al. Deletion of the c-kit protooncogene in the human developmental defect piebald trait[J]. Proc Natl Acad Sci USA, 1991, 88(23): 10885-10889.

[2] OISO N, FUKAI K, KAWADA A, et al. T. Piebaldism[J]. J Dermatol, 2013, 40(5): 330-335.

[3] HORIKIWA T, MISHIMA Y, NISHINO K, et al. Horizontal and vertical pigment spread into surrounding piebald epidermis and hair follicles after suction blister epidermal grafting[J]. Pigment Cell Res, 1999, 12(3): 175-180.

贫血痣

贫血痣（nevus anemicus）是一种比较罕见的先天性、局限性血管异常疾病，多在出生后或儿童时期发病。亦可晚发，终生不退。

【病因及发病机制】

患处局部血管对儿茶酚胺敏感性增高，血管处于收缩状态，缺血后出现白色斑片。

【临床表现】

出生后或儿童时期发生；好发于面、颈、臀部；呈单侧发生，皮损境界不清、形态不规则；摩擦或加热后白斑周围皮肤充血，其本身不会发红（各图 21-2-6）。

【组织病理】

组织病理和电镜检查血管结构无异常。

【诊断与鉴别诊断】

出生后出现局限性白斑，形状不规则，摩擦皮损后，周围皮肤充血、发红，皮损处颜色无变化。

本病可与下列疾病进行鉴别：

（1）白癜风：后天发病，白斑区境界清楚，边缘色素加深，除色素脱失外，白斑区毛发可完全变白，白癜风病理上可见黑素细胞减少或缺失，而贫血痣病理检查正常。

（2）无色素痣：白斑出生后时有或出生不久发生，白斑分布持续终生不变，境界模糊，边缘呈锯齿状，多沿神经节段分布。贫血痣患处皮肤经摩擦或冷、热等物理刺激后均不能引起红斑反应。

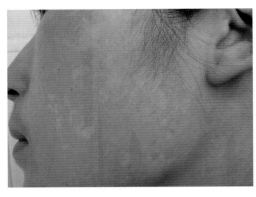

各图 21-2-6　贫血痣

【治疗】

目前尚无有效的治疗药物，对暴露部位小面积损害可使用遮盖剂治疗。

【预防与调摄】

本病是一种先天性疾病。

【临床研究进展】

文献报道利用皮肤镜技术，可作为贫血痣的一种辅助诊断方法。

【参考文献】

鲁功荣，许爱娥. 皮肤镜对常见色素减退性疾病的临床图像特征分析技术的建立 [J]. 临床皮肤科杂志，2017, 46(6): 401-405.

无色素痣

无色素痣（nevus achromicus）是一种少见的、先天性的、局限性白斑，又称脱色素痣。

【病因及发病机制】

本病病因不明。

【临床表现】

出生时或出生后不久发病，白斑持续终生不变。好发于躯干、下腹、四肢近端，可累及面颈部，沿神经节段分布。损害为大小不一的苍白色局限性减色斑，脱色不完全，境界模糊不规则（各图 21-2-7）。

临床类型：孤立型；皮节或类皮节型；旋涡状型。

【组织病理】

黑素细胞数量正常或减少。

【诊断与鉴别诊断】

出生时或出生不久发生的一侧性、局限或系统化分布的脱色性损害，持续终生不退。

各图 21-2-7　无色素痣

本病可与下列疾病进行鉴别：

（1）白癜风：白斑区境界清楚，边缘色素加深，除色素脱失外，白斑区毛发可完全变白，后天发病。

（2）斑驳病：有家族史，多呈双侧而不对称分布，伴有额部白发。但两者的病理改变不同。

【治疗】

目前尚无有效的药物治疗。若美容需要可用遮盖剂治疗。亦可试用自体表皮移植或 308 准分子激光治疗。

【预防与调摄】

本病是一种先天性疾病。

【临床研究进展】

文献报道，本病最常累及头颈部；最常见皮节型；Wood 灯有辅助诊断价值。

【参考文献】

[1] 赵辨. 中国临床皮肤病学 [M]. 2 版. 南京：江苏凤凰科学技术出版社，2017.

[2] CALONJE E, BRENN T, LAZAR A, et al. 麦基皮肤病理学：与临床的联系 [M]. 4 版. 孙建方，高天文，涂平，等译. 北京：北京大学医学出版社，2017.

[3] 周晖，陈木开，陈小红，等. 无色素痣 18 例临床分析 [J]. 皮肤性病诊疗学杂志，2010, 17(5): 344-347.

伊藤性色素减少症

伊藤性色素减少症（hypomelanosis of ito）是神经皮肤综合征之一，皮损表现为沿 Blaschko 线分布的色素减退斑，常伴神经和 / 或肌肉系统的异常。

【病因及发病机制】

现代医学认为本病病因目前尚不明确，多认为是皮肤镶嵌症的一种皮肤表现。

【临床表现】

多数于幼年发病，多见于女性，好发于躯干、四肢，皮损为条纹状、旋涡状、斑状色素减退，可单侧或双侧分布，部分可伴发中枢神经系统功能、眼、肌肉、骨骼系统和 / 或心脏病变。

【组织病理】

光学镜及电镜下受累皮肤表现为黑素细胞和黑素小体的数目减少。

【诊断与鉴别诊断】

根据临床表现，结合组织病理可诊断。

本病多与贫血痣进行鉴别：贫血痣为先天性局限性白斑，多在出生时即已出现，一般单侧分布，以后很少再继续扩大，摩擦后白斑周围皮肤充血发红而皮损处仍苍白，以玻片压之，皮损边缘模糊不清。

【治疗】

本病一般不需治疗。

【预防与调摄】

忌食辛辣刺激性食物；避免滥用外涂药物，以防损伤皮肤。

【参考文献】

[1] CALONJE E, BRENN T, LAZAR A, et al. 麦基皮肤病理学：与临床的联系 [M]. 4 版. 孙建方，高天文，涂平，等译. 北京：北京大学医学出版社，2017.

[2] 朱学骏. 皮肤病学 [M]. 2 版. 北京：北京大学医学出版社，2015.

[3] RUGGIERI M, PAVONE L. Topical review: hypomelanosis of ito: clinical syndrome or just phenotype?[J]. J Child Neurol, 2000, 15(10): 635-644.

白化病

白化病（albinism）是一种遗传性疾病，表现为皮肤、头发和眼睛的部分或完全的色素脱失的一种先天性皮肤病。中国人群白化病的总体发病率为 1∶18000。

【病因及发病机制】

本病是遗传性疾病，是由于酪氨酸酶的基因突变造成酶先天性缺陷所致，即酪氨酸生成不足，以及酪氨酸酶活性减少或缺乏致使黑素细胞内前黑素体不能转变成黑素体或黑素体不能黑化而出现白化病。

【临床表现】

全身皮肤呈乳白或粉红色，毛发为淡白或淡黄色。由于缺乏黑色素的保护，患者皮肤对光线高度敏感，日晒后易发生晒斑和各种光感性皮炎。并可发生基底细胞癌或鳞状细胞癌。白化病根据色素缺失部位及有无其他表现（各图 21-2-8），可分为 3 个类别：

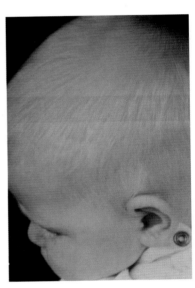

各图 21-2-8　白化病

1. 眼皮肤白化病（OCA）　患者有明显的眼色素减少及眼功能障碍，皮肤、头发和眉毛等均明显缺乏色素。

2. 眼白化病　患者皮肤色素正常，仅眼呈白化病表现，虹膜色素缺乏。

3. 白化病相关综合征　患者除具有一定程度的眼皮肤白化病表现外，还有其他异常，如同时具有免疫功能低下的 Chediak-Higashi 综合征和具有出血素质的 Hermansky-Pudlak 综合征。

【组织病理】

表皮黑素细胞数目和形态正常，但银染色缺乏黑素，电子显微镜下仅见黑素细胞而无成熟的黑素颗粒。多巴染色分两型，在体外黑素细胞多巴染色阳性为酪氨酸酶阳性型，多巴染色阴性者为酪氨酸酶阴性型。

【诊断与鉴别诊断】

根据先天性发病和临床表现可诊断。出生即有纯白或粉红色斑，日晒后易发生皮炎，毛发变白或淡黄；虹膜粉红色，瞳孔发红，畏光。组织病理为表皮黑素细胞数目和形态正常，但银染色缺乏黑素。

本病可与下列疾病进行鉴别：

（1）白癜风：后天发病，白斑区色素完全脱失，周围常有色素沉着晕，皮损形态及大小可随病程的延长而增多、减少或消失。病理表现为表皮明显缺少黑素细胞及黑素颗粒。

（2）白细胞异常白化综合征：有眼皮肤色素减少及白细胞吞噬功能减低、易感染等临床特征。

（3）斑驳病：最具特征的是发生在额部中央或稍偏部位的三角形或菱形白斑，并伴有横跨发际的局限性白发。

【治疗】

目前对此病尚无有效的治疗方法，仅能通过物理方法，尽量减少紫外线辐射对眼睛和皮肤的损害。

【预防与调摄】

禁止近亲结婚，进行产前基因诊断可预防此病患儿的出生。

【临床研究进展】

现可通过早孕期绒毛活检达到早期诊断白化病的目的。妊娠 20 周后还可进行胎儿镜检查，作为补充措施，以提高产前白化病胎儿的检出率，降低白化病患儿的出生率和降低群体白化病基因频率，有助于提高我国人口的出生素质。

【参考文献】

[1] 胡浩，贾政军. 白化病的分子遗传学研究进展 [J]. 医学综述，2016, 22(8): 1471-1474.

[2] 赵辨. 中国临床皮肤病学 [M]. 南京：江苏凤凰科学技术出版社，2010.

[3] 李洪义，吴维青，郑辉. 白化病相关综合征的遗传与分子发病机制 [J]. 国外医学皮肤性病学分册，2004, 30(4): 229-231.

[4] 李卓，夏涛，韦吉珠，等. 白化病的发生与预防 [J]. 中国初级卫生保健，2006, 20(11): 95.

[5] 龙燕，刘俊涛. 白化病产前诊断的研究进展 [J]. 实用妇产科杂志，2009, 25(12): 705-706.

（刘红霞）

第二十二章   黏膜及皮肤黏膜交界处皮肤病

皮肤黏膜疾病可发生在接近皮肤的黏膜处，如唇口腔黏膜、外阴黏膜、包皮龟头、肛门等处。许多皮肤病可伴有黏膜损害，黏膜因其结构特点，没有毛发、汗腺及皮脂腺，故黏膜损害和发生于皮肤上的皮疹有所不同。本章叙述中西医结合疗法有优势的皮肤黏膜疾病，主要包括唇炎、复发性阿弗他口腔炎、舌炎、包皮龟头炎、浆细胞性外阴炎等炎症性皮肤黏膜疾病，及口腔黏膜粘液囊肿、皮脂腺异位症、假上皮瘤样角化性和云母状龟头炎、阴茎珍珠状丘疹病、假性湿疣等良性肿瘤性皮肤黏膜疾病。

第一节   唇   炎

唇炎（cheilitis）是一种以口唇干燥、皲裂、脱屑为主要临床表现的黏膜病。临床上常分为变应性接触性唇炎、剥脱性唇炎、光线性唇炎、腺性唇炎、浆细胞性唇炎等各种类型。本病属于中医"唇风""紧唇""潘唇""茧唇"等范畴。

变应性接触性唇炎

变应性接触性唇炎（allergic contact cheilitis）系唇部因变态反应或原发性刺激后引起的唇炎。唇血管神经性水肿和接触性唇炎都属此范围。唇部主要表现为红斑、肿胀、小水疱、渗液及结痂、干燥、裂隙等，自觉唇部紧绷肿胀和轻度痒热感。常见于女性，无明显季节性，中医称为"唇风"。

【病因及发病机制】

中医学认为本病多因脾胃湿热内蕴，郁久化火，火邪熏蒸而成。《灵枢》曰："口唇者，脾之官也"；《外科正宗·唇风》曰"阳明胃火上攻"；《医宗金鉴·外科心法要诀》曰："阳明经风火凝结而成"；《外科证治全书》又曰："唇风，多在下唇……此脾风血燥也。"这些记载均说明本病与脾、胃、风、火有关。

现代医学认为，引起唇血管神经性水肿的抗原或半抗原包括某些特定的食物、食物添加剂、药物、肠道寄生虫、感染灶渗出物等。外伤、寒冷刺激、情绪波动、月经期等可能诱发本病。抗原能激发机体Ⅰ型变态反应，导致组胺、慢反应物质等释放，引起黏膜毛细血管扩张，管壁通透性增加，产生组织水肿。该变态反应发作突然，消退迅速。接触性唇炎则因唇红部直接接触变应原后发生Ⅳ型变态反应或以Ⅳ型为主的混合型变态反应，该变态反应一般经48～72小时才发生反应，脱离变应原后可消退。

【临床表现】

本病皮损急性期以红肿、水疱及糜烂、结痂为主要表现；慢性期以干燥、脱屑、皲裂、黏膜增厚为主要表现。其中，唇血管神经性水肿以上唇多见，肿胀区弥漫，周界不清，可波及鼻翼和颧部。唇突出翘起，紧绷光亮，扪之柔韧，无凹陷性水肿。口周皮肤正常或微红。自觉紧绷肿胀和轻度痒热感。患者身体其他疏松组织部位（如眼睑、耳垂、阴囊、舌、咽等）也可同时发病，出现肿胀。有舌部和咽喉部过度肿胀者可影响食管和气道，引起呼吸困难、胸闷、心悸甚至窒息。唇肿常突然发作，持续数小时后逐渐消退，不留痕迹。该皮损反复在同一部位复发，肿胀可持续不退，或消退不彻底，难以恢复原貌。接触性唇炎属迟发型变态反应。常在接触唇膏等变应物一段时间后，发生上述唇部类似症状。但无唇外其他部位伴发肿胀。病损主要位于唇部，亦可蔓延到周围皮肤，停止接触变应原后症状减轻，再接触时复发且加重。

【实验室检查】

斑贴试验阳性。

【组织病理】

上皮下结缔组织中血管及淋巴管扩张，血管外见红细胞渗出和局限性水肿，有炎症细胞浸润。

【诊断与鉴别诊断】

1. 诊断

（1）有明确的接触史，多发于女性，无明显季节性。

（2）皮损表现急性期唇部以红肿、水疱及糜烂、结痂为主；慢性期以干燥、脱屑、皲裂、黏膜变厚为主。停止接触变应原后症状减轻，再接触时复发且加重。

（3）自觉唇部紧绷肿胀和轻度痒热感。

2. 鉴别诊断　本病可与下列疾病进行鉴别：

（1）光线性唇炎：皮损与日光有直接关系，夏季或户外工作者多见。一般夏季加重，冬季减轻。

（2）腺性唇炎：可见到肥大的腺体和扩张的腺管开口部，有时可摸到囊肿形成的结节。

（3）唇部多形渗出性红斑：早期发生唇部水肿、水疱、脱皮、糜烂、渗出、结痂、溃疡等多种形态的皮损，手足背、四肢伸侧、面颈部、躯干、阴囊、眼部等部位可发生类似皮损。

【治疗】

（一）中医治疗

1. 分型论治

（1）胃经风火证：

主症：起病迅速，初发时唇部发痒，色红肿痛，继而干裂流滋，如无皮之状。伴口渴口臭，喜冷饮，大便秘结。舌质红，苔薄黄，脉滑数。

治法：清热泻火，凉血疏风。

方药：双解通圣散加减。

（2）脾胃湿热证：

主症：唇部肿胀稍红，糜烂，渗液，结痂，自觉痒痛，灼热。不思饮食，脘腹胀满，尿黄。舌红，苔薄黄或黄腻，脉滑数。

治法：健脾和胃，清热除湿。

方药：清脾除湿饮加减。

（3）阴虚血燥证：

主症：口唇干燥，破裂，脱屑，痂皮，伴心烦急躁，手足心热，舌红少苔，脉弦细。

治法：滋阴清热，养血润燥。

方药：玉女煎合六味地黄丸加减。

（4）气虚风盛证：

主症：唇风日久，淡红肿胀，破裂流水，唇部紧绷痒热感。伴气短、乏力，食少腹胀，大便溏泄，肌肉消瘦。舌质淡红，苔薄白，脉细数。

治法：健脾益气，疏风止痒。

方药：参苓白术散加减。

2. 内服中成药

（1）牛黄解毒丸或消炎解毒丸：清热泻火解毒。适用于急性唇炎或慢性唇炎急性发作者。

（2）黄连上清丸：清热解毒。适用于火毒证或胃热证。

（3）六味地黄丸或滋阴甘露丸：滋阴清热。用于阴虚内热证。

3．外治

（1）黄连膏：唇部红肿，自觉灼热疼痛者，可取适量涂于患处，每天 1～2 次。

（2）冰硼散：唇部红肿灼痛者可用，局部吹散，每天 2～3 次。

（3）紫归油：唇部干燥，粗糙，脱屑、皲裂者，可外涂，每天 2～3 次。

（4）甘草油：局部皮损鳞屑多时可外用，每天 2～3 次。

（二）西医治疗

1．全身治疗

（1）寻找变应原，避免再次接触变应原。

（2）可酌情选用皮质类固醇激素、抗组胺类药物对症治疗。

（3）有咽喉舌部水肿而窒息者，应立即气管插管或切开。

2．局部治疗

（1）弱效糖皮质激素软膏：唇部红肿、干燥脱屑，可用适量外涂患处，每天 1～2 次。

（2）硼酸氧化锌软膏：唇部红肿、干燥皲裂，可用适量外涂患处，每天 1～2 次。

（3）冷敷辅料、透明质酸：唇部干燥脱皮、皲裂，可外涂，每天 2～3 次。

（三）中西医结合治疗思路

本病有明确过敏原，应该积极寻找过敏原并避免再次接触。中医治疗强调整体调治、分型论治，对于病情较轻，局部症状不明显的患者可予以口服中药治疗即可。若病情较重，自觉局部肿胀瘙痒明显，可适当配合抗组胺药物抗过敏，并予以外用药物缓解唇部不适。

【临床研究进展】

有文献报道，麻黄-甘草药对具有抑制过敏性炎症的作用，其作用机制可能是通过减少 TSLP 的分泌。另有文献报道，二十五味儿茶凝胶对小鼠慢性 ACD 具有明显的治疗作用，其作用机制可能与其降低 TNF-α、IL-17，调节了 Th1、Th17 型细胞因子平衡，通过多途径抑制自身免疫反应的发生有关。

【医家经验与争鸣】

赵炳南认为唇风系脾胃湿热内蕴，郁久化火，火邪熏蒸而成。治宜健脾和胃，除湿清热，用健脾除湿汤加减；用茯苓、白术、芡实、山药健脾益气，枳壳醒脾和胃，生薏苡仁、生扁豆、大豆黄卷、萆薢清脾除湿，黄柏、金银花清热解毒。若口干渴者加沙参、石斛。

【预防与调摄】

1．远离过敏原，避免吮吸嘴唇或咬嘴唇。

2．日常多饮水，多食新鲜水果蔬菜，忌食辛辣及油炸食物。

3．保持精神愉快，生活规律，避免过度劳累。

4．唇部可使用含有维生素 E、洋甘菊的润唇膏，保持双唇湿润。

【参考文献】

[1] 李恋曲，季律，魏盼，等. 麻黄－甘草药对抑制 Th$_2$ 型变应性接触性皮炎的作用及机制探讨 [J]. 南京中医药大学学报，2018, 34(3): 282-286.

[2] 刘青，王思农. 二十五味儿茶凝胶对小鼠慢性变应性接触性皮炎的作用及抗炎机制探讨 [J]. 中国皮肤性病学杂志，2018, 32(8): 930-934.

[3] 范瑞强，邓丙戌，杨志波. 中医皮肤性病学：临床版 [M]. 北京：科学技术文献出版社，2010.

剥脱性唇炎

剥脱性唇炎（exfoliativa cheilitis）系以唇部黏膜持续性脱屑为特征的慢性浅表性炎症性疾病。主要表现为口唇干燥，有鳞痂或裂纹，反复剥脱，多见于下唇。好发于青年妇女，多在寒冷、干燥季节发病，中医称为"唇风""紧唇""潘唇"等。

【病因及发病机制】

中医学认为本病多因脾胃湿热内蕴，郁久化火，火邪熏蒸，日久精伤血燥而成。如《诸病源候论·紧唇候》记载："脾胃有热，气发于唇，则唇生疮，而重被风邪，寒湿之气搏于疮，则微肿湿烂或冷或热，乍瘥乍发，积月累年，谓之紧唇，亦名潘唇。"

现代医学认为，经常性日光暴晒、局部化学因素的刺激如唇膏、牙膏、漱口水以及嗜食辛辣食物、伴有脂溢性皮炎、银屑病或习惯性舔唇等与发病有一定关系。念珠菌感染也是致病因素之一。情绪方面的变化也可能影响本病。

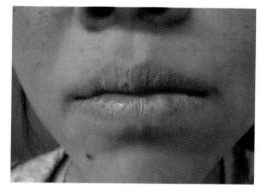

各图 22-1-2　剥脱性唇炎

【临床表现】

本病损害多发生于下唇红缘，有时可波及上唇，偶可扩展至面部。炎症多起自下唇中部，表现为口唇干燥肿胀、糜烂、渗出，表面可有结痂和鳞屑。鳞屑脱落后露出鲜红发亮面，以后又逐渐发生裂纹、鳞屑。唇红缘往往干燥而发生皲裂，易出血，常伴有灼热疼痛或触痛感。由于唇部干燥不适，患者经常用舌舐唇，甚至用牙咬唇，使干裂更加严重。病程为慢性，可持续数月至数年。

【组织病理】

表皮角化过度、角化不全，棘层肥厚，真皮结缔组织嗜碱性变性，真皮以淋巴细胞为主的炎症细胞浸润。

【诊断与鉴别诊断】

1. 诊断

（1）多见于青年妇女，四季皆可发病，寒冷、干燥季节多发。

（2）损害仅发于唇红部，尤以下唇多见。口唇干燥、肿胀，表面有鳞屑及皲裂，鳞屑脱落后显露红色光滑面，反复发生，长期难愈。

（3）自觉灼热疼痛或有触痛感。

2. 鉴别诊断　本病可与下列疾病进行鉴别：

（1）接触性唇炎：有明确的接触史，症状轻重与接触物的性质、浓度、时间有关。斑贴试验常呈阳性。

（2）光线性唇炎：皮损与日光有直接关系，夏季或户外工作者多见。一般夏季加重，冬季减轻。

（3）唇部盘状红斑狼疮：可见鳞屑、结痂与皲裂等现象，其皮损局限，边缘清楚，呈一狭窄的浸润带，中央萎缩，有鳞屑附着与毛细血管扩张等改变。唇外部位也常见到典型皮疹。

【治疗】

（一）中医治疗

1. 分型论治

（1）胃经风热证：

主症：唇部色红肿痛，继而干裂，表面有鳞屑。伴口渴口臭，喜冷饮，大便秘结。舌质红，苔薄黄，脉滑数。

治法：清热泻火，凉血疏风。

方药：双解通圣散加减。

（2）脾胃湿热证：

主症：唇部肿胀稍红，糜烂，渗液，结痂，自觉灼热。不思饮食，脘腹胀满，尿黄。舌红，苔薄黄或黄腻，脉滑数。

治法：健脾和胃，清热除湿。

方药：清脾除湿饮加减。

（3）阴虚风燥证：

主症：口唇干燥，开裂，脱屑，痂皮，伴心烦急躁，手足心热，舌红少苔，脉弦细。

治法：滋阴清热，养血润燥。

方药：玉女煎合六味地黄丸加减。

2．内服中成药

（1）牛黄解毒丸或消炎解毒丸：清热解毒。适用于慢性唇炎急性发作者。

（2）黄连上清丸：泻火解毒。适用于火毒证或胃热证。

（3）六味地黄丸或滋阴甘露丸：滋阴清热。用于阴虚内热证。

3．外治

（1）紫归油：唇部干燥脱屑，有鳞痂，可用适量外涂患处，每天2～3次。

（2）甘草油：局部皮损鳞屑多时可用适量外涂患处，每天2～3次。

（3）黄连膏：唇部干燥红肿，自觉灼热疼痛，可取少许涂于患处，每天1～2次。

（二）西医治疗

1．系统治疗

（1）追寻病因，对症治疗，避免对口唇的各种刺激因素。

（2）可酌情选用维生素C、维生素B_2片口服。

2．局部治疗

（1）弱效糖皮质激素软膏、氧化锌软膏、松碘擦剂、2%甘草、5%没药酊等，唇部干燥脱屑可用适量外涂患处。

（2）清凉软膏：对痂皮厚积者外用。

（3）X线或激光局部照射治疗：对慢性顽固久治不愈者可酌情试用。

（三）中西医结合治疗思路

本病病程绵长，致病因素诸多，治疗上应追寻病因并积极处理，对症治疗。中医治疗强调整体调理，内外合治，对于轻中度患者一般采用中医中药治疗即可，对于重症患者，在中医治疗的同时可配合西医的局部疗法。

【临床研究进展】

孙明哲采用健脾方为主加减治疗剥脱性唇炎。对照组31例，药用：复合维生素B，每次1片，每天1次，口服；维生素A，每次2.5万U，每天1次，口服；局部涂红霉素眼膏。治疗组31例，自拟健脾方药用：太子参20g，白术15g，茯苓15g，山药20g，草蔻10g，白扁豆20g，炙甘草10g，随证加减。两组疗程均为20天。结果：对照组痊愈4例，显效5例，有效10例，无效12例，总有效率61.29%，治疗组痊愈14例，显效10例，有效5例，无效2例，总有效率93.55%。

段渠等以黄白甘草汤外用治疗脾虚血燥型剥脱性唇炎。治疗组采用黄白甘草汤湿敷，每天2次，对照组采用红霉素眼膏外用，两组均7天为1疗程，连续3个疗程，观察其临床疗效以及治疗结束后1月的复发情况。结果：治疗组痊愈11例（44%），总有效率达96%；对照组痊愈3例（12%），总有效率为60%。

【医家经验与争鸣】

朱仁康认为脾开窍于口，其华在唇，脾气健运则口唇红润光泽，若脾经湿热内蕴，郁久化火，伤阴化燥，则唇干、皲裂、起皮屑，治宜滋阴养胃、清热利湿，用甘露消毒饮加减治疗：生地黄9g，熟地黄9g，黄芩9g，枇杷叶9g，枳壳9g，石斛9g，桑叶6g，玄参9g，茵陈6g，甘草6g。

李博镒认为，凡初起肿胀湿烂，脂水浸渍，脘腹胀闷，大便不调，小便黄赤，舌红苔腻，脉滑数者，为湿热内蕴，上蒸口唇。治宜清热利湿，调和脾胃，用芩连平胃散加减。若病久反复，唇干皲裂，结痂脱屑，痛如火灼，口干欲饮，小便短赤，大便干结，舌红少津，脉象细数者，为燥热伤阴，虚火上扰。治宜养阴润燥，清降虚火，方选益胃汤化裁。

【预防与调摄】

1. 应该寻找及去除可疑的病因。
2. 饮食清淡，避免饮酒及食用辛辣刺激食物。
3. 注意口腔卫生，避免舔唇、咬唇等嗜好，避免风吹或日晒等外界刺激。

【参考文献】

[1] 孙明哲. 健脾方为主辨证加减治疗剥脱性唇炎临床研究 [J]. 辽宁中医药大学学报，2018, 20(7): 177-179.

[2] 段渠，李俊仪，程宏斌. 黄白甘草汤外用治疗脾虚血燥型剥脱性唇炎疗效观察 [J]. 四川中医，2013, 31(01): 113-115.

[3] 范瑞强，邓丙戌，杨志波. 中医皮肤性病学：临床版 [M]. 北京：科学技术文献出版社，2010.

光线性唇炎

光线性唇炎（actinic cheilitis）是由于常年过度日晒引起的一种唇部炎症反应。唇部表现为鳞屑、皲裂、肿胀、黏膜白斑等，皮损好发于下唇，多见于长期在户外工作者，以男性为主，夏季多发。又名夏季唇炎、日光性唇炎、光化性剥脱性唇炎，本病属于中医"唇风"范畴。

【病因及发病机制】

中医学认为本病多因湿热内蕴，郁久化火，火邪熏蒸而成。若过食膏粱厚味及辛辣之品，使胃内积热，热郁久而化火，上蒸于口唇则赤肿；火热盛则生风化燥而使唇部干燥、脱屑；若饮食不节，湿热内蕴，上蒸于口后则赤肿摩烂。

现代医学认为本病与日光，特别是与紫外线照射有关，亦可能与角质层对光保护作用较差有关。多见于内服或外用含有光感性物质，再经日光照射致敏而发病。有些患者可于血中、尿中查出卟啉类物质，个别患者有家族史。

【临床表现】

本病临床上分为两型。急性光线性唇炎较少见，发作前有强烈日光照射史，病变以下唇为主。表现为唇部急性肿胀、充血，继而糜烂，表面以黄棕色痂皮覆盖。继发感染后有脓性分泌物，并形成溃疡，自觉灼热和刺痛。慢性光线性唇炎由急性期发展而来或隐性发病。早期以脱屑为主，表皮鳞屑易撕去，不久又有新的鳞屑。日久唇部增厚变硬，表面出现褶皱和皲裂。自觉口唇干燥、发紧。长期不愈可有浸润性乳白色斑块，又称光化性白斑，最终可发展成疣状结节。部分黏膜白斑病可进一步发展成鳞状上皮细胞癌。上述两型可连续、重叠存在。此外，尚可并发他处的日光性湿疹改变，也常合并有结膜炎、角膜炎等其他眼部症状。

【组织病理】

表皮角化过度，角化不全，棘层肥厚或伴有水肿，真皮以淋巴细胞和组织细胞为主的炎性细胞浸润，结缔组织嗜碱性变性，少数毛细血管扩张。

【诊断与鉴别诊断】

1. 诊断
（1）多有长期过度日照史，夏季发病，秋冬自愈，反复发作，逐年加重，多次复发后可继发癌变。
（2）皮损好发于下唇，表现为唇部急性肿胀充血、糜烂或溃疡，以及反复脱屑，唇部组织逐渐增厚，失去正常的弹性。

（3）自觉灼热、刺痛或口唇干燥、发紧。

2. 鉴别诊断　本病可与下列疾病进行鉴别：

（1）唇部单纯疱疹：表现为群集炎性小水疱，破后形成糜烂，应详细询问病史，可鉴别。

（2）唇部扁平苔藓：常表现为斑片状损害，可上覆鳞屑、痂皮与皲裂等，其排列常呈网状、花纹状或环状，而且其周围可见散在性紫红色、多角形的扁平丘疹。

【治疗】

（一）中医治疗

1. 分型论治

（1）胃经风火证：

主症：唇部急性肿胀充血，继而糜烂，表面以黄棕色痂皮覆盖，自觉灼热和刺痛。伴口渴口臭，喜冷饮，大便秘结。舌质红，苔薄黄，脉滑数。

治法：清热泻火，凉血疏风。

方药：双解通圣散加减。

（2）脾胃湿热证：

主症：唇部肿胀充血，糜烂，渗液，结痂，脱屑，自觉口唇干燥、发紧。不思饮食，脘腹胀满，尿黄。舌红，苔薄黄或黄腻，脉滑数。

治法：健脾和胃，清热除湿。

方药：清脾除湿饮加减。

（3）阴虚血燥证：

主症：唇部干燥，脱屑，唇部增厚变硬，表面出现褶皱和皲裂，自觉口唇干燥、发紧。伴心烦急躁，手足心热，舌红少苔，脉弦细。

治法：滋阴清热，养血润燥。

方药：玉女煎合六味地黄丸加减。

（4）脾虚风盛证：

主症：唇风日久，肿胀皲裂，唇部增厚变硬，出现乳白色斑块，自觉口唇干燥、发紧。伴气短、乏力，食少腹胀，大便溏泄，肌肉消瘦。舌质淡红，苔薄白，脉细数。

治法：健脾益气，疏风润燥。

方药：参苓白术散加减。

2. 内服中成药

（1）牛黄解毒丸或消炎解毒丸：清热解毒。适用于急性唇炎或慢性唇炎急性发作者。

（2）黄连上清丸：清热泻火。适用于火毒证或胃热证。

（3）六味地黄丸或滋阴甘露丸：滋阴清热。用于阴虚内热证。

3. 外治

（1）紫归油：唇部干燥脱屑，有鳞痂者，可用适量外涂患处，每天2~3次。

（2）甘草油：局部皮损鳞屑多时，可用适量外涂患处，每天2~3次。

（3）黄连膏：唇部干燥红肿，自觉灼热疼痛，可取少许涂于患处，每天1~2次。

（二）西医治疗

1. 全身治疗

（1）口服氯喹、烟酰胺、对氨苯甲酸片、复合维生素B等。

（2）静脉注射硫代硫酸钠抗过敏。

2. 局部治疗

（1）咪喹莫特、糖皮质激素软膏等外用。

（2）5-基酮戊酸光动力疗法：对皮损明显且难愈患者适用。

（3）二氧化碳激光切除：对慢性顽固久治不愈者可酌情试用。

（4）唇红切除术并送组织病理活检：对于严重光线性唇炎可行。

（三）中西医结合治疗思路

本病有轻重缓急之分，对于病情轻的患者可口服中药治疗即可；对于急性且病情重的患者，可口服中药的同时予以西药调节免疫及抗过敏，待症状好转后，停用西药，继续予以中医中药巩固疗效；对于慢性且病情重的患者，可予以相关激光、手术治疗，辅用中医中药调理。

【临床研究进展】

有文献报道，光线性唇炎是一种慢性癌前期病变，皮损可能恶变成鳞状细胞癌，恶变率高达16.9%，且这种情况下所形成的鳞状细胞癌的转移率是下唇原发性鳞状细胞癌的4倍。另有文献报道，罗成发现在高海拔地区使用诺沛凝胶外涂治疗光线性唇炎，安全性高，效果显著，急性期有效率达92.3%，慢性期有效率达91.9%。

【医家经验与争鸣】

刘英认为，风邪易兼夹热邪合而致病，风热之邪可瘀而化毒，另脾胃有热，热扰口唇，久则化毒伤阴，口唇出现干燥、脱皮、皲裂。五志化火伤阴，或久病及肾，精气不化，血不上荣，亦能导致唇风。采用玉女煎加减清除患者脾胃积热，祛除风热毒邪，同时滋肾阴，补先天。具体方药为：石膏20 g，熟地黄15 g，麦冬30 g，知母12 g，川牛膝15 g，徐长卿15 g，蝉蜕6 g，蛇蜕9 g，白鲜皮20 g。

朱明芳认为口唇疾病与脾胃密切相关，本病证型可以分为胃经风火、脾胃湿热、津亏血燥、阴虚夹湿4型，但气阴不足是其共同病机，主张健脾益气滋阴为主要治法。在辨证论治的基础上加入健脾益气滋阴之品，滋阴之品如：沙参、麦冬、玄参、黄精、太子参、乌梅、生地黄、熟地黄等，健脾益气之品如：炙甘草、山药、太子参、大枣、白术等。随症加减：兼舌苔腻者加入砂仁、薏苡仁等；兼夜寐差加入莲子心、首乌藤；肿胀明显者，喜加瓜蒌皮、人中黄。

【预防与调摄】

1. 避免直接暴晒于阳光下，外出注意防晒，可戴阔边帽、撑伞或涂防晒剂。

2. 寻找及去除可能诱发的因素，如唇膏、特殊化妆品、某些食物或药物。

3. 保持良好的心情，生活作息规律。

【参考文献】

[1] 李宗辉，陈军，杜雪等. 光线性唇炎一例 [J]. 实用皮肤病学杂志，2015, 8(1): 72-74.

[2] 罗成. 诺沛凝胶治疗光线性唇炎63例报道 [J]. 药物与临床，2008, 20: 79-81.

[3] 朱方颖，王静. 刘英教授运用玉女煎加减治疗过敏性唇炎经验 [J]. 陕西中医学院学报，2013, 36(6): 47-48.

[4] 谢遥，王峰，朱明芳. 基于气阴不足论治慢性唇炎经验 [J]. 湖南中医杂志，2017, 33(6): 38-40.

腺性唇炎

腺性唇炎（cheilitis glandularis）是唇部增厚、外翻，伴有唇部黏液腺增生、导管扩张和不同程度炎症反应的唇部疾病。下唇多见，上唇偶发，多见于中、青年女性，无明显季节性。又称口唇黏液腺炎、脓肿性腺性唇炎，中医称为"茧唇"。

【病因及发病机制】

中医学认为本病多因湿热内蕴，郁久化火，火邪熏蒸而成。《外科证治全书》记载："唇上起白皮小泡，渐渐肿大如蚕首，或唇下肿如黑米，燥裂痒疼，皆七情火动伤血。"

现代医学认为本病病因尚不明确，可能与长期使用劣质牙膏、口红或药物，以及吸烟、日光损伤、口腔卫生不良、感染等有关，这些因素可诱发黏液腺腺瘤改变，唇红深部异位唾液腺排泄障碍而形成黏液过多的蓄积。本病也可能是先天性，呈常染色体显性遗传。

【临床表现】

本病好发于下唇，少数也累及上唇、颊黏膜及咽喉部。主要表现为唇部肿胀，唇红缘及唇黏膜上可见散在的针头大小的黏液腺管口，边缘清楚。用手触之，黏膜下有很多韧硬的颗粒状小结节。以手挤之，可由管口流出黏液。由于这些黏液腺不断分泌黏液，在唇部常形成胶性薄膜，在夜间往往使上下唇互相粘连。自觉局部紧张、发胀或触痛。临床上分为三型如下：

1. 单纯型腺性唇炎　以黏液腺的增生和导管排泄孔的扩大为主，而无炎症症状。皮损表现为唇黏膜潮湿结痂，浸润肥厚处散在数个至数十个直径为 2～4 mm 的黄红或黄色小结节，从两侧挤压唇部时，有黏液排出。多数无自觉症状。

2. 浅表性化脓型腺性唇炎　炎症仅侵犯导管。唇部肿胀、疼痛，伴有浅表性溃疡。表面结痂，痂下有脓性分泌物，除去痂后，露出红色湿润的基底。挤压时有透明或混浊的黏液从腺口排出。晚期有白斑样损害。

3. 深部化脓型腺性唇炎　为唇部深在感染伴有脓肿和瘘管形成。脓肿反复发作并伴有瘢痕形成，黏膜表面溃烂、结痂，唇部增大，有不同程度的疼痛和不适感。

【组织病理】

棘层肥厚，表皮不规则增生，腺体明显增生，导管肥厚，黏膜深层有异位黏液腺，唇腺间质有淋巴细胞、组织细胞、浆细胞浸润，导管扩张，内有嗜伊红物质，部分有纤维化。脓肿性腺性唇炎上皮下结缔组织中有较多的炎症细胞浸润，部分形成小脓肿。

【诊断与鉴别诊断】

1. 诊断

（1）好发于下唇，可见唇部唾液腺开口、肥厚黏液腺、黏液样或脓性分泌物增多。

（2）自觉唇部发胀、发紧或触痛。

2. 鉴别诊断　本病可与下列疾病进行鉴别：

（1）接触性唇炎：有明确的接触史，症状轻重与接触物的性质、浓度、时间有关。斑贴试验常呈阳性。

（2）光线性唇炎：皮损与日光有直接关系，夏季或户外工作者多见。一般夏季加重，冬季减轻。

【治疗】

（一）中医治疗

1. 分型论治

（1）脾胃湿热证：

主症：唇部肿胀增厚，渗液，结痂，或有脓性分泌物，自觉唇部发胀触痛。不思饮食，脘腹胀满，尿黄。舌红，苔薄黄或黄腻，脉滑数。

治法：健脾和胃，清热除湿。

方药：清脾除湿饮加减。

（2）阴虚血燥证：

主症：唇部增厚变硬，渗液，结痂，或有白斑样损害，自觉唇部发紧触痛。伴心烦急躁，手足心热，舌红少苔，脉弦细。

治法：滋阴清热，养血润燥。

方药：玉女煎合六味地黄丸加减。

2. 内服中成药

（1）牛黄解毒丸或消炎解毒丸：清热解毒。适用于化脓型腺性唇炎患者。

（2）黄连上清丸：清热泻火。适用于脾胃湿热证。

（3）六味地黄丸或滋阴甘露丸：滋阴清热。用于阴虚内热证。

　3．外治

（1）甘草油：唇黏膜潮湿结痂时，可用适量外涂患处，每天2~3次。

（2）黄连膏：唇部有脓肿，自觉疼痛者，可取少许涂于患处，每天1~2次。

（3）冰硼散：唇部红肿灼痛者可用，局部吹散，每天2~3次。

（二）西医治疗

　1．全身治疗

（1）寻找并去除诱因，治疗口腔病灶，保持口腔卫生。

（2）10%碘化钾溶液：每次10 mL，每天2次，口服1~2个月，碘过敏则不服用。

（3）抗生素：口服或者静滴，化脓感染时可用。

　2．局部治疗

（1）糖皮质激素软膏外用或皮损内注射糖皮质激素注射液。

（2）切开引流：有脓肿和瘘管形成时可行。

（3）手术切除：对于疑有癌变时，应切除活检以明确诊断。

（三）中西医结合治疗思路

对于单纯型的患者可口服中药辅以外用西药治疗即可；对于化脓型的患者，可予以西医治疗运用抗生素、切开引流、手术治疗等，辅用中医中药调理。

【临床研究进展】

蒋晓蕾采用龙珠软膏联合曲安奈德治疗腺性唇炎。治疗组使用龙珠软膏外用，配以曲安奈德外用治疗；对照组外用派瑞松治疗。两周1疗程，治疗2个疗程。结果：治疗组总有效率82.5%，对照组总有效率67.5%。曹代娣、柳志文发现一例腺性唇炎患者，治疗上予以挑破小脓肿，反复冲洗后置引流条，每天生理盐水冲洗脓腔，更换引流条，并予以头孢硫脒及甲硝唑抗炎抗感染治疗，患者症状逐日减轻，第7天下唇恢复，3个月后复诊，未复发。

【医家经验与争鸣】

蒋健认为本病病机主要是外感风燥热毒、内生脾胃湿热。部分唇炎患者病情变化或与地域置换、饮食有关。常用药物包括：疏散风热类，如荆芥、防风、桑叶、薄荷、牛蒡子等；清热解毒（燥湿）类，如金银花、黄芩、栀子、苦参、黄连、黄柏、儿茶、蒲公英、连翘等；运脾化湿类，如薏苡仁、防己、赤小豆、通天草、茯苓、苍术、白术等；滋阴润燥类，如玄参、生地黄、天花粉、芦根、天冬、麦冬、石斛等。

【预防与调摄】

1．避免吸吮嘴唇、咬嘴唇等不良习惯。

2．注意口腔卫生，养成早晚刷牙、饭后漱口的良好口腔卫生习惯。

3．适量运动，提高机体免疫力，以免继发感染。

4．饮食宜清淡，多吃蔬菜水果，戒除烟酒，不吃辛辣刺激性食物。

【参考文献】

[1] 蒋晓蕾. 龙珠软膏联合派瑞松治疗腺性唇炎的临床对照研究 [J]. 世界中西医结合杂志，2014, 9(3): 279-280, 304.

[2] 曹代娣，柳志文. 急性深部化脓型腺性唇炎1例 [J]. 现代口腔医学杂志，2014, 28(1): 54, 45.

[3] 周丹，顾志坚，朱蕾蕾，等. 蒋健清热运脾法辨治唇风的临床经验 [J]. 上海中医药杂志，2018, 52(8): 18-21.

浆细胞性唇炎

浆细胞性唇炎（plasma cell cheilitis）是一种罕见的唇炎，皮损表现为界限清楚的持久性局限性红色斑块，在组织学上以浆细胞浸润为主。该病发病部位除唇部以外，还可发生在齿龈、颊黏膜、口角、龟头、外阴等部位。多见于中老年人，无明显季节性。属于中医"唇风"范畴。

【病因及发病机制】

中医学认为本病多因阳明胃热、脾经血燥，或复感风邪、风热相搏所致。如《外科正宗》曰："阳明胃火上攻，其患下唇发痒作肿，破裂流水，不疼难愈。"

现代医学认为本病病因不明，可能与局部末梢循环障碍、内分泌失调、糖尿病、高血压等病有关；局部长期受义齿的刺激或光线刺激可能是本病的诱因。

【临床表现】

本病以下唇为主，也可侵犯上唇，表现为唇部边缘清楚的红色斑块，黏膜浸润或有轻度肿胀、随之表面有结痂或脱屑，也可有干裂、溃疡或糜烂发生。后期部分区域还可有萎缩性改变，或肥厚及萎缩性病变在不同部位同时存在。自觉症状无痛或疼痛。病程缓慢，有时可自然缓解，但易反复发作。除唇炎外，病变还可发生于口腔、眼、外阴、肛门等处。男性生殖器龟头处发生浆细胞炎症时称为Zoon龟头炎，女性生殖器也可受损。

【组织病理】

黏膜上皮轻度增生，上皮突延长，有海绵水肿形成，真皮水肿，真皮内有以成熟的多克隆性浆细胞为主的炎性细胞浸润，无异型性。

【诊断与鉴别诊断】

1. 诊断

（1）病程较长，易反复发作。

（2）皮损可累及双唇，以下唇为主，典型皮损为唇部红肿、糜烂、脱屑和血痂。

（3）组织病理学检查有诊断意义，表现为真皮内几乎都是成熟浆细胞浸润。

2. 鉴别诊断　本病可与下列疾病进行鉴别：

（1）黏膜白斑：为唇黏膜恶性病变或癌前病变，可伴真皮广泛浆细胞浸润，组织病理可见间变或癌变。

（2）扁平苔藓：常表现为斑片状损害，可上覆鳞屑、痂皮与皲裂等，其周围可见散在性紫红色、多角形的扁平丘疹。组织病理以淋巴细胞为主。

【治疗】

（一）中医治疗

1. 分型论治

（1）胃经风火证：

主症：唇部边缘清楚的红色斑块，轻度肿胀，糜烂，结痂。可伴有其他黏膜部位病变。口渴口臭，喜冷饮，大便秘结。舌质红，苔薄黄，脉滑数。

治法：清热泻火，凉血疏风。

方药：双解通圣散加减。

（2）脾胃湿热证：

主症：唇部边缘清楚的红色斑块，轻度肿胀，溃疡，结痂。可伴有其他黏膜部位病变。不思饮食，脘腹胀满，尿黄。舌红，苔薄黄或黄腻，脉滑数。

治法：健脾和胃，清热除湿。

方药：清脾除湿饮加减。

（3）阴虚血燥证：

主症：唇部边缘清楚的红色斑块，脱屑，干裂，黏膜萎缩。可伴有其他黏膜部位病变。心烦急躁，手足心热。舌红少苔，脉弦细。

治法：滋阴清热，养血润燥。

方药：玉女煎合六味地黄丸加减。

2. 内服中成药

（1）牛黄解毒丸或消炎解毒丸：清热解毒。适用于脾胃湿热证。

（2）黄连上清丸：清热泻火。适用于火毒证或胃热证。

（3）六味地黄丸或滋阴甘露丸：滋阴清热。适用于阴虚内热证。

3. 外治

（1）紫归油：唇部斑块脱屑结痂者，可用适量外涂患处，每天2～3次。

（2）甘草油：唇部斑块脱屑干裂者，可用适量外涂患处，每天2～3次。

（3）黄连膏：唇部斑块干燥红肿者，可取少许涂于患处，每天1～2次。

（二）西医治疗

1. 全身治疗

（1）糖皮质激素：对于病情顽固难愈者可用。

（2）抗生素：对于局部感染患者可口服或者静脉滴注。

2. 局部治疗

（1）2% 碳酸氢钠液、5% 生理盐水：有糜烂、痂皮者可用，湿敷，每天2～3次。

（2）抗生素或皮质类固醇激素软膏：表面不糜烂者可用，适量外涂，每天1～2次。

（3）X 线或用放射性同位素局部敷贴治疗：对于严重患者可用。

（三）中西医结合治疗思路

中医强调整体调治，从整体上祛除毒邪，扶正益气，对于本病病情轻重皆可服用中药治疗，严重者可加用西医外涂药物治疗，必要时酌情考虑物理疗法。

【临床研究进展】

有文献报道，治疗浆细胞性唇炎予复方甘草酸苷片 50 mg/ 次，3 次 /d，口服，用药 2 周后唇部糜烂面基本愈合。随后逐渐减量后停药。随访 2 年余，皮疹没有复发。另有报道提示，予以复方多黏菌素 B 软膏控制糜烂面感染后再使用 0.1% 他克莫司有效缓解症状，治疗期间及治疗后均无显著不良反应。

【医家经验与争鸣】

赵法新认为本病属胃强脾弱之证，元气虚而阴火盛，以脾虚为本，积热火毒为标。实证为主，积郁化热、胃火亢盛者，治当消积导滞，清胃泻火，兼以养阴润燥，方用枳术消积丸（由莱菔子、槟榔、枳壳、焦三仙、鸡内金、白头翁、牵牛子、大黄、连翘、蒲公英、牡丹皮、赤芍、三棱、莪术、白术、甘草组成）化裁；虚证为主，脾胃虚弱，血虚化燥者，治当益气健脾，清热养阴润血燥，方用十全十美汤（组成为黄芪、当归、党参、白术、茯苓、枳壳、鸡血藤、白芍、地黄、甘草）加减；虚实并重者，脾胃虚弱，积热亦重，治当健脾消积，养阴清热，方用消积养阴汤（由炒莱菔子、槟榔、白术、白头翁、蒲公英、连翘、马齿苋、牡丹皮、地骨皮、栀子、玄参、生地黄、白芍、黄芩、北沙参、麦冬、甘草组成）加减。

【预防与调摄】

1. 注意口腔卫生，保护牙齿，避免咬唇、舔唇等刺激。

2. 饮食作息规律，戒烟戒酒，适量运动，提高机体免疫力。

【参考文献】

[1] 杜阳，赵宁，陈晴燕，等. 浆细胞唇炎 1 例 [J]. 中国中西医结合皮肤性病学杂志，2016，15(4): 241-242.

[2] 姜彬，叶庭路，于波，等. 浆细胞性唇炎 1 例 [J]. 皮肤性病诊疗学杂志，2015，22(4): 315-317.

[3] 傅睿，陈明显，赵晓东，等. 赵法新从积热论治脱屑性唇炎经验 [J]. 中医杂志，2018，59(19): 1637-1639.

（匡　琳）

第二节　复发性阿弗他口腔炎

复发性阿弗他口腔炎（recurrent aphthous stomatitis）为口腔黏膜疼痛性、复发性、单发或多发性浅表溃疡，形态为圆形或椭圆形，一般 1~4 周可自愈。中医称为"口疮""舌疮"。

【病因及发病机制】

《诸病源候论·口舌疮候》记载："肺腑热盛，热乘心脾，气冲于口与舌，故令口舌生疮也。"又如，《外科证治全书·口疳》记载："有经年不愈者，有时愈时发者，皆因素食肥甘所致，食肥多热，食甘满中，其气上溢，生疳。"中医学认为，此病与外感六淫、思虑过度、情志内伤、劳倦内伤有关。

现代医学对于其病因及发病机制还不很清楚。严重的复发性阿弗他口腔炎与自身免疫、内分泌失调、病毒感染、过敏反应、胃肠道功能紊乱、精神、情绪等因素可能有关。

【临床表现】

本病为一常见口腔黏膜疾病，10 岁以下儿童少见，10 岁以后发病率逐渐增加，20~30 岁发病率最高。女性稍多。

本病以口腔黏膜反复发生溃疡为特征，好发于唇、颊、舌黏膜。其自然演变可分为四个阶段，即前兆期、疱疹期、溃疡期、愈合期。前兆期即损害发生之前 1~2 天，局部先有刺痛、紧张、烧灼或感觉过敏。有些患者无此先兆即进入疱疹期，初起时口腔黏膜为 2~10 mm 的圆形或椭圆形、边界清晰的红斑或淡黄色丘疱疹，单个或多个，经过数小时后其表面变灰白色，起皱如锡箔样，继续增大变成水疱，持续 2~3 天，伴程度不同的疼痛。溃疡期水疱破裂，形成表面微凹的浅溃疡，溃疡周围红晕明显，边缘整齐，基底柔软，无硬结，表面清洁，覆盖一层疏松的淡黄色纤维膜，常伴比较剧烈的烧灼感。4~5 天后疼痛骤减，进入愈合期，此时溃疡表面的膜消失，显露出纤维组织的愈合面，损害通常在 2~3 周内痊愈，不留瘢痕。

本病的特点是反复发作。轻者间歇发作，常数月 1 次。重者可连绵不断，持续较长时期，以致溃疡此起彼伏经久不愈。有些患者病程达数年至数十年之久。常因疼痛较重，造成精神痛苦，影响生活。严重患者可伴有轻重不等的全身症状，如疲劳、乏力、低热、食欲减退、颌下淋巴结肿大等。

【组织病理】

表现为坏死性炎症。早期以急性炎症改变为主，表面坏死，溃疡形成，黏膜表面破坏，盖以纤维素性和脓性渗出物及坏死组织，溃疡底部为大量中性粒细胞浸润。病变部位的唾液腺及导管变性、破裂和坏死，导管周围有大量炎细胞。病灶周围还有不同数量的淋巴细胞和单核细胞浸润。溃疡后期以慢性炎细胞浸润为主。愈合过程中，炎症浸润逐渐减轻，伴有上皮修复和血管、纤维组织增生。

【诊断与鉴别诊断】

依据反复发作的病史及口腔局部特征性的溃疡不难诊断溃疡形成。

本病可与下列疾病进行鉴别：

（1）发生于口腔的单纯疱疹：皮损为小而浅的疱疹性或溃疡性病变，密集成簇分布，常常只有一片。无本病溃疡的分布特点。若能作病毒分离，更能区别两者。

（2）白塞病：与本病鉴别常较困难，特别是不全型。若伴有眼部病变、皮肤毛囊性丘疹，结节性红斑样损害和针刺同形反应试验阳性时，较易区别。

（3）口腔外伤性溃疡：溃疡面外形不规则，单发性，多为局部牙齿所引起的创伤，很少反复发作。

【治疗】

（一）中医治疗

1. 分型论治

（1）脾胃郁热证：

主症：口舌多处糜烂生疮，疮面红肿，灼热疼痛，甚则口臭牙龈肿痛，伴口渴多饮，尿黄便秘。舌红苔黄，脉滑数。

治法：健脾和胃，清热凉血。

方药：黄连解毒汤加减。

（2）脾胃气虚证：

主症：口舌生疮反复发作，疮面色淡凹陷，伴神疲气短，不思饮食，四肢不温，大便稀溏。舌淡苔白，脉细弱。

治法：补中益气，健脾化湿。

方药：参苓白术散加减。

（3）阴虚火旺证：

主症：溃疡颜色鲜红，数量多，形态不一，大小不等，疼痛昼轻夜重，伴心悸心烦，失眠多梦健忘，眩晕耳鸣，腰膝酸软，咽干舌燥，小便短黄。舌红苔薄，脉细数。

治法：滋阴清火，引火归元。

方药：知柏地黄丸加减。

（4）外感时毒证：

主症：初起口腔溃疡局部充血，红肿，微痛，舌尖或唇内出现粟粒样小红点或小疱疹，短时间内疱疹溃疡，呈边界清楚的浅表溃疡。

治法：清热解毒，祛风健脾。

方药：银翘散加减。

2. 内服中成药　知柏地黄丸：滋阴降火。适用于阴虚火旺证。

3. 外治

（1）康复新液：每次 10 mL，口中含漱 5～10 分钟后缓慢咽下，每天 3 次。

（2）口腔溃疡含片：含服，每次 1 片，每 2 小时 1 次，每天 4～8 次。

（3）口腔溃疡散：用消毒棉球蘸药擦患处，每天 2～3 次。

（二）西医治疗

1. 局部治疗　氯己定含漱液、金霉素软膏；糖皮质激素软膏如氢化可的松、倍他米松含漱液等。

2. 对严重、外用药物控制不理想的溃疡，可予小、中剂量的泼尼松口服，即 20～60 mg/d，病情缓解后即可减药，直至停药。

3. 免疫抑制药　具有抗炎、抑制炎症因子趋化的作用，常用药物：秋水仙碱，每次 0.5 mg，每天 2 次；氨苯砜，50～150 mg/d；沙利度胺，常用于难治性的口腔溃疡，100～150 mg/d，病情得到控制后可减药。

（三）中西医结合治疗思路

西医认为本病发病机制不清，主要以局部抗炎、止痛等对症治疗为主，严重者可口服小剂量激素及免疫抑制药，但对于频发者或病情持续无改善病例，此时可以中医治疗为主，对于不同证型选择合适的治疗方案，并配合中药外用制剂加速疮面愈合。

【预防与调摄】

1．生活规律，加强锻炼，增强体质，注意口腔卫生。

2．避免饮酒及食用辛辣刺激食物。

3．保持心情舒畅，乐观开朗。

4．保持充足的睡眠时间，避免过度疲劳。

【临床研究进展】

有文献报道，检测 65 例复发性阿弗他口腔炎患者，检测同时段的 65 例健康人外周血微量元素水平、细胞免疫以及红细胞免疫状态指标，发现复发性阿弗他口腔炎患者组的血清 Zn、Se 及 Fe 均低于健康人组，Cu/Zn 高于健康人组，细胞免疫如 CD3[+]、NK 及 CD56[+] 及红细胞免疫状态如 ATER、C3 bR 及 FEER 均低于健康人组。

【参考文献】

李居武，饶晓明. 微量元素及免疫指标与复发性口腔溃疡的关系研究 [J]. 海南医学院学报，2016，22(7)：719-721.

（刘志军）

第三节　口腔黏膜白斑病

口腔黏膜白斑病（oral leukoplakia）是口唇或口腔黏膜发生过度角化而形成的白斑表现的疾病，又称白斑角化病，伴有一定的组织病理变化。中医本病属"口疮"范畴。

【病因及发病机制】

中医学认为，肺胃积热，外感毒邪，内外合邪，熏蒸于上或下流注而发本病。

现代医学认为其病因不清，局部慢性刺激因素如不良的口腔卫生习惯、牙位不正、长期大量吸烟及过热过冷食物的刺激，可引起口腔黏膜白斑病。全身性因素包括糖尿病、内分泌紊乱、维生素缺乏等也有关系。有人推测白斑是机体对慢性刺激的一种防御型反应。过去认为黏膜白斑为癌前病变，近年来，认为多数为良性病变，仅个别发展成鳞癌。

【临床表现】

多见于 40 岁以上的中年男性患者，主要发生于颊、唇和舌黏膜，其次为硬腭、齿龈等处。初为细小乳白色点状或条状纹，比较光滑，以后逐渐融合成片，边界不清，增厚变硬，可产生浅裂口和小溃疡。通常无自觉症状，亦可有针刺感或轻度疼痛。

【组织病理】

唇红缘和口腔黏膜上皮过度角化，角质板紧密，颗粒层增厚，棘层不规则增厚，上皮嵴不规则下伸，基底细胞排列紊乱，个别角化不良，胞核深染，偶见核分裂象，重者有不典型细胞增生。

【诊断与鉴别诊断】

本病的诊断主要靠组织病理学检查，对长期不愈的白斑病，应做组织病理学检查，排除癌变。

本病可与下列疾病进行鉴别：

（1）口腔扁平苔藓：多角形扁平角化性丘疹，多见于牙齿咬合线的颊黏膜，其病理改变上皮细胞无不典型性增生，基底细胞层液化变性，真皮上部可见淋巴细胞为主的致密带状浸润。

（2）慢性唇炎：一般弥漫均匀分布，反复糜烂、破溃、结痂，分泌物增加。

（3）白色海绵痣：是一种遗传性疾病，较罕见，好发于婴儿，病变累及整个口腔黏膜，白色损害较厚，呈海绵状。

【治疗】

（一）中医治疗

分型论治

（1）心脾阴虚证：

主症：病变多数发生于唇、颊黏膜、舌背和上腭等处；先出现乳白色小点继而扩大融合成网状斑片，日久增厚变硬。伴有性情烦躁，夜寐欠安，口干。舌质红，苔少，脉细数。

治法：清热泻火，养血滋阴。

方药：增液汤加减。

（2）肝郁脾虚证：

主症：口腔中心发白，边缘稍红；兼见胸胁胀痛、胸闷、口苦，善太息。舌质红，苔黄腻，脉弦数。

治法：疏肝理脾，清热利湿。

方药：逍遥散加减。

（二）西医治疗

1. 除去局部刺激因素，如改善口腔卫生，治疗病牙，少喝过冷过热的饮料及戒烟等，积极治疗可能的全身性疾病，局部瘙痒明显者可给予止痒剂及其他对症治疗。

2. 考虑癌变者可手术切除，并完善组织病理学检查，力争彻底、扩大切除，术后定期复查。

（三）中西医结合治疗思路

本病发病机制不清，西医治疗本病主要是对症治疗为主，可选择外用止痒剂或糖皮质激素软膏，对于慢性迁延型患者可结合中医治疗，而怀疑存在癌变可能，则予以手术切除并行组织病理学检查。

【预防与调摄】

1. 生活规律，加强锻炼，增强体质，注意口腔卫生。

2. 避免饮酒及食用辛辣刺激食物。

3. 保持心情舒畅，乐观开朗。

4. 保持充足的睡眠时间，避免过度疲劳。

（刘志军）

第四节　口腔黏膜黏液囊肿

口腔黏膜黏液囊肿（mucous cyst of oral mucosa）又称黏液囊肿，常因创伤使黏液或唾液流入周围组织，日久形成肉芽肿及结缔组织增生导致。

【病因及发病机制】

目前无明显原因可寻，常因轻度外伤致黏膜腺导管破裂，并使唾液黏蛋白溢入黏膜下组织或固有层而引起本病。也可见于腺性唇炎，系由于唇黏膜腺体和导管增生所致。

【临床表现】

多见于青年人，也见于儿童，好发于下唇黏膜，颊、舌等黏膜少见。损害为单个囊肿，直径小于1 cm，呈圆球状隆起，半透明，表面光滑，有波动感，内含透明黏稠状液体，有时可自行消退。一般无自觉症状。

【组织病理】

早期变现为多个充满涎黏蛋白的小腔隙，绕以一层较厚的肉芽组织。晚期示单个囊腔或多个大腔隙，壁为肉芽组织和大量纤维组织，有时可见破裂的涎腺导管通向囊腔。囊内含有无定形涎黏蛋白，呈淡红色，PAS 染色呈阳性反应，耐淀粉酶。阿新蓝和胶样铁染色呈阳性反应。

【诊断】

主要依据损害部位、形态和组织病理可明确诊断。

【治疗】

手术切除范围要大，应将囊肿完整切除，否则易再发。

（刘志军）

第五节　皮脂腺异位症

皮脂腺异位症（fordyce's disease）又称 Fordyce 病，是一种慢性皮脂腺疾病，是指皮脂腺异位、错生在唇颊黏膜上也可见于眼睑（睑板腺）、乳晕、小阴唇和包皮。

【病因及发病机制】

皮脂腺异位症是由于皮脂腺发育的生理性变型和皮脂腺增生所致，为唇部、口腔黏膜及外生殖器部位皮脂腺增生性病变。

【临床表现】

皮脂腺异位症多在青春期后发生，中年人较多见，男性多于女性。常发生于颊黏膜及唇内侧黏膜（各图 22-5-1），

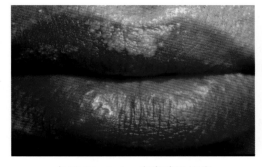

各图 22-5-1　皮脂腺异位症

亦可见于阴茎头，包皮及大阴唇两侧。该部位病变特征为无明显隆起皮肤的粟粒大小扁平丘疹状损害，群集分布，多呈淡黄色或少数为淡白色，直径 1～3 mm，一般不恶变。部分可融合成密集不规则形斑片，表面光滑，当绷紧皮肤时更能清楚见到，触之有细小泥沙样感。损害多无自觉症状。

【组织病理】

临床上见到微黄色丘疹，组织病理显示一簇小的、成熟的皮脂腺小叶，小叶包绕着皮脂腺导管，后者自腺体中央起一直伸向黏膜的表面。

【诊断与鉴别诊断】

主要依据损害部位、形态和组织病理可明确诊断。

本病可与黏膜扁平苔藓进行鉴别：黏膜扁平苔藓的皮损颜色较白，皮疹相互融合而形态奇异。

【治疗】

一般不需要治疗，或以电凝固法破坏。

（刘志军）

第六节 舌 炎

舌炎（glossitis）是指舌发生的慢性、非特异性炎症。以舌面成片的发红及光滑为特征。

【病因及发病机制】

中医学认为该病为各种病因导致的人体脏腑阴阳气血失衡，阴津亏耗，舌失濡养。

现代医学认为引起舌炎的原因很多，以全身因素多见，如营养不良、维生素缺乏、内分泌失调、月经周期影响、贫血以及真菌感染、滥用抗生素等。局部因素常见锐利牙尖、牙结石、不良修复体及进食刺激性食物等。近年来，抗生素的广泛应用或滥用使肠道正常菌群失调，导致维生素 B_2 生成不足，发病亦不少见。

【临床表现】

本病好发于舌前部，特别是舌尖及舌缘，舌前半部尤其明显（各图 22-6-1）。自觉麻木、灼痛、进食时疼痛等。有时伴唾液减少而出现口干症状等。病程迁延，缓解与加重交替出现。

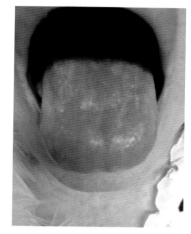

各图 22-6-1 舌 炎
（第四军医大学西京皮肤医院 肖月园 供图）

初起，舌面有数片红色涂釉似的光滑小斑点，或者舌面大部分似牛肉样、紫红色、平滑。在这些损害或正常舌面上常伴发浅表性溃疡或复发性滤泡性口炎。舌丝状乳头可萎缩、变薄或消失，故舌面呈火红色，并伴有较浅的裂隙。在丝状乳头萎缩初期，蕈状乳头肿胀且显得更加突出，后期也逐渐萎缩，终成"光滑舌"。伴有萎缩性舌炎，常是危重疾病的一个显著症状。若舌炎同时出现口角糜烂、皲裂或唇红、干燥脱屑以及阴囊炎时，提示维生素 B_2 缺乏症。

恶性贫血时，舌面萎缩同时可伴发疼痛性、紫红色、慢性剥蚀斑片，其中丝状乳头消失或者变薄，而蕈状乳头肿胀，对刺激性食物敏感，称为 Hunter 舌炎。这种剥蚀主要发生在舌尖、舌缘及舌面，偶发生于唇部、颊部及上颚黏膜。

【治疗】

（一）中医治疗

1. 分型论治：

（1）脾胃蕴热证：

主症：舌炎有黄色假膜覆盖，周围黏膜微肿高起，鲜红，灼热疼痛。多发于唇、颊、龈、腭等部位。可有发热，面红，口干口臭，大便秘结，尿黄，舌质红，苔黄厚，脉滑数。

治法：宜通腑泻热，凉血止痛。

方药：清胃散合泻黄散加减。

（2）心火上炎证：

主症：舌炎多发于舌尖。舌前部或舌侧缘，色红，灼热疼痛。可伴有口渴口干，心中烦热，下小便短赤涩痛，失眠，舌尖红，苔薄黄，脉数。

治法：宜清心降火，凉血利尿。

方药：三心导赤散加减。

（3）肝经郁热证：

主症：多见于女性患者，舌炎常随情绪改变或月经周期而发作或加重。舌尖红或暗红有瘀斑，苔黄薄，脉弦数。

治法：宜清肝泻火，理气凉血。

方药：丹栀逍遥散合凉血四物汤加减。

（4）阴虚火旺证：

主症：舌炎常伴有口燥咽干，腰膝酸软，手足心热。舌红少津，脉细数。

治法：宜滋阴降火。

方药：知柏地黄汤加减。

（二）西医治疗

针对病因进行治疗，如有贫血及胃肠道障碍的，应给予相应治疗。注意正确而合理的使用抗生素，补充足够的复合维生素 B 等。

（刘志军）

第七节　舌痛症

舌痛症（glossalagia）是指发生在舌部以烧灼样疼痛为主要表现的一组症候群，与舌灼症和舌热症为同一疾病。舌痛症以疼痛为主，舌灼症以烧灼感为主，舌热症以局部发热为主，三种感觉有时可不同程度地同时存在。

【病因及发病机制】

中医学认为该病多因年老肝肾亏虚，气血运行涩滞，脉络受阻；或因情志不畅，郁而化火，肝火上扰；或因气血虚弱，无以濡养舌之筋脉而发生舌痛。

现代医学认为本病与精神因素有关；也可能伴有其他周身疾病，如烟酸缺乏、恶性贫血等。有的存在局部刺激因素或第五对脑神经的舌支受刺激。

【临床表现】

本病常见于中年或老年妇女，本病突出的特点为主诉明显的疼痛或烧灼感，最敏感的部位为舌尖。疲劳、吸烟、酗酒、刺激性食物或很热的饮料均可增加不适感，而客观检查口腔无任何发现。有时舌面轻度光滑略红。有的患者口腔有臭味或有异常的感觉，如感到舌不对称，不均匀，甚至感觉有如长了"肿瘤"。（各图 22-7-1）

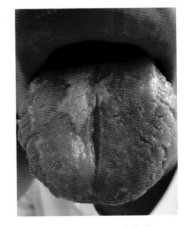

各图 22-7-1　舌痛症
（第四军医大学西京皮肤医院　肖月园　供图）

【治疗】

（一）中医治疗

分型论治

（1）气虚血瘀证：

主症：舌痛，舌发麻，胸闷乏力、心悸气短、纳少腹胀等，舌体胖大，边有齿痕。舌质淡偏紫，或有瘀点瘀斑，舌苔薄白。

治法：活血化瘀，行气疏肝。

方药：血府逐瘀汤加减。

（2）心火亢盛证：

主症：舌痛较剧烈，以舌尖痛为主，口干灼热，情志不舒，多虑猜疑，失眠多梦，大便干结，舌苔黄燥，舌质偏红，脉数有力。

治法：清热凉血，生津止痛。

方药：黄连解毒汤加减。

（3）肝胆湿热证：

主症：舌痛以舌两侧缘为甚，胸胁胀满，口苦咽干，食少恶心。舌苔黄腻，舌质红，脉弦数。

治法：疏肝理气，清热利湿。

方药：龙胆泻肝汤加减。

（4）肝肾阴亏证：

主症：舌痛以舌根部为盛，口内灼热，如烫伤感，口干舌燥，潮热盗汗，心悸健忘，头晕耳鸣，腰酸乏力。舌质偏红，苔薄少津，脉细无力。

治法：滋阴养血，填补精髓。

方药：知柏地黄汤加减。

（二）西医治疗

对患者应进行必要的检查，若有全身或局部原因，应予纠正。并做好说服解释工作，解除思想顾虑。忌刺激性食物。

（刘志军）

第八节　急性女阴溃疡

急性女阴溃疡（ulcus vulvae acutum）是发生于女性外阴部的一种炎症性非传染性疾病。本病于1918年首先由 Lipschitz 报道，故又称 Lipschitz 溃疡。好发于青年女性，急性起病。临床上以生殖器红斑、溃烂为特征，中医称之为"阴浊"。

【病因及发病机制】

中医学认为本病是肝火湿热，女子以肝为先天，郁怒伤及肝脾，肝失条达，郁而化火化热，脾失健运不能运化水湿，导致湿盛，日久蕴湿化热为毒，肝经循绕阴口，肝主宗筋，前阴为宗筋所聚，故湿热下注于阴部而成本病；或因感受邪毒，日久致肝肾阴虚，虚火内灼，损伤经络，发为本病。

Lipschitz 认为本病是一独立性疾病，其临床表现有一定特点。病变局部可分离出粗大杆菌，为革兰氏阳性菌，和乳酸杆菌很相似，但不是同一细菌，并认为是本病的致病菌。然而，不少学者认为溃疡本身没有足够的特征来证明是一种独立疾病，粗大杆菌很可能属乳酸杆菌的一种，这种菌对人无致病性，可存在于大多数妇女的会阴部而不引起病变。他们认为本病可能是白塞病、结节性红斑、生殖器疱疹的一种临床表现。但目前许多著作中仍把本病作为一个独立性疾病来描述。

【临床表现】

本病主要发生于青年女性，起病突然，开始为外阴部溃疡，好发于大、小阴唇的内侧和前庭的黏膜，有的口腔也可发生溃疡。溃疡从米粒大到1～2 cm 不等，常伴有不同程度的全身症状，如疲劳、乏力、发热、食欲减退等，病程一般为3～4周。溃疡症状程度不同。轻者病变浅表，面积小，数目少，病程相对较短，但可反复发作，一般无全身症状，局部症状也很轻。重者溃疡面积大，病变深，发展较快，溃疡表面覆盖坏死膜样物质，常伴有全身症状，发病较急，局部疼痛较为明显，附近淋巴结也肿大，并伴有压痛。坏疽型溃疡常见于全身营养情况差，或合并有糖尿病、免疫功能低下等患者。溃疡数量一般不多，但溃疡大而深，四周组织明显水肿，溃疡中心坏死显著，溃疡愈合后留有明显的瘢痕。（各图 22-8-1）

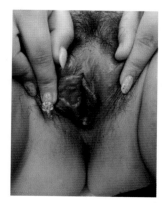

各图 22-8-1　急性女阴溃疡
（沈阳市中西医结合医院　李铁男　供图）

【诊断与鉴别诊断】

1. 诊断

（1）好发于青年女性，发病急，发病前可伴有乏力、发热等全身症状。

（2）位于年轻女性的外阴部，尤其是前庭黏膜和大小阴唇的内侧，反复发作，溃疡面愈合慢，病程长，创面极易感染。

（3）伴有局部疼痛不适感。

2. 鉴别诊断　本病可与以下疾病相鉴别：

（1）生殖器疱疹：常表现为多发的绿豆大水疱，也可出现脓疱，基底红斑，疱壁破裂后呈现糜烂或溃疡，溃疡较浅，表面清洁。实验室检查可培养出 HSV 或查到 HSV 抗原，非原发的生殖器疱疹还可查到患者血清中 HSV 的特异性抗体。

（2）白塞病：是一种以血管炎为基础的慢性多系统的慢性多系统的疾病，75% 的患者可出现口腔、生殖器溃疡。其生殖器溃疡大而深，持续时间长，可出现皮肤结节性红斑、毛囊炎，常伴有眼色素膜炎和头痛、头晕、意识障碍、精神异常等中枢神经系统症状。

（3）硬下疳：一般为单个圆形溃疡，境界清楚，周边稍隆起，质硬，无疼痛或触痛，伴有无痛性腹股沟淋巴结肿大，暗视野显微镜检查可见梅毒螺旋体，梅毒血清学实验呈阳性。

【治疗】

（一）中医治疗

1. 分型论治

（1）湿热证：

主症：发热、疲倦、白带增多，继而阴部灼热、瘙痒、溃疡迅速形成。溃疡呈圆形或椭圆形，深浅不一，边缘不整，伴红、肿、热、痛，边缘不整，舌红，苔黄腻，脉弦数。

治法：清利肝经湿热。

方药：龙胆泻肝汤加减。

（2）阴虚证：

主症：低热、疲倦、腰膝酸软、白带增多，溃疡呈圆形或椭圆形，深浅不一，边缘不整，经久不愈。舌红少津，脉细数。

治法：滋补肝肾，利湿泄浊。

方药：知柏地黄丸合萆薢渗湿汤加减。

2. 外治　中医外治可用黄连膏、青黛粉清热解毒；乳香粉活血化瘀、生肌止痛。

（二）西医治疗

本病原因不明，无特效治疗方法，有的患者病程有自限性。局部给予糖皮质激素和抗生素软膏或霜剂。坏疽型患者需全身使用糖皮质激素和抗生素。必要时给予 γ 球蛋白肌内注射，并加强全身支持疗法。湿敷为本病护理关键，急性期应注重湿敷，以达到消炎止痛和减少渗出的目的，加速溃疡面愈合。

（三）中西医结合治疗思路

本病病因不明确，西医缺乏有效的治疗手段。治疗初期，抗生素仅能治疗其继发感染，而对溃疡本身未能起到治疗作用，激素可用于减轻局部炎症反应，可配合中药辨证施治，达到更好的效果。

【预防与调摄】

1. 生活规律，加强锻炼，增强体质，注意局部清洁卫生，防止感染。

2. 避免饮酒及食用辛辣刺激食物。

【临床研究进展】

文献有报道，本病的发生可能与粗大杆菌有关系，后来发现，可能是乳杆菌一类，这种菌无致病性。Brinca 报道 1 例 EB 病毒感染所致急性女阴溃疡病。虽然目前多把急性女阴溃疡归列为一种独立的疾病，但因其病因不明确，缺乏有效的治疗方法。

【医家经验与争鸣】

孙思邈经临床实践后得出了"有五劳七伤而得阴下痒湿，搔之黄汁出者，宜用补丸散主之，仍需敷药治之"的结论，认为单纯补益肝肾难以治愈本病，倡导外用清热解毒、辛温杀虫、活血行气透达之剂及烙法治疗此类疾病。近代著名医家张山雷在《疡科纲要》中评论说："总之医以治病，非以治虚，有病则惟以去病为主。"提出阴疮是"肝肾湿热而下流于阴股"所成，"下元相火不藏，脉必应之而下盛……此肝肾火炽者有之。于内证为强阳不痿，为阴挺顽痛，为阴汗湿痒，皆龙相之横逆莫制者也。"名老中医金起凤早年师从嘉定名医朱永幽（张山雷先生的师弟），在学术上颇有造诣，将此类疾病分虚实证型诊治，认为病机在脾失健运，湿邪郁滞下焦，日久化热；早期病性多实，为湿热、毒火阻滞肝脉，后期则有肝肾不足。以对生殖器疱疹的治疗为例，辨为湿热下注、外感淫毒、肾气不足三型，分别治以龙胆泻肝汤、消毒神圣汤、六味地黄丸加减，外洗以马齿苋、野菊花、黄柏等药。

【参考文献】

[1] BRINCA A, CANEALAS M M, CARVALHO M J, et al. Lipschutz ulcer(Ulcus Uvlvae Acutum): a rare cause of genital lesion[J]. An Bras Dermatol, 2012, 87(4): 622-624.

[2] 张力元，蔡玲玲，陈雪燕，等. 孙思邈治疗前阴疮蚀疾病的特色研究[J]. 中医临床研究，2017(9): 1-3.

（沈　慧）

第九节　包皮龟头炎

包皮龟头炎（balanoposthitis）系指龟头和包皮黏膜的炎症。龟头炎是指龟头黏膜的炎症，临床上常和包皮炎同时存在，统称为龟头包皮炎。是由各种不同原因引起的急慢性炎症性病变，以龟头和包皮水肿性红斑、糜烂、渗液或干燥、脱屑为特征。本病主要发生于青春期以后的青年和成人，好发于有包皮过长或包茎的患者。全年均可发病，春、夏季为发病高峰。属于中医"龟头肿痛"的范畴，又称为"阴头疮""阴头风""螺旋风"。

【病因及发病机制】

中医学认为本病的主要病因为包皮过长、局部不洁、尿垢刺激或小便淋沥；病机为湿热毒邪内侵，循肝经下移至阴部，湿热毒邪内蕴；或心肝火郁日久，耗伤肝肾之阴。

包皮龟头炎可由于感染和非感染因素引起。感染因素主要包括白色念珠菌、细菌、滴虫等可引起包皮龟头的急性炎症。非感染因素多是由于局部物理因素如包皮过长或翻转不良，清洁不够，包皮和龟头之间的不洁之物即包皮垢便会堆积起来，刺激局部的包皮和黏膜发生炎症。

【临床表现】

1. 急性浅表性包皮龟头炎（acute superficial balanoposthitis）常由于局部物理因素如包皮过长或翻转不良、创伤、摩擦，避孕套，肥皂和清洁剂对局部的刺激而引起。临床表现为局部水肿性红斑、糜烂，渗液和出血，严重者可出现水疱。继发细菌感染后形成溃疡面，并有脓性分泌物（各图 22-9-1）。上述症状可因局部摩擦，或因包皮翻转不良，分泌物积聚刺激创面而使炎症加重。自觉症状为局部疼痛，摩擦后更为明显，患者感

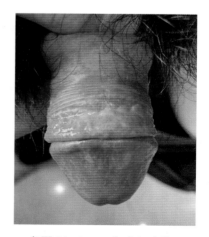

各图 22-9-1　包皮龟头炎

（第四军医大学西京皮肤医院　肖月园　供图）

到行动不便。局部炎症显著者，可伴有轻度全身症状，如疲劳、乏力、低热、腹股沟淋巴结肿大等。

2. 环状溃烂性包皮龟头炎（circinate erosive balanoposthitis） 临床上可独立存在，也可为 Reiter 病的黏膜症状。临床表现为龟头及包皮发生红斑，逐渐扩大，呈环状或多环状，以后形成浅表溃疡面。包皮翻转不良者由于分泌物在局部积聚，常继发感染而使症状加重，这时失去其环状特征，而不易和浅表性包皮龟头炎相区别。

3. 念珠菌性包皮龟头炎（candida balanoposthitis） 可为原发性，也可为继发性。后者常继发于糖尿病、老年消耗性疾病以及抗生素和激素治疗之后，或配偶有念珠菌性阴道炎。临床表现为红斑，表面光滑，边缘轻度脱屑，并有卫星状分布的丘疱疹和小脓疱，缓慢向四周扩大，境界一般清楚。急性发作期龟头黏膜红肿呈水肿性，境界不清楚，有时糜烂渗液。于病变部位取材直接镜检和培养可找到念珠菌。有时龟头部为念珠菌感染引起的过敏性炎症，这种情况下，病原体检查常为阴性。反复发作的念珠菌性包皮龟头炎可引起包皮干裂、纤维化和龟头组织硬化性改变。

4. 阿米巴性包皮龟头炎（amebic balanoposthitis） 本病少见。患者原有包皮龟头炎病变，致使皮肤丧失正常屏障作用，在此次基础上肠道阿米巴病传染后引起阿米巴性包皮龟头炎。临床表现为浸润糜烂、溃疡，组织坏死较为明显。分泌物直接涂片找到阿米巴原虫即可确定诊断。

5. 滴虫性包皮龟头炎（trichomonals balanoposthitis） 为轻度暂时性糜烂性包皮龟头炎，可伴有或不伴有尿道炎。开始龟头部起丘疹和红斑，范围逐渐扩大，境界一般清楚，红斑上见针头至粟粒大的小水疱。以后水疱扩大，互相融合，并形成轻度糜烂面。在分泌物中可找到滴虫。

【诊断与鉴别诊断】

根据临床分类及表现，结合皮损特点与实验室检查结果不难诊断。

本病可与下列疾病进行鉴别：

（1）单纯疱疹：损害以密集成群的针头大小水疱为主，破裂后露出糜烂面，逐渐干燥、结痂。可有自愈倾向。

（2）固位型药疹：损害发生在服药之后，表现为局部的红斑、水疱及糜烂等，停用致敏药物后常可自愈。

【治疗】

（一）中医治疗

1. 分型论治

（1）肝经湿热证：

主症：包皮龟头红肿，灼热痒痛，甚则糜烂渗流黄水，有臭味，恶寒发热，口干苦，小便黄赤，大便滞泄。舌红苔黄腻，脉弦数。

治法：清利湿热。

方药：龙胆泻肝汤加减。

（2）阴虚内热证：

主症：病程日久，包皮微肿，暗红或溃烂，久不愈合，潮热盗汗，五心烦热，口干。舌红少苔，脉细数。

治法：滋阴清热。

方药：知柏地黄丸加减。

2. 外治 中医可用外用青黛油，也可外扑冰硼散或锡类散等。有溃疡者，可用生肌玉红工膏外敷或或外用生肌散。可用鲜鱼腥草适量，煎水后加入适量明矾，外洗患处。也可用玉露散以香油调匀后涂搽患处。

（二）西医治疗

1. 局部治疗：保持局部清洁，避免刺激。局部治疗很重要，干燥脱屑为主者，涂糖皮质激素油膏。糜烂渗液为主者，用高锰酸钾溶液湿敷。亚急性期结痂、浸润，可用氧化锌糊剂外涂。慢性期干燥、脱屑，可用四环素、可的松软膏外搽。

2. 系统治疗：感染明显伴有发热和淋巴结肿大者，可全身应用抗生素。凡病因明确者应针对致病因素进行特殊处理。如念珠菌性包皮龟头炎局部应用制霉菌素或酮康唑。阿米巴性包皮龟头炎给予依米丁注射。滴虫性包皮龟头炎可给予甲硝唑或替硝唑。

3. 手术治疗：包皮过长者，待急性炎症控制后进行包皮环切术。

（三）中西医结合治疗思路

西医治疗主要是针对病因和局部对症治疗为主，对细菌性龟头炎和早期的龟头炎，以西医治疗为主，对于对药物和化学品过敏者，对中晚期和慢性包皮龟头炎，溃疡不收敛者，我们可以配合中医的内服外用，往往能达到更好的疗效。

【预防与调摄】

1. 注意保持局部清洁卫生，避免刺激，经常清洗包皮，防止继发感染。

2. 如有包皮过长或包茎者，应做包皮环切手术，以减少诱发因素。

3. 饮食应清淡，适当限制辛辣、油腻等刺激性食物。戒除烟、酒。

【临床研究进展】

包皮龟头炎除了考虑常见的炎症性疾病外，其中有一些发生在龟头部位的癌前病变我们也需要格外关注，如增殖性红斑、鲍恩病、鲍恩样丘疹病等，其中以最后一种转变为鳞状细胞癌的风险性最小。增殖性红斑典型的外观为红色、柔软、边界清楚的病损。多数可有凸起的白色区域，如有硬结则可能是 Frank 鳞状细胞癌。鲍恩病典型病损为孤立的鳞屑性红色斑块。组织病理检查显示是原位鳞状细胞癌。治疗首选局部切除术，Mohs 手术可提高治愈率。5% 咪喹莫特乳膏、光动力治疗、激光切除术、5% 氟尿嘧啶乳膏、冷冻疗法等可做备选。因其复发率有 5%～10%，故需注意随访。

【参考文献】

包振宇，邹先彪. 解读欧洲包皮龟头炎指南 [J]. 实用皮肤病学杂志，2015, 8(06): 435-437.

（沈　慧）

第十节　浆细胞性外阴炎

浆细胞性外阴炎（plasmacellularis vulvitis）是浆细胞性龟头炎及浆细胞性女阴炎的统称。两者均属浆细胞浸润性良性炎症性损害，同属浆细胞性外阴炎病谱。

浆细胞性龟头炎

浆细胞性龟头炎又称 Zoon 龟头炎、良性浆细胞性增殖性红斑和慢性局限性浆细胞包皮龟头炎，系浆细胞浸润性良性炎症性损害。主要见于中老年人，发病部位表现为单个或多个经久不愈的局限性暗红色斑块，病程缓慢，也可发生于未经包皮环切的男性。中医称之为"螺旋风"。

【病因及发病机制】

中医学认为生殖器属足厥阴肝经、督脉及肾经。因此本病与此三经关系最为密切。螺旋风乃包皮过长或包茎、疏于清洗、尿垢刺激或小便淋沥、尿失禁，尿液经常浸泡包皮，一直湿热毒邪内侵所致。

浆细胞性龟头炎是一种少见的疾病，病因尚不清楚，可能与局部刺激如包皮过长、包皮垢、创伤、摩擦以及各种感染因素等有关，在非包皮环切术人群中常见。也有报道认为是一种变态反应所致。

【临床表现】

中年患者多见，未行包皮环切的男性多见，为单个或多个经久不退的局限性暗红斑块，经过缓慢。表面或光滑，或脱屑，或潮湿，浸润较为明显，边缘一般清楚，不形成溃疡，有时外形与龟头的增殖性红斑相似，无自觉症状。本病为良性过程，一般不发生癌变。

【组织病理】

皮损组织病理改变具有诊断价值，表皮细胞增生，表皮突扁平，真皮上部带状炎性细胞浸润，并混有多量浆细胞为特征，毛细血管扩张，有含铁血黄素沉着。

【诊断与鉴别诊断】

根据患者的临床表现结合病理组织学检查可明确诊断。

本病可与下列疾病进行鉴别：

（1）增殖性红斑：增殖性红斑典型的外观为红色、柔软、边界清楚的病损。多数可有凸起的白色区域，如有硬结则可能是 Frank 鳞状细胞癌。行组织病理检查可区别。

（2）鲍恩病：典型病损为孤立的鳞屑性红色斑块。组织病理检查显示是原位鳞状细胞癌。

（3）固定性药疹：损害发生在服药之后，表现为局部的红斑、水疱及糜烂等，停用致敏药物后常可自愈。

【治疗】

（一）中医治疗

1. 分型论治

（1）湿热下注证：

主症：龟头红肿，灼热疼痛，恶寒发热，口干口苦，小便短赤，大便黏滞，舌红苔黄，脉弦数。

治法：清利湿热。

方药：龙胆泻肝汤加减。

（2）阴虚邪恋证：

主症：病程日久，龟头暗红，低热、疲倦、腰膝酸软、五心烦热，舌红少津，脉细数。

治法：养阴清热。

方药：大补阴丸加减。

2. 外治　可用龙胆 20 g，金银花、生甘草各 10 g 共煎水湿敷，每次 20 分钟，每天 2 次。

（二）西医治疗

治疗上首先需保持清洁，避免刺激。局部可对症处理。包皮过长者，可考虑做包皮环切术。必要时口服抗生素、雷公藤多苷等药物，外涂他克莫司治疗。

（三）中西医结合治疗思路

本病病因不明确，西医缺乏有效的治疗手段。在免疫抑制药治疗效果不佳时，可配合中药辨证施治，达到更好的效果。

【预防与调摄】

1. 注意保持局部清洁卫生，避免刺激，经常清洗包皮，防止继发感染。

2. 如有包皮过长或包茎者，应做包皮环切手术，以减少诱发因素。

3. 饮食应清淡，适当限制辛辣、油腻等刺激性食物。戒除烟、酒。

【临床研究进展】

本病为良性过程，一般不发生癌变。但 Davis-Daneshfar 和 Trueb 曾报告例 1 例确诊为浆细胞性龟头炎的患者，随访 20 年后出现阴茎增殖性红斑，提示浆细胞性龟头炎患者应注意长期随访观察，其与阴茎增殖性红斑的发生是否有关，值得探讨。

【参考文献】

陈红英, 陈柳青, 陈娟. 浆细胞性龟头炎 1 例 [J]. 临床皮肤科杂志, 2009, 38(05): 286.

（沈　慧）

浆细胞性女阴炎

浆细胞性女阴炎（plasma cell vulvitis）又名慢性浆细胞性女阴炎、Zoon 女阴炎及局限性浆细胞性女阴炎，是一种少见的良性局限性女性外阴黏膜的慢性炎症。

【病因及发病机制】

患者常并发其他自身免疫性疾病，如甲状腺功能减退、肾上腺功能减退和红斑狼疮等，考虑其发病可能与自身免疫有关。

【临床表现】

本病临床表现为边界清楚、表面发亮的单发或多发的糜烂面样红斑，可累及大阴唇、尿道口周围、阴道口、阴蒂和阴唇系带，伴有烧灼感、瘙痒及性交痛。烧灼感是其最常见的临床症状，也有少数患者无任何自觉症状。

【组织病理】

本病组织病理表现为真皮浅、中层大量以浆细胞为主的炎性细胞呈带状浸润。当浆细胞占炎性细胞 > 50% 时可诊断为浆细胞性女阴炎；若比例为 25%～50%，同时伴有表皮萎缩，可见菱形角质形成细胞，轻度海绵水肿和血管扩张，红细胞外溢及含铁血黄素沉积时也可诊断；若 < 25% 则不具有诊断意义。

【诊断与鉴别诊断】

根据临床分类及表现，结合皮损特点与组织病理诊断不难。

本病可与扁平苔藓及硬化性苔藓相鉴别，后两者真皮层带状浸润的细胞主要为淋巴细胞。

【治疗】

目前本病尚无统一的治疗方案，糖皮质激素为其临床一线用药。本病缓解后易复发，需定期随访。

（沈　慧）

第十一节　假上皮瘤样角化性和云母性龟头炎

假上皮瘤样角化性和云母性龟头炎（pseudoepitheliomatous keratotic and micaceous balanitis）是一种非常罕见的皮肤黏膜疾病，由 Lortat-jacob 和 Civatte 于 1966 年描述。许多学者认为它是疣状癌的一种类型。

【病因及发病机制】

多发生在因包皮过长而在成年行包皮环切术的患者。

【临床表现】

皮损发生于龟头，呈鳞屑性疣状赘生物，常表现为龟头表面溃疡、皲裂和裂纹，角化性鳞屑常呈云母状且类似银屑病。多数患者在 50 岁以上。

【组织病理】

组织学上有明显的角化过度、角化不全和假上皮瘤样增生，棘层肥厚，形成火山口样结构。

【诊断与鉴别诊断】

根据临床分类及表现，结合皮损特点与组织病理诊断不难。

本病可与下列疾病进行鉴别：

（1）疣状癌：组织病理学上有典型的上皮瘤样增生。

（2）银屑病：有典型的临床和病理表现，不难鉴别。

【治疗】

常需 Mohs 显微外科术切除皮损，并做组织病理检查，外用氟尿嘧啶软膏也可治愈本病。

【临床研究进展】

本病病程迁延，Krunic 等认为 MKPEB 的发展经历 4 个临床阶段：即斑块期、肿瘤期、疣状癌期和鳞状细胞癌期，并根据临床分期进行治疗：斑块期以外用氟尿嘧啶、维 A 酸霜、糖皮质激素、皮下注射 IFN-α 等为主，肿瘤期以原位切除为主，至癌变期行部分阴茎切除术甚至根治手术，并认为多数病例对外用治疗抵抗是因为皮损已发展为肿瘤期甚至出现细胞异型或侵袭性生长，这种观点目前已得到普遍认同。

【参考文献】

[1] KRUNIC A L, DJERDJ K, STARCEVIC-BOZOVIC A, et al. Pseudoepithelioma-tous, keratotic and micaceous balanitis: case report and review of the literature[J]. Urol Int, 1996, 56(2): 125-128.

[2] CHILD F J, KIM B K, GANESAN R, et al. Verrucous carcinoma arising in pseudoepitheliomatous keratotic and micaceous balanitis, without evidence of human papillomavirus[J]. Br J Dermatol, 2000, 143(1): 183-187.

（沈 慧）

第十二节 阴茎珍珠状丘疹病

阴茎珍珠状丘疹病（pearly penile papules）又称阴茎多毛样乳头瘤，是指环绕阴茎冠状沟的成串珠样的小珍珠状丘疹，以阴茎冠状沟发生成串珠样排列的小珍珠状丘疹、无任何临床症状作为特征。本病主要发生于青年和成人，常见于 20~50 岁的患者。

【病因及发病机制】

本病可能为生理发育上的变异，不引起任何功能上的障碍。也有人认为与局部刺激因素有关。

【临床表现】

本病无自觉症状，常在不知不觉中发现。发生于青春期后，以 20~50 岁的患者为主，较常见。环绕阴茎冠状边缘和冠状沟，可见珍珠状，白色、黄色或红色的半透明丘疹，大小为 0.5~1 mm，沿冠状沟排列成一至数行（各图 22-12-1）。丘疹互不融合，有时包绕整个冠状沟，偶尔也分布于龟头及系带上或阴茎干。质较硬，无压痛，也不破溃。

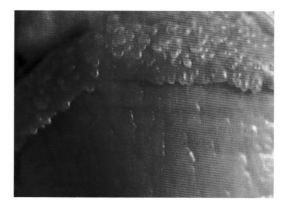

各图 22-12-1 阴茎珍珠状丘疹病

【组织病理】

表皮正常，角质层稍薄，基底细胞含有色素。病变部位含有丰富的毛细血管网和成纤维细胞，四周绕以密集的结缔组织，并有数量不等的淋巴细胞浸润。

【诊断与鉴别诊断】

根据典型的临床表现，诊断不难。

本病可与下列疾病进行鉴别：

（1）尖锐湿疣：损害初发为淡红色柔软的小丘疹，以后逐渐增大、增多，部分融合而形成乳头状、菜花样或鸡冠状。常有性接触传染史。

（2）生殖器疱疹：多发生于龟头、冠状沟及尿道口，损害为1个或多个红色小丘疹，迅速变成小水疱，可形成糜烂或溃疡，伴有烧灼样痛。常有性接触传染史。

【治疗】

本病良性经过，一般不需要特殊治疗。患者坚持要治疗，可激光祛除。

【预防与调摄】

1. 注意局部清洁卫生，经常清洗包皮垢，避免局部不良刺激。
2. 有包皮过长或包茎者，应考虑作包皮环切术。

第十三节　假性湿疣

假性湿疣（pseudocondyloma，PC）又称女性绒毛样小阴唇，是一种发生于女性阴部的颗粒状突起性淡红色丘疹，偶尔有轻度瘙痒。多见于中青年性活跃期的女性，由于皮疹类似于尖锐湿疣的早期表现，所以常给患者带来沉重的心理负担。

【病因及发病机制】

本病的病因及发病机制尚不明确，有些学者认为是由于长期慢性炎症或分泌物刺激的结果；有人认为与念珠菌的感染有关；也有人强调这是一种解剖学变异，属于一种正常的生理变异，而非病态。

【临床表现】

女阴双侧小阴唇内侧或尿道口周围均匀分布的淡红色或苍白色鱼子状、绒毛状或息肉状小丘疹，2~3mm大小，表面光滑，密集排列互不融合。皮疹生长缓慢或停顿，形态相对固定，无明显自觉症状或轻微瘙痒。

【组织病理】

表皮乳头瘤样增生，棘层中上部弥漫性细胞空泡化改变，与表皮平行排列呈网篮状；真皮浅层毛细血管扩张，有轻度淋巴细胞浸润。

【诊断与鉴别诊断】

根据临床分类及表现，结合皮损特点与组织病理诊断不难。

本病应与尖锐湿疣鉴别：①尖锐湿疣常有不洁性交史，本病则无。②本病多对称分布于两侧小阴唇内侧，密集排列，尖锐湿疣为非对称性散在分布，见于阴道口、大小阴唇、阴道壁及肛周等处。③本病皮损大小均一，如鱼子或绒毛，表面光滑，而尖锐湿疣表面粗糙，大小不一，持续性增长，呈疣状或菜花状。④本病醋酸白试验阴性，尖锐湿疣阳性。⑤本病组织病理为表皮中上部弥漫性细胞空泡化改变，尖锐湿疣为局灶性细胞空泡化，并可见透明角质颗粒群集浓染。⑥本病HPV亚型检测阴性，尖锐湿疣则为阳性。

【治疗】

本病为良性病变，不需特殊治疗。

【临床研究进展】

有文献报道，假性湿疣样患者与尖锐湿疣患者组织样品中检测到很多相同HPV亚型，可根据结果加大对假性湿疣样患者病情的检测及时帮助患者降低患有 HPV 持续感染的风险，减少高危 HPV 感染的传播，在临床上具有极其重要意义。

【参考文献】

宋鹏飞，贺勤，陈加媛，等. 假性湿疣样高危 HPV 病毒感染类型的探究 [J]. 中国性科学，2017，26(12)：62-64.

（沈　慧）

第二十三章　内分泌、代谢及营养障碍性皮肤病

内分泌、代谢及营养障碍性皮肤病包括三类疾病：内分泌性皮肤病是由于分泌腺和／或内分泌细胞发生病变，使激素的合成和分泌异常，导致内分泌系统对系统、器官、组织和细胞调控失常，从而引起机体病变和功能异常，引起皮肤疾病的一类疾病。代谢性皮肤病是因机体内生化反应过程发生变化产生的引起皮肤改变的疾病。营养障碍性皮肤病是由于机体对营养素吸收和利用不良，或体内合成减少，或代谢障碍，或排泄增加，抑或机体需要量增加，引起相对缺乏等，引起机体发生的与皮肤相关疾病。本章节是属于相对少见病，在这三类疾病中着重介绍临床常见的疾病，以及中西医结合治疗有特色的疾病。

第一节　肢端肥大症

肢端肥大症（acromegaly）是一种起病隐袭、进展缓慢的因生长激素（GH）持久过度分泌引起软组织和骨骼过度生长的内分泌代谢疾病。中医学尚无记载，以肢端指（趾）增粗肥大，手足增长为主要临床表现。

【病因及发病机制】

中医学认为本病多因气血痰瘀相互交结而成。气滞则血行不畅，津液不行，久之血瘀痰凝。或气虚推动无力，输布无权；血虚脉道不充，流动缓慢，亦可致血瘀痰凝。病程日久，痰瘀胶结之势愈深。

现代医学目前认为本病系 GH 分泌过多所致。导致 GH 分泌过多的原因有垂体 GH 细胞腺和分泌 GH 的细胞增生，或由于生长激素释放激素（GHRH）分泌过多所致。GH 许多效应都是通过一组由 GH 诱导的生长激素介质所介导的，如骨和软骨的增生是由类胰岛素生长因子 -1（IGF-1）所致。患者由于长期处在过量的 GH 环境中，从而导致机体全身软组织、骨骼和内脏增生肥大，内分泌失常及代谢紊乱，产生多种多样的症状和生理异常。

【临床表现】

肢端肥大症有特征性外貌：头面部表现为额部皮肤发红增厚、多褶皱，眼睑皮肤肥厚，鼻大唇厚舌肥大，鼻唇沟加深，头皮肥厚松弛甚至形成回状颅皮；头颅、面骨增厚使额部变大，眶上突出，颧骨增大突出，下颌骨前凸，有齿疏和反咬合、枕骨粗隆增大后突、桶状胸及驼背。

其他临床表现有：

1. 垂体腺瘤压迫、侵犯周围组织引起的头痛、视觉功能障碍，颅内压增高、腺垂体功能减低和垂体卒中。

2. 胰岛素抵抗、糖耐量减低、糖尿病及其急性或慢性并发症。

3. 心脑血管系统受累，如高血压、心肌肥厚、心脏扩大、心律失常、心功能减退、动脉粥样硬化、冠心病、脑梗死和脑出血等。

4. 呼吸系统受累，如舌肥大、语音低沉、通气障碍、喘鸣、打鼾和睡眠呼吸暂停、呼吸道感染。

5. 骨关节受累，如滑膜组织和关节软骨增生、肥大性骨关节病、髋和膝关节功能受损。

6. 女性闭经、泌乳、不育，男性性功能障碍。

7. 结肠息肉、结肠癌、甲状腺癌、肺癌等疾病发生率可能增加。

【实验室检查】

1. 血清 GH 的测定　空腹或随机血清 GH < 2.5 μg/L 时可判断为 GH 正常；若 ≥ 2.5 μg/L 时需要进行口服葡萄糖耐量试验（OGTT）确定诊断。通常使用口服 75 g 葡萄糖进行 OGTT，分别在 0 min、30 min、60 min、90 min 及 120 min 分别取血测定血糖及 GH，如果 OGTT 试验中 GH 谷值 < 1 μg/L，判断为被正常抑制。

2. 血清 IGF-1 的测定　活动期肢大患者血清 IGF-1 水平升高。由于 IGF-1 水平的正常范围与年龄、性别显著相关，因此测定结果应与年龄、性别相匹配的正常值范围（正常均值 ±2 个标准差）对照。当患者血清 IGF-1 水平高于与年龄和性别相匹配的正常值范围时，判断为血清 IGF-1 水平升高。

3. 影像学检查　X 线片示足跟侧位皮肤增厚，颅骨肥大，蝶鞍增大，骨质变薄，床突受侵蚀或破坏，长骨和脊柱骨示增大和骨质疏松，指骨呈从毛状。

【组织病理】

垂体性的 GH 过度分泌以腺瘤为主，病理类型有致密颗粒型或稀疏颗粒型 GH 细胞腺瘤或增生、GH 和 PRL 混合细胞腺瘤、嗜酸干细胞腺瘤及多激素分泌细胞腺瘤等。Ki67 等免疫组化染色有助于了解腺瘤细胞的增殖能力。

【诊断与鉴别诊断】

根据特有的临床表现、内分泌检测和 X 线摄片等易诊断。如有大量出汗和血磷升高常提示病情活动。

本病需与以下疾病鉴别：

（1）骨膜增生性厚皮症：临床表现类似肢端肥大症。皮肤肥厚主要见于面、颈及手足，腕和踝关节肥大系远端骨膜增厚所致。血清 GH 正常，无内分泌和生化代谢异常，骨骼改变不显著，头颅和蝶鞍无增大。

（2）黏液性水肿：系黏蛋白沉积于真皮所致，面部呈非凹陷性蜡样水肿。表现为眼睑水肿（呈半透明状）和松弛下垂，眼裂狭窄，可有轻度突眼、鼻宽、唇厚舌大，面容呆板，缺乏表情如戴假面具，皮肤粗厚、冰冷、汗少、干燥、多屑，睫毛、眉毛（以眉梢为甚）常脱落。

（3）类肢端肥大症：婴幼儿发病，有家族史，体型高大，面容改变类似肢端肥大症，但程度较轻。GH 和蝶鞍无异常。

（4）Marfan 综合征：患者除身材高大外，尚有指（趾）细长似蜘蛛状、长形头、扁平足、肌肉萎缩、先天性心脏病（多为室间隔缺损）及眼病（主要是晶体脱位和视网膜剥离）等异常，但 GH 正常，无内分泌异常。

【治疗】

（一）中医治疗

1. 分型论治

（1）痰热血瘀，肝阳上亢证：

主症：肢端指（趾）增粗肥大，手足增长，头昏头痛，肢端发凉，失眠易醒，食欲亢进，食后胃中嘈杂，口干口苦，大便干结。舌红暗，有瘀斑，苔黄厚欠润，脉弦滑。

治法：理气涤痰，活血平肝。

方药：宣气涤痰汤（彭氏自拟方）加减。

（2）气血两虚，痰凝瘀阻证：

主症：肢端指（趾）增粗肥大，手足增长，颧骨厚大，下颌骨向下增长，伴头痛眩晕，食欲尚可，肢软乏力，短气畏寒，口干不欲饮，大便溏，小便溲。舌胖大，色淡暗，边有瘀斑，苔白滑腻，脉弦涩。

治法：温化痰饮，通利血脉。

方药：桂枝茯苓丸（《金匮要略》）合蠲饮六神汤（《沈氏女科辑要》）加减。

（二）西医治疗

治疗的目的是使血清 GH 降到正常水平。同时保护其他垂体激素的功能。有三种疗法：

1. 手术治疗　为 GH 腺瘤首选，对微小腺瘤较好，有显微手术、冷冻治疗等。

2. 放射治疗　GH 细胞对射线较敏感，疗效好。分外照射和内照射，前者有 ^{60}Co、加速器 6 MV-X、回旋加速器（有 α 粒子、质子束、快中子）和伽马刀等；后者是经开颅手术将放射性物质如 ^{198}Au 或 ^{90}Y 植入蝶鞍中。

3. 药物治疗

（1）溴隐亭（Bromocriptine）：能激动垂体细胞的多巴胺受体，减少 GH 释放。为避免反应须从小剂量开始，初为 1.25 ~ 2.5 mg/d。数日后，根据临床反应逐渐增大到 15 ~ 30 mg/d，分 2 ~ 4 次与食物同服。

（2）奥曲肽（Octreotide）：为 8 肽的生长抑素类似物，能抑制 GH 病理性分泌过多。剂量是 0.1 mg，皮下注射，每天 2 ~ 3 次。

（三）中西医结合治疗思路

本病中医记载较少，西医研究较为完善，临床中可以西医治疗为主，适当配合中药行气活血化瘀治疗。

【预防与调摄】

饮食清淡，忌膏粱厚味之品。

【临床研究进展】

回顾性分析 99 例肢端肥大症患者的临床资料，探究患者的病程、平均 GH、平均 IGF-1、GH 负荷、IGF-1 负荷与超声心动检查中各项与心脏结构和功能有关参数的相关性，得出结论：GH、IGF-1 负荷可为评估肢端肥大症患者心血管系统并发症提供更好的评价指标。

【医家经验与争鸣】

潘文奎病证结合辨治垂体肿瘤，潘氏认为，本病不仅有精壅之病理，并有肾实证之表现。诸如"肾胀者，腹满引背，央央然，腰髀通"，"肾壅，脚下至少腹满，上致心下，若豚状"，"肾实，精不运"等症。以《千金方》泻肾汤与《伤寒论》大承气汤化裁，若兼有相火内炽之证，加磁石、龙骨、牡蛎，或配以龙胆泻肝汤，取其泻肝即泻肾之意。

【参考文献】

[1] 潘文奎. 病证结合辨治垂体肿瘤撷要 [J]. 辽宁中医杂志, 1998(12): 5-6.

[2] 中华医学会内分泌学分会, 中华医学会神经外科学分会, 中国垂体腺瘤协助组. 中国肢端肥大症诊治指南 [J]. 中国实用内科杂志, 2013, 33(07): 519-524, 529.

[3] 田丹, 岑晶, 顾锋. 2011 年美国内分泌医师学会肢端肥大症诊疗临床实践指南解读 [J]. 中国实用内科杂志, 2012, 32(10): 764-774.

[4] 彭嘉斌, 田英. 彭景星从痰瘀论治肢端肥大症医案二则 [J]. 中医文献杂志, 1998(04): 31-32.

[5] 张硕, 李一琳, 郭晓鹏, 等. 肢端肥大症患者 GH 与 IGF-1 负荷与心脏结构和功能改变的相关性 [J]. 四川大学学报（医学版）, 2017, 48(03): 431-434, 440.

（李红毅　黄　慧）

第二节　慢性肾上腺皮质功能减退症

慢性肾上腺皮质功能减退症（chronic adrenocortical hypofunction）是由多种因素导致双侧肾上腺皮质功能长期明显减退而引起的一组症候群。其主要临床表现为皮肤黏膜色素沉着、血压下降、肌肉无力、精神萎靡、食欲不振和体重下降等症状。按病因可分为原发性和继发性，原发性者又称艾迪生病（Addison's disease）。本病患者以中青年为多，老年和幼年者少见，男女患病率几乎相等。本病可归属于中医"黑疸""虚劳"等范畴。

【病因及发病机制】

中医学认为本病的基本病机是先天肾气羸弱或后天肾气过损导致脏腑虚损，早期以元气不足为主，气虚推动无力，引起血脉瘀滞。若病情进一步发展，气血阴阳虚损日益加重，终至阴阳离绝而危及生命。

现代医学认为，原发性者约80%与自身免疫有关（自身免疫性Addison病），21-羟化酶是其重要抗原。患者血清中常有多种自身抗体。约近一半的患者常与其他自身免疫性疾病并发（自身免疫性多内分泌综合征）。此外，患者还常伴有其他内分泌腺异常。其次是结核、真菌感染、肾上腺出血、先天性肾上腺发育不全、结节病、淀粉样变、肿瘤转移、血色病、手术切除等。其他原因有皮质激素合成代谢酶（如21-羟化酶、11-羟化酶等）缺乏、先天性对ACTH不应症、化学抑制剂和药物等。继发性见于垂体和下丘脑损伤导致ACTH分泌不足，或长期大剂量应用糖皮质激素，或长期使用ACTH抑制了下丘脑和垂体，停药后致肾上腺皮质功能低下等。

【临床表现】

本病起病缓慢，常在2个月至数年后逐渐出现症状。主要表现为皮肤和黏膜弥漫性色素沉着，水、电解质和糖代谢紊乱，以及多系统和脏器功能失常。

皮肤和黏膜色素沉着是本病的早期症状之一，也是本病的重要特征。色素沉着为全身弥漫性，但面部色素常分布不均匀。颜色多呈青黑色、棕黑色、古铜色、深褐色，以暴露、摩擦和压迫的部位最为明显，如前额、眼周、四肢屈侧、关节伸面、肩、腋、臀皱襞以及掌跖皮纹等处。乳晕、乳头、外生殖器、下腹中线和指（趾）甲根部等原色素较深处色素加深，痣、雀斑和瘢痕处的色素亦加深。唇、舌、牙龈和上颌黏膜有大小不一的棕色或黑色斑点和斑片。皮肤出现白斑提示与自身免疫有关。偶可发生耳郭纤维化和钙化。

消化道症状有食欲不振（为早期症状之一）、恶心、腹胀、腹痛等。循环系统症状主要是头晕、眼花、心悸、低血压（危象时可降至0）。肌肉神经精神症状为肌无力、四肢麻痹、下肢软瘫、易激动、烦躁、失眠等。此外还可出现月经不调、闭经、停经、阳痿、毛发稀少、消瘦、体重减轻等其他内分泌症状。

【实验室检查】

1. 血清电解质检测　低钠（< 130 mmol/L）、低氯（< 99 mmol/L）、高钾（> 5 mmol/L），钠/钾比< 30，高血钙，低血糖，糖耐量曲线低平。

2. 肾上腺皮质功能检测　24小时尿17-羟糖皮质激素和17-酮类固醇下降，一般< 17 μmol/L（5 mg），重者< 10.2 μmol/L（3 mg），或接近0，轻者在17～34 μmol/L之间。24小时尿游离皮质醇（UFF）和血浆总皮质醇（PTF）低于正常。

3. 促肾上腺皮质激素试验（ACTH试验）　原发性肾上腺皮质功能减退的重者呈无反应，轻者早期可有低反应，继发性者为延迟反应。

4. 血常规和血生化　正色素正细胞性贫血，中性粒细胞减少，嗜酸性粒细胞增多，淋巴细胞相对增多，血清尿素氮和肌酐增高。

5. 其他　心电图示低电压、T波低平或倒置，PR间期和QT时间延长。X线摄片、CT或超声波检查显示肾上腺增大（原发性）或缩小（继发性），或有钙化点（结核性）。

【组织病理】

表皮基底层色素增加，真皮层有嗜黑素细胞。

【诊断与鉴别诊断】

1. 诊断

（1）临床表现有皮肤和黏膜弥漫性色素沉着以及食欲不振、体重下降、血压下降、肌肉无力、精神萎靡等多系统和器官失常的症状。

（2）实验室检查提示慢性肾上腺皮质功能减退。以 24 小时尿游离皮质醇和血浆总皮质醇下降最具诊断价值，PTF 下降和 ACTH 升高是诊断原发性肾上腺皮质功能减退的最佳指征，ACTH 试验可区分为不全性和完全性、原发性和继发性肾上腺皮质功能减退，反映肾上腺皮质储备功能。

2. 鉴别诊断　本病可与下列疾病进行鉴别：

（1）Riehl 黑变病：色素沉着为褐色或灰蓝色，其边缘有毛囊周围的小色素斑点，黏膜一般无色素沉着。患者肾上腺皮质功能正常。

（2）血色病：是一种铁代谢紊乱疾病，色素沉着呈灰棕色，面部为金属光泽的蓝灰色（铅色脸），常伴肝脾肿大、心脏肥大和糖尿病。

（3）异位 ACTH 综合征：临床表现类似库欣综合征，但肾上腺皮质功能不减退，皮肤和黏膜有弥漫性色素沉着（系垂体外恶性肿瘤如肺癌、胸腺癌、胰癌或胰岛癌等产生大量的类 ACTH、类 MSH、LPH 所致）。

（4）Nelson 综合征：多发生于因库欣综合征行双侧肾上腺全切或次全切术数月或 2 年后。皮肤色素较艾迪生病深，且不会因皮质激素治疗而消退，有进行性增大的垂体腺瘤和垂体周围组织压迫症候群的症状。

【治疗】

（一）中医治疗

1. 分型论治

（1）气虚血瘀证：

主症：面色晦暗，肤色由棕黄渐至黑褐，神疲乏力，少气懒言，食欲不振。舌淡红，有瘀点、瘀斑，脉缓或涩。

治法：补益元气，兼以化瘀。

方药：十全大补汤加减。

（2）脾肾阳虚证：

主症：周身皮肤黧黑，面部、齿龈、口唇、乳头、手纹等处尤甚，腰背酸痛，畏寒肢冷，周身浮肿，毛发失泽脱落，性欲减退。舌质淡胖嫩，苔白润而滑，脉沉细而迟或濡弱。

治法：补火生土，温肾健脾。

方药：右归丸加减。

（3）肝肾阴虚证：

主症：周身皮肤黧黑，以面部、齿龈、乳头、手纹等处为甚，头晕耳鸣，腰酸膝痛，手足心热，或有低热，男子遗精，女子月经紊乱或闭经。舌质红少津，苔薄，脉弦细或细数。

治法：滋肾养肝，养血化瘀。

方药：六味地黄丸合四物汤加减。

（4）阴竭阳脱证：

主症：阴竭可见肌肤干瘪，眼眶深陷，汗出身热，烦躁昏谵，唇干齿燥，舌质干红，脉虚数或疾。阳脱可见四肢厥冷，大汗淋漓，如珠如油，气息微弱。舌质淡，脉微欲绝。严重时昏迷。

治法：益气救阴，回阳固脱。

方法：阴竭者用生脉散加减；阳脱者用四味回阳饮加减。

2. 内服中成药 十全大补口服液：补益气血。适用于气血两虚证。

（二）西医治疗

1. 病因治疗 如有活动性结核病应积极抗结核治疗，在进行抗结核治疗中，激素应该给全量（生理需要量），这样可防止结核扩散，改善病情。对于导致肾上腺皮质功能低下的其他疾病，给予相应疾病的治疗。

2. 皮质激素替代治疗 需终身治疗。主要是补充糖皮质激素，个别还需要补给盐皮质激素或性激素。糖皮质激素常选用可的松，剂量为每天 12.4～25.0 mg，一般不超过 37.5 mg/d，可早餐后一次口服，也可早餐后服 2/3，下午 2～4 时再服 1/3，这样更接近体内皮质醇分泌的昼夜节律。也可选择氢化可的松或泼尼松。盐皮质激素有 9-α 氟氢皮质醇，剂量为 0.05～0.1 mg/d，早晨 8 时口服；醋酸去氧皮质醇，1～2 mg/d，肌内注射；3- 甲基醋酸去氧皮质醇，每 3～4 周注射 25～50 mg。女性患者最好每天再口服雄激素，如甲睾酮 2.5～5 mg。

3. 维生素 C 1～2 g，加入葡萄糖液中静脉注射，每天 1 次，对色素沉着有效。

（三）中西医结合治疗思路

本病治疗原则是病因治疗，配合激素替代治疗以纠正代谢紊乱。本病一旦确诊，就应立即开始应用终身或长期的替代治疗，糖皮质激素和盐皮质激素可交替使用。中西医结合治疗本病疗效肯定，中医以补虚化瘀为治疗大法。中医药既能提高本病疗效，且副作用较少，又能减轻激素的不良反应。同时，应避免应激，预防危象的发生。

【预防与调摄】

1. 尽量避免过度劳累、精神紧张、创伤、感染等。

2. 及早治疗各种结核病，尽量避免使用对垂体 - 肾上腺抑制的药物。

3. 饮食中需富含糖类、蛋白质、维生素。

4. 饮食多钠盐，少钾盐，每天需摄入食盐 10～15 g。

【临床研究进展】

有文献报道，慢性肾上腺皮质功能减退症患者较正常人血脂异常患病率升高，总胆固醇升高，甘油三酯升高，高密度脂蛋白降低。血脂异常与机体本身分泌糖皮质激素不足，使用过量外源性的糖皮质激素替代所导致，同时也有部分异常情况由生长激素和甲状腺激素的不足导致。

【医家经验与争鸣】

吴深涛教授认为本病应从肾论治，辨证多属阴阳两虚证为主，兼加有形实邪，治疗以阴阳双补为本，兼以祛邪，标本兼治，整体调节。临床上可予地黄饮子加减化裁。

蒋明认为《金匮要略》中将"女劳疸"归入黄疸病篇讨论，但从其内容来看，则更与慢性肾上腺皮质功能减退症相仿。但是女劳疸原文中的症状、治疗、预后等方面有些内容又与本病不尽相符。

【参考文献】

[1] 郑鹏杰，唐菊英，张少玲，等. 成人慢性继发性肾上腺皮质功能减退症患者的血脂谱特征 [J]. 中华临床医师杂志（电子版），2014, 8(9): 136-139.

[2] 罗永革，武一鸣，简百录. 成人慢性肾上腺皮质功能减退症患者血脂特征评价 [J]. 陕西医学杂志，2016, 45(12): 1607-1609.

[3] 胡爱芳，师艺航，高靖. 吴深涛教授治疗肾上腺皮质功能减退经验 [J]. 云南中医中药杂志，2017, 38(10): 1-3.

[4] 蒋明.《金匮要略》女劳疸与慢性肾上腺皮质功能减退 [J]. 浙江中医杂志，2002, 37(6): 231-232.

（李红毅 黄 慧）

第三节　甲状腺功能亢进症

甲状腺功能亢进症（hyperthyroidism）简称甲亢，系由正常甲状腺素分泌的反馈控制机制丧失，甲状腺功能增强使甲状腺激素分泌过多而导致机体处于高代谢状态和交感神经兴奋性增高的一组疾病。其临床特征为高代谢状态、甲状腺弥漫性肿大、突眼和胫前黏液性水肿等。其中，Graves 病（Graves disease）即毒性弥漫性甲状腺肿（toxic diffuse goiter）最为常见，故甲亢一般是指 Graves 病。它还包括其他能导致甲状腺功能亢进的疾病，如自主性高功能甲状腺结节或腺瘤、Plummer 病（毒性多结节性甲状腺肿）、医源性甲亢（碘甲亢）、桥本甲亢（Hashimoto's hyperthyroidism）、亚急性甲状腺炎等，是一种累及多系统（包括甲状腺）的症候群。本病属于中医学"瘿气"的范畴。

【病因及发病机制】

中医学认为本病多由情志内伤，肝郁脾虚，气滞化火，耗伤津液，炼液为痰，痰气瘀血互结于颈前，久则气阴两伤所致。气滞、痰凝、血瘀壅结颈前是瘿病的基本病机。本病初期多为气机郁滞，津凝痰聚，痰气搏结颈前，日久则可引起血脉瘀阻，进而气、痰、瘀三者合而为患。

现代医学认为，Graves 病属自身免疫性疾病，患者体内有多种自身抗体，如甲状腺刺激抗体（TSAb）和长效甲状腺刺激激素（LATS）等。它们均能使甲状腺激素 T_4、T_3 的合成和分泌增加而导致甲亢。本病有明显的家族性发病倾向，遗传方式尚不清楚。

【临床表现】

本病多发于 20～40 岁，女性多见，男女之比约为 1：4。临床症状多样，以全身代谢亢进为主要特征，典型病例有高代谢状态、甲状腺弥漫性肿大、突眼、胫前黏液性水肿以及多系统和器官的异常表现。

（一）皮肤病变

皮肤潮红多汗，以面、颈、腋窝、手掌为主，肤温增高。可有弥漫性黑色或青铜色色素沉着，偶可见面颊黄褐斑。部分患者皮肤上可出现白斑，以桥本甲亢患者为主。毛发细软，可发生非瘢痕性脱发。少数患者可因葡萄糖胺聚糖沉积于皮肤而产生黏液性水肿，多见于胫前（胫前黏液性水肿），但也可见于前臂伸面、肩、股、足背、膝、面、胸部等处。胫前黏液性水肿患者多伴突眼，血浆 TSAb 水平升高。约 5% 的患者有甲病变（Plummer 甲），表现为甲外形凹陷及远端分离。约 1% 的患者有杵状指（甲状腺性杵状指）。胫前黏液性水肿、甲状腺性杵状指和突眼是 Graves 病的特征，三症结合又称 Diamond 三联症（Diamond's triad）。突眼（exophthalmos）、胫前黏液性水肿（pretibial myxoedema）和肥大性骨关节病（hypertrophic osteoarthropathy）等三症的结合则称 EMO 综合征。

（二）其他症状

有性情急躁、失眠、容易激动、腱反射亢进、伸舌或平抬两上肢有细小颤动等神经系统症状，食欲亢进但觉消瘦、消化不良、大便次数增多等消化系统症状，心动过速、心律失常、心音亢进和心脏杂音、收缩压增高、脉压加大等心血管症状。此外，还有肌无力，女性月经少、经期延长，甚至闭经，男性阳痿等。

（三）实验室检查

1. 甲状腺激素测定　血清 TT_4、TT_3、rT_3、FT_3、FT_4 等增高；TBG 正常时，$TT_4 > 164$ nmol/L 和 $T_3 > 2.6$ nmol/L 提示甲亢。血清甲状腺刺激免疫球蛋白（TSI）水平增高，并与病情轻重平行。

2. 基础代谢率（BMR ＝脉率＋脉压 −111）＞15%，与病情轻重平行。

3. B 超提示甲状腺肿大。

【组织病理】

甲状腺腺体内血管增多、扩张，淋巴细胞浸润。滤泡壁细胞多呈高柱状，且发生增生，形成突入滤泡腔内的乳头状体，腔内的胶体含量减少。

胫前黏液性水肿的病理表现为表皮角化过度，真皮血管周围少量淋巴细胞，成纤维细胞增生，真皮中下部大量黏蛋白（多为透明质酸）沉积，阿新蓝染色阳性。

【诊断与鉴别诊断】

根据高代谢症候群的临床表现、甲状腺弥漫性肿大、突眼、基础代谢率增高以及实验室检查提示甲状腺功能亢进等可明确诊断。甲亢初期 FT_3 比 FT_4 上升早而快，故 FT_3 对甲亢的诊断有较高的敏感性。

本病可与下列疾病进行鉴别：

（1）单纯性甲状腺肿：是以缺碘、致甲状腺肿物质或相关酶缺陷等原因所致的代偿性甲状腺肿大，其甲状腺功能正常，不伴有明显的甲状腺功能亢进或减退，血清 TSH、T_3、T_4 水平正常。

（2）神经症：起病常与素质和心理社会因素有关，临床呈现出精神和躯体方面的多种症状，但无相应的器质性基础，无眼球突出、甲状腺肿大等体征。

（3）结核：系由结核分枝杆菌感染引起的慢性传染病，主要表现为午后体温升高，一般为 $37 \sim 38 \, ^{\circ}\text{C}$，患者常伴有全身乏力或消瘦，夜间盗汗，女性可导致月经不调或停经。痰或其他体液涂片可发现病菌，结核菌素试验呈阳性。

（4）风湿热：以风湿小结（Aschoff 小结）为特征，一般表现为发热、不适、疲倦、胃纳不佳、面色苍白、多汗和腹痛等，个别有胸膜炎和肺炎。抗链球菌溶血素"O"滴度 $> 500 \, \text{U}$。

【治疗】

（一）中医治疗

1. 分型论治

（1）气郁痰阻证：

主症：颈前正中肿大，质软不痛；颈部觉胀，胸闷，喜太息，或兼胸胁窜痛，病情的波动常与情志因素有关。舌苔薄白，脉弦数。

治法：理气舒郁，化痰消瘿。

方药：四海舒郁丸加减。

（2）痰结血瘀证：

主症：颈前出现肿块，按之较硬或有结节，肿块经久未消，胸闷，纳差。舌苔薄白或白腻，脉弦或涩。

治法：理气活血，化痰消瘿。

方药：海藻玉壶汤加减。

（3）肝火炽盛证：

主症：颈前轻度或中度肿大，一般柔软、光滑，烦热，容易出汗，性情急躁易怒，眼球突出，手指颤抖，面部烘热，口苦。舌质红，苔薄黄，脉弦数。

治法：清肝泻火。

方药：栀子清肝汤合消瘰丸加减。

（4）心肝阴虚证：

主症：瘿肿或大或小，质软，病起缓慢，心悸不宁，心烦少寐，易出汗，手指颤动，眼干，目眩，倦怠乏力。舌质红，舌体颤动，脉弦细数。

治法：滋阴降火，宁心柔肝。

方药：天王补心丹或一贯煎加减。

2. 内服中成药

（1）龙胆泻肝丸：清肝胆，利湿热。适用于肝火炽盛证。

（2）杞菊地黄丸：滋肾养肝。适用于心肝阴虚证。

（二）西医治疗

目前尚无理想的治疗方法，以对症治疗为主。

1. β受体阻滞药 早期可用于抑制交感神经兴奋，如普奈洛尔主要用于甲亢心律失常、心动过速，可降低 T_3/T_4 比值。

2. 抗甲状腺药物 有硫脲类如丙硫氧嘧啶、他巴唑、卡比马唑等，此类药能抑制甲状腺激素的合成，丙硫氧嘧啶还能抑制周围组织 T_4 转变成 T_3。

3. 放射性 ^{131}I（99% 为 β 射线）适用于对抗甲状腺药物过敏而不能使用，或治疗后复发的甲亢患者。妊娠、哺乳期妇女，或年龄在 25 岁以下的患者不宜使用放射性 ^{131}I 治疗。

4. 手术治疗 对药物治疗不佳且不适合放射性 ^{131}I 治疗的可考虑甲状腺次全切除术。

（三）中西医结合治疗思路

甲亢的治疗要根据患者的年龄、性别、病情轻重、病程长短、甲状腺病理以及有无并发症或合并症，选择药物治疗、放射性 ^{131}I 治疗、手术治疗等治疗方法。但每种治疗方式具有一定的局限性，中医药在改善症状及降低复发上有明显优势，且副作用少，因此，在疾病的不同阶段精确地辨证用药同时配合西药可以达到安全有效的治疗模式。

【临床研究进展】

许伟明等将 45 例浸润性突眼患者随机分为针推组（25 例）与西药组（20 例），针推组采用针灸配合穴位按摩，以睛明、球后、承泣、上明为主穴，配合手法按摩颈后部及眶周局部各穴。西药组静脉滴注地塞米松和甲氨蝶呤，口服泼尼松。结果发现针推组突眼度改善明显优于西药组（$P < 0.01$），针推组总有效率为 83.3%，优于西药组的 53.8%，且不良反应少。

【医家经验与争鸣】

黄仰模把甲亢分为九个证型，分别为四个实证和五个虚证。4 个实证分别是：①胃热亢盛型，治法应宜清胃除热养阴，方剂宜选用白虎加人参汤合麦门冬汤加五味子。②肝气郁滞型，治宜疏肝清热，散结解郁，方剂宜选消瘰丸合小柴胡汤加减。如因气滞时间长，出现伤阴症状，可选丹栀逍遥散治疗。③心血瘀阻型，治宜活血化瘀散结，方剂宜选消瘰丸合桂枝茯苓丸加减。④痰浊扰心型，治宜豁痰下气软坚，方剂宜选消瘰丸合瓜蒌薤白半夏汤。如因痰浊日久化热，方可选用黄连温胆汤。虚证方面分型为：①气阴两虚型，治疗以益气养阴为主，选用生脉散合炙甘草汤加减。②心气亏虚型，治疗以镇惊定志，养心安神为主，选用安神定志丸加生龙骨、生牡蛎。③心阳不振型，治疗以温补心阳，潜镇安神为主，选用桂枝甘草龙骨牡蛎汤。④心脾两虚型，治疗以补血养心、益气安神为主，选用归脾汤。⑤肝血不足型，治疗以养阴安神为主，选用酸枣仁汤。

赵进喜认为，甲亢的治疗应根据"辨体质-辨病-辨证"这一模式下进行，只有病证辨别正确，才能得出正确的诊治方法。在临床上，赵教授常用消瘰丸加减治疗甲亢患者。如肝气犯脾证，在治疗上除了运用消瘰丸合逍遥散方外，再加用参苓白术散柔肝健脾；肝胃火盛证，方用消瘰丸合大柴胡汤加减，如因甲状腺肿大明显者，可加用丹参、三棱、莪术三味药增强活血散结消瘿的作用；对于痰热瘀结证，常把消瘰丸、血府逐瘀汤、黄连温胆汤联合使用，除了活血化瘀、理气化痰散结之外，还可以清热凉肝增加疗效；针对阴虚火旺证则常用消瘰丸合天王补心丹进行滋阴降火散结；阴虚肝旺证，则使用天麻钩藤饮加减，如自汗、盗汗症状比较明显，可用消瘰丸合当归六黄汤加减以滋阴敛汗；气阴两虚证常将太子参、玄参、沙参、丹参、苦参这五参齐用，可益气养阴活血，另常加用生脉散增强益气的功能。

【预防与调摄】

1. 保持精神愉快，防止情志内伤。

2. 生活规律，加强锻炼，增强体质。

3. 针对水土因素调节饮食，在容易发生瘿病的地区，可经常食用海带，以及采用碘化食盐预防。

【参考文献】

[1] 赵辨. 中国临床皮肤病学 [M]. 南京：江苏凤凰科学技术出版社，2010.

[2] 吴勉华，王新月. 中医内科学 [M]. 3 版. 北京：中国中医药出版社，2012.

[3] 李忱，刘晋河. 胫前黏液性水肿的研究进展 [J]. 临床荟萃，2014, 29(10): 1198-1200.

[4] 许伟明，郭艺红，陈碧虾. 针刺结合穴位按摩治疗浸润性突眼疗效观察 [J]. 中国针灸，2011, 31(02): 101-104.

[5] 刘丽娟. 黄仰模教授中医治疗甲亢的经验 [J]. 中国中医药现代远程教育，2006(10): 1158-1159.

[6] 柯雅思，赵进喜，曲志成，赵进喜教授辨体质－辨病－辨证治疗甲状腺功能亢进症经验 [J]. 世界中医药杂志，2014(1): 69-70.

（李红毅　黄　慧）

第四节　甲状腺功能减退症

甲状腺功能减退症（hypothyroidism）简称甲减，是由于甲状腺激素合成及分泌减少，或其生理效应不足所致机体代谢降低的一种疾病。

【病因及发病机制】

中医学认为本病关键在"虚"，阳虚为本，痰浊瘀血为标，基本病机是肾阳虚衰，命火不足，或兼脾阳不足，或兼心阳不足；病位涉及肾、脾、心、肝四脏。

现代医学认为本病病因较复杂，以原发性者多见，其次为垂体性者，其他均属少见。甲减按发病时间分三型：①呆小病（始于胚胎或婴儿）。②幼年甲减（始于幼儿或儿童）。③成人甲减。呆小病系胚胎或婴儿期由于各种因素使甲状腺激素合成不足或障碍，以致机体各系统、器官尤其是中枢神经系统生长发育障碍的一种疾病。其可能病因有：①孕期缺碘使胎儿碘不足，导致甲状腺发育不全，激素合成减少；或患自身免疫性甲状腺病的孕妇血浆中的抗甲状腺抗体通过胎盘进入胎儿破坏了胎儿的甲状腺；或孕妇口服的抗甲状腺药进入胎儿抑制了胎儿的甲状腺生长发育和激素合成。②甲状腺先天性发育不全或缺陷或缺如使甲状腺激素合成不足或障碍。

成人甲减可分：①甲状腺性，甲状腺本身病变导致甲状腺激素缺乏。②垂体性和下丘脑性，系垂体前叶病变使 TSH 分泌减少或下丘脑疾病 TRH 分泌减少所致；周围性，为周围末梢组织对甲状腺激素抵抗，使其生物效应下降，此型血清 TSH 和 T_4 水平增高。黏液性水肿系重症甲减所致，甲减时 TSH 分泌下降。甲状腺激素产生减少，从而引起酸性黏多糖尤其是硫酸软骨素和玻璃酸在皮肤和肌肉组织内积聚，并与组织内的水结合，由此导致皮肤黏液性水肿。

【临床表现】

根据甲状腺功能减退的程度（或血清 T_3、T_4 下降的水平）及临床表现可将甲减分为亚临床型甲减、轻度甲减和重度甲减（即黏液性水肿）。按其病因分为原发性甲减、继发性甲减及周围性甲减三类。

1. 面色苍白，眼睑和颊部虚肿，表情淡漠，全身皮肤干燥、增厚、粗糙伴脱屑，非凹陷性水肿，毛发脱落，手脚掌呈萎黄色，体重增加，少数患者指甲厚而脆裂。

2. 神经精神系统　记忆力减退，智力低下，嗜睡，反应迟钝，多虑，头晕，头痛，耳鸣，耳聋，眼球震颤，共济失调，腱反射迟钝，跟腱反射松弛期时间延长，重者可出现痴呆，木僵，甚至昏睡。

3. 心血管系统　心动过缓，心输出量减少，血压低，心音低钝，心脏扩大，可并发冠心病，但一般不发生心绞痛与心力衰竭，有时可伴有心包积液和胸腔积液。重症者发生黏液性水肿性心肌病。

4. 消化系统　厌食、腹胀、便秘。重者可出现麻痹性肠梗阻。胆囊收缩减弱而胀大，半数患者有胃酸缺乏，导致恶性贫血与缺铁性贫血。

5. 运动系统　肌肉软弱无力、疼痛、强直，可伴有关节病变如慢性关节炎。

6. 内分泌系统　女性月经过多，久病闭经，不孕；男性阳痿，性欲减退。少数患者出现泌乳，继发性垂体增大。

7. 病情严重时，由于受寒冷、感染、手术、麻醉或镇静剂应用不当等应激可诱发黏液性水肿昏迷或称"甲减危象"。表现为低体温（T < 35℃），呼吸减慢，心动过缓，血压下降，四肢肌力松弛，反射减弱或消失，甚至发生昏迷，休克，心肾衰竭。

8. 呆小病　表情呆滞，发音低哑，颜面苍白，眶周浮肿，两眼距增宽，鼻梁扁塌，唇厚流涎，舌大外伸四肢粗短、鸭步。

9. 幼年型甲减　身材矮小，智力低下，性发育延迟。

10. 皮肤表现　全身皮肤尤其面部呈非凹陷性水肿（下肢有时可呈凹陷性水肿）。以面部最具特征：眼睑水肿（呈半透明状）和松弛下垂、眼裂狭窄，有时有轻度突眼、鼻宽、唇厚、舌大、面容呆板和缺乏表情如戴假面具。如为垂体性，面可如满月。皮肤粗厚、冰冷、汗少、表面干燥、多屑、角化，似寻常型鱼鳞病（尤其四肢）。肤色苍白或蜡黄（掌跖为甚），面部皮肤偶可发绀。头发粗、干、脆、弥漫脱落，睫毛、眉毛（眉毛外 1/3 脱落称 Hertog 征）、腋毛和阴毛也常脱落，胡须稀少。但上背、肩和四肢伸侧可有多毛。指（趾）甲增厚、易脆，远端易裂，可发生甲分离。亦可有全身瘙痒和皮脂缺乏性湿疹。

【实验室检查】

1. 甲状腺功能检查　血清 TT_4、TT_3、FT_4、FT_3 低于正常值。

2. 血清 TSH 值

（1）原发性甲减症：TSH 明显升高同时伴游离 T_4 下降。亚临床型甲减症血清 TT_4、TT_3 值可正常，而血清 TSH 轻度升高，血清 TSH 水平在 TRH 兴奋剂试验后，反应比正常人高。

（2）垂体性甲减症：血清 TSH 水平低或正常或高于正常，对 TRH 兴奋试验无反应。应用 TSH 后，血清 TT_4 水平升高。

（3）下丘脑性甲减症：血清 TSH 水平低或正常，对 TRH 兴奋试验反应良好。

（4）周围性甲减（甲状腺激素抵抗综合征）：中枢性抵抗者 TSH 升高，周围组织抵抗者 TSH 低下，全身抵抗者 TSH 有不同表现。

3. 基础代谢率低，可有轻至中度贫血，血脂可升高，血清胡萝卜素增多，胰岛素反应延迟，心电图示窦性心动过缓、低电压、T 波低平或倒置。脑电图可有弥漫性异常、节律不齐、频率低等。

【组织病理】

黏液性水肿皮肤切片 HE 染色多无异常。重者可见真皮胶原束肿胀、分离，其间有线状或颗粒状黏蛋白，甲苯胺蓝或阿新蓝染色主要在血管和毛囊周围有少量的黏蛋白沉积，呈淡蓝色。

【诊断与鉴别诊断】

根据特殊面容、非凹陷性水肿、基础代谢率低、PBI 低、^{131}I 吸收率低、血清甲状腺激素下降及组织病理等可作出诊断。但对亚临床型或轻度甲减，因可无明显临床症状或症状轻微，且又缺乏特异性，故常易漏诊。为确定是甲状腺性还是下丘脑性或垂体性引起的甲状腺功能减退，可做 TSH 兴奋试验和 TRH 兴奋试验。对呆小病须早期诊断，如有可疑，应尽早测定血清甲状腺激素和 TSH 等。有时需与肾病综合征、早期硬皮病和恶性贫血等鉴别，呆小病应与先天性愚呆鉴别。

【治疗】

（一）中医治疗

（1）肾阳虚衰证：

主症：形寒怯冷、萎靡嗜睡、表情淡漠、思维迟钝、面色苍白、毛发稀疏、性欲减退、月经不调。舌淡胖，脉沉迟。

治法：温肾助阳、益气祛寒。

方药：桂附八味丸加减。

（2）脾肾阳虚证：

主症：面浮无华、神疲肢软、手足麻木、四肢不温、少气懒言、头晕目眩、纳减腹胀、口淡乏味、畏寒便溏、男子阳痿、妇女月经不调或见崩漏。舌质淡胖，苔白滑或薄腻，脉弱濡软或沉迟无力。

治法：温中健脾、扶阳补肾。

方药：补中益气汤合四神丸加减。

（3）心肾阳虚证：

主症：形寒肢冷、心悸怔忡、胸闷息短、面虚浮、头晕目眩、耳鸣重听、肢软无力。舌淡色暗，舌苔薄白，脉沉迟细弱，或见结代。

治法：温通心阳、补肾利水。

方药：真武汤加减。

（4）阴阳两虚证：

主症：畏寒肢冷、眩晕耳鸣、视物模糊、皮肤粗糙、小便清长或遗尿、大便秘结、口干咽燥、但喜热饮、男子阳痿，女子不孕。舌质淡红、舌体胖大、舌苔薄白或少，脉来迟细。

治法：温润滋阴、调补阴阳。

方药：以六味地黄丸、左归丸等加减。阳虚明显者加附子、肉桂；阴虚明显者加黄精、生地黄、生脉散等。

（5）肝郁气滞痰凝证：

主症：颈前瘿肿、心烦易怒、胸胁胀闷、咽梗不适、失眠多梦。舌质淡红或淡暗，苔白脉弦细。

治法：疏肝解郁、软坚化痰。

方药：小柴胡汤合半夏厚朴汤加减。若甲状腺肿大明显、质地较软者，则加用荔枝核、瓦楞子等理气化痰散结之品。

（6）痰瘀互结证：

主症：颈前肿块质地坚韧、表面光滑。舌质暗红，边有齿痕，苔薄腻，脉弦滑。

治法：理气化痰、活血消瘿。

方药：补阳还五汤或桃红四物汤合消瘿散加味。病程较长，颈前肿块质地坚韧者，可加三棱、莪术等破血行瘀。

（二）西医治疗

呆小病应及早治疗，开始可口服三碘甲状腺原氨酸（LT$_3$）和L-甲状腺素钠（LT$_4$），以后可只服L-甲状腺素钠，并随年龄增加逐渐增加剂量，持续终身。黏液性水肿对甲状腺素制剂疗效明显。尽可能选用LT$_4$，应从小剂量开始，25 μg/d，逐渐增大到100～150 μg/d，分2～3次口服，目前主张用LT$_3$、LT$_4$混合制剂，两者之比为1:4，这样更接近生理性甲状腺激素。治疗需个体化，老年人剂量应酌情减少，若在治疗中出现心动过速、心律失常、烦躁、失眠、多汗等症状时应酌情减量或暂停口服。停药后病情会复发，故需终生用药。

（三）中西医结合治疗思路

甲减目前是一种难治之病，现代医学主要应用甲状腺激素替代性治疗，同时对症处理，需要较长时间才能达到体内激素水平的动态平衡，而且达平衡后部分患者需终身替代治疗。因此长时间服药所导致的多种副作用不可忽视，严重者可诱发心绞痛乃至心力衰竭等。此时，可以中药辨证治疗减轻症状，配合小剂量甲状腺片治疗可以达到取长补短、标本兼治作用。中西医结合治疗可以提高有效率。

【临床研究进展】

文献报道，亚临床甲减与动脉粥样硬化、冠心病关系密切，动脉粥样硬化多是由于血管内皮功能障碍所引起的，血管内皮功能障碍多在血管结构和形态发生明显改变之前即已形成。亚临床甲减患者与健康人群相比，存在一定程度的血管内皮功能障碍，对亚临床甲减患者进行血管内皮功能检测可以为疾病的早期发现、病情和治疗评估、病情预后判断提供依据，对于预防动脉粥样硬化和冠心病等并发症具有重要的意义。

【医家经验与争鸣】

丁治国认为甲减初起以气滞、郁火、痰凝、血瘀为主；中期虚实夹杂，多以肝郁脾虚，或夹气郁为主；病久则气阴两虚，甚则渐损及阳，而成脾肾阳虚或阴阳两虚之候。治疗以疏肝健脾，温阳利湿为则。用黄芪、桂枝、白芍补气健脾，桂枝、干姜补肾助阳；柴胡、香附、白芍、陈皮理气解郁；桂枝、防风、白芍调和营卫。

谢春光认为脾肾阳虚是甲减的中心环节，尤以肾阳虚为主，温补脾肾是本病的基本治法，方用肾气丸加减益气温阳利水，肉桂、附片、杜仲、菟丝子温中暖肾，黄芪、当归补益气血，熟地、山药、山茱萸滋养肝脾肾，茯苓、牡丹皮、泽泻三药寓泻于补。

【预防与调摄】

宜营养丰富、容易消化的清淡饮食为主，注意卫生，合理搭配膳食。

【参考文献】

[1] 林宏，杨永丽，邓洁. 亚临床甲状腺功能减退与冠心病的关系 [J]. 中国心血管杂志，2016, 21(02)：149–152.

[2] 李会龙，陈晓珩，王鑫，等. 丁治国治疗甲状腺功能减退症经验初探 [J]. 北京中医药，2018, 37(02)：146–148.

[3] 邱惠琼，谢春光. 谢春光教授诊治甲状腺功能减退症经验撷菁 [J]. 四川中医，2014, 32(01)：7–9.

（李红毅　黄　慧）

第五节　多囊卵巢综合征

多囊卵巢综合征（polycystic ovary syndrome，PCOS）是一种复杂的女性生殖内分泌及代谢功能异常所致的排卵障碍性疾病，生育年龄妇女多发，以慢性无排卵和高雄激素血症为特征，主要临床表现为不同程度的月经周期不规律、不孕、肥胖、多毛、痤疮、雄激素依赖性脱发、血黄体生成素（LH）/卵泡刺激素（FSH）比值升高和卵巢多囊性改变等。中医并无 PCOS 的相应病名，根据其临床表现，归属于中医"闭经""不孕""月经不调""癥瘕"等的范畴。

【病因及发病机制】

中医方面，各家对本病认识不尽相同，但总体认为本病病因可归为先天因素、生活因素、情志因素、体质因素等，主要与肝脾肾三脏的气血阴阳失调及痰湿、血瘀等病理产物密切相关。《女科要旨·种子》："妇人无子，皆由经水不调者。经水所以不调者，皆由人有七情之伤、外有六淫之感，或气血偏盛，阴阳相乘所致。"

现代医学认为目前本病病因及发病机制尚不明确。病因方面，本病可能与遗传、环境、饮食、精神等多方面因素相关。发病机制方面，目前认为与生殖内分泌系统异常、胰岛素抵抗和高胰岛素血症、分子生物学因子异常（如胰岛素样生长因子、促炎因子、肿瘤坏死因子、瘦素）等机制有关。

目前认为本病的高雄性激素血症与排卵停止可由卵巢、肾上腺、外周组织（皮肤和脂肪）及下丘脑–垂体异常引起。过量雄激素主要来源于卵泡膜细胞良性增生及肾上腺，且两者间互相影响。患者毛囊内 I 型 5α– 还原酶的活性高于正常人可导致多毛；肥胖则与遗传因素、胰岛素抵抗、高胰岛素血症及瘦素抵抗等有关。

【临床表现】

多囊卵巢综合征多青春期发病。可表现出身体及生化指标异常。月经异常可表现为月经稀发、经量少甚至闭经，少数表现为月经过多或不规则出血；由于持续的无排卵状态，可导致不孕。肥胖发生率有 50%，主要为中央性肥胖（男性肥胖），脂肪堆积于内脏和腹部及腰臀比例增大，患者多有胰岛素抵抗。同时肥胖和高胰岛素血症易使 PCOS 患者发生冠心病。PCOS 患者肿瘤发生率明显升高，尤其是子宫、乳腺和卵巢癌。

皮肤异常由雄激素增高所致，主要症状：①多毛，美国发生率 70%，日本为 10%～20%，表现为毳毛增长变粗，颜色加深。多见于唇、下颌、乳晕、脐下正中线、耻骨上、大腿根部等处。②痤疮，青春期的严重痤疮可提示 PCOS。皮疹主要发生于面部，也可见于前胸和肩背部。③雄激素依赖性脱发，表现为头顶发稀。④黑棘皮病，由重度胰岛素抵抗所致，多见于有胰岛素抵抗的多毛患者。发生于皮肤褶皱处，尤其是外阴，也可见于颈背、乳房下、腋窝、股内侧，表现为皮肤增厚和肤色加深，类似天鹅绒。

【实验室检查】

血清雄激素（包括 T、DHT、A2、DHEA、DS）、雌酮（E1，E1/E2 > 1）、LH（LH/FSH > 2～3）水平升高，部分患者血清胰岛素、PRL、瘦素增多。B 超显示两侧卵巢体积增大（≥ 10 mL），和 / 或同一个切面上直径 2～9 mm 的卵泡数≥ 12 个。

【诊断与鉴别诊断】

1. 诊断　2003 年鹿特丹 PCOS 诊断标准：①有高雄激素的临床表现和 / 或生化改变。②稀发排卵或无排卵。③ PCO：超声提示卵巢体积≥ 10 mL（卵巢体积 =0.5× 长 × 宽 × 厚），和 / 或同一个切面上直径 2～9 mm 的卵泡数≥ 12 个。

以上 3 项中具备 2 项，并排除其他导致雄激素过多的疾病如先天性肾上腺皮质增生（congenital adrenal hyperplasia，CAH）、库欣综合征、分泌雄激素的肿瘤、大剂量外源性雄激素作用、严重的胰岛素抵抗综合征、甲状腺功能异常、并排除低促性腺激素性无排卵和卵巢早衰等。

2. 鉴别诊断　本病可与下列疾病进行鉴别：

（1）库欣综合征：主要表现为满月脸、水牛背、向心性肥胖、紫红色萎缩纹、高血压、高血糖和骨质疏松等。生化指标可检测出血清皮质醇增高。其痤疮样损害的皮疹无粉刺和囊肿。

（2）特发性多毛症：患者可有明显的家族发病倾向。多毛开始于青春期，以后数十年持续发展。患者无其他内分泌异常，月经正常且血清雄激素水平正常。

（3）高催乳素血症：常伴有高雄激素，以 DHEA、DHEA-S 为主。由于催乳素直接作用于肾上腺皮质，临床上可出现类 PCOS 征象。但高催乳素血症除较高水平催乳素、DHEA 外，促性腺激素正常或偏低，雌激素水平也偏低；另一特点为虽雄激素升高，但很少出现多毛和痤疮，可能与 DHEA 活性降低，PRL 使 5α- 还原酶活性下降，双氢睾酮不高有关。

（4）间质卵泡膜增生症：组织病理学检查可见本病卵巢间质中，于远离卵泡处见弥漫散在的黄素化的增生的卵泡膜或间质细胞群，而 PCOS 的黄素化卵泡细胞一般皆局限于卵泡周围。

（5）卵巢雄激素肿瘤：男性细胞瘤、门细胞瘤、肾上腺残迹瘤或癌都会产生大量雄激素，男性化特征较明显，可通过影像检查可鉴别。

【治疗】

（一）中医治疗

1. 分型论治

（1）肾虚痰实证：

主症：月经稀少、闭经、多毛、不孕、肥胖，可伴畏寒、头晕乏力，多痰、腰酸、白带少，便溏。舌淡胖齿痕，苔白或白腻，脉细。血 LH/FSH > 2.5～3，血睾酮水平偏高。

治法：补肾化痰。

方药：金匮肾气丸加减。

（2）肾虚肝郁证：

主症：月经稀少、闭经、多毛、不孕、肥胖，可伴乳胀、心烦，或少量泌乳。舌淡红或淡暗，苔薄白或薄黄，脉沉或沉弦。血 LH/FSH > 2.5，血睾酮及催乳素水平偏高。

治法：清肝补肾。

方药：清肝补肾汤加减。牡丹皮、柴胡、青皮、熟地黄、当归、炒栀子、淫羊藿、补骨脂、巴戟天、皂角刺、山慈菇、穿山甲。

（3）肾阴虚痰实血瘀证：

主症：月经稀少、闭经、多毛、不孕、肥胖，可伴口干、心烦，便秘，贪食，黑棘皮。舌暗红，苔白，脉细。血 LH/FSH < 2，血睾酮水平偏高，血胰岛素水平升高，或有胰岛素抵抗现象。对克罗米芬常无反应。常伴有高血压或糖尿病家族史。

治法：益肾化瘀祛痰。

方药：益肾化瘀祛痰汤。知母、生地黄、白芍、当归、桃仁、三棱、莪术、淫羊藿、菟丝子、补骨脂、虎杖、黄芩。

2. 内服中成药

（1）启宫丸：燥湿化痰，消滞和中。适用于痰湿阻滞证。

（2）益坤丸：补气养血，调经散寒。适用于气虚血衰证。

（3）知柏地黄丸：滋阴清热。适用于肝肾阴虚证。

（4）逍遥丸：疏肝健脾，养血调经。适用于肝肾阴虚兼郁证。

3. 外治

（1）对于伴发痤疮者，遵痤疮外治法，可予三黄洗剂外涂或湿敷患处，每天 2 次。

（2）对于伴发痤疮者，可予丹参酮注射液肌内注射两侧足三里穴，每周 1 次。

（3）对于伴发雄激素依赖性脱发者，遵脱发外治法，可予金粟兰酊外涂患处后，梅花针敲击至局部潮红，再予局部红外线照射，每周 1 次。

（二）西医治疗

近年来对 PCOS 的治疗观念已不仅仅局限于促排卵和妊娠，其与糖尿病、高血压、心血管疾病、子宫内膜癌之间的肯定关系使得对它的防治日益重视。

1. 注意生活上的自我调节，预防、纠正肥胖的发生。

2. 双胍类、酮类口服降血糖药减少胰岛素抵抗现象。

3. 抗雄激素药物及抑制雄激素药物可改善高雄激素血症、多毛、痤疮等。

4. 非类固醇类抗雌激素制剂、促性腺激素、促性腺激素释放激素诱发排卵。

5. 对于出现子宫内膜癌等并发症患者，可通过口服避孕药、促排卵药、孕激素等预防。

6. 必要时考虑腹腔镜手术、卵巢楔形切除术等。

（三）中西医结合治疗思路

近年来对 PCOS 的治疗观念已不仅仅局限于促排卵和妊娠，其与糖尿病、高血压、心血管疾病、子宫内膜癌之间的肯定关系使得对它的防治日益重视。在过去的临床中，常常通过口服避孕药、糖皮质激素、醛固酮类药物、类固醇复合药物以及促排卵药物进行治疗，在药物治疗效果不佳时予腹腔镜治疗，但手术效果维持时间短，长期治疗仍是关键。随着中医理论和技术的发展和成熟，中西医结合治疗多囊卵巢综合征在临床中应用和推广。根据中医理论，多囊卵巢综合征的病理机制是肾虚为本、痰湿为标，因此采用中药治疗想要达到标本兼治的效果，应从标、本双管齐下，以补肾化痰或温肾调周为主。中西医结合尤其在青春期多囊卵巢综合征临床中有确切的应用效果，可显著改善患者月经周期，纠正内分泌紊乱，从而缩短治疗周期，促进患者的康复和生活质量的改善。

【临床研究进展】

有文献报道，严重胰岛素抵抗和高胰岛素血症的女性患者常常表现多毛和男性化。高雄激素女性常常有胰岛素抵抗和高胰岛素血症，胰岛素血症并不依赖肥胖。①高胰岛素减少性激素结合蛋白生成，增加游离雄激素成分。②胰岛素和 LH 同步作用增加卵巢卵泡膜细胞分泌雄激素。由于 PCOS 常出现家族聚集现象，目前其家族族系分析，得出常染色体显性和 X 连锁显性等不同遗传方式的结论。

【医家经验与争鸣】

尤昭玲认为本病主要为脾肾阳虚，气滞湿阻所致，治疗当以温肾健脾、行气利湿。方用熟地黄、山茱萸、紫石英、淫羊藿、菟丝子补肾温阳，白术、茯苓健脾利湿，香附行气解郁，临床运用随证加减。沈自尹认为一些 PCOS 患者服用温补肾阳药后，有口干、大便干结、痤疮等"火""热"副反应，考虑患者素有肾阴不足，温阳耗伤肾阴，虚阳上浮，虚火旺盛，可采用滋阴降火药治疗。姚石安认为本病以肾虚为本，痰瘀互阻为标，多为虚实夹杂之征，肥胖之人，痰湿之体，复因脾肾不足，湿聚痰盛，脂、痰、瘀、湿阻滞冲任，胞脉壅塞而经不行，临床可分肾阴虚亏、痰瘀互阻及脾肾阳虚、痰瘀互阻两型，治法上，主张以补脾肾化痰瘀为主要治法，结合形、气、色、脉及血清激素指标的变化，辨证施治。

【预防与调摄】

1. 生活规律，加强锻炼，改变不良饮食习惯，控制体重。
2. 调节情绪，保持精神愉快，避免情志过激或闷闷不乐。

【参考文献】

[1] 赵辨. 中国临床皮肤病学 [M]. 南京：江苏凤凰科学技术出版社，2010.

[2] 司徒仪，杨家林. 妇科专病中医临床诊治 [M]. 2 版. 北京：人民卫生出版社，2001.

[3] 文慧华. 多囊卵巢综合征的中医体质辨识及证型的临床研究 [J]. 中医临床研究，2018, 10(20): 11-15.

[4] 张雯，李娜，许朝霞. 多囊卵巢综合征的中医证治研究进展 [J]. 世界科学技术 - 中医药现代化，2018, 20(05): 810-815.

[5] 文乐兮，刘思璐，尤昭玲，等. 多囊卵巢综合征中医辨治思路探讨 [J]. 湖南中医药大学学报，2018, 38(05): 524-527.

（李红毅　黄　慧）

第六节　月经疹

月经疹（exanthema menstruale）是指与月经周期密切相关的皮肤病，一般在月经来潮前 1~3 天发生，月经结束后消失或减轻，周期性发生。皮疹可有水疱、大疱、红斑、湿疹、荨麻疹等。中医归属"月经病"范畴。

【病因及发病机制】

中医学认为，此病由于饮食起居失调，脾胃运化失司，水湿内停，郁久化热，湿热搏于血气，使冲任失调，毒邪发于肌肤所致。

现代医学认为，本病主要与女性性腺内分泌功能失调相关，或机体对某种性激素产生自身免疫反应；有研究显示发病期间体外干扰素 γ 释放增多，提示 Th1 细胞因子参与了本病的发生。

【临床表现】

月经疹可有许多症状，严重程度不一，主要是精神症状和躯体症状。严重者几乎都有精神症状，表现为焦虑、抑郁、失眠、健忘等。躯体症状主要表现为经前头痛、乳房胀痛、恶心呕吐及全身或局部皮疹等，皮疹包括风团、丘疹、丘疱疹、水疱、脓疱、紫癜等，类似湿疹、多形红斑、汗疱疹或荨麻疹等，黏膜损害主要是口腔和生殖器溃疡，有不同程度的瘙痒。部分患者表现为原有皮肤病如痤疮、酒渣鼻、红斑狼疮皮疹等病情加剧。月经开始后皮疹逐渐自行缓解，并随月经周期反复发生。

【组织病理】

组织病理不具特异性。

【诊断与鉴别诊断】

1. 诊断　皮疹在月经前发生或加重，月经开始后逐渐缓解和消退，随月经周期反复发生。

（1）皮损表现多形性，可分为红斑型（红斑、多形红斑、结节性红斑）、荨麻疹型、紫癜型（紫癜、眼周色素沉着）、瘙痒型等。

（2）紫癜型者可见血纤溶试验阳性、血小板减少。

（3）可伴见焦虑、抑郁、失眠等精神症状或痛经等其他经期不适。

2. 鉴别诊断　本病可与下列疾病进行鉴别：

（1）接触性皮炎：皮肤或黏膜单次或多次接触外源性物质后，在接触部位甚至以外的部位发生的炎症性反应，表现为红斑、肿胀、丘疹甚至大疱。但无本病发病规律与月经来复一致的特点。

（2）荨麻疹：皮肤、黏膜小血管扩张及渗透性增加而出现的一种局限性水肿反应，通常在 2～24 小时内消退，但反复发生新的皮疹，迁延数天或数月。与月经疹的荨麻疹型表现相似，但无发病规律与月经来复相关的特点。

（3）过敏性紫癜：侵犯皮肤或其他器官的毛细血管及毛细血管后静脉的一种过敏性小血管炎，表现为皮肤及黏膜紫癜，并可伴发热、头痛、关节痛等全身不适。常呈自限性，大部分病例在数周或数月内痊愈。

【治疗】

（一）中医治疗

1. 分型论治

（1）风热证：

主症：经前或经行起红斑风团，红晕热肿、瘙痒难耐、遇热尤甚。口干喜饮、尿黄便结。舌红，苔薄或薄黄，脉滑数或弦数。

治法：疏散风热，透疹止痒。

方药：消风散加减。

（2）风寒证：

主症：经前或经行起红斑风团，伴感冒症状如头痛、畏寒畏风、无汗或自汗、困倦乏力等，或伴有痛经，口不渴或渴喜热饮。舌淡红，苔薄白，脉浮紧。

治法：温阳散寒。

方药：玉屏风散合当归四逆汤加减。

（3）血虚证：

主症：经后起丘疹红斑，瘙痒，入夜尤甚。月经量少、错后、色淡。舌质淡红，苔薄少，脉细弱。

治法：养血散风。

方药：四物汤加味。

（4）血热证：

主症：疹块多在行经前或经期出现，皮疹色红，感风遇热后瘙痒加剧。月经先期、量多、色红。常伴有口渴、心烦等血热之象。舌红苔薄黄，脉滑数。

治法：凉血清热、活血祛风止痒。

方药：清经汤加减。

（5）血瘀证：

主症：经后起红斑瘀点，按之不褪色，或风团色暗红紫红，瘙痒，病变多数在腰围和表带压迫等部位，可见痛经、月经量少、伴有暗红色血块。面色晦黯或口唇青紫、口干不欲饮。舌淡暗苔薄，脉细。

治法：活血化瘀，祛风止痒。

方药：血府逐瘀汤加减。

2．内服中成药

（1）消风散：疏风除湿，清热养血。适用于风热证。

（2）玉屏风颗粒：益气固表止汗。适用于风寒证。

（3）润燥止痒胶囊：养血滋阴、祛风止痒。适用于血虚证。

（4）血府逐瘀胶囊：活血祛瘀，行气止痛。适用于血瘀证。

3．外治

（1）炉甘石洗剂：红斑风团瘙痒者可涂抹患处，每天 3～5 次。

（2）三黄洗剂：外涂或湿敷患处，每天 2～3 次。

（二）西医治疗

1．经前综合征　在黄体期补充黄体酮可有效，达那唑 200 mg/d，严重者达那唑 200 mg，每天 2 次；还可选用维生素 E、维生素 B_6 等。

2．自身免疫性黄体酮皮炎　可选用人工合成雌激素如炔雌醇，0.035 mg/d。

3．自身免疫性雌激素皮炎　他莫昔芬 10 mg，每天 1～3 次，于月经前 10～14 天开始用，但有增加子宫内膜癌的危险。

4．糖皮质激素　对部分患者有效，瘙痒剧烈者可给予抗组胺药物。对药物治疗无效者可双侧卵巢及子宫切除。

（三）中西医结合治疗思路

本病症状较轻者以中药治疗为主，以中药的人工周期疗法进行治疗，中药人工周期法，是在中西医结合研究基础上发展起来的新疗法。它是以整体观念为指导，以肾的阴阳转化为主要依据，通过辨证论治用中药来调节脏腑、气血、阴阳转化，从而模拟正常月经周期，使子宫内膜周期性脱落。该理论基于西医的下丘脑-垂体-卵巢轴和中医的肾-天癸-冲任-胞宫轴，这两条生物轴调节妇人月信，使其按时而至。一次月经周期分为四个期，分别是月经期—经后期（卵泡期）—经间期（排卵期）—经前期（黄体期）。如果症状较重，或中药效果欠佳可中药配合西药治疗。

【预防与调摄】

1．生活规律，加强锻炼，增强体质。

2．饮食均衡，营养搭配合理，避免饮酒及食用辛辣冷冻刺激食物。

3．避免搔抓、热水烫洗患处。

4．避免外用刺激性强的药物。

【临床研究进展】

有研究报道，黄体酮影响免疫介导的自身损伤，其严重程度取决于黄体酮的浓度和免疫器官、免疫细胞或免疫攻击靶向组织所表达的各种黄体酮受体的参与情况。体外实验证明了黄体酮对免疫系统细胞功能的直接影响。1995 年首次描述女性会对自己雌激素过敏的现象，主要表现就是经前皮肤问题加重，通过皮内注射雌激素阳性试验可以诊断，从此自身免疫性雌激素皮炎被广泛认可。近来，Gonce Elcin 提出自身免疫性雌激素皮炎、原发性不孕症，包括妊娠呕吐、反复性流产都是一种雌激素超敏反应，并提出可以尝试通过雌激素脱敏疗法来治愈自身免疫性雌激素皮炎，但最终没有得到有效的脱敏疗法，而双边卵巢切除术可以治愈。

【医家经验与争鸣】

朱晓红等将月经疹分成血虚、血热、营卫不和三型分别采用四物汤加味、清经汤加减、消风散加减来治疗。卢锦东等提出月经疹的发生与"风""血"密切相关；再者，妇人先天以血为本，故妇人病多责肝；而肝又与"风""血"息息相关，肝郁化火、肝失疏泄致肝藏血功能失常，造成肝不藏血，血无法下聚胞宫，血虚生风化燥，外走肌肤腠理，进而发疹，故治以气血同调为赢。彭荔认为月经疹多因肝肾失调，阴血虚于内而风阳外扰，遂生风疹、红斑、瘙痒，甚至虚火迫血妄行而外溢为紫癜，灼伤黏膜可致口糜等。治以补肾柔肝，调冲任，兼以清热熄风。方用补肾柔肝消疹汤。而李江慧等则认为月经疹多因内热积于里，风热郁于表而发病，临床以肺胃蕴热证居多，故以解表散邪，清热利湿的麻黄连翘赤小豆汤合养阴清热的玉女煎加减治疗，再加上调周法，行经期活血调经，使经血顺势下；经后期养肝肾精血而补阴；经间期温肾补阳使阴阳顺利转化；经前期行血祛瘀、温通经脉使经血如期而下。另有中药人工周期疗法，此法广泛用于与月经周期相关的疾病，如皮肤科的痤疮、黄褐斑、月经疹等。梁俊芳等运用中药人工周期法，在基础方"补肾清肝调冲汤"的基础上，月经期加川芎、香附、益母草、茺蔚子；经后期加女贞子、墨旱莲、制何首乌、黄精；经间期加仙茅、淫羊藿、肉苁蓉、鹿角胶；经前期加桃仁、红花、丹参、泽兰，治疗痤疮样月经疹患者60例，总有效率达95%。石建萍等在患者月经第一天开始服用炔雌醇环内孕酮，1片/d，连续服用21天，停药7天为1个疗程，连续3个疗程，同时予自血疗法，用10 mL注射器抽取注射用水4 mL，1%利多卡因1 mL，然后再取自身静脉血5 mL，于双侧臀部深部肌内注射，3天1次，10次为1疗程，连续3个疗程。

【参考文献】

[1] 赵辨. 中国临床皮肤病学 [M]. 2 版. 南京：江苏凤凰科学技术出版社，2017.

[2] 卢锦东，谢平金. 从"风"与"血"论治月经疹 [J]. 环球中医药，2015, 8(04): 467-469.

[3] 李健美. 中药人工周期疗法的源流 [J]. 甘肃中医，2007, 20(11): 13-14.

[4] 梁俊芳，段渠，李聪颖，等. 中药结合调周法配合净面方治疗痤疮样月经60例 [J]. 中国美容医学，2009, 18(04): 542-543.

[5] 石建萍，吴海斌，石家宴. 炔雌醇环丙孕酮联合自血疗法治疗自身免疫性黄体酮皮炎6例 [J]. 中国皮肤性病学杂志，2009(12): 817-818.

[6] HUGHES G. Progesterone and autoimmune disease[J]. Autoimmun Rev, 2012, (11): A502 - 514.

[7] SHELLEY W B, SHELLEY E D, TALANIN N Y, et al. Estrogen dermatitis[J]. J Am Acad Dermatol, 1995, 32: 25-31.

[8] ELCIN G, GULSEREN D, BAYRAKTAR M, et al. Autoimmune estrogen dermatitis in an infertile female [M]. Cutan Ocul Toxicol, 2016.

[9] 朱晓红，高雅，张卓. 月经疹的分型与治疗 [J]. 吉林中医药，2004, 24(12): 23.

[10] 彭荔. 补肾柔肝消疹汤治疗月经疹 38 例 [J]. 湖南中医药导报，1999(2): 25-26.

[11] 李江慧，曹保利. 麻黄连翘赤小豆汤合玉女煎治疗肺胃蕴热型月经疹 [J]. 河南中医，2014, 34(04): 591-592.

（李红毅　黄　慧）

第七节　坏死性游走性红斑

坏死性游走性红斑（necrolytic migratory erythema）是一种皮肤副肿瘤综合征，由胰岛 α 细胞肿瘤引起，可能与其过量分泌胰高血糖素有关。临床症状以反复的松解性环状红斑或回形红斑为主，并见腔口处炎症表现及血糖增高。女性为本病高发人群，好发年龄为45～60岁。中医学中无此病名。

【病因及发病机制】

现代医学发现本病与胰岛 A 细胞肿瘤中的 A 细胞过量分泌的胰高血糖素有关。胰高血糖素增高可促进肝糖原分解和异生，从而出现血糖增高，糖耐量降低，低蛋白血症和低氨基酸血症，从而引起皮肤黏膜病变。

【临床表现】

本病好发部位为面部、躯干、会阴、四肢，尤其是腔口周围和四肢皮肤皱褶及间擦处。初起为暗红色范围不等的红斑、丘疹及丘疱疹，后皮损范围扩大，中心出现小水疱、脓疱，破溃后结痂并脱屑，局部可见褐色斑片。皮损范围继续扩大，出现境界清楚的环形或其他图案状暗红斑（各图 23-7-1），亦可互相融合呈回旋样表现，褶皱处及间擦部位因机械性摩擦可出现糜烂结痂。新发皮损可持续出现，所以同一部位可见多阶段皮损混杂分布，呈多形样变化，易反复发作。同时患者多合并较重的黏膜损伤，如口角炎、舌炎、阴道炎等。

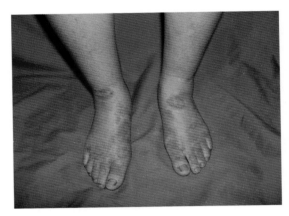

各图 23-7-1　坏死松解性游走性红斑
（重庆市中医院　龚娟　供图）

其他症状：大多合并轻至中度的糖尿病及消化道症状（腹泻、腹胀、腹痛等），甚至体重下降、贫血、低血钾及嗜睡等精神症状。

【组织病理】

早期皮损边缘活检呈角化不良性炎症改变，表现为基底层上 1/3 至上 1/2 突然坏死松解，导致裂隙和水疱形成，周围有坏死的角质形成细胞和细胞碎屑，在坏死区可见中性粒细胞，有时形成角层下脓疱，角质形成细胞变性从显著的水肿至角化不良（核固缩及胞质嗜酸性变）。真皮浅层水肿，血管周围轻度淋巴细胞和组织细胞浸润。慢性皮损呈银屑病样增生、不同程度的角化不良及真皮淋巴细胞浸润，裂隙和水疱主要发生在基底层上部。

【诊断与鉴别诊断】

本病可由特征性皮损、尿糖升高、萎缩性舌炎等为诊断线索，结合血浆胰高血糖素明显升高等实验室检查可确诊。主要需要和其他导致表皮松解的疾病鉴别，如落叶型天疱疮、慢性家族性良性天疱疮、中毒性表皮坏死松解症、角层下脓疱病、肠病性肢端皮炎等。鉴别的关键点仍是临床特征性皮损与血浆胰高血糖素升高等典型特征，组织病理学亦存在典型改变。若确诊此病，务必筛查胰高血糖素瘤及有可能出现的肝脏转移。

【治疗】

若存在胰高血糖素瘤，必须及早手术治疗。若为良性腺瘤，术后极大可能根本治愈。若为恶性肿瘤，即使转移也应进行原位癌切除。若分化程度较低，已发生广泛转移，不能切除或切除不彻底时，有报道可给予生长抑素类似药物和干扰素 α 做姑息治疗，同时补充锌、氨基酸和必需脂肪酸，局部治疗可给予糖皮质激素封包。

【预防与调摄】

若能及时进行原位癌切除可以最大限度的治愈本病，故及早发现胰高血糖素瘤是预防的关键，但也有部分本病的病例报道未合并胰高血糖素瘤，而是其他内脏肿瘤，如胆管癌。

【临床研究进展】

胰腺的神经内分泌肿瘤较罕见，人群发病率不足十万分之一，仅占所有神经内分泌肿瘤的 7%。但由于诊断技术的提高，近些年临床报道在逐渐提升。而本病作为胰高血糖素瘤在体表的一种线索性症状，具备不可忽视的诊断价值，研究表明胰高血糖素可诱导如花生四烯酸的炎性介质，从而引起皮肤损伤。除此之外，低氨基酸血症及锌缺乏也能诱导表皮蛋白质缺陷和坏死松解。靶向放射治疗，近年来临床上对于晚期胃肠神经内分泌肿瘤开始采用肽受体放射性核素治疗（PRRT），常用的有 ^{177}Lu 和 ^{90}Y 联合奥曲肽，^{177}Lu 的杀伤范围为 7~9 mm 和 ^{90}Y 的杀伤范围为 3~5 mm。Strosberg 等的 1 项 3 期临床中，将 ^{177}Lu 联合奥曲肽对患者进行治疗，结果 166 例患者为实验组，接受每 8 周 1 次剂量为 200 mCi 的 ^{177}Lu 联合奥曲肽治疗和肌内注射 30 mg 奥曲肽，133 例患者为对照组，接受每 4 周肌内注射 60 mg 奥曲肽的治疗。治疗 20 个月后试验组肿瘤无进展生存率为 65.2%，而对照组为 10.8%，肯定了此种疗法的治疗价值。

【参考文献】

[1] 赵辨. 中国临床皮肤病学 [M]. 南京：江苏凤凰科学技术出版社，2010.

[2] 张云芳，吴婷，符英金，等. 坏死性松解性游走性红斑 1 例 [J]. 中国皮肤性病学杂志，2019，33(4)：456-457.

[3] 朱骏，刘泽虎，许爱娥，等. 不伴有胰高血糖素瘤的坏死性游走性红斑 2 例 [J]. 中国皮肤性病学杂志，2015，29(9)：958-959.

[4] MCKENNA L R, EDIL B H. Update on pancreatic neuroendocrine tumors[J]. Gland Surg, 2014, 3(4): 258-275.

[5] RADNY P, EIGENTLER T K, SOENNICHSEN K, et al. Metastatic glucagonoma: treatment with liver transplantation[J]. J Am Acad Dermatol, 2006, 54(2): 344-347.

[6] GANTCHEVA M L, BROSHTILOVA V K, LALOVA A I. Necrolytic migratory erythema: the outermost marker for glucagonoma syndrome[J]. Arch Dermatol, 2007, 143(9): 1221-1222.

[7] BODEI L, CREMONESI M, FERRARI M, et al. Long-term evaluation of renal toxicity after peptide receptor radionuclide therapy with ^{90}Y-DOTATOC and ^{177}Lu-DOTATATE: the role of associated risk factors[J]. Eur J Nucl Med Mol Imaging, 2008, 35(10): 1847-1856.

（刘学伟）

第八节 类脂质渐进性坏死

类脂质渐进性坏死（necrobiosis lipoidica）多被认为是一种代谢障碍性疾病，其病理表现以肉芽肿性炎症为主，临床特征为胫前片状紫红色硬化性斑块，边界清楚，中央棕黄色凹陷。本病多与糖尿病相关，在糖尿病患者中的发病率为 0.3%~0.7%。

【病因及发病机制】

本病发病与糖尿病密切相关，但具体机制不清，可能与糖尿病导致的血管病变有关，而免疫复合物性血管炎、胶原变性被认为是潜在的病因。临床报道亦有与糖尿病无关病例。

【临床表现】

本病好发于青中年，男女比约 1:3。皮疹好发于胫前，其次为踝部、腓部、足部、大腿，但其他部位亦可出现，无下肢皮损的病例罕见，多对称发生。初起为红色或红褐色坚实的丘疹或斑块，边界清楚，后范围逐渐扩大，形成边界不规则的圆形或椭圆形表面光滑的硬化性斑块（各图 23-8-1），中心处萎缩凹陷呈黄色或棕黄色，其表面可出现鳞屑、痂、

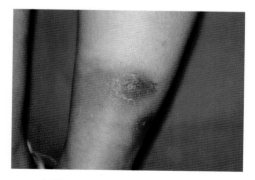

各图 23-8-1 类脂质渐进性坏死
（重庆市中医院 龚娟 供图）

色素沉着斑及毛细血管扩张。部分患者出现穿凿性溃疡，易反复，皮损周围可见粉刺样表现。多无自觉症状，偶见麻木、疼痛、瘙痒等表现。

【组织病理】

表皮可大致正常、萎缩、角化过度或缺失。病变在真皮浅层及深层，甚至延伸至皮下组织，可见血管丛周围以组织细胞为主的炎性细胞浸润（多排列成栅状），肉芽肿性改变，胶原纤维变性及硬化表现，除此之外可见淋巴细胞、多核巨细胞及浆细胞。皮下脂肪层可表现为间隔性脂膜炎形式。

【诊断与鉴别诊断】

1. 诊断

（1）好发于中青年，女性多见。

（2）多合并糖尿病。

（3）皮损好发于下肢，尤其是胫前。

（4）中心凹陷，可见黄色或棕黄色萎缩性硬化。

（5）病理表现以真皮全层组织细胞浸润，肉芽肿性改变及胶原纤维变性为主。

2. 鉴别诊断　本病可与下列疾病进行鉴别：

（1）脂膜炎：通常脂膜炎早期存在疼痛肿胀，斑块质地坚硬，但通常不会出现溃疡坏死表现。

（2）梅毒树胶肿：皮疹为铜红色或暗红色，分布广泛，掌跖部多可见斑疹。另有不洁性交史，外生殖器硬下疳史。梅毒血清反应呈阳性。

（3）局限性硬皮病：皮损有蜡样光泽，中央呈象牙色或淡黄色，周围皮肤淡紫红色水肿，皮损触之较硬，无法提起，无溃疡坏死表现。

【治疗】

（一）中医治疗

本病近 10 年来有部分个案，中医病机皆以"皮痹"中"气血凝滞，营卫不和，而痹塞不通"为主，辨证"湿热下注夹瘀"，治法以清热除湿，理气活血为主。其一，方选五苓散、四妙丸合凉血五根汤加减：白茅根 30 g，板蓝根 30 g，紫草 30 g，茜草 20 g，天花粉 30 g，川牛膝 20 g，关黄柏 15 g，薏苡仁 45 g，麸炒苍术 15 g，桂枝 15 g，茯苓 30 g，泽泻 20 g，麸炒白术 20 g，猪苓 20 g，生地黄 6 g，赤芍 15 g，牡丹皮 15 g，夏枯草 20 g，炙甘草 6 g。其二，以自拟方，方药组成：忍冬藤 30 g，蒲公英 30 g，浙贝母 10 g，桑白皮 15 g，益母草 30 g，草河车 8 g，马齿苋 30 g，麦冬 15 g，焦三仙 30 g，鸡内金 10 g，茯苓 15 g，冬瓜皮 30 g，生杜仲 10 g，凌霄花 10 g，菟丝子 10 g，怀牛膝 10 g。

（二）西医治疗

目前尚无确切治疗方法。多数认为控制糖尿病不影响类脂质渐进性坏死的疾病病程，也有报道外用糖皮质激素及控制血糖后皮损迅速消退的个例。国外很多病例报道的治疗方法包括糖皮质激素、英夫利昔单抗、维 A 酸、阿司匹林、双嘧达莫、前列腺素 E1、氯法齐明及环孢素等。

（三）中西医结合治疗思路

本病西医治疗多对症处理，合并糖尿病患者积极控制血糖；中医可清热除湿化痰，理气活血化瘀，多可取得一定疗效，亦有待于临床进一步探究。

【预防与调摄】

1. 生活规律，增加有氧活动。

2. 避免高糖高脂饮食。

3. 避免搔抓、热水烫洗患处。

【临床研究进展】

与本病相关文献以病例报道为主。2010 年以前，国内文献报道 30 例患者，并发糖尿病者 16 例（53.33%），其中 10 例（62.50%）是因确诊本病后发现糖尿病，3 例（10.00%）本病早于糖尿病 0.5 ~ 8 年，3 例（10.00%）晚于糖尿病 1 ~ 14 年；未并发糖尿病者 14 例（47.77%），其中 1 例皮损存在 20 年仍未确诊患有糖尿病。2010 年后的文献有两例病例报道以中医药治疗为主，均得到有效治疗，为临床提供了新的思路，但中西医结合治疗本病仍需要更多的临床实践来证实其安全性及有效性。

【参考文献】

[1] 李慧，毕新岭，顾军. 糖尿病类脂质渐进性坏死 1 例并 29 例文献分析 [J]. 中国皮肤性病学杂志，2010, 24(7): 636-637.

[2] 赵辨. 中国临床皮肤病学 [M]. 南京：江苏凤凰科学技术出版社，2010.

[3] QUIMBY S R, MULLER S A, CHROETER A L. The cutaneous immunopathology of necrobiosis lipoidica diabeticorum[J]. ArchDermatol, 1988, 124(9): 1364-1371.

[4] SIZMAZ S, PELIT A, BOLAT F, et al. Periorbital necrobiosis lipoidica diabeticorum: case report[J]. Intophthalmol, 2008, 28(4): 307-309.

[5] 钱冬冬，张怀亮，曾学思，等. 类脂质渐进行坏死 1 例 [J]. 临床皮肤病杂志，2015, 44(7): 446-447.

[6] 韩霞，陈可平. 中医药治疗类脂质渐进性坏死验案 1 则 [J]. 北京中医药，2017, 36(1): 92-93.

[7] 李凯，吴志红，周小勇，等. 中医药治疗类脂质渐进性坏死 1 例 [J]. 中国皮肤性病学杂志，2014, 28(7): 741-742.

（刘学伟）

第九节　高脂蛋白血症

无论任何原因出现的血浆脂质浓度高于正常范围，都可以称为高脂血症，因为脂质在血浆里主要以脂蛋白的形式存在，故又称为高脂蛋白血症（hyperlipoproteinemia）。由此可能引起一系列的代谢性问题，包括黄瘤、动脉粥样硬化及急性胰腺炎。

【病因及发病机制】

甘油三酯及胆固醇为主的中性脂肪和包含磷脂、糖脂、固醇、甾体的类脂质共同组成了血浆中的脂质成分，他们在血浆中以脂蛋白的形式存在。而位于其表面的蛋白分子又称为载脂蛋白，它们在脂蛋白的代谢及转运中起着重要作用。所以先天的载脂蛋白异常和后天的脂质摄入过多、药物及一些疾病造成的脂蛋白代谢异常就为本病出现的两大类原因，从而把本病分为继发性高脂蛋白血症及原发性高脂蛋白血症。原发性高脂蛋白血症主要原因为一些染色体或基因性疾病导致的一些参与脂蛋白合成的关键酶的缺失，包括家族性脂蛋白酶脂缺乏、家族性载脂蛋白 C Ⅱ 缺乏、家族性高甘油三酯血症、家族性异常 β 脂蛋白血症、家族性高胆固醇血症、家族性载脂蛋白 B-100 缺陷症、家族性混合型高脂血症、多基因高胆固醇血症、肝脂酶缺乏等。继发性高脂蛋白血症可由饮食（高脂饮食）、药物（噻嗪类利尿药、环孢素、维 A 酸类、β 受体阻滞药、西咪替丁等）及一些疾病（糖尿病、甲状腺功能减退症、肾病、酒精中毒等）引发。

【临床表现】

高脂蛋白血症分为 5 种表型：Ⅰ 型主要为乳糜微粒升高；Ⅱa 型主要为低密度脂蛋白升高；Ⅱb 型为低密度脂蛋白及极低密度脂蛋白升高；Ⅲ 型为乳糜微粒和极低密度脂蛋白残粒升高；Ⅳ 型为极低密度脂蛋白升高；Ⅴ 型为乳糜微粒和极低密度脂蛋白升高。

本病临床症状常合并黄瘤、角膜环、动脉粥样硬化、急性胰腺炎和高脂血症等，其中黄瘤表现为皮肤主要症状。因其主要临床症状、鉴别诊断及病理表现在本章第十一节黄瘤病中详细讲解，故在此不再赘述。

【治疗】

1. 饮食治疗 改变饮食习惯，以低胆固醇和低饱和脂肪酸的食物替代高脂饮食。比如糖类（新鲜水果、谷物、蔬菜）代替脂肪饮食，但要注意糖异生带来的高甘油三酯血症，故也不能摄入过量的碳水化合物。肥胖的患者同时要加强有氧运动。

2. 药物治疗 主要为调酯类药物，包括他汀类、烟酸类、胆酸螯合剂、贝特类和多烯脂肪酸类等。高胆固醇血症首选他汀类，高甘油三酯血症首选贝特类，单用效果不理想时，可考虑联合用药，持续服用需经常复查肝肾功能、血脂、血清肌酸激酶等。

【预防与调摄】

预防主要为低脂饮食，尤其是存在明确家族史的患者。

【临床研究进展】

本病多以个例临床报道为主，多合并黄瘤病表现，临床对高脂蛋白血症并发发疹性黄瘤的患者治疗的重要性不仅在于黄瘤病本身，更重要的是应密切监测其可能发生的系统疾病。Ⅱ型高脂蛋白血症常继发冠状动脉粥样硬化性心脏病，并且高脂蛋白血症患者出现结节性黄瘤时罹患心血管疾病的机率也相应增多，并且存在明确的家族史，尤其是脱辅基蛋白 E4 和 c Ⅱ 的增加或内源性家族性高三酰甘油血症有关。

【参考文献】

[1] 赵辨. 中国临床皮肤病学 [M]. 南京：江苏凤凰科学技术出版社, 2010.

[2] 李菲, 赵广. 高脂蛋白血症并发发疹性黄瘤病 1 例 [J]. 临床皮肤科杂志, 2008, 37(12): 792-793.

[3] 周凌, 晏洪波, 徐凯. 睑黄瘤、多发结节性黄瘤并发高脂蛋白血症 1 例 [J]. 中国皮肤性病学杂志, 2010, 17(6): 960-961.

[4] PARK J R, JUNG T S, JUNG J H, et al. A case of hypothyroidism and type 2 diabetes associated with type V hypedipoproteinemia and eruptive xanthomas[J]. J Korean Med Sci, 2005, 20(3): 502-505.

[5] KUUSI T, TASKINEN M R, SOLAKIVI T, et al. Role of apolipoproteins E and C in type V hyperlipoproteinemia[J]. J Lipid Res, 1988, 29(3): 293-298.

（刘学伟）

第十节 黑棘皮病

黑棘皮病（acanthosis nigricans）是一种发病机制尚不明确，临床以皮色加深及乳头样或天鹅绒样增厚为特征性表现的皮肤病。临床上本病好发于皮肤皱褶部位，出现皮肤颜色加深，表面粗糙、增厚，皮纹增宽，可见大量小乳头状突起或疣样赘生物，黏膜及甲板亦可见增厚表现。本病发病率较低，从预后可简单分为良性黑棘皮病及恶性黑棘皮病。良性黑棘皮病发病主要和常染色体显性遗传、高胰岛素血症及高雄性激素血症相关，并与肥胖关系密切，亦可由药物因素所致；恶性黑棘皮病发病则与恶性肿瘤相关。在中医古代文献中，并无"黑棘皮病"名称，结合其发病特点、预后和转归，良性黑棘皮病可对应中医学中对皮色改变及皮肤粗糙的相关描述，如《诸病源候论》记载："五脏六腑十二经血，皆上于面，夫血之行俱荣表里，人或痰饮渍脏，或腠理受风，致气血不和，或涩或浊，不能荣于皮肤，故发黑。"

【病因及发病机制】

中医学认为本病主要是由于痰湿阻滞、气滞血瘀致使气血不和，或气血不能濡养皮肤，故发黑、干涩。

现代医学认为本病可能由肥胖、胰岛素抵抗、高胰岛素血症、高雄性激素血症、药物因素及一些肿瘤代谢产物有关，具体的发病因素尚不明确。

【临床表现】

本病好发部位为腋下、颈部、乳房下、腹股沟、脐窝、肘窝、腘窝、肛门及外阴等皮肤皱褶处（各图 23-10-1），亦可累及黏膜及甲板。皮肤颜色加深，呈灰黑色或黑褐色，表面大量较小的乳头状隆突，触之柔软，形似天鹅绒，或出现疣样突起，部分可融合成大的赘生物。同时皮肤粗糙肥厚，皮纹增宽变深。口腔、舌面及外阴处黏膜可出现增厚或乳头瘤样增生。掌跖处可出现角化过度、甲板增厚、变脆、嵴突等表现。可伴有轻度瘙痒。大部分病例皮损对称，也有部分患者单侧发病。

因本病发病原因多样，可伴有不同的代谢性疾病及肿瘤表现，包括肥胖、耐胰岛素 A 型综合征、耐胰岛素 B 型综合征、高雄性激素血症（包括多囊卵巢及肢端肥大表现）等等。最重要的是很多皮疹发展迅速，累及面积广泛，并且合并黏膜损伤的病例伴发内脏肿瘤，其中以胃癌最多见（各图 23-10-2）。本类型皮损还可见到 Leser-Trelat 征（成人突然出现大量瘙痒性脂溢性角化并合并内脏恶性肿瘤）、掌跖高度角化和鲜红色皮肤乳头瘤病。

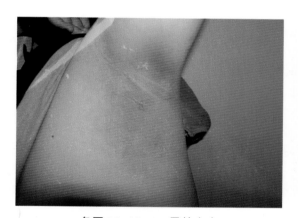

各图 23-10-1　黑棘皮病
（重庆市中医院　龚娟　供图）

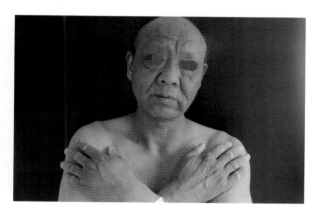

各图 23-10-2　恶性黑棘皮病合并贲门癌患者

【组织病理】

表皮角化过度，乳头瘤样增生，棘层肥厚，乳头顶部及两侧表皮变薄，基底层色素轻度增多或无增多。

【诊断与鉴别诊断】

1. 诊断

（1）良性黑棘皮病：

1）与遗传相关：可有明显家族史，婴儿或儿童期发病；皮损较轻，少有四肢、黏膜累及。

2）与肥胖相关：皮肤皱褶处多见；合并高胰岛素血症，高雄性激素血症；或合并肥胖；或合并糖皮质激素、胰岛素、雄性激素、口服避孕药等用药病史。

（2）由恶性肿瘤诱发者者：发病多为中老年，皮损较良性黑棘皮病严重，多累及四肢及皮肤黏膜交界部位，颜色深，一般存在瘙痒症状。

2. 鉴别诊断　本病可与下列疾病进行鉴别：

（1）黑变病：皮损以灰黑色色素沉着斑为主，无明显增生表现。

（2）鱼鳞病：本病出生起即有或婴儿期发病，好发于小腿，亦可遍布全身，与肥胖等因素无关，表面干燥，弹性下降。

【治疗】

（一）中医治疗

1. 分型论治

（1）痰瘀阻滞证：

主症：局部皮肤增厚，颜色较深，呈乳头或疣状突起，较密集，轻度瘙痒。喜食油腻，痰多，小便黄，大便黏腻。舌暗红或淡红，苔薄黄厚，脉弦涩。女性可伴有闭经，或月经不调。

治法：祛痰除湿，活血化瘀。

方药：二陈汤合血府逐瘀汤加减。

（2）脾肾两虚证：

主症：皮肤干燥、粗糙，皮纹增宽，颜色灰黑色，呈乳头或疣状突起，较密集，瘙痒不甚，伴有纳差，乏力，少气懒言，手足不温。舌淡，胖大舌，便有齿痕，少苔或无苔，脉细。

治法：健脾补肾。

方药：健脾丸合二仙汤加减。

2. 内服中成药

（1）血府逐瘀丸：活血化瘀。适用于痰瘀阻滞型黑棘皮病。

（2）参苓白术散：健脾益气。适用于脾肾两虚型黑棘皮病。

3. 外治

（1）紫草油：皮肤干燥脱屑可用适量外涂患处，每天2～3次。

（2）丹皮酚乳膏：无损无渗出者可用适量外涂患处，每天2次。

（二）西医治疗

本病应首先寻找病因，尤其是皮损较重考虑存在恶性肿瘤的患者，积极寻找内脏肿瘤，并给予手术切除。对肥胖的患者，应控制体重，体重恢复正常后大多能痊愈。存在药物因素的应该停用致病药物。胰岛素抵抗的A型综合征可选用二甲双胍片治疗；雄性激素过多症可给予口服避孕药物治疗。对B型综合征则应治疗相关的免疫性疾病。局部治疗可给予角质松解剂，如卡泊三醇、维A酸、水杨酸等。

（三）中西医结合治疗思路

中西医结合治疗思路与本病的病因密切相关。以肥胖为主的患者，一方面可给予运动处方及膳食结构指导，同时结合中药汤剂，从三焦辨证体系出发，以湿阻中焦为基础结合兼见症状用药，改善患者乏力懒言、食欲过度等症状。而针对代谢性疾病，在给予降糖或对抗雄性激素治疗的基础上，从滋阴清热，健脾益气的思路辨证用药也可改善患者口干、口渴、乏力、多汗等临床症状。

【预防与调摄】

1. 控制饮食，均衡膳食，少食油腻辛辣食物，勿饮酒。

2. 增加有氧活动，规律作息，勿熬夜。

3. 调畅情志，避免不良刺激。

【临床研究进展】

本病近些年来文献以个案报道为主，尤其是合并系统性红斑狼疮及恶性肿瘤的案例，亦有部分内分泌学科文献把本病认为是胰岛素抵抗的一种早期预示。在胰岛素抵抗状态下机体分泌大量的胰岛素，形成高胰岛素血症，胰岛素有促增殖作用，通过与人角质形成细胞和成纤维细胞上的受体结合而导致皮肤角质形成细胞和/或成纤维细胞过度生长形成本病的特征性皮损。

【医家经验与争鸣】

对于良性黑棘皮病的治疗目前尚无公认有效的特异性手段，中医治疗经验亦少。近年来临床报道多以个例为主，王光耀教授认为假性黑棘皮病证属肝肾阴虚、湿热壅滞，治以清利湿热、补益肝肾。药用鸡血藤、制何首乌、菟丝子、鹿衔草、海螵蛸、荷叶、牡丹皮、赤小豆、紫草、白鲜皮、玄参、酒大黄、桃仁。而王玉玺教授认为良性黑棘皮病第一步予清热解毒祛湿化浊法，湿热之邪解后皮疹变平，患者因邪去而出现畏寒肢冷本虚之象；第二步则补其脾肾之阳，皮疹颜色明显变淡，继肾阴又现不足之象，阴虚而相火妄动。最后予滋阴降火法收功。

【参考文献】

[1] 赵辨. 中国临床皮肤病学 [M]. 南京：江苏凤凰科学技术出版社，2010.

[2] 陈廷婷，叶庭路，邵勇，等，系统性红斑狼疮并黑棘皮病 1 例 [J]. 皮肤性病诊疗学杂志，2018，25 (1)：31-33.

[3] PINHEIRO A C, ROJAS P, CARRASCO F, et al. Acanthosis nigricans as an indicator of insulin resistance in Chilean adult population[J]. Nutr Hosp, 2011, 26(5): 940-944.

[4] HERMANNS-LE T, SCHEEN A, PIERARD G E. Acanthosis nigricans associated with insulin resistance[J]. Am J Clin Dermatol, 2004, 5(3): 199-203.

[5] 王敬梅，张志奎，王耀光. 王耀光主任医师辨证治疗假性黑棘皮病验案举隅 [J]. 亚太传统医药，2016, 10, 12(20): 81-82.

[6] 安立辉，刘贵军，王玉玺. 王玉玺辨证治疗良性黑棘皮病 1 例 [J]. 湖北中医杂志，2008, 30(5): 22.

（刘学伟）

第十一节　黄瘤病

脂质沉积在真皮、皮下组织或肌腱中，被组织细胞吞噬形成组织细胞 - 泡沫细胞，此类细胞聚集形成一种橘黄色或棕色的皮肤肿瘤样改变，被称为黄瘤病（Xanthomatosis）。通常可伴有高脂蛋白血症，也可以作为其典型临床症状的一方面。

【病因及发病机制】

本病确切的机制尚不完全清楚。从病理变化上来讲，血浆脂质（胆固醇、甘油三酯及磷脂）过度升高，导致组织中沉积的脂质过多，组织细胞吞噬脂质后形成黄瘤细胞，这些黄瘤细胞聚集而形成黄瘤。

【临床表现】

黄瘤在临床上可分为多种类型：

1. 睑黄瘤　最常见的一种黄瘤病。皮疹为黄色或橘黄色的丘疹或斑块，一般直径在 20 mm 左右，多发于上眼睑及目内眦附近，对称分布，往往呈多发，可互相融合（各图 23-11-1）。本病大部分患者并不合并高脂血症。

2. 腱黄瘤　本病皮疹表现为肌腱、韧带、筋膜和骨膜上柔软的皮下结节，进展缓慢，通常直径不超过 3 mm，不与皮肤粘连，但受累处皮肤正常。本型通常合并较严重的外周血胆固醇及低密度脂蛋白升高。

3. 结节性黄瘤　好发于关节伸侧（特别是肘膝关节），早期为淡黄色或橘红色的圆形结节（各图 23-11-2），后期部分可融合成较大的纤维化硬结，质地坚硬，可伴有触痛，亦可无痛。本型通常合并原发或继发的高胆固醇血症及血浆低密度脂蛋白升高，及家族性 β 脂蛋白血症。

4. 发疹性黄瘤病　好发于臀部、肩、手以及膝和上肢的伸侧，但原则上全身各部位都有可能出现，初起为针尖至粟粒样大小的黄色或橘色丘疹，周围有红晕，可有瘙痒或压痛，数周后自行消退，留下色素性瘢痕或肥厚的瘢痕。多见于高甘油三酯血症。

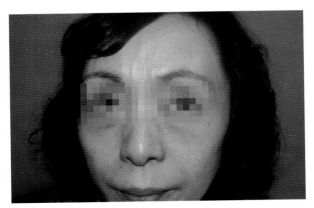

各图 23-11-1　睑黄瘤
（重庆市中医院　龚娟　供图）

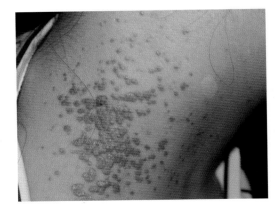

各图 23-11-2　结节性黄瘤
（重庆市中医院　龚娟　供图）

5．结节性发疹性黄瘤　结节性黄瘤和发疹性黄瘤症状混合存在。

6．小结节性黄瘤　好发于耳垂、颈、肘和膝部，皮损为多发的圆形小结节，多为浅黄色，可散在或融合。多见于胆汁性肝硬化患者或胆管闭合。

7．扁平黄瘤　以橘黄色或黄色的扁平斑块为主，可发于全身任何部位（各图 23-11-3）。

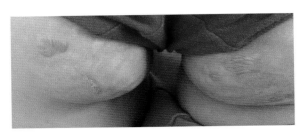

各图 23-11-3　扁平黄瘤
（重庆市中医院　龚娟　供图）

【组织病理】

发疹性黄瘤和别的类型差异较明显，因主要为甘油三酯，所以猩红染色呈橙红色。其他类型 HE 染色可于真皮、肌腱、韧带、筋膜内见到大量的泡沫细胞聚集在胶原中，其特征性表现为 Touton 多核巨细胞，此外可见少量的中性粒细胞、淋巴细胞、嗜酸性粒细胞浸润。

【诊断与鉴别诊断】

本病临床特征明显，其皮损的颜色、形状、大小及发病部位具备一定特异性，加上组织病理学检查一般不难确诊。需要注意的是本病合并的高脂血症及造成原因，需要检测肝肾功能、甲状腺功能、空腹血糖、免疫球蛋白等，然后做出内分泌相关疾病的诊断。

【治疗】

本病需要针对原发的高脂血症及原因进行治疗，药物治疗和高脂蛋白血症基本一致。

局部治疗以液氮冷冻、电凝术、CO_2 激光等物理治疗为主，较大的可考虑直接手术切除。

【预防与调摄】

改变饮食结构，如果原先存在高胆固醇及高饱和脂肪酸类食物饮食，需要低脂饮食。

【临床研究进展】

因本病常合并高脂蛋白血症出现，故可参考本章第九节中研究进展内容。除此之外，需留意的是部分药物引发高脂蛋白血症，从而出现黄瘤病的病例，李栋梁等报告维 A 酸引起高脂血症的可能机制，与维 A 酸刺激肝脏，使三酰甘油合成增加有关。同时也要注意患者合并内科疾病的可能性，尤其是高脂蛋白血症患者出现结节性黄瘤时罹患心血管疾病的概率也相应增多。

【参考文献】

[1] 赵辨. 中国临床皮肤病学 [M]. 南京：江苏凤凰科学技术出版社，2010.

[2] 李栋梁、宣宝和、张静. 全反式维甲酸治疗急性早幼粒细胞白血病致严重高脂血症二例 [J]. 中华血液学杂志，2001, 22(7): 365.

[3] OSTERVEER D M, VERSMISSEN J, YASDANPANAH M, et al. Diffences in charaxteristies and risk of cardiovascular disease iltl familial hypercholesterolemia pailents with and without tendon xarlthoma 8: a systematic review and meta-analysis[J]. Athemsclemsis, 2009, 207(2): 311-317.

（刘学伟）

第十二节　类脂蛋白沉积症

类脂蛋白沉积症（lipoid proteinosis）又名皮肤黏膜透明变性、Urbach-Wiethe 病，是一种罕见的常染色体隐性遗传沉积性疾病，由细胞外基质蛋白 1 基因突变引起。透明蛋白样物质在多器官沉积，包括皮肤、口腔黏膜、喉部和脑。丘疹、结节和点状瘢痕好发于面部；皮肤呈弥漫性蜡样增厚伴疣状改变，多见于肘、膝和手。

【病因及发病机制】

本病病因不明，属常染色体隐性遗传疾病，近期，有学者发现其是由细胞外基质蛋白 1（extracelluar matrix protein 1，ECM1）基因功能缺失突变引起的。ECM1 是一种分泌糖蛋白，其与一种基底膜蛋白聚糖、纤连蛋白、层粘蛋白、Ⅳ型胶原、血小板生长因子 7 及成纤维细胞生长因子等真皮中重要的蛋白相互作用，EMC1 减少或缺失可能导致这些蛋白的功能紊乱，真皮结构出现异常而发病。

【临床表现】

由于累及喉黏膜，最初的表现常常是哭声微弱或嘶哑，可出生即有，并终生存在，随着年龄增长逐渐加重，并可失声。随着病情发展可出现管腔狭窄或闭塞，而出现呼吸困难，需行气管造口术。皮肤表现可在 1 岁多出现，面部及四肢远端等暴露部位反复出现脓疱和大疱，类似脓皮病，最终形成天花样或痤疮样白色萎缩性瘢痕。以后在面部、颈后、手和指出现蜡黄色或象牙色丘疹、结节及疣状斑块。在眼睑部形成特征性皮疹，即上下睑缘串珠状半透明丘疹，又称串珠状睑变性。疣状斑块表面有时显红色并有鳞屑，类似神经性皮炎。全身皮肤可成蜡黄色肥厚，前臂伸侧皮肤类似硬斑病样。常发生斑状脱发，严重时胡须、眉毛、睫毛亦可脱落。颊黏膜及唇内侧面常受累，出现丘疹及斑块，舌增厚而坚硬，表面呈颗粒状，丝状乳头消失，舌运动受限。

【组织病理】

血管显著扩张，管壁增厚，真皮浅层毛细血管和外泌汗腺周围以及增厚的乳头层内有无定形的嗜酸性透明样物质沉积，在真皮深层呈灶性沉积。PAS 染色强阳性物质沉积，刚果红染色和弹性纤维染色均阴性，阿新蓝染色为小灶性阳性，提示沉积物为类脂蛋白。

【诊断与鉴别诊断】

1. 诊断

（1）儿童早期声音嘶哑。

（2）特征性丘疹和结节，尤其是串珠状睑变性。

（3）结合病理。

2. 鉴别诊断　本病可与下列疾病进行鉴别：

（1）红细胞生成性原卟啉病：均有蜡样丘疹和凹陷性瘢痕，但红细胞生成性原卟啉病是光敏性疾病，皮疹发生于暴露部位。组织病理示透明物质没有本病广泛，汗腺的球状蟠管周围无透明物质沉积。

（2）淀粉样变、黄瘤病、丘疹性黏蛋白病和胶样粟丘疹根据组织病理可相鉴别。

【治疗】

主要是对症治疗。

1. 口服维 A 酸或 D- 青霉胺可能对皮肤症状有改善。

2. 局部外用糖皮质激素。

3. 皮肤损害用皮肤刮除术、化学剥脱或 CO_2 激光。

4. 眼睑病变可做睑成形术。

5. 切除声带结节和斑块可改善声音嘶哑。

【预防与调摄】

避免热水烫洗及搔抓，避免刺激，使用保湿剂。

【临床研究进展】

Hamada 等首次将本病定位于染色体 lq21，并进一步证明类脂蛋白沉积症是由于位于 1 号染色体的细胞外基质蛋白 1 基因突变所致，目前已知的突变 46 种，突变类型有纯合子错义突变、移码突变和缺失突变等。迄今我国发现的基因突变 4 种：遗传复合体突变、纯合错义突变、移码突变等。有报道认为阿维 A 酯对于喉部受累的效果好于皮肤受累。有报道局部注射或口服糖皮质激素可缓解局部症状，具体用法为 1 mL 倍他米松加等量利多卡因注射到下唇和舌的两侧，每月 1 次连续治疗 6 个月，然后改用每 2~6 个月 1 次；此外，口服可的松，每平方米体表面积 20~25 mg 的剂量，每 3 天 1 次持续时间为 2 年，治疗后可以使僵硬的下唇和舌黏膜缓解软化，声音嘶哑恢复正常，眼睑缘丘疹及浅表凹陷性瘢痕有所缓解，皮损变得平整光滑，除嗜碱性粒细胞稍增高外无其他明显副作用。

【参考文献】

[1] HAMADA T, MCLEAN W H, RAMSAY M, et al. Lipoid Proteinosis maps to lq21 and is caused by mutations in the extracellular matrix protein 1 gene(ECM1)[J]. Hum Mol Genet, 2002(11): 833-840.

[2] WANG C Y, ZHANG P Z, ZHANG F R, et al. New compound heterozygous mutations in a Chinese family with lipoid proteinosis[J]. Br J Dermatol, 2006, 155: 470-472.

[3] LIU W, XU W, YANG S, et al. A novel missense mutation of the ECM1 gene in a Chinese patient with lipoid proteinosis[J]. Clin Exp Dermatol, 2012, 37: 28-30.

[4] HAN B B, ZHANG X L, Liu Q, et al. Homozygous missense mutation in the ECM1 gene in Chinese Siblings with lipoid proteinosis[J]. Acta Derma Verne, 2007, 87: 387-389.

[5] TOOSI S, EHSANI A H. Treatment of lipoid proteinosis with acitretin: a case report[J]. Eur Acad Dermatol Venereol, 2009, 23(4): 482-483.

[6] ZHANG R, LIU Y, XUE Y, et al. Treatment of lipoid proteinosis due to the p. C220G mutation in ECM1, a major allele in Chinese patients[J]. Transl Med, 2014(12): 85.

（张丰川　孔宇虹）

第十三节　卟啉病

卟啉病（porphyria）又名血紫质病，是血红素生物合成途径中，因某种特异性酶缺乏或活性低下所引起的一组卟啉代谢障碍性疾病。分为先天性和获得性两类。其主要临床特征是光敏性皮损、消化道症状和神经精神症状。根据威胁生命的急性神经系统发作的可能，分为急性型和非急性型。急性卟啉病包括急性间歇性卟啉病（AIP）、变异性卟啉病（VP）、遗传性粪卟啉病（HCP）、ALA 脱水酶缺乏卟啉病（ADP），非急性卟啉病包括迟发性皮肤卟啉病（PCT）、红细胞生成性原卟啉病（EPP）、先天性红细胞生成性卟啉病（CEP）、肝性红细胞生成性卟啉病（HEP）。

【病因及发病机制】

由于编码血红素生物合成通路第二至第八种酶，其中的任何一种酶的基因突变都可导致酶的功能障碍，从而引起卟啉和 / 或卟啉前体病理性的积聚和可检测的排泄。除获得性迟发性皮肤卟啉症外，其他的卟啉症都是遗传性的，或是常染色体显性，或是常染色体隐性遗传。

【临床表现】

急性卟啉病发作时可出现皮肤外的临床表现包括胃肠和代谢系统症状，如腹疝痛，恶心、呕吐，顽固性便秘和低钠血症；神经系统可能出现癫痫发作，感觉异常，肌痛、背痛，运动和感觉周围神经病（截瘫和四肢瘫痪），脑病，焦虑，严重的精神病及昏迷；心脏和肺方面，如心动过速、高血压、呼吸麻痹。

1. 急性间歇性卟啉病　是一种常染色体显性遗传病，以血红素生物合成途径中的第三个酶——胆色素原脱氨酶缺乏为特征，20～40 岁好发，青春期之前罕见，是最常见的急性卟啉病，有急性神经系统发作，但无皮肤表现。

2. 变异性卟啉病　是一种常染色体显性遗传病，以血红素生物合成途径中的第七个酶——原卟啉原氧化酶的缺乏为特征。好发于 20～30 岁，青春期前一般不发病，临床表现多样，患者可单独或同时出现皮肤和神经精神的症状，皮肤可见完整的大疱、糜烂、结痂、粟丘疹和色素沉着的瘢痕，皮损与迟发性皮肤卟啉病的皮疹无法鉴别。

3. 遗传性粪卟啉病　是一种非常罕见的常染色体显性遗传病，以卟啉 - 血红素生物合成途径中的第六个酶——粪卟啉原氧化酶缺乏为特征。青春期前少见，临床与变异性卟啉病相似，但与变异性卟啉症相反的是，本病粪中粪卟啉浓度常常高于原卟啉的浓度。

4. ALA 脱水酶缺乏卟啉病　是一种极其罕见的常染色体隐性遗传病，全世界报道不到 10 例。该病没有重要的临床表现，在幼童以及成人期可出现与 AIP 相同的急性神经系统症状。

非急性卟啉病均以皮肤表现为主要症状，因此皮肤科医生对于这些卟啉病更为关注。

5. 迟发性皮肤卟啉病　是卟啉病中最常见的类型，是由于血红素合成过程中第五种酶——尿卟啉原脱羧酶的催化活性减低所致。又分为获得型（PCT Ⅰ 型）和遗传型（PCT Ⅱ 型）两类。好发于成人曝露部位，光敏感，特征性皮损为皮肤脆性增强、表皮下水疱、多毛以及色素沉着。手和腕部等处因脆性增加，轻微外伤即可导致多发性无痛性红色糜烂，用手指刮划可刮去患部皮肤（Dean 征）。另外，还可有瘢痕性脱发、甲剥离、耳郭营养不良性钙化、硬板病样和硬皮病样改变等。肝脏可发生不同程度损害。

6. 红细胞生成性原卟啉病　为常染色体显性遗传，由血红素生物合成途径的最后一个酶——亚铁螯合酶缺陷所致。多于 3～5 岁内发病，男性多见，其特征性临床表现是曝光 5～30 分钟后，曝光部位出现烧灼感、针刺感或痒感，数小时后出现红斑、水肿，偶尔发生水疱、血疱和紫癜，长期反复发作可出现皮肤增厚，形成蜡样瘢痕以及色素沉着或减退斑，口周出现反射状萎缩性纹理（假性皲裂）。一般始于初春，夏季持续存在，冬季逐渐消退。一般无全身症状，少数患者可有畏寒、发热以及恶心等症状。原卟啉可在肝细胞和胆囊中积聚，造成胆石症和不同程度的肝损伤。

7. 先天性红细胞生成性卟啉病　非常少见，为常染色体隐性遗传，为血红色生物合成途径第四酶——尿卟啉原Ⅲ合酶催化活性显著降低所致。患者出生后不久就会出现严重的皮肤光敏感、大疱、糜烂、剥蚀和溃疡，随后广泛的瘢痕形成和残毁变形，主要在双手。面部常可见眉毛和睫毛缺失，及软骨结构（如鼻部）的严重残毁。还可见红牙、骨发育不全、骨骼异常。

8. 肝性红细胞生成性卟啉病　是隐性遗传，由于 UROD 基因纯合或复合杂合突变，导致尿卟啉原脱羧酶（UROD）活性显著降低所致。在幼童时期发病，最常见首发症状是尿布上的黑尿。随后发生严重的皮肤光敏感、大疱、瘙痒、多毛、色素沉着和形成硬皮病样瘢痕。

【组织病理】

大疱水疱的组织病理为表皮下疱，炎症细胞很少，伴有真皮乳头特征性的锯齿形成，锯齿形成最可能是由于真皮上部血管内及血管壁周围 PAS 阳性的糖蛋白沉积。直接免疫荧光可以显示表皮 - 真皮交界处以及真皮乳头血管周围免疫球蛋白（主要是 IgG，较少为 IgM）、补体和纤维蛋白原的沉积。在硬化的皮损，可以见到真皮纤维化及血管周围 PAS 阳性的沉积物。

【诊断与鉴别诊断】

（一）迟发性皮肤卟啉病（PCT）

根据临床表现如光敏性皮疹、面部多毛、尿中尿卟啉增多及尿卟啉和粪卟啉比值可作为诊断。

但需与其他类型的卟啉病和假卟啉病相鉴别：

（1）变异性卟啉病（VP）：光敏性皮疹与 PCT 类似，患者有胃肠道和神经系统的症状，尿中粪卟啉多于尿卟啉。

（2）肝性红细胞生成性卟啉病（HEP）：主要与 II 型 PCT 鉴别，临床表现与 PCT 相似，但 HEP 患者红细胞内的锌原卟啉升高，红细胞、肝脏和体外培养的皮肤成纤维细胞中 UROD 的活性（正常值的 1%～3%）低于 II 型 PCT（约 50%）。

（3）遗传性粪卟啉病（HCP）：除光敏性皮疹外，患者尚有胃肠道和神经系统的症状，尿中粪卟啉多于尿卟啉。

（4）假性卟啉病：有光敏性皮疹和表皮下水疱，但血中和尿中卟啉正常。

（二）红细胞生成性原卟啉病（EPP）

根据临床表现及血浆、红细胞和粪中原卟啉增加可确诊。若有慢性皮损损害，需做皮肤组织病理以明确诊断。但还应与日光性荨麻疹、光毒性或光敏性接触性皮炎、药物反应、多形性日光疹、种痘样水疱病及类脂蛋白沉积症相鉴别。

（三）先天性红细胞生成性卟啉病（CEP）

根据婴儿期发病、严重的光敏、毁形性皮疹、红牙、红尿、溶血性贫血和脾大等，结合实验室检查可确诊。

应与红细胞生成性原卟啉病（EPP）、肝性卟啉病和其他光敏性皮肤病相鉴别。

（1）红细胞生成性原卟啉病（EPP）：皮肤光敏较 CEP 轻，日照处有明显的灼痛，光敏性皮疹主要为夏令水疱病样或日光性荨麻疹样，血浆和红细胞内原卟啉增多，红细胞在 Wood 灯下荧光不稳定，呈一过性。

（2）肝性卟啉病：如 HEP、PCT、纯合子 VP 等可发生与 CEP 类似的皮疹，临床上常不能区分。但肝性卟啉病的红细胞内卟啉含量正常，红细胞无荧光。HEP 为 UROD 缺乏，CEP 是尿卟啉原 III 合成酶缺乏。

（3）其他光敏性皮肤病：如着色干皮病、夏令水疱病以及营养不良型大疱性表皮松解症等可通过卟啉测定和皮肤组织病理进行鉴别。

【治疗】

卟啉病是遗传病，病因治疗只能是更换有缺陷的酶或基因治疗。但这样的治疗方法目前还正在研究，尚不能应用于人类。

避免 UV 照射、穿日光防护服、规律应用广谱遮光剂既有预防作用，又有治疗作用，但遮光剂的治疗作用是有限的。

PCT 患者首先应去除诱发因素，如饮酒和雌激素治疗。铁超负荷的患者每两周静脉放血约 500 mL，重复进行，可达到满意的疗效。放血疗法可在 2～4 个月内使皮肤脆性和水疱得到缓解，大约 12 个月才能使尿卟啉水平达到正常范围。

还可口服羟氯喹和氯喹，通过加速卟啉的排泄、抑制卟啉的合成起到治疗作用。羟氯喹 200 mg 或氯喹 125 mg，每周两次，6～9 个月大多可完全缓解，也可联合静脉放血疗法，从而加速病情缓解。

β-胡萝卜素可减轻大部分 EPP 患者的灼热、刺痛和光敏反应。给药剂量为儿童每天 30～90 mg，成人每天 60～180 mg，连服 4～6 周，理想的最高血浆浓度为 600～800 μg/dL。

HEP 目前尚无有效的治疗方法，但是教育患者防光非常重要。

【预防与调摄】

对于各种类型的卟啉病来说，防光是非常重要的，要使用广谱遮光剂或日光防护服，严格避免曝露于日光（普通的玻璃窗不能提供保护）及外伤。尽量去除诱发因素，如药物、酒精、雌激素等。

【临床研究进展】

急性卟啉症首要问题为避免各种已知的促发因素。急性发作期对症处理无效时，静脉给予高铁血红素 4～8 mg/kg，连续 4 天，可反馈抑制 ALA 合成酶，减少卟啉及其前体的生成。血红素精氨酸因具较高的稳定性更优于高铁血红素。锌原卟啉与血红素精氨酸同时使用可延长缓解时间。先天性红细胞生成性卟啉症患者需要监测其贫血和皮肤感染的情况。频繁的输血可抑制红细胞的生成，因此减少了卟啉的产生和减轻了光敏。与输血同时给予的去铁胺或 Deferasirox 可以降低铁超负荷。骨髓和造血干细胞移植如果成功，可有效的降低卟啉水平和光敏，已有治愈本病的报道。

【参考文献】

[1] KALMAN D R, BONKOVSKY H L. Management of acute at-tacks in the porphyrias[J]. Clin Dermatol, 1998, 16(2): 299-306.

[2] MURPHY G M. The cutaneous porphyrias: a reriew. The british photodermatology group[J]. Br J Dermatol, 1999, 140: 573-581.

[3] ANDERSON K E, SASSA S, BISHOP D F, et al. Disorders of heme biosynthesis: X-linked sideroblastic anemia and the porphyries. // Scriver CR, Beaudet A, Sly WS, Valle D(eds). The Metabolic and Molecular Bases of Inherited Disease[M]. 8th edn. New York: McGraw-Hill, 2001.

[4] KAUPPINEN R. Porphyrias[J]. Lancet, 2005, 365: 241-52.

[5] DESNICK R J, ASTRIN K H. Congenital erythropoietic porphyria: advances in pathogenesis and treatment[J]. Br J Haematol, 2002, 117: 779-795.

（张丰川　孔宇虹）

第十四节　假性卟啉病

假性卟啉病（pseudoporphyria）又称假性迟发性皮肤卟啉病是由多种原因引起的一种光敏性大疱性皮肤病，其临床表现（如水疱、皮肤脆性增加）和组织病理与迟发性皮肤卟啉病（PCT）相似，但血和尿中卟啉正常。

【病因及发病机制】

很多原因均能引起假性卟啉病，如药物、日光照射、血液透析等。其中药物最为常见，药物中又以非甾体抗炎药（NSAID）如萘普生、萘丁美酮、酮洛芬为多见，还有呋塞米，已报道的其他药物有四环素、萘啶酸、氟尿嘧啶、氟他胺、芳香维 A 酸和 COX-2 抑制剂等。

【临床表现】

常发生在暴露部位的皮肤，多见于手背、指背、面部和下肢伸侧。皮疹与 PCT 相似，主要为局限性水疱、大疱、糜烂、结痂、瘢痕等，偶尔全身泛发，类似于中毒性表皮坏死松解。皮肤脆性增加，但无多毛、异常色素沉着及皮肤硬化等。自觉瘙痒、灼热。

【组织病理】

类似于轻症 PCT，真皮浅层血管壁增厚，PAS 阳性基底膜带增厚，水疱位于表皮下，多在 PAS 阳性基底膜带上，疱底呈彩球状，真皮无或几乎无炎症。

【诊断与鉴别诊断】

假性卟啉病根据临床表现如暴露部位光敏性皮疹、皮肤脆性增加等可诊断。需与迟发性皮肤卟啉病相鉴别，两者在临床表现及组织病理均相似，但假性卟啉病血和尿中卟啉正常。

【预防及治疗】

避免日光和紫外线照射。由药物引起者应停用可疑的诱发药物。

【参考文献】

[1] KALMAN D R, BONKOVSKY H L. Management of acute at-tacks in the porphyrias[J]. Clin Dermatol, 1998, 16(2): 299-306.

[2] MURPHY G M. The cutaneous porphyrias: a reriew. The british photodermatology group[J]. Br J Dermatol, 1999, 140: 573-581.

[3] ANDERSON K E, SASSA S, BISHOP D F, et al. Disorders of heme biosynthesis: X-linked sideroblastic anemia and the porphyries. // Scriver CR, Beaudet A, Sly WS, Valle D(eds). The Metabolic and Molecular Bases of Inherited Disease[M]. 8th edn. New York: McGraw-Hill, 2001.

[4] KAUPPINEN R. Porphyrias[J]. Lancet, 2005, 365: 241-52.

[5] DESNICK R J, ASTRIN K H. Congenital erythropoietic porphyria: advances in pathogenesis and treatment[J]. Br J Haematol, 2002, 117: 779-795.

（张丰川　孔宇虹）

第十五节　皮肤淀粉样变

皮肤淀粉样变（cutaneous amyloidosis）是由于淀粉蛋白质沉积于皮肤中，而不累及其他器官的慢性皮肤病。可为原发性，亦可继发于全身淀粉样变或某些慢性表皮增殖性炎症的皮肤病。本病的特点是质硬且粗糙的丘疹，密集成片，剧烈瘙痒。与中医学文献记载的"松皮癣""顽癣"相似。《医宗金鉴·外科心法要诀》记载："松皮癣，状如苍松之皮，红白斑点相连，时时作痒。"

【病因及发病机制】

中医学认为本病内有蕴湿，外感风邪，风湿搏结，聚积于肌肤，局部气血运行不畅，肌肤失养而发病。或因年老气虚，血行乏力而瘀滞；或情志不畅，肝气郁结，气滞则血瘀；瘀血不去，新血不生，日久肤失濡养，生风化燥而发病。

现代医学认为本病病因尚不清楚。可能与长期摩擦、遗传、免疫、病毒（如 Epstein-Barr 病毒）和环境因素等有关。许多细胞和组织如角质形成细胞、成纤维细胞、肥大细胞等均可合成或衍化为淀粉样蛋白，后者形成后沉积于真皮乳头而致本病。

【临床表现】

1. 斑状淀粉样变（macular amyloidosis）　好发于中年以上女性，主要见于肩胛间区，也可累及躯干和四肢，尤其伸侧。皮损为褐色、灰色或蓝色色素沉着，由点状色素斑融合而成，呈网状或波纹状（各图 23-15-1），一般无自觉症状或仅有轻度瘙痒。慢性病程。

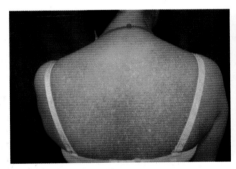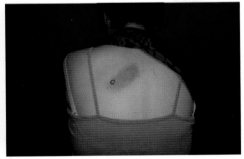

各图 23-15-1　斑状淀粉样变
（重庆市中医院　龚娟　供图）

2. 苔藓样淀粉样变（lichen amyloidosis，LA）　又称淀粉样变苔藓，是皮肤淀粉样变病的丘疹型。中年人多见，两性均可发生。皮疹常对称分布在两小腿胫前，其次在臂外侧、腰、背和大腿，腓部、踝、足背、腹、胸壁、龟头等也可累及。初起为针尖大小褐色斑点，后逐渐增大形成半球形、圆锥形或多角形丘疹（各图 23-15-2），直径约 2 mm，质硬，正常皮色、淡红色或褐色，表面多光滑发亮似蜡样，有时可见少许鳞屑、角化过度或粗糙；早期散在分布，后期密集成片但不融合，边缘仍可见散在的丘疹，小腿和上背部皮损可沿皮纹方向呈念珠状排列。自觉剧烈瘙痒。慢性病程。

上述两种类型可同时存在或相互转变，成为混合型或双相型皮肤淀粉样变。斑状型可因搔抓等慢性刺激转变为苔藓样型，而后者也可因糖皮质激素外涂而转变成前者。

3. 结节性淀粉样变（nodular cutaneous amyloidosis） 又称淀粉样瘤，也有认为是孤立性浆细胞瘤。本型罕见，好发于中年人，女性多见。可发生在面、躯干、四肢及生殖器。皮疹单发或多发，为数毫米至数厘米大蜡样光泽坚实的结节或浸润性斑块，表面光滑，淡红色或黄褐色，可有毛细血管扩张、瘀点，结节中央的皮肤有时萎缩和松弛（各图 23-15-3）。

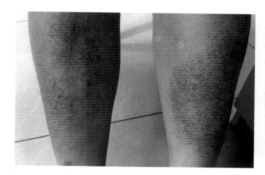

各图 23-15-2　苔藓样皮肤淀粉样变

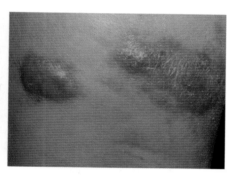

各图 23-15-3　结节性淀粉样变

4. 系统性淀粉样变 累及多个器官，40 岁前少见，平均发病年龄约 65 岁，男性略多于女性，早期临床表现多样，且非特异，包括乏力、体重下降、感觉异常、呼吸困难及晕厥发作。典型的症状有腕管综合征、巨舌、特征性皮肤黏膜损害、肝大和水肿。最常见的皮肤损害是瘀点、瘀斑，发生率约 15%，好发于皮肤褶皱处，如眼睑、眶周（"浣熊眼征"）（各图 23-15-4）、鼻翼褶皱、颈部、腋下、脐部、口腔及肛门、生殖器部位（各图 23-15-5），可自然发生，也可由轻微外伤引起（即拧捏性紫癜）。约 25%的患者可出现皮肤损害，表现为蜡样光泽、半透明或紫癜样丘疹及结节和斑块，表面光滑发亮，且常带出血性。巨舌（发生率 10%～20%）表现为舌弥漫性肿大和坚实，表面光滑、干燥，或布满蜡样丘疹、结节、斑块或大疱，可有皲裂、溃疡和出血，舌缘有齿痕。患者有多系统损害，其中以腕管综合征最为特征，发生率约为 25%。肝大的发生率约 50%，脾大约 10%，还可因肾病综合征（28%）、充血性心衰（17%）或蛋白丢失性肠病而发生水肿，甚至腹水。心脏受累可出现心绞痛、心肌梗死、充血性心力衰竭等，是本病死亡的主要原因。肺部常受累，但多无症状。胃肠道受累表现为出血性炎性肠病。血管受累可出现跛行。淀粉样蛋白沉积在肌肉，可出现肌无力和假性肌肥大，累及三角肌，引起三角肌显著肥大，形成"肩垫征"。关节受累出现类风湿关节炎样症状。本病预后较差，死因主要是心力衰竭和肾衰竭。

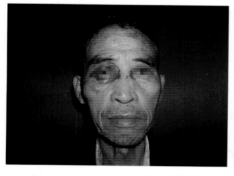

各图 23-15-4　系统性淀粉样变

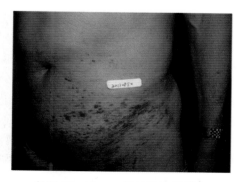

各图 23-15-5　系统性淀粉样变

【组织病理】

斑状和苔藓样淀粉样变的淀粉沉积物多局限于真皮乳头。苔藓样淀粉样变中，乳头内大片沉积物使乳头向两侧延伸，表皮突移位，其上表皮有角化过度和棘层肥厚。常可见到色素失禁及嗜黑素细胞，真皮血管周围稀疏淋巴细胞、组织细胞浸润。结节性淀粉样变中，淀粉样物质弥漫地沉积于真皮、皮下及血管壁，血管周围可见浆细胞浸润。

【诊断与鉴别诊断】

根据皮损形态、好发部位以及组织病理中皮肤淀粉样蛋白的沉积等依据可以诊断。

本病可与下列疾病相鉴别：

（1）慢性单纯性苔藓：应与苔藓样淀粉样变相鉴别，二者均以慢性瘙痒性斑块为特征，常位于胫前，组织病理均可见角化过度、棘层肥厚及中度的淋巴细胞浸润，但慢性单纯性苔藓没有淀粉样蛋白沉积，且其苔藓样变更为明显。

（2）肥厚性扁平苔藓：与苔藓性淀粉样变相鉴别。肥厚性扁平苔藓为紫红色肥厚增殖性斑块，多见于胫前及踝部，组织病理可见基底细胞液化变性及炎症细胞苔藓样浸润。

【治疗】

（一）中医治疗

1. 分型论治

（1）风湿结聚证：

主症：小腿伸侧淡褐色丘疹，坚实粗糙，密集成片，阵发性剧痒，或肩胛部淡褐色网状斑片。舌质淡红，苔白或腻，脉濡或滑。

治法：祛风除湿，通络止痒。

方药：全虫方加减。皮疹坚硬干燥者，可加当归、丹参、地龙、鸡血藤；瘙痒剧烈者，可加威灵仙、海桐皮。

（2）血瘀血燥证：

主症：皮损为暗褐色网状斑丘疹，或暗褐色坚实丘疹，密集成片，肥厚粗糙，瘙痒。舌质暗红有瘀斑，苔薄，脉沉细。

治法：活血软坚，养血润燥。

方药：血府逐瘀汤加减。皮疹粗糙肥厚者，加三棱、莪术、皂角刺、鸡血藤。

2. 内服中成药

（1）血府逐瘀丸：活血化瘀，散结润肤。用于血瘀血燥证。

（2）大黄䗪虫丸：破血化瘀，通络散结。用于血瘀血燥证。

3. 外治

（1）紫草油：活血润肤，散瘀软坚，皮肤干燥可适量外涂患处，每天 2～3 次。

（2）苍肤水剂：皮疹初起，瘙痒剧烈可适量外用，每天 2 次。

（3）止痒洗方：皮疹肥厚坚硬可外用熏洗，每天 1～2 次。

（4）普榆膏：解毒止痒，软化浸润，皮肤干燥肥厚可外涂患处，每天 2 次。

（二）西医治疗

1. 局部治疗 局部外涂强效糖皮质激素制剂，封包或结合使用弱效角质溶解剂，如水杨酸可提高疗效，也可局部皮内注射糖皮质激素。

2. 系统治疗 瘙痒明显，可口服抗组胺药物止痒。维 A 酸类药物口服，如阿维 A 酯 [1 mg/（kg·d）] 或阿维 A [0.5 mg/（kg·d）] 可以明显改善瘙痒症状，并使皮损扁平。沙利度胺、环磷酰胺（50 mg/d）对部分患者有效。

3. 物理治疗 UVB 光疗，隔天 1 次，联合局部糖皮质激素外涂效果较好。对累及四肢的苔藓性淀粉样变皮损，皮肤磨削术有很好的治疗效果。手术、冷冻、电灼及 CO_2 激光均可用于治疗结节性淀粉样变。

（三）中西医结合治疗思路

西医认为本病是由机体代谢异常，导致淀粉样蛋白沉积引起，中医学认为是由于脏腑功能失调导致异常的代谢产物积聚于体内而成，根据好发部位，主要与脾肺肾三脏的功能失调有关。因此临床上以中医治疗调理脏腑功能失调为主，瘙痒明显者配以抗组胺药物对症止痒，局部外用糖皮质激素抗炎止痒，配合中药膏剂润肤止痒，减少患者因瘙痒导致的搔抓刺激，可有效缩短患者病程，改善病情。

【预防与调摄】

1. 规律生活，加强锻炼。
2. 避免饮酒及进食辛辣刺激食物。
3. 避免搔抓、热水烫洗等刺激因素。
4. 避免外用刺激性过强药物。

【临床研究进展】

有文献表明，我国原发性皮肤淀粉样变病患者男女比例将近 1：1，平均发病年龄（28.25±9.368）岁，21～30 岁为发病高峰年龄，这与国外人群的年龄分布类似，最常见的类型是苔藓型，最常见的发病部位是双小腿，其次是前臂和后背。有学者对 29 个原发性皮肤淀粉样变的台湾家系进行基因研究，发现了 3 个新的 OSMR 基因突变位点和 1 个新的 IL-31 RA 基因突变位点，并再次证实 OSMR 和 IL-31 RA 这两种编码 IL-6 家族细胞因子受体基因与家族原发皮肤淀粉样变有关。近年来有研究表明，在药物诱发的小鼠皮肤淀粉样物质沉积区局部注射淀粉样蛋白低聚物抗体，真皮中淀粉样物质明显减少，由此为治疗淀粉样变病提供了新思路，而其可能存在的不良反应仍需进一步研究。

【医家经验与争鸣】

李元文认为皮肤淀粉样变属于顽湿聚结，化生为痰，久困肌肤。本病初期风湿之邪蕴久化热，湿热阻滞气机，气血运行不畅，肌肤失养，故治以清热祛湿为主，辅以熄风止痒；病情反复不愈，症状改善不明显者，为久病入络，气血运行不畅，以致经脉阻塞，气血瘀结，肌肤失养，反复不愈，依据"久病必虚""久病多瘀"理论，当治以扶助正气、活血化瘀。

岳仁宗认为本病基本病机为气滞水郁于肌表，主要病因有二：①外感六淫留滞肌肤不去，而致水液或血行郁滞。②肺、脾等脏腑功能失调，水液代谢失调，水气郁滞肌表。其基本治则为行气宣水。同时根据标本缓急及兼夹症之不同灵活变化。若以外邪侵袭为主，则当祛邪行气宣水；若兼脏腑功能失调，又当调和脏腑，行气宣水；若兼有瘀血阻滞，则宜辅以活血化瘀；若久郁化热，则宜辅以清热。采用大青龙汤治疗每多良效。

艾儒棣认为本病总因气血失调，风、湿、热阻于肌肤而发，其分为痰浊阻滞、湿瘀蕴结等证型，治疗时在辨证施治的基础上注意除湿化痰，分别治以健脾除湿、化痰软坚和除湿化瘀、安神止痒，以增强疗效。

【参考文献】

[1] 吴芳芳，吕萍，薛汝增，等. 48 例原发性皮肤淀粉样变病 OSMR 基因突变检测 [J]. 安徽医科大学学报，2018，53(10)：1636-1640.

[2] LIN M W, LEE D D, LIU T T, et al. Novel IL31RA gene mutation and ancestral OSMR mutant allele in familial primary cutaneous amyloidosis[J]. Eur J Hum Genet, 2010, 18(1): 26-32.

[3] CLOS A L, LASAGNA-REEVES C A, WAGNER R, et al. Therapeutic removal of amyloid deposits in cutaneous amyloidosis by localised intralesional injections of anti-amyloid antibodies[J]. Exp Dermatol, 2010, 19(10): 904-911.

[4] 张丰川，付蓉. 李元文配方颗粒治疗皮肤病经验 [M]. 北京：北京科学技术出版社，2017.

[5] 杨金蓉，岳仁宗，涂萱，等. 大青龙汤治疗原发性皮肤淀粉样变 [J]. 现代中医药，2017，37(1)：1-5.

[6] 郑雨佳，黄晓凌，李莹，等. 从湿痰角度浅谈皮肤淀粉样变的辨证治疗 [J]. 甘肃中医，2008，21(6): 7-8.

（张丰川　孔宇虹）

第十六节　皮肤黏蛋白病

硬化性黏液性水肿

硬化性黏液性水肿（scleromyxedema）是黏液水肿性苔藓的一种亚型，是一种罕见的慢性进行性代谢性疾病。病理上真皮内有黏蛋白沉积和成纤维细胞及胶原增生，临床上以泛发性丘疹和硬皮病样损害为其特点。中年人好发，男女均可受累。

【病因及发病机制】

雏玉辉等认为凡肌肤出现结聚、痰核、肿块，主要原因是痰湿、气血、瘀浊结聚于局部身体部位，其症虽在外表现为有形之实物，实乃由于脏腑功能失调、升降出入失常和气血运行不畅引起，主要责之于脾胃功能失调。脾胃主居中州，是生化气血、升清降浊的主要脏腑，一旦失调，则痰湿、瘀浊随之而生。

现代医学认为本病病因目前尚不清楚。单克隆丙种球蛋白病在本病中的意义尚存争议。研究发现，患者的血浆能够引起成纤维细胞增生，但去除血浆中 IgG 成分后仍能够引起成纤维细胞增生，提示循环中除 IgG 外的其他因子在发病机制中起作用。Earl 提出本病系成纤维细胞和酸性黏多糖平衡失调所致。季素珍等曾报告 1 例家族性黏液水肿性苔鲜，认为本病可能与遗传因素有关。

【临床表现】

表现为多数密集排列、直径 2～3 mm 坚实的蜡样丘疹，皮疹广泛，呈对称分布。最常受累的部位是手、前臂、头颈部、躯干上部和股部。不痒或有微痒。除丘疹外，皮肤弥漫性浸润肥厚，呈硬皮样外观，但能活动和捏起，眉间易受累，有纵形沟形成（各图 23-16-1）。硬皮病样损害严重时或晚期可使指趾端硬化，张口睁眼及关节活动受限。本病几乎总是伴有副蛋白血症，单克隆丙种球蛋白通常为 IgG，伴 γ 轻链。患者可有多系统受累表现，包括吞咽困难、近端肌力减退、周围神经病变、关节病变、限制性或阻塞性肺疾病以及肾脏疾病。这些症状可与皮肤表现同时或之后发生。

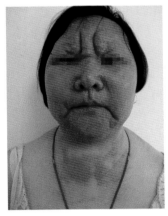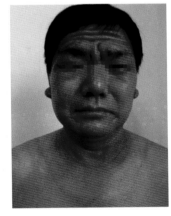

各图 23-16-1　硬化性黏液性水肿

【组织病理】

表皮可以是正常或由于下方黏蛋白的压力和纤维化而变薄。真皮中、上层广泛的黏蛋白沉积，阿新蓝染色阳性，成纤维细胞显著增生，呈不规则排列，胶原沉积增多。浅表血管周围轻微的淋巴细胞及浆细胞浸润。弹性纤维呈碎片状并且数量减少。

【诊断与鉴别诊断】

1. 诊断　Rongioletti.F 等提出的诊断标准可供参考：

（1）泛发性丘疹和硬皮病样皮疹。

（2）真皮黏蛋白沉积、成纤维细胞增生和纤维化。

（3）血清单克隆 γ 球蛋白升高。

（4）甲状腺未受累。

2. 鉴别诊断　本病可与下列疾病进行鉴别：

（1）硬皮病：该病为整个皮肤发硬，不能推动，皮肤上没有苔藓样丘疹出现，常有系统损害，组织学改变为胶原纤维肿胀或变形，阿新蓝染色阴性。而本病虽有皮肤变硬，但皮肤可推动，组织学改变为真皮内黏蛋白沉积。

（2）皮肤淀粉样变：为斑状或苔藓样皮疹，常伴剧痒，一般无其他器官受累，组织病理为真皮乳头层淀粉样物质沉积，结晶紫染色阳性。

（3）硬肿症：以肩、背部皮肤硬肿为主，无苔藓样丘疹，手、足、腹部、下肢很少受累，一般无系统病变，有自愈倾向。

【治疗】

（一）中医治疗

雒玉辉等认为本病为本虚标实之证，肺气虚、脾胃运化失调是发病之关键，辨证属气血瘀滞、痰湿凝结，是该病的病理基础，治疗应以宣肺理气、健脾化痰、活血化瘀为主，可选二陈汤加减方。

（二）西医治疗

尚无特效疗法。常用的化疗药有美法仑、环磷酰胺、环孢素、盐酸苯丁酸氮芥等，可产生一些临床缓解，但需注意潜在的毒副作用。大剂量糖皮质激素系统应用有效，但是疗效短暂。糖皮质激素和化疗药联合应用有望提高疗效。维 A 酸类、IVIG、血浆置换、体外光化学疗法、皮肤磨削术、局部涂抹二甲基亚砜均有一些疗效。

（三）中西医结合治疗思路

中西医结合，标本兼治。

【参考文献】

[1] 雒玉辉，李树君，张玉琴. 中西医结合治疗黏液水肿性苔藓验案 1 则 [J]. 中医研究，2016, 29(2): 46-48.

[2] HARPER R A, RISPLER J. Lichen myxedematosus serum stimulates human skin fibroblast proliferation[J]. Science, 1978, 199: 545-547.

[3] 季素珍，涂平，朱光哲. 家庭性黏液水肿性苔藓一例 [J]. 中华皮肤科杂志，1999, 32(1): 11.

[4] RONGIOLETTI F, REBORA A. Updated classification of papular mucinosis, lichen myxedematosus, and scleromyxedema[J]. J Am Acad Dermatol, 2001, 44(2): 273-281.

局限性黏液水肿性苔藓

局限性黏液水肿性苔藓（localized variants of lichen myxedematosus）也称局限性丘疹黏蛋白病，是黏液水肿性苔藓的一种亚型。其特点为无系统损害和副蛋白血症，患者仅在少数部位（通常是四肢、躯干）出现小而坚实的蜡样丘疹，也可有结节以及由丘疹融合成的斑块。

【病因及发病机制】

中医学认为本病的发生与禀赋不耐、外邪侵袭有关。先天禀赋不耐，腠理不密，卫外不固，邪气侵袭，入于腠理，伏留不去，搏结于气血，阻滞于肌肤经络，结积而成。《黄帝内经》："风雨寒热不得虚，邪不能独伤人。卒然逢疾风暴雨而不病者，盖无虚，故邪不能独伤人。此必因虚邪之风，与其身形，两虚相得，乃客其形……虚邪之中人也，始于皮肤，皮肤缓则腠理开，开则邪从毛发入……留而不去，传舍于肠胃之外，募原之间，留着于脉，稽留而不去，息而成积，或著孙脉，或著络脉，或著经脉，或着著脉，或著于伏冲之脉，或著于膂筋……卒然外中于寒，若内伤于忧怒，则气上逆，气上逆则六输不通，温气不行，凝血蕴里而不散，津液涩渗，著而不去，而积皆成矣。"

现代医学认为本病病因不明。局限性黏液水肿性苔藓可与 HIV 感染、暴露于毒油或 L 型色氨酸以及 HCV 病毒感染伴发。

【临床表现】

依据临床，本病可分为四种亚型。

1. 孤立丘疹型 皮疹为 2～5 mm 大小的坚实光滑蜡样丘疹，数个至数百个不等，对称分布在四肢和躯干，面部不受累。皮损缓慢进展，无系统受累，但皮损很少自发缓解。

2. 肢端持久型丘疹黏蛋白症 为多发的象牙色或肤色的丘疹，主要分布在手背、腕伸面和前臂远端伸侧，以女性多见，皮损持续存在，缓慢增多，无系统受累（各图 23-16-2）。

3. 婴儿皮肤黏蛋白症 又称婴儿丘疹黏蛋白病，皮损为坚实的乳白色丘疹，可有结节，分布在上臂和躯干。无系统受累，也不会自行缓解。

4. 结节性黏液水肿性苔藓 以四肢和躯干多发性结节为特征，间有少许或无丘疹。

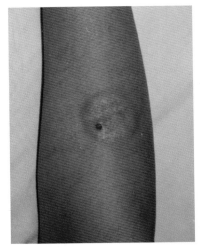

各图 23-16-2　局限性黏液水肿性苔藓

【组织病理】

缺乏特异性。在网状真皮的中上层有黏蛋白的沉积，数量不等的成纤维细胞增生，纤维化不显著甚至可以缺如。在肢端持久型丘疹黏蛋白症中，黏蛋白主要聚积在网状真皮的上部（表皮下带有少量），并且成纤维细胞数量没有增加，在婴儿皮肤黏蛋白症中，黏蛋白位置表浅，好似被表皮覆盖。

【诊断与鉴别诊断】

1. 诊断 Rongioletti. F 等提出的诊断标准可供参考：

（1）丘疹性损害或结节，部分丘疹融合为斑块。

（2）病理示黏蛋白沉积合并不同程度的成纤维细胞增生。

（3）血浆中 γ 球蛋白阴性。

（4）甲状腺未受累。

2. 鉴别诊断 本病可与下列疾病进行鉴别：

（1）丘疹型环状肉芽肿：两者均可表现为发生于手背和前臂伸侧的肤色丘疹，但丘疹型环状肉芽肿好发于儿童和青少年，组织病理表现为真皮浅层栅栏状肉芽肿形成。

（2）肢端汗管瘤：两者均可表现为肢端的肤色小丘疹，但肢端汗管瘤的皮损较小，且病理表现为真皮浅层嗜碱性细胞构成的上皮细胞团，一端呈导管状，另一端为实体细胞条索的结构，形如逗点或蝌蚪状，没有真皮浅层黏蛋白的沉积。

（3）皮肤淀粉样变：鉴别同硬化性黏液性水肿。

【治疗】

（一）中医治疗

中医主要以辨证论治为主；可按化痰软坚、活血祛瘀治则试治，药物选用海藻、昆布、白前、白僵蚕、牡蛎、蛤壳、皂角刺、半夏、厚朴、浙贝母、瓜蒌等以化痰软坚，炮穿山甲等以活血祛瘀，再根据患者瘙痒情况，适当加用一些徐长卿、防风、羌活、苍耳子、苦参等祛风药。辨证用药中可酌情加入宣表、固卫之品。

（二）西医治疗

目前尚无特效疗法。本病通常仅累及皮肤，也不会发展为硬化性黏液水肿，因而可不必治疗，保持观察病情即可。局部皮质激素可有一些益处。

【医家经验与争鸣】

王天宝等认为皮肤黏液水肿性苔藓，辨证属气虚血瘀，痰阻脉络，治法为益气活血、化痰通络。给予患者血必净注射液、参芪扶正注射液治疗，并配合针刺、放血、火针疗法，效果显著。

【参考文献】

[1] JEAN L BOLOGNIA, JOSEPH L JORIZZO, RONALD P RAPINI. 皮肤病学 [M]. 2 版. 朱学骏，王宝玺，孙建方，等译. 北京：北京大学医学出版社，2015.

[2] HARPER R A, RISPLER J. Lichen myxedematosus serum stimulates human skin fibroblast proliferation[J]. Science, 1978, 199: 545-547.

[3] 王天宝，郗雅珺，孙涛，等. 火针治疗皮肤黏液水肿性苔藓的临床体会 [J]. 内蒙古中医药，2013, 32(10): 60, 93.

网状红斑性黏蛋白病

网状红斑性黏蛋白病（reticular erythematous mucinosis，REM）是一种少见的皮肤黏蛋白病。胸、背部发生网状红斑、丘疹或斑块，光照后加重为其临床特征。常见于中年女性，男性和儿童也有发生。

【病因及发病机制】

中医病因、病机可参考局限性黏液水肿性苔藓。

现代医学认为本病病因不明。日晒、口服避孕药、月经、妊娠可能诱发或加重本病。文献报道与本病合并发生的疾病有甲状腺功能亢进或减退、盘状红斑狼疮、恶性肿瘤、肌病、多发性神经炎、艾滋病等，提示本病为免疫性疾病。

【临床表现】

表现为淡红色的斑疹和丘疹，逐渐融合成网状红斑或斑块样损害（各图 23-16-3）。好发于胸、背部中线部位，有时皮损可扩展到腹部。皮疹多无痒感，但日晒后可有瘙痒。本病呈慢性经过，预后大多良好，部分患者皮损可自行消退。

【组织病理】

表皮正常，真皮中血管和毛囊周围有轻中度淋巴细胞浸润，胶原束间有黏蛋白沉积，阿新蓝染色阳性。直接免疫荧光通常是阴性，偶在基底膜间有 IgM、IgA、C3 呈颗粒状沉积。

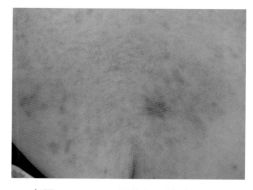

各图 23-16-3　网状红斑性黏蛋白病

【诊断与鉴别诊断】

1. 诊断

（1）好发于中年女性，日晒后加重。

（2）胸背部持久的网状红斑、丘疹或斑块。

（3）组织病理示真皮中有黏蛋白沉积和淋巴细胞浸润。

2. 鉴别诊断　本病可与下列疾病进行鉴别：

（1）肿胀性红斑狼疮：组织病理改变两者相似，但临床表现为局限于光暴露部位、表面光滑的红斑或斑块，部分患者自身抗体阳性。REM 皮损主要为胸背部的网状红斑、丘疹或斑块，自身抗体阴性。

（2）Jessner's 皮肤淋巴细胞症：表现为分布于面部的丘疹、结节、红斑性损害，无光敏感。组织病理检查显示真皮血管及附属器周围淋巴细胞浸润，但无黏蛋白沉积。

（3）皮肌炎：有时 REM 患者皮损表现为面颈部、胸前 V 区浸润性红斑，并伴有双上眼睑的水肿，临床表现与皮肌炎类似。但患者常无肌力受损的临床表现，肌酶、肌电图等实验室检查以及组织病理检查可鉴别。

【治疗】

1. 系统治疗　抗疟药如氯喹、羟氯喹常常有效，皮损可在 2~6 周内消退。

2. 局部治疗　外用遮光剂、他克莫司软膏有效。

3. 物理治疗　有报道脉冲染料激光治疗能使皮损消退，亦有用 UVA1 照射治疗成功的病例。

【参考文献】

[1] SIDWELL R U, FRANCIS N, BUNKER C B. Hormonal influence on reticular erythematous mucinosis[J]. Br J Dermatol, 2001, 144(3): 633-634.

[2] QUIMBY S R, PERRY H O. Plaquelike cutaneous mucinosis: its relationship to reticular erythematous mucinosis[J]. J Am Aead Dermatol, 1982, 6(5): 856-861.

[3] BRADDOCK S W, Davis C S, Davis R B. Reticular erythematous mucinosis and thrombocytopenic purpura. Report of a case and review of the world literature, including plaque-like cutaneous mucinosis[J]. J Am Acad Dermatol, 1988(19): 859-868.

[4] RONGIOLETTI, GHIGLIOTTI, D E MARCHI, et al. Cutaneous mucinoses and HIV infection[J]. Br J Dermatol, 1998, 139(6): 1077-1180.

[5] MICALIZZI C, PARODI A, REBORA A. Myopathy, destructive arthropathy and peripheral neuropathy in a patient with reticular erythematous mucinosis and monoclonal gamma-pathy[J]. Dermatology, 1999, 199: 371-372.

[6] APARICIO MARTINEZ J C, MARCOS SANCHEZ F, JUAREZ UCELAY F, et al. Erythematous reticular mucinosis associated with breast cancer[J]. An Med Interna, 1990, 7(2): 75-76.

[7] VELASCO J A, SANTOS J C, VILLABONA V, et al. Reticular erythematous mucinosis and acral papulokeratotic lesions associated with myxoedema due to Hashimoto thyroiditis[J]. Dermatology, 1992, 184(1): 73-77.

[8] GREVE B, RAULIN C. Treating REM syndrome witll the pulsed dye laser[J]. Lasers Surg Med, 2001, 29(3): 248-251.

[9] MEEWES C, HENRICH A, KRIEG T, et al. Treatment of reticular erythematous mucinosis with UV-A1 radiation[J]. Arch Dermatol, 2004, 140(6): 660-662.

自愈性皮肤黏蛋白病

自愈性皮肤黏蛋白病（self-healing cutaneous mucinosis）是一种罕见的皮肤黏蛋白病。急性发生的多发性丘疹和结节，伴有多关节炎，数周或数月后自愈为其临床特征。多发于青少年，偶见成年人。

【病因及发病机制】

中医学认为本病的发生为风湿热邪蕴阻于肌腠所致。

现代医学认为本病病因不清楚。突然起病和迅速自愈提示本病可能与病毒感染有关，有学者认为是病毒激发使局部成纤维细胞的合成功能发生暂时性改变的结果。

【临床表现】

表现为突然发生的多发性象牙白色丘疹，可融合成线状斑块，主要见于面颈部、头皮、躯干和关节周围；关节周围和面部有深在性结节；眶周和面部出现硬性水肿。膝、肘及手关节有急性关节炎表现。病情在几周至几个月内可以自然缓解，不留后遗症。

【实验室检查】

甲状腺功能正常，无副蛋白血症和骨髓浆细胞增生。

【组织病理】

表皮无异常。丘疹性皮损示真皮内有黏蛋白沉积，伴轻微炎症和成纤维细胞数量轻度增生。结节性皮损为真皮深层和皮下组织黏蛋白沉积，伴纤维化和成纤维细胞的显著增加。

【诊断与鉴别诊断】

1. 诊断

（1）青少年发病，起病急，数周或数月后自愈。

（2）象牙白色丘疹、深在性结节，好发于头部和关节周围。

（3）伴多关节炎。

2. 鉴别诊断　本病可与下列疾病进行鉴别：

（1）婴儿皮肤黏蛋白病：皮疹发生在出生时或出生后数月，患儿无关节炎，无自愈倾向。

（2）黏液水肿性苔藓：起病缓慢，以局部或全身皮肤出现苔藓样丘疹、结节、斑块、硬皮病样改变为特征，常累及多个系统，多有副蛋白血症，无自愈倾向。

（3）毒油综合征黏蛋白病：是由食入掺杂有苯胺而变质的菜籽油所致，有多系统受累，无自愈倾向。

【治疗】

（一）中医治疗

可辨证选用祛风解表、清热利湿药物。

（二）西医治疗

无需治疗，预后良好。

【参考文献】

赵辨. 中国临床皮肤病学 [M]. 2 版. 南京：江苏凤凰科学技术出版社，2017.

胫前黏液性水肿

胫前黏液性水肿（pretibial myxedema，PTM）是指主要发生于胫前皮肤的黏蛋白聚集性水肿。以胫部皮肤硬化为特征，常与甲状腺功能亢进，特别是毒性弥漫性甲状腺肿（Graves 病）伴发。中年人患病率较高，男女比例约 1：4。

【病因及发病机制】

本病在中医属于"痰肿""水肿"的范畴，病机多认为是痰、湿、瘀结于胫前而生。其病因与先天禀赋不足，后天调理失度以及外邪侵袭等因素相关，与肝、脾、肾关系较为密切。肾阳为气化之根本，肾阳不足，津不能化；饮食不节，脾胃受损，运化失常，水湿停聚；情志不调，郁怒伤肝，肝失疏泄，气机不畅；或瘀血阻滞于局部；或外邪侵袭机体，导致邪气结聚等；致邪气内生，为痰、为饮、为湿、为瘀，结聚于胫前而发病。《黄帝内经》曰："夫百病之始生也，皆于风雨寒暑，清湿喜怒，喜怒不节则伤脏，风雨则伤上，清湿则伤下……虚邪之中人也，始于皮肤，皮肤缓则腠理开，开则邪从毛发入……留而不去，传舍于肠胃之外，募原之间，留着于脉，稽留而不去，息而成积，或著孙脉，或著络脉，或著经脉，或着著脉，或著于伏冲之脉，或著于膂筋……卒然外中于寒，若内伤于忧怒，则气上逆，气上逆则六输不通，温气不行，凝血蕴里而不散，津液涩渗，著而不去，而积皆成矣。"

现代医学认为本病病因目前尚未完全阐明，目前认为与自身免疫紊乱相关。患者血中可检测出促甲状腺激素受体（TSH-R）和胰岛素样生长因子 1 受体（IGF-1 R）的自身抗体，PTM 皮损真皮成纤维细胞表达 TSH-R 和 IGF-1 R，自身抗体和 / 或特异性的 T 淋巴细胞可促使局部皮肤发生炎症反应，进而诱导成纤维细胞分泌过量黏蛋白。另外，在 Graves 病患者血清中可检测到长效甲状腺刺激因子（LATS），LATS 能激活淋巴细胞刺激成纤维细胞产生大量黏蛋白，沉积于胫前皮肤的真皮及皮下组织而导致发病。肥胖和吸烟亦是本病的危险因素。

【临床表现】

皮损最常见于两小腿胫前区，先从胫前下部开始，逐渐扩展至小腿屈侧、踝部、足背，重者可累及大腿甚至整个下肢，偶尔也可发生于肘部、手背部，甚至面部。损害为圆形或类圆形非凹陷性水肿性坚实性斑块或结节，表面凹凸不平，毛孔粗大呈橘皮状外观。皮损呈正常肤色、淡红色或玫瑰色，皮损处常伴有多汗和多毛（各图 23-16-4）。一般无自觉症状，偶有轻微痛痒。常有甲状腺功能亢进症和突眼症。

临床表现分为三型：皮损局限于胫前和趾部为局限型；弥漫于胫前和足背为弥漫型；两小腿弥漫性水肿性斑块，皮肤纤维化和疣状结节，类似象皮腿为象皮病型。

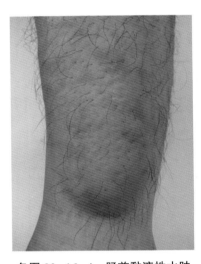

各图 23-16-4　胫前黏液性水肿

【组织病理】

表皮角化过度，毛囊角栓，表皮突变平；真皮水肿，真皮中、下部由于黏蛋白沉积致胶原束分离，真皮增厚，血管及附属器周围有炎细胞浸润；阿新蓝染色阳性。

【诊断与鉴别诊断】

1. 诊断

（1）发生在胫前非凹陷性、水肿性、坚实性、斑块或结节，呈橘皮样外观。

（2）常有甲状腺功能亢进症和突眼症。

（3）皮损组织病理可明确诊断。

2. 鉴别诊断　本病可与下列疾病进行鉴别：

（1）皮肤淀粉样变：皮损为半球形、圆锥形或多角形硬化丘疹且密集成片，真皮乳头有淀粉样物质沉积，伴剧痒，无甲状腺疾患。

（2）类脂质渐进性坏死：表现为胫前边界清楚的蜡样、黄棕色斑块，中央凹陷，伴毛细血管扩张，病理改变为真皮胶原纤维渐进性变性、坏死，伴淋巴细胞、组织细胞、多核巨细胞浸润，无甲状腺疾患。

（3）黏液水肿性苔藓：皮损为直径 2 ~ 4 mm、肤色、淡红或黄色苔藓样丘疹，好发于手足背、四肢伸侧、上胸背、腋窝及面部，与本病的临床特征不同，可作鉴别。

【治疗】

（一）中医治疗

本病符合中医学中的痰湿瘀证范畴，以疏肝理气、健脾除湿化痰、活血化瘀通络为治则，根据辨证选择用药。如寒湿痰凝者可选用阳和汤；瘀血阻络可选用桂枝茯苓丸、补阳还五汤、大黄䗪虫丸等。

（二）西医治疗

1. 局部治疗　局部注射糖皮质激素或外用强效激素软膏。

2. 系统治疗　对重症患者，可系统应用糖皮质激素、静注人免疫球蛋白，对改善皮肤和眼睛症状有效。

3. 物理治疗　在上述治疗基础上辅助使用弹力绷带或加压弹力袜，可获较好效果。

（三）中西医结合治疗思路

西医治疗本病主要是局部或系统使用糖皮质激素，长期使用副作用较大，且易复发，配合服用中药复方煎剂，不仅协同消除胫前黏液水肿，而且对突眼及甲亢症状亦有相当效果，且疗效持久。

【预防与调摄】

1. 生活规律，平衡心理。

2. 戒烟、控制体重，维持甲状腺功能正常。

3. 低碘饮食。

【医家经验与争鸣】

陈如泉认为本病病因与情志不遂、嗜食咸辣厚味、水土及禀赋有关。病位主要在肝脾，肝郁气滞，脾伤气结或气虚痰阻，气滞或痰气郁结日久，深入血分，血气稽留不得行，日积月累而形成胫前紫暗肿胀。病机以血瘀于下肢为标为急，故用方治以活血祛瘀为先。以虫药水蛭破血逐瘀通经；毛冬青助水蛭活血通经消肿；以益母草、泽兰活血利水消肿；以怀牛膝引药下行，直达病所，又可活血化瘀加强活血之效。

【参考文献】

[1] 郭军. 中西医对黏液性水肿病机的探讨 [J]. 实用中医内科杂志, 2009, 23(11): 81-82.

[2] SMITH T J. HOA N. Immunoglobulins from patients with Graves' disease induce hyaluronan synthesis in their orbital fibroblasts through the serf-antigen. insulin-like growth factor-I receptor[J]. J Clin Endocrinol Metab, 2004, 89(10): 5076-5080.

[3] ZHANG L, BOWEN T, GRENNAN-JONES F, et al. Thyrotropin receptor activation increases hyaluronan production in preadipocyte fibroblasts: contributory role in hyaluronan accumulation in thyroid dysfunction[J]. J Biol Chem, 2009, 284(39): 26447-26455.

[4] HARDISTY C A, FOWLES A, MUNRO D S. Serum long acting thyroid stimulator(LATS) and LATS-protector(LATS-P)in Graves' disease associated with localized myxedema[J]. Journal of Endocrinological Investigation, 1984, 7(2): 151-155.

[5] STAN M N, BAHN R S. Risk factors for development or deterioration of Graves' ophthalmopathy[J]. Thyroid, 2010, 20(7): 777-783.

[6] LOIS N, ABDELKADER E, REGLITZ K, et al. Environmental tobacco smoke exposure and eye disease[J]. Br J Ophthalmol, 2008, 92(10): 1304-1310.

[7] 巩静. 陈如泉治疗甲亢胫前黏液性水肿验案二则 [J]. 湖北中医杂志, 2013, 35(10): 33.

黏液样囊肿

黏液样囊肿（myxoid cyst）又称指黏液样囊肿，是指发生在指（趾）末端或末节指（趾）关节背面或侧面含黏液的囊肿。表面光滑或轻度疣状增生的囊性结节，质柔软或橡皮状韧度，皮肤色，半透明状，穿刺后可流出黏液样物质为其临床特征。本病多见于中老年人，女性较多。

【病因及发病机制】

目前认为损伤和慢性压力与囊肿形成有关。根据囊肿形成机制，本病分黏液瘤型和腱鞘瘤型。黏液瘤型与局灶性黏蛋白病相似，系成纤维细胞产生过多黏蛋白所致，并有胶原形成减少或缺乏；腱鞘瘤型是在末节指（趾）关节腔和囊肿间存在通道，玻璃酸来源于关节液的漏出。

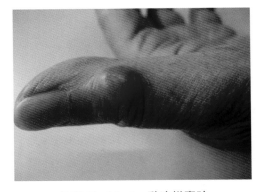

各图 23-16-5　黏液样囊肿

【临床表现】

直径 3～15 mm 的表面光滑或轻度疣状增生的囊性结节，质柔软或橡皮状韧度，皮肤色，半透明状，刺破后流出半透明黏稠液体。多为单发，但也可两个或几个。黏液瘤型皮损呈半球囊性结节，位于甲皱襞近侧，有波动感。若发生在甲床时可使指甲变形，呈现纵深沟纹。腱鞘瘤型好发于手指或足趾末端，尤其好发于末指（趾）关节背面（各图 23-16-5）。一般无症状，偶有疼痛或触痛。大多数病例经久不消退，但也有自然痊愈者。

【组织病理】

黏液瘤型的早期与局灶性黏蛋白病相似，为一团境界不清的黏蛋白，随后形成多数裂隙，并逐渐融合成大的囊腔，腔内的黏蛋白主要是玻璃酸，黏液中有散在的成纤维细胞；早期囊腔与表皮之间隔有黏蛋白基质，晚期则直接位于表皮下。腱鞘瘤型有时可见囊腔内衬有上皮，并有蒂与关节腔相连。

【诊断与鉴别诊断】

1. 诊断

（1）好发于中老年女性。

（2）皮损位于指（趾）末端或末节指（趾）关节背面或侧面。

（3）皮损为半球形、肤色、半透明的囊性结节，表面光滑或轻度疣状。

（4）针刺破后有半透明的黏稠液体流出。

2. 鉴别诊断　本病可与下列疾病进行鉴别：

（1）寻常疣：皮损为灰褐色、棕色或皮色丘疹，表面粗糙，质地坚硬，呈乳头瘤状增生。

（2）腱鞘巨细胞瘤：本病多见于青年人，皮损为圆形、椭圆形结节，生长缓慢，呈坚实性无痛性肿块。组织病理显示此瘤呈分叶状，瘤内细胞由组织细胞样单核细胞、成骨样多核巨细胞、黄色瘤细胞、慢性炎症性细胞、含铁血黄素巨噬细胞和胶原化基质以不同比例混合组成。

【治疗】

可将囊肿内黏液排出后，注入小剂量糖皮质激素。也可采用手术、冷冻、激光、电灼或红外线光凝固术等，但复发率较高。

【参考文献】

[1] ZUER T J. Office management of digital mucous cysts[J]. Am Fam Physician, 2001, 64(12): 1987-1990.

[2] DE BERKER D, LAWRENCE C. A simplified protocol of steroid injection for psoriatic nail dystrophy[J]. Arch Dermatol, 2001, 137(5): 607-610.

（陈利远）

第十七节　特发性皮肤钙沉着症

特发性皮肤钙沉着症（idiopathic calcinosis cutis）是指血清钙、磷正常、原因不明的皮肤、皮下组织的钙沉着。根据临床表现，主要分为以下类型。

阴囊特发性钙化性结节

阴囊特发性钙化性结节（idiopathic calcified nodules of the scrotum）是特发性皮肤钙沉着症中最常见的一型，临床特征为阴囊上单发或多发、无症状的钙化结节或丘疹。

【病因】

本病是真皮内囊肿的营养不良性钙化还是特发性的，尚存争议。

【临床表现】

通常始发于儿童和青年，表现为阴囊部白色质硬丘疹、结节，逐渐增大增多，破裂后可排出白垩样物质，多无自觉症状，部分患者可有轻度瘙痒，皮损较多者可有阴囊沉重感。（各图 23-17-1）

【组织病理】

真皮内可见大小不等的钙化团块，HE 染色呈蓝色，VonKossa 染色呈黑色，大的团块周围可出现异物反应及炎性细胞浸润。

【治疗】

无需治疗或手术切除。

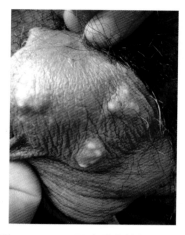

各图 23-17-1　阴囊特发性钙化性结节
（第四军医大学西京皮肤医院　肖月园　供图）

表皮下钙化结节

表皮下钙化结节（subepidermal calcified nodule）是特发性皮肤钙质沉着症中不常见但独特的类型。

【病因】

病因不明。可能为胎儿子宫内创伤或原有粟丘疹、外泌腺管错构瘤或痣的钙化。

【临床表现】

本病可以见于任何年龄，但最常见于儿童，平均发病年龄为 7 岁，男女之比约 2∶1。好发于头颈区，最常见于耳部，偶也可见于指（趾）的侧面。多为单发或数个，偶为多发。皮损为坚实的半球形或球形结节，中央有一脐凹，与传染性软疣十分相似。临床上常可见到表皮破溃，钙沉积物经表皮排出。

【组织病理】

钙沉积主要位于真皮浅层，表现为局限性无定形钙质团块，周围有炎症浸润。

【治疗】

无需治疗或手术切除。

瘤样钙质沉着

瘤样钙质沉着（tumoral calcinosis）罕见，可分为特发性和家族性两型。

【病因】

病因不清。特发性无家族史，血清钙、磷正常，可能与外伤有关；家族性瘤样钙沉着是一种家族遗传性疾病，约 3/4 的患者有家族史，血清钙水平正常，可以伴有高磷血症或正常血磷。

【临床表现】

两型均表现为受压部位和髂骨、肘关节、肩关节或膝关节等大关节附近真皮和皮下组织磷酸钙沉积，体积较大，常疼痛。较大皮损表面可发生破溃。

【组织病理】

与皮损进展阶段有关。早期皮损中可见多发囊肿，周围包绕上皮样细胞和多核巨细胞。囊腔内含有正在钙化的嗜酸性碎片。偶见渐进性坏死和血管炎。

【治疗】

手术切除，但切除不完全易复发。限制性低钙低磷饮食可能有益。

粟丘疹样钙沉着

粟丘疹样钙沉着（milia-like idiopathic calcinosis cutis）是特发性皮肤钙沉着症的一个特殊亚型，其特征是多发白色到皮肤色，坚硬、微小的粟粒样丘疹，好发于手足。

【病因】

病因不清，约 2/3 的患者有唐氏综合征，本病也发生于没有唐氏综合征的患者，因此可以认为其他未知因素可能在其发病机制中起重要作用。

【临床表现】

常见于儿童，好发于手足，也可出现在手腕、肘部、膝盖和大腿上。表现为类似粟粒的光滑、结实、发白的丘疹，周围可有红晕。通常在成年前自发消失，大多不留瘢痕。

【组织病理】

表现为钙沉积在真皮乳头层，周围可见淋巴细胞浸润和多核巨细胞。有时可见穿通现象。未见囊肿上皮。

【治疗】

无需治疗，定期随访。

【参考文献】

[1] 赵辨. 中国临床皮肤病学 [M]. 2 版. 南京：江苏凤凰科学技术出版社，2017.

[2] WILLIAM D JAMES, TIMOTHY G BERGER, DIRK M ELSTION. 安德鲁斯临床皮肤病学 [M]. 11 版. 徐世正，译. 北京：科学出版社，2015.

[3] JEAN L BOLOGNIA, JOSEPH L JORIZZO, RONALD P RAPINI. 皮肤病学 [M]. 2 版. 朱学骏，王宝玺，孙建方，等译. 北京：北京大学医学出版社，2010: 823.

[4] EDUARDO CALONJE, THOMAS BRENN, ALEXANDER LAZAR, et al. 麦基皮肤病理学：与临床的联系 [M]. 4 版. 孙建方，高天文，涂平，等译. 北京：北京大学医学出版社，2017.

（陈利远）

第十八节　维生素缺乏症

维生素 A 缺乏症

　　维生素 A 缺乏症（vitamin A deficiency）又名蟾皮病。是由于机体缺乏维生素 A 所致，临床上主要表现为皮肤干燥、粗糙，毛囊角化，夜盲，眼干和角膜软化。本病多见于儿童和青少年，妊娠和哺乳期的妇女也可发生。中医学文献中"雀目"的部分症状与本病类似，如《诸病源候论·雀目候》中说："人有昼而睛明，至暝则不见物，世谓中雀目，言其如鸟雀，暝便无所见也。"中医古代文献另有"鸡盲眼"或"藜藿之亏"等之称。

【病因及发病机制】

　　中医学认为本病由脾胃不健，运化失司，气血两虚，不能濡养肌肤；肝肾不足，精气不能上承，目失所养而成。

　　现代医学认为病因主要有：

　　（1）原发性因素：新生儿血清和肝脏维生素 A 水平低于母体，出生后未得到充分补充；新生儿血浆中视黄醇结合蛋白水平低导致血浆维生素 A 下降。

　　（2）消化吸收影响：①膳食中脂肪含量过低、胰腺炎、急性肠炎、粥样泻造成胃肠功能紊乱影响维生素 A 消化吸收。②长期便秘服用液状石蜡等矿物油，妨碍维生素 A 吸收。

　　（3）储存利用障碍：消耗性传染病，如麻疹、猩红热、结核病等会消耗体内维生素 A 储存。

　　（4）蛋白质及锌缺乏：使携带维生素 A 的蛋白质−视黄醇结合蛋白和前白蛋白缺乏，导致运转障碍而使维生素 A 降低。

【临床表现】

　　1. 皮肤症状　好发于颈、肩、背、四肢伸侧以及臀部等处。皮损开始表现为皮肤粗糙、干燥，伴有脱屑，继之为毛囊角化性丘疹，呈圆锥形或半球形，暗红或暗棕色，中央有棘刺状角质栓，剥去坚实角质栓后有凹陷遗留，由于丘疹密集处如蟾皮状，故称为蟾皮病。

　　2. 眼部症状　最早发生眼部症状。夜盲症最早出现，继而结膜失去正常的光泽和弹性。结膜上出现三角形、泡沫状、银白色、不被泪液所湿润的干燥斑，称之为毕脱（Bitot）斑。严重时角膜可出现上皮脱落，基质变薄、溶解、坏死、形成溃疡，而引起失明。

　　3. 黏膜症状以及其他表现　呼吸道、泌尿生殖系统、外分泌腺上皮角化和增殖，易发生继发感染。毛发干燥无光泽、易脱落。甲板光泽减退、苍白、有纵沟、横纹及凹点，脆性增加。婴儿可出现反复感染而引起脑水肿、脑压升高、智力发育和生长迟缓。

【实验室检查】

　　1. 血浆维生素 A 测定　婴幼儿正常水平为 300～500 μg/L，低于 200 μg/L 可诊断，200～300 μg/L 为可疑亚临床状态缺乏。

　　2. 血浆视黄醇结合蛋白测定　儿童正常水平 30 μg/dL，20～30 μg/dL 为边缘状态；低于 20 μg/dL 为维生素 A 缺乏。

　　3. 视觉功能检查　暗适应计时和视网膜电流变化检查，可发现暗光视觉异常，用于亚临床维生素 A 缺乏辅助检查。

　　4. 角膜上皮细胞抹片检查　可判断是否有上皮细胞角化。

【组织病理】

　　表皮中度角化或过度角化，毛囊上部扩张，形成大的毛囊角栓。皮脂腺小叶缩小明显，皮脂腺开口扩大；汗腺萎缩，分泌细胞变平；毛乳头出现萎缩或囊肿性改变，有少量淋巴细胞浸润。

【诊断与鉴别诊断】

1. 诊断

（1）好发于颈、肩、背、四肢伸侧以及臀部等处。

（2）皮肤粗糙、干燥，主要皮疹为毛囊角化性丘疹，形如蟾皮状。

（3）眼部症状　最早出现夜盲症状，结膜失去光泽和弹性，出现毕脱（Bitot）斑。

（4）可伴有黏膜症状以及其他表现，如毛发、指甲改变。

2. 鉴别诊断　本病可与下列疾病进行鉴别：

（1）毛发角化病：常见于青年男女。皮损主要见于上臂及股外侧，冬季明显，一般无眼部症状，血清中维生素 A 水平不降低。

（2）毛发红糠疹：本病一般先在头皮出现鳞屑和红斑；毛囊性丘疹多发生于四肢伸侧、躯干、颈旁和臀部，特别是手指第 1 和第 2 指节背面有诊断价值。丘疹可互相融合成黄红色或淡红色鳞屑性斑片。常有掌跖红斑角化。

（3）小棘苔藓：主要见于儿童，其特点为毛囊性丘疹顶端有棘刺以及触摸有钉板样感，常密集成群。

【治疗】

（一）中医治疗

1. 分型论治

（1）脾虚血亏证：

主症：皮肤干燥、脱屑、四肢伸侧散发粟粒状丘疹，触之如棘刺，毛发干枯，易脱落，面色萎黄，精神疲倦，食欲差；舌质淡，苔薄白，脉细弱。

治法：健脾补血。

方药：八珍汤酌情加用黄芪、枸杞子、白菊花、何首乌等。

（2）肝肾不足证：

主症：入夜则视物不清，暗适应能力减退，皮肤粗糙、脱屑增多，项背、四肢伸侧散发粟米状丘疹，密集成片，头发稀疏，干燥，无光泽，指（趾）甲脆裂；舌质淡，或红、少苔、脉弦细，或细数。

治法：滋肾养肝。

方药：杞菊地黄汤酌加当归、西党参、黄芪、何首乌、青葙子、谷精草等。

2. 内服中成药

（1）杞菊地黄丸或明目地黄丸：滋阴养肝明目，用于肝肾不足者。

（2）石斛夜光丸：滋阴补肾，清肝明目。适用于肝肾两亏，阴虚火旺者。

3. 外治　皮肤干燥、粗糙、脱屑者，可选用杭白菊、地骨皮、郁李仁各 60 g，谷精草、木贼草、白芍各 30 g，甘松、茉莉花各 20 g，煎水外洗或浸浴全身；也可用桃仁、杏仁、胡麻仁各适量，捣烂如泥，加入薄荷油搅匀后外搽，或用白杨膏外搽，每天 2~3 次。珍珠明目液，2~3 滴，滴眼，每天 3~5 次。

（二）西医治疗

1. 一般治疗　增加膳食中维生素 A 及胡萝卜素的摄入。婴儿用维生素 A 强化配方奶粉，积极治疗原有营养缺乏病及其他慢性病。皮损处可外擦 0.05%~0.1% 的维 A 霜或 10%~15% 尿素霜。

2. 维生素 A 治疗　轻症每天口服维生素 A 7500~1500 μg（2.5 万~5 万 U），肠道吸收障碍者，先每天肌内深部注射维生素 A、维生素 D 注射剂 0.5~1 mL，症状好转（3~5 天）后改口服。

3. 眼部治疗　抗生素眼药预防继发性感染，如 0.25% 氯霉素眼药水或 0.5% 红霉素眼膏，每天 3~4 次；消毒鱼肝油滴眼，保护角膜与结膜。

【预防与调摄】

1. 摄入食物种类应平衡，对于体力劳动较多者，正在发育的儿童、孕妇、乳母及有慢性病患者，应注意补充维生素 A 或维生素 A 源的食物，如动物肝、牛奶、蛋黄、鱼肝油、胡萝卜、苜蓿、菠菜、红薯、甜菜、辣椒等。

2. 寻找病因，治疗影响维生素 A 吸收的胃肠或肝胆等疾病。

【参考文献】

[1] 范瑞强，邓丙戌，杨志波. 中医皮肤性病学：临床版 [M]. 北京：科学技术文献出版社，2010.
[2] 杨志波. 新编中医皮肤病学 [M]. 北京：人民军医出版社，2000.
[3] 杨志波，范瑞强，邓丙戌. 中医皮肤性病学 [M]. 北京：中国中医药出版社，2010.
[4] 范瑞强，廖元兴. 中西医结合临床皮肤性病学 [M]. 广州：广东世界图书出版公司，2003.
[5] 马绍尧. 现代中医皮肤性病学 [M]. 上海：上海中医药大学出版社，2001.
[6] 张志礼. 中西医结合皮肤性病学 [M]. 北京：人民卫生出版社，2000.
[7] 欧阳恒. 中医皮肤病学 [M]. 长沙：湖南中医学院出版社，1990.

维生素 B_1 缺乏症

维生素 B_1 缺乏症（vitamin B_1 deficiency）又称脚气病，是因机体缺乏维生素 B_1 引起的以消化系统、神经系统和心血管疾病为主的全身性疾病。多见于以大米为主食的地区，任何年龄均可发病。医典《内经》中已经提及脚气病；东晋时期伟大的医药学家葛洪在《肘后备急方·治风毒脚弱痹满上气方第二十一》中有"脚气病之，先起岭南，稍来江东，得之无渐，或微觉疼痹或两胫小满，或行起忽屈弱，或少腹不仁，或时冷时热，皆其候也。不即治，转上入腹，便发气上，则杀人"的记载，文中所述"脚气病"即现代医学中的维生素 B_1 缺乏症。[隋] 巢元方《诸病源候论》和唐代医学家孙思邈在《备急千金要方》中对脚气病做了详细的描述。

【病因及发病机制】

中医学认为本病主要因为水寒和湿热之邪侵袭下肢，流溢皮肉筋脉；或饮食失节，损伤脾胃，湿热流注足胫；或因病后体质虚弱，气血亏耗，经脉、经筋失于涵养所致。如湿毒上攻，心神受扰则心悸而烦，循经窜犯肺胃则喘满呕恶。

现代医学认为本病病因主要有：

1. 摄入不足　膳食中维生素 B_1 含量不足为常见原因。人乳硫胺素含量明显较牛乳低，但足够供给生长需要。当乳母膳食中缺乏维生素 B_1，且单纯母乳喂养未加辅食，婴儿即可患病；长期食用精制米、面；洗米、煮饭、煮菜过程中维生素 B_1 丧失、破坏；某些鱼类、贝类含有破坏维生素 B_1 的酶，长期喜食生鱼、贝类者易患本病。

2. 吸收障碍　慢性消化紊乱、长期腹泻等引起吸收障碍，导致缺乏。

3. 需要量增加　小儿生长发育迅速，需要量相对较多；长期发热、感染、手术后、甲状腺功能亢进等，因代谢旺盛、消耗增加，对维生素 B_1 需要量亦增加，若不及时补充，易引起缺乏。

【临床表现】

早期表现为乏力，头痛，肌肉酸痛，食欲减退、恶心、呕吐，时有腹痛、腹泻或便秘、体重减轻等非特异性症状，随病情加重可出现典型的症状和体征。

1. 神经系统症状　周围神经系统病变表现为上升性对称性的感觉、运动和反射功能障碍，起病常从肢体远端开始，下肢多于上肢，有灼痛或异样感，呈袜套样分布，逐渐向肢体近端进展，肌肉有明显压痛。进而原先感觉过敏处渐趋迟钝，痛、温觉渐次消失，伴肌力下降。

小儿则先表现出烦躁不安，进而对周围反应迟钝，嗜睡甚至昏迷，时有惊厥。有神经炎者表现为上升性周围性瘫痪，吃奶呛咳，肌反射消失，可有皮肤感觉减退，但脑脊液常规检查正常。

2. 循环系统症状　常为急性心力衰竭的前驱期或发作期的表现。表现端坐呼吸、发绀、出冷汗、咳嗽伴气急、小年龄儿童则表现为不明原因的突然哭叫。循环系统病变为儿科急症，严重者可致死。

3. 水肿和浆液渗出　不同程度的水肿可发生于不同的部位，甚至波及全身，并可出现心包、胸腔、腹腔积液。

【辅助检查】

1. 血液维生素 B_1 水平测定　全血维生素 B_1 水平 < 40 μg/L 提示缺乏。

2. 尿中肌酐硫胺素排出量测定　24 小时尿中维生素 B_1 排出量是评价和诊断维生素 B_1 缺乏的较好指标，全天维生素排出量在 40～100 μg 为正常。

3. 红细胞转酮酶活性　测定 E-TKA 测定是评价体内维生素 B_1 营养状态的有效指标，可在临床症状出现前做出诊断。

【诊断与鉴别诊断】

依据饮食状况、典型临床症状和相关实验室检查本病诊断并不困难。

需注意与以下疾病相鉴别：

（1）多发性神经根炎：病因未完全明确，在病理上是一种脱髓鞘疾病，临床表现为对称性上行性弛缓性瘫痪，最初始于下肢，然后发展到上肢和躯干。受累肌肉明显萎缩，腱反射消失。在发病初期出现感觉过敏或异常，患者感觉四肢远端刺痛、麻木，但客观检查多无明显感觉缺失。

（2）先天性心脏病：是小儿时期最常见的心脏病。临床表现为出生时体重轻、早产或有过窒息、口唇青紫、吸奶无力、呼吸急促、体重不增、发育迟缓。动辄满头大汗，经常患有感冒、咳嗽，容易疲倦，喜欢蹲下休息片刻，杵状指。

【治疗】

（一）中医治疗

1. 辨证论治

（1）脾肾气虚证：

主症：面浮身肿，以下肢肿较明显，尿量少，心悸，气促，疲倦乏力，面色灰滞。舌质淡胖，苔白，脉沉细无力。

治法：温肾助阳，化气行水。

方药：济生肾气丸合真武汤。附子、肉桂、白术、茯苓、泽泻、车前子、牛膝、山药、牡丹皮、白芍。小便清长量多者，去泽泻、车前子，加菟丝子、补骨脂以温固下元；心悸、唇绀、脉虚或结代，宜加桂枝、丹参、甘草；喘促、汗出、脉虚浮而数，宜重用党参、蛤蚧、五味子、山茱萸、牡蛎。

（2）脾阳虚弱证：

主症：身肿，下肢明显，脘腹闷胀，纳差，大便烂，面色萎黄，神倦肢冷，小便短少。舌质淡苔白，脉沉缓或细弱。

治法：温运脾阳，行气利水。

方药：实脾饮加减。干姜、附子、草果、白术、茯苓、甘草、大腹皮、木瓜、木香、厚朴（后下）、党参、桂枝、生姜、大枣。气短、体弱加北黄芪；小便短少、水肿明显加泽泻以行水。

（二）西医治疗

1. 去除病因，重在预防。

2. 轻者口服维生素 B_1 5～10 mg，每天 3 次。不能口服或吸收不良者可肌内注射维生素 B_1 100 mg，每天 1～2 次。重症可静脉滴注或者肌内注射维生素 B_1 50～100 mg，以后每 4 小时给 25～50 mg，直到心力衰竭控制后口服 10 mg，每天 3 次。抢救的同时给予控制心力衰竭的药物。

3. 母乳喂养者，乳母应同时治疗。除改善饮食外，给维生素 B_1 或干酵母。轻者不必断奶，严重时应暂时断奶，母乳中含有较多的丙酮酸，可加重心血管及神经系统病变的发展。

4. 本病患者常伴有多种营养素缺乏，应同时补充其他水溶性维生素。

【预防与调护】

1. 合理膳食，调整饮食结构，改善烹调方法。

2. 孕妇不宜以精细米作主食，要做到粗细搭配，宜适当添加含维生素 B_1 丰富的食物，如豆类、花生、新鲜蔬菜等。

3. 人工喂养的小儿，应及时添加辅食。维生素 B_1 的需求量根据摄入热量与糖类的增多而增多。

【参考文献】

[1] 赵辨. 中国临床皮肤病学 [M]. 南京：江苏凤凰科学技术出版社，2010.

[2] 任成山，杜晓锋，李振川. 新编内科常见病防治学 [M]. 郑州：郑州大学出版社，2012.

维生素 B_2 缺乏症

维生素 B_2 缺乏症（vitamin B_2 deficiency）又称核黄素缺乏病，是由于维生素 B_2 的缺乏引起的以口角炎、唇炎、阴囊炎为主的综合征。患者一般系集体生活者，常有突然改变饮食习惯的病史，多发于儿童或青少年，也可见于成人。中医古代文献无此病名，一般依据其发病部位、皮损特点而有不同的名称。如见口角发白、浸渍、糜烂者，称"口丫疮"；如见口唇干燥、脱屑者，称"唇风"；如见阴囊潮红、丘疹、渗液，或结痂、脱屑者，称"肾囊风"；如见面部皮肤干燥、脱屑，称"白屑风"等。根据其临床表现，本病可属"疮""风"的范畴。

【病因及发病机制】

中医学认为本病因脾胃失健，风、湿、热蕴积肌肤所致。或因过食辛辣、酒类；或饮食突然改变，伤及脾胃，脾胃失健，湿热内生，蕴积肌肤所致；或因脾胃失调，脾虚血亏，血虚生风，化燥伤阴，阴虚血热，津液暗耗，肌肤失养，发为本病。

现代医学认为引起维生素 B_2 缺乏症发生的原因主要与摄入量不足、饮食习惯突然改变、需求量增加、烹调或加工方法不当以及胃肠道吸收障碍等有关，此外口服避孕药或其他药物，特别是酚嗪类、三环类抗抑郁药等。这些因素都可影响维生素 B_2 代谢或与维生素 B_2 发生作用，而可以引起维生素 B_2 缺乏症。

【临床表现】

临床主要表现为舌炎、口角炎和唇炎、阴囊炎等，也可以出现皮肤和眼部的损害。

1. 阴囊炎　为最常见的表现。按照皮损特点可分为红斑型、丘疹型和湿疹型。

（1）红斑型：最常见，皮损早期为对称分布的淡红色斑片，边缘鲜红，而后表面覆盖白色或褐色黏着性鳞屑，重者边缘有褐色厚痂，去除鳞屑和痂可见基底皮肤没有浸润，柔嫩。

（2）丘疹型：早期表现为单侧、散在分布的针头至黄豆大小扁平圆形丘疹，上覆棕褐色薄痂，可融合成片，晚期可以累及双侧。

（3）湿疹型：表现为阴囊局限性或弥漫性浸润肥厚、阴囊皱褶加深。可出现渗出、皲裂、结痂，类似于慢性湿疹，长期皮损可以扩展到阴茎或股内侧。

2. 口唇炎　主要见于下唇，皮损表现为微肿胀、脱屑和色素沉着，偶有发红、糜烂、皲裂、脓性分泌物或结痂，可有轻至中度的疼痛。

3. 舌炎　早期只见于蕈状乳头，皮损呈针尖大小，逐渐变为黄豆大的肥厚性丘疹。舌中部的边缘有鲜红斑，严重者全舌青紫，明显肿胀。后期舌乳头变小或消失，舌面平滑，伴有大小以及深浅不一的裂隙。自觉疼痛。

4. 口角炎　皮损表现为口角皮肤发白浸渍、糜烂、皲裂和结痂。常并发感染，特别易发生念珠菌感染。愈后留有瘢痕。

【辅助检查】

人体维生素 B_2 缺乏的特异诊断方法为红细胞中谷胱甘肽还原酶的活力系数（正常 < 1.20）。24 小时尿维生素 B_2 排出量（正常 150～200 μg）红细胞中维生素 B_2 含量测定以及负荷试验对评估维生素 B_2 营养状况较可靠。

【组织病理】

阴囊皮损处表皮角化，真皮水肿，舌、唇等上皮有角化，舌乳头萎缩。

【诊断与鉴别诊断】

1. 诊断

（1）常有集体发病情况。

（2）面部皮肤干燥，缺乏滋润感，或有淡红斑和糠秕状鳞屑等脂溢性皮炎的表现。

（3）口角炎表现为糜烂、浸渍或裂隙，有灼痛感。

（4）唇炎表现为干燥、脱屑、微肿或发红、糜烂，间有裂隙，稍有痛感。

（5）舌炎表现为舌炎或中部发红，早期乳头肥厚，晚期萎缩。裂纹深浅、纵横长短不一，有痛感。

（6）阴囊炎为本病主要损害。表现为阴囊一侧或对称性红斑，边缘清楚，或成片的黄豆大小丘疹，常覆以灰白色发亮的鳞屑，或有渗液、浸润、间有裂隙，有瘙痒或痛感。

（7）实验室检查血浆维生素水平降低。24 小时尿中维生素 B_2 含量减少。

（8）组织病理学示阴囊皮损处表皮角化，真皮水肿，舌、唇等上皮有角化，舌乳头萎缩。

2. 鉴别诊断　本病需与以下疾病进行鉴别：

（1）阴囊湿疹：皮损以红斑、丘疹、渗液为主，有剧烈瘙痒，常反复发作，病程长。无口角炎、唇炎及舌炎。

（2）阴囊瘙痒症：初起无原发性皮损，继则出现明显苔藓样变，瘙痒剧烈，阵发性发作，病程较长。

（3）剥脱性唇炎：以口唇部红肿、痒痛、干燥、日久溃烂、流黄水为特征。无阴囊及皮肤损害。

【治疗】

（一）中医治疗

1. 分型论治

（1）脾胃失健证：

主症：发症初期，口角浸渍，发白、糜烂，或口唇干燥、脱屑，或阴囊皮肤发红、丘疹、渗液，伴瘙痒、疼痛。舌质淡，或舌尖及中部红，苔厚腻，脉滑，或濡。

治法：健脾和胃。

方药：参苓白术散酌加黄芪、猪苓、泽泻、生地黄等。

（2）阴虚血热证：

主症：口角糜烂、裂隙；或口唇红肿、脱屑；或阴囊红斑、丘疹、浸润、间有裂隙，伴灼热、疼痛。舌质红或有裂纹，少苔，脉细数。

治法：养阴清热。

方药：知柏地黄汤酌加麦冬、天花粉、石斛、玄参、川黄连等。

（3）气血亏虚证：

主症：病已日久，口角及唇部浸渍、发白，或干燥、脱屑、裂隙；阴囊皮肤淡红，散发丘疹、干燥、裂隙，伴精神疲倦，乏力，面色萎黄。舌质淡，少苔，脉细弱。

治法：补气养血。

方药：人参养荣汤酌加玄参、麦冬、何首乌、枸杞子等。

2. 内服中成药

（1）参苓白术丸：补脾胃，益肺气。适用于脾胃失健者。

（2）六味地黄丸：滋阴补肾。适用于阴虚血热者。

（3）八珍片：补益气血。适用于气血亏虚者。

（二）西医治疗

临床上应重视食疗的方法，调理饮食习惯，改善烹调技术，给予富含维生素 B_2 的饮食。必要时服用维生素 B_2 每次 5～10 mg，每天 3 次。也可服用酵母每次 3 g，每天 3 次。

阴囊炎按一般皮炎、湿疹治疗原则处理。口角炎可涂 1% 硝酸银、1% 甲紫、臭氧油等。

【预防与调摄】

1. 摄入足量富含维生素 B_2 的食物，以粮食和蔬菜为主食而肉食摄取较少的人群容易造成维生素 B_2 缺乏。牛奶、动物肝与肾、奶酪、绿叶蔬菜、鱼、蛋类中含有丰富的维生素 B_2，采用科学的烹调方法。

2. 积极治疗消化不良、腹泻等病，加强胃肠道的吸收功能。

3. 勤剪指甲，避免过度搔抓，局部保持清洁。

【参考文献】

[1] 杨志波. 新编中医皮肤病学 [M]. 北京：人民军医出版社，2000.

[4] 范瑞强，廖元兴. 中西医结合临床皮肤性病学 [M]. 广州：广东世界图书出版公司，2003.

[3] 皮先明. 皮肤病性病学中西医结合治疗 [M]. 北京：人民军医出版社，2013.

[4] 任成山，杜晓锋，李振川. 新编内科常见病防治学 [M]. 郑州：郑州大学出版社，2012.

维生素 C 缺乏症

维生素 C 缺乏症（vitamin C deficiency）又称坏血病。维生素 C（抗坏血酸）是胶原蛋白形成所必需的，它有助于保持间质物质的完整，如结缔组织、骨样组织以及牙本质。严重缺乏可引起坏血病，这是一种急性或慢性疾病，临床特征为出血、类骨质及牙本质形成异常。儿童主要表现为骨发育障碍、肢体肿痛，假性瘫痪，皮下出血。成人表现为齿龈肿胀、出血，皮下瘀点，关节及肌肉疼痛，毛囊角化等。中医古代医家对本病早有描述。因本病成人、小儿均可发生，两腿青肿，形如云片，色似黑茄，肉体顽硬，步履艰难，齿牙浮动，出血腐溃，故有"青腿牙疳"之称。《医宗金鉴》中有服马乳或服马脑法治本病的记载；在《疡医大全》中还对砭法用三棱扁针治疗本病，作了详尽描述，为后世医家提供了宝贵的经验，本病属中医"疳""疮""疫"的范畴。

【病因及发病机制】

中医学认为本病总因胃火炽盛，寒湿阻络，或气血亏虚所致；或因恣食肥甘、腥厚之品，热蕴胃中，毒火上熏；或感受寒湿，阻滞经络，郁闭于下；或病已日久，气血两亏，气不摄血，滋于肌肤发为本病。

现代医学认为本病病因主要有：①摄入不足。②需要量增加，新陈代谢率增高，如生长活跃、或热性病、急慢性感染、腹泻。③其他因素，如长期大量摄入后突然停用、孕期、消化吸收障碍等。

【临床表现】

1. 症状体征　倦怠、全身乏力、精神抑郁、多疑、虚弱、厌食、营养不良、面色苍白、轻度贫血、牙龈肿胀、出血，并可因牙龈及齿槽坏死而致牙齿松动、脱落，骨关节肌肉疼痛，皮肤瘀点、瘀斑，毛囊过度角化、周围出血，小儿可出现下肢假性瘫痪、肿胀、压痛明显，筋关节外展，膝关节半屈，足外旋，蛙样姿势。

2. 辅助检查

（1）X 线检查：长骨先期钙化带增宽，钙化带下方出现局灶性或带状密度减低区；骨质疏松，可有骨折及骨骺分离和移位。

（2）白细胞维生素 C 含量：对反应机体维生素 C 营养状况有价值指标，正常值＞113.6 μmol/L，如含量低于正常 1/4，提示维生素 C 不足。

（3）血清维生素 C 浓度：正常空腹值≥56.8 pmol/L，＜11.4 pmol/L，提示维生素 C 不足；＜5.7 pmol/L，提示维生素 C 缺乏症。

（4）维生素 C 耐量试验：静脉注射维生素 C 20 mg/kg，4 小时后尿液维生素 C 含量＞80 nmol/L，可排除维生素 C 缺乏症。

【组织病理】

可见红细胞渗出，以毛囊附近为主，毛细血管无改变，无炎症。广泛性红细胞渗出，常见巨噬细胞内外有含铁血黄素沉积。在许多病例中可见毛囊内角栓。

【诊断与鉴别诊断】

1. 诊断

（1）病史：重点询问饮食情况及引起维生素 C 缺乏的疾病。

（2）皮肤出现瘀点或瘀斑：初期多局限于毛囊周围，以后可在皮下、肌肉、关节、腱鞘等处出血，形成血肿或瘀斑。多见于小腿和股部。也可有鼻衄、血尿、便血及月经过多，重症者偶有心包、胸腔、腹腔及颅内出血。

（3）毛囊角化：见于前臂伸侧，腹部及股部等处，形成角栓，毛发卷曲于毛囊内称为螺旋状毛发（corkscrew hain）。

（4）牙龈出血、肿胀发红，齿龈可发生糜烂和溃疡，常伴有口臭，严重者牙齿松动和脱落。

（5）儿童常因下肢骨膜下血肿而感疼痛及触痛，呈假性瘫痪状，患肢常保持一定位置，两腿外展，小腿内弯（蛙腿位置）。此外可见胸壁肋软骨接合处变大，形成特征性坏血病性念珠状（scorbuticrosary）。

（6）全身症状可有食欲缺乏、衰弱、倦怠、嗜睡、疲劳、关节疼、肌痛、小腿僵硬。患者营养不良，常有贫血，抵抗力弱，易受各种感染。疮口愈合缓慢。

2. 鉴别诊断 本病可与下列疾病进行鉴别：

（1）维生素 A 缺乏病：皮肤广泛性干燥，躯干和四肢伸侧有毛囊角化丘疹，并有夜盲、眼干燥或角膜软化，无皮下瘀斑、瘀点和出血倾向。

（2）过敏性紫癜：起病急剧，皮下瘀点瘀斑，好发于双下肢及躯干部，无毛囊角化性丘疹和牙龈炎。

（3）毛周角化病：常见于四肢伸侧，为散在的毛囊角化性丘疹，无牙龈炎及皮肤瘀斑、瘀点，也无出血倾向。

【治疗】

（一）中医治疗

1. 分型论治

（1）胃火炽盛证：

主症：牙龈红肿，极易出血，有血腥臭，重者腐溃，或牙龈齿槽腐蚀成疳，龈腐齿脱，穿腮破唇，并有两腿青肿。舌质红，苔黄厚，脉数。

治法：清胃泻热。

方药：清胃散加减。

（2）寒湿阻络证：

主症：两腿青肿，其形似云，或见瘀斑瘀点、皮肤灼热不红，肉体顽硬，疼痛剧烈，形似瘫痪，步履艰难，兼有齿龈红肿出血，溃烂。舌质淡，苔白，脉沉迟。

治法：散寒祛湿。

方药：活络流气饮加减。

（3）气血亏虚证：

主症：病已日久，面色黄白，头晕、乏力、神疲，纳呆，或有鼻衄、肌衄、便血、尿血，妇女经血过多。舌质淡，苔薄白，脉细弱。

治法：补气养血。

方药：归脾汤加减。

2. 内服中成药

（1）黄连上清片：清热通便，散风止痛。适用于胃火炽盛者。

（2）归脾丸：健脾益气，养血安神。适用于气血亏虚者。

3. 外治

（1）皮肤广泛干燥，可选用鲜黄瓜皮、鲜西瓜翠衣各 150 g，紫河车粉、珍珠粉各 15 g，加入温水中浸泡后做全身沐浴，每天 2 次；局部皮肤干燥，可选用珍珠杏仁膏，或润肌膏外搽每天 2 次。

（2）牙龈红肿、出血，可外用珍珠散。

（3）口腔恶臭者，可先用金银花、白菊花、生甘草各 30 g，煎水后加入适量冰硼散每天 2 次。

（二）西医治疗

轻症患者每天口服维生素 C 100～300 mg，重症者 300～900 mg，分 3 次于饭前或饭时服用，如因胃肠吸收不良可以静脉滴注。

【预防与调摄】

平时多食含维生素 C 丰富的食物，如各种新鲜蔬菜水果。改进烹调方法。人工喂养的婴儿应添加含维生素 C 的食物或维生素 C。

【参考文献】

[1] 马绍尧. 现代中医皮肤性病学 [M]. 上海：上海中医药大学出版社，2001.

[2] 杨志波. 新编中医皮肤病学 [M]. 北京：人民军医出版社，2000.

[3] 任成山，杜晓锋，李振川. 新编内科常见病防治学 [M]. 郑州：郑州大学出版社，2012.

[4] 赵辨. 中国临床皮肤病学 [M]. 南京：江苏凤凰科学技术出版社，2010.

[5] JEAN L BOLOGNIA, JOSEPH L JORIZZO, RONALD P RAPINI. 皮肤病学 [M]. 2 版. 朱学骏，王宝玺，孙建方，等译. 北京：北京大学医学出版社，2014.

维生素 D 缺乏症

维生素 D 缺乏症（vitamin D deficiency）是婴幼儿时期常见的慢性营养缺乏性疾病。临床以多汗、夜啼、烦躁、枕秃、肌肉松弛、囟门迟闭，甚则鸡胸、肋外翻、下肢弯曲为特征。本病常发于冬春两季，多见于 3 岁以下小儿，尤以 6～12 个月婴儿发病率较高。发病率北方高于南方，城市高于农村，人工喂养的婴儿高于母乳喂养者。本病轻者预后良好；病情较重、病程迁延者，或失治、误治，易导致骨骼畸形，留有后遗症，影响儿童正常生长发育。

【病因及发病机制】

中医学认为本病与小儿先天禀赋不足，后天调养失宜有关。病变脏腑主要在脾肾两脏，病变组织主要在肌肉骨骼。

现代医学认为本病病因主要有：

（1）外源性维生素 D 和钙摄入不足：饮食中维生素 D 含量甚少，不能满足需要。

（2）微量元素的影响：铜、镁、锌缺乏可影响骨骺端软骨骨化。

（3）生长过速：婴幼儿生长发育旺盛，生长迅速，需要维生素 D 相对较多。早产、双胎或多胎婴儿体内储存的维生素 D 不足，吸收功能差，出生后生长速度较足月儿快，更易发生此病。

（4）光照不足：冬季婴幼儿缺乏必要的户外活动，易导致内源性的维生素 D 缺乏。

（5）其他疾病的影响：慢性胃肠道疾病可影响维生素 D 和钙、磷的吸收和利用。肝和肾是转化维生素 D 的器官，病变时可影响维生素 D 的转化过程，也可影响钙、磷的吸收和利用。另外，长期服用苯妥英钠、苯巴比妥类药物，可促进肝氧化酶的作用使维生素 D_3 和 25-（OH）D_3 分解失去活性，导致佝偻病。

【临床表现】

1. 佝偻病

（1）精神神经症状：小儿易激惹、烦躁、夜惊、夜哭、多汗、枕后脱发；面部及手、足肌肉抽搐或全身惊厥；肌张力低下、腹部膨大；发育迟缓，独立行走较晚；可伴贫血、肝脾大，营养不良，易患迁延性腹泻、肺炎。

（2）骨骼改变：见于佝偻病活动极期。①头部颅骨软化。②胸部两侧肋骨与肋软骨交界处呈钝圆形隆起形成"肋串珠"，肋骨内陷形成横沟称为赫氏（Harridon）沟，鸡胸、漏斗胸。③脊柱及四肢可向前后或侧向弯曲，四肢长骨干骺端肥大，腕及脚踝部膨大似"手镯""脚镯"；"O"形或"X"形腿。

2. 骨软化病　常见的症状是骨痛，肌无力、肌痉挛和骨压痛。

3. 其他临床类型

（1）先天性佝偻病：多见于北方寒冷地区，发生于早产儿、多胎、低体重儿。可有相应神经精神症状。体征以颅骨软化为主，漏斗胸较为少见。X 线检查腕部正位片是诊断本病的主要依据。

（2）晚发型佝偻病：与日晒不足，维生素 D 摄入不足有关。表现为乏力、肢痛。

【实验室检查】

1. 血液生化检查　血钙正常或偏低（正常 2.2～2.7 mmol/L），血磷降低（正常 0.9～1.3 mmol/L），钙磷乘积＜30（正常 40）。血清中骨碱性磷酸酶升高，升高程度与佝偻病严重程度密切相关，对佝偻病早期诊断敏感性高。

2. X 射线骨线检查　①早期仅表现长骨干骺端临时钙化带模糊变薄，两边磨角消失。活动激期的典型改变为临时钙化带消失，骨骺与干骺端间距加大，长骨骨干脱钙，骨质稀疏。②骨软化病有不同程度骨质疏松、骨密度下降、长骨皮质变薄，有些伴病理性骨折。严重者 X 射线表现脊柱前后弯及侧弯，椎体呈双凹型畸形，骨盆狭窄变形，假性骨折。

3. 单光子吸收法测骨矿物质含量　对骨软化病、佝偻病的诊断有较大意义。

【诊断与鉴别诊断】

1. 诊断

（1）临床表现：发病初期表现为烦躁、夜啼、头部多汗，或有发稀、枕秃等；活动期（激期），除上述初期表现外，还可见出牙迟缓、方颅、颅骨软化（乒乓颅）、囟门增大、晚闭等。胸部可见肋骨串珠、漏斗胸、鸡胸、肋缘外翻。四肢及脊柱可见手围征、"O"形腿或"X"形腿、驼背、肌肉韧带松弛等。

（2）病史：有维生素 D 缺乏史。

（3）辅助检查：X 线片可见临时钙化带模糊变薄或消失。干骺端间距增宽，有毛刷状或杯口状改变。也可见骨质疏松、皮质变薄。初期血钙正常或稍低，血磷明显下降，钙磷乘积小于 30，血清碱性磷酸酶增高。激期血钙降低，碱性磷酸酶明显增高。

2. 鉴别诊断　本病可与下列疾病进行鉴别：

（1）脑积水：中医学称"解颅"。发病常在出生后数月，前囟及头颅进行性增大，且前囟饱满紧张，骨缝分离，两眼目珠下垂，如"落日状"，叩诊呈破壶音。X 线片示颅骨弯隆膨大，颅骨变薄，囟门及骨缝宽大等。

（2）先天性甲状腺功能低下：又称克汀病、呆小病。出生 3 个月后呈现生长发育迟缓，明显矮小，出牙迟，前囟大而闭合晚，患儿智力明显低下，表情呆滞，皮肤粗糙干燥，血钙磷正常，X 线片示骨龄延迟，但钙化正常。

【治疗】

（一）中医治疗

1. 分型论治

（1）肺脾气虚证：

主症：形体虚胖或消瘦，神疲乏力，面色无华，肌肉松弛，多汗，烦躁不安，发稀枕秃，囟门迟闭，伴有轻度骨骼改变，食欲不振，大便不实，反复感冒。舌质淡，苔薄白，脉软无力，指纹淡黄。

治法：健脾益气，补肺固表。

方药：人参五味子汤加减。

（2）脾虚肝旺证：

主症：面色无华，夜寐不安，多啼易惊，头部多汗，发稀枕秃，囟门迟闭，出牙延迟，坐立行走无力，烦躁易怒，甚则筋脉拘急或抽搐，纳呆食少。舌淡苔薄，脉细弦，指纹淡青而紫。

治法：健脾益气，养血平肝。

方药：益脾镇惊散加减。

（3）肾精亏损证：

主症：面黄虚烦，神情淡漠，乏力多汗，五迟五软，有明显的骨筋改变症状，如方颅、龟背、下肢弯曲等。纳谷不化，小便清长，大便稀薄，四肢欠温。舌淡，苔少，脉细无力，指纹淡红。

治法：补肾填精，健脾益气。

方药：补天大造丸加减。

2. 内服中成药

（1）龙牡壮骨颗粒：强筋健骨，和胃健脾。可用于各型佝偻病。

（2）玉屏风颗粒：益气固表。用于肺脾气虚证反复感冒者。

（二）西医治疗

1. 维生素 D 疗法

（1）口服法：活动早期，婴幼儿每天 62.5～125 μg，成人 125～250 μg；活动极期，婴幼儿每天 125～250 μg，成人 250～500 μg，持续用 1 个月后改为预防量。恢复期可用预防量维持，婴幼儿每天 10 μg，成人 25 μg。

（2）肌内注射：活动早期或轻度患儿可肌内注射维生素 D_3 7500 μg 1 次；中度至重度者，可肌内注射维生素 D_3 7500 μg 2～3 次，每次间隔 1～2 个月。上述剂量完成后，1 个月以预防量维持至 2 岁。

2. 钙剂　参照中国营养学会推荐每日膳食钙的参考摄入量补充。

（三）中西医结合治疗思路

维生素 D 缺乏可以造成肠道吸收的钙、磷元素减少，发生低血钙，导致甲状旁腺分泌增加，以分解骨骼中的钙来维持血钙的水平。中医学认为本病属虚证，与先天禀赋不足、后天喂养不善导致的脾肾虚亏相关。因此，治疗上以健脾补肾为主。中西医结合治疗标本同治，快速缓解症状。

【预防与调摄】

维生素 D 缺乏病的预防应从围生期开始，孕妇应有户外活动，多晒太阳，供应丰富的维生素 D、钙、磷和蛋白质等营养物质。新生儿期应提倡母乳喂养，尽早开始户外活动，接触日光，由于紫外线不能穿透玻璃，因此应开窗晒太阳。婴幼儿需采取综合性预防措施，如提倡母乳喂养，及时添加辅食，每天 1～2 小时户外活动、补充维生素 D、增加维生素 D、强化奶制品的摄入等。青少年、成年人、老年人和绝经期妇女亦应摄入维生素 D 和钙剂，以预防骨软化病和骨质疏松症的发生。

【参考文献】

[1] 任成山,杜晓锋,李振川. 新编内科常见病防治学 [M]. 郑州:郑州大学出版社,2012.

[2] 皮先明. 皮肤病性病学中西医结合治疗 [M]. 北京:人民军医出版社,2013.

[3] 万力生. 儿童维生素缺乏防治 [M]. 北京:金盾出版社,2005.

[4] 赵辨. 中国临床皮肤病学 [M]. 南京:江苏凤凰科学技术出版社,2010.

[5] 蔡威. 临床营养学 [M]. 上海:复旦大学出版社,2012.

[6] JEAN L BOLOGNIA, JOSEPH L JORIZZO, RONALD P RAPINI. 皮肤病学 [M]. 2 版. 朱学骏,王宝玺,孙建方,等译. 北京:北京大学医学出版社,2014.

维生素 E 缺乏症

维生素 E 又名生育酚,为脂溶性维生素,对酸、碱、热均较稳定,但可被紫外线破坏,也易被氧化。维生素 E 在胆盐的参与下,由胃肠道吸收,然后在肝、脂肪及其他组织中储藏。维生素 E 来源以植物油、谷类胚芽、谷类及蛋、肝和蔬菜含量较多。维生素 E 是不饱和脂肪酸的抗氧化剂,有维持各种细胞膜完整性的作用。由于组织内维生素 E 储存量较多,一般不易发生维生素 E 缺乏症(vitamin E deficiency)。

【病因及发病机制】

通常中国人的膳食含充足的维生素 E,一般不会产生维生素 E 缺乏症,缺乏多由长期和严重脂肪吸收不良所致,常与其他脂溶性维生素缺乏同时存在。

1. 吸收能力差 早产儿胰酶活力不足,服用影响脂肪吸收的药物(如新霉素、考来烯胺、硫糖铝、矿糖油)等,可干扰人体对维生素 E 的吸收。

2. 体内储藏不足 新生儿、早产儿及低体重儿童仅从母体血中获得 20%~30% 的维生素 E,出生后维生素 E 体内储藏不足,易发生维生素 E 缺乏病。

3. 需要量增大 早产儿生长迅速,对维生素 E 的需要量较大,如饮食中缺乏供应时会较早产生缺乏症状。食物中的维生素 A、硒、铁和硫氨基酸含量不足或缺铁性贫血者补铁时,人体对维生素 E 的需求增加;食用的豆油、玉米油中含有大量多烯脂酸,当多烯脂酸摄入增多时,人体对维生素 E 的需要量随之增加;口服避孕药可加速维生素 E 代谢,易致维生素 E 缺乏。

4. 此外,生活在高氧环境及甲状腺功能亢进、胰腺功能低下、小肠疾病、胃切除术、肝胆疾病、腹泻、低 β 脂蛋白血症等也会存在维生素 E 缺乏。

【临床表现】

维生素 E 缺乏多见于人工喂养的婴儿,尤其是早产儿和低出生体重儿,于出生后 2~8 周出现。主要表现有局限性水肿、进行性神经性肌病、眼肌麻痹、过敏症、贫血、血小板增多、皮肤红疹和脱发等。局限性水肿多见,水肿常见于耻骨联合部、大腿近端内侧、面颊、臀部、小腿和足背,少数为全身性浮肿。成人维生素 E 缺乏很少有临床症状,主要表现为反射减弱、共济失调、骨性疾病、视网膜色素沉着、向上凝视受限、斜视、视野缩小,严重长期缺乏可造成全盲、痴呆和心律失常。亦可导致精子生成障碍、不育症和习惯性流产。

【实验室检查】

1. 血清维生素 E 水平和维生素 E 与血清类脂的比例 在诊断维生素 E 缺乏时有帮助。正常血清维生素 E 的平均值为 1 mg/dL,0.5~0.7 mg/dL 为不足,< 0.7 mg/dL 为缺乏;维生素 E/ 胆固醇 < 2.2 也有诊断价值。

2. 红细胞溶血试验 维生素 E 营养不足者为 10%~20%,缺乏者则大于 20%。

【诊断与鉴别诊断】

由于临床无特异表现,常被忽略诊断。可依据发病年龄、相关临床表现,结合实验室检查考虑诊断本病。

【治疗】

剂量差别很大，小儿开始口服维生素 E 30 mg/d，情况好转后改为 5 mg/d 维持量。成人可耐受每天维生素 E 200～800 mg。在治疗的同时，对患者进行血浓度监测，以保证获得适当的剂量。一般认为肌内注射比口服疗效好，口服水溶剂比口服油剂好。严重吸收不良患者和 β 脂蛋白缺乏时可给予 200～600 mg/d。

【预防与调摄】

1. 做好围产期保健、提倡母乳喂养。

2. 对人工喂养儿（尤其是早产儿）及时补充维生素 E。

3. 及时治疗消化不良疾病和营养不良症。

4. 注意平时富含维生素 E 的食物的摄入，如麦芽、大豆、植物油、坚果类、芽甘蓝、绿叶蔬菜、菠菜、添加营养素的面粉、全麦、未精制的谷类制品、蛋类等，做到合理营养，平衡膳食。

【临床研究进展】

近年来的研究表明，维生素 E 不仅有抗氧化、抗自由基、抗衰老、增强免疫等作用，还能降低动脉粥样硬化的发病率，保护肝细胞，预防皮肤角质化，影响毛细血管的功能，修复血管壁的瘢痕，并参与多种酶活动。维生素 E 缺乏可影响生殖系统，还可影响肌肉、心血管和造血系统。

【参考文献】

[1] 任成山，杜晓锋，李振川. 新编内科常见病防治学 [M]. 郑州：郑州大学出版社，2012.
[2] 万力生. 儿童维生素缺乏防治 [M]. 北京：金盾出版社，2005.
[3] 赵辨. 中国临床皮肤病学 [M]. 南京：江苏凤凰科学技术出版社，2010.

维生素 K 缺乏症

维生素 K 缺乏症（vitamin K deficiency）又称获得性凝血酶原减低症，是指由于维生素 K 缺乏导致维生素 K 依赖凝血因子活性低下，并能被维生素 K 所纠正的出血。存在引起维生素 K 缺乏的基础疾病、出血倾向、维生素 K 依赖性凝血因子缺乏或减少为其特征。本病常见于 3 个月内单纯母乳喂养而母亲不吃蔬菜的小儿，尤以新生儿期出血为多见。婴儿期小儿亦不少见。

【病因及发病机制】

本病中医医学阐述不多。

现代医学认为引起维生素 K 缺乏的原因主要有：

（1）摄入不足：如长期进食过少或不能进食、长期低脂饮食、胆道疾病、肠瘘、广泛小肠切除、慢性腹泻等所致的吸收不良综合征、长期使用抗生素，导致肠道菌群失调，内源性合成减少。

（2）肝脏疾病：重症肝炎、失代偿性肝硬化及晚期肝癌等，由于肝脏功能受损引起维生素 K 摄取、吸收、代谢及利用障碍，肝脏不能合成正常量维生素 K 依赖性凝血因子。

（3）口服维生素 K 拮抗剂：如香豆素类等。

（4）新生儿出血症：出生后 2～7 天的新生儿，可因体内维生素 K 储存消耗，摄入不足及内生不能等，导致维生素 K 缺乏引起出血。

【临床表现】

除原发病的症状、体征外、主要表现为出血，皮肤黏膜出血如皮肤紫癜、瘀斑、鼻出血、牙龈出血等。内脏出血如呕血、黑粪、血尿及月经过多等。外伤或手术后伤口出血。

【辅助检查】

1. 凝血因子 II、VII、IX、X 减少，表现为凝血酶原时间（PT）延长，或伴部分凝血活酶时间

（APTT）延长。

2. 凝血酶原纠正试验可鉴别因子 V 及纤维蛋白原缺乏。血浆 PIVKA-Ⅱ增高。

3. 病情严重时，凝血时间、血浆复钙时间亦延长。补充维生素 K 后，上述测定可恢复正常。

4. 其他辅助检查，如脑脊液检查、心电图、B 超、MRI 等。

【诊断与鉴别诊断】

1. 诊断

（1）存在引起维生素 K 缺乏的基础疾病病史。

（2）临床症状主要有皮肤、黏膜和 / 或内脏轻、中度出血。

2. 鉴别诊断　本病需与新生儿出血症相鉴别。新生儿出血症出血多见于出生后 2～3 天，常表现为脐带出血、胃肠道出血等。维生素 K 缺乏症的出血一般较轻，罕有肌肉、关节及其他深部组织出血发生。

3. 实验室检查 PT、APTT 延长，F Ⅹ、F Ⅸ、F Ⅶ及凝血酶原抗原及活性降低。

4. 维生素 K 治疗有效。

【治疗】

1. 治疗相关基础疾病，如治疗肝病、阻塞性黄疸、长期腹泻、脂肪吸收不良。

2. 饮食治疗，多食富含维生素 K 的食物，如新鲜蔬菜等绿色食品。

3. 补充维生素 K　成人常用剂量为口服维生素 K_1，4 mg，每天 2～3 次；或 10 mg，肌内注射。在紧急情况下，可用维生素 K_1 10～20 mg 溶于 5% 葡萄糖或 0.9% 氯化钠溶液缓慢静脉注射，速率每分钟不超过 1 mg。在术前，缺乏者剂量可增至 100～200 mg。大多数病例，该治疗在 3～6 小时有效。

4. 凝血因子补充，如出血严重，维生素 K_1 难以快速止血。可用冷沉淀物静脉滴注，亦可输注新鲜血浆、新鲜冰冻血浆。

【预防与调摄】

1. 纯母乳喂养者，母亲应口服维生素 K_1，服用抗惊厥药物的妊娠妇女分娩前 2 周应口服用维生素 K_1 20 mg，以预防胎儿出血。

2. 新生儿出生后应立即给予维生素 K_1 1 mg 肌内注射（早产儿 0.5 mg）。

3. 正常新生儿应在出生后 1 个月，2 个月肌内注射维生素 K_1，以预防晚发型维生素 K_1 缺乏。

4. 在考虑进行外科手术时，也可预防性使用维生素 K_1。

【参考文献】

[1] 任成山，杜晓锋，李振川. 新编内科常见病防治学 [M]. 郑州：郑州大学出版社，2012.

[2] 万力生. 儿童维生素缺乏防治 [M]. 北京：金盾出版社，2005.

[3] 赵辨. 中国临床皮肤病学 [M]. 南京：江苏凤凰科学技术出版社，2010.

[4] 蔡威. 临床营养学 [M]. 上海：复旦大学出版社，2012.

（胡伟才）

第十九节　褐黄病

褐黄病（ochronosis）又称内源性褐黄病，是由于先天性缺乏尿黑酸氧化酶（HGO），致过多的尿黑酸沉积在结缔组织尤其是软骨中而引起的一种氨基酸代谢性疾病。本病较为罕见，人群发病率为 1/25 万～1/20 万。

【病因及发病机制】

本病为常染色体隐性遗传病，尿黑酸氧化酶（HGO）基因位于第 3 号染色体的长臂（3 q21-23）。由于该位点基因突变使 HGO 缺乏，苯丙氨酸和酪氨酸的中间代谢产物尿黑酸不能进一步被氧化成延胡索酸和乙酰乙酸，从而导致过多的尿黑酸沉积在结缔组织尤其是软骨中。沉积在结缔组织中的尿黑酸被氧化为苯醌乙酸，后者与胶原纤维结合成不可逆的多聚物，该物为黑素样棕黑色色素，临床产生褐黄病。尿黑酸本身无色，经氧化聚合转变为黑色不溶性物质，若尿液久置或加入碱性溶液后呈黑色，称黑尿酸症（alkaptonuria）。

【临床表现】

成年前仅见黑尿酸症，常因尿布、衣裤被尿液污染而发现。随着尿黑酸在组织中的大量沉积，颜色改变逐渐明显。

皮肤黏膜病变以颜色变化为主，一般常见于 30 岁以后，少数可早至 20 岁。皮肤色素分布广泛，以手指、耳、鼻、前额、眼睑、颊、腋部和生殖器等最明显，掌跖、喉黏膜亦可受累。呈淡灰、蓝灰、淡青、淡褐或淡黑色。汗腺受累后，汗液使衣服染成棕色，若在腋穹隆处皮内注射肾上腺色，可产生棕黑色或黑色汗液。

软骨最易受累，鼻尖、耳、肋软骨、喉和气管软骨可有色素沉着，尤其是耳软骨，表现为其软骨增厚和颜色改变（蓝黑色或灰色），透光性丧失往往是本病最早的征象之一。初有柔性，久后耳郭僵硬，形状不规则，甚至可出现耳郭钙化。10 岁前，甚至 5 岁内耵聍呈黑色或棕色，鼓膜和听骨被波及后可产生耳鸣和不同程度的耳聋。眼组织只要累及巩膜、角膜、结膜和睑板，20 岁以后巩膜色素沉着，呈三角形棕色或灰色，见于角膜缘和内眦之间，称为 Osler 征（早期征象之一）；睑板透照法常呈蓝色；病程长的患者在角膜的内、外角可见"细油滴"状褐黄病性色素。牙齿可有色素，所有的肌腱均有色素沉着，尤其是手指关节的伸肌腱在握拳时更为明显。前列腺和肾脏可见色素结石，主动脉可发生钙化。

本病的关节性改变多始于 20~30 岁的男性，女性稍晚，男性症状较女性重。脊柱关节最先受侵犯，类似骨关节炎，进而是膝、肩、髋等大关节，手、足关节一般不受累。30 岁以后可有下背强直性疼痛，脆的关节软骨可致椎间盘突出和髓核破裂，而出现急性疼痛。若脊椎关节强直扩展到胸棘，患者常呈屈身姿势，胸廓活动受限时可出现呼吸困难。

心血管病发生率增高，尸检可见心瓣膜环和动脉硬化斑块有色素沉着。

【组织病理】

真皮胶原束内有褐黄色或棕黑色色素沉积，胶原束肿胀和均质化，并可出现锯齿状横向断裂，断裂处可见小的游离的不规则色素块，周围有异物巨细胞。在组织细胞、弹性纤维、血管内皮及汗腺分泌细胞内也可见褐黄色色素。该色素用硝酸银不染色，甲苯蓝和亚甲蓝染成黑色，此点与黑素不同。其他组织如软骨、肌腱、纤维组织和动脉粥样硬化处有棕黑色色素沉着，椎间盘、喉头、气管环和关节软骨呈漆黑色。

【诊断与鉴别诊断】

根据典型临床症状和尿内存在大量尿黑酸或尿黑酸氧化酶活性低下可诊断。当尿液暴露在空气中后变成黑色应考虑本病，应需作进一步尿液检查，脊柱 X 线片有诊断价值。

本病需与其他有色素沉着的疾病进行鉴别，如外源性褐黄病、黄褐斑、艾迪生病、银质沉积症、血色病、慢性光敏性色素沉着、皮肤卟啉病等。

【治疗】

目前无特效疗法。在保证患儿的营养状况下，可采取低蛋白饮食来限制苯丙氨酸和酪氨酸的摄入，减少尿黑酸的排出。也可试用维生素 B_{12} 和大剂量的维生素 C（1 g/d），以减轻结缔组织损伤和延迟关节病变。关节痛可用止痛药和物理疗法，晚期患者无有效疗法。

（梁　育）

第二十节　烟酸缺乏症

烟酸缺乏症（pellagra）又称糙皮病、陪拉格、癞皮病。因烟酸类维生素缺乏，以皮炎、舌炎、肠炎、精神异常和周围神经炎为临床特征的疾病。

【病因及发病机制】

烟酸存在于食物中，良好的来源为酵母、谷类、菜豆类以及种子。绿叶蔬菜、乳制品、咖啡和茶也含有相当数量的烟酸。人体能将由食物中获取的色氨酸转变为烟酸，60 mg 色氨酸经转化后可产生相当于 1 mg 的烟酸。18 岁以上成人的烟酸推荐摄入量为 14 mg/d。引起本病的原因有饮食中烟酸缺乏；厌食性神经官能症；吸收不良；长期酗酒者肝脏对烟酸利用不充分；感染、癌症等疾病需要量增加；HIV 感染可使烟酸耗竭；类癌综合征；遗传性代谢缺陷病；本病曾流行于吃玉米而不加辅食的人群，因玉米内烟酸呈结合形式而不能被利用，色氨酸含量又低；长期服用引起烟酸缺乏的药物，如异烟肼、氟尿嘧啶、磺胺、抗惊厥药等。

本病的有些症状和体征不能单用烟酸治愈，但能被其他营养素治愈，因此，有人把癞皮病定为以烟酸和色氨酸缺乏为主的多种维生素缺乏病，通常同时缺乏叶酸、氨基酸、维生素 B_1、维生素 B_2 和维生素 B_6，但卟啉及其类似物增加、日晒、局部摩擦、重体力劳动等可促发或加重本病。

【临床表现】

本病可发生于各年龄组，男性多于女性，我国以中青年女性多见，好发于春夏季，有明显的复发倾向。典型的三联征是皮炎、腹泻和痴呆。三者同时存在较少，常见皮肤和胃肠道症状，亦有仅见精神障碍，无皮疹者称为无疹性陪拉格。

发疹前 1~2 个月往往出现前驱症状，表现为口腔烧灼感、食欲减退、疲劳、虚弱和体重减轻等。皮损好发于暴露部位，呈对称分布，如手背、指背、腕、前臂外侧、面、颈、项、胸前、小腿伸侧、踝、足背等。也可见于易摩擦部位肩、肘、膝、臀和皱褶部位（阴囊、肛周和乳房）等。

早期经曝晒后暴露部位出现鲜红色或紫红色斑、略高起性斑块，界限清楚，有瘙痒、烧灼和灼痛的感觉，类似晒斑。尔后皮肤皮损转红褐色，明显浮肿，四肢末端呈手套袜套样改变，面部可见蝶形红斑，鼻唇沟呈脂溢性皮炎样改变，鼻部见暗红斑，覆有细小黄色粉末状鳞屑，浓缩脂栓可从扩张毛孔向外突出。急性发作时可有高热、谵妄、衰竭等症状，反复发作者皮损水肿不明显，但皮肤增厚和皮纹明显，颜色转暗带棕黑色，粗糙缺乏弹性，伴角化过度、干燥性鳞屑、皲裂、出血或覆有黑色血痂，或有萎缩（各图 23-20-1，各图 23-20-2）。

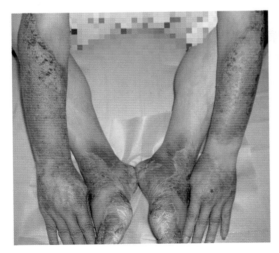
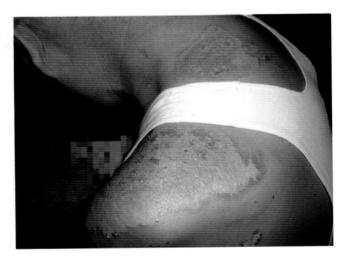

各图 23-20-1　烟酸缺乏症
（重庆市中医院　龚娟　供图）

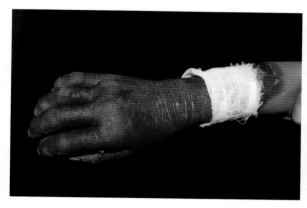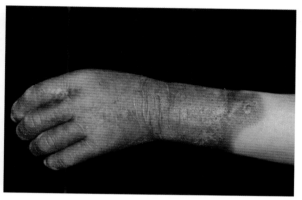

各图 23-20-2　烟酸缺乏症
（第四军医大学西京皮肤医院　供图）

会阴、阴囊、女性生殖器和肛周处常见红斑、糜烂，被认为非烟酸缺乏而同时合并维生素 B_2 缺乏所致。直肠和阴道黏膜有炎症或溃疡，分泌物增多，使附近皮肤浸渍或继发感染。

口角炎以口角湿白、糜烂为主，亦可见口角和唇干燥、皲裂、脱屑。早期舌炎为舌尖和舌边充血发红、肿胀，边有齿痕，舌面上皮脱落呈地图状，重者舌缘皲裂，舌面糜烂或伴有浅表溃疡。后期舌炎以舌乳头萎缩、干燥、光滑、发红似牛肉。炎症可累及口腔黏膜、齿龈、咽喉和食管，自觉疼痛，唾液增多，影响进食，常有继发感染。因胃酸减少或缺乏，食欲减退，恶心呕吐，消化不良，腹痛腹泻，粪便量少而次多，大便呈水样、糊样，混有未消化食物，恶臭，少数伴有里急后重和便血。

精神症状个体差异很大，最常见神经衰弱，亦有精神紧张，易激惹，情绪变化无常，定向力丧失，怕光、怕颜色，对噪声不耐受。患者还存在猜疑、幻想、震颤、焦虑、抑郁、嗜睡、神志不清等症状，最后发展为痴呆症。周围神经病变多与 B 族维生素缺乏有关，伴有肢体麻木，末梢感觉减退，感觉异常等。

【组织病理】

皮肤组织学随疾病阶段而异，可见角化过度伴角化不全，整个表皮色素颗粒增加，颗粒层下可见棘层的最上层，角质形成细胞呈带状苍白或空泡变性，颗粒层变薄，有水疱者，水疱位于表皮内或表皮下，真皮层可见血管周围有炎性细胞浸润，纤维肿胀或纤维化。

【诊断与鉴别诊断】

根据病史、症状、实验室检查和试验性治疗可诊断。

本病可与下列疾病进行鉴别：

（1）蔬菜日光性皮炎：有明确的进食某些光敏性蔬菜和日晒史，好发于春季，皮损为弥漫性实质性水肿，伴有瘀点、瘀斑，自觉麻木和疼痛，无其他系统疾病。

（2）迟发型皮肤卟啉症：多有长期饮酒史和化学物质接触史，无消化道和神经症状，组织病理有特异性。

【治疗】

改善和增强营养，祛除和治疗病因，如需长期或增加服用异烟肼者，应避免日晒，补充富含烟酸和色氨酸的食物。再者，根据病情轻重补充剂量不等的烟酸和烟酰胺，前者有扩血管作用，大剂量时患者不易耐受，可每天口服 100～300 mg；严重腹泻、口服有困难的患者，可肌内注射或者静脉滴注，同时补充白蛋白、其他 B 族维生素和铁剂。

皮炎的治疗可按皮损类型和性质选择外用药，如润肤剂、角质溶解剂，合并感染时加用抗生素，亦可加用遮光剂，对舌炎、唇炎、腹泻和并发感染者应对症处理。

（梁　育）

第二十一节　肠病性肢端皮炎

肠病性肢端皮炎（acrodermatitis enteropathica，AE）是一种少见的遗传性锌缺乏疾病，以肢端和腔口周围之皮炎、秃发和腹泻三联征为临床特征。皮疹位于面、手、足、口、眼、鼻、肛门和生殖器部位，被认为是锌缺乏的特异病症性皮肤标志。

中医学文献中无本病的记载。中医中药治疗此症，目前文献尚罕见报道。但本病按其临床表现当属中医学"湿热疮毒"之类，《素问·至真要大论》谓："诸痛痒疮，皆属于心。"故治以清热泻火、凉血解毒之法。

【病因及发病机制】

本病的病因学说曾有多种推测，如肠道吸收功能紊乱，母乳中缺乏一种未知因子，基本氨基酸吸收不良致蛋白质和脂肪代谢障碍，色氨酸代谢异常产生对皮肤和肠道上皮有毒性作用的代谢产物，系统性白念珠菌感染，但均因缺乏证据而被否定。部分患者有明显的家族史，且双亲为近亲者发病率高，认为本病为常染色体隐性遗传病。自 1973 年 Moynahan 和 Barnes 发现 AE 是一种锌缺乏疾病后，锌吸收机制得到广泛研究。但引起低血锌的机制尚不清楚，可能是肠黏膜细胞合成的锌 – 硫因过多或胰腺分泌的一种低分子结合配体异常，而妨碍锌的吸收。最近，在分子遗传学水平上关于细胞锌转运方面获得进展，但目前推测 AE 患者的缺陷在锌吸收的早期阶段，提供给小肠黏膜刷状缘的食物锌其化学形式和结构的生物利用率在某些方面引起吸收不良。

【临床表现】

本病的发生无种族、地区和性别差异。最早的发病年龄见于出生后几天到数周，最晚 10 岁，平均发病年龄为 9 个月，以断奶前后发病率最高。一些症状轻的患者常被误诊至成年。起病隐匿，临床表现以肢端皮炎、脱发和腹泻为三联征，但三者常不同时出现。皮疹发生较早，具有特异性，皮损多对称累及口、眼、鼻、肛门、外阴等腔口周围、四肢末端及骨突部位（肘、膝、踝、指关节及枕骨等处），也可见于头部、耳周、臀和甲周，较少累及躯干。早期皮损为红斑基础上的群集水疱或大疱，尼氏征阴性，可继发感染成脓疱，数天后形成糜烂、结痂，或形成鳞屑，呈银屑病样改变，痂下为境界清楚的暗红斑，周围有红晕。部分患者的皮损类似烟酸缺乏症，愈后不留瘢痕和萎缩。头部损害可似脂溢性皮炎，生殖器和肛门周围除了糜烂结痂以外，还可见外阴炎、龟头炎和阴囊炎。四肢末端有持续性慢性皮炎改变者，往往伴有甲沟炎、甲板损害、掌指红斑及领状鳞屑的环状损害。

传染性口角炎是早期症状，可出现口腔炎、口腔及咽喉处黏膜发红，或有白膜及结痂，可累及舌背。眼睛常有单侧或双侧畏光、睑缘炎、结膜炎和角膜混浊。皮肤和黏膜损害往往伴有细菌或真菌感染，使病情加重。脱发症状常与皮疹同时或稍后出现，累及头发、眉毛和睫毛，呈弥漫性稀少或全秃，斑秃少见，毛发细软，色黄无光泽，部分呈串珠样改变。约 90% 的患者伴有胃肠道症状，对果糖和乳糖不耐受，有厌食、呕吐、腹胀和腹泻，大便呈水样或泡沫样，每天 3～8 次，气味恶臭或带酸味。少数患者也可见大便正常或软便。一般来说，消化道的症状与皮疹的严重程度呈正相关，极少数患者皮疹恶化时排便次数减少。患者常情绪波动明显，精神萎靡、倦怠、易兴奋、烦躁等。（各图 23-21-1）

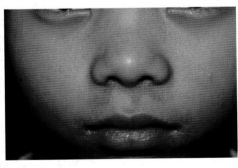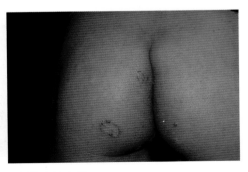

各图 23-21-1　肠病性肢端皮炎
（第四军医大学西京皮肤医院　供图）

【实验室检查】

血清锌水平降低（正常值 10.71～17.83 μmol/L），碱性磷酸酶是含锌金属酶，血锌缺乏时其降低，故当肝功能正常时，碱性磷酸酶的活性降低伴低血锌可作为锌缺乏的佐证。皮肤黏膜损害处和尿液、粪便中可检出白色念珠菌，其他指标见于贫血、低蛋白血症等。

【组织病理】

皮肤活检无特异，镜下可见表皮角化过度伴角化不全，棘层肥厚伴海绵形成，表皮内水疱和脓疱。水疱处的角质形成细胞空泡变性、气球样变和坏死，表皮有中性粒细胞浸润，在角质层内堆积成痂。真皮浅层有非特异性炎细胞浸润。

【诊断与鉴别诊断】

根据临床肢端皮炎、脱发和腹泻三联征，结合实验室检查及锌治疗有效而确诊。

本病可与下列疾病进行鉴别：

（1）泛发性念珠菌病：本病多发生于肥胖或腹泻的患儿，皮疹多位于颈项、腋下、腹股沟等皱襞处，而 AE 又大多继发念珠菌感染，故与其有所类似。

（2）大疱性表皮松解症：本病多发生于易受伤部位，水疱尼氏征（＋），而 AE 常伴随局部外伤后发病，皮疹始于手指远端，限于一个或几个手指。

【治疗】

一般支持疗法包括母乳喂养，因母乳中含有低分子量的锌结合配位体，其可增加锌吸收，同时补充维生素、氨基酸、电解质、水，亦可输入新鲜血液。

各种锌元素制剂可用于治疗本病，如硫酸锌、葡萄糖酸锌、醋酸锌、柠檬酸锌等，每天给予锌元素 30～50 mg，分 3 次服用，用药后 24 小时腹泻停止，24～48 小时精神症状改善，几天内临床症状可逆转，皮损 1 周左右可愈合，3 周左右可测到毛发生长，病情改善后可逐步停药，以免长期大量摄入致锌中毒。

注意皮肤清洁，防止局部及全身继发性细菌或真菌感染。根据皮损性质合理选择外用药物。

（梁　育）

第二十二节　胡萝卜素血症

胡萝卜素血症（Carotenemia）是一种因血液中胡萝卜素含量过高而致皮肤黄染为特征的疾病。

【病因及发病机制】

类胡萝卜素是自然界广泛存在的一类天然色素，目前已发现 700 多种，但人体中仅测到 20 种，主要是 α- 胡萝卜素、β- 胡萝卜素、叶黄素、番茄红素、玉米黄素等，其中前两者是维生素原，可转化为维生素 A，胡萝卜素和叶黄素统称为胡萝卜素，其具有多种生物学效应，比如抗氧化、免疫调节、抗辐射、抗癌、维持细胞间的信息传递，可预防心血管疾病、骨质疏松，保护眼睛和皮肤。人和动物自身不能合成，主要通过食物获取胡萝卜素，在小肠段吸收，分布于脂肪组织、肝脏、血液、松果体、视网膜黄斑、黄体等处。一些植物性食物中含有大量胡萝卜素，如某些水果蔬菜（胡萝卜、南瓜、红心甜薯、空心菜、韭菜、菠菜、芥菜、甘蓝、苋菜、辣椒、番茄、芒果、杏子、柑橘）、蛋黄和奶油等。

本病可由多种原因引起：①摄入过量，超过了机体代谢水平，血液中胡萝卜素升高，导致胡萝卜素大量沉积在角质层，引起皮肤变黄。②高脂血症，胡萝卜素为脂溶性，其水平与脂蛋白呈线性相关，多见于伴有高脂血症的疾病，如糖尿病、肾病综合征、神经性厌食症等。③胡萝卜素转化维生素 A 障碍，主要见于甲状腺功能减退、糖尿病、肝病等。

【临床表现】

胡萝卜素的主要表现为皮肤颜色变黄，好发于角质层厚的掌跖部位及皮脂腺、汗腺丰富的部位（前额、鼻唇沟、面颊、耳后），指关节也常会受累，病情重者可累及全身皮肤，内衣常被汗液黄染，在人造光源下黄色更鲜明为本病的特征性表现。

【实验室检查】

血清和尿液中胡萝卜素升高，去等份血清、乙醇、石油醚经混匀震荡后，见脂色素溶于石油醚中，此法可帮助诊断。

【诊断与鉴别诊断】

根据患者病史、临床表现，结合实验室检查诊断不难。本病应与肝胆疾病所致的黄疸相鉴别，后者巩膜黄染，血胆红素升高。而药物引起的皮肤黄染者，有明确的用药史。

【治疗】

本病的防治在于避免过量摄入胡萝卜素含量高的食物和水果，一旦发病，应积极纠正病因，停服致病食物、水果及胡萝卜素制剂，让其自然消退。

（梁　育）

第二十四章 皮肤肿瘤

　　皮肤肿瘤是发生在皮肤的细胞增生性疾病，是最常见的肿瘤之一。临床上分为良性肿瘤和恶性肿瘤，其中皮肤恶性肿瘤，因其发展迅速、易转移、预后差等特点，严重影响到公众健康乃至生命，已引起临床医生和研究学者的广泛关注。近年来，随着全球工业化发展，环境污染和职业暴露等因素，皮肤恶性肿瘤的发病率和死亡率呈上升趋势，最常见的皮肤恶性肿瘤为鳞状细胞癌和基底细胞癌，近十年黑素瘤的发病率也逐年升高，2017 年美国新发现 8.7 万例黑素瘤，占总体新发肿瘤的 5.2%，死亡人数为 9730，占肿瘤总体死亡构成比的 1.6%。

　　皮肤肿瘤的发病因素涉及遗传、免疫缺陷、紫外线照射、病毒感染、电离辐射、药物等多种先天或后天因素。早期诊断和及时治疗对患者的预后十分重要。在临床表现上，良性肿瘤一般边界清楚整齐，表面平滑，瘤体对称，不易复发，不发生转移，合并全身症状较少或无，而恶性肿瘤境界不清，表面多伴溃破出血，瘤体不对称，易复发，易转移，伴见多系统累及。皮肤肿瘤的诊断方法包括组织病理学、免疫病理学诊断、细胞学、免疫学诊断、X 射线检查、皮肤 CT 检查等，近期分子生物学技术也被用于诊断遗传性皮肤肿瘤中。皮肤肿瘤的常见治疗方法包括手术切除、化疗、放疗、光动力治疗和免疫抑制药等。

　　皮肤肿瘤在中医学属"翻花疮""癌疮"范畴，其病因病机多由风毒相搏，或肝火血燥生风，或疮疡后风寒袭于患处，或由肝郁不舒，脾虚痰凝，肝肾亏虚所致。治疗上《素问·至真要大论》提出"坚者削之""客者除之""结者散之""留者攻之""虚则补之"的治疗原则，目前常见的内治法包括扶正固本、活血化瘀、温经散寒、理气化痰、清热解毒、软坚散结。皮肤肿瘤多数采用西医治疗手段，对于不适合手术、放化疗的皮肤恶性肿瘤晚期患者，或对化疗反应明显的患者，临床上可采用中医药辅助治疗，减少肿瘤复发、转移，改善化疗药物不良反应，延长生存时间。

第一节　表皮肿瘤与囊肿

疣状痣

　　疣状痣（verrucous nevus）是表皮的一种局限性增生性疾病，属于先天性表皮细胞发育异常。具有家族史者罕见，泛发者可呈常染色体显性遗传。因其可有不同的形态，有时也称为线状表皮痣（linear epidermal nevus）、疣状表皮痣、表皮痣（epidermal nevus）等。根据临床形态分为 3 种类型，即局限型、泛发型或系统型、炎症型。

【病因及发病机制】

　　本病因表皮细胞发育过度引起表皮局限性发育异常所致。可能与角质形成细胞的突变有关。在患者的一些细胞系发现指示遗传镶嵌现象的染色体断点。

【临床表现】

本病常表现为淡黄色至棕黑色疣状损害，开始为小的角化性丘疹，逐渐扩大，呈密集的角化过度性丘疹，灰白色或深黑色，表面粗糙，质地坚硬，皱褶处损害常因浸渍而较软（各图24-1-1）。病变可位于身体任何部位。根据临床形态分为3种类型，即局限型、泛发型或系统型、炎症型。

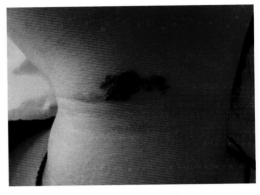

各图 24-1-1　疣状痣

1. 局限型　常排列为单侧连续性或断续性束状、带状或斑片状。头部皮损常成斑片状。四肢皮损常沿肢体分布到达肢端。躯干则横行排列，常只有一条，如线状，故称为线状痣。

2. 泛发型或系统型　呈多发型或泛发型，双侧对称，呈涡纹状或弧线形条纹，严重时全身皮肤角化高起如棘刺，色污似豪猪皮，称为豪猪状鱼鳞病。

3. 炎症型　多见于下肢，为单侧性，皮损发红，常自觉瘙痒，因搔抓表面常有脱屑和结痂。

【组织病理】

表皮角化过度，棘层肥厚，表皮嵴伸长，乳头瘤样增生，并可见颗粒层增厚及柱状角化不全，基底层黑素增多。炎症型尚有灶状角化不全及轻度棘层水肿，真皮内轻度慢性炎细胞浸润。部分泛发型者，偶尔局限性患者也可显示表皮松解性角化过度。

【诊断与鉴别诊断】

本病发病年龄很早，同时临床表现特殊，多为单侧性疣状隆起损害，故诊断不难。

本病可与下列疾病进行鉴别：

（1）线状苔藓：多累及儿童，初发皮损为针尖至粟粒大小的扁平丘疹，淡红色或皮色，有光泽，上覆少量鳞屑，皮损增多后可形成1~3 cm宽的沿肢体长轴呈连续或断续的线状排列，常单侧发生，可累及指甲，出现甲板变薄、甲纵嵴分裂、甲床角化过度，多数患者数月后皮损自行消退。

（2）线状银屑病：皮损虽呈线状，但仍具寻常型银屑病的临床特点，组织病理可以鉴别。

【治疗】

目前尚无理想的方法。

1. 维A酸类　是一组与维生素A在结构上类似的化合物。对维持上皮组织的正常角化过程有重要作用，可用来治疗以上皮细胞增生、分化紊乱及角化异常为特点的疾病。

2. 化学剥脱术　如50%~60%三氯醋酸外涂有效。

3. 其他治疗

（1）手术切除　病变较小者，按美容手术标准精细缝合，术后瘢痕不明显；病变范围较大时，可能需要植皮，对耳郭、面、颈等特殊部位皮损可配合皮肤磨削术。

（2）激光治疗：可试用Nd：YAG激光、CO_2激光、Er：YAG激光、电灼、液氮冷冻等治疗，但应注意治疗深度，过深易留瘢痕，过浅又易复发。

（贾　敏）

表皮痣综合征

表皮痣综合征（epidermal nevus dyndrome，ENS）是一组临床异质性神经皮肤疾病，指表皮痣伴有大量的系统性异常，如皮肤、眼睛、神经、骨骼、心血管、泌尿及生殖系统发育畸形。一般为散发，少数病例为常染色体显性遗传。

【病因及发病机制】

ENS 可能具有遗传异质性，妊娠前 4 周内异常分化诱导造成外胚层、中胚层和神经发育异常。

【临床表现】

临床表现为从新生儿到中青年时期均可出现皮损，无性别差异；ENS 患者的表皮痣包括疣状表皮痣、皮脂腺痣等，其皮损及伴发畸形多种多样，皮肤损害主要表现为以单侧痣为主，其次是鱼鳞病和棘层肥厚型表皮痣，色素减退或色沉、咖啡斑等。

系统损害常见的有中枢神经系统异常（如智力发育迟缓、癫痫、偏瘫等），骨骼畸形（如各种骨畸形、骨囊肿、萎缩和肥大），眼畸形（如眼缺损），本病可合并恶性肿瘤。

【治疗】

目前无特效治疗方法，患者需定期随访，必要时需神经科、眼科、整形外科的介入，皮肤或内脏恶性肿瘤应予手术处理。

（贾　敏）

炎症性线状表皮痣

炎症性线状表皮痣（inflammatory linear verrucous epidermal nevus）是一种少见的疣状角化损害性疾病，本病为疣状痣的一个特殊类型。

【病因及发病机制】

本病发病原因目前尚不清楚，无明显遗传倾向，有人提出可能与局部或全身维生素 D_3 代谢异常有关。有学者认为是在卵胚发育早期，个别体细胞发生突变后形成突变细胞 - 正常细胞镶嵌而引起。线状表皮痣的皮损分布暗示了胚胎发育过程中表皮细胞的迁移路径，皮损的泛发或局限则表明胚胎期突变发生的时间。

【临床表现】

此病发病年龄较早，可有家族发病倾向。男女发病比率为 1∶4，通常侵犯一侧肢体，沿 Blaschko 线分布，以左侧下肢常见，呈银屑病样外观，通常瘙痒显著，皮损顽固难治。（各图 24-1-2）

【组织病理】

病理表现以表皮为主，呈海绵水肿性或银屑病样炎症模式，但 Munro 微脓肿罕见，可见垂直状交替出现的角化过度和角化不全。

【诊断与鉴别诊断】

临床上此病呈银屑病样改变，通常单侧发病、好发于左侧下肢，具有发病年龄早，瘙痒显著，治疗抵抗等特点，结合组织病理诊断不难。

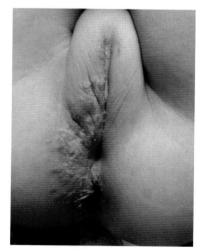

各图 24-1-2　炎症性线状表皮痣

本病可与下列疾病进行鉴别：

（1）线状银屑病：皮损虽呈线状，但仍具寻常型银屑病的临床特点，组织病理可以鉴别。

（2）线状苔藓：多累及儿童，初发皮损为针尖至粟粒大小的扁平丘疹，淡红色或皮色，有光泽，上覆少量鳞屑，皮损增多后可形成 1～3 cm 宽的沿肢体长轴呈连续或断续的线状排列，常单侧发生，可累及指甲，出现甲板变薄、甲纵嵴分裂、甲床角化过度，多数患者数月后皮损自行消退。

（3）湿疹：皮损为多形性，以红斑、丘疹、丘疱疹为主，皮疹中央明显，逐渐向周围散开，境界不清，弥漫性，有渗出倾向，慢性者则有浸润肥厚。病程不规则，呈反复发作，瘙痒剧烈。

【治疗】

目前尚无理想的方法。

1．小的病灶可以采取全部皮损切除得到根治，大而广泛的皮损无法采用手术切除。

2．采用多次间断手术治疗或物理治疗，包括削除术，冷冻治疗，深部化学剥脱及激光磨削。

3．外用药物治疗仅有辅助疗效，如使用维 A 酸、氟尿嘧啶及糖皮质激素等。

（贾　敏）

脂溢性角化病

脂溢性角化病（seborrheic keratosis）又称老年疣、脂溢性疣，基底细胞乳头状瘤，为老年人最常见的表皮良性增生性肿瘤。临床上好发于颜面、手背、胸背等处，为淡黄色或黄褐色扁平斑片，境界清楚，表面光滑，逐渐增大表面粗糙，覆以油腻性痂，揭去痂皮，表面呈乳头瘤样。

【病因及发病机制】

脂溢性角化病是角质形成细胞成熟迟缓所致的一种表皮良性肿瘤。以往曾认为本病为迟发上皮痣、良性上皮性肿瘤、老年皮肤变化或感染性皮肤病。本病确切病因仍不明确，有报道称脂溢性角化病具有明显的家族倾向，因此认为本病可能是一种具有不完全外显率的常染色体显性遗传病。

【临床表现】

1．本病男性多见，好发于中年以后，随年龄增大而皮损增多。

2．皮损好发于皮脂腺分泌旺盛部位。如颜面、颈、胸背部（各图 24-1-3），也可发生于四肢、手背，但不累及掌跖面。

3．早期损害为淡黄色或黄褐色的扁平丘疹、斑片，境界清楚，表面光滑或略呈乳头瘤状，以后逐渐增大，表面粗糙，常覆以油腻性鳞屑、厚痂，揭去痂皮，表面呈乳头瘤状。

4．通常多发，数目不等，多达上百个。

5．一般无自觉症状，偶有痒感。

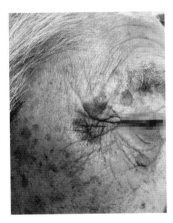
A. 面部

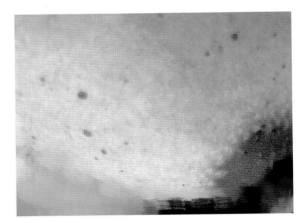
B. 胸部

各图 24-1-3　脂溢性角化病
（第四军医大学西京皮肤医院　肖月园　供图）

【组织病理学】

本病从病理上分为角化型、棘层肥厚型、巢状型（菌落型）、腺样型（网状型）、刺激型（激发型）等类型。可混合存在。以上类型共有的病理特征有角化过度、棘层肥厚、乳头瘤样增生。本病病理特点为增生的表皮由鳞状细胞和基底样细胞组成，可见比正常的基底细胞小而胞核相对较大的基底样细胞。肿瘤病变的基底与两侧正常表皮位于同一平面上。

【诊断与鉴别诊断】

本病结合临床和病理表现，诊断本病不难。

本病可与下列疾病进行鉴别：

（1）发生于早期的损害需与扁平疣相鉴别，扁平疣好发于面、手背等暴露部位为粟粒至黄豆大小，呈肤色、褐色的扁平丘疹，表面光滑。可找到串珠状排列的损害。

（2）发生于暴露部位的角化型损害易与日光性角化病相混淆。日光性角化病多在日光照射部，损害为肤色或淡红色的扁平丘疹或结节，粟粒至蚕豆大小圆形或不规则形，表面干燥，质硬，上覆黏着性棕黄、黑色鳞屑，鳞屑不易剥离，若用力去除，基底易出血。

（3）发生炎症或受刺激的损害需排除基底细胞癌，基底细胞癌初发为针头至黄豆大肤色或红色蜡样结节，伴以毛细血管扩张，中心易溃破，边缘卷起。多发生于面部，如眶周、鼻翼和颊部等处。组织病理可鉴别。

【治疗】

本病一般不需治疗，如瘙痒或发生炎症，或诊断有问题，或有碍美容者可手术切除。也可采用染料脉冲激光、冷冻等治疗。如诊断尚未明确，治疗前最好先做活检，以免误诊。

【预防与调摄】

本病病程缓慢，无自愈倾向，需避免搔抓等不良刺激。极少演变为基底细胞癌，但不属于癌前病变。

（贾　敏）

黑色丘疹性皮病

有学者认为黑色丘疹性皮病（black papular dermatoses）可能是表皮痣的一种类型，多发生于青春期，成人发病较为少见。本病在黑人中发病率较高，同时女性发病率约为男性的4倍。患者一般健康状况良好，无明显自觉症状。

【临床表现】

本病临床表现为米粒至绿豆大小棕色或深褐色丘疹，直径1~5 mm。大多散在分布于患者额部、颧部及颊部上方，个别患者颈部、胸背部也可有少许皮损。皮损触之柔软，表面光滑，似扁平疣。无毛细血管扩张，无鳞屑、结痂及溃疡。多数患者无自觉症状，偶有轻度瘙痒。随着年龄增长，丘疹表面渐有褶皱，形成沟纹，或部分损害成叶蒂状。部分皮损也可融合成斑。女性患者在绝经期皮损加重，但妊娠对本病无影响。

【组织病理】

本病组织病理的基本特征为：表皮过度角化，基底细胞色素增加，棘层增生肥厚，乳头瘤样增生，增生的表皮交织成网状，交织囊肿形成，真皮血管周围少量淋巴细胞浸润，角质囊肿形成，毛囊口角栓，真皮毛细血管扩张。

【诊断与鉴别诊断】

本病在临床上容易误诊为扁平疣、汗管瘤、脂溢性角化病，需结合临床症状、患者年龄、病理特征以诊断。

本病需要和以下疾病鉴别：

（1）脂溢性角化病：又称老年疣，在组织学上与本病相仿，很难鉴别，差别仅在于其发病年龄较早，有学者认为本病是早期发生的脂溢性角化病，目前尚无定论。

（2）扁平疣：皮疹为皮色或淡褐色扁平丘疹，除面部受累外，手背部亦多有发疹。

（3）日光性角化病：多见于老年人，好发于面部及光照部位，皮疹有褐色干性硬痂。

【治疗】

本病无临床症状者，一般不需要治疗，皮疹较少的患者可以直接刮除，或者直接行激光治疗，极少引起术后瘢痕及明显色素沉着。皮疹数量较多者，可局部浸润麻醉后行细针电刮除术。一般无并发症。

（贾　敏）

灰泥角化病

灰泥角化病（stucco keratosis）病因不明，可能与物理因素有关，比如日晒、居住地潮湿等，也可能与病毒感染有关。中医学认为禀赋不耐，湿热内生，痰湿瘀滞，郁久而成。

【临床表现】

临床表现为数目不定的扁平疣状丘疹，呈灰白色或灰褐色，大小 3～10 mm，数目不等，似干燥、松散的灰泥疏松地粘着在皮肤表面，容易刮除。发病年龄主要见于 40 岁以上。

主要见于下肢远端（各图 24-1-4），少数患者皮损可侵犯整个肢体，甚至泛发全身。

【组织病理】

表皮角化过度，棘层略肥厚，呈乳头瘤样增生，真皮少量或无淋巴细胞浸润。

【诊断与鉴别诊断】

本病需要与日光性角化病、扁平疣相鉴别：

（1）日光性角化病：多见于经常日晒的中老年人，好发部分为曝光部位，表现为不规则的多形性角化性丘疹，表面有鳞屑，鳞屑微干燥性，不易剥离，周围可见炎症反应。

（2）扁平疣：多为隆起性丘疹，表面光滑，质硬，有自身接种现象，以面部多见。

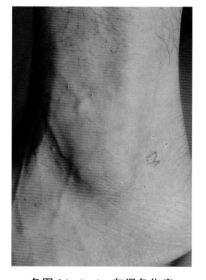

各图 24-1-4　灰泥角化病
（上海市皮肤病医院　刘业强　供图）

【治疗】

治疗上中医采用辨证论治，外用多选择用活血化瘀、祛痰、散结类中药。西医可采用维 A 酸霜、角质溶解剂以及润滑剂等，必要时可行冷冻、激光等物理治疗。

（贾　敏）

皮　角

皮角（cutaneous horn）是临床形态学诊断，多发生于某些皮肤病的基础上，由于病损处角质物异常增多而形成突起状角化性皮损，形似动物的角。多数皮角为肥厚性光化性角化病，但许多其他皮肤病亦可引起皮角，如寻常疣、脂溢性角化病、角化棘皮瘤、汗孔角化病、早期皮肤鳞状细胞癌等。多累及中老年人，男性多见。

【临床表现】

本病好发于面部、头皮、颈部、躯干、前臂和手背等曝光部位，也可见于眼睑、龟头等处（各图

24-1-5）。皮损多为单发，少数亦可多发，呈圆锥形或圆柱形角质增生性皮损，可高达数十厘米，呈笔直、弯曲或扭曲状，表面多粗糙、不光滑，呈淡黄、褐色或褐黑色，质硬。其高度往往大于横径。无明显自觉症状。病程缓慢，如基底部出现潮红、出血及浸润时，应注意恶变的可能。

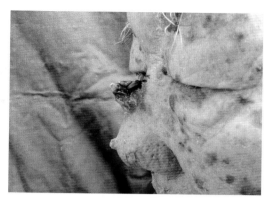

各图 24-1-5 皮 角

【组织病理】

显著角化过度，间有角化不全，表皮呈山峰状隆起，基底部改变与原发皮肤病关系密切；有时仅见良性表皮增生，偶可见恶变者。

【诊断与鉴别诊断】

1. 诊断

（1）此病多发于 40 岁以上男性，好发于曝光部位。

（2）本病 60% 是在脂溢性角化病、寻常疣、血管角化瘤、传染性软疣或毛根鞘瘤皮损上发生角化过度。20%~30% 发生于癌前期角化性病变上，20% 发生于鳞状细胞癌或基底细胞癌上。

（3）临床特点为圆锥形或圆柱形角质增生性皮损，可高达数十厘米，呈笔直、弯曲或扭曲状，表面多粗糙、不光滑，呈淡黄、褐色或褐黑色，质硬。其高度往往大于横径。无明显自觉症状。

（4）病理特点：高度角化过度，间有角化不全，表皮呈山峰状隆起，基底部改变与原发皮肤病关系密切；有时仅见良性表皮增生，偶可见恶变者。

2. 鉴别诊断　根据此病临床表现及病理特点可以明确诊断，无需鉴别。

【治疗】

建议手术切除，即使采取其他方法除去的皮损也均应做病理检查，如病理提示恶变则需进一步治疗与观察。

（贾　敏）

增殖性红斑

增殖性红斑（erythroplasia of queyrat）又名红斑增生病，是一种发生于黏膜上皮的癌前病变或原位癌，表现为黏膜上的鳞屑性红斑。

【病因及发病机制】

本病确切病因及发病机制尚不明确，大多为原发性，可能与病毒、外界刺激、遗传等因素有关。

【临床表现】

本病主要发生在未经环切术的包皮过长者，患者年龄在 20~60 岁之间。损害多发生在龟头、尿道口、冠状沟、包皮部位，其他如口腔、女阴和肛门等黏膜也可出现（各图 24-1-6）。多数为单发，少数可多发，损害表现为境界清楚的鲜红或淡红斑，有的稍隆起，质地柔软或边缘发硬。呈圆形或不规则形，表面覆有发亮、不易剥离的灰白色鳞屑，皮损直径为 0.2~3.5 cm。较大损害可由单个损害逐渐扩大而成，或由多个小损害融合而成。大部分为表面发亮稍隆起的红斑，也有隆起如硬结或糜烂、破溃、结痂者。本病病程缓慢，可多年无变化，如果处理不当，可能发展为鳞癌。

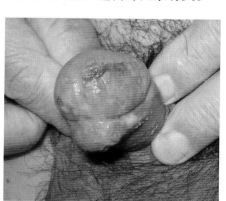

各图 24-1-6 增殖性红斑

【组织病理】

黏膜上皮呈明显增生肥厚，细胞极性紊乱，核深染，甚至多核，可见空泡细胞，有较多有丝分裂象，甚似鲍恩病，黏膜下毛细血管内皮细胞增生，血管扩张，可见带状炎细胞浸润。

【诊断与鉴别诊断】

本病有特殊好发部位及临床表现，及时做活检可以确诊。本病与鲍恩病在组织学上相似，需要鉴别，其不同点在于本病无角化不良及多核巨细胞。在临床上要区别的是浆细胞性包皮龟头炎，后者病理上也可见黏膜上皮增生肥厚，但无异形细胞，真皮浸润中纯粹为浆细胞是鉴别要点。

【治疗】

可外科手术切除，或局部冷冻治疗或光动力疗法。浅层 X 线照射效果比较好。也可用 5%～20% 氟尿嘧啶霜外用，但要注意保护阴囊，否则易受刺激而发生水肿。5% 咪喹莫特乳膏也有一定的疗效。

【预防与调摄】

早期行包皮环切术。减少吸烟。使用避孕措施，降低人群 HPV 感染传播途径。接种 HPV 疫苗。避免局部刺激。

【参考文献】

[1] 赵辨. 中国临床皮肤病学 [M]. 2 版. 南京：江苏凤凰科学技术出版社，2017.

[2] 冯广东，王焱，方方. 增殖性红斑的治疗现状及进展 [J]. 国家皮肤性病学杂志，2015, 9(41)：294-297.

（廉治军）

鲍恩病

鲍恩病（Bowen disease）是一种表皮内鳞状细胞癌，又称为原位鳞状细胞癌。本病可出现于任何年龄，中老年人较多。

【病因及发病机制】

可能与长期接触砷剂、慢性日光损伤、免疫功能抑制、病毒感染有关。

【临床表现】

本病好发于日光暴露部位（如颜面、头颈及四肢远端），也可累及口腔、鼻、咽、女阴和肛门等黏膜（各图 24-1-7、各图 24-1-8）。皮损为孤立性、境界清楚的暗红色斑片或斑块，呈圆形、匍行形或不规则形，大小为数毫米至十余厘米不等，可缓慢增大。表面常有鳞屑、结痂和渗出，除去鳞屑和结痂可露出暗红色颗粒状或肉芽状湿润面，很少出血。少数呈多发性，可散在、密集或互相融合，有时呈不规则隆起或结节状。无明显自觉症状，偶有瘙痒或疼痛感。

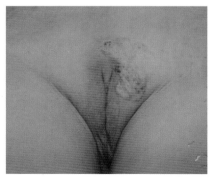

各图 24-1-7　鲍恩病（会阴部）

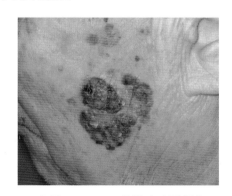

各图 24-1-8　鲍恩病（面部）

【组织病理】

表皮细胞排列不规则，呈现高度非典型增生，伴角化不全、角化不良、棘层肥厚，表皮突增宽，真皮乳头被压缩成细带状，常见瘤巨细胞，表皮基底膜带完整，若破坏则提示为浸润癌；真皮上部炎症细胞浸润。

【诊断与鉴别诊断】

中老年人境界清楚的孤立皮损，主要位于日光暴露部位，病程缓慢，病理活检可以确诊。本病应与基底细胞癌、斑块状银屑病、体癣、神经性皮炎等进行鉴别。

【治疗】

有效的治疗方式为手术切除。较大的皮损光动力疗法也有一定疗效。较小皮损可采用电烧灼、冷冻或激光治疗，亦可外用咪喹莫特霜或氟尿嘧啶软膏。分布广泛的皮损可用放射治疗。具体选择哪一种治疗方式，需要综合评定，包括患者的全身状况、美容需求、经济实力及皮损的部位、大小、多少等。

【预防与调摄】

应减少日光照射。治疗后注意长期随访。

【参考文献】

张学军. 皮肤性病学 [M]. 8 版. 北京：人民卫生出版社，2013.

（廉治军）

乳房湿疹样癌

乳房湿疹样癌（mammary paget's disease）是一种特殊类型的癌性疾病，多发生于女性乳房，也可见于男性乳房，主要为乳腺癌或顶泌汗腺癌扩展至乳头及其周围表皮的损害。

【病因及发病机制】

本病几乎都与潜在的乳腺导管癌有关，可能起源于 Toker 细胞，肿瘤细胞发生于乳腺导管近开口处，早期为原位癌，这种导管内癌向内侵入乳腺或顶泌汗腺上皮，向外则侵入表皮，形成表皮病变，因此早期肿瘤细胞是在导管内，而不在表皮内，后期肿瘤细胞才突破管壁进入乳腺结缔组织内。少数病例病变位于较深的乳腺导管内或腺体。并可见乳腺癌与本病并存。偶见原发于乳头皮肤内的顶泌汗腺及表皮。

【临床表现】

本病通常发生于中年以上女性，平均年龄在 40～60 岁，少数病例为男性，多发生于使用雌激素治疗前列腺癌之后发病。本病一般发生于单侧乳头、乳晕及周围，呈湿疹样外观，表现为境界清楚的红色斑片，表面有渗出性结痂，呈灰蓝色或灰白色角化性脱屑，可见皲裂、糜烂或肉芽组织，常有渗液（各图 24-1-9）。有轻度浸润而无明显痒感。皮损逐渐向周围扩大，病程缓慢，经数月或数年后，病变累及乳房及前胸等部位。损害边缘稍隆起，浸润明显，外周散在点状皮损。晚期损害向深部扩展时乳头内陷、被破坏甚至脱落，或发生溃疡，可见血性乳头溢液。半数患者伴有乳腺癌，可触及乳房肿块，晚期局部淋巴结常有转移。

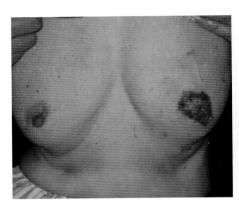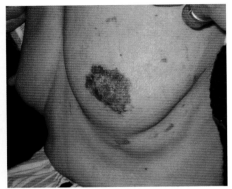

各图 24-1-9 乳房湿疹样癌

【组织病理】

组织病理的特点是在表皮内，特别是棘层下部出现 Paget 细胞，此细胞较正常角质细胞大 1~2 倍，圆形，无细胞棘突及细胞间桥，胞质丰富而淡染，如空泡状。核大，圆形或卵圆形，深染，核膜清晰。可见多个核，有丝分裂象。在表皮内单个存在，也可成巢状聚集，基底细胞被挤压在基底膜带与 Paget 细胞之间，呈扁平带状，即所谓 Paget 样现象。真皮内常有中度慢性炎症浸润。乳头下乳腺导管内可见管内癌，癌细胞与 Paget 细胞相似。Paget 细胞对 PAS 染色多呈阳性，阿新蓝染色呈弱阳性。免疫组织化学染色 Paget 细胞对上皮膜抗原及癌胚抗原常为阳性，可表达雌激素受体和孕激素受体。

【诊断与鉴别诊断】

早期诊断十分重要。若 50 岁以上患者，单侧发生皮损，边界清楚，基底有浸润，乳头溢液甚至乳头凹陷，病情进展缓慢，暂时好转后又复发，对症治疗无效者，应考虑本病。组织活检有助于确诊。本病主要与乳头湿疹、鲍恩病、乳头糜烂性腺瘤病及浅表型恶性黑素瘤鉴别，往往需要通过病理活检和组织化学、免疫化学染色方能证实。

【治疗】

确诊后应迅速做乳房单纯切除术，如发现乳腺癌时应做根治术。

【参考文献】

赵辨. 中国临床皮肤病学 [M]. 2 版. 南京：江苏凤凰科学技术出版社，2017.

（廉治军）

乳房外湿疹样癌

乳房外湿疹样癌（extramammary paget's disease）是发生在肛门、生殖器、腋窝等部位的湿疹样改变，组织学与乳房 Paget 病相似。

【病因及发病机制】

原发性乳房外湿疹样癌的发病机制是多方面的，以往认为 Paget 细胞来源于汗腺癌沿导管上皮向表皮蔓延，但后来发现表皮及附属器的病变为多灶性起源，真皮内浸润来自表皮而非导管及腺体结构。免疫组化结果支持顶泌汗腺起源，主要来源于表皮内汗腺导管，推测它可能起源于顶泌汗腺导管开口部细胞，或是表皮内向顶部汗腺分化的多潜能细胞。继发性乳房外湿疹样癌的表皮病变常由深部直肠癌、子宫内膜癌、尿道癌、前列腺癌或膀胱癌向表皮转移而来。在肛周病变中有 1/3 的病例并发直肠腺癌。

【临床表现】

本病好发于男性，女性少见。常发生于 50 岁以上，病程缓慢，病期半年至十余年。损害多发于顶泌汗腺分布部位，如阴囊、阴茎、大小阴唇和阴道，少数见于肛周、会阴或腋窝等处（各图 24-1-10，各图 24-1-11）。大多为单发，少数多发，同时发生于两个部位者更少见，损害呈湿疹样外观，红色斑片，界限清楚，大小不一，边缘狭窄，稍隆起，呈淡褐色，中央潮红、糜烂或渗出，上覆鳞屑或结痂，有时呈疣状、结节状或乳头瘤状，有瘙痒感，少数有疼痛。

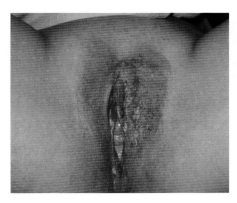

各图 24-1-10　乳房外湿疹样癌（外阴）　　各图 24-1-11　乳房外湿疹样癌（阴部）

【组织病理】

表皮内有不等量的 Paget 细胞，有时可见核被挤压在细胞的一边呈印戒状。在表皮附属器，特别是毛囊或外泌汗腺导管的上皮内也能见到 Paget 细胞，并能侵犯真皮，这与乳房湿疹样癌不同。乳房外湿疹样癌的 Paget 细胞对 PAS、阿新蓝可呈阳性。免疫组化显示 Paget 细胞对癌胚抗原、顶泌汗腺上皮抗原、CK7 等均呈阳性，雌激素受体和孕激素受体阳性率较低。

【诊断与鉴别诊断】

对 50 岁以上老年人发生在外生殖器部位或肛周长期不愈的湿疹样皮肤损害，特别是边缘明显者，应提高警惕，组织活检可以明确诊断。

【治疗】

首选手术切除，可用 Mohs 外科手术。若损害较大，累及腹股沟和肛周时，需做植皮术。继发性乳房外湿疹样癌应对原发病做相应处理。复发病例可再次手术。拒绝手术治疗的老年患者，可采用 ALA 光动力治疗。也可选用 5-FU、顺铂进行化疗，还可外用 5% 咪喹莫特乳膏，或皮损内注射 α-2b 干扰素治疗。

【参考文献】

[1] 赵辨. 中国临床皮肤病学 [M]. 2 版. 南京：江苏凤凰科学技术出版社, 2017.
[2] 张建中，高兴华. 皮肤性病学 [M]. 北京：人民卫生出版社, 2015.

（廉治军）

角化棘皮瘤

角化棘皮瘤（keratoacanthoma）又称自愈性原发性鳞状细胞癌、皮脂性软疣、鳞状细胞假上皮瘤，是一种可以自愈的皮肤假性肿瘤，临床及病理均十分类似鳞癌。多见于男性，中老年人好发。

【病因及发病机制】

许多因素参与了角化棘皮瘤的发病。研究较为清楚的包括：明显起源于毛囊；与紫外线辐射和浅肤色人群相关联；与职业接触焦油及其他化合物诱导有关；基因易感性；与 DNA 修复系统的某种缺陷密切相关等。另外一些尚不清楚的研究包括角化棘皮瘤的免疫学、增殖率、与HPV的关系、抑癌基因的表达、突变、细胞动力学等。总之，角化棘皮瘤的发病机制中，易感性基因、紫外线照射、化学诱导物、病毒感染、外伤、免疫抑制可能交互起作用。

【临床表现】

临床上分为3型。

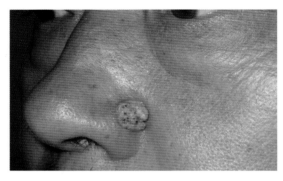

各图24-1-12   角化棘皮瘤

1. 单发型 最常见，以60~70岁老人多见，男性略多于女性，主要发生于暴露部位，特别是面部中央、鼻、颊和眼周，其次为手腕背侧与前臂伸侧，其他毛发部位也可发生（各图24-1-12）。常常无自觉症状，开始为肤色或红色小丘疹，渐增生为坚实圆顶形结节，边缘倾斜，表面光滑，肤色或淡红色，触之呈分叶状，中央充满角质，除去角质后则成火山口状，其下呈乳头状瘤，类似传染性软疣。基底无浸润，与下面组织无粘连。通常在数周内直径达1~2 cm或更大，一般在半年内自行消退，留有轻度凹陷的萎缩性瘢痕。巨大角化棘皮瘤直径可达5 cm或更大。

2. 多发型 不常见，发病年龄通常在20~30岁，男性多见，有时有家族史，皮损可发生于全身各处，不一定好发于暴露部位，损害与单发型相似，但数目较多，一般为3~10个，很少超过12个。角栓不如单发者明显，数月后留下凹陷性瘢痕，病程长者很少有自然消退的倾向。

3. 发疹型 罕见，皮损数目很多，分布广泛，开始为红色而硬固的小丘疹，顶端有细小鳞屑。一般在2~8周丘疹迅速增大，呈圆顶状，中央角化，有时痒。皮损发育成熟者直径1~2 cm，肿瘤过大则诊断要小心。皮损一般维持6~8周后慢慢消退，此为本病特征之一。

【组织病理】

不仅需要观察细胞特点，而且要注意结构。在低倍镜下，可见肿瘤位于真皮，对称分布，多少有些分叶。在发育成熟的损害中，中心可见大而不规则的表皮凹陷，其中充满角质，两侧表皮像口唇状或拱壁状伸展于凹陷两侧。其底部有不规则增生的表皮向上与向下增生，也可见一定程度的非典型改变，可见角珠。

【诊断与鉴别诊断】

根据临床表现与组织病理，可以确诊。本病早期生长迅速，边缘倾斜，中央有角栓，当长到最大限度时，角栓脱落，边缘渐平，留下凹陷性瘢痕，是临床诊断要点。通常与鳞癌鉴别。本病发展较鳞癌为快，一般不发生破溃，可以自愈，是鉴别要点。

【治疗】

单发型可以手术切除，局部化疗及放射治疗也可选用。多发型者，因所造成破坏程度不同，每个肿瘤均需个别考虑处理方法。肿物较大而多，全身情况允许，可以考虑系统化疗，如甲氨蝶呤，有时有效。

【预防与调摄】

角化棘皮瘤大部分发生于皮肤白皙的中老年人的光暴露部位，故应采取措施尽量减少光暴露。鉴于伴发结肠癌直肠癌的高度可能性，应定期进行结肠镜检查。

【参考文献】

[1] 赵辨. 中国临床皮肤病学 [M]. 2版. 南京：江苏凤凰科学技术出版社，2017.

[2] 丁海峰. 角化棘皮瘤研究进展 [J]. 中国麻风皮肤病杂志，2005, 6(12): 465-467.

（廉治军）

鳞状细胞癌

鳞状细胞癌（squamous cell carcinoma）简称鳞癌，又称棘细胞癌，是一种发生于上皮细胞的肿瘤。好发于老年人的曝光部位皮肤。

【病因及发病机制】

1. 紫外线照射、放射线或热辐射损伤。
2. 化学致癌物，如砷、多环芳香族碳氢化合物、煤焦油、木榴油、石蜡、烟草焦油等。
3. 病毒感染，特别是人类乳头瘤病毒 16、18、30 和 33 型感染。
4. 某些癌前期皮肤病，如日光角化病、黏膜白斑、砷角化病。
5. 某些慢性皮肤病，如慢性溃疡、慢性骨髓炎、红斑狼疮、硬化萎缩性苔藓等可诱发或继发鳞状细胞癌。
6. 遗传因素，如着色性干皮病、白化病等患者本病发病率较高。

【临床表现】

本病好发于老年人的曝光部位皮肤。皮损初起常见小而硬的红色结节，境界不清，易演变为疣状或乳头瘤状，表面可有鳞屑，中央易发生溃疡，溃疡表面呈颗粒状，易坏死、出血，溃疡边缘较宽，高起呈菜花状，质地坚实，伴恶臭；部分肿瘤可呈凹陷性进行性扩大并出现溃疡，进一步累及其下方的筋膜、肌肉和骨骼（各图 24-1-13）。鳞状细胞癌可以发生淋巴结转移。

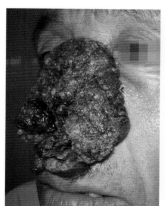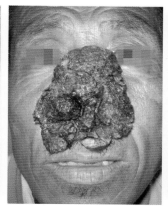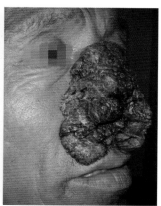

各图 24-1-13　鳞状细胞癌

【组织病理】

不规则肿瘤细胞团块构成癌巢，侵入真皮网状层或更深，癌细胞团由不同比例的非典型鳞状细胞和正常鳞状细胞构成。非典型鳞状细胞的特点是细胞大小和形状不一，核染色，染色深，出现核分裂，细胞间桥消失，个别细胞出现角化不良和角珠。

【诊断与鉴别诊断】

本病根据临床表现，结合组织病理可确诊。本病应与角化棘皮瘤、基底细胞癌及其他恶性皮肤肿瘤进行鉴别，主要依据组织病理学特征。

【治疗】

治疗应彻底，以免发生转移。根据肿瘤的大小、组织分化程度、患者的年龄和身体状态选择治疗方法，以手术治疗为佳，建议应用 Mohs 外科切除术。也可应用光动力疗法、维 A 酸、干扰素、电烧灼等治疗，放射疗法仅对部分患者有效。已经转移或晚期患者可试用顺铂、阿霉素或博来霉素等进行化疗。近年来新兴的分子靶向治疗，为晚期外生殖器鳞癌患者带来新的治疗方式。

【预防与调摄】

减少日晒。

【参考文献】

[1] 张学军. 皮肤性病学 [M]. 8 版. 北京：人民卫生出版社，2013.

[2] 李佳卿，金江，张建中. 外生殖器鳞状细胞癌的诊断及治疗进展 [J]. 中国皮肤性病学杂志，2019，7(33): 832-835.

（廉治军）

疣状癌

疣状癌（verrucous carcinoma）是一种低度恶性的鳞癌。其诊断需要结合肿瘤的临床表现、病理变化及生物学行为来确定。因其病理变化表现为高分化肿瘤，故往往长时间不能诊断为癌。

【病因及发病机制】

可能与紫外线照射、放射线或热辐射损伤，化学致癌物，病毒感染，慢性皮肤病变，遗传因素等有关。

【临床表现】

分为 3 型，好发于浸渍部位。

1. 口腔疣状癌　也称为口腔鲜红色乳头瘤病，表现为淡白色、菜花样损害，可侵犯口腔黏膜大片区域，与口腔黏膜疣状增生难以区别（各图 24-1-14）。

2. 肛门生殖器部位疣状癌　也称为 Buschke-Loewenstein 巨大型尖锐湿疣，常见于龟头及男性未做包皮环切的包皮，表现为乳头瘤样增生，最后可侵犯尿道，也可侵犯女阴及肛门部位（各图 24-1-15）。

3. 跖部疣状癌　也称为皮肤隧道样癌或穿掘状上皮瘤，大多数发生在足跖部，也可见于下肢、臀部、手、阴茎、女阴等处。表现为局部生长缓慢的灰色溃疡性肿物，表面呈菜花样或疣状突起，挤压时有恶臭的油状物溢出。在足部开始类似跖疣，肿瘤向外生长同时向深部组织穿掘生长，形成很多深在的隐窝，其中充满角质及脓液，最后肿瘤穿通跖筋膜，甚至破坏跖骨，侵犯足背皮肤，伴有行走困难。

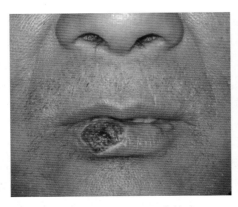

各图 24-1-14　下唇疣状癌

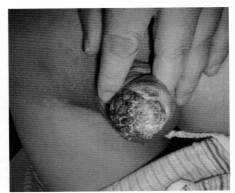

各图 24-1-15　阴茎疣状癌

【组织病理】

肿瘤的浅表部分与疣类似，即角化过度、角化不全与棘层肥厚。角质形成细胞分化很好，胞质淡伊红色，核小。肿瘤以宽束条状向深层侵犯，其中央有充满角质的囊肿，并可见大块肿瘤组织，呈球状，压迫胶原束，将其推到一侧。甚至在肿瘤深部也看不到核异形、个别细胞角化不良或角珠。三种疣状癌均可发生邻近淋巴结的转移。

【诊断与鉴别诊断】

根据临床表现，结合组织病理可以确诊。活检取材要大而深，才能观察全貌而确定。本病与经典鳞癌及尖锐湿疣不易区别，应注意鉴别假性上皮瘤样增生，需要做仔细的病理检查。

【治疗】

外科手术，广泛深切是首选治疗。放射治疗、电灼、冷冻及局部外用细胞毒药物（如氟尿嘧啶软膏），甚至内服 MTX 也可选用。光动力疗法对年老体弱以及肿瘤部位特殊者较为适用，可与手术治疗相结合。

【参考文献】

[1] 赵辨. 中国临床皮肤病学 [M]. 2 版. 南京：江苏凤凰科学技术出版社，2017.
[2] 刘雷山，田立红，张超，等. 阴茎疣状癌的认知与治疗策略 [J]. 临床医学工程，2019, 2(26): 271-273.

（廉治军）

表皮囊肿

表皮囊肿（epidermal cyst）又名表皮样囊肿（epidermoid cyst）、毛囊漏斗部囊肿（infundibular cyst），是最常见的皮肤囊肿，系真皮内表皮细胞增生、角质物局限性聚集所致。临床表现为境界清楚的圆形隆起性结节，中央有一小点，挤压时可从此孔流出干酪样角质物。本病常见于成年人，儿童较少见。

【病因及发病机制】

目前普遍认为表皮囊肿起源于毛囊漏斗部，由毛囊漏斗部进行性囊性扩张引起，因此又名漏斗部囊肿。病因可分为原发性和继发性两种，原发性病因可能由胚胎分化时外胚层残余组织增生所致，继发性病因多为毛囊继发性破坏，其为表皮囊肿的重要发病机制，也有学者认为表皮囊肿的发生与 HPV 感染有关。多发性表皮囊肿可见于具有寻常痤疮病史、家族性腺样息肉病（Gardner 综合征）和痣样基底细胞癌综合征的个体中。

【临床表现】

本病常见于成年人，儿童较少见。可发生于皮肤的任何部位，但以面部和躯干上部更为常见（各图24-1-16）。皮损呈境界清楚的皮色圆顶形结节，质硬，有弹性，可活动，直径 0.5～5 cm 大小，中央有一小点，为栓塞的毛囊皮脂腺开口，挤压时可从此孔流出干酪样角质物，质地黏稠，有变质奶酪味，一般无自觉症状，若囊肿发生破裂，可出现化脓并伴有疼痛，且囊肿越大，囊壁越薄越容易破裂。皮损常单发，但在 Gardner 综合征中头面部可多发。极少数表皮囊肿可恶变为基底细胞癌或鳞状细胞癌。

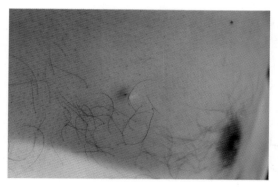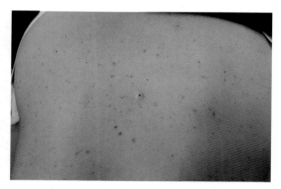

各图 24-1-16　表皮囊肿
（上海市皮肤病医院　刘业强　供图）

【组织病理】

组织学检查显示真皮内囊肿形成，囊壁为复层鳞状上皮，由外向内依次为基底细胞层、棘层、颗粒层，囊内充满网篮状或板层状的角质物。如囊壁破裂，在其周围可出现异物反应。在 Gardner 综合征患者的表皮囊肿中，可见由毛母质瘤样影细胞形成的柱状突起深入囊腔内，被认为其特有的组织学特征，也有学者提出并无关联。

【诊断与鉴别诊断】

1. 诊断

（1）常见于成年人，儿童较少见。

（2）好发于面部及躯干上部，常孤立存在。

（3）主要表现为境界清楚的皮色质硬结节，中央有小点，挤压时可流出干酪样角质物。

（4）病理特征为真皮内囊肿，囊壁为含有颗粒层的复层鳞状上皮，囊内充满角质物，若囊壁破裂，囊肿周围可见异物反应。

2. 鉴别诊断 本病可与以下疾病进行鉴别：

（1）外毛根鞘囊肿：多见于中年女性，约 90% 发生于头皮，皮损表现为球形坚硬结节，表面光滑，可推动，较大的损害呈分叶状。病理表现为真皮内囊肿，囊壁由上皮细胞构成，无颗粒层，周围基底细胞呈栅栏状排列。囊腔内可见均一红染、致密排列的角质物，约有 25% 囊腔内容物可见钙化。

（2）单发性脂囊瘤：多在青春期后发病，好发于胸部、腋部及腹股沟区，面部也可发生，多为多发性，皮损表现为米粒至黄豆大小皮色或淡黄色囊性结节，质地柔软，可推动，刺破可流出油性液体。本质是一种错构瘤，病理表现为真皮内囊肿，囊壁为较薄的复层鳞状上皮，无颗粒层，内壁为波浪状嗜伊红染色的角质层，囊壁可见到皮脂腺为本病的病理特点，囊内较少见到毛发断面。

（3）脂肪瘤：为间叶组织来源的肿瘤，可发生于身体任何部位，较多见于肩背部、颈部及腹部的皮下组织，单发或多发，表现为皮下可触及的柔软结节或包块，直径约数厘米，活动度较好，多无自觉症状，若压迫或侵犯神经可有痛感，极少发生恶变。

【治疗】

无症状皮疹可不治疗。手术彻底切除或切开囊肿并挤出囊内容物和囊壁可治愈。若未去除完整囊壁，囊肿可复发。发炎的表皮囊肿需要切开引流，有时需抗生素治疗，囊肿内注射曲安西龙有助于加速炎症消退。

【预防与调摄】

1. 保持皮肤清洁，避免用手搔抓挤压皮损。

2. 避免细菌、病毒感染。

【临床研究进展】

国内有皮内痣与表皮囊肿并发的病例报道，病因可能为痣细胞巢压迫毛囊所致。尽管该病被认为是一种良性病变，国外尚有报道显示其有发展为基底细胞癌、鳞状细胞癌、鲍恩病等恶性皮肤病的潜能。其中认为发展为鳞状细胞癌的发病率为 $0.011\% \sim 0.045\%$，可能与慢性炎症及 HPV 感染相关，当表皮囊肿出现快速生长、疼痛或破溃时，要警惕恶变可能。

【参考文献】

[1] 林清霞. 表皮囊肿与 HPV 感染相关性研究 [D]. 济南：山东大学，2017.

[2] PARK H S, KIM W S, LEE J H, et al. Association of human papillomavirus infection with palmoplantar epidermal cysts in Korean patients[J]. Acta dermato-venereologica, 2005, 85(5): 404-408.

[3] JOON SOO P, DONG KYUN K. A histopathologic study of epidermoid cysts in Korea: comparison between ruptured and unruptured epidermal cyst[J]. International Journal of Clinical &

Experimental Pathology, 2013, 6(2): 242-248.

[4] JEAN L BOLOGNIA, JOSEPH L JORIZZO, RONALD P RAPINI. 皮肤病学 [M]. 2 版. 朱学骏，王宝玺，孙建方，等译. 北京：北京大学医学出版社，2015.

[5] 赵辨. 中国临床皮肤病学 [M]. 2 版. 南京：江苏凤凰科学技术出版社，2017.

[6] 张建中，高兴华. 皮肤性病学 [M]. 北京：人民卫生出版社，2015.

[7] FRANK E, MACIAS D, HONDORP B, et al. Incidental squamous cell carcinoma in an epidermal inclusion cyst: a case report and review of the literature[J]. Case Reports in Dermatology, 2018, 10(1): 61-68.

[8] 张倩倩，胡勇，张莉，等. 皮内痣并发表皮囊肿一例 [J]. 中国麻风皮肤病杂志，2017(12): 741-741.

[9] KANG S H, BAE T H, Kim W S, et al. Malignant transformation of facial epidermoid cyst with distant metastasis[J]. Journal of Craniofacial Surgery, 2015, 26(7): 677-679.

（白彦萍）

粟丘疹

　　粟丘疹（milium）又称白色痤疮（acnealbida）、粟丘疹白色苔藓，是指起源于表皮或附属器上皮的良性肿物或潴留囊肿。临床表现为孤立散在分布的黄白色实性小丘疹，本病极为常见，多见于女性。

【病因及发病机制】

　　病因可分为原发性和继发性两种，原发性粟丘疹与遗传因素相关，新生儿开始发病，由未发育的皮脂腺和毳毛漏斗部下端形成，皮损可自行消退。继发性常起源于不同的皮肤附属器结构，多在创伤或炎症性疾病后出现，如冻伤、大疱性表皮松解症、大疱性类天疱疮、皮肤卟啉病、扁平苔藓或使用药物之后，可能与汗管受损有关。局部应用糖皮质激素而诱发的萎缩区也可发生粟丘疹。

【临床表现】

　　本病极为常见，多见于女性。40%~50% 的婴儿有粟丘疹，通常局限于眼睑及颞部，新生儿中的粟丘疹多在出生后四周内自行消退。其中，发生于硬腭者称为 Bohn 结节，发生于齿龈边缘者称为 Epstein 珍珠疹，它们也可自行消退。原发性粟丘疹好发于眼睑、颊及额部，成人也可发生于生殖器。继发性粟丘疹多位于耳郭、手背、前臂及外伤皮损处（各图 24-1-17）。粟丘疹皮损表现为直径 1~2 mm 的白色或黄色球性丘疹，表面光滑，触之较硬，无明显自觉症状。继发性损害多分布于原有皮损周围，持续数年，可自然脱落，无瘢痕形成。

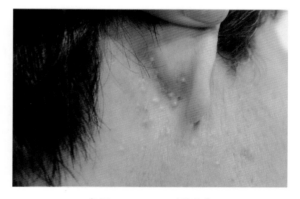

各图 24-1-17　粟丘疹
（上海市皮肤病医院　刘业强　供图）

　　斑块粟丘疹（miliaenplaque）是粟丘疹的一种特殊类型，中年女性多见，而国内报道多为儿童，典型表现为红斑水肿性斑块基础上散在分布的多发性粟丘疹。好发于耳后区，也可发生于耳上或耳前区。

　　婴儿期持久广泛的粟丘疹可以是遗传性毛发发育不良症（Marie-Unna 少毛症）或口 - 面 - 指综合征 1 型的一部分，后者是一种在男性中为致死性的 X 性联疾病，其中粟丘疹与面部及头颅畸形、唇及腭裂、分叶舌、智力迟钝和多囊肾相关，脱发区沿头顶 Blaschko 线发生。粟丘疹也可见于基底细胞癌相关综合征、Rombo 综合征和 Bazex 综合征等许多综合征中。

【组织病理】

粟丘疹的组织学特征为小的表皮样囊肿，囊腔小，位置表浅。主要由含颗粒层的复层鳞状上皮的囊壁及成层的角蛋白性囊内容物组成。原发性粟丘疹起源于皮脂腺导管开口水平处毛囊漏斗部的最下部，在真皮内见小表皮囊肿，连续切片时，可见其与毛囊之间有未分化的上皮细胞条束相连。继发性粟丘疹可从任何上皮结构发生，如毛囊、汗腺导管、皮脂腺导管或表皮。

【诊断与鉴别诊断】

1. 诊断

（1）本病极为常见，可发生于任何年龄，女性及婴儿多见。

（2）好发于眼睑、颞部、颊部，可自行消退。

（3）主要表现为直径 1～2 mm 的表浅性、黄白色球性丘疹，触之较硬，无明显自觉症状，可用针挑出白色颗粒。

（4）病理特征为小的表皮样囊肿，位置表浅，囊壁为含颗粒层的复层鳞状上皮，囊内为成层的角蛋白。

2. 鉴别诊断　本病可与汗管瘤进行鉴别：汗管瘤好发于青年女性，且青春期加重，是一种外泌汗腺末端汗管分化的良性肿瘤。多位于眼睑周围，也可见于面部其他部分及腹部、外阴，皮损表现为皮色或淡黄色扁平或半球形丘疹，直径 1～3 mm，密集而不融合，多无自觉症状，病程缓慢，多无自愈倾向。病理特点为真皮内较多的嗜碱性上皮条索、导管及囊腔，细胞条索呈蝌蚪状或逗号样，导管及囊腔均有两层上皮组成，瘤体周围可见结缔组织增生。

【治疗】

本病为良性病变，一般无自觉症状，通常不需要治疗。如有美容需要时，可用 75% 乙醇消毒后，用针或刀片挑破丘疹表面的皮肤，再挑出白色颗粒（角蛋白核心）即可。还可使用粉刺挤压器。激光消融和电干燥法也被报道作为治疗选择。对于多发性面部粟丘疹，局部外用维 A 酸疗法有助于减少粟丘疹的数量并对较容易清除的皮损有所帮助。斑块粟丘疹对米诺环素口服治疗有效。

【预防与调摄】

1. 皮肤出现创伤或伴有其他炎症性皮肤病时，注意保护创面，防止皮肤附属器受损。

2. 寒冷地区注意做好头面部及肢端保暖措施，防止冻伤。

3. 局部外用糖皮质激素在医生指导下进行。

【参考文献】

[1] 李若虹，辛崇美，孙建方. 长期外用糖皮质激素制剂致粟丘疹 1 例 [J]. 临床皮肤科杂志，2010，39(10): 647-647.

[2] JEAN L BOLOGNIA, JOSEPH L JORIZZO, RONALD P RAPINI. 皮肤病学 [M]. 2 版. 朱学骏，王宝玺，孙建方，等译. 北京：北京大学医学出版社，2015.

[3] 赵辨. 中国临床皮肤病学 [M]. 2 版. 南京：江苏凤凰科学技术出版社，2017.

[4] 张建中，高兴华. 皮肤性病学 [M]. 北京：人民卫生出版社，2015.

[5] AVHAD G, GHATE S, DHURAT R. Milia en plaque[J]. Indian Dermatology Online Journal, 2014, 5(4): 550-551.

[6] 田军，曹子建，李强，等. 双耳郭斑块状粟丘疹一例 [J]. 实用皮肤病学杂志，2017, 10(6): 381-382.

[7] BARZEGAR M, MOZAFARI N. A new site of milia en plaque: report of a case and review of the literature[J]. International Journal of Dermatology, 2015, 54(12): 1423-1425.

（白彦萍）

皮样囊肿

皮样囊肿（dermoid cyst）又称为先天性包涵体皮样囊肿（congenital inclusion dermoid cyst）、毛囊漏斗部-皮脂腺导管囊肿（infundibular-sebaceousduct cyst），为错构瘤的一种，临床表现为单发的境界清楚的黄红色隆起性结节，可发生于任何年龄，有文献报道男性多发。

【病因及发病机制】

本病属先天性疾病，为错构瘤的一种，起源于外胚叶，主要是沿胚胎闭合线由分离的表皮细胞形成的囊肿，其囊壁为复层鳞状上皮，囊壁中尚包含表皮附属器。

【临床表现】

皮样囊肿可发生于任何年龄，主要好发于15~35岁，有文献报道男性多发，青春期加重。体表各处均可发生，但常见于头、面、颈、腹和背部中线，尤以眼眶、眉骨外侧、鼻梁及其周围和口腔底部常见（各图24-1-18）。一般在出生时或5岁以内发生，多无自觉症状，大多为单发，直径一般1~4 mm。有的高出皮面，呈半球形隆起，囊肿可形成瘘管或憩室，可与下方组织粘连，但也可游离。有报道本病可恶变为鳞状细胞癌，有学者认为皮样囊肿恶变的危险因素为年龄超过45岁，特别是近期生长迅速或肿物直径超过10 cm，发现后应尽早手术切除。

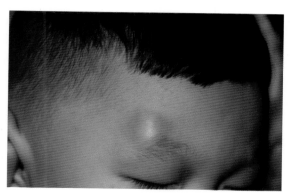

各图 24-1-18　皮样囊肿
（第四军医大学西京皮肤医院　供图）

【组织病理】

囊肿位于真皮或皮下，囊壁由含颗粒层的复层鳞状上皮构成，囊腔内含角质细胞，排列成网状或板层状，其囊壁内含有成熟的毛囊与皮脂腺，经常见到含有毛发的毛囊突出于囊内。囊肿旁的真皮内除经常有皮脂腺、外泌汗腺外，偶尔尚可见顶泌汗腺。囊肿如破裂，亦可出现异物反应。

【诊断与鉴别诊断】

本病可与皮脂腺囊肿进行鉴别：皮脂腺囊肿为良性肿瘤，病理诊断表现囊壁周围可见大量皮脂腺组织，而皮样囊肿囊壁周围可有汗腺等皮肤附属器。

【治疗】

治疗可予外科手术切除。由于鉴别诊断包括神经异位症，必要时在手术切除前可进行影像学检查，以除外囊肿与中枢神经系统相连的情况。

【参考文献】

[1] BONETCOLOMA C, ORTEGA SÁNCHEZ B, MÍNGUEZ MARTÍNEZ, et al. Orofacial dermoid cysts in pediatric patients: a review of 8 cases[J]. Medicina Oral Patología Oral Y Cirugía Bucal, 2011, 16(2): e200.

[2] ALLAM-NANDYALA P, BUI M M, CARACCIOLO J T, et al. Squamous cell carcinoma and osteosarcoma arising from a dermoid cyst: a case report and review of literature[J]. International Journal of Clinical & Experimental Pathology, 2010, 3(3): 313-318.

[3] 吴平凡，吴坚，陈林林. 面颊部皮样囊肿伴皮瘘1例报道[J]. 口腔颌面外科杂志, 2016, 26(1): 69-71.

[4] 孙艳，刘昌，邰宁正，等. 左面部巨大皮样囊肿一例[J]. 中华整形外科杂志, 2018(3):237-238.

[5] JEAN L BOLOGNIA, JOSEPH L JORIZZO, RONALD P RAPINI. 皮肤病学[M]. 2版. 朱学骏，王宝玺，孙建方，等译. 北京：北京大学医学出版社, 2015.

[6] 赵辨. 中国临床皮肤病学[M]. 2版. 南京：江苏凤凰科学技术出版社, 2017.

[7] 张建中，高兴华. 皮肤性病学[M]. 北京：人民卫生出版社, 2015.

（白彦萍）

毛根鞘囊肿

毛根鞘囊肿（trichilemmal cyst）又称毛发囊肿（pilar cyst）、毛囊峡部 – 退行期囊肿（isthmus-catagen cyst），是一种常见的皮肤囊肿，在人群中发病率不足 10%。毛根鞘囊肿主要发生于头皮，极少恶变，囊肿内充满角蛋白，囊壁由复层鳞状上皮构成，类似于毛囊的外毛根鞘。

【病因及发病机制】

本病是一种常染色体显性遗传性疾病，可有家族性，由于基因改变致毛囊外根鞘细胞向外发芽增殖形成。目前发现该基因定位于染色体 3 p24-p21.2。

【临床表现】

本病多见于中年女性，病程缓慢。约 90% 发生头皮，少数可见发生于面部、颈部、躯干部（各图 24-1-19）。皮损表现为球形坚硬结节，表面光滑，可推动，较大的损害呈分叶状。皮损可为单发或者多发，有家族史者常多发，少数患者可有 10 余个皮损。外毛根鞘囊肿在生物学行为上为良性，但可有局部侵袭，极少恶变，若发生恶变则可导致远处转移。有时和增殖性外毛根鞘瘤并发或继发增殖性外毛根鞘瘤，应引起注意。

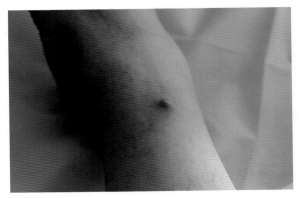

各图 24-1-19　毛根鞘囊肿
（上海市皮肤病医院　刘业强　供图）

【组织病理】

囊肿位于真皮内。囊肿囊壁由复层鳞状上皮细胞构成，周围基底细胞呈栅栏状排列。棘细胞间桥不明显，接近囊腔的棘细胞肿胀且苍白，因骤然角化而无颗粒层。囊腔内细胞多数核已消失，部分可见残余细胞核。囊腔内容物为均匀红染、致密排列的角质物，约有 25% 囊腔内容物可见钙化。如果既往囊肿发生破裂，周围可见异物巨细胞反应。

【诊断与鉴别诊断】

根据典型的组织病理学诊断本病并不困难，但发生于少见部位如躯干者应注意与其他疾病进行鉴别。目前也有观点认为超声可以用来诊断毛根鞘囊肿，但仍需要更进一步研究。本病需要与增生性外毛根鞘瘤、瘢痕疙瘩、表皮囊肿、皮样囊肿、Favre-Racouchot 综合征、毛母质瘤及多发性脂囊瘤进行鉴别，主要鉴别如下：

（1）增生性外毛根鞘瘤：本病为实性肿瘤样增生，瘤细胞可有轻度异型性，并见鳞状旋涡及个别角化不良。

（2）表皮囊肿：毛根鞘囊肿易与表皮囊肿混淆。两者的上皮结构类似，但外毛根鞘囊肿上皮成分缺乏颗粒层，并且内容物的免疫组化染色特性也与表皮囊肿的内容物有所不同，前者内容物可与人类毛发来源的自身抗体结合。而后者内容物可与人类胼胝来源的自身抗体结合。再者表皮囊肿起源与之不同，与毛囊壁无关，上皮成分有颗粒层；可发生于眼睑、颈部、口底，甚至躯干，而外毛根鞘囊肿几乎仅见于头皮。

【治疗】

本病极少数可发展为恶性外毛根鞘囊肿，手术为本病的唯一治疗方法。临床若怀疑有恶性改变的患者，均应及时行病理检查。

【预防与调摄】

因本病为遗传性疾病，故尚无有效预防方法。

【参考文献】

[1] JEAN L BOLOGNIA, JOSEPH L JORIZZO, RONALD P RAPINI. 皮肤病学 [M]. 2 版. 朱学骏，王宝玺，孙建方，等译. 北京：北京大学医学出版社，2015.

[2] 李美洲，王文氢，高顺强，等. 外毛根鞘囊肿 [J]. 临床皮肤科杂志，2011, 40(1): 25-26.

[3] 陈思远，钱悦，朱里，等. 外毛根鞘囊肿 2 例 [J]. 临床皮肤科杂志，2011, 40(4): 238-239.

[4] 赵辨. 中国临床皮肤病学 [M]. 2 版. 南京：江苏凤凰科学技术出版社，2017.

[5] 朱学骏，涂平，陈喜雪，等. 皮肤病的组织病理学诊断 [M]. 北京：北京大学医学出版社，2016.

[6] HE P, CUI L G, WANG J R, et al. Trichilemmal cyst: clinical and sonographic features[J]. Journal of Ultrasound in Medicine, 2018.

[7] GARGYA V, LUCAS HD, WENDEL SPICZKA AJ, et al. Is routine pathologic evaluation of sebaceous cysts necessary: a 15-year retrospective review of a single institution[J]. Annals of plastic surgery, 2017, 78; e1-e3.

（白彦萍）

多发性脂囊瘤

　　多发性脂囊瘤（steatocystoma multiplex）是一种错构瘤，为皮脂腺开口处受阻而形成的潴留性囊肿，易继发感染和破裂。

【病因及发病机制】

　　多发性脂囊瘤是一种常染色体显性遗传性疾病，主要与角蛋白 17 基因位点突变有关，目前已经发现 8 个主要的位点突变。角蛋白 17 基因主要编码角蛋白 17，由于基因的突变妨碍了角蛋白丝的形成，并且影响其稳定性，导致角蛋白空间构象发生改变，影响角质形成细胞的功能，最终形成多发性脂囊瘤一系列临床表现。它同先天性甲厚症 2 型和发疹性毳毛囊肿有关，后两者也由角蛋白 K17 基因突变引起。

【临床表现】

　　本病可发生于各年龄段，但多见于青春期或青年，也可见于出生或生后不久，有家族史者发病较早。多见于胸部、上臂、腋窝、股部和男性的阴囊等部位，严重时可播散性分布于除掌跖外的全身皮肤，有时皮损局限于头部和面部，则认为本病的特殊变异型（各图 24-1-20）。瘤体为直径数毫米甚至 1~2 cm 皮色或淡黄色的囊性结节。通常无自觉症状，无压痛，有感染时则有疼痛，最后形成瘢痕。切开病损后可见油样液体，可以透亮，也可浑浊如牛奶状或奶酪状。阴囊皮损可发生钙化，病变发展缓慢，多年保持不变，偶尔可自行吸收或消退。

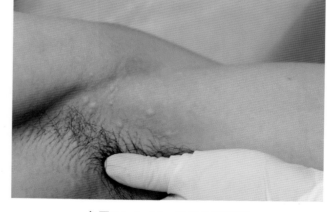

各图 24-1-20　多发性脂囊瘤
（上海市皮肤病医院　刘业强　供图）

　　少数患者损害为原发性，无家族史，可称为单纯性脂囊瘤（steatocystoma simplex）。本病可并发诞生牙、化脓性汗腺炎、双侧耳前窦道、多发性毛母细胞瘤、家族性低 β 脂蛋白血症、小脑共济失调、颅内皮样囊肿 Leopard 综合征和 Alagille 综合征等，但不常见。

【组织病理】

囊肿位于真皮中部，其特征表现为折叠和皱褶的囊壁。囊壁由复层鳞状上皮排列，内面为似波状的均质嗜伊红的角质层，通常看不到颗粒层，囊内有皮脂及少许角质物，有时可见毛干，囊壁内可见被挤压变小皮脂腺小叶。囊肿通常由毛囊皮脂腺单位的漏斗状组织索与表皮相连。

【诊断与鉴别诊断】

结合临床及组织学所见可以确诊。

需要与粟丘疹、表皮囊肿、皮样囊肿、毛囊漏斗部肿瘤甚至与寻常痤疮相鉴别。通常活检后即可加以区别。

（1）表皮囊肿：本病可以发生于全身任何部位，组织病理显示囊壁为复层鳞状上皮，囊腔内充满角蛋白。

（2）粟丘疹：临床表现为 1～2 mm 大小的表皮下丘疹，组织学特征是小的表皮样囊肿，具有含颗粒层的复层鳞状上皮囊壁和角蛋白性囊内容物。

（3）毛囊漏斗部肿瘤：本病又称峡部瘤。临床表现为小斑点、小肿块或小丘疹。组织学表现为盘状增生的嗜酸性峡部胶质细胞组成，真皮浅层排列成网状，与表皮和毛囊结构有广泛而间断的连接。脂囊瘤的特征性组织病理学表现为囊壁附近有皮脂腺小叶，囊腔内虽有稀疏的绒毛，但内衬有层状鳞状上皮，无颗粒层。

（4）发疹性毳毛囊肿：本病与多发性脂囊瘤发病原因相似。但本病在病理上表现为复层的鳞状上皮囊壁，含有疏松的角蛋白和大量毳毛，可见毛囊伸入囊肿下部。

【治疗】

多发性脂囊瘤的治疗应根据皮损的部位、大小、数目、是否继发感染以及患者有无瘢痕体质而选择适宜的治疗方法。本病非手术治疗方法包括口服维 A 酸、注射器抽吸、CO_2 激光和冷冻等。手术治疗则包括根治性手术切除、改良性手术和刀片切开刮除术。

【预防与调摄】

因本病为遗传性疾病，故尚无有效预防方法。

【参考文献】

[1] ANTAL A S, KULICHOVA D, REDLER S, et al. Steatocystoma multiplex: keratin 17-the key player? [J] The British journal of dermatology, 2012, 167(6): 1395-1397.

[2] 周欣，杨艳，马少吟，等. 多发性脂囊瘤角蛋白 17 基因的突变研究 [J]. 皮肤性病诊疗学杂志，2014(3):177-180.

[3] YANG L, ZHANG S. Keratin 17 in disease pathogenesis: from cancer to dermatoses[J]. The Journal of pathology, 2018.

[4] LIU Q, WU W, LU J, et al. Steatocystoma multiplex is associated with the R94C mutation in the KRT17 gene[J]. Molecular medicine reports, 2015(12): 5072-5076.

[5] 赵辨. 中国临床皮肤病学 [M]. 2 版. 南京：江苏凤凰科学技术出版社，2017.

[6] 高剑，刘玲，齐显龙，等. 全身多发性脂囊瘤 [J]. 临床皮肤科杂志，2009, 38(11): 695-696.

[7] 卢泽军，王培光，刘建军，等. 多发性脂囊瘤的研究进展 [J]. 中国麻风皮肤病杂志，2007, 23(11):989-991.

[8] 朱学骏，涂平，陈喜雪，等. 皮肤病的组织病理学诊断 [M]. 北京：北京大学医学出版社，2016.

[9] KAMRA H T, GADGIL P A, OVHAL A G, et al. Steatocystoma multiplex-a rare genetic disorder: a case report and review of the literature[J]. Journal of clinical and diagnostic research: JCDR, 2013(7): 166-168.

[10] WALDEMER-STREYER R J, Jacobsen E. A tale of two cysts: Steatocystoma multiplex and eruptive

vellus hair cysts-two case reports and a review of the literature[J]. Case reports in dermatological medicine, 2017(2017):1-4.

201（白彦萍）

阴茎中线囊肿

阴茎中线囊肿（median raphe cyst of the penis）是一种成年后显现的、先天性的、少见的皮肤病。多表现为龟头腹侧单个，直径数毫米的囊肿，也可达数厘米并呈线状排列。

【病因及发病机制】

本病发生机制还不清楚，大部分学者认为系胚胎发育期尿道褶闭合异常或部分上皮残留在外引起，故囊壁可由内胚层、外胚层或黏液腺衍生形成，这些均为男性尿道的正常组成。也有学者认为与异位性尿道周围腺（littre 腺）的不规则发育有关。

【临床表现】

本病临床上见于各个年龄段，但多见于年轻人。皮损多表现为直径数毫米至 1~2 cm 不等的囊肿，表面光滑，外观似水疱样，内容澄清、灰白或黄色半透明状（各图 24-1-21），但也有表现为色素性的囊肿，多与细胞组成中存在黑色素有关。触之有囊性感，多单发于龟头外尿道口旁，也可发生于尿道口与肛门之间的任何部位，沿阴茎腹侧缝线的一侧或两侧分布，皮损一般无明显不适，少数患者在性交或排尿时可有疼痛，继发感染者可有肿胀及疼痛。

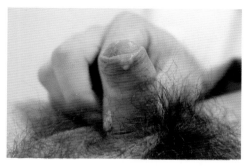

各图 24-1-21　阴茎中线囊肿
（上海市皮肤病医院　刘业强　供图）

【组织病理】

本病皮损组织病理上主要的改变为真皮内形态不一的单房或多房性中空囊腔，与表皮不相连。囊壁为层次不等的鳞状上皮、假复层柱状上皮、纤毛柱状上皮、黏液柱状上皮或几种上皮的混合，一般 1~4 层厚。免疫组化染色柱状上皮细胞 CK7（+）、CK13（+）、CK20（-）、CAM5.2（+）、抗 S-100（-）、HMFG1（-）。

【诊断与鉴别诊断】

根据典型的临床表现与病理表现诊断并不困难。

应该注意与血管球瘤、皮样囊肿、表皮囊肿、尿道憩室、脂囊瘤、阴茎大汗腺汗囊瘤等鉴别。

（1）表皮囊肿：本病可以发生于全身任何部位，病理上表现为囊腔内充满角蛋白。组织病理上很容易区分表皮囊肿和阴茎中线囊肿。

（2）皮脂腺囊肿：本病多发生在青年时期皮脂分泌较多的部位如头、面、臀、背部，少数发生在阴囊上、会阴部位的皮脂腺囊肿要注意同阴茎中线囊肿鉴别。前者常为圆形或椭圆形肿块，边界清，质多软，与表面皮肤相粘连，中央部分皮肤较薄，常透出黑色小点，与深部组织无粘连，可推动。

【治疗】

治疗可采用手术切除、CO_2 激光、电离子治疗等。

【预防与调摄】

本病为先天性发育异常，目前尚无有效预防方法，应早期发现，早期治疗。

【参考文献】

[1] 赵辨. 中国临床皮肤病学 [M]. 2 版. 南京：江苏凤凰科学技术出版社，2017.

[2] 秦明珠，闵仲生，谭城. 阴茎中线囊肿 2 例 [J]. 中国麻风皮肤病杂志，2015(4): 238-239.

[3] 尚颖，王儒鹏，何威，等．阴茎中线囊肿 2 例报告并文献回顾 [J]．中国美容医学，2016, 25(3): 9-10.

[4] SHAO I H, CHEN T D, SHAO H T, et al. Male median raphe cysts: serial retrospective analysis and histopathological classification[J]. Diagnostic pathology, 2012(7): 121-121.

[5] 赵明，卢静，司亚庆．阴茎中线囊肿 1 例 [J]．陕西医学杂志，2006, 35(10): 1267.

[6] NAGORE E, SANCHEZ-MOTILLA J M, FEBRER M I, et al. Median raphe cysts of the penis: a report of five cases[J]. Pediatric dermatology, 1998(15): 191-193.

[7] OTSUKA T, UEDA Y, TERAUCHI M, et al. Median raphe(parameatal)cysts of the penis[J]. The Journal of urology, 1998(159): 1918-1920.

（白彦萍）

第二节　皮肤附属器肿瘤

黑头粉刺样痣

　　黑头粉刺样痣（nevus comedonicus）又称毛囊角化痣、痤疮样痣，是一种少见的毛囊皮脂腺漏斗部发育异常性疾病，临床表现为群集的粉刺样损害。其可能是表皮痣的一种罕见类型，是黑头粉刺样痣综合征的一部分。

【病因及发病机制】

　　一般认为，本病是由于毛囊皮脂腺单位中胚层部分的生长失调所致。上皮线状凹陷聚集了松软的角质物形成粉刺样角质栓，而不能形成成熟毛发和皮脂腺。研究认为本病可能与酪氨酸激酶受体的遗传信号通路和体细胞突变有关。

【临床表现】

　　本病可出生时或 20 岁之前发病，但常好发于 10 岁之前。男女发病率相等。好发于面、颈和躯干上部，偶发于生殖器、手掌和腕部，极少数情况下可泛发于全身（各图 24-2-1）。皮损表现为微隆起性丘疹，中央有类似黑头粉刺的角质栓，常密集成群。皮损可限于局部，或呈线状排列。通常单侧分布，也可见于双侧。且沿 Blascko 线分布。约有半数的病例可出现囊肿、脓肿、瘘管和瘢痕。在泛发的黑头粉刺样痣中也可见到表皮痣同时伴发骨骼、中枢神经系统、皮肤及眼异常的现象。

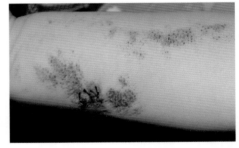

各图 24-2-1　黑头粉刺样痣
左前臂群集性黑头粉刺样丘疹，呈带状

【组织病理】

　　表皮角化过度，棘层不同程度增厚或表皮萎缩变薄，大的扩张的毛囊内充满大量角化物质，囊壁为萎缩的鳞状上皮。毛囊间表皮可呈乳头瘤样增生。毛囊上皮有时可见表皮松解性角化过度。成熟皮损中很少见到向毛囊分化、成熟的毛囊结构和正常的皮脂腺。

【诊断】

　　根据典型临床表现，结合组织病理诊断不难。

【治疗】

　　本病为良性，但治疗困难。局限性皮损可手术切除。粉刺挤压术、皮肤磨削术和外用角质松解剂（如水杨酸、维 A 酸和乳酸铵）可能有效，但不能治愈。异维 A 酸可能对于防止囊肿形成有效，但由于需要长期治疗，故通常不推荐治疗本病。

【预防与调摄】

本病可能是黑头粉刺样痣综合征的部分表现，因此，应观察是否存在白内障、脊柱侧凸、指趾畸形和神经系统异常等，详细询问病史，仔细体格检查和相关专科检查，以便早期诊断，早期干预，提高生活质量。

（刘彤云）

扩张孔

扩张孔（dilated pore）又称 Winer 孔（pore of winer）、漏斗瘤（infundibuloma），于 1954 年由 Winer 首先描述，是一种常见的向毛囊分化的良性附属器肿瘤。表现为毛囊漏斗区域扩张，伴有扩张的孔样开口，可达皮下脂肪。有人认为它实质上是单纯毛囊漏斗部囊肿的一种异型，其周围因囊肿破裂而结疤。临床相对常见。

【临床表现】

皮损好发于 40～60 岁的成年人，男性发生率稍偏高，多见于面部或躯干上部（各图 24-2-2）。通常单发。典型皮损表现类似于一大的黑头粉刺，触之无坚硬感。

【组织病理】

毛囊漏斗部明显扩大呈囊状，内充满角质。近开口处的表皮萎缩，而囊腔深部的漏斗部毛囊外毛根鞘上皮则增厚，并见很多表皮嵴及不规则细突起伸入周围间质内，囊腔下部可见皮脂腺小叶及毳毛毛囊与囊壁相连。

【诊断与鉴别诊断】

根据典型临床表现，结合组织病理可以明确诊断。

本病需要与以下疾病鉴别：

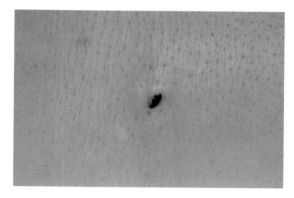

各图 24-2-2 扩张孔
右前胸部孤立性丘疹，顶端开口处有一黑色角质栓

（1）黑头粉刺：黑头粉刺常发于青壮年面部或胸背的中上部，同时可见白头粉刺及炎性丘疹、脓疱等损害，组织病理示粉刺由角化的细胞、皮脂和微生物组成，毛囊周围以淋巴细胞为主的浸润。

（2）毛鞘棘皮瘤：本病亦好发于面部，尤其是成年人的上唇，皮损表现为单发性肤色丘疹或结节，5～10 mm 大小，中央为角质栓。组织学上以从漏斗样孔的中央放射出的更大的肿瘤小叶而区别于扩张孔。

【治疗】

本病为良性。可考虑手术切除，也可考虑激光或电烧灼术。

（刘彤云）

外毛根鞘瘤

外毛根鞘瘤（tricholemmoma）是一种向主要外毛根鞘分化的良性附属器肿瘤。1962 年由 Heatingdon 和 French 首次描述。

【病因及发病机制】

本病病因尚不完全清楚。外毛根鞘瘤显示向球部水平上的外毛根鞘或毛鞘分化。有观点认为外毛根鞘瘤可能是一种病毒疣，但 DNA 测序未发现病变中有乳头瘤病毒存在，所以这种可能性极小。因为多发性外毛根鞘瘤可见于 Cowden 综合征（Cowden Syndrome，CS），而 CS 是一种伴有肿瘤抑制基因 *PTEN* 种系突变的常染色体显性遗传性疾病，因此，*PTEN* 基因突变可能与外毛根鞘瘤有关。*PTEN* 基因编码磷酸酶和张力蛋白同源物（tensin homolog）（磷酸肌醇 –3– 激酶（PI3 K）途径中的一种磷酸酶），正常情况下会使抗凋亡 PI3 K/Akt 激酶信号通路中的信号失活。当 *PTEN* 缺失、减少或功能失调时，Akt 的磷酸化不受抑制，导致不能发生凋亡。

此外，在 Cowden 综合征动物模型中，雷帕霉素可预防黏膜皮肤损害的发生和动物过早出现死亡，提示 mTOR 通路可能参与了皮肤黏膜病变和 CS 的后期并发症的发生发展。

【临床表现】

本病常发生于 20～80 岁的成年男性，好发于面部，特别是鼻部及上唇，也见于头皮、颈部及其他任何有毛的部位。损害为单个或多发的隆起性丘疹或小结节，直径 3～8 mm，通常与周围正常皮肤颜色一致，少数是色素性的。皮损表面可表现为角化过度或成疣状，临床易误诊为寻常疣或基底细胞癌。发生于生殖器部位的皮肤时可类似于湿疣，尤其是皮损多发时。

多发性外毛根鞘瘤可发生于面部或生殖器，它是 Cowden 综合征的常见表现。后者是一种常染色体显性遗传性疾病。87% 的 Cowden 综合征患者具有这种皮疹。除外毛根鞘瘤以外，Cowden 综合征的特异性皮肤表现包括硬化性（少细胞）纤维瘤和疣状肢端角化。其系统表现包括腺癌，最常见的来源是乳腺、甲状腺和胃肠道。

【组织病理】

典型外毛根鞘瘤为小的、界限清楚的、小叶状或多叶状增生，大多由透明或苍白的含糖原的外毛根鞘细胞组成，通常与表皮广泛相连。也可与其下的毛皮脂腺单位相连。外毛根鞘细胞在瘤团中所占的比例不定，瘤团周边基底样细胞排列成栅状。外周绕以耐淀粉酶 PAS（PAS-D）阳性的基底膜。肿瘤表面常乳头状，可伴有明显疣状增生，后期颗粒层可增厚，与疣结构相似。真皮乳头内血管扭曲、扩张。

其变异型结缔组织增生性外毛根鞘瘤显示小团状浸润性生长的肿瘤细胞包埋在硬化性基质中。

【诊断和鉴别诊断】

根据典型临床表现，结合组织病理可明确诊断。多发性者应警惕 Cowden 综合征可能。

【治疗】

本病为良性附属器肿瘤，一般不需治疗。如浅表的活检组织表现类似日光性角化或浅表 SCC，则需要完全切除。对于 Cowden 综合征，异维 A 酸被用于治疗本病的皮肤损害，但停药后易于复发。Mohs 显微外科手术可用于发生在美容敏感区域的结缔组织增生性外毛根鞘瘤。冷冻疗法、电外科毁损疗法、削除、刮除或手术切除均可用于改善美容效果。

【预防与调摄】

对于具有多发性外毛根鞘瘤的 Cowden 综合征患者，应定期进行癌症筛查和遗传咨询。外毛根鞘瘤对应的恶性肿瘤是外毛根鞘癌，极为罕见，转移率低，可予以手术切除。

（刘彤云）

毛母质瘤

毛母质瘤（pilomatrixoma）又名 Malherbe 良性钙化上皮瘤（benign calcifying epithelioma of Malherbe），是一种起源于毛囊毛母质细胞的良性附属器肿瘤。几乎占所有毛源性肿瘤的 20%。最常见于儿童，多数患者在 20 岁之前发病。常染色体显性遗传病的患者可表现为多发性皮损。偶尔可能是系统性疾病的一种皮肤表现。

【病因及发病机制】

目前认为本病是编码 β– 连环蛋白的 *CTNNB1* 基因突变所致。β– 连环蛋白是影响细胞分化增殖的 Wnt 信号通路的效应蛋白，该蛋白普遍存在于包括毛母质瘤在内的毛母质肿瘤中。

【临床表现】

本病可发生于任何年龄，有 0 ~ 10 岁和 60 ~ 70 岁两个高发年龄段，但最常见于儿童期。女孩较男孩多见。可发生于任何有毛的皮肤，最常见于头、颈和上肢近端（各图 24-2-3）。临床表现为单个、肤色至淡蓝色结节或囊肿。结节质地坚硬是其特点，反映皮损常伴有钙化和纤维化以及炎症。少数情况下，可见多发性损害。成人发生时，临床和病理改变均与 BCC 类似。毛母质瘤上方表皮常发生萎缩而引起皮肤松垂或常出现细纹。结节可发生炎症而变红。另外，可有多发性、大疱型和巨大型毛母质瘤等变异型。

多发性毛母质瘤罕见，通常与肌强直性营养不良 –Steinert 综合征有关，也可见于 Rubinstein-Taybi 综合征和 Turner 综合征。

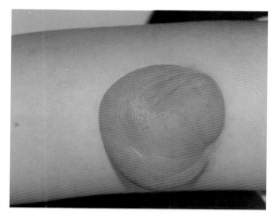

各图 24-2-3　毛母质瘤（水疱型）
左上臂外侧淡红色厚壁大疱

【组织病理】

组织学显示肿瘤位于真皮内，有时累及皮下脂肪。瘤细胞常聚集成分叶状，有时周边可见由临近受挤压的结缔组织形成的纤维性假包膜。瘤块由两类细胞构成：基底样毛母质细胞嗜碱性细胞和影细胞。基底样毛母质细胞胞浆很少，大小形态一致，核深染，可有大量核分裂像，常位于瘤块周边。影细胞是嗜酸性角化的角化细胞，无核，轮廓模糊不清，位于瘤块中央。影细胞是由基底样毛母质细胞转化而来，这种转化相当突然或仅有几层移形细胞。皮损处于发展阶段时以前者为主，成熟皮损以后者为主。在晚期皮损中，基底样毛母质细胞可以完全缺乏，而只见小簇状的影细胞包埋于纤维化和肉芽肿性炎症的背景中。病变内常见异物巨细胞反应。

某些肿瘤可存在另一特征性改变，其基底样细胞及间质组织细胞内常见黑素颗粒。超过 2/3 的病例可见钙质沉积，成熟区域更为常见。病变中常见影细胞的嗜碱性颗粒，偶见大的钙化团块，20% 患者可发生骨化现象。间质内偶见淀粉样物质沉积和灶状透明细胞。

免疫组化显示基底样细胞表达 β– 连环蛋白，移形细胞表达外皮蛋白（involucrin）和 BCL-2，肿瘤细胞不表达 CK-15。

【诊断与鉴别诊断】

根据临床特点，结合组织病理可明确诊断。临床上需要与基底细胞瘤、鳞癌及其它附属器肿瘤区别。病理上仅钙化的表皮囊肿类似本病，但上述各病在病理上均有其特征，可以鉴别。

【治疗】

外科手术切除。切除不彻底可以复发。多发性损害者建议全部切除（包括部分正常边缘），以排除毛母质癌的可能。如果怀疑恶变者，应扩大切除。

【预防与调摄】

本病为良性肿瘤，但可局部复发。多发性者建议相关专科和遗传学咨询。

（刘彤云）

毛发上皮瘤

毛发上皮瘤（trichoepithelioma）又名囊性腺样上皮瘤（epithelioma adenoides cysticum）、多发性良性囊性上皮瘤（multiple benign cystic epithelioma）及多发性丘疹性毛发上皮瘤（multiple papular trichoepithelioma），是一种毛胚错构瘤，由不成熟的伴有灶性毛囊分化的基底样细胞岛和细胞性间质构成。可分为单发及多发两型。多发型病例与遗传有关，是一种少见的高外显率的常染色体显性遗传性皮肤病。于 1892 年由 Brooke 和 Fordyce 首先描述，并被命名为遗传性多发性毛发上皮瘤，后更名为多发性家族性毛发上皮瘤。

但单发型者则无家族史。习惯上，囊性腺样上皮瘤是指多发型的损害，而毛发上皮瘤则可指单发及多发性损害。普遍认为此种肿瘤起源于多能的基底细胞，并有向毛发分化的趋势。

毛发上皮瘤在组织病理表现上与毛母细胞瘤有相当多的重叠，多数作者认为二者为同一疾病，毛发上皮瘤被认为是毛母细胞瘤的变异型。在越来越多的皮肤病和皮肤病理教科书将二者放在同一标题下进行论述。因其有相对特殊的形态学特点，故本书仍沿袭传统方式将二者分开论述。

【病因及发病机制】

多发性毛发上皮瘤来源于 9 号染色体长臂 *PTCH* 基因或其附近的基因突变。最近已确定 MFT 的致病基因为染色体 16 q12-16 q13 的 *CYLD* 基因，与家族性圆柱瘤、Brooke-Spiegler 综合征为同一致病基因。*CYLD* 基因编码的蛋白质是一种去泛素化酶，*CYLD* 负性调节 T R AF2、T R AF6、NEMO 及 BCL3 等蛋白，从而影响 NF-κB 信号通路。该基因突变导致 NF-κB 信号途径失去调节，表皮附属器组织过度增生，形成肿瘤。然而，NF-κB 途径激活后引起肿瘤发生的确切机制尚不明确。

同时，MFT 可能存在遗传异质性，国内外文献均显示部分患者未检测出 CYLD 基因突变，MFT 患者 CYLD 基因突变率仅约 46%。

不同于多发性家族性毛发上皮瘤和 Brooke-Spiegler 综合征，sonic hedgehog 信号途径似与单发性毛发上皮瘤的发病机制有关。毛发上皮瘤的亚型已检测到体细胞变异和 patched 基因（PTCH）杂合性缺失。GLI 是一种参与 sonic hedgehog 信号途径的蛋白，过度表达 GLI 的转基因鼠会发生基底细胞癌和附属器肿瘤，如毛发上皮瘤和圆柱瘤。

【临床表现】

1. 多发性毛发上皮瘤　通常多发病于 20 岁以前，女性多见。面部最常见，沿鼻唇沟对称分布，但也可见于额部、眼睑、上唇、颈部和外耳部（各图 24-2-4）。典型临床特征为鼻周对称分布的、多个半球形或圆锥形丘疹及结节，直径在 2～5 mm 之间，呈正常肤色，坚实透明，有时可见毛细血管扩张，皮损常孤立存在（各图 24-2-5）。肿瘤发生后数年内可渐渐长大，但以后停止增长。个别病例损害可融合成较大结节或斑块，极少破溃。但增生明显时可以相互融合呈狮面状，严重影响患者的美观。一般无自觉症状，偶有轻度烧灼感或痒感。可以与其他肿瘤伴发，如基底细胞癌、圆柱瘤和汗管瘤等。

2. 单发型毛发上皮瘤　虽然常在 20～30 岁发病，但各种年龄均可发生。80% 以上患者发生于面部，其他部位包括头、颈、背、外阴、上臂及大腿也可发生。损害为硬固、正常皮色的肿瘤。直径约为 0.5 cm，偶见较大者。无自觉症状。

3. 巨大型孤立性毛发上皮瘤　损害直径可达数厘米，好发于老年人大腿和肛周。

4. 结缔组织增生性毛发上皮瘤　以前称为"硬化性上皮错构瘤"，是有广泛性基质硬化（结缔组织增生）的毛母细胞瘤变异型。好发于年轻女性，多见于面颊上部。临床表现坚实、中央轻微凹陷、边缘环状隆起的斑块，肤色至红色，大多数直径不超过 1 cm。大多为单发，多发性损害相当少见。

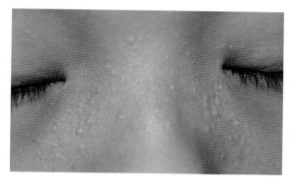

各图 24-2-4　毛发上皮瘤
鼻翼和面颊多数肤色丘疹

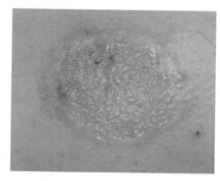

各图 24-2-5　毛发上皮瘤
右面颊环状斑块，中央稍凹陷，其上有群集性肤色丘疹

【组织病理】

毛发上皮瘤位于真皮内，约 1/3 的病例与表皮相连，病变由多个基底样细胞瘤块组成，呈小簇状、实体状、网状或筛状，境界清楚，常显示不同程度的毛囊分化，自原始的毛球样或基底细胞瘤样结构至顿挫性毛囊和角质囊肿不一。周围有许多分化好的胶原纤维和成纤维细胞以同心圆排列的方式包绕肿瘤。常可见到成簇的、向毛球分化的毛乳头样细胞，边缘处有凹陷，其中成纤维细胞较多，类似毛球或毛乳头（这些结构被称为"乳头间质体"）。如角质囊肿发生破裂时，则周围间质内可出现异物巨细胞反应。

在促结缔组织增生性毛发上皮瘤中，肿瘤由小束状或条索状的基底样细胞组成，通常有两层细胞宽，排列在明显增厚的胶原束之间。皮损界限清楚，常限于真皮网状层的上 2/3。真皮上部可有毛囊峡部或漏斗部的角质囊肿，有时囊肿破裂后可产生肉芽肿反应，以及小的钙化裂隙。

【诊断与鉴别诊断】

本病根据临床皮损特点，结合组织病理学特征可以明确诊断。

本病需与以下疾病鉴别：

（1）结节性硬化症：常有其他皮损如甲周纤维瘤、柳叶斑及合并症如癫痫等，对鉴别诊断有帮助。结合组织病理可以明确将二者区分开来。

（2）汗管瘤：本病主要发生于眼周围，并可发生于颈部、前胸、后背，通常损害较小，大小比较一致。结合组织病理可以鉴别。

（3）基底细胞痣综合征：本病也有发生于面部者，但该病无好发部位，并能早期破溃，且常可伴发骨骼及中枢神经系统异常。结合组织病理可以鉴别。

【治疗】

本病为良性肿瘤，可不予治疗。如有美容方面考虑，单发型者可以手术切除。但多发者尚无满意治疗方法。可试用激光、电干燥或电凝治疗，已有一些病例取得成功的报道。

【预防与调摄】

本病预后良好。如为多发性者，建议遗传学咨询和相关专科诊治。

（刘彤云）

毛母细胞瘤

毛源性肿瘤是指有发育能力的毛球和其相关的间叶细胞形成的新生物。然而其命名却相当混乱。Headington 根据上皮和间质成分的相对数量和间质诱导反应的变化来分类毛源性肿瘤。完全地上皮细胞肿瘤称为毛母细胞瘤（trichoblastoma），上皮和间质成分混合的称为毛母细胞性纤维瘤，有毛囊分化时

1124

称为毛源性毛母细胞瘤。但是，个别肿瘤显示各级分化，而原先的分类法太严格，使准确的命名受到限制。后来 Ackerman 等人提出用毛母细胞瘤这一术语来命名所有良性的具有向毛囊生发细胞分化和致密的纤维细胞基质（这些基质可以产生毛乳头）的皮肤肿瘤。由于它用一个单一的术语囊括了所有向毛囊生发细胞分化的良性毛源性肿瘤，使分类更简单且临床更为实用。同时免疫组化研究也发现，根据 Headington 分类的 13 例毛源性肿瘤（毛发上皮瘤、结缔组织增生性毛发上皮瘤、毛母细胞性纤维瘤和毛源性毛母细胞瘤）在一组角蛋白的表达模式上没有发现差异，这也支持了所有这些毛源性肿瘤都是同一肿瘤的组织病理学变异的观点。故目前这一观点已被广泛接受。

毛母细胞瘤是指来源于毛囊胚芽细胞的良性肿瘤。但因其有不同的形态学特点，故本书仍沿袭传统教科书单独进行论述。

【病因及发病机制】

毛母细胞瘤包括一组具有毛囊生发细胞分化的肿瘤。

【临床表现】

本病可发生于任何年龄，但多见于 50~70 岁的成年人，男女发病率相似。好发于头颈部，最常见于头皮，但其他部位包括躯干、四肢近端、肛门周围和生殖器亦可受累（各图 24-2-6）。典型临床特征为不对称的、位于真皮深部或皮下组织的结节，直径大于 1 cm，皮损表面可有色素沉着。极少数可表现为浸润性斑块，而毛母细胞性纤维瘤的斑块变异型大多位于面部，特别是峡部。一般无自觉症状。本病常发生于皮内，代表了皮脂腺痣中绝大多数被描述为"基底细胞癌"的基底细胞样肿瘤，在皮脂腺痣中发生的毛母细胞瘤常有明显的色素沉着。

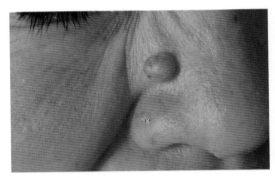

各图 24-2-6　毛母细胞瘤
右鼻翼淡红色结节，表面光滑

【组织病理】

毛母细胞瘤位于真皮或皮下组织，在肿瘤的毛囊分化区域内由基底样细胞组成，周边基底样细胞排列成栅状。瘤块可与其上的表皮相连，尤其是在皮脂腺痣中。间质和毛发上皮瘤的间质一样，间质胶原纤维排列疏松，成纤维细胞较多，含有典型的"乳头间质体"。肿瘤内可见到显著地 Merkel 细胞，也可发现淀粉样蛋白。

皮肤淋巴腺瘤是毛母细胞瘤的一种变异型，肿瘤内有广泛的淋巴细胞和组织细胞浸润，其间质类似于其他毛母细胞瘤的间质，肿瘤中心由组织细胞和淋巴细胞组成，周围为单层或双层的基底样细胞。

免疫组化显示 CK20 和 chromogranin 阳性。毛发上皮瘤 CK15 多数阳性，其间质中有 CD34+ 细胞；在毛发上皮瘤中 BCL-2 仅主要在肿瘤周围表达，而在基底细胞癌中广泛表达。

【诊断与鉴别诊断】

根据临床特点，结合组织病理学特点可以明确诊断本病。

【治疗与预后】

本病为良性肿瘤，预后良好。手术切除可以治愈。

（刘彤云）

基底细胞癌

基底细胞癌（basal cell carcinoma，BCC）又名基底细胞瘤、基底细胞上皮瘤（basal cell epithelioma）、侵蚀性溃疡（rodent ulcer）等。它是人体最常见的肿瘤，几乎和所有其他人类癌症的总和相当。全世界的 BCC 发病率每年约上升 10%。发病率在不同地区有显著差异。在北欧稍低，而澳大利亚的发病率则显著增加。在东方人中常为色素型（占 BCC 的 55%～75%）。在我国 65%～75% 皮肤肿瘤为基底细胞癌。据估计，40%～50% 的原发性 BCC 患者在 5 年内至少会发展出一个或多个 BCC。在美国，预估的非黑素瘤皮肤癌（NMSC）发病率每年超过 10 万例，其中 70%～80% 是 BCC。尽管 BCC 增长缓慢且生物学行为是惰性的，但它对西方卫生经济学方面产生了重大影响。

【病因及发病机制】

本病病因和发病机制尚不完全清楚。可能从原始上皮性胚芽细胞衍生而来，主要由基质依赖性的多潜能基底样细胞组成，可向表皮或附属器分化。

个体发生 BCC 的风险取决于基因型、表型和环境因素（尤其是紫外线）。这种风险在周围环境太阳辐射度高的居民（这些居民具有紫外线敏感标记如皮肤白皙、红头发、不能晒黑）中更高。其他显著危险因素包括 Fitzpatrick Ⅰ型和Ⅱ型皮肤、人乳头瘤病毒感染、高龄、男性、既往 BCC 病史、慢性砷暴露、医源性免疫抑制、获得性免疫缺陷综合征、非霍奇金淋巴瘤、PUVA 疗法、电离辐射、职业因素等。

基底细胞癌具有独特的生长特性，其持续增长依赖于特定的疏松结缔组织基质。研究发现，基底细胞癌中细胞和基质中金属蛋白酶和胶原酶等的表达增加，可使真皮组织降解，促进肿瘤细胞的扩散。LOH 分析显示大量 BCC 存在染色体 9q 等位基因缺失。值得注意的是，基底细胞癌最常见的基因改变是位于 9q 染色体上的 *PTCH* 基因。2/3 的基底细胞癌显示存在 *PTCH* 基因的 LOH 和/或截断突变。*PTCH* 基因完好无损的肿瘤中可检测到其它基因突变，如 SMO 突变的激活。有证据表明，PTCH 纯合子的失活和 SMO 突变的激活可使 Gli 持续表达在一定水平，并可能足以驱动基底细胞癌的形成。基底细胞癌的生长液需要持续激活 SHH 信号传导通路。

P53 基因的点突变是基底细胞癌中第二个最常见的突变。至少 50% 的 BCC 有 P53 基因突变。此外，黑素皮质素 1 型受体基因变异型 ASIP 和 TYR 与白皙皮肤、红头发和黑色素瘤风险相关。最近有证据表明它们也可能是 BCC 的独立风险因素。β-catenin 和 MT1-MMP 在高危 BCC 肿瘤细胞中增加，这表明它们可能在高危 BCC 的局部侵袭和高度破坏性的生长行为中发挥重要作用。

【临床表现】

本病主要发生在老年人，50 岁以上多见，很少发生在 30 岁以下者。男女发病数基本相等。多见于室外工作长期日光曝晒者，好发于身体的暴露部位，大约 80% 的 BCC 发生在头面部和颈部，主要在眼眦、鼻部、鼻唇沟和颊部多见，而非暴露部位少见。早期的 BCC 通常是小的、半透明的或珍珠状的、带有隆起性、毛细血管扩张性的卷曲边缘。然而，其表现可能是多种多样的，小的病变可能是苔藓样或角化性的，或伴有小而浅表的糜烂、结痂或浅表溃疡。发育更成熟的损害可表现为典型的侵蚀性溃疡，边缘硬化，中心溃疡。

BCC 临床亚型包括结节型、浅表型、溃疡型、囊肿型、色素型、硬斑病型、巨大型、基底鳞癌以及 Pinkus 纤维上皮瘤等。

有以下临床和/或组织学特征者称为高危型 BCC：硬斑病型、肿瘤直径 > 5cm 的巨大 BCC、肿瘤位于面中部包括眼周和耳、免疫抑制患者、复发型、累及淋巴结/或远处转移、组织学亚型为侵袭型和微结节型、神经周和/或血管周受累。

1. 结节型 BCC　是 BCC 最常见的亚型，通常发生在头、颈部。临床表现为半透明性丘疹或结节（依病程而定），边缘卷曲（各图 24-2-7）。一般为单个，肤色，亦可呈粉红色或红色，表面常有毛细血管扩张。部分或全部结节可有囊性中心，使之呈明显半透明的外观。囊性部分可能比周围的颜色更深。此时称之为结节囊肿型 BCC。色素性结节性基底细胞癌可能与黑色素瘤诊断相混淆。

2. 浅表型 BCC（Superficial basal cell carcinomas）本型不太常见。好发于躯干部。临床表现为一个或数个红斑或脱屑性斑片，边界清楚，稍有浸润。肿瘤边缘略微隆起呈线状或"鞭绳样"（"whipcord"），形状不规则，周边部分有缺损。中央表皮通常萎缩，可有鳞屑。表面结痂或糜烂。始发于躯干的 BCC 为浅表型者发生更多 BCC 的机率最高。浅表型 BCC 通常是色素性的，有时很难与银屑病、盘状湿疹或鲍恩病鉴别。

3. 溃疡型 BCC（Ulcerated basal cell carcinomas）本型开始时可能是一个小的斑疹或丘疹，但随着串珠状边缘的扩张，变薄的表面形成溃疡（各图 24-2-8）。边缘常硬化，局部抗生素治疗无效。非典型溃疡性 BCC 也有硬化边缘和基底，但没有串珠状边缘。边缘通常高于正常皮肤水平，但在某些部位，特别是鼻唇沟处，边缘可能与周围皮肤平齐。溃疡的基底在皮肤平面以下，呈肉芽状且血管不是很丰富。这种溃疡性病变可能开始时是一个结节，但更常见的是，它很早期开始即结痂或糜烂。如果不治疗，肿瘤及其继发的溃疡可能会浸润很深并造成巨大的破坏，尤其是在眼、鼻或耳部附近。眶周组织可有广泛累及；面部骨骼、头骨甚至脑膜都可能被侵犯，晚期病例则充分证实了"穿凿性溃疡"（ulcus terebrans）（穿通性溃疡）这一名称。

4. 囊肿型 BCC 本型有透明和蓝-灰色外观，穿刺或切开后可有清亮的液体渗出。此过皮损在眶周部位，可能与汗囊瘤混淆。BCC 的囊性改变临床上常不明显，因此，囊性皮损有时可能表现为典型结节型 BCC。

5. 色素型 BCC 本型是结节型 BCC 的一种亚型，临床表现为黑褐色半透明丘疹，颜色自灰褐色至深黑色，不均匀，边缘部分较深，中央呈点状或网状分布，表面可有糜烂。

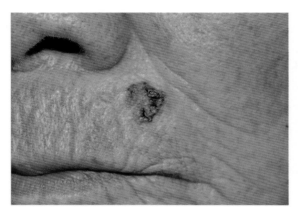 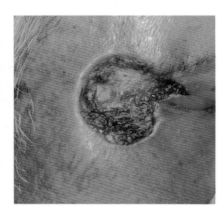

各图 24-2-7　基底细胞癌
左上唇黑褐色斑块，边缘隆起、卷曲

各图 24-2-8　基底细胞癌
右眼外侧溃疡

6. 硬斑病型 BCC（Morphoeic basal cell carcinomas）本型罕见，因其基质致密的纤维化引起斑块而非肿块而得名。硬斑病型 BCC 占所有 BCC 的 5%。临床诊断困难，常发现于晚期。临床表现为一界限不清的扁平斑块，皮损的确切边缘无法确定，但触之质硬，不规则地超出肉眼可见范围。表面光滑，可以稍微隆起或有时稍微低于正常皮肤表面。皮损颜色淡黄，类似于旧象牙颜色。溃疡不常见，即使有也很表浅。直至它缓慢扩展导致相当大的病变时，许多患者和医生可能才注意到这种类型的 BCC。

7. 巨大型 BCC 本型是指损害直径 ≥ 10 cm 者。这是一种高度变异的 BCC，转移率高。好发于躯干。

8. 基底鳞癌 又称变异型 BCC 是一种有基底样组织学表现的肿瘤，同时又具有 SCC 的嗜酸性鳞癌样表现。基底鳞癌的生物学行为表现更像 SCC，而不是 BCC，有更强的侵袭性和破坏性，更易于转移，治疗后更易于复发。当发生转移时，它们可能与原发肿瘤有相同的镜下改变，或类似于分化较差的 SCC。此型 BCC 转移的发生率估计为 9% ~ 10%。

9. Pinkus 纤维上皮瘤 又称纤维上皮性基底细胞癌（癌前纤维上皮瘤）。目前认为是 BCC 的变异型。常见于下背部，典型表现为轻度粉红色、表面光滑的结节或斑块，可以有蒂。

10. 其他 如晚期和转移性基底细胞癌是长期受忽视的结果，发病率为 1% ~ 2%。面部或头皮被破坏，随着鼻或眼的破坏和副鼻窦或颅骨、硬脑膜或大脑的暴露最终可能导致死亡。晚期 BCC 进展为转移型非常罕见（0.0028% ~ 0.55% 的 BCC）。经典记录在案的是血液转移病例，如内脏或脊柱的转移导致了终末期疾病的症状。其他病例在扩散前经淋巴管扩散到局部淋巴结。罕见的是，肿瘤细胞和基质的碎片可被吸入并被植入肺部。转移性 BCC 通常是基底鳞状细胞的（化生性）组织学亚型。瘢痕性基底细胞癌，常发生于面部，为浅表性结节状斑块，生长缓慢，中央或周围部分产生萎缩性瘢痕。另外尚有痣样基底细胞癌综合征（Gorlin 和 Goltz 综合征）等罕见型。

【组织病理】

所有类型的 BCC 至少都有一个共同特征：增生的嗜碱性基底样细胞聚集在不同程度的纤维粘液样的基质中。肿瘤常见与表皮相连，至少局灶性相连。肿瘤细胞有较大而均一的细胞核，呈卵圆形或长形，胞质较少，细胞边界模糊，细胞之间无细胞间桥。常见凋亡细胞。纤维黏液样基质与肿瘤细胞岛密切相关，基质内细胞增多。BCC 的一个特征是瘤团周围基质的收缩，形成显微镜下可见的间隙。这是由于粘蛋白在标本固定和脱水过程中发生收缩，因此基质常常收缩，结果在 HE 染色切片内，部分或全部瘤岛与周围基质分离，产生收缩间隙，这是制片过程中的一种人工现象，但在基底细胞瘤中却具有特征性。尽管后一个特征不会在所有病例中见到，但当其存在时，有助于区分 BCC 和其他的组织学模仿者。

在结节型基底细胞癌中，大的、圆形或椭圆形的嗜碱性基底样细胞团块从表皮向真皮延伸。表面可有溃疡并伴随炎症反应。在结节型 BCC 中，瘤块周围细胞通常排列成明显的栅栏状，肿瘤周围裂隙常很明显。瘤块中央瘤细胞无一定排列方式而更为随机分布。在较大的肿瘤团块，中心区域可发生坏死，导致形成囊性腔隙。真正的囊性或结节囊性 BCC 在肿瘤内有粘液池。微结节型 BCC 由比结节型 BCC 更小的瘤团组成，但具有相似的细胞学特征。

浅表型 BCC 特征是小的、浅表的局限性基底样细胞突起呈芽蕾状或不规则增生向下延伸，附着于表皮的下面，但未进入真皮乳头层，伴或不伴裂隙，沿表皮形成跳跃性分布。

溃疡型 BCC 常为高度浸润性生长，少数发生在结节囊肿型的基础上。

角化性 BCC 或伴毛囊分化的 BCC 包含小的角囊肿，肿瘤细胞聚集区缺乏颗粒层。常显示出向毛囊结构分化。可能与毛发上皮瘤或其他毛囊附属器肿瘤鉴别。肿瘤岛与基质之间的间隙明显。BCC 黏液基质比纤维细胞基质更具特征性。毛囊漏斗型 BCC 可出现相似的改变，但常与肿瘤巢模式更为一致。

色素性 BCC 具有结节性 BCC 的所有改变，但也可有其他模式，包含黑色素和黑素细胞，常呈不规则分布。噬黑素细胞常分散于真皮内。

硬斑病型和浸润型 BCC 具有共同的组织学特征，常见表现为基底样细胞团块穿插于胶原束间，这些团块可由非常少的细胞组成，可围绕神经纤维。肿瘤细胞的栅栏状模式缺乏，收缩间隙亦不明显。

Pinkus 纤维上皮瘤的特征是细的网状肿瘤细胞条索从表皮向下延伸，深入纤维基质间。瘤块周围无明显的栅栏状排列模式。

基底鳞癌的诊断及其应用存在很大的差异，有时，典型 BCC 含有角化区（高分子量角蛋白）是有意义的，而有时，基底鳞癌由典型 BCC 和 SCC 样改变混合组成。

【诊断与鉴别诊断】

根据临床特征及组织学特点，本病诊断不难。

通常早期的基底细胞瘤需要与老年性皮脂腺增生、角化棘皮瘤、鳞癌、寻常疣及传染性软疣鉴别。结节型 BCC 需要与色素痣、鳞癌、附属器肿瘤和皮肤纤维瘤鉴别；色素性基底细胞癌有时被误诊为结节性黑素瘤、浅表扩散性黑素瘤、恶性雀斑样黑素瘤、附属器肿瘤、复合痣和蓝痣鉴别。浅表性基底细胞瘤有时需要与湿疹、扁平苔藓、乳房外 Paget 病、Bowen 病等鉴别。硬斑病型基底细胞癌需要与局限性硬皮病、瘢痕和毛发上皮瘤鉴别。最后主要靠组织病理学检查进行诊断和鉴别诊断。

【治疗】

BCC 的治疗取决于解剖学部位和组织学特征。主要分为手术治疗及非手术治疗。手术治疗以标准手术切除和 Mohs 手术为主，一般以全层切除后植皮效果较好，应注意范围与深度。对于硬斑病样型，需要广泛的外科切除或做 Mohs 外科手术切除术。非手术治疗包冷冻、激光、放射、药物、光动力等治疗。其中局部外用药物治疗包括咪喹莫特、氟尿嘧啶和 Hedgehog 抑制剂如环杷明（cyclopamine）等，适合于浅表型 BCC。因 BCC 对放射线敏感，一般都采用 X 线治疗，主张分次小剂量照射，持续数周。可以明显地减少坏死与瘢痕，特别适合于老年人不愿手术者。硬斑样或纤维化型者以及复发病人不宜采用放疗，因对放射线不敏感。

总之，BCC 治疗应遵循个体化原则。可根据瘤体的大小、发病部位等具体情况可采用放射治疗、外科切除和化疗等不同的治疗方法。

【预后】

BCC 是一种低度恶性皮肤肿瘤，绝大多数预后良好。死亡非常罕见，可发生于免疫抑制患者。转移性患者诊断后平均生存期约 8~10 个月。BCC 转移病例常见于侵袭性组织学类型（硬斑病型、浸润型、变异型、基底鳞癌）。神经周围浸润时侵袭性癌的表现。转移常侵犯局部淋巴结、肺、骨骼和皮肤。死于 BCC 患者的年龄高于死于 SCC 者。白种人和男性（2 倍于女性）死亡的风险与年龄增加有关。

【预防与调摄】

慢性光损伤与 BCC 呈正相关。超过 10 个光化学角化病的患者罹患 BCC 的风险增加 5 倍。其他因素包括日光弹性纤维变性、日光性黑子和毛细血管扩张与 BCC 的相关性较弱但呈阳性。而且，有研究认为，与紫外线辐射的累积相比，间隙性、娱乐性日晒是 BCC 的更大危险因素。因此，日常生活中应注意防晒。

【临床研究进展】

研究表明，人类基底细胞癌的发生与 Hedghog 信号通路的异常激活相关，尤其与 PTCH-1、SMO 的突变与缺失有关。Vismodegib，商品名 Erivedge，已被 FDA 于 2012 年 1 月批准其用于治疗局部进展期和转移性的基底细胞癌，本品为首个获 FDA 批准用于治疗转移性基底细胞癌的药物。适用于无法手术的癌症晚期及癌细胞扩散的患者，但其不良反应比例较高，且停药后会出现复发。Odomzo，原名 LED-225。该药作为口服选择性 Smo 抑制剂，调控 Hedghog 信号通路。获欧盟批准，用于不适合手术治疗或放射治疗的局部晚期基底细胞癌成人患者的治疗。此外，研究已经证实，抗真菌药物伊曲康唑是一种有效的 Hedgehog 信号转导通路拮抗剂，该药能够抑制大鼠发生 BCC 癌变、诱导肿瘤坏死并减少大鼠 GLI1 mRNA 的表达。目前此药还处于 Ⅱ 期临床试验，有望成为治疗基底细胞癌的又一新药。

（刘彤云）

皮脂腺痣

皮脂腺痣（nevus sebaceous）是一种表皮、真皮及表皮附属器所构成的器官样痣，但通常其主要成分为皮脂腺。1895 年由 Jadassohn 首先描述，又称器官样痣（organoid nevus）。实际上，皮脂腺痣不是皮脂腺的增生，而是不同程度的毛囊、皮脂腺和顶泌汗腺畸形。

【病因及发病机制】

有研究发现皮脂腺痣患者中存在 PTCH 基因的缺失。PTCH 途径和皮肤的发生、发育有关，这似乎可以解释皮脂腺痣皮损中见到的上皮和附属器结构的异常。但其它类似的研究未能证实这一发现。此外，利用大鼠模型进行皮肤移植的研究发现真皮纤维母细胞的移植可能诱导了皮脂腺痣样皮损的发生。

【临床表现】

本病往往在出生不久或出生时即发生。新生儿中发病率超过 0.3%，男女发病相当。多为单个圆形或软圆形斑块，直径 1~6 cm，境界清楚。最常发生于头、颈部，尤其是头皮（各图 24-2-9）。也可发生于额部、颞部、面中部或耳后，偶尔还见于躯干、四肢、口腔、外耳道和肛周。

本病发育过程可分为三期：第一期，婴儿儿童期，此时皮脂腺尚未完全发育。临床表现为一局限性表面无毛的斑块，稍隆起，表面光滑，有蜡样光泽，淡黄色。第二期，青春期，因皮脂腺成分发育最显著，皮脂腺增大，故临床表现更为明显。皮损呈结节状、分瓣状或疣状。第三期，老年期，皮脂腺呈肿瘤样增生。皮损多呈疣状，质地坚实，并可呈棕褐色。由于皮脂腺腺体增生的结果，在斑块中尚可发生结节。病变中亦可能发生向不同方向分化的良性或恶性肿瘤。已有报道有很多肿瘤发生于皮脂腺痣的基础上，大部分为附属器肿瘤。最常见的是毛母细胞瘤和乳头状汗管囊腺瘤。其他包括皮脂腺腺瘤、透明细胞汗腺瘤、汗管瘤、顶泌汗腺囊腺瘤、鳞状细胞癌、角化棘皮瘤等。

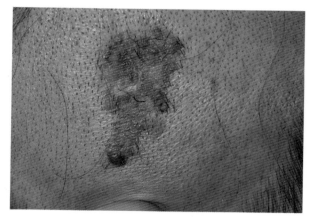

各图 24-2-9　皮脂腺痣
右侧头皮黄褐色斑块

少数情况下还可发生泛发的皮脂腺痣以及带状疱疹样的皮脂腺痣，另有数例家族性皮脂腺痣的报道。先天性皮脂腺痣十分罕见，常常伴有神经系统病变等异常。其损害往往呈线状，广泛分布于头部，甚至颈、肩部。先天性皮脂腺痣、癫痫、神经发育迟缓三联征，又被称作线状皮脂腺痣综合征，后者也可以发生眼或其它器官的异常。皮脂腺痣也可以和表皮痣并发，提示皮脂腺痣可能是表皮痣综合征的一个表现。

【组织病理】

组织学上皮脂腺痣同时包括表皮、毛囊、皮脂腺和汗腺的异常。其中，表皮呈现黑棘皮病样或乳头瘤样改变，常常见到增生的发育不全的毛乳头样结构。陈旧性损害中有时见到灶状、淡染的含糖原丰富的细胞，提示向外毛根鞘分化而类似于毛外根鞘瘤。皮脂腺的改变是多样的，可以增生、减少甚至缺乏。

婴儿期，皮脂腺痣的显微结构改变很轻微，此时不易诊断。儿童早期表皮开始增厚，可增生形成乳头瘤状，类似于青春期早期。发生于头皮的皮损，可见到与周围正常终末期毛囊形成鲜明对比的小的畸形毛囊。

青春发育期，可见大量成熟或近乎成熟的皮脂腺，无皮脂腺导管，而直接与毛囊漏斗或表皮相连。其上方的表皮往往呈疣状或乳头瘤样增生，因此在组织学上具有诊断意义。此时毛囊仍很小，或见未分化的毛囊生发细胞胚芽。半数以上患者可在真皮深部、皮脂腺小叶的下方，出现异位的顶泌汗腺。

在老年患者的皮损中，表皮多呈疣状增生，类似于寻常疣。陈旧性损害中有时见到灶状、淡染的含糖原丰富的细胞，提示向外毛根鞘分化而类似于毛外根鞘瘤。如前所述，继发肿瘤很常见，可观察到毛母细胞瘤、毛鞘瘤和乳头状汗管囊腺瘤等。

【诊断】

根据临床皮损特点，结合组织病理学特征可明确诊断。

【治疗】

手术切除。保守的深达脂肪或筋膜的完全切除是必要的。对于面部皮损，在其发展成疣状之前，可考虑在儿童期切除，此时切除形成瘢痕的风险最小。

伴发的癫痫有时顽固难治，常需要手术治疗。

【预后】

本病为良性，发展为癌的风险为1%，极大多数预后良好。

【参考文献】

[1] BOLOGNIA J L, SCHAFFER J V, CERRONI L. Dermatology[M]. 4th ed. Philadelphia: Elsevier, 2018.

[2] CALONJE E, BRENN T, LAZAR A, et al. McKee's pathology of the skin with clinical correlations[M]. 4th ed. Philadelphia: Elsevier Saunders, 2012.

[3] 赵辨. 中国临床皮肤病学 [M]. 2 版. 南京：江苏凤凰科学技术出版社，2017.

[4] CHRISTOPHER GRIFFITHS J B, BLEIKER T, CHALMERS R, et al. Rook's textbook of dermatology[M]. 9th ed. John Wiley & Sons, Ltd, 2016.

[5] JAMES W D, BERGER T G, ELSTON D M, et al. Andrews' diseases of the skin: clinical Dermatology[M]. 12th ed. Philadelphia: Elsevier, 2016.

[6] GOLDSMITH L A, KATZ S I, GILCHREST B A, et al. Fitzpatrick's dermatology in general medicine[M]. 8th Edition. New York: McGraw-Hill, 2012.

[7] 廖晓容. 基底细胞癌的治疗进展 [J]. 皮肤病与性病，2017, 39(1): 31–32.

[8] TANESE K. Diagnosis and management of basal cell carcinoma[J]. Curr Treat Options Oncol, 2019, 20(2): 13.

[9] KOELBLINGER P, LANG R. New developments in the treatment of basal cell carcinoma: update on current and emerging treatment options with a focus on vismodegib[J]. Onco Targets Ther, 2018(11): 8327 – 8340.

（刘彤云）

汗管瘤

汗管瘤又名管状汗腺瘤、汗管囊瘤，为一种向小汗腺末端导管分化的痣样肿瘤。

【病因及发病机制】

病因不明。因本病好发于女性，且青春期加重，妊娠期、月经前期或使用女性激素时皮疹增大肿胀，故考虑与内分泌有关。

【临床表现】

部分患者有家族史。多见于女性，青春期或成人早期发病。好发于面部，特别是下眼睑、颊部和前额，颈部、前胸、腰部和女阴也可发病，个别病例可全身广泛发疹。皮损为数毫米大小的丘疹，呈皮色或淡褐色，表面光滑，有蜡样光泽，境界较清楚。皮损几十至数百个，密集分布，不融合。发病初期皮损逐渐增大，增多至成年后基本稳定，一般不自行消退。分为 3 型：①眼睑型，最为常见，多发生于妇女，在发育期或其后出现，尤多见于下眼睑（各图 24-2-10）。②发疹型，男性青少年多见，多成批发生于躯干前面及上臂屈侧。③局限型，位于外阴及阴蒂，称生殖器汗管瘤，在手指伸面称肢端汗管瘤。也可发生于其他部

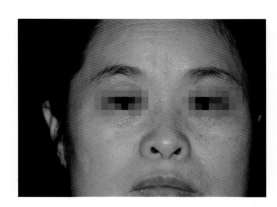

各图 24-2-10　汗管瘤

位，极少呈单侧与线状分布。通常无自觉症状，但有些病人在热环境中、出汗或日晒时有烧灼感或痒感，发生于外阴者常有瘙痒。少见的临床类型有单发型、巨大型、斑块型、粟丘疹样、发疹型和播散型。

【组织病理】

表皮大致正常。肿瘤位于真皮浅层，由嗜碱性上皮团块和导管样结构构成。最特征性表现是肿瘤一端呈导管状，另一端为实体条索。导管样结构腔内含嗜酸性无定形物质，细胞团块形如逗号或蝌蚪状。胶原基质轻度增生，成纤维细胞增多。

【诊断与鉴别诊断】

1. 诊断

（1）青春期或成人早期发病。

（2）主要发生于眼周围，也可见于外阴、颈部、腋窝等。

（3）皮损散在，呈皮色或淡黄色，表面光滑，有蜡样光泽，大小较一致。

（4）发生于眼周一般无自觉症状。发生于外阴可自觉瘙痒。

2. 鉴别诊断　本病可与下列疾病进行鉴别：

（1）毛发上皮瘤：本病多于幼年发病，临床上表现为沿鼻唇沟对称分布的多数丘疹，有透明感。病理上，真皮可见基底样细胞团块，许多毛乳头样结构和角囊肿。

（2）扁平疣：本病多累及青少年，多突然出现，好发于颜面、手背及前臂，皮损扁平，表面光滑，数目较多，可有同形反应。呈慢性病程，部分可自愈，愈后不留瘢痕。病理上，表皮上部有空泡细胞。

（3）微囊肿附属器癌：本病发病年龄多在 40～70 岁。好发于鼻唇沟与眶周，皮损为不对称的局限性结节、斑块或囊样结构，高出皮面。缓慢生长，可局部侵袭肌肉、软骨甚至眼眶。早期无自觉症状，晚期会出现疼痛、灼烧及感觉异常。病理上累及真皮深层甚至皮下脂肪组织，主要由基底样细胞组成巢状或条索状，嵌于均质化胶原的间质内，角囊肿明显，可见神经和血管受累。

【治疗】

本病属良性肿瘤，可不予治疗。既往的治疗方法包括皮肤磨削术、冷冻、手术切除、电凝术和化学剥脱术等。近年来，国内外应用射频和 CO_2 激光术、ND：YAG532 激光、低能量微针电灼、XH 超高频皮肤整形手术仪联合曲安奈德注射液、Q 开关 1 064 nm 激光、脉冲激光以及点阵激光等方法治疗汗管瘤均取得较好疗效。

（高美艳）

汗囊瘤

本病又称汗管扩张症，为外泌汗腺真皮内导管因分泌物过多受压扩张而致。

【病因及发病机制】

病因不明，目前认为该病是汗腺导管阻塞导致其极度扩张所致。

【临床表现】

好发于中年人面部，尤其是眼周及颊部。皮损随季节变化，夏季增多，冬季减轻。常单发，也可有多个，为囊性透明丘疹，直径 1～3 mm，棕褐色或淡蓝色，穿刺后有液体流出（各图 24-2-11）。

【组织病理】

表皮大致正常，真皮中部可见单个或者多个扩大的囊性导管和腔。囊壁由两层立方形细胞构成，有些区域囊壁仅由一层扁平的上皮细胞构成，偶见小的乳头状凸起伸向囊腔。无肌细胞上皮和顶浆分泌。

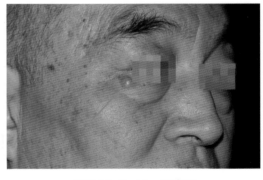

各图 24-2-11　汗囊瘤

【诊断与鉴别诊断】

1. 诊断

（1）湿热后易得，夏季增多，秋季减少。

（2）好发于中年人。

（3）好发于面部，尤其是眼周及颊部。

（4）皮疹为囊性透明性丘疹，穿刺后有液体流出。

（5）无自觉症状。

2. 鉴别诊断 本病可与下列疾病进行鉴别：

（1）痱子：急性发病，夏季好发，多见于手背、肘窝、颈、胸部及小儿面部臀部，皮疹为针头大小密集的丘疹或丘疱疹，有轻度红晕。皮疹常成批出现。自觉轻微烧灼以及刺痒感。皮疹消退后有轻度脱屑。

（2）汗管瘤：青春期或成人早期发病。主要发生于眼周围，也可见于外阴、颈部、腋窝等。皮损散在，呈皮色或淡黄色，表面光滑有蜡样光泽，大小较一致。发生于眼周一般无自觉症状。发生于外阴可自觉瘙痒。

【治疗】

在较凉爽的环境中，皮损可在数星期或数月内自行消退。可通过切开引流、电灼烧或电干燥将囊壁破坏。

（高美艳）

乳头状汗管囊腺瘤

【病因及发病机制】

病因不明，有研究表明，部分患者存在 9 q22（PTCH）和 9 p21（p16）基因缺失。

【临床表现】

出生即有或幼年出现。好发于头皮，也可见于面、颈和躯干。表现为单发的灰色或棕黑色的结节或斑块，有时结痂，表面潮湿。偶见多发性小丘疹呈线状或节段性分布（各图 24-2-12）。

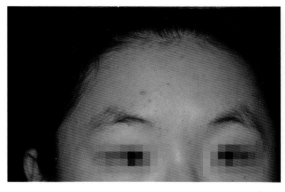

各图 24-2-12 乳头状汗管囊腺瘤

【组织病理】

表皮内陷或外生性。病变中央见一个或数个扩张的管状结构，接近表皮处的腔壁为鳞状上皮，下方腔壁和绒毛状突起部分主要为腺样上皮细胞，可见顶浆分泌。可见较多浆细胞浸润。

【诊断与鉴别诊断】

1. 诊断

（1）发生于出生或幼年。

（2）好发于头皮，也可见于面、颈、躯干等其他部位。

（3）表现为单发的结节或斑块。

2. 鉴别诊断 本病可与下列疾病进行鉴别：

（1）皮脂腺痣：出生时或生后不久发生，皮损多局限于身体一侧，最常见于头皮及面部。皮损早期表现为局限性淡黄色斑块，稍见隆起，表面光滑，边界清楚。青春期后皮损隆起，呈结节状、疣状，质地坚硬，并可呈深棕色。发生在头皮处皮损内可没有毛发。

（2）疣状痣：出生时或幼年发病。随年龄逐渐发展，青春期前后发展增快，成年后基本稳定。位于头皮、四肢或躯干，一般单侧分布，常呈线状。表现为褐色扁平丘疹、斑块，表面粗糙，境界清楚。

【治疗】

一般采用切除，治疗不彻底可复发。对放射线不敏感。

（高美艳）

乳头糜烂性腺瘤病

乳头糜烂性腺瘤病（erosive adenomatosis of the nipple）又名乳头腺瘤、红色乳头瘤病或浅表乳头状腺瘤病。好发于中年女性乳头，40 岁以上多见，年轻女孩及男性患者罕见发病。

【病因及发病机制】

该病的发病原因目前尚不清楚。

【临床表现】

常发生在 40 岁以上女性的乳头，以 40～50 岁多见。临床表现为界限欠清的红斑、糜烂、结痂，有时伴有脱屑（各图 24-2-13）。患者多无自觉症状，偶有瘙痒、疼痛或灼烧感。

【组织病理】

肿瘤无包膜，位于真皮内，与表皮相连。由大量圆形、椭圆形或不规则的腺样结构组成。紧邻腺腔的内层为高柱状细胞，外层为肌上皮细胞，前者可见顶浆分泌。

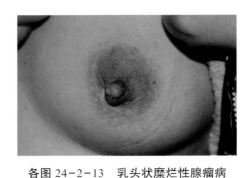

各图 24-2-13　乳头状糜烂性腺瘤病

【诊断与鉴别诊断】

根据发生在乳头的红斑糜烂性皮损，结合病理可明确诊断。

该病在临床上需要与湿疹及乳房 Paget 病相鉴别。病理上需要与乳腺导管内癌相鉴别。

（1）湿疹：病理表现为表皮内的海绵水肿，真皮常无特殊改变。

（2）乳房 Paget 病：病理表现为表皮内成巢或散在分布的 Paget 细胞，此外皮肤镜在一定程度上可以将两者相区分。

（3）乳腺导管内癌：免疫组化 5- 羟甲基胞嘧啶（5-hydroxymethylcytosine，5-hmC）在大部分乳头糜烂性腺瘤病表达阳性，在乳腺导管内癌阴性，可进行区分。

【治疗】

对患病乳头进行局部切除可以防止复发。但应避免皮损扩大切除，尤其是连同乳房的切除。另外皮损行冷冻治疗可能有效。

（郝军峰）

汗孔角化性小汗腺孔和真皮导管痣

汗孔角化性小汗腺孔和真皮导管痣（porokeratotic eccrine ostial and dermal duct nevus）又名汗孔角化性小汗腺痣，是一种临床罕见的小汗腺错构瘤，皮损主要表现为四肢的角化性丘疹和斑块，多无自觉症状。患者常幼年发病，部分出生即有，男女发病率相似。

【病因及发病机制】

GJB2 基因的镶嵌突变可以引起汗孔角化性小汗腺孔和真皮导管痣，GJB2 可以编码连接蛋白 26，后者是间隙连接蛋白家族的一员，对跨膜通讯非常重要。已知 GJB2 突变可以引起角膜炎 - 鱼鳞病 - 耳聋综合征（KID 综合征），后者和汗孔角化性小汗腺孔和真皮导管痣在临床病理上有很多相似之处，目前认为汗孔角化性小汗腺孔和真皮导管痣是 KID 综合征的一种镶嵌形式。

【临床表现】

临床主要表现为四肢簇集分布的丘疹和斑块，掌跖部位皮损常为粉刺样或棘状角化性丘疹（各图 24-2-14），

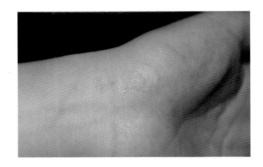

各图 24-2-14　汗孔角化样小汗腺瘤和真皮导管痣

可沿 Blaschko 线分布，累及单侧或双侧，前者多见。该病也可累及颈部、躯干、腋窝和臀部等部位，表现类似于疣状表皮痣。皮损通常无自觉症状，少数患者皮损有自行消退趋势。

【组织病理】

组织病理表现为角质层多处局灶性角化过度，其下方的表皮内陷，同时可见汗孔角化样的角化不全柱，其下方可见颗粒层变薄或消失及角化不良细胞。表皮内迂曲扩张的小汗腺导管向上可延伸到角质层，与角化不全柱伴行，真皮内可见增生扩张的小汗腺导管。

【诊断与鉴别诊断】

本病根据发病年龄、特征性的临床和病理特点不难诊断。

主要与以下疾病相鉴别：

（1）小汗腺痣：儿童及成人均可发病，常表现单侧分布、局部多汗的丘疹、斑块或结节。病理可见真皮和皮下小汗腺分泌部数目增多以及导管的增生扩张。

（2）小汗腺血管瘤样错构：可能为小汗腺痣的一种变异形式。在增生的汗腺间可见较多的血管、神经、脂肪、黏液和毛囊。

【治疗】

汗孔角化性小汗腺孔和真皮导管痣目前尚无特别有效治疗，可以尝试外用类固醇激素、地蒽酚、维 A 酸药物，但疗效欠佳。亦可选择冷冻、光疗和手术以改善外观。

（郝军峰）

汗孔瘤

本病是一种良性皮肤肿瘤，起源于末端汗管的外层上皮和真皮上部的小汗腺导管。

【病因及发病机制】

病因不明，曾报道与妊娠、放射线、免疫抑制有关。

【临床表现】

多于 40 岁以后出现，常单发。好发于掌跖，约 2/3 的病例发生于足底或足侧缘。也有报告发生于手指、掌、大腿、腘窝、面、背以及胸部等处。本病初始为小结节，逐渐扩大、直径达数毫米至 2 cm。后期为正常皮色、红色或紫红色，多呈圆顶状隆起的结节，表面光滑或稍分叶状，部分有蒂，受压可发生破溃，可结痂或糜烂，去痂后易出血（各图 24-2-15）。无压痛或自发痛。多发性皮损（汗孔瘤病）少见，可能属于末端汗管痣的一种。

各图 24-2-15 汗孔瘤

【组织病理】

表皮向下宽幅增生，向下延展进入真皮，构成瘤块，瘤团周围无栅栏状排列，瘤团内出现导管分化，瘤细胞为均匀一致的汗孔细胞，较正常棘细胞小。

【诊断与鉴别诊断】

男女发病相等，大多数发病于 40 岁以后。好发于掌跖，尤其是足跖侧缘。皮损呈圆顶状隆起的结节，正常皮色、红色或紫红色。通常表面光滑或稍分叶状。受压可发生破溃，可结痂或糜烂，去痂后易出血。无压痛与自发痛。需要病理检查才可以确诊。

本病可与下列疾病进行鉴别：

（1）化脓性肉芽肿：常发生于容易外伤的部位，如面部、头皮、手指等。皮损为红色丘疹，缓慢增大、表面光滑或疣状，质软，可见坏死、溃疡和结痂。无自觉痛或压痛。外伤易出血且出血量较多。

（2）皮肤纤维瘤：可自然发生或有外伤、昆虫叮咬史。常单发，好发于四肢伸侧，为正常皮色或黄褐色结节，质地坚实，边缘不清，易推动。皮损与皮肤粘连而不与深部组织粘连。

【治疗】

手术切除。

（高美艳）

圆柱瘤

圆柱瘤（cylindroma）又名真皮圆柱瘤，与小汗腺螺旋腺瘤为谱系性疾病。是一种相对少见的皮肤良性肿瘤，女性好发。

【病因及发病机制】

由于局部皮损发生了体细胞突变，导致肿瘤抑制基因 CYLD（位于 16 q12-13）失活，从而造成局部圆柱瘤的发生。

【临床表现】

皮损好发于头面颈部，亦可发生于躯干、四肢。表现为孤立或多发的红色至皮色的丘疹或结节（各图 24-2-16），表面光滑，少数带蒂。多发皮损常与家族遗传相关，表现为常染色体显性遗传。头部的多发圆柱瘤状如头巾，又名"头巾瘤"。

【组织病理】

组织病理可见肿瘤位于真皮，与表皮不相连，由多个椭圆形或多边形的嗜碱性细胞团块呈拼图样排列，其间为透明的基底膜样结构。肿瘤团块由 2 种形态细胞组成，最外层为胞浆空、核深染的小细胞，包绕着胞浆淡染、核空泡状的大细胞。常可见导管结构。

【诊断与鉴别诊断】

本病临床上相对特异，病理上需要与基底细胞癌相鉴别。基底细胞癌瘤细胞可见异型性，最外层细胞呈栅栏状排列，肿瘤团块与周围胶原之间存有裂隙。

【治疗】

对于单发或较少的皮损，可以行手术切术。亦可选择冷冻和电灼烧。

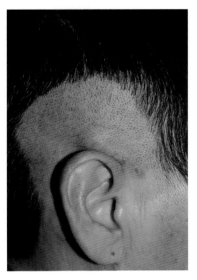

各图 24-2-16 圆柱瘤

（郝军峰）

微囊肿附属器癌

微囊肿附属器癌（microcystic adnexal carcinoma）是一种罕见、相对惰性但又有局部侵袭性的恶性附属器肿瘤，组织学侵袭范围常大于临床边界，该病好发于成年人面部，男女发病无差异。

【病因及发病机制】

微囊肿附属器癌的发病原因目前尚不清楚，有报道发病可能与局部放疗、紫外线照射和免疫抑制有关，局部接受放疗平均 30 年后出现本病。

【临床表现】

该病好发于头面颈部，以面中部多见，常累及上下唇，亦可累及腋窝、臀部和躯干等处。临床多表现为边界不清、质地坚实的皮色或黄色结节、斑块（各图 24-2-17），部分表面有萎缩、鳞屑、皲裂及毛细血管扩张。皮损直径大小不等，平均约 2 cm，通常无不适，少数有疼痛、烧灼感、麻木感等。缓慢生长，多局部侵袭，几乎没有淋巴结转移的报道。

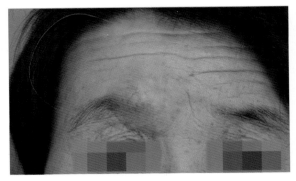

各图 24-2-17　微囊肿附属器癌

【组织病理】

微囊肿附属器癌主要位于真皮和皮下，真皮浅层为大量角质囊肿和基底样细胞条索伴导管分化；真皮深部为更小的细胞条索穿插于致密、透明化的基质中，常常侵犯神经。部分肿瘤可突破筋膜侵犯肌肉。

【诊断与鉴别诊断】

诊断在很大程度上依赖于取材深度，取材浅时则观察到的更多是良性病变，容易误诊。

本病需要于以下疾病相鉴别：

1. 汗管瘤：临床上容易区分，病理上需要鉴别。汗管瘤病理无角质囊肿形成，无侵袭性。

2. 结缔组织增生性毛发上皮瘤：病理无导管分化。

3. 硬斑病样型基底细胞癌：基底样细胞条索周围有收缩间隙，瘤细胞免疫组化 Ber-EP4 表达阳性。

【治疗】

治疗首选 Mohs 显微外科，术后较少有局部复发，但至少应每半年复诊一次。无条件者也可选择手术扩大切除联合放疗，但易复发。

【参考文献】

[1] 赵辨. 中国临床皮肤病学 [M]. 南京：江苏凤凰科学技术出版社，2010.

[2] 张学军. 皮肤性病学 [M]. 8 版. 北京：人民卫生出版社，2013.

[3] WILLIAM D JAMES, TIMOTHY G BERGER, DIRK M ELSTION. 安德鲁斯临床皮肤病学 [M]. 11 版. 徐世正，译. 北京：科学出版社，2015.

[4] KUMAR P K, THOMAS J. Erosive adenomatosis of the nipple masquerading as Paget's disease[J]. Indian Dermatol Online J, 2013, 4(3): 239-240.

[5] ERRICHETTI E, AVELLINI C, PEGOLO E, et al. Dermoscopy as a supportive instrument in the early recognition of erosive adenomatosis of the nipple and mammary Paget's disease[J]. Ann Dermatol, 2017, 29(3): 365-367.

[6] JONARD L, FELDMANN D, PARSY C, et al. A familial case of keratitis-ichthyosis-deafness(KID) syndrome with the GJB2 mutation G45E[J]. Eur J Med Genet, 2008, 51(1): 35-43.

[7] EASTON J A, DONNELLY S, KAMPS M A, et al. Porokeratotic eccrine nevus may be caused by somatic connexin 26 mutations[J]. J Invest Dermatol, 2012, 132(9): 2184-2191.

[8] LI Y, WANG Y, LIN Z. Linear keratotic lesions in a young woman[J]. JAMA Dermatol, 2018, 154(9): 1078-1079.

[9] CHAUHAN D S, GURUPRASAD Y. Dermal cylindroma of the scalp[J]. Natl J Maxillofac Surg, 2012, 3(1): 59-61.

[10] GORDON S I, FISCHER C, MARTIN A, et al. Microcystic adnexal carcinoma: a review of the literature[J]. Dermatol Surg, 2017, 43(8): 1012-1016.

（郝军峰）

第三节　纤维组织肿瘤

软纤维瘤

软纤维瘤（soft fibroma）又名皮赘（cultaneous tag）、软瘊（achondroin），是一种有蒂的良性肿瘤，是皮肤最常见的纤维性损害。常见于中老年，尤以围绝经期后妇女多见，也可见于妊娠期。

【临床表现】

1. 单发袋状型　单发性有蒂软纤维瘤，好发于躯干下部、腹股沟等，为单个口袋状肿物，根部较细成蒂状，触之柔软无弹性，正常皮色，直径约 1.0 cm，或更大，常呈肤色或色素增多（各图 24-3-1）。偶因蒂扭转而疼痛，也可发生炎症与坏死。

2. 多发丝状型　单个或多发性丝状软纤维瘤，好发于颈部或腋窝，为针头至绿豆大的柔软丝状突起，呈正常皮色或淡褐色。

【组织病理】

组织呈息肉样，由疏松结缔组织、纤维细胞、胶原纤维等组成。单发有蒂型示表皮变薄、变平，基层细胞色素可增加，真皮内常有成熟脂肪细胞，如脂肪相当丰富者，称为脂肪纤维瘤。丝状型示表皮乳头瘤样增生，棘层中度肥厚，真皮内还可见扩张的毛细血管或充血。部分损害内可发现有痣细胞。

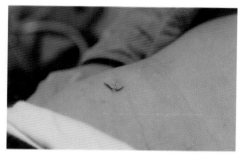

各图 24-3-1　软纤维瘤（左肋部）
（上海市皮肤病医院　刘业强　供图）

【治疗】

用手术切除、电凝或冷冻都容易将其去除。

（王月美）

结缔组织痣

结缔组织痣（connective tissue nevus）是由真皮细胞外基质成分如胶原纤维、弹性纤维或黏多糖等构成的错构瘤。

【病因及发病机制】

与常染色体显性遗传有关。

【临床表现】

可单独存在，也可合并其他疾病存在。

1. 不伴其他器官病变者　临床上见黄色，棕黄色或苍白色坚实丘疹或斑块。直径数毫米到 2 cm。皮疹以毛囊为中心，外形不规则。有的互相融合成大的斑块，形似瘢痕，或为结节或肿瘤样损害，质坚实，境界一般清楚。一般无自觉症状。通常在出生时或儿童期出现（各图 24-3-2），随年龄逐渐长大，经过缓慢。

2. 伴器官病变者　伴结节性硬化症者，可见鲨鱼斑，表现为发生于腰部的卵石样斑块，呈"猪皮样"外观。

伴脆弱性骨硬化症综合征，可见到多发性呈肤色或淡黄色的丘疹，被称为播散性豆状皮肤纤维瘤病，这种疾病是常染色体显性遗传，在 X 线检查中可见有骨的特征性的斑点，称为骨斑症，本病通常无自觉症状。

【组织病理】

主要病变在真皮。真皮中部和下部以及皮肤附属器周围的胶原纤维增多、增粗，水平排列，外形不规则，可呈碎片状。胶原纤维均一化，HE 染色可见轻度嗜碱性变性。增加的无规则排列的皮肤胶原束称为胶原瘤，其变异型称为弹性瘤，变现为弹性纤维的增加，而非胶原纤维的增生。

【诊断与鉴别诊断】

鉴别诊断包括纤维瘤病、婴儿纤维瘤和皮肤纤维瘤。结合临床与病理容易诊断。

【治疗】

无特殊治疗。影响功能活动或反复形成溃疡的病变或伴奇痒时可进行外科手术切除。

指节垫

指节垫（knuckle pads）系指关节伸侧皮肤纤维性增厚。无自觉症状，病因不明，散在发生，往往有家族史，与遗传有关。

【临床表现】

表现为扁平或隆起的局限性角化损害。一般直径 3～10 mm，表面光滑或粗糙不平，常发生于近侧指间关节，远端指间关节及拇指较少累及（各图 24-3-3）。发病年龄多见于 15～30 岁青壮年。病程多进展缓慢，经过数月或数年才被发觉。

【组织病理】

表皮明显角化过度，棘层肥厚，真皮结缔组织增生，单个胶原纤维也可明显增粗。

【诊断与鉴别诊断】

有时需要与职业性胼胝相鉴别。

【治疗】

无满意治疗方法。手术切除可发生疤痕疙瘩，故手术需谨慎。

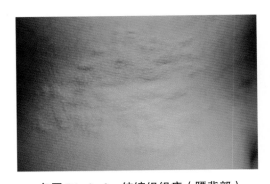

各图 24-3-2　结缔组织痣（腰背部）
（上海市皮肤病医院　刘业强　供图）

（王月美）

指厚皮症

指厚皮症（pachydermodactyly）多由反复的物理性刺激，如摩擦或外伤等引起。部分学者认为本病属于一种罕见的良性浅表性纤维瘤病，另部分认为发病原因不明。但罹患本病患者患处多出现反复摩擦行为，或反复轻微外伤，部分患者有神经－心理障碍性疾病。

【临床表现】

多发生于原本健康的青壮年男性，好发于双手 2、3、4 指节。其典型的表现为在近侧指间关节的关节周围的软组织肿胀。关节肿胀的演变多是隐匿的，多呈双侧对称性发展。多不伴有疼痛，关节活动不受累。

各图 24-3-3　指节垫
（上海市皮肤病医院　刘业强　供图）

【组织病理】

多显示角化过度，棘层肥厚，真皮增厚，有不同程度的纤维细胞增生。

【治疗】

由于其良性过程，大多数患者不需要治疗。如需要纠正畸形的外观时，可选择皮损内注射糖皮质激素，但仅能获得暂时好转。外用皮质类固醇治疗是无效的。因为其罕见的良性状态，故临床上重要的是识别和诊断，避免不必要的检查和治疗。

（王月美）

瘢痕疙瘩

瘢痕疙瘩（keloidal scar）是一种良性纤维组织增生性皮肤病。常以发生于胸部、肩背部的不规则突起增生性斑块为临床特征，斑块多淡红或白色，肥大而坚硬，形如蟹足或蜈蚣。故中医多称本病为"蟹足肿""肉蜈蚣"等。《疡医大全》中对本病有描述："肉龟疮乃心肾二经受证，生于胸背两胁间，有头有尾，且有四足，皮色不红，突起二寸。"

【病因及发病机制】

中医学认为本病多由于先天禀赋不耐，素体特异，复遇金创、水火之伤，阴阳平衡失调，营卫不和，气滞血凝而成。或因金疮水火之伤后，局部邪毒侵袭肌肤，以致湿热搏结，气滞血瘀所致。

现代医学多认为本病系皮肤结缔组织对创伤的反应超过正常反应的表现，一般患者多具有本病特定素质，或者遗传倾向。

【临床表现】

瘢痕疙瘩多继发于外伤、烧烫伤、手术等创伤后，多在受创后3～4周发生。其好发部位多为胸部、肩背部以及上臂等处（各图24-3-4）。初起为隆起的、坚实的丘疹及斑块，缓慢增大，并逐渐形成瘢痕。颜色初起多呈红色或粉红色，并逐渐转为褐色，白色。其边界较清，表面多光滑发亮，可形成蟹足状、蜈蚣状等。多伴有不同程度的瘙痒或疼痛。

【组织病理】

一般表现为真皮组织的无包膜的结节状的胶原纤维团块。在早期，病变一般存在于血管周围，表现为细小的胶原纤维增生，未成熟的胶原纤维错综排列。之后可见透明样变的胶原纤维，肿胀变性明显，并含有丰富的粘液基质。

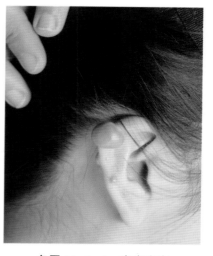

各图 24-3-4　瘢痕疙瘩
（上海市皮肤病医院　刘业强　供图）

【治疗】

（一）中医治疗

1. 分型论治

（1）瘀毒凝滞证：

主症：瘢痕初起，颜色较鲜红或紫红，质地坚硬，有时痒痛不适，口干，大便干结，小便短赤。舌质红有瘀点，苔薄黄，脉弦。

治法：活血化瘀，解毒散结。

方药：桃红四物汤加减，兼湿热者可合黄连解毒汤加减。

（2）气滞血瘀证：

主症：瘢痕疙瘩日久不消，颜色淡红或暗红不鲜。无痒痛，体弱肢倦，声低懒言，或胸胁刺痛，情绪不畅。舌质淡红，苔薄白，脉细涩。

治证：益气活血，化瘀散结。

方药：补阳还五汤或血府逐瘀汤加减。

1140

2．中成药　常用的有大黄䗪虫丸、小金丹，均适用于两型血瘀证明显者。

3．外治

（1）黑布药膏外敷：药用组成为老黑醋 2500 mL，五倍子 840 g，金头蜈蚣 10 条研面，冰片 3 g，蜂蜜 180 g。制法：将黑醋放于沙锅内煎开 30 分钟，再加蜂蜜煎沸，然后用铁筛将五倍子粉慢慢均匀筛入，边撒边朝同一方向兑入蜈蚣面和冰片粉搅拌均匀，储存在搪瓷罐或玻璃罐中备用。用法：厚敷患处（1～3 mm），上用黑布覆盖，每 2～3 天换药 1 次。

（2）鸦胆子软膏：取鸦胆子仁去壳，研碎如泥，加入凡士林，配成 20%～30% 鸦胆子软膏，外涂，每隔 2 天换药 1 次。

（3）独角莲膏：外贴，每天换药 1 次。

（二）西医治疗

一般避免再次损伤。影响功能障碍者，可使用手术切除治疗，常需合并放射或糖皮质激素皮下注射。皮损部位激光或电疗可消除痒、痛等不适反应，可使疤痕不同程度缩小、变平。

【预防与调摄】

1．具有瘢痕体质者应尽量避免创伤。

2．出现瘢痕应尽早治疗，避免反复搔抓及各种刺激，以防止瘢痕扩大。

3．避免不正当治疗，尤其避免腐蚀药物使用，有部分不恰当治疗后诱发鳞癌的报道。

（王月美）

皮肤纤维瘤

皮肤纤维瘤（dermatofibroma）又称单纯性纤维瘤（fibroma simplex）、结节性表皮下硬化（nodular subepidermal fibrosis）、组织细胞瘤（histiocytomas）等。本病为成纤维细胞或组织细胞增生，从而形成良性真皮内结节，多伴有不同程度的表皮增生。本病为第二常见的皮肤纤维组织细胞肿瘤。

【病因及发病机制】

真正病因不明。以往认为本病的发生可能是反应性的，与皮肤局部轻微损伤有关，如昆虫叮咬或钝器损伤等，但因损害不能消退，故仍认为仍属于肿瘤范围。

【临床表现】

最常见于四肢伸侧，亦可见于上臂、胸背等其他部位（各图 24-3-5）。皮损表现为圆形或卵圆形丘疹或结节，直径大多在 0.5～2 cm 之间。隆起，高出皮面，质地坚硬，基底可推动，但与表皮相连。皮损表面光滑或粗糙，粗糙者多呈疣状或角化损害，色泽深浅不一，可为正常肤色，亦可为黄褐色、黑褐色或淡红色。好发年龄多为中青年，罕见于儿童，无遗传倾向。皮损常持久存在，少数可数年后自行消退。通常无自觉症状，偶或有轻度疼痛感。

【组织病理】

皮肤纤维瘤以真皮结节状增生为特征。结节位于真皮内，无包膜，境界不清，与周围正常组织有明显

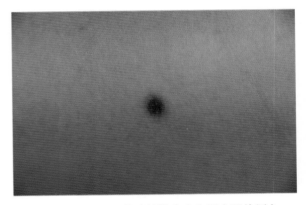

各图 24-3-5　皮肤纤维瘤（左侧大腿伸侧）
（上海市皮肤病医院　刘业强　供图）

的交错。病变组织由成束的成纤维细胞、组织细胞、成熟或幼稚的胶原纤维组织组成，交织排列呈短束状。病变上方的表皮明显增生，棘层肥厚，皮突延长。偶见有核丝分裂象。根据肿瘤细胞成分与胶原纤维所占比例分为 2 种组织类型，即纤维型和细胞型。

【诊断与鉴别诊断】

确诊常需要依据临床资料结合病理来分析。临床上需要于恶性黑色素瘤、纤维肉瘤、结节性黄色瘤等鉴别。

【治疗】

临床上需经过活检或切除以除外黑色素细胞增生、纤维化肿瘤或其他间质肿瘤。皮质类固醇激素皮内注射有一定的疗效。少数损害数年内可消退。

（王月美）

结节性筋膜炎

结节性筋膜炎（nodular fasciitis）又称为结节性假肉瘤性筋膜炎，是一种病因未明，起源于皮下组织、筋膜或肌肉的显著性增生反应。临床以坚实性单发性结节，偶伴有触痛感，生长迅速为其临床特征。部分病例表现出克隆性，具有肿瘤的特点。中医学认为该病属于"慢性伤筋"范围。

【病因及发病机制】

中医学认为该病多为局部经络阻滞，气血运行不畅所致。《灵枢本脏》："血和则经脉流行，营复阴阳，筋骨劲强，关节清利矣。"

现代医学发病原因尚不明确，部分病例发生可能与创伤有关。

【临床表现】

好发于 30~40 岁中青年，其他年龄组均可见，无性别差异。皮损好发于四肢，特别是前臂、而口腔黏膜、眼眶、颈部和躯干等部位亦可发生，发生于儿童少见，常使头颈部受累（各图 24-3-6）。损害一般为单发性皮下结节或筋膜结节，生长迅速，在 2~6 周内直径达 2~3 cm，但很少超过 4~5 cm。皮损处皮肤隆起，表面光滑，质硬，一般与筋膜相连，与周围组织无明显分界。可伴有轻微压痛或触痛，由于皮损生长较快，患者多在发病 3 个月内就诊。部分病例可出现自发性消退。

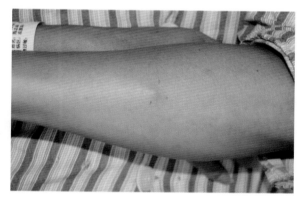

各图 24-3-6　结节性筋膜炎
（上海市皮肤病医院　刘业强　供图）

【组织病理】

肿瘤边界相对清楚，无包膜。可见成纤维细胞呈波浪状或羽毛状，在疏松的粘液样基质中漂浮着胞质稀少的星状成纤维细胞，成纤维细胞大小一致，核呈空泡状，有丝分裂常见但无异型性。也可见软骨细胞或多核巨细胞。病变可累及筋膜和肌肉。

【治疗】

（一）中医治疗

中医治疗以"舒筋活血、化瘀止痛"为主，可采用传统黑膏药贴敷治疗。中医内服药物可从活血消痰，舒筋活络组方用药。

（二）西医治疗

局部切除效果良好，复发率为 1%~2%。

（范瑞娟）

隆突性皮肤纤维肉瘤

隆突性皮肤纤维肉瘤（dermatofibrosarcoma protuberans）是一种生长缓慢、起源于皮肤并可扩展至皮下组织的局限性低度恶性的纤维肉瘤。临床以经典型 DFSP 为主，还有纤维肉瘤型、黏液型、颗粒细胞型等组织变异的亚型。

【病因及发病机制】

病因和发病机制不明。

【临床表现】

男性稍多见，可发生于任何年龄，最常见于中年，少数发生于儿童。肿瘤表现为隆起硬固肿块，其上多个结节，呈淡红、青紫色。损害逐渐增大，并可融合，有时呈多叶状，表面稍光滑，生长缓慢。通常与上面表皮附着，而很少与深部组织附着。一般无自觉症状。个别有轻度或中度疼痛。轻度外伤后可破溃出血。通常为单发，好发于躯干、常见于前胸、其次为四肢，但身体各部位均可发生（各图24-3-7）。病程长达50年。此瘤除隆起表面外，也可作浸润性生长，侵及皮下组织。如切除不干净，局部可复发。虽然也有转移到肺、腹、脑、骨骼或附近淋巴结者，但不常见，而且仅出现于晚期，往往是局部多次复发的结果。转移期为1～33年。

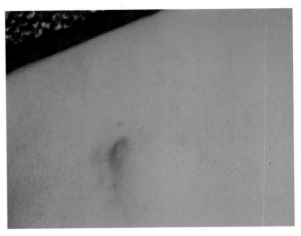

各图24-3-7　隆突性皮肤纤维肉瘤（腹部）
（上海市皮肤病医院　刘业强　供图）

【组织病理】

病变位于真皮内，并弥漫性的累及皮下组织。肿瘤由均一性梭形纤维母细胞构成，胞浆少、淡染，核细长，肥大，异型不明显，散在核分裂相，细胞呈特征性的席纹状排列，有时以小血管为中心排列。真皮内附属器被围绕但不被破坏。偶见多形性巨细胞，炎症很少或缺如。免疫组化示：肿瘤细胞 CD34 弥漫阳性、XIII a 因子灶状阳性、S-100 和肌动蛋白阴性，80% 的细胞表达 CD99。

【诊断与鉴别诊断】

本病应与其他起源于深在肌肉组织的软组织肉瘤区别，通常组织切片可以辨认，但需要做特殊染色。

1. 韧带样瘤可起源并附着于深在筋膜，表面被覆正常皮肤。

2. 其他起源于筋膜的纤维瘤病通常可借助于组织学加以区别，这些肿瘤的间质较细胞成分少，并且无典型的车轮状结构。偶尔皮肤纤维瘤可有很多细胞，直径可达2～3 cm，但几无车轮状表现，并有许多含铁血黄素及吞噬脂质现象。

3. 无色素性的恶性黑素瘤有的需要鉴别，但不大有梭形细胞呈车轮状结构，同时可见交界活跃现象，而且不产生网状纤维及胶原；可用 S-100 蛋白等免疫组化染色。

【治疗】

易原位复发，转移罕见。其中纤维肉瘤型预后最差，有较高的复发和转移趋势。手术治疗采用大范围切除或使用 Mohs 显微外科手术可降低复发。广泛切除时应将肿瘤边缘 3 cm 的组织一并切除，并建议术中送小冻切片以了解切缘是否阳性，如果切缘阳性需扩大手术范围。如果没有进行规范化广泛切除而导致切除范围不足，或术后病理切缘阳性的患者，术后放疗可有效降低局部复发率。

（范瑞娟）

掌跖纤维瘤病

掌跖纤维瘤病（palmar-plantar fibromatosis）包括掌部纤维瘤病和跖部纤维瘤病。掌部纤维瘤病又称为 Dupuytren's 挛缩症，是一种掌部腱膜遗传性纤维瘤性过度增生。足底纤维瘤病（ledderhoss 病）以足底浅腱膜结节性纤维化为特征。

【病因及发病机制】

本病为常染色体显性遗传，但与性别、年龄有关系。据报告，15～24 岁男性人群中的患病率为 0.1%，大于 75 岁的男性中可增至 18.1%，而在女性的发病年龄则显著推迟，在 45～54 岁中的发病率为 0.5%，大于 75 岁的女性发病率达到 9%。

【临床表现】

1. 掌部纤维瘤病　又称 Dupuytren 挛缩。本病为手掌腱膜的纤维瘤病，常在 30～50 岁的中年男性中发病。损害为掌部多发性坚实性结节，通常为 3～5 个，直径 1 cm，发生于无名指的近端，最后无名指废用性屈曲挛缩，导致爪状畸形和手掌皮肤皱褶。该病有时与酒精性肝硬化、糖尿病和慢性癫痫伴发。可与跖部纤维痛病和指节垫伴发。

2. 跖部纤维瘤病　又称 Ledderhose 病。本病为掌部纤维瘤病的跖部类似疾病。发病年龄在 30 至 50 岁之间，并有双侧累及。可合并掌部纤维瘤病（Dupuytren's 病）10%～65%，典型表现为单发或多发结节，缓慢增大，结节通常在足跖内侧面，大多无症状，少数行走时疼痛。

【组织病理】

增厚的掌部腱膜中含有许多纤维组织及成纤维细胞结节。皮损组织病理检查显示由增生的成纤维细胞和胶原纤维组成，早期细胞成分多，晚期细胞成分显著减少。可见有丝分裂，但无异形性。二者在组织病理、浸润方式和切除后倾向复发等方面均相似，但两病同时发生者少见。

【治疗】

1. 必要时手术治疗。
2. 放射治疗适用于早期结节。
3. 手指屈曲挛缩者可采用掌腱膜切开术。
4. 近来采用胶原酶局部注射治疗早期皮损取得很好的疗效。

（范瑞娟）

恶性纤维组织细胞瘤

恶性纤维组织细胞瘤（malignant fibrous histiocytoma）又称为纤维黄色肉瘤，是一种多形性肉瘤，可能为中老年最常见的软组织肉瘤。

【病因及发病机制】

病因不明，发病机制目前不清楚。

【临床表现】

该病好发部位为腿、臀部，头部、手、足跟有时可见，可分为两型，即浅在型与深在型。浅在型可达筋膜，但多限于皮下组织。极小部分肿瘤也能侵犯浅表皮肤而发生破溃。深在肿瘤或者完全位于肌肉内，或者从皮下组织通过筋膜进入肌肉。深在肿瘤较浅在者多见一倍，肿瘤较大，境界不清。深在者 4 年存活率明显减少，除局部淋巴结转移外，肺转移也多见，为死亡的常见原因。故即认为切除大小已足够，仍有近半数出现复发，预后较差，可经淋巴结或血行转移，而较多转移至肺部。

【组织病理】

恶性纤维组织细胞瘤为具有多形性的高度恶性细胞性肿瘤，有些细胞有伸长成梭形的胞核，排列成交织漩涡样方式，胞质极少。因此，这些细胞呈成纤维细胞样，其间可见少量胶原。另一些细胞呈多角形，有不规则形核和多量嗜酸性或空泡化胞浆。此种细胞呈组织细胞样。其中有些细胞，由于储有脂质，空泡化很明显，呈泡沫细胞样。此外，尚见呈奇异、大而染色深的多核巨细胞。核丝分裂象常见，有些呈非典型性。细胞 Vimentin 染色阳性。

恶性组织细胞瘤有多种亚型：黏液样、炎症性、血管瘤样和巨细胞性。

1. 黏液样亚型　细胞相对少的大片区域见宽的间隙，梭形和星状细胞位于富有酸性黏多糖的基质内。

2. 炎症性亚型　可见弥漫性致密的中性粒细胞浸润，无组织坏死伴发。在有些炎症性恶性组织细胞瘤中，可见如像在纤维黄色肉瘤中所见到的许多泡沫细胞和含脂质的奇异巨细胞。

3. 血管瘤样亚型　囊肿样间隙内有大片出血区，附近血管性间隙显著。

4. 巨细胞亚型　除多形性恶性型巨细胞外，尚见有胞浆丰富和胞核大小一致的破骨细胞样巨细胞。

【诊断与鉴别诊断】

诊断需要通过病理检查确定，但病理上应与非典型纤维黄色瘤区别，后者病变较小，起源于真皮，无向深部组织侵袭的趋势。此外，恶性纤维组织细胞瘤常见涡纹状结构，而在非典型纤维黄色瘤则无此现象。

【治疗】

本病病变有的较深，因此要广泛切除，否则容易复发。需要时则联合化疗。

（范瑞娟）

上皮样肉瘤

上皮样肉瘤（epithelioid sarcoma）是 Enzinger 在 1970 年首次报道，是临床比较少见的上皮样软组织肿瘤。有报道称占全部软组织肉瘤的 1.9%，好发于 20~40 岁青壮年。

【病因及发病机制】

发病原因不明。20%~25% 有外伤史或在瘢痕的基础上发生，与大多数软组织肉瘤一样，上皮样肉瘤没有确定的危险因素。创伤可能是肿瘤发生的因素，发病机理尚不明确。有报道患者染色体 22 q 杂合性缺失，此外还有报道存在 8 q 的异常和 21 单体。

【临床表现】

男性多见，男∶女为 2∶1。本病发病年龄大多在 20~40 岁。在儿童和老年人少见，但任何年龄均可发病。

根据发生部位分为远端型（即经典型，主要位于四肢的末端）和近端型（发生于头颈部及躯干），以前者多见。远端型以手腕部多见，肿瘤表现为生长缓慢的结节或斑块，如侵犯真皮，可能引起溃疡，进展期皮损可表现为线状排列的溃疡性结节，通常直径 < 5 cm，沿血管、神经及筋膜扩散，如累及大神经，可出现疼痛、感觉异常甚至肌肉萎缩。近端型上皮样肉瘤发病年龄偏大，通常为深部多发软组织肿块，体积较大，最大者直径可达 20 cm，好发于头颈部、盆腔、腹股沟区、会阴肛旁区、外生殖器区等，发生于盆腔者常易产生压迫症状。上皮样肉瘤虽然是一类低度恶性的肿瘤，但由于早期即有淋巴结及肺转移，所以建议广泛性或根治性切除。

【组织病理】

因本病在临床与病理上常误为"坏死性肉芽肿""慢性炎症""鳞癌"等，故应予以警惕。其组织来源不明，部分学者认为它可能是起源于具有多向分化潜能的原始间叶细胞的肿瘤。皮损位于真皮和皮下脂肪内，呈结节状；有时侵及邻近筋膜和肌腱。结节界限不清，常形成不规则的多结节性肿块，肿瘤由卵圆形至多角性细胞构成，胞浆丰富、嗜酸性，逐步演变成肥大的梭形细胞，偶尔梭形细胞占优势（纤维瘤样型），可见核异型性和分裂象，偶见多核巨细胞。特征性改变是病变中央有坏死或纤维化改变；偶见钙化和骨化生，含铁血黄素常见。20% 见外周神经浸润。免疫组化示：肿瘤细胞表达 CK、EMA、波形蛋白。

【诊断与鉴别诊断】

需做病理明确诊断。

本病可与下列疾病进行鉴别：

（1）常要与环状肉芽肿鉴别，环状肉芽肿内无不典型细胞，结合临床不难区别。

（2）恶性纤维组织细胞瘤则有多核巨细胞和泡沫细胞。

【治疗】

需早期诊断，并做广泛手术切除。面部切除后复发率为 65%~85%，若有转移可用化疗。

（范瑞娟）

第四节　皮肤脉管增生及肿瘤

化脓性肉芽肿

化脓性肉芽肿（pyogenic granuloma）又称毛细血管扩张性肉芽肿（granuloma telanglectaticum），是一种后天性、良性结节状增生。是在皮肤发生穿透性损伤后，新生血管形成息肉状损害，可迅速增大，但到一定程度即停止。本病的发生与感染无关，其皮损也不是真正的肉芽肿。

【病因及发病机制】

化脓性肉芽肿并非真正的肉芽肿，病因不甚清楚，一般认为与外伤有关。

【临床表现】

本病可发生于任何年龄，但以青少年多见。常发生在身体容易受伤的部位如面部、头皮、手指、躯干、唇及口腔黏膜等处，新生儿易发生在脐部。轻度穿通性皮肤外伤是常见的发病因素，初发皮损为鲜红或棕红色丘疹（各图 24-4-1），缓慢或迅速增大，形成有蒂或无蒂结节，表面光滑或呈疣状，一般直径 5~10 mm，但也可达数厘米，质软，轻度外伤即易出血，也可见坏死、溃疡和结痂（各图 24-4-2）。无自觉痛及压痛。早期发展较快，数周后停止发展，但难以自行消失。妊娠性肉芽肿可能是本病的异型，发生于孕妇的口腔，特别是齿龈等部位。

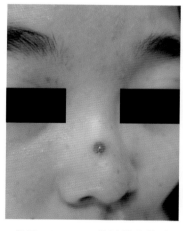

各图 24-4-1　化脓性肉芽肿

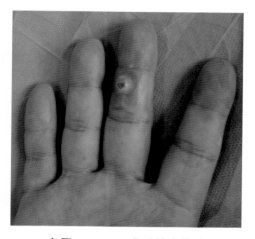

各图 24-4-2　化脓性肉芽肿

【组织病理】

瘤体周围正常表皮组织向内生长，形成一收缩带，似领圈状。皮损表面的表皮变薄，有些部位则破溃。真皮内见内皮细胞聚集成实体状，大多数区域可有腔隙形成，从裂隙状到明显扩张不等。多数管腔内皮细胞增生、肿胀，并突向管腔。也可无腔隙形成。早期损害没有明显炎症反应。较陈旧的损害常继发炎症改变，与正常组织分界清楚。

【诊断与鉴别诊断】

临床上外伤后发生肿瘤即应考虑本病，但有时诊断困难，组织病理检查对诊断非常重要。本病应与疣、黑素瘤、基底细胞瘤、鳞状细胞癌、息肉状突起的肉芽组织增生、毛细血管瘤和 Kaposi 肉瘤等疾病进行鉴别。

【治疗】

本病可采用激光、电凝和冷冻等方法进行治疗。如治疗不彻底，可以复发。不典型者最好采用手术切除并做病理学检查。

【预防与调摄】

本病为组织对创伤及感染的一种反应性病变，应避免各种刺激因素。

【临床研究进展】

有文献报道局部外用非选择性 β 受体拮抗剂普萘洛尔、噻吗洛尔治疗化脓性肉芽肿有效。

【参考文献】

[1] WOLLINA U, LANGNER D, FRANÇA K, et al. Pyogenic granuloma-a common benign vascular tumor with variable clinical presentation: new findings and treatment options[J]. Open Access Maced J Med Sci, 2017, 5(4): 423-426.

[2] WINE LEE L, GOFF K L, LAM J M, et al. Treatment of pediatric pyogenicgranulomas using β-adrenergic receptor antagonists[J]. Pediatr Dermatol, 2014, 31(2): 203-207.

[3] KUNZI-RAPP K. Topical propranolol therapy for infantile hemangiomas[J]. Pediatr Dermatol, 2012, 29(2): 154-159.

（谭丽娜）

动静脉血管瘤

动静脉血管瘤（arteriovenous hemangioma）又称蔓状动脉瘤，是 1966 年 Bibersteir 与 Jessner 首先报道的。临床上较少见。

【病因及发病机制】

本病的发病机制不甚清楚，有研究报道本病可能与慢性肝病有关。

【临床表现】

通常好发于中老年人，表现为单发暗红色或蓝红色丘疹或结节，大多数损害直径＜1 cm。常见于面部，其次发生于四肢。

【组织病理】

通常在真皮内，往往限于某一区域，可见衬以单层内皮细胞的厚壁血管和薄壁血管紧密聚集，这些血管很可能是静脉。厚壁血管的壁主要含很多纤维组织，但大多数病例中尚有些平滑肌纤维。薄壁血管的壁可仅为一层内皮细胞。许多血管内含有红细胞，偶见血栓。

【诊断与鉴别诊断】

临床上发现暗红色丘疹或结节，可以考虑到血管源性肿瘤，但确诊分型必须作病理检查才能确定。

因组织病理有一定特征，故诊断不难。

【治疗】

本病一般进展缓慢，大多数瘤体直径不超过 1 cm，手术切除可获得满意的疗效。皮损小而浅表的，亦可采用冷冻、电凝、激光等治疗。

【参考文献】

[1] LEE H W, YUN W J, Choi JC, et al. Arteriovenous haemangioma in chronic liver diseases: case report and determination of oestrogen receptor status[J]. J Eur Acad Dermatol Venereol, 2006, 20(7): 884-885.

[2] AKIYAMA M, INAMOTO N. Arteriovenous haemangioma in chronic liver disease: clinical and histopathological features of four cases[J]. Br J Dermatol, 2001, 144(3): 604-609.

（谭丽娜）

婴幼儿血管瘤

婴幼儿血管瘤（infantile hemangioma，IH）是指由胚胎期间的血管组织增生而形成的，以血管内皮细胞异常增生为特点，发生在皮肤和软组织的良性肿瘤。

【病因及发病机制】

目前，婴儿血管瘤的发病机制仍未明确。目前主要认为与"血管新生"和"血管生成"密切相关，且近年认为后者起主要作用。血管瘤的组织病理学研究显示，增殖期血管瘤组织中，多种内皮细胞因子、成血管因子、生长因子、血管内皮细胞受体家族、骨髓标志物等均高表达；而在消退期血管瘤组织中，内皮细胞凋亡加速、肥大细胞以及金属蛋白酶组织抑制因子等水平上调。因此认为，血管瘤的形成可能是由于局部微环境的变化以及内皮细胞自身转化的异常，从而导致血管内皮细胞的异常增殖。

【临床表现】

婴幼儿血管瘤一般出生后 1 周左右出现，男女发病比例约为 1∶3。最早期的皮损表现为充血性、擦伤样或毛细血管扩张性斑片。生后 6 个月为早期增殖期，瘤体迅速增殖，明显隆起皮肤表面，形成草莓样斑块或肿瘤（各图 24-4-3，各图 24-4-4），大小可达最终面积的 80%。之后增殖变缓，6~9 个月为晚期增殖期，少数患儿增殖期会持续至 1 岁之后，瘤体最终在数年后逐渐消退。未经治疗的瘤体消退完成后有 25%~69% 的患儿残存皮肤及皮下组织退行性改变，包括瘢痕、萎缩、色素减退、毛细血管扩张和皮肤松弛。

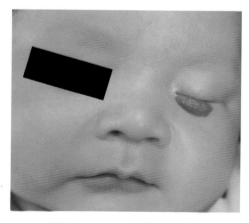

各图 24-4-3　婴幼儿血管瘤

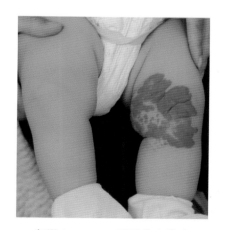

各图 24-4-4　婴幼儿血管瘤

【组织病理】

一般而言，婴幼儿血管瘤通常具有增殖期、消退期和消退完成期的临床病理特征。增殖期早期可见幼稚的毛细血管内皮细胞，呈圆形或椭圆形，排列紊乱、紧密，聚集成团，内皮细胞核大，深染，可见核分裂象，互相包绕形成微血管；之后进入快速增生期，内皮细胞聚集明显，表现为向外生长，界限清楚，排列更为紧密，微血管数量较增生早期明显增多；进入缓慢增生期，内皮细胞聚集速度变缓，与周围组织分界不清，核小，分裂象少见，可见较多的肥大细胞、单核巨噬细胞、树突状细胞和少量凋亡细胞，微血管数量开始减少，但面积增大，管壁不完整，管腔大部分趋于圆形。进入消退早期，增生内皮细胞数量开始减少，排列松散、无序，单核巨噬细胞、树突状细胞和凋亡细胞数量增多，聚集的内皮细胞与周围新出现的纤维结缔组织相互交错，微血管清晰可见，管腔变大，呈圆形或椭圆形。进入持续消退期，内皮细胞逐渐凋亡，聚集现象消失，微血管数量较消退早期更少，管径更大，管壁不完整，肥大细胞减少，成纤维细胞数量增多，间质主要为纤维结缔组织或空泡状的脂肪组织。消退完成期，此期内皮细胞数量很少，不能聚集，微血管很难找到，镜下主要表现空泡状的脂肪组织，其间有少量的纤维组织支撑。

【诊断与鉴别诊断】

婴儿血管瘤根据病史、临床表现、影像学检查可诊断。浅表型婴儿血管瘤早期应与微静脉畸形区别；深在型婴儿血管瘤应与脉管畸形（静脉畸形、动静脉畸形等）区别。

【治疗】

婴儿血管瘤的治疗主要以局部外用和系统用药为主，辅以激光或局部注射等，目的是抑制血管内皮细胞增生，促进瘤体消退，减少瘤体残留物。

（一）局部用药

1. 局部外用药物　适用于浅表型婴幼儿血管瘤，常用的药物如下：

（1）β受体阻滞药类，如普萘洛尔软膏、噻吗洛尔乳膏或滴眼液、卡替洛尔滴眼液等。用法及疗程：外涂于瘤体表面，每天2～4次，持续用药3～6个月或至瘤体颜色完全消退。

（2）5%咪喹莫特：隔日夜间睡前薄层外涂于瘤体表面，次日洗去，疗程16周。

2. 局部注射

（1）糖皮质激素：主要适用于早期、局限性、深在或明显增厚凸起的血管瘤。

（2）博莱霉素、平阳霉素及其他抗肿瘤药物：用于口服或局部注射糖皮质激素效果不佳时。

3. 激光治疗　激光治疗的适应证为浅表局限或散在的病变，综合治疗或自然消退后残余皮肤的血管瘤病灶，遗留的松弛和不平整的皮肤。常用的有脉冲染料激光、Nd：YAG激光、点阵激光等。

（二）系统治疗

1. 普萘洛尔　目前建议剂量为1.5～2 mg/（kg·d），分2次服用。使用本药物治疗时要注意适应证。用药前应对患儿进行全面的体格检查，包括心肌酶、血糖、肝肾功能、心电图、心脏彩超、甲状腺功能、胸片等。

2. 糖皮质激素　口服泼尼松3～5 mg/kg（总量不超过50 mg），隔日早晨1次顿服，共服8周；第9周减量1/2；第10周，每次服药10 mg；第11周，每次服药5 mg，第12周停服，完成1个疗程。

（三）外科手术

部分患儿即使经过及时的非手术治疗，包括普萘洛尔治疗，仍会遗留明显外观或功能问题，手术在改善外观、快速去除病灶、美容性重建及改善功能障碍等方面有其独特优势，因此手术治疗仍然是血管瘤治疗的一个重要手段。一些特殊部位，如上唇部IH、声门区的IH，若对普萘洛尔治疗不敏感，也可以尽快选择手术切除。

【预防与调摄】

IH由于其生长的独特性，存在自愈的可能，但生长时间、程度及消退情况无法预估，病程中可能出现破溃、出血、感染、器官功能障碍，甚至毁容及危及患儿生命安全等并发症，建议早期进行干预。

IH 治疗方式多种多样，没有哪一种治疗方式适合所有 IH 患儿。在实际治疗中应依据个体化治疗原则，根据患儿年龄、症状、生长情况、肿瘤大小、病变深浅、生长部位等因素选择合适的治疗方式，必要时可联合多种方式治疗。

【临床研究进展】

局部外用 β 受体阻滞剂，如：如普萘洛尔、噻吗洛尔等治疗 IH 不良反应相对系统用药较小，但目前还没有关于局部外用 β 受体阻滞剂的剂量、生物利用度、疗效评价的成熟共识，仍需进一步的临床研究证实。研究发现口服伊曲康唑可以抑制人血管瘤内皮细胞增殖和血管生成。其机制可能为伊曲康唑直接阻断碱性成纤维细胞生长因子、血管内皮上皮生长因子和促血管生成因子，还可以抑制促血管生成因子等的表达。其不良反应轻微且有限，是治疗婴儿血管瘤的一个新选择，但仍需要在临床实践中进一步研究其作用机制。

【参考文献】

[1] 中华医学会整形外科分会血管瘤和脉管畸形学组. 血管瘤和脉管畸形诊断和治疗指南 (2016 版)[J]. 组织工程与重建外科杂志, 2016, 12(2): 63-97.

[2] ZHENG L, LI Y. Effect of topical timolol on response rate and adverse events in infantile hemangioma: a meta-analysis[J]. Arch Dermatol Res, 2018, 310(4): 261-269.

[3] KHAN M, BOYCE A, PRIETO-MERINO D, et al. The role of topical timolol in the treatment of infantile hemangiomas: a systematic review and meta-analysis[J]. Acta Derm Venereol, 2017, 97(10): 1167-1171.

[4] PAINTER S L, HILDEBRAND G D. Review of topical beta blockers astreatment for infantile hemangiomas[J]. Surv Ophthalmol, 2016, 61(1): 51-58.

[5] RAN Y, CHEN S, DAI Y, et al. Successful treatment of oral itraconazole for infantile hemangiomas: a case series[J]. J Dermatol, 2015, 42(2): 202-206.

（谭丽娜）

樱桃状血管瘤

樱桃状血管瘤（cherry angiomas）又称老年性血管瘤（senile angiomas），或德摩根斑（Demorganspots）。

【病因及发病机制】

樱桃状血管瘤是一种常见的皮肤血管性增生，但其发生机制不甚清楚。一般认为，樱桃状血管瘤的发生常常与皮肤老化相关，也有研究显示，樱桃状血管瘤与某些基础疾病和皮肤接触化学物质有关。

【临床表现】

本病最常见于老年人，往往在成年早期就开始出现，亦可见于青少年。皮损表现为圆形微高起的丘疹，皮损为直径 1~5 mm 丘疹，鲜红或樱桃色，逐渐增大，呈半球状，稍高出于皮面，大小不一，质软，数目多少不定，压之可褪色（各图 24-4-5）。有时可见瘤体周围有缺血晕，随着年龄的增加而增多。大多数皮损位于躯干，罕见于手、足或面部。早期损害极似瘀点，当损害被紫癜性晕环绕时，应怀疑系统性淀粉样变。

【组织病理】

早期损害，乳头下层可见许多宫腔狭窄新生毛细血

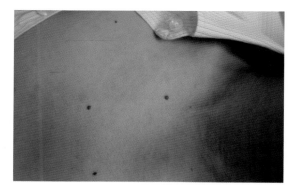

各图 24-4-5　樱桃状血管瘤

管和主要由内皮细胞排列而成的小叶。以后毛细血管逐渐扩展，可见许多中度扩展的毛细血管衬以扁平的内皮细胞。间质水肿，胶原纤维均质化。

【诊断与鉴别诊断】

临床诊断不难，临床上樱桃状血管瘤有时需要与血管角皮瘤进行鉴别，血管角皮瘤好发于阴囊、肢端、下肢等处。发生于胸背部少见。组织病理学上，血管角皮瘤表皮常呈角化过度或不规则棘层肥厚、乳头瘤样增生，而樱桃状血管瘤表皮多正常。

【治疗】

必要时可予以激光、冷冻和电凝等治疗。

【参考文献】

[1] GUASTAFIERRO A, VERDURA V, DI PACE B, et al. The influence of breast cancer on the distribution of cherry angiomas on the anterior thoracic wall: a case series study[J]. Dermatology, 2019, 235(1): 65-70.

[2] ASKARI N, VAEZ-MAHDAVI M R, MOAIEDMOHSENI S, et al. Association of chemokines and prolactin with cherry angioma in a sulfur mustard exposed population - Sardasht-Iran cohort study[J]. Int Immunopharmacol, 2013, 17(3): 991 - 995.

[3] ZHU L L, ZHENG S, WEI H, et al. Multiple cutaneous malignancies and cherry hemangiomas in a vitiligo patient treated with topical nitrogen mustard[J]. Dermatol Ther, 2014, 27(1): 52 - 54.

[4] COHEN A D, CAGNANO E, VARDY D A. Cherry angiomas associated with exposure to bromides[J]. Dermatology, 2001, 202(1): 52 - 53.

（谭丽娜）

微静脉血管瘤

微静脉血管瘤（microvenular haemangioma）又称微小毛细血管瘤，由 Hunt 等于 1991 年首先命名。本病临床少见。

【病因及发病机制】

本病是一种获得性良性血管肿瘤，其病因未明，有报道显示可能与妊娠和口服避孕药等有关。

【临床表现】

多见于青年、中年人，儿童少见，无性别差异。皮损一般较小，常为孤立的紫色到红色的丘疹、斑片或结节，渐增大，无明显自觉症状，偶见多发性血疹。常见于肢端。

【组织病理】

在真皮内见不规则分支的薄壁小静脉，形成小血管窦，内有扁平内皮细胞，常有萎缩的静脉及狭窄的裂隙，真皮不同程度的胶原增生，肿瘤广泛穿插于胶原束间，很少或没有炎细胞浸润，免疫组化示内皮细胞为因子Ⅷ相关抗原弱阳性。

【诊断与鉴别诊断】

组织病理检查对本病诊断非常重要。

本病主要应与早期的 Kaposi 肉瘤及高分化血管肉瘤等疾病进行鉴别。

（1）Kaposi 肉瘤：临床上 Kaposi 肉瘤常呈多灶性，HHV-8 抗体检查阳性，患者多伴有获得性免疫缺陷症状。组织学上，为多发性出血性病变，网状的血管腔内外可见红细胞，其间可见梭形细胞肉瘤样结节和透明小球形成。

（2）高分化的血管肉瘤：组织学上高分化的血管肉瘤内皮细胞常形成不规则的相互吻合的血管腔，

可呈网状交织排列，内皮细胞形成乳头状增生，具有异型性和核分裂象。肿瘤组织出血明显，常有含铁黄素沉积。

【治疗】

本病最好采用手术切除，也可采用激光、电凝和冷冻等方法进行治疗。

【参考文献】

[1] HUNT S J, SANTA CRUZ D J, BARR R J. Microvenular hemangioma[J]. J Cutan Pathol, 1991, 18(4): 235-240.

[2] JUAN Y C, CHEN C J, HSIAO C H, et al. A microvenular hemangioma with a rare expression of progesterone receptor immunocreativity and a review of the literature[J]. J Cutan Pathol. 2018, 45(11): 847-850.

[3] STEFANAKI C, STEFANAKI K, FLOROS K, et al. Microvenular hemangioma: a rare vascular lesion[J]. J Dermatol, 2005, 32(5): 402-404.

（谭丽娜）

匐行性血管瘤

匐行性血管瘤（angioma serpiginosum）是一种累及真皮上部小血管呈痣样改变的少见病，病因不明，女性多见。临床上易误诊为鲜红斑痣。

【病因及发病机制】

病因不明。目前，匐行性血管瘤发病机制尚不清楚。有学者认为染色体 Xp11.23 上 PORCH 基因的缺失可导致匐行性血管瘤，家系遗传研究显示匐行性血管瘤伴发食管乳头状瘤是一种定位于 Xp11.3-Xq12 的 X 性联显性疾病，但也有学者持反对意见。

【临床表现】

匐行性血管瘤是一种少见的皮肤脉管性疾病，多发生于女性，发病部位以四肢最为常见。皮损初起为微小的、铜红色或鲜红色血管瘤性斑点，直径 1 mm，可呈丘疹状，压之褪色，出现丘疹性损害者可伴有苔藓化和鳞屑，多成群发生，为匐行或环形发展模式，背景多为网状或弥漫性红斑，无炎症，亦无含铁血黄素沉着。本病病程缓慢，多无自觉症状，多数患者边消退边发生，但不能完全消退（各图 24-4-6）。

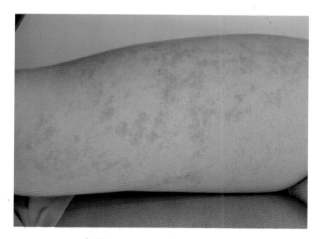

各图 24-4-6　匐行性血管瘤
右侧大腿可见散在或密集分布粟粒大小暗红、鲜红色斑点或丘疹，压之褪色，部分皮损簇集成群
（中国医学科学院皮肤病研究所　孙建方　供图）

【组织病理】

组织病理特点主要为真皮乳头内可见扩张的毛细血管，或含有成簇中等度扩张的毛细血管。管壁增厚，可见内皮细胞增生，无出血、含铁血黄素沉着（各图24-4-7）。

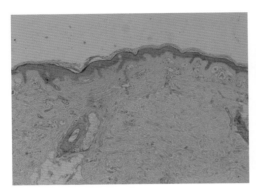 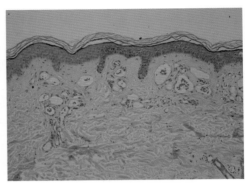

A.HE 染色，低倍　　　　　　　　　　　　　　　　　B.HE 染色，中倍

各图 24-4-7　匐行性血管瘤病理

角化过度，表皮轻度萎缩，增宽的真皮乳头内可见增生的毛细血管，管腔内充满红细胞

（中国医学科学院皮肤病研究所　孙建方　供图）

【诊断与鉴别诊断】

根据临床和组织病理不难诊断。需与色素性紫癜性苔藓样皮炎、毛细血管扩张性环状紫癜、进行性色素沉着症、毛细血管瘤鉴别。

【治疗】

目前尚无有效阻止本病发展的药物和治疗方法，文献报道可调式脉冲染料激光有一定的疗效。

【预防与调摄】

对于匐行性血管瘤的患者，积极寻找诊断线索，详细询问家族史，早期诊断，减少误诊漏诊。

【临床研究进展】

有文献报道用可调的脉冲染料激光治疗匐行性血管瘤也有明显的疗效。可调脉宽的长脉冲 1064 nm Nd：YAG 激光，由于其脉宽为 15～40 ms，短于皮肤血管热量的散发时间，故热损伤局限于血管内，对周围的正常组织没有损伤，因此治疗后局部不留瘢痕，疗效满意。

【参考文献】

[1] 赵辨. 中国临床皮肤病学 [M]. 南京：江苏凤凰科学技术出版社，2010.

[2] HOUGE G, OEFFNER F, GRZESCHIK KLL. An Xp11.23 deletion containing PORCH may also cause angioma serpiginosum, a cosmetic skin diseaseassociated with extreme skewing of X-inactivation[J]. Eur, J Hum Gen-et, 2008, 16(9): 1027-1028.

[3] BLINKENBERG E O, BRENDEHAUG A, SANDVIK A K, et al. Angioma serpynosum with oesophageal papillomatosis is an X-Linked dominant condition that maps to Xp11.3 Xq12[J]. Eur J Hum Genet, 2007, 15(5): 543-547.

[4] LLAPPLE R. Angioma serpiginosum is not caused by PORCH mutations[J]. Eur J Hum Genet, 2009, 17(7): 881-882.

[5] MADAN V, AUGUST P J, FERGUSON J E. Pulsed-dye laser treatment of angioma serpiginosum[J]. Clin Exp Dermatol, 2009, 34(5): 186-188.

[6] LONG C C, LANIGAN S W. Treatment of angioma serpiginosum using a pulsed tunable dye laser[J]. Br J Dermatol, 1997, 136(4): 631-632.

[7] 马东来，何志新，方凯，等. 匐行性血管瘤 2 例 [J]. 临床皮肤科杂志, 2002, 11: 718-719
[8] 周国瑜，沈玲悦，田克斌，等. 长脉冲可调脉宽 Gentle YAG 1064nm 激光治疗颌面部血管瘤 113 例效果评估 [J]. 上海口腔医学, 2006, 15(3): 250-253.

（吴佳理）

丛状血管瘤

丛状血管瘤（tufted angioma，TA）是一种罕见疾病，多发生于青春期前儿童。因毛细血管形成多个小的突起，故名丛状血管瘤。

【病因及发病机制】

发病机制尚无定论。TA 可能与一些能够影响血管形成的生长因子增多有关。Chu 和 LeBoit 报告 1 例肝移植后使用免疫抑制药后出现 TA。还可能有常染色体显性遗传。

【临床表现】

TA 临床表现多样，初期表现为界限不清的粉红色斑片，逐渐发展成为紫红色结节或斑块，直径可达 20 cm，好发于躯干上部、颈部、四肢近端，也有报道发生于面部、唇部、眼（各图 24-4-8）。

【组织病理】

组织病理学表现为低倍镜下真皮及皮下组织浅层散在圆形或卵圆形密集的毛细血管，呈"加农炮弹"样分布。毛细血管衬以淡染的内皮细胞，周边围绕内皮细胞，类似早期的草莓状血管瘤。某些病例可以见到血管内皮细胞内嗜酸性透明包涵体。内皮细胞可被一些标记物标记包括 CD31、CD34 和血管假性血友病因子（VIII因子）（各图 24-4-9）。

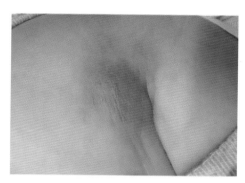

各图 24-4-8 丛状血管瘤
臀部可见暗红色斑块，其上可见数个丘疹，边界不清
（中国医学科学院皮肤病研究所 孙建方 供图）

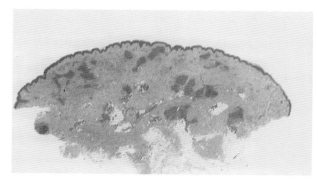

A. 低倍

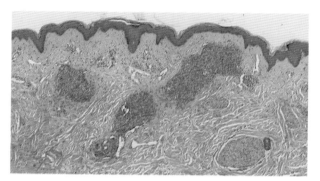

B. 中倍

各图 24-4-9 丛状血管瘤 HE 染色
表皮轻度萎缩，真皮内可见毛细血管致密增生呈结节状排列
（中国医学科学院皮肤病研究所 孙建方 供图）

【诊断与鉴别诊断】

根据临床和组织病理即可诊断。成人需要和 Kaposi 肉瘤、低分化血管内皮瘤鉴别，儿童还要和草莓状血管瘤鉴别。

【治疗】

目前尚无明确的治疗方法，有报道可应用冷冻、放射及脉冲染料激光等物理治疗，也有报道局部注射糖皮质激素或干扰素治疗成功，手术治疗是应用最多的方法，对面积较小的病例效果不错，但血管瘤术后复发率高。

【预防与调摄】

仔细询问病史，积极寻找诊断线索，早期诊断，早期治疗，避免误诊漏诊。

【临床研究进展】

药物治疗：皮质类固醇、干扰素 α-2a 等治疗显示不同治疗效果。干扰素 α-2a 无效时，Munn 等使用高剂量类固醇取得良好疗效。Chiu 等使用普萘洛尔治疗 TA 有效率为 38%。Fahrtash 等使用长春新碱治疗后其完全消散，大小退缩。

【参考文献】

[1] BERNSTEIN E F, KANTOR G, HOWE N, et al. Tufted angioma of the thigh[J]. J Am Acad Dermatol, 1994(31): 307-311.

[2] CBU P, LE BOIT P E. An eruptive vascular proliferation resembling acquired tufted angioma in the recipient of a liver transplant[J]. J Am Acad Dermatol, 1992(26): 322-325.

[3] TITLE J C, MORRIS M A, BRUNDLER M A, et al. Familial predisposition to tufted angioma: identification of blood and lymphatic vascular components[J]. Clin Genet, 2003, 63: 393-399.

[4] RUCHI M, DEVJYOTI T. Tufted angioma(Angioblastoma)of eyelidinadults-report of two case[J]. Diagnostic Patholoty, 2013, 8(1): 153.

[5] JONES E W, ORKIN M. Tufted angioma(ANGIOBLASTOMX): a benign progressive angioma, not to be confused with Kaposi's sarcoma or low-grade angiosarcoma[J]. J Am Acid Dcrmatol, 1989, 20(2 pt 1): 214-225.

[6] MUNN S E, JACKSON J E, JONES R R. Tufted haemangioma respondingto high-dose systemic steroids: a case report and review of theliterature[J]. Clin Exp Dermatol, 1994(19): 511-514.

[7] ALBECOLA F T, BETLLOCH I, MONTERO L C. et al. Congenital tufted angioma: case report and review of the literature[J]. Dermatol Online J, 2010(16): 2.

[8] CHIU Y E, DROLET B A, BLEI F, et al. Variable response to propranolol treatment of kaposiform hemangioendothelioma, tufted angioma, and Kasabaoh-Meiritt phenomenon[J]. Pediatr Blood Cancer, 2012, 59: 934-938.

[9] FAHRTASH F, MC CAHON E, ARBUCKLE S. Successful treatment of Kaposiform hemangioendothelioma and tufted angioma with vincristine[J]. J Pediatr Hematol Oncol, 2010, 32: 506-510.

（吴佳理）

伴嗜酸性粒细胞增多性血管淋巴样增生

伴嗜酸性粒细胞增多性血管淋巴样增生（angiolymphoid hyperplasia with eosinophilia，ALHE）由 Wells 和 Whimster 于 1969 年首先报告并以此命名。是一种病因不明的血管增生性疾病，又称上皮样血管瘤（epithelioid hemangioma），本病较为少见。

【病因及发病机制】

ALHE 发病机制尚不明晰，目前主要认为是炎症反应性疾病，各种外伤导致局部血管增生、反应性淋巴细胞增多、动静脉短路或畸形可能是致病原因，其他包括过敏反应、感染、肾素及雌激素变化、颅内血管畸形、自身免疫紊乱等也可能是诱发因素。有报道局部肾素的产生可能与血管增生有关，而嗜酸性粒细胞产生的一氧化氮及嗜酸性粒细胞阳离子蛋白可能加速这一疾病的进程。

【临床表现】

发病部位及临床表现多样，主要位于头颈部，其他部位包括舌，眼睑，眶周，躯干，四肢，生殖器，唇周，口腔粘膜等。临床表现为孤立的丘疹、结节或皮下包块，多不融合，可伴有红斑、瘙痒、疼痛、血管搏动征、出血、溃疡、近处淋巴结增大等症状（各图 24-4-10）。

【组织病理】

组织病理学表现为血管病变和细胞浸润性病变。真皮、皮下组织内见血管增生，内皮细胞肿胀，核大，胞质嗜伊红，呈柱状和立方状，突向血管腔。周围见大量的淋巴细胞、组织细胞、嗜酸性粒细胞（各图 24-4-11）。

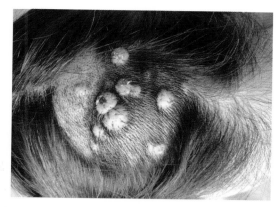

各图 24-4-10　伴嗜酸性粒细胞增多性血管淋巴样增生
头顶部可见散在淡红色结节，质硬，黄豆至花生米大小，群集不融合
（武汉科技大学附属孝感市中心医院　胡友红　供图）

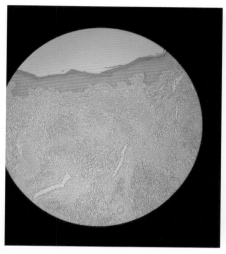
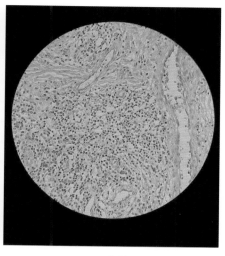

A. 低倍　　　　　　　　　　B. 中倍

各图 24-4-11　伴嗜酸性粒细胞增多性血管淋巴样增生 HE 染色
角化过度，表皮轻度肥厚，真皮内可见较多的毛细血管增生，部分血管内皮细胞
向腔内突起，血管周围见结节状淋巴细胞和嗜酸性粒细胞浸润
（武汉科技大学附属孝感市中心医院　胡友红　供图）

【诊断与鉴别诊断】

根据临床和组织病理即可诊断。临床上需与皮肤淋巴瘤、假性淋巴瘤、表皮样囊肿、圆柱瘤、血管瘤、化脓性肉芽肿、Kaposi 肉瘤、皮肤转移癌等鉴别。组织病理上应与血管肉瘤鉴别。

【治疗】

手术切除，皮损小时可用激光。

【预防与调摄】

避免外伤、感染，提高自身免疫力，积极寻找诊断线索，早期诊断，早期治疗，避免误诊漏诊。

【临床研究进展】

研究表明 0.1% 他克莫司软膏外用治疗，取得了一定疗效，可能与他克莫司具有抑制 T 细胞的活

1156

化、抗炎及免疫调节等作用有关；孤立皮损由于其界限清晰，应用 Mohs 显微外科技术，术中扩大切除范围，治疗后未复发。

【参考文献】

[1] ZARAA I, MLIKA M, CHOUK S, et al. Angiolymphoid hypcrplasia with eosinophilia: a study of 7 case[J]. Dermatol Online J, 2011, 17(2): 1.

[2] STEWART N L, ZAGARELLA S, MNN S. Angiolyphoid hypcrplasia with cosinophilia occurring after venipuncture trauma[J]. J Dermatol, 2013, 40(5): 393-395.

[3] FERNANDEZ L A, OLSEN T G, BARWICK K W, et al. Renin in angi-olymphoid hypcrplasia with cosinophilia: its possible effect on vascular proliferation[J]. Arch Pathol Lab Med, 1986, 110(12): 1131-1135.

[4] ONISHI Y, OHXRX K. Angiolymphoid hyperplasia with cosinophilia associated with artcriovenous malformation: a clinicopathological correlation with angiography and serial estimation of serum levels of reranoosmopcationic protein and interleukin 5[J]. Br Dcrmatol, 1999, 140(6): 1153-1156.

（吴佳理）

靶样含铁血黄素沉积性血管瘤

靶样含铁血黄素沉积性血管瘤（targetoid hemosiderotic hemangioma, THH）是一种皮肤血管的良性肿瘤，比较罕见，又称鞋钉样血管瘤，由 Santa Cruz 和 Aronburg 在 1988 年首先报告。

【病因及发病机制】

病因不明。目前研究表明本病也可能来源于淋巴组织，组织学上，其损害表浅，伴有淋巴细胞浸润，血管腔内有淡染的嗜伊红性蛋白样物质。Franke 等发现 THH 的内皮细胞均表达 D2-40（淋巴管内皮细胞的特异性标志物，在血管内皮细胞中不表达），但 CD34 表达阴性。

【临床表现】

该病好发于躯干及四肢近端，年龄多在 5~67 岁，婴儿罕见发病，男女患病率无显著差异，且 THH 发病不受种族影响。但也有先天性发病和多发皮损。THH 的靶样皮损是最具特征性的临床表现，初为一紫红色或黑红色丘疹，一般直径 < 2 cm，无自觉症状，生长缓慢。以后丘疹外周逐渐出现一环形斑，颜色浅于中央皮疹，与瘀血相似，在中央丘疹与外周瘀血斑之间皮肤常呈淡黄色。随时间推移，中央深色丘疹通常持续存在，而外周瘀血斑逐渐消退（各图 24-4-12）。

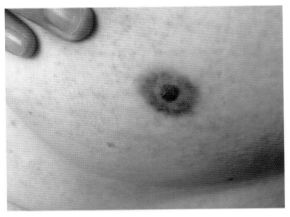

各图 24-4-12　靶样含铁血黄素沉积性血管瘤

左侧乳房可见一靶样皮损，中心为紫红色丘疹，周围见深浅不一的紫色环，中央丘疹与周围环之间可见淡黄色斑，边界清

（武汉科技大学附属孝感市中心医院　胡友红　供图）

【组织病理】

组织病理特征：表皮基本正常，真皮浅层血管不规则扩张，内皮细胞肿胀，似鞋钉样突向管腔，真皮浅中层血管周围淋巴细胞浸润，有少许含铁血黄素沉积。

【诊断与鉴别诊断】

临床表现与组织病理结合可诊断本病。

需与下列疾病相鉴别：

（1）皮肤血管肉瘤：好发于老年人的头颈部，组织病理学表现为特征性的血管互相交错组成网状，可见不典型增生的内皮细胞。

（2）网状血管内皮细胞瘤：临床表现为斑块样血管团块，低倍镜下见肿瘤呈弥漫性浸润性生长，瘤组织由细长的、分支的薄壁血管形成特征性的网状结构。

（3）斑片期 Kaposi 肉瘤：除临床特点与 THH 不同外，组织病理学上通常无 THH 所见的真皮浅层毛细血管扩张，内皮细胞核有轻度异型性，且缺乏楔形结构，浆细胞浸润明显。

【治疗】

THH 治疗上手术切除作为首选，如皮损较小且比较浅表，可予以冷冻、电凝、激光治疗。

【预防与调摄】

避免外伤，提高自身免疫力，积极寻找诊断线索，早期诊断，早期治疗，避免误诊漏诊。

【临床研究进展】

近来研究发现血管活性物质黄体酮和雌激素的作用，体内持续存在的抗原引发的慢性炎症，可能是本病的病理生理机制。

【参考文献】

[1] SANTA CRUZ D J, ARONHERG J. Targetoid hemosiderotic hemangioma[J]. J Am Acad Dcrmatal, 1988, 19(3): 550-558.

[2] MENTZEL T, PARTANEN T A, KUTZNER H. Hobnail hemangioma（"targetoid hemosiderotic hemangioma"）: clinipathologic and immunohistochemical analysis of 62 cases[J]. J cutan Pathol, 1999, 26(6): 279-286.

[3] FRANKE F E, STEGER K, MARKS A, et al. Hobnail hemangiomas(targetoid hemosiderotic hemangiomas) are true lymphangiomas[J]. J Cutan Pathol, 2004, 31(5): 362-367.

[4] 谭城，朱文元，赖仁胜，等. 靶样含铁血黄素沉积性血管瘤 [J]. 临床皮肤科杂志, 2006, 35(9): 591-592.

[5] YOON S Y, KWON H H, TEON Hc, et al. Congenital and multiple hobnail hemangiomas[J]. Ann Dermatol, 2011, 23(4): 539-543.

（吴佳理）

蓝色橡皮疱样痣综合征

蓝色橡皮疱样痣综合征（blue rubber bleb nevus syndrome，BRBNS）在 1860 年由 Gascoyens 首次报道，此后由 Bean 于 1958 年进一步阐述并命名为 BRBNS，亦称为 Bean 综合征。BRBNS 是一种罕见病，主要累及皮肤和胃肠道的多发性静脉畸形，且以胃肠道出血、贫血为特征。

【病因及发病机制】

根本病因不明。Mogler 等研究发现 BRBNS 的发病机制可能与 TEK 酪氨酸激酶突变有关。研究表明属于常染色体显性遗传病，考虑与 9 号染色体短臂的基因突变相关。很多文献报道该病是因胚胎发育分化过程中组织结构错位或发育不全所致，其本质是静脉畸形，而非典型的血管瘤。

【临床表现】

本病主要表现为皮肤及胃肠道，亦可累及泌尿生殖系统、血液系统和中枢神经系统以及胸腹膜、纵隔、心包、肺、气管、腮腺、肝、脾、骨骼肌、关节、鼻咽部、眼、舌头等全身不同部位。有资料显示，BRBNS 累及皮肤的比例接近 100%，消化道为 76%，神经系统为 13%，肝脏 11%，肌肉 9%。

BRBNS 在皮肤病灶方面主要表现为：①蓝黑色斑疹或丘疹，压之可呈苍白色，从米粒至蚕豆大小，孤立散在或数百个，可见于任何部位，以躯干及上肢多见。②乳头状可压缩的蓝黑色囊性血管畸形，加压可缩小，压力解除后立即恢复。③静脉畸形（海绵状血管瘤）（各图 24-4-13）。皮肤病变除非破损，一般罕见出血。

皮肤血管瘤若累及关节，则可有关节疼痛、活动障碍，一般无症状。偶见患者病变处出现疼痛，疼痛原因可能是由于血管内血栓形成及继发钙化导致或血管瘤周围的平滑肌收缩导致。也可表现为出汗增加，原因可能是血管瘤与汗腺接近有关。

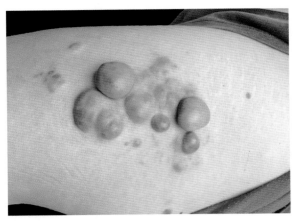

各图 24-4-13　蓝色橡皮疱样痣综合征

右侧大腿可见散在蓝黑色丘疹或结节，部分融合，表面光滑，质软如橡皮样

（武汉科技大学附属孝感市中心医院　胡友红　供图）

累及消化道时，许多病例以贫血为首发症状，是因为消化道慢性失血导致缺铁性贫血。其次表现为反复出血，出血多为慢性、隐匿性、间歇性，较少发生黑便及便血。肠道病变还可并发肠扭转、肠套叠、肠坏死，引起严重腹痛。

BRBNS 累及部位不同，引起的症状也各不相同。肺部可出现难治性咳嗽、咯血、肺动脉高压表现。若累及脊髓有脊髓神经压迫症状。血液疾病可出现凝血功能障碍、血小板减少、弥散性血管内凝血。

【组织病理】

皮肤病变的组织病理学表现为真皮及皮下组织无规律的巨穴样血管异常结构。胃肠道病变表现为成团扩张的不规则血管腔，腔内含有红细胞和纤维蛋白样物质，管腔内壁被覆单层内皮细胞，部分大血管腔隙内皮细胞增生，形成乳头状结构突向管腔。

【诊断与鉴别诊断】

如有典型皮损和内脏损害应考虑该病。可与黑斑－息肉综合征、遗传性出血性毛细血管扩张症鉴别。黑斑－息肉综合征是以皮肤、黏膜色素沉着伴胃肠道多发息肉为特征的常染色体显性遗传病，口唇及颊黏膜多见典型色素斑，齿龈、会阴、手掌、足趾等处可见融合成大小不一的斑片，不突出皮肤及黏膜，出现后不易消退，多随年龄增大而逐渐加深。遗传性出血性毛细血管扩张症为常染色体显性遗传性疾病，主要表现为皮肤及黏膜毛细血管扩张，扩张血管如米粒大小，典型表现为樱桃红色、隆起、表面光滑，其次有反复的消化道出血，80% 的患者有家族史。BRBNS 还需与葡萄酒色血管瘤、多发性局限性血管瘤、全身性血管瘤等疾病相鉴别。

【治疗】

消化道病变应根据病变的范围、部位及出血程度采取不同的治疗方案。本病最常见并发症是血管瘤破裂出血，少量出血可服用铁剂及输血等保守治疗。亦可使用类固醇激素、干扰素、长春新碱、奥曲肽、沙利度胺，可以达到止血或减少出血的目的，但停用后症状容易复发。外科手术通常作为最后选择，对于持续性出血的病灶可局部切除，如病灶较密集，则可切除相应肠段。

【预防与调摄】

避免外伤，早期诊断，早期治疗，避免误诊漏诊。

【临床研究进展】

最近有文献报道患者使用西罗莫司（雷帕霉素）治疗后，消化道出血和肌肉血肿症状消失，血管瘤体积明显缩小，随访 20 个月后未发现药物不良反应。西罗莫司可通过抑制 mTOR 信号通路，使血管内皮生长因子减少，控制血管上皮细胞增殖而起作用，是一种大环内酯类免疫抑制药，具有抗血管生成及抗肿瘤特性。而 BRBNS 实质上非真正意义上由于内皮细胞异常增殖形成的真性"肿瘤"，而是脉管系统尤其是静脉的发育畸形，因此使用抗血管生成药物值得商榷。有学者认为考虑存在因血管内皮细胞异常增殖而使此类药物发挥效应，但需进一步研究来证实。

【参考文献】

[1] BEAN W B. Blue rubber bleb nevi of the skin and gastrointestinal tract[M]. // Thomas C C. Vascular spiders and related lesions of the skin. Illinois: Springfield, 1958.

[2] MOGLER C, BECK C, KULOZIK A, et al. Elevated expression of c-kit in small venous malformations of blue rubber bleb nevus syndrome[J]. Rare Tumors, 2010, 2(2): e36.

[3] CHOI K K, KIM J Y, KIM M J, et al. Radical resection of intestinal blue rubber bleb nevus syndrome[J]. J Korean Surg Soc, 2012, 83(5): 316-320.

[4] DÒMINI M, AQUINO A, FAKHRO A, et al. Blue rubber bleb nevus syndrome and gastrointestinal haemorrhage: which treatment?[J]. Eur J Pediatr Surg, 2002, 12(2): 129-133.

[5] JIN X L, WANG Z H, XIAO X B, et al. Blue rubber bleb nevus syndrome: a case report and literature review[J]. World J Gastroenterol, 2014, 20(45): 17254-17259.

[6] 王艳芝, 杨云生, 蔡逢春, 等. 蓝色橡皮大疱痣综合征 34 例临床分析 [J]. 中华消化杂志, 2012, 32(11): 723-726.

[7] 贾爱芹, 任洪波, 张修礼, 等. 蓝色橡皮疱痣综合征二例及文献回顾 [J]. 中华消化内镜杂志, 2007, 24(2): 149-150.

[8] NAHM W K, MOISE S, EICHENFIELD L F, et al. Venous malformations in blue rubber bleb nevus syndrome: variable onset of presentation[J]. J Am Acad Dermatol, 2004, 50(5 Suppl): S101-106.

[9] FEINGOLD R M. The blue rubber bleb[corrected]nevus syndrome[J]. J Insur Med, 2009, 41(1): 67-71.

[10] GILBEY L K, GIROD C E. Blue rubber bleb nevus syndrome: endobronchial involvement presenting as chronic cough[J]. Chest, 2003, 124(2): 760-763.

[11] FELTON S J, FERGUSON J E. Multiple cutaneous swellings associated with sudden collapse[J]. JAMA, 2012, 308(16): 1685-1686.

[12] KRISHNAPPA A, PADMINI J. Blue rubber bleb nevus syndrome[J]. Indian J Pathol Microbiol, 2010, 53(1): 168-170.

[13] KAMAT A S, ALIASHKEVICH A F. Spinal cord compression in a patient with blue rubber bleb nevus syndrome[J]. J Clin Neurosci, 2013, 20(3): 467-469.

[14] SHANNON J, AULD J. Blue rubber bleb naevus syndrome associated with cortical blindness[J]. Australas J Dermato1, 2005, 46(3); 192-195.

[15] SHIN S H, CHAE H S, JI J S, et al. A case of blue rubber bleb nevus syndrome[J]. Korean J Intern Med, 2008, 23(4): 208-212.

[16] WARNER B, BUTT A, CAIRNS S. Sirolimus(SRL or rapamycin) is a successful treatment for recurrent iron deficiency anaemia in blue rubber bleb naevus syndrome(BRBNS)[J]. J Pediatr Gastroenterol Nutr, 2015, 60(6): e49-50.

[17] YUKSEKKAVA H, OZBEK O, KESER M, et al. Blue rubber bleb nevus svndrome: successful treatment with sirolimus[J]. Pediatrics, 2012, 129(4): e1080-1084.

（吴佳理）

淋巴管瘤

淋巴管瘤（lymphangioma，LA）是原始淋巴发育增生而形成的肿物，是发生在淋巴系统的较为少见的良性肿瘤，尤以小儿多发。它可发生在人体包含有淋巴管道的部位，可侵犯骨骼系统、结缔组织、内脏器官、周围神经系统等，主要表现为肿块和周围器官受压迫产生的症状。术前诊断困难，常依靠术后病理检查确诊。根据发病机制和临床特点一般可分为三类：单纯性淋巴管瘤（lymphangioma simplex）、海绵状淋巴管瘤（lymphangioma cavernosum）、囊性淋巴管瘤（lymphangioma cysticum）。

【病因和发病机制】

淋巴管瘤的发病机制目前仍然不明确，多数学者认为由于淋巴管先天发育畸形或者某些原因引起发病部位淋巴管液排出障碍造成淋巴液潴留导致淋巴管扩张、增生而形成的，例如外伤、炎症、寄生虫等后天性因素导致长期淋巴液流出受阻，淋巴管闭塞扩张而继发形成。前者多见于小儿，后者多见于成人。淋巴管瘤的发生还可能与病人染色体数目或其亚型异常有关。

【临床表现】

1. 单纯性淋巴管瘤　可发生于身体各个部位，但常见于颈、上胸、肢体近端等处。皮损表现为群集、深在、张力性的水疱，组成斑片状，单个水疱大小在 1～3 mm，一般不超过 1 cm，内容似黏液，有时带有血性水疱，呈淡紫色和暗红色。水疱下方的皮下组织有轻度的水肿，偶见整个肢体肿胀。如发生在舌部，则发生舌炎，特别容易并发上呼吸道感染。

2. 海绵状淋巴管瘤　是淋巴管瘤中最常见的一种，可以很小，也可很大，甚至侵及一个肢体，病损为境界不清，海绵状皮下组织肿块或弥漫性肿胀，质软，硬度如脂肪瘤，除非伴有血管瘤，一般表面无颜色改变。据统计约 52% 的损害侵犯头颈部，30% 在下肢，16% 在臂及腋部，20% 在躯干。严重者可导致窒息和肺炎的风险。

3. 囊性淋巴管瘤　多在出生时即可见到颈部肿物。多数发生于胸锁乳突肌后缘的锁骨上窝处，颈后三角为好发部位，左侧多于右侧，向下可延伸至锁骨后、腋下甚至纵隔；向上可波及颌下及口底。肿物呈多房性，表面皮肤正常或因皮下积液而呈淡蓝色，触之柔软，有囊状感，少数也可以发生在颈前三角区。肿物突出皮肤，直径一般为 4～6 cm，光滑而柔软，波动感明显，无触痛，边缘多不清楚，透光试验呈阳性。亦可见于腹股沟、骶、臀等处，透光试验阳性。穿刺可抽出草黄色液体。一般增长缓慢，严重者可并发感染或囊内出血，出现呼吸困难、咀嚼和吞咽功能障碍。（各图 24-4-14）

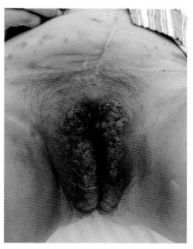

各图 24-4-14　淋巴管瘤

【组织病理】

淋巴管瘤是由内皮细胞排列的腔隙而构成，其中含有淋巴液。在单纯淋巴管瘤，腔隙位于真皮上部，表皮可萎缩或增生，有些腔隙可在表皮内，类似血管角化瘤，角化过度可有可无。

海绵状淋巴管瘤则在皮下组织中含有大而薄壁的淋巴管，不规则的管腔，有丰富的结缔组织间质。

囊性则含有大的囊腔，壁厚，内含胶原，有时还有平滑肌。往往位于真皮深部，并可延伸至下方的肌组织或其他结构，以上各型均可合并有血管瘤成分。

【诊断与鉴别诊断】

1. 诊断

（1）一般淋巴管瘤根据主要症状和体征，基本可诊断。

（2）B 超可测定肿瘤大小、范围、性质及与周围组织关系。

（3）颈部、锁骨上、腋下淋巴管瘤应依靠 X 光线了解肿瘤支气管与纵隔的关系。

（4）对深部及内脏淋巴管瘤可行 CT、MRI 检查确诊，及了解其对周围组织关系。

（5）对腹腔、消化道淋巴瘤可行消化道钡餐造影、内窥镜、腹腔镜检查。

2. 鉴别诊断 本病可与下列疾病进行鉴别：

（1）淋巴瘤：原发于淋巴结或其他淋巴组织中的淋巴细胞和组织细胞发生恶性增生而引起的恶性肿瘤。淋巴结活检或穿刺可以确诊。临床表现为淋巴结呈进行性、无痛性增生肿大，肝脾肿大，不规则发热，盗汗，出现各种皮疹伴皮肤瘙痒，晚期出现衰竭和恶液质。本病不符。

（2）血管瘤：是由胚胎期间成血管细胞增生而形成的先天性良性肿瘤或血管畸形。临床表现为鲜红色、紫红色斑块或柔软肿块或念珠状蚯蚓状团块。超声波、核磁或细针穿刺可明确诊断。本病不符。

【治疗】

单纯性者可用电干燥、冷冻和激光治疗。囊性和海绵状者对放射线不敏感，应进行手术切除，海绵状者易复发，需要根治性手术。

【预防与调摄】

淋巴管瘤有自然消退可能，对肿瘤较小、局限的、不影响功能又无碍美容者，可先观察 1~2 年，病变广泛但影响功能（如呼吸、吞咽等）轻者也可观察，若观察无消退或反而增大者及时就诊，如符合手术指征者，应尽早手术治疗，以免造成严重后果。

【临床研究进展】

近年来，一种新的治疗方法，OK-432 硬化治疗受到临床研究者的重视。OK-432 是人类 A 组溶血性链球菌的冷冻混合干燥制剂，国外很早就应用治疗淋巴管瘤，治疗作用安全有效。其作用机制是抽吸后注射，通过刺激淋巴管内皮细胞产生无菌炎症反应，使纤维组织增生，淋巴管闭塞而达到缩小瘤体的作用。可用于原发性、术后复发 LA 的治疗。文献指出 OK-432 可以诱导白细胞的产生和活性增加，这些细胞促进细胞因子产生，增加了内皮的通透性，使淋巴液排泄增加，囊腔缩小，从而达到治疗目的。

【参考文献】

[1] 张雪琴，魏明发. 儿童淋巴管瘤的临床诊断和治疗体会 [J]. 中华临床医师杂志，2012, 6(22): 7468-7469.

[2] 时爱华，杨铁成，徐志纯，等. 小儿淋巴管瘤诊断与手术治疗体会 [J]. 局解手术学杂志，2005, 14(3): 174.

[3] 李建军，刘小平，李荣. 淋巴管瘤的诊断和治疗进展 [J]. 中国现代普通外科进展，2004, 1(7): 10-12.

[4] WATANABE T, KATO K, SUGITANI M, et al. A case of multiple lymphan-giomas of the colon suggesting colonic lymphangiomatosis[J]. Gas-trointest Endosc, 2000, 52(6): 781-784.

[5] KONEZ O, VYAS P K, GOYAL M. Disseminated lymphangionmatois pre-senting with massive chyothorax[J]. Pediatr Radiol, 2000, 30(1): 35-37.

（李福伦）

血管角皮瘤

血管角皮瘤（angiokeratoma）亦称血管角化瘤，系血管瘤的角化型，是一种以真皮浅层毛细血管扩张和表皮角化过度为特征的皮肤良性肿瘤。根据发病机制、临床特点分为肢端型血管角皮瘤（Mibelli angiokeratoma）、阴囊型血管角皮瘤（Fordyce angiokeratoma）、丘疹型血管角皮瘤、局限型血管角皮瘤、弥漫性躯体血管角皮瘤（Fabry disease）5 种类型。典型皮损为针尖至粟粒大小的暗红色斑丘疹，压之不褪色。其中弥漫性躯体血管角皮瘤不仅累及皮肤，也可累及全身多组织器官，预后较差。另外四型中，除局限型血管角皮瘤属真性血管瘤外，其余三型都不是真性血管瘤。

【病因及发病机制】

弥漫性躯体血管角皮瘤目前认为是 X 染色体长臂 Xq21.33-22 上基因突变致 α- 苯乳糖苷酶 A（α-GalA）部分或完全缺失，造成神经酰胺三聚己糖（globotri aosylc eramide，Gb3）不能完全分解，沉积于血管内皮细胞造成损害。其余四型确切的发病机制尚缺乏证据。

【临床表现】

1. 肢端型血管角皮瘤　又称为冻疮样痣，为常染色体显性遗传。通常见于青少年，女性居多，患者常有冻伤或冻疮史。多发生在指（趾）背侧或肘膝部、踝关节、耳郭等部位，可呈对称分布。皮损为暗红色、紫色针尖大小的斑丘疹，表面角化、粗糙。部分可见 2 ～ 8 mm 大小的暗红色或紫红色圆形血管性丘疹，表面角化过度或呈疣状增生。可单发、散在或群集分布，无明显自觉症状，摩擦后可破溃出血。（各图 24-4-15）

2. 阴囊型血管角皮瘤　多发生于中老年男性阴囊及少数女性外阴部位。皮损 1 ～ 4 mm 大小的圆形血管性丘疹，早期损害为暗红色柔软性丘疹，病程长者呈带有蓝色的角化性丘疹，质地稍硬。可散发或群集，有时沿浅表静脉或阴囊皮纹排列呈线状，无自觉症状，搔抓易引起出血。（各图 24-4-16）

3. 丘疹型血管角皮瘤　多发于青年人下肢。皮损为单发或多发，大小 2 ～ 10 mm 的丘疹，早期呈鲜红色丘疹，质地柔软，后期皮损可呈暗红色、蓝色甚至黑色，表面角化过度，质地较硬，无自觉症状。

4. 局限型血管角皮瘤　也称角化型血管瘤，多为出生时即有或发生于儿童及青少年时期。多发于四肢，早期皮损为淡红色丘疹或充有血液的囊性结节，后表面角化增厚呈现疣状，并融合成为单个或数个斑块，若出现数个斑块则多聚集成不规则形或呈线状排列。局限型血管角皮瘤可与鲜红斑痣、海绵状血管瘤等伴发。

5. 弥漫性躯体血管角皮瘤　男女均可发病，男性多见，系糖脂类积聚于皮肤、内脏所致，常于成年前发病。皮损初起为 2 ～ 4 mm 大小的毛细血管扩张性斑点或丘疹，呈暗红色或黑红色，压之不褪色，表面轻度角化、粗糙，后逐渐增多、增大，或群集或融合成片。多发于四肢、臀部及躯体下部，尤以腹臀部为首发部位者多，常呈对称分布。皮肤干燥、毛发稀少。除特征性皮肤损害外，还伴有血管运动障碍，心血管及肾脏损害。心血管神经系统受累表现为四肢阵发性烧灼样疼痛及麻木感，遇热或运动时疼痛加重，遇冷缓解；肾脏损害多为肾功能不全，尿常规可见蛋白、红细胞检出。本病预后差，通常死于尿毒症及心脑血管意外。

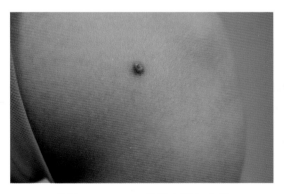

各图 24-4-15　单发血管角皮瘤
（天津市中医药研究院附属医院　顾安康　供图）

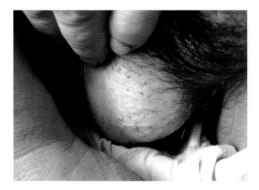

各图 24-4-16　阴囊血管角皮瘤
（天津市中医药研究院附属医院　顾安康　供图）

【组织病理】

肢端型血管角皮瘤、阴囊型血管角皮瘤、丘疹型血管角皮瘤：真皮乳头层内毛细血管扩张充血，部分被延伸的皮突包绕，晚期扩张毛细血管的管壁紧贴表皮嵴，有些完全被表皮嵴包绕而呈现的表皮内血囊肿。血管壁周围有轻度炎细胞浸润，弹性纤维断裂，表皮棘层不规则肥厚，角化过度。

局限型血管角皮瘤：表皮角化过度或不规则棘层肥厚，乳头瘤样增生，其下毛细血管明显扩张，管腔内含红细胞，可见血栓形成，真皮深层和皮下组织内也可见血管扩张、充血、内皮细胞增生，甚至为海绵状血管瘤改变。

弥漫性血管角皮瘤：血管扩张，管壁细胞空泡化，乳头层的毛细血管扩大成充满血液的腔隙，周围角化过度，在肿胀的血管中膜、内膜和空泡化细胞中均可证实有糖脂沉积。

【诊断与鉴别诊断】

根据临床分类及表现，结合皮损特点与组织病理诊断不难。

本病可与下列疾病进行鉴别：

（1）冻疮：常发于天气寒冷季节，气温升高后可自行消退，组织学上主要为真皮乳头层显著水肿，浅深层有致密的血管周围淋巴细胞浸润。

（2）扁平苔藓：损害可发生于皮肤、毛囊、黏膜和指（趾）甲，皮损通常为紫红色多角形瘙痒性扁平丘疹，有特征性组织病理学变化。

（3）脂溢性角化病：损害好发于面部，特别是颞部，其次为手背、躯干和四肢。初起为淡褐色或深褐色或黑色，扁平丘疹缓慢增大，表面粗糙，或乳头瘤样增生，常附有油腻性鳞屑，数目不定。

（4）丛状血管瘤：系先天性动静脉瘘，瘤体表面间扭曲呈蚯蚓状或蔓状血管团，呈肤色或紫红色，皮温升高，可压缩，去除压力后可复原，发生于四肢者可使患肢增粗。

（5）恶性黑素瘤：多见于中老年人，好发于头颈、足及外阴，约半数以上发生于原色素痣处，损害为黑色结节，逐渐发展成蕈样或菜花状，易破溃出血，周围红晕或卫星样损害，可沿淋巴管发生转移。

【治疗】

肢端型血管角皮瘤、阴囊型血管角皮瘤、丘疹型血管角皮瘤和局限型血管角皮瘤多采用激光、冷冻、电解等物理疗法去除皮损。

弥漫性躯体血管角皮瘤建议早期应用酶替代治疗，可有效提高患者生存质量及减少系统损害，累及其他系统时予相应对症支持治疗。

【预防与调摄】

对于弥漫性躯体血管角皮瘤患者，详细询问家族史及病史，积极寻找诊断线索，通过 α-半乳糖苷酶 A 活性及基因突变检测，加强皮肤、心血管、肾、神经系统检查等手段早期明确诊断，减少漏诊误诊。早期酶替代治疗，延缓病情进展，预防多器官组织受累，降低死亡率。

【临床研究进展】

有文献报道小分子药物 migalastat 能够恢复特异性突变的 α-半乳糖苷酶的活性。该药物由 Amicus 制药公司开发，于 2016 年 5 月 16 日获欧盟批准用于年龄在 16 岁以上特异性、突变型、弥漫性躯体血管角皮瘤的长期治疗。临床试验表明其具有较好的治疗作用，并且与 ERT 药物联合应用时效果更佳。另有研究显示葡萄糖神经酰胺合酶抑制剂 Lucerastat，能够减少糖鞘脂的产生，包括在弥漫性躯体血管角皮瘤中所累积的，经过安全性、耐受性、药效学和药代动力学研究评估证实了 lucerastat 的临床潜力。

【参考文献】

[1] GERMAIN D P, HUGHES D A, NICHOLLS K, et al. Treatment of Fabry's disease with the pharmacologic chaperone migalastata[J]. New England Journal of Medicine, 2016, 375(6): 545-555.

[2] GUÉRARD N, ODER D, NORDBECK P, et al. Lucerastat, an iminosugar for substrate reduction therapy: tolerability, pharmacodynamics, and pharmacokinetics in patients with Fabry's disease on enzyme replacement[J]. Clinical Pharmacology & Therapeutics, 2017, 103(4): 703-711.

（李福伦）

血管球瘤

血管球瘤（glomus tumor）又称球状血管瘤（glomangioma），是一种血管性错构瘤，起源于正常血管球或其他动静脉吻合处。临床上典型症状为"三联征"：自发性间歇性剧痛、难以忍受的触痛和疼痛的冷敏感性。血管球瘤属于良性肿瘤，但是也有发展为恶性的可能性。

【病因及发病机制】

目前发病机制尚不清楚，其诱因可能包括外伤，或与局部受到长期挤压、摩擦、温度变化等刺激有关。或认为患者本身有血管球肥大的情况，以及遗传因素都与血管球瘤的发生有关。

【临床表现】

血管球瘤属于良性肿瘤，恶变发生率低，其直径约1 mm，位于真皮网状层下，好发于手指、足趾、甲床下（各图24-4-17）。发于甲床下的血管球瘤女性居多。亦可见于肢端的皮肤或皮下组织内，全身其他各处如肌肉、阴茎、躯干及内脏器官如胃、鼻腔、气管等也可发生。临床上典型"三联征"表现为：自发性间歇性剧痛、难以忍受的触痛和疼痛的冷敏感性。

本病多为单发，多发者罕见。单发者多见于男性，其直径约1 cm，主要表现为蓝红色结节，坚硬或柔软，很难压缩。也可有大于1 cm者。典型病例生长于甲床部，瘤体较小，女性多见，表现为蓝色斑状变色区。有时仅有严重压痛，而看不到其他变化。甲板上可发生纵嵴。X线检查在指骨末端可见弧状凹陷。

甲下或皮下可见蓝、紫红色米粒状斑点，异常敏感，轻微摩擦或笔尖压迫即可引起剧烈疼痛，并向整个肢体放射，持续十余分钟至数小时。患者终日以手保护，以防止疼痛发作，如果将患肢浸入冷水或热水中，可使疼痛缓解，疼痛发作时，有些患者还可伴有同侧交感神经血管运动紊乱症状，如患肢出汗、发凉及同侧horner综合征等。甲下血管球瘤病程较长者，末节指骨还可见瘤体旁骨质缺失。

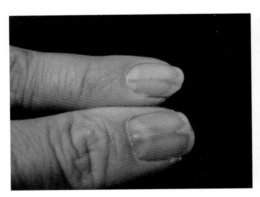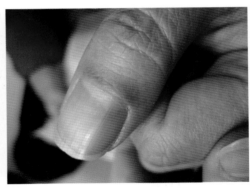

各图24-4-17 血管球瘤
（天津市中医药研究院附属医院 顾安康 供图）

【组织病理】

肿瘤位于真皮或皮下组织内。周围有界限清楚的纤维组织包绕，瘤内含有数量不等的狭窄的血管腔。腔内见一层扁平细长的内皮细胞，周围绕以多层血管球细胞。血管球细胞的胞质呈弱嗜伊红性。核大而深染，圆形或卵圆形，形态相当一致，因此类似上皮样细胞。

【诊断与鉴别诊断】

具有典型三联征的指（趾）部损害诊断较容易。发作于指（趾）部的疼痛，特别是遇冷、局部碰撞和按压产生剧烈疼痛者，应首先考虑手指血管球瘤。结合大头针试验阳性和X线提示末节指骨背侧有肿瘤压痕即可确诊。甲床外的血管球瘤由于体积小、位置深、定位不准确，缺少血管球瘤典型的三联征，诊断困难，经常误诊。

单发者需与蓝痣、皮肤纤维瘤、甲下黑素瘤作鉴别；多发者则应与平滑肌瘤、神经瘤等鉴别，必要时需作活检，观察有无本病的特殊病理变化。组织病理检查时需与血管平滑肌瘤、血管外皮细胞瘤和海绵状血管瘤鉴别。

甲下血管球瘤应与骨疣、纤维瘤、黑素瘤等相鉴别，甲下以外部位应与神经纤维瘤和血管瘤相鉴别，鉴别要点为血管球瘤具有固定点疼痛及冷敏感性，病理检查可见大小一致的血管球细胞围绕血管壁排列。

多发性血管球瘤需与蓝橡皮疱样痣综合征（BRBNS）相鉴别。两者的不同之处在于：后者常为先天性，而本病常起病于儿童期；BRBNS 常累及胃肠道，而本病很少累及胃肠道；组织病理学上 BRBNS 没有血管球细胞，而本病可见特征性的血管球细胞。

【治疗】

激光、注射硬化剂、冷冻及手术切除等疗法具有较好的效果。其中手术切除被认为是最有效的方法之一。具有疼痛的血管球瘤一旦确诊，即应手术切除。手术时最好切除完全，切除不完全则易复发。甲下血管球瘤可在指神经阻滞麻醉下进行，根据肿瘤的位置，切除部分指甲，切开并牵开甲床，即可见位于甲床之下的圆形、包膜完整呈粉红色或紫红色、边缘清楚的小肿瘤。手术后一般 2 周左右愈合。

手术要求：①术前明确诊断，术前行彩超定位，有条件的可行 MRI 定位。②选择适宜的麻醉方式，术中上止血带，为手术提供良好视野。③术中完整将瘤体切除后，还应将瘤体周边 1～2 mm 的软组织切除，以避免肿瘤复发。④术中发现骨面有神经纤维束时，应将其刮除避免术后残留引起疼痛。

【预防与调摄】

早期诊断，早期治疗，诊断时应避免误诊。血管球瘤的治疗存在一定的复发问题，完整切除肿瘤及其包膜，甚至扩大切除部分软组织是预防复发的关键因素。

【临床研究进展】

近年来，对血管球瘤的治疗转向多模式治疗，伽马刀放射治疗是具有代表性的治疗方案之一。临床试验研究证实，伽马刀放射治疗安全有效。也有研究表明现有的 GT 恶性肿瘤标准也适用于皮肤血管球瘤，并且皮肤血管球瘤的临床表现较深层组织血管球瘤相比不活跃。

【参考文献】

[1] SPINA A, BOARI N, GAGLIARDI F, et al. Gamma knife radiosurgery for glomus tumors: long-term results in a series of 30 patients[J]. Head Neck. 2018, 25517.

[2] LUZAR B, MARTIN B, FISHER C, et al. Cutaneous malignant glomus tumours: applicability of currently established malignancy criteria for tumours occurring in the skin[J]. Pathol, 2018, 50(7): 711-717.

[3] 丁鑫，焦彦超，林梦婕. 3 例胃窦部血管球瘤的临床病理特点并文献复习 [J]. 临床与病理杂志，2018, 38(11): 2518-2523.

[4] 林维浩，李杰，林勇杰. 甲下血管球瘤再次手术 22 例临床分析 [J]. 包头医学，2016, 40(04): 197-198.

（李福伦）

肌周皮细胞瘤

肌周皮细胞瘤（myopericytoma）是一种少见的软组织肿瘤。WHO（2002）软组织肿瘤分类中将其统一命名为肌周细胞瘤，归属于肌周细胞 / 血管周细胞肿瘤，该组肿瘤还包括血管球瘤、血管平滑肌瘤、肌纤维瘤为其亚型。肌周皮细胞瘤多为皮下的良性肿瘤。常见于中年男性，但各个年龄段均可发生。大多数肌周细胞瘤发生在四肢，尤其是下肢，以肢体远端多见，肿瘤多位于皮下和真皮，少见于深部软组织。

【病因及发病机制】

肌周皮细胞瘤发病机制目前尚不清楚。有文献报道，创伤及 EBV 病毒可能为其发病高危因素。

【临床表现】

临床表现为缓慢生长的无痛性结节，病程可达数年甚至数十年。大多数肌周皮细胞瘤发生在四肢，尤其是下肢，以肢体远端多见，其他少见部位有头颈部、躯干、口腔、颅内、鼻腔、胸椎、血管腔内（各图 24-4-18）。多位于皮下和真皮，少见于深部软组织，大多为良性的。恶性肌周皮细胞瘤非常少见，恶性肌周皮细胞瘤多发生于足、小腿、大腿、颈部、上臂和纵隔等部位。

【组织病理】

组织病理检查，大多数结节境界清楚，无包膜，少数深部病变呈浸润性生长，直径常 < 2 cm，深部病变可达 10 cm，切面灰白、暗红色、实性、质地硬，部分有小囊腔和出血区，深部病变可有梗死，镜检可见许多薄壁血管，肿瘤细胞为相对一致的卵圆形、胖梭形肌样细胞，嗜酸性或嗜双色胞质，梭形、卵圆形细胞核，核染色质均匀，核分裂相一般 < 2/10 HPF。特征性的形态学表现为肿瘤细胞围绕小至中等大的血管周围呈同心圆状或漩涡状生长，间质可以有黏液变，多数病例肿瘤之外的血管也有同心圆状梭形细胞增生。

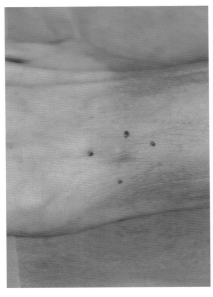

各图 24-4-18　肌周皮细胞瘤
（上海市皮肤病医院　刘业强　供图）

【诊断与鉴别诊断】

肌周细胞瘤在组织学形态上与血管平滑肌瘤、肌纤维瘤 / 肌纤维瘤病、婴儿型血管外周细胞瘤互相重叠，因此与上述几种病变的鉴别尤为重要。

（1）血管平滑肌瘤：常发生于女性下肢，为疼痛性结节。梭形细胞有明显的平滑肌细胞形态，核呈雪茄烟状，胞质丰富伊红色，不仅表达 SMA，大多数还表达 desmin。这些细胞也可围绕血管，甚至形成肌周细胞瘤特征性的同心圆排列。

（2）肌纤维瘤 / 肌纤维瘤病：本瘤常发生于 2 岁以下，也可发生于成人。多发生于头颈部浅部软组织，多发者同时累及软组织和骨，也可累及内脏器官。镜下肿瘤呈特征性的结节状或多结节状增生，结节内各区域细胞类型有差异，形成带状或双相形态。结节周边部分一般为肥胖的肌纤维母细胞排列成短束状或漩涡状结构，常伴有玻璃样变，呈假软骨样；中心区域细胞丰富不成熟，细胞围绕血管呈血管外皮瘤样图像。有些病变中两种类型区域排列相反或随意分布。常见钙化、坏死和间质玻璃样变以及肿瘤结节突入血管腔内生长。而围绕血管同心圆排列的特征不明显。免疫组化在与肌周细胞瘤的鉴别上作用不大。

（3）管外周细胞瘤 / 血管外皮瘤（haemangiopericytoma）：血管外皮瘤来源于血管周细胞。随后血管外周细胞瘤一直作为独立的病种，主要的诊断依据是短梭形肿瘤细胞围绕薄壁分枝状血管排列，形成所谓的血管外周细胞瘤样结构。该结构可见于多种肿瘤的局部，甚至大部分区域，如深部纤维组织细胞瘤、婴儿肌纤维瘤病、间叶性软骨肉瘤、滑膜肉瘤、平滑肌肉瘤等。近年来随着胸膜外孤立性纤维性肿瘤的大量报道，越来越多的证据表明以往诊断的一些血管外周细胞瘤可能就是孤立性纤维性肿瘤。因此，WHO（2002）软组织肿瘤分类中把血管外周细胞瘤归类到胸膜外孤立性纤维性肿瘤中，实际上与血管周细胞并无关系，免疫表型与孤立性纤维瘤一样表达 CD34 和 CD99，一般不表达 SMA 和 desmin。同时，该分类认为婴儿型血管外周细胞瘤的病变属于婴儿型肌纤维瘤（病）。

（4）血管球瘤：本病大多发生在四肢末端的浅表软组织，常有疼痛史。镜下典型的血管球瘤为肿瘤细胞片状排列，被大小不一的血管分隔，有的细胞巢器官样或上皮样，血管球瘤则类似海绵状血管瘤，周围有少数瘤细胞，而有的血管球瘤细胞向平滑肌转化，称为血管球肌瘤，此时与肌周细胞瘤形态上重叠。一般来说，典型的血管球瘤细胞小、单一、圆形，胞质空，界限清楚，每个细胞周围有基底膜围绕，瘤细胞呈巢状排列围绕血管，而围绕血管同心圆排列的特征不明显，且梭形细胞在血管球瘤中少见，只是在血管球肌瘤或恶性血管球瘤时才出现。

【治疗】

绝大多数肌周皮细胞瘤属于良性肿瘤，治疗方法以手术切除为主。恶性者需辅助放疗及化疗。

【预防与调摄】

对于肌周皮细胞瘤患者，积极寻找诊断线索，加强皮肤病理检查，详细询问病史，减少漏诊误诊。

【临床研究进展】

肌周细胞瘤临床少见，影像学表现缺乏特异性，术前难以正确诊断，最终诊断依靠病理。临床治疗主要以手术切除为主，恶性者需辅助放疗及化疗，但疗效尚不确切，肌周皮细胞瘤绝大部分病例彻底手术切除后无复发。复发病例可能与病灶边界不清，难以完整切除有关。恶性肌周细胞瘤非常罕见，表现为逆袭性生长及远处转移。是否完全切除是目前确定的影响预后的唯一因素。

【参考文献】

[1] KATHERINE PETERS, JAMIE T. Caracciolo, Evita Henderson-Jackson, Odion Binitie. Myopericytoma/myopericytomatosis of the lower extremity in two young patients: a recently designated rare soft tissue neoplasm[J]. Radiology Case Reports, 2018, 13(1): 275-280.

[2] LINDA SZYMANSKI, KAI-YIN SEE, KIMBERLY GOKOFFSKI, et al. Treatment of multifocal central nervous system AIDS-related Epstein Barr virus-associated malignant myopericytoma with bevacizumab[J]. Radiology of Infectious Diseases, 2017, 4(3): 121-127.

[3] 杨义成, 马孝, 朱里, 等. 肌性血管周细胞瘤 [J]. 临床皮肤科杂志, 2017, 46(05): 335-337.

[4] 朱慧能, 孙文勇. 肌周细胞瘤诊断研究进展 [J]. 肿瘤学杂志, 2009, 15(03): 253-255.

[5] 陈创奇, 张浩, 蔡世荣, 等. 胰腺肌周细胞瘤的病理特征及诊治 (附 1 例报告并文献复习)[J]. 中华普通外科学文献 (电子版), 2009, 3(03): 208-211.

[6] 董盼盼, 刘玉林, 郭小芳, 等. 腹膜后肌周细胞瘤 1 例并文献复习 [J]. 肿瘤防治研究, 2018, 45(07): 510-511.

（李福伦）

卡波西样血管内皮瘤

卡波西样血管内皮瘤（kaposiform hemangioendothelioma，KHE），是具有血管瘤和卡波西氏肉瘤的双重特征的交界性脉管肿瘤，临床罕见，组织学检查呈良性，无转移，但存在局部侵袭行为，是引起儿童卡梅现象（Kasabach-Merritt phenomenon，KMP）的主要肿瘤之一。本病好发于深部软组织，如后腹膜、纵隔等处，以及皮肤和骨骼，皮肤损害变现为淡红或青紫色斑块或肿块。发病人群以婴幼儿为主，多在出生后 1 月内发病，成人少见，男女比例接近。

【病因及发病机制】

本病目前发病机制不明，可能与自身免疫系统发育异常、遗传因素等相关。

【临床表现】

本病临床表现可见皮肤损害，表现为淡红或青紫色边界不清的斑块或膨出肿块，有疼痛和侵袭性浸润，严重时发生溃疡和感染。若发病部位在纵隔、后腹膜时，可危及生命。

【组织病理】

本病组织病理以呈明显的卡波西样的束状梭形细胞生长方式为特点，肿瘤组织由血管团组成，在周围正常组织间呈浸润性生长，典型者可形成肾小球样结构。

【诊断与鉴别诊断】

根据临床表现，结合皮损特点与组织病理诊断不难。

本病可与以下疾病鉴别：

（1）良性血管内皮瘤：本病内皮组织病理见细胞增生形成条索状或小团块，无成束的梭形细胞，可自发消退。

（2）丛状血管瘤：本病组织病理学表现为毛细血管呈管球样分布，血管丛突入管腔形成一种球样外观，细胞异型性不明显。

【治疗】

本病以对症治疗为主，常用抗肿瘤、止血、皮质类固醇等药物。药物治疗无效时，可采取手术切除、动脉栓塞等治疗。

【预防与调摄】

未行手术切除及药物控制的患者应定期随访，密切关注肿瘤大小、形态等变化，观察血常规变化，婴幼儿期患者警惕卡梅综合征发生。

【参考文献】

[1] 苏刚. 卡波西样血管内皮瘤 [J]. 中国小儿血液与肿瘤杂志. 2015, 20(2): 60-65.

[2] 金江，陈雪，张建中. 卡波西样血管内皮细胞瘤 1 例 [J]. 临床皮肤科杂志. 2005, 34(1): 35-37.

[3] ZUKERBERG L R, NICKOLOFF B J, WEISS S W. Kaposiform hemangioendothelioma of infancy and childhood: an aggressive neoplasm associated with Kasabach-Merrit syndrome and lymphangiomatosis[J]. Am J Surg Pathol, 1993, 17(4): 321-328.

[4] 张文莉. 成人卡波西样血管内皮瘤伴复发 1 例临床病理分析 [J]. 当代医学, 2008, 14(24): 84.

[5] 张雷，魏建国，侯梦，等. 卡波西型血管内皮瘤 29 例临床病理分析 [J]. 临床与实验病理学杂志，2018, 34(3): 295-299.

（李福伦）

卡波西肉瘤

卡波西肉瘤（Kaposi's sarcoma，KS）是一种多中心性肿瘤疾病，主要累及皮肤，也可累及黏膜、淋巴结及内脏器官，皮损以初起小丘疹，后发展为大小不一的淡红或紫红色斑块为主要特征，好发于患者的下肢。人类 8 型疱疹病毒（HHV-8）是卡波西肉瘤发病的重要因素之一。此外，本病有显著的种族、民族遗传倾向，在我国以柯尔克孜族、维吾尔族、哈萨克族等多发。

【病因及发病机制】

本病发病机制尚不明确，目前认为有以下几种原因相互作用从而致病：

1. 病毒感染　流行病学研究提示卡波西肉瘤的发生可能与某些病毒感染因子有关。1994 年，研究人员发现并将这种病毒命名为卡波氏肉瘤相关病毒，即人类 8 型疱疹病毒（HHV-8）。目前认为 HHV-8 是卡波西肉瘤发病的重要因素之一。

2. 免疫缺陷　卡波西肉瘤在接受器官移植者中的发病率远高于普通人，可能与器官移植后免疫抑制药的长期应用有关，停用免疫抑制药后，卡波西肉瘤病灶可减轻或自行消退。

3. 细胞因子　卡波西肉瘤以血管增生为主要表现，组织病理可见大量炎性细胞聚集在病变部位，形成类似炎症的表现，因此认为细胞因子调节网络紊乱也是 KS 发病的重要因素之一。

4. 遗传因素　卡波西肉瘤最先在犹太人和意大利人中被发现，流行病学研究显示，经典型 KS 具有明显的种族好发倾向，另有研究发现 KS 患者中 HLA-DR5 增高，而 HLA-DR3 降低，有些病例存在染色体数量和结构异常。在我国，经典型 KS 病例主要分布于新疆地区的柯尔克孜族、维吾尔族和哈萨克族人中，具有明显种族特异性。

【临床表现】

根据患者不同的临床特征，本疾病可分为以下 4 种类型：

1. 经典型卡波西肉瘤　皮损初起为斑疹，呈淡红色或青紫色，多累及四肢末端，足部尤多，亦有发生于躯干、头面部、口腔等位置，随着病情发展，斑片发展可为丘疹、斑块，结节状或蕈状肿瘤，重者形成糜烂、溃疡（各图 24-4-19）。早期起病，病变部位质地较柔软，日久转为坚硬，生于口腔与胃肠道者，日久可累及粘膜。本型病情进展缓慢，患者可存活数十年以上，是一种相对良性肿瘤。

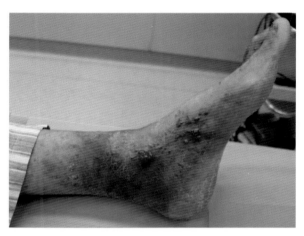

各图 24-4-19　卡波西肉瘤
（上海市皮肤病医院　刘业强　供图）

2. 艾滋病相关型卡波西肉瘤　艾滋病相关型 KS 多见于艾滋病后期，与艾滋病后免疫缺陷相关，皮损好发于躯干和头面部，以斑片和轻度浸润为主，结节状病变较少。本型也可累及淋巴结、胃肠道和肺部，进展迅速，恶性程度高，病死率高。

3. 非洲地方型　本型常呈结节型、菜花样型、浸润型和淋巴结病型，多累及内脏，皮肤损害少见，多发于非洲地区的儿童及青少年中，进展迅速，同样具有高致命性。

4. 免疫抑制型　多见于长期免疫抑制治疗的器官移植和自身免疫性疾病的患者中，停用免疫抑制药后病变可缩小或自行消退。

【实验室检查】

本病可行免疫组化分析辅助诊断，结果常见 CD34 阳性，CD31 阳性，VIII 因子阴性。其他检查指标可见 HHV-8 阳性，FLI1 表达。

【组织病理】

本病初起斑片期组织病理学可见真皮内小血管增生，伴有炎细胞浸润。随着病情进一步进展，可见病变部位梭形细胞增生，含有血管裂隙，呈带状分布，伴有含铁血黄素沉积及红细胞外溢。

斑块期梭形细胞增生更明显，呈交叉性排列，出现异型性梭形细胞，梭形细胞之间可见增生的小血管及血管间裂隙，红细胞外溢增多，存在于裂隙间，炎细胞较前减少，常可发现玻璃样小球。

结节期交叉排列的异型性的梭形细胞束形成界限清楚的结节，大量红细胞进入血管裂隙状，病变外周血管扩张。增生的梭形细胞具有分裂活性，梭形细胞内外存在玻璃样小球。

淋巴结内病变分为单灶性或多灶性，正常的淋巴组织可完全被肿瘤组织取代。内脏器官病变的组织病理学变化较大，病变多沿血管、支气管、肝脏门脉等结构呈束状分布，而后侵袭周围器官实质。

【诊断与鉴别诊断】

根据临床分类和表现，结合皮损特点、实验室检查和组织病理诊断不难。

本病可与以下疾病鉴别：

（1）化脓性肉芽肿：本病组织病理学可见真皮内血管增生，内皮细胞肿胀，类似组织细胞或上皮样细胞，周围炎细胞浸润，与卡波西肉瘤初起相似，但无明显梭形细胞增生及血管裂隙，查血 HHV-8 呈阴性。

（2）血管肉瘤：本病血管增生较卡波西肉瘤不显，溢出红细胞少，无明显梭形细胞增生及血管裂隙，查血 HHV-8 呈阴性。

【治疗】

1. 局部治疗　表浅及扁平损害可进行液氮冷冻疗法、X 线、高能电子束治疗；孤立性病灶可行手术切除或激光治疗。

2. 药物治疗　一般单用细胞毒药物，联合应用抗肿瘤药物，如长春新碱等，临床也有运用大剂量干扰素治疗本病的案例。

3. 若患者同时患有艾滋病，应联合应用齐多夫定。

【预防与调摄】

高危人群应做好 HHV-8 的防护措施，定期门诊随访，检查有无累及其他系统，累及其他系统时予相应对症支持治疗。

【临床研究进展】

众多文献研究显示，miRNA 是生物体基因表达和蛋白质翻译过程中的调节分子，且在 KSHV 的发生过程中，KSHV miRNAs 起到了一个调控的枢纽作用。随着对 miRNA 进行更深入的研究后，或许可以做出先天性基因筛选，做出预防免疫等措施，减少遗传性疾病的危害性。

【参考文献】

[1] HENGGE U R, RUZICKA T, TYRING S K, et al. Update on Kaposi's sarcoma andother HHV8 associated diseases. Part 1: epidemiology, environmental predispositions, clinical manifestations, and therapy[J]. Lancet Infect Dis, 2002, 2(5): 281-292.

[2] WANG H W, TROTTER M W, LAGOS D, et al. Kaposi's sarcoma herpesvirus induced cellular reprogramming contributes to the lymphatic endothelial gene expression in Kaposi's sarcoma[J]. Nat Genet, 2004, 36(7): 687-693.

[3] 谭晓华，李冬妹，李锋. 等，新疆卡波氏肉瘤血清细胞因子水平检测 [J]. 中国公共卫生，2005, 21(2): 221-222.

[4] 周静，蒋燕萍. 经典型卡波西肉瘤的研究进展 [J]. 中国皮肤性病学杂志，2018(3): 351-354.

[5] 杨海潮，普雄明. 136 例卡波西肉瘤临床及病理分析 [D]. 乌鲁木齐：新疆医科大学，2016.

（李福伦）

血管肉瘤

血管肉瘤（angiosarcoma）也称恶性血管内皮瘤，是由血管内皮细胞或向血管内皮细胞方向分化的间叶细胞发生的恶性肿瘤，临床较罕见，预后差，好发于皮肤、肌肉和骨组织，也见于口腔、纵隔和腹膜后等部位，其中约半数以上发生在头颈部的皮肤和软组织。本病发生于皮肤或浅部者，常呈斑块状或结节状，表面皮肤呈青紫色或皮色正常，本病可发生于任何年龄，青少年与老年人多见，尤其好发于老年男性。

【病因及发病机制】

本病发病机制尚不明确，目前认为有以下几种原因相互作用从而致病：

1. 长期慢性淋巴水肿　各种因先天性、特发性或外伤性四肢淋巴水肿以及丝虫病淋巴性水肿的患者，常因长期慢性水肿导致淋巴管扩张，结缔组织营养不良，引起血管内皮细胞恶性增生，日久导致肿瘤生成。

2. 电离辐射史　大量临床病例显示，癌症术后进行局部放疗者，易在照射范围内发生血管肉瘤，因此认为本病的发生与电离辐射有关。长期日光照射也有可能是本病的诱因之一。

3. 毒物接触史 研究显示，长期接触钍化合物、氯乙烯、无机砷，服用类固醇和雌激素均是血管肉瘤的诱因之一。

4. 外伤史及慢性感染等其他原因 外伤及异物嵌入、慢性结核性胸膜炎等均是血管肉瘤的相关因素之一，多与炎症长期刺激相关。

5. 遗传因素 除外部刺激外，约有 3% 的血管肉瘤的发生与基因相关。

【临床表现】

血管肉瘤可发生于全身任何部位，一般好发于皮肤、肌肉、骨组织，也见于口腔、纵隔和后腹膜等部位，其中约半数以上发生在头颈部的皮肤和软组织（各图 24-4-20）。血管肉瘤临床表现多样，常见有结节型、弥漫型和溃疡型。

本病初起可见皮肤边界不清的青紫色瘀点或瘀斑，类似磕碰后瘀斑，质硬。相对良性者边界较清，生长缓慢，恶性者随着病情进展，病灶高出皮肤，呈紫红色，质软，有时可形成溃疡，周围可见数个卫星灶。弥漫型表现为广泛的局部浸润，颜色较红，生长迅速，容易出血，日久可形成深底溃疡。

当血管肉瘤发生于内脏等器官时，可因生长部位不同，产生多样的症状，如肠血管肉瘤易引起腹部不适、恶心、呕吐和排便习惯改变。

本病预后差，易发生远端转移及复发，转移通过血液及淋巴管，最易侵犯肺部，病死率高。

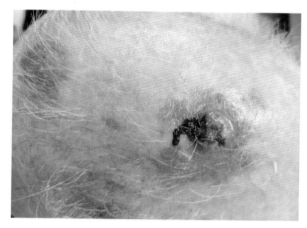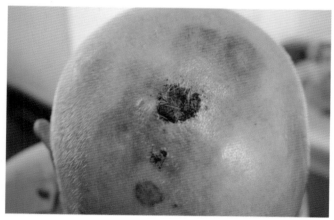

各图 24-4-20　血管肉瘤
（天津市中医药研究院附属医院　顾安康　供图）

【实验室检查】

本病可行免疫组化分析辅助诊断，CD31 是最可靠的诊断标志，其他常用血管标记有 ECSCR、TIE1、CD34、CDH5、ESAM、ROS1 等。

【组织病理】

血管肉瘤在组织学上分为分化良好及分化较差两种病理类型。

分化良好的血管肉瘤中肿瘤血管与血管瘤或正常淋巴管在组织学上很相似，保留了部分生理功能。在分化良好的区域，内皮细胞单层排列，形成不规则的毛细血管样管腔，管腔互相融合形成网状结构，少见异型细胞及核分裂。

分化较差的区域可见较多异型血管内皮细胞，核大深染，核分裂相多见。血管腔扩张，内皮细胞异常增生，突入管腔，严重者可充塞管腔，偶有角化过度或角化不全现象，病灶周围可见红细胞外溢。网状纤维染色对本病有诊断价值。

【诊断与鉴别诊断】

根据临床表现，结合皮损特点、组织学检查与组织病理诊断不难。

本病可与以下疾病鉴别：

（1）卡波西肉瘤：本病组织病理学可见明显梭形细胞增生及血管裂隙，大量红细胞外溢，查血HHV-8呈阳性。

（2）单发性血管球瘤：血管球瘤是一种少见的良性小型血管瘤，很少发生恶变，大头针按压实验阳性。组织病理见扩张的血管腔，内衬单层扁平内皮细胞，内皮细胞周围为数层或多层血管球细胞，细胞核无变形。

【治疗】

1. 手术治疗　本病首选外科手术治疗，但因本病呈侵袭性、浸润性生长，多发淋巴结转移及其他器官转移，对于非孤立病灶，手术往往很难取得预期疗效。

2. 放射治疗　局部病灶大范围切除后，可辅助放疗，或联合热疗。

3. 化学治疗　对于转移性血管肉瘤，无法应用手术及放疗者，多采用化疗，常用药物有紫杉醇、阿霉素、多西他赛等。

4. 其他治疗　目前靶向治疗与免疫治疗也应用于本病的治疗。

【预防与调摄】

本病预后差，远端转移、复发率较高，患者应定期随访，早期发现转移病灶，及时采取相应治疗措施，降低病死率。

【临床研究进展】

化疗是转移性血管肉瘤主要的治疗选择。蒽环类、异环磷酰胺和紫杉烷类是目前化疗的主要用药。目前靶向治疗药索拉菲尼，免疫疗法云芝糖肽等也逐渐应用于临床试验中，更多有效的辅助治疗尚需探索。

【参考文献】

[1] 孙宇楠，王思亮，吴荣. 血管肉瘤的诊疗进展 [J]. 现代肿瘤医学，2014, 22(11): 2763-2767.

[2] 高远红，徐建华. 血管肉瘤研究进展 [J]. 临床肿瘤学杂志，2011, 6(3): 283-286.

[3] ROSAI J." Chapter 25 soft tissue " in Rosai and Ackerman's surgical pathol[J]. Elsevier Health Sciences, 2004(9): 2294.

（李福伦）

第五节　脂肪、肌肉、骨组织及神经肿瘤

脂肪瘤

脂肪瘤（lipoma）是一种常见的软组织肿瘤，由成熟脂肪细胞所构成的可发生于身体任何有脂肪的部位。中医称为"痰核""肉瘤"。《外科正宗》说："肉瘤者，软若绵，硬似馒，皮色不变，不紧不宽，终年只似复肝然。"

【病因及发病机制】

中医学认为本病多因饮食不节，过食肥甘厚味，辛辣炙煿，乃致脾运不健，湿痰内生，结聚于体肤；或由思虑伤脾，中土运化失职，湿痰阻络，与气血凝结而成。《外科启玄》云："凡肉瘤初生如粟如桃，久则如馒头大，其根皆阔大，不痒不疼，不红不溃，不软不硬，不冷不热，日渐增加。"

　　现代医学认为，该病未完全明确，可能与炎症刺激、结缔组织变性、脂肪组织代谢异常和障碍、脑垂体前叶性腺激素水平分泌异常、先天发育不良、肠道营养不良等因素有关。约 1/3 多发性脂肪瘤患者可有家族史。

【临床表现】

　　为最常见的良性肿瘤之一，可发生于任何年龄，但 40%~50% 的患者发病于 40~50 岁。女性多见。多发损害的病例可有家族史。肿瘤可单发或多发，通常质地柔软，可以移动，基底较宽，圆形或分叶状。主要见于颈、肩、背、腹部的皮下组织（各图 24-5-1）。可对称分布、也可任意分布。大小不一，表面皮肤正常。多无自觉症状。其发病与患者的全身营养状况无关。此肿瘤在消耗性疾病患者身上也能长期存在。此瘤可保持一定大小不变，但通常渐渐长大，极少数患者可恶变，故肿瘤突然长大时应做活检。有很少病例可发生钙化、坏死或液化。本病发生于皮下组织，生长缓慢，可以移动，以及其硬度与分叶现象作为诊断特点。

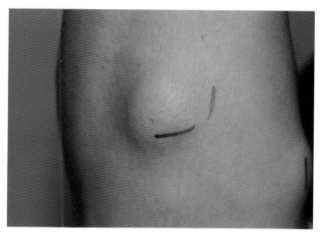

各图 24-5-1　脂肪瘤
（新疆维吾尔自治区人民医院　吴曹英　供图）

　　脂肪瘤可为 Gardner 综合征的症状之一，此综合征尚可出现其他病变，如多发性骨瘤、皮肤表皮囊肿、结肠息肉、纤维瘤、纤维肉瘤及平滑肌瘤等。发生于乳房者易误诊为癌，此时只有活检才能明确性质。

【实验室检查】

　　根据脂肪瘤发生的部位可选择超声检查、CT 检查、磁共振检查等。超声检查对于诊断非常有帮助，脂肪瘤表现为圆形的透光性肿块，由于周围组织的密度高可被清楚地显示出来，可以判断肿物位置、大小、质地及血液供应情况。CT 显示为具有皮下脂肪组织特征的肿块。磁共振 T1 加权像中，表现为高信号。

【组织病理】

　　切片内可见成熟的脂肪细胞群集成小叶状，周围有多少不等的结缔组织间质及毛细血管包裹。单个脂肪细胞与正常脂肪细胞无法区别。与正常脂肪组织唯一不同点是脂肪瘤周围有完整的包膜。在成熟的脂肪瘤中有时可见少数成脂肪细胞（其核较大而脂肪空泡较小），表明此种损害可能还要长大，而成熟脂肪细胞已不能增生。多发性脂肪瘤可能混有多少不等的间质成分或其他成分，因此可出现一些亚型，称之为纤维脂肪瘤、血管脂肪瘤以及肌脂肪瘤等，这些均属错构瘤。

【治疗】

（一）中医治疗

1. 分型论治

（1）气滞痰凝证：

　　主症：初起体质壮实，或形体肥胖，瘤体分布在背、项及腹部等处，触之或有胀感，舌质腓嫩，苔薄白，脉滑实。

　　治法：行气散结，燥湿化痰。

　　方药：二陈汤加味。

（2）气虚痰浊证：

　　主症：日久瘤体渐大，甚则如碗，捏起松软，肤色正常；伴有纳呆食少，神疲乏力，或见浮肿便溏；舌质淡红，苔白腻，脉濡缓。

治法：健脾益气，宽中化痰。

方药：顺气归脾丸加减。

（3）肝脾不和证：

主症：体生肉瘤，或软或韧，兼见胸闷肋胀，烦躁易怒，食纳欠佳，舌质淡红苔白微滑，脉弦细。

治法：疏肝和脾，理气活血。

方药：十全流气饮加减。

2. 外治法　初起可外敷消瘤膏；或取山慈菇，醋磨浓汁，外涂患处，每天 3～5 次。瘤体过多，伴有疼痛，尤其出现恶性变征象时，应迅速手术切除。

（二）西医治疗

单发者可以切除。

【预防与调摄】

1. 应避免过食鱼腥海鲜、辛辣肥腻食品，饮食宜清淡，以新鲜蔬菜、水果为宜。

2. 患处不可自行挤压，避免擦破磕碰，以防染毒化脓。

浅表脂肪瘤样痣

浅表脂肪瘤样痣（nevus lipomatosus superficialis）由 Hoffman 和 Zurhelle 于 1921 年首次描述，是一种结缔组织痣或错构瘤。

【病因及发病机制】

浅表脂肪瘤样痣发病机制不清，一般认为来源于血管周围的间叶组织中的脂肪细胞，当其进入真皮内后，在真皮内形成异位脂肪细胞群，群集而致成本病。

【临床表现】

本病罕见，好发于臀部及骨盆部位。多发于出生时或儿童期，皮损表现为群集的柔软扁平丘疹或结节，呈正常肤色或淡黄色，表面光滑或有褶皱（各图 24-5-2）。一般无自觉症状。孤立性皮损好发于成人，发病部位与上述类似，但也见于其他部位。

皮内细胞并发本病者相当多见，但其临床表现仍为细胞痣，不因合并本病而有任何影响。

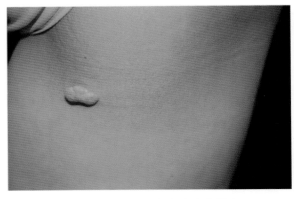

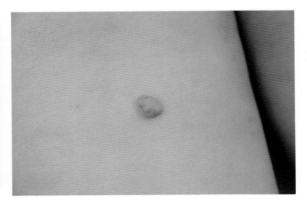

各图 24-5-2A　浅表脂肪瘤样痣
（新疆维吾尔自治区人民医院　吴曹英　供图）

各图 24-5-2B　浅表脂肪瘤样痣
（上海市皮肤病医院　刘业强　供图）

【组织病理】

单纯的脂肪瘤样痣中，在真皮胶原束间可见到成熟脂肪细胞，成群成束地分布，常常位于浅表部位，甚至达乳头下层。在真皮较深部位者，脂肪细胞围绕着较大的血管。有些病例在连续切片中，可见真皮内聚集的脂肪细胞与其下方的皮下脂肪相连。皮内痣伴发的脂肪瘤样痣则可见在痣细胞巢内有单个或成群的脂肪细胞。

【诊断与鉴别诊断】

主要靠病理检查来确诊。在灶性真皮发育不良的病变中脂肪细胞也见于真皮甚至接近表皮，但与脂肪瘤样痣不同，其真皮胶原纤维极为稀少，故可以鉴别。

【治疗】

本病一般不需要治疗。单发损害可手术切除。

平滑肌瘤

平滑肌瘤（leiomyoma）是主要由平滑肌细胞组成的皮肤肿瘤，分为单纯平滑肌瘤和血管平滑肌瘤。

【病因及发病机制】

本病是由平滑肌的异常增生所致，可能与遗传有关。可由血管平滑肌、立毛肌、乳房或阴囊的平滑肌发生而来。

【临床表现】

可发生于各种年龄，但以 20～30 岁最多见。多发损害者多见于男性，而单发者则在性别上无差别。多发者为针头大到豆大、褐色或蓝色硬固隆起结节。多发于背、面或四肢伸侧。通常成群发生。结节成弧状或线状排列，群集的结节有时融合成斑块。单发的皮肤或皮下平滑肌瘤通常豆大至胡桃大，偶有更大者。特别多见于下肢伸侧、阴囊、大阴唇及乳房。虽然有些病例，肿瘤疼痛甚为突出，特别是较大者更为明显，但并不经常有疼痛。在寒冷及局部刺激的影响下，肿瘤通常可收缩，或出现一种缓慢的蠕动。本病属良性肿瘤，生长缓慢。小的损害也可自行消退，但甚为罕见。发生肉瘤者极少，一般平滑肌肉瘤并不是在原有平滑肌瘤基础上发展而来。平滑肌瘤从组织发生上可分为三类：①皮肤平滑肌瘤，为浅表平滑肌瘤，通常多发，可能起源于竖毛肌。②血管平滑肌瘤，通常为单发，起源于真皮深部或皮下组织的血管肌层。③结节状肌瘤，也为单发，是起源于阴囊、乳头及外生殖器的平滑肌细胞，通常比较深在，位于真皮或皮下组织。

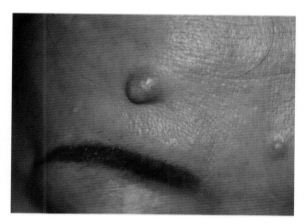

各图 24-5-3　平滑肌瘤
（新疆维吾尔自治区人民医院　吴曹英　供图）

【组织病理】

平滑肌瘤是由不同走向的平滑肌束纵横交错构成。平滑肌瘤细胞甚似正常的平滑肌细胞。核位于中央，细长而端钝，但略微大些。大多数不含有肌原纤维。肌纤维呈条索状或稍有波浪状。

【诊断与鉴别诊断】

如临床出现单发或成簇的疼痛性丘疹或结节，即需要考虑到平滑肌瘤。当用一小块冰放在病变处数秒钟，平滑肌即收缩，肌瘤表面即出现皱缩，则是诊断特点之一。通常本病需与神经瘤、神经纤维瘤、血管球瘤、皮肤纤维瘤等区别，此时活检甚为重要。

（1）皮肤纤维瘤：胶原纤维增殖，可见泡沫巨细胞。

（2）隆突性皮肤纤维肉瘤：梭形细胞，排列成车轮状或旋涡状，轻度不典型改变，CD34 阳性。

（3）神经纤维瘤：核呈"S"形，纤维较细，呈波纹状，对 S100 和神经丝免疫反应阳性。

【治疗】

外科切除是首选治疗方法，切除不完全者可复发。放射治疗无效。

平滑肌肉瘤

平滑肌肉瘤（leiomyosarcoma）是起源于平滑肌的恶性肿瘤。

【病因及发病机制】

该病病因及发病机制不明。

【临床表现】

平滑肌肉瘤皮肤很少见，仅偶尔发生于皮下组织。大腿为最常见部位，其次为四肢、腹部及腋窝（各图24-5-4）。患者年龄在24~83岁，50岁左右最多见。肿瘤为硬固结节。通常无自觉症状，在发生于皮肤时可为多叶状，往往稍隆起，平均直径6 cm。也可侵及真皮，造成萎缩或破溃。平滑肌肉瘤占所有软组织肿瘤的5%~10%。以直肠平滑肌肉瘤最多见，约占大肠平滑肌肉瘤的85%。常见发病部位为腹膜后区，可有疼痛。发生于下腔静脉的平滑肌肉瘤因部位

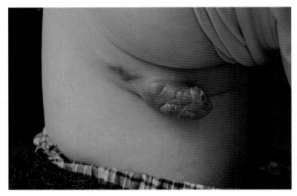

各图24-5-4　平滑肌肉瘤
（新疆维吾尔自治区人民医院　吴曹英　供图）

不同而症状各异。平滑肌肉瘤除局部浸润邻近器官和组织外，血行播散是最主要的转移途径。

【实验室检查】

X线钡餐、超声胃镜及CT有助于平滑肌肉瘤的诊断。B超对位置浅，体积大，腔外生长的检出率较高。

【组织病理】

可见肿瘤为梭形细胞组成，交错成束。核长形，端钝。细胞的多少不一，有时可见长梭形或奇形怪状的细胞。核也可呈栅栏状排列。细胞成分多且核有丝分裂象多者表明恶性程度较高。一般肿瘤内很少有胶原组织，仅在小叶中隔内可见少许胶原纤维。

【诊断与鉴别诊断】

主要取决于组织病理学检查，可予明确诊断。

【治疗】

广泛切除后植皮。放射治疗无效。

甲下外生骨疣

甲下外生骨疣（subungual exostosis）指在趾（指）末节生长的骨软骨瘤，为良性骨肿瘤。

【病因及发病机制】

本病多由各种原因引起摩擦、损伤或长期压迫，导致甲下及其周围纤维组织化生为纤维软骨，继而骨化，成为有透明性的骨软骨瘤，或上述组织直接化生为骨瘤。

【临床表现】

本病较常见。常位于甲缘，尤其是拇趾甲缘下，呈单个结节，有压痛，直径数厘米或更大，甚至引起整个指（趾）末节肿胀，X线检查可见外生骨疣处密度不规则（各图24-5-5）。

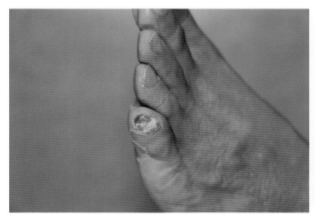

各图24-5-5　甲下外生骨疣
（上海市皮肤病医院　刘业强　供图）

【组织病理】

外生骨疣处可见骨刺样的成熟骨结构伸入真皮内。

【诊断与鉴别诊断】

临床表现结合 X 线摄片可以确诊。

临床上 X 线摄片有助于诊断，特别是对甲下恶性黑色素瘤有鉴别作用，后者无骨性突起。

本病还应与甲下血管球瘤鉴别。后者其肿物为质软的紫红色瘤体，或甲下呈蓝色斑点，发作性疼痛，遇冷疼痛加重，遇热则能缓解。X 线检查无骨性突起，而表现为趾骨压痕或骨质破坏，容易鉴别。

【治疗】

外科手术切除。

【临床研究进展】

国内报道甲下外生疣男性多于女性，两性之比约为 3：1。年龄 4～54 岁均有发病，平均 20.2 岁，占综合的原发性骨肿瘤的 0.3%，占良性肿瘤 0.53%。肿瘤常发于足第一趾内侧，亦可发于腹侧、背侧及末端；少数发生于其他趾及拇指。

神经纤维瘤

神经纤维瘤（neurofibroma）是指起源于神经鞘细胞的一种良性的周围神经瘤样增生性病变。《外科真诠》中有"人遍身生疙瘩，或内如核块，或似蘑菰香蕈木耳之状者"。中医称为"瘤赘"，与神经纤维瘤相似。

【病因及发病机制】

中医学认为本病乃先天禀赋不足，肺气不宣，腠理不密，湿痰气郁，相互纠结，阻滞经络而发于肌肤。

现代医学认为本病是起源于神经鞘细胞的一种良性的周围神经瘤样增生性病变。

【临床表现】

一般所指的神经纤维瘤又称孤立性神经纤维瘤（solitary neurofibroma）。临床男女发病无明显差别，好发年龄为 20～40 岁。肿瘤可发生于周围神经的任何部位，多见于躯干、四肢、头颈皮肤及皮下组织，也可发生在神经末梢或沿神经干的任何部位（各图 24-5-6）。本病少见，无家族史，常发生于成人，只见单个皮肤结节，好发于头皮或四肢。结节直径 1～3 cm。少数达 4 cm，与皮肤粘连，无自觉症状。

【组织病理】

肿瘤的组织形态是由增生的构成周围神经的所有成分组成。包括神经鞘细胞、轴突、纤维母细胞和神经束膜细胞。神经鞘细胞是最主要成

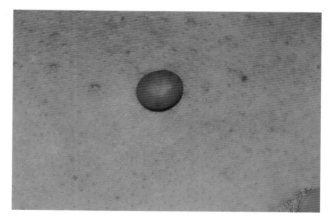

各图 24-5-6　神经纤维瘤
（新疆维吾尔自治区人民医院　吴曹英　供图）

分。每个肿瘤常呈现不同的组织形态，这取决于肿瘤细胞、粘液和胶原纤维成分的多少。最为特征性的神经纤维瘤表现为核呈波浪状，深染的细长形细胞交织成束，细胞与胶原紧密排列，间质有少量的粘液样物质，病灶基质中偶见肥大细胞、淋巴细胞和少量的黄色瘤细胞。

【诊断与鉴别诊断】

依据临床及组织病理表现诊断不难。本病需与神经纤维瘤病加以区分。神经纤维瘤是一种临床常见的良性肿瘤，而神经纤维瘤病又是一种涉及多个系统复杂的疾病，其属于一种基因突变，属常染色

体显性遗传性疾病。其可分 1 型和 2 型，1 型突出表现是皮肤的多发咖啡斑，以及椎管内的多发的神经纤维瘤；2 型的突出表现是双侧前庭神经 Schwann 细胞瘤或者以听力下降或双耳耳鸣为主要表现。

【治疗】

治疗主要采取手术切除。

神经鞘瘤

神经鞘瘤（neurolemmoma）又名 Schwann 细胞瘤（Schwamoma），是由周围神经的 Schwann 鞘（即神经鞘）所形成的良性肿瘤。

【病因及发病机制】

普遍认为此种肿瘤是一种神经鞘的肿瘤，但究竟是起源于 Schwann 细胞，还是起源于神经鞘的成纤维细胞，尚有争论。本病可以自然发生，也可能为外伤或其他刺激的结果，也可与多发性神经纤维瘤并发。

【临床表现】

各种年龄、不同性别均可发生。发生于脑神经较周围神经者更为常见。通常为单发，有时多发。大小不等，大者可达数厘米。皮肤损害常发生于四肢，尤其是屈侧较大神经所在的部位（各图 24-5-7）。其他如颈、面、头皮、眼及眶部也可发生。此外，尚可见于舌、骨及后纵隔。

肿瘤为散在柔软肿块，通常无自觉症状，但有时伴有疼痛及压痛。如肿瘤累及神经组织时，则可发生感觉障碍，特别是在相应的部位发生疼痛与麻木。运动障碍很少见到，最多在受累部位表现力量微弱。

此肿瘤生长缓慢，属良性病变，外科切除后很少再发。虽有很少数恶性神经鞘瘤病例的报道，但一般认为这些病例开始即为恶性，而不是由良性神经鞘瘤转变而来。

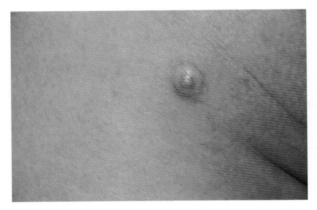

各图 24-5-7A　神经鞘瘤
（新疆维吾尔自治区人民医院　吴曹英　供图）

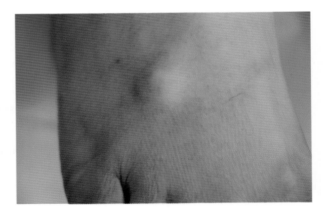

各图 24-5-7B　神经鞘瘤
（上海市皮肤病医院　刘业强　供图）

【实验室检查】

位于颈部、臂丛、腰丛者，颅内及椎管内者，术前行 MRI 检查。

【组织病理】

肿瘤组织通常分为 Antoni A 型及 B 型两种。A 型有下列特点：①Schwann 细胞通常排列成窦状或脑回状的束条，伴有细结缔组织纤维。②核有排列成栅栏状的倾向，同时与无核的区域相间。此点颇有特征性。此处肿瘤细胞核及纤维的排列形式表现为器官样结构，提示其组织来源可能为聚集的触觉小体，故有时称为 Verocay 小体。

B 型组织则为疏松的 Schwann 细胞，排列紊乱，结缔组织呈细网状。此型组织可变性而形成小囊肿，融合可成大囊腔，其中充满液体。

【诊断与鉴别诊断】

临床上很难做出诊断，但神经鞘瘤损害具有疼痛特别是阵发性疼痛，因此，疼痛性肿物往往要怀疑到本病，但确诊需做活检。真皮或皮下组织的肿瘤，如纤维瘤、神经纤维瘤及脂肪瘤等均易误诊，表皮囊肿或皮样囊肿也要考虑鉴别，本病甚至类似血管瘤或机化的血肿，这些通过病理检查即可加以区别。

【治疗】

完全切除干净，可以治愈。

【参考文献】

柳样庭. 甲下外生骨疣 [J]. 临床放射学杂志，1983, 2(1): 36.

（李祥林）

第六节　黑素细胞来源肿瘤

黑素细胞来源肿瘤有良性与恶性之分。其分类、诊断与鉴别诊断均存在一定困难。因此，皮肤科医生应熟悉黑素细胞来源肿瘤的临床特点，尤其对皮肤科致死率最高的肿瘤（黑素瘤）则应更加全面的掌握。

色素痣

色素痣（pigmented nevus），又称痣细胞痣（nevus cell nevus）、黑素细胞痣（melanocytic nevus）是由痣细胞局部聚集组成，为人类最常见的良性皮肤肿瘤。色素痣可分为先天性和后天性。

【病因及发病机制】

目前色素痣的发病机制尚不清楚，关于痣细胞的来源也尚有不同见解，Abtropfung 理论认为痣细胞来源于表皮的黑色素细胞，随着时间的推移逐渐下降到真皮，在这一过程中相继形成了交界痣、混合痣和皮内痣。hochsteigergung 理论认为痣细胞来源于胚胎期间神经嵴的前体细胞。也有人认为痣细胞有双重来源，即位于表皮和真皮上部的痣细胞来源于表皮黑素细胞，而位于真皮下部的痣细胞则来源于神经施万细胞，上述细胞向表皮移行过程中，由于某种因素异常，而造成黑素细胞异常分布。

【临床表现】

1. 先天性色素痣　出生时即有或于出生后数周出现。一般根据直径大小分为先天性小痣（< 1.5 cm）、中型先天性痣（1.5 ~ 19.9 cm）和先天性巨痣（≥ 20 cm）。形态多种多样，可为斑疹、斑片、丘疹、斑块、结节、乳头瘤样或者黑斑基础上有大小不等的结节，边缘可不规则、表面可不平滑、色素亦可不均匀，表面可有毛发。

2. 普通后天性色素痣　几乎人人都有，一般发于儿童期，多于 1 ~ 2 岁以后出现，但直至 30 岁前仍可出现少数新皮损。皮损初发时针尖至粟粒大小，逐渐增大，形成直径小于 0.6 cm 的棕色、褐色或黑色斑疹，多数逐渐隆起高于皮面，变成扁平或半球形的色素性丘疹。皮损色素均匀，表面光滑，边缘整齐。至中年后，皮损逐渐变软，体积变小，颜色变淡，乃至整个皮损完全消失。（各图 24-6-1）

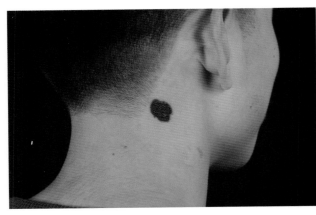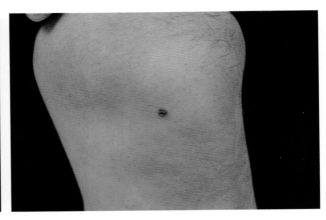

各图 24-6-1　色素痣

色素痣属于良性肿瘤，对健康无危险，但是在一些诱因下可发生恶变，一旦恶变，病程进展迅速，预后不良。色素痣恶变时会有一些征象：①色素痣发生恶变会出现多种色泽，色泽先在痣的边缘出现，逐渐向周围正常皮肤扩散。②原色素痣突然扩大，直径大于 6 mm。③良性痣发生恶变时，边缘出现不规则变化，可呈锯齿状或其它形状，色素常扩散而隐入周围正常皮肤，痣的边缘开始变得不规则，形状不对称，与周围皮肤的界线不清晰。④良性色素痣突然隆起或持续隆起，尤其在原较扁平的良性色素痣上出现明显隆起。⑤良性色素痣表面出现脱屑、糜烂、渗液、痂皮、出血等情况。⑥良性色素痣周围皮肤出现潮红、肿胀，尤其在痣周围新出现卫星病灶色素痣。⑦色素痣出现异常感觉，如瘙痒、压痛。⑧色素痣突然"软化"或质地"发脆"。

【组织病理】

根据痣细胞在组织中位置的不同，分为交界痣、皮内痣和混合痣三种基本类型。

交界痣：黑素细胞巢仅见于表皮内。

皮内痣：表皮内无黑素细胞巢，增生的黑素细胞在真皮内，在黑素细胞巢和表皮之间常有明显的正常区域。大的先天性色素痣细胞可累及皮肤的附属器，也可浸润至皮下组织。

混合痣：痣细胞既可见于表皮下部和真表皮交界处，也可见于真皮内，具有交界痣和皮内痣的双重特点。

【诊断与鉴别诊断】

色素痣根据病史及临床表现，诊断并不困难。

本病可与下列疾病相鉴别：

（1）雀斑：皮损为褐色斑点，多见于鼻和两颊，可累及颈、肩、手背等暴露部位。夏季经日晒后皮疹颜色加深、数目增多，冬季则减轻或消失。

（2）脂溢性角化病：为扁平而境界清楚的斑片，表面光滑或呈乳头瘤状，可形成一层油脂性厚痂。毛囊角栓是重要特征之一，有时甚至很小的早期皮疹即已看得很清楚。

（3）色素型基底细胞癌：皮损可见珍珠样隆起边缘，色素分布不均匀，中央部分呈网状或点状，组织学可与色素痣相区分。

（4）黑素瘤：常不对称，边界不清楚，边缘不光滑，颜色不均匀，发展迅速，易破溃、出血，组织学示细胞异型。

【治疗】

一般不需治疗。治疗目的是主要是为了美容和预防恶变。发生在掌跖、腰围、腋窝、腹股沟、肩部等易摩擦部位的色素痣应密切观察，必要时考虑切除。面积较大者，可以分次切除、皮瓣转移或者行植皮手术。

斑 痣

斑痣（nevus spilus）又名斑点雀斑样痣或者带状雀斑样痣，是临床上一种比较常见的皮肤病，可以为先天性和获得性，其特征是在咖啡色背景斑片上散布多发深色斑疹或丘疹。有研究发现斑痣的发病率为 0.2%～2.3%，男女发病率相当。

【发病机制】

斑痣的确切病因尚不清楚，推测可能与神经嵴黑素细胞缺陷、遗传和环境因素有关。

【临床表现】

可出生时即有或发生于儿童早期，可发生于身体的任何部位，但是最常见于好发于胸部和上肢。皮损特征为咖啡色背景斑片上散布多发深色斑疹或丘疹，咖啡色背景斑片通常直径约 2～10 cm 不等，深色斑疹或丘疹直径约 1～3 mm，偶可达 9 mm。斑痣可以变化多样，可为单侧性、局限性或沿 Blaschko 线分布，有报道可累及整个肢体或半侧躯干。随着时间的推移，斑疹或丘疹数目会逐渐增加。（各图 24-6-2）

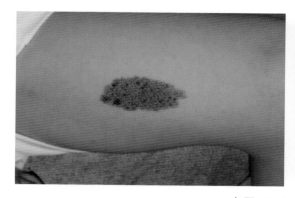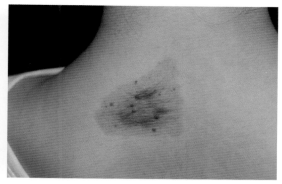

各图 24-6-2 斑 痣

【组织病理】

咖啡色斑片的组织学改变为黑素细胞轻度增生，深色斑疹或丘疹组织学改变可以为交界痣、混合痣、皮内痣、蓝痣、Spitz 痣等，偶有黑素瘤的报道。

【诊断与鉴别诊断】

出生时或儿童早期发病，好发于躯干和四肢。咖啡色背景斑上散布多发深色斑疹或丘疹。痣的各种组织学改变都可以出现在深色斑疹或丘疹内。

本病可与下列疾病相鉴别：

（1）咖啡斑：表现为浅褐色、棕褐色至暗褐色斑片，其上不会出现深色斑疹或丘疹。

（2）色素性毛表皮痣：皮损为大片色素沉着斑，表面有毛发，毛发较粗且黑，逐渐增多。

（3）簇集性雀斑：簇集性雀斑与斑痣的区别在于前者坐落于外观正常的皮肤上。

【治疗】

斑痣病程通常呈良性，无需治疗。但因有转变为黑素瘤的可能，目前主张动态观察，必要时行局部组织病理检查，以除外黑素瘤的发生。位于暴露部位影响美观的皮损，如果为良性病变，对于小的皮损，可行手术切除。

蓝 痣

蓝痣（blue nevus）是一组临床少见的树突状黑素细胞增生性皮肤病。包括 3 种不同类型：普通蓝痣（common blue nevus）、细胞型蓝痣（cellular blue nevus）和恶性蓝痣（malignant blue nevus）。临床多表现为孤立性、境界清楚的圆顶状蓝色或蓝黑色丘疹，多见于头颈部、骶尾及肢端。常为后天性，一般发生于儿童及青年，但约 1/4 的病例见于中老年人。

【病因及发病机制】

病因不明，蓝痣细胞是胚胎时期向神经胶质细胞或施万细胞分化的神经脊细胞在异常部位停留并增生所致。一般真皮内黑素细胞会在妊娠后期消失，但头颈、骶尾及肢端伸侧会残留黑素细胞，这些部位是最常发生蓝痣的部位。

【临床表现】

普通蓝痣临床表现为高出皮面的灰蓝色或蓝色半球形丘疹，直径通常为 0.5～1 cm 大小，边界清楚。可发生于体表任何部位，但多见头颈部、骶尾及肢端。皮损多单发，偶可多发或聚集。男女发病率无明显差异。

细胞型蓝痣皮损通常呈圆顶状、大而坚实的蓝色或蓝黑色结节或斑块，直径 1～2 cm 或更大，皮损境界清楚。好发于骶尾部、臀部及手足末端，也可发生于头皮、面部、躯干、四肢及宫颈。约 25% 的细胞型蓝痣是先天性的。（各图 24-6-3）

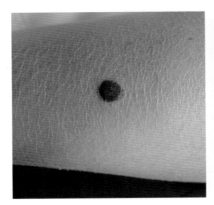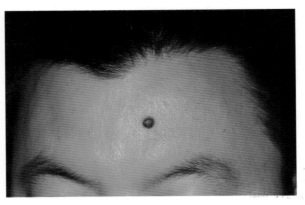

各图 24-6-3 蓝痣

恶性蓝痣是皮肤黑素瘤的少见类型，常起源于细胞型蓝痣，还可在原有太田痣或伊藤痣的基础上发生，也可一开始即为恶性蓝痣。皮损进行性增大，直径多在数厘米，外观呈多发性结节状或斑块状。好发于头皮，多见于男性，可发生于任何年龄，偶发于儿童。可发生转移，淋巴结转移的可能性最大。

【组织病理】

普通蓝痣由梭形的树突状黑素细胞组成，长轴与表皮平行。通常位于真皮浅中层，但偶可累及真皮深部甚至皮下脂肪。黑素细胞内充满黑色素颗粒，通常掩盖细胞核。可见不同数量的噬黑素细胞及胶原增生。

与普通蓝痣相比，细胞型蓝痣痣细胞较多、呈巢状或树状排列，肿瘤细胞呈双相模式，由圆胖的梭形细胞和细长的双极性或树突状黑素细胞组成，梭形细胞胞浆淡染，核圆形或卵圆形，呈泡状，核仁小且不明显，细长的双极性树突状黑素细胞含有数量不等的细小黑素颗粒，与普通蓝痣表现类似。

恶性蓝痣瘤细胞呈膨胀性生长，常将其边界推入皮下脂肪，高倍镜下可见瘤细胞核质比增大、核轻度至中度多形性、染色深、有丝分裂活跃，有时可见地图状坏死，偶见神经周围浸润。

【诊断与鉴别诊断】

蓝痣需要与以下疾病鉴别诊断：

（1）文身：通常有外伤史或异物刺入史，病理上表现为色素颗粒的沉积，可见组织细胞或异物巨细胞吞噬色素颗粒的现象。

（2）色素痣：颜色通常呈棕色或黑褐色，无特殊的蓝色。

（3）黑素瘤：原发皮损不呈现蓝色，皮肤转移时表面可呈现蓝色。

【治疗】

当蓝痣皮损直径小于 1 cm，临床表现稳定，没有非典型性，并位于典型部位则不需去除。当出现新发皮损或多发性结节损害时，或皮损发生变化时可手术完整切除并进行组织学检查来评价。由于既往有细胞型蓝痣恶变的报道，细胞型蓝痣建议手术完整切除。

Spitz 痣

Spitz 痣（Spitz nevus）是一种来源于黑素细胞的良性肿瘤，鉴于该病生物学表现良性，预后较好，但组织学上有时难以与恶性黑素瘤相鉴别，故既往又称幼年良性黑素瘤。好发于儿童面部或四肢，表现为单发的粉红色、红色或棕色丘疹，无自觉症状。也可见于成年人，偶可多发。男女发病率无明显性别差异。

【病因及发病机制】

病因不明。文献报道多发 Spitz 痣可能与外伤、注射、手术应激、紫外线照射或体内激素水平等有关，但多数 Spitz 痣无明确的诱因。

【临床表现】

Spitz 痣临床表现为快速生长的半球形的丘疹或结节，颜色呈粉红色、褐色或深褐色，颜色通常均匀一致，直径为 0.2～2 cm 大小，皮损边界清楚，表面光滑，可见毛细血管扩张。好发于头颈部或四肢（各图 24-6-4）。多见于儿童或青年，少见于成人。

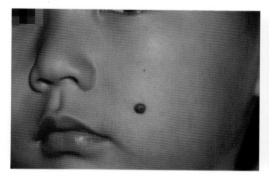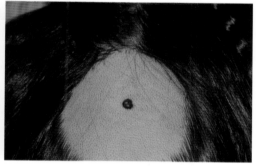

各图 24-6-4　Spitz 痣

典型的 Spitz 痣通常是单发的，但也有多发的报道。多发性 Spitz 痣有 2 种表现形式：簇发性 Spitz 痣和播散性 Spitz 痣。簇发性 Spitz 痣临床上通常表现为群集的黑素或褐色丘疹，多见于小儿，成年人也可发生，皮损可发生于正常皮肤，也可发生于有颜色改变的皮肤，如咖啡斑或雀斑样痣上。播散性 Spitz 痣突然发生，全身均可累及，数量从多个到数百个不等，皮损为红色、褐色、黑色，针尖至黄豆大的丘疹，多发生于青少年，也可发生于成年人，数年内可自然消退。

【组织病理】

Spitz 痣病理上表现为楔形生长的外观，结构基本对称，边界清楚，主要以梭形或上皮样细胞增生为主，细胞胞浆丰富、淡染，核仁明显，多具有明显的成熟现象，细胞排列具有极性，异形少见。播散性 Spitz 痣组织病理学特点与单发 Spitz 痣类似。

【诊断与鉴别诊断】

Spitz 痣临床需与化脓性肉芽肿、幼年黄色肉芽肿、皮肤纤维瘤及色素痣相鉴别，确诊需要借助组织病理学检查。化脓性肉芽肿多与创伤有关，皮损发展迅速，容易出血。黄色肉芽肿多见于婴幼儿，皮损多呈黄色，可自行消退。陈旧性皮损缺少色素，表现为皮色坚实的丘疹，临床需与皮肤纤维瘤相鉴别，两者的病理表现差异极大，后者病理表现为真皮境界相对清楚的胶原纤维及成纤维细胞增生形成的肿瘤团块。

病理上需要与黑素瘤相鉴别，表皮和附属器增生可作为 Spitz 痣鉴别黑素瘤的依据之一，此外，以下生物学表现包括缺乏对称性、皮损侧缘界限不清、溃疡、深层真皮及皮下脂肪受累、细胞无成熟现象、过度的表皮内 Paget 样扩散、核深染、核浆比高、无 Kamino 小体、深部色素沉着、坏死、真皮和真皮深层的有丝分裂相增加、真皮非典型分裂相增加，可以帮助我们诊断是否恶变。此外，我们还可以借助于免疫组织化学，Spitz 痣的 HMB45 通常在表皮及真皮浅部表达，Ki67、Bcl-2、P53 等低表达，P21 高表达，黑素瘤则相反。近年来研究显示免疫荧光原位杂交（FISH）也有助于鉴别 Spitz 痣和 Spitz 样黑素瘤，Spitz 样黑素瘤通常会出现 6 p25（RREB1）、11 q13（CCND1）基因拷贝数的增加，9 p21（CDKN2 A）基因拷贝数的降低。尽管如此，部分病变还是很难鉴别，故有时还是不得不用"生物学潜能未定的 Spitz 样肿瘤"及"非典型 Spitz 痣"等术语。

【治疗】

Spitz 痣首选手术切除，但切除不完全者可导致 7%～16% 的复发率，因此所有的 Spitz 痣均应手术完整切除。但也学者认为 Spitz 痣有自然消退的可能，临床随访观察即可。

甲母痣

甲母痣（nail matrix nevus）是发生在甲母和甲床部位的良性黑素细胞肿瘤，也称甲色素痣（nevus of the nail unit），由于大部分甲色素痣来源于甲母质或仅与甲母质相关，少见于甲床，故习惯称之为甲母痣。

【病因及发病机制】

目前发病机制尚不清楚，甲单位中几乎全部黑素细胞都存在于近端甲母质上皮，凡是引起黑素细胞增生或活性增强的不同病变均可引起黑甲。而甲母质是由于甲母上皮黑素细胞数目增多引起色素溢出至甲板，随甲板生长逐渐至甲缘形成纵行黑甲或褐色甲。

【临床表现】

甲母痣临床多表现为单个指甲甲板黑色纵行条带，宽度多较窄，通常小于 3 mm，颜色较均一，边界清楚，少数皮损可由单纯甲黑线发展成指甲弥漫性黑变（各图 24-6-5）。多见于儿童及青少年，患者年龄大多数在 20 岁以下，少数患者在 20 岁以后发病，30 岁以后发病者通常为黑素瘤。甲母痣可以累及任何甲，文献报道常发生于指甲，多见于拇指，多单发，极少累及多个甲。仅极少数患者出现 Hutchinson 征。

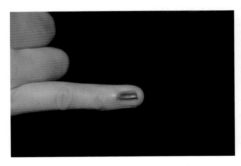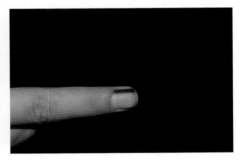

各图 24-6-5　甲母痣

【组织病理】

典型甲母痣多表现为具有痣细胞巢的交界痣，增生的痣细胞巢位于近基底层的部位，无明显 Paget 样分布的黑素细胞。但也有少数的混合痣，表现为基底层及真皮内均可以见到完整的痣细胞巢，细胞无明显异型性，周围无明显炎症。皮内痣非常罕见。

【诊断与鉴别诊断】

甲母痣需要与所有表现为纵行黑甲的病变如药物、甲真菌病、甲下出血、甲黑素斑、甲下黑素瘤等相鉴别。多个指甲受累多考虑是药物或系统疾病所致，甲下出血多有外伤史。皮肤镜有助于鉴别黑素细胞活跃导致的甲黑素斑与痣导致的甲黑线，其中最难也最需要鉴别的是甲下黑素瘤，Levit 等人曾提出甲下黑素瘤的 ABCDEF 诊断方案：A（age）即年龄为成人；B（band）即皮损宽达 3 mm，颜色不均一，边界模糊；C（change）即皮损变化很快，在充分治疗后指甲毁损情况无好转；D（digit）即受累甲以拇指、第一趾和示指为主；E（extension）即甲周皮肤被累及，Hutchinson 征阳性；F（familiy history）为家族史。此方案有助于我们鉴别甲下黑素瘤与甲母痣，此外国内文献报道年龄是判断良恶性的重要依据之一，30 岁以上的单发黑线患者最后均诊断为黑素瘤，而 20 以下的单发甲黑线患者多为甲母痣。一般来说，患者发病年龄越大，黑甲宽度越大，甲黑素瘤的可能性越大。

【治疗】

甲母痣的治疗尚有争论，有学者认为应在青春期前彻底切除皮损。也有学者认为对于 < 20 岁的甲黑线患者通常为良性，仅需长期观察随访；对于 20 ~ 30 岁之间的甲黑线患者应在充分分析其临床特点的基础上进行活检；而对于 30 岁以后出现的甲黑线，不能完全排除甲下黑素瘤时，应予以切除治疗。

黑素瘤

黑素瘤（melanoma）又称恶性黑色素瘤（malignant melanoma），是起源于黑素细胞的恶性肿瘤。多发生于皮肤，亦可见于黏膜、眼脉络膜和软脑膜等处。皮肤黑素瘤是皮肤科恶性程度最高的肿瘤，其发病率逐年增高。从全球来看，澳大利亚的黑素瘤发病率最高，其发病率高达美国的两倍。中国黑素瘤的发病率约为每 10 万人 0.3。中国黑素瘤与欧美白种人发病机制、生物学行为、组织学形态、治疗方法以及预后等方面差异较大。在亚洲人和其他有色人种中，原发于肢端的黑素瘤最常见，原发于黏膜，如直肠、肛门、外阴、眼、口鼻咽部位的黑素瘤占 20% ~ 30%；而对于白种人来说，原发于皮肤的黑素瘤约占 90%，原发部位常见于背部、胸腹部和下肢皮肤；原发于黏膜的黑素瘤占 1% ~ 5%。

黑素瘤无明确的中医对应病名，与中医所述的"厉痈""脱痈""恶疮"等极其类似。《灵枢·痈疽》说："发于足傍，名曰厉痈。其状不大，初如小指发。急治之，去其黑者，不消辄益；不治，百日死。发于足趾，名曰脱痈。其状赤黑，死不治；不赤黑，不死。不衰，急斩之，不则死矣。"明代陈实功著《外科正宗》中记载："发者难生，多发于足，发生筋骨，初生如粟，色似枣形，渐开渐大，筋骨伶仃，乌乌黑黑，痛割伤心，残残败败，污气吞人，延至踝骨，性命将倾……古人有法，截割可生。"由此可看出，古文所载之"厉痈""脱痈"等与黑素瘤在很大程度上符合。

【病因及发病机制】

基因因素、环境因素以及基因 / 环境因素的相互作用是黑素瘤发生发展的三大危险因素。黑素瘤存在不同的生物学亚型，其病因及发病机制不尽相同。肢端黑素瘤与外伤、反复摩擦、慢性炎症及机械张力等有关。恶性雀斑痣样黑素瘤与长期日光照射密切相关；部分患者由先天性色素痣等演变而来；此外病毒感染、机体免疫功能低下等也可能与本病的发生和发展有关。

【临床表现】

1. 肢端雀斑痣样黑素瘤（acral lentiginous melanoma） 为我国常见类型，占亚洲人黑素瘤的 60%。主要好发于足底及甲，尤其是承重部位，其中足跟最常受累。皮损表现为色素不均匀、边界不规则的斑片，表面颜色不均匀，继续发展可出现溃疡及结节；若位于甲母质及甲床早期可呈纵行带状色素条纹，称甲下黑素瘤，最易累及拇指（趾）。由于黏膜黑素瘤形态和肢端雀斑痣样黑素瘤相似，因此也被归类到肢端雀斑痣样黑素瘤范畴，但黏膜黑素瘤预后更差。

2. 恶性雀斑痣样黑素瘤（lentigo maligna melanoma） 好发于老年人的曝光部位。皮损为淡褐色或褐色不均匀的色素性斑片，伴有暗褐色或黑色小斑点，边缘不规则，逐渐向周围扩大。此型生长慢、转移晚。

3. 结节性黑素瘤（nodular melanoma） 较少见，好发于头颈及躯干部、足底、外阴、下肢等处。皮损初起为蓝黑或暗褐色隆起性结节，沿水平和垂直方向迅速增大成乳头瘤状、蕈样，可形成溃疡。该型无水平生长期，预后差。

4. 浅表扩散性黑素瘤（superficial spreading melanoma） 欧美最常见类型，好发于躯干和四肢。皮损比恶性雀斑样痣小，直径很少超过 2.5 cm，呈不规则斑片，部分呈弓形，棕黄色、褐色或黑色，亦可呈淡红色、蓝色、灰色，有时为皮色斑片。扇贝样边界具有特征性。皮损出现丘疹、结节、硬化、溃疡则提示预后不良。

此外，黑素瘤还可累及鼻腔、口腔、肛管黏膜等，常导致破溃，并引起出血、疼痛、阻塞等表现。（各图 24-6-6）

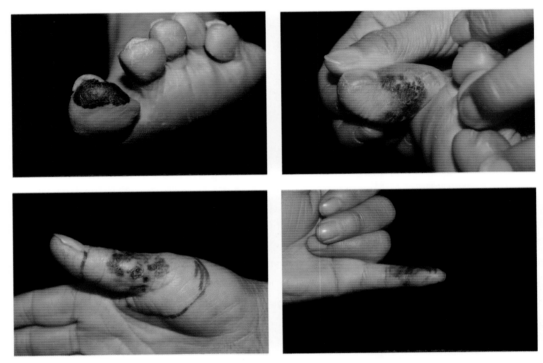

各图 24-6-6　黑素瘤

【组织病理及免疫组化】

表皮和真皮内可见较多分散或巢状分布的黑素瘤细胞，沿水平和垂直方向扩展，可深达真皮和皮下。黑素瘤细胞呈异型性，细胞大小、形态不一，胞核大，可见到核分裂象及明显核仁，胞质内可含有色素颗粒。黑素瘤细胞形态可呈多样性，以梭形细胞和上皮样细胞为主。不同类型黑素瘤组织病理存在一定差异。

1. 肢端雀斑样黑素瘤　瘤细胞多在交界处，部分已浸润至真皮，细胞可呈梭形，或 Paget 样。

2. 恶性雀斑样痣黑素瘤　基底层见异型的黑素细胞，多呈梭形，部分已侵入真皮，部分沿毛囊向下侵犯外毛根鞘，真皮浅层嗜碱性变，且有带状炎细胞浸润。

3. 结节状黑素瘤　癌细胞侵犯真皮形成结节状，但很少累及周边表皮，肿瘤旁表皮受累一般不超过 3 个皮突。

4. 浅表扩散性黑素瘤　病变在原有基础上已侵入真皮，细胞可上皮样、梭形或痣细胞样混合存在，但表皮内细胞仍呈 Paget 样。

常用的黑素细胞标记物包括 Melan-A、HMB45、S100、SOX10、酪氨酸酶（Tyrosinase），MITF 等。

其中 S100 敏感度最高，是黑素瘤的过筛指标；但其特异度较差，一般不能用作黑素瘤的确定指标。Melan-A、HMB45 和 Tyrosinase 等特异度较高，但肿瘤性黑素细胞可以出现表达异常，敏感度不一，因此建议在需要进行诊断及鉴别诊断时同时选用 2～3 个上述标记物，再加上 S-100。

【诊断与鉴别诊断】

本病根据临床表现，结合组织病理及免疫组化可以确诊。诊断包括皮损特点，皮肤镜及组织病理检查。皮损特点有学者将其归纳为 ABCDE 法则：A（Asymmetry）不对称，B（Border irregularity）边界不规则，C（Color variation）颜色不均匀，D（Diameter）直径 > 5 mm，E（Evolving）皮损进展。本病应与很多疾病进行鉴别，特别是色素痣、基底细胞癌、脂溢性角化病、化脓性肉芽肿等。甲黑素瘤还应与其它引起纵行黑甲的疾病进行鉴别，如甲下出血、甲真菌病、甲母痣、甲乳头状瘤等。

本病可与下列疾病相鉴别：

（1）色素痣：皮损对称，边界清楚，边缘光滑，颜色均匀，发展缓慢，不易破溃、出血，组织学示良性改变。

（2）脂溢性角化病：为扁平而境界清楚的斑片，表面光滑或呈乳头瘤状，可形成一层油脂性厚痂。毛囊角栓是重要特征之一。组织病理容易鉴别。

（3）色素型基底细胞癌：皮损可见珍珠样隆起边缘，色素分布不均匀，中央部分呈网状或点状，组织学可与黑素瘤相区分。

【分期与预后】

黑素瘤的分期对于预后的评估、合理治疗方案的选择至关重要。不同部位的黑素瘤采用不同的 pTNM 分期指标，皮肤黑素瘤最新 pTNM 分期见标表 24.1 AJCC 2017（第八版）黑素瘤分级标准（附总生存率）。第八版分期以前哨淋巴结活检时代产生的临床数据为基础。

预后指标：绝大部分厚度较薄的黑素瘤不发生转移，发生率仅为 1%～2%，反之，厚的黑素瘤绝大多数发生转移。黑素瘤的临床预后指标包括：发病年龄、性别和原发肿瘤的部位等。年长患者比年轻患者预后差，男性患者比女性患者预后差，高危发病部位包括背部、上肢、颈部及头皮，发生于肢端部位者预后差。溃疡形成与否以及溃疡宽度是独立的预后指标。

在报告黑素瘤时应记录和评估以下多项内容：肿瘤厚度（Breslow 厚度）、侵袭水平（Clark 分级）、生长期（垂直或水平）、有丝分裂率、溃疡、血管淋巴管侵袭、神经周围浸润、消退、微卫星灶、肿瘤浸润性淋巴细胞。Breslow 肿瘤厚度是判断黑素瘤预后最为重要的一个独立指标，测量时应从最表浅的颗粒细胞至肿瘤细胞浸润的最深处，若肿瘤溃疡形成，应从溃疡底部开始测量。瘤细胞沿附属器周围下延的意义尚不明确，但若其深度超出常规的 Breslow 厚度标准也应加以记录。按 Clark 分级，肿瘤侵袭的水平可划分如下：Ⅰ级：原位黑素瘤；Ⅱ级：瘤细胞侵及真皮乳头层，单个细胞或小巢；Ⅲ级：侵袭的瘤细胞呈结节状扩大，紧邻真皮网状层界面；Ⅳ级：瘤细胞侵人真皮网状层；Ⅴ级：瘤细胞侵人皮下脂肪层。对于厚度小于 1.00 mm 的黑素瘤，Clark 分级被认为是预后的独立指标，但对于厚度大于 1.00 mm 的病例则不适用。2009 年 AJCC 颁布的第七版分级系统显示，如果能获得真皮内成分的有丝分裂率，即使是厚度薄的黑素瘤也不再推荐使用 Clark 分级。

【治疗】

许多早期黑素瘤可以通过手术切除治愈，而晚期黑素瘤需要手术联合其他治疗。本书内容主要参照中国黑素瘤诊疗规范（2018 年版）。（各表 24-6-1）

（一）西医治疗

1. 手术治疗

（1）扩大切除：因切开活检可能会增加肿瘤转移概率，临床怀疑黑素瘤时建议行切除活检。早期黑素瘤应尽快做原发灶扩大切除手术。扩大切除的安全切缘是根据病理报告中的肿瘤浸润深度（Breslow 厚度）来决定的：①病灶厚度 ≤ 1.0 mm 时，安全切缘为 1 cm。②厚度在 1.01～2 mm 时，安全切缘为 1～2 cm。③厚度在 > 2 mm 时，安全切缘为 2 cm。对于 Breslow 厚度大于 0.8 mm 或者原发灶伴溃疡的患者一般推荐进行前哨淋巴结活检，前哨淋巴结活检有助于准确获得 N 分期。

（2）淋巴结清扫手术适应证：前哨淋巴结阳性，体检、影像学检查和病理学确诊为 III 期的患者。

2. 术后辅助治疗　辅助治疗主要目的是降低患者复发、转移等风险。适用于高危期（ⅡB～ⅢA期）及极高危（ⅢB～Ⅳ期）患者。

（1）目前证据最多的是大剂量重组人干扰素 α-2 b 治疗。国内有单位使用国产大剂量重组人干扰素 α-1 b 治疗黑素瘤，获得较好的疗效，且副作用较干扰素 α-2 b 显著降低。

（2）最新的辅助治疗方案包括 BRAF 抑制剂（维莫非尼）联合 MEK 抑制剂（辅助治疗 BRAF 突变的患者）或者使用 PD-1 单抗。上述药物能显著延长晚期皮肤黑素瘤患者的生存时间。需要注意的是，中国黑素瘤患者以肢端型和黏膜型为主，上述治疗的价值有待进一步研究。目前干扰素与靶向治疗的联合正在研究中。

（3）其他辅助治疗：黑素瘤为免疫原性肿瘤，对放射治疗及系统化疗均不敏感，仅在某些特殊情况下使用。传统的细胞毒性药物，如达卡巴嗪、替莫唑胺、紫杉醇、顺铂等，在晚期黑素瘤患者中，未带来明显生存获益。

（二）中西医结合治疗

在手术治疗后，现在中医治疗黑素瘤多以中药内服为主，兼以内服外用结合，可取得一定疗效。研究证明，银杏叶多糖、黄芩苷、姜黄素、白藜芦醇、和厚朴酚、补骨脂、白花蛇舌草总黄酮、赤芍总苷、穿心莲内酯等中药或中药成分对黑素瘤细胞的增殖或凋亡有确切的作用。

各表 24-6-1　　　　　　　　AJCC（第八版）黑素瘤病理分期与预后的关系

分期	组织学特征 /TNM 分类	总生存率（%）		
		1 年	5 年	10 年
0	表皮内 / 原位黑素瘤（Tis N_0M_0）		100	100
ⅠA	< 0.8 mm，无溃疡（$T_{1a}N_0M_0$）；< 0.8 mm，有溃疡（$T_{1b}N_0M_0$）；0. 8～1.0 mm，有或无溃疡（$T_{1b}N_0M_0$）		99	96
ⅠB	> 1.0～2.0 mm，无溃疡（$T_{2a}N_0M_0$）		96	92
ⅡA	> 1.0～2.0 mm，有溃疡（$T_{2b}N_0M_0$）；> 2.0～4.0 mm，无溃疡（$T_{3a}N_0M_0$）		93	88
ⅡB	> 2.0～4.0 mm，有溃疡（$T_{3b}N_0M_0$）；> 4.0 mm，无溃疡（$T_{4a}N_0M_0$）		86	81
ⅡC	> 4.0 mm，有溃疡（$T_{4b}N_0M_0$）		82	75
ⅢA	1～3 个临床隐匿型淋巴结转移，原发灶 < 1 mm，有或无溃疡（$T_1N_{1a}M_0$）或原发灶 > 1.0～2.0 mm，无溃疡（$T_{2a}N_{2a}M_0$）		93	88
ⅢB	未发现原发灶，1 个临床可探查到淋巴结转移（$T_0N_{1b}M_0$）或无淋巴结转移，但有卫星灶、微卫星灶或途中转移灶（$T_0N_{1c}M_0$）；1～3 个可探查到的淋巴结转移，或仅有卫星灶、微卫星灶或途中转移灶，原发灶 < 1 mm（$T_1N_{1b}～N_{2c}M_0$）或原发灶 > 1.0～2.0 mm，无溃疡（$T_{2a}N_1～N_{2cb}M_0$）；无或少于 3 个淋巴结，但有卫星灶、微卫星灶或途中转移灶，原发灶 > 1.0～4.0 mm，有溃疡（$T_{2b}～T_{3a}N_{1-2b}M_0$）		83	77
ⅢC	未发现原发灶，2 个及以上可探查到的淋巴结转移或卫星灶、微卫星灶或途中转移灶（$T_0N_{2b～3c}M_0$）；卫星灶、微卫星灶或原发病灶至淋巴结间的途中转移灶伴 1 个以上淋巴结转移，或 4 个及以上临床隐匿型或可探查到淋巴结转移或两处及以上融合的或囊外扩展的淋巴结转移，原发灶 < 2 mm，有或无溃疡（$T_{1a-2b}N_{1b}～N_{2c-3c}M_0$）或原发灶 > 2.0～4.0 mm，无溃疡（$T_{3a}N_{2c～3c}M_0$）；任何程度的淋巴结转移，原发灶 > 2.0～4.0 mm，有溃疡（$T_{3b}N_{1a-3c}M_0$）或原发灶 > 4.0 mm，无溃疡（$T_{4a}N_{1a-3c}M_0$）；1～3 个临床隐匿型淋巴结转移或 1～3 个临床可探查到的淋巴结转移或有卫星灶、微卫星灶或原发病灶至淋巴结间的途中转移灶伴 0～1 个淋巴结转移，原发灶 > 4.0 mm，有溃疡（$T_{4b}N_{1a-2c}M_0$）		69	60

续表

分期	组织学特征 /TNM 分类	总生存率（%）		
		1 年	5 年	10 年
Ⅲ D	4 个及以上临床隐匿性或可探查到淋巴结转移或两处或两处以上融合的或囊外扩展的淋巴结转移；原发灶＞ 4.0 mm，有溃疡（$T_{4b}N_3M_0$）		32	24
Ⅳ	远处皮肤、皮下或淋巴结转移，LDH 正常或升高（任何 TN）	62		
	肺部转移，LDH 正常或升高（任何 TN，伴或不伴 M_{1a}）	53		
	非中枢神经系统的其他脏器远处转移，LDH 正常或升高（任何 T，伴或不伴 M_{1a} 或 M_{1b}）	33		
	中枢神经系统转移，LDH 正常或升高（任何 T，伴或不伴 $M_{1a\sim1c}$）			

注：此表为 AJCC 2017 第八版，2018 年 1 月启用的黑素瘤分级标准。卫星灶：原发肿瘤周边 2 cm 内的皮肤转移；微卫星灶：显微镜下与主要瘤团分离，直径 ≥ 50 μm 的瘤团；途中转移灶：原发肿瘤与引流淋巴结之间，超过原发肿瘤 2 cm 的皮肤、皮下转移灶。

【参考文献】

[1] HEIDELBERG, SPRINGER BERLIN. The life of melanocytic nevi[M]. Color Atlas of Melanocytic Lesions of the Skin, 2007.

[2] CORRADIN M T, CACITTI V, GIULIONI E, et al. Nevus spilus: a review of the literature[J]. SM Dermatolog J, 2015, 1(1): 1003

[3] SUGIANTO J Z, RALSTON J S, METCALF J S, et al. Blue nevus and malignant blue nevus: a concise Review[J]. Semin Diagn Pathol, 2016, 33(4): 204-218.

[4] PHADKE P A, ZEMBOWICZ A. Blue nevi and related tumors[J]. Clin Lab Med, 2011, 31(2): 345-358.

[5] 王雷，杨励，刘玉峰，等. 斯皮茨痣16 例临床及组织病理分析 [J]. 临床皮肤科杂志，2006, 35(10): 640-642.

[6] 王志勇，王雷，高天文. 播散性 Spitz 痣 3 例 [J]. 临床皮肤科杂志，2011, 40(1): 49-50.

[7] 王雷，杨励，范雪莉，等. 簇发性斯皮茨痣 [J]. 临床皮肤科杂志，2006, 35(9): 593-594.

[8] GERAMI P, SCOLYER R A, XU X, et al. Risk assessment for atypical spitzoid melanocytic neoplasms using FISH to identify chromosomal copy number aberrations[J]. The Am J Surg Pathol, 2013, 37(5): 676-684.

[9] 王雷，廖文俊，王刚，等. 15 例甲下色素痣临床及组织病理学分析 [J]. 临床皮肤科杂志，2010, 39(3): 151-153.

[10] JIN H, KIM J M, KIM G W, et al. Diagnostic criteria for and clinical review of melanonychia in Korean patients[J]. J Am Acad Dermatol, 2016, 74(6): 1121-1127.

[11] LEVIT E K, KAGEN M H, Scher RK, et al. The ABC rule for clinical detection of subungual melanoma[J]. J Am Acad Dermatol, 2000, 42(2): 269-274.

[12] 刘巧，胡俊媛，王俭，等. 中西医结合治疗恶性黑色素瘤的研究进展 [J]. 中医药学报，2014, 42(1): 103-104.

[13] GERSHENWALD J E, SCOLYER R A, HESS K R, et al. Melanoma of the skin. // Amin MB, Edge SB, Greene FL, et al. AJCC cancer staging manual[M]. 8th ed. New York: Springer International Publishing, 2017.

（薛小文　陈凤鸣　刘　宇）

第七节　皮肤淋巴网状组织肿瘤与白血病

皮肤 T 细胞和 NK 细胞淋巴瘤

皮肤 T 细胞淋巴瘤（cutaneous T-cell lymphoma，CTCL）是一组异质性的 T 细胞来源的恶性肿瘤，是发生在皮肤上最常见的恶性淋巴瘤，占原发性皮肤淋巴瘤的 75%～80%。其中，最常见的 CTCL 是蕈样肉芽肿（mycosis fungoides，MF），占所有原发性淋巴瘤 50%～60%。CTCL 具有特殊的临床病理、免疫学表型和治疗预后，近十年来，更多的 CTCL 新亚型被发现报道，世界卫生组织（WHO）在原有第四版（2008 年版）WHO-EORTC 分类上进行更新，在 2016 年版的 WHO 分类中对新发现的具有重要临床和生物学意义的亚型进行了补充。（各表 24-7-1）

各表 24-7-1　　　　　　　　　皮肤 T/NK 细胞淋巴瘤的 WHO 分类

成熟 T 和 NK 细胞肿瘤
蕈样肉芽肿
Sezary 综合征
成人 T 细胞白血病 / 淋巴瘤
原发性皮肤 CD30⁺T 细胞淋巴增生性疾病
淋巴瘤样丘疹病
原发性皮肤间变性大细胞淋巴瘤
原发性皮肤 γδT 细胞淋巴瘤
原发性皮肤 CD8⁺ 侵袭性表皮细胞毒性 T 细胞淋巴瘤
原发性皮肤肢端 CD8⁺T 细胞淋巴瘤
原发性皮肤 CD4⁺ 小 / 中型 T 细胞淋巴增殖性疾病
种痘水疱病样淋巴细胞增生性疾病
外周 T 细胞淋巴瘤，未定类
成人 T 细胞白血病 / 淋巴瘤
结外 NK-/T 细胞淋巴瘤，鼻型
皮下脂膜炎样 T 细胞淋巴瘤
具有 TFH 表型的淋巴结外周 T 细胞淋巴瘤
间变性大细胞淋巴瘤，ALK+
间变性大细胞淋巴瘤，ALK-

蕈样肉芽肿

蕈样肉芽肿（mycosis fungoides，MF）是起源于记忆性辅助 T 细胞的低度恶性皮肤 T 细胞淋巴瘤，是原发性皮肤 T 细胞淋巴瘤中最常见的类型。本病男性发病率高于女性，多累及老年人，确诊时平均年龄在 55～60 岁，儿童及青年也可发生。中医学中称"石疽"，属于阴疽范畴；西医学本病又名为蕈样霉菌病。

【病因及发病机制】

中医学认为本病多因先天不足，加之情志内伤、脾失健运，以至于气血阴阳失衡。或因外感风湿热毒，致湿热淤毒蕴结于肌肤，日久耗气伤血，血虚风燥，肌肤失荣。

现代医学认为本病目前的病因及发病机制尚不清楚，遗传因素、环境因素以及免疫学功能等可能参与了本病的发生。如蕈样肉芽肿进展期已发现 10 号染色体短臂的缺失，以及 p53 和 CDKN2 A 的突变；持续的抗原慢性刺激以及人类 T 细胞白血病病毒 –1（human T cell leukemia virus，HTLV-1）感染在淋巴瘤的发病中起重要作用。

【临床表现】

典型的蕈样肉芽肿临床进展缓慢，从皮损发生到最终发展至肿瘤期往往要数年至数十年。目前临床上根据皮损损害情况和形态将其分为以下三种类型：

1. 斑片期　又称蕈样前期或湿疹样期，临床表现为大小不等的红斑、斑片、丘疹等多形性皮损，表面有少许细小鳞屑，边缘清楚，但不规则（各图 24-7-1）。有时会呈不同程度的皮肤萎缩、皮肤异色症样改变如色素沉着、色素减退、毛细血管扩张。早期皮损好发于臀部及躯干、四肢等非暴露区域。早期常伴瘙痒症状，常规治疗难以缓解，可持续存在，亦有患者无自觉瘙痒或轻度瘙痒。

2. 斑块期　又称为浸润期，随着病情进展，皮损逐渐扩大，呈红棕色的浸润性斑块，表面覆盖少量鳞屑，可形成环状、多环状、地图状、马蹄形状（各图 24-7-2）。皮损可伴有丘疹或小结节，浸润性斑块可以不发生破溃或数日内破溃。斑块期皮损可泛发全身，也可局限于某些原有皮损部位。该期常伴有明显瘙痒。部分病人皮损停留在斑块期，大多数患者会进入肿瘤期。

3. 肿瘤期　在浸润性斑块上进一步出现大小和形态不一的结节，可呈灰白色、黄红色、红棕色，向表面不规则隆起，如蕈样，易破溃，破溃后形成深在性卵圆形溃疡，边缘隆起，日久形成萎缩性瘢痕，伴有色素改变（各图 24-7-3）。肿瘤期皮损多发于面、背及四肢近端。肿瘤期可同时出现斑片、斑块及结节等多形性皮损改变。结节一般无明显痛感，破溃后常有剧烈疼痛。

此外，蕈样肉芽肿可出现毛发稀少、毛发脱落、口腔及齿龈黏膜损害、淋巴结肿大等症状。局限性斑片期和斑块期很少出现其他器官的受累，肿瘤期和红皮病型蕈样肉芽肿可有肝、脾、肺、肾损害，骨髓损害极少受累。

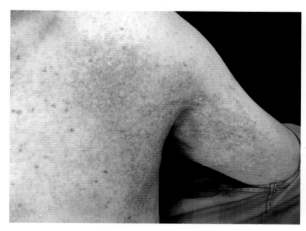

各图 24-7-1　蕈样肉芽肿（斑片期）

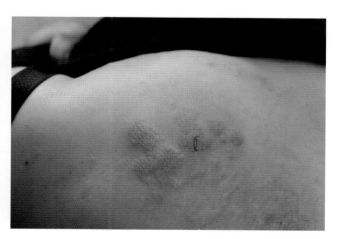

各图 24-7-2　蕈样肉芽肿（斑块期）

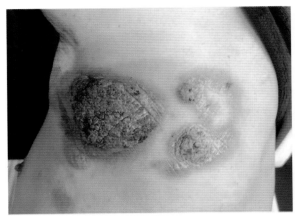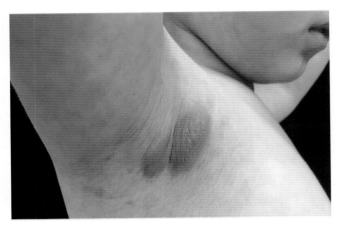

各图 24-7-3　蕈样肉芽肿（肿瘤期）
（重庆市中医院　龚娟　供图）

【组织病理】

组织病理变化也可分为以下三期：

1. 斑片期　表现为真皮浅层带状或苔癣样以淋巴细胞为主的炎症浸润。早期病变中可见亲表皮现象，不典型的淋巴细胞单个分布在表皮基底细胞层，周围有晕，偶尔可见几个单一核细胞聚集，周围有空晕，为小的 Pautrier 微脓肿。在萎缩性的斑片中可见到表皮凸变平，基底细胞空泡化，淋巴细胞沿真表皮交界处带状排列，部分区域可侵入表皮。

2. 斑块期　出现更明显的淋巴细胞向表皮游走现象，Pautrier 微脓肿更具有特征性。表皮可见棘层肥厚，呈银屑病样增生，细胞水肿一般轻微。真皮浸润内出现异型淋巴细胞浸润，呈带状或斑片状，还可见一些脑回状的异型细胞、嗜酸性粒细胞和浆细胞。

3. 肿瘤期　表现为真皮全层及皮下组织内大片单一核细胞浸润，常易见核异形、深染、核分裂相，亲表皮现象不明显。该期患者部分可转化成 CD30⁺ 或 CD30⁻ 弥漫大细胞淋巴瘤，提示预后不良。

【诊断与鉴别诊断】

本病早期临床表现、组织病理无明显特异性，因此临床上一旦怀疑本病，应及时活检，并需做连续病理组织切片才能找到特异性病变明确诊断。斑块期与肿瘤期的蕈样肉芽肿可结合临床表现和组织病理可明确诊断。

本病可与湿疹、银屑病、药疹、浅部真菌病、淋巴瘤样药物反应、光线性网状细胞增生症、淋巴瘤样接触性皮炎、其他类型的 T 细胞淋巴瘤相鉴别。

【治疗】

本病治疗以西医治疗为主，中医治疗为辅。

（一）中医治疗

1. 分型论治

（1）湿热毒盛证：

主症：皮肤成暗红色或暗褐色苔藓样斑块，表面光泽，可伴瘙痒，舌红，苔黄腻，脉滑数。

治法：清热化湿，解毒祛斑。

方药：黄连解毒汤合龙胆泻肝汤加减。

（2）血热化燥证：

主症：皮肤呈鲜红色斑块、结节，瘙痒明显；伴口干，烦躁发热，大便燥结，尿黄量少。舌红，苔薄黄，脉细数。

治法：养血润燥，疏风解毒。

方药：清肝芦荟丸加减。

（3）气血亏虚证：

主症：病程日久，皮损呈结节样向表面隆起，如蕈样，可多发，时有溃破；伴气短懒言，神疲乏力，面色淡白或萎黄，头晕目眩，唇甲色淡，心悸失眠。舌淡，苔少，脉细弱。

治法：益气养血，解毒散结。

方药：八珍汤加减。

2. 内服中成药　人参养荣丸：温补气血。适用于气血亏虚证。

3. 外治

（1）洗剂：如选用荆芥、苦参、紫草、赤芍、大黄、地肤子等煎水外洗。

（2）膏药：湿热、血热证结节、斑块可用太乙膏掺红灵丹盖贴。结节溃破后可用各半丹药线引流，并用藤黄膏外贴。

（二）西医治疗

1. 斑片期和斑块期　以皮肤局部治疗为主，皮肤局部外用糖皮质激素、化疗药物（如氮芥、卡莫司汀），或行放射治疗、光疗。可配合使用干扰素 -α、维 A 酸等免疫调节剂增强宿主对抗肿瘤的免疫反应。单一损害的蕈样肉芽肿可采用手术切除、光动力等治疗。

2. 肿瘤期　主要以系统治疗为主，采用环磷酰胺、多柔比星、长春新碱和甲氨蝶呤、依托泊苷等化疗，同时配合局部皮肤治疗。

（三）中西医结合治疗思路

蕈样肉芽肿属原发性皮肤 T 细胞淋巴瘤为恶性肿瘤，中西医结合治疗恶性肿瘤尤其具有优势和特色。皮肤肿瘤的发生与中医学正邪理论一致，《医宗必读·积聚》说"积之成者，正气不足，而后邪气踞之"，指出正气不足是形成芽肿的内在因素。因此，中医治疗兼顾扶正与祛邪，一般发病早期以祛邪为主，可配合西医放化疗、光疗、外用糖皮质激素；中期以攻补兼施，配合免疫调节剂的使用增强患者免疫应答；后期重在固护脾胃，益气扶正，主要以西医对症处理，中药补益气血为主。临床上根据患者本身的体质强弱、病程长短、肿瘤大小、放化疗毒副作用等具体情况，全面考虑决定。

【预防与调摄】

1. 生活有规律，睡眠充足，饮食宜清淡，忌食辛辣刺激性食物。

2. 避免接触有毒性、放射性物体。

3. 注意局部皮肤清洁护理，避免搔抓、摩擦、以防感染。

【临床研究进展】

本妥昔单抗（Brentuximab vedotin）是抗 CD30 分子的抗体药物，它由嵌合的单克隆抗 CD30 抗体组成，通过结合 CD30 细胞外结构使单甲基瑞奥西汀穿透肿瘤细胞，阻止细胞周期进入 G2/M 期而引起肿瘤细胞凋亡。最近的临床实验已证实本妥昔单抗在 CD30$^+$ 蕈样肉芽肿中的明确疗效，一项全球有效率报道统计为 56.3%。其标准剂量为 1.8 mg/kg，每 21 天，最多 16 个周期。其常见副作用为周围神经病、中性粒细胞减少、胃肠道反应、不明确脱发等。

原发性皮肤 CD30$^+$ 淋巴细胞增殖性疾病

原发性皮肤 CD30$^+$ 淋巴细胞增殖性疾病（primary cutaneous CD30$^+$ T-cell lymphoproliferative disorders）是第二常见的 CTCL，占所有 CTCL 的 25%。该组疾病包括原发性皮肤间变性大细胞淋巴瘤（primary cutaneous anaplastic large cell lymphoma，PCALCL）、淋巴瘤样丘疹病（lymphomatoid papulosis，LyP）及中间界限类型。因在临床、病理及免疫表型上具有重叠性，故构成以临床表现惰性为特征的一疾病谱系。

原发性皮肤间变性大细胞淋巴瘤

原发性皮肤间变性大细胞淋巴瘤（primary cutaneous anaplastic large cell lymphoma，PCALCL）特征是大于 75% 的肿瘤细胞表达 CD30 抗原，肿瘤原发于皮肤，体积大，呈间变性、多形性或免疫母细胞性。

【病因及发病机制】

该病发病病因及发病机制不明，有报道可能与使用卡马西平、环孢菌素有关。免疫功能低下的患者也可出现该病。

【临床表现】

多发于成年人，儿童或青少年较少发生，发病比率男性为女性 2 倍。皮损表现多样，常见单发性或局限性紫红色丘疹、结节、肿瘤，表面常有溃疡，多发于肢端（各图 24-7-4）。皮肤可部分或完全消失，但易复发。10% 的患者可累及局部淋巴结、胃肠道、肾脏等。本病预后良好，10年存活率大于 90%。

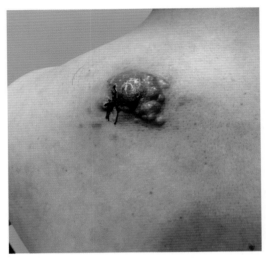

各图 24-7-4　原发性皮肤间变性大细胞淋巴瘤

【组织病理】

真皮内有弥漫性的肿瘤细胞浸润，可侵入皮下脂肪甚至更深层组织，表皮可萎缩或增生，无明显亲表皮性。肿瘤细胞体积较大，胞质丰富，核为圆形或不规则形，核仁明显，常见形态多形性、免疫母细胞性或 Reed-Sternberg 细胞样细胞核，有丝分裂相明显。溃疡性皮损组织病理上与淋巴瘤样丘疹病类似，肿瘤细胞周围可伴中性粒细胞、嗜酸性粒细胞、组织细胞浸润，少量肿瘤细胞为 $CD30^+$ 大细胞。

【诊断与鉴别诊断】

结合临床表现、组织病理、免疫表型可诊断。

本病需与多种淋巴瘤如淋巴瘤样丘疹病、蕈样肉芽肿等相鉴别。淋巴瘤样丘疹病常见广泛分布的多发性丘疹，肿瘤细胞相对较少，两者有时鉴别困难，需要长期随访。

【治疗】

本病早期选择观察随访，若单发结节或肿瘤难以消退，采用局部放疗或切除。多发性损害可采用小剂量甲氨喋呤口服、PUVA 照射等治疗方式。若有脏器累及，应采用联合化疗方案。

【临床研究进展】

本妥昔单抗已被证明对本病有效，目前 FDA 已批准用于复发性 PCALCL，一项随机分组的临床三期实验显示使用本妥昔单抗治疗组的总体反应率为 75%，甲氨蝶呤或贝沙罗汀治疗组总体反应率为 33%。其中 33% 的本妥昔单抗治疗组患者达到肿瘤完全缓解。

淋巴瘤样丘疹病

淋巴瘤样丘疹病（lymphomatoid papulosis，LyP）是一种慢性、复发性、自愈性、坏死性丘疹或丘疹结节性皮肤病，其组织学上表现为 $CD30^+$ 淋巴增生性疾病。

【病因及发病机制】

本病目前病因及发病机制尚未明了，尚无证据证明其与 EB 病毒、HSV 病毒感染有关。

【临床表现】

本病好发于青年，男性较女性多。一般情况通常良好，皮损呈多形性，好发于躯干和四肢近端，皮损表现为泛发性的红棕色丘疹和结节，中央可发生出血、坏死、结痂，3～8周皮损可自行消退，消退后可遗留色素减退斑或色素沉着斑。病程慢性，可同时出现不同时期的皮损，若皮损局限于一个部位，称为局限型淋巴瘤样丘疹病。（各图24-7-5～各图24-7-9）

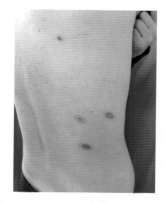
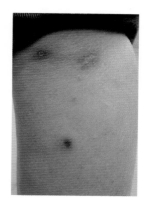
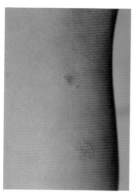

各图24-7-5 淋巴瘤样丘疹病（A型）　各图24-7-6 淋巴瘤样丘疹病（B型）　各图24-7-7 淋巴瘤样丘疹病（C型）

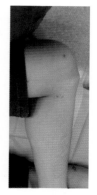
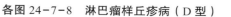
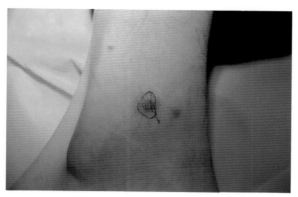

各图24-7-8 淋巴瘤样丘疹病（D型）　　各图24-7-9 淋巴瘤样丘疹病（E型）

【组织病理】

LyP组织病理学改变各异，目前已报告共有A～F型六种组织学改变。

A型（组织细胞型）占75%，主要可见类似R-S细胞的CD30$^+$大T淋巴细胞真皮内散在分布，周围有散在的炎症细胞分布。B型（蕈样肉芽肿型）较少见，主要见CD30$^+$小T淋巴细胞或CD30$^-$T淋巴细胞，有亲表皮性。C型（间变大细胞淋巴瘤样型）见单一或群集的CD30$^+$大T淋巴细胞伴较少的炎症细胞浸润。D型类似B型，主要见亲表皮性的中小型非典型淋巴细胞，肿瘤细胞可表达CD8、CD30。E型见血管受累的中等大小CD30$^+$多形性淋巴细胞。F型是具有6 p23.5重排的LyP，这种亚型具有独特的双向组织学改变。表皮可见中小型的CD30$^+$T淋巴细胞，真皮偶可见CD30$^+$大T淋巴细胞，呈弥漫、结节性浸润，可累及毛囊和汗腺。

【诊断与鉴别诊断】

本病诊断需要依靠临床表现和病理组织学结果，有些早期改变难以鉴别，需要对患者长期随访。本病特点是具有自愈性，应与以下疾病鉴别：霍奇金淋巴瘤、蕈样肉芽肿、原发性皮肤间变性大细胞淋巴瘤、急性痘疮样苔藓样糠疹、原发性皮肤侵袭性嗜表皮CD8$^+$T细胞淋巴瘤、结外NK/T细胞淋巴瘤等。

【治疗】

本病具有自限性，预后良好。大部分患者无需特殊治疗，但治疗可控制症状、减少复发、加快愈合。目前已报道可采用局部或系统外用如糖皮质激素、α-2a 干扰素、维 A 酸、甲氨蝶呤等，也可采用外用 5% 咪喹莫特、放疗、PUVA、体外光化学疗法、手术切除等。

【临床研究进展】

补骨脂素和 PUVA 疗法均可考虑在甲氨蝶呤治疗无效或禁用甲氨蝶呤的患者身上使用。在一篇 19 例患者采用 PUVA 治疗 LyP 的综述中，68% 的患者经历了部分反应（PR），26% 经历完全反应（CR），所有患者在停止治疗不久后复发。由于 LyP 的高复发率，通常避免使用系统性全身化疗。另外有报道 9 例本妥昔单抗治疗的 LyP 患者总反应率达 100%，但存在外周神经毒性，因此目前 FDA 未批准本妥昔单抗治疗 LyP 的适应症。

原发性皮肤侵袭性嗜表皮 CD8⁺T 细胞淋巴瘤

原发性皮肤侵袭性嗜表皮 CD8⁺T 细胞淋巴瘤（primary cutaneous CD8⁺ aggressiveepidermotropic cytotoxic T-cell lymphoma，pcAECyTCL）的是以组织病理学表现为 CD8⁺T 细胞亲表皮侵袭性增殖的一种外周 T 细胞淋巴瘤。

【病因及发病机制】

本病发病原因和发病机制尚不明确。目前在已报道病例中通过单核苷酸多态性阵列（SNP array）和基于阵列的比较基因组杂交检测（a-CGH）技术发现该病可能与基因组畸变相关。

【临床表现】

该病患者常为成年人，男性发病率稍高于女性。临床表现为局限性或泛发性斑块、结节和肿瘤，多伴有中央溃疡和坏死。该病可不同程度累及肺、睾丸、中枢神经系统、口腔黏膜，淋巴结极少受累。（各图 24-7-10）

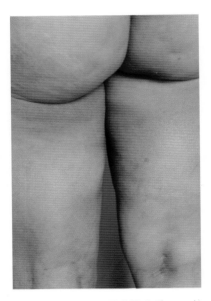

各图 24-7-10　原发性皮肤 CD4⁺ 小中型 T 细胞淋巴增殖性疾病

【组织病理】

组织学上表现为大小不等、多形性的 T 淋巴细胞呈带状或弥漫性浸润，通常见显著的亲表皮性，并可侵入或破坏皮肤附属器，部分细胞可呈免疫母细胞性。表皮增厚或萎缩，可见表皮内水疱、海绵水肿和坏死，血管中心性或侵袭性浸润较为少见。肿瘤细胞表达 CD3、CD7、CD8、45 RA、bF1、TIA-1，不表达 CD4、CD30、CD56。肿瘤细胞呈单克隆性 TCR 基因重排。

【诊断与鉴别诊断】

本病诊断需结合临床表现和组织病理学。

本病与皮肤 γ/δ 阳性 T 细胞淋巴瘤、晚期蕈样肉芽肿临床特征上差异不明显，需要排除蕈样肉芽肿病史，还应排除具有 CD8⁺ 表型的淋巴瘤样丘疹病病变。

【治疗】

本病因为侵袭性生长模式，疾病发展迅速，预后较差，一旦确诊应立即进行系统性化疗。

【临床研究进展】

有研究对 20 位本病患者进行 a-CGH 检测发现所有患者均有多组基因组畸变，其中显著的基因拷贝数改变是 9p21.3（CDKN2 和 CDKN2B 基因）的缺失，9 p21 的缺失可能导致该病预后不良，但不是 pcAECyTCL 发病的特异性决定因素。

目前本妥昔单抗、普拉曲沙（pralatrexate）已被报道对 pcAECyTCL 具有积极治疗效应。此外，造血干细胞移植被认为是一种潜在的治疗方式，一项回顾性研究中显示 8 名 pcAECyTCL 患者在接受联合化疗和生物制剂治疗后，于最后一次随访时 8 名患者中有 6 名患者存活，其中包括所有接受过异体造血干细胞移植的 4 名患者，提示早期造血干细胞移植具有良好前景。

原发性肢端 CD8⁺T 细胞淋巴瘤

原发性肢端 CD8⁺T 细胞淋巴瘤（primary cutaneous acral CD8⁺ T-cell lymphoma）是一种罕见的单克隆性 T 细胞淋巴瘤，最初描述为发生在耳朵上的惰性淋巴瘤增生。在 2016 年 WHO 分类修订后被列为一个暂时的实体类型。其以肢端皮肤病变和病程呈惰性为临床特征。

【病因及发病机制】

目前该病病因及发病机制不明。

【临床表现】

该病男性多见，好发于耳部、面部、肢端远端，面部外皮肤累及较少见。皮损见单个或多个边界不清的斑块、结节或肿瘤。本病皮损多为局限性，部分病例可见对称性分布，病程表现为惰性，预后良好，有一定概率复发，目前未有其他脏器或全身性累及报道。

【组织病理】

本病的组织学特征是真皮及皮下 CD8⁺ 细胞毒性表型的中到大的多形性淋巴细胞浸润，不累及表皮，肿瘤细胞形态单一，核仁明显，呈不规则。无血管浸润和坏死。肿瘤细胞表达 CD2、CD3、CD5、CD8、TIA-1，不表达 CD4、CD7、CD10、CD30、CD56、EBV，Ki67 增殖指数较低。

【诊断与鉴别诊断】

本病通过病史、临床表现及组织病理学结合可明确诊断。

本病皮损与原发性皮肤 CD4⁺ 小 / 中 T 细胞淋巴增殖性疾病相似，但免疫组化不表达 CD4，由此可鉴别。

【治疗】

单发皮损可采用局部手术切除和放疗，多发性皮损应行全身性系统化疗。目前有报道采用吉西他滨、苯达莫司汀治疗，但长期疗效还需进一步观察。

原发性皮肤 CD4⁺ 小 / 中型 T 细胞淋巴增殖性疾病

原发性皮肤 CD4⁺ 小 / 中型 T 细胞淋巴增殖性疾病（primary cutaneous CD4⁺ small/medium T-cell lymphoproliferative disorder，PCSMP-TLPD）是以小 / 中等大小 CD4⁺ 多形性 T 细胞浸润为主的 T 细胞增殖性疾病。2016 年 WHO 分类修订后，由原来的"原发性皮肤 CD4⁺ 小 / 中 T 细胞淋巴瘤"更名为"原发性皮肤 CD4⁺ 小 / 中型 T 细胞淋巴增殖性疾病"。

【病因及发病机制】

目前本病病因及发病机制不明。可能是皮肤某些长期不明原因刺激的局部克隆性反应。也有报道类风湿关节炎患者使用依那西普及甲氨蝶呤后引发本病。

【临床表现】

本病多见于中年人，也可发生在儿童及婴幼儿。皮损好发于面部、颈部、躯干上部，呈红色、紫红色孤立性或多发性斑块、结节或肿瘤，可伴有疼痛，偶有瘙痒、溃疡，一般预后良好，病程持续数周至数年，较少累及其他脏器。

【组织病理】

组织学上表现为真皮内致密的弥漫性或结节性中小型 T 淋巴细胞浸润，可侵犯表皮或延伸至皮下组织，细胞呈多形性，有时可见大型非典型淋巴细胞（所占比例不到 30%）。可伴有炎症性小淋巴细胞、组织细胞、浆细胞、嗜酸性粒细胞浸润，肿瘤细胞表达 CD3、CD4，不表达 CD8、CD30。

【诊断与鉴别诊断】

本病结合临床表现和组织病理学可诊断。

需与皮肤假性淋巴瘤、原发性肢端 CD8⁺T 细胞淋巴瘤、蕈样肉芽肿肿瘤期、原发性皮肤毛囊中心淋巴瘤、原发性皮肤边缘区淋巴瘤等鉴别。

【治疗】

目前对局限性皮损可采用手术切除、冷冻、放疗、病灶区注射糖皮质激素。若多发侵袭性病变，采用全身性系统化疗。

【临床研究进展】

超低剂量放疗目前是各种原发性皮肤淋巴瘤局限性病灶的标准治疗方案。最近有报道 PCSMP-TLPD 儿童使用超低剂量放疗后一周内皮损变平，15 天内皮损缓解，但其毒性仍需要长期观察。另外也有报道口服糖皮质激素、多西环素、阿莫西林、贝扎罗汀治疗局限性 PCSMP-TLPD 有效。

种痘水疱病样 T 细胞增殖性疾病

种痘水疱病样 T 淋巴组织增生性疾病（hydroa vacciniforme-like lymphoproliferative disorder，HVLPD）是一组罕见的 EB 病毒相关谱系性疾病。1986 年首次报道本病，2008 年 WHO 造血与淋巴组织肿瘤分类中将其归为种痘样水疱病样淋巴瘤（hydroavacciniforme-like lymphoma，HVLL）。2016 年 WHO 修订后中确定其为于成熟 T/NK 肿瘤中的种痘样水疱病样淋巴增殖性疾病。本病主要发生于儿童，多来自于亚洲人、拉丁美洲。

【病因及发病机制】

本病尚无明确的病因和发病机制。目前认为可能与 EB 病毒慢性活动性或潜伏性感染、遗传学因素、蚊虫叮咬、光敏反应有关。

【临床表现】

HVLPD 多见于儿童和青少年，亦可发生与成年人，性别上无明显差异。皮损以全身光曝露部位为主，如面部、四肢伸侧，也可累及非曝光部位。皮疹表现米粒至绿豆大小丘疹、丘疱疹、水疱，后期可进一步溃破形成溃疡和结痂，愈合后遗留种痘样瘢痕。可伴有面部、眶周水肿，也可累及角膜、结膜（各图 24-7-11）。部分患者可能出现全身症状，包括发热、纳差、肝脾肿大、全身淋巴结增大、贫血等。实验室检查可见血红蛋白减少、血小板减少、红细胞亚基减少、乳酸脱氢酶升高，EB 病毒 IgA、IgG、IgM 抗体检测可为阳性。本病病程进展缓慢，预后不一，部分患者呈自限性，全身情况较差的患者病情可进一步发展为败血症、肝衰竭或系统性淋巴瘤。

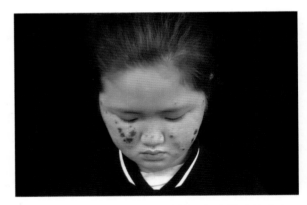

各图 24-7-11　种痘水疱病样 T 细胞增殖性疾病

【组织病理】

本病真皮血管周围可见弥漫性或团状分布的不典型淋巴细胞浸润，浸润细胞呈小到中等大、有丝分裂象不明显，可见血管破坏，部分可延伸至皮下组织。累及表皮时，可见表皮不同程度的坏死、浆痂形成、海绵水肿。肿瘤细胞表达 CD4 或 CD8，CD2、CD3、CD30、CD45 Ro、颗粒酶 B、TIA-1，EB 病毒编码 RNA（EBV-encoded RNA，EBER）、EBV 产物潜伏性膜蛋白（latent membrane protein，LMP1）、EB 病毒核抗原 -2（EBV nuclear antigen-2，EBNA-2）均为阳性，TCR 基因重排。

【诊断与鉴别诊断】

本病确诊主要依据临床表现、组织病理和免疫组化。

需与种痘样水疱病相鉴别，两者皮损表现类似，后者具有自限性，且一般无全身症状，不继发血液系统恶性肿瘤，前者可见 EBER 阳性。

【治疗】

本病治疗目前无标准治疗方案。目前主要采用保守治疗，如抗病毒药物、免疫调节剂（干扰素、糖皮质激素、环孢菌素、免疫球蛋白、沙利度胺）等治疗方案，不推荐化疗和放疗，化疗不能维持长期完全缓解，预后较差，生存期短。

【临床研究进展】

近期有报道米诺环素联合吡美莫司外用可以有效治疗 HVLPD，研究认为米诺环素可以抑制 TNF-α 水平进一步阻止 EBV 感染的 T 细胞转化为淋巴瘤。另外有研究认为血清 EBV 相关抗体滴度升高，可提示病程预后较差；HVLPD 患者若累及淋巴结、肝脏、脾脏、肺脏和中枢系统，也可提示其预后不良，疾病发展速度较快。

皮下脂膜炎样 T 细胞淋巴瘤

皮下脂膜炎样 T 细胞淋巴瘤（subcutaneous panniculitis-like T-CellLymphoma，SPTCL）是一种罕见的淋巴瘤，占皮肤淋巴瘤的 1%。SPTCL 表现为主要累积皮下组织、与脂膜炎相似的一种原发于皮肤的 T 细胞淋巴瘤。根据 WHO 分类，SPTCL 仅代表 TCR α/βT 细胞表型，而 γ/δT 细胞表型归类于皮肤型 γ/δT 细胞淋巴瘤。本病主要可发于成人及儿童，女性稍多于男性。

【病因及发病机制】

本病目前病因及发病机制尚不明确。25% 的患者与自身免疫性疾病相关。SPTCL 严重恶化时可出现嗜血综合征，其机制可能与肿瘤细胞分泌细胞因子刺激巨噬细胞，从而发生吞噬血细胞的现象有关。

【临床表现】

SPTCL 皮损一般表现为单发或多发的暗红色皮下结节和斑块，溃疡少见，多累及四肢，也可发生于躯干、面、颈和胸部（各图 24-7-12）。皮损临床表现无特异性，类似其他皮下组织的脂膜炎，如红斑狼疮性脂膜炎、结节性红斑等，病程缓慢。部分患者可有系统性表现，如发热、肌痛、乏力和体重下降等，淋巴结肿大或结外受累者少见。本病可伴发嗜血综合征，表现为肝脾肿大、凝血障碍及广泛性出血等，提示病情恶化，预后较差。

【组织病理】

SPTCL 组织学上改变与脂膜炎类似，典型表现为皮下脂肪组织内大小不一的多形性 T 细胞浸润，其间可伴有大量巨噬细胞浸润。另外，核分裂、坏死、组织细胞吞噬现象及凋亡小体也常见，并可伴有肉芽肿样改变。部分可见肿瘤性 T 细胞围绕单个脂肪细胞的边缘排列形成花瓣样，具有诊断意义。免疫表型为 α/βT 细胞表型，表达 βF1⁺、CD3⁺、CD4⁻、CD8⁺、CD56⁻、TIA1⁺、颗粒酶 B⁺，与 EBV 感染不相关。

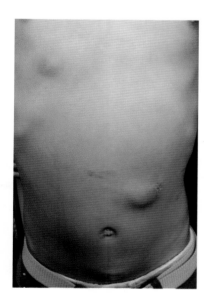

各图 24-7-12　皮下脂膜炎样 T 细胞淋巴瘤

【诊断与鉴别诊断】

本病诊断主要根据病理组织学和免疫组化结果，可结合临床表现、TCR 重排明确诊断。

本病需与良性脂膜炎和累及皮下组织的淋巴瘤相鉴别。良性脂膜炎无异型性 T 细胞浸润，主要为分化成熟的淋巴细胞、浆细胞及泡沫细胞等，无核碎裂和细胞吞噬现象。皮肤 γ/δT 细胞淋巴瘤肿瘤细胞浸润不局限于皮下，常有亲表皮现象，并多伴有嗜血综合征，α/βT 标志物表达阴性。

【治疗】

本病治疗目前无标准方案，可采用系统化疗、放疗、免疫抑制治疗等。化疗方案多采用 CHOP（环磷酰胺、多柔比星、长春新碱和泼尼松）方案。对于不伴有嗜血综合征的患者，欧洲癌症治疗研究组织建议将免疫抑制治疗（环孢素等）作为一线治疗。

【临床研究进展】

一项多中心回顾研究显示口服糖皮质激素或结合低剂量甲氨蝶呤或环孢菌素可以使 85% 患者达到完全缓解，因此推荐免疫抑制治疗为一线治疗方案。合并嗜血综合征患者对传统的 CHOP 化疗方案预后较差，目前在免疫抑制药治疗方案上可合并造血干细胞移植方案，其预后仍待进一步观察。另外研究发现 18 F-FDG PET-CT 被建议使用在评估 SPTCL 程度和对治疗反应中，可以尽早发现皮外浸润的 SPTCL。

结外 NK/T 细胞淋巴瘤（鼻型）

结外 NK/T 细胞淋巴瘤（Extranodal NK/T-cell lymphoma，nasal type）是一种罕见，但具有侵袭性的淋巴瘤。好发于中美洲和南美洲的年轻人和儿童。皮肤是该病最常见的鼻外侵犯部位，占 26% 左右。

【病因及发病机制】

发病常与慢性 EB 病毒持续感染相关联，少部分细胞为毒性 T 淋巴细胞。

【临床表现】

本病一般表现为多发性结节和斑块，因鼻型损害表现为面部中线部位的破坏性肿瘤，故原先也称为致死性中线肉芽肿。皮肤在暴露部位可表现为水疱、溃疡，分布在面部和眼眶四周，也可分布在躯干和四肢（各图 24-7-13）。本病侵袭性程度高，患者仅有皮肤损害时，其较其他脏器受累的患者的预后好。

【组织病理】

组织学显示典型表现为血管中心及肿瘤细胞的血管阻塞性浸润，伴血管广泛性坏死。真皮内致密的细胞浸润，常累及皮下脂肪层和深部组织。肿瘤细胞大小不等，核呈多形性，可见有丝分裂。通常还可见到组织细胞、嗜酸性粒细胞及浆细胞为主的炎细胞浸润。细胞表达 CD2、CD56、胞浆性 CD30 及细胞毒蛋白，不表达 CD3。EB 病毒可通过原位杂交检测确诊。

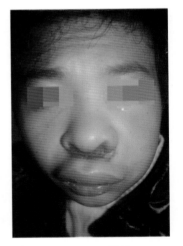

各图 24-7-13 结外 NK/T 细胞淋巴瘤（鼻型）

【诊断与鉴别诊断】

本病根据临床表现、组织病理学、免疫表型和分子病理学检查可以明确诊断。

本病需与皮下脂膜炎样 T 细胞淋巴瘤相鉴别。后者的皮损较少出现溃疡，组织病理表现为皮下脂肪中肿瘤细胞弥漫性浸润，可见组织细胞浸润和肉芽肿形成。免疫组化显示肿瘤细胞表现为 α/βT 细胞表型阳性，但 CD30、CD56 阴性。原位杂交检测 EBV 为阴性。

【治疗】

本病预后差，对 CHOP 方案反应差，需要高剂量化疗，毒副作用较大，SMILE 方案（地塞米松、甲氨蝶呤、异环磷酰胺、L-门冬酰胺酶、依托泊苷）临床亦有报告完全缓解病例，但其远期疗效及预后仍然需要大量数据观察。目前，EORTC 皮肤淋巴瘤学组推荐采用骨髓移植。

【临床研究进展】

一项回顾性的研究显示，33 例患者接受含 L-门冬酰胺酶的化疗方案治疗，完全缓解达到 90.9%，并且在任意阶段的患者至少有 60% 的可以预期持续缓解。新近报道本病肿瘤细胞表达程序性死亡蛋白配体 1（programmed cell death 1 ligand 1，PD-L1），用派姆单抗（pembrolizumab）可阻断细胞程序化死亡受体 -1（programmed cell death protein 1，PD-1），为本病的治疗提供新的方向。

皮肤 B 细胞淋巴瘤

原发性皮肤 B 细胞淋巴瘤（primary cutaneous B-cell lymphomas，PCBCL）是一组原发于皮肤、分化在不同阶段的 B 淋巴细胞增殖性肿瘤，占原发皮肤淋巴瘤的 25%~35%。大部分的 PCBCL 是低度恶性，预后良好。通过临床表现、病史、组织病理、免疫表型和分子生物学特征才能将淋巴瘤准确分类，WHO 分类系统提供了一个合理分类的基础（各表 24-7-2）。PCBCL 的发病机制尚不明确，目前认为其与螺旋体感染，EB 病毒，HSV-7 型、8 型有关，亦有报道发现其与趋化因子受体、染色体易位有关。

各表 24-7-2　皮肤 B 细胞淋巴瘤的 WHO 分类

成熟 B 细胞肿瘤
原发皮肤边缘区 B 细胞淋巴瘤
皮肤滤泡中心性 B 细胞淋巴瘤
皮肤弥漫性大 B 细胞淋巴瘤，腿型
皮肤弥漫性大 B 细胞淋巴瘤，其他型
血管内大 B 细胞淋巴瘤

皮肤边缘性 B 细胞淋巴瘤

皮肤边缘性 B 细胞淋巴瘤（primary cutaneous marginal zone B-cell lymphoma，PCMZL）占 PCBCL 的 30%，属于低度恶性淋巴瘤，是最常见的 PCMZL，好发于年轻男性，儿童亦有发病。本病与黏膜相关淋巴样组织淋巴瘤关系密切，又被称为免疫细胞瘤、浆细胞瘤等。

【病因及发病机制】

本病发病机制尚不明确，目前发现与博氏疏螺旋体感染、3 号和 / 或 18 号染色体三倍体及 t（11；18）（q21；q21）易位有关。

【临床表现】

通常发于四肢和躯干，典型皮损表现为局限性、无痛性丘疹、斑块、结节，部分可呈泛发性（各图 24-7-14）。皮疹消退期可继发皮肤松弛症，与肿瘤细胞浸润过程中导致弹力纤维缺失有关。本病预后良好，5 年存活率达 98%。

【组织病理】

真皮及皮下组织的浸润，通常由表皮下方向真皮内呈楔形生长，浸润的肿瘤细胞通常由小淋巴细胞、边缘区 B 细胞、浆细胞样淋巴细胞、成熟的浆细胞和反应性生发中心及巨噬细胞构成，还可见少量中心母或免疫母样细胞及反应性 T 细胞。肿瘤细胞可见含有 "Dutcher 小体"，即免疫球蛋白核内聚集。免疫表型表达 CD20、CD79 a、Bcl-2，但不表达 CD5、CD10、

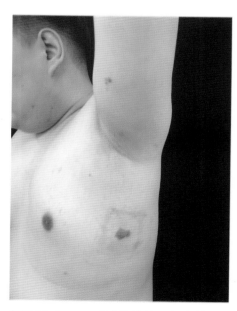

各图 24-7-14　皮肤边缘性 B 细胞淋巴瘤

Bcl-6，50%～60% 的患者可检出 JH 基因的单克隆性重排。

【诊断与鉴别诊断】

本病结合临床表现、组织病理、免疫组化和基因重排可以明确，临床需与滤泡中心性 B 细胞淋巴瘤鉴别，后者组织病理上肿瘤细胞呈弥漫性浸润，且表达 Bcl-6。

【治疗】

本病局灶性病变可以手术切除或放疗，多发病灶可予 α- 干扰素、利妥昔单抗治疗，若有博氏疏螺旋体感染证据，早期应给予系统性抗生素治疗。大部分患者采用观察随访疗法。

皮肤滤泡中心型 B 细胞淋巴瘤

原发性皮肤滤泡中心型淋巴瘤（primary cutaneous follicle center lymphoma，PCFCL）是肿瘤性滤泡中心细胞形成的淋巴瘤，生长模式可以是单纯的滤泡形成、单纯的弥漫性增长或者混合。男女皆可发病。

【病因及发病机制】

本病与感染博氏疏螺旋体、丙型病毒肝炎或疱疹病毒 8 型有关。

【临床表现】

皮损可发于任何部位，以头部、颈部和躯干多发（各图 24-7-15）。典型的皮损表现为孤立或群集的红色丘疹、斑块或结节，位于背部的红斑和肿瘤过去被描述为背部网状组织细胞瘤或 Crosti 淋巴瘤。弥漫性较为少见，预后良好，5 年生存率达 95%。

【组织病理】

本病呈真皮肿瘤细胞弥漫性浸润，可以延展至皮下组织，不累及表皮。早期浸润的肿瘤细胞呈中等或大的中心细胞和少数中心母细胞，小反应性 T 淋巴细胞常与肿瘤细胞混合。进展期可见肿瘤细胞呈弥漫性增长，主要是形态一致的小、中或大的中心细胞和中心母细胞，小反应性 T 淋巴细胞较少见。肿瘤细胞表达 CD20、CD79 a、Bcl-2，不表达 CD43、CD5。部分患者可有轻链限制、IgH 基因重排。

【诊断与鉴别诊断】

本病通过临床表现、组织病理、基因重排可明确诊断，需与 PCMZL 鉴别。

【治疗】

孤立性结节或肿瘤可采用手术切除，并于术后局部放疗。广泛皮损者可采用 α- 干扰素、利妥昔单抗、化疗等系统用药。

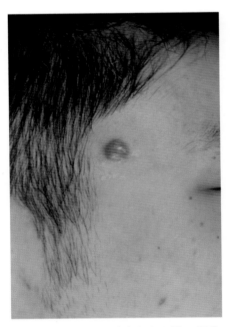

各图 24-7-15　皮肤滤泡中心性 B 细胞淋巴瘤

皮肤弥漫性大 B 细胞淋巴瘤（腿型）

原发性皮肤弥漫大 B 细胞淋巴瘤（腿型）（primary cutaneous diffuse B-cell lymphoma，leg type，DLBCLLT）是一种以表达 Bcl-2 的大圆细胞（中心母细胞，免疫母细胞）浸润为主的 CBCL。本病生物学行为居于恶性淋巴瘤中间型，好发于老年女性。预后较差。

【病因及发病机制】

本病发病机制尚不明确，多发于免疫能力低下的患者，据报道存在博氏疏螺旋体特定序列。

【临床表现】

多表现为孤立或群集的红斑或红棕色肿瘤，可形成溃疡，好发于远端下肢，可累及单侧或双侧小腿。常见下肢淋巴水肿，可累及皮外脏器，少数患者可发生在其他部位（各图 24-7-16）。本病预后欠佳，易复发，5 年生存率 55%。

【组织病理】

肿瘤细胞呈真皮和皮下脂肪层弥漫致密的浸润生长，偶见表皮受累。浸润细胞以免疫母细胞和中心母细胞为主。核分裂象常见，反应性小淋巴细胞少量或缺如，也可见到大型裂解细胞、间变性大细胞等多种细胞。肿瘤细胞表达 CD20、CD79a、Bcl-2，大部分病例表达 Bcl-6，通常不表达 CD5、CD10。CD30 对本病诊断和预后无特殊意义。

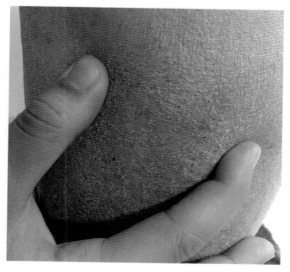

各图 24-7-16 皮肤弥漫性大 B 细胞淋巴瘤（腿型）

【诊断与鉴别诊断】

本病需与中心母细胞较多的 PCFCL 鉴别，两种在生物学行为、预后上不同，皮损发生部位前者多为下肢远端，而后者多发生于头颈部、躯干，在 Bcl-2 上分别呈强表达和弱表达。

【治疗】

孤立性皮损采用放疗、手术切除，多发性皮损目前多采用系统化疗、抗生素、利妥昔单抗治疗。

【临床研究进展】

一项回顾性研究报道低剂量放射治疗被报道治疗惰性 PCBCL 具有标准放射剂量的同样疗效，且低剂量放射治疗可以减少治疗时间和毒性，因此建议低剂量放疗可以推荐为局灶性 PCBCL 的首选初始治疗方式。

皮肤白血病

白血病在皮肤的表现称为皮肤白血病（leukemiacutis），部分患者的皮肤表现会出现在血象改变和骨髓象改变之前。其临床上皮损表现多样，常见为结节及斑块样改变，也可有水疱、溃疡及红斑。其病理组织学改变根据白血病类型而异。

【病因及发病机制】

白血病皮肤浸润的机制尚不清楚，目前已发现某些特定类型的白血病与特定的染色体异常相关。如 95% 的早幼粒细胞白血病患者发生 15 号和 17 号染色体易位；慢性粒细胞白血病可表现为 9 号和 22 号染色体易位。

【临床表现】

皮肤白血病临床表现各异，包括特异性损害和非特异性损害。皮损可累及任何部位，头颈部、躯干最常受累。特异性损害与非特异性损害可单独或同时发生在同一患者身上。

特异性损害是由白血病细胞特异性浸润至皮肤所致，其表现为坚实的红色丘疹和结节，可伴有血小板减少引起的紫癜，水疱、溃疡较为少见。急性髓细胞性白血病的特殊浸润表现称为粒细胞肉瘤，皮损表现为紫红色凸起的无痛性结节，因其肿瘤细胞暴露于空气中呈绿色又称为绿色瘤。其他白血病类型肿瘤细胞还可侵犯牙龈，致牙龈肿胀、出血等。皮肤浸润的发生多提示患者预后不佳，有髓外其他系统病变的发生。（各图 24-7-17）

非特异性损害是由白血病引起的非特异性、反应性皮损，又称为白血病疹。其常伴有瘙痒症状，皮损可呈斑疹、丘疹、水疱、风团、紫癜、结节、溃疡等多形性损害。（各图 24-7-18）

实验室检查外周血象主要表现与白血病类型及病期有关，骨髓象主要以白血病原始细胞显著增生为主，大于 6% 以上有诊断意义。

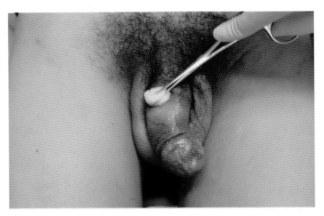

各图 24-7-17   皮肤白血病

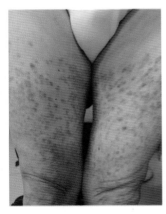

各图 24-7-18   皮肤白血病（非特异性损害）

【组织病理】

皮肤白血病组织病理根据不同类型白血病而异，无法区分急性或慢性髓细胞性白血病。主要表现为真皮全层血管周围白血病细胞浸润，或单个肿瘤细胞浸润于胶原束之间，弥漫、广泛浸润形成肿瘤结节，也常在小汗腺周围致密浸润，部分可累积皮下组织。细胞可同时表达溶菌酶、髓过氧化物酶、CD45、CD43、CD74 等。

【诊断与鉴别诊断】

皮肤白血病诊断主要依据病史、查体、骨髓、淋巴结检测、末梢血片及组织病理等方能确诊。皮肤白血病临床表现不典型时，需与皮肤淋巴瘤、血管炎、药疹、髓外造血等相鉴别。

【治疗】

白血病为全身系统性疾病，皮肤浸润多提示病情进展的可能。骨髓移植是白血病的最佳治疗方案，但由于多种因素受限，目前化疗仍为主要措施。然而皮肤白血病患者对常规化疗效果欠佳，目前针对特异性皮损多用局部放疗、加强化疗或骨髓干细胞移植等治疗，而非特异性皮损采用对症治疗。

【临床研究进展】

一项回顾性研究发现辐射剂量 ≤ 26 Gy 比加强化疗方案对皮肤白血病患者的控制更加有效，且对急性粒细胞白血病的效果较其他类型更为明显。另外有报道帕纳替尼在 Ph 样急性淋巴细胞白血病伴皮肤浸润患者、索拉菲尼在 FLT3-ITD 突变的急性髓系白血病并伴发皮肤浸润的患者中均有良好的效果。

皮肤假性淋巴瘤

皮肤假性淋巴瘤（cutaneous pseudolymphoma，CPL）指以临床表现或组织病理上类似皮肤淋巴瘤的一组良性皮肤淋巴细胞浸润性疾病，分为 T 细胞和 B 细胞假性淋巴瘤。主要疾病类型有光线性类网织细胞增生、皮肤淋巴细胞浸润症、药物性假性淋巴瘤、皮肤淋巴细胞瘤、皮肤炎性假瘤、持续性结节性节肢动物叮咬反应、CD30⁺T 细胞假性淋巴瘤、HIV 感染的不典型皮肤淋巴增生性疾病、反应性血管内皮细胞瘤和肢端假性淋巴瘤样血管角皮瘤等。

【病因及发病机制】

CPL 病因尚不明确，但很多因素可引发，如节肢动物叮咬、异物植入（如硅胶注射、纹身、抗原注射）、外伤（如猫抓伤）、接触过敏原、药物（如苯妥英钠、卡马西平等）、日光过敏、病毒感染（HIV、水痘-带状疱疹病毒等）等均可诱发。

【临床表现】

本病临床表现通常为孤立的无痛性丘疹、结节，部分呈成簇样隆起性结节，边界清楚，生长缓慢，好发于面部、胸部、上肢，腰部以下少见（各图 24-7-19，各图 24-7-20）。本病也可表现为广泛性红皮病。CPL 皮损类型差异较大，病变可持续数月至数年，部分可自行消退，预后良好。T 细胞受体基因重排及免疫球蛋白轻链检测一般呈多克隆性。

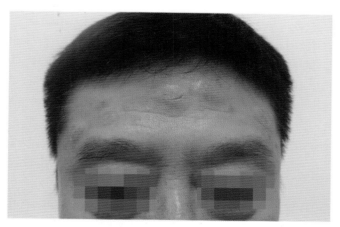

各图 24-7-19　T 细胞性假性淋巴瘤

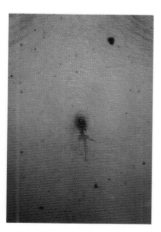

各图 24-7-20　B 细胞性假性淋巴瘤

【组织病理】

本病组织病理学主要变现为真皮及皮下组织内结节状或弥漫性淋巴细胞浸润，表皮不受累。真皮浅层血管及附属器周围分布淋巴细胞浸润，但无血管、附属器及神经损害。结节状增生淋巴细胞为较成熟的小淋巴细胞及转化的 B 细胞，还可见组织细胞、浆细胞、嗜酸性粒细胞等，并与浸润细胞间有正常胶原带。

【诊断与鉴别诊断】

本病诊断必须结合临床表现、组织病理、免疫组化及 TCR 重排技术。虽然假性淋巴瘤生物学行为表现为良性，但其中某些类型最终可进展为恶性淋巴瘤，两者很难鉴别，需密切随访，才能作出真正的诊断。

【治疗】

目前本病治疗在明确诱因的情况下去除诱因可缓解，部分病因不明的患者随着病程迁延或皮损自行消退。对于局限性皮损目前有报道的治疗方式包括：外用或注射糖皮质激素、外用免疫调节剂（α-干扰素、他克莫司）、冷冻、放疗、手术切除、光动力治疗等。对广泛性皮损的治疗包括抗疟药（羟氯喹）、光疗、化疗、免疫抑制药（甲氨蝶呤）等。

【临床研究进展】

Diana 等的系统回顾研究 1990—2015 年所有报道的 CPL 病例，在 106 例 CPL 患者中病因由高到低的主要有药物（29%）、纹身反应（29%）、其他（16%）、疫苗接种（9%）、莱姆淋巴细胞瘤（7%）、蚊虫叮咬/抓伤/注射刺激（5%）等。新近研究报道补骨脂素联合 PUVA 治疗对孤立性假性淋巴瘤及广泛性红斑型淋巴瘤效果良好。另外局部外用 5% 咪喹莫特被报道也是一种潜在的有效治疗方式。

【参考文献】

[1] DUVIC M, TETZLAFF M T, GANGAR P, et al. Results of a phase II trial of brentuximab vedotin for CD30[+] cutaneous T-cell lymphoma and lymphomatoid papulosis[J]. J Clin Oncol, 2015(33): 3759-3765.

[2] PRINCE H M, KIM Y H, HORWITZ S M, et al. Brentuximab vedotin or physician's choice in CD30[-]

positive cutaneous T-cell lymphoma(ALCANZA): an international, open-label, randomised, phase 3, multicentre trial[J]. Lancet, 2017, 390: 555-566.

[3] GELLER S, MYSKOWSKI P L, KIM Y H, et al. The optimal regimen of brentuximab vedotin for CD30$^+$ cutaneous lymphoma: are we there yet? [J]. Br J Dermatol, 2018, 178: 571.

[4] LEWIS D J, KIM Y H, DUVIC M. Alternate dosing regimens of brentuximab vedotin for CD30$^+$ cutaneous T-cell lymphoma[J]. Br J Dermatol, 2018, 178: 302-303.

[5] KEMPF W, PFALTZ K, VERMEER M H, et al. EORTC, ISCL, and USCLC consensus recommendations for the treatment of primary cutaneous CD30$^-$ positivelymphoproliferative disorders: lymphomatoid papulosis and primary cutaneous anaplastic large-cell lymphoma[J]. Blood, 2011, 118: 4024-4035.

[6] FANONI D, CORTI L, ALBERTIVIOLETTI S, et al. Array-based CGH of primary cutaneous CD8$^+$ aggressive EPIDERMO-tropic cytotoxic T-cell lymphoma[J]. Genes, Chromosomes and Cancer, 2018, 57(12): 622-629.

[7] CYRENNE B M, GIBSON J F, SUBTIL A, et al. Transplantation in the treatment of primary cutaneous aggressive epidermotropic cytotoxic CD8 positive T-Cell lymphoma[J]. Clinical Lymphoma, Myeloma & Leukemia, 2018, 18(1): 85-89.

[8] KIM E J, ARIA A B, WILMAS K, et al. Primary cutaneous CD4$^+$ small- to medium-sized pleomorphic T-cell lymphoproliferative disorder in a pediatric patient successfully treated with low-dose radiation[J]. Pediatric Dermatology, 2018(11): 1-4.

[9] HOU S, LIU X, LIU J, et al. A case of primary cutaneous CD4$^+$ small-to medium-sized pleomorphic T-cell lymphoma[J]. Eur J Dermatol, 2016, 26(6): 629-630.

[10] TOBERER F, HARTSCHUH W, HADASCHIK E. Primary cutaneous CD4$^+$ small-to medium-sized pleomorphic T-cell lymphoma: temporary remission by oral doxycycline[J]. JAMA Dermatol, 2013, 149(8): 956-959.

[11] CELEBI CHERUKURI N, ROTH C G, AGGARWAL N, et al. Cutaneous small/medium CD4$^+$ pleomorphic T-cell lymphoma-like nodule in a patient with erythema chronicum migrans[J]. Am J Dermatopathol, 2016, 38(6): 448-452.

[12] KRENÁCS D, BAKOS A, TÖRÖK L, et al. Neoplastic cells of primary cutaneous CD4$^+$ small/medium-sized pleomorphic T cell lymphoma lack the expression of follicular T helper cell defining chemokine receptor CXCR5[J]. Acta Derm Venereol, 2016, 96(6): 850-852.

[13] BOUSSAULT P, TUCKER M L, WESCHLER J, et al. Primary cutaneous CD4$^+$ small/medium-sized pleomorphic T-cell lymphoma associated with an annular elastolytic giant cell granuloma[J]. Br J Dermatol, 2009, 160(5): 1126-1128.

[14] KIM Y J, CHOI S Y, LEE W J, et al. Two cases of hydroa vacciniforme-like lymphoproliferative disease controlled by anti-inflammatory agents[J]. Photodermatology, Photoimmunology and Photomedicine, 2017, 33(5): 287-290.

[15] LONG V, LIANG M W, TAN S H, et al. Hydroa vacciniforme-like lymphoproliferative disorder in an elderly Chinese patient and a literature review of adult cases[J]. International Journal of Dermatology, 2018, 57(11): 1283-1292.

[16] WANG M, WANG S, YANG Q, et al. Hydroa vacciniforme-like lymphoma of an adult: a case report with review of the literature[J]. Diagnostic Pathology, 2013, 8(1): 72.

[17] BEKKENK M W, JANSEN P M, MEIJER C J, et al. CD56$^+$ hematological neoplasms presenting in the skin: a retrospective analysis of 23 new cases and 130 cases from the literature[J]. Annals of Oncology, 2004, 15(7): 1097-1108.

[18] LOPEZLERMA I, PENATE Y, GALLARDO F, et al. Subcutaneous panniculitis-like T-cell lymphoma: clinical features, therapeutic approach, and outcome in a case series of 16 patients[J]. Journal of The American Academy of Dermatology, 2018, 79(5): 892-898.

[19] MICHONNEAU D, PETRELLA T, ORTONNE N, et al. Subcutaneous panniculitis-like T-cell lymphoma: immunosuppressive drugs induce better response than polychemotherapy[J]. Acta Derm Venereol, 2017; 97(3): 358-364.

[20] KIM J S, JEONG Y J, SOHN M H, et al. Usefulness of F-18 FDG PET/CT in subcutaneous panniculitis-like T cell lymphoma: disease extent and treatment response evaluation[J]. Radiol Oncol, 2012, 46(4): 279-283.

[21] DONG L H, ZHANG L J, WANG W J, et al. Sequential DICE combined with l-asparaginase chemotherapy followed by involved field radiation in newly diagnosed, stage IE to IIE, nasal and extranodal NK/T-cell lymphoma[J]. Leukemia & Lymphoma, 2016, 57(7): 1600-1606.

[22] KWONG Y L, CHAN T S Y, TAN D, et al. PD1 blockade with pembrolizumab is highly effective in relapsed or refractory NK/T-cell lymphoma failing l-asparaginase[J]. Blood, 2017, 129(17):2437-2442.

[23] GOYAL A, CARTER J B, PASHTAN I, et al. Very low-dose versus standard dose radiation therapy for indolent primary cutaneous B-cell lymphomas: a retrospective study[J]. J Am Acad Dermatol, 2018, 78(2): 408-410.

[24] ELSAYAD K, OERTEL M, HAVERKAMP U, et al. The effectiveness of radiotherapy for leukemia cutis[J]. Journal of Cancer Research and Clinical Oncology, 2017, 143(5): 851-859.

[25] PILERI A, PAPAYANNIDIS C, MESSORI S, et al. Leukemia cutis in a Ph+ ALL patient treated with ponatinib[J]. G Ital Dermatol Venereol, 2018, 153: 730-731.

[26] LEE S H, PAIETTA E, RACEVSKIS J, et al. Complete resolution of leukemia cutis with sorafenib in an acute myeloid leukemia patient with FLT3-ITD mutation[J]. American Journal of Hematology, 2010, 84(10): 701-702.

[27] MIGUEL D, PECKRUHN M, ELSNER P. Treatment of cutaneous pseudolymphoma: a systematic review[J]. Acta Dermato Venereologica, 2018, 98(3): 310-317.

[28] PACHECO D, TRAVASSOS A R, LUÍS SOARES DE ALMEIDA, et al. Solitary T-cell pseudolymphoma of the breast, treated by PUVA[J]. European Journal of Dermatology Ejd, 2013, 23(3): 397-398.

[29] BAUMGARTNERNIELSEN J, LORENTZEN H. Imiquimod 5%: a successful treatment for pseudolymphoma[J]. Acta Derm Venereol, 2014, 94(4): 469-469.

（马　欣　刘业强）

第八节　组织细胞及肥大细胞增生性疾病

黄色肉芽肿

黄色肉芽肿（xanthogranuloma，XG）又称痣样黄色内皮瘤，为一组少见的良性非朗格汉斯细胞的组织细胞增生症。典型损害为发生于头面部、颈部、躯干上部和肢体近端单发或多发的红棕色丘疹、结节或斑块。根据发病年龄可将本病分为幼年黄色肉芽肿（juvenile xanthogranuloma，JXG）、成人黄色肉芽肿（adult xanthogranuloma，AXG）、渐进坏死型黄色肉芽肿（necrobiotic xanthogranuloma，NXG）。

【病因及发病机制】

本病病因及发病机制尚不明确，皮肤损害可能与以胆固醇为主的脂类在皮损内沉积有关，但患者的脂质代谢一般无异常，也有观点认为，本病系紊乱的巨噬细胞对非特异性组织损伤的反应，或者发病与摩擦有关。也有报道认为，幼年性黄色肉芽肿部分病例的发生可能与朗格汉斯细胞增生症、Wiskorr-Aldrich 综合征等有关，部分患者可并发神经纤维瘤和幼年粒单核细胞白血病。渐进坏死型黄色肉芽肿与副球蛋白血症关系密切，被认为是原发刺激或者引起巨细胞肉芽肿反应的原因之一。

【临床表现】

根据发病年龄主要分为幼年黄色肉芽肿、成人黄色肉芽肿、渐进坏死型黄色肉芽肿。

1. 幼年黄色肉芽肿　皮疹常在婴儿和幼儿发生，头面部是本病的好发部位，其次是躯干上部、下肢。除了侵犯皮肤外，眼睛亦可受累，常侵犯虹膜，甚至造成失明。临床分为 2 种常见类型，小结节型和大结节型，小结节型皮损为 2～5 mm 大小，圆顶状，粉红到棕色的丘疹，广泛散在分布于身体上部，皮损很快变为黄色。大结节型表现为一个至数个直径 1～2 cm 大小的结节。但常可见 2 种类型皮疹共存的情况。大部分患者仅有皮损，病程良性，有自限性。皮损在 3～6 年内消退，可留有色素沉着、轻度萎缩或皮肤松弛。

2. 成人黄色肉芽肿　主要发生在 30 岁前后，好发于面部，其次是躯干和四肢，成人黄色肉芽肿较幼年黄色肉芽肿皮损大，皮损可单发也可多发，但以单发为多（各图 24-8-1）。皮损常由米粒大的红色丘疹起病，缓慢增大，后颜色逐渐变为黄色，表面光滑，一般无破溃，但搔抓后可以破溃出血，质韧，其上可见毛细血管扩张。发病年龄越晚，病程越长。

3. 渐进坏死型黄色肉芽肿　好发于老年人，眼眶周围是皮损好发区域，躯干、面部及肢体近端也是好发部位。皮损多发，表现为不对称、无症状的黄色丘疹、结节和斑块。大约 50% 的患者有眼部改变。例如：眼窝肿物，眼睑外翻、上睑下垂、角膜炎等。本病最大的特点是伴发副球蛋白血症，80% 的患者有单克隆 IgGγ 球蛋白血症。其他的临床表现包括：肝脾肿大、血沉增快、白细胞减少、潜在的多发性骨髓瘤和其他浆细胞增生性疾病。

【组织病理】

幼年黄色肉芽肿组织病理与成人黄色肉芽肿的特征基本一致。主要表现为：表皮轻度萎缩变薄，早期病变见真皮界限清楚但无包膜包绕的单一形态组织细胞浸润；随着病情的进展，常熟皮损组织

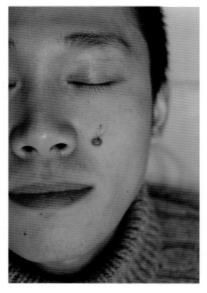

各图 24-8-1　黄色肉芽肿
（上海市皮肤病医院　刘业强　供图）

细胞出现泡沫化，混合有淋巴细胞、嗜酸性粒细胞，偶尔还可见到中性粒细胞以及浆细胞的浸润，在多数黄色肉芽肿中可具有诊断特征的核排列成花环状，中间为嗜酸性无定型物质，周围为泡沫状胞质的 Touton 巨细胞；晚期皮损出现较多的梭形细胞浸润，有时肿瘤细胞会侵及皮下脂肪。免疫组化提示浸润的组织细胞主要为 HAM56、CD68 阳性，有的病例 S-100 阳性，CD1a 蛋白阴性，浸润的淋巴细胞主要为 CD4 阳性细胞。

渐进坏死性黄色肉芽肿的组织学表现为真皮层大面积渐进性坏死与黄色肉芽肿样浸润灶交替分布，可延伸至皮下脂肪，浸润肉芽肿由上皮样细胞和泡沫组织细胞组成，另外还有较多的巨细胞，其中许多为 Touton 巨细胞。本病一个特征性的改变是在渐进性坏死灶附近可见一些外形特异的多角形巨细胞。免疫组化组织细胞表达 CD68、MAC387 和 CD11 b。

【诊断与鉴别诊断】

根据临床分类及表现，结合皮损特点与组织病理诊断不难。

本病可与下列疾病进行鉴别：

（1）播散性黄瘤：组织学上无法鉴别，但黄色肉芽肿一般黏膜不受累，皮损数目较少，发病年龄较小，罕见并发尿崩症。播散性黄瘤发病年龄较大，皮损分布广泛，融合成片，持续存在，常并发尿崩症。

（2）良性头部组织细胞增生症：好发于 1 岁以内的婴儿，皮损位于面颈部，组织学上无 Touton 巨细胞。

（3）类脂质渐进性坏死：好发于糖尿病患者中，皮损胫前多见，组织学检查极少见到明显的胆固醇裂隙形成。

（4）结节病：可单发或多发，皮损多形性；组织学有大量的上皮细胞组成的结节，周围无或仅有少量淋巴细胞浸润，而且无干酪样坏死。

【治疗】

因本病临床的特点及预后不一，需分型论治：

1. 幼年黄色肉芽肿　本病有自限性，通常不需要治疗，在确诊本病后观察随访是最佳策略，尽量避免激进的侵袭性治疗。

2. 成人黄色肉芽肿　成人黄色肉芽肿不易自行消退，故常常需要选用手术或激光治疗，若并发系统损害，可予糖皮质激素或联合化疗。

3. 渐进坏死性黄色肉芽肿　本病需要早期进行活检得到病理诊断，并及时治疗以防止发生毁容。可选择局部或系统给予糖皮质激素治疗，也可选择甲氨喋呤、环磷酰胺、硫唑嘌呤、沙利度胺、干扰素及静脉注射免疫球蛋白等药物，有报道氨苯枫治疗本病有较好疗效，本病必要时可手术治疗。

【预防与调摄】

对于渐进坏死性黄色肉芽肿患者：积极寻找诊断线索，加强皮肤、眼部、副球蛋白血症、骨髓及内脏系统检查，详细询问病史，受累器官组织病理检查，早期诊断，减少漏诊误诊，延缓病情进展，降低死亡率。

【临床研究进展】

本病的诊断主要依据发病年龄及皮损特点，对于临床上很多不典型的皮损，需要行病理检查来确诊。但传统的病理检查具有有创，费时，费用高等问题，尤其对于儿童患者难以接受。反射式共聚焦显微镜的诊断方法的出现可以精确控制逐层对表皮和真皮浅中层进行成像，利用不同层面、不同组织细胞结构对光的反射和和折射的差异实现的灰度图像，故可对本病确定取材部位，提高组织取材的阳性率，使今后早期无创诊断成为可能。

朗格汉斯细胞组织细胞增生症

朗格汉斯细胞组织细胞增生症（Langerhans cell histiocytosis，LCH）是由朗格汉斯细胞肿瘤性克隆增生所致的一组罕见性疾病，多发于儿童，临床表现各异，可表现为局限性病变，也可表现为单系统的多灶性病变或弥漫性多系统受累。目前分为哈希莫托－普里茨克病（Hashimoto-Pritzker disease，HPD）、嗜酸性肉芽肿（eosinophilic granuloma，EG）、汉德－许拉－克里斯琴病（Hand-Schüller-Christian disease，HSC）及莱特尔－西韦病（Letterer-Siwe disease，LSD）四型，是同一疾病的不同阶段和不同程度的表现，因此 LCH 是一种谱系疾病。

【病因及发病机制】

病因迄今未明。LCH 的发病机制有病毒感染、免疫学、细胞遗传学和肿瘤形成等假说，可能是致病因素和免疫失调一种独特的共同作用的结果。近年来，有研究应用 X 染色体连锁 DNA 探针和人雄激素受体失活分析发现，LCH 浸润细胞呈单克隆性，与正常活化的细胞相比，肿瘤细胞的成熟表型较少，而且过度表达各种细胞周期相关产物，表明 LCH 存在一定程度的调节，也可解释 LCH 进展缓慢和临床结局多样性。

LCH 是否存在遗传学遗传尚有争议，同胞兄弟姐妹中的发病率明显比普通儿童高，推测 LCH 可能存在易感基因。有假说认为高危 LCH 来源于造血祖细胞的体细胞突变，而低危 LCH 来源于组织限制性的前体树突样细胞的体细胞突变。

近年来，电子显微镜下发现浸润细胞中有 1/3～1/2 的细胞质中含有棒状 Birbeck 颗粒，与表皮中朗格汉斯细胞中的 Birbeck 颗粒形态上一样，均有 C3 表面受体，免疫组化中 S-100 蛋白、CD1a 及 CD207 均阳性，提示该病是朗格汉斯细胞组织细胞增生性疾病。

【临床表现】

1. 哈希莫托 – 普里茨克病　常发生于新生儿或出生后几天，初起为单个或多个红褐色结节，随后丘疹结节可破溃、结痂，皮损数目和范围在几周内逐渐增加。本病具有自愈性，常 2～3 个月好转，为四型中最轻型。

2. 嗜酸性肉芽肿　发病年龄为 2～5 岁，常为单个或多发性骨损害，易发生自发性骨折，个别患者可出现尿崩症，一般无明显自觉症状，皮疹少见，为四型中较轻型。

3. 汉德 – 许拉 – 克里斯琴病　常于 2～6 岁间起病，典型三联征：颅骨缺损、眼球突出和尿崩症，三联症状不一定全部出现；患者常无系统自觉症状，但可发现系统体征，常表现为骨受侵犯，特别是颅骨；1/3 患者肺门及肺中心区弥漫性浸润，但不累及周边部位；肝脾及全身淋巴结常肿大，严重者可出现阻塞性黄疸。约 10% 患者出现眼突出。由于脑垂体茎部或下视丘受累，约 50% 的患者出现尿崩症。本型约 30% 患者有皮疹，常为浸润性斑块，可形成溃疡，好发于腋下、会阴及口腔；皮疹亦见广泛而融合的丘疹，上覆鳞屑或结痂，好发于头面、躯干或臀部，呈脂溢性皮炎样；还可见散在似发疹样黄瘤状黄色丘疹，质软。为四型中较重型。

4. 莱特尔 – 西韦病　常发生于婴儿，多在 9 个月以内。约 80% 患者有皮疹，表现为群集的黄棕色鳞屑性斑丘疹，分布广泛，常见于头面颈部、躯干和臀部；躯干皮损可呈紫癜样，口腔黏膜见坏死或肥厚性损害；部分患者可出现结节或溃疡、似脂溢性皮炎或毛周角化病样皮损。本型早期可有乏力、体重减轻和少数典型皮疹系统症状；起病急者可有发热、贫血、肝脾大、淋巴结肿大和典型皮疹。该型病情进展迅速，几乎几个月至 1 年内因内脏损害或因抵抗力低并发细菌或病毒感染而死亡。为四型中最重型。（各图 24-8-2）

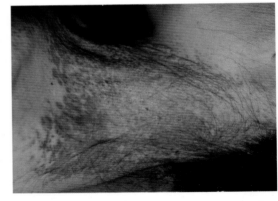

各图 24-8-2　朗格汉斯细胞组织细胞增生症

【实验室检查】

嗜酸性肉芽肿 X 线检查呈穿凿性破坏。汉德 – 许拉 – 克里斯琴病 X 线检查可见颅骨缺损。嗜酸性肉芽肿约 10% 患者外周血嗜酸性粒细胞增高；胸片检查可见多发肺囊肿，表现为粟粒状斑点，偶有骨缺损。

【组织病理】

LCH 有多种组织学表现，典型表现为真皮乳头内增生的朗格汉斯细胞，细胞呈椭圆形，胞质较丰富，细胞核有明显的内折或肾形的泡状核，核膜薄，核仁不明显，不同分型和时期朗格汉斯细胞浸润程度不同，肿瘤细胞间常伴有数量不等的嗜酸性粒细胞，也可见组织细胞、中性粒细胞、小淋巴细胞和浆细胞。早期皮损中朗格汉斯细胞数目明显多于嗜酸性粒细胞和中性粒细胞，晚期皮损中泡沫样组织细胞、纤维化更明显。

朗格汉斯细胞的特征是具有 Birbeck 颗粒，电镜下 Birbeck 颗粒呈网球拍样或棒状，长

$200 \sim 400$ nm，宽 33 nm，沿着"把手"可见拉链样结构。

免疫组化在诊断中有重要作用，CD207 是一种 Birbeck 颗粒相关的跨膜 C 型凝集素，是朗格汉斯细胞最为敏感和特异的标记；朗格汉斯细胞还表达 S-100 蛋白、CD1 a、CD4，波形蛋白、CD68 和 HLA-DR 也阳性表达，Ki-67 指数表达各异。

【诊断与鉴别诊断】

本病四型均需根据临床特点，结合相关辅助检查及组织病理学特点才能明确诊断。

本病需与以下疾病鉴别：

（1）婴儿脂溢性皮炎：常在生后第 1 个月，皮损多在头皮、额部、眉间及双颊部，为溢出性红色斑片，上有黄痂。患者无系统症状和体征，通过组织学易鉴别。

（2）多发性骨髓瘤，是一种恶性浆细胞病，常伴有多发性溶骨性损害、高钙血症、贫血、肾脏损害。二者易鉴别。

（3）色素性荨麻疹：常见于儿童，多发于出生后 $3 \sim 9$ 个月。是一种肥大细胞病，有圆形或椭圆形色素斑或色素性结节，搔抓摩擦后变红肿胀。通常为良性过程，在儿童皮疹可自行消退。

【治疗】

西医对于 LCH 的治疗仍然存在争议，需结合诊断时病情的严重程度选择合适治疗方案。

1. 糖皮质激素　系统及局部外用糖皮质激素均可有效治疗。可予泼尼松 $20 \sim 50$ mg/d 口服治疗皮肤 LCH，皮损控制后逐渐减量。

2. 抗肿瘤药

（1）威罗菲尼：威罗菲尼是一种选择性低分子量 BRAF 激酶抑制剂，可抑制表达突变蛋白的肿瘤增殖。LCH 患者行 BRAF 基因突变检查，突变者首选威罗菲尼治疗。

（2）氮芥：局部应用氮芥治疗皮肤 LCH 疗效及安全性较好，部分患者几乎获得完全缓解。

（3）甲氨蝶呤：口服小剂量甲氨蝶呤治疗皮肤 LCH，取得较好疗效。

3. 免疫调节剂

（1）咪喹莫特：通过朗格汉斯细胞增强抗原呈递作用，上调 TNF 的表达，发挥抗肿瘤作用。

（2）他克莫司：是大环内酯类免疫调节剂、钙调神经磷酸酶抑制剂。Krafchik 等报道局部外用他克莫司可有效治疗皮肤 LCH。

4. 沙利度胺　口服可有效治疗皮肤 LCH，部分复发病例复治后仍可好转。该药可引起外周神经炎，应避免长期应用。

5. 光疗

（1）窄谱 UVB：呈剂量依赖性抑制局部及系统免疫，将朗格汉斯细胞从表皮清除，并增加 IL-10、TNF 等细胞因子的释放。窄谱 UVB 安全有效，可作为皮肤 LCH 治疗的首选，窄谱 UVB 也可与系统、局部激素或者局部咪喹莫特等联合应用。

（2）308 nm 准分子激光：可直接用于皮损的局部治疗，尤其适合健康状况极差、不能耐受副作用大的药物治疗的老年患者，其小光斑更适合腹股沟等部位。

6. 外科手术　适合有少量孤立皮损的患者，对于多发及泛发皮损的患者并不适用。

7. 其他　还可采取放疗、干扰素、光动力疗法等治疗。

【预防与调摄】

对于可疑为朗格汉斯细胞组织细胞增生症患者，积极寻找诊断线索，加强皮肤、骨骼、系统体征检查，详细询问病史，受累器官组织病理检查，早期诊断，减少漏诊误诊，根据疾病的分型以及病变受累系统的表现，病情的严重程度选择合适的治疗方案，延缓病情进展，降低死亡率。

【临床研究进展】

新近研究发现 LCH 的朗格汉斯细胞存在致癌性 BRAF V600 E 突变，此发现对于 LCH 的分子诊断、靶向治疗、疗效判定及预后评价等具有重要意义。

多中心网状组织细胞增生症

多中心网状组织细胞增生症（multicentric reticulo-histiocytosis，MRH）是以皮肤、黏膜结节、破坏性关节炎为特征的疾病，偶伴有内脏受累，又称类脂质皮肤关节炎。多见于成人，女性多于男性。其中首发症状一半以上表现为关节症状，多表现为弥散性、对称性、进行性及毁坏性关节受损，掌指关节及指间关节最常受累，严重时可发展为致残性关节病变。

【病因及发病机制】

目前病因尚不明确。有研究报道可能自身免疫性疾病、内分泌疾病、恶性肿瘤和分枝杆菌感染等有关。也有学者提出该病是巨噬细胞对不同刺激的一种异常反应，患者伴有自身免疫性疾病和内脏肿瘤，这种组织细胞反应可能存在免疫学基础。

【临床表现】

1. 皮肤损害　100%患者可出现皮疹，好发于指背关节、手和面部，表现为质地较硬的丘疹或结节。丘疹呈半球形，芝麻到黄豆大小，表面光滑，略有光泽，呈肤色、灰白色或浅棕红色（各图24-8-3）。结节呈球形或卵圆形，可高出于皮面，呈肉色、紫色或褐色，一般不破溃。丘疹和结节可融合成鹅卵石样斑块，消退后留下棕紫色略凹陷萎缩斑。也有的患者呈弥漫性或局限性淡红斑、环状水肿性斑，表面可见毛细血管扩张。皮疹还可侵犯手指远端指骨间滑膜或甲床，引起甲板纵嵴、碎裂或甲萎缩。

2. 黏膜损害　50%患者有黏膜损害，常累及口腔、咽部及鼻部，唇部为大小不等的丘疹和结节，舌部以丘疹为主，颊粘膜为红色小丘疹或水疱样小结节；约1/4患者见黄瘤样皮疹。

3. 关节损害　表现为对称性关节炎，早期见关节红、肿、热、痛，急性期后常导致关节畸形和功能障碍。

4. 其他症状　可有体重减轻、轻中度发热，少许患者可出现肺和胸膜炎症浸润。

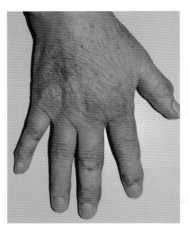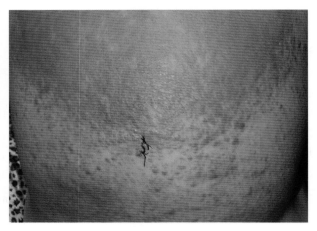

各图 24-8-3　多中心网状组织细胞增生症

【实验室检查】

半数患者有贫血、血沉轻到中度增高，血胆固醇升高，血清白蛋白和球蛋白比例轻度倒置，X线检查见关节软骨面骨质破坏吸收，关节间隙增宽，可致关节腔消失。

【组织病理】

病变位于真皮及皮下组织，见组织细胞和多核畸形巨细胞浸润，界限清楚；组织细胞呈粉红色，形态一致；多核巨细胞呈嗜酸性、细颗粒状、毛玻璃样；散在可见淋巴细胞、粒细胞、浆细胞等炎症细胞浸润。

免疫组化：组织细胞和多核巨细胞均表达 CD68、CD163 和 Ki-M1 P，不表达 CD1 a 和 S-100。

特殊染色时在组织细胞和多核巨细胞胞质中可见耐淀粉酶的 PAS 阳性物质。

【诊断与鉴别诊断】

根据患者临床特点、体征、辅助检查及组织学特点可明确诊断。

本病需与以下疾病鉴别：

（1）类风湿关节炎：是一种病因未明的慢性、以炎性滑膜炎为主的系统性疾病。其特征是手、足小关节的多关节、对称性、侵袭性关节炎症，可有类风湿结节、血管炎等表现，类风湿因子常常阳性。

（2）系统性红斑狼疮：是一种弥漫性、全身性自身免疫病，主要累及皮肤粘膜、骨骼肌肉、肾脏及中枢神经系统等，常伴有免疫学异常。

（3）银屑病关节炎：是一种银屑病相关的炎性关节病，常伴有银屑病典型皮损或甲损害，二者易鉴别。

【治疗】

1. 非甾体抗炎药、羟氯喹和皮质类固醇可以改善症状，但它们不能诱导缓解或改变 MRH 的预后。

2. 免疫抑制药　甲氨蝶呤（MTX）（7.5～25 mg/ 周）、环磷酰胺（CTX）（每天 2.2 mg/kg，6～8 月的治疗）可较好的控制病情。一般情况下，糖皮质激素和 MTX 的联合应用可有效地控制关节炎，CTX 更加有效的用于皮肤损伤。

3. 抗 TNF 药物　依那西普、阿达木单抗和英夫利昔单抗治疗 MRH 取得了良好疗效。依那西普（25 mg，每周 2 次），英夫利昔单抗（5 mg/kg）和阿达木单抗（隔周 40 mg）能较好的改善临床症状和影像学改变。

4. 二膦酸盐　二膦酸盐可对破骨细胞样巨噬细胞通过诱导其坏死和 / 或凋亡，从而防止皮肤病变和滑膜炎。

【预防与调摄】

1. 积极寻找诊断线索，详细询问病史，受累器官组织病理检查，早期诊断，延缓病情进展。

2. 紫外线防护衣和防晒剂减轻皮肤损伤。

3. 骨质受累者应避免剧烈运动或受重力。

【临床研究进展】

随着对本病研究的深入，有学者发现在 MRH 皮损中有促炎性细胞因子如 IL-1、IL-6、肿瘤坏死因子 TNF-α 的过度表达，这些促炎性细胞因子和皮损及关节症状密切相关。Bennàssar 等发现患者血清中 IL-1、IL-6 及 TNF-α 水平明显上升，经过泼尼松及 MTX 联合治疗后，症状缓解的同时伴随这些促炎性细胞因子水平的明显下降。Matejicka 等是第一个将生物制剂应用于本病的团队，他们使用依那西普、MTX、泼尼松、羟氯喹及环磷酰胺治疗 1 例 22 岁女性患者，取得了很好的治疗效果。

进行性结节性组织细胞瘤

进行性结节性组织细胞瘤（progressive nodular histiocytoma，PNH）是一种罕见的非朗格汉斯细胞组织细胞增生，血脂蛋白正常的组织细胞性疾病。本病的显著特点是皮损进行性增多和增大，无消退倾向，血脂水平正常。以侵犯皮肤和黏膜进行性发展为特征。

【病因及发病机制】

病因及发病机制不明，目前归类于幼年黄色肉芽肿家族。有报道 PNH 与下丘脑肿瘤伴性早熟、慢性髓性白细胞等系统性疾病并发存在，但它们间的内在联系没有可靠证据加以证实。

【临床表现】

发病的年龄广泛，以头部常见，其次为颈部、躯干上部和四肢。进行性结节性组织细胞瘤有 2 种皮疹表现，浅表性丘疹或深在的结节，颜色为黄褐色和红褐色，皮损分布广泛，无自觉症状，质地韧硬。面部受累是一个显著的特征，严重者面部多发结节，形成狮面样改变，可有或无眼结膜、口腔和喉黏膜损害。

【组织病理】

典型组织病理显示以明显的梭形组织细胞性黄色肉芽肿为特征。表现为真皮或皮下细胞和纤维增生区，细胞增生区域见无数大而淡的组织细胞和泡沫细胞，偶见 Touton 巨细胞。这些细胞均无异形性，胞质淡染，细胞核空泡化。也可见纤维增生区类似皮肤纤维瘤，以成纤维细胞和胶原纤维增生为主。免疫组化可有 CD14、CD68 以及 CD163 均为阳性，肌成束蛋白和 XIIIa 常为阳性。多达 25% 的患者 S-100 可阳性。CD1 a 和 langerin 阴性。

【诊断与鉴别诊断】

根据患者临床特点、体征、辅助检查及组织学特点可明确诊断。

本病可与下列疾病进行鉴别：

（1）多发性幼年黄色肉芽肿：有人认为本病为幼年性黄色肉芽肿的亚型，有黏性黄色肉芽肿为非 X 组织细胞增生症中的常见病，5%～17% 的患者初生时即有本病，40%～70% 的患者发生于生后的 1 年内。60%～80% 的皮损为独立性损害，可有眼和内脏受累，儿童期皮损发展快，但经常在 1 年内自行消退，成人少见，且通常为单发性，并持久存在。

（2）网状组织细胞增生症：为一种非 X 组织细胞增生症，临床特点为广泛性皮肤丘疹、结节和破坏性关节炎。皮损数毫米至数厘米大，颜面多发性丘疹亦可融合成狮面状，但网状组织细胞增生在皮损好发于手指和手部。90% 的患者面部及手部发生皮损，特别是耳廓部发生对称性丘疹和结节为网状组织细胞增生症的特征性损害。

（3）皮肤纤维组织细胞瘤：表皮棘细胞层增厚及基底细胞层黑素增加，肿瘤主要由纤细的梭形细胞组成，显著特点是这些细胞围绕在胶原纤维周边，肿瘤内可以见到泡沫细胞、多核巨细胞及含铁血黄素细胞，多核巨细胞一般不表现为 Touton 巨细胞，免疫组化常常显示 SMA 阳性。二者临床表现差异较大。

（4）播散性黄瘤：皮损特征为小的黄红色、褐色丘疹和结节，主要侵犯腋窝、腹股沟、肘窝、腘窝、颜面、颈部和屈侧皮肤，并可侵犯口腔黏膜、口咽部、喉部和气管，40% 患者黄色瘤可侵犯垂体，引起尿崩症。

【治疗】

目前 PNH 无有效的治疗方法，有学者应用环磷酰胺、长春新碱和泼尼松进行治疗效果欠佳。文献多数报道对位于面部、手部和咽喉部可能严重影响美容或器官功能的病变进行手术切除，短期效果明显，仍有局部复发的可能。液氮冷冻和二氧化碳激光治疗也可以选择，对皮损的缩小有一定作用。

【预防与调摄】

寻找诊断线索，加强皮肤、黏膜及内脏系统检查，详细询问病史，受累器官组织病理检查，早期诊断，减少漏诊误诊，对于影响美观或器官功能的病变部位，积极治疗，延缓病情进展。

泛发性发疹性组织细胞瘤

泛发性发疹性组织细胞瘤（generalized eruptive histiocytoma，GEH）是一种罕见的、良性的、非朗格汉斯细胞组织细胞增生症（非 X 型），多发于成人，可在任何年龄发病，不累及内脏。表现为呈向心性分布的大量小丘疹，皮疹反复发作，预后留有色素沉着斑。

【病因及发病机制】

病因尚未明确，有学者认为本病和良性头部组织细胞瘤及幼年黄色肉芽肿是同一种疾病的不同表现，因为在其他非朗格汉斯细胞增生症疾病早期可以出现类似的皮疹，所以有学者认为本病可能是非朗格汉斯细胞增生症疾病的早期、未定类的阶段。也有报道本病发病伴有风湿热或幼儿急疹，提示感染可能是本病触发因素。

【临床表现】

好发于成人，男性多见，皮损常发于面部、躯干和上肢，通常不发生于黏膜、手掌和足底（各图 24-8-4）。典型皮损表现为无症状的红色或棕色扁平丘疹或小结节，直径 1~10 mm，对称分布，分批出现，无融合倾向。皮损可持续数月或数年，皮疹自行消退后遗留伴有色素沉着的萎缩性皮肤松弛状斑疹，预后良好。

【组织病理】

典型组织病理表现为真皮浅中层见形态一致的组织细胞及少许淋巴细胞浸润，偶尔可呈苔藓样浸润模式，黄瘤细胞少见，没有巨细胞。免疫组化组织细胞特征性染色 CD14、CD68 以及 CD163 均为阳性。XIIIa 因子常阳性。多达 25% 的患者 S-100 可阳性。CD1a 和 langerin 阴性。

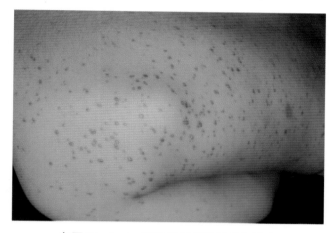

各图 24-8-4　泛发性发疹性组织细胞瘤

【诊断与鉴别诊断】

1. 诊断　根据临床表现，结合皮损特点与组织病理诊断不难。

（1）成人多见。

（2）皮疹为反复发作的，大量红到棕色的小丘疹。

（3）广泛向心性分布。

（4）自限性疾病，皮疹能自发消退并遗留色素沉着。

2. 鉴别诊断　本病可与下列疾病进行鉴别：

（1）幼年黄色肉芽肿：好发于婴幼儿，头颈部、躯干好发，可表现为丘疹、结节，初起粉红色到棕色，随病情进展变成黄色，系统损害少见，疾病呈良性自限性。病理可见组织细胞、泡沫细胞，并可见 Touton 巨细胞。

（2）播散性黄瘤：初期皮损可类似泛发性发疹性组织细胞瘤，皮疹好发于屈侧和间擦部位。40%~60% 出现黏膜损害，40% 出现尿崩症。典型的成熟期病理可见泡沫细胞、组织细胞、淋巴细胞及 Touton 巨细胞浸润。

（3）泛发性环状肉芽肿：主要发生于中年以上的女性，20% 病例合并糖尿病，典型皮疹为小而光滑、质硬的丘疹，正常肤色、淡红色或紫色，好发于颈部、躯干上部和上肢近端。日晒可能为本病诱因，通常可自愈，平均病程 3~4 年。其病理表现为"栅栏状"肉芽肿，中央胶原纤维变性、周围绕以组织细胞和上皮样细胞。

（4）良性头部组织细胞增生症：多在 3 月龄岁至 3 岁发病，男孩多见。最初发生于头部、颊部，后蔓延至颈部、躯干上部。皮损为轻度高起、多发性红黄色丘疹，直径 2~3 mm，可自愈。组织学上真皮弥漫性的组织细胞浸润，S-100 染色阴性。

【治疗】

本病仅表现为皮肤损害而无其他系统损害，并能在几年内自行消退，预后良好。在治疗上，目前国内外尚无统一共识。有学者使用 PUVA 治疗 1 例 GEH 患者，在 20 次 PUVA 治疗后完全缓解，未再新发皮疹。也有文献报道短期使用糖皮质激素结合羟氯喹和沙利度胺并逐渐减量维持，患者全身皮疹消退未再发。

【预防与调摄】

对于本病因积极寻找诊断线索，详细询问病史，尽快行组织病理检查，明确诊断，减少漏诊误诊，避免过度治疗。

先天性自愈性网状组织细胞增生症

先天性自愈性网状组织细胞增生症（congenital self-healing Langerhans cell histiocysis，CSHLCH）是一种罕见的新生儿疾病，又称先天性自愈性朗格汉斯组织细胞增生症。临床特点为自发累及皮肤，可表现为斑疹、丘疹、结节、水疱、大疱、血疱及溃疡等，一般不累及粘膜，无系统损害，该病的报道大多数为先天发病或新生儿期发病，有自愈倾向。

【病因及发病机制】

病因尚不明确，可能与组织细胞反应性增生有关。有学者认为该病是朗格汉斯组织细胞增生症（LCH）的一种特殊类型，也有观点认为该病为独立的一种疾病。1978 年，Hashimoto 和 Pritzker 描述了先天性自愈性网状组织细胞增生症，免疫组化和超微结构研究证实该病的细胞和朗格汉斯细胞有关，所以 1987 年，国外的组织细胞协会把它们归类于朗格汉斯组织细胞增生症中。

【临床表现】

通常多发生于新生儿或婴幼儿，在出生时或出生后数天至数周内发生，以头部、颜面部、躯干及四肢近端最常受累，少数发生于会阴部、腹股沟及足底。皮疹表现为突然出现的红到棕色的丘疹结节，累及粘膜者少见。损害在数天内迅速发展，一般经数月后皮疹陆续消退，最早在出生后 3 天即可见消退趋势，最迟在 1 年内痊愈，退后不留痕迹，一般不再复发。

但也有单发的丘疹、结节和水疱的报道的病例。虽然本病是良性、自愈性疾病，但由于与其他 LCH 疾病的关系，使得判断预后时要慎重。

【组织病理】

典型的组织病理表现为真皮上部的组织细胞浸润，这种细胞体积较大，可见胞质嗜酸性，胞核有切迹或呈肾形泡状核大细胞亲表皮浸润。也常见中性粒细胞、嗜酸粒细胞、淋巴细胞和黄瘤细胞。除了 LCH 细胞及巨细胞外，真皮内可见成片，有丰富嗜伊红胞浆的组织细胞，这些细胞称为网状组织细胞，其胞浆常呈"毛玻璃"样改变，类似多中心网状组织细胞增生症中的细胞改变。免疫组化细胞表达 S-100 蛋白、CD1a。电镜下见细胞胞浆内 Birbeck 颗粒。

【诊断与鉴别诊断】

根据临床表现，结合皮损特点、组织病理及免疫组化诊断可明确。

本病可与下列疾病进行鉴别：

（1）幼年黄色肉芽肿：发生于婴儿、儿童或成年人的面部、头皮、躯干或四肢伸侧，表现为黄色或棕色的丘疹或结节，与不同之处在于不出现大结节及溃疡，组织病理学可见多量 Touton 巨细胞及泡沫细胞，S-100 蛋白与 CD1a 阴性。

（2）良性头部组织细胞增生症：表现为儿童头面部红色或黄色丘疹，一般在出生 3 月后出现，可扩散到全身，无系统损害，不累及粘膜及掌跖部位，数年后逐渐消退。在组织病理学上表现为真皮上层局限性组织细胞浸润伴淋巴细胞及嗜酸粒细胞浸润，组织细胞体积大，嗜酸性，无亲表皮性，表达 CD68 与 HAM56，S-100 蛋白与 CD1a 阴性。

（3）勒雪病：在组织病理学上两病不能区别，但两者临床及预后截然不同，先天性自愈性网状组织细胞增生症多在出生时或新生儿期发病，无严重的系统损害。

【治疗】

本病为良性进程，有自愈性，故可观察，无需特殊治疗。皮损表面破溃或溃疡者，应注意局部护理，预防继发感染。若皮损持续存在，可局部外用糖皮质激素药膏、他克莫司软膏等，皮损局限者可手术切除，或与皮损处照射窄谱 UVB。

【预防与调摄】

积极寻找诊断线索，加强皮肤、骨骼及内脏系统检查，详细询问病史，早期诊断，必要时受累器官组织病理检查，定期随访。

【临床研究进展】

有学者认为该病是朗格汉斯组织细胞增生症（LCH）的一种特殊类型，也有观点认为该病为独立的一种疾病。勒雪病与先天性自愈性网状组织细胞增生症有许多相同之处，免疫组化有相同的表达，单凭组织学标准不可能区分两者。二者的主要区别是病变局限在皮肤还是累及系统。当然所有诊断为CSHLCH 的病例都要认真随访，如发生骨的累及或其他 LCH 的症状，应重新诊断。

肥大细胞瘤

肥大细胞瘤（mastocytoma）是由于肥大细胞在皮肤的局部聚集引起，属于皮肤肥大细胞增生病中的一类疾病，约占其 13%，不会转变为系统性受累。

【病因及发病机制】

肥大细胞瘤的病因及发病机制目前尚未完全清楚，研究显示可能与 c-kit 基因点突变有关。正常肥大细胞表达 c-kit（CD117）和 IgE 的高亲和力受体（FcεRI），成熟期肥大细胞表面表达高水平 kit 和干细胞因子，kit 由原癌基因 c-kit 所编码，部分患者存在 kit 过度活化，而 kit 的活化点突变存在于大多数成年患者与各种类型的肥大细胞增多症中。

【临床表现】

好发于儿童，而少见于成人，皮疹多发于四肢，也可见于躯干、面部和头皮（各图 24-8-5），不累及掌跖，皮损多单发，为直径 1~5 cm 的斑块或结节，红褐色或橘黄色，边界清楚，有时出现水疱或潮红发作，轻擦可诱发风团（Darier 征）。

【实验室检查】

因肥大细胞持续产生类胰蛋白酶，血浆中类胰蛋白酶水平反映了肥大细胞的载量，正常值 1~15 ng/mL，平均 5 ng/mL，肥大细胞瘤的患者，可表现为正常或轻度升高。若患者为儿童，血浆类胰蛋白酶小于 20 ng/mL，则无需行骨髓检查；如血浆类胰蛋白酶值为 20~100 ng/mL，需定期随访至青春期，如青春期后皮损仍存在，则需行骨髓检查；如血浆类胰蛋白酶基线水平超过 100 ng/mL，则不分年龄，一律需行骨髓检查。

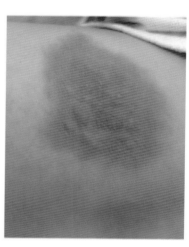

各图 24-8-5　肥大细胞瘤

【组织病理】

典型的组织病理学改变为肥大细胞聚集成团，浸润于整个真皮层并常延伸至皮下，细胞形态可呈立方形或梭形，胞质颗粒清晰呈嗜酸性。采用 Giemsa 染色、甲苯胺蓝染色见细胞胞质内见异染颗粒。免疫组化肥大细胞表达 CD33、CD5、CD68、CD117、类胰蛋白酶及糜蛋白酶。

【诊断与鉴别诊断】

1. 诊断　根据临床表现，结合皮损特点、组织病理及免疫组化诊断可明确。

（1）好发儿童，成人少见。

（2）皮疹可单发或多发，多为斑块或结节，甚至水疱或血疱。

（3）皮损一般边界清楚，红褐色或橘黄色，多分布于四肢，也可见于面部、躯干和头皮。

（4）Darier 征阳性。

2. 鉴别诊断　本病可与下列疾病进行鉴别：

（1）幼年黄色肉芽肿：皮疹常在出生后 6 个月内发生，为圆形或卵圆形丘疹或结节，高出皮肤表面，境界清楚，开始为红色，后变为黄红或棕色，Darier 征阴性。皮疹成批出现，不规则分布于头、面、躯干和四肢，也可发生于口腔。常在 1~2 岁内完全消退，遗留少许色素或轻微萎缩或不留痕迹。

（2）结节性黄瘤：主要发生在有高脂蛋白血症的患者，很少先天发病，皮疹表现为黄色或棕黄色或橘黄色或黄红色丘疹、结节、斑块，好发于肘和膝，Darier 征阴性，一般无自觉症状。组织病理检查真皮可见泡沫细胞或黄瘤细胞浸润，而没有大量的肥大细胞浸润。

【治疗】

肥大细胞瘤的治疗包括药物治疗和手术治疗两类。本病一般青春期可自行消退，不需要特殊处理。对于显著的介质释放引起的潮红、瘙痒等症状时，可以口服 H_1、H_2 类受体拮抗剂、色甘酸钠和酮替芬等。外用药物主要是糖皮质激素。对于单发的肥大细胞瘤不能自行消退者，可手术切除。

【预防与调摄】

控制复发需避免以下因素：摩擦，压力，外伤，剧烈体育运动，极端的温度变化，情绪紧张，以及摄入使肥大细胞脱颗粒药物如阿司匹林、非甾体抗炎药、吗啡、可待因、酒精和放射性介质等。

【临床研究进展】

成人孤立性肥大细胞瘤虽然少见，但有学者报道了 1 例由良性孤立性肥大细胞瘤发展而来的原发性皮肤肥大细胞肉瘤。该病进展较为迅速，预后差，生存率低。所以建议若患者为成人，应行骨髓检查排除系统性肥大细胞增生病。

色素性荨麻疹

色素性荨麻疹（urticaria pigmentosa）是肥大细胞增生症中最常见的类型，也称斑丘疹型皮肤肥大细胞增生症，占皮肤型病例的 80%，最常见在儿童出现，成人亦可见，无性别倾向。

【病因及发病机制】

色素性荨麻疹的发病机制目前尚未完全清楚，研究显示可能与 c-kit 基因点突变有关。成熟期肥大细胞表面表达高水平 kit 和干细胞因子，相互作用促进肥大细胞的分化、成熟、粘连、趋化和存活，肥大细胞脱颗粒后释放大量介质，可导致瘙痒、荨麻疹、鼻炎、潮红等一系列症状的发生。

【临床表现】

多发于儿童，主要发生于躯干，任何部位均可受累，皮疹为瘙痒性，表现为直径 2~3 cm 红色或红棕色，圆形或卵圆形斑疹、丘疹和斑块（各图 24-8-6），常出现风团或潮红反应，Darier 征阳性是本病特征。少数可出现水疱、结节和毛细血管扩张。在成人，皮损更加弥散，色素更重，斑疹更为多见。大部分儿童病例在青春期前或青春期自行缓解。成人病例常持续存在，始终需要排除系统性肥大细胞增生症。

【实验室检查】

若患者为成人，应行骨髓检查排除系统性肥大细胞增生病。若患者为儿童，血浆类胰蛋白酶小于 20 ng/mL，则无需行骨髓检查；如血浆类胰蛋白酶值为 20~100 ng/mL，

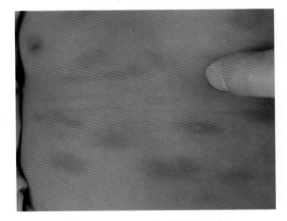

各图 24-8-6　色素性荨麻疹

需定期随访至青春期，如青春期后皮损仍存在，则需行骨髓检查；如血浆类胰蛋白酶基线水平超过 100 ng/mL，则不分年龄，一律需行骨髓检查。

【组织病理】

色素性荨麻疹常见组织病理类型的表现为肥大细胞浸润较表浅，主要在真皮上 1/3，接近表皮，细胞呈圆形或梭形，有大量嗜酸性胞质，常见到嗜酸性粒细胞；真皮乳头层可出现水肿，若皮损受到创伤，则可能见到表皮下水疱。结节型表现为肥大细胞多而密集，呈团块样浸润，浸润可充满整个皮肤，从表皮下至皮下组织均可见密集的肥大细胞。毛细血管扩张型表现为肥大细胞浸润稀疏，胞质中异染颗粒不明显，核圆形深染类似淋巴细胞，表皮下部色素增加，血管周围和间质内单一核细胞浸润，同

时伴有毛细血管扩张。

【诊断与鉴别诊断】

根据临床表现、组织病理学及实验室检查，然后归类于不同的亚型。

1. 丘疹和结节型需与以下疾病相鉴别

（1）幼年黄色肉芽肿：皮疹常在出生后 6 个月内发生，为圆形或卵圆形丘疹或结节，高出皮肤表面，境界清楚，开始为红色，后变为黄红或棕色，Darier 征阴性。皮疹成批出现，不规则分布于头、面、躯干和四肢，也可发生于口腔。常在 1～2 岁内完全消退，遗留少许色素或轻微萎缩或不留痕迹。

（2）黄瘤：主要发生在有高脂蛋白血症的患者，皮疹表现为黄色或棕黄色或橘黄色或黄红色丘疹、结节、斑块、斑疹，Darier 征阴性，大小不一，数目不定，全身泛发或局限于某处，多对称分布，一般无自觉症状。

2. 斑疹和斑块型需与以下疾病相鉴别

（1）丘疹性荨麻疹：皮疹为绿豆至花生米大小纺锤形红色风团样损害，顶端常有小水疱，部分患者可为半球形隆起的紧张性大水疱，疱液清，周围无红晕，呈肤色或淡红色或淡褐色。多发于躯干、四肢伸侧，与昆虫叮咬有关。

（2）色素性扁平苔藓：皮疹为灰蓝色色素沉着斑片，或呈褐黑色斑疹，多数为弥漫性，可见网状、斑状及毛囊周围性色素斑，可伴有瘙痒。

（3）色素性玫瑰糠疹：好发于青少年，皮疹表现为圆形或椭圆形，粟粒至蚕豆大淡褐色斑，部分初起为红斑，后颜色逐渐变深，变为青灰色或淡黑褐色，表面多无鳞屑，其长轴与皮纹走向一致。多发于躯干和四肢近端，消退慢，病程长。

（4）发疹型药疹：皮疹表现为弥漫性鲜红斑或斑丘疹，密集分布，泛发全身，患者有明确的用药史，停药后可消退。

3. 大疱型需与以下疾病相鉴别

（1）金黄色葡萄球菌烫伤样综合征：突然发病，初起为口周、眼周红斑，后迅速蔓延至躯干及四肢近端，可泛发全身，皮损触痛明显，在红斑基础上可出现松弛型大疱及渗出结痂，可有大片痂皮脱落，在口周留有放射状皲裂，Nikolsky 征阳性。

（2）大疱性类天疱疮：好发于老年人，红斑或正常皮肤上有紧张性大疱，疱壁紧张，不易破溃，尼氏征阴性，黏膜损害少见。病理表现为表皮下水疱，基底膜带见 IgG 及 C3 呈线状沉积。

（3）红斑型天疱疮：多在红斑基础上突然发生松弛性大疱，疱壁薄而易破溃，尼氏征阳性，水疱破溃后渗出较多，可见不易脱落的结痂，一般不累及黏膜。

【治疗】

本病目前尚无有效治疗方法，多为对症治疗。对于显著的介质释放引起的相关症状，采用针对炎性介质的药物，如抗组胺药和色甘酸钠，同时避免引起肥大细胞释放介质的刺激因素，局部皮损可使用 PUVA 或外用糖皮质激素，成人色素性荨麻疹也可用 UVA1 治疗。

【预防与调摄】

寻找诊断线索，早期进行必要的相关辅助检查有助于诊断，明确各类分型，积极治疗。避免引起肥大细胞释放介质的刺激因素，如温度过高或过低、皮肤摩擦、剧烈运动、身体疲劳、摄入酒精或辛辣食物、日晒、情绪激动或精神紧张、细菌蛋白、手术、蜇咬、万古霉素等多种抗生素、非甾体类抗炎药、阿片镇痛药、肌肉松弛剂、麻醉剂和对比剂等。

持久性发疹性斑状毛细血管扩张

持久性发疹性斑状毛细血管扩张（telangiectasia macularis eruptive perstans，TMEP）是一种罕见的皮肤型肥大细胞增生症，由 Parkes Weber 于 1930 年首先报告，发病率不足皮肤型肥大细胞增生症的 1%。

本病多发生于成人，少数发生于儿童，偶见家族性发病。

【病因及发病机制】

病因及发病机制目前尚不明确，近来有报道指出本病可能与某些潜在的疾病有关，如多发性骨髓瘤、骨髓异常增生、干燥综合征、肾癌、恶性黑色素瘤等。

【临床表现】

本病好发于成人，皮损多见于躯干，特别是胸部，为伴有毛细血管扩张的淡褐色斑疹，Darier 征常为阴性，通常无自觉症状（各图 24-8-7）。本病主要侵犯皮肤，系统受累极为罕见，可以表现为一过性头痛、皮肤潮红、胃肠功能紊乱、心悸、晕厥、脾大和骨损害等。

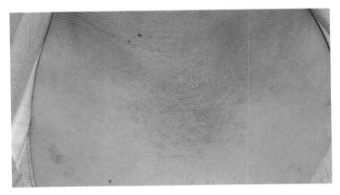

各图 24-8-7　持久性发疹性斑状毛细血管扩张

【组织病理】

组织病理表现为真皮浅层毛细血管扩张，周围散在分布稀疏的肥大细胞。由于肥大细胞数量较少，极易漏诊。需行 Giemsa 或甲苯胺蓝等特殊染色协助确诊。特殊染色下每个高倍镜视野肥大细胞数量大于 5 个。

【诊断与鉴别诊断】

诊断主要依靠典型的皮损、组织病理学及特殊染色分析，同时排除系统性损害。

本病可与下列疾病进行鉴别：

（1）获得性多发性斑状毛细血管扩张：本病多伴有病毒性肝炎、糖尿病、高血压病、脂质代谢异常等疾病，临床表现为红斑基础上毛细血管扩张，皮疹对称分布于上臂、肩部、胸前 V 形区、背部及股部。皮损组织病理显示真皮血管周围淋巴细胞浸润，伴有或不伴有毛细血管扩张，没有肥大细胞浸润。

（2）泛发性特发性毛细血管扩张症：本病临床表现为躯干和四肢泛发细小的毛细血管扩张，皮损组织病理显示真皮内毛细血管扩张，无肥大细胞浸润。

【治疗】

若症状轻微且无系统损害者可不治疗。药物治疗可应用肥大细胞膜稳定剂如酮替芬、色甘酸钠，局部或系统应用糖皮质激素，H_1、H_2 受体拮抗剂，干扰素，白三烯受体拮抗剂如孟鲁司特等。物理治疗包括 585 nm 脉冲染料激光、补骨脂素长波紫外线（PUVA）、电子束照射、窄波 UVB 等。

【预防与调摄】

应避免触发肥大细胞脱颗粒的各种因素，如热水浴、饮酒、摩擦、避免服用非甾体类抗炎药等。避免饮酒及食用辛辣刺激食物。

【临床研究进展】

有文献报道皮肤镜可以作为辅助诊断工具，2011 年 Vano-Galvan 等评估了 127 例皮肤肥大细胞增多症患者的皮肤镜表现，总结了四种不同的特征模式：色素性网络、橙黄色无定形区、棕色无定形区和网状毛细血管扩张模式，并提出 TMEP 有别于其他具有血管模式的皮肤病的特征是伴小口径的毛细血管扩张的网状血管模式，TMEP 的这种模式与它的组织病理表现高度相关。国外有文献报道用激光、PUVA 及吡美莫司等治疗该病的成功案例，但远期疗效均待观察。

【参考文献】

[1] 赵辨. 中国临床皮肤病学 [M]. 2 版. 南京：江苏凤凰科学技术出版社，2017.

[2] JEAN L BOLOGNIA, JOSEPH L JORIZZO, RONALD P RAPINI. 皮肤病学 [M]. 2 版. 朱学骏，王宝玺，孙建方，

主译. 北京：北京大学医学出版社，2010.

[3] EDUARDO CALONJE, THOMAS BRENN, ALEXANDER LAZAR, et al. 麦基皮肤病理学：与临床的联系 [M]. 4 版. 孙建方，高天文，涂平，等译. 北京：北京大学医学出版社，2017.

[4] 郝军峰，刘宇，王雷，等. 成人型黄色肉芽肿 20 例临床和组织病理分析 [J]. 临床皮肤科杂志，2015(44)：348-350.

[5] 王明，赵云，李艳秋，等. 多发性幼年黄色肉芽肿 1 例 [J]. 临床皮肤科杂志，2014(43)：39-41.

[6] 成琼辉，廖晓蓉，陈年，等. 渐进坏死性黄色肉芽肿 1 例 [J]. 中国皮肤性病学杂志，2016(4)：384-385.

[7] 王瑞丽. 氨苯砜有效治疗渐进坏死性黄色肉芽肿 [J]. 实用皮肤学杂志，2015(8)：479.

[8] 管志伟，李钦峰，胡晓丽，等. 反射式共聚焦显微镜观察幼年黄色肉芽肿 20 例 [J]. 临床皮肤科杂志，2018(47)：141-142.

[9] EI DEMELLAWY D, YOUNG J L, DE NANASSY J, et al. Langerhans cell histiocytosis: a comprehensive review[J]. Pathology, 2015, 47(4): 294-301.

[10] 马雁南，涂彩霞，王傲雪. 朗格汉斯细胞组织细胞增生症治疗进展 [J]. 中国皮肤性病学杂志，2018, 32(02): 218-222.

[11] VARQA E, KOROM I, POLYANKA H, et al. BRAFV600E mutationin cutaneous lesions of patients with adult Langerhans cell histiocytosis[J]. J Eur Acad Dermatol Venereol, 2015, 29(6): 1205-1211.

[12] TROTTA F, COLINA M. Multicentric reticulohistiocytosis and fibroblastic rheumatism[J]. Res Clin Rheumatol, 2012, 26(4): 543-557.

[13] 白丽杰，李鸿斌，徐晓艳. 多中心网状组织细胞增多症 1 例并文献复习 [J]. 临床荟萃，2015, 30(07): 831-832.

[14] BENNÀSSAR A, MAS A, GUILABERT A, et al. Multicentric reticulo-histiocytosis with elevated cytokine serum levels[J]. Dermatol, 2011, 38(9): 905-910.

[15] MATEJICKA C, MORGAN GJ, SCHLEGELMILCH J G. Multicentric reticulo-histiocytosis treated successfully with an anti-tumor necrosis factor agent: comment on the article by Gorman et al[J]. Arthritis Rheum, 2003, 48(3): 864-866.

[16] GONZALEZ RUÍZ A, BERNAL RUÍZ AI, ARAGONESES FRAILE H, et al. Progressive nodular histiocytosis accompanied by systemic disor-ders[J]. Br J Dermatol, 2000, 143(3): 628-631.

[17] 赵双，李伯埙，王万卷. 进行性结节性组织细胞瘤 [J]. 中国皮肤性病学杂志，2011, 25(1): 51-56.

[18] 渠涛，方凯. 进行性结节性组织细胞增生症 [J]. 临床皮肤科杂志，2015, 44(9): 555-558.

[19] R. B. 奥多姆，W. D. 詹姆斯，T. G. 伯杰. 安德鲁斯临床皮肤病学 [M]. 9 版. 徐世正，译. 北京：科学出版社，2004.

[20] 高方铭，戴向农，田歆，等. 泛发性发疹性组织细胞瘤 1 例 [J]. 中国皮肤性病学杂志，2017, 31(2): 233.

[21] 高莹，王建才，刘晓雁. 婴儿泛发性发疹性组织细胞瘤 1 例 [J]. 中国皮肤性病学杂志，2018, 32(3): 320-322.

[22] CHUNHARAS A, PABUNRUANG W, HONGENG S. Congenital self-healing Langerhans cell histiocytosis with pulmonary involvement: spontaneous regression[J]. Journal of the Medical Association of Thailand, 2002, 85(4): S1309.

[23] 宫泽琨，廉佳，王蓟，等. 先天性自愈性朗格汉斯组织细胞增生症 1 例 [J]. 中国皮肤性病学杂志，2014, 28(11): 1149-1150.

[24] 李敏，崔湘君，高翔羽. 儿童肥大细胞增生症二例报道并文献复习 [J]. 中华临床医师杂志，2015, 9(18): 3474-3477.

[25] 杜雪，孔庆涛，杨瑞，等. 儿童皮肤孤立性肥大细胞瘤 1 例 [J]. 中国皮肤性病学杂志，2015, 29(10): 1052-1055.

[26] 张敏，翟志芳，宋志强，等. 肥大细胞增生症研究进展 [J]. 现代生物医学进展，2017, 17(20): 3987-3991.

[27] HOLLMANN T, J, BRENN T, HORNICK J L. CD25 expression on cuta-neous mast cells from adult patients presenting with urticaria pig-mentosa is predictive of systemic mastocytosis[J]. Am J Surg Pathol, 2008, 32(2): 139-145.

[28] 陈佰超，高继鑫，樊平申，等. 长波紫外线 1 治疗成人色素性荨麻疹 [J]. 临床皮肤科杂志，2016, 45(5): 360-362.

[29] 强燕，陈利红，沈渊，等. UVA1 治疗成人色素性荨麻疹 1 例及文献回顾 [J]. 中国皮肤性病学杂志，2016, 30(2): 208-209.

[30] 李敏，崔湘君，高翔羽. 儿童肥大细胞增生症二例报道并文献复习 [J]. 中华临床医师杂志，2015, 9(18): 3474-3477.

[31] 李珺莹，顾安康，纪华安，等. 持久性发疹性斑状毛细血管扩张 1 例 [J]. 中国皮肤性病学杂志，2015, 29(6): 613.

[32] 王晓华，饶朗，蔡碧珊，等. 持久性发疹性斑状毛细血管扩张症临床及组织病理特点 [J]. 临床皮肤科杂志，2016, 45(10): 690-693.

[33] 马振卉，李晓，田亚萍. 持久性发疹性斑状毛细血管扩张症 1 例并文献复习 [J]. 中国皮肤性病学杂志，2018, 32(11): 59-61.

（叶建州）

第九节　皮肤转移性肿瘤

皮肤转移性肿瘤（skin metastatic tumour）是指原发于皮肤以外的恶性肿瘤通过血管、淋巴管转移，以及通过组织间隙直接扩散至邻近皮肤而发生的皮肤病变，偶可继发于外科手术的种植。皮肤转移癌在临床上发生率较低，国内报道恶性实体肿瘤皮肤转移的发生率仅为 2.9%～5.3%。在皮肤转移癌中，以原发于乳腺、肺及肾脏的恶性肿瘤最常见，组织病理学检查以腺癌最多见。

乳腺癌皮肤转移

乳腺癌皮肤转移（skin metastases from breast cancer）的临床表现多种多样，随临床类型不同，其组织病理也各有特点。临床上主要分为炎症型、毛细血管扩张型、结节型及盔甲型，同一患者可同时出现几种类型。皮肤表现以原发乳腺肿瘤皮肤和邻近皮肤呈红色斑片稍变硬，类似丹毒和蜂窝织炎，局部温度增高，边界清晰，或者皮肤和皮下组织无症状的弥漫性硬结节，可形成溃疡和过度色沉等为其主要临床特征。多在中医"翻花石榴""乳岩"等范畴。《疡医大全》称本病为"乳栗"。

【病因及发病机制】

中医学认为本病多为肝肾虚损，冲任失调，气血瘀滞，痰浊凝聚所致的本虚标实之证。《疡医大全》："乳岩乃性情多多疑忌……以致厥阴之气不行，阳明之血腾沸，孔窍不通，结成坚核，形如棋子，或五、七年不发，有十余年不发者，""或因大怒触动，一发起烂，开如翻花石榴者名曰乳栗。"冲任失调，余毒未尽是乳腺癌皮肤转移的主要原因。

现代医学认为本病病因目前尚不明确，可能和环境因素、遗传因素、饮食因素以及孕期的情绪、营养等具有一定的相关性。发病机制尚不清楚。

【临床表现】

乳腺癌皮肤转移常发生于躯干，但也可发生于其他部位，如上肢和头部（各图24-9-1）。乳腺癌经淋巴管播散，发生转移的有4型，分别是炎症型、毛细血管扩张型、结节型和盔甲型。

1. 炎症型　乳腺皮肤和邻近皮肤呈红色斑片稍变硬，类似丹毒和蜂窝织炎，局部温度增高，边界清晰。

2. 毛细血管扩张型　表现为成簇、紫红色丘疹，小疱疹，类似血管淋巴管瘤，可伴发过度色沉。

3. 结节型　皮肤和皮下组织内可见无症状硬结节，可形成溃疡和过度色沉。

4. 盔甲型　癌肿累及的乳腺部皮肤和周围皮肤常出现弥漫性硬皮病样硬结。

【组织病理】

病理学检查具有多样性改变，可见真皮内和皮下淋巴管中肿瘤细胞成簇状或成条索状广泛浸润。肿瘤细胞与原发瘤相同，呈异形性、核大、多形、核染色深。

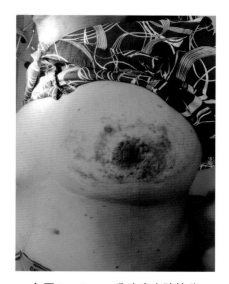

各图24-9-1　乳腺癌皮肤转移
（上海市皮肤病医院　刘业强　供图）

【诊断与鉴别诊断】

根据临床表现，皮损特点，组织病理特征即可诊断。

本病可与下列疾病进行鉴别：

（1）乳腺纤维腺瘤：常见于青年妇女，肿瘤大多为圆形或椭圆形，边界清楚，活动度大，发展缓慢。对于40岁以上的女性不要轻易诊断为纤维腺瘤，必须排除恶性肿瘤的可能。

（2）乳腺囊性增生病：多见于中青年女性，特点是乳房胀痛、肿块可呈周期性，与月经周期有关。

（3）浆细胞性乳腺炎：是乳腺组织的无菌性炎症。临床上60%以上呈急性炎症表现，肿块大时皮肤可呈橘皮样改变。40%的病人开始即为慢性炎症，表现为乳晕旁肿块，边界不清，可有皮肤粘连和乳头凹陷。

（4）乳腺结核：是由结核杆菌所致乳腺组织的慢性炎症。好发于中青年女性。病程较长，发展缓慢。局部表现为乳房内肿块，肿块质硬偏韧，部分区域可有囊性感。肿块边界有时不清楚，活动度可受限，可有疼痛，但无周期性。

【治疗】

（一）中医治疗

1. 分型论治

（1）血瘀痰结证：

主症：皮肤起丘疹或小结节，硬块，逐渐扩大，中央部糜烂，结黄色痂，边缘隆起，有蜡样结节，边界不清，发展缓慢。或长期保持完整之淡黄色小硬结，最终破溃。舌暗红，苔腻，脉沉滑。

治法：活血化瘀，软坚散结。

方药：活血逐瘀汤加减。

（2）肝郁血燥证：

主症：皮肤起小结节，质硬，溃后不易收口，边缘高起，色黯红，如翻花状或菜花状，性情急躁，心烦易怒，胸胁苦满。舌边尖红或有瘀斑，舌苔薄黄或薄白，脉弦细。

治法：疏肝理气，养血活血。

方药：丹栀消遥化裁。

（3）血热湿毒证：

主症：初起皮肤为一隆起米粒大至黄豆大小丘疹或小结节，呈暗红色，中央可结黄褐色或暗灰色痂，边缘隆起坚硬，日久病损可逐渐扩大，甚至形成溃疡，流液流血，其味恶臭或为渗液所盖，久久不愈。亦有形成较深溃口，如翻花状或外突成菜花样。舌红，苔腻，脉弦滑。

治法：清热凉血，除湿解毒。

方药：除湿解毒汤化裁。

2. 内服中成药

（1）平消片：活血化瘀，散结消肿，解毒止痛。适于毒瘀内结所致肿瘤。

（2）菊藻丸：清热解毒，化坚散结。主治皮肤癌。

（3）结块明显者，可以用小金丹、醒消丸。

3. 外治

（1）皮肤没有溃破，以硬结、斑块、色素沉着为主者，以回阳散热酒调敷，每天1次。也可用阿魏膏外贴。

（2）皮肤破溃翻花者，先用白降丹、五虎丹吊毒去腐，待腐肉去尽后用生肌玉红膏、生肌白玉膏生肌收口。

（二）西医治疗

1. 化疗　与原发肿瘤的治疗相同。目前蒽环类和紫杉类仍然是乳腺癌治疗中非常重要的两大类药。其他常用乳腺癌化疗药物还有长春瑞滨、吉西他滨、卡培他滨、铂类、烷化剂、甲氨蝶呤等。

2. 手术、放射治疗　对乳癌手术切口附近的皮肤转移灶经局部切除或放疗仍可有较好预后。

（三）中西医结合治疗思路

对于乳腺癌皮肤转移建议采用中西医相结合的整体治疗方案。用西医放化疗迅速作用于局部或全身，同时配合中医整体调理治疗。运用中医中药扶正固本，补气养血，软坚散结的功效，提高机体免疫力，改善微循环，缓解放化疗毒副作用，减轻患者痛苦，提高生存质量。

【预防与调摄】

注意调理情绪，保证充足睡眠和休息。戒烟、合理饮食、有规律锻炼。及时补充牛奶、鸡蛋、鱼类、豆制品等蛋白质食物，可改善放化疗后蛋白质的紊乱。

【临床研究进展】

彭博等研究表明，小金丹可能通过抑制p38 MAPK和JNK MAPK信号通路的激活，从而逆转乳腺癌细胞EMT，进而发挥抑制细胞运动和侵袭能力，最终发挥抑制肿瘤转移的作用。其实验研究证实小金丹在治疗乳腺癌转移中的有效性，并探讨其抗转移作用机制，为临床上该方在乳腺癌转移治疗中的应用提供一定的实验依据。

【医家经验与争鸣】

已有研究证实，高危人群在医生指导下，服用中成药物含量为16.2%的人参皂苷Rh2持续5年，可以减少近一半的乳腺癌的发生率。

晏乘曦等研究表明人参、三七中的人参皂苷RG3对于乳腺肿瘤等具有明显的抗肿瘤效应，可作用于肿瘤的发生发展等多个环节。

中国中医科学院广安门医院肿瘤科孙桂芝教授研究认为乳腺癌发病多与肝脾郁怒、气血亏损、脾肾亏虚致冲任不和有关，属正虚邪实之病，针对病因拟定辨证主方，根据病机变化随证加减，尤其重视"女子以血为用"、易于忧愁抑郁而肝气不疏等特点，予丹栀逍遥散、归脾汤、生脉饮、六味地黄丸合当归补血汤等化裁，辅以宁心安神、抗癌解毒、软坚散结、行气活血之品，总体用药平实和缓，疗效确实。

肺癌皮肤转移

肺癌并发皮肤转移（skin metastases from lung cancer）的病例少见，据国内外报道大约为 1%～12%。这种转移一旦出现往往反映原发肺癌的恶化或预示癌症的晚期。肺癌皮肤转移发生的部位以胸壁最常见，其次为腹壁和肩背部，四肢少见。典型的皮肤损害为圆形、质硬、边界不甚清楚、不易推动的结节，部分表面溃疡形成。

本病多在中医"翻花疮""结核"范畴。《杂病源流犀烛》有"缺盆结核"的描述。

【病因及发病机制】

中医学认为本病多由肺脾气虚，外受风寒或风热之邪，日久留滞成痰，痰气血瘀交凝，走窜皮肤而成。《杂病源流犀烛》论述得较为中肯，认为："邪积胸中，阻塞气逆，气不得通，为痰……为血，皆邪正相搏，邪既胜，正不得制之，遂结成形而有块。"

现代医学认为本病病因目前尚不明确，一般认为是原发性肺癌没有及时的发现和治疗，而导致的皮肤转移。皮肤转移的主要途径为血道，脱落的肺癌细胞在血管内皮细胞抗肿瘤功能低下和基膜不完整的情况下，穿透基膜进入到循环系统，并增殖形成转移灶。

【临床表现】

肺癌皮肤转移的皮损通常为非触痛性局限性成簇或散在性坚实性结节，开始呈肉色，迅速增长至一定大小后，保持静止。部分病灶皮肤表面形成溃疡呈菜花状。有些病例外观呈血管性，类似血管瘤，化脓性肉芽肿或 Kaposi 肉瘤。（各图 24-9-2）

【组织病理】

肺癌皮肤转移癌与原发肿瘤的组织病理学特征基本相似，并保留其原发肿瘤的生物学特征；但也有少数发生变异，分化程度较原发肿瘤差。大多数肺癌皮肤转移有较典型的鳞状细胞癌或腺癌的形态特征。

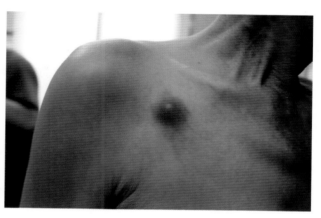

各图 24-9-2　肺癌皮肤转移
（上海市皮肤病医院　刘业强　供图）

【诊断与鉴别诊断】

根据临床表现，皮损特点，组织病理特征性即可诊断。

在脐腹的转移性皮肤结节必须除外子宫内膜异位或种植性结节，还应与卵黄囊或脐尿管胚胎残留作区别。有些病例外观呈血管性应与类血管瘤，化脓性肉芽肿或 Kaposi 肉瘤鉴别。

【治疗】

（一）中医治疗

1. 分型论治

（1）气阴两虚，痰凝血瘀证：

主症：皮肤结节、色暗质硬，或者溃破如菜花，表面污秽。伴干咳痰少，咳声低微，或痰少带血，消瘦神倦，气短咽干，失寐烦躁。舌红干或嫩红、苔白干或无苔，脉沉细。

治法：益气养阴，化痰活血。

方药：方用生脉散合六味地黄汤加减。

（2）脾肺气虚，痰湿凝聚证：

主症：皮肤结节，散在浸润，色白不痛。伴咳嗽痰多，胸闷短气，少气懒言，纳呆消瘦，腹胀便溏。舌质淡暗或淡红、边有齿印、苔白腻，脉濡或滑。

治法：补肺健脾，除痰散结。

方药：参苓白术散、瓜蒌牡蛎散、茯苓指迷丸加减。

2．内服中成药

（1）小金丹：解毒消肿，活血软坚，化痰散结。适于气结痰凝血瘀之证。

（2）菊藻丸：清热解毒，化坚散结。主治皮肤癌。

3．外治

（1）皮肤硬结、斑块为主者，以回阳散外撒局部，阿魏膏外贴。

（2）皮肤破溃翻花者，先用白降丹、五虎丹吊毒去腐，待腐肉去尽后用生肌玉红膏、生肌白玉膏生肌收口。

（二）西医治疗

1．全身化疗　原发肺癌的化疗方案如非小细胞肺癌选用 MVP、GC 或 NC，小细胞肺癌则多用 EC，化疗 2~4 个周期。

2．皮肤转移病灶的治疗方法有手术、放疗、化疗及冷冻等，但联合化疗的疗效不明显，预后不佳。

（三）中西医结合治疗思路

肺癌皮肤转移建议在西医化疗、局部手术，冷冻等治疗的同时，积极配合中医的健脾补肺，化痰散结，活血化瘀等治疗方法，提高机体免疫力，减轻放化疗的毒副作用，减轻皮肤不适和痛苦，改善患者的生存质量。

【预防与调摄】

1．鼓励患者树立战胜疾病的信心，调动病人的主观积极性，保持乐观精神，避免紧张情绪。

2．保持局部清洁，防止感染的发生。

3．饮食宜富含维生素 A 和维生素 C。

【临床研究进展】

刘嘉湘的临床研究表明以滋阴、生津、益气、温阳为主的扶正治疗具有提高晚期肺癌患者的机体免疫功能，抑制肺癌，防止肺癌发生转移具有重要意义。

陈少贤等从临床角度证实肺癌患者血液处于高凝状态，导致肿瘤细胞转移，而川芎嗪能降低肺癌患者血小板粘附、聚集及凝血因子活性，从而阻止癌细胞发生转移。

【医家经验与争鸣】

据云南普洱市人民医院肿瘤科介绍，用太子参 10 g、白术 10 g、冬虫夏草 6 g、茯苓 10 g、当归 15 g、白芍 15 g、生地黄 15 g、熟地黄 15 g、黄芪 30 g、菖蒲 10 g、儿茶 10 g 内服，阿魏化痞膏外用治疗肺癌皮肤转移可以有较好疗效。

肾癌皮肤转移

肾癌可发生多部位转移，其中皮肤转移的发生率为 2.8%~6.8%。虽然肾癌皮肤转移（skin metastases from renal cancer）可发生在任何部位，但头皮是最常见的转移部位。肾癌皮肤转移皮损的特征为孤立、红色或正常肤色、边界清楚、光滑的皮下结节，突然出现，生长迅速，很少形成溃疡。多在中医"石疽""失荣"等范畴。《疡医大全》称之为"中石疽"。

【病因及发病机制】

中医学认为本病多为素体脾肾虚损，湿热蕴阻，邪毒固结，积聚肌肤，以致气血瘀滞，毒聚不散，积久结块所致。《疡医大全》引王肯堂曰："石疽生腰胯之间，肉色不变，坚硬如石，经月不溃者，此系属少阳、阳明二经积热所致，邪毒固结，元气不足，故不能起发，若黑陷不起，麻木不痛，呕哕不食，精神昏乱，脉散或代者死。"《外科证治全书·石疽门》则认为"现小块高低如石岩者，主三百日后必发大痛，不溃而死"，指出了本病的凶险和不良预后。

现代医学认为肾癌皮肤转移可为直接扩展，也可为远处播散。肾癌很容易侵犯肾静脉形成癌栓，肿瘤细胞有可能通过肾静脉、下腔静脉、椎旁静脉丛播散至头颈部皮肤或者其他部位皮肤。

【临床表现】

肾癌皮肤转移男性多于女性。发生于头皮者占 20%，其他任何部位均可发生（各图 24-9-3）。典型皮损为直径为 0.5～5.4 cm 大小的皮下结节或浸润性斑块，边缘清楚，表面光滑，呈黑色、褐色或紫色，触之柔软，一般无出血及溃烂。

【组织病理】

组织学检查见有腺样结构的、一致的多边形细胞。核呈椭圆形、着丰富的透明胞浆、并可见含铁血黄素沉积。冰冻切片可见胞浆胶质小滴，符合肾癌的特征。

【诊断与鉴别诊断】

根据肾癌病史，皮损特点，组织病理特征即可诊断。

本病应与下列疾病相鉴别：

（1）脂肪瘤：好发于头、颈、臂和胸等部位皮下组织，常呈扁球形、结节分叶状或蒂状的皮下肿块，有时为弥漫性肿块，可推动。质软而有弹性，不与表面皮肤粘连。一般界限清楚，生长缓慢，一般无症状。

（2）皮肤神经纤维瘤：为常染色体显性遗传病，其诊断特征为牛奶咖啡斑、多发性神经纤维瘤及虹膜色素结节。在儿童期发病，主要分布于躯干和面部皮肤，多呈粉红色，数目不定，大小不等，多为芝麻、绿豆至柑桔大小，软瘤固定或有蒂，触之柔软有弹性。几乎所有病例都有典型的皮肤牛奶咖啡斑，形状大小不一，边缘不整，不凸出皮面。

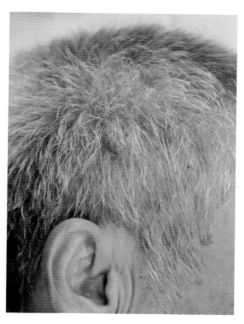

各图 24-9-3　肾癌皮肤转移
（上海市皮肤病医院　刘业强　供图）

（3）单纯血管瘤：多在出生时或出生后 3～5 周出现。为一个或数个鲜红色半球形柔软而分叶状肿瘤。多发于颜面部皮肤，呈鲜红或紫红色，与皮肤表面相平，周界清楚，外形不规则，大小不一。以手指压迫肿瘤，表面颜色褪去，解除压力后，血液立即充满，肿瘤恢复原有大小和色泽。

【治疗】

（一）中医治疗

1. 分型论治

（1）湿热瘀毒证：

主症：皮肤结节硬块，色暗不鲜，边界清楚，触之不动。舌暗红，苔腻，脉弦数。

治法：活血解毒，化瘀破积。

方药：桃红四物汤、当归拈痛汤加减。

（2）气血虚损证：

主症：本病晚期，皮肤结节软绵无光泽，或者溃后不易收口，边缘高起，色暗红。身体消瘦，神疲乏力，面色苍白，食欲不振，舌淡苔薄，脉濡细无力。

治法：调补气血，化瘀散结，解毒攻毒。

方药：香贝养营汤加减。

2. 内服中成药　平消片：活血化瘀，散结消肿，解毒止痛。适于毒瘀内结所致肿瘤。也可以用小金丹、醒消丸、百令胶囊、癌消平等等内服。

3. 外治

（1）皮肤没有溃破时，以太乙膏掺阿魏粉外用。

（2）皮肤破溃时，按一般的溃疡处理，用生肌玉红膏掺海浮散。

（二）西医治疗

1. 全身性治疗　包括免疫治疗、靶向治疗（如索拉菲尼和舒尼替尼）以及生物治疗（如干扰素和白介素等等），尤以靶向治疗效果理想。

2. 根治性肾切除术　可提高生物治疗转移性肾癌的疗效，缓解相关症状，部分患者术后可延长生存期。

3. 皮肤肿瘤切除术后给予局部放射治疗。

（三）中西医结合治疗思路

大量研究资料表明，中医药有助于促进肾癌皮肤转移术后机体功能恢复，减少免疫治疗及靶向药物治疗的不良反应，缓解患者症状，改善患者生活质量，可能延长生存期，可以作为肾癌皮肤转移治疗的手段之一，可单独应用或与其他抗肿瘤药物联合应用。

【预防与调摄】

注意保持皮肤的清洁卫生，避免摩擦和搔抓挤压肿块以防破溃出血。饮食宜清淡易消化为主，保持大小便通畅，常用薏米、淮山、赤小豆和莲子粥可以有健脾补肾去湿之功。

【临床研究进展】

顾伯华主张以疏肝解郁、行瘀化痰为主，内服疏肝溃坚汤加海藻、白芥子、蛇舌草、露蜂房，外用阳和解凝膏掺黑退消治疗"石疽"，对肾癌皮肤转移早期癌灶没有破溃的治疗具有理想的指导意义。

【医家经验与争鸣】

陈欣荣用自制"祛腐生肌膏"（黄芪、乳香、没药、血余、蜂蜡、象皮、血竭、龟甲、生地黄、当归、生石膏）配合氦氖激光照射治疗肾癌术后外阴皮肤转移、重度外阴溃疡，溃疡痊愈，疗效满意。

【参考文献】

[1] 彭博，贺容等. 小金丹抑制乳腺癌细胞转移及其机制研究 [J]. 中华中医药杂志 2018, 33(11): 4916-4919.

[2] 沈丕安. 中药药理与临床运用 [M]. 北京：人民卫生出版社，2006.

[3] 晏乘曦，马天智. 人参皂苷 RG3 在抗乳腺癌及其他肿瘤方面的实验研究进展 [J]. 中国科技纵横，2013(5): 65-66.

[4] 何立丽，孙桂芝. 孙桂芝治疗乳腺癌经验 [J]. 北京中医药，2009(1)：21-22.

[5] 刘嘉湘，施志明，徐振晔，等. 滋阴生津益气温阳法治疗晚期原发性肺腺癌的临床研究 [J]. 中医杂志，1995; 36(3): 155-158.

[6] 陈少贤，于良兴，邢玲玲，等. 川芎嗪对晚期肺癌患者血板功能的影响 [J]. 中西结合杂志，1997; 17(9): 531-533.

[7] 李曙光，黎丽. 11 例肾癌皮肤转移的临床分析 [J]. 中国肿瘤临床，2002, 29(12): 891-892.

[8] 顾伯华. 实用中医外科学 [M]. 上海：上海科学技术出版社，1985.

[9] 陈欣荣，唐慧丽. 氦氖激光照射加祛腐生肌膏外涂治疗重度外阴溃疡 1 例分析 [J]. 中国误诊学杂志，2012, 12(9), 2153.

（祝柏芳）

第二十五章　不同人群及系统疾病的皮肤病表现

　　本章立足于系统与整体观念，将皮肤病放到人体的整个生命过程中去观察。基于对不同年龄阶段人体皮肤的解剖、结构、生理特点，介绍其好发皮肤病的种类及特点，并结合具体情况概要介绍了相应的防治要点。对于特定生活环境或工作环境下的皮肤病，也择要给予介绍，并提出了有针对性的防治措施。皮肤是人体的一大器官，发挥着保护、感知、分泌、免疫、排泄等多方面的作用，因而必然和各个生命系统发生直接的联系。免疫、消化、泌尿、内分泌等系统的诸多疾病均会在皮肤出现不同程度的表现。本章以系统为经，对常见的有皮肤表现的系统疾病进行梳理，并以皮损为纬，介绍了从不同皮损出发，探索潜在系统疾病的思路。

第一节　不同人群的皮肤病表现

一、不同年龄阶段的皮肤特点及皮肤病表现

（一）新生儿、婴幼儿及儿童皮肤特点及皮肤病表现

1. 新生儿皮肤特点

（1）新生儿皮肤外观特点：刚出生时新生儿皮下脂肪丰满，皮肤无皱纹，皮肤表面覆盖有一层白色的胎脂，胎脂可覆盖新生儿全身或仅覆盖皮肤褶皱部位。一般认为保存胎脂有利于保护新生儿皮肤。早产儿出生时皮下脂肪少，皮肤起皱纹，指甲软，躯干部胎毛较长，头部毛发短少。

（2）新生儿皮肤解剖特点：新生儿的皮肤分为表皮、真皮、皮下组织三部分，以及汗腺、皮脂腺、毛发、指/趾甲四种皮肤附属器。整体来说，新生儿的表皮、毛发、汗腺和皮脂腺结构与成人的几乎相同。与成人相比，真皮不够成熟，厚度较薄，胶原纤维、弹性纤维、血管网和皮肤神经的形成不足。新生儿的真皮是胎儿和成人结构的一个过渡。

（3）新生儿皮肤护理特点：由于新生儿表皮菲薄，富有血管，对局部外用化合物有较高的吸收和透过能力，常可诱发系统性毒性反应。早产儿患皮肤病的几率较成熟儿高，皮肤防御功能明显不足，更易发生局部或系统性毒性反应。因此，对新生儿外用药要特别小心。护理上，干燥环境中的婴儿应持续使用保湿剂，湿润环境中的婴儿应间断使用保湿剂。局部外用凡士林、羊毛脂等可有效缓解早产儿皮肤干燥、皲裂。对于新生儿来说，每周1~2次沐浴就足够了，过于频繁则需外用保湿剂保湿。面部、手及尿布区则应每天清洗。

2. 新生儿、婴幼儿及儿童皮肤病

（1）新生儿及婴儿皮肤疾病：

1）红斑、鳞屑性皮肤病：

生理性鳞屑和发红：过期产儿可表现为手、足和躯干下部显著脱屑，如果出生后第一天就看到新生儿皮肤很红，可能会误诊为鱼鳞病。妊娠32周或更早出生的早产儿皮肤发红或发亮，也可能与鱼鳞病相混淆。这种改变是一过性的，通常在新生儿期消退。

火棉胶样婴儿：新生儿皮肤紧张发亮，伴有无弹性的鳞屑外壳，称之为火棉胶样膜。该膜是由显著增厚的饱含水分的角质层构成，膜上出现大量裂隙，接着脱落，露出其下方的红色皮肤。出现火棉胶样膜并不代表受累的婴儿必然会发展为鱼鳞病，有时也可自愈。大多数火棉胶婴儿为鱼鳞病的一种，其中大多数具有板层状鱼鳞病的特征。

丑胎：胎儿鱼鳞病即丑胎，是由于层粒中与脂质运输有关的角质形成细胞脂质运载体缺陷和 ABCA12 基因缺乏功能缺失，导致角质层中脂质屏障缺陷所引起。丑胎通常不能适应宫外生活，这是由于大量致密的板层样鳞屑引起严重的骨骼和软组织变形，从而限制了婴儿的呼吸。

2）特应性皮炎和脂溢性皮炎：特应性皮炎可在新生儿期之后发病，最常见的发病年龄是 2～3 个月。如果皮疹始于新生儿期，许多医生会诊断为脂溢性皮炎。现在已明确的是，以后发展为典型特应性皮炎的婴儿都可以在新生儿期就出现皮疹，可能与寻常性鱼鳞病有关。同时患有脂溢性皮炎和特应性皮炎的婴儿，在皮肤损害的分布上，以及在瘙痒史、喂养方式、食物不耐受和特应性疾病家族史方面，都有显著的重叠。新生儿期生理性的皮脂产生过多，使皮疹表面有油腻感。

3）尿布皮炎：新生儿期的尿布皮炎主要位于肛周，与粪便中的刺激性物质有关。超过 72 小时以上的尿布皮炎常继发白念珠菌感染。

4）疥疮：疥疮的婴儿可表现为泛发性皮炎。婴儿通常有头、颈部累及。单个的隧道可由于合并有皮炎而被掩盖，难以发现。丘疹或隧道内可找到疥螨，手足最易发现。

5）组织细胞增生症：X 泛发性皮炎尤其是皮疹内伴有出血性丘疹或瘀点，并累及头颈部，是组织细胞增生症 X 的特征。皮疹可以在出生时即有，慢性湿疹中耳炎以及肝脾大也是有价值的诊断依据。皮肤活检可见含郎汉斯样颗粒组织细胞的特征性浸润。

（2）儿童皮肤疾病：儿童期皮肤病大部分与受环境影响的机体内部基因异常相关。典型的疾病如特应性皮炎，该病的发生与环境的影响关系密切。学龄期儿童接触外界致病因素的机会更多，可发生更多的感染性疾病，如：水痘、风疹、麻疹、脓疱疮、传染性软疣、头虱等。此外，接触各种刺激性物品如玩具、泥沙、化妆品等可产生一些变态反应性皮炎。此外，儿童期尚可发生身材矮小的疾病，这些疾病常常伴有皮肤损害，常是常染色体异常的特征。

（二）青少年皮肤特点及皮肤病表现

1. 青少年皮肤特点

（1）皮肤的色泽和细腻度：皮肤细腻、红润、有光泽、无色斑。

（2）皮肤的湿度：青少年皮肤含水量高，约占人体含水量的 20%，因此能始终保持光滑、滋润、饱满。

（3）皮肤的弹性：青少年皮下脂肪丰富，新陈代谢旺盛，皮肤富有弹性，无皱纹。

（4）皮脂腺及汗腺：青春期皮脂腺非常发达，皮脂腺及汗腺分泌旺盛，皮脂排泄增加。面部皮肤常呈油性。

（5）毛发：毛发生长快，粗黑又浓密，头发富有光泽。

（6）甲：甲的生长速度较快，甲光滑光亮，呈浅粉红色。

2. 青少年皮肤疾病　青春期很多皮肤疾病是由于生理变化而导致的，如：过度的油脂分泌导致头发油腻，鼻部、额头出油，毛孔粗大，白头、黑头粉刺、毛囊炎；臭汗症；青少年脱发；毛发生长旺盛，特别女性青年暴露部位的过多、过长毛发，使人不适。脂溢性皮炎的发病可能与这个阶段皮脂分泌发生变化有关。

青少年期特应性皮炎往往是儿童期发病，缓解后于青春期再次发作。神经纤维瘤等遗传性疾病常在青春期加重。而色素异常等疾病在青春期常处于静止状态。

（三）老年皮肤特点及皮肤病表现

1. 老年皮肤特点

（1）皱纹：老年人皮肤逐渐松弛、变薄、缺乏弹性，出现皱纹，损伤后愈合慢。眼睑、下颌部位因重力作用皮肤松弛较为明显。

（2）色素沉着：老年人色斑较多，不规则的色素斑是皮肤衰老最明显的标志之一。常为黄褐色斑片，好发于面部、手背及前臂。

（3）头发灰白：进入老年后，头发逐渐变得灰白，此时的毛囊球常缺少或缺乏酪氨酸酶。

（4）体型改变：老年人的脂肪重新分布，常表现为腹大臀粗的体型。

2. 老年皮肤疾病

（1）皮肤瘙痒症：因老年人皮肤萎缩，汗腺分泌减少，使得皮肤干燥所致。另外一些系统性疾病如糖尿病、内脏疾病、肿瘤等可引起皮肤瘙痒。

（2）乏脂性湿疹：由于皮肤的生理变化，老年人中乏脂性湿疹比较常见且疗效欠佳。

（3）带状疱疹及后遗神经痛：由于机体免疫力下降、恢复能力变差，带状疱疹在老年人中的发生率非常高，且较中青年更容易患后遗神经痛。

（4）大疱性皮肤病：大疱性类天疱疮、瘢痕性类天疱疮好发于老年人。

（5）小腿溃疡：常由于淤积性皮炎、静脉曲张、外伤等导致，好发于小腿内侧下 1/3，不易愈合。

（6）皮肤肿瘤：由于长期的紫外线照射及老年人皮肤免疫功能下降，大部分皮肤肿瘤好发于老年人。常见的有基底细胞癌、鳞癌、日光性角化。

二、不同人群的皮肤病表现（户外人群、井下工人、吸毒、艾滋病）

（一）户外人群皮肤病表现

1. 日晒伤　是强烈日光照射引起皮肤的急性光毒性反应。常在日晒数小时后，在暴露部位皮肤出现鲜红斑片，可伴水肿，严重时可出现水疱、大疱，渐变为暗红色或红褐色，继之脱屑，逐渐消退而遗留色素沉着。自觉灼热或刺痛。若日晒面积广时，可引起全身症状。

此外，因在户外过度日光暴晒引起的皮肤疾病还包括顶部菱形皮炎、光化性肉芽肿、多形性日广疹、慢性光化性皮炎。

2. 水稻田皮炎　主要为在水稻田工作的农民患病。水稻田皮炎分两种类型。

（1）浸渍糜烂性皮炎：与手足浸水、田水高温、机械摩擦、田水酸碱度等有关。下水连续工作2～5天即可发病。开始为指（趾）缝皮肤肿胀，浸渍发白，瘙痒。如果继续下水田劳动，可出现表皮剥脱、糜烂、渗液、疼痛。暂停下水稻田数天即可自愈。

（2）血吸虫尾蚴皮炎：是由禽兽类血吸虫尾蚴钻进皮肤引起的一种过敏反应。常在疫水接触5～30分钟内发病。好发部位为小腿、踝部、前臂、手背。皮损为红斑、丘疹、疱疹或风团，经3～7天逐渐消退。

3 沥青皮炎　临床表现分为急性反应和慢性反应。

（1）急性反应：皮肤沾染沥青后，经日光照射可发生光毒性皮炎，即于暴露部位发生皮肤潮红、肿胀、水疱、糜烂、渗出、瘙痒、灼热等急性皮炎的表现。

（2）慢性反应：包括慢性皮炎、痤疮、毛囊炎、焦油黑变病、皮肤赘生物、黏膜损害。

4. 职业性皮肤癌　主要系工作场所中物理和（或）化学因素暴露所致。日光是职业性和非职业性皮肤癌的最常见原因，产生的肿瘤为非黑素瘤性皮肤癌，其中以基底细胞癌和鳞状细胞癌最常见，光化性角化病是癌前病变。此外还有多环芳香烃、砷、电离辐射和创伤等病因。

（二）井下工人的皮肤病表现

1. 橡胶皮炎　是一种由橡胶中的催化剂和抗氧化剂等引起的变应接触性皮炎。多由穿带橡胶鞋或手套所致。佩戴橡胶护目镜、防毒面具、呼吸罩或其他橡胶制品，也可引起该病。临床表现类似接触性皮炎。

2. 振动综合征　指握持工具振动诱发的手部和手指痉挛。患者一般为气锤、链锯、击打机器的操作者。此病一般在经常使用振动工具后数月发生。初起症状为手麻木和麻刺感，逐渐发生冷敏感而出现发绀、苍白、疼痛、暂时性或持续性水肿，累及一根或多根手指，手指活动受限。

3. 油性痤疮 因接触不溶性切割油、原油、焦煤油的重馏成分（沥青、木馏油）等化学物质而发病。临床表现为许多毛囊性丘疹和脓疱位于手背、前臂、大腿、面颈部。毛囊炎严重性依赖于工作类型和特定的环境因素，与油接触时间不是主要因素。

（三）吸毒的皮肤病表现

吸毒的皮肤异常表现主要有皮肤的纤维化改变和溃疡、皮肤肉芽肿、烧烫伤、色素改变、血管病变、水疱和大疱损害、黏膜的损害、痤疮、皮肤瘙痒、细菌感染、真菌感染、药物超敏反应等。

（四）艾滋病的皮肤病表现

HIV 感染个体中几乎 100% 在其生命中均会出现皮肤的表现。

HIV 感染的皮肤表现通常分为 4 大类：①炎症性 / 高度增殖性疾病。②感染性疾病。③寄生虫感染。④肿瘤。

1. 炎症性 / 高度增殖性疾病 最常见的为皮肤瘙痒症和瘙痒性皮疹，其次是嗜酸性毛囊炎、脂溢性皮炎、皮肤干燥和乏脂性湿疹、银屑病、Reiter 病、不良药物反应、蛋白酶抑制剂相关的脂肪代谢障碍、光敏性反应、血管炎、色素性疾病、毛发与甲病。

2. 感染性疾病 HIV 感染晚期，免疫力低下，感染常常较严重，难以治疗，常见的致病菌是金黄色葡萄球菌、单纯疱疹病毒、水痘 - 带状疱疹病毒、念珠菌等。

（1）病毒感染：常见的疾病有单纯疱疹、生殖器疱疹、带状疱疹、尖锐湿疣、传染性软疣等。

（2）真菌感染：浅部真菌病以白色念珠菌病最常见致病菌属，深部真菌病致病菌以组织胞质菌和新生隐球菌为主，还包括球孢子菌、孢子丝菌、皮肤芽生菌等。

（3）细菌感染：最常见的表现为毛囊炎，其次为脓疱疮和脓肿以及蜂窝织炎等。

3. 寄生虫感染 主要有蠕螨病、疥疮。

4. 肿瘤与 HIV 相关的肿瘤 例如 Kaposi 肉瘤、原发性中枢神经系统肿瘤、非霍奇金淋巴瘤及宫颈癌，患有此类恶性肿瘤的患者，病情进展快，存活期短。

（席建元）

第二节 不同系统疾病的皮肤表现

一、消化系统疾病的皮肤表现

（一）口腔黏膜的皮肤疾病

1. 念珠菌病 包括鹅口疮、慢性念珠菌性舌炎、念珠菌性唇炎、念珠菌性口角炎等。鹅口疮见于新生儿、老年、长期抗生素或皮质类固醇激素治疗、维生素 B_{12} 缺乏、贫血、免疫功能低下（包括 HIV 感染、恶性肿瘤等）以及糖尿病、家族性甲状腺功能低下等内分泌疾病的患者，表现为表面白膜界限清楚，擦去白膜见鲜红基底。免疫功能低下的患者常见慢性增殖型念珠菌病，表现为边缘围绕红斑的斑块。老年患者多表现为慢性萎缩性病变，可见应用假牙而出现疼痛性红色斑片。

2. 单纯疱疹病毒感染 如疱疹性龈口炎，表现为唇、口颊、齿龈、舌、咽部的簇集性疼痛性小水疱，很快破溃形成浅溃疡，上覆淡黄色伪膜，可伴有瘙痒、发热、倦怠、区域淋巴结肿痛。复发性常表现淡红色。

3. 带状疱疹 带状疱疹的口腔病变类似阿弗他口炎，常伴突然发作的疼痛，可伴有高热，溃疡呈单侧分布。若复发，应查找潜在的免疫受抑制的疾病（艾滋病、恶性肿瘤）（各图 25-2-1）。

4. 扁平苔癣 表现为白色树枝状、花边状、网状细纹或溃烂。若出现萎缩或溃疡的慢性病变，注意恶性肿瘤。

5. **大疱性疾病**　大疱性类天疱疮和瘢痕性类天疱疮可见口腔、舌大疱、血疱或溃疡、糜烂。寻常型天疱疮可见口腔和/或食道水疱、易破、疼痛、出血性糜烂。大疱性表皮松解症可见受到轻微创伤即出现水疱、糜烂、龋齿、齿龈糜烂和食管狭窄。获得性大疱性表皮松解症可见广泛的口腔和食管黏膜水疱、糜烂、狭窄。多形红斑可见口唇潮湿、结痂或出血。Steven-Johnson 综合征和中毒性表皮坏死松解症可见弥漫的口腔溃疡和或咽部溃疡。

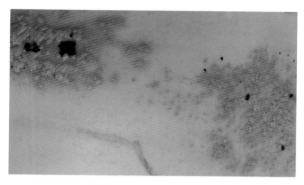

各图 25-2-1　带状疱疹

（二）胃肠道疾病的皮肤表现

1. 肠道炎症性疾病的皮肤黏膜表现

（1）溃疡性结肠炎的皮肤、黏膜表现：

1）阿弗他口炎：表现为表浅的圆形溃疡，中央覆有纤维蛋白膜，周边绕以红晕。

2）结节性红斑：大多在发病的最初 2 年内发生，多见于女性和累及大肠的患者，常见于胫前对称、多发、隆起、鲜红色疼痛性结节，直径 1 cm 或更大。

3）坏疽性脓皮病：皮肤损害与结肠炎活动性相平行。初起为紫罗兰色结节，后破溃形成质软的疼痛性溃疡。

4）增殖性脓皮病：表现为口腔黏膜多发的脓疱、斑块与渗出，四肢屈侧及头皮可见结痂性的丘疹和斑块或融合为环状的皮损。

（2）克罗恩病：又称肉芽肿性结肠炎。皮肤表现具有以下特点：

1）肠病直接累及皮肤与黏膜：可发生于肠道的延续部位，如口唇、肛门周围等腔口部位。脐部也可受累。可见口腔、口唇黏膜增厚、多褶皱、肉芽肿性唇炎、肛周脓肿、瘘管、肛门部皮赘。

2）转移性克罗恩病：见于间擦区或双下肢、腹部、腰部及面部、肛门周围、外阴、阴囊、阴茎。表现为单发或多发、形态各异的渗出性红色斑块、结节、溃疡或窦道，是发生在皮肤的肉芽肿反应（各图 25-2-2）。

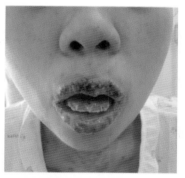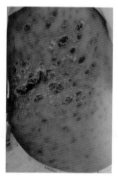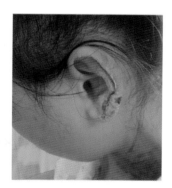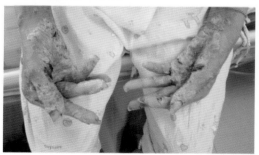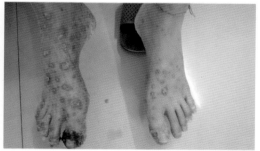

各图 25-2-2　克罗恩病

2．吸收不良综合征　本病多因吸收不良，机体蛋白、必需脂肪酸及维生素等缺乏所致。皮损通常为非特异性，如湿疹、皮肤干燥、色素沉着等。

3．短肠术后皮肤改变　四肢、躯干及面部可见丘疹、脓疱及结节红斑样损害。伴有关节炎、关节痛。

4．胃肠道血管病

（1）德戈斯病：又称进行性肠系膜动脉血管闭塞症，最常见于躯干大量丘疹，直径0.5～1 cm，无症状，缓慢进展形成萎缩性脐形凹陷皮疹，中心瓷白色，边缘毛细血管扩张，提示皮肤存在梗死。

（2）神经纤维瘤病：表现为多个不规则形淡棕色、暗褐色或咖啡色斑，腋窝部雀斑样色素沉着，全身多个逐渐增加和扩大无痛性、柔软的皮下肿物。

（三）肝脏疾病的皮肤表现

1．肤色改变

（1）黄疸：巩膜和软腭黄染是黄疸的最早表现，牙龈与汗液可呈绿色（各图25-2-3）。

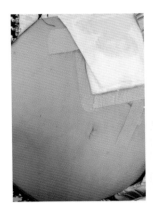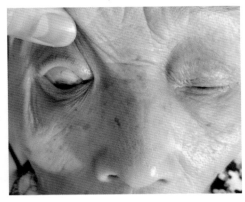

各图25-2-3　肝硬化黄疸

（2）色素改变：色素增加可见皮肤泥灰色、皮肤弥漫性变黑或褶皱处色素沉着、雀斑加重、口周和眼局限色素沉着。色素减退常表现为点状或五彩碎纸样色素减退。

2．血管性改变

（1）蜘蛛痣及毛细血管扩张：多见于上腔静脉分布区域，如面、颈及上肢，偶尔累及口腔黏膜。是严重肝功能损害的临床标志，呈外观类似蜘蛛状的小分支血管组成（各图25-2-4）。

（2）壁静脉曲张：水母头/脐周静脉是指肉眼可见的迂曲充盈的腹部曲张静脉，从脐部向上辐射，汇入系统性静脉。

（3）掌红斑：常与蜘蛛痣并存。见于大鱼际、小鱼际及指尖，表现为弥漫性红斑或点状红斑。红斑的程度与肝病的严重程度相关。

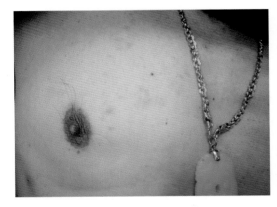

各图25-2-4　蜘蛛痣

（4）紫癜及皮下出血：表现为瘀点、紫癜、瘀斑，可伴发黏膜出血。

3．瘙痒和瘙痒相关性皮疹　瘙痒在某时间点出现，常为暂时性或持续性全身瘙痒，伴或不伴有黄疸。

4．特定肝病的皮肤表现

（1）乙型肝炎病毒感染：可伴有结节性多动脉炎、混合型冷球蛋白血症、皮肌炎、小儿丘疹性肢端皮炎、坏疽性脓皮病、扁平苔藓、皮肌炎、荨麻疹、血管性水肿、多形红斑、结节性红斑、血清病样症状或过敏性毛细血管炎相应的皮肤表现。

（2）丙型肝炎病毒感染：主要表现为扁平苔藓、混合型冷球蛋白血症、坏死性肢端红斑、结节性多动脉炎、迟发性皮肤卟啉病、结节性痒疹相应的皮肤表现。

（3）慢性活动性肝炎：可见如紫癜、痤疮、甲下出血、过敏性毛细血管炎以及红斑狼疮或局限性硬皮病样的皮损。

（4）自身免疫性肝病：可见黄斑瘤和皮肤黄色瘤、色素沉着、掌跖部位瘙痒、干燥综合征、白癜风、黑棘皮病、硬皮病、血管炎等相应的皮肤表现。

（四）胰腺疾病的皮肤表现

1. 胰高糖素瘤综合征　本病多发于患有胰高糖素瘤的 45～65 岁女性患者。典型的表现为体重下降、贫血、唇炎、舌炎和坏死性游走性红斑。皮损好发于下腹部、腰部、臀部和大腿。开始为大小不等的红斑，之后红斑扩大，中央出现水疱、脓疱或大疱，破后形成糜烂面。

2. 产后胰腺炎　可伴发荨麻疹。

3. 急性出血性胰腺炎　在腹壁、股上部可出现暗红色网状青斑。发病 1～2 天后，出血可自胰尾到达腹膜后组织，再沿筋膜到达皮下，使皮肤产生青紫色。

4. 胰腺癌　可发生迁移性血栓性静脉炎。

5. 胰腺疾病伴有高脂蛋白血症　可发生多种临床类型的皮肤黄瘤病。

二、血液系统疾病的皮肤表现

（一）贫血

不同原因所致的贫血皮肤表现有所不同。

1. 缺铁性贫血　表现为皮肤苍白、干燥、明显的甲改变（反甲、薄甲、脆甲、嵴状甲等）、口角炎、萎缩性舌炎和毛发干枯、变细。

2. 巨细胞性贫血

（1）恶性贫血：舌呈牛肉色，其上有散在的鹅卵石样的红斑，促红细胞生成缺乏出现之后，未结合的胆红素产生过多，变成具有特征性的柠檬色。有炎性小疱和浅溃疡，后期逐渐萎缩成光滑舌。可见到白癜风、白发、灰色发、斑秃、疱疹样皮炎及天疱疮、皮肤褶皱和黏膜的色素改变。

（2）叶酸缺乏：可见唇炎、舌炎及黏膜溃疡、皮肤色素沉着或减退，偶见肛周、会阴湿疹。

3. 再生障碍性贫血

（1）先天性角化不良症：5～13 岁发病，表现为甲营养不良，面、颈股部和躯干有网状灰褐色或褐色色素沉着、毛细血管扩张及皮肤萎缩，可有黏膜白斑。外伤后皮肤可出现水疱、大疱。

（2）获得性再生障碍性贫血：可见皮肤、黏膜慢性念珠菌感染、紫癜等。

4. 溶血性贫血

（1）镰状细胞性贫血：表现为小腿下 1/3 处溃疡，溃疡直径为 1～10 cm，边缘明显，偶有多个溃疡，愈合缓慢，服用锌制剂有助于溃疡愈合，愈后形成萎缩性瘢痕，其上可再发生溃疡。

（2）地中海性贫血：表现为口腔黏膜病变及小腿溃疡。

（3）遗传性球形红细胞增多症：伴有小腿溃疡。

（4）获得性溶血性贫血：

1）输血血型不合的溶血性贫血：可见皮肤潮红、荨麻疹、血管神经性水肿、紫癜及血清病样反应。

2）冷凝集素综合征：手、足、鼻、耳等遇冷后可发绀、疼痛，类似雷诺现象，但无发白阶段。

3）温热反应性抗体引起的自身免疫性溶血性贫血：表现为结缔组织病、白血病及淋巴瘤各相应疾病的表现。

4）阵发性冷性血红蛋白尿：可有肢端发绀及荨麻疹。

5）微血管病性溶血性贫血：本病由急性肾衰竭、败血症、移植排斥、转移癌、恶性高血压等所致，可见紫癜。

（二）高铁血红蛋白血症、硫血红蛋白血症和羰血红蛋白血症

当高铁血红蛋白的浓度大于 15 g/L 时，皮肤即会出现青紫，以唇部与甲床最为明显。羰血红蛋白血症由一氧化碳中毒引起，皮肤呈樱桃红色。

（三）真性红细胞增多症

在面颊、唇、耳、鼻尖部、颈部和四肢远端出现明显紫红或青紫。口腔和舌黏膜呈深红色并发青，眼结膜充血，鼻、牙龈、消化道和泌尿生殖道甚至出血，皮肤瘀斑、血栓闭塞性脉管炎等。可有肢端动脉痉挛、红斑肢痛症和全身瘙痒等。

（四）多发性骨髓瘤的皮肤表现

1. 典型性皮疹　为略隆起性丘疹、淡蓝色的皮下结节。呈单发或多发，肿瘤通常柔软，可发生溃疡，颈部的结节可柔软如脂肪瘤。

2. 非典型性皮疹　约 15% 患者可发生皮肤淀粉样变、紫癜。

（五）恶性淋巴瘤及有关血液病的皮肤改变

1. 典型的皮疹　表现为黄色、红色、紫色或褐色的浸润性丘疹、结节、斑块。

2. 非典型皮疹　可见血小板减少性紫癜、荨麻疹、红斑、溃疡等。

（六）成人 T 细胞性白血病 / 淋巴瘤

1. 典型性皮疹　表现为红斑、丘疹、结节或肿瘤样改变。红斑、丘疹型的预后较差。

2. 非典型性皮疹　并发真菌、病毒感染及疖疮等，多数为泛发型。

（七）白血病

1. 皮肤白血病　特征表现为长时间的红色或紫色皮损。多是非特异的、多形态的，累及皮肤是预后不良的征象。

2. 剥脱性皮炎　皮肤广泛潮红，轻中度的皮肤剥脱，通常很痒。

3. 全身瘙痒症　常在下半身有烧灼感，出汗时伴瘙痒。瘙痒是唯一可以预示此病的线索。

4. 获得性鱼鳞病　表现为干燥的粘着性鳞屑像碗碟样覆盖在皮肤表面。

5. 坏疽性脓皮病　最常见于下肢，是一种疼痛性溃疡，几天内以边界迅速向外扩展为特征。其表面潮湿、凹凸不平、有脓性物质，颜色可呈绿色、灰色至紫色。细菌或其他微生物培养阴性。

6. 卡波西肉瘤　皮肤任何部位可出现浸润性的紫色斑疹、丘疹、肿瘤，常累及口腔粘膜，可单发或泛发。皮肤活检常有诊断价值。

7. 带状疱疹　为沿着神经走向分布的、剧烈疼痛的、簇集性丘疹、丘疱疹、水疱。

8. 紫癜　最常见于四肢出现的瘀点、瘀斑（各图 25-2-5）。

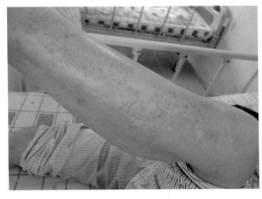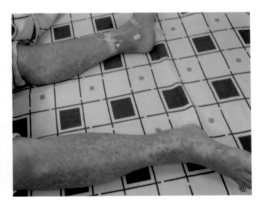

各图 25-2-5　紫　癜

9. Sweet 综合征 常发生在头、颈、四肢，表现为突发的红色斑块，可出现脓疱或水疱。可伴发热。

三、内分泌系统疾病的皮肤表现

（一）糖尿病的皮肤表现

1. 非感染性皮肤病 可见黑棘皮病、皮赘、白癜风、类脂质渐进性坏死、成人硬肿病以及糖尿病性皮肤病（又称胫前斑，表现为胫前的红色斑片，逐渐变浅、凹陷及色素沉着）。

2. 糖尿病性感染

（1）细菌感染：皮损表现为红斑、肿胀、硬结、水疱、脓疱、坏死。可发生疖、痈、脓疱病、丹毒、睑腺炎、蜂窝织炎、红癣、压疮、坏死性筋膜炎等轻重不一的皮肤病（各图 25-2-6）。

（2）真菌感染：可发生擦烂、龟头炎、阴道炎、甲沟炎、甲真菌病、舌炎、口角炎、坏死等（各图 25-2-7，各图 25-2-8）。

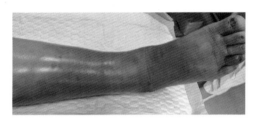

各图 25-2-6 糖尿病丹毒

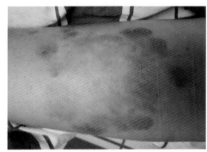 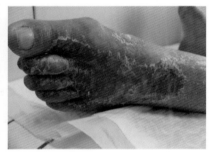 

各图 25-2-7 糖尿病皮肤真菌感染

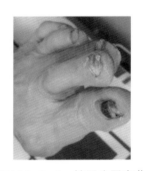

各图 25-2-8 糖尿病甲真菌病

（3）病毒感染：可发生带状疱疹、单纯疱疹和尖锐湿疣。

3. 糖尿病性血管病 手足出现特殊的玫瑰色红斑、丹毒样红斑（各图 25-2-9）。

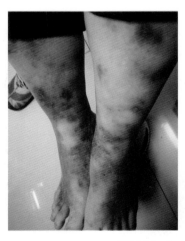 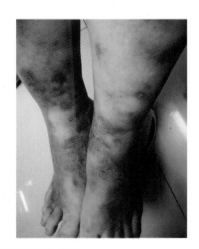

各图 25-2-9 糖尿病性血管炎

4. 糖尿病性大疱 好发于四肢远端，尤其是足和小腿。老年人多见。水疱突然发生，单发或者多发，皮疹为数毫米至 3~5 cm 的水疱或大疱，疱壁紧张，周围无红晕，无疼痛和瘙痒，2~5 周自愈，易反复发生，愈后一般不留瘢痕（各图 25-2-10）。

5．糖尿病性皮肤感觉障碍　老年人常见，多为远端对称性感觉和运动多神经病变。表现为四肢远端对称性感觉异常、麻木和感觉（触、痛、温度觉）减退或丧失，可有烧灼感或刺痛，夜晚躺下时加重。

6．糖尿病足　主要是由周围神经病变和大动脉硬化和微血管病变导致足部感染、溃疡和／或深部组织的破坏。肢端感觉异常如刺痛、灼痛、麻木以及感觉敏感性和深浅反射减弱或消失，痛觉和温度觉消失。足部发凉、苍白、或发黑、早期溃疡发生在足底胼胝区、跖骨头、足背等足部支撑点和易摩擦处，初为表皮下出血性大疱，周围皮肤颜色变淡，渐形成无痛性穿孔性溃疡至严重干性或湿性或混合性坏疽（各图25-2-11）。

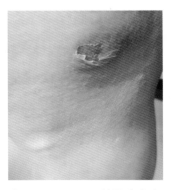

各图 25-2-10　糖尿病水疱

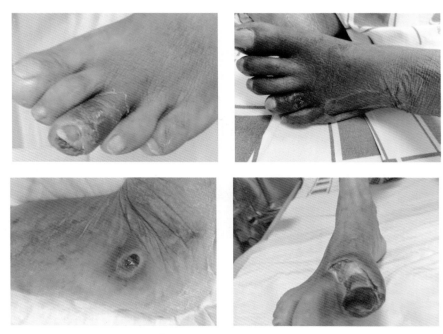

各图 25-2-11　糖尿病足

7．糖尿病性瘙痒　可出现无皮疹的顽固性瘙痒，或可出现红斑、水肿、萎缩、色素沉着、干燥、蜡样改变等（各图25-2-12）。

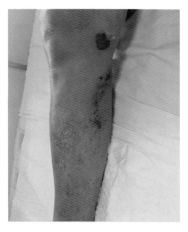
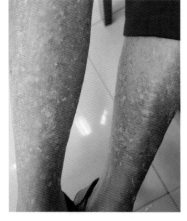

各图 25-2-12　糖尿病性瘙痒

（二）甲状腺功能不全相关皮肤病

详见相关章节。

（三）神经内分泌肿瘤

1. 类癌综合征 典型表现是发作性皮肤潮红，潮红部位常限于面部、颈部及躯干上部。起源于中肠（阑尾、空肠及回肠）的"类癌潮红"表现为快速发作的持续约 30 秒的发绀、潮红并伴有轻度的烧灼感。胃、肺、胰腺及胆道类癌导致的潮红为淡粉红色至红色，可伴有瘙痒。

2. 胰高血糖素瘤 坏死性游走性红斑是胰高血糖素瘤特征性的改变。皮损常首发于腹股沟，随后进展至会阴部、臀部及四肢。初起为疼痛性或瘙痒性多形性红斑，逐渐成为边界清楚的丘疹，其上有数量不等的鳞屑，最后呈中央的水疱或大疱，破溃后遗留结痂。

（四）垂体疾病

1. 肢端肥大症 典型的表现包括巨颌，手足增大肿胀，皮肤增厚触之有揉面感。面部皮肤沟纹加深导致面部粗糙感，额部皮肤皱褶肥厚，鼻唇沟皮褶隆起使患者看起来较为严肃、愤怒。眼睑增厚，下唇肥厚及巨舌。

2. 垂体功能减退 表现为皮肤苍白或苍黄色、干燥。面部蓬松且缺乏表情。皱褶减少，眼及口周出现浅浅的皱纹，呈现早衰。头发纤细干燥，体毛脱落、汗少。

（五）特发性雄激素过多症及多囊卵巢综合征

发生于女性，表现为皮肤增厚、粗糙、黑棘皮病样改变，面部皮肤油腻、毛孔增大，常出现寻常型痤疮及脂溢性皮炎。多毛症发生于白唇、颏、胸部、乳晕、腹部、腹白线、后背下部、臀部、大腿内侧及外生殖器。

（六）肾上腺疾病

1. 艾迪生病（肾上腺皮质功能减退）详细见其他章节。

2. 库欣综合征 库欣综合征是体内糖皮质激素长期过量造成的一系列症状和体征的综合征。常累及面部、颈部、躯干、腹部、肠系膜及纵隔，表现为进行性向心性肥胖，满月脸，四肢进行性消瘦，伴有面颊部，颈前及前胸曝光区的潮红；颈背部呈"水牛背"表现，锁骨上窝可见锁骨上脂肪垫，脂肪沉积于眼眶后部可导致眼球突出。四肢皮肤变薄，皮下脂肪减少，皮肤萎缩。手肘伸侧可见卷烟纸样的皱褶，较为特异的临床表现为直径大于 1 cm 的紫纹。

四、肾脏疾病的皮肤表现

（一）急性肾衰竭的皮肤表现

主要为两种：水肿和尿毒症霜。水肿主要发生于伴有肾病综合征的尿毒症患者。尿毒症霜是尿素晶体通过汗腺分泌到皮肤表面造成的（各图 25-2-13）。

（二）慢性肾衰竭的皮肤表现

1. 一般的皮肤表现 皮肤颜色苍白或灰黄色，一般均很干燥，常伴有鱼鳞病样脱屑。指甲远侧端的一半颜色正常，近侧端的一半呈白色，也有的仅远侧端 20% 的指甲是正常的。

2. 皮肤瘙痒 是对患者影响最大、最难治疗的皮肤病之一。皮肤表现为外观正常或抓痕、结节、苔藓样变。与尿毒症的严重程度存在相关性。出现瘙痒的血液透析患者生存率较低（各图 25-2-14、各图 25-2-15）。

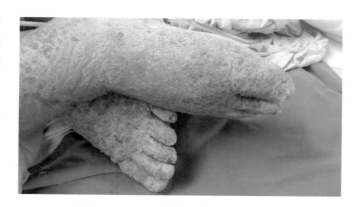

各图 25-2-13 尿毒症水肿和尿毒症霜

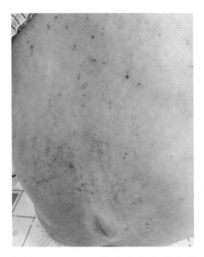 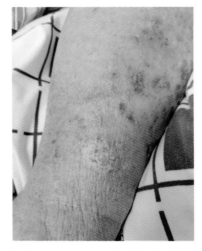

各图 25-2-14　肾病患者皮肤瘙痒　　　　各图 25-2-15　透析患者皮肤瘙痒

3. 钙化防御　典型表现为下肢疼痛剧烈的焦痂，皮损可伴有瘙痒，可累及腹壁和阴茎。

4. 血液透析相关的水疱病　又称"透析卟啉病"。以光敏性皮肤的水疱性损害为特点。表现为曝光部位如前臂伸侧、手背、手指、下肢伸侧、上胸部、面部成批的直径 0.5～1 cm 的张力性水疱，粟丘疹、萎缩性瘢痕和色素增加。也可出现多毛、硬皮病样斑块。

5. 获得性穿通性皮肤病　皮损由簇集的角化过度性圆顶丘疹和结节组成，直径 1～10 mm，通常呈线性分布，中央有火山口样脐凹，其内充满痂屑（各图 25-2-16、各图 25-2-17）。

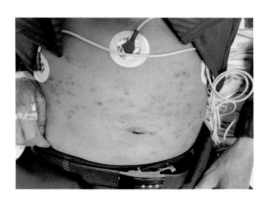 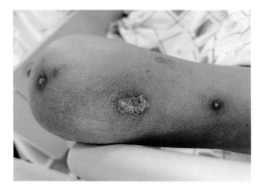

各图 25-2-16　肾衰竭患者获得性穿通性皮肤病　　各图 25-2-17　糖尿病肾病患者获得性穿通性皮肤病

6. 皮肤色素改变　皮肤色素改变，包括网状青斑、苍白、色素减退、褐色至石板灰色色素改变、肤色变灰黄或黄色以及曝光部位褐色色素沉着增加。颊黏膜亦可受累。

7. 对半两色甲　表现为甲板近端正常或发白，远端呈异常的褐黄色。在成功的肾移植数月后，此病可消退。

8. 获得性鱼鳞病　皮肤外观干燥、皲裂、增厚、脱屑，躯干比四肢更易受累。

9. 肾源性系统性纤维化　是肾病的特异性标志。最常见于四肢。典型表现为皮肤橘皮样纹理，硬如木质，可见粉色或肉色融合性丘疹。皮外表现包括感觉异常、深部关节痛、肌无力和巩膜黄斑。显著的色素沉着增加，

10. 获得性弹力纤维假黄瘤　好发于颈侧，可累及所有屈侧部位，包括腋窝、肘窝，腘窝和腹股沟，表现为黄色小丘疹，对称性线状或网状分布。

11. 皮肤干燥症　见于透析人群或透析前期。最常见四肢伸侧或胸、背部。可伴发皲裂、溃疡、慢性单纯性苔藓、蜂窝织炎、刺激性或接触性皮炎等疾病（各图 25-2-18）。

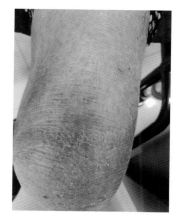

各图 25-2-18　肾病患者皮肤干燥症

五、内脏恶性肿瘤的皮肤表现

恶性肿瘤经常与皮肤病并存。皮肤病可因肿瘤直接蔓延浸润或转移所致，或有相同的致病因素以及副肿瘤性疾病的表现；皮肤症状可成为内脏恶性肿瘤的标记，有助于肿瘤的诊断。内脏恶性肿瘤的皮肤表现对诊断有参考价值，但可靠性强弱不一，应做相应的筛查性检查。皮肤活检对特异性皮疹有重要的诊断价值，对潜在肿瘤的治疗可以使皮肤病得到改善。

（一）内脏肿瘤可伴发的皮疹或皮肤病

1. 鼻咽癌　匐行性回状红斑、皮肌炎。

2. 头颈部癌　匐行性回状红斑。

3. 肺癌　离心性环状红斑、匐行性回状红斑、多形红斑、皮肌炎、游走性血栓性静脉炎、黑棘皮病、获得性鱼鳞病、继发性毳毛增多、泛发性的皮肤瘙痒或剧痒、鲍恩病、硬皮病。

4. 良性或恶性胸腺瘤　天疱疮。

5. 支气管癌　库欣综合征，皮肤表现为菲薄有紫纹；男子女性型乳房。

6. 食管癌　泛发性的皮肤瘙痒或剧痒、获得性弥漫性手掌皮肤角化。

7. 胃癌、贲门癌　恶性黑棘皮病、皮肌炎、疱疹样皮炎、游走性血栓性静脉炎、多发性老人疣赘。

8. 胰腺癌、肝胆管癌、结肠癌、直肠癌等　恶性黑棘皮病、黄疸，游走性血栓性静脉炎是诊断胰腺癌，特别是胰体癌和胰尾癌的一个重要线索。结肠癌可见毳毛增多症。

9. 胰高血糖素瘤综合征　游走性坏死性松解性红斑、擦烂性口周皮炎。

10. 胆囊癌　黄疸、游走性血栓性静脉炎。

11. 肠癌　获得性毳毛增多。

12. 肝癌　回状红斑、黄疸、毳毛增多症。

13. 肾上腺癌瘤　皮肤弥漫性色素沉着，皮肤变黑。

14. 前列腺癌　类天疱疮、全身性白癜风。

15. 泌尿、生殖系统的癌症　匐行性回状红斑、鲍恩病、皮肌炎。

16. 脑垂体肿瘤　皮肤弥漫性色素沉着，皮肤变黑。

17. 内分泌腺癌　获得性毳毛增多。

18. 乳腺癌　匐行性回状红斑、离心性环状红斑、多形红斑、结节性红斑、荨麻疹、获得性鱼鳞病、获得性毳毛增多、多发性错构瘤综合征、黑棘皮病、皮肌炎。

19. 导管内腺癌　乳房 Paget 病。

20. 宫颈癌　皮肌炎、获得性鱼鳞病。

21. 子宫体癌　获得性毳毛增多。

22. 卵巢癌　匐行性回状红斑、毳毛增多症、皮肌炎。

23. 恶性绒毛上皮癌、女性生殖器癌和恶性淋巴瘤　疱疹性皮炎。

24. 多发性特发性出血性肉瘤、肠道平滑肌肉瘤等　继发性鱼鳞病。

25. 黑素瘤广泛转移　弥漫性色素瘤，皮肤变黑。

26. 淋巴网状系统肿瘤　类天疱疮、寻常型天疱疮、剥脱性皮炎。

27. 类癌综合征　潮红和硬皮病样改变。

28. 上呼吸道癌肿　肢端角化病。

29. 肾脏肿瘤　血管炎、水疱。

30. 淋巴网状系统的恶性肿瘤　典型的皮疹为黄色、红色、紫色或褐色的浸润性丘疹、结节、斑块，可伴有全身瘙痒。

31. 多发性特发性出血性肉瘤、肠道平滑肌肉瘤等　继发性鱼鳞病。

32. 黑素瘤广泛转移　弥漫性色素瘤，皮肤变黑。

33. 汗毛增多症　肺癌、淋巴结癌、子宫体癌、乳腺癌、卵巢癌、肝癌和结肠癌等。

34. 恶性淋巴瘤及有关血液病的皮肤改变　典型的皮疹为黄色、红色、紫色或褐色的浸润性丘疹、结节、斑块、皮肌炎。

35. 潜在恶性肿瘤　掌跖角化病、皮肤苔藓样变、Sweet 病、紫癜、坏死性游走性红斑等。

36. 恶性肿瘤与感染性皮肤病

（1）细菌感染性皮肤病：疖肿无化脓、液化过程，外观也不显眼，往往被忽视。如蜂窝织炎最常见于乳腺癌根治术后，可能由一个微小皮肤破损引起，初起为轻度疼痛的红斑，皮损可迅速扩散，缺乏急性感染的明显体征。

（2）病毒感染性皮肤病：如反复发作的泛发性或出血坏死性带状疱疹、可引发脓毒血症。

（3）真菌感染：如口腔念珠菌病、龟头炎、阴道炎以及甲损害、播散性系统性念珠菌病。

37. 伴有水疱表现的恶性肿瘤　疱疹样皮炎：肠癌、绒毛膜上皮癌、淋巴瘤；大疱性类天疱疮：直肠癌、恶性黑素瘤、支气管癌、胃癌、膀胱癌、肾脏肿瘤、乳腺癌、食管癌；成人型线状 IgA 皮病：如恶性淋巴瘤，常在皮损缓解后出现。

38. 皮肌炎　胃癌、肺癌、乳腺癌、恶性淋巴瘤、卵巢癌。

六、免疫系统疾病的皮肤表现

（一）自身免疫性结缔组织病

这里介绍播散性嗜酸性细胞胶原病、嗜酸性粒细胞增多综合征、类风湿关节炎、类风湿结节、类风湿性血管炎、类风湿性嗜中性皮炎、风湿热、复发性风湿病的皮肤表现。

1. 播散性嗜酸性细胞胶原病的皮肤表现　早期最常见的皮肤改变是以额面及躯干粟粒样丘疹。可见红斑、多形性红斑、斑块、黄色瘤样损害、坏死、瘢痕、红皮病样皮损。可以一种皮疹或几种同时多样性并存或相继出现，播散性，多伴有瘙痒感。

2. 嗜酸性粒细胞增多综合征的皮肤表现　本病以男性中年多见，有皮疹者占 27%～53%。皮疹一般分两类：①荨麻疹和血管性水肿。②红斑、丘疹和结节，包括水肿性红斑、弥漫性浸润性红斑、多形红斑、麻疹样红斑、红皮病等。皮疹分布呈全身性或仅限于肢体一部分。瘙痒程度不一。

3. 类风湿结节、类风湿关节炎、类风湿性血管炎的皮肤表现

（1）类风湿结节：好发部位是前臂伸侧、特别是肘部。常位于关节隆突部位，如膝、踝、足、臀、头皮、背部都可受累。特点是半球形隆起性皮下结节，大小不等，从 2.0～2.5 cm 或更大，质硬如橡皮，多无压痛，与皮肤粘连或不粘连，结节常持续存在，可自行消失或再复发，一般不破溃或感染，外伤后易发生溃疡，特别是尾骶部。（各图 25-2-19）

（2）类风湿性血管炎：表现为局限性可触及紫癜、躯干非特异红斑、大疱和溃疡，20%患者发生指（趾）坏疽。

4. 类风湿性嗜中性皮炎的皮肤表现　在手、臂伸侧和关节的伸侧有对称分布的结节红斑、斑块等，具有重症关节炎症状，可出现溃疡。

5. 风湿热、复发性风湿病的皮肤表现

（1）风湿热：边缘性红斑是风湿热的特征性皮损，无痛、无自觉症状、粉红色、浅表性平圆和环状损害，一般在数天内消失，无鳞屑，也不留下色素沉着。有时也可见到多形红斑、紫癜和荨麻疹等皮损，偶可有网状青斑。皮下结节，多见于风湿热的重症病例，发生率为10%~30%，是风湿活动的特异性皮肤表现。

（2）复发性风湿病：皮疹常发生于关节附近或远离关节部位，不对称累及四肢、膝、肩、腕、肘、踝及掌跖等关节，可单发或多关节受累。局部症状自僵硬到疼痛，大部分关节的背侧皮肤呈暗红色到鲜

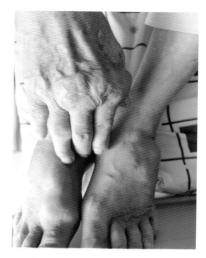

各图 25-2-19　类风湿结节

红色不等，肿胀伴阵发性疼痛。关节炎症状通常在1周内消失。以有自发痛、压痛的渗出性红斑为特征。

（二）免疫缺陷病的常见皮肤表现

1. 感染　细菌、真菌、巨细胞病毒、疱疹病毒等重症感染发生率增加，临床症状较一般严重而难治，且感染期延长；常发生异常的表现型或偶然的合并症；易受致病能力弱的菌种侵袭感染。

（1）慢性黏膜皮肤念珠菌病：见于严重联合免疫缺陷病、先天性胸腺缺乏症、细胞免疫缺陷病，表现为口腔黏膜、外阴及褶皱部位皮肤、毛发和甲板的顽固性念球菌感染。口腔可见白色伪膜。皮肤损害初为红色丘疹或小脓疱，逐渐蔓延扩展，最终形成暗红色肉芽肿性损害。表面覆盖鳞屑或角化性厚痂。甲损害为程度不同的甲板增厚、变形和损毁、伴甲周红肿增生。

（2）脓皮病：多为金黄色葡萄球菌和链球菌感染，表现为反复发生严重的疖病、毛囊炎、瘢痕化。

（3）进行性种痘症：见于体液免疫及细胞免疫功能降低、先天性无γ球蛋白血症以及未定的免疫缺陷病，表现为接种牛痘后，接种部位不能愈合，继续向周围扩展，或继发病毒血症而致泛发性损害，可由于多个脏器受感染而造成死亡。

（4）病毒感染：可发生严重的或反复发生的单纯疱疹或带状疱疹病毒感染。常见泛发性寻常疣、传染性软疣，或其他人乳头瘤病毒感染。

2. 湿疹　湿疹严重程度不一，糜烂渗出或慢性苔藓化样，可局部发疹，也可累及全身。

3. 高 IgE 综合征　见于原发性免疫缺陷综合征，临床上以顽固性湿疹，皮肤、肺部复发性感染及血清 IgE 浓度显著增高为特征。

4. 共济失调毛细血管扩张症　是免疫缺陷的特征性表现。

5. 皮肌炎样综合征　见于无γ球蛋白血症，在关节伸面的皮肤发生典型的皮肌炎样紫色皮疹，皮下组织可有坚如木质样的水肿和硬块。

（李梅娇）

第三节　相似皮肤表现的不同系统疾病

赵炳南先生说："皮肤病虽发于外，而成于内。没有内乱，不得外患。"对于皮肤病来说更是如此，皮损常是内科疾患的外在表现。

一、伴发皮肤水疱的系统性疾病

在治疗其他系统疾病时，常常因为使用某些药物引发水泡、大疱。服药后引起的大疱性疾病有几种类型，包括光毒疹、孤立的大疱、中毒性表皮坏死松解症及多形红斑。光毒性药疹多见于在曝光部位，可见弥漫性红斑及大疱，最常见的药物如氯塞嗪、四环素、磺胺类、酚塞嗪、灰黄霉素及补骨脂素。青霉素、磺胺、D-青霉胺、苯巴比妥、苯妥英、呋喃苯胺及非甾体抗炎药可以在正常皮肤引起孤立的大疱。这些孤立的大疱常发于四肢远端，而中毒性表皮坏死松解症（TEN）则是在广泛的红斑基础上发生大疱。最常见的引起 TEN 的药物包括苯妥英、巴比妥酸盐、磺胺类、青霉素、酚酞及保太松。严重而急性的移植物抗宿主反应皮损表现近似于 TEN。而多形红斑（EM）的原发损害是红斑及水肿性丘疹，中心有水疱，能引起 EM 的药物包括磺胺类、苯妥英、巴比妥酸盐、青霉素、酚酞等。

感染，包括肺炎支原体、荚膜组织胞浆菌、粗球孢子菌、耶尔森菌及若干种病毒（埃柯、柯萨奇及流感）也会引发水疱、大疱，表现为多形红斑样皮损。革兰氏阴性菌感染形成的皮肤栓塞可出现孤立的大疱，但损害的基底部呈瘀斑性或坏死性，并可形成溃疡。

有几种代谢性疾病常伴有水疱形成，包括糖尿病、肾衰竭及卟啉病。在糖尿病中，正常皮肤有时出现紧张性大疱，常位于四肢远端。迟发性皮肤卟啉病在阳光曝晒部位，外伤后容易出现糜烂与紧张性水疱。胰高血糖素瘤综合征常发生坏死松解性游走性红斑，中央出现水疱、脓疱或大疱，具有特征性。

昏迷病人受压部位出现大疱常是皮肤血流量减少，局部缺氧的结果。偶然情况下，在吸毒者注射部位可见到外伤性水疱和大疱。

二、伴发色素沉着的系统性疾病

突然出现多数的脂溢性角化，如果伴有皮赘及黑棘皮病，常提示体内有恶性肿瘤。黑棘皮病可能是体内有恶性肿瘤的反映，最常见者为消化道肿瘤。

在大多数患者，黑棘皮病与肥胖有关，也可能是内分泌疾病的一种反映，例如肢端肥大症、Cushing 综合征、Addison 病、Stein-Leventhal 综合征、及抗胰岛素性糖尿病。躯干四肢多发雀斑样痣样皮损，提示可能有 Leopard 综合征，该综合征表现包括 ECG 异常；原发性传导障碍，肺动脉及主动脉瓣狭窄，隐睾，尿道下裂，发育迟缓，神经性耳聋等皮肤外异常。雀斑样痣也可见于心黏液瘤患者，并构成 LAMB 综合征及 NAME 综合征，这两种综合症的症状互有重叠。在 Peutz-Jegher 及 Leopard 综合征也会出现雀斑样痣表现，主要位于鼻口周、手、足及口腔内部。

咖啡斑常提示神经纤维瘤病及 Albright 综合症，也可见于肺动脉狭窄、暂时性心律不齐、结节性硬化症、Leopard 综合症。

色素失禁症为性联显性遗传病，常伴有癫痫、智力发育迟缓、痉挛性截瘫、斜视、白内障及出牙延迟或不全。

弥漫性色素沉着原因可分为四类：内分泌性、代谢性、自身免疫性及药物性。常引起色素增多的内分泌病，包括 Addison 病、Nelson 综合征及异位 ACTH 综合征。在这类病中色素增多呈弥漫性，但在掌跖皱褶处、经常摩擦处、疤痕、口腔黏膜处色素更深。原发性慢性肾上腺皮质功能减退症（ACTH 升高）可以出现皮肤、黏膜色素沉着，掌纹加深，舌部色素沉着，甲纵行色素带，新发色素痣，原有色素痣颜色加深。腋下、会阴、乳头等处出现色素沉着。a-MSH（黑色素细胞刺激素）、ACTH、及 a-促脂解素中的任何一种或几种过多，都可导致色素沉着。少数 Cushing 综合征或甲亢患者也可有全身色素沉着。色素过多的代谢性病因包括迟发性皮肤卟啉病、血色素沉着症、维生素 B_{12} 缺乏、叶酸缺乏。血色素沉着症为皮肤中铁含量增加刺激黑色素生成，形成典型的古铜色；糙皮病患者皮肤变为棕色，尤以日晒部位更加明显。Whipple 病患者约有 50% 伴有全身性色素增多，同时有腹泻、体重减轻、关节炎及淋巴腺病。转移性黑色素瘤所致的黑变病及黑色素原尿症患者可出现弥漫性石板蓝色。

肝脏疾病的一般性肤色改变包括黄疸和色素沉着。巩膜和软腭黄染是黄疸的最早表现。黄疸时牙龈与汗液可呈绿色。所有慢性肝病患者均有皮肤泥灰色改变。胆汁性肝硬化常引起弥漫性色素增多，皮肤呈深棕色，尤以日晒处明显。

由药物或金属引起的弥漫性色素增多的发病机制有多种可能性，二甲磺酸丁酯、环磷酰胺、长期大剂量 ACTH 及无机砷均可引起黑色素的生成增多。长期大剂量服用氯丙嗪者，日晒部位的皮肤及结膜可变为灰蓝色。服用二甲胺四环素者可在日晒部位皮肤、黏膜、牙、指（趾）甲、骨及甲状腺上形成污浊的蓝灰色外观。服用胺碘酮可引起光毒性皮疹，日晒处皮肤变为棕色或蓝灰色。应用博莱霉素的患者除在躯干部可有鞭痕状色素沉着外，在肘、膝及手的小关节处也有色素增多。口服雌激素可引起面部黄褐斑。

三、伴发出血斑的系统性疾病

约 1/4 的慢性活动性肝炎患者有皮肤损害，如紫癜、痤疮、甲下出血、过敏性毛细血管炎以及红斑狼疮或局限性硬皮病样的皮损。

真性红细胞增多症起病缓慢，早期症状有头痛、头涨、眩晕、耳鸣、视觉紊乱、手足麻木等，以后发生皮肤黏膜改变，在面颊、唇、耳、鼻尖部、颈部和四肢远端出现明显紫红，有时为青紫，口腔和舌黏膜呈深红色并发青，眼结膜充血，甚至出血，如鼻、牙龈、消化道和泌尿生殖道出血，皮肤瘀斑，并可出现血栓闭塞性脉管炎等。

部分紫癜继发于凝血机制的紊乱及血管脆性增加。血小板减少症见于尿毒症中的血小板功能异常、凝血因子缺陷。它引起的瘀点常先出现在下肢远端。系统性淀粉样变、Ehlers-Danlos 综合征、坏血病常因毛细血管脆性增加而导致不可触及的紫癜。

另一部分紫癜与血管内血栓形成有关，包括弥散性血管内凝血、单克隆冷球蛋白血症、血栓形成性血小板减少性紫癜等。弥散性血管内凝血（DIC）可出现广泛的紫癜及四肢远端的出血性梗塞。相似的损害也见于暴发性紫癜，伴有发热及低血压。单克隆的冷球蛋白血症，与多发性骨髓瘤、Waldenstrom 巨球蛋白血症、淋巴细胞性白血病及淋巴瘤有关。在这些病人中，可见到以下肢为主的紫癜、遇冷可使病情加剧。动脉粥样硬化性血管病人下肢常出现继发于胆固醇栓塞的紫癜，常随抗凝剂的使用、或血管损伤（如动脉造影）发生，但亦可因动脉粥样硬化的斑块自发崩解有关。与之有关的表现还有网状青斑、坏疽、紫绀、皮下结节及缺血性溃疡。

传染病常引起皮肤血管栓塞，进而引起出血样表现，其皮损轮廓通常不规则。最常见的是革兰氏阴性球菌（脑膜炎球菌、淋球菌）、革兰氏阴性杆菌及革兰氏阳性球菌（葡萄球菌）感染。其次是立克次体感染及免疫受损病人的念珠菌及曲霉菌感染。不规则轮廓的紫癜是皮肤血管栓塞的指征，其大小与该特定小动脉所支配的部位相符。在播散性脑膜炎球菌感染中，少数丘疹及脓性水疱伴有中心紫癜或出血性坏死，常发生在四肢远端的关节表面。坏疽性深脓疱疮开始为水肿性红斑或斑块，之后发展成中心紫癜及坏死。

注射丙酮苄羟香豆素后可能产生疼痛性红斑，之后变为紫癜，最后坏死，伴有黏着性黑色焦痂，此反应常见于妇女皮下脂肪丰富的部位，包括乳房、腹部、臀部、大腿及腓部。伴有遗传性或获得性蛋白质 C 缺乏的病人，发生此种特殊反应以及暴发性紫癜的危险性增大。

Gardner-Diamond 综合征患者在疼痛的灼热的红斑区内常有大片瘀斑发生，在该综合征发生前常有重大的外伤。也有人认为此病是严重精神创伤的皮肤表现。Waldenstrom 巨球蛋白血症性紫癜，是一种慢性的、以下肢瘀点为特征的疾病，可能检测到循环 IgG 复合物及抗 IgG 分子，长时间站立或行走后能使其症状加重。

四、伴发毛发甲损害的系统性疾病

随着年龄的增长，不同部位毛囊的变化有着非常大的差异。例如，当头顶的头发变得稀疏时，枕部的头发仍可较浓密，且头发常于太阳穴部开始变得花白。随着年龄的增长，头部毛囊的密度逐步降低。与非脱发的人相比，脱发者毛囊密度下降得更快。此外，老年人毛囊生发的能力逐渐下降，男性头顶毛囊生发能力下降得更明显。这属于生理性脱发。

病理性脱发有两种主要类型，即疤痕性与非疤痕性脱发。

非疤痕性脱发的最常见原因为原发性皮肤病，包括静止期脱发，雄性男脱发、圆秃、头癣、或外伤性脱发。在男性脱发的妇女，血液雄性激素水平增高，这是卵巢或肾上腺功能紊乱所致，如有雄性化体征如声调变低、喉结增大等，则须考虑可能有卵巢或肾上腺肿瘤。头发普遍变细常为甲状腺功能减退或亢进，垂体机能减退，或蛋白质、铁、维生素 H 或锌缺乏所致。肝脏疾病可以引起毛发改变，包括头发变细，男性可表现为胡须、腋毛、阴毛减少。许多药物可引起静止期脱发，从而造成弥漫性脱发；也有引起生长期脱发者，如细胞分裂抑制药物、化疗药物等。苄丙酮香豆素、肝素、丙基硫氧嘧啶、维生素 A、异维甲酸、锂剂、β- 受体阻滞剂、左旋多巴、苯丙胺等均可有引起脱发的副作用，这类药物所致脱发在停药后常可以恢复。

系统性红斑狼疮的脱发可能是弥漫性的，累及整个头皮，也可能是局限于前发际的许多短发（狼疮发）。弥漫性界限不清晰的脱发如果带有虫蛀外观，则是二期梅毒的表现。

疤痕性脱发由原发性皮肤病引起者较多，因全身病引起者较少。疤痕性脱发较少见的病因包括肉样瘤、皮肤转移癌及假性斑秃。后者可能为特发性的发病，也可能只是过去的炎症性疾病（如扁平苔癣、肉样瘤或盘状狼疮等）的一种静止性的终末期表现。

25 岁之后甲生长速度开始减缓。老年人指甲较脆，常呈珠状隆起。甲脆性增大与甲中亲脂性固醇及脂肪酸减少相关。慢性肾功能衰竭患者指甲远侧端的一半颜色正常，而近侧端的一半呈白色，也有患者仅远侧端 20% 的指甲是正常的。这些指甲变化也可见于肝病患者和健康人。肝脏疾病引起血浆白蛋白降低时，甲床由于水肿而变浑浊，可产生白甲。也可因甲板和指骨间结缔组织增加，甲床血流相对减少而产生甲弥漫性变白，仅前端小部分尚留粉红色。还可有平甲、反甲、脆甲等。

【参考文献】

[1] WILSON, JEAN D, BRADNWALD E, 等. 哈里逊内科学 [M].12 版. 赵华月，主译. 北京：人民卫生出版社. 1994.

[2] 赵辨. 中国临床皮肤病学 [M].2 版. 南京：江苏凤凰科学技术出版社，2017.

（张　苍）

第二十六章 性传播及其相关性疾病

性传播疾病（sexually transmitted disease，STD）是指通过性器官接触、类似性行为及间接性接触传染的一组疾病，不但引起泌尿生殖器官病变，而且还可通过淋巴系统侵犯泌尿生殖器官所属淋巴结，甚至通过血行播散侵犯全身各重要组织器官。我国目前流行的最常见的性传播疾病有梅毒、淋病、生殖道沙眼衣原体感染、尖锐湿疣、生殖器疱疹和艾滋病等。性传播疾病严重危害患者身心健康，给患者个人、家庭和社会带来很大的负面影响。

第一节 梅 毒

梅毒（syphilis）是由梅毒螺旋体（treponema pallidum，TP）感染引起的一种全身性的性传播疾病，主要通过性接触、母婴传播和血液传播。本病危害极大，可侵犯全身各组织器官或通过胎盘传播引起死产、流产、早产和胎传梅毒。早期以皮肤黏膜损害为主要表现，晚期可造成骨骼、眼部、心血管及中枢神经系统等多器官组织病变。中医称之为"杨梅疮""霉疮""广疮""疳疮"等。本病1505年传入我国，明代陈司成撰写了我国第一部梅毒专著《霉疮秘录》，书中详细记载了梅毒的传播途径、临床表现及治疗方法。

【病因及发病机制】

1. 中医病因病机 中医学认为本病的发生由淫秽疫毒与湿、热、风邪杂合所致。梅毒的传染主要有精化传染、气化传染及胎中染毒。邪毒初染，疫毒结于阴器或肛门，则发为疳疮；后期疫毒内侵，伤于脏腑、骨髓、官窍，变化多样，证候复杂。

（1）精化传染：是与患者性接触时传染，毒气乘肝肾之虚而入里而生。

（2）气化传染：是通过接吻、哺乳、接触污染物品等非性接触方式内传而发。

（3）胎中染毒：是禀受于母体之毒，遗毒于胎儿所致。

总之，梅毒之成，内因脾肺气虚，肝肾亏损，或胎儿禀受杨梅毒邪，化热生火，外攻肌表，内伤脏腑。外发肌表者，可见杨梅痘、疹、斑等；留着关节者，可见骨节酸痛；侵于阴器者，则生疳疮；蚀于喉，可致喉烂；蚀于口鼻者，可致鼻塌唇缺；攻于脏腑，则危及生命。

2. 西医病因及发病机制

病原学：梅毒病原体为苍白螺旋体（treponema pallidum，TP），TP通常不易着色，由8～14个整齐规则、固定不变、折光性强的螺旋构成，长4～14 μm，宽0.2 μm，可以旋转、蛇行、伸缩三种方式运动。TP人工培养困难，一般接种于家兔睾丸进行保存及传代。TP以横断分裂方式繁殖，增代时间为30～33小时。TP系厌氧微生物，离开人体不易生存，煮沸、干燥、日光、肥皂水和普通消毒剂均可迅速将其杀灭，但其耐寒能力强，4℃可存活3天，−78℃保存数年仍具有传染性。

梅毒螺旋体表面的黏多糖酶可能与其致病性有关。其对皮肤、主动脉、眼、胎盘、脐带等富含粘多糖的组织有较高的亲和力，可借其粘多糖酶吸附到上述组织细胞表面，分解粘多糖造成组织血管塌陷、血供受阻，继而导致管腔闭塞性动脉内膜炎、动脉周围炎，出现坏死、溃疡等病变。

此外，梅毒发病还与 T 细胞介导的免疫反应密切相关，免疫系统正常的宿主在整个感染期间可能均以 Th1 细胞反应为主，从而导致早期损害消退和无表现潜伏期的持续。HIV 感染可改变梅毒的自然病程，出现皮损愈合延迟、神经梅毒发病率升高和早期神经梅毒治疗失败率增加，这可能与免疫机制减弱有关。

梅毒螺旋体含有很多抗原物质，多数为非特异性（如心磷脂），仅少数为特异性（如 TP 抗原）。非特异性抗体（如心磷脂抗体）在早期梅毒患者经充分治疗后滴度可逐渐下降直至完全消失，当病情复发或再感染后可由阴转阳或滴度逐渐上升，少数患者可出现血清固定（serofast reaction），即规范治疗后非螺旋体抗体可持续存在很长一段时间。特异性抗体（即抗 TP 抗体）对机体无保护作用，在血清中可长期甚至终生存在。

【传播途径】

梅毒的唯一传染源是梅毒患者，患者的皮损、血液、精液、乳汁和唾液中均有 TP 存在。其常见传播途径有以下几种：

1. 性接触传染 约 95% 患者通过性接触由皮肤黏膜微小破损传染。未经治疗的患者在感染后 1～2 年内具有强传染性，随着病期延长，传染性越来越小，感染 4 年以上的患者基本无传染性。

2. 垂直传播 妊娠 4 个月后梅毒螺旋体可通过胎盘及脐静脉由母体传染给胎儿，可引起死产、流产、早产或胎传梅毒，其传染性随病期延长而逐渐减弱，未经治疗的一期、早期潜伏和晚期潜伏梅毒孕妇垂直传播的概率分别为 70%～100%、40%、10%。分娩过程中新生儿通过产道时也可在头部、肩部擦伤处发生接触性感染。

3. 其他途径 冷藏 3 天内的梅毒患者血液仍具有传染性，输入此类血液可发生感染；少数患者可经医源性途径、接吻、握手、哺乳或接触污染的衣物、用具而感染。

【梅毒的分期】

根据传播途径的不同可分为获得性（后天）梅毒和胎传（先天）梅毒；根据病程的不同又可分为早期梅毒和晚期梅毒。

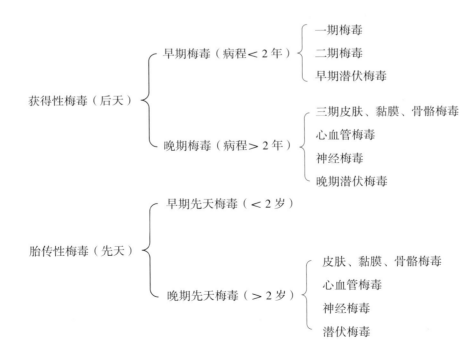

【临床表现】

（一）获得性梅毒

1. 一期梅毒（primary syphilis）　主要表现为硬下疳和硬化性淋巴结炎，一般无全身症状。

（1）硬下疳（chancre）：由梅毒螺旋体在侵入部位引起的无痛性炎症反应。好发于外生殖器（90%），男性多见于阴茎冠状沟、龟头、包皮及系带，女性多见于大小阴唇、阴唇系带、会阴及宫颈，发生于生殖器以外的少见，后者易被漏诊或误诊。典型的硬下疳初起为小片红斑，迅速发展为无痛性炎性丘疹，数天内丘疹扩大形成硬结，表面发生坏死，形成单个直径为 1～2 cm、圆形或椭圆形无痛性溃疡，境界清楚，周边水肿并隆起，基底呈肉红色，触之具有软骨样硬度，表面有浆液性分泌物（各图 26-1-1），内含大量的梅毒螺旋体，传染性极强。未经治疗的硬下疳可持续 3～4 周或更长时间，治疗者在 1～2 周后消退，消退后遗留暗红色表浅性瘢痕或色素沉着。有些患者损害表现为生殖器黏膜糜烂或多发溃疡，合并细菌感染时损害出现脓性分泌物或疼痛。

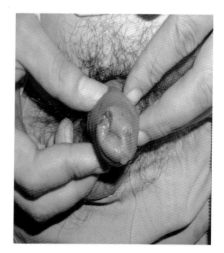

各图 26-1-1　硬下疳

（2）硬化性淋巴结炎（sclerolymphadenitis syphilitica）：又称横痃，发生于硬下疳出现 1～2 周后。常累及单侧腹股沟或患处附近淋巴结，受累淋巴结明显肿大，表面无红肿破溃，一般无疼痛、无触痛，消退常需要数个月。淋巴结穿刺检查可见大量的 TP。

2. 二期梅毒（secondary syphilis）　一期梅毒未经治疗或治疗不彻底，梅毒螺旋体由淋巴系统进入血液循环形成菌血症播散全身，引起皮肤黏膜及系统性损害，称二期梅毒。常发生于硬下疳消退 3～4 周后（感染 9～12 周后），少数可与硬下疳同时出现。

（1）皮肤黏膜损害：

1）梅毒疹：皮损内含有大量梅毒螺旋体，传染性强，不经治疗一般持续数周可自行消退。皮损通常缺乏特异性，可表现为红斑、丘疹、斑丘疹、斑块、结节、脓疱或溃疡等，常以一种类型皮损为主，大多数泛发，不痒或轻微瘙痒。斑疹性梅毒疹表现为淡红色或黄红色斑疹，直径 0.2～1 cm，类似于病毒疹、玫瑰糠疹、麻疹猩红热样药疹或股癣等（各图 26-1-2）。丘疹性梅毒疹表现红色丘疹、斑丘疹，表面可脱屑或结痂，类似于皮炎、湿疹、扁平苔藓、银屑病等。表现为红色斑块或结节的梅毒常误诊为皮肤淋巴瘤。脓疱性梅毒疹多见于体质衰弱者，表现为潮红基底上的脓疱，可伴发溃疡或瘢痕形成。掌跖部位梅毒疹表现为绿豆至黄豆大小、铜红色、浸润性斑疹或斑丘疹，常有领圈样脱屑，互不融合，具有一定特征性。

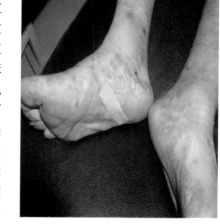

各图 26-1-2　梅毒疹

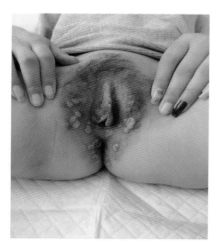

各图 26-1-3　扁平湿疣

2）扁平湿疣（condyloma latum）：好发于肛周、外生殖器、会阴、腹股沟及股内侧等部位。皮损表现为肉红色或粉红色扁平丘疹或斑块，表面糜烂湿润或轻度结痂（各图 26-1-3），单个或多个，皮损内含大量梅毒螺旋体，传染性强。

3）梅毒性秃发（syphilitic alopecia）：约 10% 的二期梅毒患者会

发生。由梅毒螺旋体侵犯毛囊造成毛发区血供不足所致。表现为局限性或弥漫性脱发，呈虫蚀状，头发稀疏，长短不齐，可累及长毛和短毛。秃发不是永久性，及时治疗后毛发可以再生。

4）黏膜损害：多见于口腔、舌、咽、喉或生殖器黏膜。损害表现为一处或多处境界清楚的红斑、水肿、糜烂，表面可覆有灰白色膜状物。少数患者表现为外生殖器硬性水肿。

（2）骨关节损害：梅毒螺旋体侵犯骨骼系统可引起骨膜炎、关节炎、骨炎、骨髓炎、腱鞘炎或滑囊炎。骨膜炎最常见，多发生于长骨，表现为骨膜轻度增厚、压痛明显且夜间加重；关节炎常见于肩、肘、膝、髋及踝等处，且多为对称性，表现为关节腔积液、关节肿胀、压痛、酸痛，症状昼轻夜重。

（3）眼损害：包括虹膜炎、虹膜睫状体炎、脉络膜炎、视网膜炎、视神经炎、角膜炎、间质性角膜炎及葡萄膜炎，均可引起视力损害。

（4）神经损害：主要有无症状神经梅毒、梅毒性脑膜炎、脑血管梅毒。无症状神经梅毒仅有脑脊液异常；梅毒性脑膜炎可引起高颅压症状、脑神经麻痹等；脑血管梅毒常与梅毒性脑膜炎并存，主要侵犯脑动脉造成管壁增厚、狭窄，导致血供不足。

（5）多发性硬化性淋巴结炎（polyscierolymphadenitis syphilitica）：发生率为50%～80%，表现为全身淋巴结无痛性肿大。

（6）内脏梅毒：此病变少见，可引起肝炎、胆管周围炎、肾病和胃肠道病变等。

二期早发梅毒未经治疗或治疗不当，经2～3个月可自行消退。患者免疫力降低可导致二期复发梅毒，皮损通常数目少，形态奇特。

3. 三期梅毒（tertiary syphilis）　早期梅毒未经治疗或治疗不充分，经过3～4年（最早2年，最晚20年），40%患者发生三期梅毒。

（1）皮肤黏膜损害：主要为结节性梅毒疹和梅毒性树胶肿，近关节结节少见。

1）结节性梅毒疹（nodular syphilid）：好发于头面部、肩部、背部及四肢伸侧。皮损为直径0.2～1 cm，呈簇集排列的铜红色浸润性结节，表面可脱屑或坏死溃疡，新旧皮损可此起彼伏，迁延数年，呈簇集状、环状、匐行奇异状分布或融合，无自觉症状。

2）梅毒性树胶肿（syphilitic gumma）：又称为梅毒瘤，是三期梅毒的标志，也是破坏性最强的一种皮损。好发于小腿，少数发生于骨骼、口腔、上呼吸道黏膜及内脏。小腿皮损初起常为单发的无痛性皮下结节，逐渐增大和发生溃疡，形成直径2～10 cm的穿凿状溃疡，呈肾形或马蹄形，境界清楚，边缘锐利，基底表面有粘稠树胶状分泌物，愈后形成萎缩性瘢痕。黏膜损害也表现为坏死、溃疡，并在不同部位出现相应临床表现（如口腔黏膜损害导致发音及进食困难，眼部黏膜损害导致眼痛、视力障碍、阿-罗瞳孔甚至失明等）。

（2）骨梅毒：发生率仅次于皮肤黏膜损害。最常见的是长骨骨膜炎，表现为骨骼疼痛、骨膜增生，胫骨受累后形成佩刀胫；骨髓炎、骨炎及关节炎可导致病理性骨折、骨穿孔、关节畸型等。

（3）眼梅毒：表现类似于二期梅毒眼损害。

（4）心血管梅毒：发生率为10%，多在感染10～20年后发生。表现为单纯性主动脉炎、主动脉瓣关闭不全、冠状动脉狭窄或阻塞、主动脉瘤及心肌树胶肿等。

（5）神经梅毒：发生率为10%，多在感染3～20年后发生。主要类型有无症状神经梅毒、脑膜梅毒、实质性神经梅毒（脊髓痨、麻痹性痴呆）、脑（脊髓）膜血管型神经梅毒和树胶肿性神经梅毒等。

（二）先天性梅毒

先天性梅毒分为早期先天梅毒、晚期先天梅毒和先天潜伏梅毒，特点是不发生硬下疳，早期病变较后天性梅毒重，骨骼及感觉器官受累多而心血管受累少。

1. 早期先天梅毒（early congenital syphilis）　患儿常早产、发育营养差、消瘦、脱水、皮肤松弛，貌似老人，哺乳困难，哭声低弱嘶哑，躁动不安。

（1）皮肤黏膜损害：多在出生3周后出现，少数出生时即有，皮损与二期获得性梅毒相似。口周及肛周常形成皲裂，愈后遗留放射状瘢痕，具有特征性。

（2）梅毒性鼻炎（syphilitic rhinitis）：多在出生后 1～2 个月内发生。初期为鼻黏膜卡他症状，病情加剧后鼻黏膜可出现溃疡，排出血性粘稠分泌物，堵塞鼻孔造成呼吸、吸吮困难，严重者可导致鼻中隔穿孔、鼻梁塌陷，形成鞍鼻。

（3）骨梅毒：较常见，可表现为骨软骨炎、骨髓炎、骨膜炎及梅毒性指炎等，引起肢体疼痛、活动受限，状如肢体麻痹，称梅毒性假瘫。

此外常有全身淋巴结肿大、肝脾大、肾病综合征、脑膜炎、血液系统损害等表现。

2. 晚期先天梅毒（late congenital syphilis）　一般 5～8 岁发病，13～14 岁才相继出现多种表现，以角膜炎、骨损害和神经系统损害常见，心血管梅毒罕见。

（1）皮肤黏膜梅毒：发病率低，以树胶肿多见，好发于硬腭、鼻中隔黏膜，可引起上腭、鼻中隔穿孔和鞍鼻。

（2）眼梅毒：约 90% 为间质性角膜炎，初起为明显的角膜周围炎，继之出现特征性弥漫性角膜浑浊，反复发作可导致永久性病变，引起失明。

（3）骨梅毒：骨膜炎多见，可形成佩刀胫和 Clutton 关节（较罕见，表现为双侧膝关节无痛性肿胀、轻度强直及关节腔积液）。

（4）神经梅毒：1/3～1/2 患者发生无症状神经梅毒，常延至青春期发病，以脑神经损害为主，尤其是听神经、视神经损害，少数出现幼年麻痹性痴呆、幼年脊髓痨等。

（5）标志性损害：

1）哈钦森齿（Hutchinson teeth）：门齿游离缘呈半月形缺损，表面宽基底窄，牙齿排列稀疏不齐。

2）桑椹齿（mulberry molars）：第一臼齿较小，其牙尖较低，且向中偏斜，形如桑椹。

3）胸锁关节增厚：胸骨与锁骨连接处发生骨疣所致。

4）实质性角膜炎。

5）神经性耳聋：多发生于学龄期儿童，先有眩晕，随之丧失听力。哈钦森齿、神经性耳聋和间质性角膜炎合称哈钦森三联征。

（三）潜伏梅毒

有梅毒感染史，但无临床表现或临床表现已消失，除梅毒血清学阳性外无任何阳性体征，并且脑脊液检查正常者称为潜伏梅毒（latent syphilis），其发生与机体免疫力较强或治疗暂时抑制 TP 有关。病程在 2 年以内为早期潜伏梅毒，病程大于 2 年为晚期潜伏梅毒。

【实验室检查】

可分为梅毒螺旋体直接检查、梅毒血清试验、脑脊液检查、影像学检查及组织病理学检查。

1. 梅毒螺旋体直接检查　取病灶组织渗出物、淋巴结穿刺液或组织研磨液，采用暗视野显微镜观察，也可经镀银染色、吉姆萨染色或直接免疫荧光检查等方法，适用于硬下疳或扁平湿疣。梅毒螺旋体菌体细长，两端尖直，在暗视野显微镜下折光性强，沿纵轴旋转伴轻度前后运动。镀银染色法显示螺旋体呈棕黑色，吉姆萨染色法显示螺旋体呈桃红色，直接免疫荧光检查螺旋体呈绿色荧光。镜检阳性结合临床表现、性接触史可确诊。

2. 梅毒血清学实验　是梅毒主要检测方法和确诊主要依据，分为非特异性实验（包括 RPR、TRUST 和 VDRL 实验）和特异性实验（包括 TPHA、TPPA、FTA-ABS）。

（1）快速血浆反应素环状卡片试验（rapid plasma regain test，RPR）：为非梅毒螺旋体抗原血清试验，用于梅毒的筛选诊断和疗效判断。

类似方法还有性病研究实验室试验（venereal disease research laboratory tese，VDRL），不加热血清反应素试验（unheated serum regain tese，USR），甲苯胺红不需加热血清试验（toluidine red unheated serum tese，TRUST）等。

临床意义：本试验敏感性高而特异性低。结果阳性时，临床表现符合梅毒可初步诊断。定量试验是观察疗效、判断复发及再感染的手段。假阴性常见于一期梅毒硬下疳出现后的 2～3 周内、感染梅毒立即治疗、晚期梅毒或二期梅毒的前带现象。假阳性常见于自身免疫性疾病、麻风、海洛因成瘾者、少数孕妇及老人。

（2）梅毒螺旋体颗粒凝集试验（treponema pallidum particle agglutination tese，TPPA）：为梅毒螺旋体抗原血清试验、用于梅毒的特异性诊断。

临床意义：阳性结果可明确诊断。类似方法还有梅毒螺旋体血凝试验（treponema pallidum hemaglutination assay，TPHA）、荧光螺旋体抗体吸收试验（fluorescent treponemal antibody-absorption tese，FTA-ABS）。

前带现象：在血清学试验中，抗原与抗体呈适当比例时出现可见的结合反应。若抗体过多、则抗原抗体的结合不能形成大的复合物，抑制可见的反应出现，可出现于梅毒血清学试验，导致假阴性，将抗体作适当稀释可避免发生。

3. 脑脊液（cerebrospinal fluid，CSF）检查　主要用于神经梅毒的诊断，包括白细胞计数、蛋白定量、VDRL、PCR 和胶体金试验。脑脊液白细胞计数和总蛋白量的增加属非特异性变化，脑脊液 VDRL 试验是神经梅毒的可靠诊断依据。HIV 阳性的梅毒患者，脑脊液白细胞计数常增高（＞5 个/mm3），使用较高的临界值（白细胞计数＞20 个/mm3）可提高神经性梅毒的特异性，因此脑脊液白细胞计数也常作为判断疗效的敏感指标。

4. X 线摄片、彩超、CT、MRI 检查　分别用于骨关节梅毒、心血管梅毒和神经梅毒的辅助诊断。

【组织病理】

梅毒的组织病理学基本改变是血管内膜炎和血管周围炎，表现为血管内皮细胞肿胀增生，血管周围大量淋巴细胞、浆细胞浸润；三期梅毒主要为肉芽肿性损害，中央坏死，周围大量浆细胞、淋巴细胞浸润，伴有较多上皮样细胞及巨细胞浸润。

【诊断与鉴别诊断】

由于梅毒的临床表现复杂多样，因此必须仔细询问病史、认真体格检查和反复实验室检查方可及早明确诊断，特别对于接受常规处理长时间不愈合的生殖器溃疡者，应进行多次梅毒血清学检查。此外，对于患有其他性传播疾病者、6 周前有不洁性接触者、梅毒患者的性伴侣应常规进行梅毒血清学筛查。

一期梅毒的诊断主要根据接触史、潜伏期、典型临床表现，同时结合实验室检查（发现梅毒螺旋体；梅毒血清试验早期阴性，后期阳性），应注意不可仅凭借一次梅毒血清学试验阴性结果排除梅毒。硬下疳应与生殖器疱疹、软下疳、固定性药疹、白塞氏病、急性女阴溃疡、下疳样脓皮病和生殖器部位肿瘤进行鉴别。

二期梅毒的诊断主要根据接触史、典型临床表现（特别是皮肤黏膜损害），同时结合实验室检查（黏膜损害处发现梅毒螺旋体；梅毒血清试验强阳性）。二期梅毒应与玫瑰糠疹、寻常型银屑病、病毒疹、药疹、扁平苔藓、股癣和皮肤淋巴瘤等进行鉴别。

晚期梅毒的诊断主要根据接触史、典型临床表现，同时结合实验室检查（非梅毒螺旋体抗原血清试验大多阳性、亦可阴性，梅毒螺旋体抗原血清试验阳性、典型组织病理学表现等）；神经梅毒脑脊液检查可见白细胞 $\geqslant 5 \times 10^{6}/L$，蛋白量＞0.5 g/L，VDRL 试验阳性。三期梅毒应与皮肤结核、麻风和皮肤肿瘤等进行鉴别。

先天性梅毒的诊断主要根据患儿母亲有梅毒病史，结合有典型临床表现和实验室检查（发现梅毒螺旋体或梅毒血清试验阳性）。

【治疗】

治疗原则：中医根据临床表现进行辨证论治；西医以青霉素类药物为主，若有青霉素过敏者可用其他抗生素药如头孢曲松钠、多西环素、红霉素等。

（一）中医治疗

1. 分型论治

（1）肝经湿热证：

主症：多见于一期梅毒。外生殖器疳疮质硬而润，或伴有横痃，杨梅疮多在下肢、腹部、阴部；兼见口苦口干，小便黄赤，大便秘结。舌质红，苔黄腻，脉弦滑。

治法：清热利湿，解毒驱梅。

方药：龙胆泻肝汤酌加土茯苓、虎杖，重在清热利湿解毒。

（2）血热蕴毒证：

主症：多见于二期梅毒。周身起杨梅疮，色如玫瑰，不痛不痒、或见丘疹、脓疱、鳞屑；兼见口干咽燥，口舌生疮，大便秘结。舌质红绛，苔薄黄或少苔，脉细滑或细数。

治法：凉血解毒，泻热散瘀。

方药：清营汤合桃红四物汤加减。

（3）毒结筋骨证：

主症：见于杨梅结毒。患病日久，在四肢、头面、鼻咽部出现树胶肿，伴关节、骨骼作痛，行走不便，肌肉消瘦，疼痛夜甚。舌质暗，苔薄白或灰或黄，脉沉细涩。

治法：活血解毒，通络止痛。

方药：五虎汤加减。

（4）肝肾亏损证：

主症：见于三期梅毒脊髓痨者。患病可达数十年之久，逐渐两足瘫痪或痿弱不行，肌肤麻木或虫行作痒，筋骨窜痛；腰膝酸软，小便困难。舌质淡，苔薄白，脉沉细弱。

治法：滋补肝肾，填髓熄风。

方药：地黄饮子加减。

（5）心肾亏虚证：

主症：见于心血管梅毒患者。症见心慌气短，神疲乏力，下肢浮肿，唇甲青紫，腰膝酸软，动则气喘。舌质淡有齿痕，苔薄白而润，脉沉迟或结代。

治法：养心补肾，祛瘀通阳。

方药：苓桂术甘汤加减。

2. 外治疗法

（1）疳疮：可外敷鹅黄散或珍珠散；有硬结者外敷冲和膏；溃疡者掺少许五五丹，外盖玉红膏等治疗方法。

（2）横痃：杨梅结毒未破时，选用金黄膏外敷；破溃后先用四黄膏祛腐提脓，脓尽后再用生肌散外涂收口。

（3）杨梅疮：可用蛇床子、忍冬藤、大青叶、川椒、紫花地丁、白鲜皮煎汤熏洗或蒸汽治疗。

（二）西医治疗

1. 早期梅毒　苄星青霉素 G 240 万 U，分两侧臀部肌内注射，使用 1～3 次；或普鲁卡因青霉素 G 120 万 U/d 肌内注射，连续 10～14 天。青霉素过敏者可选用头孢曲松钠 1.0-2.0 g/d 肌内注射或静脉注射，连续 10～14 天，或连续口服四环素类药物（四环素 500 mg，每天 4 次；多西环素 100 mg，每天 2 次；米诺环素 100 mg，每天 2 次）14 天；阿奇霉素 2 g，顿服［青霉素或多西环素治疗无效时选用，不能用于男 - 男性交者（MSM）、合并 HIV 感染患者和孕妇］。

2. 晚期梅毒　苄星青霉素 G 240 万 U，分两侧臀部肌注肌内注射，1 次 / 周，连续 3 次；或普鲁卡因青霉素 G 120 万 U/d 肌内注射，连续 20 天。青霉素过敏者可用多西环素 100 mg，每天 2 次，连续 30 天。

3. 心血管梅毒　对于并发心力衰竭者，应控制心力衰竭后再进行驱梅治疗。首先选用苄星青霉素

G 240 万 U，分两侧臀部肌内注射，1 次 / 周，连续 3 次。或建议按照神经梅毒处理。

4．神经梅毒　为避免吉－海反应，应口服泼尼松。首先选用水剂青霉素 G 1200 万～2400 万 U/d，分 4～6 次静脉注射，连续 10～14 天，继以苄星青霉素 G 240 万 U 肌内注射，1 次 / 周，连续 3 次；或普鲁卡因青霉素 G 240 万 U/d 肌内注射，同时连续口服丙磺舒（2.0 g/d，分 4 次）10～14 天，继以苄星青霉素 G 240 万 U 肌注，1 次 / 周，连续 3 次。替代方案：头孢曲松 2 g，每日 1 次静脉给药，连续 10–14 天。对青霉素过敏者用以下药物：多西环素 100 mg，每天 2 次，连续 30 天；或盐酸多西环素 500 mg，每天 4 次，连续 14 天（肝、肾功能不全者禁用）。

5．妊娠梅毒　参考梅毒感染诊疗指南 (2020)，对于妊娠期新诊断梅毒及有既往梅毒感染证据的孕妇，应予苄星青霉素 240 万 U 分两侧臀部肌内注射，每周 1 次，连续 3 次。治疗后每月做 1 次非梅毒螺旋体血清学定量试验直至分娩，观察有无复发及再感染，若无则针对孕妇只需 1 个疗程的抗梅毒治疗（部分专家仍支持孕早期、孕晚期各治疗 1 次），分娩后依据新生儿具体情况补充治疗 1 次或流行病学治疗 1 次。任何时刻只要发现未经正规治疗的孕妇梅毒，均需及时如上规范治疗。孕妇如对青霉素过敏，目前尚无最佳替代治疗方案，研究显示头孢曲松可用于治疗孕妇梅毒并能阻断胎传梅毒，因此可在无头孢曲松过敏史的情况下谨慎选用头孢曲松，但要注意与青霉素可能的交叉过敏反应；大环内酯类药物替代选择方面，由于在我国存在梅毒螺旋体对其普遍耐药的情况，因此必须在确保无耐药的情况下（如对梅毒螺旋体耐药相关基因进行检测）才使用红霉素治疗梅毒，并在治疗后应加强临床和血清学随访；另外，红霉素不能通过胎盘，对胎儿无治疗作用，故新生儿出生后仍要进行评估和再治疗；孕妇在停止哺乳后，要用多西环素复治。

6．先天梅毒

（1）早期先天梅毒：确诊先天梅毒的婴幼儿，或者婴幼儿体健无异常发现但其母亲患有梅毒，未治疗或治疗不规范（母亲产前 1 个月内开始梅毒治疗者），妊娠期间应用非青霉素药物治疗者，应用水剂青霉素 G10 万～15 万 U/（kg·d），静脉注射：出生 7 天内，水剂青霉素 5 万 U/Kg，静脉注射，每 12 小时一次；出生 7 天后，水剂青霉素 5 万 U/Kg，静脉注射，每 8 小时一次，总疗程 10～14 天；或普鲁卡因青霉素 G 5 万 U/（kg·d）肌内注射，连续 10～14 天。

脑脊液异常者选用水剂青霉素 G 10 万～15 万 U/（kg·d），分 2～3 次静脉注射，连续 10～14 天；或普鲁卡因青霉素 G 5 万 U/（kg·d）肌内注射，连续 10～14 日。脑脊液正常者选用苄星青霉素 5 万 U/（kg·d），1 次分两侧臀部肌内注射。无条件检查脑脊液者按脑脊液异常者的方案进行治疗。

婴幼儿体检无异常，其母亲患有梅毒但得到规范治疗且无梅毒复发或再感染梅毒证据者，可单纯观察该婴幼儿，或苄星青霉素 5 万 U/kg，1 次分两侧臀部肌内注射。

（2）晚期先天梅毒：水剂青霉素 G 20～30 万 U/（kg·d），分 4～6 次静脉注射，连续 10～14 天；或普鲁卡因青霉素 G 5 万 U/（kg·d）肌内注射，连续 10～14 天为 1 个疗程，可用 1～2 个疗程。较大儿童的青霉素剂量不应超过成人同期患者剂量。替代方案：对青霉素过敏者，既往用过头孢类抗生素而无过敏者在严密观察下可选择：头孢曲松 250 mg，每天 1 次，肌内注射，连续 10～14 天。青霉素过敏者选用红霉素，20～30 mg/（kg·d），分 4 次口服，连续 30 天。< 8 岁儿童禁用四环素。

【梅毒治疗及随访需注意的问题】

1．本病应及早、足量、规则治疗，尽可能避免心血管梅毒、神经梅毒及严重并发症的发生。

2．性伴同时接受治疗，治疗期间禁止性生活，避免再感染及引起他人感染。

3．治疗后应定期随访，进行体格检查、血清学检查及影像学检查以考察疗效。一般至少坚持 3 年，第 1 年内每 3 月复查 1 次，第 2 年内每半年复查 1 次，第 3 年在年末复查 1 次；神经梅毒同时每 6 个月进行脑脊液检查；妊娠梅毒经治疗在分娩前应每月复查 1 次；梅毒孕妇分娩出的婴儿，应在出生后第 1、2、3、6 和 12 个月进行随访。

4．病程 1 年以上的患者、复发患者、血清固定患者及伴有视力、听力异常的患者均应接受脑脊液检查以了解是否存在神经梅毒。

5. 复发患者应排除再感染、HIV 感染、神经梅毒、心血管梅毒和生物学假阳性等重新治疗。

6. 防治吉-海反应　吉-海反应系梅毒患者接受高效抗 TP 药物治疗后 TP 被迅速杀死并释放出大量异种蛋白，引起机体发生的急性变态反应。多在梅毒首次用药后 24 小时内发生，表现为寒战、发热、头痛、呼吸加快、心动过速、全身不适及原发疾病加重，严重时心血管梅毒患者可发生主动脉破裂。泼尼松可用于预防吉-海反应，通常在驱梅治疗前 1 天开始应用，0.5 mg/（Kg·d），口服 3 天。心血管梅毒的治疗应从小剂量青霉素开始，逐渐增加剂量，直至第 4 天起按正常剂量治疗；治疗过程中如发生胸痛、心力衰竭加剧或心电图 ST-T 段变化较治疗前明显，则应暂停治疗。

7. 血清固定　也称血清抵抗，即梅毒患者经过规范的抗梅毒治疗和充分随访（一期梅毒随访 1 年，二期梅毒随访 2 年，晚期梅毒随访 3 年），非梅毒螺旋体血清学试验维持一定滴度（一般在 1∶8 或以下，但超过 1∶8 也不鲜见）超过 3 个月，排除再感染、神经梅毒、心血管梅毒和生物学假阳性等，即为梅毒血清学固定。由于梅毒血清固定现象的发生率较高，目前对这类患者的处理已成为临床棘手的问题。早期诊断、及时规范治疗是防止梅毒血清固定的重要措施。

【预防与调摄】

1. 加强梅毒危害的宣教。
2. 早诊断、早治疗，及时规范治疗，坚持疗程，同时治疗性伴侣。
3. 对公共场所加强卫生管理和性病监测。
4. 做好孕妇胎前检查工作，对梅毒患者要避孕，或及早中止妊娠。
5. 建立追踪随访制度。

（吕新翔）

第二节　淋　病

淋病（gonorrhea）由淋病奈瑟菌（neisseria gonorrhoeae）感染引起，主要表现为泌尿生殖系统的化脓性感染，也可导致眼、咽、直肠感染和播散性淋球菌感染。淋病潜伏期短，传染性强，可导致多种并发症和后遗症。本病属中医学"花柳毒淋"范畴。

【病因及发病机制】

1. 中医病因病机

（1）实证：因宿娼恋色或误用污染之器具，湿热秽浊之气由下焦前阴窍口入侵，阻滞于膀胱及肝经，局部气血运行不畅，湿热熏蒸，精败肉腐，气化失司而成本病。

（2）虚证：久病不愈导致肾虚阴亏，瘀结于内，由实转虚，形成虚证或虚实夹杂之证。

2. 西医病因及发病机制　淋病奈瑟菌呈卵圆形或肾形，无鞭毛、芽孢，常成对排列，接触面平坦或稍凹陷，直径 0.6～0.8 μm，革兰染色阴性。淋病奈瑟菌的适宜生长条件为温度 35～36℃，pH 7.2～7.5，含 5%～7%CO_2 的环境。淋病奈瑟菌离开人体后不易生长，对理化因子的抵抗力较弱，52℃只能存活 5 分钟，60℃1 分钟内死亡；在完全干燥的环境中 1～2 小时即死亡，但在不完全干燥的环境和脓液中则能保持传染性 10 余小时甚至数天；对一般消毒剂很敏感，1∶4000 硝酸银溶液 7 分钟死亡，1% 苯酚 1～3 分钟死亡。

人是淋病奈瑟菌的唯一天然宿主。淋病奈瑟菌主要侵犯黏膜，尤其对单层柱状上皮和移行上皮所形成的黏膜有亲和力，通过其表面菌毛含有的黏附因子黏附到柱状上皮细胞的表面进行繁殖，并沿生殖道上行，经柱状上皮细胞吞噬作用进入细胞内繁殖，导致细胞溶解破裂；淋病奈瑟菌还可从黏膜细胞间隙进入黏膜下层使之坏死。淋病奈瑟菌内毒素及外膜脂多糖与补体结合后产生化学毒素，能诱导中性粒细胞聚集和吞噬，引起局部急性炎症，出现充血、水肿、化脓和疼痛；如治疗不及时淋病奈瑟菌可进入尿道腺体和隐窝，成为慢性病灶。近年来研究表明淋病奈瑟菌的菌毛和外膜主要蛋白具有抵抗中性粒细胞、巨噬细胞杀伤作用的能力。

【传播途径】

淋病主要通过性接触传染，淋病患者是其传染源。少数情况下也可因接触有淋病奈瑟菌的分泌物或被污染的用具（如衣裤、被褥、毛巾、浴盆、坐便器等）而被传染。女性（包括幼女）因其尿道和生殖道短，很易感染；新生儿经过患淋病母亲的产道时，眼部被感染可引起新生儿淋菌性眼炎；妊娠期女性患者感染可累及羊膜腔导致胎儿感染。

【临床表现】

淋病可发生于任何年龄，但多发于性活跃的青、中年。潜伏期一般为 2～10 天，平均 3～5 天，潜伏期患者具有传染性。

1．无并发症淋病

（1）男性急性淋病：早期症状有尿频、尿急、尿痛，很快出现尿道口红肿，有稀薄黏液流出，24 小时后病情加重，分泌物变为黄色脓性，且量增多（各图26-2-1）。可有尿道刺激症状，有时可伴发腹股沟淋巴结炎。后尿道受累时可出现终末血尿、血精、会阴部轻度坠胀等，夜间常有阴茎痛性勃起。一般全身症状较轻，少数可有发热、全身不适、食欲缺乏等。一般在 10～14 天后症状逐渐减轻，1 个月后基本消失，但并未痊愈，可继续向后尿道或上生殖道扩散。

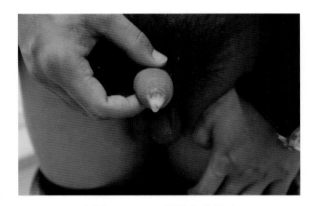

各图 26-2-1　男性急性淋病

（2）女性急性淋病：60% 的妇女感染淋病后无症状或症状轻微，好发于宫颈、尿道。淋菌性宫颈炎的分泌物初为黏液性，后转为脓性，体检可见宫颈口红肿、触痛、脓性分泌物；淋菌性尿道炎、尿道旁腺炎表现为尿道口红肿，有压痛及脓性分泌物，主要症状有尿频、尿急、尿痛，体检可见尿道口潮红、黏膜水肿、尿道口脓性分泌物，挤压尿道旁腺可有脓液渗出；淋菌性前庭大腺炎表现为单侧前庭大腺红肿、疼痛，严重时形成脓肿，可有全身症状。

女童淋病多为与患淋病的父母密切接触和共用浴室用具而感染，少数因性虐待所致。常见弥漫性阴道炎继发外阴炎，有时累及肛门和直肠。

（3）淋菌性肛门直肠炎：主要见于有肛交行为者，如男性同性恋者，部分女性可由淋菌性宫颈炎的分泌物直接感染肛门直肠所致。轻者仅有肛门瘙痒、烧灼感，排出黏液和脓性分泌物，重者有里急后重，可排出大量脓性和血性分泌物。

（4）淋菌性咽炎：多见于口交者。表现为急性咽炎或急性扁桃体炎，偶伴发热和颈淋巴结肿大，有咽干、咽痛和吞咽痛等表现。

（5）淋菌性结膜炎：成人多因自我接种或接触被分泌物污染的物品所感染，多为单侧；新生儿多为母亲产道传播，多为双侧。表现为眼结膜充血水肿，脓性分泌物较多，体检可见角膜呈云雾状，严重时角膜发生溃疡，引起穿孔，甚至导致失明。

2．淋病并发症　男性淋菌性尿道炎患者因治疗不当或酗酒、性交等影响，导致感染进一步发展并蔓延至后尿道，引起后尿道炎、前列腺炎、精囊炎、附睾炎等；炎症反复发作形成瘢痕后可引起尿道狭窄，部分发生输精管狭窄或梗阻，也可导致不育。

（1）淋菌性前列腺炎：急性者有发热、尿频及会阴部疼痛，直肠指检示前列腺肿大，压痛明显，分泌物检查可发现上皮细胞、少数脓细胞和淋球菌，如不及时治疗可形成脓肿；慢性患者一般无明显自觉症状，起床后第一次排尿时尿道口有糊口现象。

（2）淋菌性精囊炎：急性时有发热、尿频、尿痛，终末尿浑浊并带血，直肠指检可触及肿大的精囊，并有剧烈触痛；慢性者无自觉症状，直肠检查可触及精囊发硬。

（3）淋菌性附睾炎：多为单侧，可有发热、阴囊红肿、疼痛，同侧腹股沟和下腹部有反射性抽痛，尿液常浑浊。

女性淋病的主要并发症为淋菌性盆腔炎（包括急性输卵管炎、子宫内膜炎、继发性输卵管卵巢脓肿及破裂后所致的盆腔脓肿、腹膜炎等），很容易发展为盆腔及附件感染，反复发作可造成输卵管狭窄或闭塞，可引起宫外孕、不孕或慢性下腹痛等。

3. 播散性淋病奈瑟菌感染 少见，占淋病患者的 1%～3%，可发生菌血症，临床表现有发热、寒战、全身不适，常在四肢关节附近出现皮损，表现为瘀斑基础上脓疱、血疱和坏死，散在分布，数目常不多；还可发生关节炎、腱鞘炎、心内膜炎、心包炎、胸膜炎、肝周炎及肺炎等。诊断主要根据临床表现和血液、关节液、皮损等处淋病奈瑟菌培养为阳性结果。

【实验室检查】

1. 涂片检查 采取病损处分泌物或穿刺液涂片做革兰染色，高倍镜下可见多形核白细胞内有成双排列、呈肾形的革兰阴性的双球菌，可作初步诊断，此法简单易行，对男性尿道炎者，阳性率可达90%。女性 50%～60%。慢性淋病由于分泌物中淋病奈瑟菌较少，阳性率低。因此男性取前列腺按摩液，以提高检出率。女性宫颈分泌物中杂菌多，敏感性及特异性差，有假阳性，故世界卫生组织推荐用培养法检查女性患者。

2. 培养检查及药敏试验 淋病奈瑟菌培养是诊断淋病的重要佐证，是目前世界卫生组织推荐的过筛淋病患者的主要方法。对女性淋病及男性慢性淋病为进一步确定诊断及有效的治疗，应做淋病奈瑟菌培养及药敏试验。在培养皿上可培养出圆形、稍凸、湿润、光滑、透明到灰白色的菌落，直径为0.5～1 mm。生化反应符合淋病奈瑟菌特性。培养阳性者可确诊。

3. 淋病奈瑟菌检测可使用核酸扩增试验（NAAT）。

【诊断与鉴别诊断】

1. 诊断

（1）患者有婚外性行为或冶游史，配偶有感染史，与淋病患者（尤其家中淋病患者）有共物史，新生儿母亲有淋病史。

（2）淋病的主要症状有尿频、尿急、尿痛、尿道口流脓或宫颈口、阴道口有脓性分泌物等；或有淋菌性结膜炎、肠炎、咽炎等表现；或有播散性淋病症状。

（3）淋病奈瑟菌涂片或培养检测呈阳性。

2. 鉴别诊断 本病可与下列疾病进行鉴别：

（1）非淋菌性尿道炎：有不洁性交史，尿道炎症较轻，尿道分泌物少、为黏液状。主要由沙眼衣原体和解脲支原体感染所引起。其潜伏期较长，尿道分泌物涂片有大量白细胞，分泌物查不到淋球菌。也可作衣原体、支原体检测。需注意的是临床上两者常并存，导致患者迁延不愈。

（2）念珠菌性尿道炎：病史较长，多有反复感染史；尿道口、龟头、包皮潮红，可有白色垢物，明显瘙痒，实验室检查可见念珠菌丝。

（3）滴虫阴道炎：外阴瘙痒，有大量黄绿色分泌物，呈泡沫状，有腥臭味，阴道黏膜及宫颈明显充血并有斑点状出血，宫颈呈草莓状外观，分泌物镜检可见毛滴虫。

（4）包皮龟头炎：龟头红肿，可有大量脓性分泌物，但分泌物涂片及培养后淋病双球菌为阴性。

【治疗】

治疗原则以早期、及时、足量、规则使用抗生素为主，针对不同的病情采用不同的治疗方法；中西医结合治疗，尤其对慢性淋病和有并发症淋病更具优势。

（一）中医治疗

1．分型论治

（1）湿热毒蕴证（急性淋病）：

主症：尿道口红肿，尿液混浊如脂，尿道口溢脓，尿急、尿频、尿痛，淋漓不止，尿道灼热，严重者尿道黏膜水肿，附近淋巴结红肿疼痛；女性宫颈充血、触痛，并有脓性分泌物，或有前庭大腺红肿热痛等；可伴有发热等全身症状。舌质红，苔黄腻，脉滑数。

治法：清热利湿，解毒化浊。

方药：龙胆泻肝汤酌加土茯苓、红藤、萆薢等重在清热利湿解毒。

（2）阴虚毒恋证（慢性淋病）：

主症：小便不畅、短涩，淋沥不尽，女性带下多、或尿道口见少许黏液，酒后或疲劳易复发，腰酸腿软，五心烦热，食少纳差。舌质红，苔少，脉细数。

治法：滋阴降火，利湿祛浊。

方药：知柏地黄丸酌加土茯苓、萆薢等重在利湿祛浊。

（3）下焦热毒证：

主症：排尿不爽、热涩刺痛，尿急，溺口有黄色粘稠脓性秽物，滴沥不尽，兼口苦口干。舌质红，苔黄腻，脉滑数。

治法：清热解毒化湿。

方药：萆薢分清饮酌加土茯苓、白花蛇舌草重在清热利湿解毒。

（4）肾气虚寒证：

主症：晨起溺口稀薄粘物，全身乏力，腰膝酸软，小便频数，夜尿多。舌质淡，脉沉细。

治法：温肾化浊。

方药：附桂八味汤酌加土茯苓重在利湿化浊。

2．外治法

（1）可选用土茯苓、地肤子、苦参、芒硝各 30 g，煎水外洗局部，每天 3 次。

（2）可用大黄、千里光、野菊花、苦参、穿心莲、黄柏、土茯苓各 30 g，煎水外洗，每天 2 次。

（3）可用 1∶5000～1∶8000 高锰酸钾溶液清洗会阴和尿道外口，注意勤换内裤。

3．针灸疗法

（二）西医治疗

1．淋菌性尿道炎、宫颈炎、直肠炎头孢曲松 250～1000 mg 一次肌内注射，或大观霉素 2.0 g（宫颈炎 4.0 g）一次肌内注射，或头孢克肟 400 mg，口服，单次给药；或头孢噻肟 1 g，肌内注射，单次给药。

2．淋菌性咽炎、妊娠期淋病、成人淋菌性眼炎头孢曲松 250～1000 mg 一次肌内注射，或头孢噻肟 1 g，肌内注射，单次给药。新生儿淋菌性眼炎：头孢曲松 25～50 mg/（kg·d）（单剂不超过 125 mg）静脉或肌内注射，连续 3 天。

3．儿童淋病 头孢曲松钠 125 mg，1 次肌内注射；或大观霉素 40 mg/kg，一次肌内注射，体重大于 45 kg 按成人方案治疗。

4．淋菌性盆腔炎、播散性淋病、淋菌性附睾炎、前列腺炎、精囊炎头孢曲松 1.0 g/d 肌内注射或静脉注射，连续 10 天以上，或大观霉素 4.0 g/d，分 2 次肌内注射，连续 10 天以上。淋菌性脑膜炎和心内膜炎疗程更长。

5．合并衣原体或支原体感染 应在上述药物治疗中加用多西环素每天 200 mg，分 2 次口服，连服 7 天以上；或阿奇霉素 1 g，1 次口服。

【判愈标准】

治疗结束后症状和体征全部消失，1 周后病原学检测阴性，判为治愈。

【预防与调摄】

1. 杜绝不洁性交，提倡性交时使用避孕套，加强性传播疾病的防治。
2. 早诊断、早治疗，及时规范治疗，坚持疗程，同时治疗性伴侣。
3. 患病期间避免性行为，注意个人卫生。
4. 建立追踪随访制度。

（吕新翔）

第三节　生殖器疱疹

生殖器疱疹（genital herpes）是一种由单纯疱疹病毒（HSV）感染泌尿生殖器及肛周皮肤黏膜所引起的性传播疾病。临床表现为红斑基础上的群集性小水疱，易形成脓疱或糜烂，自觉灼痛，反复发作。本病多为性行为传播，好发于 15～45 岁性活跃期男女。在欧美一些国家，其发病率超过梅毒、淋病，在我国性病中其发病率也呈逐年上升趋势。目前治疗生殖器疱疹还没有像治疗淋病与梅毒那样有特效疗法，且本病与宫颈癌病因及新生儿疱疹病的传染源等有一定关联。中医称之为"阴部热疮"。《刘涓子鬼遗方》中有"热疮"的记载和对本病的描述。

【病因及发病机制】

中医学认为本病多因不洁性交，感受湿热秽浊之邪，湿热侵及肝经，下注阴部，热炽湿盛，湿热郁蒸而外发疱疹；或素体阴虚，或房劳过度，损伤阴精，加之湿热久恋，日久热盛伤阴，正气不足，邪气缠绵，导致正虚热盛而病情反复发作，经久难愈。

现代医学认为本病的病原体是单纯疱疹病毒（HSV），属 DNA 病毒，HSV-Ⅰ型 70% 以上引起口唇、颜面及腰部以上的感染，20%～30% 左右引起生殖系统感染；HSV-Ⅱ型 80% 以上引起生殖系统感染，偶可发生口腔及其周围的感染，而且Ⅱ型感染引起的生殖器疱疹复发率远比Ⅰ型高，它们与生殖器系统某些恶性肿瘤相关。该病毒对脂溶剂特别敏感，1% 的石炭酸、0.5% 甲醛能很快使之灭活，在湿热环境中，52℃或干燥环境 90℃30 分钟可杀灭，但在潮湿、低温环境中可存活几个月。主要传播途径是性接触，其Ⅰ型引起生殖系统感染与口交有关；母婴可以通过胎盘及产道传播。日常生活间接感染也不可忽视，公用茶杯和剃须刀等比较常见。人类是其天然宿主，两型病毒有相同抗原决定簇，机体能产生中和抗体清除部分病毒，但无法彻底清除，且无终生免疫力。病毒通过皮肤粘膜侵入机体，主要在原发部位细胞内复制而向周围播散，并侵入相关的神经干、神经节，Ⅱ型主要潜伏在骶神经节，当机体抵抗力降低或某些诱发因素作用下，使潜伏病毒激活而复发。

【临床表现】

1. 原发性生殖器疱疹　潜伏期 2～7 天。原发损害为 1 个或多个红斑、丘疹，迅速变成小水疱（各图 26-3-1），3～5 天后可形成脓疱，破溃后表面糜烂、溃疡、结痂，伴有疼痛。皮损单发或融合，男性好发于包皮、龟头、冠状沟、阴茎，偶可见于尿道，女性常发生于外阴、大小阴唇、阴蒂、阴道、宫颈。往往是旧的皮损消退，新的皮损又接着出现。常伴有发热、头痛、乏力、肌痛及腹股沟淋巴结肿大、压痛等全身症状。若出现在尿道，可致排尿困难；发生在肛门、直肠，可出现腹痛、便秘、里急后重和肛门瘙

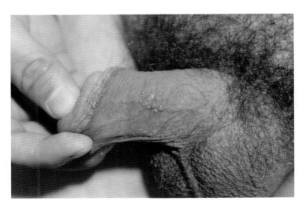

各图 26-3-1　生殖器疱疹

痒等。

2. 复发性生殖器疱疹 多在原发皮疹后 1 年内复发，一般复发间歇期为 3 周至 4 个月。发热、受凉、早产、精神因素、消化不良、慢性病、疲劳等导致抵抗力低下，常成为诱发的因素。复发性生殖器疱疹临床表现类似原发性生殖器疱疹，且较原发性者无论局部还是全身症状都轻。50% 的患者在复发部位出现局部瘙痒、烧灼感及刺痛等前驱症状，一般 7～10 天皮损可消退愈合。

3. 并发症 常见的并发症有脑膜炎、脑炎、骶神经根炎及脊髓脊膜炎、疱疹性指头炎以及泌尿生殖系统感染等。

【组织病理】

表现为表皮细胞水肿、气球样变性、网状变性和凝固性坏死，棘细胞内及细胞间水肿，表皮内水疱形成，细胞核内可见病毒包涵体。表皮和真皮上部可见中性粒细胞浸润，真皮乳头层可见轻度水肿。

【实验室检查】

1. 病毒分离培养 是生殖器疱疹实验室诊断的"金标准"。从水疱底部取材做组织培养，阳性率为 60%～90%。

2. 细胞学检查（tzanek 涂片） 镜下可见多核巨细胞或核内病毒包涵体。

3. 抗原检测 对早期损害有较高的敏感性和特异性。常用的方法有酶联免疫吸附试验（ELISA）、放射免疫测定（RIA）、免疫荧光法及聚合酶链反应（PCR）。

4. 抗体检测 应用最广泛的是 HSV-Ⅱ抗体检测。

【诊断与鉴别诊断】

1. 诊断

（1）患者有性病接触或者配偶感染等病史。

（2）生殖器及会阴部簇集或散在的小水疱，可伴有糜烂、结痂，自觉疼痛。

（3）病毒分离培养或细胞学检查阳性。

2. 鉴别诊断 本病可与下列疾病进行鉴别：

（1）硬下疳：无痛性溃疡与无痛性腹股沟淋巴结肿大有时与生殖器疱疹的溃疡相混淆，但硬下疳溃疡基底较硬，可检到梅毒螺旋体，梅毒血清反应阳性。

（2）软下疳：溃疡较深，疼痛，未经治疗不会自行消退；淋巴结肿大疼痛，可穿破；溃疡处分泌物较多，呈脓样，色灰黄；可检查到杜克雷嗜血杆菌。

（3）包皮龟头炎：龟头或包皮潮红，有轻度糜烂和浆液性分泌物，但无群集小水疱；一般也无淋巴结肿大。

【治疗】

（一）中医治疗

1. 分型论治

（1）肝经湿热证：

主症：生殖器部位出现红斑、群集小疱、糜烂或溃疡，甚至出现脓疱、灼热、轻痒或疼痛；伴口干、口苦，小便黄，大便秘结，或腹股沟淋巴结肿痛。舌质红，苔黄腻，脉弦数。

治法：清热利湿，化浊解毒。

方药：龙胆泻肝汤酌加大青叶、板蓝根、马齿苋等重在清热解毒。

（2）阴虚邪恋证：

主症：外生殖器反复出现潮红、水疱、糜烂、溃疡、灼痛，日久不愈，遇劳复发或加重；伴神疲乏力，腰膝酸软，心烦口干，五心烦热，失眠多梦。舌质红，苔少或薄腻，脉弦细数。

治法：滋阴降火，解毒除湿。

方药：知柏地黄丸加减。

2．内服中成药

（1）龙胆泻肝汤：清肝胆，利湿热。适用于肝经湿热证。

（2）知柏地黄丸：滋肾阴，除湿毒。适用于阴虚邪恋证。

3．外治　马齿苋、野菊花、地榆、苦参各 30 g，水煎外洗，每天 2～3 次；洗后外涂青黛散。

（二）西医治疗

1．局部治疗　以收敛、干燥和防止继发感染为主。可用 3% 阿昔洛韦软膏或炉甘石洗剂；继发感染可用莫匹罗星软膏。

2．系统治疗　阿昔洛韦 400 mg，口服，每天 3 次；伐昔洛韦 500 mg，口服，每天 2 次。疗程 7～10 天。皮疹泛发或病情较重者，静脉注射膦甲酸，40 mg/kg，每天 2 次，连用 2～3 周。

3．物理治疗　微波或紫外线照射治疗。

（三）中西医结合治疗思路

临床常见复发性生殖器疱疹，发热、受凉、精神压力、消化不良、慢性病、疲劳等导致抵抗力低下，常为诱发因素，此时西医抗病毒治疗同时，配合中医辨证论治，扶正祛邪，疗效更好。

【预防与调摄】

1．保持局部清洁、干燥和疱壁的完整。可每天用等渗生理盐水清洗。

2．疼痛者，可口服止痛药物，给予精神安慰。

3．坚守良好的性道德、性观念，洁身自爱，远离感染。

4．感染活动期禁止性生活，感染静止期性交时使用避孕套。

5．妊娠早期患者应终止妊娠，妊娠晚期感染者应选择剖宫产。

6．注意休息，保持心情舒畅，加强营养，增强体质，忌食辛辣刺激食物。

【临床研究进展】

有文献报道，泛昔洛韦联合四妙丸治疗生殖器疱疹具有显著效果，能够有效改善患者情绪状态，提高免疫功能，安全性较佳，值得临床推广应用。另有文献报道，单纯疱疹病毒可潜伏于宿主感觉神经节并周期性地再激活引起感染复发，其部分基因产物可帮助维持潜伏状态，并可抑制感染细胞自噬及宿主的抗病毒作用以逃避宿主的免疫监视。耐药病毒株的出现使传统抗病毒药物的作用受限，近年来研究发现新型抗病毒药物如 Pritelivir 和 Amenamevir 可显著抑制病毒复制，减少病毒脱落。

【医家经验争鸣】

王寅根据多年诊疗经验，自拟麻仁银翘益气汤治疗本病，取得较好疗效。该方由麻黄连翘赤小豆汤、三仁汤和银翘散加减化裁而来。麻黄、杏仁上宣肺气，促水湿之邪经皮毛外散；金银花、连翘，一为治痈要药，一为疮家圣药，清热解毒，疏风散热；赤芍、紫草、牡丹皮凉血透疹，活血止痛；薏苡仁、砂仁除湿行气，醒脾调胃；黄芪、白术、山药补气健脾，托疮生肌，利水燥湿；枳实增黄芪、白术、山药益气之效，《神农本草经》载其"主大风在皮肤中如麻豆苦痒"；大枣、甘草补中益气，调和诸药，《本草汇言》谓甘草"补虚解毒之药也"。全方共奏清热除湿，益气托毒之功效。亦可辨证加减治疗其他病毒性疱疹，偏血热可加生地黄、马鞭草，偏毒热可加白花蛇舌草、板蓝根，偏火热可加栀子、淡竹叶，偏湿热可加茯苓、滑石、车前子，偏气虚可加绞股蓝，偏阴虚加生地黄、麦冬、知母，阴茎痛且排尿不畅可加川牛膝等。

【参考文献】

[1] 刘静，王文佳，李娅，等. 泛昔洛韦联合四妙丸对生殖器疱疹患者的疗效及情绪状态的影响 [J]. 中国性科学，2018, 27(11): 128-131.

[2] 杨荷丹，蒋娟. 单纯疱疹病毒感染的复发机制与治疗的研究进展 [J]. 中国麻风皮肤病杂志，2018, 34(11): 694-697.

[3] 李宝杰，雷群程，王寅. 王寅教授自拟麻仁银翘益气汤治疗生殖器疱疹验案举隅 [J]. 中国民族民间
    医药，2017, 26(24): 69-74.

（于希军）

第四节 尖锐湿疣

尖锐湿疣（condyloma acuminatum）是由人类乳头瘤病毒（HPV）感染所引起的一种常见性传播疾病。本病主要侵犯性活跃人群，多发生于男女生殖器及肛门周围，绝大多数通过性接触传染。近年来，本病的发病率在西方国家迅速上升，在我国也成为目前发病率仅次于淋病的性传播疾病，而且发现人类乳头瘤病毒与癌关系密切，也注意到此类病毒的亚临床感染，故引起人们对本病的广泛重视。临床主要表现为生殖器及其周围的丘疹、斑块、乳头样或菜花样赘生物，容易复发。中医称之为"臊疣"，《灵枢·经脉》称本病为"疣目"。

【病因及发病机制】

中医学认为本病主因性滥交或房事不洁，感染秽浊之毒，毒邪蕴结，聚生湿热，下注外阴或肛周皮肤黏膜而产生疣体。

现代医学认为引起本病的病原体为人类乳头瘤病毒（HPV），主要是 HPV-6、11、16、18 等亚型，人是唯一宿主，通过局部皮肤黏膜的细微损伤而接种，经过 1~8 个月的潜伏期而产生赘生物。

【临床表现】

本病好发于青年和中年性活跃者，潜伏期 1~8 个月，平均 3 个月。外生殖器及肛周皮肤黏膜湿润区为皮损好发部位，男性多在尿道口（各图 26-4-1）、阴茎包皮、龟头（各图 26-4-2）、冠状沟、系带；女性多在阴唇、阴蒂、宫颈、阴道和肛门（各图 26-4-3）；同性恋者常见于肛门（各图 26-4-4）和直肠，亦有乳头、口唇、腋下、脐窝等处的报道。基本损害为淡红色或污秽色、柔软的表皮赘生物。赘生物大小不一，单个或群集分布，表面分叶或呈棘刺状，湿润，基底较窄或有蒂，但在阴茎体部可出现基底较宽的"无蒂疣"。由于皮损排列分布不同，外观上常表现为点状、线状、重叠状、乳头瘤状、鸡冠状、菜花状、蕈状等不同形态。本病常无自觉症状，部分患者可出现局部疼痛或瘙痒。疣体易擦烂出血，若继发感染，分泌物增多，可伴恶臭。

巨大的尖锐湿疣多见于男性，且好发于阴茎和肛门附近，女性则见于外阴部，常与 HPV-6 型感染有关，部分可发生恶变。

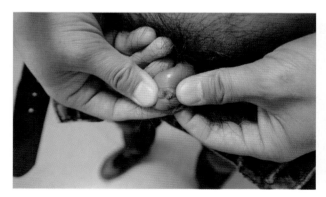

各图 26-4-1　尖锐湿疣（尿道口）

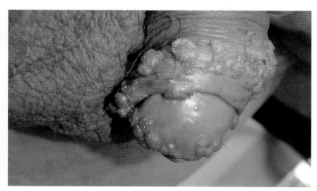

各图 26-4-2　尖锐湿疣（阴茎包皮、龟头）

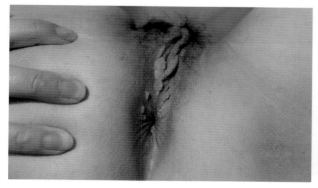

各图 26-4-3　尖锐湿疣（女性外阴、肛周）

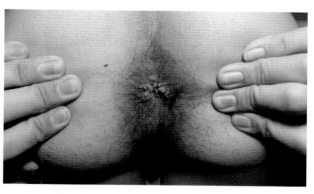

各图 26-4-4　尖锐湿疣（男性肛周）

【组织病理】

表皮乳头瘤样增生伴角化不全，颗粒层及棘层上部细胞可见明显的空泡形成，胞质着色淡，核浓缩深染，核周围有透亮的晕；真皮浅层毛细血管扩张，周围常有较多炎性细胞浸润。

【实验室检查】

1. 醋酸白试验　用 3%～5% 的醋酸液涂擦或湿敷 3～10 分钟，阳性者局部变白，病灶稍隆起，在放大镜下观察更明显。

2. 聚合酶链反应（PCR）　此法敏感性及特异性均很高。

【诊断与鉴别诊断】

1. 诊断

（1）有与尖锐湿疣患者不洁性交或间接接触史等。

（2）外阴或肛周大小不等的疣状赘生物。

（3）醋酸白试验、组织病理检查或 PCR 检测阳性。

2. 鉴别诊断　本病可与下列疾病进行鉴别：

（1）阴茎珍珠疹：为类珍珠白灰色、淡红色细小均匀的小丘疹，可出现在系带两旁或在冠状沟整齐排列成行，互不融合；无自觉症状。

（2）假性湿疣：多发生在女性小阴唇内侧；呈密集绒毛状生长，较细，红色或灰红色，生长有自限性，大小较均匀；局部湿润，轻微瘙痒。

（3）扁平湿疣：是二期梅毒的典型表现，皮损扁平增厚，质稍硬；分泌物涂片在暗视野或银染色可查到梅毒螺旋体，梅毒血清反应呈阳性。

（4）鳞状细胞癌：有癌前期病变史；皮损不规则，局部浸润明显，久治不愈，易形成溃疡和感染，引起淋巴结肿大；组织学检查可作出诊断。

【治疗】

（一）中医治疗

1. 分型论治

（1）湿毒下注证：

主症：外生殖器或肛门等处出现疣状赘生物，色灰或褐或淡红，质软，表面秽浊潮湿，触之易出血，恶臭，伴小便黄或不畅。舌苔黄腻，脉滑或弦数。

治法：利湿化浊，清热解毒。

方药：萆薢化毒汤酌加黄柏、土茯苓、大青叶等重在解毒化湿。

（2）脾虚毒蕴证：

主症：外生殖器或肛门处反复出现疣状赘生物，屡治屡出，迁延不愈；伴有食少纳差，体弱无力，小便清长，大便稀溏，舌苔白，脉细弱。

治法：益气健脾，化湿解毒。

方药：参苓白术散合黄连解毒汤加减。

2. 内服中成药　参苓白术散：益气健脾，与黄连解毒汤合用，用于脾虚毒蕴证。

3. 外治

（1）熏洗法：板蓝根、山豆根、木贼草、香附各30g；或白矾、皂矾各120g，侧柏叶250g，生薏苡仁50g，孩儿茶15g。煎水先熏后洗，每天1~2次。

（2）点涂法：五妙水仙膏点涂疣体；或鸦胆子仁捣烂涂敷或鸦胆子油点涂患处包扎，3~5天换药1次。应注意保护周围正常皮肤。适用于疣体小而少者。

（3）火针法：烧红火针直刺疣体或围刺根蒂使疣体脱落。

（4）艾灸法：局麻后把艾柱放在疣体上点燃，任其烧尽，每次1~3柱，每天1次，至疣体脱落。

（二）西医治疗

1. 局部治疗　选用5%氟尿嘧啶乳膏、5%咪喹莫特乳膏，可反复使用，注意局部出现不良反应要及时处理。或0.5%鬼臼毒素溶于75%乙醇涂患部，不可沾于周围健康皮肤上（可在疣的周围涂敷凡士林加以保护），大面积泛发者不宜用，宫颈及阴道禁用，妊娠患者不宜使用。本药长期大量应用，可引起恶心、呕吐、发热、少尿或无尿、心动过速、血小板减少及肠梗阻等毒副反应。发现后应立即停用。

2. 系统治疗　主要以抗病毒和提高免疫功能为主，可选用干扰素、无环鸟苷（阿昔洛韦）、转移因子或胸腺肽等药物作辅助治疗。

3. 物理治疗

（1）CO_2激光术局麻下进行，利用其热效应，使病变组织因高温而气化。注意不要过度治疗，否则易致瘢痕形成。

（2）高频电灼术局麻下进行，利用高温直接烧灼疣体。

（3）外光凝聚结术不需麻醉，无痛苦，可反复进行。

（4）冷冻术常用液氮冻冷。较前几种方法限制多，深度不宜掌握。

（5）光动力治疗适用于疣体较小者、尿道口尖锐湿疣及去除疣体后预防复发的治疗。

4. 外科手术　适宜于较大疣体。

（三）中西医结合治疗思路

本病西医常用液氮冷冻或激光治疗，去掉疣体效果显著，但是由于潜伏感染和亚临床表现，加之患者精神压力和熬夜疲劳等导致抵抗力低下，导致疣体容易复发，此时配合中药内服外用，标本兼治，扶正祛邪，疗效更好。

【预防与调摄】

1. 加强个人修养，避免不洁性交。

2. 性伴侣一方患病，另一方也应接受检查和治疗。

3. 治疗期间禁止房事，保持局部清洁和衣物的消毒处理。

4. 调整心态，保证睡眠，适当运动，增强体质。

5. 健康饮食，忌食辛辣刺激食物。

【临床研究进展】

胡晓霞等采用回顾性、抽样与双盲方法，选择尖锐湿疣患者112例作为观察组，同期常规体检的健康者112例作为对照组，检测与记录了两组对象的血清IL-17与IFN-γ水平并进行相关性影响因素分析，得出结论是尖锐湿疣患者伴随IL-17表达升高与IFN-γ表达降低，且与患者的病程与复发明显相关。另有文献提示，尖锐湿疣皮损中TLR9、MyD88、IRF7的表达上调，TLR9-MyD88信号通路可能参与机体局部抗病毒免疫反应，但随着皮损复发，TLR9-MyD88信号通路未能进一步激活。

【参考文献】

[1] 胡晓霞，李毅，熊琳. IL-17 与 IFN-γ 在尖锐湿疣免疫发病机制中的作用研究 [J]. 重庆医学，2018，47(32): 4202-4204.

[2] 杨戈，刘爱美，崔凡，等. TLR9-MyD88 信号通路相关蛋白在尖锐湿疣皮损中的表达变化 [J]. 中国皮肤性病学杂志，2018，32(11): 1272-1276.

（于希军）

第五节　生殖道沙眼衣原体感染

生殖道沙眼衣原体感染（chlamydial trachomatis genital infection）是一种以沙眼衣原体为致病菌的泌尿生殖道系统感染。主要通过性接触传播，临床过程隐匿、迁延、症状轻微，常累及上生殖道。属于中医的"淋证"范畴。

【病因及发病机制】

病原体为沙眼衣原体（chlamydia trachomatis，CT）血清型 D-K。衣原体有独特的发育周期，在进入细胞前为具有感染性的小而致密的原体，进入宿主细胞后逐渐增大繁殖成为始体，无感染性；当成熟后又成为原体。衣原体对热敏感，在 56～60 ℃可存活 5～10 分钟，但在 -70 ℃可存活达数年之久；常用消毒剂（如 0.1% 甲醛液、0.5% 苯酚和 75% 乙醇等）均可将其杀死。

【临床表现】

生殖道沙眼衣原体感染多发生在性活跃人群，主要经性接触感染，男性和女性均可发生，潜伏期为 1～3 周，但大约有一半以上无症状。有症状者可出现：

1. 男性尿道炎　临床表现与淋病类似但程度较轻。常见症状为尿道刺痒、刺痛或烧灼感，少数有尿频、尿痛。体检可见尿道口轻度红肿，尿道分泌物呈浆液性，量少，有些患者晨起时会发现尿道口有少量分泌物结成痂封住尿道口（糊口现象，各图 26-5-1）或内裤被污染。有 50%～60% 的淋病合并衣原体感染，在清除淋病奈瑟球菌后炎症仍然存在，称为淋病后尿道炎。

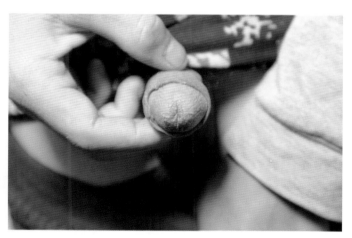

各图 26-5-1　生殖道沙眼衣原体感染（男性尿道口糊口现象）

未经治疗的尿道炎经常上行感染引起并发症，常见的有：①附睾炎，多为急性，单侧发生，常与尿道炎并存。②前列腺炎，多见亚急性前列腺炎，慢性者可表现为无症状或会阴钝痛、阴茎痛。还可引起 Reiter 综合征，表现为尿道炎、结膜炎和关节炎三联征。

2. 女性黏液性宫颈炎　表现为白带增多，体检时可见宫颈水肿、糜烂等。半数以上患者无症状。上行感染可引起输卵管炎、子宫内膜炎、宫外孕、不育症，甚至肝周围炎。仅 25% 女性病人出现尿道炎，表现为尿道口充血、尿频，甚至排尿困难等泌尿系统症状。沙眼衣原体也可由口－生殖器接触导致咽部感染；还可引起前庭大腺炎。

3. 新生儿感染　新生儿经有感染的母亲产道分娩时可感染沙眼衣原体，引起结膜炎或肺炎。

【实验室检查】

包括抗原检测、细胞培养阳性和核酸检测。细胞培养是确定衣原体的金标准，但正在被更敏感特异的核酸检测取代。

【诊断与鉴别诊断】

本病主要根据病史（性接触史、配偶感染史等）、临床表现和实验室检查结果进行诊断。

本病可与下列疾病进行鉴别：

（1）淋病：潜伏期较短，一般为 3~5 天；尿道炎症状明显，尿道分泌物呈脓性；可查见细胞内革兰染色阴性淋病奈瑟球菌。

（2）非特异性尿道炎：由化脓性细菌如葡萄球菌和大肠杆菌等引起的尿道炎，常由泌尿生殖系统或邻近脏器炎症的蔓延，或由导尿和尿道探子引起的继发感染等，与性接触无关，根据病史容易鉴别。

【治疗】

原则上应做到早期诊断、早期治疗、规则用药、治疗方案个体化。

1. 推荐方案　阿奇霉素 1.0 g 饭前 1 小时或饭后 2 小时一次顿服，或多西环素 200 mg/d，分 2 次口服，连服 7 天。

2. 替代方案　米诺环素 100 mg，每天 2 次，共 10 天；或红霉素碱 500 mg，每天 4 次，共 7 天；或四环素 500 mg，每天 4 次，共 2~3 周；或罗红霉素 150 mg，每天 2 次，共 10 天；或克拉霉素 250 mg，每天 2 次，共 10 天；或氧氟沙星 300 mg，每天 2 次，共 7 天；或左氧氟沙星 500 mg，每天 1 次，共 7 天；或司帕沙星 200 mg，每天 1 次，共 10 天。

3. 妊娠期　红霉素碱 2.0 g/d，分 4 次口服，连服 7 天；或红霉素 1.0 g/d，分 4 次口服，连服 14 天；或阿奇霉素 1.0 g 一次顿服。不宜用四环素类药物。

4. 新生儿衣原体眼结膜炎　红霉素干糖浆粉剂 50 mg/（kg·d），分 4 次口服，连服 2 周，如有效再延长 1~2 周。0.5% 红霉素眼膏或 1% 四环素眼膏出生后立即点入眼中对衣原体感染有一定预防作用。

治愈的标准是患者的临床症状消失，病原学清除。

【预防与调摄】

1. 注意休息，特别是急性期患者，及并发有附睾炎、盆腔炎、眼结膜炎等病情较重的患者，应卧床休息。

2. 多饮水，忌食辛辣刺激食物。

3. 患者所用物品如毛巾、衣裤、被单等要用热水烫洗或煮沸、暴晒消毒处理；卫生洁具等要单独使用，不到公共澡堂或游泳池洗澡、游泳。

4. 通知性伴接受检查和治疗，在治疗期间禁止性生活，经治疗临床症状完全消失后未确定病原体清除之前应使用安全套。

【临床研究进展】

甘红婉等对 120 例泌尿生殖道沙眼衣原体感染患者在治疗上使用不同抗菌药物的有效性与安全性进行了比较，结论是采用多西环素、阿奇霉素分别治疗泌尿生殖道沙眼衣原体感染患者，其治疗效果明显，且安全性高。另有研究报道，沙眼衣原体持续感染迁延难愈并可导致严重并发症，故成为目前沙眼衣原体研究的热点。近年来，随着对沙眼衣原体持续感染的不断深入研究，抗生素联合应用、乳胞素、色氨酸分解酶抑制剂等新型药物、免疫调节剂、新型疫苗及噬菌体成为治疗沙眼衣原体的新手段。

【参考文献】

[1] 甘红婉，钟雨. 不同抗菌药物对泌尿生殖道沙眼衣原体感染患者的有效性与安全性比较 [J/OL]. 抗感染药学，2018(10): 1763-1765.

[2] 刘勇，边鹊桥. 沙眼衣原体持续感染的研究进展 [J]. 医学综述，2018, 24(19): 3834-3840.

（于希军）

第六节　生殖道支原体感染

生殖道支原体感染（genital mycoplasmal infection）是一种以支原体为致病菌的泌尿生殖道系统感染。主要通过性接触传染，一般由解脲支原体（*U.urealyticum*，*Uu*）、人型支原体（*M.hominis*，*Mh*）和生殖支原体（*M.genitalium*，*Mg*）感染所致。发病比较隐匿，临床症状轻微。属于中医的"淋证"范畴。

【病因及发病机制】

病原体为支原体，主要为解脲支原体、人型支原体和生殖支原体感染。其致病机制目前尚不十分清楚，支原体是最小的原核细胞生物，无细胞壁，其形态呈多形性，以二分裂的繁殖方式为主。有些支原体的细胞膜外有一种多聚糖形成的荚膜，有毒性，是支原体的致病因素之一。支原体在自然界有80余种，对人有致病性的有5种：肺炎支原体、发酵支原体、解脲支原体、人型支原体和生殖支原体，后3者与生殖道支原体感染的发病有关。目前认为解脲支原体的致病性与其血清型有关，如4型的致病性比较明显。支原体的抵抗力与细菌相似，55℃时5~15分钟可被杀死，一般消毒剂也容易将其杀死，但低温或冷冻干燥条件下可长时间存活。

【临床表现】

支原体感染后具有慢性过程和非典型症状的临床特点，常与非淋菌性尿道炎等泌尿生殖系统疾病同时存在。

1. 非淋菌性尿道炎　潜伏期数天至数月，一般1~3周。男性患者主要表现为尿道口或尿道内的刺痒不适、刺痛或烧灼感，可伴有程度不同的尿急、尿痛等症状。尿道口可有浆液性或黏液脓性分泌物，分泌物可结成痂膜封住尿道口（糊口现象），分泌物还常常污染内裤。体检时尿道口黏膜充血水肿。但也有相当多的患者无任何临床表现或症状不典型，尤其是女性患者，出现症状时主要是白带增多，阴道及外阴刺激瘙痒。宫颈充血、水肿，触之易出血，宫颈口可见黏液脓性分泌物。女性患者尿道炎症状也不明显，可表现为尿急、尿频、排尿困难，尿痛不明显或仅有轻微的刺痛或烧灼感。

即使经过有效的抗生素治疗，仍有20%~60%的急性非淋菌性尿道炎患者出现持续性或复发性尿道炎。Mg与持续性或复发性尿道炎这一问题应引起足够重视。

2. 附睾炎和前列腺炎　关于支原体在附睾炎和前列腺炎中的作用仍有争议。有报告除从患者尿道检出Uu外，从发炎的附睾吸出物中分离出Uu，并且血清中特异性抗体高于初期的4倍。急性Uu尿道炎时，可能波及前列腺，患者比对照组更经常和更多分离到Uu。附睾炎常与NGU并存，临床表现多为单侧附睾疼痛、肿胀，有触痛，可伴阴囊水肿和全身发热。当炎症转为慢性时，附睾尾部有硬结，精索增粗，性生活过度和酗酒等诱因可导致急性发作。

3. 细菌性阴道炎　细菌性阴道炎患者和阴道菌群正常的女性阴道Mh的检出率有显著性差异，提示Mh是细菌性阴道炎的病原体之一，而Uu和Mg在这两组女性间无显著性差异。细菌性阴道炎的主要表现是阴道分泌物增多，有鱼腥样气味，一般不伴有外阴及阴道疼痛、瘙痒或刺激症状。约50%的患者无自觉症状。体检见阴道口有分泌物流出，阴道壁炎症不明显示，表面覆有稀薄、均匀一致的灰白色分泌物。

4. 盆腔炎　盆腔炎为多种病原体引起的疾病，除沙眼衣原体和淋球菌外，Mg和Mh（可能不是Uu）是其原因之一。病例对照研究表明，盆腔炎组13%Mg阳性，对照组Mg为阴性，且排除了沙眼衣原体，提示Mg与盆腔炎可能相关。大约有8%的输卵管炎患者从输卵管中可培养分离到Mh，从没有损害的患者中则分离不到，Mh也能从子宫内膜中分离到，而且在和沙眼衣原体或淋球菌无关的盆腔炎患者中，Mh特异性抗体升高，也能说明Mh的作用。

5. 肾盂肾炎　Mh在下泌尿生殖道分离率很高，但在上泌尿道只有急性感染，常常在发生明显抗体反应时才分离到，大约5%急性肾盂肾炎病例归因于Mh，在认为Mh是病原体的病例中，50%易感因素是尿路阻闭或器械操作。

【实验室检查】

生殖道支原体感染的诊断主要靠实验室检测。检测生殖道支原体的实验室方法包括微生物学、血清学、免疫学和分子生物学等。

检测支原体可从患者尿道、宫颈和阴道分泌物取材。支原体培养一般用液体培养基，很敏感，通过观察培养基中指示剂颜色变化判断有无支原体生长，Uu 和 Mh 均可通过培养基进行分离，但 Mg 需培养数周且分离培养极为困难，因此诊断这一支原体应用 PCR 法。实时定量 PCR 法除能检测 Mg 外，还监测治疗效果。

此外，生殖道支原体的药敏试验可用于选择敏感抗生素。

【诊断与鉴别诊断】

本病主要根据病史（性接触史、配偶感染史等）、潜伏期长短、临床表现、分泌物涂片在 1000 倍显微镜下每个视野平均中性粒细胞 ≥ 5 个，同时排除淋球菌感染，可以初步诊断为非淋菌性尿道炎。再进一步排除沙眼衣原体感染，找到支原体感染的证据，即可诊断本病。

【治疗】

支原体对磺胺类、甲氧苄氨嘧啶（TMP）、利福平和所有作用为抑制细胞壁合成的抗生素耐药，可用于治疗支原体感染的抗生素包括四环素类、大环内酯类、喹诺酮类及其他一些抗生素。四环素类是治疗 Uu 和 Mh 的首选药物，多西环素和米诺环素的疗效优于四环素。

支原体对抗生素的耐药较为普遍，临床上根据支原体的培养及药物敏感试验，寻求最敏感的药物。根据炎症过程、临床表现、微生物检测，排除其他原因的不育、妇产科疾病史和妊娠史等，常用药物为：多西环素，第一次 0.2 g，以后每次 0.1 g，每天 2 次，疗程 14 天；米诺环素，第一次 0.2 g，以后每次 0.1 g，每天 2 次，疗程 14 天；交沙霉素，0.2 g，每天 4 次，10～14 天；红霉素，0.5 g，每天 4 次，10～14 天；阿奇霉素 1 g，1 次顿服，饭前 1 小时或饭后 2 小时服用。由 Mg 引起的感染可能持续或反复，一些作者认为必须采用长疗程（＞1 个月）的四环素或大环内酯类药物治疗。

妊娠期间建议用红霉素或阿奇霉素，儿童（45 kg 以下）可用红霉素 50 mg/kg，每天分 4 次内服。

【预防与调摄】

注意休息，多饮水，适当运动增强体质。患者用过的浴巾、衣裤、被单等要用热水烫洗或煮沸、暴晒消毒处理。通知性伴接受检查，在治疗期间禁止性生活。

【临床研究进展】

徐成春等回顾性分析了 693 份泌尿生殖道分泌物标本支原体培养及药敏试验结果。女性标本 570 例、男性标本 123 例，女性中 319 例（55.9%）感染单一解脲脲原体（Uu），5 例（0.88%）感染单一人型支原体（Mh），50 例（8.8%）感染解脲脲原体合并人型支原体（Uu+Mh）；男性中 24 例（19.5%）感染单一 Uu，1 例（0.8%）感染单一 Mh，5 例（4.1%）合并感染 Uu、Mh。支原体对 12 种抗菌药物敏感性较强的是美满霉素、强力霉素、交沙霉素，对克林霉素、甲砜霉素敏感率较低。

结论是泌尿生殖道支原体感染男女性患者均以 Uu 为主，Mh 多以 Uu+Mh 混合感染模式存在，治疗支原体感染宜首选强力霉素、美满霉素、交沙霉素。另有杨靖娴和吴富炜对 1440 例女性标本进行支原体培养、鉴定和药敏试验。结果共检出 434 例支原体，总阳性率为 30.14%。12 种抗菌药物中以四环素类的强力霉素、美满霉素敏感性最好，喹诺酮类药物均高度耐药，尤其是诺氟沙星。单纯 Uu 感染对大环内酯类药物具有很好的抗菌活性，而 Uu+Mh 混合感染和单纯 Mh 感染对大环内酯类中除交沙霉素外的其他药物均高度耐药。

结论是支原体感染以解脲支原体感染为主，抗菌药物以强力霉素、美满霉素和交沙霉素为首选药物，不建议支原体感染患者使用喹诺酮类药物。建议临床用药前尽可能进行支原体培养和药敏试验，根据药敏结果选用药物。国外有 Sharma Rekha 等对 162 例 22～40 岁不育妇女进行研究，同时把 162 例择期剖宫产妇女作为对照，在诊断性腹腔镜手术中抽吸取不孕妇女及对照组的腹腔液，运用 PCR 法诊断生殖道支原体感染。结果不孕组 10 例，对照组 1 例，腹腔液中均检出生殖支原体遗传物质，统计学有显著差异。

【参考文献】

[1] 徐成春，金纪伟，陈永红. 泌尿生殖道支原体感染及药敏结果 693 例分析 [J]. 基层医学论坛，2019, 23(01): 77-79.

[2] 杨靖娴，吴富炜. 1440 例女性生殖道支原体的培养及药敏分析 [J]. 系统医学，2018, 3(13): 27-28, 31.

[3] REKHA S, NOOREN M, KALYAN S, et al. Occurrence of mycoplasma genitalium in the peritoneal fluid of fertile and infertile women with detailed analysis among infertile women[J]. Microbial Pathogenesis, 2019, 129(4): 183-186.

（于希军）

第七节　软下疳

软下疳（chancroid）是由杜克雷嗜血杆菌感染引起的疾病，本病好发于生殖器部位，特点是生殖器发生急性、多发性、疼痛性溃疡，常伴有疼痛化脓性腹股沟淋巴结肿大为特征的一种典型性病。软下疳属于中医所称的"疳疮""横痃"范畴，在古时称为"妒精疮"。

【病因与发病机制】

中医学认为本病主要是由于房事不洁，外染邪毒，或素体湿盛，湿热下注，或淫欲伤精，败精蕴结成毒，外犯前阴而成。

现代医学认为软下疳由病原体杜克雷嗜血杆菌感染所致，该菌是一种革兰染色阴性的兼性厌氧菌，长约 2.0 μm，宽约 0.5 μm，短杆状，两端钝圆，往往成双排列或成链状排列。该菌无动力、无芽孢，是典型的寄生菌，在开放性损害中，很难找到活菌，从腹股沟脓液中比较容易分离到此菌。该病原体主要通过性接触传播，亦可自身接种。

【临床表现】

本病潜伏期 3～14 天，以 4～7 天为常见。男性好发于包皮、包皮系带、冠状沟、龟头、阴茎体、会阴部以及肛周等处，女性好发于小阴唇、大阴唇、阴唇系带、前庭、阴蒂、子宫颈、会阴部以及肛周等处。患部有剧烈的疼痛，男性患者症状常较重。

发病前无前驱症状，典型软下疳发病快，进展也快。发病后患处出现针头大红色丘疹，瞬即变成黄豆大脓疱和圆形、椭圆形或不规则溃疡，直径 2～20 mm，溃疡基底触之较软，易出血，有明显的触痛及自觉痛。上覆有恶臭的灰黄色脓性分泌物及坏死组织，溃疡周围有炎性红斑。由于自身接种，周围可出现 2～5 个成簇的卫星溃疡。软下疳三联征包括潜蚀性的溃疡边缘、脓性污秽的灰色溃疡基底以及中等至严重程度的疼痛。

【组织病理】

皮损有 3 个互相覆盖的带，并有特殊的血管变化。溃疡底部表面的带很窄，由中性粒细胞细胞、纤维蛋白、红细胞与坏死组织组成；位于其下的第二条带相当宽，有很多新生血管，内皮细胞明显增生，导致管腔常有闭塞及血栓形成，血管壁变性；最深部的带则是由浆细胞与淋巴细胞组成的致密浸润带，在组织切片中有时可找到杜克雷嗜血杆菌。

【诊断与鉴别诊断】

1. 诊断

（1）有非婚性行为及性伴侣感染史；好发于包皮、龟头、阴茎、阴蒂、会阴部、阴唇、会阴部以及肛周等处。

（2）生殖器部位由丘疹迅速发展为脓疱、溃疡，基底柔软易出血，上覆有恶臭的灰黄色脓性分泌物及坏死组织，溃疡周围有炎性红斑；患处有剧烈疼痛，以男性为常较重。下疳出现后1~2周内腹股沟淋巴结肿大，压痛明显。

（3）分泌物涂片：是病原学检查的重要方法。从溃疡处取材涂片作革兰染色，镜下可见到革兰阴性短杆菌，成双排列或成链状排列，但涂片中常有其他菌丛干扰，所以有时靠涂片难以确诊；

（4）细菌培养：是最可靠的确诊方法。标本在选择性培养基上培养，可出现典型菌落，取典型菌落作细菌涂片，可见到革兰阴性短链杆菌。

2．鉴别诊断　本病可与下列疾病进行鉴别：

（1）硬下疳：潜伏期较长，一般为2~4周，触之坚实，不痛，表面糜烂或浅溃疡。分泌物暗视野显微镜检查可见苍白螺旋体，涂片无革兰阴性杆菌。

（2）生殖器疱疹：初发为小疱疹，成群分布，可发展成小溃疡，涂片无革兰阴性杆菌。一般1~2周可自愈，但易反复发作。

（3）性病性淋巴肉芽肿：亦可在外阴部出现溃疡及腹股沟淋巴结炎，有轻重不一的全身症状，晚期可出现下肢象皮肿及肛门直肠综合征，补体结合试验于感染4周后可呈阳性，滴度在1∶64以上有诊断意义。

（4）腹股沟肉芽肿：损害为增生性肉芽肿性溃疡，淋巴结症状轻微，甚至不发生，自觉不痛，涂片可见增大细胞内的 Donovan 小体。

（5）急性女阴溃疡：临床症状与软下疳类似，但无性接触史，常见于少女及未婚妇女，易反复发作，溃疡分泌物涂片可检见粗大杆菌。

【治疗】

（一）中医治疗

1．分型论治

（1）湿热下注证：

主症：起病较急，患部红肿灼热疼痛，或轻度溃烂，流脓溢水；或有恶寒发热，小便短赤。舌红，苔黄腻，脉滑数。

治法：清热利湿解毒。

方药：龙胆泻肝汤加减。

（2）热毒蕴结证：

主症：龟头、阴茎或大小阴唇溃烂成疮，脓液味臭，创面紫红灼痛，或腹股沟部红肿，行走不便，大便秘结，小便淋涩热痛。舌质红，苔黄，脉弦数。

治法：清热解毒，泻火解毒。

方药：黄连解毒汤合五味消毒饮加减。

（3）阴虚火旺证：

主症：患处红肿溃烂，午后发热，口干咽燥，大便秘结，小便短赤或茎中作痛。舌质红，苔薄黄或少苔，脉细数。

治法：滋阴降火。

方选：知柏地黄汤加减。

（4）气阴不足证：

主症：横痃破溃日久不愈，创面肉芽色淡，脓水稀少，身倦乏力，心烦口干，大便干结。舌红少苔，脉细。

治法：益气养阴，托里排脓。

方药：托里消毒散加减。

2．外治

（1）三黄洗剂：适用于早期糜烂面，每天3次。

（2）青黛散：适用于创面较浅而分泌物不多时，每天1次。

（3）10%黄柏溶液：适用于早、中期创面糜烂、溃疡脓液较多时；每天2次。

（4）生肌膏：适用于创面溃疡后期难愈合者，每天3次。

（二）西医治疗

1．阿奇霉素1.0g单次口服；红霉素500g，每天4次，疗程7天；头孢曲松250mg，1次肌内注射；复方磺胺甲噁唑2片，每天2次，疗程7天；环丙沙星500mg，每天4次，疗程3天；四环素500mg，每天4次，疗程10～20天。

2．注意局部卫生，可用0.1%利凡诺溶液、1：5000高锰酸钾溶液或3%过氧化氢溶液局部清洗，再用抗生素软膏。未化脓者予以热敷，已化脓者可用注射器穿刺吸脓，穿刺时应从健康皮肤处进针，或者切开排脓。

3．晚期已形成组织破坏、瘢痕及畸形者可行外科手术治疗。

4．治疗期间应禁止性生活，对近一周内与患者有过性接触的性伴侣要进行预防性治疗。因本病易与梅毒混合感染，治疗3个月应进行梅毒血清检查。

（三）中西医结合治疗思路

本病的中医治法为清热解毒祛湿，在治疗方法上应内治与外治相结合。西医予以抗感染、局部护理、必要时切开排脓等对症支持治疗。二者联合用药，用西药内服和中药膏外涂，疗效高，方法简单，复发率低等，可以起到良好的治疗作用以及延缓病程进展作用。但临床已有耐药菌株报道，因此在治疗中一线抗生素无效时，可联合用药。

【临床研究进展】

有文献报道，检测45例中西结合治疗软下疳患者得出结论，软下疳男性患者多于女性患者，发病率呈逐年上升趋势，如治疗不及时，可并发腹股沟淋巴结肿大、化脓等；另有文献提示，软下疳治疗的新进展提示，环丙氟哌酸（Ciproflaxin）500mg顿服，Enoxacin 400mg间隔12小时服用3次，淋必治2g肌内注射，治愈率为91%。这对治疗软下疳有了更广阔的选择范围，对生殖器溃疡特别重要，最新研究表明，生殖器溃疡的存在使患者更易于感染HIV。

【医家经验与争鸣】

赵炳南、张志礼认为本病主要是由于房事不洁，外染邪毒，或素体湿盛，湿热下注，或淫欲伤精，败精蕴结成毒，外犯前阴而成。治疗以清热解毒祛湿为原则。用龙胆、栀子、黄芩清热解毒燥湿；车前子、木通泽泻导湿下行；牡丹皮凉血活血；当归祛瘀；甘草解毒清热。便秘者加大黄通腑泄热。

欧阳恒认为软下疳临床多分三证论治。湿热下注，治宜清热利湿解毒，方用龙胆泻肝汤加减。热毒蕴结，治宜清热解毒，泻火解毒，方用黄连解毒汤合五味消毒饮加减。气阴不足，治宜益气养阴，托里排脓。方宜托里消毒散加减。

【预防与调摄】

1．提倡安全的性行为，避免非婚性行为，提高安全套的使用率，正确使用安全套。

2．通过各种途径积极宣传，帮助公众了解本病及其他性疾病传播的危害。

3．改善就诊环境，消除歧视；提高就诊质量，使患者能心及时就诊。

4．发病后及时治疗，未治愈应暂停性生活，并应对患者性伴侣做追踪防治。

5．洁身自爱，杜绝性乱。

【参考文献】

[1] 赵静媛，袁红，方翠艳，等. 软下疳疾病的临床治疗分析 [J]. 世界最新医学信息文摘，2014, 14(07): 81-90.

[2] 佚名. 软下疳诊断标准及处理原则 [J]. 疑难病杂志，2006(04): 243.

[3] 韩永胜，张英俊，侯春莹. 中西医结合治疗软下疳 45 例 [J]. 皮肤病与性病，2003(02): 56.

（张予晋）

第八节　性病性淋巴肉芽肿

性病性淋巴肉芽肿（lymphogranuloma venerum）是由沙眼衣原体引起的性传播疾病，又称为腹股沟淋巴肉芽肿，是经典的性病之一。主要表现为腹股沟淋巴结肿大和多中心化脓，呈亚急性病程。本病好发于青壮年，男性多见，中医称为"横痃"，也有称为"鱼口""便毒"。

【病因及发病机制】

中医学认为本病主要由于房事不洁，外染淫毒，毒蕴下焦，郁湿化热，湿热毒结，凝滞精血，而成结肿，久则肉腐伤肌而溃；湿热毒邪久蕴，痰凝血瘀阴部肿胀如象皮；病患日久，邪热耗气伤阴，瘘管形成，难以不收口。

现代医学认为本病病原体为 L1～L3 血清型的沙眼衣原体。大多数沙眼衣原体感染仅侵犯粘膜表面，而引起本病的沙眼衣原体侵袭力强，通过局部淋巴管累计附近深部组织及内脏，产生淋巴管和淋巴管周围炎，原发感染部位引起淋巴结炎性肿大，发展成脓肿、坏死、破溃，出现瘘管和窦道。反复炎症、慢性水肿、组织纤维化，破坏了局部及邻近的组织器官，影响功能。

【临床表现】

本病潜伏期为 1～6 周，平均为 3 周左右。

早期症状：致病沙眼衣原体感染人体后，经过潜伏期，发生初疮，常表现为小疱疹或浅表糜烂或溃疡，多为单个，也有多发者。自觉症状轻微，数日自愈，不留瘢痕，常不为患者本人注意。男性多发生于龟头、冠状沟和阴茎体，女性多发生于大小阴唇、阴道和宫颈，少数患者发生在肛周、口腔和口唇等处。

中期症状：初疮出现 1～4 周后，男性患者出现腹股沟淋巴结肿大，质硬，疼痛。多累积单侧，初起时，侵犯 1～2 个淋巴结，渐侵犯多个淋巴结，相互融合与周围粘连。因坚韧的腹股沟韧带把淋巴结团块分开，使之两侧隆起，中央凹陷，产生一条长形沟槽，称为"槽型征"。1～2 周后，肿大的淋巴结软化、波动、破溃，流出黄色浆液和血性脓液，产生多个瘘管。数周或数月愈合，形成瘢痕。女性初疮发生在外阴和阴道下段，表现为腹股沟淋巴结肿大，症状与男性相同。初疮发生在引导 2/3 以上或宫颈，由于该段淋巴液引流到直肠周围淋巴结，可引起生殖器肛门直肠综合征，出现该处淋巴结肿大、化脓、破溃，并出现腹痛、腹泻、里急后重、便中带血，继而发生便秘、腰背痛。此期还可以出现发热、头痛、关节痛、乏力、肝脾大和皮疹等全身症状。

晚期症状：经过多年长期慢性淋巴管和淋巴结炎后，可发生阴部象皮肿和引起直肠狭窄等后遗症。象皮肿发生于阴唇、阴蒂、阴茎、阴囊及直肠，变现为皮肤疣状增生及息肉样生长。直肠炎和直肠周围炎症后瘢痕形成，使直肠下端呈管状狭窄，导致排便困难、腹绞痛及大便变细，少数可发生癌变。女性还可能发生直肠阴道瘘、阴道尿道瘘及周围瘘管。

【组织病理】

初疮坏死区围绕有上皮细胞及富有浆细胞的肉芽组织。淋巴结主要由分散的上皮样细胞岛组成，随着上皮样细胞岛增大和坏死，形成特有的星状脓肿，其中包含有中性粒细胞，绕以上皮样细胞和浆细胞的慢性肉芽组织，切片中不能发现沙眼衣原体。

【诊断与鉴别诊断】

1. 诊断

（1）有不洁性交史。

（2）症状不明显的初疮，腹股沟淋巴结明显肿大、触痛，破溃后流出黄色浆液和血性脓液，产生多个瘘管，愈后遗留瘢痕。

（3）病理检查有星状脓肿；衣原体补体结合试验阳性，滴度在 1∶64 以上；Frei 试验阳性，组织培养分离到沙眼衣原体 L1～L3 型。

2. 鉴别诊断　本病可与下列疾病进行鉴别：

（1）腹股沟肉芽肿：皮损较大，可查到 Donovan 小体，腹股沟淋巴结变化不显著。

（2）梅毒硬下疳：硬下疳质硬无痛，腹股沟淋巴结肿大，无触痛，不粘连，很少破溃，梅毒血清学试验阳性。

（3）软下疳：软下疳的阴部原发溃疡较深，脓液较多，有触痛，肿大的腹股沟淋巴结有触痛，会波动，破溃产生窦道，流出脓液，杜克雷嗜血杆菌阳性。

【治疗】

（一）中医治疗

1. 分型论治

（1）湿热下注证：

主症：阴部出现丘疹，水疱细小如粟，或糜烂溃疡，片小而浅，少许滋水，或伴微热、倦怠，纳差，小便黄赤。舌红，苔黄，脉弦数。

治法：清热利湿解毒。

方药：五味消毒饮合二妙散加减。

（2）热毒蕴结证：

主症：腹股沟淋巴结肿大，质硬，疼痛，皮色红或紫红，伴发热，倦怠，身痛。舌红，苔黄，脉弦数。

治法：清热解毒，散结消肿。

方药：仙方活命饮加减。

（3）气阴亏虚证：

主症：皮核破溃，创口暗红，脓液先黄后清稀，或夹有败絮样物，此愈彼溃，久不收口，可形成瘘管、窦道及象皮肿。舌红少苔，脉细数。

治法：益气养阴生肌。

方药：内托生肌散加减。

（4）痰凝血瘀证：

主症：阴部肿胀肥厚，坚实，或下肢肿胀如象皮，或直肠肿块，狭窄，排便困难，乏力，纳呆。舌红，苔腻，脉涩。

治法：化痰软坚，行瘀散结。

方药：桃红四物汤合海藻玉壶汤加减。

2. 外治

（1）如意金黄散：横痃未破时，用麻油和生理盐水调外敷患处 4 小时，每天 2 次。

（2）九华膏、红升丹：横痃破溃后，或形成窦道时，可用九华膏或红升丹药条换药，每天 1 次。

（二）西医治疗

1. 药物治疗　多西环素 100 mg，口服，每天 2 次，共 3 周；或四环素 500 mg，口服，每天 4 次，共 3～4 周；或米诺环素 100 mg，口服，每天 2 次，共 3 周；或红霉素 500 mg，口服，每天 4 次，共 3 周。治疗后随访 1 年，每 3 个月复查 1 次，如有复发应重复治疗。

2．外科治疗　如有化脓波动的淋巴结，应用针筒穿刺抽去脓液，严禁切开引流。如出现直肠狭窄可做扩张术后部分切除术。严重和象皮肿者应做外科手术治疗。

（三）中西医结合治疗思路

本病西医病因为沙眼衣原体感染，以抗生素及对症治疗，联合中医药治疗清热解毒、利湿消肿，早中期预后良好，晚期应积极治疗以减轻炎症及防止病情反复进展。

【预防与调摄】

1．洁身自好，避免不洁性行为。

2．可疑感染者，及时治疗，其性伴侣必须检查和预防性治疗。

3．饮食清淡，避免饮酒及食用辛辣刺激食物，避免搔抓、热水烫洗患处。

（张予晋）

第九节　腹股沟肉芽肿

腹股沟肉芽肿（granuloma inguinale）是由肉芽肿荚膜杆菌引起的一种主要通过性行为传播的疾病，主要累及生殖器、肛周和腹股沟。中医称为"鱼口"，主要特征为外生殖器及其皮肤粘膜周围反复发生的进行性无痛肉芽肿溃疡。中医古籍中有关鱼口、便毒、横痃的描述类似本病。

【病因及发病机制】

中医学认为本病由于不洁性交、或感染污秽之物，湿热邪毒蕴结下阴，阻滞气血，腐肉伤肌而致。若邪毒循经上犯，可内攻脏腑，若邪毒结聚，经络阻塞，则发为象皮肿样变。

现代医学认为本病是由肉芽肿荚膜杆菌感染所致，传染性较轻，传播途径主要以性传播为主，主要发生在性接触部位。

【临床表现】

本病潜伏期尚不明确，一般为1周至3个月。男性好发于阴茎、阴囊、肛周、腹股沟等部位。女性好发于阴唇、会阴部以及子宫颈等。根据皮损形态可分为结节型，增殖型、溃疡型、瘢痕型、肥厚型等。初发皮损多表现为柔软暗红色丘疹或圆形结节，可有轻微瘙痒，伴渗出，破溃形成溃疡后边缘高起、卷曲，边界清楚。逐渐增大为牛肉红色的肉芽组织，表面有分泌物，无疼痛感，触之易出血；后期可形成瘢痕，出现淋巴管阻塞、假性象皮肿、鳞状细胞癌等并发症。

【组织病理】

真皮内密集浸润组织细胞与浆细胞，其中有散在的中性粒细胞组成的小脓肿。淋巴细胞数目稀少，巨噬细胞体积较大，有空泡，包涵体内可见细胞内杆菌，即杜诺凡小体。

【诊断与鉴别诊断】

1．诊断

（1）有不洁性交史或或性伴侣感染史。

（2）起病缓慢，呈无痛性进行性反复生殖器、肛周或腹股沟等处溃疡，伴分泌物秽浊，合并感染时常有臭味。

（3）溃疡表现为牛肉红色肉芽组织，触之易出血，或形成瘢痕。

（4）组织学检查查及杜诺凡小体，或细菌培养查及肉芽肿荚膜杆菌阳性。

2．鉴别诊断　本病可与下列疾病鉴别：

（1）硬下疳：表现为单发性无痛性硬结，可形成溃疡，表面相对清洁，无臭味。涂片暗视野检查可见梅毒螺旋体，可自行消退。梅毒血清学检查 RPR 或 TPPA 可呈阳性反应。

（2）阴茎结核：好发于龟头、包皮及冠状沟，初发皮损为红色或淡红色的丘疹结节，继而形成坏死，并进一步化脓破溃。本病病原体为结核分枝杆菌。

【治疗】

（一）中医治疗

1．分型论治：

（1）湿热下注证：

主症：阴部出现一个或数个皮下结节。不久溃烂，表面污秽，伴口苦。小便黄赤，舌苔黄腻，脉滑数。

治法：清热利湿解毒。

方药：龙胆泻肝汤加减。

（2）湿毒蕴结证：

主症：阴部溃疡，边缘清楚，创面色暗如牛肉，边缘高起呈滚卷形，表面污秽，触之易出血。舌红苔腻，脉滑或涩。

治法：清热祛湿，解毒化瘀散结。

方药：仙方活命饮加减。

（3）气阴亏虚证：

主症：溃疡日久，常年不愈，创面暗红，脓物稀薄，并见低热盗汗，或面色无华，纳呆，乏力。舌淡红少苔，脉细。

治法：补气养阴。

方药：八珍汤加减。

2．内服中成药

（1）西黄丸：清热解毒，消肿散结。适于本病湿毒蕴结证。

（2）龙胆泻肝丸：清肝胆，利湿热。适于本病湿热下注证。

3．外治法：

（1）初起溃疡、结节时，可用金黄膏或四黄膏外敷。

（2）脓水较多，脓物腐臭时，可用 10% 黄柏溶液外洗及湿敷。

（3）皮损颜色淡红，创面脓物不多、经久不愈，可用生肌膏外涂。

（二）西医治疗

抗生素疗程至少 3 周，直至痊愈。有效药物为多西环素、庆大霉素、复方磺胺甲噁唑及红霉素等。损害愈合后，毁形的生殖器可由外科手术进行矫正。

（三）中西医结合治疗思路

本病以西医抗感染及对症支持治疗为主，然病情迁延、较易反复，中医药可以起到良好的缓解症状，以及延缓病程进展作用，尤其针对由本病引起的一些全身伴随症状，如全身性皮肤瘙痒、疼痛等。

【临床研究进展】

有文献报道，腹股沟肉芽肿容易导致溃疡局部愈合时间延长，从而增加感染其他性传播疾病如 HIV、生殖器疱疹的风险。另有文献提出，腹股沟肉芽肿可以经淋巴液传播扩散，当其处于疾病进展阶段时，可以侵犯淋巴结，当侵犯颈部淋巴结时表现类似于结核性颈淋巴结炎。

【预防与调摄】

1．宣传正确的性观念，杜绝不洁性行为，推广规范使用避孕套预防感染的相关知识。

2．改善就诊环境，消除歧视，提高医疗质量。

3．鼓励患者通知其性伴侣进行检查并及时进行治疗。

4．加强对病人的心理治疗和支持。

【参考文献】

[1] 邝捷. 类似结核性淋巴结炎的颈淋巴结腹股沟肉芽肿 [J]. 中国皮肤性病学杂志, 1990(01): 66.

[2] 夏强. 艾滋病时代腹股沟肉芽肿的临床流行病学特征 [J]. 国外医学 (皮肤性病学分册), 1999(03): 190-191.

（张予晋）

第十节 阴 虱

阴虱（pediculosis pubis）是由虱寄生于人体阴毛部，反复叮咬出血引起的一种瘙痒性传染性疾病。阴虱主要通过人与人之间直接传播（不洁性接触史），也可通过被褥、衣物等物品间接传播。主要症状表现为阴毛部及肛门周围体毛处皮肤剧烈瘙痒，晚间为甚，可见抓痕、血痂和结节。中医称之为"阴虱疮""虱病""虱伤"等。

【病因及发病机制】

中医学认为本病由于房事不洁或衣被不净，染虫而病。阴虫叮咬，故瘙痒起疹、抓挠、血痂；虫毒浸淫肌肤，故皮肤潮红、糜烂、渗液。《医宗金鉴·外科心得要法》对此病的病因病机进行了描述："此疮一名八脚虫，生于前阴毛际内，由肝肾气浊生热，兼淫欲失洗、不洁搏滞而成，瘙痒难忍，抓破色红，中含紫点。"

现代医学认为与虱虫感染相关。虱是昆虫纲节肢动物，属于体外寄生虫。可分为头虱、体虱和阴虱。阴虱主要活动在耻骨阴部处，涉及肛周、下腹部、腋部等处，累及阴毛、腋毛、毳毛、睫毛，在儿童还可累及头发。阴虱的卵适于黏附在阴毛上，用其口器刺入皮肤吸血时，其机械性损伤和毒性分泌物刺激是致病因素。

【临床表现】

阴虱主要寄生于人体的外阴阴毛部，也可发生于肛周、下腹部、腋部等处，瘙痒剧烈，夜间为甚（各图 26-10-1）。部分患者感染后无症状，为无症状阴虱病，但大多数均有不同程度的瘙痒。初起常在叮咬处发红，或有小红斑，上有血痂，3~5 天后局部隆起形成丘疹或者丘疱疹，甚则大疱性损害。可见阴毛上黏附有灰白色砂粒样颗粒（虱卵）和缓慢移动的阴虱，也可见阴虱一半钻入皮内，一半露于皮外。可于股内侧、腹部及腰部发现散在蓝色出血瘀斑，指压不褪色，可持续存在数月，可能是由于阴虱吸血时，其唾液进入皮肤内，使得该处血红蛋白变色成为蓝色，患者内裤上常有点状污褐色血迹，为阴虱吸血出血所致。由于局部皮肤瘙痒，搔抓后引起抓痕、丘疹、结痂，或者糜烂、渗液，甚至脓疱、毛囊炎、疖肿。严重可伴有发热、头痛、局部淋巴结肿大。

阴虱感染眉毛、睫毛时称为眼睑阴虱病，症状类似脂溢性皮炎或传染性湿疹样眼睑炎，自觉瘙痒和结膜发炎，或可见蓝色斑。

【实验室检查】

皮肤镜检查：可于毛干及根部发现虫卵与幼虫。（各图 26-10-2）

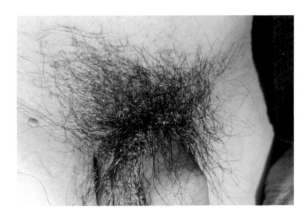

各图 26-10-1　阴　虱

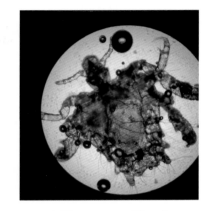

各图 26-10-2　虱　病

（内蒙古医科大学附属医院　于希军　供图）

【诊断与鉴别诊断】

依据临床表现及传染史，查见虱成虫或虫卵可确诊。皮肤镜可观察到成虫、虫卵和孵化后的卵壳。本病可与下列疾病进行鉴别：

（1）疥疮：疥疮是由疥螨寄生于皮肤的传染性皮肤病。多寄生于皮肤薄嫩处，如手指缝、肘窝、腋窝、乳晕、外生殖器。皮损多对称，表现为丘疹、丘疱疹及隧道，散在性分布。特别是可见匐行隧道，弯曲微隆起，末端有丘疹和小水疱，为雌虫停留处，是疥疮特有的特征；在外生殖器处发生暗红色疥疮结节，为疥螨死后引起的异物反应。夜间瘙痒加重。皮肤镜和镜检可找到疥螨或虫卵。

（2）瘙痒症：瘙痒症是一种仅有皮肤瘙痒而无原发性皮损的皮肤病，因搔抓可引起继发性皮损。

（3）痒疹：痒疹是一组以风团样丘疹、结节、奇痒为特征的炎症性皮肤病。好发躯干及四肢伸侧。以上所述病变也可与阴虱同时存在。

【治疗】

一般以外治为主。

（一）中医治疗

1. 先剃净阴毛，用热水、肥皂清洁局部。

2. 可外用 25% 百部酊、10% 硫黄软膏。

3. 乌梅 30 g，五倍子 20 g，苦参 30 g，地肤子 30 g，鹤虱 30 g，百部 20 g，煎水先熏后洗，每天 1 剂。

4. 苦参 30 g，蛇床子 30 g，乌梅 30 g，白头翁 30 g，野菊花 30 g，秦皮 10 g，煎水先熏后洗，每天 1 剂。

5. 大黄 50 g，忍冬藤 50 g，贯众 50 g，野菊花 30 g，乌梅 30 g，煎水外洗，每天 1 剂。

（二）西医治疗

1. 剃净阴毛，用热水、肥皂清洁患部。

2. 外用 5% 苄氯菊酯霜剂、0.3% 除虫菊酯、25% 苯甲酸苄酯软膏等。

3. 凡士林外用可阻塞虱的呼吸道和消化道致虱死亡，对虱卵无杀死作用，但在剃净阴毛和消毒内裤等措施配合下，仍有较好疗效；且凡士林无毒无刺激性，适用于孕妇或局部皮肤有破损及炎症者。

【预防与调摄】

1. 注意卫生，勤洗阴部，勤换内裤。

2. 洁身自好，杜绝婚外性行为接触。

3. 患病后应同时检查并治疗与患者直接接触者。

4. 患者衣物应单独洗涤，并用开水烫洗或阳光曝晒。

（张予晋）

第十一节　艾滋病

艾滋病全称为获得性免疫缺陷综合征（acquired immunodeficiency syndrome，AIDS），是由人类免疫缺陷病毒（human immunodeficiency virus，HIV）感染引起的以人体 CD4$^+$T 淋巴细胞减少为特征的进行性免疫功能缺陷，继发各种机会性感染、恶性肿瘤和中枢神经系统病变的综合性疾患。艾滋病归属中医"疫病""虚劳"等范畴。

【病因及发病机制】

中医学认为本病多由疫毒侵袭、耗伤正气、日久全身气血阴阳失调、脏腑功能受损而发病。《素问·刺法论》所称"五疫之至，皆相染易，无问大小，病状相似"的特点，故将其谓之疫毒。

西医上根据血清学分型，HIV 可分为 I 型（HIV-1）和 II 型（HIV-2），我国以 HIV-1 为主要流行株。HIV 主要侵犯人体的免疫系统，包括 CD4$^+$T 淋巴细胞、巨噬细胞和树突状细胞等，主要表现为 CD4$^+$T 淋巴细胞数量不断减少，最终导致人体细胞免疫功能缺陷，引起各种机会性感染和肿瘤的发生。

HIV 属于反转录病毒科慢病毒属中的人类慢病毒组，为直径 100～120 nm 球形颗粒，由核心和包膜两部分组成。核心包括两条单股 RNA 链、核心结构蛋白和病毒复制所必须的酶类，含有反转录酶（RT、P51/P66），整合酶（INT、P32）和蛋白酶（PT、P10）。核心外面为病毒衣壳蛋白（P24、P17）。病毒的最外层为包膜，其中嵌有外膜糖蛋白 gp120 和跨膜糖蛋白 gp41。

HIV 基因组全长约 9.2 kb，含有 gag、pol、env 3 个结构基因、2 个调节基因（tat 反式激活因子、rev 毒粒蛋白表达调节子）和 4 个辅助基因（nef 负调控因子、vpr 病毒 r 蛋白、vpu 病毒 u 蛋白和 vif 病毒感染因子）。

HIV 进入人体后，在 24～48 小时到达局部淋巴结，5 天左右在外周血中可以检测到病毒成分，继而产生病毒血症，导致急性感染，以 CD4$^+$T 淋巴细胞数量短期内一过性迅速减少为特点。大多数感染者未经特殊治疗，CD4$^+$T 淋巴细胞数可自行恢复至正常水平或接近正常水平。由于机体的免疫系统不能完全清除病毒，形成慢性感染，包括无症状感染期和有症状感染期。无症状感染期持续时间变化较大（数月至数十年不等），平均约 8 年，表现为 CD4$^+$T 淋巴细胞数量持续缓慢减少（多为 800～350 个 / μL）；进入有症状期后 CD4$^+$T 淋巴细胞再次快速地减少，多数感染者 CD4$^+$T 淋巴细胞计数在 350 个 / μL 以下，部分晚期患者甚至降至 200 个 / μL 以下，并快速减少。HIV 引起的免疫异常除了 CD4$^+$T 淋巴细胞数量的减少，还包括 CD4$^+$T 淋巴细胞功能障碍和异常免疫激活。

HIV 在外界环境中的生存能力较弱，对物理因素和化学因素的抵抗力较低。一般消毒剂如：碘酊、过氧乙酸、戊二醛、次氯酸钠等对 HBV 有效的消毒剂，对 HIV 也都有良好的灭活作用。因此，对 HBV 有效的消毒和灭活方法均适用于 HIV。除此之外，75% 的酒精也可灭活 HIV，但紫外线或 γ 射线不能灭活 HIV。HIV 对热很敏感，对低温耐受性强于高温。56℃处理 30 分钟可使 HIV 在体外对人的 T 淋巴细胞失去感染性，但不能完全灭活血清中的 HIV；100℃处理 20 分钟可将 HIV 完全灭活。

艾滋病患者与 HIV 感染者是本病的传染源，主要传播途径有：性接触传播（包括同性、异性和双性性接触），血液及血液制品（包括共用针具静脉注射毒品、介入性医疗操作、纹身等）和经血液传播、母婴传播（包括经胎盘、分娩时和哺乳传播）。HIV 感染者的体液，包括血液、精液、乳汁、阴道和宫颈分泌液、羊膜囊液、泪液、唾液等都有 HIV 存在，当直接接触这些体液时，HIV 可能会传播。迄今，尚未有泪液、唾液传播 HIV 的确切报道，可能的原因是这些分泌液内 HIV 载量很低，机体的正常免疫功能特别是相关的局部免疫功能限制和清除了 HIV 感染与传播。

【临床表现】

（一）临床分期

根据感染后临床表现及症状严重程度，HIV 感染的全过程可分为急性期、无症状期和艾滋病期。

1. 急性期　通常发生在初次感染 HIV 后 2～4 周。部分感染者出现 HIV 病毒血症和免疫系统急性损伤所产生的临床症状。大多数患者临床症状轻微，持续 1～3 周后缓解。临床表现以发热最为常见，可伴有咽痛、盗汗、恶心、呕吐、腹泻、皮疹、关节疼痛、淋巴结肿大及神经系统症状。此期在血液中可检出 HIV RNA 和 P24 抗原，而 HIV 抗体则在感染后数周才出现。CD4$^+$T 淋巴细胞计数一过性减少，CD4$^+$/CD8$^+$T 淋巴细胞比值亦可倒置。部分患者可有轻度白细胞和血小板减少或肝功能异常。

2. 无症状期　可从急性期进入此期，或无明显的急性期症状而直接进入此期。此期持续时间一般为 6～8 年。其时间长短与感染病毒的数量和型别、感染途径、机体免疫状况的个体差异、营养条件及生活习惯等因素有关。在无症状期，由于 HIV 在感染者体内不断复制，免疫系统受损，CD4$^+$T 淋巴细胞计数逐渐下降，同时具有传染性。

3. 艾滋病期　为感染 HIV 后的最终阶段。患者 CD4$^+$T 淋巴细胞计数多＜ 200 个 / μL，HIV 血浆病毒载量明显升高。此期主要临床表现为 HIV 相关症状、各种机会性感染（各图 26-11-1）及肿瘤。

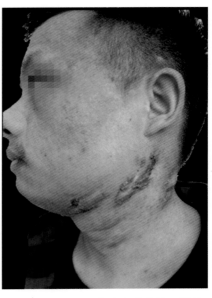

各图 26-11-1　艾滋病并发淋巴结核

（二）HIV 相关症状

主要表现为持续一个月以上的发热、盗汗腹泻；体重减轻 10% 以上。部分患者表现为神经精神症状，如记忆力减退、精神淡漠、性格改变、头痛、癫痫及痴呆等。另外还可出现持续性全身性淋巴结肿大，其特点为：①除腹股沟以外有两个或两个以上部位的淋巴结肿大。②淋巴结直径≥ 1 cm，无压痛，无粘连。③持续时间 3 个月以上。

（三）HIV 感染的皮肤表现

90% 的 HIV 感染者或艾滋病患者在病程中发生皮肤黏膜病变，可表现为感染性皮损、非感染性皮损和皮肤肿瘤。

1. 非感染性皮肤损害　皮损多形性，可类似于脂溢性皮炎、鱼鳞病、毛发红糠疹、银屑病等，但通常病情更为严重。此外还可出现特应性皮炎、光敏性皮炎、玫瑰糠疹、荨麻疹、多形红斑及痤疮样皮损。

2. 感染性皮肤损害　表现为各种病原微生物的感染，但病情较一般患者严重。

（1）带状疱疹：累及范围常较大，可出现水疱、大疱、血疱，疼痛剧烈，极易继发细菌感染，可引起脑炎、肺炎，甚至死亡。

（2）单纯疱疹：常复发频繁，皮损分布呈局限性或播散性，表现为持续性口腔、生殖器、肛周重度疱疹，可长期不愈并形成深溃疡。

（3）疣：可表现为寻常疣、扁平疣、传染性软疣等，男性同性恋患者的肛周、直肠部常有尖锐湿疣。

（4）真菌感染：鹅口疮是免疫缺陷最早出现的症状，此外常出现较严重的浅表真菌感染（如泛发性体股癣、手足癣和多发性甲癣等），有时表现不典型，需做真菌镜检和培养；10%～13% 艾滋病患者可发生隐球菌感染，常表现为疱疹样皮损，中枢神经系统易受累。

（5）细菌感染：表现为毛囊炎、多发性皮肤脓肿或疖。

3. 皮肤肿瘤

（1）卡波西肉瘤（Kaposisarcoma）：常见于鼻尖、口腔黏膜、躯干、四肢等处；皮损开始为粉红色斑疹，长轴与皮纹方向一致，以后颜色变暗，形成淡紫色或棕色的斑疹或斑块（各图 26-11-2），最后变为出血性皮损和结节。

（2）淋巴瘤：皮损无特异性，可为丘疹或结节，诊断主要依靠病理检查。

（3）恶性黑色素瘤：中老年人多发，一般可以较早出现转移。

（4）鳞状细胞癌：艾滋病患者发生的鳞状细胞癌进展较快，病变可侵及结缔组织、软骨和骨膜，或转移到附近的淋巴结、内脏。

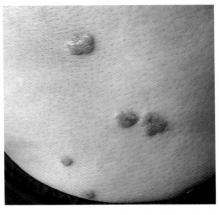

各图 26-11-2　艾滋病并发卡波西肉瘤

【实验室检查】

HIV/AIDS 的实验室检测主要包括 HIV 抗体检测、HIV 核酸定性和定量检测、CD4$^+$T 淋巴细胞计数、HIV 基因型耐药检测等。HIV-1/2 抗体检测是 HIV 感染诊断的金标准；HIV 核酸定量（病毒载量）和 CD4$^+$T 淋巴细胞计数是判断疾病进展、临床用药、疗效和预后的两项重要指标；HIV 基因型耐药检测可为高效抗反转录病毒治疗（HAART）方案的选择和更换提供指导。

1. HIV-1/2 抗体检测　包括筛查试验和补充试验。HIV-1/2 抗体筛查方法包括酶联免疫吸附试验（ELISA）、化学发光或免疫荧光试验、快速检测（斑点 ELISA 和斑点免疫胶体金或胶体硒快速试验、明胶颗粒凝集试验、免疫层析试验）等。补充试验常用的方法是免疫印迹法（WB）。

2. 病毒载量测定　病毒载量一般用血浆中每毫升 HIV RNA 的拷贝数或每毫升国际单位（IU/mL）来表示。测定病毒载量的常用方法有反转录 PCR（RT-PCR）、核酸序列依赖性扩增（NASBA）技术、分枝 DNA 信号放大系统（bDNA）和实时荧光定量 PCR 扩增技术（Real-time PCR）。病毒载量测定的临床意义包括预测疾病进程、提供开始抗病毒治疗依据、评估治疗效果、指导治疗方案调整，也可作为 HIV 感染诊断的参考指标。

3. CD4$^+$T 淋巴细胞检测　CD4$^+$T 淋巴细胞是 HIV 感染最主要的靶细胞，HIV 感染人体后，出现 CD4$^+$T 淋巴细胞进行性减少，CD4$^+$T/CD8$^+$T 淋巴细胞比值倒置现象，细胞免疫功能受损。如果进行 HAART，CD4$^+$T 淋巴细胞在病程的不同阶段可有不同程度的增加。目前常用的 CD4$^+$T 淋巴细胞亚群检测方法为流式细胞术，可以直接获得 CD4$^+$T 淋巴细胞数绝对值，或通过白细胞分类计数后换算为 CD4$^+$T 淋巴细胞绝对数。CD4$^+$T 淋巴细胞计数的临床意义：了解机体的免疫状态和病程进展、确定疾病分期、判断治疗效果和 HIV 感染者的临床并发症。

4. HIV 基因型耐药检测　HIV 耐药检测结果可为艾滋病治疗方案的制订和调整提供重要参考，耐药检测方法有基因型和表型检测，目前国外及国内多用基因型。推荐在以下情况进行 HIV 基因型耐药检测：抗病毒治疗病毒载量下降不理想或抗病毒治疗失败需要改变治疗方案时；进行抗病毒治疗前（如条件允许）。对于抗病毒治疗失败者，耐药检测在病毒载量 > 400 拷贝 /mL 且未停用抗病毒药物时进行，如已停药需在停药 4 周内进行基因型耐药检测。HIV 基因型检测出现 HIV 耐药，表示该感染者体内病毒可能耐药，同时需要密切结合临床情况，充分考虑 HIV 感染者的依从性，对药物的耐受性及药物的代谢吸收等因素进行综合评判。

【诊断与鉴别诊断】

诊断原则：HIV/AIDS 的诊断需结合流行病学史（包括不安全性生活史、静脉注射毒品史、输入未经抗 HIV 抗体检测的血液或血液制品、HIV 抗体阳性者所生子女或职业暴露史等），临床表现和实验室检查等进行综合分析，慎重作出诊断。

成人及 18 月龄以上儿童，符合下列一项者即可诊断：① HIV 抗体筛查试验阳性和 HIV 补充试验阳性（抗体补充试验阳性或核酸定性检测阳性或核酸定量大于 5000 拷贝 /mL）。②分离出 HIV。

18 月龄及以下儿童，符合下列一项者即可诊断：① HIV 感染母亲所生和 HIV 分离试验结果阳性。②为 HIV 感染母亲所生和两次 HIV 核酸检测均为阳性（第 2 次检测需在出生 4 周后进行）。

1. 急性期的诊断标准　患者近期内有流行病学史和临床表现，结合实验室 HIV 抗体由阴性转为阳性即可诊断，或仅根据实验室检查 HIV 抗体由阴性转为阳性即可诊断。

2. 无症状期的诊断标准　有流行病学史，结合 HIV 抗体阳性即可诊断，或仅实验室检查 HIV 抗体阳性即可诊断。

3. 艾滋病期的诊断标准　有流行病学史、实验室检查 HIV 抗体阳性，加下述各项中的任何一项，即可诊断为艾滋病。或者 HIV 抗体阳性，而 CD4+T 淋巴细胞数 < 200 个 / μL，也可诊断为艾滋病。

（1）不明原因的持续不规则发热 38℃以上，> 1 个月。

（2）腹泻（粪便次数多于 3 次 / 日），> 1 个月。

（3）6 个月之内体重下降 10% 以上。

（4）反复发作的口腔真菌感染。

（5）反复发作的单纯疱疹病毒感染或带状疱疹病毒感染。

（6）肺孢子菌肺炎（PCP）。

（7）反复发生的细菌性肺炎。

（8）活动性结核或非结核分枝杆菌病。

（9）深部真菌感染。

（10）中枢神经系统占位性病变。

（11）中青年人出现痴呆。

（12）活动性巨细胞病毒感染。

（13）弓形虫脑病。

（14）马尔尼菲青霉病。

（15）反复发生的败血症。

（16）皮肤黏膜或内脏的卡波西肉瘤、淋巴瘤。

【治疗】

（一）中医治疗

1. 分型论治

（1）热毒内蕴证：

主症：不规则发热，体温 38℃左右，皮肤红疹或斑块或疱疹（疼痛剧烈，面积大，反复难愈），或口疮（多发、易复发、面积大，缠绵难愈），或有脓疱，或躯干四肢有疖肿，或疮疡，伴红肿热痛，或咳嗽痰黄，口苦口臭。舌质红或绛，苔黄腻，脉滑数。（静脉吸毒感染者、早期感染者较多见）。

治法：清热解毒，宣散透邪。

方药：黄连解毒汤合升降散加减。口疮者，加半夏、生姜、黄连、细辛等；咳痰黄稠者，加芦根、冬瓜仁、前胡、鱼腥草等；疮疡者，加土茯苓、滑石、苦参等。

（2）肝郁气滞证：

主症：胸胁胀满，善太息，情志抑郁，急躁易怒，失眠多梦，口苦咽干，全身淋巴结肿大（一般大于 1 cm，多发于耳前、耳后、下颌、腋下、腹股沟等处）；妇女月经不调，乳房胀痛，少腹结块。舌苔薄白，脉弦。早中期感染者、性传播感染者较多见。

治法：疏肝理气。

方药：柴胡疏肝散加减。泛酸者，加吴茱萸、黄连、煅瓦楞子等；呕恶者，加半夏、生姜、乌梅等；善太息者，加瓜蒌、乌药、厚朴等；乳房胀痛、少腹结块、全身淋巴结肿大者，加龙骨、牡蛎、海藻、昆布等；咽干口苦者，加黄芩、栀子、龙胆草等。

（3）肺脾两虚证：

主症：声低懒言，神疲乏力，久咳不止，气短而喘，咯痰清稀，面白无华，食欲不振，食少，腹胀，便溏，以慢性腹泻多见，次数多于 3 次 / 日，持续时间长，抗菌素治疗效果不明显。舌淡，苔白滑，脉弱。采供血感染者、中晚期患者较多见。

治法：益肺健脾。

方药：参苓白术散加减。面部虚浮、下肢浮肿者，加黄芪、汉防己等；腹泻者，加诃子、乌梅等；咳嗽者，加半夏、橘红、前胡等。

（4）气虚血瘀证：

主症：面色萎黄或黯黑，乏力、气短，躯干或四肢有固定痛处或肿块，午后或夜间发热，遇劳复发或加重，自汗，易感冒，食少便溏，或脱发。舌暗红，或有瘀点瘀斑，脉沉涩。静脉吸毒感染者、合并 HCV 感染者，中晚期患者较多见。

治法：益气活血。

方药：补中益气汤合血府逐瘀汤加减。胸胁疼痛者，加川楝子、延胡索、蒲黄、血竭等；四肢、躯干肿块者，加穿山甲、王不留行、地龙等。

（5）阴虚内热证：

主症：两颧发红，形体消瘦，午后潮热，或夜间发热，失眠盗汗，五心烦热，咳嗽，久嗽，乏力、气短，口燥咽干，大便干结，小便黄赤。舌红少苔，脉细数。合并结核、中晚期患者较多见。

治法：养阴清热。

方药：百合固金汤合六味地黄丸加减。症状较重者，酌加青蒿、鳖甲、石斛、银柴胡、白薇、地骨皮等。

（6）气阴两虚证：

主症：少气，懒言，神疲，乏力，自汗，盗汗，动则加剧，易感冒，或伴口干舌燥，五心烦热，形体消瘦，体重减轻，或见干咳少痰。舌体瘦薄，舌质淡，苔少，脉虚细数无力。中晚期患者较多见。

治法：益气养阴。

方药：参芪地黄汤加减。口干舌燥、五心烦热者，加青蒿、鳖甲、知母等；干咳少痰者，加贝母、紫苑、款冬花等；腰膝酸软者，加牛膝、杜仲等。

（7）脾肾阳虚证：

主症：面色㿠白，畏寒肢冷，腰膝酸软，腹中冷痛，或腹胀肠鸣，腹泻剧烈或五更泄泻，下利清谷，或小便不利，或面浮肢肿，或见小便频数，余沥不尽。舌质淡胖有齿痕，苔白滑，脉沉迟细弱。采供血感染者、性传播感染者、晚期患者较多见。

治法：温补脾肾。

方药：真武汤合附子理中汤加减。五更泄者，加补骨脂、菟丝子、肉豆蔻等；小便频数者，加益智仁、乌药等。

2. 内服中成药

（1）牛黄解毒丸：清热解毒，散风消肿。适用于热毒内蕴证。

（2）加味逍遥丸：疏肝清热，健脾养血。适用于肝郁气滞证。

（3）人参健脾丸：健脾益气，和胃止泻。适用于肺脾两虚证。

（4）血府逐瘀丸：活血祛瘀，行气止痛。适用于气虚血瘀证。

（5）养阴清肺丸：养阴润燥，清肺利咽。适用于阴虚内热证。

（6）六味地黄丸：滋补肾阴。适用于气阴两虚证。

（7）金匮肾气丸：温补肾阳。适用于脾肾阳虚证。

3. 外治

（1）艾灸：艾灸可疏通局部经络气血，扶阳固脱，升阳举陷。通常选用神阙、足三里、关元、百会、命门等穴位，每穴每次灸 10～15 分钟，连续 7 天为一个疗程。同时，还可使用隔姜灸、隔盐灸等方法增强疗效。

（2）穴位贴敷：根据患者的不同症状和临床表现选择适宜的穴位进行贴敷，每天 1 次，每次 2 个小时，一个疗程为 7 天。如脾气亏虚，兼有腹泻者可贴敷足三里、神阙、中脘；肾气亏虚，伴有畏寒肢冷者可贴敷腰阳关、命门。

（二）西医治疗

高效抗反转录病毒治疗。

1. 治疗目标　①减少 HIV 相关疾病的发病率和病死率、减少非艾滋病相关疾病的发病率和病死率，使患者获得正常的期望寿命，改善生活质量。②抑制病毒复制使病毒载量降低至检测下限并减少病毒变异。③重建或者维持免疫功能。④减少异常的免疫激活。⑤减少 HIV 的传播、预防母婴传播。

2. 国内现有抗反转录病毒药物介绍　目前国际上共有六大类 30 多种药物（包括复合制剂），分为核苷类反转录酶抑制剂（NRTIs）、非核苷类反转录酶抑制剂（NNRTIs）、蛋白酶抑制剂（PIs）、整合酶抑制剂、融合抑制剂（FIs）及 CCR5 抑制剂。国内的抗反转录病毒治疗（ARV）药物有 NNRITIs、NRTIs、PIs 和整合酶抑制剂四类共 18 种（包含复合制剂）。

3. 成人及青少年初始抗反转录病毒治疗方案　初治患者推荐方案为 2 种 NRTIs+1 种 NNRTIs 或 2 种 NRTls+1 种增强型 PIs（含利托那韦）。基于我国可获得的抗病毒药物，对于未接受过抗病毒治疗（服用单剂奈韦拉平预防母婴传播的妇女除外）的患者推荐一线方案。

艾滋病预后不良。由于存在不可逆转的免疫缺陷，并发条件致病性感染和恶性肿瘤，目前无特效药物治疗，患者最终出现全身衰竭而死亡。

（三）中西医结合治疗思路

艾滋病由于传染强，一旦 HIV 侵犯人体，则导致机体不可逆转的免疫缺陷并发条件致病感染及恶性肿瘤，目前无特效药物治疗，病人最终出现全身衰竭而死亡，因此受到全球的重视。有关艾滋病的治疗，尤其目前西医的高效抗艾滋病毒疗法（HAART，哈特疗法）亦即鸡尾酒疗法已取得相当成效，能使病人的病毒血症受到极大抑制，传染性减少，生存质量明显提高，心理状态大为改善，免疫功能相应提高，并发机会性感染减少。但由于 HIV-DNA 可以整合到人体 DNA 中，并且 HIV 可以和 T 细胞融合，而目前的药物对淋巴结、神经组织内的病毒和 DNA 对已经整合到静止状态细胞基因内的病毒难以根除，一旦感染 HIV，需要终身服药，同时抗 HIV 药不仅价格昂，而且易引起过敏反应及一些不良反应，用药量过大和长时间用药可使不良反应增加，甚至死亡。而在国内外应用中医治疗艾滋病已取得一些经验，而这些经验表明，中医药对治疗艾滋病有一定的疗效，尤其是提高免疫功能方面，已经显示出良好的势头。因此，中西医结合治疗艾滋病，以西药抑制病毒，以中药增强免疫及减少西药的副作用，是艾滋病临床治疗的一个研究思路。

【临床研究进展】

有文献报道，目前基因组编辑新技术主要包括以下几种：人工核酶介导的锌指核酸酶（zinc finger nucleases，ZFN）技术、类转录激活因子效应物核酸酶（transcription activator-like effectors nuclease，TALEN）技术、成簇规律的间隔短回文重复相关蛋白 9 核酸酶（clustered regularly interspaced short palindromic repeats-associated protein-9 nuclease，CRIS-PR/Cas 9）技术以及 Ago/gDNA 技术。鉴于 ART 的缺点以及当前基因组编辑的局限性，联合疗法（如 CRISPR-Cas 9 与 ART 联合）对于控制 HIV-1 复制可能具有协同作用，甚至可能达到功能性治愈的效果。

有文献研究表明，抗反转录病毒药物治疗使得 HIV 感染者可以长期存活，生活质量提高，但生存期延长的艾滋病患者面临易患各种肿瘤的危险性却明显增加，因此对艾滋病这类特殊人群，早期筛查肿瘤至关重要。

【医家经验与争鸣】

张苗苗等研究发现，健脾补肾解毒法中药虽然不能像 HAART 一样明显降低血浆病毒载量，但可以升高外周血 CD4，该亚群主要为 CD4 纯真细胞，使 CD4 和 CD8 功能细胞数量增加，增强对病原体的免疫应答，且在一定程度上延缓了脾虚的出现和发展，均显示了该药有比较好的免疫调节作用。

李钦等提出对无症状期 HIV 感染者可长期服用扶正抗毒丸进行治疗，并动态监测 CD4$^+$、CD4$^+$CD45 RA$^+$、CD8$^+$ T 淋巴细胞计数，在 CD4$^+$ T 淋巴细胞计数下降明显时，及时加入 HAART。

【预防与调摄】

1. 加强对艾滋病知识及相关防治措施的普及。
2. 宣传正确的性观念，加强道德教育。
3. 禁止静脉药瘾者共用注射器、针头，严格医疗器械消毒管理。
4. 女性 HIV 感染者、艾滋病病人应避免妊娠。
5. 严格规范对血液制品的 HIV 检测，杜绝非法买卖血液。
6. 加强入境检疫，严防艾滋病传入。
7. 建立随访追踪制度，同时严格保证患者隐私。
8. 加强对 HIV 感染者及艾滋病病人的心理治疗和支持。

【参考文献】

[1] 张宏伟，李群辉，孙丽君. 基因编辑在艾滋病抗病毒治疗中的研究进展 [J]. 北京医学，2018, 40(04): 352-354.

[2] 李露，罗春香，董超. 艾滋病相关肿瘤的研究进展 [J]. 中国临床医生杂志，2018, 46(02): 140-143.

[3] 张苗苗，符卓韬，陈剑涛，等. 健脾补肾解毒法方药对猴艾滋病的免疫调节作用 [J]. 中国中药杂志，2017, 42(11): 2152-2158.

[4] 李钦，赵景云，金玉才，等. 长期服用扶正抗毒丸对接受高效抗反转录病毒治疗的艾滋病患者免疫重建的影响 [J]. 中草药，2016, 47(19): 3469-3474.

（王军文）